小児看護事典

監修・編集
日本小児看護学会

へるす出版

序

　1999年『小児看護』特集号（第22巻第5号）誌上で「小児看護用語」94事項が解説されました。この特集は，へるす出版 渡部勝氏から企画についてご相談があった当時の「日本小児看護研究学会」理事長として，学会で監修するものとしたいと考えて役員会をそのまま編集委員会として評議員を中心に他領域の先生方にも執筆をお願いして実現しました。

　その後，『看護学事典』が各社から刊行されましたが，小児看護に関する用語の採録は少なく，2000年に1,000語程度の『小児看護事典』の企画の相談を受けたとき，これこそ学会で取り組むべき事業と考えて，総会の承認を得て役員会で語彙選択を開始しました。「人間」「環境」「健康」「看護」という看護の基本概念から，小児看護の構成概念を検討し，「成長発達」「生活」「家族」「疾患・治療・検査」「看護」「人名」の6領域として，「関連学会および団体」を加えて，各領域を2名で担当して語彙を選定しましたが，その決定に多くの時間を費やしました。語彙選定には小児看護に必要な視点から，実践・研究の現状や展望を鑑みつつ工夫を凝らしました。執筆者は274名にのぼりましたが，「看護」に関する用語はそのほとんどを「日本小児看護学会」会員に依頼し，他領域にかかわる用語については斯界の権威者である方々にご執筆いただきました。

　長くなった作業期間の間には「小児」をめぐる社会情勢も大きく変化し，とくに「教育基本法」の改正により「養護学級」が「特別支援学級」となるなど法改正を待って，書き直していただくようなこともありました。巻末の関連学会および団体について，関連各学会・団体に用語集の意図を説明して寄稿をお願いいたしましたが，関連するすべての学会・団体が網羅されてはおらず，語彙選定の過不足とともに，今後の課題となっております。

　子どもの看護に携わるナースは，小児専門病院や小児病棟に勤務する方々だけでなく，成人病棟や混合病棟，さらには外来や保健所・保健センターなどの多くの場面で，「発達」「生活」「病気」「症状」「検査や治療」などさまざまなことを調べる必要が生じます。そのようなときに役立ち，また教育・研究機関で小児看護学教育に携わる方々や看護を学ぶ学生にとっても，座右にあって役立つものとなることを確信しております。さらには，読む事典としても興味深いものであり，保育士，臨床心理士をはじめ子どもにかかわる専門職の方々にも役立つものと考えております。

経過中,「日本小児看護学会」理事,評議員が2度改選されましたが,その都度,理事会,評議員会,総会の承認を得て『小児看護事典』作成を学会のプロジェクトとして活動を続けました.

　このほど8年越しにようやく出版の運びとなりました.この間,忍耐強く作業を進めてくださった編集部 渡部勝氏に深く感謝申し上げます.編集委員会発足当時は編集委員の一員であった駒松仁子氏がご事情で委員を辞退されましたが,長い作業の期間中,ご支援をいただいたことにも御礼を申し上げます.

　「日本小児看護学会」を温かく見守ってくださり,心をこめてご執筆くださった他領域の先生方,ご執筆にご協力くださった会員各位,励まし続けてくださった前理事長 片田範子氏,現理事長 日沼千尋氏はじめ,理事・評議員の皆様に感謝いたします.

　この事典が皆様の座右にあって小児看護実践・教育に役立つものとなることを編集委員一同,心から願っております.

2007年3月11日

日本小児看護学会 『小児看護事典』編集委員会
委員長　梶山祥子
委員　及川郁子,田原幸子
　　　筒井真優美,濱中喜代
　　　村田惠子

監修・編集　日本小児看護学会

編集委員 (五十音順)

　委員長　梶山　祥子 (神奈川県立こども医療センター)
　委　員　及川　郁子 (聖路加看護大学看護学部)
　　　　　　田原　幸子 (元新潟大学医学部保健学科)
　　　　　　筒井　真優美 (日本赤十字看護大学看護学部)
　　　　　　濱中　喜代 (東京慈恵会医科大学医学部看護学科)
　　　　　　村田　惠子 (国際医療福祉大学小田原保健医療学部)

執筆者一覧 (五十音順)

青山　啓子	井上　美幸	亀ヶ谷　真琴	西條　英人
赤城　邦彦	井上　玲子	川井　尚	境　信哉
赤羽　衣里子	岩月　悦子	川口　千鶴	坂田　英明
秋原　志穂	岩辺　京子	川口　裕子	崎山　弘
浅倉　次男	岩間　彩香	川出　富貴子	佐々木　葉子
浅沼　宏	植崎　寿子	神田　真由美	佐藤　朝美
浅野　みどり	上田　礼子	来生　奈巳子	佐藤　敏信
安達　昌功	上野　美代子	北住　映二	佐藤　眞由美
穴見　三佐子	臼井　雅美	北原　佶	澤田　和美
油谷　和子	内田　雅代	北村　千鶴子	篠木　絵理
荒木　暁子	宇藤　裕子	北脇　さゆり	柴田　美央
荒木　佐登理	江上　芳子	吉川　一枝	澁谷　洋子
荒木田　美香子	江口　八千代	金　恵淑	島　治伸
有田　直子	蝦名　美智子	茎津　智子	清水　藤代
安藤　広子	江本　リナ	草川　功	霜田　敏子
飯村　直子	遠藤　芳子	草場　ヒフミ	下山　直人
池田　文子	及川　郁子	草柳　浩子	白木　和夫
石井　徹子	大井　静雄	栗原　まな	白畑　範子
石川　眞里子	大池　真樹	小池　敬子	塩飽　仁
石黒　彩子	大木　伸子	小泉　美紀	神徳　規子
石田　雅美	大北　真弓	古川　雅文	菅井　敏行
市川　光太郎	大島　ゆかり	小坂　和子	菅野　予史季
市川　美智子	太田　にわ	児玉　千代子	菅原　久江
一ノ橋　祐子	小笠原　昭彦	後藤　彰子	杉原　茂孝
市原　真穂	小川　友美	後藤　弘子	杉本　晃子
出井　美智子	長田　暁子	小林　八代枝	杉本　裕子
伊藤　久美	長内　佐斗子	駒松　仁子	杉本　陽子
伊藤　まさ子	小野　智美	込山　洋美	杉山　愛
伊藤　洋子	小原　美江	近藤　美和子	鈴木　敦子
伊藤　善也	梶山　祥子	今野　美紀	鈴木　里利
伊藤　龍子	加藤　悦子	戈見	鈴木　千衣
稲冨　淳	加藤　令子	クレイグヒル滋子	鈴木　友子
井上　美津子	金子　浩章	齋藤　益子	鈴木　真知子

鈴木　万里	中野　綾美	平田　美佳	宮本　信也
鈴木　康之	中村　慶子	平田　美紀	宮本　千史
鈴木　裕子	中村　崇江	平林　優子	三輪　富士代
住吉　智子	中村　伸枝	平元　泉	向山　德子
関森　みゆき	中村　由美子	廣瀬　たい子	宗村　弥生
添田　啓子	長山　恭子	廣瀬　幸美	村上　敏史
平　美佐子	楢木野　裕美	廣常　秀人	村上　泰子
高木　範子	奈良間　美保	福島　華子	村上　真理
高戸　毅	西海　真理	福田　恵美子	村田　惠子
高橋　寛	西田　志穂	福田　啓子	村山　隆志
高橋　定子	西田　みゆき	福地　麻貴子	森口　紀子
高橋　秀徳	西村　あをい	藤井　あけみ	諸岡　啓一
高柳　友子	西脇　由枝	藤牧　清未	柳澤　幸枝
瀧賀　智子	二宮　啓子	藤丸　千尋	山崎　雄一郎
竹内　徹	野中　淳子	藤村　真弓	山道　弘子
武田　淳子	野間口　千香穂	藤本　紗央里	山中　久美子
竹村　真理	野村　雅子	藤森　伸江	山中　龍宏
竹森　和美	野村　光子	藤原　千恵子	山本　昌邦
田﨑　あゆみ	橋都　浩平	古橋　知子	山本　匡子
田中　一郎	橋本　ゆかり	帆足　英一	湯川　倫代
田中　英高	長谷川　昭	法橋　尚宏	横尾　京子
田上　美千佳	長谷部　貴子	本間　照子	横田　雅史
田原　幸子	服部　淳子	前田　和子	横山　由美
塚﨑　百合子	馬場　直子	牧内　明子	横山　美貴
津田　雪代	濱崎　祐子	正木　洋子	吉岡　章
土屋　朱里	浜田　真由美	升野　光雄	吉川　久美子
筒井　真優美	濱田　米紀	松浦　和代	吉川　さわ子
津波古　澄子	濱中　喜代	松岡　尚史	吉川　由希子
寺岡　征太郎	早坂　由美子	松倉　とよ美	吉田　由美
内藤　ちづる	林　真由美	松島　可苗	羅　錦營
中　淑子	林部　麻美	松村　悠子	陸川　敏子
中岡　亜紀	日沼　千尋	真部　淳	和田　光代
中垣　紀子	平井　みさ子	丸　光恵	渡辺　慶子
中込　さと子	平井　るり	溝上　祐子	渡邊　輝子
中嶋　諭	平出　礼子	箕浦　洋子	渡辺　久子
中島　登美子	平木　典子	宮﨑　つた子	

凡　　例

語彙の選定
　小児看護学および小児看護に深く結び付いている医学(主に疾患)，保健，福祉，教育，医療システム，関連法規，等の語彙を選定し，約1,000語を収載した．語彙の意味内容を検索することに加え，読む事典を目指して編纂した．

見出し語
　見出し語は表音に従ってすべて五十音配列とし，清音，濁音，半濁音の順とした．また，欧文の読み等は，下記の基準に従った．
　①ローマ字
　　A：エェ　B：ビイ　C：シイ　D：デイ　E：イイ　F：エフ　G：ジイ　H：エイチ　I：アイ　J：ジェイ　K：ケイ　L：エル　M：エム　N：エヌ　O：オウ　P：ピイ　Q：キュウ　R：アアル　S：エス　T：テイ　U：ユウ　V：ブイ　W：ダブリュ　X：エックス　Y：ワイ　Z：ゼット
　②長音符(ー)は，直前の仮名の母音にあたる仮名と同様の扱いとした．
　　例：アシドーシス；(読み)あしどおしす　イクテロメーター；(読み)いくてろめえたあ
　③拗音・促音は，一固有音として扱い，直音の前に配列した．
　④外国人名は原則として片仮名表記とし，見出し語の末尾の(　)内に原語を並列した．
　⑤見出し語のうち，補足説明等がないと理解しにくい用語には(　)内で補った．
　⑥数字は原則として読みに従って配列した．
　⑦トーチ(TORCH)症候群のように，すでに略語が独立した概念の代名詞として一般化されている用語については，慣用されている読みで配列した．
　⑧解説が付されている見出し語と同義・関連する用語を空見出し語(解説のない見出し語)とし，⇒で示した見出し語を参照できるように別掲した．
　⑨同義語は本事典に収載されていない用語についても，該当する見出し語の解説末尾に〈同義語〉として記載した．また，〈関連語〉は本事典に収載した用語に限定した．
　⑩看護・医学界で慣用的な読み方がなされている用語については，その慣用に従った．
　　例：口腔；こうくう　肉芽；にくげ，等
　⑪同義および関連する用語2語以上を解説することによって，より明確になる概念の用語については，1語として扱い，それぞれの用語を全角のスラッシュ(／)で区切った．
　　例：「嘔気／嘔吐」「血便／下血」「外気浴／空気浴」等．
　　また，1語の概念として一般化されている用語については，半角のスラッシュ(/)を使用した．
　　例：「注意欠陥/多動性障害(AD/HD)」等．

索　引
　見出し語にない事項の検索の便宜をはかった．

付　録
①欧文略語一覧を巻末に収載した。
　基本的には欧文（フルスペリング）の後に邦訳を付したが，適切（確立された）な訳がない場合などには省略した。
②小児看護学に関連する学会および団体の概要を巻末に収載した。

あ

愛着

【定義】 愛着(以下，アタッチメント)とは，人が特定の他者との間に形成する情緒的結び付き，「愛情のきずな」と定義されている。この概念を最初に提唱したイギリスの児童精神分析医Bowlby, J. は，アタッチメントは親子関係のみならず，友人関係，恋愛関係，配偶関係など，自律性を獲得した個体同士の関係においても成り立つものであり，生涯にわたって存続する永続性をもったものであると述べている。

【最早期の親子相互作用の重要性】 アタッチメントは，最早期には基本的に乳児の状態に敏感に気づき，近接し保護してくれる養育者などの存在を前提として成立するものである。したがって，誕生直後からの養育者との相互作用は重要である。健康な新生児は人との相互作用に関する潜在的能力をもち，通常の母親もまた，それにうまく対応していく能力をもっている。そのために，子どものリズムに合わせ，適するものが何であるかを見出し，自分自身の行動を調節し，変化させ，子どもの要求に応え満足させる。養育者の行動様式やタイミングは，子どもの動きに合わせられていき，子どもが同調するように仕向けて対話を行っていく。しだいに，子どものリズムも養育者に合わせられるようになり，ここには親子の協力関係が生じているとBowlby は述べている。このような親子間の対話によってアタッチメントの基礎は形成されていくのである。

【アタッチメントのパターン】 Ainsworth, M. (1978)は，アタッチメントの強度や個人差に関する研究を重ね，自ら開発した測定手法「ストレンジシチュエーション法(Strange Situation Procedure；SSP)」によって，アタッチメントの質を評定し，3つの型に分類した。その後，Main, M. (1990)らの研究により，第4の型が抽出され，現在は4つの型に分類されている。①安定したアタッチメント(Bタイプ, secure attachment)：子どもが脅かされるような状況に遭遇したときに，自分の養育者に対して，手の届くところにいて，応答的で援助的であるだろうと確信している場合である。このパターンは，養育者が常に子どもにかかわれるところに存在し，子どものサインに敏感であり，子どもの求めている保護や慰めに愛情をこめて応答することによって促進される。②不安定-抵抗型アタッチメント(Cタイプ, anxious resistant attachment)：子どもが援助を必要としたときに，養育者がかかわれるか，応答的あるいは援助的であるかどうかについて不確かであるパターンである。この不確実さにより，子どもは常に分離不安の傾向があり，母親にすがりつき，外界の探索に不安を感じている。これは，養育者が近くに存在しなかったり，援助的でないこともあり，分離や見捨てるという脅かしが養育者の支配の手段として使用されることによって助長される。③不安定-回避型アタッチメント(Aタイプ, anxious avoidant attachment)：子どもが世話を求めたときに，養育者に援助的に応じてもらえるという確信をまったくもてない。それどころか逆に，拒絶されることが予測される場合にみられるパターンである。このパターンでは葛藤が潜在しており，子どもが慰めや保護を求めて養育者に近づいたときに，いつも拒絶され続けることの結果として表れる。④不安定-無秩序・無方向型アタッチメント(Dタイプ)：上記のAからCのいずれにも分類することができなかった一群であり，子どもには近接と回避といった本来ならば両立しない行動が同時的にあるいは継続的にみられるパターンである。具体的には，顔をそむけながら養育者に近づく，見知らぬ人に怯えながらも養育者から離れて壁にしがみつくなどの行動である。これは，子どもが援助を必要としたときに養育者自身が精神的に不安定なために，子どもを怯えさせるような言動を示すことの繰り返しによって表れるものと考えられている。

【アタッチメントの役割】 乳児期に特定の他者(養育者)と安定したアタッチメントを形成することが，子どもの人格形成の基礎となり，その後の人格発達や社会適応にとって，きわめて重要であるとBowlbyは主張している。子どもの健全な心身発達に果たす家族関係，ことに発達早期における親密な親子関係そのものが重要である。

〈同義語〉 アタッチメント

〈関連語〉 愛着行動, 安全基地, 親子関係, ボウルビィ
[関森みゆき]

●文献 1) Bowlby, J.(黒田実郎・訳): 乳幼児の精神衛生, 岩崎学術出版社, 1967. 2) Bowlby, J.(黒田実郎・訳): 母子関係の理論Ⅰ; 愛着行動, 岩崎学術出版社, 1991. 3) 飯島婦佐子, 他・編: アタッチメントと家族関係. 発達心理学の展開, 新曜社, 1986, pp.223-242. 4) Bowlby, J.(二木武・訳): ボウルビィ 母と子のアタッチメント; 心の安全基地, 医歯薬出版, 1993. 5) 数井みゆき, 他・編: アタッチメント; 生涯にわたる絆, ミネルヴァ書房, 2005. 6) Bowlby, J.(作田勉・訳): ボウルビィ母子関係入門, 星和書店, 1981. 7) 繁田進: 愛着理論. 東洋, 他・編, 発達心理学ハンドブック, 福村出版, 1992, pp.138-152.

愛着行動

【定義】 愛着行動(以下, アタッチメント行動)とは, 特定の人への接近や接触を実現し, 維持しようとして人がそのときどきに行う具体的な行動の形態である。この行動は, 乳幼児期にもっとも顕著に現れるが, 生涯を通じてみられるものであり, 人間の本質に欠くことのできないものとされている。乳児では, 生活環境や, その環境での主要な存在である養育者との相互作用の結果として, 子ども自身のなかに発生すると考えられている。

【種類】 ①定位行動: アタッチメント行動は特別の対象に向けられるものであるため, 対象を識別し, 所在を確認するというような, 対象に向ける行動が不可欠である。具体的には, 特定の人物を識別できた後の, 「追視」「耳で確かめる」などを定位行動という。②信号行動: 周囲の人間あるいは特定の人物を自分のほうへ引きつける行動である。社会的信号として分類されるものでは, 「泣き叫ぶ」「微笑む」「喃語を言う」「呼び求める」「特別の態度を示す」などがある。③接近行動: 養育者を接近させたり, 接近状態を維持したりする行動である。ここに分類されるものは, 「探し求める」「後を追う」「しがみつく」が含まれる。これらはいずれも運動的な手段が用いられており, 子どもの運動機能の発達に伴って可能となっていくものである。

【アタッチメント行動の発達プロセス】 アタッチメント行動は, 子どもの発達段階に応じて発達していく。①第1段階: 人物の識別を伴わない無差別な反応(出生から約3カ月児まで)。この時期の子どもは, 自発的・反射的な微笑から人の顔をみつめ, その声や顔に反応した微笑みができるようになるが, まだある特定の人物を識別する能力はない。したがって, 特定の人物に限らず, 近くにいる人物に対して反応を示す。②第2段階: 1人あるいは数人の識別された人物への反応(生後3カ月児から6カ月児頃)。第1段階と同様に, 人に対して親密的な行動を示すが, 見知らぬ人よりも母性的人物に対してより顕著に, 喃語や微笑み, みつめる, などが行われるようになる。とくに, 乳児自身の気持ちによく反応し, 自分ともっとも気持ちよくかかわってくれる人を特定化していくようになる。③第3段階: 識別された特定の人物への接近の維持(生後6カ月から2～3歳児)。人の識別がさらに増し, 相手が誰かによって反応が明らかに異なってくる。特定の人物(とくに養育者)が選択され, 接近が強まっていく。運動機能の発達により反応の種類も増え, 養育者が離れるときの後追い, 養育者が戻ってきたときの迎え入れ行動, 養育者を安全基地として周囲の探索活動を行うこともできるようになる。一方で, 見知らぬ人にはますます警戒心を示し, かかわりを避けるようにもなる。④第4段階: 目標修正的なパートナーシップ行動(3歳児前後以降)。養育者の行動やそれに影響を与えている事柄を観察することを通して, 養育者の考えや行動の理由などを, ある程度予測することが可能となる。また, それに基づいて子ども自身が自分の行動や目標を修正することができるようになる。つまり, 養育者に積極的に協力し, お互いにとって報酬的な協調性に基づいた関係を築き始めるようになる。この協調性は, 養育者との間のより複雑な関係を発展させるための基礎として形成される。

【アタッチメント行動に影響を及ぼす要因】 ①養育者の存在・距離: とくに乳児の場合は, 養育者がそばにいないことは恐怖となり, 「泣き」「後追い」などの行動が多くみられる。しかし, 幼児期になるとアタッチメントの対象に対する強い信頼感に基づいたアタッチメントがあり続けることで, 乳児期とは異なった活動ができるようになっていく。②子どもの条件: 子どもの疲労, 空腹, 病気, 苦痛などの有無である。子どもはこのような状態では養育者に対して甘え

たり，離れたがらず，逆に接触を維持しようとする傾向にある。この願望が強いほど，子どもは身体的接触によるアタッチメント行動を引き起こす。③養育者などアタッチメント対象の条件：養育者との距離，養育者の不在，養育者との離別，子どもの接近に対する養育者の拒絶の有無である。子どものアタッチメント行動が強力で，しかも即時的に求めているような場合に，養育者側がすぐに応答できないときに起こるような状況が含まれる。また，養育者（母親）の関心がほかの子どもにあるときに，自分に注意を引きつけるような行動をする場合もそうである。④他の環境的条件：危険な出来事の発生による脅かし，ほかの成人や子ども達による妨害がある。子どもを脅かす状況とは，強い光，突然の暗闇，大きな音など，刺激の強さや突然の変化によって引き起こされる出来事である。この場合は，「駆け寄る」「しがみつき」といった接近行動のほかに，「泣き叫ぶ」など接近以外のシグナルを示す場合も多い。

〈同義語〉　アタッチメント行動
〈関連語〉　愛着，安全基地，探索行動

[関森みゆき]

●文献　1) Bowlby, J.(黒田実郎・訳)：母子関係の理論Ⅰ；愛着行動，岩崎学術出版社，1991．　2) Bowlby, J.(二木武・訳)：ボウルビィ 母と子のアタッチメント；心の安全基地，医歯薬出版，1993．　3) 飯島婦佐子，他・編：アタッチメントと家族関係．発達心理学の展開，新曜社，1986, pp.223-242．　4) 数井みゆき，他・編：アタッチメント；生涯にわたる絆，ミネルヴァ書房，2005．

赤ちゃん体操

【目的】　赤ちゃん体操は，子どもと母親あるいは父親とのスキンシップを通じて，コミュニケーションをはかることを目的として行われる。また，運動機能の発達が遅れているときに子どもの動きを助け，運動動作を引き出すことを目的に実施されることもある。いずれにせよ，子どもの運動発達の段階を見極め，その次の段階に向けて芽生えつつある機能を無理なく自然の発育をのばすよう働きかけることが重要である。最近では，赤ちゃん体操は抱っこやおっぱい，ベビーマッサージ同様，タッチケアのひとつとして，皮膚感覚を通じて親子のきずなが深まり，親の育児ストレスを軽減できるとして，虐待防止の効果も期待されている。

【効果[1]】　①子どもにとって：自然な発達を促す，弱い部分による変形を防止する，きれいな動きやポーズをつくる手助けになる，反応が鋭くなる，血液循環や消化がよくなる（便秘の解消など），安心・安眠できる，穏やかな気持ちになり落ち着きが出る。②親にとって：自然な発達の道筋を学ぶことになる，裸にして子どもを見るので全身をチェックできる，身体の仕組みを知ることで育児不安が軽減する，家族みんなで子育てが楽しめる。③親子にとって：ふれあいによる喜び・楽しみがある，リラックスできる，満足感が得られる（親は何かしてあげたという満足感），気持ちが通じ合う。

【体操の準備と注意事項】　①裸でも寒くない場所で行い，畳や床の上に毛布かバスタオルを敷く。②着物は普段より1〜2枚薄着にする。③子どもが主役で親は手伝いであり，子どものペースで行う。④体操の方法を理解し，月齢と運動能力の状態をみながら適切なレッスンを選ぶ。⑤上手にできたら褒める。ただし，先を急がないよう，無理をしないように注意する。

【主な赤ちゃん体操の実際】　①足の運動（2カ月過ぎから）：足の交互の曲げ伸ばし，両足同時曲げ伸ばし，キック移動（両足で，片足交互に）。②腕の運動（2カ月過ぎから）：腕の交差，腕の水平上げと交差，腕の円運動，つかまり立ち。③起き上がりの運動（4カ月過ぎから）：仰向け起き上がり，手支え起き上がり，足支え起き上がり，自力起き上がり。④腹這いの運動（4カ月過ぎから）：両腕を前に出して腹這い，飛行機（うつぶせで両腕を広げる），腕立て，四つん這い姿勢。⑤お座りの運動（5カ月過ぎから）：後支えで横座り。⑥立位の運動（7カ月過ぎから）：椅子に座ってつかまり立ち，しゃがみ立ち上がり。

【障害をもつ赤ちゃんのための体操（ダウン症の赤ちゃん体操）】　ダウン症児の場合も，体操の目的，体操の準備と注意事項，体操の効果について基本的には普通の子どもと共通である。ただし，ダウン症児は，心疾患や消化器疾患，血液や甲状腺の異常，感染症などの複数の合併症をもつことがあり，また筋緊張が弱く，関節変形を伴う場合があるため，体操を開始する際にはかかりつけ医の診断を受ける必要がある。実施の際には，その子の体操プログラムをかかり

つけ医にもみせ，療育の指導者や体操の実施者である親（あるいは保育者）が共通認識のもとで連携して行うことが重要である。

〈関連語〉　コミュニケーション，運動障害，抱っこ，タッチケア，育児負担感，ダウン症候群

[廣瀬幸美]

●文献　1）藤田弘子：のびのびすくすく赤ちゃん体操，PHP出版，2004，pp.10-20．　2）宮崎叶：赤ちゃん体操．内藤寿七郎・監，赤ちゃん百科，改訂新版，保健同人社，2001，pp.506-513．　3）藤田弘子：ダウン症児の赤ちゃん体操，メディカ出版，2000，pp.12-55．

亜急性硬化性全脳炎(SSPE)

【概念・原因】　亜急性硬化性全脳炎（SSPE；subacute sclerosing panencephalitis）は，主に幼児期から学童期に発症する，麻疹ウイルスにより生ずる亜急性の脳炎で，進行性に経過する疾患である。本疾患の患児の麻疹罹患の既往は，1歳未満が多いのが特徴であり，2歳までの罹患が80％である。麻疹の自然罹患がなく麻疹ワクチン接種の既往がある子どもでの本症発病の例もあるが，接種から発症までの期間が短く経過も早く治療に抵抗性である特徴があり，脳や髄液からワクチン株の抗原が検出されていないので，明らかにワクチンが関与しているかどうかは，議論がある。

【症状・経過】　発症年齢は5～12歳が80％，麻疹罹患から発症までの期間は5～9年がもっとも多い。比較的定型的な臨床経過は次のように整理される（Jabbour, E.による病期分類）。第1期：気分や情動の変化，過敏，注意力低下，健忘，無関心，学業成績の低下，無関心，軽度の知的低下などで気づかれ，ときに痙攣発作，失立発作を生ずる。第2期：明らかな神経症状が加わる。周期的な四肢のミオクローヌスが特徴的であり，四肢の協調運動障害，舞踏病様あるいはアテトーゼ様不随意運動，振せん，歩行障害，全身痙攣，知的退行の進行など。第3期：高度の精神機能低下，強いミオクローヌス，筋緊張亢進・後弓反張（全身的なそり返り），経口摂取困難，体温異常，発汗障害など自律神経症状，意識障害。第4期：大脳皮質機能はほとんど失われ，ミオクローヌスは減少，筋緊張は低下。このほかに，眼症状（網膜炎，視神経炎など）も生ずる。初発症状から，第2期の全身性のミオクローヌスを示すようになるまでは半年～1年くらいで，この頃になると言語はほとんどなくなり，皮質盲（中枢性の著しい視覚障害）も伴い，ほとんど寝たきりとなる。その後は全身の筋緊張の亢進や固縮が出現して経管栄養になることが多い。体温異常や発汗の異常もみられる。さらに進行し第4期になると筋緊張は低下し，ミオクローヌスも減少してくる。非定型的な経過をとるケースもあり，約10％は，1～3カ月で第3期に至る急性な経過をたどる。一方，進行がゆっくりでほとんど停止しているような例，改善を示す例，改善の後に再燃する例もある。

【診断】　臨床症状とともに，血清，髄液の麻疹抗体価の異常な上昇から診断される。血清抗体価が著しい高値でない例もあり注意を要する。脳波では，第2期に特徴的なパターンを示すようになる。

【治療】　免疫賦活剤であるイノシンプラノベクス（内服）が用いられる。副作用として血清尿酸値の上昇を伴うことがあり注意を要する。インターフェロンの髄腔内，脳室内への投与は，早い時期ほど効果が期待されるが，第3期以降は期待できない。最近，抗ウイルス剤のリバビリンの髄腔内あるいは脳室内への投与の有効性が報告されてきており，治療として試みられている。なお，親の会「SSPE青空の会」が，情報交換，啓蒙活動を積極的に行っている。

〈関連語〉　麻疹，ワクチン／予防接種，歩行障害，後弓反張，親の会

[北住映二]

●文献　1）二瓶健次：亜急性硬化性全脳炎．小児内科，33（増刊号）：686-687，2001．　2）亜急性硬化性全脳炎（SSPE）診断・治療指針．神経・筋疾患調査研究班（遅発性ウイルス感染）資料提供，2005.6.19．難病情報センターホームページ（http://www.nanbyou.or.jp/sikkan/002_i.htm）

悪性腫瘍

【概念】　悪性腫瘍は，一般に「がん」という。腫瘍は，正常では増え続けることのない細胞の一部が，遺伝子の変異によって勝手に増殖してできるかたまりである。良性腫瘍は，ゆっくり成長し，取り除けば生命に別状はない。一方，悪性腫瘍は，がん遺伝子をもった細胞が，非常に早く増え続け，血管やリンパ管に入り込み，

流れにのって遠くの臓器に飛び火し(転移)，そこでまた増殖し続けるという攻撃的な性質のものである。悪性腫瘍は，組織の違いにより，皮膚や胃など臓器の表面の粘膜から発生する上皮性悪性腫瘍(癌腫)と，筋肉や骨など少し深い場所から発生する非上皮性悪性腫瘍(肉腫)に分けられる。がんの治療は，化学療法，手術療法，放射線療法，造血幹細胞移植を組み合わせた，集学的治療が行われる。

【小児がんとは】 小児期に発症する「がん」を総称して「小児がん」という。がん患者全体のなかで「小児がん」患者の割合は，1％程度である。小児人口1万人に1人，年間約2,500人の子どもに発生している。その内訳は，白血病，悪性リンパ腫(リンパ肉腫)などの造血器腫瘍が約半数を占める。そのほかには，脳腫瘍，神経芽腫，ウィルムス腫瘍(腎芽腫)，横紋筋肉腫，骨肉腫などがある。胃癌や肺癌などの「癌腫」は，みられない。子どもでは，神経芽腫，ウィルムス腫瘍(腎芽腫)，網膜芽腫など，発生学的に胎児の臓器形成期の組織によく似た「芽腫」が多い。また，小児がんには，網膜芽腫やウィルムス腫瘍のように遺伝性がみられるもの，ダウン症候群に合併する白血病，先天性免疫不全症に合併する悪性リンパ腫などがある。小児がんの多くは好発年齢が乳幼児期にあり，学童期，思春期にはしだいに減少する。乳児期(1歳未満)に多いのは神経芽腫，網膜芽腫，ウィルムス腫瘍，肝芽腫などである。幼児期(1～6歳)では白血病，横紋筋肉腫を含む軟部腫瘍，10歳以降思春期になると，骨肉腫や卵巣や睾丸から生じる胚細胞性腫瘍などがみられる。小児がんは，発見が困難であり，腫瘍の増殖も速い。しかし，成人に比べ治療に対する効果が期待できる。近年では，集学的治療の進歩により，小児がん患者の約7割の子ども達が治癒するようになってきた。現在，18歳未満の小児のうち，治療中か治癒した子ども達は約2万人いる。すなわち，約1,100人に1人の子どもが「がん」を経験していることになる。

【晩期障害の問題】 がんの治療の影響により，その後の生活や健康状態に及ぼす後遺症を「晩期障害」という。現在，小児がん経験者のおよそ3割のものが晩期障害をもつといわれており，晩期障害に対するフォローが課題になっている。このようなことから，小児がんを患った子どもが，がんを患っていない子どもと同じように，身体だけでなく，精神的にも社会的にも健康に成長してゆけることを目指し，看護していく必要がある。

〈関連語〉 悪性リンパ腫，ウィルムス腫瘍，化学療法，急性白血病，骨髄移植，骨肉腫，神経芽腫，造血幹細胞移植，日本小児がん学会，日本小児がん看護研究会，脳腫瘍，白血病，腹部腫瘤，慢性骨髄性白血病，網膜芽細胞腫

[渡邊輝子]

●文献 1) 月本一郎：小児悪性腫瘍の疫学．柳澤正義，他・編，TEXT 小児科学，南山堂，1996, pp.403-409. 2) 矢沢潔：ガンはほかの病気とどう違うか？．矢沢サイエンスオフィス・編，ガンのすべてがわかる本，学習研究社，2001, p.20.

悪性リンパ腫

悪性リンパ腫はリンパ球が癌化した腫瘍で，腫瘤形成はしても白血病と同様に造血器腫瘍である。小児悪性造血器腫瘍の約20％を占め，年間発症数は約100例。男女比は約2.3：1で男児に多い[1)2)]。小児ではリンパ組織が過形成の状態にある6歳頃～思春期までが好発年齢で，発症平均年齢は約8歳[1)2)]。病因のひとつに Epstein-Barr(EB)ウイルスが知られ，種々の先天性免疫不全症候群との合併発症も注目される[3)4)]。悪性リンパ腫は腫瘍細胞の種類や成熟度，発生部位，病期によってさまざまに分類され，おのおのの治療法も異なる。病理組織学的にはホジキン病(Hodgkin disease)と非ホジキンリンパ腫(non-Hodgkin lymphoma；NHL)に大別されるが，リンパ節限局性に発生し比較的予後良好なホジキン病は，欧米では小児悪性リンパ腫の40％以上を占めるのに対し，日本では約10％と少ない[5)]。以下，NHL について述べる。

【NHL の種類および好発部位】 リンパ球は骨髄でリンパ系幹細胞からB細胞，T細胞，NK(ナチュラルキラー)細胞へ分化する。未熟なリンパ系細胞の腫瘍は急性リンパ性白血病である。成熟B細胞はリンパ節，脾臓，扁桃(Waldeyer 輪)，小腸に分布し，T細胞は骨髄から出て胸腺で分化成熟した後，リンパ節や脾臓に分布する。これらの細胞が腫瘍化したものがそれぞれB細胞リンパ腫，T細胞リンパ腫で，B細胞型は頸部および腹部に，T細胞型は縦隔(胸

腺)に好発する。日本の小児 NHL は頭頸部に多く(38%),次いで縦隔と腹部(各24%)が多い[1][2]。

【NHL の組織学的分類[6]】 組織分類は多種あり日本では LSG(Lymphoma Study Group)分類を主に用いる。濾胞型とびまん細胞型に分かれ,日本の小児 NHL はほとんどがびまん細胞型。そのなかでも,リンパ芽球型,バーキット(Burkitt)型,大細胞型が大半を占める。リンパ芽球型は T 細胞型,バーキット型は B 細胞型で,共にきわめて進展速度が速く骨髄や中枢神経系への浸潤もきたしやすい。

【臨床症状】 初発症状は表在リンパ節腫脹,頸部や腹部の腫瘤触知,胸部 X 線上の縦隔異常陰影など。そのほか,腹部原発では腸重積,消化管出血,腹水など,縦隔原発では咳,喘鳴,呼吸困難,胸水,上大静脈症候群などで発見されることもある。骨髄浸潤例でも,NHL では骨髄幹細胞は比較的正常に保たれ,貧血,出血傾向,発熱は軽微であることが多い。

【診断および病期分類】 確定診断は生検による組織診断。免疫組織染色で T,B 細胞の鑑別を行い,腫瘍細胞の表面マーカーや染色体分析も行う。治療法の選択には組織診断のほかに病期分類(限局型か進行型か)も重要で,小児 NHL ではマーフィ(Murphy)分類[7]を用いる(表1)。病期診断には,血液検査,単純 X 線検査,胸腹部の超音波検査や CT スキャン,ガリウムシンチ,骨髄穿刺は必須である。そのほか,骨シンチ,中枢神経症状があれば頭部 MRI と髄液検査も行う。

【治療と治療成績】 治療の主体は化学療法で,よりよい治療法の確立を目的に多施設共同臨床試験(グループスタディ)が行われている。治療プロトコール(使用薬剤や投与期間)は NHL の組織型と病期により異なり,加療期間は半年～1年以上。進行例や難治例では骨髄幹細胞移植併用大量化学療法も行う。手術は,腫瘍による腸重積,気管や血管の圧排症状などにより必要時に行う。放射線治療は有効だが,治癒率が向上した現在,晩期障害や二次発癌のリスクを考慮し,小児では通常行われない。組織型と病期に応じた強力な化学療法により,病期I,IIの限局例で90%,病期III,IVの進行例でも70%の5年生存率が期待できる[1]。　　[平井みさ子]

●文献 1) 秋山祐一:非ホジキンリンパ腫.赤塚順一,他・編,小児がん,医薬ジャーナル社,2000,pp.457-479. 2) 藤本孟男:悪性リンパ腫.小宮山淳・編,小児の血液疾患,永井書店,1994,pp.152-170. 3) Chilcote, R.R.:Non-Hodgkin's lymphoma in children:Overview. Neoplastic Diseases of Childhood. Pochedly, C., ed. Vol. 1, Harwood Academic publishers, 1994, pp.611-637. 4) Biemer, J.J.:Malignant lymphoma associated with immunodeficiency state. Ann. Clin. Lab. Sci., 20:175-191, 1990. 5) Young, J.L., et al.:Cancer incidence, survival and mortality for children younger than age 15 years. Cancer, 58:598-602, 1986. 6) 白川茂,他:Non-Hodgkin リンパ腫.三輪史朗,他・編,血液病学,第2版,文光堂,1995, pp.1149-1177. 7) Murphy, S.B.:Classifi-

表1 小児 NHL の病期分類

病期I:1つのリンパ節領域,または,単独のリンパ組織外の腫瘤.縦隔,腹部原発を除く.
病期II:①単独のリンパ組織外の腫瘤で,所属リンパ節転移を伴う.または,横隔膜の同側(胸側または腹側のどちらか一側)で,②リンパ組織外の2つの腫瘍,③2つ以上のリンパ節領域に及ぶ.または,④消化管原発腫瘍(大部分は回盲部)でリンパ節転移を伴わないか,所属リンパ節浸潤に留まり,外科的に全摘可能なもの.
病期III:①横隔膜の両側にある,2つ以上のリンパ組織外腫瘍.または,②横隔膜の両側にある,2つ以上のリンパ節領域に及ぶ病変.または,③縦隔,胸膜,胸腺など胸郭内に原発する腫瘍のすべて.または,④外科的切除が不可能な,腹部原発腫瘍進行例のすべて.または,⑤傍脊髄から硬膜外病変のすべて(原発や他部位病変の有無に無関係).
病期IV:原発部位にかかわらず,初発時に中枢神経系または骨髄への浸潤を,もしくはその両方を認めるもの.

(Murphy, S.B.:Classification, staging and end results of treatment of childhood non-Hodgkin's lymphoma;Dissimilarities from lymphomas in adults. Semin. Oncol., 7(3):332-339, 1980)

cation, staging and end results of treatment of childhood non-Hodgkin's lymphoma：Dissimilarities from lymphomas in adults. Semin. Oncol., 7(3)：332-339, 1980.

足　型

【足の大きさ】　足部寸法は，主に足長，足幅，足囲で表される。通常，足長が成人の半分に達するのは生後12〜18カ月とされている。足長の平均は，3歳：約153 mm，6歳：約180 mm，10歳：約215 mm，12歳：約230 mm である。足長の大きさは，学童期の子どもでは1年間で6〜8 mm 変化し，なかには10 mm 以上大きくなる子どももいる。女児は，身長の伸びが止まる2年ほど前の13歳頃に大きさの伸びが止まり，男児は，身長も足長も18歳頃まで伸び続ける。足囲と足幅の大きさの変化は，女児は16歳頃まで，男児は18歳頃まで続く。足部の大きさは男児のほうが女児よりも大きいが，学童期11歳頃では女児のほうが大きい。

【足趾形態】　足趾形態，爪先部形状の分類として，第1趾がもっとも長いタイプ(エジプト型)，第2趾がもっとも長いタイプ(ギリシャ型)，第1趾から第3趾までほぼ同じ長さのタイプ(スクウェア型)という分類がある。日本人は大人も子どももエジプト型が多いとされているが，最近の調査[1]では，学童期の子どもはギリシャ型が多いという結果もみられている。

【足部のアーチ】　足部形態には，中足骨をはじめ踵骨，距骨，楔状骨などさまざまな足根骨が存在し，互いに関節を形成するとともに，骨の連結を関節包や靱帯などの軟部組織が補強し構成している。これらの骨や軟部組織から足部のアーチは，①内側縦アーチ(踵骨，距骨，舟状骨，第1・第2・第3楔状骨および，第1〜3中足骨により形成される)，②横アーチ(前足部：第1-5中足骨，中足部：3つの楔状骨と立方骨により形成される)，③外側縦アーチ(踵骨，立方骨により形成される)というドーム状の形態をとっている。そのアーチによって，安定した持続立位や身体に衝撃が少ない，衝撃に対する緩衝がある歩行ができ，下腿三頭筋およびアキレス腱から踵骨に加わる力を効率よくつま先に伝達し，また血流促進と足底の血管および神経の保護がなされる。荷重立位で足底に接地していない内側縦アーチを土踏まずというが，乳児では足底部の脂肪が多いため土踏まずはみられない。土踏まずの形成は，二足歩行開始後に始まり，3〜4歳にかけて著しく，5〜6歳で，ほぼ成人の形に近づく。かつて土踏まずの形成が子どもの足の発達ではもっとも重要であり，かつ評価項目とされていたこともあったが，土踏まずの有無は，前述したように骨格の形成だけでなく，軟部組織も関係しているので，それだけで発達の指標にはならないとされている。土踏まずの形成と成長発達の関係については，アーチの形状と，①体力・運動能力，②日常身体活動状況，③はだし教育の実践との関係をみた研究が多くなされている。

【足趾変形】　足趾変形で多い部位は，第1趾と第5趾である。第1趾変形は，外反母趾といわれている。第1中足骨骨頭部が脛骨側に内反し，第1趾節骨が外反している状態をいうが，第1趾側角度は学童期に急激に変化し，女児が男児よりも大きい角度となる。20年前の子どもと現代の子どもとの比較調査では，現代の子どものほうが第1趾側角度12°以上の子どもが増加している。第5趾変形は，内反小趾といわれており，その角度は，3歳以降にしだいに大きくなる。学童期の子どもの調査では，約6割の子どもに内反小趾がみられていたという報告がある。

【浮き趾】　荷重立位の姿勢で，足趾が地面についていないものを浮き趾というが，学童期の子どもの調査では，第5趾の浮き趾が多くみられている。子どもの足は，先天性要因だけでなく，骨化が完成しておらず軟骨が多く，靴や靴下，生活習慣などの後天性要因からの影響を受けやすい。靴や靴下の履き方，靴の選択，足の手入れの方法を子どもに伝え，自分の足を身体の一部として知り，どのように大切にしていけばいいのかを考える機会をつくることも，子どもの成長を見守る大人に課せられた課題といえる。

［平出礼子］

●文献　1) 内田俊彦，他：小学校5,6年生足型測定．靴の医学，15(1)：21, 2001．　2) 山崎信寿：足の事典，朝倉書店, 1999, pp.39-44．　3) 平沢彌一郎，他：保健体育スタシオロジー，日本放送出版協会, 1992．　4) 水野祥太郎：ヒトの足，創元社, 1990．5) 臼井永男，他：靴着用の長い歴史を有する人々の直立接地面の形状について．学校保健研究, 37(3)：

227-239, 1995. 6) 田口秀子：児童期の成長発達と母趾角との関係について. 民族衛生, 49(3)：98-111, 1983.

アシドーシス

【定義】 血液のpHが7.40以下の場合をアシデミア（acidemia）といい，体内にpHを下げようとする動的状態が存在することをアシドーシス（acidosis）という．体内に酸が溜まり，あるいは身体から塩基が失われることによって血漿のpHが下がった状態であるが，実際にpHが下がらなくても，代謝機構によってpHの値が抑えられている場合（代謝性アシドーシス）もある．二酸化炭素の蓄積（呼吸性アシドーシス），糖尿病の際のケトン体の発生（ケトーシス），腎疾患，激しい運動による乳酸の蓄積などによって起こる．

【発生メカニズム】 ヒトは生命を維持するために食物を摂取し，それを分解し代謝している．この代謝によって常にH^+を産生しているために体液のpHが低下する傾向にある．代謝による酸の99%はCO_2であり，残りの1%は蛋白質の代謝で生じる硫酸，リン酸と代謝の中間物質（乳酸など）である．CO_2は血中ではH_2Oと反応し，H^+を増加させ〔$CO_2 + H_2O \rightarrow H_2CO_3 \rightarrow HCO_3^- + H^+$〕る．揮発性の酸である$CO_2$によって$H^+$の濃度は呼吸量の影響を受け，呼吸量が減少すると$H^+$は増加し，体液中のpHは低下する．呼吸によるpHの低下を呼吸性アシドーシス（resupiratory acidosis）という．代謝による不揮発性の酸（硫酸，リン酸など）は，腎で尿中に排泄される．代謝によって生じる不揮発性の酸によるpHの低下を代謝性アシドーシス（metabolic acidosis）という．

【診断】 酸塩基平衡異常の病態とその程度は，pH, HCO_3^-, $PaCO_2$の3者によって知ることができる．HCO_3^-に関与しているのは腎であり，$PaCO_2$を調節しているのが呼吸である．生体には細胞内外に種々のpH濃度を調節する緩衝系があるが，その調節結果は総合された形でHCO_3^-と$PaCO_2$の比になって示される．アシドーシスの診断では，pHが7.40以下に偏位している場合，代謝性の因子（HCO_3^-）によるものか呼吸性の因子（$PaCO_2$）によるものかを判断する．しかし，血液のpHを正常に保つために代償作用が働いている．糖尿病性昏睡のときのクスマウルの大呼吸にみられるように，代謝性アシドーシス（HCO_3^-の低下）の場合，過呼吸になり$PaCO_2$を下げるように働く．アシドーシスの診断にあたっては，代償性変化の状態を把握しておく必要がある．そのためには病歴や，検査所見，症状などその基本になる障害を把握しておく必要がある．

〈関連語〉 呼吸性アシドーシス，代謝性アシドーシス，酸塩基平衡，過呼吸　　　［中村慶子］

●文献 1) 福田豊，他：酸塩基平衡とはなにか；基本的概念と生体に与える影響．小児看護，19(2)：156-160, 1996. 2) 中野昭一・編：図説・からだの仕組みと働き，第2版，医歯薬出版, 1994, pp.46-47.

アスペルガー障害

【定義】 オーストリアのウィーン大学の小児科医Asperger, H.によって報告された自閉症スペクトラムのうちの，知的障害がさほど高度でない知能指数（IQ）70以上の発達障害である．DSM-IV-TRによれば早期の認知および言語能力に著明な遅れはみられない．

【症状】 情報や事実を集めるために莫大な時間を費やすようなことが多かったり，限られた関心のみを追求したりする．また，アスペルガー障害の人は非常に風変わりで，一方的であったり，無神経なところがあるが，なかには他者に対し，接近しようと意欲をみせるものも存在する．この障害は男性に多い．

【診断】 診断は基準Aから基準Fまでを満たさなくてはならない（表2）が，併せて個別的知能検査や心の理論（Theory of mind），認知機能検査，投影検査などを参考にして行うのが一般的である．アスペルガー障害をもつ人のなかには強迫性障害を思わせる行動がみられるが，それらは強迫観念・行動というよりも，没頭・活動と解釈され，不安というよりはむしろ，彼らにとって明らかに喜びや満足の源になっている場合が多い．このような状態は「アスペルガー症候群」ともよばれている．

【療育】 アスペルガー障害児の対応で重要なのは早期発見，早期治療，早期教育である．つまり「早期療育」である．基本的には小児自閉症のかかわり方と変わらないが，「こころの理論」に基づいたアプローチが効果的とされている．

相手の心を理解するには、今自分が何を考えて何を行動しようとしているかに気づくことが第一歩になる。「こころの理論」が成立してくる頃になると今までの自分と現在の自分の格差に戸惑う場面に遭遇し、一過性のパニックを起こすことがあるが後に自然と落ち着いてくるようになり順応していく例が多い。家族との密接な情報交換をはかり、お互いに工夫しながら問題点を共有し、一貫した接し方が大切である。

〈関連語〉　知能指数、アスペルガー障害、小児自閉症、発達　　　　　　　　　　　[浅倉次男]

●文献　1) American Psychiatric Association (高橋三郎、他・訳)：DSM-IV-TR 精神疾患の分類と診断の手引、医学書院、2002. 2) 齋藤万比古、他：自閉症とアスペルガー障害. 小児看護, 27(9)：1155-1161, 2004.

表2　診断基準 299.80 アスペルガー障害

A. 以下のうち少なくとも2つにより示される対人的相互反応の質的な障害：
(1) 目と目で見つめ合う、顔の表情、体の姿勢、身振りなど、対人的相互反応を調節する多彩な非言語的行動の使用の著明な障害
(2) 発達の水準に相応した仲間関係を作ることの失敗
(3) 楽しみ、興味、達成感を他人と分かち合うことを自発的に求めることの欠如(例：他の人達に興味のあるものを見せる、持って来る、指差すなどをしない)
(4) 対人的または情緒的相互性の欠如
B. 行動、興味および活動の、限定的、反復的、常同的な様式で、以下の少なくとも1つによって明らかになる。
(1) その強度または対象において異常なほど、常同的で限定された型の1つまたはそれ以上の興味だけに熱中すること
(2) 特定の、機能的でない習慣や儀式にかたくなにこだわるのが明らかである.
(3) 常同的で反復的な衒奇的運動(例：手や指をぱたぱたさせたり、ねじ曲げる、または複雑な全身の動き)
(4) 物体の一部に持続的に熱中する.
C. その障害は社会的、職業的、または他の重要な領域における機能の臨床的に著しい障害を引き起こしている.
D. 臨床的に著しい言語の遅れがない(例：2歳までに単語を用い、3歳までにコミュニケーション的な句を用いる).
E. 認知の発達、年齢に相応した自己管理能力、(対人関係以外の)適応行動、および小児期における環境への好奇心について臨床的に明らかな遅れがない.
F. 他の特定の広汎性発達障害または統合失調症の基準を満たさない.

〔出典　American Psychiatric Association(高橋三郎, 他・訳)：DSM-IV-TR 精神疾患の分類と診断の手引, 医学書院, 2002, p.58-59〕

あせも

【定義】　高温多湿な環境下で、多量の汗をかいたとき、種々の原因により汗管の一部に狭窄や閉塞が生じ、皮膚表面への汗の流出が妨げられると、汗が貯留し汗管が拡張し、ついに破裂する。その結果生じる皮膚の変化を汗疹、一般にあせもとよぶ。汗管が閉塞をきたす原因として、発汗により角層の水分が増加して浸軟し、角層の汗の出口を塞いでしまったり、角層の水分が増えるために皮膚表面の常在菌が増加して角栓をつくってしまうことなどがあげられる。汗管の閉塞する部位(深さ)によって、汗管の拡張と破裂が生じる部位が異なり、症状も異なる。角層内または角層直下であれば水晶様汗疹となり、表皮内汗管であれば紅色汗疹となり、真皮内汗管であれば深在性汗疹となる[1]。また、汗腺に黄色ブドウ球菌が侵入、増殖して感染すると汗腺膿瘍、いわゆる「あせものより」を生じる。小児は体表の単位面積当りの汗腺密度が高く、基礎代謝量や皮下脂肪も多いために汗をかきやすく、あせもを生じやすい。

【症状】　①水晶様汗疹：径0.5～2mmくらいの小水疱で、大きさや形は不均一で、炎症を伴わず発赤はない。水疱内容は透明で、水晶のようなキラキラした輝きをもつことが特徴である。水疱は薄くてすぐに潰れ、小さな輪状の鱗屑縁が残る。放置しても1日で消失してしまう。②紅色汗疹：額、頸、肘窩、膝窩、腋窩など汗をかきやすい部位や間擦部に、紅色小丘疹が多発する。あせもといえば、この紅色汗疹をさすことが多い。炎症を伴い、かゆみやヒリヒリした軽い痛みを伴う。そのため掻き壊して湿疹化し、汗疹性湿疹になったり、細菌感染を合併してとびひになったりすることもある。③深在性汗疹：広範囲に蒼白色の扁平な小丘疹が、敷石状に多数出現する。汗管が閉塞し発汗が停止することにより、熱中症を起こしやすい。日本ではまれである。④汗腺膿瘍(あせものより)：乳幼児の頭部、顔面、殿部、背部に好発する、発赤、腫脹を伴った丘疹、小膿疱、皮下硬結であ

る。汗管内に貯留した汗に黄色ブドウ球菌が感染すると，汗孔炎を起こし，汗孔に一致した小丘疹や膿疱を形成する。さらに深部にまで感染や炎症が及ぶと，膿瘍を形成し，汗腺膿瘍となる。局所熱感，疼痛が激しく，全身症状として発熱，全身倦怠感，所属リンパ節腫脹をきたす。

【治療】　あせもの治療は，まず発症させない予防が大切である。発汗を抑える工夫をし，風通しのよい涼しい環境をつくる。室温20〜24℃，湿度50〜60％に保つのが最適とされる。そして，入浴やシャワー浴をまめにさせる。汗をかいたらすぐに拭き取り，着替えさせることも大切である。衣類は綿のような吸湿性と通気性のよい素材を選ぶ。水晶様汗疹は，予防に努めれば無治療でも数日以内に治る。紅色汗疹は，かゆみが強いために搔破して，湿疹を合併することが多いので，ステロイド軟膏を外用させ，早くかゆみと炎症を抑えたほうがよい。外用だけではかゆみがおさまらない場合は抗ヒスタミン薬を内服する。汗腺膿瘍では抗生物質の内服が不可欠である。局所療法は，膿が溜まっている場合には穿刺または切開して排膿する。その後，さらに排膿を促すために，込めガーゼの先を挿入し，上に厚めのガーゼを当てておく。アクリノール湿布や，塩酸オキシテトラサイクリン・硫酸ポリミキシンB塗布を行ってもよい。発熱がなければ，入浴やシャワー浴は行ってよい。

〈同義語〉　汗疹　　　　　　　　　　[馬場直子]

●文献　1) 佐藤良夫, 他：汗疹, 小児皮膚科学 II (新小児医学大系 第40巻B), 中山書店, 1983, p.21.

遊　び

大人にとって遊び(play)は非生産的な活動として捉えられるが，子どもにとって遊びは生活の中心を占めるものである。

【意義】　子ども達は日々の遊びを通してさまざまな経験をしていく。この経験が子どもの成長発達を促進する。また遊びには治療的効果があることも認められている。遊びは自らの興味や関心に基づき主体的に取り組む活動であり，ものや人とかかわることを通して調和的に発達していくことが期待できる。一般に遊びは，①子どもが積極的に行う楽しい活動で，面白さや喜びを追求する活動である，②自由で自発的な活動である，③遊ぶこと自体を目的とする創造的な活動である，④結果として，身体機能の向上や諸側面の発達を促す活動である。遊びを充実させるためには時間と場所，そして人やものといった遊びの環境が準備される必要がある。

【分類】　乳幼児の遊びの内容をもとに分類すると，①見る・聞く・触れるなど，感覚器官を使った感覚遊び，②走る・投げる・跳ぶなど，手足や全身を使う運動遊び，③折る・書く・組み立てるなどの構成遊び，④経験したことを「〇〇ごっこ」として再現する模倣遊び，⑤紙芝居やお話を聞くなど，子どもが受け手になる受容遊びなどに分類できる。また，Piaget, J.は子どもの思考段階をもとに，①機能遊び(練習遊び)，②象徴遊び(ごっこ遊び)，③ルールのある遊び(ゲーム遊び)に分類している。Parten, M.B. らは社会的相互作用の観点から遊びを分類し，①ひとり遊び，②傍観的行動，③平行遊び，④連合遊び，⑤協同遊びに分類している。Buhler, C.B. は乳幼児の心の働きから，①機能遊び，②想像遊び，③受容遊び，④構成遊びに分類している。このような遊びの分類は，子どもの心身の発達にどのような役割を果たすかを考えるときの目安にすることができる。

【効果】　遊びに集中することは子どもの心身の発達を促進させる。遊びがもたらす効果には以下の点が認められる。①身体を動かし手先を使うことによって運動機能を高め技能を獲得し巧緻性を向上させる。②自ら主体的に取り組むことにより意欲や自主性，自立性が養われる。③さまざまな経験は観察力や洞察力を高め知識を広げる。また，課題解決に向けて試行錯誤することで思考力や想像力・創造性を身に付ける。④やり遂げることで満足感や充実感がもて，それらが自信となり自己肯定感を育て生きる力をもつことができる。これらが失敗や挫折などを乗り越えるエネルギーとなる。⑤仲間とかかわることでルールを守ること，協力すること，相手の意思を尊重することなど，人間関係をはじめ社会性を育てる。子どもは遊ぶことによって学習し，成長していく。遊びは結果に目的があるのではなく，行動すること，つまり遊びの過程に意味がある。遊びのなかで人間として生きていくための能力を身に付け，同時にストレスの解消や精神の安定をはかっている。

【指導】　子ども達が自発的に楽しく遊ぶためには教育的な配慮が必要とされる。①遊び環境を

整える：子ども達の遊びを充実させるための十分な時間，遊具や施設などの物理的な環境，人の配置が求められる。②子どもの行動観察および行動の理解：個々の子どもの行動を注意深く観察し，理解することで子どものニーズに合った援助が可能となる。③できないことよりできることに注目：得意なことを積極的に認めて誉めることで自信をつける。これは子ども同士の間でもお互いの個性を認め合う関係が期待できる。④励ましと助言・手助け：子どもの自発的な行動や創意工夫を見守りながら，励まし，サポートする。⑤遊びの紹介と遊びへの動機づけ：遊びが固定化し発展が期待できないときは遊びを提案したり方向性を示す。⑥仲間関係を広げる：仲間との価値観やイメージの共有を積極的に支援し，喜びや感動を共有する。
【課題】 子どもをとりまく遊び環境は大きく変化してきている。遊びにおける課題は子どもよりむしろ大人の側にあると考えられる。遊びに対する志向性を引き出す大人のかかわりは不可欠である。そのためには子どもの興味や関心，発達の段階に合った遊具や教材，遊び場と十分な時間を提供し，教育的配慮に基づく介入が求められる。
〈関連語〉 模倣遊び，ひとり遊び，平行遊び，感覚遊び，協同遊び　　　　　　　　［鈴木裕子］
　●文献　1）森上史郎，他・編：保育用語辞典，ミネルヴァ書房，2003．

アタッチメント　⇒愛着

アタッチメント行動　⇒愛着行動

アダムス-ストークス発作

【定義】　アダムス-ストークス発作とは，心臓が鼓動するために必要な洞結節からの刺激の伝導経路の障害による，不整脈，心停止などの心拍出量の急激な減少による脳の血流障害により生じる発作かつ，一過性の意識喪失発作である。狭義には高度房室ブロックによる失神または痙攣発作をさし，洞停止や洞房ブロックの高度徐脈性不整脈による発作も含まれると考えられている。広義には，心室頻拍，心室細動などの頻脈性不整脈による発作も含み，心原性失神ともいわれている。

【アダムス-ストークス発作に関連した解剖生理】　高位右心房にある洞房結節で起きた電気的興奮(刺激)が，心房内を伝播して洞室結節へ入り，ヒス束から右脚，左脚へと伝導し，プルキンエ線維を介して左右の心室に規則正しく伝わることを洞調律とよぶ。不整脈は，洞調律以外の調律と定義されており，上述した洞結節からの一連の電気的流れ(刺激伝導システム)になんらかの異常が生じることにより起こる。脈拍数は，年齢，精神状態，発熱，脱水などの身体的条件によって大きく変動するため，脈拍数はできるだけ安静時に評価する必要がある。小児心電図専門委員会の基準では，頻脈は，3〜5歳では150/分以上，6〜11歳では140/分以上，12〜18歳では130/分以上としている。また，徐脈は，3〜5歳では60/分未満，6〜11歳では50/分未満，12〜18歳では45/分未満としている。
【発生原因】　アダムス-ストークス発作の原因となる不整脈は，①徐脈性不整脈，②頻脈性不整脈の2種類に分けられる。①徐脈性不整脈：a．房室ブロック；心房から心室への興奮伝導に異常がある状態である。房室ブロックは，健常児より心拍数は少ないが，心拍出量が保たれれば症状は軽い。10秒以上の長い心停止が起こると，脳虚血をきたす。b．洞機能不全症候群；洞結節またはその周辺の心筋が障害されてさまざまな徐脈性不整脈が発生するもの。軽度の洞機能不全症候群は無症状に経過するが，数秒から10秒以上の心静止の場合，脳虚血をきたす。②頻脈性不整脈：a．心室性頻拍；幅の広いQRS波がP波とは無関係に出現する頻拍である。30秒以上または100発以上連続する持続性心室頻拍の場合，血液を十分に心臓に貯める時間がなく，血液の送出が不十分になるために，血圧が維持できず失神，突然死に至ることもある。b．心室細動；幅の広いQRS波が不規則に出現する。生命を脅かすもっとも危険な不整脈である。心室が無秩序に収縮することにより，心室は血液を有効に拍出できず，循環は停止して死をまねく。c．上室性頻拍；QRS波の幅が狭く，P波ははっきりしないか，またはQRS波の直後に認めることが多い。イ．房室結節内に異常な刺激伝導路が存在すること，ロ．房室結節以外に心房と心室間の電気的つながりが存在し，正常な刺激から発生した電気信号がこれらの異常な伝導路を経由して再び戻ってくること，に

より正常より早い心拍数が持続する。持続時間が長いと失神や心不全を起こす場合もある。
【症状】　アダムス-ストークス発作は，突然に起こり速やかに意識が回復することが多い。心停止の持続時間の長さにより，症状は異なる。2〜5秒程度の短い時間の心停止では，めまい，目の前が暗くなる感じ，あるいは瞬間的に気が遠くなる感じを訴える場合もある。一方で，心停止の時間が長い場合は，脳の重篤な循環障害に伴い，意識消失，失神，痙攣を起こす。痙攣発作は，心停止後8〜12秒，呼吸停止は30〜45秒，瞳孔散大は45〜60秒で起こる。たいていは，数秒から数分で意識は回復するが，心臓の活動が正常にならなければ，意識は回復せずにそのまま死に至る。
【検査】　一過性の意識障害の原因は，脳神経異常，代謝異常などもあるため，必要に応じて，頭部CT，脳波検査，起立テスト，血液生化学検査，血液ガス分析，心エコー，ホルター心電図，運動負荷心電図などを行う。
【治療】　心停止やショックの状態が続いているときは，直ちに心肺蘇生を行う。ホルター心電図で，不整脈の程度を確認し，その状況に応じた治療を行う。徐脈性不整脈のときは，硫酸アトロピン，塩酸イソプロテレノールの投与を行うとともに，一時ペーシングを行う。頻拍性不整脈のときは，抗不整脈の投与やペーシング，電気的除細動を行う。発作の予防的治療としては，ペースメーカー植え込み術や抗不整脈薬（主にβ遮断薬）を用いることが多い。
〈関連語〉　失神，不整脈，痙攣　　［福地麻貴子］
●文献　1）五十嵐正男：不整脈の見方，第4版，医学書院，1986．　2）飯島みどり，他：Adams-Stokes症候群．循環器症候群Ⅳ（別冊日本臨牀 領域別症候群シリーズ），1996，pp.497-499．　3）長嶋正實：徐脈性不整脈．小児内科，34（増刊号）：383-387，2002．　4）野田聖一，他：失神を主訴とする症例の心電図診断；緊急処置を要する徐脈性不整脈と頻拍性不整脈．救急医学，29：277-281，2005．　5）田中靖彦：不整脈・頻脈・徐脈．小児看護，26（9）：1178-1182，2003．

アデノイド増殖

アデノイドとは，別名咽頭扁桃といい，上咽頭壁にある扁桃組織である。口蓋扁桃が被膜に覆われているのに対し，アデノイドには被膜がない。通常アデノイドは2歳頃から増殖し始めるが，まれに1歳以下でも大きい場合がある。5歳を過ぎると小さくなり，就学時にはほとんどないことが多い。口蓋扁桃は成人でも萎縮はするものの消失せずに残存する。生後よりの増殖や炎症性増殖はさまざまな問題を引き起こすので注意が必要である。
【症状】　アデノイド増殖による症状には，鼻づまり，いびき，胸郭の変形，特異的な顔貌，繰り返す滲出性中耳炎などがある。アデノイドが高度に増殖すると，上咽頭の気道を塞ぐことになり鼻呼吸ができない状態となる。したがって，必然的に口呼吸となり，口腔内の乾燥，細菌の進入を助長させることにつながる。1歳までは口呼吸がほとんどできず，鼻呼吸がほとんどであり重症の無呼吸を伴う場合には十分注意する。アデノイド増殖により鼻閉が強く鼻呼吸がほとんどできないと睡眠時無呼吸を引き起こし突然死の可能性もある。陥没呼吸が著明で頻回の無呼吸が出現すると仰臥位は困難となり，側臥位やうつぶせといった体位をとりやすくなる[1]。アデノイド増殖により，高度に鼻呼吸が妨げられた場合，歯列に影響がでることがある。口蓋の骨の発育が抑制されるためである。この場合，顎顔面の形態異常をきたすことになる。朝の目覚めは悪くなり，不機嫌となり，酸素飽和が悪くなり二酸化炭素が蓄積した結果，末梢血管が拡張し頭痛を訴える。また，日中の傾眠なども出現する。
【診断と検査】　診断は，日中の活動状況，いびきなどの夜間睡眠時の状態を家族から十分聴取する。その際，呼吸状態の観察がもっとも重要である。検査は，上咽頭をファイバースコープにより直接アデノイドを観察したり，高圧X線検査（側面）にてアデノイド増殖の状態を把握し気道の状態を確認する[2]。また場合によっては，用指触診により直接アデノイドをさわって状態を把握する診察を併用したりもする。無呼吸の検査としては，睡眠ポリグラフ，簡易型アプノモニターなどがあり，睡眠時の呼吸状態，無呼吸数，酸素飽和度の測定などが容易に行える。また，脳波，心電図のモニターなどを行い合併症の有無を評価する場合もある。
【治療】　治療は，感染や副鼻腔炎などで反応性に増殖している場合は，投薬や吸入（ネブライザー）治療などを行う。鼻のアレルギー症状が認

められる場合は，初期治療として抗ヒスタミンなどの内服治療を行う．しかし気道が高度に狭窄しており，さまざまな症状が認められた場合，全身麻酔下に手術（アデノイド切除術）を行う．手術適応は現状の睡眠や合併症の発症の有無，成長発達に影響しているかなどを考慮し慎重になされている．アデノイドが増殖している場合，耳管周囲の扁桃（耳管扁桃）も増殖していることがあり，耳管狭窄をきたすことがある．そのような場合は滲出性中耳炎の合併が効率にみられるため，手術の際はしっかりと耳管を傷つけないよう注意しながら十分な切除を行う．術後，上咽頭を塞いでいた組織がなくなるため，術前までの声質が若干高くなることもある．また，一時的に飲水時に鼻から水がこぼれると訴えることがまれにあるが，多くは改善する．また，アデノイド増殖の手術は扁桃腺（口蓋扁桃摘出術）の場合と異なり，再発することがあるので術後1年は経過観察をする．

〈関連語〉 睡眠，無呼吸，滲出性中耳炎，扁桃肥大 ［坂田英明］

●文献 1）石塚洋一：睡眠時呼吸障害に対する耳鼻咽喉科医としての対応．耳鼻展望，44(4)：252-268, 2001. 2）小泉敏夫：X線高圧撮影による咽頭扁桃の観察．耳鼻咽喉科, 30(2)：637-641, 1958.

アデノイド肥大 ⇒アデノイド増殖

アトピー性皮膚炎

【定義】 アトピー性皮膚炎は，増悪・寛解を繰り返す瘙痒のある湿疹を主病変とする疾患であり，患者の多くはアトピー素因をもつ．アトピー素因とは，①家族歴・既往歴に気管支喘息，アレルギー性鼻炎・結膜炎，アトピー性皮膚炎のうちいずれか，あるいは複数の疾患があること，または②IgE抗体を産生しやすい素因があることをいう．

【病態】 アトピー性皮膚炎は表皮，なかでも角層の異常による皮膚の乾燥とバリア機能異常という皮膚の生理的異常を伴う，多彩な非特異的刺激による反応と，特異的アレルギー反応が関与して生じる，慢性に経過する皮膚の炎症と瘙痒である．アトピー性皮膚炎患者の皮膚は，一見健常部でも粗糙で乾燥していることが多い．このような皮膚をアトピー性皮膚（atopic dry skin）といい，汗や摩擦などの非特異的刺激あるいはアレルゲンの侵入を許し，容易に炎症とかゆみが発生する．かゆみは搔破を誘発し，搔破は炎症を悪化させ，かゆみと搔破の悪循環を形成する[1]．アトピー性皮膚炎患者の皮膚は，さまざまな刺激で容易に炎症が誘発され，かゆみが生じる．非特異的刺激としては，乾燥，発汗，搔破，温度変化，睡眠不足，過労，細菌，真菌，ウイルス，ストレスなどがある．外用薬や髪型，衣類，紫外線などが刺激因子になることもある．特異的アレルゲンとしては，ダニ，ハウスダスト，ペットの毛，花粉などがある．乳幼児では食物アレルゲンが関与することもある．

【診断】 ①瘙痒を必ず伴う．②特徴的な皮疹と分布を示す．a．皮疹は湿疹病変で，急性病変では紅斑，湿潤性紅斑，丘疹，漿液性丘疹，鱗屑，痂皮が，慢性病変では湿潤性紅斑，苔癬化病変，痒疹，鱗屑，痂皮がみられる．b．分布は左右対称性で，額，眼囲，口囲，耳介周囲，頸，四肢関節部，体幹に好発する．年齢による特徴は，乳児期は頭皮，顔に始まり体幹や四肢に下降し，幼児・学童期は頸や四肢屈側の病変が目立ち，思春期・成人は顔，頸，胸，上背部などの上半身に皮疹が強い傾向がある．③慢性的で反復性の経過をたどり，しばしば新旧の皮疹が混在する．乳児では2カ月以上，その他の年齢では6カ月以上を慢性とする．

【治療】 治療の目標は，完治させることではなく，日常生活に支障がない程度にまでコントロールしていくことである．治療法は，①薬物療法，②悪化因子の除去，③スキンケアの3本柱である．炎症に対してはステロイド外用療法を主体とし，タクロリムス外用療法は補完の役割を担う．皮膚の乾燥，バリア機能異常に対しては皮膚の清潔の保持と保湿剤外用を含むスキンケアを行い，かゆみに対しては抗ヒスタミン薬，抗アレルギー薬を併用する[1]．①薬物療法：a．ステロイド外用薬；炎症を抑える作用の強さ順に5段階のランクがあり，個々の皮疹の重症度に応じて，ステロイド外用薬の強さを選び，使用法を指導する．苔癬化を伴う最重症の皮疹には，ステロイド外用薬に亜鉛華軟膏を重層塗布するのがもっとも効果的な治療法である．ただし局所性の副作用（潮紅，皮膚萎縮，多毛，感染など）に注意しながら，必要以上に強いランクの使用は避ける．b．タクロリムス軟膏；ステロ

イド外用薬とは作用機序が異なる新しい薬で，とくに顔面，頸部の病変に効果がある。ただし，粘膜，糜爛，潰瘍などバリア機能が低下して経皮吸収されやすい状態の皮疹には使用できない。c．保湿剤；乾燥およびバリア機能の低下を補い，炎症の再燃を予防する目的で保湿剤でのスキンケアを行う。d．抗アレルギー薬・抗ヒスタミン薬；かゆみを抑え，掻破による症状の悪化を防ぐ目的で内服する。副作用として，眠気を伴うが，就眠時に内服させて，夜間の睡眠を十分にとらせるにはかえって都合がよい点もある。②悪化因子の除去：乳幼児では食物アレルギーの関与がみられる場合があり，病歴，血液検査，皮膚テストなどを参考に，必要最低限の除去を行うこともある。年長となるにつれ食物の関与は少なくなり，代わってダニ，ハウスダスト，花粉などがアレルゲンとして重要となる。③スキンケア：基本は皮膚の清潔を保つために，石鹸を用い刺激せずに丁寧に洗い，乾燥を防ぐために保湿剤を塗る，これを毎日繰り返すことである。

〈関連語〉　アレルギー性疾患　　　　［馬場直子］
　●文献　1）古江増隆，他：日本皮膚科学会アトピー性皮膚炎治療ガイドライン．日皮会誌，113(2)：119-125，2003．

アニマルセラピー

【概念】　小児にとって動物は，関心をもち，触れたい，遊びたい，世話をしたい，「発語」や「運動・動作」の動機づけの対象となる。アメリカのデンバー小児病院では10年以上前から，動物と遊ぶこと，えさをあげることなどを，処置やリハビリテーションに頑張った小児への褒美として取り入れており，リハビリテーション，熱傷ケア，化学療法などの補助として動物介在活動・療法が用いられている。

【動物介在療法の定義とアニマルセラピー】　アニマルセラピーは，動物介在療法が正しい名称である。アメリカでこれらの活動の基準づくりなどの全国的統一をはかる努力をした情報機関・デルタ協会によれば，動物介在療法(animal assisted therapy；AAT)とは，基準に合致した動物を用いた治療法のひとつで，医療・福祉現場のセラピストにより個々の患者に合わせたプログラムとして実施されるものをいう。対して，動物介在活動(animal assisted activity；AAA)とは，同じく用いられるのは基準に合致した動物であるが，セラピストが個々の患者の治療のために用いるのではなく，レクリエーションや治療の場に，基準に合致した動物とボランティアが参加をするものをいう。関係者がこれらの基準づくりに着手した所以は，安易にこの名称が汎用されてきたことにある。

【動物のもたらす効果】　動物のもたらす効果は大きく3つに分類される。これは，いわゆるアニマルセラピーの効果を述べたものではなく，人が動物と共に生活をすることで，あるいは，一緒にいることで起こる変化に着目したものである。1つは社会的効果。社会的潤滑油効果ともいわれるが，患者や入所者が，見知らぬ外来者であるボランティアと言葉を交わすことは容易ではないが，動物を介することで「犬を飼ったことがある？」「私が飼っていた犬と同じ種類だ」など，話題提供につながり，円滑な会話が促進される。

【精神的効果】　2つ目は精神的・情緒的効果である。動物の存在は，人の活動性を正常化する，といわれる。すなわち，活動が低下していて発語や運動が低下している人にとっては，動物は発語や動作のモチベーションとなり，活動性を上げる。また，活動性亢進が問題となる場合は，逆に動物の存在が精神的安定や，集中，リラックス効果をもたらし，反応が正常化するといわれている。

【生理的・身体機能的効果】　これまでの調査では犬飼育群と非飼育群での血圧や血中の中性脂肪およびコレステロール値の比較で，飼育群のほうが血圧が低く，中性脂肪およびコレステロール値が低いとされた。長期的効果のほかに，動物を撫でていると血圧が下がるといった報告があるが，臨床研究には及んでいない。動物介在療法としては，リハビリテーション現場で，動物の飼育動作や動物との遊びを取り入れた作業療法，理学療法が行われる取り組みが始まっている。より楽しく動作を行い，頻回に行う動作も継続性を保つために，関節可動域訓練や筋力訓練に，動物との遊びや飼育管理動作が用いられている。

【動物に伴うリスクと公衆衛生学的対策】　医療・福祉現場に動物を導入するうえでもっとも重要なことは，動物に対する効果を期待するこ

と以前にリスク管理を徹底することである。院内感染対策などについても厳重な対応を迫られる昨今の医療・福祉現場ではなおさらのことである。動物の導入は，音楽療法などと比較して，リスク管理に多大な労力と時間を要する。しかしながら，動機づけとしての働きは大きいことから考えて，逆に，これらのリスク管理を徹底して準備を周到にすれば，間違いなく有効なプログラムになりうるものである。

【人獣共通感染症の予防と適性動物の選択】　動物導入におけるもっとも大きなリスクは，感染である。動物から人に（人から動物に）うつる感染症は人獣共通感染症といわれ，200種類以上存在する。感染予防には，予防対策が徹底され，かつ飼育管理方法も確立している家畜動物以外は，絶対に導入しないことを徹底することが重要である。野生動物は，重篤かつ感染力の強い感染症や，未知の感染を抱えている可能性もあり，また，飼育管理方法が徹底されていないことから，動物そのものを健康に管理することが困難である。動物からうつる感染症のほとんどは，排泄物，唾液などを介する。つまり，動物が不適切な排泄をしたり，人を噛んだりひっかいたりしなければ，感染は起こる可能性が低い。これらの問題行動は，十分に基本的しつけを行うことと，動物に過度なストレスをかけないことで回避が可能である。動物の問題行動は，排泄などのしつけをしていないことを除けば，吠える，噛みつく，ひっかくなどの行動は動物のストレスに起因する。導入する動物に適性評価として，多くの人に囲まれる環境や，車椅子，杖，歩行器などを見せたり，体中を撫でてみたり，子どもやほかの動物に対する反応を見たり，といった試験をするのは，これらの問題行動の回避をすることが目的である。

【アレルギー対応】　感染以外にはアレルギーに対する対応を考慮しておく必要がある。アレルゲンがフケや唾液であることはわかっているが，どれくらい離れていれば症状が起きないか，アレルゲンの量と症状の重症度は，といったことについては，個体によって異なる。アレルギー対応については，動物の管理者側は，できる限り訪問前日にシャンプーなどをし，ブラッシングをして洋服を着せるなど，毛やフケの落下を最小限に抑えるようにする。また，患者や入所者にはあらかじめアレルギーに関する病歴を聴き，動物が訪問する旨を伝えておくことで，接触を避けられるようにする。この方法で，欧米でも筆者のかかわった導入機関でもいまのところ問題は起きていない。昨今問題になっている事例も多いハムスターなどのげっ歯類は，アレルギーの問題のみならず，行動管理上も困難であるので動物介在活動や療法としての導入は避けるべきであろう。

【課題】　動物介在活動・動物介在療法の導入は，リスク管理のための周到な準備と適性動物およびボランティアの確保など，決して容易ではない。しかしながら，これらの準備さえ十分にすれば，他の補助療法よりも得られる効果の高い，患者や入所者の活動性を引き出すプログラムになる。われわれ医療従事者に求められるものは，もはや疾患の治療に限らない。患者や入所者の笑顔ややる気，楽しみを見出すための取り組みのひとつとして，事故のない動物介在活動，動物介在療法が導入されることが必要である。

［高柳友子］

アプガースコア

【定義】　1953年，Apugar, V. が示した出生直後の新生児の呼吸・循環の適応や神経機能の評価の指標となるスコアである。その後臨床において広く用いられ，50年以上経った現在でも出生直後の新生児の状態を評価する代表的な方法として活用されている。

【採点方法とスコアの評価】　出生した瞬間から時間を計り，1分後と5分後の皮膚色（appearance），心拍数（pulse），刺激に対する反応（grimace），筋緊張（activity），呼吸（respiration）の5項目について採点する（表3）。各項目を0点・1点・2点の3段階で採点し，その合計点数をみる。総計10点であり，得点が高いほど新生児の状態はよく，8点あれば状態は良好である。8点以上は正常，4～7点は軽症仮死，0～3点は重症仮死と判定する。1分後のアプガースコアは母体環境の影響を受けるといわれ，児の出生直前の状態を反映し，蘇生の必要性が判断される。呼吸・循環不全は，胎内や分娩時の低酸素血症に起因しており，5分後のアプガースコアの改善をめざして蘇生を行う。5分後のアプガースコアは子どもの中枢神経系の障害と相関するといわれ，神経学的な予後を予測するのに有用で

表3 アプガースコア

	0点	1点	2点
皮膚色(appearance)	全身蒼白または チアノーゼ	体幹ピンク 四肢チアノーゼ	全身ピンク
心拍数(pulse)	なし	100/分以下	100/分以上
刺激に対する反応(grimace)	反応しない	顔をしかめる	泣く,咳嗽
筋緊張(activity)	だらんとしている	いくらか四肢を曲げる	四肢を活発に動かす
呼吸(respiration)	なし	不規則で浅い,弱い泣き声	規則的,強く泣く

ある.低スコアの場合,5分までに適切な処置を行わなかったか,または蘇生が奏功しないほど重症であったかが推測できる.評価に際して,タイムキーパーは正確に1分と5分を知らせ,採点することが大切である.5分値が8点未満の場合は,8点以上になるまで評価を続ける場合があり,状態の回復までに要した時間を確認しておくことが予後の評価のためには重要である.また5項目の総点だけではなく,項目毎のスコアの変化も重要であり,各項目の点数も併せて記載する.さらに,その間行った吸引やバッグ・マスクの使用,酸素や薬剤投与などの蘇生術の情報も必要である.低出生体重児は筋緊張や反射が弱いので,仮死がなくてもスコアが低いことも知識として重要である.アプガースコアは主観的な評価であるため,5項目について正確に観察できるスタッフのトレーニングが不可欠である. 　　　　　　　　　　　［大木伸一］

●文献　1) 仁志田博司:新生児学入門,第3版,医学書院,2004.　2) 多田裕:新生児ケアの実際,診断と治療社,2000.

アミノ酸代謝異常

先天性代謝異常症の分類は,その異常がどの代謝経路に存在するかによって行われる.通常は,アミノ酸代謝異常,糖代謝異常,脂肪酸代謝異常,有機酸代謝異常,などに分類される.さらに,アミノ酸代謝異常症は,表4のように細分化される.以下に,主要な疾患について概説する.
【フェニルケトン尿症】 肝臓で発現するフェニルアラニン水酸化酵素の先天的欠損により発症する,常染色体劣性遺伝疾患である.発生頻度は約10万出生に1例と考えられており(欧米では約1万出生に1人),多くの国々で新生児マススクリーニングの対象疾患になっている.①症状:治療がなされないと,乳児期からの発達遅滞はほぼ必発で,1歳児での発達指数は平均50であったとされる.年長児では,多動症,行動異常,てんかんなどを呈する.色白の皮膚,茶色の頭髪,特徴的な尿臭,なども認められる.②検査所見:血中フェニルアラニンが異常高値を示す.③治療:高いフェニルアラニン濃度が発達遅滞の主因であると考えられており,フェニルアラニン制限食が治療の基本である.乳児期は,フェニルアラニンを除去した特殊乳を利用し,幼児期以降は,低フェニルアラニン食を摂取する.しかし,低フェニルアラニン食では,カロリーとフェニルアラニン以外のアミノ酸が不足するため,年長児でも特殊乳を飲む必要がある.血中フェニルアラニン濃度が,12歳以下では$2\sim6$ mg/dl,12歳以降では$2\sim10$ mg/dlとなるようにする.生涯治療が必要で,とくに妊娠中は,児の小頭症・発達遅滞を予防するため,厳格な管理が求められる.
【楓糖尿症(メープルシロップ尿症)】 分岐鎖アミノ酸(バリン・ロイシン・イソロイシン)の代

表4 アミノ酸代謝異常症の分類

分　類	主な疾患
芳香族アミノ酸代謝異常	フェニルケトン尿症 チロジン血症
分岐鎖アミノ酸代謝異常	楓糖尿症(メープルシロップ尿症) イソ吉草酸血症
尿素サイクル異常症	オルニチントランスカルバミラーゼ(OTC)欠損症 カルバミルリン酸合成酵素I(CPSI)欠損症 シトルリン血症
アミノ酸転送障害	シスチン尿症 リジン尿性蛋白不耐症
リジン代謝異常	グルタル酸尿症I型
含硫アミノ酸代謝異常	ホモシスチン尿症

謝に関与する，分岐鎖ケト酸脱水素酵素の欠損による疾患で，常染色体劣性遺伝を示す．約56万出生に1人の頻度とされている．新生児マススクリーニングの対象疾患である．①症状：急性期には，嘔吐，意識障害，痙攣，後弓反張，筋緊張低下などを示す．慢性期には，中枢神経障害として，発達の遅れ，失調などが出現する．②検査所見：アミノ酸分析で，分岐鎖アミノ酸の高値，低血糖，代謝性アシドーシス．③治療：急性期は，蛋白質投与を中止し高カロリーを投与する．慢性期は，分岐鎖アミノ酸除去乳を用い，血中ロイシンを2〜5 mg/dl に保つようにする．

【尿素サイクル異常症】 尿素の生合成の障害により高アンモニア血症を呈する疾患の総称で，もっとも頻度が高いのがオルニチントランスカルバミラーゼ(OTC)欠損症である．OTC欠損症はX染色体性遺伝形式であるため，一般的には男児のほうがより重症である．①症状：嘔吐，意識障害，痙攣など，高アンモニア血症の症状を呈する．②検査所見：高アンモニア血症を示す．OTC欠損症では，尿中オロト酸が増加する．③治療：急性期は血液濾過透析などで，アンモニアを除去する．慢性期は，低蛋白食による食事療法，安息香酸ナトリウムなどの薬物治療を行う．

【ホモシスチン尿症】 シスタチオニン合成酵素の欠損により，ホモシスチンが蓄積する疾患で，知的障害，血栓・塞栓症状，マルファン様体型などを呈する．マススクリーニング対象疾患である．

〈関連語〉 遺伝子病，肝移植，ガスリーテスト，食事療法，新生児マススクリーニング，先天性代謝異常　　　　　　　　　　　　［安達昌功］

アルカローシス

【定義】 血液pHが7.40以上のことをアルカレミアといい，体内にpHを上げようとする動的様態が存在することをアルカローシス(alkalosis)とよぶ．血液pHが上昇しているアルカレミアでは，HCO_3^-が上昇していれば代謝性アルカローシス，$PaCO_2$が低下していれば呼吸性アルカローシスと診断される．

【代謝性アルカローシス】 代謝性アルカローシスとは，血清HCO_3^-が増加したアルカローシスで，二次性に$PaCO_2$値が上昇する．その原因としては，①H^+の多量喪失(嘔吐，長期の胃液吸引，幽門狭窄症の持続性嘔吐)，②細胞外液へのHCO_3^-の大量添加(ミルク・アルカリ症候群)，③腎臓でのHCO_3^-の再吸収促進(重度K欠乏，原発性アルドステロン血症，クッシング症候群，バーター症候群，細胞外液の減少)に大別される．代償作用として呼吸が抑制され，$PaCO_2$が多少上昇するがpHは改善しない．尿中へのHCO_3^-の排泄が増加し，尿pHは8.5〜9.0まで上昇する．しかし，Kの欠乏があれば，腎臓でNa^+が再吸収されるとき，K^+に代わってH^+が尿細管に排泄され尿は酸性になる．症状としては，食欲不振，悪心，嘔吐，精神症状などがみられ，イオン化Caが減少すると筋力低下，痙攣，テタニーがみられる．pH 7.6以上では難治性の上室性・心室性不整脈の重篤な合併症が出現する．治療と看護では，基礎疾患の治療に加えて，代謝性アルカローシスの維持因子である細胞外液量の減少，K欠乏，アルドステロンの過剰産生を取り除くことが重要である．動脈血ガス検査でアルカローシスの重症度を判定し，血清Cl値95 mEq/l以下，血清K値4.0 mEq/l以下などは要注意である．

【呼吸性アルカローシス】 呼吸性アルカローシスとは，なんらかの原因によって，$PaCO_2$が低下(40 mmHg)し，その結果体液のpHが上昇した状態をいう．その原因としては，過換気の結果として生じるものであり，過換気症候群，肺疾患，中枢神経系疾患，呼吸促進をきたす薬剤やホルモン，敗血症，肝不全などがあげられる．人工呼吸器の不適切な設定による過換気状態もその原因になる．症状としては，代謝性アルカローシスと同様であるが，しびれ感などの知覚異常，めまいなどがみられる．治療では，原疾患の治療を行うとともに，換気量を減じるか，呼気で排出したCO_2の再呼吸によって$PaCO_2$の上昇をはかる．過換気の原因となる不安などに対する支援が必要である．

【小児期にアルカローシスをきたす主な疾患】
①代謝性アルカローシス：a．新生児期；胃液喪失，利尿剤投与，先天性クロール性下痢症，膵囊胞性線維症．b．乳児期；先天性幽門狭窄症，バーター症候群．c．幼児・学童期；手術後胃ドレナージ，利尿剤投与，原発性アルドステロン症．②呼吸性アルカローシス：a．新生児

期；脳障害・感染症，先天性心疾患．b．乳児期；先天性心疾患，敗血症．c．幼児・学童期；過呼吸症候群，薬物中毒，中枢性疾患，肝不全．
〈関連語〉 過換気症候群，肥厚性幽門狭窄症，敗血症　　　　　　　　　　　　［中村慶子］
●文献　1）野末富男：酸塩基異常の原因・症状・治療 代謝性アルカローシス．小児看護，19(2)：173-176，1996．2）関根幸司：酸塩基平衡異常の原因・症状・治療 呼吸性アルカローシス．小児看護，19(2)：181-183，1996．2）瀧正史：緊急処置を要する起こりやすい酸塩基平衡異常とその管理．小児看護，19(2)：190-195，1996．3）日沼千尋：酸塩基異常をきたした患児のアセスメントと看護計画．小児看護，19(2)：196-200，1996．

アレルギー性疾患

【種類】 小児の臨床において取り扱うアレルギー性疾患には，気管支喘息，アトピー性皮膚炎，アレルギー性鼻炎，アレルギー性結膜炎，蕁麻疹などがある．乳幼児期にはアトピー性皮膚炎や食物による蕁麻疹が多く，年齢とともにこれらの疾患は改善傾向がみられるが，しだいに気管支喘息やアレルギー性鼻炎などの吸入性アレルゲンを主体とする呼吸器系のアレルギー性疾患が増えてくる．
【原因】 アレルギーは体に入り込んできた異物が抗原となり，この抗原に対してだけ特別に反応する抗体ができ，抗原抗体反応によって引き起こされる．アレルギーに関係のある抗体はIgE抗体である．アレルギー性疾患の原因となる抗原の種類は，空気中から呼吸器系へ入り反応を起こす吸入性抗原と，食物を摂取して消化管へ入り反応を起こす食物抗原とがある．吸入性抗原の種類としては，ダニ，室内塵，花粉，動物の皮屑，真菌などがある．食物抗原としては卵，牛乳，小麦，大豆，ソバ，ピーナッツのほか，魚類，肉類，野菜，果物などがある．アレルギー性疾患はこれらのアレルゲンのほかに，感染や疲労，心理的なストレスなどさまざまな誘因が引き金となって起こる．
【アレルギーマーチ】 アレルギー性疾患は年齢とともに，いろいろな疾患が発症してくる．乳児期には，主にミルクや卵の摂取により，下痢，嘔吐，腹痛などの消化器症状や，湿疹や蕁麻疹などの皮膚症状が出現することが多い．生後半年くらいになると咳嗽，喘鳴が出現し，呼吸困難が加わると気管支喘息と診断される．この頃になると吸入性抗原の関与もしだいに明らかとなり，アレルギー性鼻炎の合併もみられるようになる．このように，小児のアレルギー性疾患は年齢とともに病像を変えて出現し，このような状態をアレルギーマーチとよんでいる．小児のアレルギー性疾患の対応にはこのような流れの特徴をつかんでおく必要がある．
【アレルギー性疾患の検査】 アレルギー性疾患の診断の際に行われる検査の種類として，まず，好酸球数，血清IgEがあげられる．いずれも各種のアレルギー性疾患の際に高値を示す．アレルギー性疾患の病因抗原検索の目的においては，皮膚テスト（スクラッチ，プリック，皮内）や血清のアレルゲン特異的IgE抗体測定などが行われる．
【生活環境について】 アレルギー性疾患は，生活環境のなかに存在するアレルゲンが大きく関与している．患児のおかれた生活環境の把握は，アレルギー性疾患の診断のための情報と生活指導のための多くの情報を提供してくれる．患児の住居がある地域の状況，住居の構造，寝具，居間の状況，家具，冷暖房装置，掃除の方法と頻度，ペットの飼育，家族の職業などを問診する．また，大気汚染やタバコの煙などの室内汚染の状況も聞き取り，生活指導につなげることが重要である．
〈関連語〉 アトピー性皮膚炎，気管支喘息，食物アレルギー，喘鳴，蕁麻疹　　　［向山徳子］
●文献　1）馬場実：アレルギーマーチの臨床，メディカルレビュー社，1992．2）日本小児アレルギー学会ガイドライン委員会：小児気管支喘息治療・管理ガイドライン2005，協和企画，2005．

安　静

【定義】 安静（bed rest）は，休息の一種であり，心身の活動を制限して代謝を最小限にし，身体機能の回復（疾病からの回復）をはかるためにとる方法である（「活動制限」の項参照）．安静には，過労を避けるという程度の安静と，積極的な治療としての安静（安静療法）がある．安静の部位別では全身の安静と特定部位のみの安静があり，程度ではベッド上での絶対安静から床上安静（ゆるめられた安静）に区別されている．それぞれは，疾病の種類や経過，症状の程度，子ど

もの発達などによって適用される。

【安静の意義】 安静は外部からの過剰な刺激を遮断して精神・神経機能を安定させる，活動に要するエネルギー代謝を最小限にする，心臓や呼吸機能の負担を少なくする，肝臓や腎臓など内臓への循環血液量を増加させる，熱産生を最小限にするなど，を主な目的とする。安静を必要とする病態生理的要因としては，①心臓，呼吸，循環系の疾患によって必要な酸素の供給の能力が低下している場合（心室中隔欠損，肺炎，貧血などによる呼吸困難など），②急性あるいは慢性の感染などにより代謝需要が高くなっている場合（ウイルス性感染，腎炎，肝疾患など），③食事制限や栄養不良など必要なエネルギーが摂取できない場合，④骨折・手術・けがの場合など組織の修復あるいは障害の拡大を予防する，などがある。

【日本における安静の現状】 治療法や医療機器の発達や変化，安静の効果に対する検討，安静が子どもに与える弊害についての知見などにより，安静の期間は短縮され，安静の程度も軽くする方法がとられるようになってきている。溶連菌感染症後急性糸球体腎炎患児に対する生活管理について，小寺史子ら[1]の報告によると1981～2000年に入院した患児56名で，前半10年と後半10年との比較では，入院期間および入院中のベッド上安静の期間（中央値：前半26日，後半11日）が有意に短縮している。

【安静による弊害】 （「活動制限」の項参照）

【安静を必要とする子どもへの看護】 呼吸困難・発熱・痛みなどの症状によって，苦しくて動くことができないときや動きによって苦痛が増強する場合，子どもも自然に安静をとるし，安静にしているほうが安楽であることも学ぶ。しかし，乳幼児は不安・恐怖・苦痛・怒りなどで啼泣することが多く，安静を維持することが難しくなりやすい。また，幼児後期や学童においても，自覚症状がないときや安静の期間が長い場合は，非常にストレスフルな出来事になる。①安静に関する根拠は明確でない場合がある。そのため，安静の種類と程度を適切にアセスメントする。②安静は"動き，活動"という子どもの基本的なニーズの制限であることを理解し，子どもの不快や要因を先取りし取り除くとともに，快の要因を増やす援助を行う。③食事，排泄，清潔，睡眠などの日常生活行動が，安静とどのように関連し影響するかについて理解し，子どもが気持ちよく生活し，安静保持できる環境を整える。④安静の目的，必要性，種類と程度（生活範囲）について，子どもが理解できるように説明して，自律性を維持できるように支援する。

〈関連語〉 安静度，活動制限　　　［草場ヒフミ］

●文献　1）小寺史子，他：過去20年間における溶連菌感染症後急性糸球体腎炎（PSAGN）の管理の変化．プライマリ・ケア，27(1)：23-28，2004.

安静度

【定義】 安静度（rest level）は，疾患の種類や経過，症状の程度に合わせて定められた安静の種類と程度のことをいう。安静の程度は，もっとも安静度が強い"絶対安静"から，もっとも安静度がゆるく活動の制限がない"安静制限なし"の範囲のなかで，病気の種類あるいは施設ごとに基準が決められており，一般的には医師の指示によって適用される。

【安静度の種類】 安静度を決める場合，安静を不用に厳しくしないこと，日常生活動作のうち生存に不可欠なことや行動制限に伴うストレスが強いものは，とくに配慮を要することが大切である。絶対安静は，終日ベッド上で臥床していることをいい，日常生活のすべてに援助を必要とする。急性症状の強い時期，手術直後，身体侵襲を伴う検査・治療で後出血などの恐れがあるときなどに，必要とすることが多い。床上安静は，終日ベッド上で臥床している必要はないが，原則的にはベッドの上で静かに過ごすことをいう。子どもの病状や年齢などによっては，排泄は"トイレに行く"や"1日にプレイルームで30分間過ごす""病室内は歩いてよい"など，

表5　生活行動の基準の例

	生活行動
食　事	寝たままで，ベッド上で座って，食事室で
清　潔	清拭（身体を拭く），シャワー，入浴（お風呂）
排　泄	ベッド上で，部屋の中で，トイレで
移　動	車椅子，歩行
遊　び	ベッド上で，プレイルームで
学　習	ベッドサイド，学校（学級）で

安静度をゆるめる条件が加わることもある。

【安静度表】　看護者は安静度やその他の情報をアセスメントし，各人に適した安静の方法を計画し援助する。安静度との関連で，食事，清潔，排泄などの日常的な生活行動基準（表5）を設定したものが安静度表である。子どもの生活行動の範囲と方法（自分でする—他者に依存，方法，場所など）が具体的に示されており，子どもにとっては生活行動範囲の目安となり，看護者にとっては，どの程度の援助が必要かのケアの指標となる。入院患児の安静度表の区分は，一般に3～6段階程度で分けられている。年少児にとって，安静の程度を理解し受け入れることは難しい。そのため，安静度の段階を年少児が理解できるように，安静が厳しいから緩やかな順に，"たまご（安静度Ⅰ）""からつきひよこ（安静度Ⅱ）""ひよこ（安静度Ⅲ）""にわとり（安静度Ⅳ）"のような呼び方を取り入れている施設が多い。田原幸子[1]は，子ども達が，"たまご"は足がはえていないから自分では歩けない，"ひよこ"は生まれたばかりでどんどん歩けない，"にわとり"は自由にひとりで歩くことができる，というイメージができるように使用したことを述べている。

〈関連語〉　安静　　　　　　　　　　［草場ヒフミ］

　●文献　1）田原幸子，他：小児科における安静度と患児の個別性．看護，29(4)：20-28，1977．

安全管理

【子どもの事故防止における「安全管理(safety management)」の定義】　子どもの事故を防止するためには，「安全教育」と「安全管理」の2つの側面から安全対策を考えていかなければならない。「安全教育」は，子どもにかかわる大人によって，子ども自身が安全に過ごせる方法を習得するための援助をすることであり，一方「安全管理」は，大人自身が子どもの安全のために行うものである[1]。

【「安全管理」の必要性】　事故防止において，子どもに対する安全教育も大切であるが，子どもが安全な行動の必要性や具体的な方法を理解するには，子どもの成長発達を待たねばならない。また，「抱っこしていて，子どもを落としてしまう」「子どもをうつぶせ寝にし，窒息させてしまう」など，大人の不注意な育児行動によってまねかれるものが多いため，①保護者など子どもの回りの大人への事故防止方法の啓発・教育，②安全のための環境整備などが重要である。

【「安全管理」の実際】　1989（平成元）年の厚生省心身障害研究班による小児事故とその予防に関する本格的な調査研究によって，子どもの事故のサーベイランスの必要性や事故防止対策プログラムが提案されている。保護者などへの啓発・教育としては，母子手帳などに事故防止に対する注意を盛り込んだり，母親学級や乳幼児健康診断などの機会を使っての安全教育が実施されている。そのなかで，子どものそれぞれの月齢・年齢に応じた安全チェックリストを用いて保健指導を行うといったプログラムが提案され，実施を始めているところが出てきている。さらに，保育園での，保育士や看護師が保護者に対して指導を行う「保育園用事故防止プログラム」も開発されている。こうした保育園での指導は，日頃，子どもの成長発達を詳細に観察している保育士や看護師が行うことで，その子どもの成長発達に応じたきめ細かな指導が可能になる[2]ということが特徴である。また，保護者と保育園側のコミュニケーションにより，相互に事故防止への意識が高まることが期待されている[3]。また，保育園，学校等の施設における安全管理は，「対人管理」「対物管理」の2つの側面から，安全確保のための措置が考えられている。「対人管理」としては，まず，子ども達の健康状態，知的発達，パーソナリティ，安全能力などの心身の状態を把握し，さらに，日常生活における子どもの行動観察が行われている。一方で，救急体制を組織化し，実際の事故に対して応急処置を行い，「心身の安全管理」をはかっている。さらに，保育園・学校での安全な集団生活や，通園・通学時や放課後の近隣・地域での安全をはかっていくといった「生活の安全管理」が行われている。「対物管理」としては，施設・設備や教具・備品等の物理的環境の安全点検などが実施されている（「事故」「潜在危険」の項参照）。

〈同義語〉　事故防止
〈関連語〉　事故，潜在危険，母子保健行政，母子保健事業　　　　　　　　　　　　　［鈴木千衣］

　●文献　1）高野陽：育児と安全対策．小児科臨床，50(2)：263-272，1997．　2）田中哲郎：新子どもの事故防止マニュアル，改訂第3版，診断と治療社，

2003, p.226. 3）田中哲郎：子どもの事故防止対策．小児科，41(2)：217-224，2000． 4）荻須隆雄：発達に応じた安全教育．小児科臨床，49(9)：2065-2071，1996．

安全基地

【概念】 Ainsworth, M.D.S. によって提唱された安全基地は，乳幼児が母親に対してもつ信頼をいい，乳幼児はその基盤をもとに探索行動をとることができる．乳幼児は身体的機能の発達に伴い自分でできることが増え，外に対する関心を広げていく．乳幼児の視野に母親が入り容易に近づける身近な場にいると安心感をもち探索行動を行う．発達とともに少しずつ行動範囲が広がり，3歳頃には母親がいない場にも短時間ではあるが耐えられるようになる．乳幼児は母親をまるで安全と感じる基地のようにしながら，外の世界を探索していくため，安全基地という．

【安全基地の意味するもの】 乳幼児の愛着行動はなぜ存在するのか．その主な目的として，乳幼児が侵略者から身の安全を守るために存在するという「安全基地」，飢えや渇きなどの生物学的な欲求を満たすためという「食料の補給」，「他者への依存欲求」などがある．これらのなかで有力視されているのは「安全基地」であるが，母親が戻らない場合にも激しい情緒反応が続くことは環境からの侵略を受けやすく，侵略者から身の安全を守るためという説は成り立たない．しかし，心の安全を守るという意味でなら成り立つと考えられる．

【安全基地の測定に用いられた新奇場面（strange situation）】 Ainsworth は，愛着の指標として分離不安を用いる限界から，複合的な指標を用いた新奇場面（strange situation）を開発した．新奇場面に用いた指標は，安全基地としての探索行動であり，分離による強さや質ではない．新奇場面は8つのエピソードから構成され，「養育者からの分離」「見知らぬ人物との接触」「なじみのない周囲」という，乳幼児が情緒的混乱をもたらす可能性のある場面に子どもをおく．新奇場面を用いた測定により，A群―不安/回避型，B群―安定型，C群―不安/抵抗型の3つの分類が示された．もっとも多かったのは安定型のB群であるが，少数派の不安/回避型のA群の母子関係にはぎごちなさがあり，不安/抵抗型のC群は両価的行動を示し他者への信頼を示せないでいた．すなわち，B群の子どものみが，母親を安全基地として外の世界に踏み出す探索行動をとる能力をもっていた．これらは愛着の質的な相違を表し，新奇場面の測定は愛着の個別性を測定するといえる．

【Bowlby と Ainsworth の視点の相違】 Bowlby, J. は愛着行動理論のなかで乳幼児が母親から分離するときの反応を指標とした．一方，Ainsworth は新奇場面を用いて，乳幼児が母親および見知らぬ他者と接する場面からどのように探索行動をとるかを指標とした．すなわち，Bowlby は分離反応の強さと質をみているのに対し，Ainsworth は安全基地としての探索行動をみているという相違がある．このような相違は，愛着は親密な情愛を表すと定義しながらも，乳幼児を対象に情愛を測定することの難しさを反映していること，および Bowlby は演繹的に愛着の全体的構造を解明したのに対し，Ainsworth は帰納的に愛着の個人差を解明したことによる．

【支援の方向性】 安全基地は乳幼児期に限らず，生涯にわたり持続する．その根底には，安全基地と感じられる信頼がある．乳幼児期の母子関係は，その後の人生の中軸となるため，子どもと母親が関係を構築できるよう温かく見守ることが必要である．とくに，健康障害を伴う場合は，環境の変化などに対処できしできるよう丁寧なかかわりが必要である．

〈関連語〉 分離不安，愛着　　　　［中島登美子］

●文献 1）Ainsworth, M.D.S.：Patterns of attachment；A psychological study of the strange situation. John Wiley & Sons, 1978.

アンナ・フロイト　⇒フロイト, A.

罨　　法

【定義】 罨法とは，温熱刺激や寒冷刺激を与え，血液・循環器系，筋系，神経系に作用させる治療法であり，臨床場面で，頻繁に用いられている看護技法である．

【種類】 温罨法と冷罨法があり，いずれも湿性と乾性に分けられる．①温罨法：a．湿性；温湿布，蒸しタオル，部分浴．b．乾性；湯たんぽ，

電気毛布,蒸気浴。②冷罨法：a．湿性；冷湿布。b．乾性；氷枕，氷嚢，氷頸，アイスノン®。
【目的】　子どもは体温調節機能が未熟であるため，低体温時の保温や発熱時の冷却などの体温管理として罨法が必要となってくる。また，腹部膨満時などにおいて，腸管の蠕動運動の促進や疼痛緩和の目的として温罨法を行い，止血や炎症の予防，疼痛・瘙痒感の緩和，心身の安楽をはかる目的で冷罨法を行う。
【温罨法の留意点】　①とくに子どもの皮膚は脆弱なため，湯たんぽなどの長時間の貼用による，低温熱傷に注意する。湯たんぽが直接皮膚に当たらないよう起毛性のある布カバーなどで保護する。②湯たんぽは栓を確実に締め，水漏れがしないように注意する。とくに乳幼児などは，体動で栓が抜けることがある。水漏れしていても自ら訴えることができないので十分注意する。③電気毛布による保温は全身を温めるため，体表面積の小さい小児にとっては急激な体温上昇となり，脱水をきたしやすくなるので注意する。また，直接身体に掛けず，タオルケットなどの上から使用する。余熱の利用も考え，体温が上昇してきたらスイッチを切るか温度を低くするなどのコントロールが必要である。④温罨法施行中は皮膚の状態，体温の変動に注意し頻回に観察する。
【冷罨法の留意点】　①体温の変動や貼用部位の皮膚の観察を行い，凍傷や感覚麻痺に注意する。②解熱のために使用する場合，体温調節の未熟な新生児・乳児にとってはとくに解熱が早いので，頻回に体温測定を行い冷やしすぎないようにする。③冷罨法貼用後，子どもの体動により，留め金で皮膚を傷つけないよう注意する。④氷枕などの中に空気が残っていると熱伝導が悪く十分な効果が得られないため注意する。また頭部に使用した際，安定性に欠ける。⑤理解が得られない小児や活動性の高い小児，または，行動制限せずに解熱効果を期待する場合には，アイスノン®入れを，布製のリュックサック風にして背負えるようにし，貼用すると効果的である。⑥使用時の安楽と破損を防ぐため，アイスノン®を片づけるときには，平らにする。⑦湯たんぽや氷枕のカバーは厚めの布，もしくは起毛性のある布を使用し，濡れたときは不快な思いをさせないように速やかに交換する。

〈同義語〉　温罨法

〈関連語〉　外気浴／空気浴，頭痛，体温異常，体温調節障害，鎮痛法，熱傷，鼻出血，腹痛，腹部膨満　　　　　　　　　［小坂和子］

●文献　1) 丸口ミサエ：身体の安楽を促すケア．竹尾恵子・監，Latest看護技術プラクティス，学習研究社，2004，pp.41-45．　2) 瀬尾慶子，他：罨法．小児看護，22(9)：1142-1147，1999．　3) 刀谷峰子：罨法．EXPERT NURSE，10(6)：231-233，1994．　4) 氏家幸子，他：罨法．基礎看護技術，第4版，医学書院，1998，pp.151-170．

安　楽

【安楽とは】　身体的にも精神的にも苦痛がなく満足した状態である。また人とのかかわりを通じて力づけ，支え，勇気づけることでもある。小児が入院を余儀なくされたとき，疾病からくる身体的苦痛や痛みを伴う処置を体験することになる。また，母子分離や環境の変化に伴い子どもの情緒を大きく混乱させる。そして，低年齢になるほど心身の結び付きは強く，心身両面からの支えが重要となる。子どもが安楽に過ごせるように，看護援助を行う必要がある。
【安楽を阻害する因子】　身体的，精神的，環境上因子に分類される。身体的には，疾患や障害による治療や検査で苦痛を伴う。また疼痛や睡眠不足，自覚症状を伴う瘙痒感，倦怠感，嘔気・嘔吐，呼吸困難などは身体への不快・違和感につながる。精神的には，疾病や治療に対する不安や，母子分離を強いられ信頼関係が確立されていない状況での療養生活は，不安や恐怖を覚える。また，長期療養を伴う場合は学業の遅れが問題となることも知っておく必要がある。環境上では，室内環境，ベッド上の環境や衛生面で不適な場合，安楽の妨げとなる。生活習慣の変化は生活リズムを狂わせ，適応できない場合心身の調整に障害をもたらす。
【安楽への援助】　身体的援助では，安楽を阻害する疾病や障害に対し，的確な観察や医師への情報提供をし，安楽に治療が受けられるように配慮する必要がある。子どもの場合進行が速く，意思の疎通が不十分なために危険な状態に陥りやすい。そのため，看護師の鋭い観察が必要となる。また自覚症状を伴う場合，身体への不快や不安などが生じることが多く，症状に適した緩和援助を行う必要がある。援助方法には，体

位変換や罨法，清拭などの看護援助で解決するものから，注射や点滴，酸素吸入など，医師の指示が必要になるもの，さする・なでるなどスキンシップや心理的サポートで落ち着くものまでさまざまあり，症状の見極めが重要といえる。痛みなどの処置に対し熟練した技で行うことは当然であり，苦痛を最小限にとどめることが重要である。日常生活への援助が必要となる子どもがほとんどのため，生理的欲求が満たされるようにかかわることが必要となる。また，日常生活のリズムを整え，心身へ適度な刺激を与え，子どもの発達が妨げられないようにすることが望ましい。精神的援助・心理的サポートは，それぞれの年齢層により大きく異なる。乳児期では，すべてが看護師，母親の援助行為で生理的欲求が満たされ安楽につながっている。母と子のきずなを形成する時期ではスキンシップは重要なかかわりである。母親の精神状況の安定は子どもの安楽につながる。幼児期では，子どもなりに理解して処置を受けることができる。痛みを伴う医療処置を受ける幼児には，処置をする前に子どもの目線で向き合い，子どもと話し相談しながら子どもの望む方法を取り入れることが必要である。子どもの要求に応えていくことで，子どもが自ら取り組む姿勢をとることができ，自信につながる。また，乳児期同様スキンシップはまだ重要な時期である。母親が誉めたり励ましたりすることは，子どもの闘病生活を意欲的にし，精神的安楽につながる。学童期は，自分で考え納得してから行動に移す。注射などいやな処置には，看護師が具体的な方法や行動を教え，してみせることで心の安定がはかれる。自分がどうすればよいかわかり注射に取り組むことができる。がんばりを誉められることは嬉しく，痛みや不安が緩和し安楽へ変化する。思春期は，性的変化の著しい時期であり，異性である看護師や医師に処置を受けることには強い羞恥心を感じる。処置時は不必要な露出を避けるとともに，処置時間を最小限とし，痛みや不快感を感じさせないように配慮することが，子どもにとっての安楽につながる。どの年齢層においても日常生活を送る過程で，常に安楽という言葉がついてくる。日常生活を援助する際，子どもの状況を理解し，「何が」その子どもにとって安楽と感じられるのかを考えながら行うことが大切である。

〈関連語〉 安全基地，子どもの入院環境

[杉本裕子]

●文献 1）筒井真優美・編：小児看護における技：子どもと家族の最善の利益は守られていますか，南江堂，2003. 2）筒井真優美・編：これからの小児看護：子どもと家族の声が聞こえていますか，南江堂，2003. 3）馬場一雄・他：小児看護学1（系統看護学講座専門20），第8版，医学書院，1995.

EACH 憲章

【EACH 憲章とは】 病院の子どもヨーロッパ協会（European Association for Children in Hospital；EACH）は，1988 年の設立時その活動目標として，子どもの病院が備えるべき環境の必要条件を 10 ヵ条にまとめた。現在，EACH にはヨーロッパ 16 ヵ国と日本からの計 18 団体が加盟し，その法定化・ガイドライン作成をめざして活動している。わが国では，1998 年設立の「こどもの病院環境＆プレイセラピーネットワーク（The Network for Playtherapy & Hospital Environment for Children；NPHC）」が，EACH の準会員として，この憲章における履行をめざして活動している。

【EACH 憲章作成における歴史的背景】 EACH 憲章の作成においては，ヨーロッパの心理学者や小児科医師の行った研究や当時の病院環境の状況が深く関係している。1950 年代に行われたさまざまな研究結果は，当時の病院にいる子ども達の受けているケアが子どもの心理・社会的健康に問題を生じさせていることを示し，とくに親からの分離はさまざまな短期的もしくは長期的な問題に結び付くと結論づけた。また，1970 年代まではほとんどのヨーロッパの国々では，外部からの感染を予防するためなどの理由で，親の面会時間は最低限に厳しく制限され，面会も窓越し，ドア越しといった病院も多かった。そして，まったく見慣れない環境のなかにひとり残される子どもにとって，そのことがどのような影響を与えるかについては，ほとんど議論されなかった。そのような背景から，

この憲章が生まれてきたのである。
【具体的な内容】 EACH憲章に記されている10ヵ条を簡単に示す。その全文と注釈に関しては，文献を参照されたい。①子ども達は，必要なケアが家庭または通院では提供できない場合に限って，入院するべきである。②病院にいる子ども達は，いつでも親または親に代わる人に付き添ってもらう権利をもっている。③a．すべての親に宿泊施設が提供されるべきであり，親は付き添いできるように援助され，奨励されるべきである。b．親は，子どもの入院によって収入が減ったり，経済的な負担を負わないように援助されるべきである。c．親は，子どものケアを一緒に行うために，病棟の日課について確実に説明を受け，ケアに積極的に参加できるように奨励されるべきである。④a．子どもと親は年齢と理解度に応じた方法で，説明を受ける権利をもっている。b．子ども達には，身体的・心理的ストレスや痛みが軽減されるような方策が講じられなければならない。⑤a．子どもと親は自らのヘルスケアに関するすべての決定において，説明を受けて参加する権利をもっている。b．すべての子どもは不必要な医療的処置や検査から守られるべきである。⑥a．子ども達は同様の発達的ニーズをもった子ども達のなかでケアされるべきである。b．病院にいる子ども達への面会者の年齢制限はなくすべきである。⑦子ども達は年齢や症状に合った遊び，レクリエーション，教育に参加する機会が与えられるべきであり，ニーズに合うように設計され，スタッフが配属され，設備がほどこされた環境におかれるべきである。⑧子ども達は子どもと家族の身体的・心理的・発達的ニーズに応えられるトレーニングを受け，技術をもったスタッフによってケアされるべきである。⑨継続ケアは，子ども達のケアチームによって保障されるべきである。⑩子ども達は，いつでも気配りと理解をもって治療・ケアされ，プライバシーはいつでも守られるべきである。
〈関連語〉 子どもの権利，子どもの入院環境

［平田美佳］

●文献 1) European Association for Children in Hospital：Information The Each Charter & Annotations. EACH, 2003, pp.11-25.

EVLBW infant ⇒低出生体重児

易感染性

【生体防御機構の概要】 人間の身体は病原となりうる微生物に曝されており，これらから生体を守るためにさまざまな生体防御機構を備えている。この機構は大きく「非特異的生体防御機構」と「特異的防御機構」の2つに分けられる。非特異的生体防御機構は，皮膚・粘膜・腸管細菌叢および食細胞（好中球，単球，マクロファージ），補体，酵素などからなる。食細胞（好中球，単球，マクロファージ）による貪食殺菌過程は異物を区別なく排除しようと機能するため，「非特異的生体防御機構」とよばれる。病原体の侵入に際して非特異的生体防御機構に加えて，リンパ球，マクロファージ，免疫グロブリンで構成される特異機構を生体に備えている。これらは，異物となる抗原特有の抗体を産生し排除するように機能するため，特異的生体防御機構とよばれる。
【易感染性とは】 易感染性とは，感染を防御するメカニズムがなんらかの原因によって正常に機能しなくなり，容易に感染症が成立する病態をいう。感染症は，病原体側に関連する因子（病原体の種類，毒性など）と感染を受ける人体側に関連する因子（感受性，免疫など）との相互作用によって決まる。易感染状態になる原因には，以下のようなものがある。①皮膚・粘膜バリアの破綻：侵襲的処置として行われる各種カテーテルの挿入，抗菌薬使用による腸内細菌叢の変化，熱傷や創傷などによる皮膚バリアの破綻，口内炎などによる粘膜障害などがあげられる。②食細胞の機能低下：血液疾患や抗癌剤使用などによる骨髄機能低下（食細胞，とくに好中球数の低下），糖尿病などでの細胞遊走能の低下などである。③液性免疫・細胞性免疫能の低下：B細胞性悪性リンパ腫や慢性リンパ性白血病などのBリンパ球の機能異常による液性免疫の低下時や，AIDS（acquired immunodeficiency syndrome；後天性免疫不全症候群），T細胞性悪性リンパ腫，免疫抑制剤や副腎皮質ステロイド剤使用によるTリンパ球機能異常による細胞性免疫の低下などである。
【易感染状態の子どもへの看護】 ①感染予防：感染症は「感染源」「感染経路」「感受性」の3要

素によって成り立つ。感染対策としてもっとも有効なことは感染予防であり，感染源の除去（または隔離），感染経路の遮断が必要である。感染予防のためにはセルフマネジメントが重要となる。口腔や全身の清潔が保たれるようにその必要性の説明や援助方法は子どもの年齢や発達段階，状態に合わせて行っていくことや，必要に応じて母親がその子どものケアができるように促すことが必要となる。身体の清潔保持における陰部や肛門部の観察やケアなどは，子どもの発達に伴い（学童期から思春期にかけてなど），羞恥心から症状を伝えることを躊躇したり，見せたりケアを他者にゆだねることを嫌がるなどが生じてくるため，十分な配慮が必要である。易感染状態にある子どもをほかの患者や環境に存在する病原微生物から守るための隔離を清潔隔離（または予防隔離，逆隔離）とよぶ。顆粒球減少症と免疫障害が混在する造血幹細胞移植などの場合には，原則として高性能微粒子フィルター（HEPAフィルター；high efficiency particulate air filter）および空気の流れの方向と速さが均一な状態であるLAF(laminar airflow)を備えた陽圧室でケアすることが原則である。この場合，子どもは日常の生活からの引き離し，ほかの人とのかかわりの減少，活動範囲制限や必要な刺激の減少などが生じることにより心身共に苦痛が大きくなる可能性がある。子どもと家族にとって安全で安楽な環境調整とプライバシーの保護，ストレスの緩和のためのケアが重要である。面会や付き添いなどむやみに制限するのではなく，感染予防策を十分に講じたうえで配慮すべきである。次に，感染経路の遮断については，口腔・鼻腔・耳腔・尿道口・腟・肛門といった微生物の侵入経路としてきわめて重要な部分の清潔を保つことが必要である。各種カテーテル類の適切な管理が重要となる。また，スタンダードプリコーション（すべての患者に対して標準的に講じる標準的な予防策）を施行する[1]。とくに手洗いと環境整備は重要である。②感染リスクのアセスメント・早期発見・早期治療：感染症を生じるリスクについては，十分なアセスメントが必要である。そのポイントとして，使用薬剤，自覚症状，バイタルサイン，フィジカルアセスメント，検査データ，皮膚粘膜など局所の症状と状態，栄養状態，環境状態，セルフケア行動の状況などである。

発熱・悪寒などの症状の際は解熱・鎮痛など苦痛の除去・緩和および身体の安静などの対症療法を行うこと，指示された治療を適切に行うなどが必要である。易感染状態で発熱がみられた場合は，感染の起因菌の同定の如何にかかわらず適切な抗菌薬の使用による早期の対応が必要となる。③全身状態の管理・ストレスの緩和：全身状態の悪化は，易感染性をさらに悪化させるため，栄養状態の管理が重要である。また，身体的・精神的ストレスはNK細胞の活性低下やインターフェロンの産生低下など免疫反応の低下をきたすことがわかっている。不安，ストレスを可能な限り緩和し，快適な環境を提供できるようにすることが必要である。とくに無菌管理室やICUなど特殊な環境で過ごさなければならない場合など，子どもをとりまく環境，生活への配慮，子どもをケアする家族への配慮は重要である。

〈関連語〉　感染，感染症，感染防止

[三輪富士代]

●文献　1) 笹田昌孝：血液疾患合併感染症総論．血液フロンティア，13(1)：9-17，2003．　2) 沼直美：「易感染状態」とはどういうことですか？．ナーシングケアQ＆A，1(5)：14-15，2004．　3) 一木薫：顆粒球が減少した患者さんは隔離が必要ですか？．ナーシングケアQ＆A，1(5)：16-18，2004．　4) 狩野太郎：易感染状態．看護技術，47(11)：1246-1247，2001．　5) 日本看護協会：感染管理に関するガイドブック(www.Nurse.or.jp/senmon/kansen)．　6) 平松啓一，他編：標準微生物学，第9版，医学書院，2005．

胃管法

【適応】　①消化管の消化・吸収能力は保たれているが，経口摂取が困難，あるいは経口摂取では十分な栄養摂取が困難な場合。②経口摂取では誤嚥の危険がある場合。③食欲不振や術後のために経口摂取をいやがる場合。

【胃チューブ挿入の際に必要な物品】　①子どもに合った栄養チューブ：挿入する長さの測定方法は，未熟児・新生児では，鼻尖から胸骨剣状突起の真下までの長さである。幼児・学童では，鼻尖から耳を通って，胸骨剣状突起までの距離を目安とする。経鼻チューブの太さの目安は，未熟児は5 Fr，乳児は7 Fr，幼児は7〜8 Fr，学童8〜12 Frである。できるだけ径の細いチュー

ブを選択するほうがよい。②聴診器。③メジャー。④絆創膏：子どもに合った長さに切っておく。⑤注入用注射器。⑥油性ペン。⑦温湯。⑧清浄綿。

【チューブ挿入の手順】　チューブを挿入する際には，常時喘鳴のあるような子どもの場合は，挿入前に十分な呼吸介助や体位排痰で痰の喀出を促し，吸引する。発達段階に合わせて，チューブ挿入の説明をする。挿入時，頸部の筋緊張が強い子どもは，前傾姿勢で行う。①経鼻胃管法：a．手洗いをする。b．声かけをする。c．子どもの頭部を顎を引いた状態で固定し，挿入しやすいほうの鼻腔から，顔面に直角に5～6cm挿入，後鼻孔を通り10～13cmほどで食道入口部に達するので，ここでゴクンと唾液を飲み込んでもらい，それに合わせながら静かに挿入する。その際，咳き込みがあった場合は，チューブを抜き，吸引を行う。嘔気・嘔吐があった場合は，チューブを抜き，顔を横に向かせ吐物の誤嚥を防ぐ。また，再挿入のときは，清浄綿でチューブを拭いてから行う。d．チューブの印の所まで挿入したら，絆創膏で仮止めする。e．チューブを折り曲げ，キャップを開け，注入用注射器をキャップに接続し，内筒をゆっくりと引き，胃内容物が引けた場合は，性状・量・色を確認し，注入指示に従う。f．注入用注射器に空気を5～10ml入れチューブのキャップに接続する。聴診器を心窩部(みぞおち)に当て，静かに内筒を押し，空気を注入する。胃内留置音(ボコボコ・グーなど)が聴取できた場合は留置完了とし，注入した空気を注入用注射器で抜き，仮止めした絆創膏をしっかりと貼り直す。また，胃内留置音が聴取できない場合，はっきりとしない場合は，チューブを抜き，再挿入を行う。②経口胃管法(口腔ネラトン法)：a．手洗いをする。b．声かけをする。c．子どもの顎を引いた状態で口を開けさせ，舌の中央にチューブを乗せる。5～10cmほどチューブを入れたところで，唾液を飲み込むように促し，飲み込むのを待つ。その際，咳き込みがあった場合は，チューブを抜き，吸引を行う。嘔気・嘔吐があった場合は，チューブを抜き，顔を横に向かせ吐物の誤嚥を防ぐ。また，再挿入のときは，清浄綿でチューブを拭いてから行う。③何度か唾液を飲み込ませ，それに合わせるようにチューブを送り込む。④チューブの印が口角にくるまで入ったら，絆創膏で仮止めする。⑤チューブを折り曲げ，キャップを開け，注入用注射器をキャップに接続し，内筒をゆっくりと引き，胃内容物が引けた場合は，性状・量・色を確認し，注入指示に従う。⑥注入用注射器に空気を5～10ml入れ，チューブの接続口に接続する。聴診器を心窩部(みぞおち)に当て，静かに内筒を押し，空気を挿入する。胃内留置音(ボコボコ・グーなど)が聴取できた場合は留置完了とし，挿入した空気を注入用注射器で抜き，仮止めした絆創膏をしっかりと貼り直す。また，胃内留置音が聴取できない場合，はっきりとしない場合は，チューブを抜き，再挿入を行う。

【留置中のケア】　①スキントラブルを防ぐために，少なくとも1日1回は，絆創膏貼用部の皮膚のケア(清拭)と再固定(絆創膏の位置をずらして貼用する)を行う。絆創膏の頻回な張り替えによる刺激で，皮膚に発赤がみられるようならば，毎日の交換ではなく，2日に1回などで様子を観察する。②口腔内の清潔を維持し(含嗽，歯磨き，清拭など)，適切な接触刺激による口内外の感覚を保つようにする。③胃管の挿入は，支障のない限り左右の鼻腔で交互に行い，1週間に1回交換する。

【胃管による注入】　①手洗いを行う。②栄養剤を体温より少し低め(35～36℃)に温め準備する。③注入用トレイを子どもの側に置く。④子どもの姿勢を整える。嘔吐や誤嚥を防ぐため，上体を挙上させ，顔を横向きにするか，あるいは，右側臥位にする。ただし，場合により排痰を促し逆流を防ぐため，左側臥位や腹臥位のほうがよい場合があり，個人に合った姿勢にする。⑤聴診器にて胸部・咽喉頭部を聴診し，痰や分泌物の貯留があった場合や聴診しなくとも明らかに痰や分泌物の貯留が確認できる場合，咳き込みがある場合は，手洗いをし，声をかけ十分に吸引を行う。⑥注入することを，子どもに声かけする。⑦注入用注射器をチューブのキャップに接続し，内筒をゆっくりと引き，胃内容物が引けた場合は，性状・量・色を確認する。⑧注入用注射器に空気を5～10ml入れチューブの接続口に接続する。聴診器を心窩部(みぞおち)に当て，静かに内筒を押し，空気を注入する。胃内留置音(ボコボコ・グーなど)が聴取できた場合は留置が確認できたこととし，注入した空気を注入用注射器で抜く。また，胃内留置音が

聴取できない場合・はっきりとしない場合は，チューブを抜き，再挿入を行う。⑨イルリガードルのクレンメを止めて，指示された注入物を注ぎ入れ，滴下筒の1/2ほど溜め，クレンメをゆっくりと開放し，先端まで注入物を満たす。⑩注入物を入れたイルリガードルを子どもの側に吊るす。⑪チューブを折り曲げキャップを開けイルリガードルの先端を接続し，クレンメをゆっくりと開放する。滴下速度は指示に従う。⑫注入中に咳き込みがあった場合は，一時注入を止める。吸引は嘔吐を誘発する危険があるので，できる限り行わない。また，咳き込みが治まらなかったり，嘔気・嘔吐があった場合は，注入を中止し，一般状態を観察する。⑬注入終了後は，チューブを折り曲げ，イルリガードルをキャップから外し，24時間留置利用者は，チューブのキャップから白湯用注射器で白湯を10 m*l* 入れチューブ内の注入物を流す。

〈関連語〉 経管栄養　　　　　　　　　　［渡辺慶子］

●文献　1）西出育子，他：経管栄養．小児看護，22(9)：1071-1076, 1999．　2）広末ゆか：経管栄養．小沢道子，他・編，小児看護学(標準看護学講座29)，金原出版，2001．　3）野中淳子・編著：子どもの看護技術，へるす出版，2005．　4）広野日善：栄養管理．江草安彦・監，重症心身障害療育マニュアル，第2版，医歯薬出版，2005．

育　児

【定義】　育児(child-rearing, child care)とは子どもを心身ともに健やかに育てる行為であり，身体的および精神的な成長発達を促し，基本的生活習慣の自律をはかり，社会に適応すべく能力を育むことである。育児慣習や育児姿勢は文化の違いによって異なり，時代とともに変化してきている。かつてのわが国では親や近隣者から育児に関する知識や技術を学んできたが，現在は多種の育児書や育児雑誌，また，テレビやインターネットを活用して育児情報を得ている。育児の対象は就学前の主に乳幼児である。乳児や幼児にはそれぞれの発達の特徴があり，発達に応じた育児が求められる。

【母親と乳児の情緒的なきずな(愛着)の形成】　現代の少子社会は子どもと接する体験が少なく育児意欲が育ちにくい環境にある。乳児期の重要な問題は母子間の情緒的なきずな(愛着)の形成である。愛着の形成は妊娠期からすでに始まっており多様な側面がある。愛着を築くための育児行動は母親からの一方的な働きかけではなく，児との相互交渉で形成される。母親が児の微笑や泣き声，手足の動き，喃語などを見たり，聞いたり，思い浮かべたりすることで，児への愛しさや親しみの感情が引き起こされ，児へ微笑みかけたり，あやしたり，抱き上げたりする。このような日々の相互交渉によって母親は子どもの要求の読み取りがうまくできるようになり，愛着が形成されるとともに，母親の育児への有能感や自信につながる。他方，乳児も母親や自己に対する信頼感(基本的信頼感)が培われることになる。愛着の形成過程には個人差があり，母親自身や乳児の健康問題が大きく影響するが，育児における母親の不全感や自責感を緩和する支援が要請される。

【幼児期の発達の特徴】　幼児期は発達的に個人差が著しい。3歳未満を幼児前期，それ以後を幼児後期と区別される場合もある。Erikson, E.H. は幼児前期の発達危機を「自律性対恥・疑惑」，幼児後期の発達危機を「自発性対罪悪感」と規定した。幼児前期は歩行や言葉による会話ができ始め，生活空間は拡大し知的な能力が増大してくる。自我意識が強くなって遊び仲間とのけんかも多い。社会への適応様式を身に付ける第一歩として重要な時期である。幼児後期になると，さらに運動能力が発達してきて自分ひとりで行動しようとしたり，幼稚園など集団の場で仲間と交わるようになる。この時期に幼児の多くは基本的生活習慣が確立し自制心も育つが，主導性が発揮できなかったり，達成による喜びの体験が少ない場合には罪悪感を抱くことになる。幼児期は心理的な離乳，親離れ・子離れが余儀なくされる時期でもあり，多くの親子間で甘えや自立・反抗といった情緒的葛藤が生じやすい。このような現象は母親には扱いにくい気むずかしい子どもとして捉えられ育児不安の訴えにつながる[1]。

【育児における夫婦の協力】　育児期にある夫婦，とくに第一子の育児にある夫婦は年齢的にまだ若い場合が多い。現代の若い世代の父親に育児や家事を手伝う人が増えているといわれる一方，夫の育児への協力に対して不満をもつ母親も多い。現代の育児協力者が得にくい核家族環境のなかで，夫からの心理的な支えと同様に，

実質的な育児協力を得て夫と一緒に育児をしているという実感が母親には必要である。また、共に子どもを育てる過程で互いにひとりの人間としてどう向き合うかの夫婦関係の確立が育児協力に大きく影響する[2]。

〈関連語〉育児観,育児期,自律,成長,社会化,育児書,乳児期,幼児期,愛着,自己統御,エリクソン,基本的生活習慣,育児不安

[山中久美子]

●文献 1) 吉田敬子,他:育児不安.小児科臨床,56(4):709-717, 2003. 2) 大日向雅美:子育てがいやになるとき,主婦の友社, 1993, pp.56-57.

育児観

【定義】 育児観(a view of child care)とは一般に育児に対する考え方や見方のことをさし、育児観は歴史的・文化的背景によって異なる。

【わが国の育児観の変遷】 わが国の育児観は歴史のなかで変化しつつも、自然と文化のなかで培われた特有な育児観があり、育児の慣習や親の育児姿勢など、親や近隣者から受け継いできた。かつての子どもは相互扶助の共同体としての世間のなかで、親以外の大人や同年齢・異年齢の遊び仲間を通して、知識や社会性を身に付け育ってきた。子どもは「神からの授かり者」「七つまでは神の子」という認識のもとに健康に育つことを願って、誕生の祝い、宮参り、初節句、七五三、入学・卒業の祝いなど発達過程における行事を一人前になるまで親とともに世間が面倒をみること、それが本来の育児であるとみなされていた。出産や育児は共同体全体で受容・支援され、子どもは育てられてきたのである[1]。近年、子どもをとりまく環境はめまぐるしく変化してきた。医療の進歩や衛生状態の改善などによって乳児死亡は激変し、科学の発展や経済成長によって生活は便利になり、核家族化や少子化によって子どもは周到に養護・教育されるようになった。かつての通過儀礼の行事は共同体で祝うのではなく、一家族の祝い事として位置づけられるようになった。また、妊娠や出産はこれまでのように結婚の自然な結果として「授かる」という認識ではなく、自分たちで意識的に選択できる「つくる」行為とする発想になってきている。現代の医療技術や生殖技術がますます発展する途上にあって、個々人の自己実現とともに生命倫理の観点からも次世代の子どもをいかに育てていくか、社会全体で真剣に考え支援していくことが求められる。

【育児観に影響する家族・親の役割】 近世日本の子育て論を行動制御の問題として捉え、その中心過程は「子どもが自分で自分の行動を方向づけ、制御していけるように導くことにあった」[2]といわれている。核家族化や少子化の現代社会において期待される家族の機能のひとつに、子どもの社会化に向けての役割がある。社会化とは、所属する社会の慣習や役割・責任を学び、社会の一員として自律することであるが、現代ではその家族の機能が脆弱化し、その代表的な社会現象として不登校、ひき込もり、家庭内暴力、非行が注目され、また、その一般化と若年化が大きな社会問題となっている。子どもの社会化において、家族のなかでもとりわけ父親の役割が重要である。出産後の育児は母親が行うものという風潮は現在なお残っているものの、高度経済成長期以降、育児にかかわる父親は増えてきている。しかし、父性の欠如が厳しく指摘されている。いじめのエピソードをもとにした父親の育児への関与の程度と子どもの倫理的規範形成への影響の関連において、父親は単に子どもと時間的に長くいるだけで子どもに影響力を与えるものでないことが指摘されている[3]。自分の欲求通りになることの少ない現代社会において、自分の存在の大切さを実感でき、自己実現に向かって自分なりに努力し、自分で自分の行動の責任がとれる子どもに育つべくかかわりと、そのために嫌われることを恐れず本気になって叱ることのできる父性としての厳しさが必要なのである[4]。家族のなかで父親が尊重され、両親それぞれが担う育児の役割りを認識し、自分達の育児方針のもとに愛情をもって子育てすることが求められる。子どもが生まれて初めて所属するのは家族であり、家族の育児観が子どもの成長に有形無形の刺激を与える。

〈関連語〉育児,核家族,発達段階,乳児死亡率,親役割,家族機能,不登校,父性,自律

[山中久美子]

●文献 1) 木本尚:わが国における育児観についての一考察.広島女子大学生活科学部紀要, 2:119-128, 1996. 2) 小島秀夫:子育ての伝統を訪ねて,新曜社, 1989, p.123. 3) 正高信男:育児と日本人,岩波書店, 1999, pp.131-134. 4) 岡崎光洋:

現代における子育ての指針, 新風舎, 2002, pp.52-66.

育児期

家族が達成すべき生活課題は個々の家族によって多様である．達成すべき課題に基づいて家族発達のプロセスをみると，①新婚期，②出産・育児期，③拡大期，④充実期，⑤子どもの巣立ち期，⑥加齢と配偶者の死の時期に分類され[1]，各段階における課題を順次達成することが次の課題の準備にもなる．育児期(a period of child-rearing)は出産後から子どもの就学前までの時期に相当する．育児期の主な課題は親役割を受容することであり，育児によって増大した家庭内役割の協力体制をつくり，親子間の基本的信頼関係を確立し，養育機能の充実をはかることである（「育児」の項参照）．

【わが国の女性の育児意識の変化】　わが国の急激な核家族化や少子化とともに，とくに第二次世界大戦後の社会変動によって女性の教育水準や社会進出が高まり，女性の生き方やライフサイクルは大きく変容してきている．昭和初期，1945（昭和20）年から1950（昭和25）年までの戦後の混乱期，1970（昭和45）年前後の各時代に初産を迎え育児を行った母親達への調査では，若い世代ほど「自分の生きがいは育児とは別であり育児は楽しみもあるがそれだけでは満足できない」と評価する者が多かったと報告されている[2]．柏木もまた，年長世代に比べて若い世代ほど子どもは社会のためや結婚の当然・自然の結果と考えるよりは，自分のためや条件しだいという理由で出産を選択する傾向にあることを指摘している[3]．わが国の合計特殊出生率は毎年低下傾向にあり，その主な原因は晩婚化と出産年齢および未婚率の上昇にあるといわれている．世代間の育児意識の差を単に新しい・古いという見方や表面的な変化を問題にするのではなく，変化に至った諸要因に目を向ける必要がある．

【育児期にある女性の自己意識】　育児期にある女性の生活は育児と家事に追われ，自分の時間がもてないと訴える女性が多い．また，育児や家事に多くの時間を割かれていると認識している母親ほど育児への負担感やイライラ感を抱きやすいといわれている．現代の女性達の多くが独身時代に就職経験をもっていながらも，出産後は育児協力者が得られない理由から退職せざるをえない．育児期にあって女性は，わが子から必要とされる「母としての自己」と同様に，社会から必要とされる「母として以外の自己」の充実をも望んでいる[4]．その葛藤を緩和する支援は家族，とくに父親に求められる．育児は女性の天職とみなされた伝統的母親の時代とは異なり，現代は価値観の多様化とともに女性達の生き方も多様化してきている．

【父親の育児への参加】　育児の分担は，家族の形態や親の就労状況，家族の病気の状況などによって多様である．わが国の子育て支援がさまざまな形で進められ，育児にかかわる父親が増えてはいるが，「家事・育児は母親の仕事」という性的役割分業意識は今もなお残っている．わが国の現状では，母親ひとりで子どもを育てることは母親に過大な負担を与えることになり事実上不可能である．育児協力者が得にくい核家族環境のなかで，母親が夫から心理的な支援を受けていると認知しているほど好ましい育児環境になるといわれているが，さらに夫の実質的な家事・育児参加は母親のもっとも期待するところであり，育児における父親の参加は子どもの心の発達にも大きく影響を与える．

〈関連語〉　家族，家族発達理論，育児，基本的信頼，育児観，育児負担感，ライフスタイル，親役割，合計特殊出生率　　　　　［山中久美子］

●文献　1) 岡堂哲雄：家族心理学講義，金子書房，1991, p.128.　2) 大日向雅美：母性の研究，川島書店，1988, pp.107-134.　3) 柏木惠子：子どもという価値，中公新書，中央公論新社，2001, pp.66-83.　4) 山崎あけみ：育児期の家族の中で生活している女性の自己概念. 日本看護科学会誌, 17(4)：1-10, 1997.　5) 加用美代子：育児期における女性のライフスタイルと育児意識の変化. 滋賀文化短期大学研究紀要, 12：21-37, 2002.

育児書

【定義】　育児書(a book on child-rearing)とは，主に乳幼児を育てるための知識・技術，考え方など，養育者が必要により参照できるように書かれた書籍をいう．育児の仕方は多様であり決まった方法はない．その時代の文化や社会の価値観に大きく影響される．

【わが国の育児書の変遷】　わが国の最初の育児書は江戸期に発行された，漢方医香月午山の著

書による「小児必要養育草」(1703年)とみられている。明治初年から平成元年までの育児書の発行は一時停滞した時期もあるが年々増加し，平成元年までに1,050冊が発行されたといわれている[1]。明治以前は育児書という言葉は使われず養生や養育書物という言葉が用いられ，読者の対象は男性が多かった。明治に入って育児という言葉が使われるようになり，翻訳育児書が目につくようになった。また，富国強兵に向けて母親による家庭教育が期待され，育児書のなかで母親の役割が強調されるようになった。第二次世界大戦後，育児書の発行はめざましく，昭和40年代には育児雑誌も発行された。戦前の育児書の著者は医師が多かったが，戦後は医師以外の著者や女性の著者もみられるようになった。

【育児書からみた育児】　第二次世界大戦後，育児書は急増しさまざまな育児書が出版された。わが国でよく読み継がれている代表的な育児書として，暮らしの手帖社刊の『スポック博士の育児書』と松田道雄著の『育児の百科』(岩波書店)がある。『スポック博士の育児書』は1946年にアメリカで発表され，1966(昭和41)年に初めてわが国で出版された。その後，現代社会の変化に応じて改訂を重ね，改訂第6版が最新版として読まれている。他方，『育児の百科』は1967(昭和42)年に初版が出版され，改訂を重ねて1999(平成11)年『定本 育児の百科』として今なお多くの支持を得ている[2]。従来からよくみる育児書の主な内容は，子どもの成長発達と育て方，子どもの健康上の問題とその対応，子どもの事故と応急処置，予防接種，育児用具などであるが，現代においては，核家族や少子の増加，女性の社会進出などの社会環境の変化から親子関係，育児不安，両親の役割，子育て支援などに関する項目やその考え方が織り込まれ，また，育児書の書名にもその表現がみられるようになった。さらに育児書が示す子ども観・育児観が育児期にある親の指南役であるように，今日の育児書には子どもの個性を無視した合理的な子育てではなく，子どもの立場に立った育児，焦ることなくまた取り立てて問題にすべきではなく，育児に迷ったときに相談して当然であるという親への支援が織り込まれている。

【活用の仕方】　かつては親・親戚，近隣の人から育児の慣習や知識・技術を教えられ受け継いできたが，現代の核家族・少子社会，女性の社会進出がめざましい社会において，育児情報は育児書や育児雑誌から得ることが多く，さらに今日ではテレビやインターネットも活用されるようになってきた。情報が多様化する現在，母親は育児の現実に直面してその判断に困惑することも多い。最近の母親の多くが子どもとの接触体験が少ないといわれる一方で，育児に対して熱心な母親や育児知識を多くもっている母親も多い。育児書に書かれた内容そのままを鵜呑みにするのではなく，育児の目安が示されているという認識のもとに，子どもの発達の個人差を尊重して，自ら考え適宜変化させながら活用することが望ましい。

〈関連語〉　育児，育児観，育児期，育児不安

[山中久美子]

●文献　1) 加藤翠：わが国における育児書発行の変遷．日本女子大学紀要，40：1-7, 1993. 2) 木本尚美：現代の育児観に関する一考察；育児書を通して．広島女子大学生活科学部紀要，5：143-152, 1999. 3) 小島秀夫：子育ての伝統を訪ねて，新曜社，1989, pp.259-263. 4) 巷野悟郎，他：育児と育児書．小児保健研究，44(5)：457-472, 1985.

育児ストレス尺度

【定義】　核家族化・少子化が著明となり，さまざまな臨床や相談の場で育児不安や困難を示す親が増加し，1980年代から育児不安に関する研究が盛んとなり，育児不安に関する尺度が開発され始めた。育児不安の構造が明らかとなるに従い，母親の悩みは子どもに直接関連した事柄に留まらず，夫をはじめとする周囲の人びととの関係やその結果としてのさまざまな感情的反応などを包括的に捉えることで，育児期の母親の心理状態と行動をより正確に理解できると考えられ[1]，育児ストレスという指標が注目されるようになり，1990年代後半には育児ストレスの構造および尺度開発が盛んになった。育児ストレスは，育児不安や育児困難(感)などと近似した概念であり，本項では，これらの概念も含めて，主に乳幼児期の親の育児ストレスに関する内容を測定するための尺度について，1990年代以降の和文献を中心に概観する。また，育児ストレッサーとストレス反応を分けて考える場合もあるが，ほとんどのものはそれらを含めて

育児ストレスとしている。

【育児ストレスを包括的に捉えた尺度】 1980年代には，牧野カツ子が開発した「育児不安尺度」がもっとも多く用いられていた[2]。1990年代に入り，川井尚らは育児不安に関する研究に取り組み，子どもの発達段階に沿って育児困難感のタイプが異なることから，0〜11カ月児，1歳児，2歳児，3〜6歳児用の4種類の「子ども総研式・育児支援質問紙」を開発した[3]。これは，プロフィールの解釈から，援助の必要な事例を抽出することが可能であり，研究はもとより，保健所やその他の相談の場での有用性が示されている。加藤道代らは，地域単位の育児支援に向けた研究のなかで，「療育意識・行動尺度」を開発した[4][5]。0歳から5歳までの縦断的研究に用いられており，育児生活へのストレス，育児肯定感，否定的育児行動の3因子12項目よりなる。1998（平成10）年の版は，発達障害児の母親の育児ストレスの測定に用いられ，障害特性によりストレスが異なることが示された[6]。アメリカで開発されたParenting Stress Index（Abidin, R.R., 1976）[7][8]は，母親が自分の子どもの特徴や親自身のストレスをどう捉えているかという，育児にかかわるストレスを包括的に捉える測定用具として，各国でもっとも多用されている。これをもとに日本人の親子関係を考慮し，日本人の母親のデータから検討されたのが日本版Parenting Stress Indexである（奈良間美保ら，1999）[9]。これは，15下位尺度78項目よりなる。原版Parenting Stress Indexには36項目のショートフォームもあるが，日本では日本版PSIの因子構造を参考に，項目のわかりやすさなどを考慮し再開発した19項目の育児ストレスショートフォームがあり（荒木暁子ら，2005）[10]，健診の場や地域の育児教室，乳幼児期の障害児の母親の育児相談などに用いられている。

【育児ストレスの限定した内容や対象に焦点を当てた尺度】 尺度のなかには，育児ストレスのなかでも，ある限定した内容に焦点を当てたものもある。清水嘉子らは，育児ストレスのネガティブな感情に焦点を当て，個人と環境との相互作用の視点から9因子33項目の「育児ストレス尺度」を開発した[11]。吉田弘道らは，1990年代後半より育児不安のスクリーニング尺度開発を目的とした研究に取り組み，6因子38項目よりなる「1・2カ月児の母親用育児不安スクリーニング尺度」の試作モデルを示し，State-Trait Anxiety Inventory（STAI）との高い相関を報告した[12]。佐藤達哉らによる「育児関連ストレス尺度」[13]も，使用できる年齢が限定されている。3歳児以降の母親で高まってくるストレスに注目すると，育児ストレッサーに焦点を当てた「育児ストレッサー尺度」[14]，ネガティブな育児行動に注目した「衝動的感情・衝動的行動尺度」[15]などがある。

【育児ストレス尺度使用時の注意】 小児とその家族にかかわる臨床現場で使用可能であろう育児ストレス尺度は本項で紹介したほかにも多く開発されているものの，測定する概念の定義はさまざまであり，ストレスの内容は発達段階により変化するため，対象年齢も限定されるものが多い。使用を検討する際には，その使用の目的によるが，対象児の発達段階，項目数などを考慮し選択する必要があるだろう。

〈関連語〉 育児不安，育児不安評定尺度，育児負担感　　　　　　　　　　　　［荒木暁子］

●文献 1）田中祐子：家庭のストレス；育児ストレスの到達点と課題．ストレス科学，16(3)：149-156, 2001. 2）牧野カツ子：乳幼児をもつ母親の生活と育児不安．家庭教育研究所紀要，3：34-56, 1985. 3）川井尚，他：育児不安に関する臨床的研究Ⅵ；子ども総研式・育児支援質問紙（試案）の臨床的有用性に関する研究．日本子ども家庭総合研究所紀要，36：117-138, 2000. 4）加藤道代，他：宮城県大和町における0歳児を持つ母親の育児ストレスに関わる要因の検討．小児保健研究，57(3)：433-440, 1998. 5）加藤道代，他：育児初期の母親における養育意識・行動の縦断的研究．小児保健研究，60(6)：780-786, 2001. 6）渡部奈緒，他：発達障害幼児の母親の育児ストレスおよび疲労感．小児保健研究，61(4)：553-560, 2002. 7）Abidin, R. R.：Parenting Stress Index；Professional Manual. 3rd ed., Psychological Assessment Resources, 1995. 8）Abidin, R.R., 兼松百合子，他：PSI育児ストレスインデックス手引，雇用問題研究会，2006. 9）奈良間美保，他：日本版Parenting Stress Index(PSI)の信頼性，妥当性の検討．小児保健研究，58(5)：610-616, 1999. 10）荒木暁子，他：育児ストレスショートフォームの開発に関する研究．小児保健研究，64(3)：408-416, 2005. 11）清水嘉子：育児環境の認知に焦点をあてた育児ストレス尺度の妥当性に関する研究．ストレス科学，16(3)：46-56, 2001. 12）

吉田弘道, 他：育児不安スクリーニング尺度の作成に関する研究；1・2か月児の母親用試作モデルの検討．小児保健研究, 58(6)：697-704, 1999． 13) 佐藤達哉, 他：育児に関するストレスとその抑うつ重症度との関連．心理学研究, 64(6)：409-416, 1994． 14) 日下部典子, 他：育児に関わるストレッサーの構造に関する検討．ヒューマンサイエンスリサーチ, 8：27-39, 1999． 15) 村松十和：育児場面における衝動的感情と衝動的行動尺度の作成及び信頼性・妥当性の検討．岐阜医療技術短期大学紀要, 19：25-38, 2003．

育児不安

これまで，育児不安の本態とは何か，そしてこれを生じさせる関連要因についての明確な知見が示されていない．このことが明らかにならないと「育児不安」を同定することはもちろん，その軽減をはかることはなしえない．

【育児不安の本態】 育児不安の本態とは「育児困難感」であり，それは2つの心性から成り立っている．その第1心性は，育児への「自信のなさ，心配・困惑・母親としての不適格感」であり，第2の心性は，子どもへの「ネガティブな感情・攻撃・衝動性・母親としての不適格感」である．なお，0〜11カ月児の母親には第1心性のみが，1歳児，2歳児，3〜6歳児の母親にはその構成する項目に多少の異同があるが，これら2つの心性が認められる．ここで注目されることは，育児不安と虐待との関係である．すなわち，第2心性にみるように育児不安そのものが虐待へのリスクを孕んでいるということである．さらに，この2つの心性の間には，強い相関関係があって第1心性の強い母親は，第2心性も強く生じていることである．したがって，育児不安の軽減は虐待予防に直結しているといってよい．また，2つの心性が強い相関をもつゆえに，第1心性を表にあらわす母親も，その心の内に第2心性である子どもへの「ネガティブな感情・攻撃・衝動性」を必死に抑えていること，そして，その逆の姿をみせる母親もいることが研究知見によっても示されている．したがって，乳幼児健診や育児相談を行うときに，表にあらわれている母親の姿のみにとらわれてはならず，その心の内にある心性をも念頭に置かなくてはならない．

【育児不安を生じさせる関連要因】 育児不安の発生関連要因をみることにより，その発生は母親起源のみによるものではないことが理解され，相談の際の有力な手掛かりとなる．①夫・父親・家庭機能の問題：育児不安は夫婦，父子といった人間関係とその織りなす家庭の機能と有意な関連をもっている．②母親の抑うつ状態：抑うつ状態は乳幼児期を通して育児不安と強い関連をもっていることを強調しておきたい．③Difficult Baby：「よく泣いてなだめにくい」「あまり眠らない」「一日の生活リズムが一定していない」などいわば育てにくい乳児である．④夫の心身不調：これは当然夫婦関係とも関係し，育児不安をもたらす大きな要因である．

【育児不安の軽減；その基本的対応】 育児不安の軽減は，母親の心の健康を取り戻すことを第一目的に，最終目標は順調な母子関係の発達にある．なぜならば，心の健康の基盤となる安全性が十分機能するものは母子関係の働きにあるからである．ここから子どもの心に根づくように「安全感」「安心感」「確実感」「信頼感」が育ち，これらの「感」が心の健康を支えるのである．母親が上述のような育児不安の状態にあれば安全性のある母子関係を発達させることはなしえない．かえって虐待へのハイリスクをも懸念される危機，危険に満ちた関係が生じることになる．したがって「母と子」丸ごとの相談を行うこと，父親相談，さらに子どもの心のケアが必要な場合もありうる．これらのことを心得として，育児不安の心性およびその程度と関連要因をひとつの道具，手掛かりとしながら，その軽減のための相談を進めることになる．

〈関連語〉 育児，育児ストレス尺度，育児不安評定尺度，育児負担感，親子関係，親役割，家族関係，家族機能，子育て，子ども虐待，母と子のきずな，父子関係，父性，母子関係，母性，マザーリング，マターナルデプリベーション

[川井尚]

●文献 1) 川井尚, 他：育児不安に関する臨床的研究Ⅱ；育児不安の本態としての育児困難感について．日本総合愛育研究所紀要, 32：29-47, 1996． 2) 川井尚, 他：育児不安に関する臨床的研究Ⅳ；育児困難感のプロフィール評定試案．日本子ども家庭総合研究所紀要, 34：93-111, 1998．

育児不安評定尺度

育児不安の本態である「育児困難感」とその発生要因については「育児不安」の項を参照されたい。この本態と発生要因に関する知見に基づき「育児不安評定尺度」[1]が作成された。

【育児不安評定尺度の構成】 質問紙と発生要因の領域。①0~11カ月児版：領域1(育児困難感 I・12項目)、領域2(夫・父親・家庭機能の問題・21項目)、領域3(母親の不安・抑うつ傾向・12項目)、領域4(夫の心身不調・9項目)、領域5(Difficult Baby・8項目)、領域6(子どもの心身の状態・13項目)。②1歳児版：領域1(育児困難感 I・8項目とII・7項目)、領域2(夫・父親役割・17項目)、領域3(夫の心身不調・7項目)、領域4(母親の抑うつ傾向・5項目)、領域

〈プロフィール評定尺度：0~11カ月児用〉

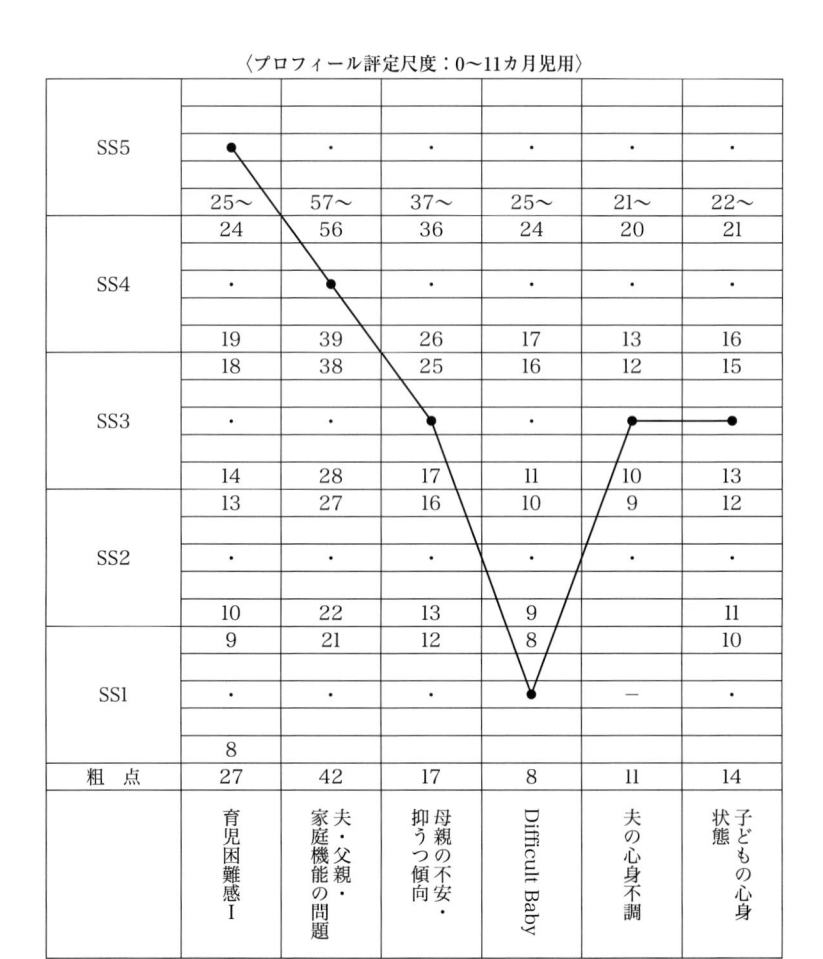

	育児困難感I	夫・父親・家庭機能の問題	母親の不安・抑うつ傾向	Difficult Baby	夫の心身不調	子どもの心身状態
SS5	25~	57~	37~	25~	21~	22~
SS4	24 / 19	56 / 39	36 / 26	24 / 17	20 / 13	21 / 16
SS3	18 / 14	38 / 28	25 / 17	16 / 11	12 / 10	15 / 13
SS2	13 / 10	27 / 22	16 / 13	10 / 9	9 / —	12 / 11
SS1	9 / 8	21	12	8	—	10
粗点	27	42	17	8	11	14

図1　プロフィール評定尺度：0~11カ月児用の描写例

注記：上記は粗点が育児困難感Iが27点、夫・父親・家庭機能の問題42点、母親の不安・抑うつ傾向17点、Difficult Baby 8点、夫の心身不調11点、子どもの心身状態が14点である場合のプロフィール例である。これをみると、育児困難感のSS(標準得点)がランク5で高く、夫・父親・家庭機能の問題はランク4、母親の不安・抑うつ傾向はランク3、Difficult Babyはランク1、夫の心身不調と子どもの心身状態がランク3であることがわかる。そして、育児困難感に影響を与えていると思われる主たる要因は夫や家族といった家庭機能であると推測できる

5(家庭機能・5項目), 領域6(Difficult Baby・7項目), 領域7(子どもの心身の状態・17項目)。以下,質問項目に多少の異同があるが,2歳児版では夫・父親と家庭機能の問題が合わさり6領域,3〜6歳児版では1歳児版と同様7領域から構成されている。

【質問紙の使用法;採点とプロフィールの作成】各質問項目に対し,はい(4点)・ややはい(3点)・ややいいえ(2点)・いいえ(1点)の4件法で回答を求め,各領域の得点を加算し粗点欄に記入する。その求めた粗点をプロフィール評定尺度表の各領域の粗点欄に転記し,粗点から標準得点換算表に基づいて標準得点を求め,プロフィール評定尺度を作成する。図1に0〜11カ月児のプロフィール評定尺度の描写例を示した。プロフィールが高位にある領域ほど,リスクが高いことが示される。

【プロフィール評定尺度の利用;育児不安軽減のための基本】 得られたプロフィールパターンについて,育児困難感の程度と関連領域をよく把握することが軽減のための第一の手掛かりになる。さらに,個々の質問項目にどのような選択をしたか,とりわけnegativeな回答をした項目は何かに着目したい。ただし,この評定尺度は,あくまで育児不安軽減のためのひとつの道具であり,そのパターンを念頭に置きながら,しかし,これのみに頼り,相談に臨んではいけない。基本的には,母親の話,訴えをその表情を含めよく聴き,尋ねることによって母親をよく知り,理解すること,このような母親の相談を行うことが重要である。したがって,初めから育児不安軽減のみをはかるのではなく,母親面接の結果として育児不安も軽減されると考えたほうがよい。

〈関連語〉 育児,育児ストレス尺度,育児不安,育児負担感,親子関係,親役割,家族関係,家族機能,子育て,子ども虐待,母と子のきずな,父子関係,父性,母子関係,母性,マザーリング,マターナルデプリベーション　　　［川井尚］

●文献　1) 恩賜財団母子愛育会・日本子ども家庭総合研究所・愛育相談所・編著:育児不安評定尺度「子ども総研式・育児支援質問紙」,2003. 2) 川井尚,他:育児不安のタイプとその臨床的研究Ⅶ;子ども総研式・育児支援質問紙の手引きの作成.日本子ども家庭総合研究所紀要, 37:159-180, 2000.

育児負担感

【定義と評価項目】 育児負担感は,育児ストレス,育児困難感,育児不安などと混同して使用されることが多く,明確には定義されていないが,一般的に,育児に対するネガティブなストレス認知評価という概念で用いられている。中嶋和夫ら[1]は, Lazarus, R.S.らのストレス認知理論に基づき,潜在的ストレッサーに対するネガティブな認知評価,すなわち負担感(burdenあるいはstrain)が心理的・身体的ストレス症状(反応)と密接に関係することを拠り所に,母親の育児に関連したネガティブなストレス認知を育児負担感と捉え,その基本的内容を,①児に対する否定的感情の認知と,②育児に伴う母親自身の社会的活動制限として,母親の育児負担感尺度を開発した。この尺度は信頼性・妥当性の検討もされており,発達状態の異なる集団(健常児と障害児の母親)について交差妥当性も検証されている[2]。育児負担感の評価項目として,尺度の質問項目[2]を表6に示した。

【関連要因】 育児に対するネガティブなストレス認知評価と関連する要因として,子どもの年齢,同胞数,行動特性,障害の有無など,母親側の要因としては,母親の年齢,就労状況,パーソナリティーや性格特性,コーピングなど,家庭の要因では,家族形態,サポート体制などさ

表6　育児負担感に関する質問項目

(1) お子さんの世話のために,かなり自由が制限されていると感じることがありますか
(2) お子さんの世話が,自分で責任を負わなければならない家事等の仕事に比べて,重荷になっていると感じることがありますか
(3) お子さんのために,自分は望ましい私生活(プライバシー)がないと感じることがありますか
(4) お子さんがいるために,趣味や学習,その他の社会活動などに支障をきたしていると感じることがありますか
(5) お子さんとのかかわりで,腹を立てることがありますか
(6) あなたがお子さんにやってあげていることで,報われないと感じることがありますか
(7) お子さんのやっていることで,どうしても理解に苦しむことがありますか
(8) お子さんとのかかわりのなかで,われを忘れてしまうほど頭に血がのぼることがありますか

＊　回答は「まったくない」「たまにある」「ときどきある」「しばしばある」「いつもある」の5段階

まざまな要因があげられる。具体的には，子どもが幼く，同胞数が多く，子どもに易興奮性・多動・無気力といった行動特性がある場合や障害がある場合に母親の育児負担が高くなるという報告や，母親の自己効力感・ソーシャルサポートの認知が高い場合に，育児負担感が低下することが明らかにされている。とくに夫からのサポート感が大きく育児負担感に影響するという報告もある。しかし，育児負担感に関連する要因は単独では存在せず，その背景要因は多様で複雑に絡みあっており，要因の特定は難しい。母親への支援を行う際には研究成果を参考にしながらも，じっくりと目の前の子どもと母親に向き合い，多面的総合的なアセスメントが必要となる。

【育児負担感に対する支援】 母親の育児負担感に関しては，まずは身体的負担の軽減をはかるとともに，心理的ストレスの緩和に努める。ソーシャルサポートを有効に活用していくことが効果的な支援につながる。とくに父親からのサポートが重要であるが，単に父親の育児参加を求めるだけでなく，母親の育児の受け止め方や子どもの行動特性をふまえ，家族全体を視野に入れた支援が必要である。母親は日常の育児場面において適切に対処できているかの自己評価を余儀なくされており，母親が自己効力感を高められるような支援が重要になる。

〈同義語〉 育児不安
〈関連語〉 育児観，家族関係，自己効力感，ソーシャルサポート，子育て，問題行動，障害児

[廣瀬幸美]

●文献 1) 中嶋和夫, 他：母親の育児負担感に関する尺度化. 厚生の指標, 46(3)：11-18, 1999. 2) 中嶋和夫, 他：育児負担感指標に関する因子不変性の検討. 東京保健科学学会誌, 2(2)：72-80, 1999. 3) 斉藤友介：幼児の問題行動が母親の育児負担感に及ぼす影響. 東京保健科学学会誌, 3(2)：103-108, 2000. 4) 金岡緑, 他：乳幼児をもつ母親の特性的自己効力感及びソーシャルサポートと育児に対する否定的感情の関連性. 厚生の指標, 49(6)：22-30, 2002.

育児用粉乳

育児用粉乳(infant formula)とは，乳幼児の育児に供するために成分を調整した粉乳製品の総称であり，調製粉乳と特殊粉乳が含まれる。

【調製粉乳】(modified dry milk/modified milk powder) 調製粉乳は，食品衛生法・乳及び乳製品の成分規格等に関する省令(乳等省令)によって規定されている用語で，生乳，牛乳もしくは特別牛乳またはこれらを原料として製造した食品を加工し，または主要原料とし，これに乳幼児に必要な栄養素を加え粉末状にしたものである。調製粉乳は，授乳時に湯冷ましで溶解し(調乳)，乳汁として児に与えられる。その使用対象により，乳児用調製粉乳，フォローアップミルク(離乳期幼児期用粉乳)，低出生体重児用調製粉乳に分類される。①乳児用調製粉乳(normal infant formula)：乳児用調製粉乳は，出生直後から離乳中期乳児に使用され，母親の疾患により直接授乳ができない場合など，種々の理由により，母乳の代替を目的とする。乳児用調製粉乳に含まれるべき栄養素の種類(エネルギーを含め20項目)およびその量的範囲(標準濃度100ml当りの量，備考として100 kcal当りの量)は，「乳児用調製粉乳たる標示の許可基準」によりその規格が定められている。現在日本で発売されている乳児用調製粉乳の標準調乳濃度は12.7～14%で，調乳100ml当り蛋白質は1.5～1.64 g，脂肪は3.5～3.61 g，糖質は7.1～8.16 g，灰分は0.27～0.31 g，エネルギーは66.5～70 kcalである。市販されている製品による成分差はわずかである。原材料である牛乳は母乳の3倍の蛋白質が含まれ，カゼイン・乳清の比率も異なるが(カゼインを減らし，乳清蛋白質を増強)，母乳と同等の量・比率に調整されている。このほか，乳児の必須アミノ酸であるシスチン，また，アルギニン，αラクトアルブミンなどが強化され，牛乳アレルギーの原因物質であるβラクトアルブミンを減量している。また，牛乳には多量のミネラルが含まれているので，調製粉乳では電解質を減量し，鉄，銅，亜鉛などの微量元素の添加も行われている。②フォローアップミルク(離乳期幼児期用粉乳)[follow-up milk (follow-on formula)]：フォローアップミルクは，離乳後期乳児および年少幼児に使用され，成長期の栄養の補足が主な目的である。標準調乳濃度は13.6～14%の間で，乳児用調製粉乳と同様，乳児の腎臓への負担を考えて，蛋白質やミネラルの含量を減らし，成長に必要なビタミンや鉄などが強化されている。乳児用調製粉乳との比較では，離乳期後期

には不足しやすい鉄分と鉄の吸収を促進するビタミンC，蛋白質，カルシウムなどのミネラルがより多く配合されている。フォローアップミルクの使用開始時期は，生後9カ月頃であり，標準的使用量の目安は製品によって異なる。この時期は離乳を子どもに合わせて進め，できるだけ食品から栄養をとるようにしていくことが大切であり，子どもの栄養状態を評価したうえで使用を検討することが望ましい。フォローアップミルクの使用は母乳代替や治療目的ではないので，実際にフォローアップミルクを使用するかどうかは保護者の自由な判断によると考えられる。③低出生体重児用調製粉乳（low-birth-weight infant formula）：低出生体重児用調製粉乳は，出生時の体重が低く，消化吸収・代謝排泄などの機能が未成熟の乳児に対し，医師の判断により医療管理下で使用される。母乳の代替が目的のこともあるが，多くの場合は，子どもの状態に応じ，母乳のみの栄養で不足する成分を強化する目的で使用される。もともとは，1950年代に高蛋白，低脂肪，高ビタミンを基本原則にした未熟児用調製粉乳「プレミルク（和光堂）」が開発され，長く使われてきた。1980年代になり，低出生体重児には免疫獲得や消化吸収の利点から母乳栄養が推進されるようになった。この頃から，母乳のみの栄養とした場合の低蛋白血症，貧血，低リン性くる病に対応した調製粉乳が開発された。これは専門医の判断で，調乳濃度や体重当りの投与量を調整できる組成になっている。

【特殊粉乳（special infant formula）】　特殊粉乳は，治療などの特殊用途のために開発された粉乳で，健康増進法の規定による特別用途食品すなわち病者用食品として市販されているものと，市販されていないものとがある。①市販の特殊粉乳：市販の特殊粉乳には用途別に，蛋白質分解粉乳，無乳糖粉乳，低ナトリウム粉乳があり，いずれも医師の指示により使用するのが望ましい。蛋白質分解粉乳はアレルギー疾患用に開発されたもので，治療が目的ではなくアレルゲン除去食品である。牛乳蛋白質（カゼインあるいはホエー蛋白質）の酵素処理分解物で，酵素処理によって抗原性を消失させている。アレルギー症状があると，消化管粘膜の損傷を認め，乳糖分解酵素の分泌が十分でないことから，蛋白質分解粉乳の多くは同時に無乳糖粉乳となっ

ている。牛乳アレルギーに対しては，大豆蛋白質を使用した調整乳もある。無乳糖粉乳は乳糖をまったく含まないもので，乳糖不耐症用に使用される。低ナトリウム粉乳は，心・腎疾患などによりナトリウム摂取を制限している場合に使用される。一般の調整乳と比較するとナトリウム含有量は1/5〜1/6程度であるが，その他の成分はほぼ同じである。②市販外の特殊粉乳（特殊ミルク）：市販外の特殊粉乳は，一般に特殊ミルクといわれ，育児用の調製粉乳の開発とともに，さまざまな疾患の治療のために開発された。とくに先天性代謝異常症の治療に使われる治療乳は，一部の栄養素を除去，あるいは変更することで，病態生化学的異常を改善するものである。特殊ミルクの対象疾患には，アミノ酸・有機酸代謝異常，糖質代謝異常，電解質代謝異常，糖質吸収異常・蛋白質や長鎖脂肪（LCT，炭素数14以上）の消化吸収困難（中鎖脂肪：MCT，炭素数8〜12を用いたミルクを使用する）などの吸収障害がある。また，新生児マススクリーニングで発見される疾患の治療に，特殊ミルクは不可欠である。特殊ミルクの使用上の注意には，a．十分なエネルギー量の補給，b．所要量を満たす十分な蛋白質，c．ビタミン・微量元素の不足・欠乏，d．市販特殊ミルクも医師・栄養士の指導を受ける，e．特殊ミルクの浸透圧・誤使用があげられる。医薬品として取り扱われているものは，医師の処方により入手，その他は，特殊ミルク安定供給事業（厚生労働省助成事業・事務局：恩賜財団母子愛育会）により登録特殊ミルクとして取り扱われ，医師を通じて入手する。
〈関連語〉　アレルギー性疾患，栄養，吸収不全症候群，初乳，人工栄養，先天性代謝異常，ソフトカード，治療乳，母乳栄養，混合栄養，免疫グロブリン　　　　　　　［篠木絵理・松島可苗］

　●文献　1）奥山和男：臨床新生児栄養学，金原出版，1996．　2）森田洋右：和光堂育児用ミルク講座，和光堂，1999．　3）上谷良行：人工栄養の歴史．周産期医学，31(3)：347-356，2001．

育成医療　⇒障害者自立支援法

イクテロメーター

新生児黄疸の原因であるビリルビンの濃度を，皮膚黄染の程度から肉眼的に測定する樹脂製の

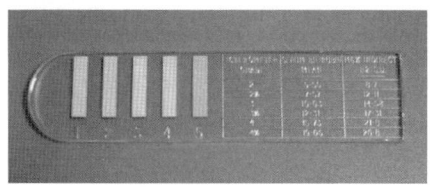

写真1 イクテロメーター

測定用具。物差しのような樹脂製の縦長の小さな器具で，濃淡5段階の黄色の色見本が表面に印刷されている（写真1）。使用時は，新生児の鼻の尖端や額などにこの器具を軽く押し当てて，一部分だけ毛細血管の血流を遮断し，血液の色に左右されない皮膚本来の黄染状況を確認する。簡便に，かつ非侵襲的に黄疸の程度を推定することができるが，色調を肉眼的に判定することから，判定が主観的で差があり，あまり客観的な尺度とはいえない。1980（昭和55）年に登場した経皮的ビリルビン測定器（ミノルタ黄疸計®）は，皮下組織のビリルビンの色調をもとに，総ビリルビン値を光学的に計測して算出する器具である。この測定値はビリルビンの数値とよく相関がみられるため，現在ではこちらのほうが多く用いられている。測定部位は，新生児の前額部か胸骨部など，皮膚の薄い部位を選択する。測定プローブを，測定部位に軽く押し当てることによって，先端部分が発光し，皮膚内での散乱光を検知して瞬時に測定値を算出・表示する。新しい機種では，血清ビリルビン予測値（mg/dl）で表示される。

〈関連語〉 新生児高ビリルビン血症，黄疸

[西海真理]

意識障害

【意識障害の見方】 小児における意識とは「覚醒しているときは発達に応じた反応をする」状態をいう。したがって意識障害とは，反応がない，あるいは普通と違う状態と考えられている。Japan Coma Scaleの乳幼児用が作成されているので以下に示す。

　Ⅲ　刺激をしても覚醒しない状態
　　3．痛み刺激に反応しない
　　2．痛み刺激で少し手足を動かしたり顔をしかめたりする
　　1．痛み刺激に対し，はらいのけるような動作をする
　Ⅱ　刺激をすると覚醒する状態（刺激をやめると眠りこむ）
　　3．呼びかけを繰り返すと辛うじて開眼する
　　2．呼びかけると開眼して目を向ける
　　1．飲み物を見せると飲もうとする。あるいは乳首を見せれば欲しがって吸う
　Ⅰ　刺激しないでも覚醒している状態
　　3．母親と視線が合わない
　　2．あやしても笑わないが視線は合う
　　1．あやすと笑う。ただし不十分で声を出して笑わない
　　0．正常

（関西医科大学　坂本吉正ら）

【意識障害をきたす疾患（代表的なもの）】 ①痙攣重積（てんかん・熱性痙攣）：意識障害は一過性である。②頭部外傷・虐待：出血，血腫により脳浮腫などを生じ重症となることがある。③神経系感染症：脳炎，脳症。④脳血管障害。⑤糖代謝異常。⑥全身疾患：心不全，呼吸不全などに陥った場合。

【意識障害のある場合の観察】 脳の変化を診るために重要な観察を以下にあげる。①バイタルサイン：呼吸は中枢神経障害の変化を示す。Plum, F.らによる分類では，チェーン-ストークス呼吸（両側大脳皮質），中枢神経性過換気（中脳下部），持続性吸息（橋の中～下部障害），群発呼吸（橋下部～延髄障害），失調性呼吸（延髄障害）に分けられる。血圧と脈拍では，急激な血圧上昇は頭蓋内圧亢進によって起こる。また徐脈（60以下）は脳圧の亢進，脈拍が160/分以上であれば頻脈による脳循環不全が考えられる。体温は，脳出血で脳室が穿破している場合や脳幹部出血では発熱することが多く，体温1℃の上昇によって13％の代謝の亢進，酸素消耗が起きる。②神経学的観察：麻痺を観察するために，上肢や下肢を両方一緒に持ち上げて手を離すと麻痺側は健側より速く落ちる。この場合，速く落ちるほうに麻痺を認める。眼症状としては瞳孔の形や収縮状況，左右差を観察することで脳橋出血や動眼神経障害あるいは視床下部や脳幹の変化が観察できる。③異常体位：除皮質硬直体位では両側上肢は屈曲し，下肢は伸展しさらに内転する。除脳硬直では四肢が伸展内旋し足は足

底に屈曲する。時に弓そり緊張を示すことがあり，昏睡状態を呈する。これらは両側内包と隣接する広範囲な障害によるものである。

【意識障害のある子どもの看護】 悪化の徴候の有無を観察しながら，急性期から以下に示す積極的な看護が必要であり，そうすることで回復の可能性が考えられる。①髄膜刺激症状など刺激による異常反応が治まるまでは生命の安定に向けた看護が重要となる。a．気道の確保，b．肺炎や褥瘡，尿路感染などの予防に重点をおく，c．十分な栄養を経管などで補給する，d．良肢位を保つ。②やや症状が安定してきたら子どもの成長に合わせた生活リズムをつくる。a．覚醒と睡眠のリズムを規則的にする(日中は刺激を与えて覚醒を促す)，b．経口摂取のための訓練を始め，口腔ケアあるいは口腔マッサージを行い，舌の動きや唇の反応などを観察し経口摂取を開始する，c．清拭時は関節運動やマッサージを十分行い，時には入浴も考える，d．日中の体位はファーラー位などとし，車椅子の利用も行う。環境的刺激をどんどん増やしていく。話しかけ，歌を歌って聞かせたり，子どものかつての成長レベルに近い環境をつくっていく。母親などには説明を十分に行い，一緒にケアを行う。
〈関連語〉 昏睡，傾眠　　　　　　　［松村悠子］

●文献　1）太田富雄，他・編：意識障害ワークショップ，医学書院，1985.

いじめ

【いじめ】 いじめの定義について，警察庁は，「単独又は複数で，特定人に対して，身体への物理的攻撃のほか，言動による脅し，いやがらせ，仲間はずれ，無視等の心理的圧迫を反復継続して加えることにより，苦痛を与えることをいう」とし，文部科学省は「自分より弱いものに対して一方的に，身体的，心理的な攻撃を継続的に加え，相手が深刻な苦痛を感じているもの」としている。基本的には，相手が苦痛を感じるような身体的あるいは心理的言動を繰り返すもの，ということができるであろう。

【重要な視点】 いじめ問題を考えるとき，忘れてはならない視点がある。それは，いじめは，いじめられた側の視点から考えなければいけない，という点である。周囲からみてどんなに軽微にみえる行動や，あるいは，友達同士のふざけ合い程度にしかみえないような行動であっても，やられた当人がいじめられたと感じていれば，それはいじめと判断されなければならない，ということである。いじめの具体的内容としては，身体的暴力，言葉による暴力(悪口暴言，からかいなど)，所有物を隠す・壊す・盗る，仲間はずれ・無視，性的行為などがある。そのほか，気をつける必要があるものとして，一見，仲間のように和気あいあいとしたふざけ合いのようにみえながら，仲間から外されることへの不安感のため，1人が無理をしている状況がある。いわゆる「パシリ」(使い走りのことで，買い物に行かされたりなど，仲間の都合のよいようにさまざまに利用されるもの)がその典型である。こうした状況は，本人も嬉々として動いているようにみえることも少なくなく，いじめとして認識されにくいものである。女子の「仲良しグループ」でも，集団に合わせた行動をとるように有形無形に強要されている状況があることがあり，そのなかで強い苦痛を長期間感じている人がいる場合，その人にとっては，その状況はいじめとなりうることになる。また，最近では，インターネット上での書き込みによるいやがらせ，名指しの悪口など，ネットにアクセスしない人には気がつかれないいじめの形態も存在するようになっている。

【いじめの状況での関係者の立場】 いじめの状況での関係者の立場は，いじめられる者，いじめる者，傍観者の三者となる。傍観者は，さらに，いじめ状況を悪いとは思っていない間接的支持者と，いじめに否定的で止めてほしいと思っている間接的否定者の2通りに分かれる。いじめられる側には，周囲のなかで何か目立つ特徴があることが多い。それらは，身体的特徴や能力的な問題のことが多いが，優れている点がやっかみの対象となることもある。いじめる側の特徴としては，なんらかの形での欲求不満状態があり，その解消手段としていじめが行われていることが少なくない。気をつけるべき点として，子ども虐待や両親の多忙などの家庭で満たされない思い(愛着形成の問題)が，いじめっ子の背景にあることがあることである。一見，問題がないようにみえる子どもが陰でいじめを行っている場合に，そうした状況がみられることがある。傍観者の背景で大きなものは，自分自身がいじめの対象となることを避けたい

という意識である．さらに，自身が不満状態を抱えていたり，いじめられている子どもに否定的な感情をもっている場合，間接的支持者となっていきやすいことが考えられる．
〈関連語〉 学童期，危機介入，思春期，児童憲章，児童の権利に関する条約，ピアカウンセリング　　　　　　　　　　　　　　　［宮本信也］
●文献　1）警察庁：平成6年度警察白書第5章少年の非行防止と健全な育成(http://www.npa.go.jp/hakusyo/h06/h060500.html)．2）文部科学省：児童生徒の問題行動等生徒指導上の諸問題に関する調査．http://www.mext.go.jp/b_menu/toukei/001/index31.htm

異常分娩　⇒帝王切開

移植コーディネーター

移植コーディネーターとは，臓器移植におけるドナーとレシピエントをつなぐ役割を果たす専門職である．移植コーディネーターは，ドナーコーディネーターとレシピエントコーディネーターに大別され，看護師のほかにさまざまな資格をもつ者が担っている．脳死移植の場合の移植コーディネーターは以下のような流れでコーディネーションを進める．第一に提供病院からのドナー発生の情報が伝えられた場合，臓器提供に絶対禁忌とされる事項がないか，患者の状態など基本情報の確認を行う．さらに，提供施設当該ブロックのコーディネーターが急行し，提供者の①医学情報，②社会的情報，③家族に関する情報などを記録物，医師・看護師から情報収集する．情報を収集した後に，家族に面接し「提供する機会があることを知らせ必要な説明を行う」ことで「本人の意思」と「家族の意思」を確認する．この面接は臓器提供の承諾を得ることを目的とはしない．これらの説明で家族が臓器提供の意思を表示した場合，法の規定に基づき「承諾書」を作成する．この後は摘出準備として必要な部署への連絡，提供者の管理，臓器摘出手術の計画，摘出手術の術前準備を行う．さらに，臓器の輸送の調整を事前に行い，移植臓器が最短の搬送時間で搬送されるようにする．これらの一連のコーディネートのなかでも，ドナー家族への精神的ケアは非常に重要である．提供するまでだけではなく，提供後の継続的なケアも必要である．また，ここでは脳死移植のドナーとその家族にかかわるコーディネーターの役割を中心に述べたが，レシピエントにかかわるコーディネーターの役割は重要である．とりわけ，生体腎移植，生体肝移植を受ける子ども達にかかわる専門的な看護の確立は未だ課題である．
〈関連語〉 臓器移植，ドナー，レシピエント
　　　　　　　　　　　　　　　　［日沼千尋］
●文献　1）田中秀治，他・編著：移植コーディネーター業務の概要と心構え．日本組織移植学会・監，移植コーディネーター概論，へるす出版，2004，pp.13-17．2）白倉良太，他・編：コーディネーターのための臓器移植概説，日本医学館，1997，pp.119-129．

胃食道逆流現象

【定義】　胃食道逆流現象とは，胃食道の接合部の機能不全，ことに逆流防止能の障害により，胃内容が食道へ繰り返し逆流する現象である．
【原因】　下部食道括約筋は，逆流防止機構の中心的な役割を担っている．しかし，下部食道括約筋は，食道内容を胃内へ通過させるため，嚥下やこれに伴う食道の蠕動運動に呼応して弛緩する．また，嚥下や食道蠕動とは無関係に下部食道括約筋が一過性に弛緩することもある．この現象が胃食道逆流の発生要因と考えられている．そのほかに，下部食道括約筋が食道裂孔から胸腔内に滑脱した食道裂孔ヘルニアや噴門弛緩症から，逆流防止機構が失われ胃食道逆流症状を呈することが多い．胃食道逆流現象が起こりやすいのは，逆流を防止する機構が未熟である新生児期，筋の緊張や側彎を呈しやすい障害児などである．
【合併症】　①逆流性食道炎・食道潰瘍：逆流した胃液内の酸やペプシンの消化作用によって食道粘膜は炎症を起こす．さらに繰り返す食道炎は食道潰瘍を引き起こし，潰瘍部分は瘢痕組織に変化し，食道狭窄の原因となる．②反復性（嚥下性）肺炎：逆流した胃の内容物を繰り返し気管内に吸い込むことで，反復性の肺炎や気管支炎を引き起こす．慢性呼吸器疾患患児や重度心身障害児に，胃食道逆流現象が高頻度に認められている．
【診断】　胃食道逆流現象の診断には，①胃から

食道への逆流を防止する働きがあるか調べる食道内圧検査や食道透視検査，②逆流がどの程度起こっているか調べる24時間食道内pHモニター，③食道炎・食道潰瘍・食道狭窄の程度を調べる食道内視鏡検査，などがある。

【治療】　①保存的治療：1歳未満の多くは，下部食道括約筋が発達して自然治癒が期待できる。そこで，濃厚ミルク（15〜18％）の少量頻回投与（ただし，高濃度なため下痢に注意しながら与える），体位の工夫で逆流の防止をはかる，制酸剤やH_2受容体拮抗薬の投与などを行う。②外科的治療：保存的治療が無効な場合，噴門形成術などの外科的治療を行う。

【看護のポイント】　①観察ポイント：a．嘔吐物の性状；血液が混入しているか食道炎の症状など悪化防止につながる。b．呼吸器症状；吸気時喘鳴や湿性ラ音など異常の早期発見をする。②食事の工夫：a．食事の形態；濃度の濃いミルク（15〜18％）や，トロミのある食事形態をとる。b．食事の回数；少量で回数を多くする。③体位の工夫：哺乳時，食事時や経管栄養時は，上体を挙上させる。哺乳後や食事後もしばらくは上体挙上の体位をとる。また，重力の関係により胃から十二指腸にミルクが早く流れるため右側臥位にする。入眠時や安静時などは，嘔吐時の誤嚥を防ぐためにも，側臥位の体位をとるとよい。

〈関連語〉　嘔気／嘔吐，周期性嘔吐症，脊柱側彎症，吐乳　　　　　　　　　　　[伊藤久美]

●文献　1）千代豪昭，他・編：小児の在宅生活支援のための医療的ケア・マニュアル，大阪府医師会勤務医部会小児の在宅医療システム検討委員会，2000，p.87.　2）浦島充佳：病態生理でわかった小児科学，医学教育出版社，2000，pp.147-148.　3）鈴木宏志，他・監：標準小児外科学，第4版，医学書院，2000，pp.106-109.　4）前川喜平，他・編：小児科の進歩10，診断と治療社，1990，pp.51-55.

移植片対宿主病（GVHD）

【概念】　臓器移植に際して，ドナーの臓器に含まれるリンパ球により引き起こされる病態。主に骨髄移植などの造血幹細胞移植に伴って起こる。従来は開心術の際などの大量輸血に伴ってみられることが多かったが，血液製剤に放射線照射を行うようになり，その頻度は激減した。

【急性移植片対宿主病】　骨髄移植後100日以内にみられる移植片対宿主病（graft versus host disease；GVHD）である。通常は骨髄の生着（ドナー由来の骨髄幹細胞が好中球をつくり始めること）後に起こる。臨床症状としては皮膚と肝，消化管の3つの臓器に障害が起こる。皮膚では手掌や足底，顔面，前胸部に斑状丘疹として出現することが多く，瘙痒感を伴う。重症化すると全身に広がり全身紅斑や水疱，剥離を起こす。肝臓では，胆汁うっ滞性の肝障害として起こり，黄疸の程度で重症度を分類する。消化管では，主に水様の下痢として出現する。1日数lに及ぶ場合もある。重症度は上記3臓器の障害を組み合わせて4段階に分けられる。薬剤アレルギーあるいはウイルス感染症との鑑別が困難な場合も多いため，生検による病理学的診断により診断を確定する必要がある。治療はステロイド剤あるいは免疫抑制剤を投与する。ただし，これらの治療を強く行うことにより，ウイルス感染症が誘発されたり，血栓性微小血管障害（thrombotic microangiopathy；TMA）が引き起こされることがあり，注意を要する。予防法は移植の種類により異なるが，サイクロスポリンや短期メトトレキセート，タクロリムスなどが用いられる。一般にヒト白血球抗原（human leukocyte antigen；HLA）一致同胞移植では軽いGVHD予防が，非血縁移植では強いGVHD予防が行われる。また，再生不良性貧血などの非腫瘍性疾患ではGVHDの出現は患者の利益にならないが，白血病ではある程度のGVHDの出現は，白血病の再発防止に意味があるとされている。これを移植片対白血病効果〔GVL（graft versus leukemia）効果〕とよぶ。

【慢性移植片対宿主病】　骨髄移植後100日以降にみられるGVHDである。急性GVHDと異なり，自己免疫疾患類似の症状を呈する。皮疹，色素沈着，色素脱色，強皮症様などを呈する皮膚症状と胆汁うっ滞性肝障害を主症状とし，そのほかに涙腺や唾液腺からの分泌の障害による乾燥症候群，消化器症状（嚥下障害，慢性下痢，るいそう），呼吸器症状（閉塞性肺疾患），関節症状など，多彩な症状がみられる。治療は免疫抑制剤の投与および対症療法（人工涙液，人工唾液，整形外科的処置，ほか）である。限局型と全身型に分けるが，後者の治療は困難なことが多い。　　　　　　　　　　　　　　　　[真部淳]

●文献　1）名古屋BMTグループ：造血細胞移

植マニュアル，第3版改訂新版，日本医学館，2004．

痛み

近年，研究により新生児も痛みを感じ，記憶することが明らかにされている[1)2)]。看護師には，子どもの痛みを正しく理解し，自分自身の痛みについての認識や価値観に気づきながら看護にあたることが求められる。

【概念】 国際疼痛学会(Intenational Association for the Study of Pain；IASP)は，痛みを「実際の，または起こる可能性がある組織損傷に関連する，あるいはそのような組織損傷に関して述べられる不快な感覚・情動体験(an unpleasant sensory and emotional experience associated with actual or potential tissue damage, or described in terms of such damage)」[3)]と定義している。この定義の注釈として，痛みは常に主観的なものであること，個々人が人生の早い時期に外傷にかかわった経験を通じて，痛みという言葉の適用を学習することが記述されている。看護師は，子どもの痛み体験に関与するという重みを自覚していなければならない。McCaffery(1979)は，患者の側から痛みを「現にそれを体験している人が表現する通りのものであり，それを表現した時にはいつでも存在するものである」[4)]と定義した。子どもの場合，個人的・主観的体験である痛みを言葉で表現することが難しく，看護師には子どもが表現していることを察知する力が要求される。

【意味】 痛みは保護や援助を求める手段，不安や恐怖を表現する手段，回避行動の理由づけなど，多様な意味をもつことがあるといわれている[5)]。しかしながら，急性痛の場合，生体の侵害刺激に対する警告信号というもっとも重要な意味を念頭におく必要がある。痛みの看護にあたる際には，一人ひとりの痛み，その意味を受け止め，多角的に原因，介入方法や対応の緊急性などを見極め，対応する姿勢が求められる。

【学説】 痛みの学説としては，特殊説，パターン説，ゲートコントロール説がよく知られている。1965年にMelzack, R.とWall, P.D.が提唱したゲートコントロール説は，脊髄後角の膠様質がゲートとなり痛みを調節するというものである。ゲートは細い神経線維からインパルスが伝達されると開き，太い神経線維，脳幹網様体や大脳皮質や視床部(中枢制御系)から伝わると閉鎖する。この説は広く支持されたが，いまだ裏づけとなる証拠がない部分もある。しかし，看護師が中心的役割を担う非薬物療法，とくに触覚が関与するマッサージやタッチなどの一部根拠となるため，痛みの看護において大切な基礎知識である。

【種類】 痛みの発生原因別分類では，外傷，手術，癌，炎症など組織損傷による痛みである侵害受容性疼痛(nociceptive pain)，神経組織の物理的損傷，機能的変化による痛みである神経因性疼痛(neuropathic pain)，病態生理学的異常なく発生する痛みである心因性疼痛(psychogenic pain)の3つに分けられる。侵害受容性疼痛には，体性痛(somatic pain)と内臓痛(visceral pain)が含まれる。痛みの持続時間による分類では，発症後約3カ月あるいは6カ月を境に急性痛と慢性痛とに分けることがある。

【関連痛】 痛みは組織損傷部位で知覚されるとは限らない。深部組織(とくに内臓)が刺激を受け，それが特定の皮膚領域に投射され，皮膚表面で痛みを感じることがある。これが関連痛であり，関連痛の皮膚投射範囲を知識としてもち，痛みの原因探索の際に活用する必要がある。

〈同義語〉 疼痛

〈関連語〉 胸痛，頭痛，関節痛，片頭痛，痛みの評価　　　　　　　　　　　　　　［古橋知子］

●文献　1) Carter, B.(横尾京子・訳)：小児・新生児の痛みと看護，メデイカ出版，1999, pp.16-17. 2) 小川真，他：小児の痛みの特殊性．小児内科，35(8)：1270-1273, 2003．3) IASP：Classification of chronic pain. Second Edition, IASP Task Force on Taxonomy, Merskey, H., et al. ed., IASP Press, 1994, pp.209-214. 4) McCaffery, M.(中西睦子・訳)：痛みをもつ患者の看護，医学書院，1975, p.11. 5) 宮川信也：痛みの心理学．二瓶健次・編，小児の痛み(NEW MOOK 小児科9)，金原出版，1996, pp.23-30. 6) 小川節郎：痛みの定義．小児内科，35(8)：1262-1264, 2003．7) 深井喜代子：看護者発 痛みへの挑戦，へるす出版，2004．8) 中野昭一，他：図解生理学，第2版，医学書院，2000．

痛みの評価

子ども達の生活を阻害する痛みの緩和は，看護師の重要な使命と考えられる。子どもは自分の体験する痛みを十分に表現することが難しく，

看護師が"子どものサインをつかみとる"こと、そして"痛みの存在を認める"ことができなければならない[1]。

【痛みのアセスメント方法】 1987年、Wong, D.L.とBaker, C.M.は、痛みのアセスメント方法を提唱した。6項目の頭文字をとり、"QUESTT"と称される。①Question the child：子どもに質問する。②Use pain rate scales：痛みの測定スケールを用いる。③Evaluate behavioural and physiological changes：行動や生理的な変化を測定する。④Secure the parent's involvement：両親が確実にかかわれるようにする。⑤Take the cause of pain into account：痛みの原因を考える。⑥Take action and evaluate the results：痛みに対応し、その結果を評価する[2]。これに従い痛みを評価していくことで、必然的に子どもの痛みを包括的に捉えることができる。子どもの理解や行動の特徴もふまえ、痛みの評価に欠かせない要素が明言されており、根拠となる。

【痛みの測定スケール】 痛みを主観的・量的に測定する自己申告スケールと、客観的に痛みを測定する行動スケールがある。子どもの痛みを捉えるときに、客観的な行動の観察のみでは痛みの過小評価につながる可能性があり、両者を併用することが望ましい。ただし、自己申告スケールは認知・言語発達の側面から、一般的に3歳以下での使用は難しく、その場合には行動スケールのみを使用する。子どもに用いられる自己申告スケールとしては、フェイススケール(Wong & Baker, 1988, Douhit, 1990, Bieriら, 1990)[3]、アウチャースケール(Beyer, 1984)、ビジュアルアナログスケール、ポーカーチップ法(Hester, 1979)などがある。行動スケールには、Gauvain-piquard rating, CHEOPS (Children's Hospital Eastern Ontario Pain scale), OPS (Observational Pain Scale), OSBD (Observational Scale of Behavioral Distress)などがある[4)5)]。行動スケールは、5～15の観察項目(啼泣、興奮、表情、言語化、体幹・上下肢の動き、局所の触れ、血圧、神経質な行動、支援・情報を求める行動など)が設定されており、項目ごとにスコア化して定期的に痛みを測定するものである。看護師はスケールの特徴(適応年齢や長所・短所)を熟知し、子どもの能力を査定し、子どもの好みを取り入れながら共に

"スケールを適切に選択できる"ことが求められる。さらに、スケールごとに決まっている使い方(手順)に則り、"スケールを正しく使用できる"必要がある。

【痛覚閾値(pain thleshold)】 子どもの痛みをありのまま受け止め、痛みの存在を認めるためには、その子どもの痛覚閾値の状態を確認する視点が大切である。国際疼痛学会は痛覚閾値を「本人が痛みと気づく最小の体験(the least experience of pain which a subject can recognize)」と定義した[6]。痛覚閾値は、不安、恐怖、不眠などにより低下し、逆に人とのふれ合い、気晴らしになる行為、共感などで上昇するといわれている[7]。QUESTTが示すように、痛みの評価には"痛みに対応する"ことが含まれていることを忘れてはならない。

〈関連語〉 痛み、ペインコントロール、PCAシステム、フェイススケール　　　［古橋知子］

●文献 1)片田範子, 他：痛みの判断プロセスとそれに影響を及ぼす因子；がん性疼痛のある子どもの痛み緩和ケア実態の把握(第1報). 看護研究, 36(6)：33-43, 2003. 2)英国小児医学・保健学会(片田範子・監訳)：子どもの痛み；その予防とコントロール, 日本看護協会出版会, 2000, p.13. 3) Carter, B.(横尾京子・訳)：小児・新生児の痛みと看護, メディカ出版, 1999. 4)前掲書2), p.126. 5)白川公子：小児の痛みの評価法. 二瓶健次・編, 小児の痛み(NEW MOOK 小児科9), 金原出版, 1996, pp.37-43. 6) IASP：Classification of Chronic Pain, Second Edition, IASP Task Force on Taxonomy, Merskey, H., et al. ed., IASP Press, 1994, pp.209-214. 7) Twycross, L., et al.(武田文和・訳)：末期癌患者の診療マニュアル；痛みの対策と症状のコントロール, 第2版, 医学書院, 1991, pp.11-13. 8) Yaster, M., et al.(高橋孝雄, 他・監訳)：小児のセデーションハンドブック, メディカル・サイエンス・インターナショナル, 2000, pp.3-14.

一語文

【定義】 一語文とは、子どもが生後10カ月から16カ月くらいの間に、「ママ」や「マンマ」などの一語の単語を用いて、周囲の大人に意味をもった内容を伝えようとする最初の社会的な言語のことである。

【一語文の特徴】 一語文は、形態上は単語形式

であるが，意味上は文の機能を果たす。たとえば「わんわん」という一語文は，ただ犬を意味しているのではなく，「わんわん(犬)がこわい」ことを意味している。また，ある場面では同じ「わんわん」が「わんわん(犬)が来た」ことを意味しており，一語文は状況に応じて何通りもの意味や関係性を示している。つまり，一語文は一語のなかに子どものさまざまな要求，意図，感情などが込められている。したがって，この時期に周囲の大人が子どもの言おうとする内容を察し，言葉を補ってやったり，積極的に子どもの発言に反応したりすると，子どもは言葉を介したコミュニケーションに興味を覚え，積極的に話そうとするようになり，言語の発達を促すことができる。また，一語文のもう1つの特徴は，場面に応じて発せられるということである。しかも，その場面は必ず大人との交流のある社会的な場面であり，そのような場面を意識していない喃語とはその点が大きく違っている。たとえば，子どもがよく発する一語文として「バイバイ」があるが，これは子どもが大人に促されて，手を振るなどの動作を伴いながら，親しい人を見送るときなどに大人の発する音をまねし，再生するようになったものである。同じ動作と発声を何度も繰り返すうちに，子どもは「バイバイ」を発するにふさわしい場面を認識し，その言葉の抑揚やパターンを覚えて，適切な場面で「バイバイ」を発するようになり，そのことで大人から反応が返ってきたり，ほめられたりすることで，さらにコミュニケーションの手段としての言葉の習得が進んでいく。

【言語の習得過程における一語文】 子どもが一語文を自分から話す(能動言語)ようになる前に，自分では話せないが大人の言っている簡単な言葉を聞き分けられる(受動言語)ようになる。また，それ以前に子どもは喃語とよばれる「アー」「ウー」などのとくに意味のない音を自然に発する時期がある。この自由な音の発声も後の能動言語の習得の準備として重要である。また，一語文を話せるようになった子どもは，しだいに言葉と言葉を組み合わせ，二語文，三語文へと発展させていく。さらに，重文，複文などより複雑な構文を習得し，4歳頃までにはほとんど不自由なく日常の会話ができるようになる。

〈関連語〉 喃語，音声模倣，言語の発達，言語発達遅延　　　　　　　　　　［飯村直子］

●文献 1) 黒田実郎・監：乳幼児発達事典，岩崎学術出版社，1985, pp.132-133.

一時保育

【定義】 児童福祉法第24条の規定による保育の実施の対象とならない就学前児童であって，保護者の傷病・入院，災害・事故，育児等に伴う心理的・肉体的負担の解消などにより緊急・一時的に保育が必要となる児童を保育所で保育する事業である。

【歴史的背景および法的位置づけ】 保育対策等促進事業実施要綱に述べられ，仕事などの社会的活動と子育てなどの家庭生活との両立を容易にし，安心して子育てができるような環境整備を推進することにより，児童の福祉の向上をはかることを目的としている。パートタイムなど女性の就労形態の多様化に伴う一時的な保育や，保護者の疾病などによる緊急時の保育需要に対する対応策として，特別保育事業の地域保育センター事業に位置づけられている。事業内容は，次のような3つの事業に分かれている。①非定型的保育サービス事業：保護者の就労形態により家庭における保育が断続的に困難な場合に対する保育サービス。原則週3回，1日当りの利用人数はおおむね10人程度。②緊急保育サービス事業：保護者の病気，入院，看護，介護，冠婚葬祭などにより緊急・一時的に保育を必要とする児童に対する保育サービス。③私的理由による保育サービス事業：保護者の育児に伴う心理的・肉体的負担を解消するための保育サービス。障害児や地域の児童の体験入所も含む。

【現状と課題】 1995(平成7)年度から，緊急保育対策等5か年事業の実施により，5年間の整備目標(450カ所から3,000カ所)が設定されたが，1999(平成11)年度の実績は685カ所(公立128カ所，民間557カ所)であり，達成率は23%にすぎない。その理由として，条件整備が困難な現状があげられる。一時保育の利用者は3歳児未満が圧倒的に多く，また保育経験も乏しいことから常に慣らし保育をしているような状態になり，1対1の対応が必要になる。低年齢の子どもや，年齢の異なる子どもが複数いる場合には，保育者2人での対応は難しい。他の保育ク

ラスでの受け入れも、待機児童が多い現状では困難である。さらに、保育以外での事務も多く、現在のような定額の補助金では安定的な事業を行うことが大変難しいといわれている。また、利用者(父母)にとっては、実施保育所が少ないこと、事前申し込みが必要なこと、保育所によっては延長保育の利用ができないことなど、利用しづらい状態にあることも問題となっている。
〈関連語〉 保育、保育所、子育て [中村由美子]
●文献 1) 保育研究所：基礎から学ぶ保育制度；現状と改善・拡充のポイント、保育研究所、2001.

一日入院

一日入院(以下、デイケア)は、地域での生活を支援するためのリハビリテーション活動や施設内での加療のことである。地域社会で暮らす人々の「生活のリズムをつくりたい」「人付き合いがうまくなりたい」「自宅以外に日中過ごす場所がほしい」「病気の再発や悪化が不安である」などのニーズに向けて、地域社会で生活するために必要な力の維持や回復を目的としている。具体的な内容は、病気の治療や再発防止、生活の立て直し、作業や就労の提供、あるいは介護者やケア提供者の休息などを支援する。
【デイケアの源】 デイケアはもともと、精神科医療における治療ユニットのひとつで、昼間は病院または医療施設でケアを受け、夜は家に帰る在宅療法である。リハビリテーションプログラムの一段階とされ、入院治療の大部分にとって代わるべきとする積極的な捉え方もある[1]。介護保険下においては、デイケアは通所リハビリテーションとよばれ、虚弱・寝たきりなどの要介護状態にある高齢者を対象に、介護老人保健施設や病院・診療所など、理学療法や作業療法などのリハビリテーション、レクリエーション、食事、入浴などのサービスを提供することにより、高齢者の心身機能の維持回復をはかり、その家族の介護負担を軽減することを目的としたサービスである。デイケアとデイサービスはほぼ同義に用いられるが、介護老人保健施設や医療機関などで医療面を重視したリハビリテーションを行っているものをデイケア、福祉分野でのサービス事業をデイサービスと区別して用いる場合が多い[1]。
【子どものデイケア】 不登校やひきこもり、発達障害などの子どもを対象に、個々の子どもの発達や状態に応じた医学的・心理学的・教育的支援を行い、子ども達のソーシャルスキル、情緒の発達、学習を支援するプログラムが子どもの専門病院や関連施設で実施されている。最近では、障害児や病気をもつ子どもの親や家族の「一日のなかの数時間、子どもの世話をしてくれるところがほしい」というニーズに向けて、病院の病室や医療施設の外来施設、地域の子どもの関連施設などで、医療者や子どもの専門家が子どもをケアしたり、子どもや親に助言を行うことで親やケア提供者に休息や教育的ケアを提供している。また、在院日数の短縮と医療費の削減をめざす医療社会のなかで、医療機関においても一日入院への関心が高まっている。これは手術や内科的治療のために、1日のみ病室を入院と同じような形で使用した場合や、深夜に緊急入院したが、容態が落ち着いたため、その日の夕方に退院した場合で、入院と退院が同日の入院である。ベッドを利用したり食事をするが、宿泊はしない入院形態である。最近では、外来での内科的治療、日帰り手術などで、患者や家族の生活パターンや活動上のニーズに合わせて計画されたり、患者や家族のセルフケアやアドヒアランスを促進するために、患者や家族の意向が治療やケアに反映される傾向がある。そのため、デイケアへの子どもや家族の関心は今後ますます高まっていくと考えられる。
【子どものデイケアの今後と課題】 アメリカでは1980年代に、多くの母親が仕事をもつようになったことで、デイケアはより一般的となった。一日中あるいは数時間、親が家を留守にしなければならない、あるいは子どものケアができないときなど、デイケアの利用は増加している。そのため、幼い子ども達は、身体的well-beingや一貫性のある愛情、健全な自尊感情と認知的スキル、内的コントロール、愛情の潜在能力を発達させるための適切な刺激を提供するデイケアを必要としている[2]。わが国においても近年、仕事をもつ母親が増加し、さまざまな健康課題を抱える子ども達への在宅を中心としたケアが進んでいることから、ますます一日入院(デイケア)へのニーズの増加や複雑化が進むものと考えられる。そのため、子どものデイケアの質の向上と、子どもの成長・発達や健康問題へのケアを専門的に実践できる専門看護師の育成や関

与が期待される。　　　　　　　　［小野智美］

●文献　1) 內薗耕二, 他・監：看護学大辞典. 第5版, メヂカルフレンド社, 2002, pp.1491-1492.　2) Rader, I.：Textbook of Pediatric Nursing, In Introduction to the family and child care. ed. by Rader, I., W.B. Saunders Company, 1988, p.52.

胃チューブ　⇒胃管法

1歳6カ月児健康診査

【対象・目的】　満1歳6カ月を超え、満2歳に達しない幼児を対象として、運動機能、視聴覚、精神発達などの遅滞、その他育児上の問題など幼児前期における疾病予防、早期発見・早期治療をはかるとともに、その養育者に成長、栄養、育児に関する相談を実施し、幼児前期の健全な育成をはかることを目的に行われる。

【種別】　市町村が実施主体となって場所および日時を指定して行う集団健康診査と、医療機関などに委託されて行われる個別健康診査がある（集団健康診査と個別健康診査については「乳児健康診査」の項参照）。

【法的根拠】　1歳6カ月児健康診査は、幼児前期の成長発達を客観的に捉える節目として、1977(昭和52)年に市町村を実施主体として開始され(児童家庭局長通知により実施)、1987(昭和62)年には心理相談・精密健康診査が強化された。また、1997(平成9)年度からは母子保健法に位置づけられている。母子保健法第12条第1項では「市町村は、次に掲げる者に対し、厚生労働省令の定めるところにより、健康診査を行わなければならない。①満1歳6カ月を超え満2歳に達しない幼児。②満3歳を超え満4歳に達しない幼児」、同条第2項では「前項の厚生労働省令は、健康増進法(平成14年法律第103号)第9条第1項に規定する健康診査等指針(第16条第4項において単に『健康診査等指針』という。)と調和が保たれたものでなければならない」とされている。

【観察ポイント】　身体発育状況、栄養状態、運動機能発達状況、言語発達状況、視聴覚異常の有無、歯・口腔の状況、社会性の発達状況、生活習慣の自立状況、養育者の育児状況などである（表7）。

【指導のポイント】　発育、発達、栄養、生活習慣の確立、う歯予防、事故防止があげられる。発育については、体重の増減に従って指導する。発達については、物理的環境(歩行を促す環境)の確認や整備、子どもと養育者の関係性をみながら、話しかけや遊びなどを通して言語発達を促せるよう指導する。栄養については、離乳の完了から幼児食への移行時期であるため、食事指導や食行動(遊び食べ、食物の好き嫌いなど)の指導が必要になる。う歯予防のための歯磨き指導も、実際に歯ブラシを用いて行うことがで

表7　1歳6カ月児健康診査の観察ポイント

観察項目	内容
身体発育状況	計測：身長、体重、頭囲、胸囲 肥満度の判定 姿勢 頸部(斜頸など) 胸部(形状、心音、呼吸) 皮膚：色調、貧血の有無
栄養状態	筋骨、皮下脂肪、皮膚の緊満、血色
運動機能発達状況	ひとり歩き 積み木が2〜3個積める コップで飲める
言語発達状況	意味のある単語をいくつか話せる 大人の簡単な命令がわかる 絵本などを見て動物や物の名前を聞くとそれを指さす
視覚の異常の有無(早期の手術を要する異常の発見)	極端にまぶしがる 目の動きがおかしい、片目が寄っている、目で追わない、目を細めて見る、横目で見る、首を傾けて見る
聴覚の異常の有無(高度難聴がある場合には早期から補聴器を用いて音の存在を知らせることが重要)	後ろから名前を呼んだとき振り向く 単語が言える(ワンワン、ニャーニャーなどの問いかけで絵本などを指させる)
歯・口腔の状況	歯の本数 歯並び う歯の有無、歯の汚れ(哺乳瓶で飲んでいるか) 歯肉の状況 咀嚼、嚥下状況
社会性の発達状況	相手になって遊ぶと喜ぶ 好んでする遊び
生活習慣の自立状況	おむつをとる練習 衣服の着脱(脱ごうとする)

きると効果的である。また，歩行が可能になることにより，移動範囲が増えること，手の届く範囲も増えることから，誤飲や転落などの事故防止の指導も重要である。

〈関連語〉　乳児健康診査，3歳児健康診査，母子保健法，発達検査，発達相談　　　　［横山由美］

●文献　1) 厚生省児童家庭局母子保健課・監，母子衛生研究会，他・編：母子保健マニュアル，母子保健事業団，1996．　2) 高野陽，他・編：母子保健マニュアル，改訂5版，南山堂，2004．　3) 日本看護協会保健師職能委員会・監：保健師業務要覧，新版，日本看護協会出版会，2005．

溢　乳

【定義】　溢乳(regurgitation)とは，母乳やミルクを哺乳した後に乳汁が口角からダラダラと流れ出ることで，生後3カ月頃までの乳児に多くみられる。横隔膜や腹壁の収縮を伴わないため流出の勢いがないのが特徴で，排気や腹部圧迫と同時に起こりやすい。似たような症状に，横隔膜や腹壁が収縮して勢いよく胃内容物が噴出するものがあるが，これは嘔吐または吐乳(vomiting)として区別する。

【原因】　乳児の胃は成人に比べて縦型であり，食道―胃結合部(噴門部)の括約筋が弱い。また，吸啜・嚥下・呼吸運動が発達の途上にあり，哺乳と同時に空気を呑み込みやすいため，胃が膨満してくるとゲップとして呑み込んだ空気を排気する。このような形態的・生理的特徴から，哺乳後の排気，胃の噴門部が胃底に比べ水平や下方になる体位，腹部の圧迫などが溢乳の原因となる。

【溢乳への対応】　溢乳は生理的な現象であるため，体重増加があり，機嫌がよければ治療の必要はない。哺乳の途中や哺乳後に排気をさせたり，上体を10～30°程度挙上させたりすることで溢乳を防ぐことができる。溢乳の量が多く，慢性的に持続する場合には，胃食道逆流症などの疾患の可能性もある。

〈関連語〉　胃食道逆流現象，嘔気／嘔吐，吐乳，経口哺乳　　　　　　　　　　　　　［長田暁子］

●文献　1) 仁志田博司：新生児学入門，第2版，医学書院，1994．　2) 森川昭廣，他・編：標準小児科学，第5版，医学書院，2003．　3) 横田俊一郎・編：乳幼児健診，小児科外来診療のコツと落とし穴3，中山書店，2004．

遺　伝

【定義】　遺伝(inheritance)とは，生物学的な特徴や性格が親から子そして孫へと伝わる現象をいう。地球上の生物のありようは，生命が誕生してから環境に適応して生きていくために，長い年月をかけてより複雑な生物へと変化をしてきた進化の過程でもある。ヒトは，細胞をコピーして増殖する体細胞分裂のほかに，生殖細胞の減数分裂により異なった遺伝子をもつ細胞をつくることによって多様性を広げてきた。子どもは親の形質(体型，精神，癖，性格，行動など)によく似ている。これらの類似性は遺伝ばかりではなく，親と同じような行動をとる生活や文化的な環境の影響によることもある。また，環境は遺伝的な働きを変更させることもある。つまり，生物の特徴は遺伝と環境によってつくられている。

【遺伝学の理論的基盤】　遺伝学は生物の形態および機能を決定する遺伝子そのものの性質や働きを扱うと同時に，現れた性質(遺伝形質あるいは表現型)を研究する学問である。この学問の理論的基盤となっているのは，①遺伝形質の伝達様式であるメンデルの法則(Mendel, G.J., 1865年)，②環境に適応した生物だけが生き残ることができるとする自然淘汰が生物の進化の原因であるとする Darwin, C.R. の進化論(1859年)，③ Watson, J.D. と Crick, F.H.C. による DNA の二重螺旋の立体的モデル(1953年)の3つである。これらは，DNA などの分子レベルで捉える分子遺伝学へと導いた。

【遺伝の仕組み】　ヒトの遺伝の仕組みは，細胞の核の中の染色体と，核の外側の細胞質に存在するミトコンドリアにある DNA によって遺伝情報が伝えられる。ヒトの細胞は60兆個あるとされ，それぞれの細胞の核には通常は46本の染色体がある。46本の染色体は，44本の常染色体(1から22番まで各2本)と2本の性染色体(XY あるいは XX)から構成される。子どもは父親と母親のそれぞれから半分の23本ずつ，遺伝情報を受け継ぐ。父母の生殖細胞形成時には，祖父由来の23本と祖母由来の23本が対合し，染色体の交差が起こり遺伝情報は混じったり変化したりして次の世代へ伝えられていく。1個の細胞の中に核は1つであるのに対して，ミトコンドリアは数十から数百個あり，個々のミト

コンドリア内にミトコンドリアDNAは5～10個存在するので，1細胞では数百～数千個あることになる（マルチコピー性）。また，核DNAに比べて変異の起こり方が5～10倍とされている（易変異性）。そして，ミトコンドリアは受精のときの卵に由来することから，ミトコンドリアDNAは母から子に伝わるものとされている（母系遺伝形式）。つまり，ミトコンドリア病はほとんどが突然変異か母系遺伝である。またミトコンドリアはヒトのあらゆる細胞の中にあることから，ミトコンドリア病の症状はさまざまである。

【遺伝形式】　遺伝形式にはさまざまあるが，原因が1つの遺伝子で，染色体上にあるメンデル遺伝と，メンデル遺伝に従わない多因子遺伝や，ミトコンドリア遺伝がある。メンデル遺伝（単一遺伝）の特徴は，次のとおりである。①常染色体優性遺伝：常染色体上に遺伝子があり，対の遺伝子の片方が変異遺伝子であると，表現型として現れる。性差はない。②常染色体劣性遺伝：常染色体上に遺伝子があり，一対の遺伝子の両方が変異遺伝子の組み合わせになったとき，表現型として現れる。性差はない。③X連鎖性優性遺伝：遺伝子はX染色体上にあり，変異遺伝子をもつ男女とも表現型として現れるが，女性はX染色体を2本もっているので弱く現れる傾向にある。④X連鎖性劣性遺伝：遺伝子はX染色体上にあり，変異遺伝子をもつ男性は発症するが，女性の多くは発症せず保因者となる。⑤Y連鎖性遺伝：男性から男性へのみ伝わる。

【遺伝と遺伝病に対するイメージ】　遺伝には遺伝病という暗いイメージや誤解がある。遺伝病は遺伝子や染色体の変異によって起こる病気をいい，伝わるとか伝わらないというものではない。親のもっている病気を子どもに伝える場合もあるが，親が正常であっても突然変異によって起こることもある。また，同じ遺伝子型をもっていても表現度に差があり，優生形質の浸透度によって表現される度合いが異なることもあり，なかには発症年齢が遅いこともある。自分自身が遺伝病に罹患をしているかもしれないし，遺伝病の子どもが生まれるかもしれない。また，遺伝病はまれなものと考えられていたが，多くの病気が複数の遺伝子や環境との相互作用により発症する多因子遺伝であることが明らかとなってきた。同じ感染源であっても重症化する者と不顕性感染で終わる者とがある。これは免疫力という遺伝的体質が関与している。さらに，生活習慣病といわれている高血圧，心疾患，糖尿病，癌，神経性疾患，骨粗鬆症，肥満などは遺伝的因子も関与することが明らかとなってきた。このように遺伝病は特別なものではなく，誰にでも起こりうる身近なものである。

［安藤広子］

●文献　1）大濱紘三・編：遺伝の基礎と臨床（新女性医学体系28），中山書店，2000．　2）安藤広子，他・編：遺伝看護，医歯薬出版，2002．

遺伝カウンセリング

【「遺伝カウンセリング」と「遺伝相談」】　先天性・遺伝性疾患に関する家系調査や遺伝子診断によって遺伝的関係を明らかにし，遺伝的リスクや発症予防などの医学的なコンサルテーションを行うための話し合いを，以前は「遺伝相談」とよんでいた。近年は，対象者がどのように事実を受け止めていくかというコーピングも重視したコミュニケーションのプロセスについて「遺伝カウンセリング（genetic counseling）」という言葉を用いるようになっている。

【定義】　遺伝カウンセリングは面談を通して，遺伝的問題を抱えている患者や家族が情報を得てそれを理解し，意思決定についての説明と支援，医療・保健・福祉などの包括的なケアを受けられるようにすることを目的としている。遺伝カウンセリングの定義として広く用いられている米国人類遺伝学会（1975年）が提案したものは次の通りである。「遺伝カウンセリングとは，ある家系の遺伝性疾患の発症や発症のリスクに関連した人間的問題を扱うコミュニケーションの過程である。この過程には，適切な訓練を受けた1人以上の人間が当事者や家族に以下の援助を行うことが含まれる。①診断，疾患のおおよその経過，実施可能な治療法などの医学的事実を理解すること。②その疾患に関与している遺伝様式および特定の血縁者に再発するリスクを正しく評価すること。③再発のリスクに対応するためのいくつかの選択肢を理解すること。④リスクとその家族の最終目標，その家族の倫理的・宗教的価値基準などを考慮したうえで，適切と思われる一連の方策を選択できるようにし，その決断に従って実行できるように

すること。⑤患者またはリスクのある家族に対して，実行可能でもっともよい調整を行うこと」[1]。遺伝カウンセリングはいつでも行われるが，遺伝的問題の発生するライフサイクルの特定の時期と関係している。出生前，新生児期，小児期，思春期，成人期のライフステージである。

【遺伝カウンセリングのプロセス】 遺伝カウンセリングのプロセスは長期にわたることが多い。その構成要素は，①情報収集とアセスメント：プレカウンセリング，②検査やデータの評価と分析，③遺伝に関する情報の提供：情報提供のカウンセリング，④心理・社会的な支援：支持的カウンセリング，⑤継続的なケア提供：フォローアップ遺伝カウンセリング，である。

【カウンセラーのコミュニケーションの姿勢・態度】 カウンセラーの態度やカウンセリングの結果によっては，その後の病気の受容や生活に大きく影響を及ぼす。カウンセラーの基本的態度として次のことがあげられる。①受容(acceptance)：一人の個人としてあるがままを受け入れる，②共感的理解(empathic understanding)：対象者の表す感情にこめられている暗黙の世界を感じ取り，対象者の身になって反応していく，③無条件の肯定的尊重・積極的関心(unconditional positive regard)：対象者独自の価値観を尊重する，④自己一致(congruence)：口に出している言葉と心の中の本当の考えが一致している，⑤非指示的(nondirective)：対象者が必要な情報を得て，最良の行動選択ができるように，カウンセラーの価値観やニーズが対象者の意思決定を左右しないようにする。

【遺伝専門職】 遺伝学の発達によって遺伝が人々の健康に密接な関係があることが明らかとなり，すべての看護者は遺伝に関する知識をもつ必要があるといわれている[2]。そして，遺伝医療の専門職者の資格認定，および教育が開始された。わが国では臨床遺伝専門医制度が2002(平成14)年から，認定遺伝カウンセラー制度が2005(平成17)年から施行された。欧米諸国で，臨床遺伝専門職として実践活動をしているのは下記のような職種である[3]。①臨床遺伝医：さまざまな診療科分野の医師からなり，総合的な診断，管理，カウンセリングサービスを提供する。②遺伝医学博士：臨床において医学の専門職と共にサービスの提供を行う。③臨床分子遺伝学者：臨床医学の遺伝医であるか，分子遺伝学あるいは分子生物学の博士号を取得しており，遺伝病の管理や診断に関する分子遺伝学的検査の解析を行う。④遺伝カウンセラー：遺伝カウンセリングサービスを提供するためにふさわしい教育と訓練を受け，修士号を取得している保健医療専門職である。⑤上級遺伝看護師：看護学修士あるいは博士号を取得している看護師で，遺伝医療チームの一員として活動し，カウンセリングやケア提供の評価，教育サービスを提供する。保健師，助産師，がん看護などの専門看護師からなっている。⑥遺伝看護師：特定の遺伝性疾患や特定の遺伝サービスが必要な患者やその家族に看護ケアを提供する看護師である。　　　　　　　　　　　　　［安藤広子］

●文献　1) 大濱紘三・編：遺伝の基礎と臨床(新女性医学体系28)，中山書店，2000, p.37.　2) International Society of Nurses in Genetics, Inc. & American Nurses Association：Genetics/Genomics Nursing；Scope and Standards of Practice, 2006.　3) Lea, D.H., et al.(清水淑子・監，安藤広子，他・監訳)：遺伝看護の実践；事例からのアプローチ，日本看護協会出版会，2001, p.140.　4) 安藤広子，他・編：遺伝看護，医歯薬出版，2002.　5) 千代豪昭：遺伝カウンセリング；面接の理論と技術，医学書院，2000.

遺 伝 子

【定義】 遺伝子(gene)は遺伝情報を伝えるもので，生化学的にはDNA(デオキシリボ核酸)という高分子である。遺伝子は親から子へと遺伝に関係しているようなイメージをもつが，遺伝情報は蛋白質を合成するための情報である。生命の営みは遺伝情報に基づいてつくられる蛋白質で支えられている。ヒト遺伝子の数は，ヒトゲノム解析により3～4万個であることが明らかとなった。

【DNAの構造】 DNAは細胞の核の染色体(23対，46本)の集まりであるゲノムの中にある。リン酸とデオキシリボースという糖を骨格とし，4種類の塩基〔アデニン(A)，グアニン(G)，シトシン(C)，チミン(T)〕からなるヌクレオチドで構成され，二重螺旋構造となっている。この2本のDNAの鎖は逆方向に走行している。DNAが複製されるときは，2本の鎖がファス

ナーのように開かれて1本鎖となり，その1本が鋳型となって相補的な塩基配列が合成される。DNAの複製は，DNAの片方が残ったまま，新しい1本鎖が合成されることになり，分裂後にまったく同じ遺伝子をもつ細胞が2個生じる。

【蛋白質の合成】　遺伝子の情報として重要な役割を果たしているのがDNAの塩基である。ヒトの細胞は60兆あるが，1つの細胞に約30億個の塩基が螺旋状につながっていて，AはT，GはCとのみ水素結合できるようになっている。塩基3つが1組になり，それぞれに対応した特定のアミノ酸をつくりだす指令を出す。指令に従ってつくりだされたアミノ酸は結合していき，蛋白質が細胞質内で合成される。DNAは細胞の核内に保存されており，核外に出ることはない。核内にある遺伝情報を細胞質に伝えるのがメッセンジャーRNA(mRNA)である。RNAもDNAと同じように，4種類の塩基・糖・リン酸から構成されるが，塩基はチミン(T)がウラシル(U)と入れ替わっている。

【遺伝子とDNA】　遺伝子とDNAは同じように使われることがあるが，厳密には異なっている。DNAはデオキシリボ核酸という物質の名前であり，遺伝子はこの一部分である。DNAは大きく分けると3つの部分からできている。1つは構造遺伝子（エクソン）とよばれるもので，どのような蛋白質をつくるかを命令している。2つ目は蛋白質をいつ，どれだけつくるかを命令している調節部位である。3つ目は役割が明らかではない部分（イントロン）で，DNAの90～95％を占めている。遺伝子とはこの蛋白質をつくるために働くDNAの1つ目と2つ目の部分のことをいう。

【遺伝子の変異】　遺伝子は，複製時のエラーや，放射線，化学物質など環境要因により変化する。この変化を遺伝子変異といい，塩基配列の変化とアミノ酸の変化によるものに大別される。多くの変化は修復されるが，修復されなかった細胞が体細胞であれば癌化の要因となり，生殖細胞であれば子どもに伝えられる。同じ遺伝子を父と母から1コピーずつ受け取るため，片方に異常があっても表現型に現れない場合もある。また，親の染色体や遺伝子が正常であっても，生殖細胞をつくるときに，構造の異常や不分離による数的異常が生じて子どもの表現型に異常が起こることがある。近年，核の外側の細胞質にあるミトコンドリアにもDNAが存在していることが明らかになった。受精時の卵細胞のミトコンドリアの異常または突然変異によって，そのミトコンドリアが存在する部位の症状が出る。

【遺伝子診断】　遺伝子診断はDNAを用いて行われるので，DNA診断と同義的に用いられている。遺伝子診断は，病気の確定診断や，発症前診断，出生前診断，保因者診断，素因(易罹患性)診断として用いられる。とくに多因子遺伝とされている生活習慣病の予防として，素因(易罹患性)診断は発展していくものと思われる。しかし，遺伝性疾患の有効な治療法がないことや，血縁関係者を巻き込むことになるため，遺伝子診断の実施は慎重に行われなければならない。遺伝子診断は遺伝性の病気のほかに，肝炎ウイルスやヒト免疫不全ウイルス(human immunodeficiency virus；HIV)などの病原体の同定や，親子鑑定，移植臓器の適合性，個人識別などにも用いられている。　　　　　［安藤広子］

●文献　1) 大濱紘三・編：遺伝の基礎と臨床(新女性医学体系28), 中山書店, 2000.　2) 安藤広子, 他・編：遺伝看護, 医歯薬出版, 2002.　3) Lea, D. H., et al.(清水淑子・監, 安藤広子, 他・監訳)：遺伝看護の実践；事例からのアプローチ. 日本看護協会出版会, 2001.

遺伝子診断

【遺伝子診断とは】　遺伝性疾患の診断は，従来，臨床医学的診断学や細胞遺伝学的，遺伝生化学的手法を用いて行われてきた。疾患の原因となる遺伝子変異を分子遺伝学的方法で検出し診断するのが遺伝子診断あるいはDNA診断である。遺伝子診断の対象は，遺伝性疾患，癌，感染症などであるが，ここでは，遺伝性疾患を対象にした狭義の遺伝子診断について解説する。

【直接法】　遺伝子異常には，点突然変異，欠失，挿入，重複，3塩基反復配列数の増加などがあり，これらを直接検出する方法である。単一遺伝子疾患(メンデル遺伝病)では，多くは家系ごとに遺伝子変異部位が異なる。ある遺伝性疾患家系の遺伝子診断を行う場合,最初の症例(発端者)の遺伝子変異を検出するには多大な労力を要する。発端者の遺伝子変異が判明すれば，同

一家系内の2例目からは比較的容易にその変異を検出することができる。未知の遺伝子変異の検出には、①疾患遺伝子のエクソンごとにプライマーを設定し、PCR(polymerase chain reaction)法でゲノムDNAを増幅し、②SSCP(single-strand conformational polymorphism)法あるいはDHPLC(denaturing high-performance liquid chromatography)法で、正常コントロールと異なるパターンを示すエクソンを選び、③そのエクソンについてシークエンス(塩基配列決定)を行うのが一般的である。発端者の遺伝子変異が判明すれば、他の家系構成員については、遺伝子変異部位を挟み込むように設定されたプライマーを用いて、PCR法でゲノムDNAを増幅し、制限酵素断片長多型のパターンを検出することにより、容易にその遺伝子変異の有無を診断することができる。

【間接法】 疾患の責任遺伝子が単離されていないが、その染色体上の位置が判明しているとき、または、責任遺伝子は単離されているが、その遺伝子が大きいために発端者の遺伝子変異部位を明らかにすることが困難な場合に用いられる。原理は、DNA多型と疾患遺伝子座との連鎖を利用する。2つの遺伝マーカー間の遺伝的距離が大きいほど成熟分裂時の組み換えが起こる可能性が高いので、遺伝子座と近接したDNA多型を用いたほうが正診率が高い。家族内の罹患者および非罹患者を含め多数の家系構成員の検体を必要とすることが多い。

【利点と留意点】 ほとんどすべての組織および細胞を検体として利用できる。通常は、血液有核細胞からDNAを抽出する。遺伝性疾患の確定診断のため遺伝子変異を明らかにすることは、他の家系構成員とその遺伝情報を共有する可能性があることを十分認識しておく必要がある。生涯のどの時期でも診断が可能である。出生前診断や発症前診断も技術的には可能であるが、治療法や予防法の確立されていない遅発性神経変性疾患などの発症前診断では、とくに慎重な対応が望まれる。出生前診断については、当該項を参照されたい。診断結果は、罹患か非罹患か比較的明確である。保因者診断や遺伝的異質性、遺伝的複合体の診断も可能なことがある。保因者診断は、リプロダクションの選択のために行われるが、本人の健康管理に役立てられることのない診療行為であることに留意する

必要がある。　　　　　　　　　［升野光雄］

●文献　1) 福嶋義光：遺伝学的検査. 新川詔夫・監, 福嶋義光・編, 遺伝カウンセリングマニュアル, 改訂第2版, 南江堂, 2003, pp.35-40.

遺伝子治療

【遺伝子治療とは】 遺伝子治療は、遺伝子操作により、病態を改善することを目的とした治療法である。生体の変異遺伝子はそのままで、ベクター(運び屋)に組み込んだ外来遺伝子を生体に導入し、目標とする細胞、または組織で意図した蛋白質などを合成させて遺伝子産物を補う遺伝子導入法が用いられている。細胞内の変異遺伝子を正常遺伝子で置き換える、相同組み換え法の臨床応用は現状では困難である。生殖細胞のゲノム改変は、倫理的問題から認められていない。ヒトに対する最初の遺伝子治療は1990年にアデノシンデアミナーゼ(ADA)欠損症患者に行われた。当初、遺伝性疾患において注目された遺伝子治療は、癌、AIDS(acquired immunodeficiency syndrome)、冠動脈疾患などに対象が拡大され、臨床応用が進みつつある。

【遺伝子導入法】 ベクターに組み込んだ外来遺伝子を生体に導入する方法には大別して2種類ある。① *ex vivo* 法：生体から細胞を取り出し、*in vitro* で遺伝子を細胞内に導入して生体に戻す方法である。前述の、ADA欠損症における遺伝子治療は、患者末梢血からリンパ球を取り出し、ADA遺伝子を導入した後、患者末梢血に戻すという手法で行われた。*ex vivo* 法では、レトロウイルスベクターがもっとも汎用されている。レトロウイルスベクターは、宿主染色体に組み込まれ、細胞分裂後も導入遺伝子は、娘細胞に引き継がれるため、長期的な遺伝子発現が期待できる。このベクターは核膜を通過できず、核膜が消える分裂期にしか染色体に組み込まれないため、神経細胞や筋細胞などの非分裂細胞に対する遺伝子導入は不可能である。染色体への組み込みがランダムなため、癌原遺伝子の活性化や癌抑制遺伝子の機能喪失などが懸念されている。② *in vivo* 法：導入しようとする遺伝子を組み込んだベクターを直接、標的の臓器、組織や血液中に注入する方法である。たとえば、Duchenne型筋ジストロフィー患者骨格筋に直接ジストロフィン遺伝子を組み込んだベクター

を注入する方法などである．アデノウイルスベクターは，in vivo の遺伝子治療においてもっとも多く使用されている．アデノウイルスベクターは，非分裂細胞に対しても遺伝子導入効率はよいが，染色体に組み込まれないため，発現持続期間が短い．そのほか，非ウイルスベクターの代表は正電荷リポソームである．リポソームは，脂質二重膜を有する閉鎖小胞であり，抗原性や細胞傷害性が低いため，ウイルスベクターに比べて安全性は高いものの，遺伝子発現効率は一般に劣るとされている． 〔升野光雄〕

●文献 1）吉田邦広，他：遺伝疾患の治療．臨床医，25(6)：1240-1243, 1999. 2）中込弥男：遺伝子治療．絵でわかるゲノム・遺伝子・DNA，講談社サイエンティフィク，2002, pp.146-152.

遺伝子病

【定義】 疾患の発症に遺伝子がかかわっているものを総称して遺伝病（遺伝性疾患）とよび，単一遺伝子病，多因子遺伝病，ミトコンドリア遺伝病，染色体異常症に分類される．これらは，生殖細胞レベルでの遺伝子の変異による．今日では，癌は体細胞レベルでの癌関連遺伝子変異により発生することが確立されたことから，次世代へ遺伝する可能性を表す古典的な意味での遺伝病と区別して体細胞レベルでの遺伝子変異により発症する疾患を遺伝子病とよぶ．遺伝子病における遺伝子変異は次世代には遺伝しない．遺伝病と癌を含めて（広義の）遺伝子病とよぶこともある．
【発癌機構】 ①癌原遺伝子の活性化．②癌抑制遺伝子の機能喪失．癌抑制遺伝子の発癌機構は，網膜芽細胞腫において，Rb 遺伝子の両対立遺伝子の機能喪失によることが明らかにされた（2ヒット仮説）．大腸癌などでは，複数の癌関連遺伝子（癌原遺伝子，癌抑制遺伝子）変異が積み重なって発生する多段階発癌モデルが提唱されている．
【遺伝性腫瘍】 片親の生殖細胞レベルでの遺伝子変異により，生来，癌関連遺伝子変異を有する場合は，すべての体細胞で一方の対立遺伝子に遺伝子変異があり，癌の若年発症・多発傾向を認める．生殖細胞においても変異を有するため次世代へ遺伝する可能性があり，遺伝性腫瘍とよぶ．遺伝性腫瘍は，遺伝病（生殖細胞レベルでの遺伝子変異）と遺伝子病（体細胞レベルでの遺伝子変異）の両者の側面をもつ．
〈関連語〉 網膜芽細胞腫 〔升野光雄〕

●文献 1）吹野晃一，他：癌と遺伝子．臨床医，25(6)：1285-1289, 1999.

遺伝病

【遺伝病とは】 疾患の発症に遺伝子がかかわっているものを総称して遺伝病（遺伝性疾患）とよび，単一遺伝子病，多因子遺伝病，ミトコンドリア遺伝病，染色体異常症に分類される．ヒトゲノム中の遺伝子総数は，約3万2,000で，そのうち約2万2,000が構造遺伝子とされている[1]．McKusick, V.A. の『ヒトメンデル遺伝形質カタログ』〔Online Mendelian Inheritance in Man；OMIM（http://www.ncbi.nlm.nih.gov/omim）〕によると，ヒトの遺伝形質は1万7,044が収録されている．内訳は，常染色体上の遺伝形質が1万5,971, X連鎖形質が954, Y連鎖形質が56である（2006年9月時点）．形質とは，ある遺伝子が発現した結果生ずる形態的もしくは機能的特徴をさす．
【分類】 ①単一遺伝子病：メンデル遺伝病と同義で，1個の遺伝子変異が原因で発症する疾患．遺伝子の局在と個体レベルにおける形質発現様式の違いを組み合わせると以下の5種の遺伝様式に分類される．a．常染色体優性遺伝，b．常染色体劣性遺伝，c．X連鎖優性遺伝，d．X連鎖劣性遺伝，e．Y連鎖遺伝．②多因子遺伝病：複数の遺伝子および環境要因の相互作用で発症する疾患．以下の2種に分けられる．a．連続形質；低身長，精神遅滞，高血圧のように，一定以上（または以下）の異常値を示すものを病的とする形質．b．悉無形質；口蓋裂のように罹患か非罹患かの不連続な形質．③ミトコンドリア遺伝病：ミトコンドリアに存在する遺伝子の変異による疾患．ミトコンドリアは，ほぼすべて母由来のため，ミトコンドリア遺伝病は母系遺伝である．OMIM には63のミトコンドリア遺伝形質が収録されている[2]．④染色体異常症：染色体の数的，および構造異常で生じる疾患．詳細は，当該項を参照されたい． 〔升野光雄〕

●文献 1）International human genome sequencing consortium：Finishing the euchromatic sequence of the human genome. Nature, 431：

931-945, 2004. 2) 新川詔夫：遺伝医学総論. 臨床医, 25(6)：1187-1190, 1999.

易疲労

【易疲労とは】 疲労しやすいことをいう。疲労は，細胞間の相互関係の異常により生じた機能の低下であり，健康な人では休養により容易に回復するといわれる。一方，健康障害をもつ者においては，貧血，低栄養，睡眠障害，肥満，甲状腺機能低下，慢性疼痛，うつ病，感染，肝障害，腎障害，心疾患，呼吸障害など，さまざまな疾患や病態における症状のひとつである。とくに小児がんの治療過程では，多剤併用療法による化学療法の治療が長期に及ぶことや，病状の進行による身体への侵襲が大きいことなどから，易疲労状態になりやすい。

【小児がん治療中の易疲労】 易疲労は，患者や家族のQOLに大きく影響する。易疲労はがんの子どもにとっては，慢性的で絶え間ない，捉えどころのない症状であるといわれ，治療後も長く続く場合もあり，小児がん経験者にとって社会生活をするうえで大きな障害となっている。

【疲労の原因】 ①生理的な原因：疾患や治療による貧血，栄養状態，生化学的な変化などから疲労は引き起こされる。骨髄移植，手術，放射線療法，あるいは化学療法などの小児がんの治療は，大人の治療よりも侵襲的である。乳幼児では，日々の生活においての活動の変化として捉えられ疲労とは気づかれないことも多いが，ふだんの様子を知る親からの情報を併せて判断する。年長の子どもや思春期の子どもでは，疲労やエネルギーの欠乏として周囲のものに容易に捉えられる。疲労を子どもが自覚している場合もあるがそうでない場合も多い。②心理的な原因：不安やうつ状態が疲労を引き出すといわれている。うつ状態と疲労は，互いに影響し合い，疲労をずっと感じている人は，うつ状態になりやすい。また，うつ状態と疲労はがん患者において，同じ病理からもたらされ同時に出現することもある。③状況的なもの：入院に伴う睡眠パターンの変化などにより，倦怠感や疲れを感じるようになる。このような生活状況の変化により疲労が生じる場合も多い。

【疲労に対する看護・ケア】 子ども達が明らかにした疲労の原因とその影響要因は，化学療法や放射線療法，手術などの治療，遊びや活動の後疲れやすいこと，痛みや病院内の物音，眠れないこと，怒りを感じること，恐れ，治療の影響，退屈などであり，疲労を克服するには，昼寝や夜の睡眠をとること，映画を観たり音楽を聞いたりして楽しむこと，輸血，休むことをじゃまされないこと，外に出ること，病院や家で何かをして楽しむこと，などの回答がみられる[1]。疲労を軽減する看護として，病院環境を整え，静かな環境にすること，個人の生活として，楽しく刺激のある活動ができるようにし退屈な状態をなくすようにすることなどが必要である。疲労は，子ども達には，普通には認識されにくいので，子どもが体験している疲労のタイプを明らかにすることについて，患児，親に教育的にかかわることが必要である。長期生存者にとっては，慢性的な疲労は，一番大きな晩期障害ともいえる。疲労は，日常の活動を制限し社会生活に影響を与える。疲労に対処するためには，活動と休息のバランスをとること，食生活をバランスよくすること，ほどよい運動を取り入れること，ストレスを避けること，気分転換になる活動をみつけること，できないことでできることに焦点を当てることなどが大切である。また，家族や周囲の人が疲労に関する正しい知識をもつことや子どもの感情を理解することなど，周囲の理解とサポートが必要である。

〈関連語〉 貧血，睡眠障害　　　　　　［内田雅代］

●文献 1) Hockenberry-Eaton, M., et al.：Developing a conceptual model for fatigue in children. Eur. J. Oncol. Nurs., 3(1)：5-11, 1999. 2) Tomlinson, D., ed.：Pediatric Oncology Nursing Advanced Clinical Handbook. Springer, 2005. 3) Keene, K.：Wendy Hobbie, Kathy Ruccione ; Childhood Cancer Survivors A Practical Guide to Your Future. O'Reilly & Associates, 2000.

異物誤飲

【定義】 誤飲，あるいは異物誤飲(accidental ingestion of foreign body)とは，異物を誤って飲み込むことをいう。生後5カ月を過ぎると，乳児は手にしたものは何でも口にもっていく。そして誤飲が発生する。

【実態】 乳児の事故のうち，もっとも頻度が高いものは異物の誤飲である。2000(平成12)年1

月から12月の1年間に，日本中毒情報センターが受信した総件数は38,542件（単純計算で18.1分に1件）であった。そのうち0～5歳の相談が77.3％を占め，1歳未満が9,412件，1～5歳が20,390件であった。0～5歳の電話の問い合わせは，92％が一般家庭からであり，事故発生から問い合わせまでの時間は，10分以内が44％，1時間以内が85％であった。摂取物質は1種類だけのことが多い。問い合わせ時になんらかの症状が認められたものは5～7％，物質や摂取量から判断して症状が出現する可能性がある場合は全体の13％であった。その内訳では，農薬が35％ともっとも高く，次いでアルコールなどであった。医療機関を受診するような誤飲の発生率は，1歳5ヵ月までは4％，0～3歳未満は5％と報告されている。誤飲した物質のなかでいちばん多いのはタバコ，続いて医薬品，化粧品，洗剤，殺虫剤の順となっている。タバコの誤飲の70％は0歳児で，8ヵ月児がもっとも多い。症状の出現は14％程度で，嘔気，嘔吐，流涎，顔面蒼白などが2～3時間後に認められる。医薬品の誤飲では，剤型と小児の発達段階に相関がみられ，軟膏や外用液剤は0～1歳児に多く，錠剤やカプセル剤は1～2歳児，シロップ剤は2～3歳児に多い。瓶入りの薬は，0歳児でも1/3は手で開けることができ，1歳児の半数はPTP包装の錠剤を取り出すことができる。医薬品全体でみると，誤飲によって症状が出現するのは18％で，その内訳では，向精神薬，抗てんかん薬，下剤が多い。胃内の固形異物（針なども含む）は，3日以内に60％，1週間以内に80％が排泄されるので，自然排泄を待つ。3週間以上腹部に停滞するときは外科的治療を考える。ボタン型アルカリ電池は，胃内停滞時間が長いと金属容器の腐蝕によって内容物の強アルカリが漏れ出る可能性がある。しかし，大多数は48時間以内に自然排泄される。ボタン電池が食道内に停滞している場合は緊急に摘出する必要がある。

【評価】　まず初めに，何時に，どこで，何を，どのくらいの量，飲んだか確認する。摂取量が不明なことが多い。飲んだものの最大摂取量を推定する。誤飲したものの残りや，空の瓶，メーカーの説明書などがあれば持参してもらう。目撃していない場合，置いてあったものがないというだけで誤飲したとあわてる保護者もいる。

6歳以上の中毒物質の誤飲はまれであり，虐待を考慮する。思春期では，自殺企図で複数の中毒物質を摂取することがある。何を誤飲したか不明である場合，臨床症状から中毒物質を推定するリストが作成されている。身の回りにある化学物質は膨大な数にのぼり，また新しい製品も日々増加している。手元の資料に記載のないものは，製造した企業に問い合わせるか，日本中毒情報センターに問い合わせる。

【治療】　誤飲した物質を同定し，その最大量を推測して，手元の資料で物質の体内における動態を調べる。治療の原則は，毒物を除去，あるいは体内吸収を減少させ，排泄を促進し，特異的な解毒剤，拮抗剤があればその投与を行う。バイタルサインを評価しつつ，その安定をはかる。①催吐：患児をうつ伏せとし，大人は立て膝をして大腿の上に子どものお腹を乗せ頭を低くする。のどの奥を指やスプーンで押し下げて吐かせる。これは，誤飲に気づいた時点で行うことが望ましい。吐かない場合は，水，牛乳などを飲ませてから吐かせる。ナフタリンなどの脂溶性の化学製品の場合は牛乳を飲ませることは禁忌である。意識混濁がある，石油製品の誤飲，強酸や強アルカリの誤飲，痙攣を起こしている場合，吐物が血性であるときは，嘔吐させることは禁忌である。②付着物の洗浄：農薬のなかには皮膚や粘膜から吸収されるものがあり，石鹸で洗浄する。皮膚が水で濡れていると通過しやすい。口，鼻腔粘膜は大量の水で洗浄する。眼は生理食塩水で15分間洗浄する。③胃洗浄：誤飲したものが不明，あるいは大量の場合に行う。基本的には服毒から1時間以内に実施しなければ効果はない。患児は左側臥位とし，頭部を少し下げて抑制する。太めの胃内チューブを挿入する。微温湯か温めた生理食塩水を1回当り15ml/kg流し込む。洗浄液の総量は500～2,000mlとなる。意識障害がある場合は，気管内挿管をしてから行う。胃洗浄は，気道内への誤嚥，食道・胃の損傷などの合併症を起こすことがある。なお，活性炭に吸着されないとわかっている毒物以外は活性炭の投与を，下剤投与の適応がある場合は下剤を併用する。④吸着剤，解毒剤の投与：一般には，牛乳，生卵を飲ませる。活性炭（activated charcoal）は，多くの薬毒物と結合する吸着剤で，服用した薬毒物と消化管内で結合する。活性炭それ自身は体内

に吸収されないため，服用した薬毒物の体内吸収を減少させ，血中に吸収されている薬毒物の排泄促進効果もある。⑤吐根シロップ：催吐させるためのシロップで，わが国では2002（平成14）年11月より市販された。乳幼児の誤飲には有用な製剤であるとされる。⑥下剤の投与：毒物の腸管通過時間を早めるため，35％ソルビトール，クエン酸マグネシウム，硫酸マグネシウムを用いる。⑦腸洗浄，腹膜透析，血液透析，交換輸血：パラコートや有機リンなど，生命に危険がある化学製品の誤飲や，多臓器障害がみられる例で行われる。

〈関連語〉 事故，小児救命・救急　　［山中龍宏］

●文献　1）山中龍宏：小児の誤飲と中毒．医学のあゆみ，190(12)：1045-1050，1999．

遺糞症

【遺糞症とは】　多くの子ども達は，3〜4歳までに，便意を感じてトイレで排便することができるようになる。しかし，4〜5歳を過ぎても排便が自立できず，不随意的に下着に便を漏らしてしまう場合があり，これを一次性遺糞症という。幼児期の場合には，漏便と称する場合もある。一方，排便が完全に自立したにもかかわらず，なんらかのきっかけにて，遺糞を生じる場合もあり，これを二次性遺糞症という。

【幼児期における立位による排便】　3〜6歳の幼児期において，トイレ以外の場所で立位による排便が定着し，いっこうに自立できないという相談も少なくない。この状態は，いわゆる遺糞症とは区別して考える必要がある。つまり，便意を感じ，自分の好きな場所(カーテンの陰や部屋の片隅)に行き，ズボンとパンツを脱いで，自分でおむつをするか，床におむつや新聞紙を敷いて，立位にて排便し，その後母親に「出たよ」と言いにくるというものである。このような例では，便意を感じ，随意的に排便しており，排便する「場所みしり」によるものである。その原因としては，なんらかの原因でトイレ嫌いとなってしまったものと，坐位での排便ではうまくいきむことができないためとがある。後者の場合は比較的便秘傾向にあることが多く，腸内環境を改善させる食事療法も有効である。いずれにしても，このような場合は，強制してトイレ排便を促すことなく，ゆったりとした気持ちで見守ることによって，自分から「トイレで出たよ」と告げにくる日が必ずくると思ってよい。過去に叱りすぎた場合には，親子での楽しいかかわりを豊かにしていく配慮が必要とされる。

【学童期における遺糞症のメカニズム】　遺糞症というのは，幼児期における排便のしつけの失敗から生じる場合も少なくなく，母親がおまるやトイレへの誘導を強制しすぎたり，パンツに漏らしてしまった際にお尻を叩くなどの叱りすぎといったストレスも影響していることを常に忘れてはならない。遺糞は，その臭気をはじめ，後始末が面倒で，保護者にとってはいらついてしまいがちなのが特徴である。遺糞症の場合には，多くの事例が便秘型であるが，軟便型の場合もある。便秘型の遺糞症の場合には，排便がスムーズにいかず，しかも肛門の亀裂など排便時の疼痛を伴うことが多く，その不安，恐怖感によって排便から逃避がちとなる。その結果，結腸に便の塊が貯留して巨大結腸となり，そこにまた便が停滞しやすくなるという悪循環を生じる。さらにその結果，より硬い便塊の一部が直腸に入り込み，排出が困難なまま直腸に停滞することとなる。こうなると，便意を感じる直腸の圧センサーがしだいに麻痺して作動しなくなり，ついには便意を感じなくなっていく。そのうちに，気がつかない間に，コロコロした便がパンツに漏れてしまって遺糞となる。また，この遺糞を叱ると，心身症メカニズムによって直腸の圧センサーの感受性がいっそう狂い，悪循環となって遺糞状態が固定してしまう。一方，軟便型の遺糞の場合には，便が軟便か泥状便のため，直腸の圧センサーが十分に作動せず，肛門括約筋がゆるいと，便意を感じないまま漏便となってしまうタイプである。大人でも，ひどい下痢の場合に便を失禁してしまうことがあるが，このようなことと似た現象である。

【生活指導】　遺糞は後始末がやっかいなため，つい叱りがちとなり，親子関係が緊張状態におかれていることが多い。このような場合には，カウンセリングによって親子関係の改善に努力する必要がある。遺糞に伴う親子間の葛藤，緊張状態を改善するためには，まず遺糞を叱ることをやめて気持ちよく後始末をしてあげることが大切である。そのうえで，意図的にふざけっこなど身体接触による子どもとのかかわりを増

やし，ありのままの子どもをしっかりと受容していくことが大切である．また，便秘傾向がみられた場合には，繊維性の食物，とくにわかめ，ひじき，昆布などの海草類や野菜を多く摂取し，果物など腸内で醗酵して腸管の蠕動運動を活発にさせるものを十分に食べさせるなど，腸内環境の調整をはかっていくことが大切である．一方，軟便型の遺糞の場合には，肛門収縮訓練が効果的なことがある．軟便のため，ちょっとしたいきみなどの際に漏便してしまうわけで，肛門括約筋のしまりを強くすることが有効である．

【薬物療法】 遺糞症によく効くという決定的な薬はない．便秘に伴う遺糞の場合には，便秘を改善させる目的で緩下剤を用いる場合もある．また自律神経調整剤の内服も効果的なことがある．

〈関連語〉 心身症，蓄尿　　　　　　　［帆足英一］

●文献　1) 帆足英一：排泄の臨床Ⅰ，二木武，他・編著，新版小児の発達栄養行動，医歯薬出版，1995，pp.236-277．

医療現場の保育士

医療現場の保育士とは，日本医療保育学会の定義では医療と密接なかかわりをもつ病棟保育・外来保育に従事する保育士，病児保育(乳幼児健康支援一時預かり事業)や障害児施設に従事する保育士をさす．

【現状】 2000(平成12)年10月に発表された厚生労働省による「健やか親子21」構想のなかで，入院児のQOL向上のために病棟保育士の導入が必要であることが指摘されている．また2002(平成14)年4月の医療保険診療報酬の改定により，30 m²のプレイルームがあり常勤で保育士が配置されていることを条件に「病棟保育士の加算」が実現した．日本医療保育学会の調査によると，1997(平成9)年の調査では病棟保育士を導入している病院は126カ所にとどまっていたが，2004(平成16)年秋の調査では261カ所と急増しており，この背景には「病棟保育士の加算」があると考えられる．外来においても，保育士を配置したいとのニーズが出てきており，配置する病院も増えている．核家族化や共働き家庭が増加し，本来の家庭機能が変化しつつあるなかで，病後児保育においてもかなりのニーズがあるのが現状である．

【医療現場の保育士としての役割】 ①その子どもに合った生活を保障する：子どもの年齢・発達・病状に合った生活リズムを整える．乳幼児期は個別性に合った生活リズムを整え，正しい生活習慣が獲得でき自立がはかれるよう援助する．学童期以降は学習の支援と治療中心の生活のなかで子どもがやりたいことを汲み取り，子どもが主体的に治療や生活に参加できるように支援していく．②安心や楽しみを提供する：子どもにとって馴れない治療の場に適応し，安心して過ごせるように支援していく．まずは，子どもとの間に信頼関係を築く必要がある．次に安心できる人と場のなかで子どもにとって楽しみである遊びを提供していく．③成長発達を促す：制約の多い治療環境のなかで，その子らしい発達を遂げられるように援助していく．また，病気であったり入院することにより不足してしまう生活経験を補う．具体的には子ども一人ひとりの課題を把握し，発達段階・病状にあった保育計画を立案し，遊びを通して援助していく．④家族のサポート：家族の不安の軽減をはかり，家族が安心して入院生活を受け止められるように援助する．また，家族の思いを受け止め，医療スタッフにも情報を伝えていく．⑤地域との連携：医療現場のなかだけでなく，その子がいずれ戻るであろう地域社会と連携をとり，子どもが円滑に地域社会で生活できるように援助する．

【課題】 ①診療報酬による「保育士の加算」で病棟保育士の導入は増加したが，病院として保育士の役割を明確にしていなかった，入職後の研修が整っていなかった，保育士に医療チームの一員としての自覚が不足していたなどの諸問題が生じ，導入がうまくいっていないケースも出てきているため，初めて職に就く保育士のための研修雛形の作成も必要である．②医療現場における子どもの専門職として欧米よりチャイルドライフスペシャリスト・ホスピタルプレイスペシャリストなどの職種が入ってきている．お互いの専門性を理解したうえで，小児医療のなかでの役割分担や連携を考えていかねばならない．

〈関連語〉 遊び，保育，医療保育，クオリティオブライフ(QOL)，日本医療保育学会

［中村崇江］

●文献 1）帆足英一：第8回日本医療保育学会抄録集 巻頭言，2004． 2）谷川弘治，他：小児医療における心理社会的支援 専門職の役割分担と共同(1)．特殊教育学研究，43(5)：427-428，2006．

医療的ケア

【定義】 医療的ケア（special care needs/medical care for technology-depend children）は，医療行為（医行為）のうち，障害のある子どもに対して，家族などが自宅で日常的な生活行為（介護）として行っている行為をいう。急性期の治療目的となる「医療行為（医行為）」とは異なるため「医療的ケア」と表現されるようになった。医療的ケアとして，胃チューブや胃瘻による経管栄養，痰の吸引（口鼻腔内，気管内），気管カニューレの管理，ストマ管理などがあげられる。しかし，もともと医師法では，「医療行為（医行為）」とは「医師または歯科医師でなければ保健衛生上危害を生じる恐れのあるもの」と規定されているだけなので，何が「医療的ケア」となるかは明確でない。近年，「医療的ケア」という用語は，それを必要とする子どもが通学するようになったことで，主に養護学校を中心に使われるようになった。2003（平成15）年度から文部科学省は，厚生労働省の協力を得て，「養護学校における医療的ケア体制整備事業」を開始した。この事業では，医療的ケアとは，咽頭前の「たんの吸引」「経管栄養」「導尿」の日常的三行為と定義されている。

【背景】 障害のある子どもの全員就学をめざして，1979（昭和54）年に養護学校は義務化された。それに伴い，肢体不自由養護学校では，家庭や医療機関から通学する重症心身障害児が増加した。これらの重症心身障害児の多くは「たんの吸引」「経管栄養」「導尿」などの医療的な介護ケアを必要とする。肢体不自由養護学校で，医療的ケアの問題が表面化したのは，1988（昭和63）年に東京都教育委員会が「医療行為が必要な子は原則として訪問教育とし，学校では医療行為は行えない，通学を認める場合でも付き添いを条件とする」との見解を出したことに始まる。その後，無資格で，家族でもない教員が医療的な介護ケアをすることは医師法に抵触するものかどうかが問題の中心となり，「たんの吸引」「経管栄養」「導尿」などの医療的な介護ケアは，「医療行為」か「生活行為」なのかと議論されてきた。学校における問題であることもあり，長い間，各地方自治体の裁量で判断や対応がなされてきていた。その後，各自治体や養護学校の取り組みが紹介され，1998（平成10）年には，障害児（者）の療育・医療に携わる関東地区医師有志による要望書が厚生大臣（当時）に提出され，文部省（当時）による実践研究が開始された。このことから全国的な対応が動き出し，現在に至っている。2004（平成16）年9月，厚生労働省の「在宅及び養護学校における日常的な医療の医学的・法律学的整理に関する研究会」では，「養護学校における医療ニーズの高い児童生徒に対するケア（①たんの吸引，②経管栄養，③自己導尿の補助）」に関して報告書をまとめた。このなかでは，看護師が養護学校に常駐することを前提に，看護師の具体的指示のもと養護学校などの教員が咽頭前までのたんの吸引などを実施できる範囲と条件が示された。2005（平成17）年，日本看護協会は文部科学省の委嘱を受け「盲・ろう・養護学校における安全な医療・看護の提供に向けたマニュアル等検討プロジェクト」事業を実施し，実施マニュアル，看護師・教員に対する研修プログラムを作成した。

【養護学校における医療的ケアと看護師の役割】 先駆的に養護学校における医療的ケアに取り組んできた地域の看護職は，その成果を研究し報告している。その結果から，看護職に今後期待されることとして，以下のことが考えられる。包括的地域看護システムの構築と学校，家庭，医療機関をつなぐコーディネーターとしての保健師の役割遂行，教育職として子どもの保健を担う養護教諭と養護学校に配置された看護師へのサポートシステムの構築，訪問看護ステーションの役割の明確化である。

〈同義語〉 気管内吸引，経管栄養，自己導尿
〈関連語〉 学校保健法，気管切開，特別支援学校，養護教諭，療育，肢体不自由児施設，訪問教育

注）「学校教育法等の一部を改正する法律案」が可決・成立し，2006（平成18）年6月に公布され，2007（平成19）年4月1日より，盲・聾（ろう）・養護学校の区分をなくし「特別支援学校」と名称が変更された。　　　　　［篠木絵理・秋原志穂］

●文献 1）秋原志穂，他：肢体不自由養護学校における医療的ケアの動向．北海道医療大学看護福祉

学部紀要, 10：121-127, 2003.

医療保育

「医療保育」という言葉は1995（平成7）年頃より使われ始め，現在は当たり前のように使用されているが，定義や理念・役割などが明確にされていないのが現状である。

【医療保育とは】　現在の小児医療はまだまだ治療が優先されてしまい，病気の子ども達の発達の保障についてはそれほど考えられていない。そこで子どもの専門職である保育士を中心に，医師や看護師，臨床心理士や教育職など子どもをとりまく医療チームが病気の子ども達のQOLの向上をはかり，子どもの生活や遊び・発達の保障をしていくことをいう。

【医療の場における保育の役割】　制約の多い治療環境のなかで，遊びを通して日常性を取り戻し，その子らしい成長発達を遂げることができるように支援を行うとともに，順調かつ早期に健康を回復させることを目的とする。つまりは疾患の早期回復と，豊かな人間性をもった子どもを次世代に育むことである[1]。医療の場としては，小児病棟・病後児保育室・外来・障害児施設などがあげられる。具体的な役割としては，次の5点がある。①心身の安定をはかる：a．家族から離れることによる精神的な不安やストレス，寂しさを和らげる。慣れない治療の場に安心感をもって過ごせる場となるように援助を行う。b．制約された治療環境のなかで，子どもが子どもらしい生活を送れるように環境を整える。②遊びを通して心身の成長発達を促す：治療環境のなかでの遊びの保障と充実をはかり，遊びを通して発達を促す，ストレス発散や苦痛の軽減をはかり，闘病意欲が高まるようにかかわる。③学童期・思春期の子どもへのかかわり：a．入院中でも学習が継続できるように学習の場の提供と援助をする。b．子ども達が主体的に生活を送れるように支援する。c．院内教育学級・訪問学級などとの連携。④基本的生活習慣獲得のための援助：基本的生活習慣を身に付け自立するよう，年齢・発達段階に合った援助を行う。⑤家族へのサポート：家族とのコミュニケーションを深め，家族の不安の軽減をはかり，安心して入院生活を受け止められるように援助する。

【医療保育を担うもの】　医療チームのメンバーのなかで，医療行為をいっさい行わず，医師や看護師と子どもや家族の間で中立であること，子どもや家族の視点に立って物事がみられること，子どもや家族が医師や看護師とコミュニケーションをはかれるように支援できる立場の職種であること，が条件である。保育士は養成課程において養護的・教育的かかわり，遊びについて学んでおり，医療行為はいっさい行わないことなどから，保育士が適任であると考えられる。しかし，医療的な知識についての学びは少ないため，専門的な知識を身に付ける必要がある。また看護職と重なる援助も多いため，役割や業務分担の明確化も必要である。医療チームのなかで他種職の理解と協力のもと，保育が機能を発揮できるようにしていかなければならない。

【課題】　①病気の子どもにとっての医療保育の重要性が理解されるように働きかけていく。②社会的制度として医療保育が確立され，病気の子ども達が必ず受けられる制度となるように基盤をつくっていく。

〈関連語〉　遊び，医療現場の保育士，子どもの入院環境，保育，日本医療保育学会，病児保育

[中村崇江]

●文献　1）大野尚子：小児病棟における保育士の役割と展望；全国アンケートを通して．医療と保育, 2(1)：23-33, 2003. 　2）谷川弘治：セラピューティックアプローチから見た医療保育士の位置と役割．医療と保育, 3(1)：21-32, 2004.

イレウス

【定義】　イレウスとは腸管の通過障害によって，腸管の正常な機能である食物の運搬・消化・吸収が行われなくなった状態をさす。腸閉塞もほぼ同義語であるが，下記の2つのイレウスのなかでは，機械的イレウスを示すことが多い。すなわち先天性腸閉塞症とよぶ場合には先天性腸閉塞症と腸狭窄症を含んだ全体をさすことになる。

【原因】　イレウスの原因は大きく分けると，機械的イレウスと機能的イレウスとに分類することができる。機械的イレウスとは，先天性の閉鎖・狭窄や腸管の捻転，腸重積などによって腸管の内腔が，内容物の通過を妨げる状態になっ

たために起こるイレウスをさす。そのなかでもっとも多いのは、術後の腸管の癒着による癒着性イレウスである。これに対して機能的イレウスとは、腸管の内腔は正常に開いているにもかかわらず、腸管の麻痺や腸管の運動神経の先天性の欠陥のために、腸管内容の移動が妨げられた状態をさす。そのなかでとくに腸管の運動神経などには異常がなく、腸管の一時的な麻痺によって起こるイレウスを麻痺性イレウスとよぶ。そのもっとも多い原因は腹膜炎、敗血症である。

【症状・診断】 イレウスは腸管の通過障害であるので、通過障害の起こった部分の腸管よりも口側の腸管内には消化液、食物が貯留することになる。したがって最初の症状は悪心・嘔気である。また通過障害が回腸以下で生じれば、腹部膨満が起こる。機械的イレウスでは停滞した腸内容を、通過障害の部分から先に送り込もうとして強い蠕動が発生する。そのために周期的な強い腹痛(疝痛)が起こるが、機能的イレウスとくに麻痺性イレウスでは、この腸蠕動が起こらないために、疝痛は発生しないか、発生しても機械的イレウスの場合よりも弱いのが特徴である。さらに症状が進行すると、胃内に大量の胃液と逆流した十二指腸液が貯留するために嘔吐が起こる。吐物には十二指腸液が混じっているために黄色の胆汁性嘔吐となるが、さらにイレウスが進行すると、胆汁の化学変化により緑色、暗緑色となり、時には糞臭を帯びるようになる。腸管内への多量の液体貯留と嘔吐のため、循環血液量が減少し、患者は脱水となる。全身症状としては頻脈、血圧低下、皮膚の乾燥、眼球陥没などの脱水の症状が前面に現れる。イレウスの診断においてもっとも重要なのは、腸管の血行障害を伴う絞扼性イレウスの早期診断である。絞扼性イレウスでは脱水の症状のほかに、顔色不良、意識障害などの症状が早期に現れ、血圧低下も著明となる。また腹部には血行障害を起こした腸管に一致して強い圧痛を認める。診断法としては、立位腹部単純X線撮影による水準面(ニボー)の形成が特徴的である。さらに最近では腹部超音波検査がイレウスの診断に積極的に用いられるようになっている。腹部超音波検査では、絞扼性イレウスの診断が可能であるほかに、機械的イレウスと麻痺性イレウスの鑑別診断、イレウスの原因となっている病変(腸重積など)の発見も可能であり、重要度が増してきている。また症例によっては、腹部CT検査がイレウスの原因診断に役立つこともある。

【治療】 イレウスの病態の第1は脱水であるので、まず輸液を行う。脱水のために排尿が得られていない場合には、カリウムを含まない輸液製剤から開始するのが安全である。脱水が高度の場合には、体重1kg当り1時間に20〜30mlの大量輸液が必要な場合もある。経鼻胃カテーテルの留置は、嘔吐による誤嚥性肺炎を防ぐとともに、腸管の拡張を防止するため、治療的な意義もある。しかし機械的イレウスの場合には、通過障害の部位近くまでイレウス管を挿入して吸引を行わないと有効でないことが多い。もし絞扼性イレウスであることが診断された場合には、脱水を補正した後にできるだけ早く開腹手術を行わなければならない。機械的イレウスで、イレウス管を用いた保存的療法が有効でない場合、原因となる病変が発見され、自然解除が望めない場合にも開腹手術が必要となる。麻痺性イレウスでは保存的療法と、敗血症などの原因となっている疾患の治療が第1である。また開腹術後の癒着性イレウスの防止のために、癒着防止フィルムが発売されており、術後のイレウスの発生を減少させることができることが確認されている。今後は術後の癒着性イレウスが減少することが期待できる。　　　　　　〔橋都浩平〕

咽頭結膜熱

【定義】 咽頭結膜熱とは、アデノウイルスの感染によって咽頭炎と結膜炎を併発する疾病のことである。

【病原体と疫学】 病原体であるアデノウイルスには51種類の血清型が知られている。咽頭結膜熱という形で発症するアデノウイルスとしては3型が有名であるが、そのほか1,4,7,14型でも発症する。俗にプール熱といわれるように夏期に多く、感染症発生動向調査での罹患年齢では、5歳以下が約6割を占めている。ただし、アデノウイルスの感染は必ずしも咽頭結膜熱として発症するとは限らない。非特異的な急性上気道炎としての経過をとることもある。

【症状と所見】 感染経路はプールの水などによる一般媒介感染、患者の気道分泌物による飛沫

感染ならびに接触感染である。侵入部位は気道だけでなく結膜もありうる。感染力は強く診察にあたった医師，看護師などに感染することもまれではない。潜伏期は5～7日で，発熱，咽頭痛，目の痛み，眼脂，羞明などが特徴的な症状である。39℃を超える発熱が5日以上続くこともある。目の症状は通常両側にみられる。咽頭付近は発赤し，口蓋扁桃には白苔が付着する。血液検査では，ウイルス性疾患でありながら，好中球優位の白血球増多ならびにCRP(C-reactive protein, C反応性蛋白)強陽性となることがある。合併症として，アデノ7型ウイルスでは重症の肺炎，血球貪食症候群が知られており，乳児が罹患した場合，致命的になることもある。新生児室やNICUなどで流行することのないように，結膜炎などの疑わしい症状のある子どもは隔離を行い，症状がある医療関係者も新生児室などには立ち入らないようにする。

【診断】 流行状況と症状，診察所見からほぼ類推できるので，通常は検査で確定診断をすることなく咽頭結膜熱と診断している。ウイルスの血清型まではわからないがベッドサイドの検査方法として，免疫クロマトグラフィー法を利用した迅速診断テスト(アデノチェック®)がある。患児の扁桃を綿棒で強くこすったぬぐい液を検体として簡単な操作を加え，キットの観察部分に着色がみられるか否かでウイルス抗原の存在が証明できる。検査所要時間は10分程度である。ただしアデノウイルスはアデノイドなどに持続感染を生じている場合があるので，ウイルス抗原の存在が証明できたとしても，必ずしも確定診断にはならない。急性期と回復期のペア血清を使って赤血球凝集抑制反応試験(hemagglutination inhibition test；HI法)あるいは中和試験(neutralization test；NT法)を行えば，血清型も含めたアデノウイルス感染の診断が可能となる。

【治療と予防】 アデノウイルスに特異的な治療方法はないので，解熱鎮痛薬の投与や水分摂取の奨励などの対症療法を行うが，通常は1週間程度でしだいに軽快する。学校保健法施行規則では，第二種伝染病に位置づけられており，主要症状が消退した後2日を経過するまで出席停止とされている。病状により伝染の恐れがないと認められたときはこの限りではない。保育所や幼稚園などでの予防方法は，流水による手洗いで接触感染を防ぐことと，寝具，玩具やタオルなどの共有を避けることが予防としては大切である。予防接種はない。急性期でとくに感染力が強いと思われる患者の処置に際しては，院内感染を防ぐために，医療関係者もゴーグルや手袋を使用するか，診療後の流水による手洗いに加えて手指のアルコール消毒が望ましい。

［崎山弘］

●文献　1) 谷口清洲：咽頭結膜熱．日本医師会雑誌臨時増刊，132(12)：228-229，2004． 2) 西野泰生：咽頭結膜熱(プール熱)；アデノウイルス感染症．小児内科，34(増刊号)：1098-1102，2002．

院内学級

【院内学級とは】 院内学級は，学校教育法第75条第3項に基づき，療養中の児童生徒を対象にして病院内に設置される小学校または中学校の特別支援学級である。なお，「院内学級」は通称である。一般に，院内学級は病院内の施設を教室などとして借用し，また，学級担任が常駐するため，市町村教育委員会が院内学級を設置するには，病院側の理解と協力が必要となる。近年になって，院内学級の意義が広く認められるようになり，その設置数が漸増しているが，特別支援学級は任意設置であるため，院内学級のない病院も相当数みられる。このため，これらの病院に入院している児童生徒は，退院するまで教育を受ける機会を得られず，学習への不安を抱えながら入院生活を送ることになる。したがって，院内学級の設置の促進が望まれる。

【意義】 院内学級には，児童生徒にとって以下のような意義のあることが実証されている。①院内学級に通うことは，入院生活に張りと変化を与え，充実した生活を送ることができる。②院内学級で学習することは，遅れがちな学習を補完し，学習への不安を軽減させる。③院内学級の担任教師や友達と一緒に遊んだり，いろいろな話をしたりすることができ，不安定になりがちな情緒を安定させる。④生活にけじめができ，表情が明るくなり，治療を受ける態度も改善される。

【課題】 院内学級には，前述したような意義が認められているが，以下のような課題がみられる。①院内学級で学ぶためには，院内学級を設置している小学校または中学校に在籍している

ことが必要である。たとえば、A小学校に在籍している児童が病気のためB病院に入院し、当該病院内にC小学校の院内学級が設置されている場合、この児童が当該の院内学級で学ぶためには、C小学校に転学する(学籍をA小学校からC小学校に異動する)必要がある。このため、仮に学籍を移さないままC小学校の院内学級に通ったとしても、この児童の籍は依然としてA小学校にあるため、出席ではなく欠席扱いとなってしまう。一般に、転学の手続きが煩雑であったり、入院期間が比較的短かったりすると、転学しないまま院内学級に通っている児童生徒もみられる。したがって、転学の手続きを簡素化するなどの改善が求められる。②学級担任は、「公立義務教育諸学校の学級編制及び教職員定数の標準に関する法律」(標準法)に基づき、1学級の児童生徒数が8人で1人の教員が配置されることになっている。しかしながら、同一学級に学年の異なる複数の児童生徒がおり、しかも個々の児童生徒の学習の進度や習熟度に違いがあるため、教科指導には個別の対応を必要とする場合が多い。したがって、学習効果を上げるためには、非常勤講師の配置など担当教員の増員が望まれる。③学習の場が、一般に病院内の施設の一部に限られているため、学習指導に必要な設備を設けたり、十分な教材・教具を置くことが困難である。また、屋外での活動を行いにくいため、限られた空間の中では学習活動が制限されがちである。④院内学級を設置する小・中学校(本校)から離れているため、本校の教員の理解と協力を得ることや本校の児童生徒と交流することが難しい。

〈関連語〉 特別支援学級, 学校教育法

[山本昌邦]

院内感染

【定義】 院内感染(病院感染)とは、医療施設において患者が原疾患とは別に新たに、体内に侵入した細菌やウイルスなどの病原体により罹患した感染症である。対象は患者のみならず、付き添いの人、施設への訪問者、その他の医療関係者も含まれる。一般に入院後、約48時間以降の発症を病院感染とするとされている。施設外で感染して、施設内で発生した感染症は市中感染とよばれ院内感染ではないが、感染対策では院内感染源危険症例として、重要な対象者となる。施設内で感染して、施設外で発生した場合も対象となる。

【原因となる病原体】 病原微生物による従来からの感染性疾患以外に、病気や手術・治療のため、免疫力が低下した患者、未熟児、老人などの易感染者においては、通常では病気を引き起こさない微生物(平素無害菌)による感染症(日和見感染)が増えている。抗生物質の使用の増加に伴って抗生物質が効きにくい菌(耐性菌)による感染症の発生も増えてきている。

【易感染・免疫低下状態の感染】 易感染状態には、熱傷やけがなどで皮膚のバリアーが破綻した状態や医療行為における外科的侵襲、体内へのカテーテル留置などがある。また、内科的基礎疾患をもつ場合や、ステロイドのような免疫抑制療法中の状態の患者、高齢者・新生児・未熟児は免疫低下状態にある。これらは易感染患者といい、医療現場において常に院内感染の危険にさらされている。

【ケア・処置における感染】 ①血管内留置カテーテル感染(血流感染)：血管カテーテル由来の感染は、皮膚の常在菌がカテーテル挿入時やケアのときに侵入する場合が多い。したがって、カテーテル挿入時、挿入中、輸液などの処置やケア時に有効な感染予防策をとることで、多くの血流感染を予防できる。たとえば、高カロリー輸液の調合は、無菌的に行い、混合物を最小限にとどめ、三方活栓は極力使用しない。②尿路留置カテーテル感染(尿路感染)：尿路カテーテルを挿入していること自体が感染のリスクが高い状態にあり、留置期間が長引くほど、感染のリスクは高くなってくる。したがって、適応を十分考慮することが重要であり、実施に際しては無菌的操作を心掛ける。留置中は、挿入部の清潔を保つことが重要で、シャワーや洗浄で清潔にすれば、特別の消毒は不要である。また、閉鎖的導尿システムを選択し、尿が逆流しないように、膀胱部より低い位置に固定することも重要である。③呼吸器感染(肺炎)：肺炎感染のリスク要因には気管内挿管・人工呼吸器使用、気管切開、手術、経管栄養、意識レベルの低下、嚥下障害などがある。肺炎の感染防止には人工呼吸器の回路や加湿器、サクションなどの器具の清潔操作、早期離床や喀痰喀出の援助、また長期臥床患者には定期的な体位変換や誤飲防止

が重要である．ネブライザーや酸素吸入などでは，器材の消毒や管理方法の不手際による呼吸器感染の危険性もあり注意が必要である．④手術後感染：滅菌された器械・器具で無菌操作が徹底されているべき手術現場でも，感染のリスクは高いとされているが，そのほとんどが皮膚の常在菌による創感染である．⑤内視鏡による感染：内視鏡による感染原因の多くは，内視鏡や付属器具の洗浄・消毒不足に起因するとされている（1999年厚生省報告）．

【職業感染】 医療従事者は，職務上さまざまな感染症に感染する危険がある．その代表的なものに針刺し事故によるB型肝炎ウイルス（hepatitis B virus；HBV），C型肝炎ウイルス（hepatitis C virus；HCV），ヒト免疫不全ウイルス（human immunodeficiency virus；HIV）感染がある．そのほか，結膜炎（流行性角結膜炎・アデノウイルス結膜炎），麻疹，水痘，ムンプス，消化管感染（腸チフス・細菌性赤痢・病原性大腸菌・ロタウイルス等），結核などがあげられる．また，医療従事者が罹患することで，さらに患者に感染を拡大させる危険性も大きい．したがって，抗体をもたない疾患のワクチン接種は自らも患者を守るためにも必要なことである．また，医療施設全体として，全職員への感染防止の意識づけ，教育を徹底し，必要な設備や器具の導入，さらには，ワクチン接種の実行が必要である．

【その他の感染】 ①医療廃棄物：医療廃棄物には感染性一般廃棄物（血液・体液の付着した脱脂綿・ガーゼ・包帯・おむつ・摘出された臓器や組織など）と感染性産業廃棄物（血液などが付着した鋭利なもの，注射針，メス，試験管など）があり，専門業者による処分が義務づけられている．これらの徹底した分別廃棄は，職業感染防止の要である．②環境整備：病院環境整備の基本は清掃である．血液・体液などの汚染がある場合は，汚染局所の清拭除去後，消毒する．リネンは患者に接する時間は長いが，接触しているのは健康な皮膚である．そのため感染のリスクとしては低リスクに分類される．しかし，使用の状況によっては，感染リネン（血液・体液などで汚染されているもの，感染源隔離室のもの，疥癬などの害虫の汚染源）と非感染リネンとに分類される．感染リネンはリネン交換時，手袋やプラスチックエプロン等の防御やほこりをたてないなどの注意が必要で，非感染リネンと区別し，ランドリーへまわすことも必要である．

【組織的対策】 現在，病院においては院内感染の発生を未然に防止することと，ひとたび発生した感染症が拡大しないように征圧することが大切である．感染対策委員会（感染対策チームICT）などの結成，全職員への教育，啓発活動，感染対策マニュアルの作成，日常的に感染症の発生状況を把握するためにサーベイランスを実施し，院内感染のアウトブレイクをいち早く察知できるような組織的対策が必要とされている．

〈同義語〉 感染
〈関連語〉 感染防止，感染経路，ガウンテクニック，メチシリン耐性黄色ブドウ球菌（MRSA），尿路感染症，B型肝炎，留置カテーテル

[植崎寿子]

●文献 1) 柴田清：医療関連感染の防止対策．医学学術社，2004, pp.86-99. 2) 矢野久子，他：院内感染防止．小児看護，22(5)：529-530, 1999. 3) 監物ヒロ子：医療用具廃棄物の取り扱い．病院感染防止マニュアル，オフィスエム・アイ・ティ，2001, p.39. 4) 森實敏夫：院内感染防止．1998 (http://www.kdcnet.ac.jp/naika/kansen/index.htm).

インフォームドアセント

インフォームドアセント（informed assent）は，インフォームドコンセントの類似概念である．アメリカ小児学会の基準では，15歳以上の子どもがインフォームドコンセントの対象であり，7〜15歳未満ではインフォームドアセントの対象となっている．インフォームドアセントの場合，親や保護者へインフォームドコンセントが行われ許可（informed permission）を得ることが必要とされているが，子ども自身には以下の4点に配慮した説明が適応される．①その子どもの状況の特徴に対して，発達に応じた適切なawareness（知ること，気づき）がなされるように助ける．②検査や処置で起こることは何かということを話す．③子どもが状況をどのように理解しているか，また処置や治療を受け入れるためにどのような不適切な圧力があるかを含めた諸因子をアセスメントする．④子どもが検査や処置を受けたいという気持ちを引き出す．最終的に，どのような状況においても決して子どもをだましてはならない[1)2)]．

【歴史的および倫理的位置づけ】　世界医師会は1964年のヘルシンキ大会において，医学研究や医療を行う際の倫理的課題を規定するヘルシンキ宣言を採択し，以後，世界医師会の活動として継続的に見直され，世界の医療のあり方に大きな影響を与えてきた。1981年のポルトガルのリスボン大会や1995年のインドネシアのバリ大会での改訂では，第5条で患者が未成年者あるいは法的無能力者である場合，法律上の権限を有する代理人の同意が必要であり，さらに患者が自らの能力の可能最大限の範囲で意思決定に参加しなければならないことや，法的に無能力な患者が合理的な判断をなしうる場合には，その意思決定は尊重されねばならないことが規定されている[3]。

【わが国の実情と課題】　わが国においては，インフォームドアセントの考え方は導入されたばかりであり浸透に至っていない。子ども中心の医療を推進するうえで，プレパレーション，インフォームドアセント，インフォームドコンセントの概念を整理しながら，子どもの発達に見合った医療に関する情報の提供方法，および提供された後の子どもが本来もっている対処法を子どもと一緒に見つけ出し，それをやり抜ける環境を整えるケアを開拓することが課題である。

〈関連語〉　インフォームドコンセント，プレパレーション，自己決定権　　　　　［蝦名美智子］

●文献　1）筒井真優美・編：小児看護学，日総研出版，2003, pp.19-20.　2）Kon, A.A.：Assent in pediatric research. Pediatrics, 117(5)：1806-1810, 2006.　3）星野一正：終末期・死をめぐる世界医師会の宣言集．国際バイオエシックス研究センターニューズレター，第34号，京都女子大学宗教・文化研究所，1999.　4）American Academy of Pediatrics Committee on Bioethics：Informed consent, parental permission, and assent in pediatric practice. Pediatrics, 95(2)：314-317, 1995.　5）The National Commission for The Protection of Human Subjects of Biomedical and Behavioral Research：Report and Recommendations；Research Involving Children. U.S. Government Printig Office, 1977.

インフォームドコンセント

インフォームドコンセント（informed consent）は，倫理，法律，医学の分野で使われる言葉で，患者の治療を行う医師に対し医師としての行為のあり方を示すものである。よくいわれる「治療や検査を患者がわかるやさしい言葉で説明をすること：説明を受ける権利」はインフォームドコンセントの原則のひとつにすぎない。第2の原則は「真実を知る権利」であり，医師の都合や家族の意向によった内容ではなく，患者へ真実を伝えることである。第3の原則は「選択の権利」であり，ひとつの治療方法ではなくいくつかの種類の長所と短所の説明を受けて，患者が自身の事情に即した治療を選ぶこと，あるいは積極的治療を選ばない選択も含め，選択できる権利である。第4の原則は人が病気になったときに自分の立てた規範に従って行動することで，強制されたり脅かされたり騙されたりすることなく，独立して自発的に同意する「自律の原則」であり，第1〜3までの原則の基本に流れる考え方である。換言するとインフォームドコンセントの対象者には4つの能力（説明を理解する能力，選択肢を選択する能力，決定する能力，決定に対して責任をとる能力）が備わっていることが条件となる。法律的には，意思決定能力（行為能力）がある人は誰か，意思決定能力がないのは誰か，意思決定能力がないとわかったときに代わって決断するシステムは何かが問題となる。［ヘルシンキ宣言］患者の権利に関するリスボン宣言（1981年：1995年インドネシア・バリ島大会における修正）では，医師は常に患者の最善の利益のために，患者の自主的判断と公正を保証するための努力を求められ，良質の医療を受ける権利，選択の自由の権利，自己決定権，患者の知る権利，個人の秘密保持の権利などを保障する義務を負うと唱っている。アメリカ小児学会では，15歳以上をインフォームドコンセントの対象とし，7〜15歳未満をインフォームドアセントの対象と規定しているが，わが国には明確な規定はない。

【歴史的および法的位置づけ】　第二次世界大戦後，ナチスがユダヤ人に人体実験を行っていたことが発覚し，その反省としてニュールンベルク裁判において人体実験に関する倫理綱領が承認された。このニュールンベルク倫理綱領が世界医師会の「ジュネーブ宣言」（1948），「研究および実験の原則」（1954），「ヘルシンキ宣言」（1964）に影響を与えた。「ヘルシンキ宣言」は毎

年世界医師会総会で見直され，その時代のインフォームドコンセントのバイブルとなっている．

【わが国の実情】　わが国の医療は最近まで，医師が行う医療が最良であり患者は従う存在と考えられてきた．また患者が本当の病名を知るとそのショックから立ち直ることができないので，医師はそのような悲劇的状況をつくってはならないと考えられ，インフォームドコンセントの普及が進まなかった．しかし，世界的な医療環境の変化や「患者の権利」の動きのなかで，1996（平成8）年の診療報酬改定で「入院診療計画」が新設され，これがインセンティブとなって急速にインフォームドコンセントが普及し始めた．

【課題】　インフォームドコンセントが普及する一方で，依然として「わかりやすい説明を受けて同意する」という誤解が続いている．実際，「選択の権利」については，異なる診療科がチームを組んでひとりの患者の治療にあたるという文化がわが国では未発達であり，担当医の専門性中心の説明がなされ，選択権の行使がなされにくい状況である．これに対し，2006（平成18）年の診療報酬改定では「セカンドオピニオン（主治医以外の医師からの助言）」を新たな評価に加え，患者の視点を重視している．

〈関連語〉　インフォームドアセント，プレパレーション，自己決定権　　　　　　［蝦名美智子］

●文献　1) American Academy of Pediatrics：Informed consent, parental permission, and assent in pediatric practice. Pediatrics, 95(2)：314-317, 1995.　2) Appelbaum, P.S., et al.（杉山弘行・訳）：インフォームド・コンセント；臨床の現場での法律と倫理, 文光堂, 1994.　3) 世界医師会ホームページ (http://www.med.or.jp/wma/geneva.html).　4) 水野肇：インフォームド・コンセント, 中公新書, 中央公論社, 1990.　5) 星野一正：インフォームド・コンセント, 丸善ライブラリー, 丸善, 1997.　6) 中央社会保険医療協議会：平成18年度診療報酬改定の概要について（案）Ⅲ-1-(3) 患者の視点の重視について (http://hodanren.doc-net.or.jp/iryoukankei/tyuuikyou/pdf/060215gaiyou.pdf).

インフルエンザ

【概念】　インフルエンザは，突然の発熱・全身倦怠などで発症するインフルエンザウイルスによる感染症である．毎年冬期に急激な流行をみ，乳幼児や老人では重篤になることがある．

【原因】　インフルエンザウイルスは変異の多いRNAウイルスで，毎年表面抗原を少しずつ変化させていて，一度罹患しても終生免疫を獲得できず翌年再感染を受ける．現在は，A(H1N1)ソ連型，A(H3N2)香港型，B型の3種類が単独あるいは複数で，毎年12月下旬から3月下旬を中心に流行している．

【症状】　インフルエンザは飛沫感染で上気道（声帯より上部の気道，すなわち口・鼻から咽頭までをさす）の粘膜上皮細胞に付着すると，短時間で細胞内に取り込まれて急激に増殖し発症するため，潜伏期間は1～3日と短い．症状は多彩で，突然の高熱，全身倦怠，頭痛，関節痛，筋肉痛などの全身症状や，鼻汁・咳嗽・咽頭痛などの呼吸器症状，腹痛・嘔気・嘔吐・下痢などの消化器症状がさまざまに組み合わさってみられる．発熱は2～4日間続き，一度解熱してから1日程度の間隔をおいて再び上昇する二峰性発熱を示すことも多い．2度目の発熱は通常1～2日で下がるので，それ以上高熱が続く場合は細菌感染の合併を考慮する．咽頭所見は全身症状に比較して軽微なことが特徴である．中耳炎や下腿の筋肉痛で歩行障害をきたすこともある．乳幼児では熱性痙攣で発症することがある．痙攣重積や意識障害をきたす場合には，脳炎・脳症を疑う．合併症がなければ7～10日以内に自然軽快する．インフルエンザに関連する脳炎・脳症の報告は1990年代になって増え，1998年，1999年のシーズンには急増した．報告によると，髄液に感染所見のない脳症のほうが多く，5歳以下に好発し，発症から神経症状の発現まではきわめて短く（1～2日），急速に進行し治療が間に合わず，およそ1/3が致死的となった[1]．典型例では，CT (computed tomography, コンピュータ断層撮影) やMRI (magnetic resonance imaging, 磁気共鳴画像) にて視床に低濃度の部分がみられる壊死性脳症の所見が認められる．A香港型初感染に多い．

【診断】　従来，診断は症状と周囲の流行状況から行われてきた．近年，抗原迅速診断キットの導入により，より正確に診断できるようになった．鼻咽頭ぬぐい液を使用し，A・B型まで判定可能である．

【治療】 インフルエンザでは突然に高熱をきたすことが多く，発熱に対する家族の心配は強いが，熱の高さと重症度は一致しないことや発熱自体は病気を悪化させることはなく，むしろ感染症に対する身体の正当な反応であることをよく説明する。そのうえで，38.5℃以上の発熱が続き経口摂取や睡眠に支障をきたすような場合に限り，アセトアミノフェンを頓用で投与する(10 mg/kg/回，坐剤あり)。ライ(Reye)症候群との関連でアスピリン投与は禁忌であり，脳炎・脳症の増悪因子となることからジクロフェナクナトリウムとメフェナム酸の投与は控える。現在，抗インフルエンザ薬としては，A・B型ともに有効なリン酸オセルタミビル(タミフル®)と，A型のみに有効な塩酸アマンタジン(シンメトレル®)がある。いずれも発症後48時間以内に投与すれば，発熱や全身症状が1～2日間短縮する。耐性ウイルス出現の危険性もあり，投薬対象は厳密に選択する。脳炎・脳症に対しては，厚生労働省研究班から免疫グロブリン大量投与などの治療指針が出されている[1]。

【予防】 発症予防にもっとも有効な手段はワクチン接種である。脳炎・脳症発症予防の意味も含まれると考える。リン酸オセルタミビルの予防投与は，老人と原病のある人のみ認められている。そのほか，流行時には手洗いやうがいを励行する。

〈関連語〉 急性上気道炎，ワクチン／予防接種，急性脳炎　　　　　　　　　　　　　　[横山美貴]

●文献　1) 厚生労働省インフルエンザ脳炎・脳症研究班・編：「インフルエンザ脳症」の手引き，2003.

ウィニコット
(Winnicott, Donald Woods)

イギリスの小児科医，児童精神分析医(1896-1971)。イギリスに生まれ，ケンブリッジ大学を卒業。1922年，クィーン・エリザベス病院小児科医として勤務。同年，パディントン・グリーン小児病院内科医として勤務。1956～1959年と1965～1968年の間，二期にわたり，精神分析協会の会長を務める。Winnicottは，40年間臨床医として活躍すると同時に，Freud, S.の精神分析の忠実な後継者のひとりであるStrachey, J., クライン派のRiviere, J., さらにはKlein, M.自身から精神分析について学んだ。しかし，Winnicottは徐々にKleinから理論的に離れ，1950年代には彼独自の理論を構築していった。Winnicottを語るにあたって重要なことは，彼の理論の出発点が自らの医学の実践で観察したことにあるという点である。FreudやKleinの内的世界を認めたうえで，母子関係の理論に新たな観点を加えた。それは情緒発達における環境，とくに母親の役割の重要性である。Winnicottは自らの臨床的基盤のうえで，幼児の外側にいる母親と幼児の関係のあり方としての「依存」に着目した。Winnicottの理論の中核は，早期幼児期の母子関係における発達理論，とくに自我と対象関係の発達理論である。

【Winnicottの発達理論】 Winnicottは，早期幼児期の子どもが環境，とくに母親から全面的に養育を受ける状態を，「絶対的依存」と表した。それは子どもが自分と自分でないものがまだ分離していない，自分が母親に依存していることすらも知らない未統合の状態であるという。この母子関係は，幼児が徐々に独自の欲求をもち，自分ではない世界があることを受け入れるようになり，自我が確立することで変化する。これを「相対的依存」の状態という。さらに，外的世界との関係を受け入れていく，「自立に向けて」いく状態へと到達する。Winnicottはこうした依存の状態の変化を成熟とよび，この成熟過程におけるさまざまな独創的な概念を生み出していったのである。Winnicottは，母―子は1つのユニットの形で成立していると考え，「抱える環境」としての母親の機能の重要性を論じた。最早期の母親は「原初の母性的没頭」とよばれる状態にあり，ほぼ完璧に子どものニーズに適応するという。しかし，普通の母親は子どもの成長に従い，徐々に子どもとのかかわりの度合いを適度に変化させていくことができるということを観察したのである。そこでWinnicottは，「ほどよい母親」という概念を，「抱える環境」とともに用いている。ほどよい母親とは立派という意味ではなく，普通に情緒発達を促進できる程度により，平均的に，平凡な母親のことをいう。そして抱くこととは直接身体的欲求

を満たすこととは別に，心理的領域で起こることを重視する。そうした母親の機能によって，子どもは自分のニーズが万能的に満たされなくても，母親からの心理的な離乳を達成できるようになる。単に欲動を満足させるだけではなく，心的に保証される日常的な母子のコミュニケーションの連続が成熟，すなわち依存状態の変化を促進すると考えた。また，Winnicottはこの心理的な離乳の過程において「移行対象」「移行現象」という独創的かつ重要な概念を生み出した。たとえば，しばしば子どもは自らのニーズを満たす代わりになるシーツや毛布といった対象を発見・創造し，それによって慰められている姿が観察された。Winnicottはこの対象を"自分でもなければ自分でないわけでもないような，内的対象と外的対象の間にある中間的領域に属するもの"と考えた。この対象を移行対象，現象を移行現象と名づけ，これらは移行(成熟の過程)を促進すると考えたのである。そして，Winnicottは「移行現象」「遊ぶこと」「潜在的空間」などの概念を用いて，子どもがいかにして外的対象に出会い，自分ではない世界を受け入れ，その世界との関係を受け入れることが可能なのかという議論を，心理的な離乳の時期に特徴的な「錯覚」「脱錯覚」という概念を織り込んで展開していった。さらに，自我の発達，幼児の獲得する能力として，「一人でいられる能力」「思いやりの能力」といった概念を用いて発達理論を構築していった。

【Winnicottの病理論】 一方，Winnicottはこうした依存を軸にした発達理論をもとに，精神疾患の原因は環境的な欠陥，とくに早期幼児期における環境としての母親の機能不全であると考えた。そこで，発達障害の結果としての精神病理についての理論を構築していった。さらには，その結果として，治療論を導いたのである。このようにWinnicottの仕事は，彼の臨床実践を通した観察と深い洞察によって発達理論から病理論を構築していったことにある。Winnicottは母子関係理論の発展に大きな貢献をした。

〈関連語〉 発達理論，フロイト，S., 母子関係，クライン　　　　　　　　　　　　　　［平井るり］

●文献　1) Davis, M., et al.(猪俣丈二・監訳)：情緒発達の境界と空間，星和書店，1984. 2) 牛島定信，他・編：ウィニコットの遊びとその概念，岩崎学術出版社，1995. 3) Winnicott, D.W.(牛島定信・訳)：情緒発達の精神分析理論，岩崎学術出版社，1977. 4) Winnicott, D.W.(橋本雅雄・訳)：遊ぶことと現実，岩崎学術出版社，1979. 5) Winnicott, D.W.(北山修・監訳)：小児医学から児童分析へ，岩崎学術出版社，1989.

ウィルムス腫瘍

ウィルムス腫瘍(Wilms tumor)は腎芽腫の別名で，胎生期の後腎腎芽細胞より発生した悪性腫瘍である。小児悪性固形腫瘍のなかでは神経芽腫に次ぐ頻度で，小児腎腫瘍としては最多。年間発生数は約100例[1]で，約8割は4歳以下発症[2]。ほとんどが腎臓に発生し，5～10%が両側性。常染色体優性遺伝が証明される家族性発生(約1%)がみられること，また，腎芽腫症例には時に合併奇形(後述)がみられることから，癌の遺伝子研究では先駆け的存在。本腫瘍から癌抑制遺伝子である*WT1*遺伝子(*WT1*)が分離同定され[3]，*WT1*の欠失は腎芽腫発生の一因と考えられている。また，本腫瘍は欧米人に比しアジア人での発生率が有意に低く，これは人種間の遺伝子背景の違いに基づく癌関連遺伝子の相違によると考えられ，種々の分子生物学的研究がなされている。なお，*WT1*の欠失はアジア人で高頻度にみられる。アメリカのグループスタディ(National Wilms Tumor Study；NWTS)により治療法はほぼ確立しており予後はよい。日本ではNWTSを基に日本ウィルムス腫瘍グループスタディ(JWiTS)が組織され，プロトコール治療を推進している。

【初発症状】　腹部腫瘤触知が最多(80%)。肉眼的血尿や腎血管性高血圧は20～25%[1]で，まれに学校検尿でも発見される。全身状態は良好なことが多いが，腫瘍の巨大化や破裂で，貧血，不明熱，呼吸困難，腹痛も出現する。転移好発部位は肺で，肺転移による症状はほとんどない。骨転移はまれ。

【合併奇形[1]】　泌尿生殖器系，筋・骨格系，皮膚，循環器・呼吸器系の合併奇形が時にみられる。停留精巣，尿道下裂，半陰陽，癒合腎，水腎症，半身肥大，無虹彩症などが多く，単独でも症候群でもありうる。①WAGR症候群：ウィルムス腫瘍に無虹彩症と泌尿器系奇形と精神発達遅延を合併する。②デニス-ドラッシュ(Denys-

Drash)症候群：ウィルムス腫瘍に仮性半陰陽と糸球体腎炎を合併する。また，腎芽腫を高率に発症することが知られている奇形症候群もある。③ベックウィズ-ウィーデマン(Beckwith-Wiedemann)症候群：巨大児，巨舌，臍異常，半身肥大，耳介変形などを呈し約5%に腎芽腫が発生。④プラダー-ウィリー(Prader-Willi)症候群：新生児乳児期の筋緊張低下，皮膚色素低形成，性器低形成，過食・肥満，精神発達遅延を呈し，時に腎芽腫を合併。合併奇形症例の多くに遺伝子や染色体の異常が種々報告されている。

【病期分類】　腎芽腫は腫瘍被膜が保たれているか否かで治療方針が異なり，腫瘍の局所進展度が病期分類の大きな要素である。また，血管内浸潤(腎静脈から下大静脈内に腫瘍塞栓を生じることも)の有無なども特徴的な要素である。日本小児外科学会悪性腫瘍委員会提唱の病期分類が用いられ，腫瘍被膜が保たれ腎に限局ならば病期Ⅰ，被膜を破って腎周囲に限局ならば病期Ⅱ，被膜を破って隣接臓器に浸潤ならば病期Ⅲ，遠隔転移があれば病期Ⅳ，両側性は病期Ⅴである。

【診断】　腹部超音波検査，胸腹部CT，時に腹部MRにて腫瘍の進展度や転移を評価する。原則的に外科治療が第一選択なので，通常生検は行わず摘出腫瘍で病理組織診断する。組織所見は予後と関連し治療方針もそれにより異なるので，正確に組織学的予後良好群(favolable histology；FH)と不良群(unfavolable histology；UH)に診断する必要がある。また，腎芽腫と鑑別して治療されるべき予後不良な腎腫瘍(腎明細胞肉腫 clear cell sarcoma of the kidney；CCSK，腎悪性横紋筋肉腫様腫瘍 malignant rhabdoid tumor of the kidney；MRTKなど)の診断も重要で，頻度の低い小児腫瘍では，グループスタディに規定されている小児腫瘍専門病理医による中央病理診断が推奨される。

【治療方針[1]】　腎芽腫は一部の摘出不能例や両側例を除き，腫瘍全摘術(腎摘)が治療の第一選択である。術後に病期と組織学的分類(良好群か不良群か)に基づいて，NWTSおよびJWiTSの治療プロトコールに則り，術後化学療法の内容や期間と放射線療法の要不要を選択する。腎芽腫にはアクチノマイシンDという抗癌剤が著効し，放射線療法も有効。治療期間は約半年。

【治療成績[1,2]】　腎芽腫の5年生存率は90%近い。組織分類FHの病期Ⅰ，Ⅱでは5年生存率約95%，病期Ⅲ，Ⅳでも80%以上と良好である。組織分類UHでは，病期Ⅰで5年生存率約90%，病期Ⅱで80%以上，病期Ⅲ，Ⅳでは約50〜60%である。病期Ⅴ(両側性)の5年生存率は約60%，またMRTKでは30%。今後はUH症例の進行例や両側例の克服が課題である。

［平井みさ子］

●文献　1) 横森欣司：Wilms腫瘍，赤塚順一，他・編，小児がん，医薬ジャーナル社，2000, pp.534-555. 2) 日本小児外科学会悪性腫瘍委員会：小児悪性固形腫瘍5腫瘍の予後追跡調査結果の報告．日小児外会誌, 39(5)：677-706, 2003. 3) Gessler, M., et al.：Homozygous deletion in Wilms' tumours of a zinc-finger gene identified by chromosome jumping. Nature, 343：774-778, 1990.

うがい　⇒口腔ケア

う　歯

【定義】　う(齲)歯とはいわゆる虫歯のことで，う蝕ともいい，微生物による歯の崩壊または壊死が生じている歯をいう。食後に食べかすが歯の表面に付着した状態では，口腔内の常在菌が増殖し歯垢を形成し，増殖した菌の産生する酸が歯のカルシウムを溶かすことでう歯になる。う歯の状態は，摂食状況や身体発育に影響するだけでなく，発声や構音機能にも影響することがある。また，う歯の状況は，乳幼児ではネグレクトのアセスメント指標として重要であり，思春期においては頻繁な自己嘔吐の指標のひとつになりうる。通常，う蝕は歯鏡，探針を用い十分な照明下で診査する(視診型口腔診査)。歯科検診は1歳6カ月，3歳児の健康診査時や学校の定期健康診断において実施されている。

【う歯の深度分類】　う蝕0度(C_0)：う蝕か否か診査者により異なる程度の変化を示すもの。白濁斑や褐色斑が認められても，う窩がなく，要観察歯と考えられるもの。う蝕1度(C_1)：初期う蝕でエナメル質のみ，または象牙質の表層のみに認められるもの。う蝕2度(C_2)：う蝕が象牙質の深部まで及んでいるが，歯髄の保存が可能と認められるもの。う蝕3度(C_3)：う蝕が髄腔まで達し，歯髄の保存が困難と認められる

もの。う蝕4度(C_4)：歯冠の崩壊が著しく，残根状態になったもの。

【う蝕に関する指標】 乳歯：d；decayed deciduous teeth（未処置のう蝕歯），m；missing deciduous teeth（う蝕による喪失歯），f；filled deciduous teeth（処置されたう蝕歯）。永久歯：D；decayed teeth（未処置のう蝕歯），M；missing teeth（う蝕による喪失歯，要抜去歯），F；filled teeth（処置されたう蝕歯）

【う歯の疫学（現状）】 2000（平成12）年度幼児健康度調査によれば，う歯の保有率には年齢とともに明らかな増加がみられ，1歳6カ月児では1.5%，2歳児5%，3歳児9%，4歳児15%，5〜6歳児15%である。また，萌生順に従い，2歳以下では上の前歯がもっとも多く，3歳児以降は下の奥歯が多い傾向がある。しかし，過去の調査と比較すると各年齢層で減少しており，この20年間でう歯予防や早期治療が進展している。一方，2004（平成16）年度学校保健統計調査結果によれば，「むし歯」の者の割合（処置完了者を含む）は，幼稚園56.9%，小学校70.4%，中学校64.6%，高等学校76.0%で，すべての学校段階で前年度よりも低下している。

【予防と日常ケア（表8）】 う歯は予防が第一であり，歯みがきの習慣を早期から（3歳頃には確立するように）身に付けることが望ましい。とくに乳歯や芽出直後の永久歯はう蝕しやすいので，食後の歯みがきなどの十分なケアが必要である。また，乳幼児期や学童期の初め頃までは，養護者による仕上げみがきを行い，口腔内の衛生状況を確認する必要がある。さらに，適切な食習慣，バランスのよい食生活の確立も併せて大切になる。前述の幼児健康度調査によれば，おやつの与え方は，「とくに気をつけていない」が全体の44%と，1990（平成2）年度の28%から増大傾向を示した。しかし，「甘いものを少なくしている」は1歳児13%，5〜6歳児では20%から12%と1993（平成5）年の調査よりも減少している。このような現状をふまえて，保健指導において食生活のしつけの点で留意する必要がある。

〈同義語〉 虫歯，う蝕
〈関連語〉 永久歯，乳歯，間食，口腔ケア，う蝕予防，摂食機能，食習慣，学校検診，3歳児健康診査，子ども虐待　　　　　　　〔浅野みどり〕

●文献 1）高野陽，他・編：母子保健マニュアル，第4版，南山堂，2000，pp.141-150. 2）文部科学省：平成16年度学校保健統計調査.

う蝕 ⇒う歯

表8 う歯の発生要因と予防

	発生因子	予防や抑制の方策
宿主/歯質	①歯質の物理化学的性状（酸に対する抵抗性の良否） ・エナメル質にフッ素などの微量元素が多く含まれているとよい ・萌出直後は抵抗性が弱い ②だ液の性状と流出量（食物，歯垢の清掃，歯質の成熟に関係） ・緩衝能，粘稠度，流出量，だ液中フッ素量，だ液pH	①フッ化物塗布（予防処置） ②フッ化ジアンミン銀塗布（う蝕進行阻止の処置） ③歯の形成期の栄養，健康：蛋白質，リン，カルシウムの摂取 ④だ液流出量の促進 ⑤酸中和能の増強
口腔細菌	①歯垢形成能に関与する細菌（*Streptococcus mutans* など） ②歯垢中の代謝産物に関与する細菌（*Streptococcus mutans, Lactobacillus* など）	①食後の歯みがき ②殺菌剤，抗菌剤の応用
食餌性基質	炭水化物がもっともよい基質になる（歯垢形成に関与：蔗糖，歯垢中の代謝産物：ブドウ糖，果糖，乳糖，蔗糖） ①基質としての炭水化物の適切な量 ②糖分の多い食品の頻回摂取 ③間食 ④粘着，停滞性の高い食品（キャラメルなど）	①食後の歯みがき ②炭水化物（とくに蔗糖）の摂取量を抑制する ③間食は時間を決め，内容を考えて与える ④清涼飲料水を与えすぎない ⑤清掃性食品（繊維性食物，咀嚼性食品）を与える

う蝕予防

厚生労働省の平成15年度調査報告では，う蝕保有率(処置完了・未処置・その他の歯科疾患を含む)は5歳児58.8%，小学生71.3%，中学生67.6%，高校生77.9%である。う蝕は予防可能な小児特有の疾病である。小児期にう蝕予防対策を十分に教育し，習慣形成を確立すれば，80歳までに20本の歯を残すことが可能である。

【う蝕発生の特徴と目標】　う蝕は1,2歳児では主に上顎前歯に発生し，4歳以上では乳臼歯が増加する。2000年までの世界目標のひとつに，12歳児DMF歯数(永久歯の虫歯で，D：未処置歯，M：喪失歯，F：処置歯)が3本以下とされていた[1]。日本は，1999年に2.9本となり，目標を達成した。「健康日本21」の歯科の目標値は2010年までに，①「う歯のない幼児(3歳)」を80%以上，「3歳児までにフッ素塗布」を50%以上，「間食として甘味食品・飲料を1日3回以上飲食する習慣のある者(1.6歳)」を減らす，②「12歳児のDMF歯数」を1本以下，「学童期のフッ化物配合歯磨き剤の使用」を90%，「学齢期の過去1年間に歯口清掃指導を受けた者」30%以上，③「8020の者(80歳で20本以上の歯を有する者)」を20%以上，「6024の者(60歳以上で24本以上の歯を有する者)」を50%以上などである。

【う蝕のかかり方】　どの歯がいつ頃う蝕に罹患しやすいかを知ることはう蝕予防手段を考えるうえで有効である。う蝕の罹患法は2つの条件がある。1つは歯の種類，2つ目は口の中の場所による。前者は臼歯がう蝕にかかりやすい。臼歯は歯の形に溝をもちそこに食物残渣が溜まりやすい。う蝕になりやすい時期は，歯の萌出直後から2年間がもっとも多く，その後は歯の表面が化学的変化を起こし罹患しにくくなる。肉眼的にう蝕の穴として発見されるのはその後1,2年になる。後者は，歯が口腔内の場所により，う蝕の罹患法が異なってくる。う蝕が発生する要因は唾液，食物残渣，舌など活動との関係が異なるためである。下顎前歯では常に唾液が溜まっており，舌の運動によって清掃されるため，ほとんどう蝕には罹らない一方，下顎の臼歯は前歯ほど唾液の影響を受けないかわり，食物残渣が上顎の臼歯に比べ溜まりやすく，う蝕になりやすい。

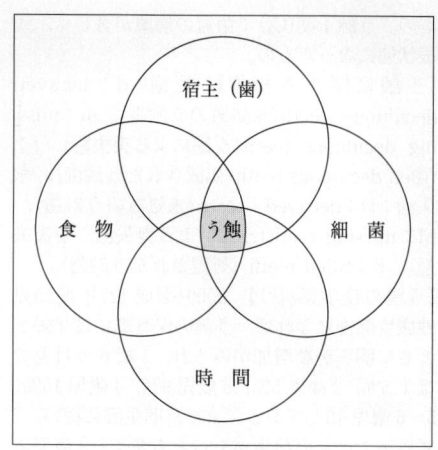

図2　う蝕の要因(Keyesの輪)

【う蝕と食物の関係】　う蝕の発生条件は4つある。図2に示すごとく，口腔に常在するミュータンス菌やう蝕誘発菌は口腔内に食物として摂った炭水化物，とくにショ糖などを分解し，歯の表面に多糖体物質を合成し，これが堆積して，歯垢(プラーク)をつくる。歯垢は溶けにくく，粘着性であり，多くの細菌が棲む温床となる。この歯垢はさらに食事によって口腔内に炭水化物が摂られると，歯垢に付着し，歯垢内に棲息する細菌の働きを受け，分解されて酸が生成される。この酸がう蝕発生の直接的な原因である。また，口腔内のpHにも関係する。食後やおやつを食べたあと歯磨きをしないでいると，pHは酸性に傾き，う蝕発生の要因となる(図3)[2)3)]。う蝕発生の条件でもっとも影響が強いのは，砂糖を中心とする炭水化物食品の摂り方にある。砂糖消費量とう蝕の罹患とは相関関係にあることが疫学的に証明されている。

【う蝕予防法】　①砂糖摂取量を減少させる：a．糖質は食事より間食で摂るほうがう蝕は増加する。とくに，就眠前に摂ると危険性が増加する。食事時は唾液を分泌し，ほかの食物が清掃してくれる。しかし，睡眠時の糖質摂取後は唾液の分泌は減少し，歯の表面の酸が一定量保持される。b．糖質をだらだらと頻回に摂るとう蝕は増加する。c．糖質は歯に付着しやすく，口中にいつまでも残り，臼歯のう蝕を発生させる。d．乳歯の生歯まもない1,2歳頃に，砂糖が多く含まれる酸性度の高い飲料水(ジュース類)を哺乳瓶に入れだらだら飲むと，前歯が溶けるよ

★規則正しく食事をすると…

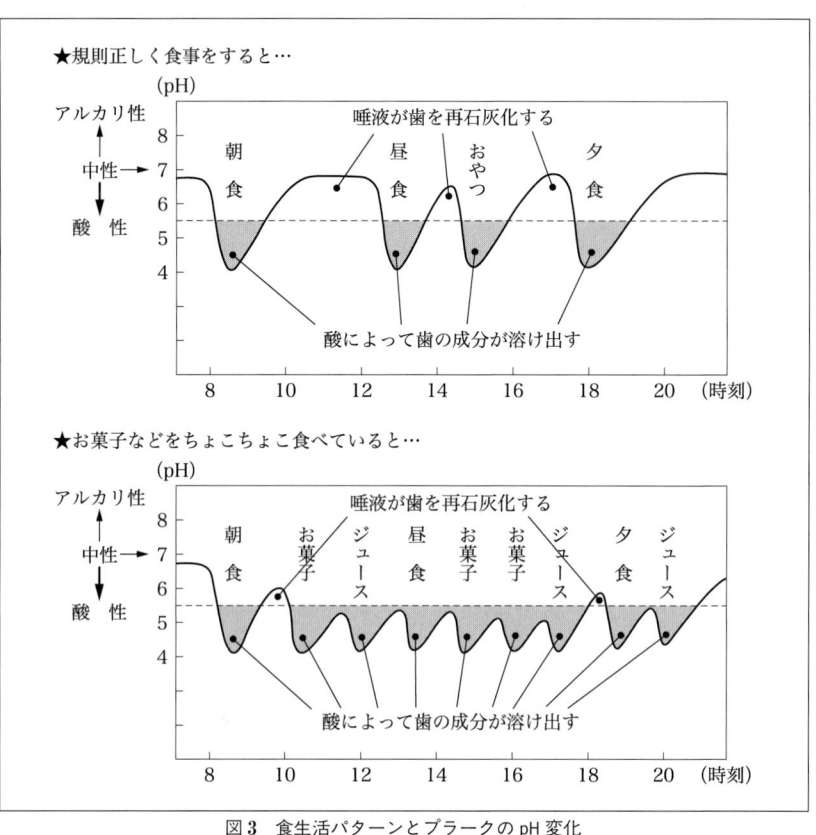

図3　食生活パターンとプラークのpH変化
(出典　佐々木龍二・監, 昭和大学歯学部小児成育歯科学教室・編著：よい歯を育てる食生活, わかば出版, 2004, p.9)

うなう蝕に罹患しやすい。②歯ブラシ習慣の形成：a. 歯の手入れは歯が生える前から必要である。母親は赤ちゃんの全身を沐浴しても、口腔内のケアには気づいていない。1日の最後の食事が終わったら、ガーゼで歯肉を清掃し、口中をきれいにしておく。b. 2歳頃から歯ブラシを使うことに興味をもたせる。2～3歳頃歯ブラシを持たせ歯みがきのまねごとをしながらさらに興味を高める。この時期に歯を磨くことが好きになるようにひとりで磨かせてみる。きれいに磨けないので、「よくできたね」と賞賛しながら、親が仕上げ磨きを行う。c. 5歳頃からは食事の後に歯を磨かないと気持ちが悪いと感じるような習慣形成が重要である。d. 外出先での食事や間食の後は「お口クチュクチュ」とうがいを行うことも教えていく。e. 歯ブラシだけでは歯垢がとれないので、最近では歯間ブラシやフロス(奥歯の間の汚れをとる糸状のもの)が市販されている。ブラッシングやフロッシングは9歳までには自分でできるようにすることがひとつの目安となる。③フッ素剤の使用：フッ素洗口やフッ素塗布に用いるフッ素は自然界に存在するミネラルの一種で、フッ素を歯に塗るとフッ化カルシウムに変わってう蝕の原因となる酸に溶けにくくなる。さらに、う蝕自体の活動を抑えてくれる。3～4カ月に1回、定期的に塗ることが効果的である。フッ素に異論を唱える者もいる。④シーラント：臼歯は溝が深いので歯垢は溜まりやすい。この溝をあらかじめ埋めてう蝕を予防する方法である。まず、歯の表面を少し酸で溶かし、ざらざらした面に液体プラスチックを流し込む。その後、可視光線を当て

て固める．シーラントは取れやすいので，定期的に歯科医にフォローアップを受けることが重要である．
〈同義語〉　虫歯予防
〈関連語〉　う歯，永久歯，間食，食習慣，健やか親子21，塗布，乳歯，乳児健康診査，1歳6カ月児健康診査　　　　　　　　　　［中淑子］

●文献　1）坂口早苗：健康・保健の科学，日本小児医事出版社，2004，pp.54-63．　2）井上美津子：子どものう蝕と食のかかわり．小児科臨床，57(12)：2629-2634，2004．　3）佐々木龍二・監，昭和大学歯学部小児成育歯科学教室・編著：よい歯を育てる食生活，わかば出版，2004，p.9．

運動障害

【概念】　随意運動がなめらかに行えない状態を表し，運動麻痺・運動失調・不随意運動などが含まれる．大脳（皮質，白質），基底核，中脳，橋，延髄，小脳，脊髄，末梢神経，神経筋接合部，筋肉のいずれが障害されても，運動機能が障害される[1]．姿勢，運動（歩行などの粗大運動，巧緻動作などの協調運動），筋緊張，筋力，反射，知覚障害の有無，運動障害出現部位などを診察し，その障害部位を推定する．

【運動麻痺】　運動麻痺は，脳神経領域の麻痺と四肢の運動麻痺に区別されるが，ここでは後者について説明する．運動麻痺は筋肉活動の障害を表し，大脳の運動中枢および中枢から筋肉に至る神経伝導路の障害により生じる．障害部位により中枢性と末梢性に区別され，程度により完全麻痺と不全麻痺とに分けられる．中枢性，すなわち大脳皮質から脊髄までの上位運動ニューロンの障害では，痙性麻痺が出現する．この経路は皮質脊髄路または錐体路とよばれ，上位運動ニューロン障害は錐体路障害ともいわれる．錐体路の神経線維の約80％は，延髄下端の錐体で交叉する[2]．この交叉により，片側の中枢障害では，その対側の痙性片麻痺を生ずる．大脳，内包，大脳脚，脳幹，脊髄のいずれが障害されても痙性麻痺を生じうる．臨床的には，麻痺部位の筋緊張亢進（筋の硬さが増しつつぱる，関節の伸び・振れの度合いが少なくなる），Babinski反射などの病的反射出現，深部腱反射亢進が認められる．小児期に痙性麻痺を呈する疾患群のなかでは，脳性麻痺が主要な疾患である．末梢性，すなわち脊髄前角細胞から筋線維に至る下位運動ニューロンの障害では，弛緩性麻痺が出現する．筋緊張低下（筋肉が柔らかくふにゃふにゃ，関節がゆるい），腱反射減弱～消失，筋萎縮，筋力低下を認める．脊髄前角病変では時に舌の線維束攣縮（細かい筋収縮）を認める．急性発症の運動麻痺では，とくに早期の適切な診断と治療が必要である．運動麻痺の分布と型により障害部位が推定できる．単麻痺（四肢のうち一肢の麻痺）は，一側の大脳皮質の病変か末梢神経の病変により生ずる．片麻痺（左右どちらか一側の麻痺で，上肢のほうが下肢より麻痺が強い）は，一側の大脳半球の病変によって起こる．対麻痺（両下肢の麻痺）は脊髄の病変によって生じ，知覚障害を伴うことがある．両麻痺（両下肢が両上肢より麻痺が強い）は，両側の大脳白質以下の病変によって起こる[1]．

【運動失調】　運動失調とは，協調運動や深部覚，平衡覚の障害のため，複雑でなめらかな運動ができないことをいう．病変部位により，小脳性，脊髄性，迷路性，大脳性（視床など）に区別される．全体的な筋緊張は低下していることが多く，筋緊張は動揺性である．

【不随意運動，異常姿勢】　錐体を通らず大脳皮質から脊髄に至る下行経路である錐体外路は，運動機構に影響を与えるもう1つの経路である．大脳基底核―錐体外路障害では，筋緊張の異常や不随意運動，姿勢の異常が出現する．不随意運動には，ヒョレア(chorea)，アテトーゼ(athetosis)，ジストニア(dystonia)，バリスムス(ballismus)，振戦(tremor)，チック(tics)，ミオクローヌス(myoclonus)などがある．不随意運動の，①規則性，②持続時間，③スピード，④筋緊張との関係，⑤発現部位，⑥睡眠との関係，⑦企図，刺激など情意との関係など[3]について観察する．運動麻痺や失調が進行性で増悪を示すのか，非進行性か，発病の仕方が急性か慢性か，緩徐増悪性なのか，さらには不随意運動の臨床像により原因，基礎疾患を鑑別する[4]．

〈関連語〉　脳性麻痺，反射　　　　　［内藤ちづる］

●文献　1）奈良隆寛：麻痺．前川喜平・編，今日の小児診断指針，第3版，医学書院，1999，pp.115-117．　2）Duus，P.(半田肇・監訳)：神経局在診断，改訂第4版，文光堂，1995，pp.39-61．　3）大矢達男：不随意運動．前川喜平・編，今日の小児診断指針，第3版，医学書院，1999，pp.123-125．　4）泉達郎：

運動障害．森川昭廣，他・編，標準小児科学，第5版，医学書院，2003，pp.554-557．

え

永久歯

【定義】 永久歯（permanent tooth）は，すべて生えそろうと，上下各16本の合計32本となる。6歳頃に，乳歯が抜け始めると同時に永久歯が生え始める。一般的には，下顎の乳中切歯が抜け，永久歯の中切歯および第1大臼歯が生えてくる（図4）[1]。「親知らず」とよばれる第3大臼歯を除いて，28本の永久歯は，13歳頃までに生えそろう。第3大臼歯は，17～21歳頃に生えることが多いが，4本生えそろわない人もある。また，硬い食物を食べる機会が少ない現代人は顎が小さく，第3大臼歯の生えるスペースが十分でないことから横向きで埋伏歯の状態になる，あるいは智歯周囲炎を引き起こすことがある。

【永久歯の形成】 永久歯の形成は，妊娠中期からすでに開始されて，その石灰化は乳児期から幼児期の前半に行われている。したがって，乳

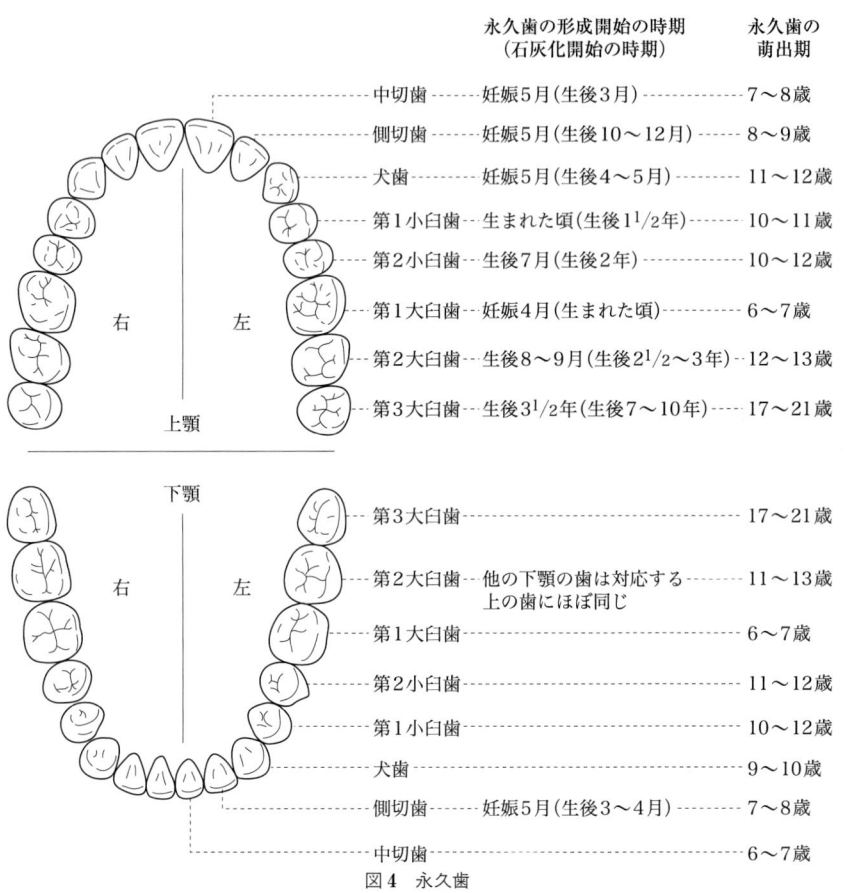

	永久歯の形成開始の時期（石灰化開始の時期）	永久歯の萌出期
中切歯	妊娠5月（生後3月）	7～8歳
側切歯	妊娠5月（生後10～12月）	8～9歳
犬歯	妊娠5月（生後4～5月）	11～12歳
第1小臼歯	生まれた頃（生後1 1/2年）	10～11歳
第2小臼歯	生後7月（生後2年）	10～12歳
第1大臼歯	妊娠4月（生まれた頃）	6～7歳
第2大臼歯	生後8～9月（生後2 1/2～3年）	12～13歳
第3大臼歯	生後3 1/2年（生後7～10年）	17～21歳
第3大臼歯		17～21歳
第2大臼歯	他の下顎の歯は対応する上の歯にほぼ同じ	11～13歳
第1大臼歯		6～7歳
第2小臼歯		11～12歳
第1小臼歯		10～12歳
犬歯		9～10歳
側切歯	妊娠5月（生後3～4月）	7～8歳
中切歯		6～7歳

図4 永久歯

（出典 堀妙子：成長の評価．奈良間美保・監，小児看護学1；小児看護学概論・小児臨床看護総論（系統看護学講座専門22），第10版，医学書院，2003，p.47）

え

図5 歯の構造

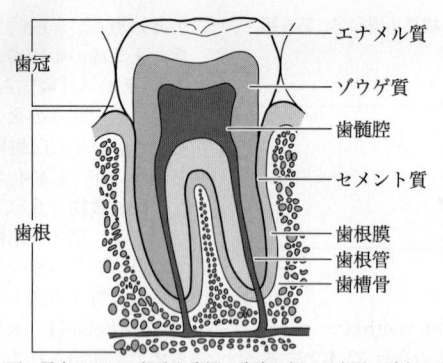

歯の表面に露出している部分を歯冠，歯肉に埋まる部分を歯根とよぶ。歯の中心には，歯髄腔という空間がある。歯をつくる材質として，歯の本体をつくるゾウゲ質，歯冠をおおうかたいエナメル質，歯根の表面をおおうセメント質がある

〔出典 坂井建雄，他：人体の構造と機能1；解剖生理学（系統看護学講座専門基礎1），第7版，2005，p.56〕

幼児期の栄養状態や健康状態が永久歯の形成や萌出に大きく影響する。

【永久歯の構造】 歯冠と歯根からなり，歯肉から出た部分を歯冠といい，歯肉の中で骨の中に埋まっている部分を歯根という。表面から，エナメル質，象牙質，歯髄（血管と神経）という構造になっている（図5）[2]。

【永久歯のケア】 学童期は永久歯に生え変わる時期であり，とくにう歯予防が重要な時期である。食後の歯磨き習慣はもちろんだが，口腔サイズに応じた適切な歯ブラシの選び方，正しいブラッシングの仕方を親と子に教えることが重要である。さらに，砂糖の摂りすぎなど栄養指導も大切である。「80歳になっても20本の自分の歯をもとう」という，8020運動がある。

〈関連語〉 う歯，う蝕予防，栄養，学童期，学校検診，学校保健，摂食機能　　　〔浅野みどり〕

●文献　1）堀妙子：成長の評価．奈良間美保・監，小児看護学1；小児看護学概論・小児臨床看護総論（系統看護学講座専門22），第10版，医学書院，2003，p.47．2）坂井建雄，他：人体の構造と機能1；解剖生理学（系統看護学講座専門基礎1），第7版，2005，p.56．

栄　養

【小児期における栄養の意義】 小児期の栄養は，急激に成長発達する時期に身体を構成する要素として重要であり，この時期の栄養の適切な摂取量とバランスは，健康の基盤となる健全な成長発達および健康の維持をもたらす。

【小児期の栄養の特徴】 小児期の栄養は，成長・発達と密接に関係し，以下のような特徴がある。①乳幼期から青年期までの著しい身体の変化に合わせて，栄養の質や量も異なる。乳幼児期には，身体の大きさに比して活動量が大きく基礎代謝に多くのエネルギーが使われるため，体重当りのエネルギー所要量は年齢が小さいほど多い。とくに，成長発達の著しい乳幼児期や思春期は，エネルギー，蛋白質，脂質，ビタミン，カルシウムなど身体を構成するために必要な栄養素を多く必要とする。②乳幼児期の栄養摂取方法・食事形態は成人と異なり，消化・吸収機能や身体的・精神的発達に沿った適切な摂取方法・食事形態や内容が必要である。③小児期の栄養にかかわる疾患では，従来は栄養失調症やビタミン欠乏症などが多かったが，近年は過剰摂取による栄養障害である肥満，高脂血症，高血圧，2型糖尿病などの生活習慣病が問題となっている。

【主要な栄養素】 ①エネルギー：生命維持のためには，常に一定の体温を保つ必要があり，また，体内のさまざまな生理作用のためにエネルギーを必要とする。主要なエネルギー源は，炭

表9 栄養評価指標

指標	計算方法	評価
カウプ(Kaup)指数	体重(g)/身長(cm)^2×10	3カ月以降の乳児において 18 以上　肥満傾向 15～18　正常範囲 15 以下　やせ傾向
ローレル (Rohrer)指数	体重(g)/身長(cm)^3×10,000	正常範囲　110～160
肥満度(%)	実測体重(kg)－標準体重(kg)/標準体重×100	＋30%以上　太りすぎ ＋20 以上～30%未満　やや太りすぎ ＋15 以上～20%未満　太り気味 ＋15%未満～－15%未満　ふつう －15%以下～－20%未満　やせ －20%以下　やせすぎ
BMI (Body Mass Index)	体重(kg)/身長(m)^2	BMI＝22 が理想体重 日本では，26.4 以上を肥満

水化物，蛋白質，脂質により，1g当りのエネルギー産生はそれぞれ4kcal，4kcal，9kcalである。②蛋白質：蛋白質は人体を構成する栄養素であり，エネルギー源となることもある。蛋白質の摂取が不足すると発育が障害され，免疫能も低下するため，成長発達の盛んな小児期には重要な栄養素である。動物性蛋白質は，人体を構成する蛋白質のうち，体内で合成できない必須アミノ酸を多く含むため，乳幼児では全蛋白質摂取量の45%以上が動物性であることが望ましく，必須アミノ酸をバランスよく摂取することが望まれる。③脂質：脂質には，脂肪(中性脂肪，トリグリセリド)，リン脂質，糖脂質，コレステロール類などがあり，食品には脂質のうち，脂肪が多い。脂肪酸は不飽和結合の有無により，飽和脂肪酸と不飽和脂肪酸に分けられ，多価不飽和脂肪酸のリノール酸(n-6系)，リノレン酸(n-3系)は体内で合成されないので，必須脂肪酸である。コレステロールは，細胞膜や神経線維の髄鞘の成分，胆汁酸，ホルモンなどの材料となり，とくに発育期には必要である[1]。④ビタミン・ミネラル(無機質)：ビタミンとは微量で体内の代謝に重要な働きをしているにもかかわらず，自分でつくることができない化合物であり，一般に13種類の化合物がビタミンとよばれている[2]。また，ミネラル(無機質)とは体内で合成されない微量元素のことで，栄養学上では食物から摂取する必要のある必須元素のことをいう。人体には，カルシウム，リン，ナトリウム，カリウム，イオウ，塩素(クロール)，マグネシウムの7元素が多く，体内では電解質となって存在する。カルシウムとリンは骨の主要な構成成分であり，カリウムやナトリウムは陽イオンとなって体液の浸透圧の調節を担う。

【栄養摂取の変化】　乳児期には，必要な栄養のほとんどは乳汁から摂取する。生後5～6カ月頃より離乳を開始し，乳汁のみでは不足するカルシウムや鉄分を，離乳食では積極的に補う必要がある。また，離乳が完了し幼児食となっても，幼児の胃の容量，消化吸収機能には限界があり，一日に必要な摂取量を3回の食事で摂取することができないため，補食(おやつ)を摂取する必要があり，目安として一日のエネルギー必要量の10～20%程度とする。よって，おやつも必要な栄養素を摂取する重要な機会であり，蛋白やビタミンなどを十分に摂取できるよう乳製品や果物などが望ましく，次の食事に影響しないように配慮する。学童期は，食生活・食習慣の基礎が確立する時期であり，学校給食が始まり，子ども自身が栄養や食物についての知識を得たり学習する機会として重要である。また，思春期には成長の急進期や二次性徴が始まり，女子では初経を迎え，必要なエネルギーや蛋白質，カルシウムや鉄などの栄養素を十分に摂取する必要がある。

【栄養状態の評価】　栄養状態は，主に発育状態によって評価される。身長・体重などの増加，そのバランスとしての体格は乳・幼児期はカウプ指数，学童期にはローレル指数が用いられてきた。幅広い年齢で用いることができる肥満度

や，思春期以降ではBMI（Body Mass Index）が用いられる（表9）。また，疾患などで通常の食事摂取とは異なる場合などは，経口栄養のみならず静脈や経管による栄養も含み摂取量を計算する。疾患で急激に体重変動がある場合などは，上記発育状態に加え，生化学検査（Alb，TLC，TC・ChE，など）や尿検査結果，体重減少率や浮腫などの症状も観察し評価する。また，肥満の判定には皮下脂肪厚などを用いる。
〈関連語〉　栄養障害，栄養所要量　　　［荒木暁子］
●文献　1）今村榮一：新・育児栄養学；乳幼児栄養の実際，日本小児医事出版社，2002, pp.29-32.　2）日本ビタミン学会ホームページ（http://web.kyoto-inet.or.jp/people/vsojkn/gen-vit011.htm）．

栄養過剰　⇒栄養障害

栄養失調症　⇒栄養障害

栄養障害

【概念】　生体は多様な栄養素を摂取・利用することで生命活動を維持している。これら栄養素の摂取の過剰や不足・欠乏，利用障害により引き起こされるさまざまの疾患が，栄養障害である。
【肥満】　①概念：肥満とは体脂肪が過剰に増加した状態をいう。一般に，乳児はカウプ指数〔（体重(g)／身長(cm)^2）×10〕が20以上を太りすぎと判定し，幼児期以降は肥満度20％以上を肥満症とする。肥満度の算出は，（実測体重－標準体重）／標準体重×100で行い，20％以上を軽度，30％以上を中等度，50％以上を高度肥満と定義している。小児の肥満症のほとんどが基礎疾患のない単純性肥満であり，消費カロリーと成長のためのカロリーの和よりも，摂取カロリーが多いために引き起こされる。小児の肥満の予防は，成人期生活習慣病（高血圧，糖尿病，動脈硬化症）の予防の観点からも重要である。②疫学：単純性肥満は年々増加傾向にあり，小児肥満は小児全体の約10％に認められる。また，成人期肥満者の30～80％が小児期にすでに肥満であったといわれている。③症状・検査：単純性肥満では体幹も四肢も太い，均等肥満である。身長年齢・骨年齢ともに暦年齢より進んでいることが多く，女児では初潮の発来も早いことが多い。高脂血症，耐糖能低下，高インスリン血症などの所見を呈する。肥満症の約20％に肝逸脱酵素の上昇を認め，超音波検査やCT検査で脂肪肝が指摘される。④治療・予後：食事制限，運動療法，生活習慣の改善を行う。学童期の肥満の60～80％は成人肥満に移行するといわれており，生活習慣病（成人病）の予備群と考えられる。
【栄養失調症】　①概念：栄養素の摂取不足あるいは利用障害によって生じる栄養状態をさし，体重増加不良ややせを認める。一般に，体重が身長相当の標準体重の80％以下を栄養失調とすることが多い。また，乳幼児ではカウプ指数が13以下，学童ではローレル指数〔体重(g)／身長(cm)^3〕×10^4〕が100以下も栄養失調の指標として用いられる。②症状：栄養素の不足の程度とその種類，持続期間，年齢などにより，症状はさまざまである。「消耗症（マラスムス）」は，主に摂取エネルギーの不足によるもので乳幼児に多い。極度の摂取カロリー不足（授乳量不足など）や，先天代謝異常，吸収不全症候群などの基礎疾患に起因する。極度の体重減少・やせ，高度の発育障害，精神発達遅延，皮下脂肪の消失が主症状である。血清蛋白は比較的保たれるので，浮腫はない。間接ビリルビンや肝逸脱酵素の上昇を認めることがあるが，著明な肝障害を呈することは少ない。「クワシオルコル」とは，エネルギーは相対的に保たれているが蛋白摂取が著明に欠乏した状態である。蛋白摂取不足や重症の代謝亢進患児で認められる。感情鈍麻，浮腫，皮膚病変，脂肪肝による肝腫大など多彩な症候を呈する。③治療・予後：経腸あるいは経静脈的栄養投与を行う。急速に高エネルギー，高蛋白を摂取することは危険であり，非蛋白性エネルギー源をまず与え，徐々に蛋白を負荷していくようにする。適切に治療されれば症状は改善するが，重篤な症例では不可逆的な成長障害や精神運動発達遅延が残る可能性もある。
〈関連語〉　肥満，生活習慣病，やせ，体重減少，体重増加不良　　　　　　　　　［金子浩章］
●文献　1）清野佳紀，他：肥満．清野佳紀，他・編，NEW小児科学，改訂第2版，南江堂，2003, p.149.　2）貴田嘉一：肥満．阿部敏明，他・編，小児科学・新生児学テキスト，改訂第2版，診断と治療社，1996, p.282.　3）村上潤，他：肥満；脂肪肝．白木和夫・監，小児消化器肝臓病マニュアル，診断と治療

社, 2003, pp.315-316. 4) 清野佳紀, 他：栄養失調. 前掲書 1), pp.149-150. 5) 貴田嘉一：栄養失調症. 前掲書 2), pp.279-281. 6) 虫明聡太郎：低栄養. 前掲書 3), p.317.

栄養所要量

【定義】 近年の生活習慣病など栄養の過剰摂取による疾病の予防に重点をおき,「第 7 次改訂日本人の食事摂取基準」(2005～2010 年を使用期間とする)では,従来の栄養所要量という考え方から「食事摂取基準」という,栄養欠乏のみならず過剰摂取を予防する観点からの「摂取範囲」という考え方を用いている。これは,従来は小児の栄養摂取不足による問題がテーマであったが,現在は栄養過剰摂取による健康被害が増加していることなどによる。食事摂取基準とは[1],健康な個人または集団を対象として,国民の健康の維持・増進,エネルギー・栄養素欠乏症の予防,生活習慣病の予防,過剰摂取による健康障害の予防を目的とし,エネルギーおよび各栄養素の摂取の基準を示すものである。小児期の食事摂取基準は,発達段階の特徴をふまえて提示されている。乳児では,発育・発達が順調な乳児における母乳からの栄養素摂取量データに基づき目安量(adequate intake；AI)として示された。また,蛋白質,カルシウム,鉄,亜鉛については,含有量および消化吸収率などの違いから,母乳栄養児と人工栄養児とに分けて提示されている。小児期の食事摂取基準を明確に決定するほどの科学的根拠が十分でなく,他のライフステージの食事摂取基準を用いて,体重あるいは(体重)$^{0.75}$で表される体表面積に相関があるという前提に立つ「外挿法」が用いられた。

【小児の栄養所要量の特徴】 小児期のエネルギー,その他の主要な栄養素について,所要量(摂取基準)の特徴をあげる(それぞれの栄養素の摂取基準については 表 10～15 参照)。①エネルギー：体重 1 kg 当りのエネルギー所要量は年少であるほど多く,1～2 歳 100 kcal/kg,3～5 歳 90 kcal/kg,6～8 歳 75 kcal/kg,9～11 歳 60 kcal/kg,12～14 歳 50 kcal/kg,15～17 歳 45 kcal/kg,18～24 歳 40 kcal/kg と年齢が上がるにつれて少なくなる[2]。食事摂取基準では,推定エネルギー必要量として,エネルギーの不足のリスクおよび過剰のリスクの両者がもっとも小さくなる摂取量が,男女別,15 歳以降では身体

表 10 エネルギーの食事摂取基準：推定エネルギー必要量(kcal/日)

性　別	男　性			女　性		
身体活動レベル*	Ⅰ	Ⅱ	Ⅲ	Ⅰ	Ⅱ	Ⅲ
0～5(月)母乳栄養児	―	600	―	―	550	―
人工乳栄養児	―	650	―	―	600	―
6～11(月)	―	700	―	―	650	―
1～2(歳)	―	1,050	―	―	950	―
3～5(歳)	―	1,400	―	―	1,250	―
6～7(歳)	―	1.650	―	―	1,450	―
8～9(歳)	―	1,950	2,200	―	1,800	2,000
10～11(歳)	―	2,300	2,550	―	2,150	2,400
12～14(歳)	2,350	2,650	2,950	2,050	2,300	2,600
15～17(歳)	2,350	2,750	3,150	1,900	2,200	2,550
18～29(歳)	2,300	2,650	3,050	1,750	2,050	2,350

*　身体活動レベル
　　低い(Ⅰ)：生活の大部分が座位で,静的な活動が中心の場合
　　普通(Ⅱ)：座位中心の仕事だが,職場内での移動や立位での作業・接客等,あるいは通勤・買い物・家事,軽いスポーツ等のいずれかを含む場合
　　高い(Ⅲ)：移動や立位の多い仕事への従事者.あるいは,スポーツなど余暇における活発な運動習慣をもっている場合

〔出典　厚生労働省健康局：日本人の食事摂取基準(概要)別添, 2004(http://www.mhlw.go.jp/houdou/2004/11/h1122-2a.html)〕

表11 蛋白質の食事摂取基準

性別	男性				女性			
年齢	推定平均必要量(g/日)	推奨量(g/日)	目安量(g/日)	目標量(%エネルギー)	推定平均必要量(g/日)	推奨量(g/日)	目安量(g/日)	目標量(%エネルギー)
0～5(月) 母乳栄養児 人工乳栄養児	— —	— —	10 15	— —	— —	— —	10 15	— —
6～11(月) 母乳栄養児 人工乳栄養児	— —	— —	15 20	— —	— —	— —	15 20	— —
1～2(歳)	15	20	—	—	15	20	—	—
3～5(歳)	20	25	—	—	20	25	—	—
6～7(歳)	30	35	—	—	25	20	—	—
8～9(歳)	30	40	—	—	30	40	—	—
10～11(歳)	40	50	—	—	40	50	—	—
12～14(歳)	50	60	—	—	45	55	—	—
15～17(歳)	50	65	—	—	40	50	—	—
18～29(歳)	50	60	—	20未満	40	50	—	20未満

〔出典 厚生労働省健康局:日本人の食事摂取基準(概要)別添,2004(http://www.mhlw.go.jp/houdou/2004/11/h1122-2a.html)〕

表12 ビタミンB_1の食事摂取基準(mg/日)

性別	男性				女性			
年齢	推定平均必要量	推奨量	目安量	上限量	推定平均必要量	推奨量	目安量	上限量
0～5(月)	—	—	0.1	—	—	—	0.1	—
6～11(月)	—	—	0.3	—	—	—	0.3	—
1～2(歳)	0.4	0.5	—	—	0.4	0.5	—	—
3～5(歳)	0.6	0.7	—	—	0.6	0.7	—	—
6～7(歳)	0.7	0.9	—	—	0.7	0.8	—	—
8～9(歳)	0.9	1.1	—	—	0.8	1.0	—	—
10～11(歳)	1.0	1.2	—	—	1.0	1.2	—	—
12～14(歳)	1.2	1.4	—	—	1.0	1.2	—	—
15～17(歳)	1.2	1.5	—	—	1.0	1.2	—	—
18～29(歳)	1.2	1.4	—	—	0.9	1.1	—	—

＊ 身体活動レベルⅡの推定エネルギー必要量を用いて算定
〔出典 厚生労働省健康局:日本人の食事摂取基準(概要)別添,2004(http://www.mhlw.go.jp/houdou/2004/11/h1122-2a.html)〕

活動レベル別に示されている(表10)。②蛋白質:動物性蛋白質は,人体を構成する蛋白質のうち,体内で合成できない必須アミノ酸を多く含むため,乳幼児では全蛋白質摂取量の45%以上が動物性であることが望ましく,必須アミノ酸をバランスよく摂取することが望まれる(表11)。③脂質:総脂質の総エネルギーに占める割合は,目安量として0～5カ月50%,6～11カ月40%,それ以降の小児は20%以上30%未満とされている。④ビタミン,ミネラル(無機質):ビタミンは,その機能や性質により目安量,推定平均必要量と推奨量が示されている(表12～15)。

〈関連語〉 栄養障害　　　　　　　　　　　〔荒木暁子〕

表13 ビタミンB_2の食事摂取基準(mg/日)

性　別	男　性				女　性			
年齢	推定平均必要量	推奨量	目安量	上限量	推定平均必要量	推奨量	目安量	上限量
0～5(月)	—	—	0.3	—	—	—	0.3	—
6～11(歳)	—	—	0.4	—	—	—	0.4	—
1～2(歳)	0.5	0.6	—	—	0.4	0.5	—	—
3～5(歳)	0.7	0.8	—	—	0.6	0.8	—	—
6～7(歳)	0.8	1.0	—	—	0.7	0.9	—	—
8～9(歳)	1.0	1.2	—	—	0.9	1.1	—	—
10～11(歳)	1.2	1.4	—	—	1.1	1.3	—	—
12～14(歳)	1.3	1.6	—	—	1.2	1.4	—	—
15～17(歳)	1.4	1.7	—	—	1.1	1.3	—	—
18～29(歳)	1.3	1.6	—	—	1.0	1.2	—	—

＊　身体活動レベルⅡの推定エネルギー必要量を用いて算出
〔出典　厚生労働省健康局：日本人の食事摂取基準(概要)別添, 2004(http://www.mhlw.go.jp/houdou/2004/11/h1122-2a.html)〕

表14　ナイアシンの食事摂取基準(mgNE/日)[1]

性　別	男　性				女　性			
年齢	推定平均必要量	推奨量	目安量	上限量[2]	推定平均必要量	推奨量	目安量	上限量[2]
0～5(月)[3]	—	—	2	—	—	—	2	—
6～11(月)	—	—	3	—	—	—	3	—
1～2(歳)	5	6	—	—	4	5	—	—
3～5(歳)	7	8	—	—	6	7	—	—
6～7(歳)	8	10	—	—	7	9	—	—
8～9(歳)	9	11	—	—	9	10	—	—
10～11(歳)	11	13	—	—	10	12	—	—
12～14(歳)	13	15	—	—	11	13	—	—
15～17(歳)	13	16	—	—	11	13	—	—
18～29(歳)	13	15	—	300(100)	10	12	—	300(100)

NE＝ナイアシン当量
[1]　身体活動レベルⅡの推定エネルギー必要量を用いて算定
[2]　上限量：ニコチンアミドのmg量，( )内はニコチン酸のmg量
[3]　単位は，mg/日
〔出典　厚生労働省健康局：日本人の食事摂取基準(概要)別添, 2004(http://www.mhlw.go.jp/houdou/2004/11/h1122-2a.html)〕

●文献　1) 厚生労働省健康局：日本人の食事摂取基準(概要), 2004(http://www.mhlw.go.jp/houdou/2004/11/h1122-2c.html).　2) 今村榮一：新・育児栄養学；乳幼児栄養の実際, 日本小児医事出版社, 2002, pp.25-26.

栄養不足　⇒栄養障害

壊死性腸炎

【概念】　新生児，とくに低出生体重児において，腸管の未熟性を基盤として，感染・低酸素・経腸栄養負荷などが誘因となって虚血・粘膜損傷

表15 ビタミンCの食事摂取基準(mg/日)

性別	男性				女性			
年齢	推定平均必要量	推奨量	目安量	上限量	推定平均必要量	推奨量	目安量	上限量
0～5(月)	—	—	40		—	—	40	
6～11(月)	—	—	40		—	—	40	
1～2(歳)	35	40			35	40		
3～5(歳)	40	45			40	45		
6～7(歳)	50	60			50	60		
8～9(歳)	55	70			55	70		
10～11(歳)	70	80			70	80		
12～14(歳)	85	100			85	100		
15～17(歳)	85	100			85	100		
18～29(歳)	85	100			85	100		

〔出典 厚生労働省健康局：日本人の食事摂取基準(概要)別添，2004(http://www.mhlw.go.jp/houdou/2004/11/h1122-2a.html)〕

が起こり，腸管に壊死性変化が進行する病態である。主に回腸末端から上行結腸の急性壊死を特徴とする。

【疫学】 極低出生体重児，とくに超低出生体重児に発症することが多い。わが国の新生児集中管理室(neonatal intensive care unit；NICU)における発症率は0.1～0.2％といわれ，その90％は早期産児に発症している。

【症状】 発症時期の平均は生後12日となっているが，在胎期間に逆比例しているので早期産児ほど発症時期は早まる傾向となる。胃内容停滞・胆汁性嘔吐・腹部膨満・下痢・下血などの腹部症状と，体温変動・無呼吸・嗜眠などの全身症状を呈する。進行すれば，腸管穿孔・敗血症・播種性血管内凝固症候群(disseminated intravascular coagulation；DIC)を合併する。

【診断】 腹部単純X線写真で腸管の拡張像に加えて，腸管壁の気腫像や門脈内ガス像が特徴的所見である。腸管穿孔を併発するときは腹腔内遊離ガス像を認める。

【治療・予防】 内科的治療としては，絶食として胃内容を吸引し，消化管の減圧に努める。経静脈的栄養管理，広域スペクトラムの抗菌薬投与を行う。腸管穿孔や全層壊死が疑われる場合は，腸管切除・腸瘻造設・腹腔内ドレナージを実施する。発症予防として，早期産児・低出生体重児への経腸栄養開始には母乳が推奨されている。

【予後】 本症の死亡率は25～50％と高率である。治癒した場合も，狭窄，短腸症候群，吸収不良，成長障害などの後遺症があり，予後は切除腸管の長さや残存腸管の機能などにより決まる。

〈関連語〉 低出生体重児　　　　　　［金子浩章］

●文献 1) 米谷昌彦：壊死性腸炎．清野佳紀，他・編，NEW小児科学，改訂第2版，南江堂，2003，p.193. 2) 村上龍助：壊死性腸炎．阿部敏明，他・編，小児科学・新生児学テキスト，改訂第2版，診断と治療社，1996，p.1199. 3) 佐々木美香，他：壊死性腸炎．白木和夫・監，小児消化器肝臓病マニュアル，診断と治療社，2003，p.156.

NCAST

【概念】 出生直後から始まる授乳場面における母児のやりとり，そして，遊び場面におけるやりとりは，毎日絶えることなく，ほぼ規則的に継続される養育者と乳幼児の相互作用の場面でもある。こうした場面を用いて親子相互作用を観察し，親子間および親と子のそれぞれに潜む問題を把握し，親子とその家族を効果的に援助するために開発された親子相互作用のアセスメント尺度がNCAST(Nursing Child Assessment Satellite Training)である。NCASTはBarnard,K.とその共同研究者らによって開発され，NCAFS(Nursing Child Assessment Feeding Scale)とNCATS(Nursing Child Assessment Teaching Scale)からなる。

【尺度の概要】　NCAFSは食事場面を、NCATSは遊び場面を用いて養育者と子どもの相互作用を観察・測定する。NCAFSは76項目、NCATSは73項目から構成される。はい(1点)・いいえ(0点)で評定する。したがって最高得点は、それぞれ76点、73点となる。得点が高いほど、養育者―子ども相互作用が良好であることを意味する。双方とも随伴性(contingency)項目をもつ(NCAFSは18項目、NCATSは32項目)。随伴性とは、養育者/子どもの行動が生じたとき、それが、子ども/養育者の行動が誘因となっていることを意味する。NCAFS・NCATSとも養育者側項目50で、子ども側項目はNCAFSでは26、NCATSでは23より構成されている。また、養育者側に4つの下位尺度―子どもから送られるcueに対する感受性(sensitivity to cues)、子どもの不快な状態に対する反応性(response to distress)、社会―情緒的発達の促進(social-emotional growth fostering)、認知発達促進(cognitive growth fostering)がある。子ども側には、2つの下位尺度―養育者に送るcueの明瞭性(clarity of cues)、養育者に対する反応性(responsiveness to caregiver)がある。NCAFSは12カ月まで、NCATSは36カ月までの子どもとその養育者に用いることができる。1979年に初版が作成されて以来、長年にわたり信頼性・妥当性が検討され、アメリカでは信頼性の高い尺度として、臨床・研究において、多くの専門家に利用されている。

【尺度作成の背景】　この尺度が作成された背景には、次のような理論があった。Barnardは、二者間の相互作用を円滑に進行させるためには両者が一定の責任を分担する必要があると考えている。すなわち、子どもは養育者に明瞭なcueを送り、養育者からの働きかけに対して反応しなければならない。一方養育者は、微細な乳児のcueであっても感知する感受性をもち、子どものcueに対して反応し、子どものcueが不快な状態を示すものであるときには、それを緩和・軽減することができなければならない。また、子どもの発育・発達を促進するための働きかけを行うことができなければならない。このような関係を、Barnardはワルツと表現している。ワルツがスムーズに踊れるようなダンスパートナーとの相互作用を通して、子どもは発達のために必要な質と量の刺激を受け取ることができると考えている。もし、養育者がうつ病をもっていたり、生活が苦しく子どものことを考える余裕がないなどの問題をもつ場合や、子どもが早産児・障害児のため、cueが曖昧で、反応性に乏しかったりした場合には、両者のダンスは円滑性を欠き、子どもは発達のために必要な質と量の刺激を受け取ることができなくなる。このような母子を早期に発見し、適切な看護介入を行うことによって、ワルツをスムーズに踊れるように援助するために考案されたものがNCASTである。

〈関連語〉　母子相互作用、母子関係、親子関係
[廣瀬たい子]

●文献　1) Sumner, G., et al.：NCAST caregiver/parent-child interaction feeding manual. NCAST Publications, University of Washington, School of Nursing, 1994. 2) Sumner, G., et al.：NCAST caregiver/parent-child interaction teaching manual. NCAST Publications, University of Washington, School of Nursing, 1994. 3) 広瀬たい子：Barnardモデルと母子相互作用、そしてジョイント・アテンション. 乳幼児医学・心理学研究、7(1)：27-39, 1998. 4) 廣瀬たい子：育児を科学する；乳児のコミュニケーション(ビデオ). ジェムコ出版、2003.

MRSA　⇒メチシリン耐性黄色ブドウ球菌(MRSA)

エリクソン
(Erikson, Erik Homburger)

Erikson, E.H.(1902-1994)は、ドイツ生まれのアメリカの精神分析家、発達心理学者。大学中退後に画家をめざして放浪生活を送ったのち、ウィーンで絵画の教師をしているときに精神分析に出会い、その後Freud, A.に教育分析を受け、児童分析家としての指導を受けた。1933年にナチスから逃れてアメリカに移住し、以後アメリカで最初の児童分析家としていくつかの大学で教育と臨床、研究に携わった。

【パーソナリティーの発達段階理論】　遊戯療法や児童分析の研究を通して自我心理学を発展させ、1950年に著作『幼児期と社会』を発表した。そのなかで、人間の一生はいくつかの段階に分けられ(ライフサイクル)、各段階には達成すべ

表16 Eriksonの発達段階理論

段階	期	心理・社会的発達課題	獲得できることがら
第1段階	乳児期	基本的信頼 対 不信	希望
第2段階	幼児初期	自律性 対 恥,疑惑	意思力
第3段階	遊戯期	自発性 対 罪悪感	目的意識
第4段階	学童期	勤勉 対 劣等感	適格意識
第5段階	青年期	自我同一性 対 同一性拡散	忠誠心
第6段階	若い成人期	親密 対 孤独	愛の能力
第7段階	成人期	生殖性 対 停滞	世話
第8段階	老年期	統合性 対 絶望	英知

き課題(ライフタスク)があり,課題の解決を積み重ねながら一生をかけて精神的発達を遂げるというパーソナリティーの発達段階理論(心理・社会的発達論)を示した(表16)。課題は心理・社会的発達課題ともよばれ,成功によって獲得できるものと失敗によって生じるもの(克服すべきもの)が対にして示されており,双方ともに発達上の課題となる。

【青年期のアイデンティティとモラトリアム】多くの青年期精神障害の精神分析的治療を通して,発達段階のなかでもとくに青年期を主題にした研究に多く取り組み,青年期の発達課題として提唱した自我同一性(エゴアイデンティティego identity)の概念は当時のアメリカの文化的背景のもとに多くの人々に知られるようになり支持を受けた。自我同一性とは,自分がどのような存在なのかという問いに対する自身の答えであり,自己の単一性,連続性,不変性,独自性の感覚を伴った,自分による自己の定義である。また,他者によるその承認を含んでおり,承認によって形成される自己価値self esteemと肯定的自己像をも包括したものである。青年期には,それまでに経験してきた家族をはじめとするさまざまな対人関係のなかで,集団への帰属意識や役割を整理,統合して,自我同一性を確立することが重要な課題となる。その確立は社会的な自己の確立を意味し,それに至る過程においては試行錯誤が繰り返されるが,Eriksonはこの過程を社会に適応するために必要な発達上の準備期間と捉え,猶予期間を意味するモラトリアムmoratoriumという用語を用いて,心理—社会的猶予期間psycho-social moratoriumとよんだ。

【ライフサイクルの研究】Eriksonは自身の生い立ちやユダヤ人迫害,アメリカ移住の経験をもとに,中途半端性,所属,境界を常にテーマとして探求し,また,Gandhi, M.K.などの歴史上の人物を事例とした研究に取り組むことを通して,自我同一性とライフサイクルの関係を明らかにした。このように,Eriksonの一連の業績は青年期の心性や精神病理,境界例の研究に大きく貢献しただけではなく,いまなお社会学,哲学,教育学など,きわめて広い領域に大きな影響を与えている。

〈関連語〉 フロイト,A., 人格, 人格形成, 発達課題, 発達段階, 発達理論, 自我同一性, 自我の発達, モラトリアム, 思春期, 青年期, 自尊感情, 基本的信頼, 恥の感覚　　[塩飽仁]

●文献 1) Evans, R.I.(岡堂哲雄,他・訳):エリクソンは語る;アイデンティティの心理学,新曜社,1981.　2) 鑢幹八郎:エリクソン,エリク・ホンブルガー.小此木啓吾・編,精神分析事典,第1版,岩崎学術出版社,2002, pp.508-509.　3) 小此木啓吾:自我同一性.前掲書2), pp.164-165.　4) 小此木啓吾:モラトリアム.前掲書2), pp.466-467.　5) 小谷野博:精神分析,ナツメ社,東京,2002.

LFD児(light for dates infant)

【定義】 ICD-10(国際疾病分類第10版)では,在胎週数に比して出生体重のみが軽く(10‰以下),身長は10‰以上の新生児と定義している。臨床的にはSFD児と区別して用いるのが紛らわしいため,わが国では身長の高低は問わず,体重が10‰以下の児をいう。

【特徴とケア】 LFD児は,家族的または体質的に小さいだけで未熟徴候を認めない週数相応の児と,IUGR児(胎内発育不全児)とに分けられる。IUGR児は,主に子宮胎盤機能不全が原因で,十分な栄養が児に供給されなかったために胎内発育が不良となった胎内栄養不良児と,児

自身の疾患により胎内発育が遅延した児とに大別される。胎内栄養不良の場合，児の身長，頭囲は週数相応であるが，体重が大きな影響を受け，小さいやせ型の児である。児自身の疾患による場合，体重だけでなく身長，頭囲のすべてが週数に比して小さく，染色体異常や感染症などの重篤な疾患をもつ児が多い。妊娠中の管理として，児の在胎週数に応じて，体重，身長，頭囲を胎児発育曲線図上に記録することによりLFD児のリスクが推測でき，起こりうる問題を予測した対応が可能となる。また，IUGR児は，発達の過程においても問題が多く，フォローアップが重要である。

【SFD児（small for dates infant）】 在胎週数に比して，出生体重・身長ともに10‰以下の新生児。わが国ではLFD児に含まれる。LFDは身長の高低は問わず，体重が10‰以下の児であり，そのなかでもさらに身長も10‰以下の新生児をSFD児とよんでいる。

【AFD児（appropriate for dates infant）】 出生体重が在胎週数相応であり，体重・身長ともに10～90‰の間に含まれる新生児。

〈関連語〉 ハイリスク新生児　　　　[大木伸子]
●文献　1) 仁志田博司：新生児学入門，第3版，医学書院，2004．2) 森川昭廣，他・編：標準小児科学，第5版，医学書院，2003．3) 仁志田博司：胎児発達曲線．周産期医学，21（臨時増刊）：312-316，1991．

LBW infant　⇒低出生体重児

嚥下困難

【嚥下機能の発達】 食べる機能は，①外部から口腔内に食物を取り込む，②口腔内に入った食物をつぶして唾液と混ぜ合わせる咀嚼の働き，③咀嚼された食べ物を，食塊にして口腔から胃に送り込む嚥下の働き，の大きく3つに分けられる。食物を嚥下する機能は，口唇を閉じて食物を取り込むことの繰り返しと並行して発達する。顎と口唇を閉じて嚥下反射を誘発する動きは，食べ物を取り込む機能と一緒に発達する。正しい嚥下は，①鼻呼吸をすることができ口を閉じて咀嚼と嚥下をしている，②顎と口唇をしっかりと閉じて嚥下をしている，③口唇で食物を取り込むことができる，ということが大切である。①鼻呼吸：鼻呼吸ができないと嚥下・呼吸機能の協調がうまくいかず，咳込んだりむせたりしてしまい嚥下性肺炎に至ったりする。鼻呼吸ができるようにするには，子どもの顎を下から支えて，最初は数秒から少しずつ時間を延ばしながら口唇を閉じてやるようにして練習する。②口唇閉鎖機能：正常な嚥下は，食物が口には入ったら口唇を閉じ，舌や顎を使って食物を口蓋の奥に送って意図的に飲み込む動作であり，口唇を閉じていることが必要である。一般的には離乳初期から中期にかけて，口唇閉鎖機能が獲得される。口唇閉鎖ができるようにするには，下顎を下から支え（下顎が前に突き出さない程度），口唇を閉鎖させる。咀嚼や嚥下時に口唇を介助して閉鎖させる。③逆嚥下：逆嚥下は，食物を口に多量に入れたり，無理やり押し込んだりしたときや，仰臥位のまま食べさせているときに起こしやすく，子どもにとっては苦痛である。食物が口に入り，口を大きく開けて舌を突き出して咽頭を広げようとしている異常パターンを修正するには，時間を要する。

【嚥下困難の原因】 嚥下が障害される原因には，器質的な異常として咽頭痛などによる疼痛，巨大舌や口蓋裂，また舌下神経・舌咽神経・三叉神経などの神経障害，共同運動障害などがある。

【観察】　①一般状態の観察：発熱や頻脈の有無，呼吸器症状，嘔気・嘔吐，麻痺の有無など。②嚥下時の状況：むせないでスムーズに嚥下をすることができ，鼻から食物が逆流しないか。嚥下した直後に嘔気・嘔吐はないか。舌突出反射などの異常な舌の動きをしていないか。③口腔から咽頭の異常：奇形，腫瘍の有無。④口・咽喉症状の有無：嚥下時痛のような疼痛の有無。流涎の有無。⑤食事摂取状況と時間：嚥下障害があると時間がかかったり摂取量が少ない。摂取できる食事形態も観察する。⑥神経症状の観察：球麻痺症状がみられることがある。他の神経障害により不随意運動がみられることもある。⑦一般状態の観察：発熱，頻脈，呼吸症状，嘔気・嘔吐，麻痺の有無の観察をする。誤飲性肺炎に対する発熱や咳嗽に注意する。

[楢木野裕美]

●文献　1) 宮崎和子・監：小児Ⅰ（看護観察のキーポイントシリーズ），中央法規出版，2000．2) 松尾宣武，他・編：小児看護学2；健康障害をもつ小

児の看護(新体系看護学29)，メヂカルフレンド社，2003．

遠視　⇒屈折異常

遠城寺式乳幼児分析的発達検査法

子どもの発達評価の方法のひとつである。発達評価は，①子どもを理解するため，②発達の比較，③援助の必要性の判定と援助，④援助効果の判定などのために行われる。

【歴史】　初版は九州大学小児科の遠城寺宗徳らによって，1953(昭和28)年に発表された。その後，1977(昭和52)年に子どもの生活環境の変化に適合させ，しかも発達評価が容易に，より詳細にできるように全面的に改訂された。

【目的・特色】　目的は乳幼児の発達を運動，社会性，言語の分野ごとに評価し，発達上の特徴を明らかにすることである。本検査は次のような特色をもっている。①移動運動，手の運動，基本的習慣，対人関係，発語，言語理解の各機能を分析的に評価できる。②脳性麻痺，精神遅滞などの鑑別診断に役立つ。③0歳児から利用できる。④初診後の発達進歩の問題点を容易に把握できる。⑤結果を視覚的に表示するので，理解しやすい。⑥検査法が簡略で，短時間で検査できる。適用範囲は0カ月から4歳7カ月，所要時間は約15分である。スクリーニングや脳性麻痺などの主として身体的・精神的に複雑なハンディキャップをもった乳幼児を対象に，乳幼児健診，病院などで広く用いられている。

【内容と方法】　①検査用紙：遠城寺式乳幼児分析的発達検査表(九大小児科改訂版)はB4縦置き1枚で，左端には暦年齢欄，その右に発達グラフ記入欄，続いて，検査問題欄に分かれている。発達グラフ，検査問題は左から移動運動，手の運動，基本的習慣，対人関係，発語，言語理解の6つの下位検査の順になっている。各検査問題は上にいくにつれて年齢が進み，0カ月から4歳7カ月まで測定できる。それぞれの下位検査には26項目ずつ(言語理解は21項目)の質問が生活年齢に伴う機能の発達の順に下から上に配列されている。下位検査について0カ月と4歳7カ月の検査問題を一部例示する。a．移動運動：0カ月；あおむけでときどき左右に首の向きをかえる，4歳7カ月；スキップができる。b．対人関係：0カ月；泣いているとき抱き上げるとしずまる，4歳7カ月；砂場で2人以上で協力して1つの山を作る。c．言語理解：0カ月；大きな音に反応する，4歳7カ月；左右がわかる。②用具：色紙4枚，絵4枚，大きい○と小さい○を並べて描いたカード1枚は検査法の本についている。このほかにボール，ガラガラ，白いハンカチ，おもちゃの太鼓，おもちゃの自動車，鉛筆，クレヨン，積み木，はさみ(幼稚園用)，鏡，長い棒(15cm)と短い棒(10cm)，碁石(12個)，コップ(プラスチック製の透明なもの2個)などが必要である。③実施方法：家族からみた子どもの状態を聞きながら，子どもの観察を行い，問題点を把握する。検査表の上部の欄に氏名，性別などを記入する。左端に年齢が表示されているので，検査を受ける子どもの発達年齢相当から検査問題を始める。検査が合格であれば，上の問題に進み，合格が3個続けばそれ以下は検査しなくてよい。不合格が3個続けばそれ以上の年齢の検査はしなくてよい。合格，不合格の出現状況によって判断基準が設けられている。判断結果を発達グラフに点として記入する。発達グラフの各点を結べば，その子どもの発達のプロフィールができあがる。

【結果の処理】　発達グラフは一見して発達障害の部位や障害の程度を知ることができる。この線が暦年齢よりも上にあれば，発達は優れ，下にあれば，遅れていることになる。折れ線グラフが横に直線に近ければ，全体的に発達のバランスがとれており，凹凸があったり，傾斜していれば，発達が不均衡であることを示している。脳性麻痺では運動面の遅れが目立ち，障害の部位が下肢か上肢かが一目でわかる。精神遅滞では言語の遅れが多いことが多い。情緒障害児では社会性，とくに対人関係に遅れがみられる。健常児でも発達の様相がグラフに表され，育て方や環境の診断に役立つことがある。今後の発達指導の指標としては，たとえば，合格の1つ上の不合格の問題，または，合格の1つ下の不合格の問題が次の目標となる。同一検査用紙に検査結果を何回も記入でき，発達の状況を継続的にみられる。親も理解しやすいなどの利点がある。

〈関連語〉　発達評価，発達検査，乳幼児精神発達質問紙(津守式)，知能検査　　　　［吉田由美］

●文献　1) 前川喜平：総論．小林登，他・監，乳幼児発育評価マニュアル，文光堂，1993，pp.1-11.

2) 遠城寺宗徳, 他：遠城寺式乳幼児分析的発達検査法(九大小児科改訂版), 慶應通信, 1977. 3) 松原達哉・編：心理テスト法入門, 第4版, 日本文化科学社, 2002.

エンゼルプラン

【概要】 少子化のいっそうの進行や女性の社会進出など, 子どもをとりまく環境の変化に対応するため, 政府は, 1994(平成6)年12月, 今後10年間における子育て支援のための基本的方向と重点施策を盛り込んだ「今後の子育て支援のための施策の基本的方向について」(エンゼルプラン)を, 文部・厚生・労働・建設(当時)の4大臣の合意により策定したものである. 策定に際して以下の3つの基本的視点の考えと, 10年間を目途として取り組むべき施策を, 5つの基本方向と7つの重点施策として示した(「新エンゼルプラン」の項 表1参照).
【3つの基本的視点】 ①安心して出産や育児ができる環境づくり. ②家庭における子育てを基本とした「子育て支援社会」づくり. ③子育て支援策は「子どもの利益」が最大限尊重されるように配慮.
【5つの基本的方向】 ①子育てと仕事の両立支援の推進. ②家庭における子育て支援. ③子育てのための住宅および生活環境の整備. ④ゆとりある教育の実現と健全育成の推進. ⑤子育てコストの軽減.
【7つの重点施策】 ①仕事と育児との両立のための雇用環境の整備：a. 育児休業給付の実施など育児休業を気兼ねなくとることのできる環境整備, b. 事業所内託児施設の設置促進など子育てしながら働き続けることのできる環境整備, c. 育児のために退職した者の再就職の支援, d. 労働時間の短縮等の推進. ②多様な保育サービスの充実：a. 保育システムの多様化・弾力化の促進, b. 低年齢児保育, 延長保育, 一時的保育事業の拡充, c. 保育所の多機能化のための整備, d. 放課後児童対策の充実. ③安心して子どもを生み育てることができる母子保健医療体制の充実：a. 地域における母子保健医療体制の整備, b. 乳幼児健康支援デイサービス事業の推進. ④住宅および生活環境の整備：a. 良質なファミリー向けの住宅の供給, b. 子育てと仕事の両立, 家族の団欒のためのゆとりある住生活の実現, c. 子どもの遊び場, 安全な生活環境等の整備. ⑤ゆとりある学校教育の推進と学校外活動・家庭教育の充実：a. ゆとりある学校教育の推進, b. 体験的活動機会の提供等による学校外活動の充実, c. 子育てに関する相談体制の整備等による家庭教育の充実. ⑥子育てに伴う経済的負担の軽減. ⑦子育て支援のための基盤整備：a. 地域子育て支援センターの整備, b. 地方自治体における取り組み.
【緊急保育対策等5か年事業】 同施策の具体化の一貫として, 大蔵, 厚生, 自治(当時)の3大臣合意により, 「当面の緊急保育対策等を推進するための基本的考え方」が策定された. これは, ①緊急に整備することが求められている低年齢児保育や延長保育等の多様な保育サービスを拡充. ②各サービスについて目標値を示し, 計画的に推進する. ③国が財源措置を行い, 自治体や保育所等関係者のいっそうの取り組みを促す. ④地方公共団体が地域の特性に応じて自主的に実施する保育対策等の支援などをねらっての策定である. この事業目標値と実績値をみると, 一部を除いてほぼ達成されている.
【課題】 少子化対策については, これまで「今後の子育て支援のための施策の基本的方向について」およびその具体化の一環としての「当面の緊急保育対策等を推進するための基本的考え方」等に基づき, その推進をはかってきた. 1999(平成11)年までの実績値から達成すべき数値目標をほぼ達成したといえる. しかし, 少子化の進行をくい止めるには至っていない. こうした政策評価から, 1999年12月に, 「少子化対策推進関係閣僚会議」で決定された「少子化対策推進基本方針」に基づく重点施策の具体的実施計画として, 新エンゼルプランが策定され, 新たな少子化対策が打ち出された.
〈関連語〉 育児, 子育て, 保育, 保育所
[宮﨑つた子・杉本陽子]

エントレインメント

【定義】 エントレインメント(entrainment)とは, 生後間もない新生児が母親の話しかけに対して, 動きやリズムに同調した反応を示すことにより, 母子間で相互的な同調性が繰り返されていく現象である. もともとは, 2つの生物において, 生体間リズムが同調することをさす言葉

である。人間のコミュニケーションには，言語だけでなく，動きや表情，雰囲気，リズムなど非言語的なものが含まれている。会話では，話しかける人の言語や動き，表情，雰囲気などが，聞き手に無意識のうちに働きかけ，聞き手もそれに応じて身体を動かしたり，リズムをとるなどの反応を示すようになる。その相互同期的な働きかけが，母親と子どもの間に現れている現象を一般的にエントレインメントとよんでいる。これは，母子間の心理的結合を強めることができるものと考えられている。Condon, W.S.が，大人の会話行動に関する研究から，話し手と聞き手の体の動きが，話し手の音声の変化と同時に変化することを「相互同期性」として示したことに始まっている。さらに，Condon, W. S. と Sander, L.W.(1974)は生後間もない新生児が大人の話し言葉に対して，大人同士の会話と同様に反応するという現象を見出している。

【新生児の感覚機能と養育者との相互作用】 新生児は，生下時から母親の語りかけに対して手足を動かしたり，顔の表情を同調しているが，その反応性は日齢・週齢を追うごとに急速に発達する。健康な新生児は，人との相互作用に関する潜在的な能力をもち，通常の養育者にもまた，子どもの能力にうまく対応していく能力が備わっていると考えられている。そのために，養育者は子どものリズムに合わせて，子どもに適するものが何かを見出し，自分の行動を調節したり変化させて，子どもの要求に応えることで子どもを満足させていく。このような養育者の行動様式やタイミングは，子どもの動きに合わせられているため，結果的には子どもが同調するように仕向けて対話していることとなる。しかし，子どものほうもしだいに養育者のリズムに合わせることができるようになり，養育者と子どもの間に感覚機能を介した協力関係が発生する。この協力関係の繰り返しが相互に作用し，さらに親子間の対話が続いていく。具体的には，新生児と養育者のお互いの話しかけや，eye to eye contact，肌の触れ合い，笑顔のやりとりなどが行われている。養育者の話しかけのトーンが普段より高い調子になることも，子どもの反応を促す本能的な手段の現れと考えることができる。

【エントレインメントの作用】 感覚機能を通じた親子の対話は，すなわち親子の相互作用のひとつの方法である。この親子間の相互作用は，アタッチメントの形成の基礎として重要であるばかりでなく，母親にとっては母性の確立のうえで重要なものと考えられている。また，身体面においても，母親のオキシトシン(子宮収縮作用)やプロラクチン(乳汁分泌促進作用)といったホルモン分泌の促進が期待されるため，母親の健康状態を支えていくことができるといった利点もある。

〈関連語〉 母子相互作用　　　　［関森みゆき］

●文献　1) 岩田純一：エントレインメント．岡本夏木, 他・編, 発達心理学辞典, ミネルヴァ書房, 1995, p.65．2) 小林登：新生児．梅津八三, 他・監, 新版心理学事典, 平凡社, 1981, pp.422-424．3) 仁志田博司・編：母子相互作用．新生児学入門, 第3版, 医学書院, 2004, pp.125-138．

お

オイルバス

【定義】 オリーブオイルなど，皮膚への刺激が少ないオイルを用いて清拭をする方法。温湯による洗浄や清拭が適さない部分の汚れや，温水よりもオイルによる汚れの除去に効果がある場合に用いられる。

【実施の対象と方法】 低出生体重児などのハイリスク新生児，脂漏性痂皮やおむつかぶれのある児を対象に実施する。①ハイリスク新生児：オイルバスは沐浴と比較して手技が簡単で要する時間も短い。体温変化や体力の消耗が少なく児への負担が小さいため，かつては全身をオイルで清拭したといわれる。しかし現在では，しばしばオイルかぶれを生じるなど「皮膚に対する刺激が強いこと，細菌が付着しやすいこと，汗腺をふさぎ，発汗を妨げるなどの理由から行われていない」[1]。ただし，とくに激しい汚れなどはオイルを使用したほうが落ちやすく，何度も拭くことによる皮膚への機械的刺激を避けることができる。オイルを含ませた脱脂綿やガーゼなどで，強く擦らずに汚れを軽く拭き取る。その際，オイルによる弊害を考え，使用する範囲や量を最小限にする必要がある。②脂漏性痂

皮：脂漏性湿疹になる前の段階で，汚れのために少し白くなって見えるような状態や，初期の薄い鱗屑や痂皮に対し，汚れの除去を目的に実施する．沐浴の15〜30分ほど前にオイルを塗布して汚れをやわらかくし，その後，沐浴時に石鹸で洗い落とす．あるいは，綿棒やガーゼなどにオイルを含ませ，汚れた部分を軽く擦り，同様に石鹸を用いて洗い流す．擦りすぎによる皮膚の損傷に注意し，場合によっては無理に一度で汚れを落とそうとせず，何度か繰り返して落とすようにする．また，オイルを塗布することによって油脂が皮膚に残存し，痂皮の堆積を助長することのないように注意をする．③おむつかぶれ：基本的には，温湯や石鹸による洗浄で殿部の清潔を保つことが重要であるが，こびりついた汚れなどに対し，摩擦の少ない状態で汚れを除去することを目的にオイルを使用する．おむつ交換時に，ガーゼなどに含ませたオイルで排便などの汚れを拭き取って殿部を清潔にする．オイルで薄く保護膜をつくることによって，おむつの摩擦や排便による刺激から皮膚を守る．ただし，鉱物油(ベビーオイルなど)を使用した場合など，状況によってはオイルの影響で発赤や糜爛などの症状をかえって悪化させる危険性もある．そのため，十分な注意と観察を行ったうえでの使用が必要である．

〈関連語〉　清拭，沐浴，おむつかぶれ

[宮本千史・廣瀬幸美]

●文献　1) 溝上祐子：未熟児のスキンケア．日本看護協会認定看護師制度委員会・編著，スキンケアガイダンス(創傷ケア基準シリーズ③)，日本看護協会出版会，2002, p.170.

横隔膜ヘルニア

【定義】　横隔膜ヘルニアは，横隔膜にある欠損孔を通って，腹腔内の臓器が胸腔内あるいは縦隔内に脱出する疾患である．通常は腹腔内圧のほうが胸腔内圧よりも高いので，逆方向に脱出が起こることはありえない．胸腹裂孔ヘルニア(ボホダレク・ヘルニア Bochdalek hernia)，胸骨後ヘルニア(モルガーニ・ヘルニア Morgani hernia)，食道裂孔ヘルニアがこれに含まれるが，食道裂孔ヘルニアは，他の2つとは病態が異なるため，横隔膜疾患ではなく，食道疾患に含めることが多い．またこれらの先天性の横隔膜ヘルニアのほかに，交通外傷などによる腹腔内圧の急激な上昇によって発生する外傷性横隔膜ヘルニアも存在する．

【発生・病態】　胎生期には胸腔と腹腔とは分離されておらず，共通の腔を形成している．ここにもとは4つの原基からなる横隔膜がしだいに形成され，4つの部分がお互いに癒合して完全な横隔膜となり，胸腔・縦隔と腹腔とが分離される．横隔膜ヘルニアは横隔膜の4つの原基の癒合がうまくいかなかった場合に発生すると考えられている．もっとも数が多いのはボホダレク・ヘルニアで，その発生率は1,500〜2,000出生に1例と考えられる．ボホダレク・ヘルニアにおける欠損孔は横隔膜の後外側に認められ，時には片側の全横隔膜が欠損していることもある．また左側に多いのが特徴で右側の約5倍の発生率といわれる．腹腔内臓器の胸腔への脱出は胎生期から認められ，その圧迫によって肺の低形成が発生する．その低形成の程度が出生後の予後を左右することになる．モルガーニ・ヘルニアでは横隔膜の欠損は胸骨の背側にあり，ボホダレク・ヘルニアに比べるとその欠損孔の大きさはずっと小さいことが多い．また腹腔内臓器の脱出は必ずしも胎生期から認められるわけではなく，出生後に脱出したと考えられる例も多い．通常の脱出は縦隔内であるが，心嚢にも欠損があり，心嚢内に腸管が脱出することもある．

【症状・診断】　ボホダレク・ヘルニアは最近では，出生前に胎児超音波検査によって発見される例が増加している．時に羊水過多を伴い，その原因の検索から発見される場合もある．出生前診断症例は重症例が多いために，通常は出生後に直ちに挿管され，人工呼吸が開始される．胎児超音波検査のほかに胎児MRIも，脱出腸管の種類と大きさ，肺の大きさを知るうえで大きな情報を提供する．出生前診断されない症例では，出生直後もしくは出生後数時間してからの呼吸困難，チアノーゼが第1の症状である．胸部X線撮影を行うと，胸腔内に腸管ガス像が認められ，直ちに診断される．臨床的には胸部が膨隆し，腹部が陥凹しているのが特徴的である．モルガーニ・ヘルニアでは，症状が乏しいことが多く，他疾患に対する胸部X線撮影で偶然に発見されることが多いが，イレウスで発見される例もある．

【治療】 ボホダレク・ヘルニアでもモルガーニ・ヘルニアでも，基本的な治療は手術的に欠損孔を閉じることであるが，その治療成績はまったく異なっている．いずれの場合にも手術そのものは比較的簡単であり，手術手技の巧拙が予後を決定することはない．実際にはボホダレク・ヘルニアでは多くの症例において，肺の低形成を伴っており，その克服が最大の課題となる．したがって手術よりも術前，術後の呼吸・循環管理がはるかに重要である．施設による多少の治療方針の違いはあるが，術前に患児の循環動態の安定のため，48〜72時間もしくはそれ以上の待機期間をおく．この間HFO(high frequency oscillation, 高頻度振動換気)またはIMV(intermittent mandatory ventilation, 間欠的強制換気)による人工呼吸を行うが，過大な圧負荷による肺損傷を避けることがポイントとなる．また一酸化窒素(NO)，カテコラミン，プロスタグランジンE_1(PGE$_1$)などを用いて，患児の血圧，酸素化を可能な限り良好に保つ必要がある．手術は欠損孔が比較的小さい場合には，直接縫合が可能であるが，全欠損に近い大きな欠損孔の場合には人工布を用いる必要がある．術後にも術前同様の集中管理が必要である．ボホダレク・ヘルニア症例に対するECMO(extracorporeal membrane oxygenation, 模型人工肺)の有効性に関しては多くの議論がある．しかし上記のような集中治療を行っても患児の状態が改善しない場合には，ECMOを使用しても，改善が期待できるのはごく一部の症例ではないかと考えられており，以前に比べるとECMO使用症例は減少してきている． ［橋都浩平］

嘔気／嘔吐

嘔気／嘔吐は，小児期にはしばしばみられる症状であり，生理的なものから緊急性を要するものまで種々の疾患が含まれる．そのため，嘔気／嘔吐の起こる仕組み，原因，関連する疾患などを理解しておく必要がある．

【定義】 嘔気(悪心)とは，季肋部から胸部にかけての漠然とした不快感で，視床下部神経核に種々の刺激が加わったことによって起こると考えられ，延髄にある嘔吐中枢の感覚閾値の変化も原因のひとつと考えられている．胃内容物を吐き出したいという，あるいは吐き出さざるをえないような切迫した不快な感覚のことをいう．嘔吐とは，胃内容物を速やかに対外へ排出しようとする運動であり，生体にとっては一種の防御反応といわれている．一般に悪心と嘔吐は，嘔吐中枢の興奮の程度の差と考えられている．

【嘔吐の起こる仕組み】 吐きけを催すと，空腸から十二指腸に逆蠕動が起こる．このとき胃壁は弛緩するが，強い蠕動波が胃体部から起こるとともに，肋間筋や横隔膜，腹筋の強い収縮により腹腔内圧が急激に上昇し，胃内容が食道を経て口や鼻孔から急激に噴出する．小児(とくに新生児・乳児)では，成人に比べて，正面から見ると胃が寝ている状態に近く，噴門の緊張が弱い．そのため，生理的にも嘔吐しやすい状態にあり，特別な疾患がなくても体動や咳などで嘔吐をきたしやすい[1]．

【嘔吐の原因と病気】 嘔吐は通常，①機械性嘔吐，②反射性嘔吐，③中枢性嘔吐の3つに分けられる．①は肥厚性幽門狭窄症，腸重積症，ヒルシュスプルング病などの通過障害によるものと激しい咳などの通過障害によらないもの，②は消化管(疾患)や泌尿・生殖器(疾患)からの刺激によるもの，中耳炎・乗り物酔いなどの迷路障害によるもの，薬剤・中毒によるもの，膵炎・肝炎などによるもの，日射病によるもの，③は髄膜炎や頭蓋内出血，てんかん，心因性嘔吐，周期性嘔吐などによるものである．新生児期から乳児期にかけては，消化管閉塞や肥厚性幽門狭窄症，感染症，幼児期以降であれば，腸閉塞や感染症，脳腫瘍など，年齢により鑑別対象となる疾患群が異なっているため，これらの知識をもっておくことも必要である[1]．

【嘔吐時にみるべきポイント】 ①年齢，②いつから症状がみられたか，③嘔吐の回数と量，④吐物の性状(血液や胆汁の混入の有無)，⑤全身状態に影響がみられているか，⑥腹痛や下痢を伴うか，⑦脱水や体重増加不良があるかどうか，をみる．これらに診察所見や腹部X線写真などの検査所見を合わせて診断をし，適切な治療を開始するが，④，⑤，⑦の症状がある場合は緊急性が高いため，早急な処置が必要となる[2]．

【看護上の要点】 嘔吐を繰り返すときには，食事を制限する．数時間嘔吐をしないことを確認し，白湯，お茶などを少量ずつから与える．鎮吐剤の使用のほか，嘔吐の頻度が高いときには

脱水が生じることもあるため、輸液療法が必要になる。嘔吐時には、吐物を誤嚥させないようにするため顔を横向きにする。嘔吐が続くことは苦しく不快であるため、背部を軽くさする、胃部を軽く冷やすなどするとよいこともある[3]。

〈関連語〉 溢乳, 吐乳, 胃食道逆流現象, イレウス, 感染症, 急性胃腸炎, 腸重積, 脳腫瘍, 肥厚性幽門狭窄症, 摂食障害, 脱水症, てんかん　　　　　　　　　　　　　　　　　　[込山洋美]

●文献 1) 松井陽：嘔吐. 鴨下重彦, 他・監, こどもの病気の地図帳, 講談社, 2002, pp.24-25. 2) 森川昭廣, 他：標準小児科学. 医学書院, 2003. 3) 田村栄子：嘔吐. 大国真彦・編, 小児（図説臨床看護医学 12）. 同朋舎出版, 1994, pp.62-63.

黄　疸

【概念】 循環する血液中の血清ビリルビンが $2 \sim 3 \mathrm{mg}/dl$ を超えると皮膚や粘膜に色素が沈着し、黄染が肉眼的に確認できるようになる。この皮膚・粘膜の黄染した状態を黄疸（jaundice）という。黄疸が軽度のうちは、まず色調の明るい眼球強膜や皮膚が比較的薄い頭胸部の皮膚の黄染がみられ、黄疸の増強に伴って体幹や四肢の皮膚にも黄染を認めるようになる。黄疸のもととなる色素（ビリルビン）は、赤血球の血色素（ヘモグロビン）に由来する。寿命を終えた赤血球は破壊され、脂溶性の間接型ビリルビンとなる。間接型ビリルビンは、血漿中でアルブミンと結合して血流に乗って肝細胞に取り込まれ、肝臓の細胞において肝酵素の触媒によってグルクロン酸抱合され、直接型ビリルビン（水溶性）に変化し、肝臓から胆汁色素として腸管に排泄される。黄疸は、このビリルビンの代謝のどのプロセスの障害によっても起こりうる。

【小児期にみられる黄疸】 小児期にみられる黄疸のほとんどは、母体外環境への適応の過程でみられる新生児高ビリルビン血症（新生児黄疸）であり、それ以外で小児期に観察される黄疸はまれである。黄疸は、肉眼的に確認できるビリルビンによる皮膚や眼球強膜への色素沈着というひとつの所見にすぎない。新生児期を除いては、黄疸自体による問題は少なく、血漿中のビリルビンが増加する病態そのもののほうが問題となる。新生児期の黄疸が問題となるのは、肝臓の処理能力を超えて間接型ビリルビンが増加するにつれて、アルブミンと結合していない間接型ビリルビン（アンバウンドビリルビン）が増加してゆくときである。アンバウンドビリルビンは、新生児の未熟な血液脳関門を通過し、大脳基底核に沈着、組織変性を引き起こし、重篤な神経学的後遺症を残すことが知られている（核黄疸）。病的な黄疸が現れる原因は、大きく3つに分けて考えることができる。1つ目は、血液型不適合による新生児溶血性疾患、分娩外傷や脳室内出血などによる血管外への血液の漏出などによる多量の赤血球の破壊による血漿中のビリルビンの急激な増加である。2つ目は、肝炎（ウイルス、化学物質）、肝酵素異常、薬剤との競合による肝細胞でのビリルビン代謝の障害であり、そして3つ目には、胆道閉鎖症などの胆汁排泄の障害があげられる。非常にまれではあるが、新生児期から発症する高度のビリルビン血症には、先天的な肝酵素の欠損によるものもある。

〈関連語〉 新生児高ビリルビン血症, 新生児溶血性黄疸, 胆道閉鎖症　　　　　　[西海真理]

●文献 1) 仁志田博司：黄疸の基礎と臨床. 新生児学入門, 第3版, 医学書院, 2004, pp.290-305. 2) 松岡高史, 他：新生児の黄疸. 原寿郎・編, 新生児・小児科疾患（看護のための最新医学講座 14）, 中山書店, 2001, pp.100-101.

大島の分類

本分類法は、重症心身障害児（者）の入所決定評価にあたって、1968（昭和43）年、東京都立府中療育センター副院長であった大島一良によって作成されたものである。当時、行政機関（児童相談所）が、複雑に障害が重なり合っていた重症心身障害児の心身の状況を客観的に把握し、施設入所希望者を選定する際の判断基準として考え出されたものである。縦軸を知能指数（IQ）、横軸を運動機能と考え、それぞれ5段階、つまり知能指数においては「20」「35」「50」「70」「80」、運動機能においては「寝たきり」「座れる」「歩行障害」「歩ける」「走れる」に分け、5×5＝25通りの組み合わせをつくり、1〜4を重症心身障害児と定義した。そして、5〜9をその周辺児として場合によっては施設への入所を認めた（図6）。重症心身障害児の分類法にはこのほかにも、

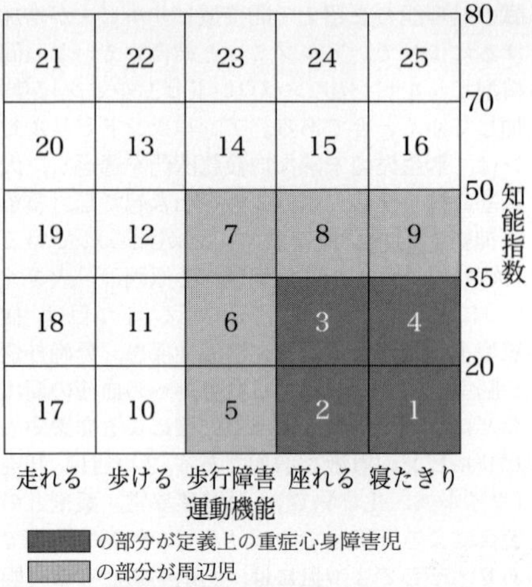

					80
21	22	23	24	25	
					70
20	13	14	15	16	
					50
19	12	7	8	9	
					35
18	11	6	3	4	
					20
17	10	5	2	1	

　　走れる　歩ける　歩行障害　座れる　寝たきり
　　　　　　　　　運動機能

■の部分が定義上の重症心身障害児
▨の部分が周辺児

図6　大島の分類表

(出典　江添隆範：重症心身障害児の概念と定義．浅倉次男・監，重症心身障害児のトータルケア；新しい発達支援の方向性を求めて，へるす出版，2006, p.5)

厚生労働省研究班の規定や文部科学省の区分表などがあるが，大島の分類法は非常に明解で実用性に富んでおり，医療，教育，福祉行政などで広く活用されている。

〈関連語〉　知能指数，重症心身障害児

[浅倉次男]

●文献　1) 江添隆範：重症心身障害児の概念と定義．浅倉次男・監，重症心身障害児のトータルケア；新しい発達支援の方向性を求めて，へるす出版，2006, pp.4-6.

おしゃぶり

【概念】　新生児は，原始反射である探索・捕捉反射，吸啜(きゅうてつ)反射などの一連の反射を通して乳首から母乳を取り入れる。この食行動は生後2〜3カ月以後に随意的な哺乳運動になると考えられているが，捕捉反射は7〜8カ月で消失し，吸啜反射は12カ月ぐらいに消失する。この吸啜反射を利用して，泣いているときや寝ぐずりしているときに，新生児や乳児の口におしゃぶり(人工乳首，pacifier)を含ませ落ち着かせることができる。哺乳中の吸啜波のパターンには，初期のグイグイ飲みと経過とともに移行するダラダラ飲みがあって，その波形に違いがみられ，後者には不安静止作用がある。おしゃぶり使用時は後者の波形で，主として乳児の不安を抑制することに効用を求め，臨床的には検査・治療のため母乳が飲めないときや，経口摂取が不可能で不機嫌なときに利用することもある。おしゃぶりはゴムやシリコンなどからできており，哺乳瓶の乳首に似た丸形や平型が多く，口腔や歯の発達を考慮しており，乳首の部分に安全のためのプレートやリングが付けてある。

【問題点】　おしゃぶり使用時の問題点は口に細菌やカンジダ菌を運ぶ危険や，常に機械的刺激を与えることでアフタや舌苔が生じることである。また，常用することによって歯並び，かみ合わせ，開咬などへの悪影響や，言葉が出始める時期におしゃぶりで口をふさいでおくことによる言語発達への影響が懸念される。なお，おとなしくしているからとおしゃぶりを長時間与えておくと，親子関係の確立にも悪い影響が考えられる。おしゃぶりを使用する場合には，誤嚥，けが，有害物との接触などの恐れのある不安全なものを避け，不潔にならないように保つ配慮が必要となる。

【おしゃぶりとケア】　おしゃぶりの使用は，精神的安定という面での効用はあるが，これをとくに勧める必要はなく，安易な使用は好ましくない。おしゃぶりの使用で子どもが泣かないことは，メッセージを発信しないという弊害につながるので，状況をよく観察する必要がある。また，おしゃぶりがないと落ち着かない，機嫌が悪くなるといったような習慣化は避けたい。ほとんどの子どもはいつの間にかおしゃぶりが不必要になっていくので，母親が神経質になったり，おしゃぶりをやめさせようと子どもを叱ったり，強制的に取り上げるのではなく，話しかけたり，抱いてやることで親子の接触の機会を増やし自然にやめさせていくことが重要である。そして，乳歯が生えそろう2歳半までに徐々におしゃぶりの使用をやめるとよい。大事なことは子どもの心を汲み取って，気持ちの落ち着く環境をつくり，他の方法で欲求や興味を満足させられるように働きかけることである。

〈関連語〉　指しゃぶり

[太田にわ]

●文献　1) 岩山和子：赤ちゃんの哺乳行動；その分析と評価，日本小児医事出版社，1994, pp.85-

106. 2) 小嶋謙四郎, 他・編：乳児保育概説, 朝倉書店, 1975, pp.123-128. 3) 仁木武：育児学. 小林登, 他・編, 新小児医学大系28, 中山書店, 1985, pp.211-223. 4) 日本小児歯科学会・編：親と子の健やかな育ちに寄り添う乳幼児の口と歯の健診ガイド, 医歯薬出版, 2005, pp.28-45. 5) Canadian Paediatric Society：Recommendations for the use of pacifiers. Paediatr. Child. Health, 8(8)：515-519, 2003.

悪心 ⇒嘔気／嘔吐

オナニー ⇒自慰

おむつ

【おむつ(御襁褓, diaper)とは】 おむつの「むつ」は「むつき(襁褓)」の略で，子どもの大小便をとるために腰から下を巻くものの意味があり，乳児の排泄物で衣服が汚れないように排泄物を処理するためのものである。また，おむつは「おしめ(御湿)」("しめし(湿)むつき"のこと)ともいう。おむつは育児用品のなかでもっとも重要なもののひとつである。

【おむつの歴史】 江戸時代には「尻当て」という綿を入れた小さい布団のようなものを用い，その内部の綿に尿尿を吸収させ始末していたという。明治時代に入って「尻当て」から「おむつ」に替わった。この頃から，おむつは布(綿布の晒し)でつくられ，油紙と布でつくられた「おむつカバー」とともに使用した。おむつカバーは，明治時代頃から使われるようになり，大正時代に入り防水性のゴムがカバーに使われるようになった。昭和に入ってパンツ型のおむつカバーが出てきたが，巻きおむつのカバーが主流であった。昭和40年代に入り股関節脱臼の予防として股関節運動を制限しないおむつの当て方の普及運動が盛んとなり，徐々に現在のおむつ，おむつカバーとなった。

【布おむつの種類】 ①素材：やわらかくて吸湿性にすぐれ，洗濯に耐えるものが良く，また，排泄物の観察のためには，白色のものが良い。布おむつには，木綿(綿100%)が多く用いられ，晒し(平織り)は吸湿性・通気性が良い，木綿の綾織(ドビー織)のおむつは肌ざわりが良いとしてよく使われる。②形：布おむつの形には正方形と長方形(輪になっている)，ナプキン型に縫製したもの(「コンパクトおむつ」「エコロジーおむつ」)がある。正方形と長方形がよく使われている。長方形(輪形)は，日本で昔から使われていたもので，かつては浴衣布地がよく使われ，古くやわらかくなったものをおむつに縫製し使用した。現在では，最初から長方形の輪形に織ったもの(縫い目がない)と，並幅の布を長方形(70〜80cm)に裁断し縫製したもの(縫い目がある)とがある。ほかに長四角(100〜120cm×50〜60cm)で輪になっていないものがある。正方形(一辺が約80cm)のおむつは，第二次大戦後アメリカから導入された。正方形のおむつは綾織が多く，三角形にたたんで(たたみ方は2〜3種類がある)使用する。ナプキン型はコンパクトサイズで，体形に合わせ中央がやや細く，数枚の布を重ねて縫製されている。

【おむつカバー】 布おむつには，おむつカバーが必要である。材質はウール製が良い。尿漏れを防ぐ目的で使用されるが，尿漏れを防ぐというよりおむつを固定することが主目的であり，皮膚の蒸れによるただれを防ぐために，適度の通気性があることが大切である。また，脚が自由に動かせるように乳児の成長に合わせて大きさを選ぶ。

【布おむつの長所と短所】 ①長所：環境にやさしい。経済的である。②短所：洗濯してたたむ手間がかかる。紙よりも布のほうが吸水性が悪い分，こまめにおむつを換えないとかぶれやすい。おむつかぶれは，おむつの使用による非アレルギー性皮膚炎であり，a. 尿中の尿素が分解しアンモニアを生じたおむつ着用部分の環境がアルカリ性を呈する，b. 糞便中の蛋白分解酵素(プロテアーゼ，リパーゼ)が活性化(アルカリの環境で強化される)する，c. 糞尿による湿潤(長時間おむつを交換しないことによる)で殿部の皮膚がふやけて傷つきやすくなる，d. おむつにより皮膚表面を摩擦する，などの化学的刺激，機械的刺激，微生物の影響などにより接触性皮膚炎(おむつかぶれ)が惹起されるといわれている。

〈関連語〉 おむつかぶれ，おむつの交換，紙おむつ ［江上芳子］

●文献 1) 山本一哉：おむつかぶれ. 周産期医学, 20(臨時増刊)：457-459, 1990. 2) 小川雄之亮：おむつ. 周産期医学, 20(臨時増刊)：408-412, 1990.

おむつかぶれ

【定義】 おむつに覆われている皮膚に生じる一次刺激性の接触皮膚炎を，おむつかぶれとよんでいる。おむつ内の皮膚は，湿気により角層が浸軟（ふやけて軟らかくなる）し，外部からの刺激に対して抵抗性が落ちるため，おむつ表面や清拭の摩擦により傷害されやすくなる。また，尿や便が存在するとアンモニアが生じ，傷ついた皮膚にさらに炎症を起こす。さらに便中に含まれるプロテアーゼ，リパーゼなどの酵素はアンモニアによりアルカリ性に傾いた環境でさらに活性化され，皮膚により強い炎症を起こす[1]。便が軟らかく，とくに下痢便であるほど，皮膚炎は起こりやすく治りにくい。

【症状】 基本的におむつに覆われている皮膚のどの部位にも生じるが，もっとも頻度が高いのは肛門周囲の紅斑，丘疹，糜爛である。また，男児の陰茎先端部や，陰嚢との間擦部，女児の大陰唇や恥骨部にも紅斑，丘疹が生じやすい。さらに，おむつのテープが皮膚に直接接触する部位に線状に生じる紅斑，ギャザーの当たる部位に生じる紅斑，丘疹もよくみられる。長時間おむつをつけたままでいると，とくにはかせるタイプのパンツ型おむつの場合，全面に汗疹様湿疹が生じることがある。おむつかぶれと間違えられやすい疾患におむつ部カンジダ症（乳児寄生菌性紅斑）がある。これは，腸内の常在菌であるカンジダ菌が皮膚に感染したもので，鑑別点はおむつかぶれに比べ，凸部よりも凹んだ部位，皺の奥に強い紅斑がみられること，紅斑の辺縁部に粟粒大の紅色丘疹や膿疱が多発し，そのあたりにレース様の粃糠疹（うすく皮がむけかかっている状態）が取り囲むようにみられることなどである。カンジダ症を疑った場合は，粃糠疹または膿疱内容をピンセットや切れにくいメスで採取し，スライドグラスに載せてKOH法で顕微鏡検査する。

【予防】 おむつ交換をなるべくこまめに行い，尿や便と皮膚の接触時間を短くし，皮膚が蒸れるのを防ぐことが一番大切である。おむつ交換時には，清拭するわけであるがその際注意すべき点は，弱っているデリケートな皮膚を刺激せずにきれいにすることである。すなわち，市販のおしり拭きを使うよりも，ぬるま湯または水に浸し，ゆるめに絞ったガーゼ，脱脂綿，タオルなどでそっと清拭する。とくに便が広範囲に付着しているような場合には，できればぬるま湯のシャワー浴または坐浴がもっともよい。石鹸は毎回使わず，1日1回入浴時に，よく泡立ててやさしくなでるように洗う。水気を拭き取るときも，擦らずにそっと押し拭きする。清拭後は，そのままにせず軟膏を塗り，皮膚の表面に油性の膜をつくることによって，新たな刺激から皮膚を守るようにする。予防には便の状態がとても大切で，下痢便，軟便の場合には，食事内容を見直したり，内科的に下痢を抑える治療を行う。おむつを選ぶとき，ギャザーの多い通気性の少ないもの，パンツ型のおむつは避けたほうがよい。

【治療】 軽い紅斑や丘疹だけであれば，亜鉛華軟膏やアズレンスルホン酸ナトリウムなどをおむつ交換のたびに，全体に塗って保護する程度でよい。赤みが強かったり，糜爛をつくっている場合は，ステロイド外用薬に亜鉛華軟膏を重層したり，糜爛面にスルファジアジンのような抗菌薬を塗ることもある。もし，これらの治療でまったく治らず，カンジダ症が疑われる場合は，鱗屑の顕微鏡検査でカンジダ菌を証明したうえで抗真菌薬に切り換える。

〈同義語〉 おむつ皮膚炎　　　　　［馬場直子］

●文献　1）佐々木りか子：おむつかぶれ．小児科臨床，54(12)：2156-2157, 2001．

おむつの交換

おむつ交換は，清潔習慣の学習の第一歩であるとともに，排泄の観察の機会として，また排泄のしつけの前段階として大切である。さらに，保育者とのコミュニケーションの機会ともなる。

【手順】 ①必要物品（おむつ，お尻拭き，汚れたおむつを入れるもの，おむつカバー）を準備する。②手を洗う。寒いときはおむつと手を温めてから換える。③おむつを開け，便で汚れていない部分で拭き取り，お尻拭きでお尻の汚れを拭く。陰部の周りなどくびれた汚れが入りやすいところを注意して拭く。尿だけのときにも陰殿部を拭くようにする。女児は，外陰部周辺，会陰部から肛門周辺へ（前から後ろへ）と拭く。男児は，陰嚢の皺や陰嚢の裏を注意して拭く。
a．お尻を持ち上げるとき，歩き始めるまでは，

股おむつ
たたみ方①

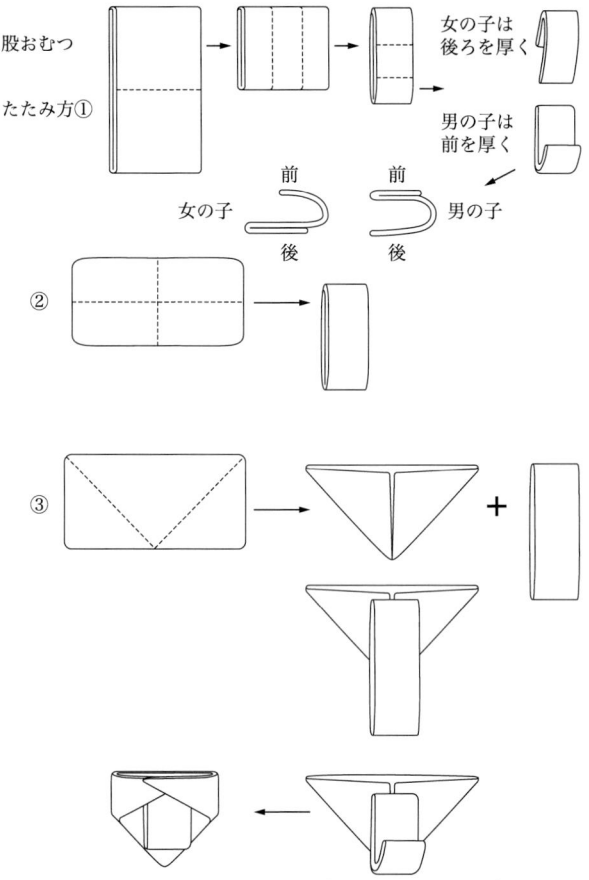

女の子は後ろを厚く

男の子は前を厚く

女の子 前 後　前 後 男の子

②

③

図7a　おむつの折り方の手順(長方形おむつの場合)

足首を持って持ち上げない。乳児期は股関節の臼蓋形成が十分発達していないこと，関節嚢が緩んだ状態にあることなどから無理に脚を引っ張ると抜けやすいので，お尻の下に手を差し入れて持ち上げる。お尻を拭くときは横向きにして拭く。b．お尻拭きは，軟らかくて肌触りが良いコットンやガーゼ，または使い古したおむつがよい。お湯を使い，冷たいものでは拭かない。c．排泄物での汚れが広範囲でひどいときや，下痢およびおむつかぶれなどがあるときは坐浴する。坐浴は，乳児を抱きかかえ，洗面器のお湯でお尻を洗う。④お尻を持ち上げ，汚れたおむつを引き抜き，新しいおむつを敷く。お尻を拭いた後，空気にさらしてお尻を乾かしてから新しいおむつを当てる。このとき，しばらくスキンシップをして遊ぶ。パウダーは必ずしも必要ではない。むしろ，たくさんのパウダーをつけると，陰部や股の皺にパウダーが入り，尿や汗で湿って皮膚を刺激し，皮膚炎を惹起する恐れがある。⑤お尻の形や股間部に合わせて，おむつの真中を窪ませるように両端に襞を寄せ，後ろは腰まで，前はお臍を出して(乳児は腹式呼吸なので，腹部の圧迫を避ける)おむつを当てる。女児はお尻の下に尿が流れるので，おむつをお尻のほうを厚くし(二重にする)，男児では前が多く濡れるので前を厚くする。また，多量に排泄したとき衣服を汚さないために，おむつがおむつカバーからはみ出ないようにおむつカバー

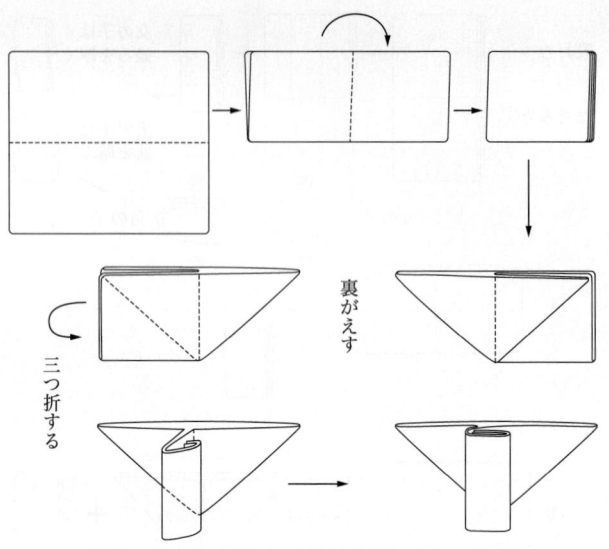

図 7b　おむつの折り方の手順(正方形おむつの場合)

の中に収める。下肢を自然肢位で下肢の運動を妨げないように，股を開き屈曲位(M 字型)をとれるよう，大腿部を十分に出して，股の部分にだけ当てる"股おむつ式"の当て方がよい。⑥お腹周りがきつくならないように指2本くらいの余裕をもたせ，おむつカバーのベルトを留める。紙おむつの場合は，③までは同様にして，⑦紙おむつをお腹周りや股間部に合わせ，足回りのギャザーが外に出るように当て，両脇のテープを留める。⑧手を洗う。a. おむつ換えの回数は月齢によって(個人差があるが)，日中はおよそ2〜3時間おきに，指を入れてみて濡れていたら換える。夜は乳児が眠るとき，保育者が床につくとき，朝目覚めたとき，夜中泣いたときに換える。また，朝あまりにもぐっしょりであれば夜中に一度換えたり防水布を敷くなど工夫する。b. おもちゃで遊ぶようになればおもちゃを手に持たせて，おむつを換えるとよい(図7a，b)。

【おむつ，おむつカバーの洗濯】　尿のおむつはそのまま，便がついたおむつは，便をトイレに捨て水に浸しておいた後，洗濯をする。おむつに残った石鹸分でかぶれることがあるので，水で十分にすすぐことが大切である。洗濯後は日光(殺菌作用)に当てる。室内に干したときは，アイロンで乾燥と消毒を行う。おむつカバーは，汚れなければ1日に1回は交換する。ただし，汚れなくても，湿ったら新しいものと交換する。おむつカバーの洗濯はおむつと同様でよい。便がついたおむつカバーは，便を拭き取り，水洗いした後，おむつと一緒に洗濯し，洗剤が残らないようにすること，日光に当てることなどおむつと同じである。

〈関連語〉　おむつかぶれ，おむつ，紙おむつ

[江上芳子]

親　　業

【定義】　親業(parenting)とは，幼い子どもの養育者が，その子どもの人としての成長発達を最大限に促そうとする親らしい活動をいう[1]と定義づけられている。

【基本的な考え方】　親達は，自分の新しい役割がここちよいものであるために，技術だけではなく，自信をも必要としている。親子の相互作用は，その相互作用を両方の側面に注目して観察する必要がある。子どもが求めているときに，親が応えることをしなかったり，子どもの行動が正常であっても，子どもに対する親の期待が非現実的であったり，相互の誤った組み合わせによって親の行動は障害される。親業は学習される行動であり，通常，親からされたように親

業を行う。また、親業の行動は、子どもの傷つきやすさを知っているかどうかによっても影響されると考えられている。

【今後に向けての課題】 現代社会は多様化・複雑化してきており、核家族化した現代家族のなかで、育児にかかわる機能、女性の性別役割意識の変化、父親（男性）の伝統的性別役割分業への意識などとの関係から親業は、重要視されている。親であることのための学習の機会に乏しく、不安や困難を感じている親達に対して、効果的に親の役割が果たせるよう、組織的な訓練を与えようとする試みもみられる（親業訓練 parent effectiveness training；PET）。大日向[2]は次のような諸点から親業の難しさと大切さ、支援の必要性を強調している。①家族のなかで、ただ女性であるというだけで暗黙のうちに家事・育児をしなければならないという考え方は通用しなくなっている。②現代社会で子どもを育てるということは、親だから、女性だからというだけで、何の準備もせず当然できることではない。つまり、現代社会において「親になること（親としての役割を果たすこと）、子どもを育てること」には準備や研鑽が必要であるということ、そしてそれは女性に限定されたことではなく、男性も含めた家族全体の問題である[3]。小児の健康を守るためには、家族全体について、家族内の状況、社会との過去・現在・未来にわたる状況とその変化などを判断し、支援方法を考え、具体化することが重要となる。

〈関連語〉 親役割，育児，子育て，育児観，育児期，育児不安，育児負担感，親子関係，しつけ

[鈴木真知子]

●文献 1）見藤隆子，他・編：看護学事典，日本看護協会出版会，2003, p.63. 2）大日向雅美：子育てと出会うとき（NHKブックス852），日本放送協会出版会，1999, pp.139-140. 3）岡田洋子，他：小児看護学，医歯薬出版，2002, pp.51-52.

親子関係

【概念】 小児看護学の領域においては従来，母子関係が親子関係とほぼ同義に用いられることが多かった。しかし、子どもの発育・発達の出発点から継続過程において、母親とともに父親が、あるいは祖父母、きょうだい、親戚や、保育・教育・福祉などあらゆる組織体や制度にかかわる人間が、子どもにかかわっている。こうした人々のなかで、とくに両親（時に単親の場合もある）、あるいは親代理者（主要な養育者）は、子どもの発育・発達と、さらには将来にも深くかかわる。毎日の、あるいは一瞬ごとの食事や遊び場面における親子のやりとりや、教え、指示し、保護するというような観察可能な行動のやりとりが親子相互作用とよばれるのに対し、親子関係は、相互作用のパターン全体をまとめ、より抽象的な関係性をいう。親子関係において、母子関係と父子関係は相補的に機能し、子どもの幸福と健全な発達に重要なものである。

【親子関係とその影響要因】 かつて、イギリスの精神科医 Bowlby, J. が、1950年に WHO からの要請で、乳幼児期における母親からの分離が子どもに与える影響を調査・研究して、母子関係の重要性を明らかにし、さらには、親子関係の質的問題や相互作用のあり方に注目し、愛着理論を確立したことは広く知られている。しかし、Bowlby が親子関係を論じるときに、母親を偏重しすぎていることを批判したのは、やはりイギリスの精神医学者である Rutter, M. であった。母親だけでなく父親、きょうだい、友達、学校の先生なども子どもの発達に大きな影響を及ぼし、その重要性は、子どもの発達のそれぞれの時期によって異なっていると指摘した。また、劣悪な環境下にいる子どもであっても、逆境に屈せずに成長する子どもがいることに注目し、そうした子どもの強靱性の要因について論じている。両親の不和や葛藤が行動障害に結び付くのは、女児よりも男児に多い、一方の親との良好な関係の保持は、不和で不幸な家庭の子どもを守る、不和で不遇な家庭の子どもでも、学校がその子どもを適切に支援できていると問題が少ないなどである。また、親の精神病理も親子関係に深刻な影響を及ぼすことが知られている。母親がうつ病をもつだけでなく、他の精神病理をもつ場合にはその親子関係は高いリスクをもつものになりやすいこと、夫婦の不和や家庭内暴力、貧困も大きなリスク要因となる。また、子どもの側の問題としては、早産や低出生体重、病気、言語発達遅滞、注意欠陥障害、難しい気質などがあげられている。健全な親子関係の形成には、両親がおのおのの親役割を果たすことが必要となる。父親の役割は母親とは別で、妻に対する包容力と支えが安定し

た家族関係の基礎をつくる。そこではじめて母親は安心し，ゆったりした気持ちで育児を行い，子どもにぬくもりを与えることができる。母親は，抱きしめたり，手をつないだり，語りかけるなどの言葉で接触することが多いが，父親は身体を使った遊びで，攻撃・防御，人のいやがる限界などを教えることができると指摘する研究者もいる。親子関係は，子どもの発育・発達を促進し，護るものであるとともに，赤ん坊が人間としてこの世に出て行き，社会的人間として生きていくための能力，スキルを与えるものである。そしてさらには，それら獲得したものを，次の世代に伝達する機能をももっている。
〈関連語〉 母子関係，愛着 ［廣瀬たい子］
●文献 1) 岡本夏木，他・監，岩田純一，他・編：発達心理学辞典，ミネルヴァ書房，1995. 2) 河合隼雄，他・編：親と子の絆，創元社，1984. 3) 畠中宗一・編：母子臨床再考．現代のエスプリ420号，至文堂，2002. 4) Solchany, J.E., et al.(廣瀬たい子・訳)：乳幼児精神保健. 小児看護，29(2)：245-251，2006.

おやつ ⇒間食

親の会

【「親の会」の背景】 医療の進歩によって以前は治らなかった病気が治り，慢性病を抱えながら生活をする子どもや，障害をもちながら生活する子ども達が増加してきている。病気や障害により長期にわたる治療や療養，そして難病・障害をもって生活する子どもをもつ親は，身体・心理・社会面からさまざまな問題を抱えている。たとえば，成長・発達の遅れ，就学，後遺症や合併症，病気の治療法，きょうだいへのかかわり，医療器具・制度の利用，困ったときの対処法などさまざまである。親にとっては，子どもを中心とした問題や課題における情報交換が必要となる。そのためには病気や障害をもつ子どもとその家族をどのように支援していくかというサポートシステムの充実，セルフヘルプグループの活動が重要な役割をもつことになる。

【「親の会」の定義】 家族支援のひとつに「親の会」がある。難病や病気・障害をもつ子どもとその家族にとって，「親の会」の意義・役割は大きく一種のセルフヘルプグループの機能を果たし，子どもと家族の闘病生活，あるいは子どもを亡くした家族を支えるうえで大きな役割を担っている。つまり「親の会」とは，ある目的や意図をもって集まった人の集合体であり，同じ悩みを抱えた家族が悩みを話したり，聞いてもらえることで孤立・孤独感がやわらぐなど，相互交流や情報交換の場として機能する。

【「親の会」の現状】 難病のこども支援全国ネットワークでは，1990(平成2)年から親の会連絡会が始まり，現在41団体〔2002(平成14)年現在〕が参加してさまざまな情報交換や学習会を行っている。また，1968(昭和43)年，小児がんで子どもを亡くした親達によって設立された「財団法人がんの子供を守る会」がある。これは全国の大学病院をはじめとする各施設に結成された35グループの小児がん親の会の活動である。さらには，病気や障害別に小規模な親の会が全国に存在している。親の会の活動は，医療の進歩，価値観の多様性や医療者・家族との相互作用によって多岐にわたる課題が発生し，個人の励まし合いといった静的な場だけでなく，講演会・学習会・お楽しみ会・キャンプなどの催しや集団での総会や定例会，会報の発行などを行っている。子どもの病気・障害といってもさまざまで，病気の型・発症年齢・治療・家庭環境，治療の可能性の有無などによって抱えている問題が異なる場合には，運営に不満を抱くこともある。また，個人情報が漏れることを恐れるなど，親の会のメリットは大きい反面，さまざまな問題・課題も生じてくる。親の会の運営は，医療従事者を巻き込み専門医の支援を受けるものもあるが，親達だけで運営するものもある。全国に支部をもつ大きな会から，子どもの日々の問題について情報交換する小さな会もあり，「親の会」といっても組織・運営など多岐にわたる。

【「親の会」の課題】 いろいろな形の親の会のあり方を支援することが重要で，家族や当事者はもちろんのこと医療者も，親の会の特徴や運営について理解し，必要なときに必要な情報を家族や当事者が選択できる整備が求められる。
〈関連語〉 セルフヘルプグループ，ソーシャルサポート ［野中淳子］
●文献 1) 斉藤淑子：病気の子どもをもつ家族にとっての「親の会」の役割と看護職への期待．及川郁子・監，村田恵子・編，病いと共に生きる子どもの

看護，メヂカルフレンド社，2005，pp.344-351． 2）井上玲子：小児がんの子どもを持つ親の会の活動の特性に関する研究；組織論的分析による会の活動の構造と意味．日小児看護会誌，2003，pp.1-7． 3）谷川睦子，他・監，山元恵子・編：小児在宅移行指導マニュアル（臨牀看護セレクション No.11），へるす出版，2001，pp.319-322． 4）キッズエナジー・編著，津田正彦，他：難病の子ども情報ブック；子どもの無限の可能性を信じて，東京書籍，2001，pp.76-77．

親 役 割

【定義】 親役割とは，子どもをもつことによって遂行することを期待される行動様式のことをいう。この親としての諸行動様式は経験を通して学習され形成される[1]。

【基本的な考え方】 子どもは大きく分けて2つの欲求があるといわれている。1つは子どもが不快や不安状況にあるときそれを共感して受け止め，取り除いてほしいという「受容＝安心欲求」である。もう1つは，精神がずっと落ち着いた状態であるときにはもっと興味あるものを示し，興奮させてもらいたいという「精神興奮を求める欲求」である。このうちの受容＝安心欲求は出生後すぐに出現する欲求であるが，総じて子育てに関してはこの2つの欲求をバランスよく満たすことが親の役割であると考えられている。通常，出生後すぐに出現する受容＝安心欲求を満足させる役割をとるのは主に母親で，後者の精神興奮を求める欲求を満足させる役割をとるのが主に父親と考えられている。しかし，両親のどちらかが「母性」と「父性」を分けてそれぞれの欲求充足のために働きかけるのではなく，両親のそれぞれが共に「母性」「父性」双方の対応ができることが必要である。このような考え方を背景に，最近では「父親」「母親」と分けて役割を考えるのではなく，「親役割」「親性」といういい方で役割を明らかにしていくように変化しつつある。親役割，親性の学習は生涯学習であり，そのもっとも学習効果が望める機会が出産と子育ての場面である[2]と考えられている。

【今後に向けての課題】 家庭環境は，子どもの身体的成長や発達のための基本的要求，すなわち，子どもの情緒的・社会的・知的可能性への刺激・衝動のコントロールの修得に対する一貫した指導，現実に対する判断力，人と感情を分かち合う柔軟さ，確固としたモラルを提供するところである。このような環境から「独立した個人として人生を歩む1つのプロセスとして，家族から独立していく能力」を身に付けた子どもが育つのである。そのような環境を与えることが親の役割である[3]と考えられている。子育ての難しさは，たいていの場合，知識不足やストレス要因を前向きにうまく取り扱うことができないことから起こってくる。子どもまたは親の病気や，経済的な問題など家族全体にストレスが増すような状態のときには，親が親らしくあることは困難になる。どんな家庭でも父親と母親とが社会的に認められるためには，男性として，女性としての行動をとり，責任をもって子どもを育てるという役割が社会から要求される。この役割を果たすうえでの基準に沿って行動すれば，社会的には性別の役割に関連した混乱は起こらず，子どもも世話を受け続けることができる。親がおのおのの役割をどれだけ，そしてどのように遂行するかは，多くの因子によって左右される。人は社会的存在となる際に，おのおの独自の経験を積み，その影響を受けてきている。しかも，どのような役割が期待され，どれだけその役割を果たすべきかについても，はっきりと決まっているわけではない。社会の変化に伴い，役割の内容も変化していくからである。近年，子ども虐待への関心が高まっているが，虐待の親のリスク因子には，親としての自覚の欠如，未熟性などがいわれており，親役割をどう支援していけるかは重要な課題である。

〈同義語〉 親性
〈関連語〉 育児，親業，子育て，育児観，育児期，育児不安，育児負担感，親子関係，しつけ

［鈴木真知子］

●文献 1）見藤隆子，他・編：看護学事典，日本看護協会出版会，2003，p.64． 2）氏家幸子・監，小松美穂子，他・編：母子看護学原論，廣川書店，2002，pp.57-60． 3）Carpenito, L.J. 編著（新道幸恵・監訳）：カルペニート看護診断マニュアル，医学書院，1995，pp.559-577．

温 罨 法

【定義】 温罨法とは，温熱刺激を身体の一部(血管，神経，筋肉)に作用させ，症状の緩和をはか

る方法である。温罨法の目的には，体温低下時の保温，末梢循環の促進，疼痛の緩和，腹部膨満感の緩和などがある。新生児領域では主に体温保持目的に使用されるほか，心臓手術術後，気管手術術後など循環動態に影響をきたす手術後やショック状態後など，末梢血管を拡張させ末梢循環を回復させるために使用する。また，年長児には，術後の疼痛緩和や不安・不眠に対するヒーリング効果の目的で使用する場合もある。

【種類】　温罨法には，乾性温罨法と湿性温罨法がある。乾性温罨法は，湯たんぽ，電気あんか，熱気浴などである。湿性温罨法は，温湿布，部分温浴，ホットパックなどである。小児は皮膚が脆弱で熱傷が起きやすいため，最近では，ホットパックなどゲルパック製品を使用することが多い。

【使用時の判断と評価】　実施するために必要な情報として，①悪寒・戦慄の状態，②体温・皮膚の温度，③疼痛の状態，部位，④腹部膨満感の状態などがある。温罨法の使用目的により情報を収集し，温罨法の方法を決定する。また，子どもの年齢，活動性，全身状態などを考慮に入れて方法を選択することも忘れてはならない。温罨法の評価は，①症状の緩和の程度，②苦痛の緩和の程度，③快適さなど，目的に応じて状況がどのように改善したかを確認し，看護ケアを継続するか，中止するか，他の方法を選択するかを判断する。末梢循環不全の強い子どもの場合，温罨法など看護ケアを行っても改善されない場合があり，医師との連携を密にし，薬物療法への移行を判断していくことが必要である。温罨法使用の禁忌として，①急性炎症症状，②出血傾向がある場合，③浮腫や麻痺がある場合がある。腹部膨満感が強く，温罨法を使用する場合は，腹部の急性炎症を否定して行う必要があり，発熱，腹痛の有無・状態，検査データなどを確認しながら，医師と相談のうえ行う必要がある。また，出血傾向が強い場合も，出血を増強させる可能性があるため，同様に医師と相談のうえ看護ケアを決定していく。温罨法でもっとも気をつけなければならない合併症は，低温熱傷である。①使用時の温度を用途によって調節すること，②直接貼用を避け，必ずカバーをすること，を注意する。貼用後の観察は少なくとも10分ごとに行い，皮膚の状況，効果を判断する。浮腫や麻痺のある患者，年少者はとくに観察を密に行うことが必要である。

【使用時のケア】　日常的に使用する湯たんぽ，ゲルパック製品の使用について述べる。湯たんぽは，ゴム製品とプラスチック製品がある。使用前に湯を入れて栓をし，逆さにして栓からの漏れがないか，湯たんぽの破損がないかを確認し使用する。ゴム製は60℃のお湯を1/2〜2/3程度入れ，空気を抜く。プラスチック製は70〜80℃のお湯を口元まで入れる。直接腹部などに貼用する場合は，従来使用温度より下げ，40〜45℃くらいに調節し準備する。周囲をよく拭き，カバーをかけて使用する。カバーはキャラクターなど子どもや親が見ても心和むものを選ぶ。カバーの素材はキルティング素材を使用すると，一定かつ持続的に熱伝導がされるため低温熱傷を防ぐうえで効果的である。貼用方法は，熱傷予防のため患者の身体(足元など)から10cmくらい離して置く。ゲルパック製品は，①本体が過度に熱くならないこと，②お湯が漏れないこと，③熱伝導が一定なこと，④使用・管理が簡便なこと，⑤サイズが豊富で患者に応じたサイズを選択できることから使用頻度が増加している。温め方は，製品によって異なるが，お湯で直接，または電子レンジ，専用保温庫などで行う。通常温めることで，40〜45℃の温度に維持される。湯たんぽと同様の方法で使用する。

〈同義語〉　罨法　　　　　　　　　　　［箕浦洋子］

●文献　1）竹尾惠子・監：Latest 看護技術プラクティス，学習研究社，2003．

音声模倣

【定義】　生後9カ月頃になると，反復喃語は減少し，それに伴って大人の言語音声を子どもが模倣する様子がみられる。これが音声模倣である。初期にはまだ正確に大人の発する音を模倣することは困難であるが，徐々に上手に模倣するようになる。

【音声模倣のもつ意味】　子どもが初めて意味のある言葉を話す時期は1歳前後であるといわれており，そのことを周りの大人達は子どもの人生のなかで記念すべき大きな出来事と捉えがちである。しかし，子どもはある日突然言葉を話し始めるわけではなく，その段階に至るまで，日々子どものなかで準備が整えられている。子

どもが模倣するのは，一番身近にいる母親や父親の音声であり，子どもは母親や父親の発する音声を聞いているだけではなく，顔の表情や口の形を見て，そこからその感情を読みとっている。また，その言葉の発せられるタイミングや抑揚，パターン，さらにはその場の状況や雰囲気を感じとったりしながら，自分もそれに倣って発声しようと試みる。この場合，子どもは大人の発しているさまざまな情報を読みとり，それに対して反応を返している。これは子どもが一方的にさまざまな音声を自由に繰り返し発声することを楽しむ喃語とは明らかに異なっている。子どもが喃語期から，大人の言語発声を模倣する模倣期に進むことは，音を聞き分けたり，再生したりすることを学ぶだけではなく，他者の刺激に応じて答えるということであり，言語の本来の役割である他者とのコミュニケーションという社会的機能を体験し始めたことを意味する。こうした音声模倣の繰り返しのなかから，次の段階として意味のある発語が生まれる。知的障害児のなかには音声模倣がみられず，意味のある発語になかなか至らない場合がある。

〈関連語〉 喃語，一語文，言語の発達，言語発達遅延，模倣　　　　　　　　　[飯村直子]

●文献　1）黒田実郎・監：乳幼児発達事典，岩崎学術出版社，1985，p.374．　2）馬場一雄：子育ての医学，東京医学社，1997，pp.9-11．

か

外気浴／空気浴

【概念】 外気浴とは乳幼児を外の空気に触れさせることをいい，空気浴も同意語である。以前は，日光浴といって，乳児に太陽光を当てることが推奨されていた。これは，太陽光のなかの紫外線が，骨をつくるのに必要なビタミンDの生成を助長する働きがあり，くる病が予防できるとされていたためである。しかし最近では，日常生活の紫外線曝露で十分であり，むしろ，オゾン層の破壊で紫外線量が増大し，紫外線の浴びすぎによる健康障害が明らかになり，日光浴は勧められなくなった。母子手帳でも1998（平成10）年には日光浴についての記述が削除されている。

【意義】 乳幼児は，外気に触れると，新陳代謝が盛んになり，戸外に出ると自由に身体を動かしたいという欲求も満たされるので，食欲も増し，夜も熟眠するようになる。また，外気によって，皮膚や気道の粘膜が刺激され，気温の変化に適応する身体をつくる効果もある。

【方法】 ①生後1カ月頃から，風の弱い日に窓を開けて外気を入れる。②外気が直接当たらないようにして2～3日続け，徐々に時間を長くする。③外気に慣らしてから戸外に出してみる。④寒い時期には暖かい時間帯，暑い時期は涼しい時間帯に行う。⑤紫外線照射は1年では5月から9月，1日のうちでは正午前後が強いので注意し，外出は朝夕の時間帯に行う。⑥曇った日でも長時間肌を日に曝さない。⑦2カ月頃からは，日常の買い物なども散歩を兼ねてできるようになる。ただし，子どもの生活リズムと気候を考慮し，余裕のある時間帯を選ぶ。デパートや駅前など人ごみは避ける。⑧外に出ることに慣れてきたら4～5カ月頃を目安にまとまった時間を公園などで過ごしてみる。抱っこやベビーカーにのせ，時間を決めて積極的に出かけてみる。⑨直接太陽光を浴びすぎないよう，ツバ広帽子や首を覆うフード付きの帽子をかぶせる。衣服もしっかりした折目があり，木綿およびポリエステル・木綿混紡の生地のものが紫外線を防止するのでよい。⑩外に出たら，できるだけ木陰で過ごし，長時間戸外にいるのは避ける。⑪照り返しの太陽光から肌を守るために，バスタオルを持参してかけるようにする。⑫日焼け止めクリーム（赤ちゃん用のスキンケア用品）も紫外線防止の効果があるので，外出する前に汚れを落とした皮膚に塗って使用するのもよい。⑬未熟児や病弱な乳幼児の場合は，外気浴開始の時期を遅らせるなど児の状態に合わせて進める。

〈関連語〉 赤ちゃん体操，生活リズム，抱っこ

[廣瀬幸美]

●文献 1）環境省：紫外線保健指導マニュアル，環境省環境保健部環境安全課，2003．

外傷後ストレス障害

【定義】 外傷後ストレス障害（posttraumatic stress disorder；PTSD）は，戦争，強制収容所などへの捕虜監禁，テロ，拷問，誘拐・人質，暴力犯罪，性犯罪，自然または人為災害，激しい交通事故または致命的な傷病などの心的外傷（トラウマ）となるような生命への脅威を体験もしくは目撃し，恐怖や戦慄を主観的に感じることにより，「再体験・侵入」「回避・麻痺」「過覚醒」の3つの中核症状を呈する精神疾患である。その概念は古くからあったものの，1980年アメリカ精神医学会で初めて定義された比較的新しい疾患である。子どものPTSDの歴史はさらに新しい。成人に比べて，子どもの場合「発達」の問題が加わるため，概念はより複雑となる。近年になり，子どもの年代ごとの特徴も知られるようになってきた。

【疫学】 一般人口における子どもの有病率に関する研究は少ないが，生涯のうちに少なくとも1回以上外傷的出来事を体験したことのある少年は14～43％で，少女では15～43％で，これらを体験したことのある子どものうち，少年では1～6％，少女で3～15％にPTSDの生涯診断が下されたという。

【発症の危険因子】 子どもがPTSDを発症するのに3つの危険因子が知られている。①外傷的出来事のインパクト（衝撃）の強さ，②外傷的出来事に対する親（養育者）の反応の程度，③外傷的出来事からの距離の近さ。そのほかに，PTSDの発症率と重症度に影響を与える因子

として、④強姦や暴行のような対人関係上生じるトラウマ、⑤過去にトラウマ歴があること、⑥女性であること、などである。外傷的出来事への曝露年齢がPTSDの発症頻度と重症度に与える影響については関係するという研究もあれば、ないとするものもある。

【子どもにおける病像の特徴】　成人における3中核症状が必ずしも明らかではないこともあり、年齢・発達段階による特異的病像がみられる。①幼児期：症状が観察しにくい。幼児は成人に比べ、より全般的な不安を訴える。たとえば、人見知り不安や分離不安、トラウマに関連するもの・ないものに対する回避、睡眠障害、トラウマに関連する・しない言葉への捉われなどである。また、幼児はトラウマのテーマを遊びのなかで反復させる（ポストトラウマティックプレイ posttraumatic play）。発達上獲得したスキル（トイレットトレーニング、ひとり寝など）が退行することが多い。②学童期：トラウマの視覚的フラッシュバックや健忘をみせないことがある。成人ではまれな「時系列の歪曲（time skew）」と「予兆形成（omen formation）」がみられる。また、学童期では、ポストトラウマティックプレイや、遊び、描画、言語化のなかで再演（reenactment）を示す。③思春期：成人のPTSDに似てくるが、いくつか異なる特徴をもつ。思春期でもポストトラウマティックプレイがみられるが、日常生活のなかにトラウマの側面を組み入れて表現される。思春期は幼少期や成人期よりも衝動的で攻撃的な行動を示す。

【併存症・成長への影響】　トラウマを体験した子ども達は、PTSD以外の問題も示す。たとえば、恐怖、不安、抑うつ、怒り、敵意、攻撃性、性的に不適切な行動、自己破壊的行為、スティグマ（烙印）と孤立の感覚、低い自己評価、他者への信頼の低さ、物質依存などである。トラウマを受けた子どもはしばしば仲間や家族との人間関係に問題を起こし、行動上の問題や学業成績の低下にも現れる。併存症として、もっともみられるのは大うつ病である。そのほかには、分離不安・パニック障害・全般性不安障害といったその他の不安障害、物質乱用、そしてAD/HD（attention deficit/hyperactivity disorder、注意欠陥/多動性障害）、反抗挑戦性障害、行為障害などである。

【治療】　数カ月で自然寛解する一方、数年間にわたってPTSD症状が続く子どもも一定数存在する。児童思春期を対象とした治療効果を検証した実証的研究は少ないが、成人でもっとも効果的とされている認知行動療法が有力視されている。子どもが怖がる外傷的出来事に曝露することについてはまだ議論のあるところではあるが、曝露療法を基礎にした治療がもっとも適切な治療のようである。子どもへの認知行動療法は、一般的に子どもと直接的に外傷的出来事について話し合う（曝露）、リラクセーションやアサーティブトレーニングなどの不安のマネジメント、そして不正確もしくは歪んだトラウマに関する思考の修正（認知的再構成）が含まれる。これらは、心理教育と親（養育者）へのかかわりを並行して行う。トラウマへの対処がうまく、わが子へのサポートがしっかりしているほど、子どももよく機能する。したがって、親自身が自身のコーピングスキルを伸ばすよう治療を求めることは、その子どもを援助するためにも重要である。ほかにもいくつか治療法がある。プレイセラピーは、年少期のPTSDで、直接トラウマを扱うことが難しい子どもに使える。治療者は、外傷性記憶の処理を援助するために、ゲーム、描画、その他の技法を用いる。EMDR（eye movement desensitization and reprocessing、眼球運動による脱感作と再処理法）は、認知療法と指示的な眼球運動とを組み合わせたもので、子どものPTSDへの有効性も示されている。力動的精神療法は、実証的研究が十分とはいえないが、精神（心理）療法の実践上の基本となる。たとえば、トラウマを受けた子どもへの逆転移に気づくことは看護技術として非常に重要である。薬物療法は、PTSDの子どもに処方されることもあるが、経験的な使用であり十分な研究がまだであるため、薬物療法の有効性を実証的に評価するのは時期尚早といえよう。

〈関連語〉　いじめ、子ども虐待、退行現象、ドメスティックバイオレンス、分離不安

[廣常秀人]

咳嗽

【定義】　咳嗽とは、気道内の分泌物や異物などを喀出するために起こる生体の防衛反応のひとつである。

【咳嗽に関連した解剖生理】　咽頭、喉頭、気管、

表17 咳嗽の原因(年齢別,頻度順)

全小児期	新生児,乳児期	幼児期	学童期以降
咽頭炎(感冒) 気管支炎,肺炎	誤嚥,細気管支炎 クラミジア肺炎 百日咳*,慢性肺疾患* 先天異常(気管食道瘻)* 慢性肺疾患*	副鼻腔気管支炎* 気管支喘息* クループ症候群 気道異物*	気管支喘息* 副鼻腔気管支炎* 慢性気管支炎* 気管支拡張症* 心因性咳嗽 肺結核*

*遷延性咳嗽(3週間以上続くあるいは反復する咳嗽)の原因
(出典 川﨑一輝:咳嗽,白木和夫,他・監,小児科学,第2版,医学書院,2002,p.828.一部改変)

気管支,細気管支や肺胞にある咳受容体が刺激(分泌物や異物など)を受けると,迷走神経を介し,延髄の咳中枢が興奮して咳が起こる。咳嗽は,細かく分析すると次の3相からなる。①深く短い吸気が起こる。②声帯の閉鎖と強い呼気運動によって気道内圧が急上昇する。③一気に声帯が開いて爆発様の音を伴いながら急速に空気が流出する。小児の場合,解剖学的には気道が狭く,閉塞しやすいうえに,咳の喀出力が小さいことから咳嗽の回数が多く,長引く傾向にある。

【原因】 咳嗽は,ほとんどすべての呼吸器疾患でみられる症状である。表17に年齢別に頻度の高い原因疾患の例を示した。

【観察ポイント】 ①咳嗽の種類:咳嗽は,喀痰の有無によって湿性咳嗽・乾性咳嗽に分けられる。乾性咳嗽は,上気道炎や異物など,痰を伴わない咳嗽である。湿性咳嗽は,急性気管支炎,気管支喘息など気道分泌を喀出するために起こる痰を伴う咳嗽である。そのほか,特殊な咳嗽として,百日咳で聴取される連続する発作性の咳嗽と吸気音(whoop)やクループ症候群などの咽頭疾患や気管狭窄などで聴取されるイヌが吠えるような咳嗽(犬吠性咳嗽)がある。②咳嗽の多い時間と持続時間:疾患によっては,咳嗽の好発時間がある。哺乳との関連,就寝後まもなくや早朝に多発するか,など咳嗽の多い時間との関連を把握する。③他の症状の有無:咳嗽が唯一の症状である場合もあるが,多くの疾患では咳嗽以外の症状もみられる。喀痰,鼻汁,発熱,喘鳴などの症状の有無を把握する。④咳嗽による嘔吐や苦痛の有無,ミルク・食事の摂取状況,機嫌,睡眠状況の把握:咳嗽に伴い,嘔吐や食欲不振,睡眠不足などを生じることが多い。咳嗽に伴う症状は何かを把握しておく。

【治療と看護のポイント】 ①体位の工夫:子ども自身が安楽な体位を優先する。ギャッジアップして,上体を挙上する。②環境の整備:室内の温度,湿度を適正に保つ。乾燥した空気,冷たい空気は,咳嗽を誘発するので,加湿器を用いて室内の湿度を保つ。③水分摂取,食事摂取:咳嗽は,エネルギーの消費が大きい。体力の消耗を防ぐために,消化がよく,香りや刺激の多い食品を避け,1回量を少なめにした食事の摂取を勧める。また,咳嗽に伴い痰の喀出が増えることで,水分が失われ,痰の粘稠度が高くなり,喀出が困難になるため,水分摂取を促す。白湯,スポーツドリンクなど吸収のよいものを勧める。④与薬:咳嗽の基本的な対応の仕方として,咳嗽は生体の防御反応であるため,積極的に強力な鎮咳薬を投与しない。気道分泌物が多い場合,咳嗽を止めると分泌物はさらに貯留し,呼吸状態は悪化する。しかし,咳嗽により睡眠障害や嘔吐,体力の消耗などの随伴症状がある場合は,咳嗽の程度を評価して鎮咳薬,気管支拡張剤,去痰剤などを医師の指示に従い投与する。⑤口腔内の清潔:含嗽や口腔清拭を行い,口内炎,上気道感染の予防に努める。⑥不安の除去:激しい咳嗽が続くことで子どもは不安になる。子どものそばで背中をさすったり,声をかけたりして不安の軽減に努める。

〈関連語〉 喘鳴,呼吸困難 [福地麻貴子]

●文献 1) 赤坂登志枝,他:咳・痰.小児看護,28(3):308-311,2005. 2) 川﨑一輝:咳.小児内科,32(3):360-364,2000. 3) 川﨑一輝:咳嗽.白木和夫,他・監,小児科学,第2版,医学書院,2002,pp.828-829. 4) 鈴木五男:咳・喘鳴.小児看護,23(9):1094-1098,2000.

潰瘍性大腸炎

【概念】 潰瘍性大腸炎は，主に粘膜を侵し，糜爛や潰瘍を形成する大腸の原因不明のびまん性非特異的炎症である．クローン病とともに炎症性腸疾患と総称され，下痢や血便などの臨床症状は共通するところが多い．

【疫学】 わが国における人口10万に対する有病率は，過去20年で16から45に増加している．小児科領域は，ほとんどが10歳以降の発症で，まれに乳幼児期の発症もある．性差は認めない[1)2)]．

【病因】 病因は不明である．疾患感受性素因のある個体がなんらかの要因で腸管内細菌叢のバランスを崩すと，腸管免疫機構に破綻をきたして自己免疫的機序が惹起され，大腸粘膜に慢性持続性の炎症が引き起こされると想定されている．

【症状・検査】 腹痛，血便，下痢，発熱などを認める．消化管外病変としては肝障害，口内炎，関節炎，結節性紅斑，虹彩炎，原発性硬化性胆管炎などが起こりうる．小児においては成長障害(低身長，性成熟遅延)が重要である．内視鏡検査において，病変部は肛門直上から連続性・びまん性に口側に伸展していくことを原則としている．病理学的には大腸粘膜の非特異的な炎症所見を呈し，陰窩膿瘍を伴うことが特徴とされている．注腸造影検査では，ハウストラの消失，鉛管様狭窄を認める．

【診断】 厚生労働省研究班潰瘍性大腸炎診断基準[3)]では，慢性の粘血・血便のある症例で，上述の特徴的消化管内視鏡あるいは注腸造影検査所見を認め，かつ病理学的所見も加味して潰瘍性大腸炎と確定診断している．さらに，各種の細菌性腸炎，クローン病，腸結核，腸管ベーチェット病，薬剤性腸炎，放射線性腸炎，虚血性大腸炎など多岐にわたる除外診断も求められている．病変の伸展範囲から，全大腸炎型，左側大腸炎型，直腸炎型に分類されている．また，臨床経過から，初回発作型，再燃緩解型，慢性持続型に分類されている．小児の潰瘍性大腸炎では，成人に比して全大腸炎型・再燃緩解型が多い．

【治療】 小児の潰瘍性大腸炎では成人と比して重症例が多く，さらに，病変範囲も全結腸炎型が多い．また，好発年齢が思春期に重なり，成長障害を引き起こす可能性がある．これらの点を考慮した小児特有の治療薬の選択・組み合わせが求められる．厚生労働省潰瘍性大腸炎研究班の小児潰瘍性大腸炎治療指針案[4)]では，重症度に合わせて，各種薬剤(ステロイド薬・サラゾスルファピリジン・メサラジン・免疫抑制薬)を使用して緩解導入をはかり，いったん，緩解導入されれば緩解維持療法を継続して再燃を予防する．緩解維持療法ではステロイド薬の長期使用を避けることが推奨されている．また，血球成分吸着・除去療法も内科的治療の選択肢となっている．内科的治療に反応しない症例や成長障害を認める難治例では外科療法(全大腸摘除・回腸肛門/肛門管吻合)も行われる[5)]．

【予後】 ほとんどの小児の症例は治療開始6カ月以内に緩解導入されるが，ほぼ半数が緩解再燃型か慢性持続型の経過をとる．発症時に中等症あるいは重症であった場合の5年後累積手術率は約25％といわれている．癌化率は発病後年数と伸展範囲の広さと相関し，小児期発症例ではそのリスクは高い．

〈関連語〉 クローン病 ［金子浩章］

●文献 1) 浦島裕史, 他：小児潰瘍性大腸炎とCrohn病の疫学調査. 日児誌, 100：793-797, 1996. 2) 小林昭夫：小児の炎症性腸疾患；その特殊性. 小児科診療, 65(7)：1045-1048, 2002. 3) 楝方昭博：潰瘍性大腸炎診断基準改定案. 厚生科学研究費補助金特定疾患対策研究事業「難治性炎症性腸管障害に関する調査研究」班 平成9年度研究報告書, 1998, pp.96-99. 4) 友政剛：小児潰瘍性大腸炎治療指針案. 厚生科学研究費補助金特定疾患対策研究事業「難治性炎症性腸管障害に関する調査研究」班 平成15年度研究報告書, 2003, p.19-22. 5) 金子浩章, 他：炎症性腸疾患の外科適応. 小児内科, 31(12)：1689-1695, 1999.

外来看護

わが国では外来が病院の診療機能として，大きな役割を果たしている．そのなかで看護は，診療の補助業務が優先されてきたが，近年の疾病構造の変化，在院日数の短縮により，外来看護の役割は見直され，拡大されつつある．外来は病院組織の一部であるが，ここでは医療法にいう病院外来と診療所の看護を含めて「外来看護 ambulatory nursing care」とする．

【小児の外来看護】 外来看護の役割は，あらゆ

る健康レベルにある子ども達が豊かな人生を送るために、健康の保持・増進に向けた支援を行うことである。具体的には、①子どもの状態の的確な判断と対処（トリアージ），②日常的な疾患への家庭看護の指導，③医療処置を含む慢性疾患や障害をもつ子どもと家族のケースマネジメント，④健康診断による保健指導，などである。子どもや家族にとっては，外来や診療所を訪れた目的が達成され，帰宅後の日常生活を安心して送ることができるようにすることである。外来や診療所は医療の窓口であり，笑顔での対応，子どもや家族との直接的なかかわりは，子どもや保護者を安心させ，医療の信頼を築く基礎となる。現況では、小児科専門医の不足や地域差，看護要因の適正配置（マンパワー）の問題などがあるが，今日の外来看護の社会的要求に伴い，病棟と外来の連携，外来クリニカルパスや記録方法の検討，外来看護基準や看護手順の作成，疾病ガイドラインに基づいた患者指導，看護相談室の開設，新人教育などさまざまな取り組みが行われている。また，2005（平成17）年より日本看護協会による小児救急認定看護師制度がスタートし、救命救急処置のみならず，救急外来を通して虐待の早期発見，事故予防，家庭における初期対応能力を高める役割が期待されている。さらには、今日の子ども達や家族の置かれている状況を考えると、地域との連携による育児支援活動，学校保健活動への参与なども重要な役割であり，より専門性の高い外来看護が求められている。

〈関連語〉 認定看護師，ヘルスプロモーション

[及川郁子]

外来手術

【背景・動向】 外来手術は、アメリカでは1970年に外来専門の手術センターが新設されて以来，急激に増加した。この背景には、高騰する医療費節減と科学技術の進歩，消費者優先志向がある。その後，州レベルで保健省が発行した「外来手術施設の規則・規定」は外来手術患者の達成すべき成果を設定するためのガイドラインとなり[1]，AORN（Association of periOperative Registered Nurses）は，1999年出版の「Ambulatory Surgery Principles and Practices」のなかで，外来手術のケア基準とガイドラインを提示している[2]。わが国では，外来手術は病院の外来処置室で行われる小規模な手術として長い間実施されてきた。1995（平成7）年以降は医療費削減に向け，日帰り手術への診療報酬の加算が起こり，白内障手術や12歳未満の患者に対しての全身麻酔下での鼠径ヘルニア手術に外来手術として保険点数が認められたために[2]，外来手術部門を設置する医療施設が増加している。

【外来手術とは】 病院を訪れる外来患者に手術を実施し、その日のうちに帰宅するという手術提供システムのひとつである。ほぼ同様な意味をもつ日帰り手術との違いは，日帰り手術は主に全身麻酔下で行われるのに対して，外来手術は主として局所麻酔下（硬膜外麻酔，脊椎麻酔，末梢神経ブロックなど）で行われることである。そのため外来手術は，出血量と術後疼痛が少なく，生理的影響が少ない1時間以内の小手術に適応されることが多い。麻酔のリスクでは，アメリカ麻酔学会（American Society of Anesthesiologists；ASA）の分類で1～2に分けられる，全身麻酔や局所麻酔，静脈からの適度な鎮静の過程で一般的に大きなリスクをほとんど示さない身体・生理的状態の患者が外来手術に適応する[3]。そのため，継続的な治療やケアを必要とする健康問題をもたない患者や、ここ3カ月間に薬物療法などで症状がうまくコントロールされている患者に外来手術が適用される。

【外来手術のメリットとデメリット】 外来手術のメリットは、患者や家族のライフスタイルの変更や干渉が最小限ですむことや、患者と家族との分離期間が短縮されること，医療費が削減されること，院内感染のリスクが低いことなどがあげられる。そのため、社会的役割が大きい成人期のみならず，母子分離不安が大きい乳幼児期や、学校生活・友人との分離不安が高まる小児期，生活環境の変化に困難さが高まる老年期など、どの発達段階においても外来手術の有用性は存在する。とくに交差感染で呼吸器感染を起こしやすい免疫抑制のある患者や，小児・高齢者などはむしろ外来手術が望ましく，身体の状態と、帰宅後の世話とケアができ，判断力のある成人の有無によって外来手術の可否が決められる[4]。一方，外来手術のデメリットとして，自宅でのセルフケア活動に必要な知識や資源を十分に得がたいことや，術前・術後に必要

なケアへのノンコンプライアンスなどがある。
【外来手術におけるケア】　外来手術では，術前と術後のケアを患者や家族が主体的に行う必要があるために，患者や家族への教育と継続的な支援が必要である。とくに，子どもは認知発達やセルフケア能力の発展途上にあるため，子どもだけでなく親や家族への教育や支援が重要である。術前のアセスメント項目と術後の主なケアについて以下に示す。①手術前のアセスメント項目：患者の氏名と同意書，手術法や手術部位，麻酔法と禁飲食状態や術前処置状況，バイタルサインと皮膚状態，身長・体重，最近の健康状況(妊娠や感染症，排泄状態など)，身体可動や感覚の障害，過敏性やアレルギー源と反応の程度，必要な検査結果，人工器官(義歯，眼鏡，補聴器，コンタクトレンズ)や化粧，宝石類の装着，術後のセルフケアと在宅管理力，帰宅方法と連絡先など。②手術後の主なケア：術後ケアの技術や手順の具体的な説明，投薬の説明，日常生活上の注意事項の確認，異常時の判断基準と対応についての説明，緊急時の受診施設の明確化など。
〈関連語〉　日帰り手術，外来看護　　　［小野智美］
●文献　1) 竹花富子，他・監訳：周手術期看護ハンドブック，医学書院，2004, pp.555-574.　2) 数間恵子，他：手術患者のQOLと看護，医学書院，1999, pp.81-93.　3) Rothrock, J.C., et al., ed.：Alexander's Care of the Patient in Surgery. 12th ed., Mosby, 2003, pp.1189-1210.　4) Stoelting, R. K., et al.(稲田英一，他・監訳)：麻酔科学ベーシック，メディカル・サイエンス・インターナショナル，1996, pp.331-336.

カウプ指数

【定義】　乳幼児の身長・体重それぞれは，パーセンタイル値で評価することができるが，それだけでは身体発育の評価としては不十分である。身長と体重のバランスを考慮した評価を行うことが必要である。カウプ指数(Kaup index)は，乳幼児期の体型の判定指標であり，発育評価に適しているといわれている。カウプ指数＝$[体重(g)/身長(cm)^2]×10$ により算出される。計算式をみるとわかるように，成人における体格指数であるBMI(body mass index, 体格指数)と同じであることがわかる。IOTF(International obesity task force, 国際肥満タスクフォース)を中心とした活動で，世界中の国や地域において，疫学的目的のために小児肥満判定をBMIに基づく基準で行う試みがなされている[1]。ただし数値の判定と計算は，成人とは若干異なることに留意しなければならない。

【判定基準】　カウプ指数による発育状態の判定は，もともとは戦後の困窮時に乳児の栄養不良を発見するために用いられたものである。その後，幼児に用いる場合が出てきたが，その判定基準は不確実なものであった。そこで，最近の乳幼児の発育値を参考として，今村榮一[2]が判定基準を検討し，出したものが図8である。乳児では3カ月以後から適用される。発育状態を「普通」とするのは乳児(3カ月以降)で16～18，満1歳で15.5～17.5，満2歳児で15～16.5，満3, 4, 5歳で14.5～16.5となる。また「太りすぎ」は，乳児では20以上，満1歳では19以上，満2歳では18.5以上，満3, 4歳では18以上，満5歳では18.5以上となる。これらの指数の評価は，専門家により子どもの性，年月齢その他によって必ずしも一致するものではなく，ひとつの目安として活用すべきものである。なお従来，わが国では乳幼児の肥満判定にカウプ指数が用いられてきたが，身長による基準値に差が

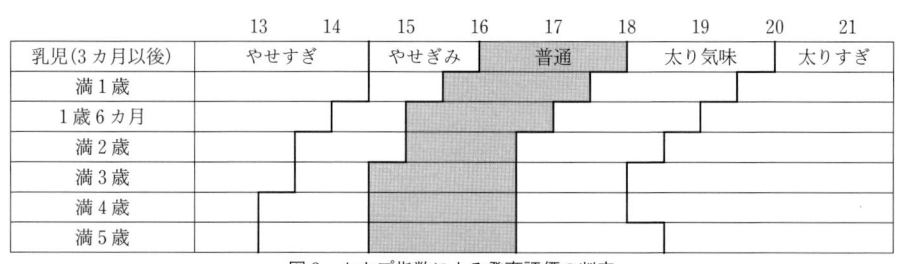

	13	14	15	16	17	18	19	20	21
乳児(3カ月以後)	やせすぎ		やせぎみ		普通		太り気味		太りすぎ
満1歳									
1歳6カ月									
満2歳									
満3歳									
満4歳									
満5歳									

図8　カウプ指数による発育評価の判定
(出典　今村榮一：現代育児学，第14版，医歯薬出版，2003, p.59)

出ること，乳幼児期は身長に比較して相対的に皮下脂肪が多い時期であり，カウプ指数の標準値である一定の値を使うことに無理が生じることが明らかになった。そのため厚生労働省は，肥満度（「肥満度」の項参照）および乳幼児身体発育曲線からの肥満判定を採用している。

【保健指導の注意点】　近年，肥満傾向を気にする母親も多い。乳児期の肥満については，とくに問題がないとされており，そのまま様子をみてよいと指導する。ミルクや離乳食を制限する必要はない。理由としては，乳児期の肥満は生活習慣病の危険因子として問題にならないこと，乳児期に肥満について気にする保護者はかえって神経質となり育児姿勢に悪影響を及ぼすと考えられるからである。しかし，幼児期においても肥満が進行していく場合，とくに3歳時での肥満は成人の生活習慣病につながる可能性が高いといわれており，栄養指導とともに日常生活の見直しも必要である。体格の評価は，カウプ指数のみでなく，身長と体重の計測値かつ両者のバランスをみることによって判定する。実際には，計測値を身体発育曲線にプロットし，それぞれの位置関係をみながら親に説明するとよい。身体発育曲線を使用する利点としては次のことがあげられる。①身長と体重を図の上にプロットするだけで肥満やせの程度が視覚的にわかる。保護者などにもわかりやすい。②体型の経時的変化がわかる。③年齢と発育との関係も併せてみることができる。④新生児から幼児期にかけての体型を経過として追うことができるので，肥満ややせについて一時点の現象として捉えるのではなく適確な判定を下すことができる。個々の幼児の発育の流れを把握することができる。なお，保健指導の際には，保護者に無用な不安を与えないこと，保護者に不安があれば取り除くような対応が大切である。

〈同義語〉　BMI，体格指数
〈関連語〉　ローレル指数，肥満度，身体発育，乳幼児身体発育値　　　　　　　　　　［住吉智子］

●文献　1）朝山光太郎，他：小児肥満症の判定基準；小児適正体格検討委員会よりの提言. 肥満研究, 8(2)：204-211, 2002.　2）今村榮一：現代育児学, 第14版, 医歯薬出版, 2003, pp.58-59.

ガウンテクニック

【定義】　患者間や，患者と医療従事者間の交差感染を防ぐひとつの方法で，予防衣着用法のこと。ガウンを着脱する手順をいう。

【目的】　ガウンの着脱により，感染源の大量伝播を防いだり（感染源隔離），感染に対する抵抗性の低下した患者を保護する（清潔隔離・保護隔離）目的で行われる。

【ガウン使用に関する基準】　ガウンは，作業を行う人の皮膚と着衣を保護しなければならない。したがって，ユニフォームを十分に覆うだけの長さと幅があり，長袖が適切である。また，袖口はしっかり締まるものがよい。感染源の種類や汚染の量などを考慮し，用途に合ったガウンまたは，エプロンを着用する。

【ガウンの素材】　ガウンはディスポーザブルと布製（織布素材）の物があり，おのおのの特徴を十分理解したうえで実施する業務や経済的かつ効率的側面を評価し，目的に合った素材を選択することが望ましい。布製のガウンは，再利用可能で耐久性があり，着心地はよい。しかし血液や体液などの汚染から医療従事者を守る場合（感染源隔離）においては，染み通ってしまう点から使用には不適切である。また布製ガウンを消毒する目的で使用される「紫外線殺菌ロッカー」も，感染防止対策上，効果は低いとされており毎回の洗濯が望ましい。一方ディスポーザブルの素材は，防水性に優れ，ほかの素材のガウンと比較すれば優れた素材であるといえるが，湿気を保持する傾向があり，長時間着用のときには不快感がある。しかし，極微量な飛沫感染の予防のために，高価な手術用の耐水性ガウンを着用する必要はない。ガウンに対し過大依存せず，安価で簡便な製品の開発も進んでいることから，汚染頻度や感染量などを十分ふまえたうえで，ディスポーザブルのなかでさらに素材選択を行う必要がある。

【ガウンテクニックの手順】　①必要物品の準備：ガウン・マスク・帽子・ガウン掛け・手洗い準備など。②ガウン掛け・ガウンの設置：隔離区域にガウンを掛ける場合は，ガウンの表を内側にする。隔離区域内にガウンを掛ける場合は，ガウンの表を外側にする。ガウンの清潔・不潔部位は，感染源隔離の場合ガウンの襟元10〜15 cm付近までを清潔とし，その他の部位は不

潔とする。また清潔隔離の場合はその逆として考える。なお汚染区域入室にあたってのディスポーザブルのガウン使用時は，入室・介助ごとにガウンを廃棄することが望ましい。③ガウンの着方：a．手洗いをする。b．両手で両肩の紐を持ち，ガウンを広げる。c．袖に手を通す。d．襟ぐりに沿って手を後ろに回し，首の紐を結ぶ。e．後ろ身頃を合わせ胴の紐を結ぶ。④ガウンの脱ぎ方：a．胴の紐を解く。b．手を洗い，首の紐を解く。c．一方の手で反対側の袖口をつかんで半分抜き，半分抜いた手のほうでガウンの袖口をつかんで引き，両側を抜く。d．ガウンの保管場所が清潔区域か汚染区域かによって中表あるいは外表にガウンをかける。〔汚染区域への入室の場合〕汚染区域への入室基準は，感染源・部位によっての違いがあるため，各施設の感染防止対策チームなどの方針・方法を理解したうえで行う必要がある。〔患児への配慮〕隔離中の患児と家族への精神的苦痛に配慮し，十分な説明や言葉がけを行う。
〈同義語〉　感染防止
〈関連語〉　感染症，易感染性，感染経路
　　　　　　　　　　　［津田雪代・北脇さゆり］
●文献　1）土井英史，他・編：見直そう！誤解だらけの感染管理，医学芸術社，2003．　2）洪愛子・編：ベストプラクティスNEW感染管理ナーシング，学習研究社，2006．　3）立花亜紀子：小児看護に必要な感染対策の知識；標準予防策と感染経路別予防策．小児看護，28(5)：524-529，2005．

化学療法

【概念】　悪性腫瘍(癌)に対して，抗癌剤などの薬物によって行われる治療。外科療法や放射線療法などに対比しうる用語である。歴史的には，まず1948年に(Farber, S., et al.：N. Engl. J. Med., 238：787-793)急性白血病に対するアミノプテリンなどの代謝拮抗剤の投与により開始され，その後さまざまな薬物が単独で試されたが，最終的には多剤併用化学療法が行われるようになってきた。

【種類】　①アルキル化剤：シクロホスファミド，イホスファミドなど。②アントラサイクリン系薬剤：ダウノルビシン，ドキソルビシン，ミトキサントロン，イダルビシンなど。③代謝拮抗剤：メトトレキセート，シタラビン，6-メルカプトプリンなど。④ビンカアルカロイド：ビンクリスチン，ビンデシンなど。⑤ホルモン剤：ステロイド剤など。⑥その他：L-アスパラギナーゼ，エトポシドなど。

【副作用】　抗癌剤は分裂・増殖の盛んな癌細胞に対して作用し，癌細胞を殺すが，それに伴い，さまざまな副作用が起こる。それは，抗癌剤が癌細胞だけに効くのではなく，分裂・増殖の盛んな正常細胞に対しても作用を及ぼすためである。分裂・増殖の盛んな正常細胞は口腔・消化管内の粘膜，髪の毛，骨髄細胞などで，そのために口内炎，嘔気・嘔吐，脱毛，骨髄抑制が症状として現れる。これらの副作用は，用いる抗癌剤によりその強さが異なる。嘔気・嘔吐に対しては，効果的な制吐剤(セロトニン拮抗剤)が開発されたため，以前に比べてかなり嘔吐の程度は軽減している。ただし嘔気は精神的なものによっても誘発されるため，治療に際しては吐くかもしれないことを前もってあまり強調せず，「食欲が落ちるかもしれない」と説明することにより，実際に嘔吐することは少なくなることがある。一般に年齢の小さい小児では嘔吐が少ない。脱毛は化学療法を始めて数週後から現れるが，一時的で可逆的である。治療が行われなくなれば脱毛は改善する。患者には，後で必ずまた髪の毛が生えてくることをよく理解させる必要がある。骨髄抑制により骨髄で血液をつくることができなくなり，正常造血が抑制されるため，白血球・赤血球・血小板が著しく減少する。骨髄抑制の期間は抗癌剤の化学療法を開始してから約3〜4週間続く。赤血球・血小板の減少により貧血や出血傾向をきたすため，赤血球濃厚液・血小板濃厚液の輸血が必要になる。実際には貧血や出血が起こる前に予防的に輸血が行われる。白血球のうち好中球が減少すると菌血症や敗血症が起こりやすくなるため，予防として口腔内を清潔にする，肛門周囲を清潔にする，抗真菌剤を服用する，「なまもの」の摂食を制限する，などの支持療法が行われる。化学療法によりリンパ球も長期間にわたって減少し，ウイルス感染症やカリニ肺炎などにかかりやすい，いわゆる免疫抑制状態になる。免疫抑制状態においては正常の免疫状態ではかからない感染症にかかることがある(日和見感染とよぶ)。これらを予防するために，ガンマグロブリンの補充やカリニ肺炎予防薬(ST合剤)の服用

を行うとともに，実際に感染症が起きた場合には化学療法を中断して感染症に対する治療が行われる。なお，アントラサイクリン系薬剤は心筋に蓄積して心筋障害をきたすため，心機能の監視を要する。また，アルキル化剤やエトポシドの投与により骨髄異形成症候群や急性骨髄性白血病などが二次癌として起こることもある。一般に，現在小児癌に用いられている通常量の化学療法では，成長障害や不妊症などの晩期障害が起こる可能性は高くないが，なお長期間の監視が必要であろう。　　　　　　　　［真部淳］

過換気症候群

【定義】　過換気とは，生体から必要以上に二酸化炭素が体内から排泄され，その結果呼吸性アルカローシスと血液 pH の上昇をきたす呼吸状態と定義される。そして過換気症候群とは，ほかの基礎疾患がないにもかかわらず，過剰な換気によって生じる，あるいはそれに関連したさまざまな身体症状を伴う状態であり，意識的な過呼吸負荷によって再現されることがある。近年，この病態はある特定の疾患ではなく広いスペクトラムからなるとされているが，その基本病態は，血中炭酸ガスの低下によるアルカローシスと交感神経活動の亢進に基づく，呼吸系，循環系，神経系，消化器系を含めた身体病変であり，多彩な症状を引き起こす。その発症には大脳辺縁系をも含んでおり，再発を繰り返すタイプは心理社会的ストレスが深く関与している。通常よりも少量の CO_2 負荷で呼吸中枢が過剰に刺激されるという機序が想定されている。

【診断】　発作時の動脈血ガス分析が有用で，PCO_2 の低下と動脈血 pH の上昇(呼吸性アルカローシス)を認める。

【発症率】　女性で高く，男性の約2倍である。好発年齢は思春期から20代にもっとも多い。ほとんどの症例で呼吸困難感と多呼吸，頻脈，心悸亢進，胸部絞扼感，胸痛がある。また約半数に四肢末端と口唇周囲のしびれ感，四肢硬直，テタニー様痙攣を認める。めまいも約1/2，腹痛や悪心も約1/4に認められる。精神症状として意識レベルの低下，意識喪失を認める。また発作には強い恐怖感を伴うことから，「また発作が起きるのではないか」という予期不安が常に生じて外出が困難になる。半数以上の症例で過換気症候群とパニック障害を合併している。

【治療】　症状の程度に合わせて段階的に行う。基本的には呼吸法を身に付けることが大切である。発作が軽い場合には，ゆっくり呼吸を行うように指導する。それで改善しないような強い発作や呼吸性アルカローシスが明らかな患者では，二酸化炭素の体外排泄を抑えるためペーパーバッグ呼吸法を行う。ただし低酸素あるいは高炭酸ガス血症にならないように，通常呼吸とペーパーバッグ呼吸法を交互に行う。パニック障害を合併している患者は CO_2 負荷によりパニック発作が誘発されるので注意を要する。患者は通常，精神的に混乱してパニック状態になっていることから，「たいへんな病気ではなく，必ず治る」と説得・保証を行い，認知の修正を行うことも大切である。また，予期不安・空間恐怖のある場合には認知行動療法などの精神療法やカウンセリングを実施する。この場合には抗不安薬，抗うつ薬などの薬物療法を併用することも多い。

〈同義語〉　過呼吸
〈関連語〉　意識障害，心身症　　　　　［田中英高］

●文献　1) Folgering, H.：The pathophysiology of hyperventilation syndrome. Monaldi. Arch. Chest. Dis., 54(4)：365-372, 1999.

核　家　族

【定義】　核家族(nuclear family)とは，『日本国語大辞典』によると「一組の夫婦，あるいは夫婦と未婚の子女からなる家族で，全ての家族の形式の基礎的単位である」[1]と定義されている。日本の行政調査では，夫婦と子どもの世帯，夫婦のみの世帯，ひとり親と子どもの世帯をも含めて核家族(世帯)としている。

【形態】　夫婦家族(conjugal family；夫婦と未婚の子どもからなる家族)は，核家族が単独で存在する形態である。核家族が複数結合した形態であるのが，直系家族(stem family；夫婦と1人の既婚子とその配偶者，および彼らの子どもからなり，2つ以上の核家族が世代的に結合した形態)や複合家族(joint family；夫婦,複数の既婚子と彼らの配偶者および子どもからなり，複数の核家族が世代的および世代内的に結合した形態)である[2]。

【語源】　1949年にアメリカの人類学者 Murdock, G.P.(1897～1985)が,「一組の夫婦と,実子,養子を問わず未婚の子どもとが居住を共にし,性的,経済的,生殖的,教育的の4つの機能を持つ集団を核家族と称した」3)ことから核家族という言葉が使われるようになった。そして,核家族は,単独で存在するか,複数が組み合わさって存在するか,とにかくどの社会にも普遍的に存在すると主張した。彼の核家族普遍説と4機能説は後に批判されたが,「核家族」の語は世界的に採用され,これを家族の分析単位とする見方も広く支持されている4)。

【歴史的変遷と現状】 日本の家族形態は,第二次世界大戦後大家族が減少して夫婦とその子どもから構成される核家族が主流になったと考えられている。近年においては,世帯数は年々増加し,平均世帯人数が減少しており小家族化の傾向にある。国民生活基礎調査によると,核家族世帯数(推計)は増加傾向にあるものの,一般世帯に占める核家族世帯の構成割合は,1975(昭和50)年以降約60%で横ばいである。核家族世帯のうち,夫婦のみの世帯の数・割合は共に年々増加傾向にある〔1975年には11.8%であったのが2005(平成17)年では21.9%〕。児童(18歳未満の者)のいる世帯のうち核家族世帯が占める割合は,1975年では67.4%であったが,2005年では73.4%と増加傾向にある。また,児童のいる世帯のうち,ひとり親と未婚の子のみの世帯が占める割合も漸増している。このように,現代の子どもの多くは世帯人数の少ない核家族のなかで育っている。さらに,都市化により地域でのつながりが希薄になったことから,子どもと子育てをする親,とくに専業主婦は地域社会での人とのかかわりが少なく,孤立しやすい状況にある。このような子どもが「育つ」「育てられる」環境,子どもを「育てる」環境の問題は,最近ニュースで取り沙汰されることの多い,不登校やいじめ,校内暴力,育児不安や虐待,DV(ドメスティックバイオレンス)などのさまざまな問題の背景であるのではないかと考えられている。

〈関連語〉 家族,拡大家族,ひとり親家族

[杉本晃子・中村由美子]

●文献 1) 日本国語大辞典第2版編集委員会,他・編:日本国語大辞典 第3巻,第2版,小学館,2001, p.425. 2) 鈴木和子,他:家族看護学;理論と実践,第2版,日本看護協会出版会,1999. 3) 比較家族史学会・編:事典 家族,弘文堂,1996. 4) 森岡清美,他:新しい家族社会学,4訂版,培風館,1997. 5) 厚生労働省:平成17年国民生活基礎調査の概況(http://www.mhlw.go.jp/toukei/saikin/hw/k-tyosa/k-tyosa 05/index.html). 6) 厚生労働省:平成8年国民生活基礎調査の概況(http://www1.mhlw.go.jp/houdou/0906/h 0628-9.html#1-1).

学　習

【定義】 「学習」の定義は,研究領域により多様であるが,一般的には,生まれつきもっている(生得的,先天的)行動ではなく,出生後に(後天的)環境との相互作用(経験や練習など)により長期間持続する行動の変化を獲得すること,ということができるであろう。前者の例の代表は,生理学的な反射である。生まれたばかりの新生児でも,口に触れたものをくわえ(索餌反射),それを吸う(吸啜反射)という行動を行う。これらの行動は,出生時から存在し,経験で獲得されたものではない。一方,文字を覚え,読んだり書いたりすることができるようになるためには,文字を教えてもらい,読み書きの練習を繰り返す必要がある。この文字を扱う技能の獲得は,学習ということができる。もちろん,学習という概念は,一般的な学業の獲得だけをさすのではなく,言葉を話せるようになること,箸を使って食事をとるなどの日常生活習慣行動を身に付けること,社会の決まりを理解しそれに沿った行動をとること,野球やサッカーなどの技術を身に付けることなども,すべて学習ということができる。学習の対象には,特別に用意された練習状況がなくても日常生活のなかで獲得されていくものと,特別の練習状況がなければ獲得されないものがある。話し言葉の獲得は前者の例である。周囲の人が普通に言葉を話している環境で育った子どもは,発達障害などの問題がない限り,ある一定の年代になると言葉を話すようになる。この場合,言葉の訓練・練習は特別に必要はない。一方,文字や計算,自転車乗り,スポーツなどの技術の獲得のためには,そのことを練習する特別の場を設定しない限り,そうした事柄ができるようにはならない。一般には,前者の状況は発達とされ,後者の状況を学習とされることが多いが,どちらも学習と関係しているのである。子ども達は,もって

生まれた要因（素因，遺伝的要因）と環境要因の相互作用のなかで発達していく。このように，最近では，発達過程も学習と関係していると考えられている。

【学習に関する理論】　学習に関する心理学的研究のなかで，条件づけに関するものは，行動科学の基盤となっており，臨床面にも大きな影響を与えている。条件づけには，レスポンデント条件づけ（古典的条件づけ）とオペラント条件づけ（道具的条件づけ）がある。レスポンデント条件づけは，刺激により自動的・反射的に生じる行動（反応）を説明するものである。イヌに餌とメトロノームの音を同時に提示したPavlov, I. P.の実験が有名で，餌を与えられたイヌは唾液を出すが，そのうち，餌がなくてもメトロノームの音を聞いただけで唾液が出るようになる。オペラント条件づけは，自発的な行動の起こりやすさを説明するものである。意識的な行動の後に起こる出来事が，当人にとって好ましい場合（正の強化子）は同じ行動が起こりやすくなり，好ましさがない場合（負の強化子）その行動が起こりにくくなる。オペラント条件づけによる行動をオペラント行動といい，日常で行われる随意的な行動の多くはオペラント行動である。言葉を話すことは，言葉を聞き，自ら話す環境で獲得されていくが，子どもの話すことをよく聞いてあげ，その都度適切な言葉を返してあげる（正の強化子）と，子どもは自らよく話すようになるのである。一方，オペラント条件づけは，さまざまな問題行動の形成にも関係しており，強化子を調整することで問題行動の改善を行うことができることになる。

〈関連語〉　学習形態，学習障害（LD），反射

[宮本信也]

●文献　1）新井邦二郎，他：図でわかる学習と発達の心理学，福村出版，2000.

学習形態

【概念】　学習形態とは，教育機関において，生徒・学生が学習を行うときの形式・方法のことである。具体的には，「講義」「演習」「実習」「実技」などの教育のための形式や，「一斉指導」「グループ指導」「個別指導」「複式学級での指導」などの教育の方法とがある。

【種類】　講義は，教員が生徒・学生に学習内容を口頭で伝えるものである。ある程度の質疑応答はあるものの，講義の大部分は，教員からの一方的な伝授となりやすい。演習は，生徒・学生に課題を与え，個人あるいはグループでその課題を検討させ，その結果を参加者全員で話し合っていくものである。個人の自主的な学習を促進することになり，適切に行われれば，特定の事柄に関する理解を講義よりも深めることができる。実習は，講義・演習で学んだ内容を，実験によって確認したり，その学習内容と関連する実際の場で学習内容に関する事柄を体験するものである。実際を経験することから，机上学習に比べ，直感的な理解が得られやすい。実技は，音楽・美術・体育などの技能を必要とされる学習について，その技能を実際に練習するものである。技能を獲得するためには，不可欠の形式である。一斉指導は，生徒・学生の集団に対して，ひとりの教員がまとめて教育を行うものである。わが国の学校では，同一学年の生徒・学生をまとめて教育をする方法がとられるのが一般的である。職業や特定の知識・技能を学ぶ組織（専門学校や職業訓練校など）では，同一レベルの生徒・学生がまとめられることも多い。一斉指導は，教育する側の負担がもっとも少ない方法であるが，生徒・学生の個性・能力・自主性に配慮した教育は行いにくい。グループ指導は，生徒・学生をある一定の人数のグループに分け，グループ単位で教育を行うものである。一斉指導の欠点をある程度補うことができるが，実際には，複数のグループで一斉指導を行う形態が，わが国の学校ではとられやすい。個別指導は，教員と生徒・学生が1対1の関係で教育が行われるものである。生徒・学生の個性・能力・自主性に応じた教育を行うことができるが，教育する側の負担がもっとも大きくなる。複式学級での指導は，複数の異なる学年の生徒・学生を一緒に教育するものである。実際には，同じ教室の中に一緒にはいるが，個々の生徒・学生の学年に合わせて，それぞれの生徒・学生にグループあるいは個別に課題を与えて教育するやり方になることが多い。わが国では，子どもの人数が少ないために同一学年では1学級を編成できないような地域の学校で行われている。教育の実際においては，これらの形式・方法が組み合わされ，また，視聴覚教材などの補助教材も利用されることにより，きわめて多

様な学習形態を行うことができることになる。
〈関連語〉　学習，学習指導要領　　　　［宮本信也］
●文献　1）財団法人教科書研究センター：平成12年度文部科学省調査研究委嘱「総合的な学習の時間」実践事例集，2001(http://home.att.ne.jp/iota/ktanaka/jireicd/index.html)．　2）水越敏行：効果的な指導法と学習形態，ぎょうせい，1993．

学習指導要領

【特質】　学習指導要領は，各学校が編成する教育課程の基準として国が定めたものである。この場合，教育課程とは，学校教育の目的や目標を達成するために，教育の内容を児童生徒の心身の発達に応じ，授業時数との関連において総合的に組織した学校の教育計画である。学習指導要領は法令ではないが，学校教育法施行規則（特別支援学校については第73条の10）に基づき，文部科学大臣が文部科学省告示として公示するものであるため，法令と同様の性格をもっているといわれている。特別支援学校の学習指導要領は，小・中・高等学校の学習指導要領を基盤とし，それに障害児の教育に必要な事項を付加するなどして作成されている。
【変遷】　学習指導要領は，社会情勢や教育環境の変化，児童生徒の実態の変化などにより，約10年ごとに改訂が行われている。このうち，盲・聾・養護学校の学習指導要領の主な変遷を述べると以下の通りである。①1971（昭和46）年の小・中学部の学習指導要領の改訂および1972（昭和47）年の高等部の学習指導要領の改訂または制定においては，学校種別ごとに10種類の学習指導要領が作成されていた。②養護学校教育の義務制が実施された1979（昭和54）年の改訂では，各学校種別共通の学習指導要領となり，小・中学部の学習指導要領と高等部の学習指導要領の2種類にまとめられた。その後，1989（平成元）年に改訂が行われている。③現行の学習指導要領は，1999（平成11）年3月に告示されたものであるが，2003（平成15）年に一部改正が行われている。
【構成】　特別支援学校の学習指導要領のうち，ここでは小学部・中学部学習指導要領（以下，学習指導要領）の構成について述べる。学習指導要領の内容は，5章からなり，このうち第1章は「総則」として，教育目標（第1節）および教育課程の編成（第2節）から構成されている。①第1節の教育目標には，学校教育法第71条に定める目的を実現するために，学校教育法に掲げる小学校または中学校の教育目標の達成，および児童生徒の障害に基づく種々の困難を改善・克服するために必要な知識，技能および態度等の育成に努めるべきことが示されている。②第2節の教育課程の編成では，教育内容の選択・配列や授業時数の取り扱いなどの基本的事項とともに，指導計画作成上の配慮事項や教育課程実施上の配慮事項が示されている。なお，重複障害者等に関する特例規定が設けられていることが，小・中学校の学習指導要領との大きな違いである。③第2章「各教科」では，視覚障害者，聴覚障害者，肢体不自由者又は病弱者を教育する特別支援学校における教科指導上の配慮事項が示されている。また，知的障害者を教育する特別支援学校については，独自に教科を設け，教科ごとに目標および内容を定めている。④第3章「道徳」および第4章「特別活動」では，特別支援学校における指導上の配慮事項をそれぞれ3項目ずつ示している。⑤第5章には，「自立活動」の目標，内容，指導計画の作成と内容の取り扱いが示されている。なお，自立活動は，児童生徒の障害に基づく種々の困難の改善・克服をめざした特別支援学校独自の指導領域である。
【小・中学校の特別支援学級における教育課程】　小・中学校の特別支援学級においては，小学校または中学校の学習指導要領に基づき教育課程の編成を行うことになっているが，とくに必要のある場合には特別支援学校の学習指導要領を参考にして，特別の教育課程を編成することができる（学校教育法施行規則第73条の19）。このため，小・中学校の特別支援学級においても，たとえば，知的障害者を教育する特別支援学校の各教科を取り入れたり，自立活動の指導を行ったりすることなどができる。
〈関連語〉　自立活動　　　　　　　　　　［山本昌邦］
●文献　1）文部省・編：盲学校，聾学校及び養護学校学習指導要領（平成11年3月）解説；総則等編，海文堂出版，2000，pp.117-120．

学習障害(LD)

【概念】　学習障害の概念は，教育領域と医学領

域で少し異なる。教育領域では，「学習障害とは，基本的には全般的な知的発達に遅れはないが，聞く，話す，読む，書く，計算する又は推論する能力のうち特定のものの習得と使用に著しい困難を示す様々な状態を示すものである。学習障害は，その原因として，中枢神経系に何らかの機能障害があると推定されるが，視覚障害，聴覚障害，知的障害，情緒障害などの障害や，環境的な要因が直接的な原因となるものではない」(文部省：学習障害及びこれに類似する学習上の困難を有する児童生徒の指導方法に関する調査研究協力者会議「学習障害児に対する指導について(報告)」，平成11年)と定義されている。一方，医学領域では，読字，書字，算数(計算)の3つの能力障害に限定した考え方が一般的である。英文表記も，教育領域の学習障害は「learning disabilities」であり，医学領域は「learning disorders」と異なっている。しかし，わが国で，とくに断りがなく「学習障害」や「LD」といわれるときには，教育領域の概念である学習障害をさすのが一般的である。

【実態】 全国の通常学級を対象として2002(平成14)年に行われた文部科学省の委託調査によると，LDの6つの問題のいずれかが疑われる子どもは，小・中学生の4.5%である。LDは，男児に多いことが知られている。LD全体としての性差に関する報告はないが，読字障害の男女比は3〜4：1とされている。原因は，多くの場合不明である。脳の大きさの異常や神経細胞の並び方の異常などが報告されてはいるが，すべてのLDに該当する所見は得られていない。先天性の中枢神経系のなんらかの機能異常と考えられている。

【医学領域におけるLD】 LDに含まれる「聞く」「話す」ことの障害は，医学領域では，それぞれ，発達性混合性受容―表出性言語障害，発達性表出性言語障害という名称で，学習障害とは別に発達性の言語障害として分類されている。また，LDにある「推論する」ことの障害だけに相当する診断名は医学領域には存在しない。

【症状】 LDにおける聞くことの障害の基本は，話し言葉の音の弁別がうまくできないため，話された言葉の理解ができないというものである。話すことの障害の基本は，相手にわかるような筋道だった文章を組み立てることができないという統語の障害と語彙不足である。読むことの障害の基本は，文字・単語レベルで発音できないことである。読むことに努力を要するため，文章の意味を理解すること(読解力)も障害されやすい。書くことの障害の基本は，文字レベルで書けない，あるいは，単語の綴りが書けないということである。書くこと自体が大変なため，短くて単純な文章が多くなる。計算することの障害の基本は，位取りの理解ができず，計算を間違えやすいということである。推論することの障害の基本は，そこに直接示されていない事柄を推測することができないということであり，長文読解，応用問題，図形問題が苦手という形で現れる。

〈関連語〉 アスペルガー障害，学習，知能検査，注意欠陥/多動性障害(AD/HD)　　　[宮本信也]

●文献　1) 下司昌一・編：現場で役立つ特別支援教育ハンドブック，日本文化科学社，2005. 2) 宮本信也：学習障害の治療と指導．小児科診療，65(6)：919-924, 2002.

学　　籍

【学籍と指導要録】 学籍とは，児童生徒の在学に関する身上事項をいう。学校に在学する児童生徒一人ひとりの学籍については，学校に備えていなければならない表簿のひとつである指導要録に記載される。指導要録は，児童生徒の学籍および指導の過程と結果の要約を記録し，指導および外部に対する証明等に役立たせるための原簿としての性格をもつものとされている。指導要録には，学籍に関する記録と指導に関する記録が記載される。この場合，特別支援学校における指導要録の記載事項は，小・中・高等学校における記載事項を基盤とし，さらに必要な項目を付け加えている。

【学籍に関する記録】 学籍に関する記録は，原則として学齢簿の記載に基づき，学年当初および異動の生じたときに記入することになっている。特別支援学校における具体的な記載事項は以下の通りである。①児童生徒の氏名，性別，生年月日および現住所。②保護者の氏名および現住所。③入学前の経歴：特別支援学校小学部に入学するまでの教育または保育関係の略歴，中学部または高等部に入学するまでの教育関係の略歴を記入する。なお，外国において受けた

教育の実情なども記入する。④入学・編入学等：入学は，児童生徒が第1学年に入学した年月日を記入する。また，編入学等は，第1学年の中途または第2学年以上の学年に，外国にある学校などから編入学した場合，または就学義務の猶予・免除の事由の消滅により就学義務が発生した場合について，その年月日，学年および事由等を記入する。⑤転入学：他の特別支援学校の小学部(小学校を含む)，中学部(中学校および中等教育学校の前期課程を含む)または高等部(高等学校および中等教育学校の後期課程を含む。以下同じ)から転校してきた児童生徒について，転入学年月日，転入学年，前に在学していた学校名，所在地および転入学の事由等を記入する。⑥転学・退学等：他の特別支援学校の小学部，中学部または高等部に転学する場合には，そのために学校を去った年月日，転学先の学校が受け入れた年月日の前日，転学先の学校名，所在地，転入学年およびその事由等を記入する。外国にある学校などに入るために退学する場合または学齢(満15歳に達した日の属する学年の終わり)を超過している児童生徒の退学の場合には，校長が退学を認めた年月日およびその事由等を記入する。なお，就学義務の猶予・免除をする場合または児童生徒の居所が1年以上不明である場合は，在学しない者として取り扱い，在学しない者と認めた年月日およびその事由等を記入する。⑦卒業：校長が卒業を認定した年月日を記入する。⑧進学先・就職先等：小学部については，進学先の中学部名および所在地を記入する。中学部および高等部については，進学先の学校名および所在地，就職先の事業所名および所在地等を記入する。また，福祉施設に入所・通所した者については，施設名および所在地を記入する。⑨学校名及び所在地：⑩校長氏名印，学級担任者氏名印(高等部については，ホームルーム担任者氏名印)：なお，高等部ではさらに2つの記載事項があり，「留学等」には，留学や休学について校長が許可した期間等を記入する。また，「各教科・科目等の修得単位数の記録」には，各教科・科目等の修得単位数の計を記入する。

【指導要録の取り扱い】 指導要録は，当該学校の校長が作成するものとされており，児童生徒が進学した場合はその抄本または写しを，また，転学した場合はその写しを，進学先または転学先の校長に送付しなければならないことになっている。学校においては，指導要録のうち学籍に関する記録は20年，指導に関する記録は5年の間保存する必要がある。

〈関連語〉 就学猶予／就学免除　　　［山本昌邦］
　●文献　1) 大南英明，他・編：盲・聾・養護学校改訂指導要録の解説と記入例，明治図書出版，2002，p.33，150，173．

拡大家族

【定義】 通常，夫婦とその子ども達という核家族に，祖父母やおじ・おばといったさらに範囲を広げた親族が同居している家族形態であり，社会構成単位のひとつである。

【"拡大家族"の捉え方】 拡大家族であっても，同居していた祖父母が亡くなり2世代になるなど家族のライフサイクルのある時期には核家族の形をとることもあることから，「拡大家族(expanded family)」は，家族の静態的な成員構成を基準にした家族の状態についての類型であるとされている。1949年，Murdock, G.P. によって核家族(nuclear family)の普遍性が提唱されたが，そのなかで親子関係の拡大を通じて複数の核家族が結び付いてより大きな家族単位を形成している家族の複合形態のひとつとして「拡大家族」は定義されている。拡大家族では，跡取りだけが結婚後も親夫婦と同居し続け「直系的」に拡大する直系家族と，跡取りだけでなく二男・三男も結婚後親夫婦と同居し，「直系的・傍系的」に拡大する複合家族とに分けられる。

【家族形態の変化】 わが国では，明治時代に武家の家族制度を模範としたとされる家制度が法定され，家名，家風，家業，家産を長男子が相続し，世代的継承をしていく直系的な拡大家族が典型的家族とされた。第二次世界大戦前の，農業中心であり，社会保障や社会福祉制度も不十分な社会においては，このような大家族のほうが家族内で助け合えるために都合がよく，夫婦と1人の子の生殖家族からなる直系の拡大家族に限らず，夫婦と複数の既婚子の生殖家族が同居する複合家族も多くみられていた。戦後では，民法改正に伴う家制度の廃止や，高度経済成長による産業化の促進により，継承するものをもたない雇用労働者の家族は，住居を職場に

近い都市へと移すようになり，1920（大正9）年には世帯構成の30%強を占めていた拡大家族・複合家族は，昭和40～50年代には20%台に減じ，昭和60年代以降は20%を下回った。1998（平成10）年頃からは，少産少死時代の影響から，直系家族・その他の親族世帯を合わせた拡大家族世帯は17%前後を維持しており，微増する傾向もみられている。上述のように，社会的変化やそれに伴う生活基盤の変化から家族形態は変化してきているが，現代の個人の自立やプライバシーの考え方の発展に伴う家族形態の変化もみられている。

【捉え方の拡大】　拡大家族は，老いた親の扶養がしやすく，また，健康な老人は家事や孫の世話を分担するなど機能的に子ども夫婦に寄与する側面がある一方で，プライバシーが損なわれやすく，義理の間柄では情緒的葛藤や世代的委譲をめぐる問題が起こりやすいなど，世代間に緊張が生じやすい。そこで，拡大家族におけるこのような世代間の緊張の顕在化が切実な問題となり，その対応として，既婚子の誰とも同居せず夫婦制家族を選択するなどの高齢者世帯も増加してきている。現代の独立的に世帯を構成する近親の核家族おのおのが，さまざまな方法で関係を保ちながらも拡大家族的援助を維持しているような家族体系をさして，Litwak, E. は「修正拡大家族」と提示している。今日では，「拡大家族」はこのような世帯を1つにしない修正拡大家族も含めて広義に理解されている。看護学においても，同居の有無によって定義づけられる"拡大家族"ではなく，家族本来がもっているセルフケア機能を中心に捉え，修正拡大家族をも含めた広義の意味で"拡大家族"が用いられ始めている。

【課題】　修正拡大家族は，融資や贈与から子守まで，義務のネットワークや相互のサービスの交換によってつながっているが，木下謙治は「制度から解放された『愛』という情緒を主要な絆とする夫婦関係は，一面では極めて弱い」と述べており，個人化が進んでいるとされる現在では，修正拡大家族がもつ拡大家族的援助機能も弱くなっていることが考えられる。地域社会や親族から孤立した核家族は増加してきているといわれており，それに伴い虐待や育児不安など小児をとりまく社会問題は深刻化してきている。小児看護領域では，親とその子どもからなる1つの生殖家族を中心として，その家族をとりまく，祖父母やおじ・おばなどの同居・別居を問わず，家族類型の枠にとらわれずに，"拡大して"家族を捉え，子どもがいるその家族自身が，拡大家族がもつ世代間関係性からのストレスなどをうまく調整し，サポート源とできるように，かかわっていくことが重要である。

〈関連語〉　核家族，家族，家族関係，家庭，社会資源　　　　　　　　　　［赤羽衣里子・中村由美子］

●文献　1) 木下謙治　編著：家族社会学；基礎と応用，九州大学出版会, 2001.　2) 阿藤誠, 他・編：人口変動と家族，原書房, 2004.　3) 比較家族史学会・編：事典 家族, 弘文堂, 1996.　4) 厚生労働省：平成17年国民生活基礎調査の概況(http:www.mhlw.go.jp/toukei/saikin/hw/k-tyosa/k-tyosa05/index.html).　5) 森岡清美：現代家族の社会学, 放送大学教育振興会, 1991.　6) 森岡清美, 他：新しい家族社会学, 4訂版, 培風館, 1997.　7) Abercrombie, N., et al.（丸山哲央・監訳）：［新版］新しい世紀の社会学中辞典, ミネルヴァ書房, 2005.　8) 杉下知子・編：家族看護学入門, メヂカルフレンド社, 2000.　9) 鈴木和子, 他：家族看護学；理論と実践, 第2版, 日本看護協会出版会, 2000.　10) 山根常男, 他・編著：テキストブック家族関係学；家族と人間性, ミネルヴァ書房, 2006.

学童期

【定義】　学校教育法施行規則では学齢児童を学童とよんでおり，小学生を意味している。つまり，小学校在学中の6年間を学童期(school age)という。また，児童期とよぶこともあり，学童期と児童期は同義語として用いられることが多い。

【意義】　小学校入学から思春期の性的成熟が始まる頃までをさし，心理的・身体的に比較的安定した時期である。長い6年間は一様ではなく，発達の特徴から，親や家族への依存性が強い小学1～3年の低学年と独立心旺盛な小学4～6年の高学年に分けて論じられることが多い。低学年においては子ども達は学級集団に慣れ，学習に適応することが大きな課題である。それは，これまでの幼児的愛情欲求と自由な遊びの時空間を捨てることを意味しており，子ども達にとっては大きな心理的危機となる。そして，教師という親に代わる新たな権威のもとで，知的・運動的課題を学び，仲間とともに過ごす楽

しさを知ることが学童期を通しての重要な課題となる。さらに，さまざまな学習が進み自分のやりたいことが自分でできるようになるにつれて自立の欲求が高まり，高学年になると権威や自己像への疑問が芽生え，激動の思春期へと移行していく。学童期では，思春期をうまく乗り越えるための準備として，勤勉性を身に付け，肯定的な自我を獲得できるように援助していくことが大切である。

【発達の様相】　①身体的発達：学童期は，身長や体重の増加も乳幼児期や青年期に比べると緩やかであり，心身共に比較的安定した時期である。幼児期には体型は全体に丸みを帯びて肥満型であったが，学童期になると身長と体重の増加は一定となり，手足が伸びて全体的に均整のとれた体型へと移行する。また，運動能力については基本的な運動協応が可能になり，走行力，跳躍力，球技力などの技能が巧みになり反応時間も短縮される。このことから子ども達は広範囲の運動に積極的な興味を示し，ルールの理解と相まって遊びが集団化し，ゲーム性豊かなスポーツなどに熱中するようになる。また，手先の細かな動作ができるようになり，手の込んだ工作や裁縫，書道などができるようになる。運動技能の発達は環境によって個人差を生むが，それは子どもの自己概念や社会性の発達の基礎となる。しかし，近年，学童期の体力・運動能力の低下が指摘されている。②認知の発達：学童期には言語・記憶・注意・思考の知的な側面がめざましく発達する。Peaget, J. によれば，子どものものの考え方は知覚的特徴に拘束される直感的思考（4歳から7, 8歳）から，客観的な論理思考が可能になる具体的操作（7, 8歳から11, 12歳）へ，そして仮説演繹的推論が成立する形式的操作（11, 12歳以降）へと発達していく。③自我概念の発達：思考や記憶能力の開花は子ども達を知的好奇心に満ちた存在へと駆り立て，子ども達は物事の因果関係に関心をもち，筋道をたどりながら推論して興味ある課題や学校で次々に与えられた課題を解決していく。その過程で多くの達成感が得られれば，彼らは学童期の中心的課題である勤勉感（Erikson, E.H.）を獲得することができ，これはそれ以後の物事に取り組む姿勢や職業選択の基礎となる。しかし，与えられる課題が解決できず度重なる挫折を経験した場合は，自分は人に比べてだめだという劣等感を獲得してしまう。④社会性の発達：学級という公式集団と自然発生的非公式集団のなかで複雑な役割行動を身に付けながら社会性を発達させてゆく。学童期は仲間関係の影響が強くなる。仲間集団への帰属意識や規則への忠誠に対しては年齢の上昇につれて敏感になる。子ども達のつくるグループの大きさは低学年では2, 3人だが，高学年では4, 5人から8人程度となり，最大となる。友達でいる理由も低学年では，家が近い，席が近い，好感がもてるといった表面的理由であるが，高学年になると相手の能力や性格を理解したうえでの内面的なつながりへと深化していく。そのような集団生活のなかで子ども達は，社会的適応のための技術を習得するとともに，仲間との比較により自分の能力や行動に関して評価し，また，仲間からの評価も受け取っていく。

〈関連語〉　社会化，対人関係の発達，仲間関係，ギャングエイジ　　　　　　　　　　　［二宮啓子］

●文献　1）井上信子：児童期．細谷俊夫・編，新教育学大事典　第3巻，第一法規出版，1990, pp.480-481.　2）白井常：学童期．大山正・編，心理学小辞典，有斐閣，1978, p.34.

学童保育

【定義】　「10歳未満の小学生で，昼間保護者が家庭にいない者に，適切な遊び・生活の場を与える事業」とされている。保護者の就労・疾病などで保育が困難となった小学校低学年の児童を対象とした保育事業である。家庭に代わる放課後の生活の拠点として子どもに安らぎを与え，同時に集団生活を通して子どもの発達を促すことを目的としている。

【歴史的背景および法的位置づけ】　1998（平成10）年，児童福祉法に「放課後児童健全育成事業」が明記されたことにより，公的な児童福祉事業となった。現在は，次世代育成支援対策推進法による児童福祉法改正により，子育て支援事業のひとつとして位置づけられている。両親の共働きにより，子どもが孤立化するなど社会生活への適応が弱まり，その対策として，学童保育の法制度化を求める運動が高まり，1948（昭和23）年にわが国で初めて学童保育が大阪市の民間保育園・今川学園で始められた。その後の高度経済成長政策の展開・発展と併せて，女性の

社会進出・共働きの増加により，学童保育施設の充実整備の声が高まり，全国的に広がっていった。また，1973（昭和48）年のオイルショック以降の低経済成長を受け，国は社会福祉・社会保障の行財政合理化をはかり，その結果，学童保育政策はようやく全国化，設備充実化を迎えた。施設運営形態は公設公営，民間委託・補助金交付運営，共同保育の3つの形態に分類される。

【現状と課題】 2005（平成17）年5月現在，学童保育数は，全国2,033市町村に1万5,309カ所あり，昨年より631カ所増えている。1998年に法制化され，スタートしてからの5年間で5,500カ所増加し，この10年間で約2倍に急増している。また，学童保育に入所している児童数も急増しており，厚生労働省の調査によると，2003（平成15）年5月には約39万人となっている。少子化ではあるが，働く親をもつ小学生の放課後の生活を保障する学童保育を求める家庭は増えているといえる。しかし，学童保育数がまだ足りておらず，2004（平成16）年5月1日現在，まだ学童保育が1カ所もない市町村が367カ所あり，全市町村数の15％を占めている。また，小学校数に対する学童保育の設置率は65％であり（2003年5月1日現在。平成15年度版『文部科学統計要綱』），決して十分な数ではない。さらに，母親が働いている小学校低学年児童（末子）のうち，学童保育にいる子どもは，まだ1/4程度である。定員のある学童保育では待機児童の問題があり，定員のない民間の学童保育では大規模化が進むなど，深刻な問題となっている。また，条件整備の問題がある。開設日・開設時間が働く親のニーズに合っていないこと，入所対象児童が低学年に限定されているところが多いこと，条件整備がないため障害児の受け入れが難しいこと，助成金が低いため親の負担が大きいことなどがあげられる。とくに，施設の問題点として，公設の施設であっても間借り的な利用のために十分な広さがなく，生活に必要な設備もないところが多い。民家・アパート利用もまだ1割強あり，老朽狭小・近所の住民からの苦情・高い家賃など，深刻な問題を抱えている。指導員の問題点としては，指導員の配置・体制が不十分で，公営でも多くが1年雇用で再雇用を繰り返す非常勤・臨時職員であり，運営形態を問わず不安定な雇用と劣悪な労働条件で

働いている。
〈関連語〉 子育て，学童期　　　［中村由美子］
●文献　1）全国保育団体連絡会，他・編：保育白書2005，ひとなる書房，2005．

獲得免疫　⇒後天性免疫

隔　　離

【隔離の目的】 小児の隔離の目的には主に2つあり，患者自身が伝染性疾患などに罹患し，他児への感染を予防するために感染源である小児を隔離するもの（不潔隔離）と，免疫機能低下などにより易感染状態にある小児を，他の患者からの感染を予防するために行われる隔離（清潔隔離あるいは逆隔離）である。患者に行われている隔離の目的を理解し，感染予防対策を確実に行うことが，患者の安全を守ることになる。隔離の目的に違いはあっても，隔離されることにより，心理的ストレスを引き起こすことが考えられるので，治療により感染力が低下，もしくはなくなった時点で，速やかに解除することが大切である。

【隔離の実際】 ①感染源隔離：流行性ウイルス感染（麻疹・水痘・風疹・ムンプス），インフルエンザ，その他のウイルス感染（RSV，ロタなど）による隔離が行われる。感染対策として，標準感染予防策に加え，感染経路別に空気感染予防策，飛沫感染予防策，接触感染予防策を加えて実施される。空気感染予防策としては，個室隔離とし，入室時はN95マスクを着用する。飛沫感染対策としては，感染の原因となる粒子（直径 $5\mu m$ 以上）は咳・くしゃみなどで1m程度しか飛ばないので，1m以内で働く場合，サージカルマスクを着用し，個室隔離とする。接触感染予防策としては，接触する際にガウン・手袋を着用し，個室隔離あるいは集団隔離とする。②保護（清潔）隔離：造血幹細胞移植，化学療法，放射線療法後の免疫機能低下に伴い清潔隔離を行う。近年，CDC（Center for Disease Control and Prevention，米国疾病管理センター）ガイドラインでは造血幹細胞移植などの清潔隔離において，エビデンスに基づき，必ずしも無菌室でなくてもよいという見解が出されている。日本においても簡略化の動きがある。

【隔離時の看護ケア】 看護師は子どもの生活リ

ズムを整え，食事・運動・遊び・学習への援助を行い，隔離による心身への影響をできるだけ少なくするようにケアを行う必要がある。①小児への説明：小児の理解力に合わせ，家族とともに説明を行い，話し合う機会をもつ。隔離の必要性，期間や方法について繰り返し説明し，起こりうる問題についても話し合う。②面会・訪室：家族の面会を推奨し，看護師も積極的に訪室し，かかわりの時間を多くもつようにする。必要時，保育士との遊びの機会を設けるなど，考慮する。③病室環境への配慮：隔離操作や家族・医療者のマスクの着用の様子が普段と違うことで，乳幼児には不安やストレスを引き起こす要因にもなる。処置だけの訪室にならないようにし，患者に疎外感を与えないように接することも必要である。ガラス越しに外が見られるようにする，気に入ったおもちゃ，絵本やビデオなどの持ち込みなど，気持ちが和やかになれるように配慮する。④日常生活への援助：患者の年代特有の遊びや学習の提供もできる限り，通常と同じように行う。⑤小児と家族への心理的ケア：個室隔離となることが多いため，学童以上の場合にはプライバシーに関しても考慮し，入室時のノックなども忘れない。小児の反応を観察し，敏感に受け止められるようにする。また，子どもや家族の気持ちを理解するために，話を十分に聞いていくことが重要である。

〈関連語〉 免疫，面会，院内感染，ガウンテクニック，易感染性　　　　　　　　　　［小原美江］

●文献　1）岡田洋子，他：小児看護学2；小児の主要症状とケア技術，医歯薬出版，1998．　2）奈良間美保・監：小児看護学1；小児看護学概論・小児臨床看護総論（系統看護学講座専門22），第10版，医学書院，2003．

鵞口瘡

口腔内の粘膜，舌などに白く付着する感染症である。原因菌のカンジダ・アルビカンスは，女性器官の病原体である。新生児の感染は，子宮内，分娩中，または分娩後に起こる。カンジダ・アルビカンスは新生児の口腔，消化管に集落を形成し，生後4週の時点でピークになる。この時期に鵞口瘡の発生頻度は高くなる。病変は，舌，口蓋，頬側の粘膜，歯肉の表面に現れ，紅斑を伴った下地の上に白く苔のように付着する。ミルク残渣との鑑別が難しいことがあるが，綿棒などで拭き取っても取れないときは鵞口瘡と考えられる。診断は，培養の病原体を同定し確認する。治療は，ナイスタチンなどを外用する。ピオクタニンは口腔内に紫色が強く付着するので見た目によくなく，家族からの評判が悪い。口腔内の観察がしにくいことや，外用薬を長期使用すると口腔内に潰瘍を起こすことがある点に注意が必要である。

〈関連語〉 感染症　　　　　　　　　　　［長内佐斗子］

●文献　1）仁志田博司：新生児学入門，医学書院，第3版，2004，p.59．　2）千葉ト：新生児の皮膚・皮下組織の感染症，周産期医学，29（増刊号）：605-611，1999．

過呼吸

【定義】　過呼吸とは，呼吸数には変化がなく，深さが増大する呼吸である。

【過呼吸に関連した解剖生理】　正常呼吸は，呼吸数，呼吸の深さ（1回換気量），呼吸の律動性の3要素から構成され，自動的に調節される。いずれかの要素が異常なときを異常呼吸とよび，過呼吸はそのひとつである。異常呼吸の種類を表18～20に示した。小児の場合は，①肺の面積が少ないこと，②呼吸中枢が未熟なこと，③強制的な鼻呼吸，④横隔膜優位の呼吸という形態的・機能的な特徴があるため，呼吸器系の疾患に罹患しやすく，呼吸状態の悪化をまねきやすい。

【呼吸状態の観察ポイント】　呼吸には生体の需要に合った酸素を外気より血液に取り入れ，また，代謝の結果生じた二酸化炭素を体外に排出する役割がある。呼吸が障害されることは，あらゆる身体活動に大きく影響を及ぼし，呼吸の停止はそのまま生命現象の停止をも意味する。呼吸を観察する際は，胸郭を露出させ，安静時に次のポイントを注意深く観察する。①呼吸数とリズム，呼気と吸気の長さの比率：正常の呼吸は，リズムに不整がなく，吸気と呼気とが一定の規則正しい周期を保つ。呼吸の1サイクルをみると，吸気時間よりも呼気時間のほうがやや長い。乳児期は肺胞や胸郭が十分に拡大しないため，一般に呼吸数が多い。呼吸数は年齢とともに減少する。②呼吸の深さ：胸郭の動き，横隔膜の動きに注意する。③呼吸の型：乳児では，横隔膜の運動による腹式呼吸が行われる。

表18 呼吸数・深さの異常な呼吸

呼吸の種類	呼吸数の変化	深さの変化	原因
頻呼吸	増加	変化せず	うっ血性心不全，肺炎，髄膜炎，発熱時にみられる
徐呼吸	減少	変化せず	鎮静薬・麻酔剤の使用時，睡眠薬の多量服用，脳圧亢進時など
多呼吸	増加	増加	過換気症候群にみられる
減弱呼吸	減少	減少	死期が迫ったときにみられ，呼吸中枢活動性の低下を示す
過呼吸	変化せず	増加	神経症や激しい運動後の回復期などにみられる
浅呼吸	変化せず	減少	睡眠時や神経・筋疾患でみられる
無呼吸			上気道の閉塞，呼吸停止の状態

(出典 村田朗：異常呼吸．臨牀看護，26(6)：927-931，2000．田辺修：異常呼吸の見方．臨牀看護，17(14)：2164-2168，1991．岡安大仁，他：バイタルサイン；診かたからケアの実際まで，第1版，医学書院，1990，pp.44-45．をもとに作成)

表19 リズムの異常な呼吸

呼吸の種類	呼吸の状態	原因
チェーン-ストークス呼吸	無呼吸または呼吸数の深さと呼吸数の減少が5～30秒あり，しだいに呼吸数と深さが増大して過換気の状態となり，次いで呼吸数と深さが減少して無呼吸になる呼吸を繰り返す	この呼吸は，脳が酸素欠乏状態にある，器質的障害があり呼吸中枢の感受性が低下しているときに出現する 脳出血，脳腫瘍，尿毒症，うっ血性心不全，睡眠薬・麻薬服用時，脳の発育途上の乳児の睡眠時などにみられる
ビオー呼吸	チェーン-ストークス呼吸に似た呼吸だが，呼吸の深さには変動がなく，急速かつ短い促迫呼吸が10～30秒間休息し，再びこれを繰り返す．周期は不規則になる	脳炎，髄膜炎，脳腫瘍など頭蓋内圧亢進時にみられる
クスマウル呼吸	異常に深くて大きく速い呼吸が持続し，リズムの乱れや無呼吸は生じない	尿毒症や糖尿病性昏睡にケトーシスが生じ，血液 pH が低下したとき(代謝性アシドーシス状態)にみられ，呼気にアセトン臭を認める

(出典 村田朗：異常呼吸．臨牀看護，26(6)：927-931，2000．田辺修：異常呼吸の見方．臨牀看護，17(14)：2164-2168，1991．岡安大仁，他：バイタルサイン；診かたからケアの実際まで，第1版，医学書院，1990，pp.44-45．をもとに作成)

表20 肺胞換気量の異常な呼吸

呼吸の種類	呼吸の状態	原因
過剰換気症候群	過剰換気とは，生体の代謝に必要以上の換気が行われる状態で，1回換気量またはこの両者の増加があり，$PaCO_2$ は低下している状態をさす	間質性肺炎，肺梗塞など 神経症などの心因性因子による過剰換気発作のみを過換気症候群として扱う場合もある
低換気症候群	肺胞換気量の減少をきたす疾患の総称	呼吸中枢の感受性の低下による呼吸運動の抑制，肥満，鎮痛薬，心肺疾患，呼吸筋麻痺など

(出典 村田朗：異常呼吸．臨牀看護，26(6)：927-931，2000．田辺修：異常呼吸の見方．臨牀看護，17(14)：2164-2168，1991．岡安大仁，他：バイタルサイン；診かたからケアの実際まで，第1版，医学書院，1990，pp.44-45．をもとに作成)

幼児になると，胸郭の発達に伴い，胸腹式呼吸となる．学童期になると，成人と同じ胸式呼吸に近くなる．

〈関連語〉 過換気症候群，頻呼吸／多呼吸

[福地麻貴子]

●文献 1) 村田朗：異常呼吸．臨牀看護，26(6)：927-931，2000． 2) 田辺修：異常呼吸の見方．臨牀看護，17(14)：2164-2168，1991． 3) 岡安大仁，他：バイタルサイン；診かたからケアの実際まで，第1版，医学書院，1990，pp.44-45．

過呼吸症候群 ⇒過換気症候群

ガスリーテスト

【ガスリー法の歴史】 ガスリー法は，1961年にアメリカのGuthrie, R.が，フェニルケトン尿症の患児の血中フェニルアラニン値を，細菌を用いて濾紙血で簡易に測定する，いわゆるbacterial inhibition assay(BIA法)を開発してから，しだいに世界各国で採用されるようになった[1]。その後，フェニルアラニンのみならず，その他のアミノ酸についてもガスリー法による測定が可能となり，ガラクトース，甲状腺ホルモン，甲状腺刺激ホルモンなどさまざまな物質の測定にも応用され，多くの疾患のスクリーニング手段として発展した。現在，世界各国で行われている新生児期のスクリーニングの大部分が，ガスリー法に基づいており，濾紙にしみこませた血液を用いる方法を，広義のガスリー法とよび，現在の新生児マススクリーニングの基本となっている[2]。

【ガスリー法の原理】 枯草菌の発育に必要なアミノ酸に対する代謝阻害剤の適当量を含む寒天培地で，枯草菌を培養すると，菌は発育を阻止される。しかし，アミノ酸を多量に含む乾燥血液濾紙ディスクをのせて培養すると，濾紙血中アミノ酸が，阻害剤の作用に打ち勝って菌が発育する。この菌の発育環の大きさによって，血中アミノ酸濃度を求める方法がガスリー法である[3]。ガスリー法のひとつである細菌抑制法(BIA法)によって，血中濃度を測定することが可能なものに，フェニルアラニン以外に，メチオニン，ロイシン，チロシンなどがある。その他，ガラクトース血症の検査としてボイトラー法やペイゲン法が開発され使用されている。また，甲状腺ホルモンや甲状腺刺激ホルモンに対してはELISA法(enzyme-linked immunosorbent assay；酵素免疫測定法)が用いられている。

【ガスリー法を行ううえでの注意点】 採血時期は，原則として生後5～7日目で十分ミルクを摂取し，アミノ酸の血中濃度が上がった時期が適当である。採血の実施は，沐浴後の皮膚が清潔であるときが望ましい。採血部位の消毒は，ヨード系消毒剤は避ける。なぜならば，ヨード系消毒剤の使用により，ヨードが直接あるいは母乳を通じて新生児の体内に過剰に取り込まれ，一過性の甲状腺機能低下症を引き起こすことがあるからである。検体管理として，濾紙には十分血液をしみこませ，さらに十分乾燥させ，汚染しないよう管理し，速やかに発送する。また，母子に投与される抗生物質により，最近発育阻害現象が現れ，判定困難になることがあるため，抗生剤投与量の多い場合は，検体にその旨記入しておくことが必要である。さらに，2,000g以下の低出生体重児の場合は，原則的に5～7日に採血し，さらに生後1ヵ月後か，体重が2,500gに達した時期か，どちらか早い時期に再採血することが望ましいとされている。

〈関連語〉 新生児マススクリーニング，先天性代謝異常，甲状腺疾患　　　　　　　［中込さと子］

●文献 1) Guthrie, R.：Blood screening for phenylketnuria. JAMA, 178：863, 1961. 2) 衛藤義勝：検査法の実際；ガスリー検査．小児科診療, 53(増刊号)：382-387, 1990. 3) 青木菊麿：新生児マススクリーニング．チャイルドヘルス, 5(4)：281-285, 2002. 4) 黒田泰弘, 他：新生児マススクリーニング検査．周産期医学, 30(増刊号)：439-445, 2000.

家　　族

【定義】 家族(family)とは，『広辞苑』によると「夫婦の配偶関係や親子・兄弟などの血縁関係によって結ばれた親族関係を基礎にして成立する小集団．社会構成の基本単位」[1]と定義されている．家族というと，生活を共にする家の人個々をさすか，それらの人々によって形成されたひとつのまとまりである親族集団を示すことが多い．親族は，血縁や姻縁のいずれかによって認知しあっている人々のことであり，また，集団であるということから，2名以上の成員が必要になる．それらをふまえ，わが国の家族社会学者である森岡清美は，「家族とは，夫婦・親子・きょうだいなど少数の近親者を主要な成員とし，成員相互の深い感情的なかかわりあいで結ばれた，幸福(well-being)追求の集団である」[2]と定義している．

【特徴】 わが国では，家族の集団的特質として，家族メンバー相互の感情的融合，人格的合一化を取り上げているが，海外の研究者ではむしろ家族内の葛藤を取り上げている．そのため，現代では，家族は感情的かかわりあい(emotional involvement)で結ばれていると規定することが多い。また、現代社会における家族の概念は、核家族概念の影響下にあり、山根常男(1986)によれば、①関係としての家族、②集団としての家族、③過程としての家族、④生活様式としての家族、⑤制度としての家族、の5つの側面に識別されていると述べられている[3]。家族を1つの単位(ユニット)としてケアする家族看護学においては、アメリカの家族看護学の第一人者である Friedman, M.M. の定義が代表的であり、「家族とは、絆を共有し、情緒的な親密さによって互いに結びついた、しかも家族であると自覚している、2人以上の成員である」[4]と述べている。家族の類型は、単一家族や複合家族といった家族形態によるものや、家族メンバーによる分類としては核家族や拡大家族、直系家族、複合家族があり、そのほか、生殖家族、定位家族などもある。家族は、1組の男女が結婚することにより始まり、夫婦のどちらかが死んで子どもの世代に入ることにより終わる。このような家族ライフサイクル(生活周期)のなかで、家族の発達を捉えていくことが必要である。

【歴史的変遷と意義】 わが国の家族の歴史とその変容について野々山久也ら(2001)は、戦前では「家制度」における「家」と「家父長制」という2つの大きな要素を軸に、「イエ」という親族集団の一体的結合と継続的な発展が重視され、家族メンバーを「イエ」に従属する存在とみなしており、第二次世界大戦後は、民法の改正により家制度が廃止され、経済復興により給与所得者が増えたことから、家庭の教育的役割が強調され、また、「男は仕事、女は育児」に代表されるような"分業固定制の夫婦制家族"へと変化していく。21世紀の現代においては、家族ルールの相対化とともに、特定の規範や価値観に拘束されない"自由裁量制の任意制家族"へと変容していっていると述べている[5]。家族のもつ意味については、社会状況をふまえて考えていくことが必要である。

〈関連語〉 核家族, 拡大家族, 家族機能, 家族ライフサイクル　　　　　　　　　[中村由美子]

　　●文献 1) 新村出・編:広辞苑, 第5版, 岩波書店, 1998, p.509. 2) 森岡清美, 他:新しい家族社会学, 4訂版, 培風館, 1997, p.4. 3) 石川実・編:現代家族の社会学;脱制度化時代のファミリー・スタディーズ(有斐閣ブックス), 有斐閣, 1997, p.17. 4) Friedman, M.M., et al.:Family Nursing;Research, Theory and Practice. Prentice Hall, 2003, p.10. 5) 野々山久也, 他・編著:家族社会学の分析視角;社会学的アプローチの応用と課題, ミネルヴァ書房, 2001, pp.1-2. 6) 森山美知子・編:ファミリーナーシングプラクティス;家族看護の理論と実践, 医学書院, 2001.

家族アセスメント

【概念と意義】 家族アセスメントとは、一般的に家族への援助計画の設定やその実施・評価・再計画のために、家族の状態を把握・査定することを意味する。看護領域における家族アセスメント(家族看護アセスメント)も同様の意味に使用され、家族への看護実践プロセス(家族看護過程)の重要な要素である。家族看護アセスメントとは、看護職が適切な家族ケアに向けて、家族の全体像を把握し、健康生活上の問題や課題を判断/確認し、家族の看護ニーズを特定するために情報を収集・分析する過程といえる。それに基づき、看護目標の設定と計画の立案、家族への援助が実施され、その成果を評価、再計画を繰り返すことで、その家族に適した看護が展開される。家族看護アセスメントは看護過程の出発点のみではなく、援助的アプローチと平行して行われる。

【家族アセスメントの枠組みと家族アセスメント用具】 家族は複雑で多次元かつダイナミックなシステムであるため、家族アセスメントは、家族全体を包括的に把握・評価する必要があり、総合的・継続的な情報収集が重要である。こうしたアプローチの概念枠組みとして、家族アセスメントモデルや家族アセスメント用具を活用することができる。これらは準拠する家族理論(家族システム・家族発達・家族ストレス理論など)や看護理論により、アセスメントの枠組みや必要な情報、アセスメント過程・方法に特徴と違いがみられる。国際的に活用されている代表例として、①家族アセスメント・介入モデルおよび家族システム・ストレス因子と強みの調査票(Berkey, K.M. & Hanson, S.M.H.「家族看護モデル」の項参照)。②フリードマン家族看護アセスメントモデルと家族アセスメントガイド(Friedman, M.M.「フリードマン家族看護アセスメント」の項参照)。③カルガリー家族アセス

メント・介入モデル(Wright, L.M. & Leahey, M.「カルガリー家族アセスメントモデル(CFAM)」の項参照)などがある。近年では、わが国でも、家族看護アセスメントモデルや家族アセスメント用具の開発への取り組みが行われ、家族生活力量モデル、家族看護エンパワーメントモデル、ハイモビックモデルの応用による家族ケアモデルなどが報告されている。
【小児看護領域で必要な家族アセスメントの枠組みと留意点】　子どもと家族の看護や育児期・教育期家族の看護における家族アセスメントの枠組みと情報内容に関しても、上記のモデルや用具が応用できる。アメリカのWong, D.L.による小児看護学のテキストにおける家族アセスメントの例では、家族の構造と機能の両者を含み、家族アセスメント面接の一般的ガイドには、構造領域で家族構成・家族と地域の環境・家族員の職業と教育・文化宗教的慣例、機能領域で家族の相互作用と役割・家族の勢力関係・意思決定・問題解決・コミュニケーション・感情表現とその個人に関する質問と観察事項が列挙されている。一般的な留意点として、家族アセスメントには、家族構成員・成員間の関係・家族システム全体の把握が必要である。また、家族の構造・機能・発達のアセスメントに加え、子どもの健康問題が個々の家族員と家族全体に及ぼす心理的および生活上の影響と家族の適応力(家族のストレス認知と対処行動、利用可能な家族内・地域・社会の資源など)、適応状態を反映する家族機能や家族のQOLの査定も重要である。家族アセスメントモデルや家族アセスメント用具の利用に関しては、その特徴と強み・限界を理解したうえで、援助目的や家族の状況に適したものを選ぶ必要がある。また、家族アセスメントは家族の援助を前提とするもので、家族への援助的かかわり、家族との協働とパートナーシップ、さらに倫理的配慮、とくにプライバシーの尊重が重要である。　　　［村田惠子］

●文献　1) 鈴木和子、他：家族看護学；理論と実践、第3版、日本看護協会出版会、2006.　2) 野嶋佐由美、他・編：家族看護学、建帛社、2005.　3) 浅野みどり：家族アセスメント. 村田惠子・編著、病と共に生きる子どもの看護(新版小児看護叢書2)、メヂカルフレンド社、2005, pp.130-134.

家族関係

【定義】　夫婦関係、親子関係(母子関係、父子関係)、きょうだい関係、祖父母孫関係、嫁と姑関係など、家族間の関係をいい、家族を構成するメンバー2人以上のかかわりや結び付きを表している。

【特徴と課題】　家族というのは子どもが最初に属する集団であり、子どもにとっての基礎となる場所である。その場所で、親やきょうだいなどと接する、つまり、家族関係(family relationship)を通して子どもは多種多様な人間関係・コミュニケーションの取り方などを身に付け、これから生活していくための社会性を養っていく。個人が成長するように、家族も成長する力をもつ1つの単位としてみなすライフサイクル(life cycle)という考え方があり、家族のライフサイクルの段階によっても家族関係は変化する。家族の問題というのは、親子、きょうだいなどさまざまな関係のなかで生まれてくるが、最近では少子化などによる核家族化や小家族化に伴い、家族構成や家庭の生活環境が以前とは変化し、子ども達がコミュニケーションや対人関係を養う場が減少して、家庭の外に出たときに相手とうまく対応することができなくなってきていることが問題視されている。小児期における子どもの発達には、家族関係が重要な役割を果たしており、家族関係を適切なものにしていくことが必要である。また、家族システムの考え方から、より豊かに、有意義な人間関係を築き上げるためには、コミュニケーションを円滑にすることが大切であるといわれている。

【家族におけるコミュニケーション】　人間が言葉や身振りによって表現されるメッセージを使って、お互いに影響し合う過程がコミュニケーションであると考えると、メッセージは、コミュニケーションの過程で人間同士がお互いに考えや感情などを言葉や身振りなどのシンボルで表したものであり、これらすべてがお互いに影響を与えながら1つのメッセージを構成するといえる。そのため、豊かな人間関係のためのコミュニケーションが行われる状況もメッセージと密接なかかわりがある。Bateson, G.の「ダブルバインドセオリー(二重拘束論)」で述べられているように、たとえば母子関係で、母親が子どもに対して「言語的に伝えること」

と「非言語的に伝えること」の矛盾により子どもはどうしたらよいかわからなくなる，つまり，コミュニケーション行為の内容と関係の不一致がもたらす混乱や不全感により子どもに悪影響を与えることがある．相互作用的な見方については「語用論」などを参考にするとよいが，現代の家族関係の特徴である多様な夫婦関係や父親の権威の喪失などをふまえて支援することが，ますます必要となってきている．

〈関連語〉　家族システム，家族ライフサイクル，家族力動　　　　　　　　　　［中村由美子］

●文献　1）森山美知子・編：ファミリーナーシングプラクティス；家族看護の理論と実践，医学書院，2001．2）森岡清美，他：新しい家族社会学，4訂版，培風館，1997．3）長谷川啓三・編：臨床の語用論Ⅰ；行為の方向を決めるもの（現代のエスプリ454），至文堂，2005．4）長谷川啓三・編：臨床の語用論Ⅱ；徹底した相互作用という視点（現代のエスプリ456），至文堂，2005．5）柏女霊峰，他・編：家族援助論，ミネルヴァ書房，2002．

家族看護モデル

【概念と意義】　家族看護モデルとは，家族看護における理論/概念的モデルをさす．概念的モデルは，複数の概念を意味ある構造やパターンにまとめた一組の一般的な命題（Fawcett, J., 2000）で，これらは，観察や洞察と複数の分野における探求からの知識を組み合わせた演繹による結論とされ，理論よりも抽象的かつ総合的であるといわれる．しかし，家族看護における理論的基盤は十分とはいえないために，この概念的モデルが理論あるいは理論的概念と同様に使用されている場合も少なくない．実践科学としての家族看護における理論や概念モデルの主要な目的は，家族に対する看護ケア/サービスの改善や向上に向けて，健康上の問題や病気・障害を抱えた家族のアセスメントと看護援助（介入）への取り組みの指針となることである．したがって，家族看護モデルは，看護における家族アセスメントおよび介入モデルということができる．

【性格と構造】　多様な構造と機能をもつ家族を対象とする家族看護は，複雑な要素をもち，また新たな分野であるため，関連領域の理論やモデルを多元的・折衷的に導入し，理論的/概念的基盤の構築に取り組んでいる．家族看護学の理論/概念モデルは，家族社会学理論（家族システム・構造機能・家族発達・家族ストレス・家族相互作用の各理論）と家族療法理論（家族システム療法・構造的家族療法・相互作用的家族療法・精神力動療法の各理論）および看護理論（Neuman, B.M.・Roy, C.・King, I.M.・Orem, D.E. の理論など）が基盤とされる．その意味で家族看護モデルは，家族社会学理論，家族療法理論および看護理論を概念枠組みとした家族看護の統合的アプローチとよばれている（Hanson, S.M.H.）．

【家族看護の統合的アプローチとしての家族看護モデル】　家族看護の統合的アプローチとして，Hansonは，代表的な家族看護アセスメント・介入モデルとして，次の3つをあげている．これらは国際看護師協会（International Council of Nurses；ICN）からも同様に認識されている．①家族アセスメント・介入モデル〔The Family Assessment and Intervention Model（Berkey, K.M. & Hanson, S.M.H., 1991）〕：本モデルは，Neuman が開発したヘルスケアシステムモデルに基づいて，Berkey と Hanson によって理論的構造を個人ではなく家族に焦点を当て拡大された．ヘルスケアシステムモデルにおいては，ストレスとそれへの反応を主要要素とし，ストレス因子が家族の防御システムに侵入すると家族は緊張と不安に曝される．家族の反応は，ストレス因子がどの程度深く家族のなかに侵入するか，また家族に安定を維持する適応能力がどの程度あるかによって変わる．家族は，ストレス因子に対し3つのメカニズム（柔軟な防御ライン・正常な防御ライン・抵抗ライン）によりストレスへの抵抗を通じて安定性を保つ．看護職は家族アセスメントとして家族システムのストレス因子と強みを量的・質的に査定し，ストレスの侵入の予防や家族の機能と成長を強化したり，安定性の保持，回復のために介入を計画する．②フリードマン家族看護アセスメントモデル〔The Friedman Family Assessment Model（Friedman, M.M., 1992）〕：本モデルは，家族社会学理論としての家族発達理論・システム理論・構造・機能理論を基盤として，Friedman によって開発された．家族を幅広い社会の下位システムと捉え，家族の構造・機能・社会システムとの関係性に焦点を当てる．このモデルは，地域社会における家族ケアの場

合によく用いられる(「フリードマン家族看護アセスメント」の項参照)。③カルガリー家族アセスメント・介入モデル〔The Calgary Family Assessment Model(Wright, L.M. & Leahey, M., 1984；1994；2000)〕：本モデルは，看護と家族療法の概念を組み合わせ，一般システム理論および家族システム理論・サイバネテックス・コミュニケーション理論・変化理論を基盤にして，Wright, L.M.とLeahey, M.によって開発された(「カルガリー家族アセスメントモデル(CFAM)」の項参照)。
〈関連語〉　家族看護モデル，家族アセスメント
[村田惠子]

●文献　1) Hanson, S.M.H., et al.：Theoretical foundations for family nursing of famlies. Hanson, S.M.H., et al., Family Health Care Nursing. 3rd ed., FA Davis, 2005, pp.69-95.　2) Hanson, S.M.H.(早野真佐子・訳)：家族アセスメント・介入モデルとFS³I. 家族看護, 2(2)：32-55, 2004.

家族機能

【定義】　家族の健康の保持・増進には，家族機能を維持・向上する家族看護実践が不可欠であり，家族看護学において家族機能度が議論される。家族機能にはさまざまな定義があるが，「家族員の役割行動の履行により生じ，家族が家族員および社会に対して果たしている働き」と定義される[1]。すなわち，家族員はそれぞれの役割を履行することで，家族員個人に対する対内的機能と社会に対する対外的機能を発揮する。日本人家族における家族機能の一覧表は，家族社会学者の大橋薫[2]が表21のように整理し，固有機能・基礎機能・副次機能の3カテゴリー，対内的機能と対外的機能の2方向性から分類している。本表のなかで，性愛統制とは性愛生活の社会的統制と秩序の維持，労働力再生産とは労働者の労働力あるいは労働能力の維持のことである。ただし，家族機能は時代とともに変動しており，新しい家族機能が出現したり，より重要になる機能もあれば，あまり重要でなくなる機能もある。また，現代家族においては，家族規模の縮小，少子高齢化，共稼ぎ夫婦の増加などにより，家族機能の脆弱化が指摘されている。

【機能不全家族】　家族員が心理的・身体的・社会的に健全であれば家族はその機能を遂行できるが，本来の機能を果たすことができなくなると機能的障害を生じることになる。機能不全家族とは「家族機能にかかわる役割行動が期待どおりに履行されず，家族の危機的状況が生じている家族」のことである[1]。たとえば，家族員に健康問題が発生すると，家族員の役割代替・役割交代が生じる。これが家族機能を果たす能力に影響を与え，危機対処能力が低い家族では家族危機に陥ることがある。家族機能が低下することで問題現象が発生している家族に対しては，家族機能を強化，修正，変更するための家族看護介入が必要となる。また，機能不全家族においては，夫婦不和，別居・離婚，育児不安，ドメスティックバイオレンス，不登校・登校拒否，出社拒否，摂食障害，統合失調症，生活習慣病などが発生する。これらを未然に防ぐために，予防的な家族看護介入も重要である。家族のアセスメントと介入に含めるべき家族機能としては，家族看護学者のFriedman, M.M.[3]が，情緒機能，社会化と社会的布置機能(子どもを社会化する機能と家族員に社会において家族が占める地位を付与する機能)，生殖機能，経済機能，ヘルスケア機能の5項目をあげている(「フリードマン家族看護アセスメント」の項参照)。
〈関連語〉　ドメスティックバイオレンス
[法橋尚宏]

●文献　1) 法橋尚宏：家族エコロジカルモデルにもとづいた家族機能度の量的研究；FFFS日本語版Iによる家族機能研究の現状と課題. 家族看護学研究, 10(3)：105-107, 2005.　2) 大橋薫：家族機能

表21　家族機能の一覧表

機能種別	対内的機能	対外的機能
固有機能	性愛機能 生殖・養育機能	性愛統制 種保存(種の再生産)
基礎機能	居住機能 経済機能	生活保障 労働力再生産
副次機能	教育機能	文化伝達
	保護機能 休息機能	心理的・身体的安定
	娯楽機能 宗教機能	精神的文化的安定
		社会的安定
	地位付与機能	地位付与機能

(出典　大橋薫：家族機能の変化. 森岡清美・監, 家族社会学の展開, 培風館, 1993, p.171)

の変化．森岡清美・監，家族社会学の展開，培風館，1993，pp.165-180． 3) Friedman, M.M., et al.：Structural-Functional Theory. Family Nursing：Research, Theory, & Practice, 5 th ed., Prentice Hall, 2003, pp.89-102.

家族システム

【定義】　システムとは，一定の関係によって組織された諸要素から成り立っているものである．家族は，父(夫)や母(妻)，子どもなどの家族員から構成されており，これらの成員の相互関係のうえに成り立つひとつのシステムであると捉えられている．家族システムは，上位システム(地域社会，国家など，家族が属するより大きなシステム)，下位システム(夫婦，きょうだい，親子など家族システムに含まれるサブシステム)と相互に関係し合っている円環複合システムである．

【家族システムの境界】　家族システムは，とりまく環境システムとの間に境界(外的境界)を有している．家族の外的境界とは，家族と家族をとりまく環境システムとを区別する境界のことをいう．家族システムはこの外的境界を通して外界と情報・物質・エネルギー交換をしている．家族の外的境界が適切な透過性を有している場合は，家族システムは家族としてのまとまりを有しながら，情報・物質・エネルギーを取り入れたり，発信することができる(開放システム)．たとえば，家族は，話し合い協力しながら，近所づき合いや友達との交流があり，情報やエネルギーなどを取り入れたり，社会資源を活用したり，地域社会の活動に参加している．しかし，家族の外的境界の透過性が高すぎる場合は，家族としてのまとまりを失い，家族員はバラバラに行動するようになる．一方，家族の外的境界の透過性が低い場合は，外界と情報・物質・エネルギー交換をすることが困難となる(閉鎖システム)．たとえば，地域との交流がない家族，孤立している家族などである．家族は，外界から情報・物質・エネルギーを取り入れたり，外界に情報・物質・エネルギーを発信することが困難となり，健康な家族システムを維持することが困難となる．家族システムは，夫婦，親子，きょうだいなどいくつかのサブシステムから構成されている．おのおののサブシステム間にも境界(内的境界)を有している．家族の内的境界が明瞭で適切な透過性を保っている場合は，個人の周囲に明瞭な境界があり，個人の自律性が保たれている．透過性が高い場合は，個人の自律が守られず過度な侵入や干渉が行われるようになる．

【健康な家族システムの特徴】　健康な家族システムは，①オープンシステムである，②家族の内的境界が明確である，③世代間境界(父母の世代と子どもの世代との境界)が明確である，④適応したシステムである，⑤明確なコミュニケーションフィードバックをもっている，などの特徴を有している．

【病気の子どもの家族にみられる家族システムの特徴】　病気の子どもを育てている家族には，①夫婦サブシステムよりも母親と病気の子どもの母子サブシステムが強固となり，世代間境界が不明瞭になる，②病気の子どもと母親との母子サブシステムが，家族システムの中で孤立する，③病気の子どもと母親・父親とのサブシステム(母子サブシステム・父子サブシステム)が強固となり，健康なきょうだい児(病気や障害を抱えた子どものきょうだい)が家族のなかで孤立する，④家族の外的境界の透過性が低下し，家族の凝集性が強まり，地域社会から家族が孤立する，⑤家族の外的境界の透過性が高まり，家族の凝集性が弱まることにより，家族の集団としてのまとまりがなくなる，などの特徴的な変化がみられる．　　　　　　　　［中野綾美］

●文献　1) Friedman, M.M.(野嶋佐由美・監訳)：システム理論による家族分析．家族看護学；理論とアセスメント，へるす出版，1993，pp.111-129． 2) 森山美知子・編：家族システム看護の概要．ファミリーナーシングプラクティス；家族看護の理論と実践，医学書院，2001，pp.30-41． 3) Hanson, S.M.H.(村田恵子・監訳)：家族看護学；理論・実践・研究，医学書院，2001，pp.122-124． 4) 野嶋佐由美：家族看護学における家族システム論の位置づけ．保健婦雑誌，46(7)：533-541，1990． 5) 野嶋佐由美・監：家族エンパワーメントをもたらす看護実践，へるす出版，2005，pp.85-93．

家族システム理論

【背景】　生物学者であるBertalanffiy, L.は，近代科学が際限なく細分化しているなかで，全体を捉える視点の必要性や，学問領域を越えて

理論を体系化する必要があると考え，1945年に一般システム理論を提唱した。この一般システム理論を応用して構築された理論が家族システム理論である。システムとは，目標志向のユニットであり，相互に作用し合い依存し合っている部分からなり，時間を超えて存続していくものとされている。一般システム理論は，生物系のシステムが外界からの刺激や変化に対して，どのような適応過程を示すのかを理解するのに有用であるといわれている。したがって，家族を構成員で成り立つひとつのシステムとして捉えることができる。

【基本的な考え方】①家族システム：家族は生物系の社会システムと定義づけられている。家族システムは一つのユニットであり，より大きなシステムや小さなシステムと相互に関係し合い，存在している(「家族システム」の項参照)。②家族システムの全体性：家族は，全体性を有している。家族員の変化は，家族全体に変化を及ぼす。家族員間の相互作用には相乗効果があり，家族員一人ひとりの総和以上のものである。システムとしての家族を理解するためには，それぞれの家族員を理解するだけでは十分ではない。③家族システムの階層性：システム理論のなかでは，システムを階層的な体系と想定している。Miller, J.G. はシステムを，超国家システム，社会システム，組織システム，集団システム，生体システム，器官システム，細胞システムというようなシステムの階層として説明している。家族システムは，社会―地域社会―家族―個人として，階層システムのなかに位置づけられる。家族は，高次の階層レベルである社会や地域社会からの影響を受けると同時に，低次の階層レベルである家族員や身体の器官にも影響する。また，一人の家族員の変化は家族システム全体や他の成員に対して影響を及ぼす，と捉えられている。したがって，社会―地域社会―家族システム―個人の力動のなかで家族をアセスメントすることが重要である。④家族システムの恒常性：家族は，家族をとりまくさまざまなシステムの要請に応じるとともに，家族員の発達課題や家族の発達課題からくる要請に適応することが求められている。家族は，外界の変化に伴い変化しつつ安定を保っていくシステムである。

【家族システム理論を活用した子どもの家族へのケア】子どもは，父親・母親・きょうだいなどの家族員からなる家族システムの構成員の一人である。子どもが病気になったことにより，家族システムにはさまざまな変化が生じる。また，子どもに生じたなんらかの変化は，家族システム全体に影響する。たとえば，①家族が凝集し家族の外的境界が強固となる：家族をとりまく社会との間で情報・物質・エネルギー交換が行われず，家族は社会のなかで孤立する。②家族が離散し，家族の外的境界が不鮮明になる：家族としてまとまり統合を維持することが困難になる。③母親と病気の子どもとのサブシステムが強固になる：母親と病気の子どもとの関係が密着し，母親は病気の子どもとのサブシステムのなかに取り込まれ，夫婦やきょうだい児(病気や障害をかかえた子どものきょうだい)と関係が希薄になる。この場合は，他のサブシステムとの間で情報・物質・エネルギー交換が十分行われなくなり，母子というサブシステムが家族内で孤立した状態になる。④病気の子どもが孤立する：病気の子どもと他の家族員とのすべてのサブシステムの境界は希薄になり，病気の子どもが家族のなかで孤立した状態におかれる。したがって，家族をシステムとして捉えアセスメントする必要がある。子どもの属している家族の内的境界は，特定のサブシステムが強固になり，孤立していないか，家族の内的境界が不鮮明になっていないか，家族の外的境界は強固となり，社会との交流が行われず孤立していないか，家族が集団として統合することが困難になっていないか，家族は，家族の内外の変化にどの程度適応していく力があるか，アセスメントをもとに，家族をケアする。たとえば，家族が孤立している場合は，ソーシャルサポートを活用できるよう，適切に社会との交流をもてるよう援助する。家族内外で生じた変化に適応できるような援助も必要であろう。

[中野綾美]

●文献 1) Friedman, M.M.(野嶋佐由美・監訳)：システム理論による家族分析．家族看護学；理論とアセスメント，へるす出版，1993, pp.111-129. 2) 森山美知子・編：家族システム看護の概要．ファミリーナーシングプラクティス；家族看護の理論と実践，医学書院，2001, pp.30-41. 3) Hanson, S.M.H.(村田恵子・監訳)：家族看護学；理論・実践・研究，医学書院，2001, pp.122-124. 4) 野嶋佐由

美：家族看護学における家族システム論の位置づけ，保健婦雑誌，46(7)：533-541, 1990. 5) 野嶋佐由美・監：家族エンパワーメントをもたらす看護実践，へるす出版，2005, pp.85-93.

家族周期 ⇒家族ライフサイクル

家族ストレス理論

【家族ストレスの概念】 家族ストレスとは，ストレス論を家族に適用したもので，石原邦雄によると「家族に何らかの刺激要因（ストレス源となる出来事）が加わることにより，従来の生活パターンが攪乱され，既存の対処様式や問題解決方法では平衡を維持できない状態（危機）に至る状況，さらにそこから立ち直ろうとする努力とその結果までを含む動態的過程」[1]とされている。

【背景と発展】 家族ストレス理論は，アメリカを中心に，家族を危機的状況に遭遇させる失業，重篤な病気や死，戦争による離別，災害などの困難な条件下にある家族の様態を捉える研究により発展した。この理論は，ストレス条件下にある家族の危機発生のメカニズムおよび適応過程とこれらの要因の説明を目的としている。①ABCXモデルとジェットコースターモデル：ストレス理論の基盤は，Hill, R. により，構築された。これは，家族ストレス理論の原型となった2つの理論的モデル—ABCXモデルとジェットコースターモデル(Hill, R., 1949)である。ABCXモデルとは，家族の危機発生のメカニズムを構造化したもので，家族ストレスや危機状態は，出来事から直接起こるのではなく，ストレス源となる出来事（A要因）と家族の危機対応資源（B要因），出来事に対する家族の意味づけである家族の認知（C要因）の相互作用から生ずることを示している。また，ジェットコースターモデルは，家族が危機発生後から回復するまでの適応過程を組織の解体-回復-再組織化として示したものである。②二重ABCXモデル(McCubbin, H.I., & Patterson, J.M., 1981, 1983)：その後，多くの実証研究と理論構築の前進に基づいて，McCubbinと共同研究者により，二重ABCXモデルおよび家族順応適応反応モデルが構築された。これは，Hillによる危機発生のメカニズムとしてのABCXモデルとジェットコースターモデルで示された解体-再組織化を統合し，再組織化の過程に適応の概念をすえ，この再適応過程に心理的ストレス研究の主要概念である対処を位置づけたものである。また，時間的要因を導入し，家族危機の発生までを前危機，危機発生以後の再組織化-再適応過程を後危機とし，2つの連続した局面であることを示し，長期にわたるストレスの影響を捉えることが可能である。このモデルが二重ABCXモデルと命名されたのは，後危機の過程にもABCXの要因の連関がみられるとする観点からである。③家族ストレス順応・適応の回復力モデル(McCubbin, M.A., & McCubbin, H.I., 1993)：家族ストレス（対処）理論は，さらに発展を続け，現在，看護師であるMcCubbin, M.A. と共同研究者により，家族ストレス順応・適応の回復力モデルが開発されている。本モデルは，家族がストレス源に直面した際の順応段階における回復と順応不良または危機を迎えた家族の適応段階における回復への家族の能力を促進する過程を説明している。

【家族ストレス対処理論の構成】 本理論の主要な構成概念は，まず，危機発生のメカニズムを示すA要因のストレス源となる出来事（家族システムに変化を起こすまたはその可能性のあるストレスフルな出来事），B要因としての家族の対応資源（ストレスとなる出来事・危機に対処する家族の支えや利用可能な個人的—セルフケア能力，家族—結束力，地域—支援ネットワーク）およびストレスとなる出来事に対する家族の認知（C要因：家族が出来事に対して抱く捉え方や意味づけ）である。これらの3要因が影響し合い家族の危機をもたらすとしている。次いで，危機状態への家族の適応過程とみなされる家族対処がある。McCubbinは，家族対処の概念を，「危機状態に直面した家族によって，家族機能のバランスを達成しようとしてなされる資源と認知，行動的対処の相互作用である」と規定し，その具体的な定義として，「ストレス源を除去したり，状況の困難さを処理または家族内部の葛藤や緊張の解決，または家族適応の促進に必要とされる資源を獲得したり開発するような家族成員や家族単位としての行動的反応」と説明している。最終変数に位置づけられる家族適応は，「個人と家族，家族と地域の双方のレベルにおける家族の機能性の調和を取ろうとする家族の諸

努力を反映する一連の結果」と定義され，家族が危機を経て迎えた新たなレベルでの家族のバランス・調和あるいは機能であり，個人と家族との調和および家族と地域との調和の両者を意味している．

【小児看護への応用】　家族ストレス理論は，病気や災害など多様なストレス状況下における家族の看護実践と看護研究の枠組みとして幅広い応用範囲をもつ．とくに，実践においては子どもの病気（喘息・発達障害・てんかん・低出生体重児など）などストレス状況下の家族のアセスメントや看護介入に有効な枠組みを提供する．

〈関連語〉　ストレスコーピング　　　［村田惠子］

●文献　1）石原邦雄・編：家族生活とストレス，垣内出版，1989, p.18. 2) McCubbin, M.A., et al.：Resiliency in fmilies ; A conceptual model of family adjustment and adaptation in response to stress and crisis. McCubbin, H., et al. ed., Family Assessment ; Resiliency, Coping, and Adaptation ; Inventories for Research and Practice. University of Wisconsin, 1996, pp.1-64. 3) 鈴木和子，他：家族看護学；理論と実践，第2版，日本看護協会出版会，1999. 4) 山本則子：家族看護学のための諸理論．杉下知子・編著，家族看護学入門，メヂカルフレンド社，2000.

家族中心ケア

【概念】　家族中心ケア（family centered care）とは，特別なヘルスケアニーズをもつ子どものケア提供システムの中心に，家族を位置づけ，子どもに最善のケアを行うというヘルスケアの理念とサービス提供のあり方である．これは，子どものヘルスケアにおける家族の重要性と家族・看護職者・他の保健専門職との協働を強調したアプローチである．この概念は，アメリカ合衆国の小児ヘルスケア協会（Association for the Care of Children's Health ; ACCH）が1987年に初めて定義づけ，その重要な構成要素を記述した（後述）．以後，National Center for Family-Centered Care により推進されている．

【基本理念】　家族中心ケアの基本理念は，「家族こそ子どもの力と支えの本質的な源」で，「子どものケアのエキスパート」であり，「ヘルスケアの重要な情報を有する」という前提に基づいている．そこで，家族は子どものヘルスケアのパートナーとして，ケアの計画・実施・評価のすべてに参画し，専門職との協働により最良の実践を行うことが期待される．一方，専門職は家族の多様性や価値観と強み・能力・行為を尊重し，家族のニーズに応じた情報・サービス・支持を提供する．これらを通じて家族と看護職の良好な相互作用とパートナーシップが形成され，家族の能力の向上・ケア力の促進・コントロール感・強み・自信が高まり，子どもの最高のケアと家族のエンパワーメントが可能になる．

【重要な要素】　家族中心ケアの掲げる理念の実現には, National Center for Family-Centered Care が明記（ACCH：Bethesda, M.D.）している以下の前提と要素が重要である．①ヘルスケアのサービスシステムや関係職員は変化するが，家族は子どもの人生において変わらないことを認識し，家族を政策や実践に組み込む．②病院・家庭・地域ケアのすべてのレベル（個々の子どものケア，プログラムの開発・実施・評価，政策）において家族と専門職の協働を促進する．③家族の人種的・民族的・文化的および社会経済的多様性を尊重する．④家族の強さと個別性を認め，対処方法の相違を尊重する．⑤完全で偏りない情報を家族メンバーと専門職間で常時支持的な方法で交換する．⑥家族同士の支えとネットワークを奨励し，促進する．⑦乳児・幼児・学童・青年とその家族の発達的ニーズを理解し，ヘルスケアシステムに組み込む．⑧家族のニードを充足するための情緒的・財政的な支えを提供する総合的な政策を実施する．⑨家族の認めるニードに応じ，柔軟で文化的に適確な利用しやすいヘルスケアシステムを設計する．

【わが国への応用と課題】　家族中心ケアの理念は，近年重視されている病気や障害をもつ子どもの権利と最善の利益，医療への家族の参加，家族支援の推進のために，今後の医療・看護のあり方を示唆するところが大きい．しかし，この導入や適用に際しては，上記の理念と前提を理解したうえで，わが国の社会・文化的背景―伝統的な家族主義や身内意識，専門家へのお任せ志向，近年の家族機能の縮小と養育・介護機能の低下などを考慮する必要がある．社会・家族，専門職の教育と十分な理解，社会連帯の促進や子どもと家族を支えるリソースの拡大などの条件を整えることが重要となる．　　　［村田惠子］

●文献　1) Hostler, S.L.：Family-centered

care. Pediatr. Clin. North Am., 38(6)：1545-1560, 1991. 2) Ahmann, E.：Family-centered care；The time has come. Pediatr. Nurs., 20(1)：52-53, 1994. 3) 村田惠子：子ども・家族の主体化と新たな支援関係の構築へ．日本小児看護学会誌，10(2)：46-54, 2001. 4) 村田惠子：家族中心ケアと家族の支援．村田惠子・編著，病と共に生きる子どもの看護（新版小児看護叢書2），メヂカルフレンド社，2005, pp.82-83.

家族発達理論

【背景】　1950年代にアメリカの家族研究において，家族ライフサイクル（家族周期）の概念検討や理論検討が活発に行われ，家族発達理論として構築された．家族発達理論は，主としてアメリカの中流階級の家族に焦点を当て，家族生活を時間の経過に沿って段階ごとに論じたものである．Havighurst, R.J. や Erikson, E.H. の発達理論において，個人の発達課題・発達が提唱されているように，家族にも発達段階が存在するという前提のもとで構築された理論である．すなわち，家族が誕生して消滅していくまでの過程には発達段階があり，家族は各段階固有の発達課題を乗り越えていくことにより，家族の健康も達成されるという考え方を基盤としている．

【家族発達理論の前提】　家族発達理論では"家族"を，①夫婦を基盤とした2人以上の構成要因からなる，②家族には共通性・同質性がある，③それぞれの家族は独自の方法で各発達段階を歩んでいくが，同時にすべての家族は，標準的なパターン・発達経緯に沿って各発達段階を歩んでいくと捉えている．家族発達理論は，家族生活に共通する一般的な特徴に焦点を当て[1)2)]，家族の共通性を重んじている．すなわち，家族固有に生じた出来事や状況的なストレスは取り扱っていない．各発達段階は安定しており，発達段階の移行期には危機（発達的危機）に陥りやすいと捉えられている．

【家族発達理論の活用と限界】　家族発達の段階区分は，さまざまであり一致していない（「家族ライフサイクル」の項参照）．年長児の年齢を段階区分の指標として用いている Duvall, E. の8段階では，小児期の子どもを育てている第1段階～第5段階の家族の発達課題として，①第1段階：家族の誕生；a．お互いに満足できる結婚生活を築く，b．調和のとれた親族ネットワークを築く，c．家族計画を立てる，②第2段階：出産家族；a．子ども，母親，父親がそれぞれの発達ニーズを満たす，b．家族メンバーが新しい役割を学習する，c．家族で役割調整を行い，家族機能や家族関係を拡大する，d．家族計画を立てる，③第3段階：学齢前期の子どもをもつ家族；a．子どもが役割を取得できるように育てる，b．子どもの自己や健康障害を予防する，c．第1子のニーズを満たしながら，第2子のニーズを満たす，d．親役割と夫婦役割を調整する，e．親子関係を調整する，④第4段階：学童期の子どもをもつ家族；a．子どもの社会化，b．子どもが学業に励むように配慮する，c．円満な夫婦関係の維持，d．子どもが親から分離できるように促す，⑤第5段階：10代の子どもをもつ家族；a．子どもの自由と責任を認める，b．子どもを巣立たせる準備をする，c．家族の統合を徐々に緩め，子どもを解き放していく，d．両親と子どもとの間に開放的なコミュニケーションを確立する，があげられている．家族発達理論を活用することにより，家族がどのような発達課題に直面しているのか，あるいは将来直面する可能性があるのか，事前にある程度予測することができる．しかし，その一方で，家族発達理論は，アメリカの中流階級の家族の誕生から配偶者の死に至るまでをどのようにたどっていくかを説明した理論であるため，多様化している現代の家族に活用するには限界がある．

【家族の発達課題達成への支援】　家族は，自らの力で家族の発達課題を達成していく．しかし，家族内外の資源が枯渇していたり，知識不足や準備性が整っていない場合は，家族の力で発達課題を達成することが困難となり，支援を必要としている場合もある．看護者は，家族の発達課題が健康問題や療養生活上の問題に関与している場合（例：家族計画を立てる，母親役割を学習するなど），家族が発達課題を乗り越えていくことができるように，家族と話し合いをもったり，問題解決に向けて直接的に支援する．発達課題が健康問題に関与していない場合は，発達課題に関連している問題や要素に働きかけることにより，間接的に発達課題を達成できるように支援する．たとえば，第4段階の発達課題「円満な夫婦関係を維持する」が，子どもの入院により困難な家族については，子どもの健康問題

について夫婦で話し合うことを支援すること，オープンなコミュニケーション方法についての教育や，二人で楽しむ時間を確保できるように支援することにより発達課題の達成を間接的に支援する。

〈関連語〉 家族ライフサイクル　　　[中野綾美]

●文献 1) Friedman, M.M.(野嶋佐由美・監訳)：発達アプローチ．家族看護学；理論とアセスメント，へるす出版，1993, pp.79-110.　2) 正岡寛司，他：家族発達のダイナミックス；理論構築に向けて(シリーズ・現代社会と家族 5)，ミネルヴァ書房，1996.　3) Hanson,S.M.H.(村田恵子・監訳)：家族看護学；理論・実践・研究，医学書院，2001, pp.123-124.　4) 森山美知子・編：カルガリー家族アセスメントモデル．ファミリーナーシングプラクティス；家族看護の理論と実践，医学書院，2001, pp.83-99.　5) 野嶋佐由美・監：家族エンパワーメントをもたらす看護実践．へるす出版，2005, pp.104-108.

家族への悲嘆のケア

悲嘆にはいろいろな定義があるが，ここでは大切な人を亡くしたことに対する心理的・行動的・社会的・身体的反応[1]という意味あいで用いる。あとで振り返ったときに満足できるケアを行えたと思えるのかどうかが家族の悲嘆過程に大きく影響することを考えれば，そこまでを見据えたケアが行われるべきであり，看護師にそ

の中心的役割を担える可能性は高い。加えて，小児看護学が子どもだけでなくその家族をも対象とし，家族全体を1つのユニットとしてとらえていることに鑑みれば，看護師には子どもが亡くなったあとの家族の状態までも考慮した働きかけが期待される。小児がんで子どもを亡くした母親達の多くが経験する悲嘆過程を図9に示した。母親が体験する落ち込みの理由には，子どもの喪失自体によるさびしさ，闘病中に全力で守ってきた子どもが自分なしで大丈夫だろうかという不安，子どもからなんの反応も得られないことによる一方通行の思い，闘病中のつらい思い出がよみがえることなどがある。同時に，「十分なケアができなかった」という罪悪感，生きる意欲の低下，「他人にわかるはずがない」と対応の困難さを感じる母親も多い。しかし，子どもの生と死の意味を探す作業を通して，自分の看病のよかった点を認められるようになると，母親達は自分がいなくても子どもは大丈夫だと思え，子どもとのよい思い出を思い出し，子どもと自分との関係は永遠なのだと確信できるようになる。そして，最終的に子どもの死が自分にとって腑に落ちるようなストーリーを完成させようとする。このように，ストーリーをつくることは悲嘆過程におけるもっとも重要な作業のひとつなので，その作成と表出とを促進する働きかけが望まれる。ストーリーづくりにはターミナル期だけでなく闘病中，さらには出生からの子どもの人生すべての思い出が反映される。当然，よい思い出の多いほうがストーリーづくりは容易である。そう考えたときに，家族にとって，「満足なケアができた」と思えるような状況を演出することは，看護師が意識的に担うべき重要な仕事だといえる。

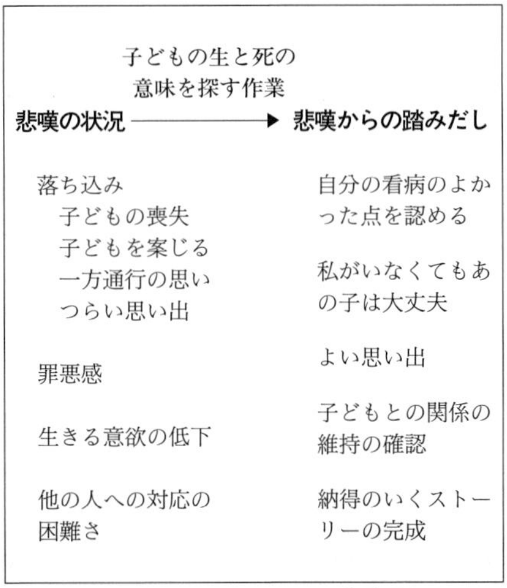

〈関連語〉 家族システム，ターミナルケア
　　　　　　　　　　　　　[戈木クレイグヒル滋子]

●文献 1) Rando, T.A.：Treatment of Complicated Mourning. Champaign, I.L. ed., Research Press, 1993.　2) 戈木クレイグヒル滋子：闘いの軌跡；小児がんによる子どもの喪失と母親の成長，川島書店，1999.

悲嘆の状況	→	悲嘆からの踏みだし
落ち込み　子どもの喪失　子どもを案じる　一方通行の思い　つらい思い出		自分の看病のよかった点を認める　私がいなくてもあの子は大丈夫　よい思い出
罪悪感		子どもとの関係の維持の確認
生きる意欲の低下		
他の人への対応の困難さ		納得のいくストーリーの完成

子どもの生と死の意味を探す作業

図9　多くの母親がたどる悲嘆過程

家族ライフサイクル

【定義】　家族ライフサイクルとは，家族が誕生して消失するまでの間にたどる規則的な推移を

捉えたものである。すなわち，人間が誕生し死に至るまで，発達課題に取り組みながら発達していく（個人のライフサイクル）のと同様に，家族にも夫婦が誕生し子どもが生まれ，子どもが巣立ち夫婦が消滅するというプロセスがあり，発達段階特有の発達課題に取り組みながら，集団として発達すると考えられている。家族は，異なったライフステージにある家族員が集まったものであり，家族員間には強い相互依存がある。たとえば家族員数が変わったり年長児の発達段階が移行する場合，家族員間には強い相互依存があるので，必然的に家族は変化するものであると捉えられている[1]。家族ライフサイクルでは，家族員の発達課題の達成を助けるように家族全体の課題が重視される。そのため，子どもがいる場合の親を中心に，家族がその時期に果たすべき発達の課題が論じられている。

【家族ライフサイクルの段階区分】 家族ライフサイクルの段階区分は，一致には至っていない。代表的な Hill, R. の 9 段階の段階区分，Duvall, E. の 8 段階の段階区分，森岡清美の 8 段階の段階区分などがある。Hill は，家族内の拡大・安定・縮小や，第 1 子の年齢・成長段階，夫の役割の変化に着目し，以下のような 9 段階の段階区分を提唱している。①子どものない新婚期，②第 1 子出生〜3 歳未満（若い親の時期），③第 1 子 3〜6 歳（前学齢期），④第 1 子 6〜12 歳（学齢期），⑤第 1 子 13〜19 歳（思春期の子をもつ時期），⑥第 1 子 20 歳〜離家（成人の子どもをもつ時期），⑦第 1 子離家〜末子離家（子どもの独立期），⑧末子離家〜夫退職（子離れ期），⑨夫退職〜死亡（老いゆく家族）である。Duvall は，年長児の年齢を段階の指標とし，家族に数人の子どもがいる場合は，1 つの段階だけでなく複数の段階に属すると捉え，以下のような 8 段階の段階区分を提唱している。①家族の誕生（結婚の段階），②出産家族（年長児が生後 30 カ月になるまで），③学齢前期の子どもをもつ家族（年長児が 2 歳 6 カ月から 5 歳になるまで），④学童期の子どもをもつ家族（年長児が 5 歳から 13 歳になるまで），⑤ 10 代の子どもをもつ家族，⑥新たな出発の時期にある家族（第 1 子が家庭を巣立ってから末子が巣立つまで），⑦中年家族（空き巣から退職まで），⑧退職後の高齢者家族（配偶者の退職から死まで）である。森岡は，家族の年齢構成を第 1 子の学齢段階から捉え，後期の段階については夫の年齢を指標として用い，8 段階の段階区分を提唱している。①新婚期（子どものない），②育児期（第 1 子出生〜小学校入学），③第 1 教育期（第 1 子小学校入学〜卒業），④第 2 教育期（第 1 子中学校入学〜高校卒業），⑤第 1 子排出期（第 1 子高校卒業〜末子 20 歳未満），⑥第 2 排出期（末子 20 歳〜子ども全部結婚独立），⑦向老期（子ども全部結婚独立〜夫 65 歳未満），⑧退隠期（夫 65 歳〜死亡）である。

【小児看護と家族ライフサイクル】 家族ライフサイクルは，家族の誕生から配偶者の死に至る家族の生活の規則的な推移を前提としているが，核家族・拡大家族のみならず，夫婦の離婚の増加などによりさまざまな形態の家族が増えている。また，家族ライフサイクルに応じた発達課題の内容も家族によって個別性がある。小児看護のなかで家族ライフサイクルの概念を活用する場合，画一的に家族を捉えるのではなく，家族ライフサイクルの考え方を活用しながら家族を捉えるとともに，その家族の個別性も同時に捉えていく必要がある。　　　　　［中野綾美］

●文献　1）鈴木和子，他：家族看護学，日本看護協会出版会，2002，pp.36-40. 2）Friedman, M.M.（野嶋佐由美・監訳）：発達アプローチ．家族看護学；理論とアセスメント，へるす出版，1993，pp.79-110. 3）Hanson, S.M.H.（村田惠子・監訳）：家族看護学；理論・実践・研究，医学書院，2001，pp.123-124. 4）森岡清美：家族周期論，培風館，1978. 5）野嶋佐由美・監：家族エンパワーメントをもたらす看護実践，へるす出版，2005，pp.104-108.

家族力動

【定義】 家族内のメンバー間の相互作用，相互関係，およびそこに働く心理的・人間関係的プロセスのこと。家族は，2 人以上のメンバーが一定期間，共に生活することにより成り立つ集団であり，そこにはメンバー間のさまざまなコミュニケーションによる相互作用・相互影響関係が生まれ，メンバー間の力関係，役割関係，提携の仕方，コミュニケーションの構造化，かかわり方のパターン化などが起こり，家族集団としての文化がつくられていく。このような家族の文化のつくられるプロセスを家族力動という。家族力動は，家族メンバーの成長や家族と家族外の社会集団への適応やかかわりにさまざまな影響を与える。

【概念】　家族力動(family dynamics)は，以下のような視点から捉えることができる。これらは，家族力動の査定・研究の内容ともなる。①家族の凝集性：家族集団として，メンバーを集団に留まらせるよう働きかける力のこと。凝集性が高いということは，その家族がもっている傾向をより強化する力となり，たとえば，結集力・一致力の強い集団をつくることにもなれば，逆に個人を家族内に閉じ込め，自由を奪う力になることもある。②家族規範：家族は，そのメンバーが一定の様式で行動し，一定の態度を所有するよう働きかける力をもつ。その基準枠は，家族が相互に働きかけ合いながらつくられていくが，それらは明確に意識されるものから無意識のものまでさまざまな家族ルールとなって家族の行動に影響を与える。それは家族を安定させる力にもなれば，変化を妨げる力にもなる。また，その規範は，世代を超えて引き継がれ，家族の心理的遺産や家族への忠誠心ともなる。③家族メンバーの役割・機能：家族が集団としてメンバーと家族全体の生存を守り，成長を促すためには，集団として問題解決をはかり，家族外からの情報の取捨選択を決めるためのリーダーシップと役割分担が必要である。その機能には，集団の適応性と柔軟性を促すための課題遂行のための機能と関係維持のための機能が必要とされる。その両機能を発揮するための役割取得のプロセスは，同時に家族の問題をつくりもするが，また解決する力にもなる。
〈関連語〉　家族アセスメント，家族関係，家族発達理論，家族療法，家族システム理論

[平木典子]

●文献　1) 平木典子, 他：家族の心理, サイエンス社, 2006.

家族療法

【定義】　「関係療法」あるいは「システムズアプローチ」ともよばれ，家族関係の問題と変化を主たる対象として行う心理療法。1950年代の後半にアメリカの精神科医，精神科ソーシャルワーカーらが，統合失調症者のいる家族の精神疾患と家族力動の関係を明らかにしようとした研究を端緒として開発された，心理的治療の考え方と方法である。
【基本概念】　家族療法(family therapy)のアプローチは，1960年代に入り，家族システム理論とよばれる基本的な家族理解の方法を中心に体系化され，その考え方(システミックなものの見方ともいわれる)は，家族関係の理解のみならず，相互関係，相互作用をもつ部分の集まりであるその他の社会システム，生態システムの理解へと広がり，人間社会の捉え方・方法の抜本的変革(パラダイムシフト)をもたらしたといわれている。家族システム理論の中核となる考え方は，①個人や家族は，それらも含めて相互作用している生態システムの一部として捉え，個人が表現している症状や問題行動は，システムのどこかの機能不全を示すサインだと考えること，②したがって，個人だけを治療するのではなく，家族全員，または家族の一部のメンバーを対象とした治療により，家族全体の変化を視野に入れて支援すること，③さらに，必要であれば核家族をとりまく拡大家族(祖父母や親戚)，子どもや親がかかわっている学校や職場，地域社会などを視野に入れた協働的変化をも考慮すること，である。
【方法】　家族療法の理論・技法は，すべて家族システム理論を基礎にして，いくつかのアプローチが開発されているが，それは家族のどの側面に焦点を当てて家族内の変化，すなわち問題の形成と治療を理解し，アプローチするかにより異なっている。主なアプローチは，①多世代理論：家族の歴史的側面，世代間のかかわりを重視するもの，②構造理論：家族の役割関係や力関係，提携の仕方などによって家族の構造を理解し変化させようとするもの，③コミュニケーション理論：家族の特徴はそのコミュニケーションによって理解され，その変化が家族関係の変化をもたらすとするもの，に分類される。ただ，これらのアプローチは，お互いに影響を与え合ってさらなる発展を遂げて，現在では，個人・夫婦・家族といった形態にこだわることなく，また家族療法の理論・技法のみに頼ることなく，関係の問題に対する統合的なアプローチとして多様な技法が開発されている。家族療法は，人間の悩みや問題のほぼ8～9割は人間関係の問題であるという現実に広く適応されるアプローチとして，今後，注目されていくであろう。
〈関連語〉　家族関係，家族ライフサイクル，家族力動，家族システム，家族システム理論

●文献　1）平木典子：カウンセリング・スキルを学ぶ，金剛出版，2003.　　　　　　　　　[平木典子]

喀　血

【喀血とは】　全呼吸器系からの出血を意味し，1回に2〜5ml以上の血液を喀出した場合をいう。疾患としては，肺結核，気管支拡張症，肺癌などがあげられる。循環器疾患や血液疾患でもみられることがある。咳とともに血液を喀出する。血液の色は鮮紅色で泡沫を含んでいる。喀血をのどに詰めて死亡することはあるが，失血死はほとんどない。喀血を生じる要因は，疾患に由来するものと外傷性のものに大きく分けられる。外傷性の場合は，交通事故などで骨折した際に肋骨が肺の損傷を起こすものや，災害時の爆風，銃創などがある。疾患に由来するものは呼吸器疾患が多い。小児科領域においては，外傷性によるもの，また疾患では心臓疾患，白血病・血友病など出血性の要因やDIC(disseminated intravascular coagulation, 播種性血管内凝固症候群)などがあげられる。とくに小児癌疾患のターミナル期にみられることがある。喀血を起こしたことによる心身のダメージは，計り知れないものがある。とくに小児の場合，「口から血が出る」という状況は驚愕して不安状況に陥り，誤嚥や窒息，再出血を誘発するような行動も起こしかねない。それらのことを考えて，小児看護師は確実なケアを行う必要がある。

【看護のポイント】　①不安の除去：喀血による不安や口腔内に貯留した血液の臭いなどから，悪心・嘔吐を起こすこともあり，これが再び喀血につながることもある。まず，子どもの身体に手を当て，声をかけながら落ち着かせる。②安静を保つ：病室内を暗くして安静を保てるように環境を整える。体位は患側を下にして，顔を横に向けさせ誤飲を防ぐ。血液を飲んで気道が塞がれないように口腔内の血液を除去する。状態によっては口腔内吸引を行う。③口腔内の清潔を保つ：血液の臭いや血液の嚥下により，嘔気・嘔吐を誘発することもあるので，うがいをさせて口腔内を清潔にする。

〈関連語〉　出血，吐血　　　　　　　[藤村真弓]
●文献　岩井郁子，他・編：成人看護学　呼吸器系

(標準看護学講座17), 金原出版, 2003, pp.51-55. 2) 山下香枝子，他・編：呼吸器疾患患者の看護，成人看護学2(系統看護学講座専門6), 医学書院, 2003, pp.44-46.

学校給食法

【学校給食法の成立と給食関連法】　1954(昭和29)年，第19国会で「学校給食法」成立，公布。学校給食法施行令，施行規則，実施基準等が定められ，法的に学校給食の実施体制が整った。「学校給食法」は，以後6回改正されている。1956(昭和31)年，同法は一部改正され，中学校にも適用されるようになった。同年，「夜間課程を置く高等学校における学校給食に関する法律」公布。1998(平成10)年，文部省(現文部科学省)より体育局通知「食に関する指導について」が出された。2005(平成17)年，「学校教育法の一部を改正する法律」が施行され，栄養教諭制度が実現。

【学校給食法の概略】　学校給食法(以下，法)第1条(法律の目的)に「この法律は，学校給食が児童及び生徒の心身の健全な発達に資し，かつ，国民の食生活の改善に寄与するものであることにかんがみ，学校給食の実施に関し必要な事項を定め，もって学校給食の普及充実を図ることを目的とする」とある。法第2条(学校給食の目標)では，「学校給食については，義務教育諸学校における教育の目的を実現するために，次の各号に掲げる目標の達成に努めなければならない。①日常生活における食事について，正しい理解と望ましい習慣を養うこと。②学校生活を豊かにし，明るい社交性を養うこと。③食生活の合理化，栄養の改善及び健康の増進を図ること。④食糧の生産，配分及び消費について，正しい理解に導くこと」とされている。法第3条では，学校給食とは，義務教育諸学校において，その児童・生徒に実施される給食をいい，義務教育諸学校とは，「学校教育法に規定する小学校，中学校，中等教育学校の前期課程又は特別支援学校の小学部若しくは中学部をいう」と定義されている。法第4条は，義務教育諸学校の設置者は，当該義務教育諸学校において，学校給食が実施されるよう努めなければならないと，設置者の義務を規定している。法第5条の3では，学校の栄養職員について，学校給食の栄

養に関する専門的事項をつかさどる職員は，教育職員免許法に規定する栄養教諭か栄養士法に規定する栄養士の免許を有する者で，その実施に必要な知識もしくは経験を有する者でなければならないと規定している。法には，施設，経費の負担，国の補助等についても示されている。最近のもっとも大きな動きは，2004(平成16)年に改正され，法第5条の3に示された「学校給食栄養管理者」のなかで，栄養教諭制度について定めたものがある。

【栄養教諭制度の概要】 ①趣旨：食生活をとりまく社会環境が大きく変化し，食生活の多様化が進むなかで，朝食をとらないなど子どもの食生活の乱れが指摘されており，子どもが将来にわたって健康に生活していけるよう，栄養や食事のとり方などについて正しい知識に基づいて自ら判断し，食をコントロールしていく「食の自己管理能力」や「望ましい食習慣」を子ども達に身に付けさせることが必要となっている。このため，食に関する指導(学校における食育)の推進に中核的な役割を担う「栄養教諭」制度が創設され，2005年度から施行された。②職務：食に関する指導として，a.肥満，偏食，食物アレルギーなどの児童生徒に対する個別指導を行い，b.学級活動，教科，学校行事等の時間に，学級担任等と連携して，集団的な食に関する指導を行い，c.他の教職員や，家庭・地域と連携した食に関する指導を推進するための連絡・調整を行う。学校給食の管理として，栄養管理，衛生管理，検食，物資管理などを行う。③資格：栄養教諭普通免許状(専修，一種，二種)が新設された。④配置：公立小中学校の栄養教諭は県費負担教職員であることから，都道府県教育委員会の判断によって配置される。⑤身分：公立学校の栄養教諭については，採用や研修等について養護教諭と同様の措置が講じられる。

〈関連語〉 給食，肥満，食習慣　　　［岩辺京子］
　●文献　1) 学校健康教育法令研究会・監：学校給食必携，ぎょうせい，2004．　2) 女子栄養大学栄養教諭研究会・編：栄養教諭とはなにか；「食に関する指導」の実践，女子栄養大学出版部，2005．　3) 下村哲夫：教育法規を読む；これだけは知っておきたい，改訂新版，東洋館出版社，1997．

学校教育法

【制定】　学校教育法は，日本国憲法および教育基本法の理念と精神を受け，戦後の学校制度の基本を定めた法律であり，旧教育基本法と同日の1947(昭和22)年3月31日に公布され，翌日の4月1日から施行され今日に至っている。なお，この法律の条文のうち，従来の特殊教育に関する規定については，障害児教育をめぐるさまざまな状況の変化に対応し，特別支援教育の推進をはかるため，2006(平成18)年6月にその一部を改正し，2007(平成19)年4月から施行されることとなった。

【構成】　学校教育法は，9つの章〔総則，小学校，中学校，高等学校(中等教育学校)，大学，特別支援教育，幼稚園(専修学校)，雑則，罰則〕から構成されている。

【特別支援教育の規定】　ここでは，改正された条文のうち第6章「特別支援教育」の規定について概説する。最初の規定である第71条には，「特別支援学校は，視覚障害者，聴覚障害者，知的障害者，肢体不自由者又は病弱者(身体虚弱者を含む。以下同じ。)に対して，幼稚園，小学校，中学校又は高等学校に準ずる教育を施すとともに，障害による学習上又は生活上の困難を克服し自立を図るために必要な知識技能を授けることを目的とする」として，特別支援学校の設置目的を定めている。次に，今回の改正において第71条の2および3が新たな条文として制定され，このため従来の第71条の2は第71条の4となった。すなわち，第71条の2では，「特別支援学校においては，文部科学大臣の定めるところにより，前条に規定する者に対する教育のうち当該学校が行うものを明らかにするものとする」として，当該特別支援学校が対象とする者の障害の種類を明らかにすることとした。また，第71条の3では，「特別支援学校においては，第71条の目的を実現するための教育を行うほか，幼稚園，小学校，中学校，高等学校又は中等教育学校の要請に応じて，第75条第1項に規定する児童，生徒又は幼児の教育に関し必要な助言又は援助を行うよう努めるものとする」として，特別支援教育を推進するために特別支援学校が果たすべき役割を定めている。次の第71条の4では，特別支援学校の対象となる者の障害の程度は政令で定める旨を規定している。

第72条では，特別支援学校において，設置する必要のある部（小学部および中学部）および設置できる部（幼稚部または高等部）などについて規定している。第73条には，特別支援学校の小・中学部の教科，高等部の学科および教科等は，文部科学大臣が定めることが示されている。この場合，「教科」とは教育課程のことをさしている。第73条の2および3では，特別支援学校の寄宿舎および寄宿舎指導員について規定している。第74条では，特別支援学校の設置義務が都道府県にあることを定めている。第75条には，新たに第1項として，「小学校，中学校，高等学校，中等教育学校及び幼稚園においては，次項各号のいずれかに該当する児童，生徒及び幼児に対し，文部科学大臣の定めるところにより，障害による学習上又は生活上の困難を克服するための教育を行うものとする」として，小学校等においては，障害児に対する適切な教育を行うべきことを定めている。同第2項では，小・中学校および高等学校等に特別支援学級を設置できることが定められており，該当する児童生徒として，知的障害者，肢体不自由者，身体虚弱者，弱視者および難聴者等が示されている。同第3項には，疾病により療養中の児童生徒に対し，特別支援学級を設けるなどして教育を行うことができる旨を規定している。なお，最後の第76条には，特別支援学校に準用する小・中・高学校および幼稚園に関する規定を示している。
〈関連語〉 教育基本法　　　　　　　　［山本昌邦］

学校検診

【定義】 学校検診とは学校で行われる健康診断をいい，正式な用語ではない（「定期健康診断」の項参照）。

【歴史的背景および法的位置づけ】 わが国における近代教育は1872（明治5）年の学制発布に始まるが，対人健康管理については1888（明治21）年「学生生徒ノ活力検査ニ関スル訓令」で体長，体重，胸囲，握力，力量，肺量，視力などを毎年測定し，活力統計の提出を求めたことに起源がある。その後1958（昭和33）年に学校保健法が制定され，児童生徒の健康状態，医学の進歩などに対応して改定しながら現在に至っている。
学校保健法第1条では「この法律は，学校における保健管理及び安全管理に関し必要な事項を定め，児童，生徒，学生及び幼児並びに職員の健康の保持増進を図り，もって学校教育の円滑な実施とその成果の確保に資することを目的とする」としており，第4条において就学時健康診断，第6条において定期の健康診断および臨時の健康診断について規定している。

【健康診断の種類】 ①就学時健康診断：小学校へ就学する前に行われるもので，幼児の心身の状態を的確に把握し，就学にあたって，保健上必要な勧告，助言を行うとともに適正な就学（たとえば盲・聾・養護学校へ）をはかることを目的としている。実施主体は市町村教育委員会である。②定期健康診断：学校においては毎学年6月30日までに行うことになっており，その項目，測定方法などについては学校保健法施行令，同施行規則，局長通達によって規定されている。結果については21日以内に児童（小学生），生徒（中・高校生），幼児（幼稚園児）には本人とその保護者に，学生（大学生）には本人に通知し，必要な事後措置をとらなければならないことになっている。③臨時健康診断：学校が必要と認めたとき実施するもので，項目についても目的に沿ったものを行えばよいことになっている。実際には，臨時の健康診断は，修学旅行，プール指導，マラソン大会などの前に実施されることが多い。とくに，プール指導やマラソン大会で突然死する例があり，心臓検診を中心に行われている。

【健康診断に携わる人】 養護教諭を主としたすべての教職員，非常勤職員である学校医，学校歯科医および検査機関などである。
〈関連語〉 定期健康診断　　　　　　　［出井美智子］

●文献　1）日本学校保健会・編：学校保健百年史，第一法規出版，1973．

学校生活管理指導表

【目的】 学校生活管理指導表は，慢性疾患をもつ子どもの学校での日常生活，とくに体育活動，クラブ活動，各種学校行事などへの参加・活動のためのガイドラインを示すために，日本学校保健会によって作成されたものである。現在の学校生活管理指導表は，学習指導要領の改訂に伴い新たに策定され，小学生用1枚（図10），中学・高校生用1枚（図11）として，2002（平成14）年か

ら全国的に利用されている。
【内容と見方】 学校生活管理指導表は疾患の種類を問わず，教科体育指導要領に記載されている運動種目を列記し，各運動種目に対する実施できる内容を運動強度として示している。運動強度区分の定義は，「軽い運動：ほとんど息が弾まない程度の運動。等尺運動は軽い運動には含まれない」「中等度の運動：少し息が弾むが，息苦しくない程度の運動で，パートナーがいれば楽に会話が出来る程度の運動。等尺運動は強い運動ほど力をこめて行わないもの」「強い運動：息が弾み，息苦しさを感じるほどの運動。等尺運動の場合は，動作時に歯を食い縛ったり，大きな掛け声を伴ったり，動作中や動作後に顔面の紅潮や呼吸の促迫を伴うほどの運動」としている。小学生用では学年別に運動種目を列記しており，中学・高校生用では，同じ運動種目であっても，軽い運動とは「ランニングのないゆっくりな運動」であり，中等度の運動は「フットワークを伴う運動」，中等度の運動と強い運動の区別は，中等度の運動は「強い接触を伴わない運動」としている点である。指導区分 A〜E を決めるが，指導区分は表中のどの運動まで許可できるかで決定していくものである。
〈関連語〉 学校保健，学校検診，学習指導要領
[及川郁子]

●文献 1）本田惠：新しい学習指導要領に対応して，心臓病・腎臓病の生活管理指導表が大幅改訂．よぼう医学，342：3-4，2001． 2）日本学校保健会ホームページ（http://www.hokenkai.or.jp/8/8-2.html）．

学校伝染病

【定義】 学校は，学生・生徒・児童および幼児の集団生活の場であり，感染症の流行しやすい環境にある。そこで，1897(明治 30)年に制定された伝染病予防法のもと，とくに学校での健康管理について，1958(昭和 33)年に「学校保健法」が制定された。この学校保健法によって管理を受ける「学校において予防すべき伝染病」のことを学校伝染病という。1999(平成 11)年 4 月からの「感染症の予防及び感染症の患者に対する医療に関する法律」の施行に合わせ，文部省(現文部科学省)は，学校保健法施行規則の一部改正を行ったため，学校伝染病の中身は変わったが，「学校感染症」という名前には変わっていない。
【学校伝染病の分類】 学校伝染病は，第一種，第二種，第三種の 3 つに分類されている。それぞれの疾患名については，学校保健法施行規則に明記されている。①第一種：エボラ出血熱，クリミア・コンゴ出血熱，重症急性呼吸器症候群(病原体が SARS コロナウイルスであるものに限る)，痘瘡，ペスト，マールブルグ病，ラッサ熱，急性灰白髄炎(ポリオ)，コレラ，細菌性赤痢，ジフテリア，腸チフス，パラチフス。出席停止の期間の基準は，いずれも，「治癒するまで」である。②第二種：インフルエンザ，百日咳，麻疹，流行性耳下腺炎(おたふくかぜ)，風疹，水痘(みずぼうそう)，咽頭結膜熱，結核。放置すれば，飛沫感染により，学校で流行が広がってしまう可能性がある感染症である。出席停止の期間の基準は，以下のとおりである。インフルエンザ；解熱後 2 日を経過するまで。百日咳；特有な咳が消失するまで。麻疹；発疹に伴う発熱が解熱した後 3 日を経過するまで。流行性耳下腺炎；耳下腺の腫脹がある間はウイルスの排泄が多いので，腫脹が消失するまで。風疹；紅斑性の発疹が消失するまで。水痘；すべての発疹が痂皮化するまで。咽頭結膜熱；主要症状が消退した後 2 日を経過するまで。結核；病状により，伝染の恐れがないと認められるまで。③第三種：腸管出血性大腸菌感染症，流行性角結膜炎，急性出血性結膜炎およびその他の伝染病。飛沫感染が主体ではないが，放置すれば学校で広がる可能性がある感染症である。出席停止の期間の基準はあるが，いずれも医師により，伝染の恐れがないと認められるまで出席停止とする。その他の伝染病とは，学校で感染の増加がみられた場合にその流行を防ぐため，必要があれば，校長が学校医の意見を聞き，第三種の伝染病としての措置を講じることができる疾患である。とくに明示はされていない。
【出席停止および臨時休業】 学校における感染症の流行を防ぐために，患者となった児童や生徒の出席を停止させたり，クラスや学年，学校を臨時休業としたりすることがある。「学級閉鎖」などとよばれることが多い。これらの出席停止や臨時休業は，次のような学校保健法に基づいて行われるものである。学校保健法第 12 条(出席停止)「校長は，伝染病にかかつており，かかつておる疑があり，又はかかるおそれのあ

〔平成14年度版〕　　　　　　　　　学　校　生　活　管　理

氏名_____　男・女　　平成___年___月___日生（___才）

①診断名(所見名)	②指導区分
	要管理：A・B・C・D・E
	管理不要

【指導区分　：　A…在宅医療・入院が必要　B…登校はできるが運動は不可　C…軽い運動は可

体育活動			運動強度	軽い運動(C・D・Eは"可")	
				1・2・3・4年	5・6年
運動種目	用具を操作する運動遊び(運動) 力試し運動遊び(運動) 体つくり運動 　体ほぐしの運動・体力を高める運動			長なわでの大波・小波・くぐり抜け，二人組での輪の転がし合い	体の調子を整える手軽な運動，簡単な柔軟運動（ストレッチングを含む），軽いウォーキング
	走・跳の運動遊び(運動) 陸上運動			いろいろな歩き方，スキップ，立ち幅跳び，ゴム跳び遊び	立ち幅跳び
	ボール型ゲーム ボール運動	ボールゲーム		キャッチボール	
		バスケットボール(型ゲーム) サッカー(型ゲーム)		パス，ドリブル，シュート	パス，ドリブル，シュート
		ベースボール型ゲーム ソフトボール		投げ方，打ち方，捕り方	バッティング，捕球，送球
		ソフトバレーボール			パス，レシーブ，サーブ
				1・2・3年	4・5・6年
	器械・器具を使っての運動遊び(運動) 器械運動	固定施設		ジャングルジム	
		平均台		平均台を使っての歩行・ポーズ	
		マット		ころがり（横・前・後）	前転・後転・倒立などの技
		鉄棒		鉄棒を使ってぶらさがり振り	踏み越し下り，転向下り
		跳び箱		支持でまたぎ乗り・またぎ下り	極く短い助走で低い跳び箱での開脚跳び・台上前転
	水遊び・浮く・泳ぐ運動 水泳			水遊び（シャワー），水中での電車ごっこ，水中ジャンケン	水慣れ（シャワー），伏し浮き，け伸び
	鬼遊び			1・2年	3・4・5・6年
	表現リズム遊び 表現運動			まねっこ，リズム遊び，即興表現，ステップ	
	雪遊び，氷上遊び，スキー，スケート 水辺活動			雪遊び，氷上遊び	
文　化　的　活　動				体力の必要な長時間の活動を除く文化的活動	
学校行事，その他の活動				▼運動会，体育祭，球技大会，スポーツテスト ▼指導区分"E"以外の児童の遠足，宿泊学習，	

〔出典　日本学校保健会ホームページ：学校生活管理指導表（小学生用）(http://www.hokenkai.or.jp/8/8-2.html)〕

かつこうて 135

指 導 表（小学生用）

平成　年　月　日

_____小学校 ___年___組

医療機関 _____

③運動クラブ活動
（　　　　）クラブ
可(但し、　　　)・禁

④次回受診
（　）年（　）か月後
または異常があるとき

医　師 _____ 印

【D…中等度の運動も可　E…強い運動も可】

中等度の運動(D・Eは"可")		強い運動(Eのみ"可")	
1・2・3・4年	5・6年	1・2・3・4年	5・6年
短なわでの順跳び・交差跳び、輪（投捕）、竹馬乗り、平均くずし、人倒し、一輪車乗り	リズムに合わせての体操、ボール・輪・棒を使った体操	長なわ(連続回旋跳び)、短な(組み合わせ連続跳び)、引き合い、押し合いずもう、引きずって運ぶ、手押し車、かつぎ合い、シャトルランテスト	なわ跳び（連続跳び）、持久走、すもう、シャトルランテスト
かけっこ、簡単な折り返しリレー、ケンパー跳び遊び	短い助走での走り幅跳び	全力を使ってのかけっこ、バトンパスリレー、ハードル走（小型ハードル）、かけ足、幅跳び、高跳び	短距離走(全力で)、リレー、ハードル走、走り幅跳び、走り高跳び
的あてゲーム、シュートゲーム、パスゲーム、蹴り合い		ゲーム(試合)形式	
攻め方、守り方	攻め方、守り方		
攻め方、守り方、連携プレー	走塁、連携プレー		
	トス、スパイク、攻め、連携プレー		
1・2・3年	4・5・6年	1・2・3年	4・5・6年
ろく木、雲梯			
簡単な技の練習		演技、連続的な技	
かえる足うち、壁逆立ち	前転・後転・倒立などの発展技	転がりの連続	連続技や組み合わせの技
足抜き回り、膝かけ下り上がり、補助逆上がり	膝かけ上がり、逆上がり、後方支持回転、前方支持回転	片膝かけ回りの連続	
支持で跳び上がり・跳び下り	開脚跳び、台上前転、かかえ込み跳び	横跳び越し・支持でのかかえ跳び越しの連続	
石拾い、輪くぐり、壁につかまっての伏し浮き、け伸び	短い距離でのクロール・平泳ぎ	ばた足泳ぎ（補助具使用）、面かぶりばた足泳ぎ、面かぶりクロール、かえる足泳ぎ（補助具使用）	呼吸しながら長い距離でのクロール・平泳ぎ
1・2年	3・4・5・6年	1・2年	3・4・5・6年
一人鬼、二人鬼、宝取り鬼		ボール運び鬼	
模倣、ひと流れの動きで表現、リズムダンス（ロックやサンバを除く）、フォークダンス、日本の民謡の踊り		リズムダンス（ロックやサンバ）、作品発表	
スキー・スケートの歩行、水辺活動		スキー・スケートの滑走など	
右の強い活動を除くほとんどの文化的活動		マーチングバンドなど体力を相当使う文化的活動	

などは上記の運動強度に準ずる。
修学旅行、林間学校、臨海学校などへの参加について不明な場合は学校医・主治医と相談する。

か

10

〔平成14年度版〕　　　　　　　　　　　　　学 校 生 活 管 理

氏名＿＿＿＿＿＿＿＿＿＿　男・女　　平成＿＿年＿＿月＿＿日生（＿＿才）

①診断名(所見名)

②指導区分
要管理：A・B・C・D・E
管理不要

【指導区分： A…在宅医療・入院が必要　B…登校はできるが運動は不可　C…軽い運動は可

体育活動			運動強度	軽い運動(C・D・Eは"可")
運動種目	体つくり運動		体ほぐし運動 体力を高める運動	いろいろな手軽な運動, リズミカルな運動, 基本の運動（運動遊び） （投げる, 打つ, 捕る, 蹴る, 跳ぶ）
	器械運動		（マット, 鉄棒, 平均台, 跳び箱）	体操運動, 簡単なマット運動, バランス運動, 簡単な跳躍, 回転系の技
	陸上競技		（競走, 跳躍, 投てき）	立ち幅跳び, 負荷の少ない投てき, 基本動作, 軽いジャンピング
	水泳		（クロール, 平泳ぎ, 背泳ぎ, バタフライ, 横泳ぎ）	水慣れ, 浮く, 伏し浮き, け伸びなど
	球技		バスケットボール	ランニングのないゆっくりな運動 / パス, シュート, ドリブル, フェイント
			ハンドボール	パス, シュート, ドリブル
			バレーボール	パス, サービス, レシーブ, フェイント
			サッカー	ドリブル, シュート, リフティング, パス, フェイント, トラッピング, スローイング
			テニス	グランドストローク, サービス, ロビング, ボレー, サーブ・レシーブ
			ラグビー	パス, キッキング, ハンドリング
			卓球	フォア・バックハンド, サービス, レシーブ
			バドミントン	サービス, レシーブ, フライト
			ソフトボール	スローイング, キャッチング, バッティング
			野球	投球, 捕球, 打撃
			ゴルフ	グリップ, スイング, スタンス
	武道		柔道, 剣道（相撲, 弓道, なぎなた, レスリング）	礼儀作法, 基本動作, 受け身, 素振り
	ダンス		創作ダンス, フォークダンス 現代的なリズムのダンス	即興表現, 手振り, ステップ
	野外活動		雪遊び, 氷上遊び スキー, スケート, キャンプ, 登山, 遠泳 水辺活動	水・雪・氷上遊び
文 化 的 活 動				体力の必要な長時間の活動を除く文化的活動
学校行事, その他の活動				▼体育祭, 運動会, 球技大会, スポーツテスト ▼指導区分"E"以外の生徒の遠足, 林間学校,

〔出典　日本学校保健会ホームページ：学校生活管理指導表（中学・高校生用）(http://www.hokenkai.or.jp/8/8-2.html)〕

図

指　導　表（中学・高校生用）

平成　　年　　月　　日

中　学　校
_____ 高等学校 ___年___組

③運動部活動
（　　　　　）部
可（但し，　　　　　）・禁

④次回受診
（　）年（　）か月後
または異常があるとき

医療機関 _____

医　師 _____ 印

【D…中等度の運動も可　E…強い運動も可】

中等度の運動（D・Eは"可"）		強い運動（Eのみ"可"）	
体の柔らかさ及び巧みな動きを高める運動，力強い動きを高める運動，動きを持続する能力を高める運動		最大限の持久運動，最大限のスピードでの運動，最大筋力での運動	
簡単な技の練習，ランニングからの支持，ジャンプ・回転系などの技		演技，競技会，連続的な技	
ジョギング，短い助走での跳躍		長距離走，短距離走の競争，競技，タイムレース	
ゆっくりな泳ぎ		競泳，競技，タイムレース，飛び込み	
（身体の強い接触を伴わないもの）フットワークを伴う運動	ドリブルシュート，連携プレー（攻撃・防御）	タイムレース・ゲーム・応用練習・競技	ゴールキーピング
	ドリブルシュート，連携プレー（攻撃・防御）		
	スパイク，ブロック，連携プレー（攻撃・防御）		
	ドリブル・ヘディングシュート，ボレーシュート，連携プレー（攻撃・防御）		ゴールキーピング，タックル
	スマッシュ，力強いサーブ，レシーブ，乱打		
	パス，キッキング，ハンドリング		ラック，モール，スクラム，ラインアウト，タックル
	フォア・バックハンド，サービス，レシーブ		
	ハイクリア，ドロップ，ドライブ，スマッシュ		
	走塁，連携プレー，ランニングキャッチ		
	走塁，連携プレー，ランニングキャッチ		
	簡易ゴルフ（グランドゴルフなど）		
簡単な技・形の練習		応用練習，試合	
リズミカルな動きを伴うダンス（ロックやサンバを除く），日本の民謡の踊りなど		リズムダンス，創作ダンス，ダンス発表会	
スキー・スケートの歩行やゆっくりな滑走		通常の野外活動	
平地歩きのハイキング，水に浸かり遊ぶ サーフィン，ウインドサーフィン		登山，遠泳，潜水 カヌー，ボート，スクーバー・ダイビング	
右の強い活動を除くほとんどの文化的活動		体力を相当使って吹く楽器（トランペット，トロンボーン，オーボエ，バスーン，ホルンなど），リズムのかなり速い曲の演奏や指揮，行進を伴うマーチングバンドなど	

などは上記の運動強度に準ずる．
臨海学校，宿泊学習などへの参加について不明な場合は学校医・主治医と相談する．

る児童, 生徒, 学生又は幼児があるときは, 政令で定めるところにより, 出席を停止させることができる」. 学校保健法第13条(臨時休業)「学校の設置者は, 伝染病予防上必要があるときは, 臨時に, 学校の全部又は一部の休業を行うことができる」.

【保健所と学校の協力】 学校保健法施行令第10条で,「伝染病による出席停止」「伝染病予防上, 必要な学校の休業」の場合には, 保健所に連絡をするようになっている. 学校から出席停止・臨時休業の情報を得た保健所は, 地域の公衆衛生のために, 学校と協力していくこととなる. 例としては, インフルエンザの流行期, その冬最初に学級閉鎖が出た学校の患者児童にうがい液および血液の検査を行い, その冬に流行しているインフルエンザウイルスの型を明らかにする取り組みを多くの地域で行っている.

〈関連語〉 感染症, 感染防止, 隔離, 健康教育
[岩辺京子]

●文献 1) 平山宗宏, 他：感染症；幼児から高校生まで(写真を見ながら学べるビジュアル版新健康教育シリーズ), 少年写真新聞社, 1999.

学校不適応

不適応とは適応障害ともいい, 生活上に発生したストレスにうまく適応することに失敗して生じた病的な状態といえる[1]. つまり, 学校不適応とは, さまざまなストレス下で, 学童が学校生活に適応できないために生じる状態といえる. 不登校は, その症状のひとつでもある. 学校不適応は, 主として学校側に要因が求められるものと, 子ども側に要因が求められるものに大別できよう.

【主として学校側に要因が求められる場合】 以前, 厳格な校則が問題となったことがあった. 毛髪の色, 髪型, 髪の毛の長さ, スカート丈, 靴下の色など細かい服装規範や持ち物制限などが決められたり, 教室内での挙手の仕方, 教室を移動するときの廊下の歩き方, 放課後の掃除の仕方(黙動)なども含めて, きめ細かい行動規範が決められていたことがある. そして, 校則違反がなされていないかどうかのチェックが登校時などになされるなどがあった. こういった「生活指導」の担い手の多くは体育系の教師があたることが多く, 時に体罰につながることもみ られたのである. 実際は, 教師側も生徒側も, 決められた校則のすべてを厳格に守ることは不可能に近いことを知っているのだが, 過剰適応の子どもはそれに違反しないようにと心身症的・神経症的になり, 結果として登校できなくなる, あるいは過剰適応が破綻してそれまでの優等生が非行へ走ってしまうなどがある[2].

【主として生徒側に要因が求められる場合】 学校は, 本来限られた空間の中で教師を中心にして一定のルールで授業がなされることが前提となっている. しかし, そのルールになじまない子ども達が存在する. たとえば, 注意欠陥/多動性障害(attention deficit/hyperactivity disorder；AD/HD), 学習障害(learning disorder；LD), あるいは, 高機能自閉症・アスペルガー症候群など軽度発達障害とよばれる一群がある. 1999(平成11)年度の全国病院調査では, 小児科一般外来受診者の0.58%がAD/HDであり, その58%が心身症を合併しており, 対人関係上の問題を有する者が67%であったという. また, 鳥取県で行われた学校調査では, 本症の小学生2.3%, 中学生の39.4%が不登校を示したという[3]. その原因は,「落ち着きがない」「物事に集中できない」「順番を待てない」「過度にしゃべる」など, 本症の主症状そのものが教室運営を乱すことから, 学校という場から阻害される傾向にあるためであろう. 多機能自閉症・アスペルガー症候群でも同様であり,「こだわり」「協調性の欠如」「状況を読み取れない」などの症状そのものが阻害要因となり, 排除される傾向にあって, 彼らは自己評価を下げ孤立し, 心身症的・神経症的となってしまう. ほかに境界知能あるいは身体疾患でも, たとえば身体的ハンディキャップのためにいじめの対象になったり, 体育の授業に参加できないなどの場合も同様である.

【対策】 誰もが完全に守られないような校則を, 生徒を管理統制をするためだけに強制するなどは論外である. いずれにおいても, 子どもの視点に立って考えていくことが前提であり, 彼らの自主性を醸成していく姿勢が必要であろう. それは子どもにおもねることを意味せず, よい意味での権威も必要となる. 子どもの側に要因がある場合は, その状態の正しい評価が前提となる. そして, その状態に応じた対応法を医療者を含めたチームとして構築していく努力

が必要である。落ち着きのない子が，すべてAD/HDではなく，被虐待児や外傷後ストレス障害(post-traumatic stress disorder；PTSD)などの場合もあり，また，病的ではない場合も含まれる。診断を正しくすることは，病気であるというレッテルを貼ることではなく，それぞれに応じた適正な対処法を考えていく手掛かりを得ることなのである。
〈同義語〉　心身症(円形脱毛症を含む)，保健室登校，適応機制
〈関連語〉　アスペルガー障害，注意欠陥/多動性障害(AD/HD)，小児自閉症，睡眠障害，生活リズム，多動性障害，問題行動　　　　[村山隆志]
　●文献　1) 佐治守夫：適応障害. 新版精神医学事典, 初版, 弘文堂, 1993, pp.562-563.　2) 村山隆志：子どもの心身症. 児童青年期精神障害(臨床精神医学講座11), 松下正明・総編集, 初版, 中山書店, 1998, pp.165-172.　3) 小枝達也：注意欠陥/多動性障害(AD/HD)とその近縁疾患. 子どもの心身症ガイドブック, 小林陽之助・編, 初版, 中央法規出版, 2004, pp.133-139.

学校保健

【定義】　学校保健とは，学校教育のもとでの保健活動であり，「児童・生徒および教職員の心身の健康の保持増進」を目的とする。それはまた，児童・生徒・教職員の健康管理にとどまらず，教育活動としての保健活動の任ももつといえる。学校では，保健主事(担任および養護教諭がこれにあたる)や養護教諭が中心となり，学校職員で組織的に取り組む。
【主な内容】　①保健教育：a.保健学習；保健体育における保健および他の教科における保健に関連してカリキュラムに位置づけ，指導計画に基づいた授業を主体とした学習。b.保健指導；その学校の課題や必要な場面に応じて，さまざまな形態で行われる児童・生徒への啓蒙としての保健教育をいう。時間の長短や形式にはこだわらない。②保健管理：a.対人管理；健康観察，健康診断の実施と事後措置，健康相談，疾病の予防および伝染病の予防，救急処置，熱中症，光化学スモッグなどに対する児童・生徒の管理など。主に，学校医の協力を得ながら進めることが多い。b.対物管理；換気・採光・騒音・照度・空気・保温・ホルムアルデヒド・水質(飲料，プール)，机・椅子の適正，給食など学校環境衛生。「学校環境衛生の基準」で見直しや改訂が行われるが，学校では，学校薬剤師の協力を得ながら進めることが多い。③学校保健組織活動：学校保健を進めるにあたっては，その学校独自の健康課題や時代を反映した課題について現状を把握・認識して検討することが大切である。そして，教師・保護者・学校医それぞれの立場を有効に活かしながら協力することが有効といえる。それが学校保健組織活動であり，その協議・検討の場が，「学校保健委員会」である。その運営については，養護教諭の力量に任せられているところも多く，十分に機能していない学校もある一方で，「学校保健委員会」が，地域の保健所や青少年機関からも参加者を得て，効果をあげているところも増えてきている。
【学校保健と健康問題の変遷】　①明治期：第一の課題は，伝染病の予防，とくに外国との交流とも関連して痘瘡やコレラの発生もあり，伝染病患者の出席停止などが行われた。学校閉鎖規定が設けられ，学校医制度が置かれるようになった。1879(明治12)年にはわが国初の身体検査が実施された。②大正期・昭和初期(戦前)：明治末期から大流行していたトラホーム対策と結核対策が大きな健康問題であり，洗眼・点眼など学校内で治療が実施された。結核対策は，昭和に入るとツベルクリン反応，X線，赤血球沈降速度，細菌検査などの臨床検査が導入される。1942(昭和17)年より，BCG接種が始まった。③昭和後期・現代：終戦により，食糧不足と相俟って児童・生徒の体位・体力が低下。最大の課題は，栄養状態の改善と結核・寄生虫の対策であった。1955(昭和30)年頃になると児童・生徒の体位は戦前の水準まで回復した。1958(昭和33)年には学校保健法が成立した。現代は，う歯や近視，アレルギー疾患，生活習慣から派生する不定愁訴，肥満，高血圧などが課題にあがっている。また最近では，心身の健康に大きく影響すると危惧され，社会全体で取り組まねばならない，学校保健と切り離せない課題や発達に関する課題などが山積している。
【課題】　①性・エイズ・喫煙・飲酒・薬物等，②生活習慣の改善(ライフスタイルの改善)，③心身両面にかかわるものの急増(摂食障害・虐待・発達障害・リストカットなど)が緊急課題となっている。これらの課題を解決するために，

学校における健康教育の役割がますます重要視されている。その際，学校のみならず，地域との連携も重要な課題である。それらを有効に活用するためには実態をしっかり把握し共有することが大切であり，学校保健の中心となることが多い養護教諭の役割はさらに重要となってくると思われる。

〈関連語〉　学校保健法，学校伝染病，学校給食法　　　　　　　　　　　　　　　　［岩辺京子］

●文献　1）数見隆生：教育保健学への構図；「教育としての学校保健」の進展のために，大修館書店，1994．2）沢山信一：学校保健の近代，不二出版，2004．3）教員養成系大学保健協議会・編，第4次改訂，学校保健ハンドブック，ぎょうせい，2004．

学校保健法

学校保健法は，1958（昭和33）年4月10日法律第56号として制定され，戦後の学校保健が法的に確立されたものといえる。その誕生は，学校教育法第12条の「学校においては，別に法律で定めるところにより，学生，生徒，児童及び幼児並びに職員の健康の保持増進を図るため，健康診断を行い，その他その保健に必要な措置を講じなければならない」という条文を受けたもので，「教育基本法」「学校教育法」から10年余遅れて成立した。また，内容の実施にあたっては，学校教育法施行規則や学校保健法施行規則と関連するものが多い。直近の改正は2006（平成18）年6月21日法律第80号。

【構成と主な内容】　第1章「総則」（第1条～第3条の2）では，法の目的とその目的達成のための方向性と大まかな必要事項が示されている。第1条には「この法律は，学校における保健管理及び安全管理に関し必要な事項を定め，児童，生徒，学生及び幼児並びに職員の健康の保持増進を図り，もつて学校教育の円滑な実施とその成果の確保に資することを目的とする」として法の目的が，第2条では学校保健安全計画，第3条では学校環境衛生について記述されている。第2章「健康診断及び健康相談」（第4条～第11条）では，教育委員会，学校における実施される健康診断，事後措置，健康診断基準，健康相談について定めている。第4条は「市（特別区を含む。以下同じ。）町村の教育委員会は，学校教育法第22条第1項の規定により翌学年の初めから同項に規定する学校に就学させるべき者で，当該市町村の区域内に住所を有する者の就学に当たつて，その健康診断を行わなければならない」として就学時の健康診断を，第6条は「学校においては，毎学年定期に，児童，生徒，学生（通信による教育を受ける学生を除く。）又は幼児の健康診断を行わなければならない」として児童・生徒・学生および幼児の健康診断を，第7条は健康診断後の事後措置，第8条は「学校の設置者は，毎学年定期に，学校の職員の健康診断を行わなければならない」として職員の健康診断，第10条は健康診断の方法および技術的基準等，第11条は「学校においては，児童，生徒，学生又は幼児の健康に関し，健康相談を行うものとする」として健康相談について規定している。第3章「伝染病の予防」（第12条～第14条）は伝染病の予防に関する規定であり，学校伝染病やインフルエンザの流行等に関与する。第12条は「校長は，伝染病にかかつており，かかつておる疑があり，又はかかるおそれのある児童，生徒，学生又は幼児があるときは，政令で定めるところにより，出席を停止させることができる」として出席停止を，第13条は「学校の設置者は，伝染病予防上必要があるときは，臨時に，学校の全部又は一部の休業を行うことができる」として臨時休業について定めている。第4章「学校保健技師並びに学校医，学校歯科医及び学校薬剤師」（第15条・第16条）では，学校医，学校歯科医，学校薬剤師，学校保健技師の設置や従事について述べられている。実際には，このほか学校眼科医，学校耳鼻科医も任命されている地域が多い。第16条では「学校には，学校医を置くものとする」「大学以外の学校には，学校歯科医及び学校薬剤師を置くものとする」として，学校医，学校歯科医，学校薬剤師の設置を規定している。第5章は「地方公共団体の援助及び国の補助」（第17条・第18条）についての規定（条文略）。第6章「雑則」（第19条～第22条）では，保健室，保健所との連絡について述べられている。第19条では「学校には，健康診断，健康相談，救急処置等を行うため，保健室を設けるものとする」として保健室が，第20条では「学校の設置者は，この法律の規定による健康診断を行おうとする場合その他政令で定める場合においては，保健所と連絡するものとする」として保健所との連絡が規定されて

いる。
〈関連語〉　学校保健，養護教諭，学校伝染病，学校給食法　　　　　　　　　　　［岩辺京子］
　●文献　1）下村哲夫：教育法規を読む；これだけは知っておきたい，改訂新版，東洋館出版社，1997．2）前川喜平，他：監：小児科・学校保健マニュアル，改訂第2版，診断と治療社，1996．

活動制限

【定義】　活動制限は，安静，抑制，隔離などによって身体の動きや行動を制限し，病気の予防や健康の回復・維持をはかる，安全や安楽を保障することを目的として行われる医療と看護の方法である。通常，病気やけがのときには短期あるいは長期間にわたり，全身または身体の一部の活動が制限される。

【活動制限の目的】　①病気の治癒や苦痛の緩和を目的とした活動制限：肺炎や手術後などのベッド上安静，慢性疾患などの運動制限，骨折などによるギプス装着，熱傷や関節リウマチなど痛みの緩和など。②安全や保護を目的とした活動制限：創傷や治療（輸液，ドレーンの挿入）部位の保護と安全，腰椎検査などの検査や治療時の抑制，転落（サークルベッドなど）や自傷行為の予防など。③感染予防を目的とした活動制限：免疫力の低下した小児（化学療法後など）を感染から守るための隔離（清潔隔離・保護隔離），他者への感染を予防するために感染した小児（麻疹などの伝染性疾患など）の隔離（不潔隔離）がある。

【活動制限が小児に及ぼす影響】　身体の活動は子どもが本来もっている欲求であり，生活および成長発達の基礎としての機能，コミュニケーションなど社会的相互作用の手段，遊びなどに認められる衝動や緊張をコントロールする機能をもつ。活動制限を受ける子どもは，動き，空間，環境との相互作用の制限によって，活動の減少や活動の機会の剥奪，感覚刺激の減少・単調化などの感覚剥奪，対人接触の減少など社会的分離などを体験し，日常生活における苦痛やストレスとともに発達への影響力が認められる。影響の程度は，活動制限の長さ・部位・程度・種類，年齢や発達，性別，経験，気質などによって変化する。身体的影響としては，筋骨格系においては筋力の低下や廃用萎縮，骨密度の低下，関節の拘縮などであり，他の心臓血管系，呼吸器系，腎臓系，泌尿器系，胃腸系，代謝，皮膚，神経感覚系などにおいても機能の低下が認められる。心理社会的影響として，退行，依存，不安，怒り，抑うつ，コントロールの喪失などが共通の反応として認められる。また，認知発達，身体像や自己像の形成，自律や自発性などへの脅かし，仲間からの疎外や孤立，自尊心の歪みや自我同一性の困難などが生じる恐れがある。また，抑制など活動制限の手段が圧迫などによる事故の原因となることもありうる。

【活動制限を受ける小児の看護】　活動制限を行う背景はさまざまであるが，子どもの尊厳を傷つけることや心身への弊害があることから，活動制限の有無と方法の判断・決定には，慎重な対応が必要とされる。研究や実践を通して認められているケアには，次のようなことが含まれている。①可能な範囲で適宜動きができる，②皮膚などの身体機能が正常に維持されている，③子ども自身の対処行動が尊重される，④認知発達のレベルで活動制限の意味を理解している，⑤親などからの適切な情緒的サポートを受ける，⑥葛藤を緩和し自我を強化する遊びが保障される，⑦適切な感覚刺激を維持する。小児においては，安全や保護を目的とした「抑制」に関し，医療職者のジレンマは大きい。高齢者の研究において，看護職者などケア提供者への抑制に対する認識，知識，ケアアプローチの工夫などの教育が抑制廃止に有効であることが報告されている。慣習的になされていないかどうか，抑制に代わるアプローチはないかなど，小児看護職者が検討すべきことは多い。

〈関連語〉　安静，隔離　　　　　　　［草場ヒフミ］
　●文献　1）村田惠子：運動規制を有する児童のストレスとコーピングに関する研究．ストレス科学，10(3)：62-74，1995．2）片田範子：小児看護における抑制の意味．小児看護，23(12)：1603-1607，2000．3）濱田米紀：精神的苦痛に対するアプローチとケア．小児看護，23(12)：1619-1623，2000．

家　　庭

【定義】　家庭（home）とは，『広辞苑』によると「夫婦・親子など家族が一緒に生活する集まり。また，家族が生活する所」[1]と定義されており，夫婦や親子などの家族が，住居を共にしながら

生活を営み，家族機能が展開される場として定義されている。日常生活のなかでは，家族(family)と家庭(home)は混同して使われることが多い。しかし，家庭は日常的な情緒的交流の存在する私的な生活の場を意味し，私的領域であることや，私的な場所であることを強調して用いられることが多い。家族と家庭は概念としては区別されるのであるが，実際の生活では重なっていると飯田哲也(2003)は述べている。

【歴史的変遷】 歴史的背景としては，明治20年代後半より英語のホーム(home)やドイツ語のハイム(heim)の翻訳語として頻繁に使われ始めたといわれている。家庭という言葉は，漢語として古くから存在していたが，森岡清美は権威主義的な家の変質と新しい家族生活への模索があり，ホームの語をもって伝えられる欧米の家族生活が模索の有力な手引きとなったことを述べており，家庭という語がフレッシュな語義を担って世の中に受け入れられたことが考えられる。わが国の家族においては，家制度の制定と産業化の進展に伴い，生活領域が私的な側面に分化した明治中期以降に，家庭型家族という新しいタイプの家族形態が実現している。家庭型家族とは，夫は俸給で妻子を養い，妻は家事や子育てに専念する，そして，譲るべき家業などがないため教育と健康に注意して育てられる子ども達といった家族形態である。この家庭型家族が多くなった頃から，性別役割分業が進んでいったことが考えられる。

【現代社会の家庭の特徴】 現代のわが国における家庭の機能としては，子どもを社会の構成員として育てる第一次的社会化(socialization)と，老後の親の生活を支える機能が代表的なものとして取り上げられることが多い。生物学者である Portmann, A. が「生理的早産」と指摘したように，人間の子どもの場合は，成人の保護と援助が必要であり，子どもが安心して成長できる環境を保証するものが家庭であるといえる。Parsons, T. は，家族は「人間のパーソナリティーを作り出す工場」であると指摘しており，社会のルールや文化を教える主体である親とそれを受け止める子どもとの間の相互作用として展開される育児行為，つまり，子どもの社会化が家族つまり家庭における機能として重要になってくる。しかし，家庭の機能としては，より家族に関する事柄をマネジメントする機能をもっていることが特徴的である。たとえば，子どもにとっての家庭とは，第一次的社会化のための主要な機能を果たす場となるため，家庭教育つまりは家庭における子育てという教育的側面が，現代社会の家庭の機能として特化されるのである。

〈関連語〉 家族，家族機能，家族関係，親子関係，育児，子育て　　［吉川由希子・中村由美子］

●文献 1) 新村出・編：広辞苑，第5版，岩波書店，1998，p.530. 2) 森岡清美：現代家族変動論，ミネルヴァ書房，1993. 3) 飯田哲也：家族と家庭；望ましい家庭を求めて，第3版，学文社，2003. 4) 石川実・編：現代家族の社会学；脱制度化時代のファミリー・スタディーズ(有斐閣ブックス)，有斐閣，1997. 5) 山根常男：家族と社会；社会生態学の理論を目ざして，家政教育社，1998.

カテーテル治療

【概念】 成人領域の疾患で冠動脈等のカテーテルを用いた血管形成術が行われるようになったのに伴い，1980年頃より小児領域の心疾患に対しそれまで唯一の治療法であった手術に代わってカテーテルによる治療が行われるようになってきた。現在は主に，①カテーテルの先端についている風船を用いて血管や弁の狭窄部を解除するバルーン血管拡大術あるいは弁形成術，②血管の狭窄部に網状になったステンレスを留置するステント血管拡大術，③動脈管開存症や側副血管(術後に発生してくる余剰血管)に対してステンレスでできたコイルを血管内に留置することにより血管を閉塞させるコイル塞栓術，④左右の房室弁のどちらかが閉鎖しているときや，大血管転位症のように心房間で血流の混合することが重要な疾患に対する心房中隔裂開術，⑤不整脈に対するカテーテル焼灼術が行われている。

【バルーン血管拡大術・弁形成術】 カテーテルの先端についている風船を用いて血管や弁の狭窄を治療する。肺動脈狭窄や大動脈縮窄症，大動脈弁や肺動脈弁の狭窄症などに対して行う。狭窄部でバルーンカテーテルの風船を膨らますことにより血管を拡大したり，弁の狭窄を解除する。バルーンはさまざまな径，長さ，強さのものがあり，狭窄部位の形態や狭窄部の血管径や弁輪径，またその硬さなどにより使い分ける。

【ステント血管拡大術】 バルーン血管拡大術が

不成功になる原因のひとつに，血管のrecoil（バルーンで血管は拡大可能であるのだが，風船を縮小させるとともに拡大した血管も再収縮してしまうこと）がある．このような場合に，ステントとよばれるステンレス製の網目構造の筒をバルーン周囲に装着し，バルーンとともに拡大させる．ステントは拡大されたまま形態を保持するため，血管のrecoilがなくなる．肺動脈狭窄や大動脈縮窄症などに対し使用される．

【コイル塞栓術】 細い動脈管や，動脈管に対する結紮術を行った後に残ってしまった残存短絡，また自然発生した短絡血管など，閉塞したい血管内にコイル（周囲に毛羽立ちがあるばね状の針金）を留置することで，血管内に血栓形成が起こり血管を閉塞する．閉塞したい血管の長さ，太さ，形態によりばねの巻き数や針金の太さや長さを使い分ける．コイルが目的の血管外に血流により流された場合（動脈管にコイルを留置する場合にはコイルが流されると肺動脈内に流され肺梗塞を生じる）など梗塞の原因となる．このため，ある程度熟練した技術が必要である．

【心房中隔裂開術】 完全大血管転換症Ⅰ型や片方の房室弁の閉鎖症や狭窄症では，生命維持のために大きな心房中隔欠損孔が必要である．このような疾患に対しカテーテルを用いて心房中隔を裂く．新生児期にはバルーンがついた専用カテーテル（Rashkind）を右心房から左心房に通し，バルーンを膨らませたまま左心房から右心房に引き抜く．乳幼児では心房中隔壁が厚くなり前述のような手法では心房中隔を裂くことは不可能で，ブレードとよばれる刃のついたカテーテルを引き抜くことで心房中隔を切り裂くように行う．

【不整脈に対するカテーテル焼灼術】 不整脈治療のうち薬物療法が困難なもの，不整脈発作で心不全の悪化，ショック，失神などの原因になるものに対し行う．最近ではカテーテル焼灼術の安全性が確立されつつあること，薬物の継続による副作用や生涯にわたる内服継続が負担になることを考慮し，適応が拡大されつつある．不整脈の原因となる心筋組織に専用カテーテルの先端を固定し，高周波電流を通電する．心筋組織では通電により60℃から100℃に発熱を認め，熱により心筋組織を壊死し不整脈の原因となる心筋組織を破壊する．　　　　［石井徹子］

●文献　1）中西敏雄：カテーテル治療．高尾篤良・編著：臨床発達心臓病学，改訂3版，中外医学社，2001，p.265．

紙おむつ

【紙おむつの歴史】 紙おむつは，1940年スウェーデンに始まった．外交問題から綿花の輸入が止まり，綿布が不足し，布おむつ用の綿布に困ったことから，吸水性のある紙を数枚重ねメリヤスの袋で覆った紙おむつが布おむつの代用品として考案された．その後，吸収紙を防水シートでカバーする形に改良され，欧米各国へ広がった．戦後アメリカにおいて，紙おむつは多くの工夫と改良を重ねられ，布おむつの代用品としてではなく普及するようになった．日本においては，1963（昭和38）年今日の紙おむつの構造と機能をもつ紙おむつが発売された．それまでには，昭和20年代後半に日本で初めての紙おむつ（紙綿を重ねたフラット型，おむつカバーと併用する）が販売されたり，1962（昭和37）年紙綿製ライナー（水分を通し固形の便を濾す．布おむつの上に載せて使う）が，1963（昭和38）年には肌に触れる部分に不織布，外側に防水シートを使った紙おむつが発売されたが，あまり普及しなかった．紙おむつは，その後，1977（昭和52）年テープ型紙おむつ（テープで止める型）がアメリカから輸入され，4年後には日本でも製造されるようになった．1984（昭和59）年高分子吸水材が紙おむつに画期的な進歩をもたらし，紙おむつがコンパクトになり，尿の肌への逆戻りが大幅に改善された．紙おむつの改善と働く母親の増加などから，1985（昭和60）年頃より使い捨ておむつとして紙おむつは多くの人に使われるようになった．1990（平成2）年にはパンツ型が登場した．2003（平成15）年おむつ離れをしていない子どものための，水着がわりになる紙おむつが開発され販売が始まった．

【紙おむつの種類と構造】 紙おむつには，フラット型（尿の少ない新生児期によく使用される），テープ型（おむつカバーとおむつ一体型で両脇をテープで留める），パンツ型（パンツのようにはかせる型，動きが激しくなったらパンツ型がよい）がある（図12）．

【紙おむつのサイズの選び方】 乳児の成長・発達には個人差があり，同じ月齢でも体重や体型

〔紙おむつの種類〕

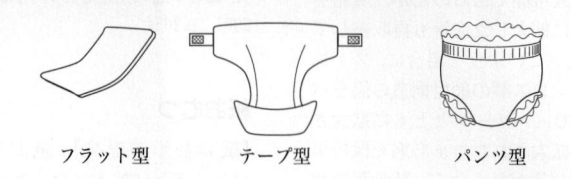

フラット型　　テープ型　　パンツ型

〔紙おむつの構造〕

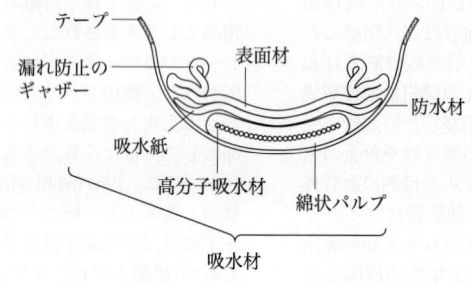

テープ
表面材
漏れ防止のギャザー
防水材
吸水紙
高分子吸水材
綿状パルプ
吸水材

図12　紙おむつの種類と構造

に差があるので，体重を目安に，お腹周りや大腿部がぴったり合うサイズを選ぶ。適したサイズを選ぶことは，漏れを防止するためにも大切である。
【紙おむつの長所と短所】　①長所：a．洗濯や干す手間がいらない→時間の余裕ができる。b．吸湿性が高く，表面に水分が逆戻りしないので，いつもさらっとしている。c．外出には便利である。②短所：a．使用した紙おむつはゴミになり，環境のために問題である。b．肌に合わない場合がある。c．費用が高くつく。
【紙おむつとしつけ】　①紙おむつは，いつもさらっとしているので，おむつ離れが遅れるという意見があるが，おむつが濡れたのを感じるからしつけができると考えるのは誤りであり，尿意や便意を意識できるようになり，それを親に教えることから排尿便のしつけができる。おむつの汚れとおむつ離れとは無関係である。②紙おむつは長時間使えるので，乳児とのかかわりが少なく，母子関係に問題があるとする意見があるが，このことも母親が意識してかかわるようにすれば問題にはならない。
【使用後の処理】　紙おむつに付着した便はトイレに捨て，汚れたほうを中にして包み込み，地域のゴミ分別に従って処理する。
〈関連語〉　おむつ，おむつの交換，おむつかぶれ
[江上芳子]
●文献　1）小川雄之亮：おむつ．周産期医学，20（臨時増刊）：408-412，1990．

カルガリー家族アセスメントモデル（CFAM）

カルガリー家族アセスメントモデル（Calgary Family Assessment Model；CFAM）は，カナダのカルガリー大学の名誉教授である Wright, L. らが，Tomm, K. と Sanders, G.（1983）の開発したものを取り入れて作成した家族療法モデルである。家族の構造・発達・機能の3つのカテゴリーから構成され，さらにそれぞれが下位カテゴリーに分類されている（図13）。
【理論背景および発達プロセス】　システム理論，サイバネティクス理論，コミュニケーション理論，変化理論などさまざまな理論に基づいて開発されており，家族を統合的かつ多元的にアセスメントしようとするモデルである。カルガリー家族アセスメントモデルの解説書の第1版『Nurses and Families』は1984年に出版さ

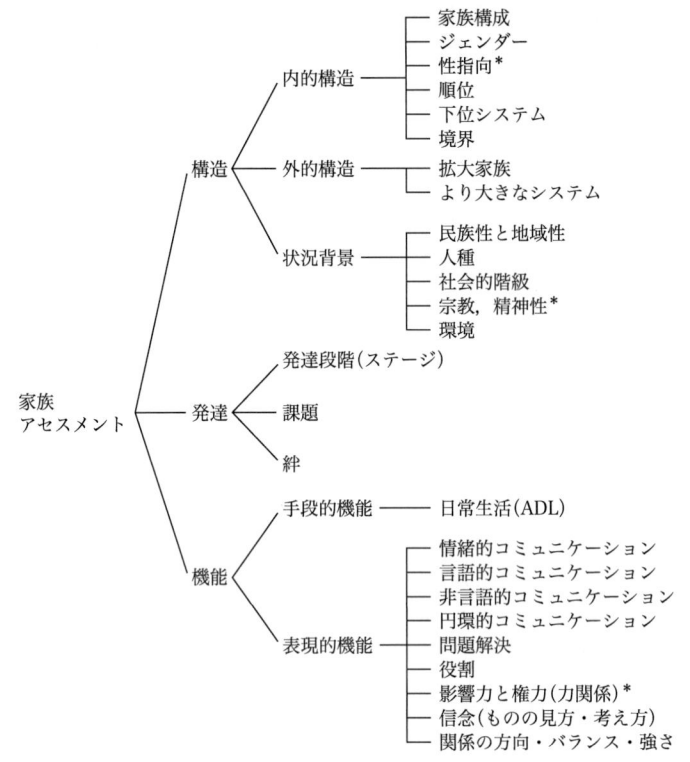

```
家族          ┌ 構造 ┬ 内的構造 ┬ 家族構成
アセスメント  │      │          ├ ジェンダー
              │      │          ├ 性指向*
              │      │          ├ 順位
              │      │          ├ 下位システム
              │      │          └ 境界
              │      ├ 外的構造 ┬ 拡大家族
              │      │          └ より大きなシステム
              │      └ 状況背景 ┬ 民族性と地域性
              │                 ├ 人種
              │                 ├ 社会的階級
              │                 ├ 宗教, 精神性*
              │                 └ 環境
              ├ 発達 ┬ 発達段階(ステージ)
              │      ├ 課題
              │      └ 絆
              └ 機能 ┬ 手段的機能 ── 日常生活(ADL)
                     └ 表現的機能 ┬ 情緒的コミュニケーション
                                  ├ 言語的コミュニケーション
                                  ├ 非言語的コミュニケーション
                                  ├ 円環的コミュニケーション
                                  ├ 問題解決
                                  ├ 役割
                                  ├ 影響力と権力(力関係)*
                                  ├ 信念(ものの見方・考え方)
                                  └ 関係の方向・バランス・強さ
```

図13 カルガリー家族アセスメントモデルのカテゴリー構成
*は第3版で新しく追加されたカテゴリー
(出典 森山美知子・編:ファミリーナーシングプラクティス;家族看護の理論と実践, 医学書院, 2001, p.65)

れ, 家族看護学における実践的なモデルとして, 北アメリカを中心に各国で取り入れられている。カルガリー家族アセスメントモデルの改良とともに, 1994年の第2版以降, カルガリー家族介入モデル(Calgary Family Intervention Model;CFIM)が加えられている。現在は, 臨床症例を積み重ねた結果, 第3版(2000年)が活用されている。なお, 第3版では, ポストモダニズムや認知生物学の影響を受けて, 下位カテゴリーの追加(権力)がみられる。

【カルガリー家族アセスメントモデルと介入モデル】 CFAMにおいては, 3つの側面のどこが障害され, さらにどの下位カテゴリーが問題なのかをアセスメントする。そのアセスメントに基づき, カルガリー家族介入モデルでは, 変化を促進する領域を, 家族の「認知領域」「感情領域」「行動領域」の3つの側面とし, そこに介入する。家族は, 意識しているかどうかにかかわらず, 自分達の考えや信念, ものの見方(belief)に従って行動するため, とくにbeliefに変化を促すようなかかわりがもっとも大切であると述べている。私たち看護職者が接する家族は, 家族メンバーが病気になることにより, ほかの家族も大きく影響を受ける。そのため, イルネスビリーフモデルとして病気になった家族への援助についても述べられている。

〈同義語〉 家族システム看護
〈関連語〉 家族アセスメント, 家族機能, 家族発達理論   [中村由美子]

●文献 1) 森山美知子・編:ファミリーナーシン

グプラクティス；家族看護の理論と実践，医学書院，2001．

川崎病（MCLS）

【歴史】 1967（昭和42）年，川崎富作が「急性熱性皮膚粘膜リンパ節症候群（mucocutaneous lymphnode syndrome；MCLS）」として小児50例を報告したのに始まる。当初は良性の急性全身性熱性疾患と考えられたが，その後発症1～2カ月以内の急性期やそれ以降に突然死する例がみられ，その原因が，心臓の栄養血管である冠動脈に動脈瘤が形成され血栓性閉塞による心筋梗塞と判明し，予後不良例もある小児血管炎として注目されるに至った。

【疫学】 日本では，現在も毎年8,000～9,000人前後の小児が川崎病を発症している。4歳以下が80～85％を占め，男女比は1.3～1.5と男児に多い。致死率は0.1％前後である。再発例は2～3％，同胞例は1～2％で同胞患児がいない場合の10倍の罹患率である。同じ同胞でも双生児の発症は13％である。季節的には冬から春にかけての流行が知られており，また流行年がある期間をおいて繰り返される傾向がある。以上のことから，遺伝的素因に加えてなんらかの感染病原体が関与する疾患と考えられるが，ヒトからヒトへうつる感染症ではない。当初は日本に特異的な疾患と考えられていたが，その後欧米・アジアなどでも発生が知られ，現在では世界60余国で報告がある。このため，川崎病がリウマチ熱を抜いてもっとも頻度の高い小児後天性心疾患となっている。

【症状と診断】 「川崎病（MCLS，小児急性熱性皮膚粘膜リンパ節症候群）診断の手引き」（厚生労働省川崎病研究班作成，改訂5版）によれば，主として4歳以下の乳幼児に好発する原因不明の疾患である。主要6症状で5つ以上満たしたものを完全型，4つでも経過中に心エコーなどで冠動脈瘤（拡大を含む）を確認すれば本症と診断する。主要症状は，①5日以上続く発熱（治療により5日未満で解熱した場合も含む），②両側眼球結膜の充血，③口唇の紅潮，イチゴ舌，口腔粘膜の発赤，④不定形発疹，⑤急性期の手足の硬性浮腫，掌蹠・指趾先端の紅斑，回復期の指先からの膜様落屑，⑥急性期の非化膿性頸部リンパ節腫脹。参考症状のひとつにBCG部の発赤がある。②③④⑤の症状から，病初期にはまず毛細血管レベルでの炎症が起こっていることがわかる。

【治療とケア】 急性期の炎症を早期に終息させ，重大な合併症である冠動脈瘤（拡大を含む）形成を可能な限り防ぐことを目的とする。治療は大量（高用量）免疫グロブリン点滴静注（2g/kg/日，1g/kg/日）単回投与または分割投与（200～400mg/kg/日）3～5日間である。最近では大量単回投与が保険適応となり，予後の改善が期待される。抗炎症薬としてアスピリン中等量（30～50mg/kg/日）の経口投与も併用する。肝機能障害合併時には，イブプロフェンがアスピリンの代用薬である。急性期は心障害として冠動脈病変のほかに，不整脈，心筋炎，心機能低下などがあり，心エコー，心電図，胸部X線などの検査を行う。回復期には抗血小板薬としてアスピリン少量（3～5mg/kg/日）経口投与とする。冠動脈瘤を認める児には，抗凝固薬（ワルファリンカリウムなど）が併用される。幼少児の心筋梗塞では胸痛を訴えることはまれで，突然の腹痛・嘔吐・顔面蒼白などが心筋梗塞の初発症状のことがあり，医療スタッフ，家族，その他ケアする人は知っている必要がある。

〈関連語〉 突然死，乳幼児突然死症候群（SIDS），免疫グロブリン，胸痛，腹痛，発疹 ［赤城邦彦］

●文献 1）川崎富作：指趾の特異的落屑を伴う小児の急性熱性皮膚粘膜淋巴腺症候群；自験例50例の臨床的観察．アレルギー，16(3)：178-222，1967． 2）Furusho, K., et al.：High-dose intravenous gammaglobulin for Kawasaki disease. Lancet, 2(8411)：1055-1058, 1984． 3）Neuburger, J.W., et al.：Diagnosis, treatment, and long-term management of Kawasaki disease. Circulation, 110(17)：2747-2771, 2004．

肝移植

【定義】 肝臓の機能が低下もしくは停止した患者に対して，提供者から摘出された肝臓の全部あるいは一部を移植して，肝臓の機能を回復させる医療である。

【歴史】 臨床的な肝臓移植の最初の成功例は1967年のStarzl, T.E.による脳死ドナーからの移植であった。その後，アメリカを中心に脳死ドナーからの移植が行われていたが，その成績は必ずしも良好ではなかった。ところが新し

い免疫抑制剤シクロスポリン，さらにタクロリムスが移植の臨床に導入され，その成績は飛躍的に向上した。これにより，肝移植を行う施設は一挙に増加し，肝移植は実験的な医療ではなく，一般的な医療として認識されるようになった。日本においては脳死を死とする法的・倫理的なバックグランドがなく，脳死肝移植が困難であったが，1989年に初めて血縁者をドナーとする生体部分肝移植が行われ，以降は生体部分肝移植を中心とした特異な発達を遂げている。

【適応】　小児における肝移植の適応は，以下の5つに分けることができる。①胆道閉鎖症：胆道閉鎖症に対する基本的な手術である葛西手術によって長期生存が得られる割合は，50〜60%と考えられており，残りは移植の適応となる。葛西手術によって胆汁排泄が得られずに早期に移植となる例と，いったん胆汁排泄が得られたが，その後に胆管炎などの合併症により肝不全となり，学童期以降に移植となる例に大別される。また肝不全には至らなくても，成長障害，食道静脈瘤からの出血，肝肺症候群（肺高血圧症, 肺内シャント）によって移植の適応となる例もある。②胆道低形成：胆道閉鎖症とは異なり，胆道は開存しているものの，低形成のために十分な胆汁排泄が行われずに肝硬変となる疾患である。アラジール症候群が代表的である。③代謝疾患：先天性の代謝障害によって肝臓に異常な物質の蓄積が起こり，そのために肝不全を起こす疾患群である。ウィルソン病，糖尿病など。④劇症肝炎：ウイルス性，薬剤性などさまざまな原因により肝臓が急激に壊死に陥る疾患。多くは急激に発症・進行するため，肝移植を決断し，それが可能になるまでの間に，いかに患児の状態を良好に保つかが問題となる。⑤肝悪性腫瘍：肝芽腫，成人型肝癌のなかで，遠隔転移がなく腫瘍が肝臓に限局しているが，切除不可能な症例が適応になる。以前は適応がほとんどないと考えられていたが，最近，症例数が増加している。

【ドナー】　世界では肝移植の提供者（ドナー）は脳死ドナーが中心であるが，日本ではほとんどが生体ドナーである。当然のことながら小児では，ほとんどのドナーが両親である。今後，日本で脳死ドナーが増加するとしても，小児の脳死ドナーが増加することは考えられず，少なくとも当分は生体部分肝移植が中心になっていく

ものと考えられる。移植そのものの成績は，生体部分肝移植のほうがやや良好である。

【合併症】　移植後の合併症にはさまざまなものがある。出血や腸管の癒着などの一般的な術後合併症を除いて，以下のように分類するのが妥当であろう。①拒絶反応：非自己である移植肝に対するレシピエントのリンパ球による攻撃で発生する。免疫抑制剤による予防が重要であるが，発生した場合には大量ステロイド療法などにより対処する。②血管系合併症：移植時に吻合を行う肝動脈，門脈，肝静脈の閉塞や狭窄である。閉塞した場合には再手術が必要となる。③胆管系合併症：血管系合併症よりも時間が経ってから発生する。肝管と空腸との吻合部狭窄が多い。④感染症：移植の成功のためには免疫抑制剤の投与が必須であるが，これはレシピエントの感染に対する抵抗力も減弱させる両刃の剣である。外部からのウイルス，細菌，真菌による感染症のほかに，移植肝に存在していたウイルスの活性化，患児がもっていたウイルスの活性化による感染症もある。⑤PTLD（post-transplantation lymphoproliferative disorder, 移植後リンパ増殖性疾患）：免疫抑制剤によるE-Bウイルスの活性化によって起こり，感染症と悪性腫瘍の境界領域ともいえる疾患である。免疫抑制剤の減量を行わないと，悪性リンパ腫に進行して患児の命を奪うことになる。

〈関連語〉　胆道閉鎖症　　　　　　　　［橋都浩平］

感覚遊び

【定義】　感覚遊び（sensory play）は，子どもの感覚に刺激を与える遊びで，1歳半ぐらいまでの子どもが好む遊びである。遊びとしては単純であるが，感覚刺激を受け入れて楽しむと同時に，大人との情緒的交流を楽しむ遊びである。刺激を受けて子どもは声を出して喜び，全身で反応し何度も繰り返すことを期待する。子どもにとって感覚遊びはいろいろなものとの出合いであり，探索的な意味合いが強い遊びともいえる。また感覚遊びでの人とのやりとりは，身体的，情緒的な心地よさを体験し，その後のふれあい遊びへと発展していく。感覚遊びは徐々に運動性の高い遊びへと発展していき，身体全身を使う運動遊びへと発展する。

【感覚器官の発達】　感覚遊びにかかわる主な感

覚器官の発達は以下の通りである。①視覚の発達：生後1カ月頃には焦点を合わせる。2カ月頃までに母親を見つめるようになる。また，眼球の協調運動が発達し，近くのものを見ることができるようになると自分の手をよく見るようになる。4カ月頃には追視も可能となり，4〜6カ月の間に人の表情を識別するようになる。6カ月〜1歳の間に成人と同じような視力や視野を獲得する。②聴覚の発達：生後数時間すると音に反応するようになる。とくに女性の高い声によく反応する。3〜5カ月で声のするほうを振り向くようになり，7〜8カ月頃になると音楽などリズムのある音を好んで聴くようになる。③皮膚感覚：皮膚感覚には触覚，痛覚，温度覚などの感覚がある。皮膚感覚は体験することによって鋭敏になり，より多くの刺激を期待するようになる。感覚を使用する遊びは，視野に入ってくるものを見つめ，動くものを目で追い，やがて手を伸ばし，扱うようになる。また，音や声を聞いたり，それに反応して手足を動かすようになる。そして，手に触れたものをつかんだり振ったり，なめたりかんだりするようになる。視聴覚の発達や目と手の協応ができるようになることで遊びの種類が増加していく。また，大人との感覚的な遊びには音声を模倣する，顔を隠して喜ぶ遊びなどがある。これらは大人のリードによって役割を交代しながら行われる「やりとり遊び」で，1歳半ぐらいまでの子ども達が好む遊びである。

【感覚遊びの意義】　乳児は口を通して生活世界を理解するといわれる。また，つかむ・触れる・振るなどの動作をすることが多い。子どもは自分の感覚や身体の機能を使い回りの世界に心を開き，物や人との交流の心地よさや充実感を実感する。これがその後の遊びを広げる基礎となっていく。

【感覚遊びと遊具】　ベッドの中での生活が中心の頃は，オルゴールメリーやモビールなど，受身的に楽しめるものが望ましい。物をなめたり握れるようになる頃にはガラガラや歯がためなど，目と手の協応を必要とする遊具が望ましい。また，寝返りやお座りができる頃には起き上がりこぼしや太鼓，くるくるチャイムや紐で引っ張るおもちゃなど，自分が働きかけると状態が変化する遊具が望ましい。指先や手が自由に使える頃には，ボール落としや音が出る仕掛け絵本，楽器など，つまんだり，引っ張ったり，たたいて遊ぶ遊具が望ましい。

【感覚遊びと人】　大人が子どもに直接かかわり感覚に刺激を与える感覚遊びには，マッサージ，あやし，くすぐり，揺さぶり，高い高いなどがある。早い時期から行われる遊びである。単純な遊びではあるが，子どもは感覚が刺激される心地よさから徐々に子どもからの誘いかけが多くなっていく。このかかわりを通して子どもと大人は情緒的な交流を楽しむ。子どもの成長や発育により，感覚遊びは飛行機ブンブンなど，全身を使う動的な遊びになり，やがて運動遊びといわれる内容に発展していく。

〈関連語〉　遊び　　　　　　　　　　［鈴木裕子］

●文献　1）勅使千鶴：子どもの発達と遊びの指導，ひとなる書房，2002．2）今井和子：0・1・2歳児の心の育ちと保育，小学館，1998．

感覚統合療法

自分の意図する行動を思う方向に進められない子ども達は，日常生活や学校教育の場面で失敗を繰り返している。失敗を経験した子ども達は，新規課題を学習するとき，その過程で困難を示し，自信喪失となり自尊心を傷つけられ，周囲の人から理解されない存在となってしまうことが多い。リハビリテーション領域では，このような子ども達に対する理論のひとつに感覚統合理論があり，軽度発達障害児の障害像を理解するためのものとされ，感覚統合(sensory integration；SI)療法としてセラピーを展開している。

【感覚統合の定義】　SIという言葉は，神経心理学的学習障害と感覚統合情報処理過程を説明する用語として，1968年にAyres, A.J.によって初めて用いられた用語である。Ayresは，学習や行動異常を脳の神経機構の偏りの反映であると仮定し，軽度発達障害児に対する独自の考えを編み出した作業療法(occupational therapy；OT)士である。人々は生活する環境のなかで適切な行動をとり社会環境に適応するために，無意識に外界からの感覚情報を脳内に取り込んで行動している。SIとは，外界や体内から入力されるバラバラな感覚情報を脳内に取り込む各段階で，目的に応じて処理したり組織化したりしていることである。SI療法とは，SI理論

をふまえて治療として行っている方法である。

【感覚統合の概念】 自分の置かれた環境や自分自身の体内で起こっている事柄を体験する場合，それを直接あるがままの状態で捉えるのではなく，特殊化した感覚器官を介して捉えている。触覚，固有感覚，前庭感覚，聴覚などにあるそれぞれの器官は，環境のなかで人に影響を及ぼすある特定の範囲のものだけに反応し，そこで受け取った情報を中枢神経系に送ることができるようにつくられている。感覚間の統合作用はほとんどすべての人間に自動的に起こっていることであり，意識化されることはほとんどないに等しい。問題が生じたときに改めて感覚統合ということを意識に上らせていると考えられる。ゆえに健康状態にある場合には，感覚統合を意識することがないために，問題行動を感覚間の統合状態の問題として考えることに気がつかないことが多い。Ayresはこのような SI の基本的構造を，一次的要因となる生物学的基盤のうえに二次的要因となる心理的基盤(行動)と教育的基盤(学習)が積み上げられて子ども達は発達していくということを提唱した。一次的要因を脳の神経機構に依存する SI 要因として捉え，環境への適応反応に大きな影響を及ぼすとしたのである。これらの感覚に視点をおいた SI の理論的基盤は，心理・教育領域，神経筋促通領域，作業療法領域，脳機能領域の学問が背景になって成り立っている。SI の発達過程は，各感覚入力が統合されることによりそれらは知覚され，統合される過程においてより高度な認知機能としての働きをなしてくる。

【感覚統合療法とその目的】 SI 理論を活用して発達障害児に携わるセラピストは，対象児の特徴を把握するために，この理論に基づいてつくられているフォーマル検査とインフォーマル検査(発達記録，臨床観察表，行為検査表など)を活用し，SI の側面からの判断材料としている。そして，他の発達関連検査や処理能力検査などを総合して対象児の状態把握を行っている。対象児の全体像を各検査の結果から評価としてまとめることにより，障害像をより明確に把握でき，対象児に見合った対応課題を検討し，SI 療法としてセラピーを行う手順をふみ，セラピーを展開することが可能となる。揺れる遊具やボールプールを使っていることが SI 療法ではなく，遊具などは媒介でしかありえないのである。SI 療法の目的は，動作や操作ができることではなく，遊具とかかわることで感覚が調整され，周囲と違和感なく適応的な行動がとれることにある。遊具をうまく活用できることは単なる副産物にすぎない。SI 療法は，たとえば人に触られることに関して非常に過敏な場合，触られないような環境を設定するとか逆にやたらと触ることではなく，刺激の量と質を評価から判断して，適切な触覚刺激入力の場面を考えた遊びの展開や生活の工夫をし，触覚に対する適応反応を促すことにある。

【感覚統合療法の対象となる子ども達】 SI 療法の対象となる子ども達は，医師の診断名で考えると，学習障害(learning disorder；LD)，言語発達遅滞，精神運動発達遅滞，注意欠陥/多動性障害(attention deficit/hyperactivity disorder；AD/HD)，広汎性発達障害(pervasive developmental disorder；PDD)，自閉的傾向などがあげられる。脳性麻痺や盲・聾，精神遅滞などにおいても，感覚間の不統合があると判断された場合には応用される。SI の視点から子どもの症状を分類すると，感覚登録障害と感覚調整障害，脳半球障害，dispraxia に分けられる。感覚登録障害の症状には，痛みに対する反応に乏しい，感覚刺激に対する反応性に一貫性がない，電話の呼び鈴や呼びかけに反応しない，視線が合わない，極端に嗜好の偏りがある，多動，自己刺激や自傷・他傷行為，不器用などがあげられ，感覚調整障害の症状には，感覚刺激に対して過剰反応(感覚防衛反応)あるいは過少反応(鈍感)を示す状態，注意持続困難，不適切な行動などがあげられる。

〈関連語〉 アスペルガー障害，学校不適応，自傷行為，身体図式，身体像，注意欠陥/多動性障害(AD/HD)，脳の可塑性　　　　［福田恵美子］

●文献　1) 永井洋一，他・編：感覚統合Q＆A：子どもの理解と援助のために，協同医書出版社，1998．　2) Bundy, A.C.：Sensory Integration；Theory and Practice. 2 nd ed., F.A. Davis, 2002.

カンガルーケア

【概念】 カンガルーケアとは，母親または父親がその素肌の胸の中に出生した新生児(低出生体重児)を入れてスキンツースキンケアすることをいう。

【カンガルーケアの起源】 カンガルーケアの発祥は、南米コロンビアのボゴタである。開発途上国は物質資源に乏しいため、1台の保育器に複数の新生児(低出生体重児)を入れていた。保育器の中は高温多湿なため感染が起こりやすく、1人が感染すると瞬く間に交差感染が起こり死に至る。そのため、2人の小児科医が、危機的状況を脱した低出生体重児を母親の胸の中で育ててもらうことを思いついた。それがカンガルーケアである。小さな低出生体重児を保育器の中から出すということは、生命の危険性を伴うためとても勇気のいることだった。意外にも、カンガルーケアにより保温と感染予防は保たれ、低出生体重児は良好に育つことが報告された[1]。それ以上に、期待しなかったことが起こった。それまでは低出生体重児が退院しても、母親は低出生体重児との関係を築くことができず乳児遺棄が絶えなかった。しかし、カンガルーケアを始めた母親には低出生体重児を慈しむ様子がみられ、急速に母子関係が形成されていった。欧米や日本では、低出生体重児は保温と感染予防を必要とし保育器に収容されているため、母親と接することに制限が加わることが多い。そのため、母親と低出生体重児ができるだけ早く触れ合うことができるよう早期接触ケアが試みられてきた。しかし、母親は罪悪感をもつことが多く、乳幼児虐待が絶えず母子関係の形成に課題を抱えていた。Reyらの報告を受けて、欧米の研究者は現地調査や報告データの検討を行い、カンガルーケアは安全なケアであることを確認した。その後、欧米でカンガルーケアが導入されたが、その目的は母親と子どもとの関係を早期に築くことにあった。日本では1997年の報告を契機に多くの施設が導入し始め、現在では新生児集中治療室における標準的なケアのひとつとなっている。

【カンガルーケアは何をもたらしたのか】 子どもおよび母親に対する影響は、それぞれに異なる。子どもに対する影響としては、カンガルーケア中の体温、呼吸などの子どもの一般状態が安定することがある。これは、母親が子どもを約60°縦抱きにするため、横隔膜が下がることで呼吸しやすくなり、結果として自律神経が安定してくるためと考えられている。一方、早産となった母親は、子どもを小さく産んで痛い思いをさせてしまったことや、小さく未熟な子どもをかわいいと思えないことに罪悪感をもつことが多い。カンガルーケアの実施により母親は、子どもの呼吸や温かさが肌を通して伝わることで、子どもが生きていることを実感し罪悪感が和らいでくる。カンガルーケアの実施後には、母親と父親の子どもを慈しむ様子が見受けられほのぼのとした雰囲気がある。

【カンガルーケア実施における留意点】 低出生体重児に対するカンガルーケア実施基準は、日本の多くの施設では修正週数32週以降、呼吸や体温等の一般状態が安定していることなどを条件としている。実施方法や基準は施設の状況に合わせ、母親の希望に添って行うこと。また、カンガルーケア中は子どもの状態が安定するまでは配慮してかかわる必要がある。

【カンガルーケアの呼称の由来】 母親がカンガルーケアを実施している姿が、有袋類のカンガルーがお腹の中に子どもを入れている姿と類似しているため、通称カンガルーケアとよばれるようになった。

〈関連語〉 タッチケア,愛着　　　[中島登美子]

●文献 1) Rey, E.S., et al.：In manejo rationel. del nino prematuro；Proceedings of the conferencias 1 couso de medicina fetaly neonatal, Bogoda Columbia, 1983, pp.137-151. 2) Anderson, G.C.：Current knowledge about skin-to-skin (kangaroo) care for preterm infants. J. Perinatol., 11(3)：216-226, 1991. 3) 堀内勁, 他：カンガルーケア導入までの経緯と実際. Neonatal Care, 10(1)：44-51, 1997. 4) 中島登美子：カンガルーケアを実施した母親の早期産体験の癒し. 看護研究, 33(4)：331-342, 2000.

観 察 室

観察を必要とする患者を収容する部屋である。病棟および病院内における部屋の配置、規模、構造、設備などは、収容する患者の観察目的によって異なる。一般的には、重症者用観察室、手術後患者用観察室、行動観察のための観察室、感染性疾患疑い患者(麻疹、水痘、赤痢など)の経過観察用の観察室などがある。　　[服部淳子]

●文献 1) 内薗耕二, 他・監：看護学大辞典, 第5版, メヂカルフレンド社, 2002, p.372.

感受期　⇒臨界期／敏感期

間　食

子どもの間食はおやつともいう。おやつはおまけという錯覚があるが，決しておまけではなく，3食では足りない栄養分を補給するという目的がある。
【間食の必要性】　離乳期は離乳食と乳汁によって食事が決められているので，間食については考える必要はない。間食は幼児期以降に必要になってくる。間食には3つの意義がある。1つは栄養学的視点より，2つ目は精神的視点より，3つ目はしつけ・教育的視点である。①栄養学的視点では，幼児期は体が小さい割に多くの栄養を必要とする。これを3回の食事で補給するのは胃の容量や機能の点で困難である。そのため不足する栄養を補うために間食が必要になる。幼児の体重1kg当りの栄養必要量は大人の2〜3倍である。3回の食事だけでは必要な栄養を充足することは困難である。とくに，幼児期に不足しがちなカルシウムの補充は重要である。子どもは新陳代謝が活発である。遊びは全身運動が主となり，そのために失われる水分量は多く，大人よりはるかに多くの水分が必要となる。水分摂取の点からも重要となる。次に，②精神的視点では，間食は食事とは異なる時間帯や雰囲気のなかで，子どもは食べる楽しみと喜びを感じ，元気のよい子どもには肉体的にも精神的にも休息を与えることになり，また気分の転換をはかることができる。さらに，子ども仲間や家族との会話の場にもなり，コミュニケーションを通した相互作用により，人間としての発達を促進してゆく。最後に，③しつけ・教育の視点からは，食事時のマナーはもとより，手洗いをはじめとする食品の衛生的な取扱い，よい生活習慣の形成の基本としてのしつけなどは，教育として無理なく，自然に教えることができる。幼少時から正しい食生活行動の基本を習慣として身に付けさせるよい機会である。しかし，間食の誤りは，食欲不振や偏食，う歯の発生，さらに肥満や高脂血症をまねき，生活習慣病をつくるもとになる。
【間食の与え方】　①間食の回数と時刻：1〜2歳は午前と午後の2回，3〜5歳では午後1回与えることが一般的である。②間食の量：間食の分量は子どもの年齢，体格，消化力，日課，食欲，遊び方などに関連する。したがって一概には決めにくい。全体の1日のエネルギー所要量の10〜15％が適当とされており，1〜2歳児は150kcal前後，3〜5歳児では200kcal前後に相当する。これは次の食事の妨げにならない量として，またある程度の満腹感を子どもが感じられるように考えられた量である。③間食を与える時間：生活リズムを整えるうえから時間を設定する。不規則な間食は食欲をなくし，しつけ上好ましくない。泣くから，関心をひくため，褒美に菓子を与えるといったことは絶対に避ける。また，遊びの少ないときや食欲のあまりないときは間食は必ずしも必要としない。食事時間との関係を考慮して間食の時間を決めることが望ましい。また，だらだらと遊び食いにならないように，1回の所要時間は20〜30分以内で済ませることが大切である。④間食に適切な食品：適切な食品として以下の5つが推奨されている。a．牛乳や乳製品，またはこれらを用いてつくった軽い菓子，b．果物やジュース，またはこれらを用いてつくった軽い菓子，c．さつま芋，じゃが芋を使ったもの，d．小麦粉を材料にした軽く，甘みのない菓子，e．衛生的に安全で，薄味で，脂肪の少ない市販の菓子，などがよい。⑤与えるときの注意：a．消化のよいものを与える，b．危険（誤嚥の恐れ）なものは与えない。3歳までは嚥下能力が未熟なので，ナッツ類，あめ玉などは誤嚥のもとになる。また，危険でないものでも子どもが口に含ませ食べている間は横や後から声をかけない。振り向いた際に誤嚥を起こし呼吸困難に陥ることもある。c．味は全体的に薄味とし，甘すぎるもの，塩辛いものは避ける。また，色彩の強いものは色素，保存料が含有されているので，好ましくない。d．遊びの後の汚れた手でそのまま手づかみで食べることはよくない。食前の手洗い，食後のう歯予防のためにもうがいや歯磨きの習慣をつける。
〈同義語〉　おやつ
〈関連語〉　う蝕予防，子育て，食事，食習慣，保育　　　　　　　　　　　　　　　　［中淑子］

汗疹　⇒あせも

関節可動域

【概念】　関節可動域とは関節の動く範囲を意味する。臨床の場では，略語を用いてROM（range

of motion)とよばれる。通常は角度で定量される。

【他動的可動域と自動的可動域】　関節可動域は，正確には，他動的可動域（passive ROM）と自動的可動域（active ROM）に区別して評価する。他動的可動域とは，検者が患者の関節を動かしたときに動く範囲で，自動的可動域とは，患者自身が自分で関節を動かしたときに動く範囲である。

【関節可動域の測定方法】　本邦においては，日本整形外科学会，日本リハビリテーション医学会関節可動域合同委員会の定めた「関節可動域表示および測定方法」[1]が用いられている。関節可動域は，隣接する関節の肢位によって大きく影響を受ける。たとえば，膝を伸ばした状態より曲げた状態のほうが，下腿三等筋がゆるむので足関節（足首）の背屈方向への可動域は大きくなる。「関節可動域表示および測定方法」では，足関節の可動域は膝関節屈曲位で測定すると定めており，他の関節についても，検者間の測定誤差が生じないように，測定方法について明確に記述されている。

【関節可動域の異常】　関節可動域は，若年齢で大きく，個人差も大きいため，小児において正常範囲を決めることは難しい。「関節可動域表示および測定方法」には，成人における参考可動域角度が示されている。小児においては，この可動域を下回る場合に可動域制限を疑う。病的な可動域制限を関節拘縮とよび，関節が骨性に癒合し可動域がなくなった状態を関節強直とよぶ。可動域が異常に大きい場合は，関節弛緩や関節不安定症を疑う。全身に関節弛緩がみられる疾患としては，マルファン症候群，エーラース・ダンロス症候群，ダウン症候群などがあげられる。全身性の関節弛緩の検査方法として，Carterの5徴候（手指を背屈させたときに手指が前腕と平行になる・母指と手関節を掌屈させたときに母指と前腕が接触する・肘関節が過伸展する・膝関節が過伸展する・足関節が45°以上背屈する）が用いられ，3徴候以上が陽性であれば全身性関節弛緩性陽性と判定する[2]。

【可動域制限の治療】　標準的な可動域と日常生活に支障をきたさない可動域とは必ずしも一致しない。非進行性の可動域制限においては，日常生活に支障をきたすものが治療の対象として考慮される。治療の第一選択は理学療法であるが，小児において外傷や手術の後にみられる可動域制限では，自然に改善するものが多く，とくに治療は行わず本人の動きに任せる場合も多い。進行性の可動域制限では，原因とされる疾患の治療が優先される。それと平行してあるいはそれに引き続いて理学療法などの保存治療を行うが，改善のみられない場合には，関節授動術などの手術的治療が行われる。最近，難治例に対してはイリザロフ創外固定器による関節授動術が普及しつつある[3]。

〈関連語〉　関節症　　　　　　　　　　［亀ヶ谷真琴］

　●文献　1）辻陽雄：関節可動域の測定．辻陽雄，他・編，標準整形外科学，第6版，医学書院，1996，pp.95-102．2）和田郁雄，他：外反扁平足．小児整形外科テキスト，メジカルビュー社，2004，pp.135-141．3）西須孝，他：イリザロフ法による足部変形矯正術．日創外固定骨延長会誌，16：85-89，2005．

関節症

【概念】　関節症とは，一般に，加齢や疾病による関節の変形を意味するが，広義には，関節疾患全般を示す。小児における関節症としては，①リウマチや感染等による関節炎，②先天性の関節脱臼や形態異常により生じる，将来の関節痛を伴った機能障害，③感染，リウマチ，骨折などの治療後に後遺症として残された関節の変形，④膝の半月板，股関節・肩関節の関節不安定性（靱帯や関節包の弛緩による）や関節の形成不全（正常な関節の形態と比べて，骨軟骨の形成が不十分な状態）などが存在し，関節内軟骨の損傷される状態（離断性骨軟骨炎を含む），⑤関節内に出血が起こり，関節内に血液が貯留した状態（外傷や血友病など），⑥関節内にある骨端部の血流障害（骨端症や外傷など），⑦過度の関節運動によるもの，があげられる。

【原因疾患】　①若年性関節リウマチ（若年性特発性関節炎），化膿性関節炎，②先天性股関節脱臼，奇形症候群，③骨髄炎，骨折後変形治癒，④膝内障，肘内障，肩関節不安定症，⑤血友病性関節症，外傷，⑥ペルテス病，パナー病，大腿骨頭すべり症，⑦リトルリーグ肩。

【診断】　幼小児期で頻度の高い"成長痛"との鑑別が必要である[1]。成長痛では，夜間や朝方に急に激しい痛みを訴えるが，短時間のうちに消失する特徴を有することで，他の多くの疾患と鑑

別可能である。
【緊急性を要する関節症】 ①化膿性関節炎は，できる限り早期の手術(排膿・洗浄)が必要である[2]。重篤な後遺症を残すことが多い。②大腿骨頭すべり症は，早期に手術を行えば予後良好であるが，手術時期が遅れ重症化すると，大腿骨頭壊死等の合併症により歩行障害が残る場合がある。
【治療】 化膿性関節炎，大腿骨頭すべり症，ペルテス病(重症例)などにおいては，多くの場合手術が必要である。若年性関節リウマチ，血友病性関節症では薬物療法が治療の主体となるが，重症例では滑膜切除術を行う。臼蓋形成不全症は，自然治癒がみられない場合は骨盤骨切り術などの手術を行う。肩関節不安定症，パナー病などの自然治癒が期待できる疾患では対症療法を行いながら自然治癒を待つのが一般的である。膝内障では，必要に応じて関節鏡手術などを行う。肘内障は徒手的に整復するが，骨折との鑑別が必要なこともあり，乱暴な整復操作は避けなければならない。離断性骨軟骨炎，リトルリーグ肩などのスポーツが関連する疾患では，一定期間のスポーツの休止を行った後，フォームの矯正や適切な練習量の指導を行ってからスポーツへ復帰させる。
〈関連語〉 先天性股関節脱臼(LCC)，若年性特発性関節炎(JIA)，関節痛　　　　[亀ヶ谷真琴]
●文献 1) 亀ヶ谷真琴, 他：小児成長痛. Orthopaedics, 6：113-116, 1993. 2) 西須孝, 他：乳幼児化膿性肩関節炎の予後. 肩関節, 29：633-638, 2005.

関節痛

【原因】 関節の痛みは，関節包，滑膜，靱帯，半月板(膝関節)，関節円板(肩鎖関節・顎関節)，関節唇(肩関節・股関節)，腱板(肩関節)などに分布する痛覚受容器(自由神経終末)が受容し，中枢神経系へ伝達される。臨床的には，関節内での炎症，関節内圧の上昇，関節内における骨，軟骨，軟部組織の非生理的な動き，過剰な牽引などが関節痛の直接原因となる。具体的には，骨折，脱臼などの外傷に加えて，化膿性関節炎，若年性関節リウマチ，膝内障，肘内障などの疾患が原因としてあげられる[1]。このほか，神経系の異常による痛み，心因性の痛み[2]などが関節に表れる場合もある。
【評価方法】 まず，安静時痛(静止しているときの痛みや夜間の痛み)，運動時痛(動かしたときの痛み)，圧痛(押したときの痛み)を明確に区別して評価する。痛みの程度については VAS (visual analog scale)スコアで定量的に評価するのがもっとも一般的である。VAS スコアは，10 cm の直線を引いたシートを患者に提示し，痛みなしを 0 mm，最大の痛みを 100 mm として，痛みの程度が直線上のどの部位に相当するかを患者に示してもらい，それが何 mm (または何 cm)のところにあるかをもって痛みの程度とする。幼少児においては，痛みの表情を段階的に示したいくつかの絵から，患児が感じる痛みにもっとも近い表情を選んでもらう face scale とよばれるスコアが利用しやすい。乳児では，機嫌から痛みの程度を推測するが，定量的評価は難しい。
【痛みの部位の特定】 乳幼児において，痛みの部位を正確に特定することは容易でない。一つひとつの関節を動かし，もっとも痛みを訴える(乳児の場合はもっとも激しく泣く)部位がどこかで推測することが重要である。学童期以降でも，本人の訴える疼痛部位と原因となる部位が異なる場合(関連痛)があり，問診だけで罹患部位を特定しないよう注意する必要がある。とくに，学童期で膝〜大腿部前面の痛みを訴える場合は，大腿骨頭すべり症などの股関節の重篤な疾患が原因である場合があり，注意を要する[3]。関節の肢位により，痛みが変化するかどうかをみることも，診断上有用である。
【治療】 痛みを訴えている状況により，治療は異なる。痛みは体が発する危険信号であり，原因のわからない痛みに対しては，いつ・どのように痛みが生じたか，痛みの部位，性質，周囲軟部の状態，全身状態(発熱や活発さ)，精神的状態などの情報を十分得る必要がある。むやみに鎮痛剤を用いることは，痛みの原因となっている疾患がマスクされ，治療を遅らせる結果につながる。幼児期の成長痛では，精神面が関与することもあり，家族構成や環境の変化についても家族に問診することが重要である。十分に症状を観察したうえで原因疾患の診断を行い，適切な治療を遅れることなく行うことが大切である。
〈関連語〉 痛み，痛みの評価，関節症

[亀ヶ谷真琴]

●文献 1）西須孝，他：四肢・関節痛．小児看護，26：1226-1229，2003．2）岩崎勝郎：痛みの分類．股関節の痛み，南江堂，1998，p.1．3）西須孝，他：大腿骨頭すべり症における早期診断の意義．日小児整外会誌，12：61-64，2003．

感　染

【定義】　感染とは，ウイルス，細菌，寄生虫などの病原微生物が身体内に付着し，定着，増殖することである．感染の結果なんらかの症状が出現した場合を「発症」または「発病」という．「感染症」とは，感染によって引き起こされた病気をさす．感染の発症は，①病原微生物が宿主へ付着，②定着(宿主内または宿主上に病原微生物が存在しそこで増殖する．この段階では組織への侵入や組織破壊はない)，③侵入，④増殖，⑤感染(病原微生物の増殖により有害な状態が生じること)，⑥感染症となる．感染症を発症するまでの間，すなわち病原微生物が体内に侵入してから発病するまでの期間を潜伏期という．また，感染が成立しても臨床症状を呈さずに無症状のまま経過する場合を不顕性感染という．

【感染を起こすための要因】　感染は，①病原微生物の存在，②病原巣(病原体を保有する宿主)，③病原体の排出門戸，④感染経路，⑤病原体の侵入門戸，⑥感受性を有する宿主，というすべての要素が存在して連鎖を形成したときに成立する．①病原体：病原体(病因)の存在が重要である．病原体の多くは微生物であり，病原性を発揮するには，生体組織への付着力，量，性質(毒性)が影響する．いかなる微生物も適切な環境下では病原体になりうる．②感染巣：病原体が存在あるいは増殖できる場所を感染巣(感染源，リザーバーともいう)という．院内感染における感染巣は患者・医療従事者・医療機材である．抗菌薬などで一部の菌が異常に増殖し，本来，生息している部位から別の部位に菌が侵入することで感染を引きこす場合があり，これを内因性の感染(自己感染)という．また，外来微生物によって起こる感染を外因性感染(交差感染)といい，それぞれが，感染巣となる．③排出門戸：微生物がヒトから別のヒトへ伝播するには，感染源の体内から出なければならない．ヒトや動物の排出門戸は気道，泌尿生殖路，消化管，皮膚・粘膜，胎盤および血液などである．④感染経路：病原体の主要な感染経路には，接触感染(直接接触・間接接触)・飛沫感染・空気感染の3つがあり(「感染経路」の項参照)，生物(昆虫など)の媒介によるものもある．⑤侵入門戸：病原微生物の種類によって異なる．侵入門戸は，経口(消化器系感染症)・経気道(鼻咽頭・呼吸器系感染症)，経皮(創傷感染症，節足動物媒介感染症)，経粘膜(泌尿器系感染症)など，自然または人工的な孔(点滴の挿入部，気管孔など)，粘膜や傷ついた皮膚，未成熟な皮膚組織である．本来無菌である場所へ病原体が侵入する入り口となる．⑥感受性宿主：感染に対する感受性は，宿主の基礎疾患や免疫機能低下の重症度，侵襲的処置，ケアに使用する体内留置器材の種類とその数に相関して上昇する．感受性は，病原体との接触の状況・量・種類など，状況によっても異なる．また，感受性に影響する因子は基礎疾患，血液悪性腫瘍，未熟児，重症熱傷，移植，AIDS(acquired immune deficiency syndrome，後天性免疫不全症候群)，糖尿病などである．医療処置としては，カテーテル挿入，気管切開，人工呼吸器装置，放射線療法，ステロイド剤，抗癌剤，広域抗菌薬の使用があげられる．

【病原性と宿主の関係】　感受性宿主と微生物の関係はバランスの関係で考えられる．微生物の病原性と宿主の防御能のバランスがとれているときを「非感染状態」という．宿主の防御能(免疫力)が低下したときや微生物の病原性が強いとき，または微生物の量が多いときにバランスを崩し「感染状態」となる．感染症の発症は個体差が問題となる．すなわち感染するかどうかは，病原体の毒力(ビルレンス＝病原性)と宿主の抵抗力の力関係により決定される．感染の成立を防止するには，病原微生物を体内に入れないこと，免疫力の低下を防止する，感染の連鎖を断ち切るための対策が必要となる．

〈関連語〉　感染症，感染経路　　　　[陸川敏子]

●文献 1）Lynch, P., et al.(藤井昭・訳)：限れた資源でできる感染防止，日本看護協会出版会，2001．2）日本看護協会・編：感染管理に関するガイドブック改訂版．日本看護協会看護業務基準集2004年，日本看護協会出版会，2004．3）洪愛子・編：院内感染予防必携ハンドブック；看護ケアに生かす知識と技術，中央法規出版，2004．

感染経路

【感染とは】 感染の成立には，病原体・病原巣・排出門戸・感染経路・侵入門戸・感受性宿主という6つの構成要因がある。定着か発症かは，病原体のもつ毒性と宿主の抵抗性の関係に左右される。感染の成立そのものを断ち切るには感染経路を絶つことが重要となる。経路には，接触・飛沫・空気・一般媒介物・媒介生物などがあげられるが，病院における感染対策の対象となるのは接触・空気・飛沫感染の3経路である。

【感染経路とその予防策】 感染防止の対策は標準予防策が基本である。ほかの患児や環境に感染の広がる可能性がある疾患に罹患しているまたはその疑いがある場合には，標準予防策に追加して感染経路別の予防策を実施する。ただし，処置やケアによっては，標準予防策のみで対応できる場合もあり，おのおのの病院において疾患や物品・設備の状況を考慮した感染対策を行う。①空気感染：病原体を含む直径5μm以下の飛沫小粒子が，空気中に浮遊・拡散し，感受性宿主に定着する。この病原体は乾燥に強く長時間浮遊することが可能である。a．主な疾患；結核，麻疹，水痘・帯状疱疹。b．予防策；汚染空気を吸引しないようにすることが原則である。イ．陰圧管理を行う。1時間に6回以上の換気を行い，外気に排気する際には，独立排気とし高性能フィルターを通す。設備がない場合には，個室隔離を行う。ロ．医療者は安全管理（既感染のチェック，ワクチン接種やBCG接種の施行など）を行う。麻疹，水痘の免疫のある者が主にケアや処置につく。免疫があれば問題でないが，免疫が未獲得の場合はN95マスクを着用する。②飛沫感染：会話や咳嗽，気管内吸引などにより排出された，病原体を含む直径5μm以上の飛沫大粒子が口・鼻腔に付着し，そこで増殖する。ただし，この粒子は周囲1m以内の床に落下する。a．主な疾患；イ．重症細菌性呼吸器疾患（マイコプラズマ肺炎，百日咳，肺炎，溶レン菌感染など），ロ．侵襲性髄膜炎菌疾患，侵襲性B型インフルエンザ菌疾患（髄膜炎，肺炎など），ハ．重症ウイルス性疾患（アデノウイルス，インフルエンザウイルス，流行性耳下腺炎，風疹など），ニ．重症亜急性呼吸器症候群（severe acute respiratory syndrome；SARS）など。b．予防策；感染源との接触を防ぐこと，飛沫を直接浴びないようにすることである。イ．陰圧設備は必要ないが，患児の風下に立たないように注意する。ロ．個室管理が望ましいが，大部屋の場合はベッド間隔を1m以上離す。または，カーテンなどの間仕切りを利用する。ハ．患児の1m以内に近づいて接触する場合には，サージカルマスクを着用する。ただし流行性耳下腺炎・風疹は免疫を獲得していればマスクの着用は必要ない。また，患児が検査などで病室外へ移送されるときは患児がマスクを着用する。③接触感染：患児・感染源との直接接触や，医療器具やとくにヒトの手を介しての間接接触がある。a．主な疾患；イ．多剤耐性菌（メチシリン耐性黄色ブドウ球菌methicillin-resistant *Staphylococcus aureus*；MRSA，バンコマイシン耐性腸球菌vancomycin-resistant *Enterococcus*；VREなど）による呼吸器・消化器・皮膚・創部の感染あるいは定着状態（褥瘡，蜂窩織炎など）。ロ．少量で感染するか環境で長時間生存する腸管感染症。ハ．感染性の高い皮膚疾患（単純ヘルペスウイルス，膿痂疹など）。ニ．ウイルス性出血熱（エボラ出血熱，マールブルグ病，ラッサ熱など）。ホ．その他（腸管出血性大腸菌O 157，赤痢，ロタウイルス，RSウイルス，ウイルス性・出血性結膜炎）。b．予防策；感染源との接触を防ぐことと標準予防策の徹底である。イ．手指衛生（手洗い，擦り込み式手指消毒剤の使用）の徹底。ロ．患児は個室または同じ疾患の患児と集団隔離する。ハ．感染源に接触する際には，防御具（手袋，マスク，ガウンなど）を使用する。手袋やガウンは，患児の便や創部排膿（汚物）接触時交換とする。ただし，おむつの着用の有無や失禁状態などにより異なり，下痢をしていても自力で排泄できる患児の場合は標準予防策のみでよい場合もある。ニ．医療器具はできるだけ専用のものとし，患児の使用器具をほかの患児に使用しない。

〈関連語〉 感染防止，肺炎，百日咳，咽頭結膜熱，水痘，髄膜炎，風疹，麻疹，ワクチン／予防接種　　　　　　　　　　　　　　［柳澤幸枝］

●文献 1) 柴田清・監：医療関連感染の防止対策，医学芸術社，2004. 2) 高野八百子，他・編：院内感染対策Q&A．ナーシングケアQ&A, 1(5)：26-31，総合医学社，2005. 3) 林泉，他・編：標準予防策実践マニュアル，南江堂，2005, pp.26-29. 4) CDC：医療施設における呼吸器衛生/咳エチケッ

ト，2003(CDC 感染対策情報・入手サイト http://www.hica.jp/cdcguideline/inf/etiquette.htm)．

感染症

【定義】 感染症とは，ウイルス，原虫，リケッチア，クラミジア，細菌，真菌，原虫，寄生虫，プリオンなどの病原微生物が組織に侵襲を加えたり，宿主となった人にさまざまな反応を引き起こしている疾病のことである．

【感染経路】 インフルエンザのように病原体がヒトからヒトへうつることによって伝染するものもあれば，破傷風や日本脳炎のようにヒトからヒトへの伝染がない疾患もある．病原体が人体に到達する感染経路としては，患者の身体に触れて感染する直接接触感染，患者本人や排泄物で汚染された医療器具，家具などを介する間接接触感染，患者の咳やくしゃみによって飛散する気道分泌物による飛沫感染，飛沫から水分が蒸発して小さな粒子となって空気中を漂う飛沫核による空気感染，汚染された土壌，水，食物などによる一般媒介物感染，蚊，ハエ，ダニなどの動物が病原体を伝播する動物媒介感染が知られている．

【病原体と宿主(人体)】 病原体が宿主(人体)に侵襲を加え始めているがまだ症状が現れていない時期を潜伏期という．その潜伏期を経て，各種病原体は，疾患に特有の症状を呈して感染症を発症させる．しかし，ほとんど症状がみられない，あるいは典型的な症状を呈さないために感染症とは気づかれないまま治癒するものを不顕性感染という．病原性のあるウイルスを症状なく保有しているものをキャリアー，病原性のある細菌を症状なく保有しているものを保菌者といい，いずれ疾患として発症するか，他人に感染させる能力がある点で臨床上，問題となる．皮膚の上，消化管の中，鼻腔内などには通常は病原性をもたない細菌が存在する．これは常在菌であって培養検査などで検出されても感染症としての臨床的な意味はない．ただし，免疫不全状態の宿主ではこのような常在菌による感染症が発症することがあり，これを日和見感染という．感染症は，病原体が存在して増殖する感染部位(感染巣)に炎症を生じるために，肺炎，脳炎，肝炎，咽頭炎などのように身体の部位が付された病名となるか，病原体の名称をそのまま使って，結核，麻疹，溶連菌感染症という診断名となる．

【症状】 病原体が体内に侵入すると生体反応が起こり，その多くは発熱を伴い，感染部位に応じた局所症状を呈する．気道感染症であれば，咳，鼻汁などの気道症状，消化管感染症であれば下痢，嘔吐，腹痛，神経系感染症であれば意識障害，痙攣，頭痛，泌尿器系感染症であれば，頻尿，排尿時痛などを認める．B 型肝炎ウイルスのように，持続的な感染に引き続いて発癌作用のあるウイルスも知られている．

【診断】 症状に見合った病原体を検出することで診断を行う．病原体の検出は，髄液などの検体から顕微鏡で病原体をみつける顕鏡，生きている病原体を検出する培養，病原体の構成成分を検出する迅速診断キット，病原体の遺伝子をみつけだす PCR(polymerase chain reaction，ポリメラーゼ連鎖反応)法などで行う．病原体は人体にとっては異物であるので，感染症により病原体特有の抗体を産生することを利用して，血液中の抗体の有無で感染を判定することもできる．病原体の特定はできないが，末梢白血球数の増加，CRP(C-reactive protein，C 反応性蛋白)などの炎症反応の程度を示す検査は細菌感染症の存在，ならびに疾病の重症度の判定に参考になる．侵襲を受けた臓器に特有の検査で感染部位を想定する．肺炎では胸部 X 線，髄膜炎では髄液検査，肝炎では血液生化学検査，尿路感染症では尿検査が有用である．

【治療と予後】 治療は，切開・排膿のように病原体の直接除去，細菌感染症に対するペニシリンなどの抗菌薬，ウイルス性疾患については抗ウイルス剤，毒素が関与する疾患については抗毒素の投与，ガンマグロブリン製剤で病原体を中和する抗体を補充するなどの根本治療と，症状を緩和する対症療法を組み合わせて行う．病原体が身体から検出されず，症状が消失した状態で治癒と判定する．心筋炎や肺炎，脳炎のように重要な臓器の機能不全や，重症敗血症に至ると死亡することもある．水痘後の帯状疱疹，麻疹後の亜急性硬化性全脳炎(subacute sclerosing penencephalitis；SSPE．「麻疹」の項参照)のように，疾患によっては病原体が体内から完全に排除されることなく別の疾患として発症する合併症や，溶連菌感染症後の急性糸球体腎炎やリウマチ熱のように病原体が排除された後に

発症する合併症をみることがある。
〈関連語〉　クリーンルーム，水平感染，垂直感染
[崎山弘]

●文献　1) 牛島廣治：生物学的原因疾患総論．五十嵐隆・編，小児科学，改訂9版，文光堂，2004, pp. 453-462.

感染防止

【感染の定義】　病原微生物が生体内に侵入，増殖し，組織を破壊することを感染とよび，なんらかの臨床症状が現れると症候性感染という．感染して抗体ができ，健康上の問題が起きない場合は，無症候性感染という．また，患者から特定の菌が発見されても生体内への侵入，増殖がないときは，定着している状態と考える．

【感染防止の目的】　①起こってしまった感染症患者の隔離，治療対策を行うよりも，事前に感染防止対策を実施するほうが経済的，人道的である．②感染症の発生を100％防止することは無理だが，予防対策を講じることで発症を減らすことは可能である．③患者だけではなく医療者も感染から守る必要がある．

【感染防止対策の基本的概念】　①感染対策委員会やICT委員会などが，すべての職員に対して以下のことを行う．a．組織的な対応および教育・啓蒙運動をしていく．b．サーベイランスの結果から院内のアウトブレイクを察知し，速やかに対応する．②物品，器具の洗浄・消毒・滅菌対策：使用後の物品，器具を消毒・滅菌する基準となるのは，汚染の度合いではなく，どのような清潔レベルの物品，器具を患者に使用するかが重要となってくる．消毒・滅菌の基準としてスポルディングの分類（表22）が有効だといわれている．③感染成立の要因に応じた対策：感染を成立させる要因として，a．感染源，b．感受性宿主，c．感染経路の3つがある．病原体，および宿主の免疫状態をコントロールすることは困難なことが多く，感染連鎖を断つためには，感染経路を遮断することが重要である．基本的対策として標準予防策を行い，感染経路として，接触感染・飛沫感染・空気感染があるので，感染経路別対策を行う．

【感染防止の実際】　①感染源および感受性宿主対策：a．受診・問診・診察などで，感染性疾患を早期にみつけ治療を行う．b．地域での感染症発生状況を把握しておく．c．感染力が強い感染症疾患に罹患している患児は，可能ならば個室隔離とし，無理な場合は，同疾患患児と同室にする．d．麻疹などに抗体をもたない医療従事者は，ワクチン接種をしてあらかじめ抗体を獲得しておく．②感染防止対策：標準予防策と感染経路別対策がある．標準予防策は，患者の血液，体液，排泄物は感染の危険性があるものとして取り扱う考えで，手洗いを重視し，防護用具を使用し，患者を交差感染から守ること，および医療従事者の感染事故を防ぐことを目的としている．手洗いと防護用具の使用，使用後の器材の取り扱い，環境整備・リネンの取り扱いが重要となってくる．a．手洗い；皮膚についている菌には一過性菌と常在菌がある．手洗いは皮膚の汚れや有機物質ばかりではなく，一過性菌の除菌と殺菌および常在菌の除菌が目的である．手洗いには，日常手洗い，衛生的手洗いがある．日常手洗いは，通常の診察やケアの前後，食事の前やトイレの後に基本的に行う手洗いで，手指の汚れなどとともに一過性菌を洗い流す．石鹸と流水で10秒間程度のもみ洗いをする．衛生的手洗いは，無菌的処置や新生児，免疫機能が低下している患者に接触する場合などに行う手洗いである．消毒剤と流水による手洗いで，手指消毒をすることで毛根から出てくる常在菌を抑える．30秒以上の手洗いが必要とされている．手洗いの技法は次の通り．手首まで洗う必

表22　患者に使用するときに求められる物品の清潔レベル（スポルディングの分類から）

清潔度	対象	物品	方法
クリティカル	無菌の組織や血管に挿入されるもの	注射器，手術器械　尿路カテーテルなど	滅菌
セミクリティカル	損傷のない粘膜に用いる	人工呼吸器部品，麻酔回路，喉頭鏡など	高水準消毒または中水準消毒
ノンクリティカル	損傷のない皮膚に使用	聴診器，サイドテーブル，食器など	低水準消毒または洗浄

要があり，腕時計，指輪は外す．「一処置，一手洗い」を原則とし，ほとんどの場合流水と石鹸で十分である．手洗いの後はペーパータオルを使用して，手を十分に乾燥させる．手指が目に見えて汚れていない場合にはアルコールを基剤とする擦り込み式手指消毒薬を用いて手指消毒することが推奨されている．擦り込み式手指消毒剤を使用する際は十分量を取り，手全体に塗りつけた後，乾燥するまで両手をこすり合わせることが大切である．b．防護用具の使用；防護用具としては，手袋・マスク・ガウンなどがある．血液，体液，排泄物に接触，汚染しないために使用する．これらの用具使用後はすぐに外し，手洗いをすることが重要である．c．使用後の器材の取り扱い；自分自身の皮膚，衣服，環境を汚染しないように取り扱う．血液，体液，排泄物に汚染された器材は，専用の場所で汚染に応じた消毒，滅菌処理を行う．d．環境整備，リネンの取り扱い；自分自身の皮膚，衣服，環境を汚染しないように取り扱う．汚染したリネンは，専用の場所で汚染に応じた消毒処理を行う．環境整備の基本は，清掃による汚染の除去であり，毎日の清掃が必要である．環境表面が血液，体液，排泄物で汚染されたときのみ消毒をする．一方，感染経路別予防策は，すでにほかの患者に感染させる可能性があるとわかっている場合，あるいは疑いがあるときに行う．③経路別予防策：標準予防策に加え接触感染予防策，飛沫感染予防策，空気感染予防策がある．a．接触感染予防策；接触感染はもっとも頻度が高く重要な感染様式であり，院内感染のほとんどを占める．予防策として個室隔離・手袋の使用・ガウンの着用がある．b．飛沫感染予防策；飛沫感染は，5μm以上の飛沫大粒子により伝播される．飛沫は咳，くしゃみ，会話，または処置によって生じる．予防策として個室隔離，患者の1m以内に近づいて接触するときは，サージカルマスクを着用する．c．空気感染予防策；微生物を含む飛沫が気化した後，5μm以下の飛沫小粒子として浮遊し空気の流れで広く拡散し，これを吸入して感染することがある．予防策として，患者に接触する場合はN95マスクを着用し陰圧の病室に収容する．

〈関連語〉 感染，院内感染，感染経路，隔離，ガウンテクニック，ワクチン／予防接種

[穴見三佐子]

●文献 1) 山本孝子：小児専門病院の場合；静岡県立こども病院における院内対策の実際．小児看護，23(2)：144-155，2000． 2) 柴田清・監：医療関連感染の防止対策．医学芸術社，2004． 3) 立花亜紀子：小児看護に必要な感染対策の知識；標準予防策と感染経路別予防策．小児看護，28：524-529，2005． 4) 辻明良：病院感染防止マニュアル．オフィス・エム・アイ・ティ，2001，p.21．

浣　腸

小児の浣腸は，検査や手術の前処置，採便，腸重積症などの診断目的・治療や，慢性便秘症・器質的疾患（ヒルシュスプルング病，鎖肛，術後，二分脊椎）などの排便コントロールを目的として行われる．ここでは日常的に行われるグリセリン浣腸について解説する．

【50%グリセリン浣腸の作用機序】　直腸粘膜を刺激して大腸の蠕動運動を促進し便意を誘発するとともに，便を軟らかくして排便を促がすことである．

【物品の準備】　①50%グリセリン液，②ネラトンカテーテル，③カラーシリンジを使用し指示量にあった大きさのもの（ディスポーザブル浣腸液30，60，120 mlを使用する場合は②③は不要），④潤滑油（オリーブ油や浣腸液をその先端や肛門に塗布することで，挿入時の抵抗を回避できる），⑤ペアン，⑥膿盆，⑦ティッシュペーパー，⑧紙おむつまたは便器（男子は尿器を準備），⑨処置用シーツ，⑩バスタオルを用意する．

【方法】　浣腸液を37～40℃に温め，医師の指示量（体重1kg当り1～2mlが目安）の浣腸液をカラーシリンジに吸い，ネラトンカテーテル内の空気を抜き，ペアンで止める．施行前には子どもの年齢や理解度に応じた説明（目的と方法，浣腸液が入ったらお腹がグルグルすることや，3分程度排便をがまんすることなど）をして，体位を整える（左側臥位，仰臥位）．ネラトンカテーテル先端と肛門を潤滑油で潤し，適切な深さまで静かに入れてゆっくり注入する．ネラトンカテーテルを静かに抜き，乳児では肛門部をティッシュペーパーで押さえるとよい．できる限り排便を我慢させて，便意が強まったら排便させる．排便後は状況に応じて清拭や殿部浴を行い，スキンシップやねぎらいの言葉かけをする．施行した内容，反応便の有無，性状，量，血液混入の有無，バイタルサインの変化，顔色，

腹痛，腹部膨満感，嘔気，機嫌，肛門部の状態，子どもの反応を観察し記録する。
【実施上の留意点】 浣腸は日常的に行う処置であるが，その作用に関する知識と的確な手技が必要である。浣腸液の種類・量・温度・カテーテルの太さ・挿入の長さ・方法に関しては，個々の子どもの発達状況に合わせた工夫が必要である。浣腸の処置を受ける子どもの気持ちを配慮した援助方法を選択する。また便塊を認めた場合は，摘便してから浣腸を実施するとよい。低出生体重児や新生児は組織が未熟であり，腸管破裂や出血を起こす恐れがあるため，医師の指示により25％グリセリン液（50％グリセリン浣腸液を注射用蒸留水で2倍に薄める）を使用する。浣腸液の温度が高いと腸粘膜に強い刺激を与え，体温より低いと腸壁の毛細血管を収縮させ血圧を上昇させるため，浣腸液の温度に気をつける。確認方法としては，施行前に前腕内側に液をたらし，適温であるかを確かめ（人肌程度），慣れないときは水温計を用いる。カテーテルの挿入の長さは，浅すぎると浣腸液のみが排泄され，深すぎると腸管を傷つけるため，新生児は1 cm，乳児で3 cm，幼児で5 cm，学童で6 cmが目安である。低出生体重児では，医師の指示による場合がある。ネラトンカテーテルの太さは，子どもの発達に見合ったものを準備する。1,000 g以下の未熟児は8 Fr，新生児や乳児は，10〜12 Fr，幼児は12〜14 Fr，学童は12〜16 Frまたはディスポーザブル浣腸器を使用する。乳児はおむつに排便させ，幼児では日頃の排便習慣に沿ったやり方で排便を促す。学童はトイレで排便させ，事前に便を流さないことを説明しておく。浣腸実施後，排便を認めない，排便量が少ない，血液や粘液の混入や，全身状態に異常を認めた場合は，速やかに医師に報告する。
〈関連語〉 排便管理，こより浣腸，便秘

[加藤悦子]

●文献 1) 東京都立八王子小児病院看護科・編：看護手順，2005. 2) 村谷圭子：浣腸，小児看護，13(10)：1306-1309，1990. 3) 豊田恵子：浣腸，小児看護，17(5)：545-547，1994. 4) 氏家幸子，他：基礎看護技術II，第4版，医学書院，1998.

陥没呼吸

【定義】 陥没呼吸(retraction)とは，呼吸困難が著しくなるにつれ，吸気時の胸腔内圧の陰圧の度合いが増し，胸骨上窩，鎖骨上部，胸骨，剣状突起部，肋間腔，肋骨下部が吸気時に陥没する呼吸のことをいう。とくに，肋間筋の発達が不十分で，肋骨の軟らかい乳幼児で認めやすい。
【病態】 通常の呼吸では，吸気時に横隔膜が収縮することで胸腔内に陰圧が生じて肺胞が伸展し，空気が肺内に吸い込まれる。しかし，上気道になんらかの原因で狭窄が生じたり，肺のコンプライアンスがかなり低下をしていると，肺胞の伸展に必要な陰圧がきわめて高くなる。そして，乳幼児の肋骨や肋間筋は未熟で胸郭が柔らかいため，胸腔内圧の低下に抗して胸郭の容積を維持できず，吸気のたびに軟部組織が内方に引き込まれ，陥没をする。また，陥没呼吸が極端な場合には，横隔膜が緊張して（横隔膜が下がる）胸腔内陰圧を高めるため，吸気時に胸郭の前後径が減少して胸部全体が陥没する。陥没する胸部に反して，腹部は横隔膜が下がるために膨満し，胸腹部が同調しないシーソー呼吸を示す。なお，胸腔内の陰圧が高まるほど，呼吸運動に要するエネルギーの必要量は増加し，より多くの酸素が消費される。そして，陥没呼吸が強くなると有効な換気が十分に行われないために，ガス交換が不十分となり，血中の炭酸ガス分圧が上昇する。
【観察】 視診によって容易に診断できるが，正常の新生児・乳児でも軽度の陥没呼吸はみられることがあり，他の症状と合わせて病的かどうかを判断する。また，複数の部位に同時に陥没がみられることが多いが，陥没部位によってある程度の鑑別診断の情報が得られる。①胸骨上窩の陥没：上気道の閉塞が考えられる（後鼻腔閉鎖，喉頭軟化症，喉頭部嚢腫声帯麻痺，分泌物または浮腫による上気道閉鎖，舌による気道閉鎖），②胸骨の陥没：肺実質より胸骨のコンプライアンスが高い（近位気道閉塞，胸骨軟骨の未熟性），③肋間腔：肺実質，末梢気道の病変（肺実質のコンプライアンスの低下，呼吸窮迫症候群，一過性多呼吸，肺炎，気管支喘息など），④肋骨下部：横隔膜の陥没が考えられる〔気道閉塞や肺実質の疾患，緊張性気胸（片側），横隔膜

ヘルニア(片側)〕。胸骨上窩の陥没は容易に出現しやすいが,肋間腔に陥没呼吸が認められるときは重症である。また,新生児の呼吸障害を評価する基準として,シルバーマンの陥没指数(Silverman's retraction score)がある。①肋間腔の陥没,②剣状突起部の陥没,③シーソー呼吸,④鼻翼呼吸,⑤呻吟の症状を点数化して評価をする。

【診断】 陥没呼吸以外の呼吸症状として,呼吸の数・深さ・リズム,呼吸音の減弱・延長,副雑音の有無,吸気と呼気の比率,チアノーゼ,顔貌・顔面蒼白,苦悶様表情,四肢の冷感,体温などの症状を確認する。他の異常呼吸として,頻呼吸,鼻翼呼吸,努力呼吸,呻吟などがないかを把握する。陥没呼吸,呼吸困難の症状に応じて血液ガス分析,胸部単純X線撮影,一般血液,生化学の検査などを行う。胸郭の安定性が増した学童期以降の患児が陥没呼吸を呈するときには,かなり強い胸腔内陰圧がつくり出されており,吸気努力が大きく,呼吸困難が強いと考えるべきである。

【治療・看護】 症状,重症度に応じて,酸素投与,気道確保,血管確保(水分補給,薬剤投与),薬物療法を主に行う。看護としては一般状態の観察,異常呼吸の観察,安楽な呼吸への援助,心身の安静への配慮を行う。

〈関連語〉 呼吸困難 ［近藤美和子］

●文献 1) 川瀬泰浩:呼吸障害；多呼吸,呻吟,陥没呼吸.周産期医学,32(3):335-340,2002. 2) 阪井裕一:呼吸困難.小児科診療,60(増刊号):349-351,1997. 3) 岡田洋子:呼吸器系.小児の主要症状とケア技術(小児看護学2),医歯薬出版,2001, pp.106-112.

緩和ケア

【定義】 WHOの定義では,「緩和ケア(palliative care)とは治癒を目的とした治療に反応しなくなった疾患をもつ患者に対する積極的で全人的なケアであり,痛みや他の症状のコントロール,精神的,社会的,霊的な問題のケアを優先する。緩和ケアの目標は患者と家族のQOLを高めることであり,疾患の初段階においても適用される」とある。この定義とhospice careとはほぼ同義語に用いられている。いずれも,患者とその家族のQOLを高めるための積極的なケアをさし,決して消極的なケアではない。諸専門家が協力してチームでケアにあたり,患者と家族が人間らしく快適な生活を送れるように援助することである。

【緩和ケア・ホスピスケアの方向性】 日本ホスピス・緩和ケア研究振興財団の示す実践内容を示す。①生きることを尊重し,死にゆく過程にも敬意をはらう。②死を早めることも,死を遅らせることも意図しない。③痛みのマネージメントと同時に,痛み以外の諸症状のマネージメントを行う。④精神面のケアやスピリチュアルな(生きていることに意味を見出せるような)面のケアを行う。⑤死が訪れるとしたら,そのときまで積極的に生きていけるよう患者を支援する。⑥家族が困難を抱えて対処しようとするとき,患者が療養中から死後まで支援する。

【緩和ケア・ホスピスケアのあゆみ】 Cicely Saundersの考えをもとに,1967年イギリスのロンドンにセント・クリストファー・ホスピスが設立された。Kübler-Rossの研究や教育によりホスピスの動向はより強化され,日本では1981年聖隷ホスピス,1984年淀川キリスト教病院にホスピスが誕生した。その後,ホスピスの基準がつくられ,その承認は都道府県に移され,この頃から施設が増加している。諸外国でも小児のホスピスは少なく,むしろ小児がもっとも安心し豊かに過ごせるホームケアへと発展している。この背景には国際小児ホスピス協会(Children's Hospice International；CHI, 1983年設立)が3つの目標を掲げ啓蒙してきた。①小児を含めたホスピスホームケアプログラムをつくりそれを推進すること,②小児のケア,教育,社会の場のすべてにホスピス理念を含めること,③小児ケアの施設にホスピス的ケアを奨励する。1985年以降,欧米の多くの病院は,小児のホスピスプログラムのもとにケアが行われている。したがって,小児と家族にとってどこで,どのようにケアを受けることがもっとも適切か,個別に検討しなければならない。

【緩和ケア・ホスピスケアの実際】 看護師はチームで行うケアの中心的役割を担う。重要な役割には,緩和ケア技術を提供することがあり,身体的,心理社会的,情緒的,そして霊的(生きていることに意味を感じられるように)ニードにも対応する。①痛みとその他の徴候への対応:痛みは患児や家族にさまざまな影響を及ぼ

す。この頃のケアは緩和ケアと支援である。したがって，ケアチームの中心にいる看護師は，痛みや他の生活上の徴候を含めた観察，アセスメント，介入，そして評価の役割をとる。酸素使用時には日常生活行動と酸素消費の関係から苦痛を最小にする。看護師はチームカンファレンスをもち，小児とその家族の情報を提供する。医師，薬剤師，ソーシャルワーカーなど専門職者との検討を通し，患児と家族に対するケアを決定する。②感性の高いコミュニケーション技術：医療者は自由に希望を述べる権利と家族の責任について患児と家族に説明する。また医療者としての考え方を説明し，共通の理解のもとにケアを行うことが大切である。患児，親，家族の常に変化している感情や思い，ケアへの願いや期待を話せるようなコミュニケーション技術が求められる。得た情報をアセスメントし，心身共に安楽に過ごせるように身体的ケア，心のケアにあたる。③子どもらしい生活の保持増進：子どもの遊び，成長発達，健康状態を維持する役割がある。小児の遊びは自発的で，積極的にかかわり没頭でき，楽しくて夢中になり，主観性は空想や創造性を高め，言葉を楽しむ。また，うっ積したエネルギーを解消する。これが小児が最後まで子どもらしく生きることへの支援である。遊べるプレイルームやリラクゼーション室，面会室や屋外庭など人とともに過ごせる空間を整える。感染防止策を実践し，可能な限り患児が求める生活環境を広げる。かかわる人々は小児や家族の求める人々であるが，小児のホスピスケアの病棟には保育士，音楽療法士，ボランティアなどを積極的に取り入れる。

〈関連語〉痛みの評価，ターミナルケア，ペインコントロール，クオリティオブライフ（QOL），疼痛緩和（WHO方式がん疼痛治療法）

[田原幸子]

●文献 1) 柏木哲夫：わが国におけるホスピス・緩和ケアの歴史. ホスピス・緩和ケア白書，三輪書店，1996, pp.1-5.

記憶の発達

【定義】 記憶とは，経験したことや学習したことを取り込む，すなわち記銘し，それらを覚えている，すなわち保持しておき，後になって必要なときに取り出して利用する，すなわち再生するという一連の過程とされている[1]。記憶の働きにより，ヒトは瞬間に生きるのではなく，さまざまな経験や学習を積み重ねて生きていくことが可能となる。記憶の発達には，量的発達と質的発達がある。

【年少児の記憶の特徴】 幼児期の子どもの記憶は，強い感情を伴うものや興味を引くものが記憶されるという特徴がある。また，実際に体験した場面をそのまま具体的に記憶していたり，物語や歌などを全体として記憶し，一節ずつ記憶したり，途中の一部のみを再現することが難しいといった特徴がある。

【記憶の量的発達】 記憶の量的発達のひとつは，一度に覚えることができる情報の量（作動記憶量）の増加である。年齢が大きくなるにつれて多くの情報を覚えることができるようになる。たとえば，8匹の動物の絵カードを10秒間見せたあとで，半数以上の子どもが思い出すことのできる数は，子どもの年齢と同数か，年齢−1の数であったとする報告がある[2]。作動記憶量は，成人でも7±2項目程度といわれており，それ以上の増加は，発達や訓練をもってしても難しいとされている[3]。一度に憶えたことは，すぐに忘れ去られてしまうが，繰り返し覚えること（復唱）や，符号化して量を少なくすることで，長期間記憶することが可能となる。また，生活の一般常識や語彙が増えることも記憶の量的発達につながる。

【記憶の質的発達】 記憶の方法には，機械的記憶，いわゆる丸暗記とよばれる情報をそのまま記憶する方法，図式的記憶とよばれる語呂合わせのような符号やイメージを用いて記憶する方法，論理的記憶とよばれる情報を構造化し関連づけて記憶する方法がある。年少児では，機械的記憶が主であるが，生活経験や語彙が増え，

論理的思考が発達すると，動物や植物など似たようなことをまとめて覚えることや，関連づけて覚えることが可能となり，論理的記憶へと移行していく。さらに，記憶する目的の理解や，自分が記憶できる量を査定し，記憶したことを忘れない，すなわち，再生するためにさまざまな方法を用いることなどが，記憶の質的発達としてあげられる。記憶の質的発達には，記銘・保持・再生という一連の過程を効果的に行えるようになることを含む。たとえば，旅行に行くときの持ち物を記憶するために，旅行に出かけて行うことを順に思い浮かべたり（目的の理解），持ち物リストを作成する，持ち物を目につく所に置く，忘れやすいものは親や友達に声かけしてもらうなど，忘れないようにさまざまな方法を用いることを含む。

【記憶の発達を促す支援】　記憶の発達は，子どもの認知能力や言語能力の発達と密接に関連している。また，生活のなかで記憶されたことが役立つ体験をもつことで，自発的な記憶が促される。したがって，記憶の発達のためには，子どもの五感に働きかける豊かな生活経験や，子どもにたくさん話しかけることが重要であろう。

〈関連語〉　知的発達，認知の発達，学習

[中村伸枝]

●文献　1) 多田英興：記憶の発達と臨床．岡堂哲雄・監，小児ケアのための発達臨床心理，へるす出版，1983, pp.90-100．　2) 川上清文，他：記憶．図説乳幼児発達心理学，同文書院，1990, pp.96-103．　3) 村山貞雄：記憶力．村山貞雄・編，日本の幼児の成長・発達に関する総合調査，サンマーク出版，1987, pp.90-92．

気管狭窄

⇒喉頭軟弱症／気管軟化症／気管狭窄

気管支喘息

【病態生理】　小児気管支喘息は，発作性に笛性喘鳴を伴う呼吸困難を繰り返す，気道の慢性炎症性疾患である。種々の因子が関与して気管支平滑筋の収縮，気道粘膜の腫脹と多量の粘液分泌が起こり，気道の閉塞をきたす。長期罹患児には炎症細胞の浸潤と慢性的な粘液栓形成による気道壁リモデリングが存在すると考えられている。

【病因および有症率】　発症・増悪にかかわる生体因子として，①アレルギー素因，②気道過敏性，③性差があげられる。環境因子として，①アレルゲン（室内塵ダニ，カビ，ペットのふけ），②呼吸器感染，③空気汚染，④受動喫煙，⑤食品，⑥運動，⑦気象などがある。発症年齢のピークは1～3歳，6歳までに90％以上が発症する。有症率は，5.1～6.4％である[1]。

【臨床症状】　喘鳴，陥没呼吸，呼吸困難感，呼気延長，起坐呼吸がみられ，日常生活が困難になる。さらに発作が進むとチアノーゼ，意識障害をきたす。発作の程度は，呼吸状態と日常生活の状態，β_2刺激薬吸入前後のピークフロー値より，「小発作」「中発作」「大発作」「呼吸不全」に判定され，程度に応じた治療が行われる。重症度は，発作の程度と頻度を指標として「間欠型」「軽症持続型」「中等症持続型」「重症持続型1」「重症持続型2」に分類される。

【診断・治療】　診断には，血液検査（総IgE，特異的IgE抗体，好酸球），気道炎症検査（鼻汁，喀痰中の好酸球），呼吸機能検査，胸部X線，皮膚プリックテストが行われる。治療の三本柱は活動性維持，薬物療法，環境整備である。発作治療薬（リリーバー）には，吸入β_2刺激薬，アミノフィリン，ステロイド薬，イソプロテレノールがある。大発作から呼吸不全に進むと酸素吸入，気管内挿管・人工呼吸が施される。また，長期管理薬（コントローラー）として，重症度に対応した治療ステップが決められている。経口抗アレルギー薬，吸入ステロイド薬，クロモグリク酸ナトリウム，テオフィリン徐放製剤，β_2刺激薬（貼付・経口）が用いられる。

【発作時の看護】　呼吸状態，不安や興奮状態，意識レベル，脱水症状の有無，小児と家族のコーピング方法をアセスメントし，必要時酸素吸入，気管内挿管などの準備をする。不安を最小限にし，呼吸が楽な姿勢をとらせ，指示された薬物の確実な投与と輸液の管理，排痰の介助，薬物の効果と副作用の観察を行う。

【長期継続看護】　児と親の思いを傾聴して医療者とのパートナーシップ[2]を築き，縦断的に児のQOLを評価[3)-5)]しながら看護を行う必要がある。病態の理解度を把握し，発作程度の見分け方と発作時の対応，緊急受診すべき状態を指導するとともに，長期管理薬の必要性を理解させることが肝要である。発作予防のために，ア

レルゲンおよび気道刺激物質回避を目的とした環境整備と呼吸器感染予防法の指導が重要である．セルフケアの確立に向けて，児の成長発達に応じたアプローチをする．ピークフロー測定と喘息日誌の記入に基づいたセルフモニタリング，吸入器と吸入補助器具の使用方法ならびに薬の副作用，呼吸法，運動誘発喘息の予防方法などを具体的に指導する．保育園・学校生活においては疾病の理解と発作時の対応，環境調整，吸入，食事などに関する協力が得られるように連携を図る．また，児と家族が抱えるストレスを理解し，自助グループ・アレルギー支援団体・公費負担制度についての情報提供とニーズに応じた援助を行うことが大切である．

〈関連語〉 呼吸困難，人工呼吸器療法，酸素療法，アレルギー性疾患　　　　　　　［石黒彩子］

●文献　1）古庄巻史，他・監：小児気管支喘息治療・管理ガイドライン2005，協和企画，2005，p.35，38，pp.44-48．2）宮本明正・監：EBMに基づいた患者と医療スタッフのパートナーシップのための喘息診療ガイドライン2004（小児編），協和企画，東京，2004．3）前掲書，pp.163-164．4）アレルギーの子どものQOLを考える会：喘息をもつ学童期/思春期の子どもの自記式QOL調査票(http://hes.met.nagoya-u.ac.jp/JSCAQOL/)．5）Ishiguro, A., et al.：Reliability and validity of the self-report quality of life questionnaire for Japanese school-aged children with asthma (JSCA-QOL V. 3). Allergology International, 55(1)：59-65, 2006.

気管切開

【定義】　呼吸困難を改善する目的で気管の前を開窓して，後にカニューレを付けるものである．通常気管切開術が施行される．吸引回数が多いケースでは咽頭気管分離術を行うことがある．気管切開には一時的なものと，永続的なものとがある．前者ではカニューレの取り外しにより，迅速に治癒し，最小限の痕跡を残す．後者では必要なくなったときに外科的手術で閉鎖する．

【適応】　気管切開の適応には次のようなものがある．①上気道の狭窄・閉塞，②人工呼吸補助を必要としている病態，③気道分泌物や唾液の流入による換気障害．また原因疾患（表23）でみると，咽頭・気管疾患である咽頭・気管軟化症や神経筋疾患である脳性麻痺，筋疾患や奇形症候群などがある．気管切開はQOLの改善が大いに期待できることから選択されることも少なくない．

【カニューレの種類および付属物品】　細径カニューレ・穴あきカニューレ，カフあり，カフなし，人工鼻（加湿などの鼻腔機能の補充を行うもの）．

【小児の気管切開における特徴】　小児での特徴として次のようなものがあげられる．①対象となる事例の年齢は出生直後～乳幼児学童と幅がある．②気管や肺の問題以外に，合併症や知的障害などを伴いやすく，ケアが難しい．③気切開の適用が緊急を要するものからQOLの拡大を期待するものまで多様である．④気道が細い(狭い)ため，閉塞が起きやすく，適切な管理を要する．⑤頸部が短いため，カニューレによる圧迫が起きやすい．⑥肉芽形成や気管内出血が起きやすい．⑦気切孔周囲の皮膚トラブルが起きやすい．⑧処置などの協力が得にくく，看護者の技術を要する．⑨動きが活発であることや成長発達に伴い，事故抜管が起きやすい．

【気管切開により生じやすい問題および二次的な障害】　①カニューレの抜去や閉塞による窒息の危険性，②出血，気管狭窄，皮下気腫，無気肺，肺炎などの合併症，③気管切開に関連した気道粘膜の損傷，④言語的コミュニケーションの障害，⑤感染の危険，⑥換気障害，事故抜去．

【子どもと家族に対する看護の課題】　①気管切

表23　気管切開の適応となった原因疾患

気管切開の目的	疾患の分類	主な疾患名
気道狭窄による気管切開	喉頭・気管疾患	喉頭軟弱症，気管軟弱症，声門下狭窄，両側声帯麻痺，小顎症，咽喉頭腫瘍
呼吸管理のための気管切開	神経筋疾患	脳性麻痺，脳腫瘍，脳血管障害，筋疾患
	奇形症候群	顎・頭蓋骨形成異常，その他の多発奇形
	その他	頭部腫瘍，心疾患，代謝疾患，先天性気管食道瘻，先天性食道閉鎖症

（文献　川畑篤子，他：気管切開チューブ．小児看護，25(5)：621，2002）

開の意思決定・受容に向けての支援：意思決定までには「家族の衝撃が大きく受け止められないことや説明自体を聞けない状況」「家族内の気管切開に対する認識が異なる」などの多くの困難が予想される。気管切開後の展望や家族の理解や不安・期待を捉え，一緒に考えることが大切であり，課題である。②在宅に向けての意思決定および日常生活・医療処置の獲得などのための支援：家族のアセスメントを行い，できるだけ実際の在宅に合った指導が必要である。吸引や事故抜管時の対応，カニューレ交換などの指導など，できるだけ多くの家族員に，技術の習得に向けて具体的に指導する。③在宅の支援体制・社会資源などの地域格差の是正：自治体によって，装着・使用の医療機器などの提供や負担額において違いがあったり，利用できる社会資源に差があったりしており，地域格差の是正が今後の課題である。

〈トピックス〉 日本小児看護学会では健やか親子21推進事業の一環として，2003(平成15)年度と2004(平成16)年度に「気管切開を行って退院する子どもと家族」のケア提供者の教育に関する研究を行い，ケアマニュアルを作成および改訂したり*，それを活用して全国レベルの研修会を開催したりした〔*ケアマニュアルの概要：以下の8つの目標を設定し，それぞれに実践(具体策，留意点)，予測される困難，コミュニケーション(具体策，留意点)を示した。①気管切開の意思決定ができる。②日常生活ケア・医療的処置の獲得ができる。③在宅に向けての意思決定ができる。④在宅に向けて家族機能・家族のケア能力が高まる。⑤養育環境を整える。⑥外来受診時，緊急時の医療体制が確立する。⑦経済的支援が受けられる。⑧子どもの成長発達が継続される〕。

〈関連語〉 医療的ケア，気管内吸引，気管内挿管，日本小児看護学会　　　　　　［濱中喜代］

●文献 1) 鈴木美香, 他：気管切開術の在宅管理. 小児外科, 34(1)：70-75, 2002. 2) 川畑篤子, 他：気管切開チューブ. 小児看護, 25(5)：621-626, 2002. 3) 濱中喜代, 他：気管切開を行って退院する子どもと家族へのケア提供者の教育と教育効果の評価に関する研究. 厚生労働科学研究費補助金, 子ども家庭総合研究事業, 2005.

気管内吸引

【目的】 気管切開や気管内挿管をしている患者，および自力で咳嗽の誘発・痰の喀出・口腔内の吐物を排出できない患者は，貯留物によって気道閉塞や肺換気量の低下をきたしやすい状態にある。そこで，吸引が一時的に吸引用の機器を用いて分泌物・貯留物を排除し，肺換気を有効にする目的で行われるが，吸引物の性状や量は肺合併症予防の指標となり，吸引に対する患者の反応は意識レベルの指標にもなる。排痰を促して呼吸器疾患の予防をする。

【必要物品】 吸引器(マノメーター付)，吸引瓶，吸引カテーテル，吸引用ユニバーサルチューブ，アルコール綿，必要時バイブレータ，聴診器，バックバルブマスク，ジャクソンリース，ディスポーザブルの手袋。

【方法】 ①ジャクソンリースに酸素を流し，バッグが膨らむかどうか確認する。②吸引チューブは滅菌手袋にて扱う。③患者の年齢や理解度に応じて説明してから実施する。④患者の状態に応じたタッピング(用手，バイブレーターにより)，ドレナージをする。⑤吸引は重症度に応じ，2人で実施する。⑥吸引装置の作動を確認する。⑦圧力調整装置を操作して，吸引圧を調整する(超低出生体重児15 cmHg以下，新生児15〜20 cmHg，乳幼児以上20〜30 cmHg，学童30〜40 cmHg以上であるが，粘稠度が高い場合はやや高めに設定する)。⑧1回の吸引ごとに1本の吸引カテーテルを使用する。⑨1回の吸引カテーテル挿入時間は10秒以内，吸引時間は1〜3分で実施する。⑩気管チューブやカニューレにジャクソンリース・人工呼吸器を接続する場合は，接続口をアルコール綿で消毒する。

【観察事項】 ①吸引前後の呼吸音，エアー入り。②吸引物の量，色，性状。③吸引時・吸引後の顔色，チアノーゼの有無，SpO_2値。

【注意事項】 ①無菌操作で実施する。②吸引中に抜管しないようにする。③吸引カテーテルを気管チューブに挿入する際は，気管損傷や肉芽形成を起こさないよう挿入の長さに注意する。④気管チューブの内径の1/2サイズのものを選択する(太すぎる気管チューブは気管内を閉塞し，低酸素状態になりやすい)。

〈関連語〉 呼吸理学療法　　　　　　　　［小泉美紀］

●文献 1) 都立八王子小児病院・編：看護手順，2005．2) 白石洋子・監，都立病院看護部科長会・編：新人看護師のための臨床看護技術チェックポイント，中央法規出版，2006．

気管内洗浄

【目的】 通常の気管内吸引では除去できないような粘稠な喀痰や，気道に固着した分泌物や血液塊を柔らかくする場合や，無気肺を生じ再膨張が困難と判断される場合に行う。ただしNICUで行う場合，1,500ｇ未満の児では慎重に行い，1,000ｇ未満の児や肺出血の治癒途中の児では禁忌である。

【方法】 ①洗浄吸引を行うスタッフとアンビューバッグ加圧やモニター監視を行うスタッフとに分担して２名（医師または看護師）で行う。看護的配慮として，呼吸状態の異常の早期発見のために，顔色・SpO_2などの観察を行う。②SpO_2が低い場合は操作の前に吸入酸素濃度を100％にして操作中に低酸素を起こすのを防ぐ。③生理食塩水を気管チューブを介して気管内に注入する。④数回，用手換気を行い，スクウィージングや体位ドレナージなどの理学療法で大きい気道へ痰を移動させる。⑤無菌的かつ短時間で吸引操作を行い，洗浄前後の肺加圧を十分に行い低酸素にならないようにする。

【効果の確認方法】 ①操作前後での呼吸音聴取。②胸部Ｘ線撮影。③血液ガスやSpO_2値の酸素化の比較。④気管支ファイバー。

【観察点】 ①咳嗽反射の有無，分泌物の性状，量。②気管内洗浄前後の呼吸状態。

〈同義語〉 気管内清掃，気管支洗浄
〈関連語〉 気管内吸引，気管内挿管　[高木範子]

気管内挿管

【目的】 気管内挿管により，迅速確実に気道を確保し，肺内への異物の吸引を防止し，人工換気の効率を高める。

【必要物品】 気管内挿管チューブ（患者の体重に合ったサイズ２～８ｍｍのポーテックスチューブ），喉頭鏡（患者に合った大きさのハンドルとブレード），固定テープ，ジャクソンリース一式，マスク，赤外線ランプ（新生児の場合），安息香チンキと綿棒，聴診器，砂嚢，ペアン，四つ折りガーゼ，マギール鉗子，胃カテーテル，吸引一式，キシロカインゼリー。

【方法】 経口挿管法と経鼻挿管法がある。①経口挿管法：ａ．挿管後速やかに胃内の減圧がはかれるように挿管前に胃カテーテルを挿入する。ｂ．挿管をする際，１人の看護師は頸部を伸展させ気道を確保し抑制する。ｃ．もう１人の看護師は医師の利き手側に立ち，口鼻吸引カテーテルの準備と，喉頭鏡，挿管チューブを用意する。ｄ．挿管手技中は低酸素状態となるため，SpO_2低下，徐脈などに注意しそのつど医師に声かけをする。ｅ．保育器に収容されている患者は，保育器を開けて架台を手前に引き，医師側に患者の頭部を向けるため，体温低下予防に赤外線ランプを準備する。ｆ．挿管が確実かどうか用手加圧しながら聴診器でエア入りを確認する（医師）。ｇ．固定用テープで医師がチューブを固定する。ｈ．保育器の患者は速やかに器内に戻し，体位を整える。ｉ．胃カテーテルより胃内のエアをシリンジで抜く。ｊ．落ち着いたら気管内吸引，口鼻吸引を行う。ｋ．気管チューブの挿入の長さを確認し，口角・テープの外側にマジックでそれぞれ印をつける。ｌ．聴診器で両肺のエア入り，左右差，肺雑音，心雑音を確認する。ｍ．頭部をガーゼや包帯などで鉢巻のように巻いて砂嚢に鉗子で固定する。ｎ．胸部Ｘ線にて確実に挿管されたかどうかを確認する。②経鼻挿管法：ａ．挿管後速やかに胃カテーテルを挿入できるように挿入の長さをマジックで印をつけておく。ｂ．経口挿管法のｃ．～ｈ．に準ずる。チューブ挿入時はマギール鉗子を用いる場合もある。ｃ．挿管した鼻と反対の鼻腔に胃カテーテルを挿入する。ｄ．経口挿管法のｉ．～ｎ．に準ずる。

【挿管中の管理】 勤務の始めと終わりに口角および鼻腔孔でのチューブ挿入の長さを確認し指示された長さかどうかを確認する。吸引時もチェックする。

【観察事項】 ①経口挿管法の際，挿管チューブと回路が90°になるように固定されているか。②固定されている際，気管チューブのブルーラインが患者の鼻側になっているか。③挿管チューブの位置確認（前屈：深くなる。後屈：浅くなる）。

【注意事項】 ①挿管前：ａ．喉頭鏡のライトがつくかどうか確認しておく。ｂ．固定用テープのサイズが患者に合っていないと事故抜管につな

がる。②挿管後：a．聴診してエアが入っているか。b．固定用のテープが剥がれそうなときは，医師に報告し医師とともに再固定する。③事故抜管しているときに起きる現象：a．SpO$_2$の低下，心拍低下が多く出現。b．声が出る。c．吸引でミルク，胃液が引ける。d．エアが入っていない。④挿入管チューブの太さの目安：超低出生体重児2.0～2.5 mm カフなし，極低出生体重児2.5～3.0 mm カフなし，新生児3.0～3.5 mm カフなし，乳児・幼児3.5～4.0 mm カフなし，学童児4.0 mm～体重に合ったサイズカフあり。

〈同義語〉　気道確保
〈関連語〉　人工呼吸器療法　　　　　［小泉美紀］

●文献　1）都立八王子小児病院・編：看護手順，2005．　2）白石洋子・監，都立病院看護部科長会・編：新人看護師のための臨床看護技術チェックポイント，中央法規出版，2006．

気管軟化症
⇒喉頭軟弱症／気管軟化症／気管狭窄

危機介入

【危機介入の背景】　安全や心の安定を失う危機感は心的な苦痛から自己を守るためにさまざまな防衛機制が働くが，時に危機は外的環境および内的な存在への脅かしとして襲ってくる。危機とは，これまでの理解ややり方では対処できないような状況に直面したときに生じ，不安，不快，罪悪感，喪失，葛藤，または心の痛みなどとよばれているもので，状況そのものをさすのではなく，その状況への判断と反応のことである。危機の語源はギリシャ語の krisis 決定（decision）で，危機，転機，決定的なとき，転換期（ランダムハウス英和辞典）を意味する。山本和郎[1]は，「"危"は不安，危険を伴うものであるが，"機"は転機の機であり，機が熟し大きく飛躍するとき」と記述している。危機を，Erikson, E.H. の発達課題にもあるように「成長促進可能性」として捉え，理解を超えた状況が脅かす危険性をはらむ一方で，これまでの古い殻を打ち破り再生する強さと創造性を秘めている。危機は，成熟に伴う痛みに対する発達的危機と人生の予期せぬ出来事に対する状況的危機として捉えることができる。

【危機介入の定義】　危機介入は，発達的危機あるいは状況的危機のいずれに起因しようと，なんらかのパニック状態，バランスを崩した心身を回復し"日常"を取り戻すための具体的な支援である。つまり，危機介入は，危機にある人と状況を理解するための理論と目的をもった具体的な援助方法である。具体的には，心理的混乱，虐待，自死，死別，薬物依存，心的外傷後ストレス障害などの危機に直面した人への「迅速で効果的な対応をおこなって，危機を回避させることとともに，その後の適応をはかる援助のこと」[2]である。子どもの場合は家出，家庭内暴力，親の離婚も重要な要因である。危機にある人を理解し効果的な介入をするための大きな流れをつくった代表的な危機理論は，Lindemann, E. の戦争で亡くなった遺族の離別反応や悲嘆反応である。また，Caplan, G. の第二次大戦後の精神医療のなかで予防的な危機介入理論がある。崩れた心理的「平衡」を回復することを基本としている。ほかには，適応の過程に焦点を当てた Fink, S.L. や危機に至る過程と問題解決法を提示する Aguilera, D.C. がある[3]。

【危機介入の方法】　効果的な危機介入のための基本的な考え方は，状況に応じて危機理論に基づいた方法の選択と活用ができる。危機介入の過程は，信頼関係を築き，感情面での支援，問題への焦点化，問題の取り組み，決断と希望，継続的な支援[4]を踏む。さらに，榊原立美[2]は①事前評価：子ども・養育者がどのように危機を理解しているか，活用できる社会資源，問題点の明確化，②治療調整活動の計画：情報収集しながら，可能な対処法を一緒に検討，③調整活動：危機に伴う感情を自由に表現できるゆとりと新しい対処機制に向けた援助を提示している。危機状態の把握，危機の意味，効果的で迅速な対応は大人も子どもも同じである。しかし，子どもの危機介入は，発達のどの時期にあるかによってアプローチは異なってくる[5]。また，常に，養育者と家族のなかで捉えて対処していかなければならない。子どもの権利，倫理的配慮，心理的葛藤，その後の成長発達への影響など考慮しつつ，きめ細かい心配りが欠かせない。

〈関連語〉　ストレスコーピング，フラストレーション　　　　　　　　　　　　　［津波古澄子］

●文献　1）山本和郎：危機介入．山中康裕，他・

編, 心理臨床大事典, 改訂版, 培風館, 2004, p.217. 2) 榊原立美：危機介入. 小林司・編, カウンセリング大辞典, 新曜社, 2004, p.151.　3) Aguilera, D.C.(小松源助, 他・訳)：危機介入の理論と実際；医療・看護・福祉のために, 川島書店, 1994.　4) 斉藤友紀雄：人生の旅立ち　悲しみを超えて, 日本基督教団出版, 1985, pp.215-229.　5) Faupel, A., et al.(戸田有一・訳)：Anger Management 子どもをキレさせない；大人が逆ギレしない対処法.「キレ」の予防と危機介入の実践ガイド, 北大路書房, 2003.

機　嫌

機嫌は, 表情や態度に表れる気分の善し悪しや快・不快の感情であり, 子どもの心身の状態を表すひとつのバロメーターである。乳児は, 快さを微笑みや発声(喃語など), 手足を動かすなどで示すが, 快さを感じる刺激は養育者とのやりとりを基盤に発達とともに変化する。また, 乳児や年少幼児は言葉で意思を十分表現できないため, 不機嫌・啼泣という方法で欲求や訴えを表現する。養育者は, かかわりを通して, 子どもの不機嫌・啼泣を敏感に受け止め, 子どもが伝えようとしている欲求や訴えを徐々に読み取れるようになる。乳児の啼泣や笑いに感度よく応答することは, 情緒の発達を促進し, アタッチメントの形成に役立つ。また, 不機嫌・啼泣がなんらかの異常のサインである場合は, 直ちに適切な対処をする必要がある。

【乳児の不機嫌・啼泣の原因】　空腹やのどの渇き・排泄・眠いなどの生理的欲求や不快・寂しさ・恐怖・甘え, さらに疼痛などがある。生後2～3カ月頃には, 生理的欲求に加え, 認知・情緒の発達に伴って, ひとりにされると不機嫌になって泣き, 抱かれてあやされると泣きやみ, 笑う, といった反応がみられる。徐々に, 泣くことによる周囲の変化を察知し, 泣き方にバリエーションをつけていくようになる。生後6カ月頃から大きな音や急に身体を動かされることに恐れを感じ, 生後6～7カ月頃には見知らぬ人への恐れを抱いて啼泣する。また, この頃から泣いて親を呼ぶ甘え泣きも始まる。「痛み」がある場合は, 大きな声で激しく啼泣する。

【乳児の不機嫌・啼泣へのかかわり】　乳児が泣いていたら, まず抱き上げ安心感を与えるとともに, 状況や発達を考慮して, 乳児の不機嫌・啼泣の原因を判断し, 適切なケアを行う必要がある。空腹であれば授乳し, 排泄していればおむつ交換を行うなど, 生理的欲求を満たす。授乳やおむつ交換, 抱っこをしても泣きやまない場合は, ほかの原因が考えられる。衣類や寝具を着せすぎていないか, 先のとがったものがないかなどを観察し, 不快感の要因を取り除く。また, 不機嫌・啼泣が, 重篤な疾患の最初のサインである場合もある。生後3カ月以降に激しい啼泣が間欠的に繰り返される場合は, 腸重積が疑われる。また, 小さな弱々しい声で泣く場合は, 衰弱していると考えられる。このような場合, 随伴症状の有無や活気・食事・哺乳力・排泄・睡眠の状態などを観察し, 啼泣の原因を考えることで, 異常を早期に発見し, 対処することができる。健康時の子どもの様子をよく知っている(母)親からの「いつもと違う」「何となくおかしい」という訴えにも耳を傾けることが大切である。　　　　　　　　　　[本間照子]

●文献　1) 山田洋子：ことばの前のことば；ことばが生まれるみちすじ1, 新曜社, 1987, pp.203-235.　2) 平井信責：5歳までのゆっくり子育て；「意欲」と「思いやり」のはぐくみ方(PHP文庫), PHP研究所, 1992, pp.42-62.

擬　人　化

【定義】　擬人化(anthropomorphic)とは, 生命のないものが生きている人間のような意識や感情, 考えをもつとして扱うことであり, 通常, 前操作期にあたる幼児にみられる。

【幼児期の自己中心性と擬人化】　幼児は, 自己の視点のみから周囲のものを認知するという自己中心性(egocentrism)があり, 自己と外界, 現実と想像したものなどを分けて考えることができないために, 幼児特有の仕方で周囲のものを把握する。たとえば, 吹いていた風が止んだとき「風さん寝ちゃったね」と話すように, すべてのものに心がある, 動くものは生きているというような把握の仕方であり, 動植物や人形, その他の無生物にも話しかけたり, 遊んだりする。このような幼児の特性を活かし, 幼児に血圧測定など慣れない処置を行うときに, まず人形で測定して「クマさん, ちょっときついけど平気って言っているよ」などと説明することで, 患児が受け入れやすくなることがある。心理学者であるPiaget, J.は, 生命のないものや現象

に，生命や意識，感情があるとするアニミズム（animisum）が，発達の一段階として幼児に認められることを説いている。これらの考え方は，幼児の生活空間が拡大し，さまざまな人とかかわりをもち，他者の見方を取り入れていくなかで修正され解消されていく。学童期に入ると，自ら動くもの，さらに，動物や人間のみが意識や感情，考えをもつことを理解するようになる。

【病的認知としての擬人化】　擬人化は，急性の精神障害や，アルコール中毒などの意識障害時に，病的認知としてみられることもある。

〈関連語〉　自己中心性　　　　　　［中村伸枝］

●文献　1）Butterworth, G., et al.（村井潤一・監訳，小山正，他・訳）：見かけと本当．発達心理学の基本を学ぶ；人間発達の生物学的・文化的基盤，ミネルヴァ書房，1997, pp.215-222. 2）神谷ゆかり：自己中心的世界．山本多喜司・監，発達心理学用語辞典，北大路書房，1991, p.119.

規則授乳

【規則授乳とは】　時間ごとに規則的に子どもに授乳する方法。授乳の間隔や時間を一定とし，子どもに与える。時間が決まっているので母親にとっては休息がとれ，生活が規則的になることから時間を有効に利用できる。早期産児，低出生体重児など，血中の血糖値が不安定になりやすく，代謝が十分でない場合や確実な体重増加を期待する場合なども規則授乳法で授乳されている。一方で，子どもの欲求に応じて授乳を行う方法ではないため，必ずしも子どもの満足感を得られるとは限らない。

【その他の授乳方法】　自律授乳は，授乳時間や回数に縛られず，子どもの欲求に合わせ，欲しがったら与え，満足するまで授乳する方法である。主に母乳栄養の場合にはこの方法が推奨されている。生後2日目から7日目頃までは1時間から3時間ごとに母乳を欲しがるため，その都度与えられるように，母子同床がよい。母乳分泌が確立してからは1日当り8回から12回の授乳回数といわれているが個人差があり，これ以上の回数となることもある。子どもの欲求とは母乳を欲しがるサイン（cue）の表れであり，このサインを見極める方法を両親に説明することが重要となってくる。具体的には「おっぱいを吸うように口を動かすこと」「おっぱいを吸うような音を立てること」「手を口にもっていくこと」「素早く目を動かすこと」「クーとかハーというような柔らかい声を出すこと」「むずかること」などである。一度授乳を始めたら，子どもが自分から乳首を外すまで授乳を続けるようにする。

【母乳不足の見分け方】　母乳育児を始めたばかりの母親達がもっとも心配に思うことは「母乳だけで足りているのかどうか」ということである。授乳回数が少なかったり，子どもの体重が，日齢3を過ぎても減り続けたり，便の回数が24時間で3回以下だったり，日齢4を過ぎても胎便が排泄されていなかったり，子どもが泣いてばかりで落ち着かない場合などは母乳育児が効果的に行われていないサインと考えられる。母乳の分泌量が減っていないか，子どもが乳房へ吸着しているか，授乳姿勢はきちんととられているか，落ち着いた環境で授乳が行えているかなど，考えられる原因をあげ，医療従事者は母子と共に問題を解決していく必要がある。

【母乳分泌が伴わない母親への対応】　どんなに意欲的に母乳育児を行っていても，しだいに子どもの欲求に，母乳分泌が伴わなくなることもある。そのようなときにはまず母乳分泌が増えるような方法を助言する。母親の疲労が蓄積していたり，不安や心配事がある場合，授乳または搾乳回数の減少などがある場合は休息や睡眠を促したり，授乳回数を増やすことなどを助言したり，搾乳前に乳房を温タオルで温めたり，シャワーを浴びたりすることも有効であることを説明する。それらを行っても乳汁分泌量が増えてこない場合には，今までの母親の努力を認め，ねぎらうことも必要である。母親の意向を確認しながら混合栄養法などの説明も行っていく。

〈関連語〉　母乳栄養，自律授乳　　　［吉川さわ子］

●文献　1）大山牧子：NICUスタッフのための母乳育児支援ハンドブック，メディカ出版，2004. 2）UNICEF, 他（橋本武夫・監訳，日本ラクテーション・コンサルタント協会・訳）：UNICEF/WHO母乳育児支援ガイド，医学書院，2003. 3）国際ラクテーション・コンサルタント協会（日本ラクテーション・コンサルタント協会・訳）：生後14日間の母乳育児援助；エビデンスに基づくガイドライン，日本ラクテーション・コンサルタント協会，2003.

吃音 ⇒どもり

気道内異物

【定義】 気道内に異物が嵌入,あるいは停滞し,呼吸状態に異常がある状態をいう。

【実態】 好発年齢は0〜2歳であるが,年長児でも脳性麻痺や神経・筋疾患を基礎にもっている場合には気道内異物吸引の可能性が高くなる。転倒したり,泣いたり,驚いたり,背中をたたかれたり,咳き込んだりしたときに,口内にある異物が吸気とともに気管内に吸入されることが多い。異物としては,餅,肉片,魚骨,米飯,パン,豆類など食物が圧倒的に多いが,そのほか,虫ピン,まち針,釘,鉛筆キャップ,おもちゃ,コイン,ビー玉,ゴム製品など,口に入るサイズであればどのようなものでも異物になりうる。乳幼児の異物としてもっとも多いものはピーナッツ(30〜80%)である。異物の存在部位は,咽頭,喉頭,気管,気管支に分けられる。咽頭や喉頭では,気管の内径より大きな異物,すなわち,餅,肉片,はんぺん,ミニトマト,コインなどの異物が主であり,喉頭を完全に塞いでしまうと窒息状態に陥る。気管内異物には,米飯,豆類,ビー玉などがあり,咳によりうまく喀出されない場合には,逆に気管支内に深く吸引されて末梢の気道を閉塞する。ピーナッツなどの豆類や米飯は摘出が困難で,重篤な肺炎や無気肺をきたして予後不良の原因となる。

【評価】 突然発症した呼吸困難,チアノーゼ,発声不能,発作性の咳,喘鳴では気道内異物を疑う必要がある。異物を吸引した直後は激しく咳き込むが,異物が気管下部に達すると咳はおさまる。気道内に異物を吸引すると,異物の種類や大きさ,存在部位により,さまざまな程度の呼吸困難が出現し,重篤な場合には急激に死の転帰をとることがある。家族や目撃者からの情報によって異物吸引が明らかである場合もあるが,保護者が見ていない場合には単なる咳として受診することもあるので,咳や呼吸困難の患児の診察にあたっては,気道内異物の可能性を常に考えておく必要がある。突然始まった咳,長期にわたる咳,治りにくい肺炎などでは,気道内異物の可能性を疑うことが大切である。胸部聴診所見が正常のこともあるが,ラ音,呼吸音の左右差,打診上の鼓音などがあれば異物側を推測できる。確定診断は胸部X線所見による。異物陰影,無気肺,肺気腫などが認められる。吸気時と呼気時のX線写真を撮って比較する。異物がチェックバルブとして働くと,異物側は過膨張となり,縦隔を健側に圧排する。胸部X線所見が正常であっても気道内異物を否定できない。MRI,CT,肺の血流,あるいは換気シンチグラフィーなども行われる。

【治療】 患者の症状,バイタルサイン,SpO$_2$値から緊急度を判定する必要がある。応急処置の基本は,酸素投与,用手的異物除去,背部叩打法,ハイムリック法などによる異物除去である。これらで除去できない場合は,喉頭鏡で展開してマギール鉗子,気管支ファイバースコープを用いて摘出する。緊急気管切開(輪状甲状間膜切開)下に異物を除去することもある。気道内異物が疑われるときは入院させ,耳鼻科医に全身麻酔下で内視鏡検査,異物の摘出を依頼する。突然,呼吸困難が起こることもあるので,酸素や人工呼吸の用意をしておく。呼吸障害があれば酸素を投与する。保護者には,突然呼吸状態が悪くなる可能性についても話しておく。

〈関連語〉 事故,呼吸困難,小児救命・救急,気管切開 [山中龍宏]

●文献 1) 益子邦洋:気道内異物.日医雑誌,135(特別号1):S 258-259, 2006.

ギプス

【定義】 ギプス(cast)とは,骨折・靱帯損傷などの治療において,患部が動かないように,外から固定・保護し,安静保持するために用いる包帯材料もしくは包帯法の略称として使用される。ギプスの語源はドイツ語のGips石膏の意味である。

【ギプス装着・ギプス包帯】 骨折の整復後の固定,先天性異常の変形の矯正,手術後の患部の安静や固定などを目的として行われる。小児の特徴として,先天性異常の変形の矯正があげられ,先天性内反足や先天性股関節脱臼でのギプス固定などがある。①ギプス包帯の種類:長下肢ギプス,短下肢ギプス,両側性の下肢ギプス(Aキャスト),短上腕ギプス,長上腕ギプスなどがあり,固定の目的と部位により選択する。固定の肢位は原則として良肢位である。②ギプス包帯の素材の特徴:a.ギプス包帯;安価で,

扱いやすく表面の形によく合わせて巻くことができるが，重く乾燥までに時間がかかる，水に濡れると壊れるという特徴がある。そのほか，辺縁部のギプス粉がギプスの中に入り，かゆみの原因となることがある。b．プラスチックキャスト；軽く通気性があり，耐水性がありシャワー浴も可能である，また，乾燥も速く，強度も優れている。操作上の簡便性から，現在では，ギプス包帯よりも多く使われている。65～70℃の温湯を使用する熱可塑性と，水を使用する水硬性の2種類がある。③ギプス装着中のケアのポイント：ギプス装着中のケアのポイントとして，a．合併症のリスクを最小限にする，b．固定・安全を維持しながら基本的生活が自立できるように援助する，c．抑制による欲求不満を最小限にすること，があげられる。合併症のリスクを最小限にするために，ギプス装着による循環障害の観察，褥瘡の予防などがある。また，四肢ギプスの場合は，腓骨神経麻痺や尺骨神経麻痺の観察も重要である。体幹ギプスの場合は，ギプスによる腹部圧迫による腹部膨満，嘔吐，便秘などのイレウス症状がみられることがある。また，術後などは，創部からの出血がギプス上に滲んでくるときがある，そのときはペンなどで型取りし経時的な変化を観察する。固定と安全を維持しながら基本的生活を自立するためには，機能的な問題と同時に，ギプス治療を受け入れていることが必要である。予定されたギプス装着に対しては，児の理解力に応じた説明を行い，ギプス装着をしている写真やギプス装着中の他児を紹介したり，ギプスの一部を触れさせるなどを通して，ボディイメージがつくれるように援助する。また，固定・安全を維持しながら，杖・車椅子・ガーニーなどの移動具を利用して，自分で行きたいところに行けるように援助する。移動手段を得ることで，食事は食堂で，排泄はトイレで，入浴は浴室でと行動範囲が広がり，一部介助や見守りが必要であっても，基本的日常生活がおのずと自立してくるようになる。また，移動手段を得ることは，抑制による欲求不満を減少することにもつながる。学校が併設されている場合は登校したり，保育への参加なども効果がある。ギプス装着していても，退院することもあるので，家族へ合併症の観察などを指導し，安全に在宅生活が送れるように援助する。基本的生活の自立ができない段階の児や，ギプス装着の受け入れが難しい場合，抑制による欲求不満を最小限にする工夫が必要となってくる。リラックスしやすい姿勢を工夫したうえで，気を紛らわすなどの援助を行う。

【ギプスカット】①ギプスカットの種類：a．除去；固定期間終了後，または緊急に際し，完全にギプスをカットし，ストッキネットまですべての装着物を除去する。b．割入れ；循環障害が疑われるとき，部分的にギプスに割を入れて拡げ除圧する。c．開窓；神経障害や褥瘡の発生が疑われるとき，創処置の必要があるとき部分的に窓を開ける。d．切半；ギプスを二分しシーネとして使用する。その際は，弾性包帯で固定する。②ギプスカット時のケアのポイント：ギプスカットの必要性と，処置の方法について説明する。とくに，音がすること，ギプスカッターは，回転ではなく振動によって硬いものを切る機械であるので，皮膚を切ることはないことなどを，児の理解の程度に応じて説明し，恐怖感の軽減に努める。知的に理解できない児に対しては，ギプスカット後の状態をイメージできるような説明と，気を紛らわすような対応を行う。また，ギプスカットが短時間で行えるように，カットがしやすいように介助する。

〈関連語〉　牽引，良肢位，補装具　[伊藤まさ子]

●文献　1)菊地美代子：ギプス・装具を装着している患児の看護．小児看護，13(3)：339-343，1990．2)村田敦子，他：小児骨折における治療別の看護ポイント．小児看護，28(7)：882-889，2005．3)野中淳子：ギプス装着時のケアのポイント．小児看護，23(11)：1503-1507，2000．4)塩川睦子：ギプス固定時の観察と看護．小児看護，9(3)：334-337，1986．5)加藤文雄：整形外科エキスパートナーシング，改訂第2版，南江堂，1996，pp.137-153．6)日野原重明・監，天羽敬祐，他・編：看護のための臨床医学体系8；運動器系，ほるぷ出版，1982，pp.35-37．7)小林彩子，他：クイックマスター 小児看護学，医学芸術社，1998，pp.276-278．

ギプスカット　⇒ギプス

ギプス装着　⇒ギプス

ギプス包帯　⇒ギプス

基本的信頼

【Eriksonの心理・社会的発達論における発達課題とその意義】 アメリカの精神分析家, 発達心理学者であるErikson, E.H. は, 遊戯療法や児童分析の研究を通して, 人間の一生はいくつかの段階に分けられ(ライフサイクル), 各段階には達成すべき課題(ライフタスク)があり, 課題の解決を積み重ねながら一生をかけて精神的発達を遂げるというパーソナリティーの発達段階理論(心理・社会的発達論)を示した。そのなかで, ライフサイクルの第1段階である乳児期の心理・社会的発達課題としてあげられているのが基本的信頼である。Eriksonは, 一つの段階の発達課題が達成され, その達成に基づいて次の段階に進むと説明しており(漸成説), 人生最早期の発達課題である基本的信頼は, 健康的なパーソナリティー発達の基盤ということができる。信頼の対象となるのは, 自己, 他者, 世界(環境)であり, これらに対する基本的信頼の獲得は, 信頼する感覚の核となって生涯永続的に機能する。これが欠如するならば健康的な精神発達や対人関係, 生存はきわめて困難となる。この期の拮抗する発達課題は不信であり, 基本的信頼が不信より優位であることが精神的健康の発達を促進する。このことは, 統合失調症や境界性人格障害などの重い精神障害をもつ事例において, 基本的信頼が著しく傷害されて不信が優位であることからも理解できる。

【基本的信頼を獲得するための要素】 基本的信頼の獲得は, 遺伝的プログラムによって脳機能が発達することに代表される先天的・内的要因と, 周囲の人々などの環境とのかかわり, すなわち後天的・外的要因の影響を受ける。とくに, 子どもの日常生活のなかで繰り返し行われる養育者とのかかわりは, 基本的信頼の獲得に決定的に重要な影響を与えると考えられている。具体的には授乳や排泄の世話を中心とした安心で安楽な, 養育者との安定した関係がもっとも重要である。この時期の子どもには, 無条件に全面的に受容し愛されること, 肯定され自分の存在を認めてもらうこと, 喜びをもって迎えられることが必要不可欠であり, またこれらは日々のなかで何度も繰り返される必要がある。このような養育者の対応により, 子ども自身も世界を愛し, 周囲の人々や社会を信じ, 自分の存在を信じ, またそれらを肯定的に認めることができるようになるのである。このような周囲の無償の基本的信頼に支えられて, 子どもは自分に対する基本的信頼(自体愛)を獲得する。そして, この自体愛を基礎として人間は自己感覚を築き, 他者への愛を発達させ, 生涯をかけて自己愛の拡大をはかろうとしてゆくのである。

【獲得の失敗と修復】 基本的信頼の獲得が不十分であったり失敗したりすると, 周囲の人々とのかかわりにおいて不信が優勢となり, 将来的には無力感や諦め, 不安を多く体験するようになり, 安定し一貫したパーソナリティーや対人関係を維持することが困難になる可能性が高くなる。また一度そのようなパーソナリティーが形成されると, その修復は相当の困難を要する。基本的信頼を獲得した子どもは十分に依存し愛された経験があるため, その後は必要以上に愛されることを望まず自律に向かって歩んでいくが, 依存しても十分に愛されない子どもは成長した後も周囲の受容や肯定を渇望してしまう傾向がある。アダルトチルドレンは典型的なこの例である。このように基本的信頼の獲得が不十分で不安定な場合は, 子どもの依存を容認して求めに応じ, 受容され肯定される体験や不信を取り除くような経験を少しずつ増やしてゆくかかわりを通して, 信頼が優位なかかわりを意図して提供することが基本的信頼の修復や再獲得につながる。

【「甘やかす」ことと「甘えさせる」こと】 子どもに基本的信頼を提供できなかった養育者は「甘えさせる」と「甘やかす」を混同していて, 「甘やかす」ことに拒否的であるがゆえに「甘えさせる」ことを実行できないことが多い。「甘やかす」とは, 子どもが求めていないのにもかかわらず先回りして過剰に介入してしまうことであり, 「甘えさせる」とは子どもの要求に応えて, それを受け止めることである。養育者には「甘える―甘えさせる」という関係のなかで基本的信頼が育つことを指導することも重要である。

〈関連語〉 エリクソン, 人格, 人格形成, 発達課題, 発達段階, 発達理論, 自己概念, 共感体験　　　　　　　　　　　　　　　　[塩飽仁]

●文献　1) Evans, R.I.(岡堂哲雄, 他・訳):エリクソンは語る；アイデンティティの心理学, 新曜社, 1981. 2) 一丸藤太郎：基本的信頼. 小此木啓吾・編, 精神分析事典, 第1版, 岩崎学術出版社, 2002,

pp.86-87. 3）舟島なをみ：子どもの発達．及川郁子・編，健康な子どもの看護（新版小児看護叢書1），第1版，メヂカルフレンド社，2005, pp.31-105.

基本的生活習慣

【概念】 乳幼児期は，さまざまな生活上の習慣を獲得する時期である。まずは生理的な営みが円滑に行われ，生命の維持に必要な生活習慣を獲得し，健康に成長発達すること，心身の調和をはかり社会的・文化的に適応していく能力を培うことである。つまり，基本的生活習慣とは，生命を維持していくための普遍的な要素ではありながら，民族や自然環境や文化により固有な生活習慣を取り入れることでもある。看護学や保育学分野で取り扱うものは，一般に食事，睡眠，排泄，清潔，衣服の着脱をさしているが，遊びも重要な生活行動として取り上げておきたい。遊びは本来自発性の活動であるが，子どもの社会性を養う重要な活動であるからである。これを通して，①健康で病気をしない身体をつくり，②運動能力を養い，③自己表出と意思決定をすること，④相互関係とコミュニケーション技術を学び，⑤人に譲ること，我慢すること，人を思いやることを学び，⑥人と交わるためのルールを守ること，⑦感謝を表すという習慣が培われるからである。

【基本的生活習慣獲得のプロセス】 ①第1段階：小児の必要としていることを保護者（養育者）が与え行う。食事の習慣は，空腹を訴える乳児のサインに対してミルクを与える。新陳代謝の活発な乳児の皮膚の清潔と爽快感は入浴や清拭で充足させ，その習慣を身に付けさせる，衣服の着脱や衣服の選択は，外気温や活動による体温機能に対応できる身体づくりと調節能力をつけるために行われる。睡眠は眠る環境を整えることにより，心身の安静をはかる重要な生活のリズムをつくる。排泄機能は生理的成熟に関係するがおむつ交換を通して快不快の感覚から自律へと進む。②第2段階：子どもは心身の成熟状態に応じて，快と不快を表す一方，親やきょうだいの行動に興味や関心を示し，自分で行いたい欲求が芽生え始める。これは意図的に習慣づけを開始するのに適した時期である。食事行動への習慣も，初めは手を使って食べ，スプーンを使い，コップからはこぼしながら飲む。排泄では生理機能が成熟する時期と合わせてトイレットトレーニングを始める。清潔習慣では手を洗う，歯を磨くなどは理屈ではなく行動で教える。そのためには子どもが喜んでできる洗面台の高さや危険防止（蛇口からの熱湯によるやけどなど）の工夫が必要である。この段階での大人のかかわりは，自らしようとする意欲を高められるよう焦らず環境を整えることである。③第3段階：練習，習熟の過程を経て自立する時期である。自分で行いたいという欲求を尊重し，適切な指導が必要である。養護者は，見守り，あるときは言葉と行動で具体的に教え，介添えをし，誉め，励まし，繰り返し，行おうとする意欲を支える。子どもの達成感を共に喜ぶ姿勢が必要である。この習慣づけで大切なことは，養護者自身の心身の安定と一貫したしつけの方針である。

〈関連語〉 育児，しつけ，自立　　　　［田原幸子］

●文献 1）森上史朗：保育のための乳幼児心理事典，日本らいぶらり，1980. 2）小原国芳・監：保育者論，玉川大学出版部，1974.

逆隔離　⇒隔離

キャッチアップ

【定義】 小児の発育や発達面において，遅れを取り戻すこと，すなわち正常範囲内の発育，発達レベルに到達することを表す用語。たとえば精神発達には個人差があるが，ある時点で遅滞があると診断されても，その後正常範囲の知能になることもある。また子どもがなんらかの病気や栄養障害のために発育不良の状態にあった場合でも，その後の回復過程において，年齢相応の発育速度を上回るペースで発育し，病気や栄養障害などの発育阻害要因がなければ到達していたと考えられるレベルにまで追いつくことなどをいう。しかし，発育抑制の原因が長く続くとキャッチアップできなくなる可能性もある。

【ハイリスク児のキャッチアップ】 ハイリスク児，とくに極低出生体重児に関しては，退院後も発育発達面のフォローアップが行われている。具体的には体重，身長，頭囲などの身体発育や精神発達が順調にキャッチアップするのか，するとすればいつ頃か，あるいは神経学的

後障害や発達遅滞，知的障害がないかなどについてである。三石知左子ら[1]は，極低出生体重児の発育について，小学校3年生以降まで追跡調査を行っている。3歳未満では修正年齢を用い，3歳以降は暦年齢を用いて，健常児の発育値(標準身長・体重値)で検討し，−1 SD以上に到達した場合をキャッチアップとしたところ，出生体重が小さい群のほうがその後のキャッチアップ率が低く，また体重・身長とも3歳以降のキャッチアップ率に大きな変動がなかったことから，3歳までにキャッチアップできなかった例は小学3年生まで小柄でやせのまま過ごす可能性が高いと報告している。

〈関連語〉 成長，発達，身体発育，知的発達
[武田淳子・遠藤芳子]

●文献 1) 三石知左子，他：低出生体重児の身体発育. 周産期医学, 31(増刊号)：635-637, 2001. 2) Illingworth, R.S.(山口規容子・訳)：ノーマルチャイルド，メディカル・サイエンス・インターナショナル, 1994. 3) 山口規容子：ハイリスク児の概念. 前川喜平，他・編，育児支援とフォローアップマニュアル，金原出版, 1999, pp.9-15.

ギャングエイジ

【概念】 ギャングエイジ(gang age)は，徒党時代とも訳される。学童期の終わりにみられ，閉鎖的で，排他的で，密接的な強い結び付きを特徴とする仲間集団である。社会化の過程で，仲間意識が強まり，同性・同年齢の閉鎖的な小集団をつくり，強力なリーダーと厳格な集団の規約のもとで，一定の目的をもった特異な仲間遊びをすることが目立つようになることから名づけられた。ギャングエイジは，それまでの親や教師への一方的依存関係から脱却して，より対等で相互的な人間関係を求める，発達上かなり必然的な要求から起こると考えられている。

【発達的意義】 ギャングエイジにおける友達関係は，社会性の多くの面を発達させ，青年期の友達関係の先駆けとなる。彼らは仲間との集団活動を通して家族から独立し，仲間の賞讃と非難に対する鋭い感受性と適切な反応の仕方を身に付ける。また，彼らは自己中心的な態度から抜け出して，他人に対する同情，誠実，公正という態度を形成し，集団全体への忠誠，従順，同調という態度を形成していく。

【仲間集団の特徴】 小学校高学年頃より，家庭の外の集団への帰属意識が育ち，近隣に住む同年齢の友達を中心とする集団を自発的につくって遊びを中心としたさまざまな活動を行うようになる。それまで親や教師などとの間で築かれてきた関係やルールを打ち破り，まったく新しい仲間独自のルールをつくり上げるようになる。また，集団形成において同じ地域に住み，同じ学校に通い，クラスで席が近いなど，物理的な近接性が重要な要因となっている。成員が仲間所属への喜びと誇りを強くもつ点で，単なる遊び仲間とは異なる。このような仲間集団の特徴として，4，5人から8人程度の同性の集団成員から構成されていること，役割分担やリーダー・フォロアーの構造が明確であること，成員だけに通用する約束やルールが存在すること，密接的な強い結び付きを特徴とする交友関係があること，仲間以外の集団に対して閉鎖性・排他性・攻撃性を示すこと，大人の目や干渉から逃れようとして秘密の場所をつくりやすいことなどがある。このような仲間集団での活動は，集団内の地位や役割を遂行することを通して，社会的知識や技能を獲得する機会を提供する。この時期の子どもにとって，大人の権威は絶対的ではなくなり，仲間にどう受け入れられるか・評価されるかが重大な関心事になってくる。また，この集団形成には性差がみられることが報告されている。狩野素朗ら[1]は，小学校高学年を対象に，ソシオメトリックテストを用いて「遊び」場面における仲間の構造について検討した結果，男子の集団は女子の集団よりも集中性と階層性の次元において高い傾向が認められること，一方，男子が女子より徒党を組むことを好むのに対して，女子はある特定の個人に勢力を集中する構造化された集団を好まない傾向があることが明らかになった。

【近年の日本の子どもの問題】 近年，社会生活の変容，近隣社会でのふれあいの希薄化，遊び環境や条件(空間・時間・仲間関係など)の変化から，ギャングエイジの現象がはっきりみられなくなったことが指摘され，社会性の発達にとっての問題を投げかけている。塾や稽古事で多忙な子ども達が増え，彼らは，お互いに遊ぶ時間を共有できず，テレビの視聴やテレビゲームなどのひとり遊びに偏っているその一方で，遊びに飢えた子ども達が塾帰りの深夜に市街地の公園などにたむろして，野球をしたり，自転

車を乗り回したりして遊んでいる様子が，マスコミを通じて知られるようになったこともあり，子どもをめぐるこれまでにはなかった新しい現象が注目されている．このような子どもをとりまく環境と対人関係の発達との関連について真剣に考えていかなければならない．

〈関連語〉 学童期，仲間関係，社会化，対人関係の発達 　　　　　　　　　　　　　[二宮啓子]

●文献 1) 狩野素朗, 他：学級集団理解の社会心理学, ナカニシヤ出版, 1990. 2) 松田惺：ギャングエイジ. 細谷俊夫・編, 新教育学大事典 第2巻, 第一法規出版, 1990, pp.150-151. 3) 小石寛文：人間関係の展開. 小石寛文・編, 児童期の人間関係(人間関係の発達心理学 3), 培風館, 1995, pp.1-13.

QOL　⇒クオリティオブライフ(QOL)

救急看護

【救急看護の特性と現状】 わが国の救急医療体制は，重症度・治療の必要性に応じるため，機能別に初期・二次・三次救急医療施設を整備してきた．2004(平成16)年4月現在，二次救急医療施設は3,253，三次救急医療施設は184カ所に達している[1]．救急看護は，この体制整備と並行して発展してきたといえ，主にこれらの医療施設において実践されている．外傷や急性疾患などに速やかに対応し，患者の救命率を上げるとともに，患者ができる限り受傷または発症前の健康レベルまで回復し，社会復帰するために援助することが救急看護の使命といえる[2,3]．あらゆる年齢，重症度，疾患，外傷などの患者とその家族が対象となる．患者の多くが初めての受診であり，発症あるいは受傷直後で不安や苦痛が強いため，看護師は非常に少ない情報のなかで患者の状態をすばやくアセスメントし，患者の不安や苦痛を軽減しながらなおかつ適切な検査・治療が行われるよう援助しなければならない．幅広い知識と卓越した技能を必要とする領域である．また，最近では広域救急患者搬送体制の整備として，初療(プレホスピタルケア)を実施できる「ドクターヘリ」の導入が開始されており，2005(平成17)年4月現在で8県が実施している[1]．さらに，突然起こる自然災害や事故，テロ，犯罪などで，患者が集団的に発生した場合，治療の緊急性を振り分けるトリアージを行い，より迅速かつ適切に対応しなければならない．このように，救急医療を提供する場と役割は拡大しており，事故などを想定した訓練，他職種や他施設および地域との連携など，救急看護はさらに幅広く専門的な知識・技術が求められている．1995(平成7)年には，日本看護協会において救急看護認定看護師の制度が認定され，3カ所の教育機関において1年間810時間のカリキュラムのコースが実施されている．2005年10月現在168名が登録され，全国の医療施設で活躍している[4,5]．また，学術団体として，日本救急看護学会が救急看護の教育，研究の発展に貢献している．

【小児の救急医療の特性と現状】 小児の救急患者は，少子化や核家族化などから育児不安を抱える親が増加していることから，乳幼児の軽症者が多い[6]．また，8割の保護者が子どもの急病やけがで夜間や休日に医療機関を受診したことがある，という調査結果もある[6]．上述のように救急医療体制は充実してきているが，小児科医の不足などから小児患者を受け入れていない施設もあり，小児の救急患者が適切な治療を受けられずに死亡するという痛ましい出来事も起きている．このような現状をふまえ，厚生労働省は1999(平成11)年から小児救急医療の確保対策を実施しており，初期救急医療機関である在宅当番医および休日・夜間急患センターと，輪番制で入院医療機関を確保する「小児救急医療支援事業」や，広域的な対応を行うための「小児救急医療拠点病院」による二次救急医療の確保を進めている[1]．また，2004年からは，全国共通番号(#8000)で子どもの病気やけがについて，家族が夜間などに相談できる窓口を都道府県が設置(2005年9月現在26都道府県で実施)している[1]．この電話相談事業では，看護師，保健師，助産師が電話相談を受け医療機関の受診の必要性や対応の仕方などを助言しており，ここにも看護職の活躍の場が広がっている．このような現状に則した卓越した小児救急看護を実践する看護師を育成するために，2004年に日本看護協会において新たに小児救急看護認定看護師の制度が認定され，2005年度よりその育成がスタートした[4,5]．

【小児の救急看護】 乳幼児は症状が急激に重篤化する場合があるうえ，自分の症状を言葉で表現できず，家族も子どもの訴えをうまく伝えら

れない場合もある。小児においては，成長発達に関する知識はもちろんのこと，このような社会的背景や身体的特徴もふまえて以下のような援助を行う必要がある。子どもとその家族に救急医療の現場で接する際は，「家族の心配と子どもの言語発達の未熟さをふまえてすばやく緊急性を判断する」「子どもが見知らぬ環境のなかで処置などに立ち向かえるようにする」「家族が見通しを立てられ，安心できるようにする」という3つの行為を並行して実践する能力が求められる。さらに，子どもと家族の帰宅後を見据え，子どもや家族が対処できるよう援助する必要がある[7)8)]。また，小児が災害や犯罪などに巻き込まれ，集団で患者が発生した場合や，交通外傷など不慮の事故で搬送される小児とその家族は，精神的な衝撃を受けている。時には死に至る場合もあり，子どもの突然の死に直面する家族とかかわらなければならない。一方で，救急外来には虐待を受けた，あるいは受けたと思われる子どもとその家族が受診することも少なくなく，医師・看護師には，明らかな虐待を確認できなくても，「児童虐待の防止等に関する法律」に基づき市町村や児童相談所に通告する義務が課せられている。これらの状況に適切に対応できる専門的知識・技術も必要となる。

〈同義語〉 小児救急・救急
〈関連語〉 救急入院，外来看護，危機介入，事故，子ども虐待　　　　　　［来生奈巳子］

●文献 1）厚生統計協会・編：国民衛生の動向2005年．厚生の指標, 52(9)：164-167, 2005. 2）高橋章子：救急看護の特性と基本的考え方. 高橋章子・編, 救急看護30のポイント, 照林社, 1999, pp.8-11. 3）中村惠子, 他：救急の考え方と特徴. 中村惠子, 他・編, 救急看護プラクティス；エマージェンシーケアの基本と技術, 南江堂, 2004, pp.1-3. 4）日本看護協会公式ホームページ：http://www.nurse.or.jp/ 5）日本看護協会看護教育研究センター公式ホームページ：http://www.nurse.or.jp/kiyose/index.html 6）田中哲郎, 他：小児救急医療のあり方に関する研究. 平成8年度厚生省科学研究費健康政策調査研究事業研究報告書, 1996, pp.863-889. 7）来生奈巳子：子どもと家族を救う小児救急看護. 看護学雑誌, 67(7)：628-631, 2003. 8）来生奈巳子：救急外来を訪れる子どもと家族へのかかわり. 筒井真優美・編, 小児看護における技, 南江堂, 2003, pp.11-22.

救急蘇生法

【定義】　生死にかかわる重篤な患児を救命するために行われる処置・治療であり，心肺蘇生法と止血法が含まれる。心肺蘇生法には，①気道の確保，②人工呼吸，③心臓マッサージがある。また，止血法には，①直接圧迫法，②止血帯法，③間接圧迫法がある。

【概念】　心肺蘇生法を以下の2通りに分けて解説することが多い。つまり，①一般市民が行える方法での気道確保，人工呼吸，心臓マッサージなどの救命手当（いわゆる心肺蘇生法）を，一次救命処置(basic life support；BLS)といい，②医師をはじめとする医療関係者が，一般市民が用いえない各種の医療器具や救急医薬品を用いて気道確保，人工呼吸，心臓マッサージなどの心肺蘇生法を行うことを，二次救命処置(advanced life support；ALS)とよぶ。最近はALSをadvanced cardiovascular life support (ACLS)と呼称することが多くなった。

【救命の連鎖(chain of survival)】　救急患者の発生は場所，時間を選ばないわけであるが，救命率を上げるためには，いかに連携よく，かつ的確な救急蘇生を行いながら，速やかに医療機関に搬送するかにかかっている。そこで，①迅速な連絡(phone first)，②迅速な一次救命処置(BLS)，③迅速な除細動(automated external defibrillator；AED)，④迅速な二次救命処置(ACLS)の4項目の連携が重要とされ，この4項目のどれが欠けても救命率の向上は望めない。ただ，心原性心停止の多い成人とは異なり，8歳未満の小児の場合には肺原性心停止が多いことから，前述の「救命の連鎖」とは少し異なった対応をするように指導されている。すなわち，救急患児を発見したら，①まず，大声で助けを呼びながら，人工呼吸を1分間行い，②迅速な連絡(phone fast)を行い，③一次救命処置(BLS)を行い，④二次救命処置(pediatric advanced life support；PALS)に連携することである。成人と異なり，いわゆる除細動する症例はきわめて低いと考えてよい。

【止血法】　外傷による外出血に対する救命手当を止血法とよび，主に動脈性出血が対象となる。出血している患児を見たら，まず，出血部位，出血の性状と程度などの局所の状態を観察・判断する。これと同時に，患児の顔貌，姿勢，四

肢の変形やショック症状（冷や汗，顔面蒼白，脈拍微弱，四肢の冷感など）などの全身状態の監察と把握を行う。①直接圧迫止血法：出血部位をガーゼなどで覆い，その上から直接，手，包帯，三角巾などで圧迫止血する方法であり，止血するまで，体重をかけて強く圧迫する。もっとも効果的な止血方法であり，広く一般市民にも勧められる方法である。圧迫時間は止血するまでであるが，実際には4分間以上必要とされている。②止血帯法：四肢の太い血管の損傷による出血で直接圧迫法では止血が困難な場合に行われる。出血している部位より心臓に近い側に，三角巾，スカーフ，ストッキングなどを巻いて，これを強く縛ることによって，止血をはかる。この際に締まりやすいように，結び目や止血帯の間に棒やスパナなどを入れて，これを回転させてきつく縛ることを行う。30分間以上止血帯で縛り止血する場合には，30分ごとに緩めて，出血部位以外の健常組織への血流改善を行う。すなわち，止血帯末梢部のチアノーゼが改善するまで緩めて，皮膚などに赤味がさしたら，再び止血帯を縛る。③間接圧迫止血法：四肢や顔面などの出血の場合，出血部位より中枢側の動脈を手や指で圧迫して血流遮断を行い止血する方法である。しかし，圧迫部位の習得が困難であり，その効果判断も難しいため，一般的な止血法とはいえない。

〈関連語〉　呼吸困難，小児救命・救急，人工呼吸器療法，心肺蘇生法　　　　　［市川光太郎］

救急入院

【救急入院を告げられたときの子どもと家族の思い】　突然の事故で外傷を負ったり，急な発熱や腹痛が起きたり，経過を観察するなどの軽症なものから緊急手術や高度な医療処置を必要とする重症なものまで，救急入院となる状況はさまざまある。しかし，子どもと家族にとっては，軽重にかかわらず「入院」は一大事であり，多かれ少なかれ成長発達や日常生活に影響を及ぼす。救急でなくても入院する子どもは，病気や外傷などに伴う苦痛だけでなく，急激な環境の変化に対する不安，家族との別離，治療・検査・処置に伴う苦痛，活動の制限などを体験する[1]。まして，それが突然のことであれば不安はさらに強いものとなり，その対処も困難を伴う。多くの救急入院の場合，子どもと家族は以下のような状況にある。①子どもは，病気の急性期や受傷直後で身体的苦痛が強い。②子どもは，見知らぬ医療者から診察や検査・処置を受け，不安や恐怖を感じている[2]。③幼児期から学童前期の子どもは，「自分が悪いことをしたから入院する」と捉えることがある。④子どもと家族は，病状がどうなっていくのかや，幼稚園や学校を休まなければいけないことなどについて不安をもつ[3]。⑤家族は，子どもが入院しなければいけない状況になったことに対して，自責の念を抱いたり，なぜなのかと怒りを感じたりする[1]。⑥家族は，付き添いや面会のために生ずる自分および父親やきょうだいの生活への影響について心配する[3]。⑦子どもと家族は，心理的な動揺のため，医療者が病状や入院について説明を聞けなかったり，理解できなかったりすることがある。

【救急入院後の影響】　入院後も，身体的苦痛をもちながら見知らぬ環境のなかで家族と離れて生活しなければならないことから，子どもも家族もストレスが生じ，さまざまな身体的・心理的反応を示す[3]。乳幼児が泣き続けたり，幼児では，それまでできていた食事や排泄などができなくなる（しなくなる）などの退行現象がみられたりする。学童では，学校を休まなければならないことについて，友達とのかかわりや勉強の遅れ，楽しみにしていた行事に参加できないなど，社会とのかかわりが広がっているがゆえの心配事が生じてくる。家族は，付き添っている場合，プライベートな空間がほとんどなく，食事や清潔などの基本的な生活が制限される。面会の場合では，毎日病院に通うことから交通費などの経費がかかる。また，いずれの場合も働いている母親であれば，仕事に支障をきたす。父親やほかのきょうだいも役割の変化を強いられるなど影響を及ぼす。

【救急入院する子どもと家族の看護】　以上のことから，救急入院の場合，検査・処置などを迅速に行わなければならないことが多いが，外来や病棟において看護師は，何が行われるのか子どもが理解できる言葉で具体的に説明したうえで，子どもの意思を尊重し，選択肢を示すなどして自己決定権を保障し，子どもが主体的に処置などに立ち向かえるようにすることが重要である[4]。また，子どもと家族に入院中はどのよう

な生活になるのか，入院期間はどのくらいなのか，具体的に説明して見通しを立てられるようにする[4]とともに，家族に，入院中の支援体制はどのように考えているのか，仕事への影響は対処できるのか，などについて聞き，対処が困難な場合には社会資源の活用などについて助言することが必要である．さらに，子どもと家族は，入院時に一度説明を受けただけでは忘れたり聞き逃したりすることもあるため，翌日にもう一度説明したり，子どもと家族が理解しているかどうかをアセスメントしながら，いつでも質問してよいと保障することが重要である．看護師は，子どもと家族とゆっくり話をする時間を設けることが難しいが，検温，清拭，処置など，子どものもとを訪れる際は，急な入院で家族皆が大変な思いをしたことに労いの言葉をかけ，必ず話しかけるなど積極的にコミュニケーションをはかるだけでも，不安が軽減することがある．子どもと家族のことを理解しようとする姿勢が，相手の不安を和らげることにつながる．また，看護師が自分の名前を名乗るだけでも，相手との距離が縮まり，子どもと家族がわからないことを聞きやすくなることがある．制限の多い入院生活のなかで，「できること」を伝えること，共に考えることが重要である．看護師は，救急入院がその後の子どもの成長発達のうえで良い体験となるよう子どもと家族を援助していくことが重要である．

〈関連語〉 救急看護，危機介入，分離不安，家族ストレス理論，家族機能，家族力動

[来生奈巳子]

●文献 1) 福地麻貴子：病気や入院が子どもと家族に与える影響とその看護．筒井真優美・編，小児看護学；子どもと家族の示す行動への判断とケア，第3版，日総研出版，2005，pp.153-173． 2) 来生奈巳子：子どもと家族を救う小児救急看護．看護学雑誌，67(7)：628-631，2003． 3) 村田惠子：子どもと入院．片田範子，他・編，小児看護学(標準看護学講座29)，金原出版，1994，pp.190-199． 4) 来生奈巳子：救急外来を訪れる子どもと家族へのかかわり．筒井真優美・編，小児看護における技，南江堂，2003，pp.11-22． 5) 奥津秀子：初めての入院を経験する子ども．筒井真優美・編，これからの小児看護；子どもと家族の声が聞こえていますか，南江堂，1998，pp.9-20． 6) 片田範子：子どもの権利とインフォームド・コンセント．小児看護，23(13)：1723-1726，2000．

吸収不全症候群

【概念】 消化管における消化あるいは吸収の過程になんらかの障害が生じ，栄養素の吸収が減少する状態をさして，吸収不全症候群と称する．吸収障害のみられる栄養素から，全栄養素吸収不良症と選択的吸収不良症に大別できる．

【分類】 全栄養素吸収不良症を呈する疾患では，牛乳アレルギーなどの食物過敏性腸症，小腸切除による短腸症候群，小腸病変が主体のクローン病が重要である．小麦のグルテンに対する過敏症であるセリアック病や膵外分泌障害を呈する膵臓胞性線維症は欧米では重要な疾患であるが，わが国ではきわめてまれである．選択的栄養素吸収不良症では，乳児のウイルス性胃腸炎に続発する二次性乳糖不耐症の頻度が高い．先天性の酵素欠損，吸収・転送障害による選択的栄養素吸収不良症はいずれも非常にまれな疾患である．

【症状・診断】 下痢，脂肪便，体重増加不良・減少，嘔吐，腹痛，貧血，血便などを認め，成長発育を認める小児では，身体発育障害が重要な所見となる．血液学的検査では，血清総蛋白・アルブミン・総コレステロールなどが低下する．著明な浮腫や低蛋白血症を認める場合は，蛋白漏出性胃腸症の存在にも注意するべきである．各種の消化吸収試験を行って診断を確定するが，原因が多種類存在するので，系統立った鑑別診断が求められる．

【治療】 診断と並行して，経静脈的栄養または完全消化態栄養剤による経腸栄養を開始して栄養状態の改善に努める．吸収が障害されている栄養素が判明すれば経口摂取は制限して，吸収可能な代替栄養素があれば投与する．経腸的投与が不可能な栄養素については経静脈的に投与する．

【予後】 疾患により予後はさまざまであるが，後天的なものは一般に良好である．一部の全栄養素吸収不良症では小腸移植の適応も検討される．

〈関連語〉 食物アレルギー，乳児下痢症，難治性下痢症

[金子浩章]

●文献 1) 加藤晴一：吸収不良(不全)症候群．清野佳紀，他・編，NEW 小児科学，改訂第2版，南江堂，2003，p.508． 2) 山城雄一郎：吸収不全症候群．阿部敏明，他・編，小児科学・新生児学テキスト，改

訂第2版, 診断と治療社, 1996, p.729. 3) 小口学：吸収不良症候群. 白木和夫・監, 小児消化器肝臓病マニュアル, 診断と治療社, 2003, pp.115-118.

給　食

【定義】　給食とは「同じ食事を供すること」, また, その「食事」をいう。施設や病院でも実施されているが, ここでは, 「学校給食」に焦点を当てる。

【学校給食の歴史】　1889(明治22)年, 山形県鶴岡町私立忠愛小学校で, 貧困児童を対象に昼食を与えたのが学校給食の始まりといわれている。当時の給食は, おにぎり・焼き魚・漬け物だった。1907(明治40)～1911(明治44)年にかけて, 広島県, 秋田県, 岩手県, 静岡県, 岡山県の一部で給食が実施された。1919(大正8)年, 私立栄養研究所・佐伯矩所長の援助を受けて東京府直轄の小学校にパンによる学校給食が開始された。1932(昭和7)年, 文部省(現文部科学省)訓令第18号「学校給食臨時施設方法」が定められ, 初めて国庫補助により, 貧困児童救済のための学校給食が実施された。目的も就学率を高めることや児童の体位向上などが目的とされていた。1946(昭和21)年, 当時の文部・厚生・農林三省次官通達「学校給食実施の普及奨励について」が発せられ, 戦後の新しい学校給食がスタートした。1947(昭和22)年, アメリカから無償で与えられた脱脂粉乳で, 全国都市の児童約300万人に対し, 学校給食が開始された。1950(昭和25)年, 8大都市の小学生児童に対し, アメリカ寄贈の小麦粉により, 初めての完全給食開始。1954(昭和29)年, 第19国会で「学校給食法」成立, 公布。学校給食法施行令, 施行規則, 実施基準等が定められ, 法的に学校給食の実施体制が整った。食事についての正しい理解や望ましい食習慣を育むと同時に, 学校生活を豊かにし, 明るい社交性を養うなど, 学校給食を教育の一環として捉えていくこととなった。1963(昭和38)年, 脱脂粉乳に対する国庫補助が実現し, ミルク給食の全面実施が推進された。1976(昭和51)年, 米飯給食が正式に導入された。代表的な献立に, カレーライス, 牛乳, スープ, 果物など。1988(昭和63)年, 児童生徒の減少で生じた余剰教室などをランチルームに改修するための補助金が予算化された。1989(平成元)年, 学校給食100周年記念大会が開催された。ランチルームなどの整備が進み, 学校給食にもバイキング方式など選択できる食事が普及し始めた。1996(平成8)年, 病原性大腸菌O157による食中毒事故で, 児童が死亡するなど各地で大きな被害があった。1998(平成10)年6月, 文部省体

表24　学校給食の所要栄養量基準(児童・生徒1人1回当り)

区　分	1日に必要な栄養所要量に対する学校給食の割合	小学校の児童の場合			中学校生徒の場合
		低学年 6～7歳	中学生 8～9歳	高学年 10～11歳	
エネルギー(kcal)	33%	580	650	730	830
蛋白質(g)	40%	21	24	28	32
脂肪(%)	学校給食による摂取エネルギー全体の25～30%				
カルシウム(mg)	50%	300	330	350	400
鉄(mg)	33%	3.0	3.0	3.0	4.0
ビタミンA(μgRE)	33%	120	130	150	190
ビタミンB_1(mg)	40%	0.30	0.30	0.40	0.40
ビタミンB_2(mg)	40%	0.30	0.40	0.40	0.50
ビタミンC(mg)	33%	20	20	25	25
食物繊維(mg)	1,000 kcal当り 10 g	5.5	6.5	7.0	8.0

注：表に掲げるもののほか, 次に掲げるものについてもそれぞれ示した摂取量について配慮すること. マグネシウム：児童(6～7歳)60 mg, 児童(8～9歳)70 mg, 児童(10～11歳)80 mg, 生徒(12～14歳)110 mg. 亜鉛：児童(6～7歳)2 mg, 児童(8～9歳)2 mg, 児童(10～11歳)2 mg. 生徒(12～14歳)3 mg

〔出典　金井智恵：学校給食の栄養所要量(http://www.nikonet.or.jp/~kana55go/siryou/shoyoryonew.html). 一部改変〕

育局通知「食に関する指導について」で，学校栄養職員をティームティーチングや特別非常勤講師に活用するなどの推進がはかられた。2004(平成16)年1月，中央教育審議会から「食に関する指導体制の整備について」の答申が出された。2005(平成17)年4月，「学校教育法の一部を改正する法律」が施行され，栄養教諭制度が実施された。

【現状と課題】 子どもの貧困を救済するために始まった学校給食は，時代を反映しながら様変わりしてきた。脱脂粉乳から牛乳へ，メニューの多様化(とりわけ米飯給食の導入・増加)，食器の安全性からの見直しなどである。一方，高度経済成長期を境に子どもの食生活の背景も変わってきた。肥満・偏食・アレルギーの増加に象徴的に現れたり，孤食化が話題になったりした。ランチルームやカフェテリア形式も取り入れられるようになった。食中毒O157の記憶も新しい。自校方式の減少と外部委託の増加もみられる。給食に新たな課題が生まれているといえる。こうしたなかでもっとも注目されているのが栄養教諭制度の開始である(「学校給食法」の項参照)。

【学校給食の3つの型】 ①完全給食(パンまたは米飯，おかず，ミルク)，②補食給食(おかず，ミルク)，③ミルク給食(ミルクだけ)の3型がある。完全給食における児童・生徒1人1回当りの所要栄養量については表24を参照されたい。

【調理に関する工夫や留意事項】 ①安全性：産地が特定できるもの，添加物の把握，地場産物の使用，遺伝子組み換えでないもの，旬のもの。②文化・教育面：郷土料理，行事食，かみかみデー，適温，大きさ，食感，偏食・アレルギー対応。

【給食の活用や家庭・地域との連携】 ①校内：交流給食，野外給食，行事給食，招待給食など。②家庭・地域との連携：親子給食・招待(お年寄りなど)・試食会など。

【学校給食の方式の多様化】 カフェテリア，セレクト，リザーブ，バイキングなど。

〈関連語〉 学校給食法，栄養，食物アレルギー
[岩辺京子]

●文献 1) 日本スポーツ振興センター・編：学校給食要覧 平成17年版，日本スポーツ振興センター，2004. 2) 学校給食物資開発流通研究協会・監，茂木専枝，他：学校給食実務書；献立のたて方と栄養価早見表，改訂版，光生館，2005.

急性胃腸炎

【概念】 下痢，嘔吐，腹痛，発熱を主症状とする腸管の感染疾患である。ウイルス性胃腸炎，細菌性胃腸炎がある。

【病因】 ウイルス性胃腸炎の原因としては，頻度，重症度からロタウイルスがもっとも重要と考えられる。近年，逆転写酵素ポリメラーゼ連鎖反応法(reverse transcriptase-polymerase chain reaction；RT-PCR法)の導入など臨床検査法の進歩からノーウォークウイルスの重要性が認識されつつある。ほかにアデノウイルス，アストロウイルス，小型球形ウイルス(small roundstructured virus；SRSV)などがある。細菌性胃腸炎の原因としては，サルモネラ，カンピロバクタ，病原性大腸菌(腸管出血性大腸菌，腸管侵入性大腸菌)などがある。主な感染経路は糞口感染である。経口的に侵入したウイルスが十二指腸から小腸にかけての腸管上皮細胞に感染し，胃腸炎を引き起こすと考えられている。細菌性胃腸炎では，エンテロトキシンによるサイクリックアデノシン1リン酸(cyclic adenosine monophosphate；cAMP)やサイクリックグアノシン1リン酸(cyclic guanosine monophosphate；cGMP)を介した分泌亢進によって下痢が引き起こされると考えられている。ウイルス性胃腸炎においては明確な機序がわかっていないが，同様の機序を示唆する知見が出されている。

【臨床症状・予後】 ウイルス性胃腸炎の主要症状は，通常血便を伴わない下痢，嘔吐，発熱，腹痛である。潜伏期間は2～3日のことが多い。ロタウイルスによる感染は，乳児に多く，また，冬季に多い。白色便，黄白色便が典型的である。細菌性胃腸炎では，発熱を伴うことが多く，粘血便が特徴的である。腸管出血性大腸菌感染症では，流行状況，生肉などの摂取の既往に注意する。ベロトキシンによる溶血性尿毒症症候群(hemolytic uremic syndrome；HUS)の合併に注意して，血液学的データ，腎機能，尿所見をフォローし，不用意な補液を行わない。激しい下痢や何日間にも及ぶ下痢，嘔吐などによって身体の中から水が失われ，栄養の吸収も障害されるため，脱水，栄養障害が起こる。乳児で

は年長児や成人よりも脱水を起こしやすく，また重症化しやすいため注意を要する．通常，数日で自然軽快する．その間，補液などの支持療法を行う．
【治療】 脱水症に対する補液療法，食事療法，薬物療法からなる．軽度または中等度の脱水では経口補液療法を行う．乳児用イオン飲料または電解質補液製剤（ソリタT3号® 顆粒）を与える．中等度または重度の脱水では輸液療法を行う．通常，電解質補液製剤（ソリタT1号®）で開始し，排尿後ソリタT3号®を維持で継続する．乳児では重症度により，急性期には絶食，または薄めたミルクを与える．回復期には上記の経口補液製剤や，重湯，お粥，やわらかく煮込んだうどんなどを与える．数日で通常の食事に戻す．薬物としては，整腸剤は比較的副作用が少なく，使いやすい．製剤によるが，牛乳蛋白を含み，牛乳アレルギーのある児には禁忌となるものが多い．止痢剤は菌体や毒素の排泄を遅らせるなどの問題があり，原則として使用しない．抗生剤は不要な場合が多いが，感染が全身性となる危険があり，除菌を急ぐ場合に用いる．ホスホマイシンカルシウム 50 mg/kg 分3 など．下痢に伴い，殿部の皮膚炎，感染を起こすことがあるので，清潔の保持に注意する．状況により，非ステロイド性消炎剤，アズレン（アズノール軟膏®），亜鉛華軟膏などを用いて治療する．
〈関連語〉 感染症，下痢，食事療法，脱水症，乳児下痢症，輸液管理，血便／下血，腹痛，便の性状　　　　　　　　　　　　　　［稲冨淳］
●文献　1）中田修二：ウイルス性胃腸炎．小児内科，33（増刊号）：370-371，2001．　2）渡辺克也：乳児下痢症，ウイルス性胃腸炎．小児科診療，65（増刊号）：470-471，2002．

急性咽頭炎　⇒急性上気道炎

急性糸球体腎炎

【概念】 急性腎炎症候群は肉眼的血尿，浮腫，腎機能障害，高血圧が急激に発症する症候群である．小児においては，80〜90%が溶連菌感染後急性糸球体腎炎（poststreptococcal acute glomerulonephritis；PSAGN）である．
【溶連菌感染後急性糸球体腎炎（PSAGN）】 A群β溶血連鎖球菌（streptococcus pyogenes）の腎炎惹起株による急性咽頭炎あるいは皮膚化膿症罹患後，10〜20日間の潜伏期をおいて発症する[1)2)]．好発年齢は4〜10歳（6歳前後にピーク）で，男児にやや多い[3)]．
【症状・診断】 急激に発症する血尿，浮腫，蛋白尿を3徴とするが，すべてを満たす症例は約40%である．先行溶連菌感染症を証明し，一定の潜伏期間後に尿所見異常が出現し，一過性低補体血症を認めれば診断は容易である[3)]．また，蛋白尿が少ないわりに，腎機能障害や浮腫を伴っているときはPSAGNがもっとも疑われる．
【治療】 自然治癒が望める疾患である．初診時に行うことは，体液量の評価と管理である．また高血圧，腎機能低下があれば入院治療が必要となる．体重増加，高血圧，心胸郭比増大，下大静脈径の拡大などから体液量過剰と判断されれば，利尿剤としてフロセミド，降圧剤としてニフェジピンなどを投与し，体液量，血圧の補正を行う．同時に塩分制限をする．治療により急速に改善することが多い．なお，原則としてPSAGNそのものに対する治療は必要ない[2)]．
【経過】 通常は1週間前後で乏尿・浮腫は改善し，利尿期に移行する．蛋白尿は1〜3カ月，血尿は4〜6カ月程度で消失する．血尿が数年にわたり遷延する症例もあるが，小児期発症のPSAGNの予後はきわめて良好である[4)]．また，血清補体価は6〜8週で正常化する．
【腎生検適応】 PSAGNが疑われる場合には，腎生検は行わないのが原則である．しかし，腎機能障害が強く透析を必要とするとき，2週間みても腎機能が改善しないとき，高度蛋白尿で低アルブミン血症が4週間以上続くとき，低補体が8週間以上続くときは腎生検を行う．
【重篤な合併症】 ①高血圧性脳症：高血圧により脳症を併発し，頭痛，痙攣，意識障害や視力障害を呈することがある．体液量，血圧の管理に加え，痙攣のコントロールや人工呼吸管理を必要とする．CTやMRI上，後頭葉白質，小脳，脳幹などに特徴的な所見がみられる．この状態はreversible posterior leukoencephalopathy syndrome（RPLS）といわれる．管理が適切であれば，予後は比較的良好である[2)]．②急性腎不全：乏尿，高血圧を認め，血清尿素窒素やクレアチニンの上昇があれば急性腎不全の合併が考

えられる。慎重に水分管理を行い，高カリウム血症と代謝性アシドーシスの補正を行う。高カリウム血症にはカリウム交換樹脂の投与や，グルコース-インスリン療法などを行う。代謝性アシドーシスに対しては，炭酸水素ナトリウムを投与する。以上によっても，体液量過剰，高カリウム血症，代謝性アシドーシスがコントロールできなければ透析療法が必要である。

〈同義語〉　急性腎炎
〈関連語〉　溶連菌感染症，浮腫，血尿

[濱崎祐子]

●文献　1) 五十嵐隆：糸球体疾患，急性糸球体腎炎．研修医のための小児腎疾患の臨床，診断と治療社, 1996, pp.139-141．　2) 石倉健司，他：急性腎炎症候群．東京都立清瀬小児病院・編，実践で役立つ小児外来診療指針, 2004, pp.362-364．　3) 大久保総一郎：急性糸球体腎炎．小児内科, 35(5)：883-887, 2003．　4) 津留徳，他：溶連菌感染後急性糸球体腎炎；24年間(1974〜1997)に経験した115例の臨床的検討．日児誌, 102：771-776, 1998．

急性上気道炎

【概念】　急性上気道炎は感冒症候群と同義で，急性咽頭炎と急性鼻炎を併せたものをいう。上気道とは，喉頭にある声帯より上部の気道，すなわち口・外鼻孔から咽頭までをさし，病原菌の第一の侵入門戸となる。小児の(上)気道は距離が短く狭いため感染が起こりやすい。小児科診療のなかではもっとも多い疾患で，乳幼児は免疫機能が未成熟なため年に数回罹患するといわれ，託児所や保育園などで流行がみられる。冬期に多い。
【原因】　ほとんどの原因は，ライノ，コロナ，インフルエンザ，パラインフルエンザ，RS(respiratory syncytial virus)，アデノ，コクサッキー，エコーなどのウイルスの感染で，ほかにA群溶連菌，百日咳菌，肺炎マイコプラズマ，肺炎クラミジアなどの感染がある。
【症状】　主な症状は鼻汁，発熱，咳嗽，咽頭痛で，さらに全身倦怠感，頭痛，食欲低下，下痢，嘔吐，関節痛などがさまざまに組み合わさる。通常は2〜7日で軽快する。鼻汁は初期には水様で，後に粘稠膿性となってくる。膿性鼻汁が2週間以上続く場合は副鼻腔炎を疑う。鼻呼吸を主とする乳児では鼻閉によって哺乳障害や呼吸障害をきたすことがあり，注意を要する。発熱は軽度から中等度のことが多く，1〜3日間みられる。冬期に突然の高熱で発症すればインフルエンザを疑う。発熱が3日以上続く場合には細菌感染を考え血液検査や胸部X線検査を進める。発熱だけで気道症状のない生後3ヵ月以内の乳児では，髄膜炎，尿路感染，中耳炎などの鑑別を要し，安易な上気道炎との診断は避ける。咳嗽は乾性で痰がらみでないことが多い。咽頭刺激によることもある。湿性咳嗽であれば気管支炎などの下気道感染を考える。気管支喘息患児では，上気道炎で発作が誘発されて湿性咳嗽が出る。咳嗽が2週間以上続く場合は，副鼻腔炎(後鼻漏による湿性咳嗽がみられる)，百日咳，マイコプラズマやクラミジア感染などの可能性を考慮する。上気道炎では通常胸部理学所見に異常はなく，もし肺副雑音(ラ音)が聴取されれば気管支炎や肺炎を考える。咽頭発赤は非特異的で軽度のことが多い。発赤が強い場合は，アデノウイルスやA群溶連菌感染を疑う。アデノウイルス感染では同時に眼球結膜充血がみられることがある。口蓋扁桃に軽度腫大がみられることが多い。EBウイルス感染では，口蓋扁桃に白苔が付着し，頸部リンパ節も複数腫大する。
【診断】　特別な診断基準はなく，問診と診察のみで臨床的に診断する。インフルエンザ，RSウイルス，A群溶連菌では抗原の迅速診断が可能である。
【治療】　上気道炎の原因の多くはウイルス感染であるため，特別な治療なく自然治癒することがほとんどであり，保存療法が中心となる。安静を保ち，発熱があれば水分摂取に気をつける。小児は身体組成のうち水分の占める割合が多い反面，総水分量は少ないため，脱水に陥りやすい。とくに下痢や嘔吐を伴っている場合には，経口補液剤などを使用し少量ずつ頻回に水分を補給する。また，適度な保温と加湿は必要であるが，うつ熱状態をまねかないよう注意する。発熱は家族がもっとも心配する症状であるが，発熱自体は病気を悪化させることはなく，むしろ感染症に対する身体の正当な反応であることをよく説明する。そのうえで，38.5℃以上の発熱が続き経口摂取や睡眠に支障をきたすような場合に限り，アセトアミノフェンを頓用で投与する(10 mg/kg/回，坐剤あり)。咳嗽が強い場合は鎮咳剤を投与するが，喀痰排出を妨げないよう用量を控え，去痰剤と併用する。鼻汁に対し

ては抗ヒスタミン剤を投与するが，喀痰の粘稠性を高める可能性があるため，慎重に使用する。乳児で鼻閉のため哺乳困難をきたす場合は，家族に鼻腔吸引を指導する。細菌の二次感染予防に抗菌薬を投与するとの意見もあるが，大勢は投与に否定的である。臨床経過や理学所見が通常のウイルス感染と異なると判断すれば，血液検査などの後，抗菌薬投与を行う。抗菌薬は頻度の高い肺炎球菌やインフルエンザ菌などを考慮して選択する。症状や抗原迅速検査からA群溶連菌感染症が考えられる場合は，ペニシリン系抗菌薬を2週間投与する。

【予防】 主要な原因であるライノウイルスでは，飛沫感染よりも接触感染によることが多く，感染予防には手洗いがもっとも有効である。原病のある乳児に重篤な細気管支炎を起こすことのあるRSウイルスも接触感染するため，医療従事者はとくに注意が必要である。一方，インフルエンザは飛沫感染するので，予防にはうがいが有効である。

〈同義語〉 感冒症候群
〈関連語〉 インフルエンザ，咳嗽，脱水症，鼻口腔吸引，溶連菌感染症 　　　　[横山美貴]

急性心停止　⇒心停止

急性中耳炎　⇒中耳炎

急性脳炎

【定義】 急性脳炎とは種々の原因によって起こる脳の炎症である。急性脳症とは急性脳炎様症状を呈するが，炎症所見を欠き，脳浮腫，脳循環障害所見を主体として，急性脳炎とは区別される病態である。

【原因】 急性脳炎の原因は，細菌性（髄膜脳炎の形をとることが多い）とウイルス性に分けられる。細菌性の場合は，新生児期から生後3カ月まではB群レンサ球菌と大腸菌が，乳幼児期にはインフルエンザ菌，肺炎球菌，髄膜炎菌が，年長児では肺炎球菌と髄膜炎菌の頻度が高い。ウイルス性の場合は，麻疹，風疹，ヘルペス族（単純ヘルペス，水痘，HHV-6），日本脳炎，エンテロウイルス（ポリオ，ムンプス，コクサッキーA・B，エコー）によるものがある。急性脳症は，感染，中毒（一酸化炭素，薬物，鉛），代謝および虚血が原因となる。

【臨床症状】 高熱，意識障害，嘔吐，痙攣（痙攣重積状態を示すことが少なくない），感覚・運動障害などの症状が認められる。大泉門が閉じていない小児では，大泉門の緊満が出現する。

【検査所見】 細菌性の場合には末梢血での核左方移動を伴う白血球増多，好中球増多，炎症反応の亢進を認める。急性脳症の一部では，低血糖，代謝性アシドーシス，AST（asparate aminotransferase, アスパラギン酸アミノトランスフェラーゼ）・ALT（alanine aminotransferase, アラニンアミノトランスフェラーゼ）・LD（lactate dehydrogenase, 乳酸脱水素酵素）・CK（creatine kinase, クレアチンキナーゼ）・尿素窒素の上昇，血中アンモニアの上昇なども認める。ウイルスの血清抗体価の推移は診断の役に立つ。咽頭ぬぐい液や鼻腔ぬぐい液によるウイルス抗原検査も診断の役に立つ。脳CT・MRIでは脳浮腫が認められる。ヘルペス脳炎の場合には，側頭葉を中心とした出血や浮腫が認められる。脳波では，意識障害が重度の場合には徐波が主体の脳波を示すが，ヘルペス脳炎では側頭葉に徐波が認められる。脳圧亢進時には，眼底検査でうっ血乳頭が認められる。髄液検査は脳CT・MRI検査にて脳浮腫が著明でないことを確かめてから行うのが原則であるが，髄液所見は診断に役立つ。細菌性の場合には細胞数の増加とくに多核白血球の増加，糖の減少，蛋白量の増加がみられる。髄液採取時には細菌培養，ウイルスの同定検査が重要である。

【治療】 細菌性の場合には，年齢別に起炎菌を予測し，抗生物質の投与を開始する。培養検査により細菌が同定された場合には薬剤感受性検査の結果をみて最適な抗生物質の使用に切り替える。ウイルス性脳炎の場合，ヘルペス脳炎の疑診または確定診断をした場合には直ちに抗ヘルペス薬を十分量投与する。急性脳症の場合は，脳圧亢進への対応と全身管理が行われる。

【予後】 急性脳炎においては起炎菌や起炎ウイルスに対する薬剤が有効であったかどうかで予後が異なってくる。また急性期の脳浮腫や全身管理の状況により予後は異なる。完全に回復する例がいる一方で，重度の後遺症を残す例もみられる。そのような例では少しでも早くリハビリテーションを開始することが，機能予後の改善に結び付く。急性脳炎，急性脳症の後遺症に

は，運動障害，知的障害，てんかん，高次脳機能障害などがみられるが，なかでも知的障害とてんかんが問題となる。てんかんでは，発作のコントロールが難しい例が少なくない。
〈関連語〉 意識障害，救急入院，傾眠，痙攣，髄膜炎，頭蓋内圧亢進　　　　　［栗原まな］
●文献 1) 阿部敏明：神経系ウイルス疾患．白木和夫，他・編，小児科学，医学書院，1997，pp.545-551． 2) 小川昭之：前掲書1)，pp.1394-1398．

急性脳症 ⇒急性脳炎

急性白血病

【概念】 大きく急性リンパ性白血病(acute lymphocytic leukemia；ALL)と急性骨髄性白血病(acute myelocytic leukemia；AML)に分けられる。小児においてはALLが約70％を占め，AMLは約25％である。なお，ダウン症候群などの先天性疾患に合併した症例は，白血化のプロセスや治療に対する耐用性が異なるため，別枠で取り扱われる。
【急性リンパ性白血病(ALL)】 1970年代に提案されたFAB分類(French-American-British分類)では，細胞が比較的小型のALL-L1と細胞が比較的大型のALL-L2，バーキットリンパ腫型のALL-L3に分けられていたが，現在はモノクローナル抗体を用いた細胞表面抗原の染色により，B前駆細胞型とT細胞型に大きく分けられる。さらに，特徴的な染色体異常により細かく分けられる。これらに年齢と初診時白血球数などの予後因子が加味され，治療法が決定される。なお，現在もっとも意味があると考えられている予後因子は，白血病の治療そのものに対する初期反応性である。たとえば治療開始わずか1週後の白血病芽球の減少の程度により，長期予後が予測できることが知られてきた。通常3～4のリスク群に分けて治療が行われている。再発リスクの低い標準リスク群に対しては比較的強度の低い治療が，再発リスクのきわめて高い超ハイリスクに対しては第1寛解で骨髄移植が行われる。小児白血病は1年間に国内で約800例が発生するが，成人に比較してまれであり，各国でグループ研究が行われてきた。症例を蓄積することにより，予後因子の解明ならびに治療法の改善がなされてきた。
近年の進歩としては，分子生物学的手法〔ポリメラーゼ連鎖反応(polymerase chain reaction；PCR)法など〕により，骨髄中の白血病芽球の検出精度が飛躍的に高まり，たとえば，1万細胞に1個の芽球でも検出が可能である(微小残存病変 minimal residual disease；MRD)。MRDをフォローしながら治療方針を決定することも試みられている。一方，患者の体質も治療結果に影響する。すなわち，ある薬剤解毒代謝にかかわる遺伝子に多形性がある場合には，白血病治療薬の代謝に個体差が出てくるため，治療予後にも差異が生ずる。今後はこれらの新しい知見を利用した治療の個別化が行われるようになる可能性がある。治療は，主に副腎皮質ステロイドと抗癌剤からなる化学療法が用いられる。中枢神経浸潤の予防として，抗癌剤の髄腔内投与が行われる。従来頭蓋照射が多用されていたが，現在では10％以下の症例にしか用いられなくなっている。治療は2～3年継続する。ALL全体で80％以上の長期生存が得られている。治療にあたっては，輸血・感染症コントロールなどの支持療法および病名告知・小児の人権保護(説明と同意を含む)などの精神的サポートも不可欠である。
【急性骨髄性白血病(AML)】 FAB分類では，白血病芽球の性質によりAMLはM0～M7の7種類に分けられていた。すなわち，芽球の分化傾向がほとんどないM0，骨髄球への成熟傾向がないM1，骨髄球への成熟傾向のあるM2，前骨髄球であるM3，骨髄球と単球の両者であるM4，単球であるM5，赤芽球であるM6，巨核芽球であるM7に分類されていた。1999年から用いられているWHO分類では，FAB分類に加えて，特定の核型異常を有するものは別枠に分類している。すなわち，t(8；21)型, inv(16)またはt(16；16)型，t(15；17)型，11q23異常型が独立した病型になった。治療は化学療法が行われるが，t(15；17)型のみはビタミンAの誘導体であるレチノイン酸が併用される。化学療法のみで60％以上の長期生存が期待される。AMLに対しては，1990年頃には家族内ドナーが得られた場合には骨髄移植が推奨されていた。しかしながらその後化学療法の成績が改善したため，第1寛解での骨髄移植の適応は容易には決められなくなってきている。［真部淳］
●文献 1) Pui, C.H., et al.：Mechanisms of

disease; Acute lymphoblastic leukemia. N. Engl. J. Med., 350:1535-1548, 2004. 2) Jaffe, E.S., et al. eds.:Pathology and genetics of tumours of haematopoietic and lymphoid tissues. IARC Press, 2001.

急性腹症

【概念】 急性腹症とは,急激に発症し,主として腹痛を主訴とし,しばしば外科的緊急処置が必要となる疾患の総称である。
【病因】 後述の鑑別診断参照。主な原因疾患を表25に示す。
【救急処置】 ①輸液:ショック,重症脱水などの所見があれば気道,呼吸を確保したうえで輸液を行う。ショック状態のときは乳酸リンゲル液,または生理食塩水によって循環血液量を確保する。利尿がつくまでは電解質補給剤(ソリタT1号®)など,Kを含まない輸液を行う。循環動態が安定し,利尿が確保できた後は,電解質補給剤(ソリタT3号®)などの維持輸液を行う。②経口摂取:急性期は原則として禁止。③胃管挿入:イレウスのときには胃管を挿入して腸管の減圧をはかる。④浣腸:腸重積の疑いがあり,血便を確認したいときに行う。また,便秘のときに行う。消化管穿孔の可能性があるときは禁忌である。⑤鎮痛・鎮静:診断が難しくなることがあるため,安易には行わない。
【鑑別診断】 ①病歴・身体所見:乳児では腸重積,腸管奇形,鼠径ヘルニアの嵌頓などが重要である。幼児期以降では,虫垂炎や血管性紫斑病〔ヘノッホ-シェーンライン紫斑病(Henoch-Shcönlein purpura)〕のほか,尿路感染症など消化管以外の疾患も考える。思春期以降の女児では,卵管炎,子宮外妊娠など婦人科の疾患も考える。どの年齢層でも急性胃腸炎は重要である。随伴症状として,発熱,嘔吐,吐血,下痢,下血,便秘の有無を聞く。胆汁性嘔吐,吐血,下血は,重篤な疾患を示唆する。全身を診て,血管性紫斑病にみられる紫斑や,外傷,黄疸の有無を調べる。腹部所見としては,急性虫垂炎のマックバーネー圧痛点(McBurney point)は有名である。筋性防御,反動痛など,腹膜炎の徴候や腹部腫瘤の有無に注意する。②緊急検査:血液学的検査では,大量出血に伴う貧血や,急性虫垂炎,腹膜炎,敗血症に伴う白血球の増加または減少をチェックする。生化学検査では,脱水に伴う血中尿素窒素(blood urea nitrogen; BUN)の上昇や電解質異常の有無に注意する。急性肝炎や急性胆囊炎では肝胆道系酵素の異常がみられる。また,急性膵炎,膵外傷などではアミラーゼが上昇する。炎症反応の亢進にも気をつける。③画像検査:腹部X線検査は原則として臥位と立位で撮影する。臥位では腸管ガスの分布のほか,実質臓器の位置,大きさ,横隔膜下のガス,異常石灰化などをみる。立位ではニボーやfree airに注意する。超音波検査はベッドサイドで手軽に行え,侵襲も少ないため,必ず行うべき検査のひとつである。腸重積,急性虫垂炎,腫瘤性病変などの診断に有用である。ほかにCT,消化管造影,内視鏡検査などがある。急性腹症では鑑別診断を進めながら,全身状態を維持する緊急処置を行う。必要があれば速やかに専門医(外科医,時に婦人科,泌尿器科医)による診療を依頼する。
【主な疾患】 ①急性虫垂炎:学童以上では右下腹部痛,マックバーネー圧痛点などの典型的な症状を示すことが多いが,それがないこともしばしばで,もっとも誤診しやすい疾患といえる。②腸重積:生後4カ月から2歳に多い。間欠的腹痛,嘔吐,粘血便が主要徴候である。24時間以上経過すると,壊死を起こし,開腹手術を必要とすることが多い。③血管性紫斑病:紫斑,

表25 急性腹症の主な原因疾患とその特徴

原因疾患	特徴
腸重積	乳幼児に多い。反復する腹痛,血便,嘔吐
急性虫垂炎	嘔吐,右下腹部圧痛
便秘	環境の変化,偏食など
急性胃腸炎	嘔吐,下痢。時に発熱,粘血便
腹膜炎	腹膜刺激症状
肝炎	カキなどの摂取。右上腹部痛,肝腫大,黄疸
尿路結石	血尿。側腹部から背部の激痛
尿路感染症	膿尿。背部の叩打痛
鼠径ヘルニア嵌頓	鼠径部の腫瘤,圧痛
精巣捻転	突然生じる陰囊の激痛,腫大
卵巣嚢腫軸捻転	学童以上の女児に多い。激しい下腹部痛
血管性紫斑病	腹痛,紫斑,関節痛

腹痛，関節症状，腎症状が主要徴候である。時に腸重積や消化管穿孔を起こすことがある。
〈関連語〉　緊急手術，小児救命・救急，虫垂炎，腸重積，腹痛，鼓腸，紫斑病，消化管穿孔，ヒルシュスプルング病，腹部膨満　　　［稲冨淳］
●文献　1）宮川隆之，他：腹痛．小児内科，31（増刊号）：347-351, 1999. 2）五十嵐隆・編：腹痛．小児疾患診療マニュアル，中外医学社，2005, pp.28-31.

急速遂娩法　⇒帝王切開

吸入（ネブライザー）

【目的】　①気道を加湿して繊毛運動を促進する。②分泌物の粘稠度を下げ喀出しやすくする。③気管支拡張剤，喀痰溶解剤などを気管内投与する。

【方法】　①患児・家族に目的，手順を説明する。②指示された吸入薬液を準備する。③薬液の流出具合を確認する。④マウスピースを軽くかませ，口呼吸をさせる。唾液が嘴管の中に流れ込まないようにする必要がある。⑤途中で吸入を中止し水分を摂取させ，含嗽を促し，痰喀出を試みる。⑥乳幼児にはフェイスマスクを使用する。呼気弁のついていないマスクの場合は口の近くに隙間をつくって当て，呼気ができるようにする。⑦乳幼児で吸入をいやがる場合，絵本を見せたり，おもちゃを使うなど，注意をほかに向ける工夫をし，母親にも協力を求める。⑧吸入をいやがる患児には啼泣時より睡眠時が効果的である。

【吸入時の観察事項】　①吸入前後の喘鳴・陥没呼吸・ラ音・エア入り，呼吸音の減弱，左右差，呼吸困難の程度，低酸素症の有無，チアノーゼ，吸入後の痰の量，および性状・色。②一般状態。③吸入中の状態（啼泣，暴れる，睡眠状態など）。④吸入効果の持続時間。⑤薬液の副作用（嘔気，頭痛，動悸，頻脈，手指振戦）。

【種類】　ネブライザーでもっともよく使われているのはジェットネブライザーである。1回分の吸入薬をネブライザーに入れて電動式のコンプレッサーで空気を送ってエアロゾルを発生させる方式で，どの年齢層でも普通に吸入していれば確実に吸入ができる。通常はマウスピースを口にくわえるが，低年齢では口から外れやすかったら，唾液がネブライザーに入ってしまう

こともありマスクを使用したほうがよい。基本的には坐位で安静呼吸で吸入する。途中で中止することも，また種類によっては連続して長時間行う（持続吸入）ことも可能で薬液の量を自在に調節できる。喘息発作に対する医療機関の吸入は日本では普通この方式で行われている。β_2刺激薬の吸入で酸素化の状態がかえって悪化することがまれにある。できるだけパルスオキシメーターで酸素飽和度をモニターし，酸素吸入が必要な場合は圧縮酸素をネブライザーに接続して$5\,l$/分程度の流量で吸入するか，ジェットネブライザーに酸素を側管から加える。ジェットネブライザーは家庭でも定時吸入，発作時の吸入に使用されるが，最近は定量噴霧式吸入器（metered dose inhaler；MDI）が処方されることが多くなっている。そのほかにも超音波ネブライザー（ウルトラソニックネブライザー）も含め多くの機種が販売されている。対象者の年齢や疾病の種類により性能，値段，大きさ，重さ，耐久性，電源の種類なども考慮して選択する。

［野村光子］

●文献　1）古庄巻史，他・監，日本小児アレルギー学会・作成：医療スタッフのための喘息ハンドブック2004，協和企画，2004, pp.38-39.

教育委員会

【教育委員会の職務権限】　教育委員会は，地方公共団体〔都道府県，市（特別区を含む）町村，教育事務に関する市町村の組合〕が必ず設置しなければならない執行機関である。その職務権限は地方自治法において，「教育委員会は，別に法律の定めるところにより，学校その他の教育機関を管理し，学校の組織編制，教育課程，教科書その他の教材の取扱及び教育職員の身分取扱に関する事務を行い，並びに社会教育その他教育，学術及び文化に関する事務を管理し及びこれを執行する」（地方自治法第180条の8）と定められている。

【学校に関する主な職務権限】　前述の地方自治法の規定のうち，「別に法律の定めるところ」とは，地方教育行政の組織及び運営に関する法律（以下，地方教育行政法）第23条を意味しており，この条文において教育委員会の職務権限を具体的に定めている。すなわち，「教育委員会は，当該地方公共団体が処理する教育に関する事務

で，次に掲げるものを管理し，及び執行する」として19項目を掲げている。このうち，学校に関する職務権限の主な項目は以下の通りである。①学校その他の教育機関の設置，管理および廃止に関すること。②学校その他の教育機関の用に供する財産の管理に関すること。③教育委員会および学校その他の教育機関の職員の任免その他の人事に関すること。④学齢生徒および学齢児童の就学ならびに生徒，児童および幼児の入学，転学および退学に関すること。⑤学校の組織編制，教育課程，学習指導，生徒指導および職業指導に関すること。⑥教科書その他の教材の取り扱いに関すること。⑦校舎その他の施設および教具その他の設備の整備に関すること。⑧校長，教員その他の教育関係職員の研修に関すること。⑨校長，教員その他の教育関係職員ならびに生徒，児童および幼児の保健，安全，厚生および福利に関すること。⑩学校その他の教育機関の環境衛生に関すること。⑪学校給食に関すること。教育委員会は，これらさまざまな職務権限に基づき，教育に関する方針や施策等を委員の合議によって決定する。

【組織】 教育委員会は，地方教育行政法第3条の規定に基づき，5人の委員（都道府県および指定都市等は6人，町村は3人も可）で組織されることになっている。これらの委員は，非常勤職であり任期は4年となっているが，再任が可能である。また，教育委員会には，常勤の一般職の地方公務員である教育長が置かれることになっており，教育長に任命された委員を除く委員のなかから委員長を互選する。委員長の任期は1年であるが，再選が可能である。委員長は会議を主宰し，委員会を代表する。また，教育長は，教育委員会の権限に属するすべての事務を統括し，指導主事等の所属職員を指揮監督することになっている。

【事務局の機構】 教育委員会には，事務局が設置されており，指導主事，事務職員および技術職員等を置くことになっている。事務局は，教育長の統括のもとで，教育委員会の権限に属する事務を処理しているが，事務局の機構は，都道府県等によって異なっている。たとえば，ある教育委員会では，総務部，学務部，人事部，福利厚生部，指導部および生涯学習スポーツ部を設置している。このうち，障害児教育に関する事務処理は，学務部の義務教育心身障害教育課および指導部の義務教育心身障害教育指導課が担当している。また，事務局にはさまざまな付属機関が設置されており，このうち教育センター等では，教育指導に関する研究，教職員の研修および教育相談などの業務を行っている。
〈関連語〉 学校教育法　　　　　　　　　［山本昌邦］
●文献 1）熱海則夫，他・編：教育法規（新学校教育全集29），ぎょうせい，1995，pp.338-339.

教育基本法

【制定】 教育基本法は，日本の教育と教育制度等に関する基本的な理念を示した法律で，教育の憲法ともいわれている。この法律は，1947（昭和22）年3月31日に公布・施行されてから半世紀以上が経過し，この間，科学技術の進歩をはじめ，情報化や国際化，少子高齢化など，わが国の教育をめぐる状況にさまざまな変化と課題が生じている。こうした状況に鑑み，2006（平成18）年12月にこの法律を約60年ぶりに改正し，同年12月22日に公布・施行された。

【構成】 新しい教育基本法（以下，新法）は，改正前の教育基本法（以下，旧法）に比べて構成が異なっている。すなわち，旧法では，前文に続き11カ条から構成されていたが，新法では，前文に続き18カ条から構成され，さらにこれを4つの章に分けている。新法は，旧法の普遍的な理念は大切にしながら，今日求められている教育の目的や理念，教育の実施に関する基本を定め，また，国および地方公共団体の責務を明らかにするとともに，教育振興基本計画を策定することなどについて規定している。前文では，日本国憲法の精神に則り，旧法の理念を継承しながら，新たに「公共の精神」の尊重，「豊かな人間性と創造性」と「伝統の継承」を規定し，わが国の未来を切り拓く教育の基本を確立するために制定する法律である旨を明示している。以下，各章の概要について旧法と比較しながら述べる。①第1章 教育の目的及び理念：本章は4カ条から構成されており，第1条で教育の目的を規定し，続く第2条では，旧法の教育の方針に替わって，前条の教育の目的を実現するために重要と考えられる教育の目標を5項目にわたって示し，第3条では生涯学習の理念を新たに設けている。第4条は，教育の機会均等として3項目から構成され，とくに第2項では，障

害のある者に対する教育上必要な支援を国および地方公共団体が講ずべきことを新たに規定している。②第2章 教育の実施に関する基本：本章では，教育を実施する際に基本となる事項について11カ条にわたって規定している。このうち，義務教育(第5条)，学校教育(第6条)，教員(第9条)，社会教育(第12条)，政治教育(第14条)および宗教教育(第15条)に関する規定の見直しを行った。なお，第9条の教員に関する規定は，旧法の第6条(学校教育)第2項を独立させたものである。また，大学(第7条)，私立学校(第8条)，家庭教育(第10条)，幼児期の教育(第11条)，学校・家庭および地域住民等の相互の連携協力(第13条)について新たに規定している。③第3章 教育行政：本章では，教育行政(第16条)として，教育は不当な支配に服することなく，法律の定めるところにより行われるべきことを規定するとともに，国と地方公共団体の役割分担や必要な行政措置について新たに規定している。また，教育振興基本計画(第17条)の規定を新たに設け，国や地方公共団体が総合的かつ計画的に教育施策を推進するための基本計画を定めることについて規定している。④第4章 法令の制定：本章では，この法律の諸条項を実施するため，必要な法律を制定することについて規定している(第18条)。
〈関連語〉 学校教育法　　　　　　　［山本昌邦］

教育措置

【教育措置とは】 障害のある子ども(以下，障害児)の就学にあたっては，一人ひとりの障害の種類と程度などを的確に把握するとともに，それぞれの教育的ニーズを考慮して，もっとも適切な教育の場を選択する必要がある。これを教育措置というが，この基準(就学基準)については学校教育法施行令(第22条の3)などに示されている。

【障害児の就学基準】 障害児の就学基準については，学校教育法施行令第22条の3において，特別支援学校の対象となる者の障害の程度について定めている。なお，現行の規定は，1962(昭和37)年に制定された規定を2002(平成14)年に全面的に改正したものである。次に，この規定に基づき，障害種別ごとに対象となる障害の程度について示すと以下の通りである。①視覚障害者：両眼の視力がおおむね0.3未満のもの又は視力以外の視機能障害が高度のもののうち，拡大鏡等の使用によつても通常の文字，図形等の視覚による認識が不可能又は著しく困難な程度のもの。②聴覚障害者：両耳の聴力レベルがおおむね60デシベル以上のもののうち，補聴器等の使用によつても通常の話声を解することが不可能又は著しく困難な程度のもの。③知的障害者：1. 知的発達の遅滞があり，他人との意思疎通が困難で日常生活を営むのに頻繁に援助を必要とする程度のもの。2. 知的発達の遅滞の程度が前号に掲げる程度に達しないもののうち，社会生活への適応が著しく困難なもの。④肢体不自由者：1. 肢体不自由の状態が補装具の使用によつても歩行，筆記等日常生活における基本的な動作が不可能又は困難な程度のもの。2. 肢体不自由の状態が前号に掲げる程度に達しないもののうち，常時の医学的観察指導を必要とする程度のもの。⑤病弱者(身体虚弱者を含む)：1. 慢性の呼吸器疾患，腎臓疾患及び神経疾患，悪性新生物その他の疾患の状態が継続して医療又は生活規制を必要とする程度のもの。2. 身体虚弱の状態が継続して生活規制を必要とする程度のもの。

【学校教育法施行令の改正の趣旨】 「学校教育法施行令の一部を改正する政令」の公布と同日(2002年4月24日)に出された「学校教育法施行令の一部改正について」(文部科学事務次官通知)のなかで，政令改正の趣旨について以下のように述べられている。「①医学，科学技術の進歩等を踏まえ，教育学，医学の観点から盲・聾・養護学校に就学すべき障害の程度(以下「就学基準」という。)を改正したこと。②就学基準に該当する児童生徒について，その障害の状態に照らし，就学に係る諸事情を踏まえて，小学校又は中学校(以下「小・中学校」という。)において適切な教育を受けることができる特別の事情があると市町村の教育委員会が認める場合には，小・中学校に就学させることができるよう就学手続を弾力化したこと。③障害のある児童の就学に当たり，市町村の教育委員会は専門家の意見を聴くものとしたこと。」

【障害のある児童生徒の就学】 2002年5月27日付けで出された「障害のある児童生徒の就学について」(文部科学省初等中等教育局長通知)には，就学の決定について，盲・聾・養護学校

への就学とともに,「その障害の程度が就学基準に該当しない児童生徒については,特殊学級において教育するか又は通常の学級において留意して指導すること」と述べられている。また,この通知には,特殊学級の対象となる障害の種類と程度および通級による指導の対象となる障害の種類と程度が示されている。
〈関連語〉　学校教育法　　　　　　　　［山本昌邦］
●文献　1)大川原潔,他：新しい就学基準とこれからの障害児教育,中央法規出版,2003,pp.23-36.

胸囲測定

【胸囲(chest circumuference)とは】　胸部の周径である。
【目的】　発育状態の判定に用いる。胸郭や肺組織,乳房の発育を判定する。小児では,頭囲と胸囲の比率が重要な指標となる。
【方法】　胸囲測定には,伸縮性の少ない布製かビニール製のメジャーを用いる。定頸前の乳児では仰臥位で測定する。定頸後の乳児は坐位でもよい。幼児は坐位または立位で測定する。乳幼児では,肩甲骨直下部と乳頭直上を通る周径を測定する。乳房の発達した学童期以降の女児では,乳頭とは無関係に,肩甲骨直下部から水平に周径を測定する。
〈関連語〉　乳幼児身体発育値　　　　　［平元泉］
●文献　1)角濱春美：身体各部の測定.石井範子,他・編,イラストでわかる基礎看護技術,日本看護協会出版会,2002,pp.176-178.　2)川口千鶴：身体計測.小児看護,22(9)：1046,1999.

共感体験

【共感とは】　自分自身の観点によって得た材料をもとに,他者の主観的体験を理解することを可能にする認知の様式を共感という。その理解には他者の行動を動機づけている感情や,他者の自分についての葛藤をも含む。共感は,相手をかわいそうに思うことを意味する同情や哀れみ,同感,自分の気持ちを映し込んで相手の気持ちを推察して一体化しようとする感情移入とはまったく異なるものである。
【乳幼児の自己感覚の発達と共感】　共感を乳幼児発達理論の中核として位置づけたのは,自己心理学や自己愛性人格障害の理解と治療に取り組んだアメリカの精神分析家Kohut, H.である。Kohutは,乳児の健全な自己感覚は,心理的ニードと願望をこまやかに感じ取って対処(共感的対応)してくれる母親との関係性に基づいて発達すると述べた。また,この時期に十分な共感的対応が得られない(共感不全)と自己感覚は発達を停止し,空想や行動における自己の過大評価(誇大性)や賞賛の希求,他者への共感の欠如を特徴とする自己愛パーソナリティーが形成されると説明した。1990年代以降,さまざまな心性が世代間で伝達されることが明らかにされ,そのなかで親の共感経験や感情の言語化が子どもの共感経験に影響を与えていることが示されている。
【心のケアにおける技能としての共感】　聞き手が自分自身を用いながら相手を理解しようとするときに用いる共感においては,まず聞き手が中立的な立場を保ち続けることが重要だといわれている。ここでいう中立性とは,相手の無意識のなかに存在して,ぶつかり合っている力,すなわち葛藤を起こしている欲求のどちらかに聞き手の価値観を重ねて一方的に荷担しない,または善し悪しの判断をしないことをさしている。このような中立性を保ちつつ,相手のなかにあるぶつかり合う力それぞれと,ぶつかり合っている状況,それによって起こっている混乱や苦悩などをありのままに理解しようと努めることを通して聞き手は共感する感覚に到達する。共感という言葉は,一般的に相手の気持ちや言っていることがよくわかって,自分も同じように感じ考えることをいう。しかし,精神療法的技能である共感は,自分の意見や気持ちを表明することを抑えて,相手の気持ちや考えを相手の立場になって自分のなかに再現することである。そして単に再現するにとどまらず,再現された自分自身の情動反応を吟味しつつ,相手の内面を深く理解することである。自分自身の主観的な視点や理解が反映されていることを聞き手が心に留めながら,葛藤に苦悩する相手をそのまま感じ取り,理解しようとすることが共感である。聞き手が共感を通して理解できた相手の困難を言葉で表明して共有することにより,相手は困難ごと共感された,受容された体験を得ることになり,また,共に困難を克服しようとする試みに移行することが可能となる。Kohutは,このような視点から共感を「身代わりの(代理性の)内省」「他者の内的生活のなかに

自分を入れて考え感じる能力」「価値判断に中立的な観察手段」「他者の内的生活を客観的な観察者としての立場を保ちながら同時的に体験する試み」と定義し，共感がもつ精神療法的意義をとくに強調した。乳幼児精神医学者であるStern, D.N. によれば，患者―医療者のような治療的関係において医療者が患者理解のために行う共感は，①患者の感情状態への共鳴に始まり，②感情共鳴の体験からの共感的認知の抽出，③抽出された感情的認知の共感的対応への統合，④一過性の役割同一化という，一連の過程からなっていると説明している。このような共感は，指導を受けながら十分な経験を積み重ねることによって獲得される技能である。

〈関連語〉 自己概念，人格，人格形成，発達理論，自尊感情，自傷行為，ヒステリー，基本的信頼　　　　　　　　　　　　　　　　　　［塩飽仁］

●文献　1）丸田俊彦：共感．小此木啓吾・編，精神分析事典，第1版，岩崎学術出版社，2002，pp.93-94．　2）丸田俊彦：サイコセラピー練習帳，岩崎学術出版社，1986．　3）和田秀樹：＜自己愛＞の構造，第1版，講談社，1999．　4）渡辺久子：母子臨床と世代間伝達．第1版，金剛出版，2000．　5）角田豊：共感経験尺度改訂版（EESR）の作成と共感性の類型化の試み．教育心理学研究，42：193-200，1994．　6）橋本巌，他：児童の共感性と友人関係における共有経験との関連．愛媛大学教育学部紀要（教育科学），42：61-78，1996．　7）井上由紀子，他：子どもの共感経験と親の共感経験および感情の言語化の関連．第12回日本小児看護学会抄録集，2002，pp.100-101．

胸腔持続ドレナージ

【定義】 胸腔になんらかの原因で液体や気体の貯留が生じると，肺が十分拡張することができずに虚脱し，呼吸に障害が起こる（「胸腔穿刺」の項参照）。胸腔持続ドレナージは，胸水貯留や気胸などにより胸腔内貯留物を持続的に排除する必要があるときに，胸腔内にドレーンを挿入して肺の再膨張を促すことを目的に行われる。また，胸部手術後などの術後管理として，後出血やリンパ液の漏出，肺からの空気漏れの監視などの目的でも行われる。胸腔内は陰圧であるため，ドレーンが大気圧に開放されると外界から胸腔に空気が流入し，反対に肺が虚脱してしまい危険である。胸腔ドレナージは，ドレーンを介して外界からの空気が流入しないシステムで管理されなくてはならない。

【ドレナージシステム】 患者の胸腔内に挿入されたドレーンの端を水の入ったボトルに差し込むと，ドレーンはボトル内の水で封をされ，胸腔内は大気と隔絶された状態となる。気胸などによる空気の漏れで胸腔内圧が水圧よりも高くなった場合には，患者側からの空気は泡となり水中から大気に逃げていく。胸腔内圧が水圧よりも低い場合は，ボトル内の水は胸腔側に少し引き込まれ，圧のバランスがとれたところで止まる。これが water-seal といわれるものである。ドレーンの先端を水中深く差し込むほど，患者側から大気側へ逃げる空気には抵抗が加わるため，水圧を利用した圧調整で胸腔内圧の管理を行う。現在は，water-seal と排液貯留槽，吸引用の圧調節装置が一体となり，さらに患者の咳嗽などによる急激な陽圧を逃がす調節機構が備わった市販のドレナージバッグを使うのが一般的である。

【ドレナージバッグの管理】 ドレナージバッグは，子どもの身体より低い位置で管理する。胸水など液体の排液目的の場合，ドレーン内の排液が体内へ逆戻りしないように注意し，検査のための移動などでドレーンを高く持ち上げる必要性がある場合は，クランプをして逆流を防止する。ドレナージバッグを倒すと水封が外れ，胸腔に空気が入り込んでしまうため，ドレナージバッグの配置や固定には十分な注意が必要である。排液の貯留のためバッグを交換する際にも必ずドレーンをクランプして行い，接続部位の消毒を確実に行う。しかし，気胸などで胸腔内への空気漏れがある場合，ドレーンのクランプや屈曲で排気が妨げられ，皮下気腫や緊張性気胸を引き起こすことがあるため，クランプは安易に行わず，状況に応じた対処が必要である。また，水封の水は，蒸発による減少や過剰な気泡で液面が変動すると正しい圧が維持できないため，指示された水位であるかを観察し，液面の調整を行う。ドレーン内に排液が貯留したままであると吸引圧が弱まるため，排液が逆流しないようチューブを繰りながらバッグ内へ誘導する。同時に，凝血などによるドレーンの閉塞を防ぐため，適宜ドレーンをミルキングローラーなどでしごき，排液をスムーズにする。水封の液面の高さは呼吸に伴う胸腔内圧の変動により移動する。液面移動のない場合は，肺が完

全に再膨張したか，ドレーンの閉塞が考えられる。
【胸腔ドレナージの合併症】 感染，出血，胸腔内の空気が皮下へ漏れ出すことによる皮下気腫などがある。皮膚切開部の縫合が不十分だと皮下気腫を生じやすいが，ドレーンの閉塞に起因することもある。
【胸腔ドレナージ中の子どものケアのポイント】 胸腔ドレナージの管理は，基本的には成人と同じである。しかし小児は身体が小さくドレーンが体内に挿入されている部分が短い。ドレーン挿入の必要性が理解されにくく体動も激しいが，固定する皮膚面積が少ないうえに，皮膚が薄くテープかぶれなどの皮膚トラブルを起こしやすいため，ドレーン固定が難しく，事故抜去の危険が高い。胸腔ドレーンはある程度の硬度が必要だが，ドレーンの先端で組織の損傷がないよう，体動に伴うチューブトラブルに細心の注意が必要である。理解できる年齢であれば，ドレーンの必要性を十分説明し，納得してもらうように努める。同時に家族と危険のない範囲でスキンシップが取れるよう配慮を行う。また呼吸の観察だけでなく，年齢が低いほど，排液による水分・電解質・蛋白質などの喪失が大きいことを理解して，排液量や性状の観察，バイタルサインチェックを注意深く行うことが重要である。
〈関連語〉 胸腔穿刺　　　　　　　　［荒木佐登世］
●文献 1) 岩中督：各種ドレーン管理．小児看護，16(10)：1298-1302, 1993. 2) 林煌，他：ドレナージ療法の適応と判断(2)；胸腔，心囊ドレナージ．小児看護，18(11)：1465-1469, 1995.

胸腔穿刺

【胸腔穿刺理解のための解剖】 胸郭は胸椎，肋骨，胸骨，横隔膜と肋間筋からなっており，その内部を胸腔という。肺は左右一対の器官で，胸腔内に納まっている。左右の肺の間の領域を縦隔という。肺の表面は袋状の胸膜(肺の周りを臓側胸膜，胸郭の内側を壁側胸膜という)に覆われ，その膜の内部を胸膜腔とよぶ。肺は肺胞内の空気の入れ替えにより，大気と血液中のガス交換を行っているが，肺自体には弾力性があるだけで自動運動能はなく，胸腔の拡大と縮小による呼吸運動がなければ，その機能を果たすことはできない。吸気時には横隔膜・肋間筋が収縮し，横隔膜の下方移動と肋骨・胸骨の上方移動で胸郭が拡大することにより肺が伸展・拡張され，肺内に空気が流入する。呼気時には横隔膜・肋間筋が弛緩し，肺が自身の弾性で元に戻ることで，空気が肺内より押し出される。また，肺の弾性の働きにより縮小する力が働くため，胸腔内圧は常に陰圧である。
【胸腔内貯留物】 胸腔になんらかの原因で，胸水などの貯留や，外界との交通による空気の流入が起きた場合，肺が十分拡張することができずに虚脱し，呼吸に障害が起きる。胸腔内に，気体，液体(漿液・血液・膿など)の貯留が起きる原因はさまざまであり，胸腔内の貯留物の内容により，気胸・血胸・膿胸とよばれ，気体と液体が混在している場合には血気胸・膿気胸などとよばれる。胸水の原因としては，心不全，肺炎，癌などさまざまなものがある。血胸は胸部外傷が主な原因であるが，小児は胸郭が柔軟であるため，骨折などの表在性の外傷がない場合でも，胸郭内の臓器に重篤な損傷をきたすことがある。また，癌性胸膜炎などでも胸水は血性となることがある。膿胸は肺炎，肺膿瘍や胸部の外傷，胸部の外科手術に合併して起こる感染などに起因する。その他，リンパ管の損傷や閉塞が起こると，白色のミルク状の液体が溜る乳び胸症となることがある。気胸の原因もさまざまなものがあるが，特発性に起こる自然気胸，外傷性気胸，人工的な気胸(中心静脈穿刺時や，人工呼吸管理中の圧外傷などによるもの)などがある。小児は胸郭が小さく，年齢が低いほど気胸などを起こした場合の呼吸状態の悪化が急激であることが多い。また，胸膜腔に空気が流入する際に，周囲にある組織が一方向性の弁として働き，空気が一方向にしか入り込まない状態では，患側の胸腔内圧が著しく高くなり，縦隔が健側に押されて，心臓や大静脈などを圧迫することにより循環障害に陥ることがある。これを緊張性気胸といい，数分で死に至る可能性もあるきわめて危険な状態である。
【胸腔穿刺の定義】 胸腔内に貯留物がある場合に，肋間から胸腔内に穿刺針を挿入し，貯留している気体または液体を抜き取る処置が胸腔穿刺である。胸腔穿刺の目的は2つあるが，1つは胸腔内貯留物の分析を行うための検査，もう1つは胸腔内貯留物の排除による胸腔内スペース

の確保である。胸腔内の貯留物が軽度の場合には原因疾患の治療による経過観察で軽快することもあるが，胸部X線で中等度以上の虚脱が確認される場合には，穿刺による排液や持続的に胸腔内貯留物を排除する胸腔ドレナージ（「胸腔持続ドレナージ」の項参照）を行う必要がある。
【胸腔穿刺を受ける子どものケアのポイント】
胸腔穿刺時には，急激な排液により，循環動態の変動を引き起こす可能性が高いため，一度に排液する量は子どもの体重に合わせて決定し，ゆっくり排液を行うが，胸腔内貯留物が大量に貯留している場合や，呼吸・循環機能が低下している場合は静脈路の確保と酸素投与の準備，心拍およびSpO_2モニターの装着を行い，急変に備える。また激しい体動が予測され，処置が危険であると判断される場合には，処置中の子どもの固定をしっかり行う必要があるが，固定に伴う胸郭の圧迫がないように注意をする。穿刺後は穿刺に伴う合併症（気胸・血胸・肝損傷・脾損傷など）の確認のため，全身状態の観察および穿刺部位の状態（滲出液の有無など）を観察する。また一般に，外傷性気胸や人工呼吸器管理中に発生した気胸は緊張性気胸となるリスクが高い。人工呼吸器装着中に突然の酸素化不良と循環動態の変動，片側の呼吸音の減弱，打診による鼓音が認められるときは，素早い対応が必要である。医師に報告すると同時に胸腔穿刺の準備を行う。
〈関連語〉 胸腔持続ドレナージ　　　［荒木佐登理］
●文献　1）福田康一郎：呼吸の神経性調節．本郷利憲，他・編，標準生理学，第2版，医学書院，1989，pp.542-550．　2）村松晃秀：胸腔ドレナージ．木村謙太郎，他・監，呼吸器疾患（Nursing Selection 1），学習研究社，2003，pp.294-297．

きょうだい関係

【きょうだいの関係】　きょうだいは，年齢差があることによって，兄姉は弟妹にとって目標や同一視の対象となり，時には兄姉が弟妹を保護したり指導したりすることもあり，縦の関係が生じる。一方，一緒に遊んだり，けんかをするなどお互いを同等な立場に置く横の関係も生じる。そのためきょうだい関係は，親子間の縦の関係と友達との横の関係を併せもった斜めの関係であり，親子関係から友人関係への移行の仲立ちをする役割をもつといわれている。第2子以上の子どもが誕生するたびに，家族内には新しい人間関係が生じ家族は複雑化する。きょうだい関係が子どもの発達や役割に与える影響は，出生順位，きょうだい数，年齢間隔，親の養育態度・価値観・考え・期待，性別などが複雑に絡み合う。子どもは，きょうだいとのかかわりを通して，年齢差による成長・発達の違いを体験し，葛藤や協力，競争などを経験することによって，コミュニケーションや対人関係を形成する能力を発達させていく。たとえば，年少のきょうだいのある子どものほうが，乳児が泣いていると気がかりな様子を多く示し，年少児への援助行動が多く，養護性や愛他性の発達に影響を受けている。また，年齢が近いほど，おもちゃなど物の取り合いや親の愛情・注意を引こうとする行動が激しくなり，対立的な関係がみられる。

【きょうだい関係の二側面】　きょうだい関係には二側面があり，きょうだいげんかや親の愛情をめぐる嫉妬，相手に対する競争心などの"葛藤"というネガティブな側面と上の子どもが下の子どもをかわいがる養育役割，下の子どもが上の子どもの助けとなる行動などの友好的で愛情に満ちた"かばいあい"というポジティブな側面を併せもつ。これらの行動は向社会的行動（prosocial behavior）とよばれる。ネガティブな側面は子ども達の対人的葛藤処理能力の発達を促し，ポジティブな側面は子どもの社会性や対人的スキルの発達を促す。しかし，この二側面のバランスが崩れネガティブな側面に偏ってしまうと社会的な問題行動の出現との関連が出てくる。

【慢性疾患や障害をもった子どものきょうだい】
慢性疾患や障害をもった子どものきょうだいは，親の関心が慢性疾患や障害をもった子どもにいきがちであり，そのためきょうだいが孤独感や不安を感じ，また，一緒に生活をすることでストレスが大きいことなどが明らかになった。不登校などを引き起こすことも多いといわれている。きょうだいも慢性疾患や障害をもった子どもと同様にケアとサポートが必要な存在であるという概念が定着してきた。
〈関連語〉　親子関係，家族，養育態度
　　　　　　　　　　　　　　　　　　［中垣紀子］
●文献　1）菅原ますみ：きょうだい関係の発達

心理学．チャイルドヘルス，6(7)：4-8，2003．

胸　痛

【概念】　胸痛は，胸部で感じられる痛みであり，皮膚，胸壁，骨格筋に起因する体性痛，胸腔内臓器や胃，肝臓，胆嚢，膵臓などの腹部臓器に起因する内臓痛および関連痛がある[1]．

【発生機序】　乳房，胸壁，筋肉，骨膜の障害による痛みは A-δ 線維を介して伝達され，限局性の鋭い痛みとして知覚される．一方，心筋，大動脈，肺動脈，食道，気管などの胸腔内臓器の障害の場合，C 線維を介して伝達され，部位が不明瞭である鈍い痛みが出現する．横隔膜（辺縁部）または上腹部で発現した痛みが胸部下方から上腹部［肋間神経 T 6～T 12 の支配領域］に，心臓（心筋，冠動脈周囲）に起因した痛みが左肩部から左上肢尺側部［交感神経心臓枝 T 1～T 4 の支配領域］に，横隔膜（中央部），胸膜（横隔側中央部，縦隔側），心外膜，気道，肺胞上皮に発現した痛みが頸部～肩部［横隔膜神経 C 3～C 5 の支配領域］に放散する[1)2)]．

【小児の胸痛の特徴】　小児の胸痛では，器質的疾患のない特発性胸痛，精神神経性の胸痛が多く，全体の 6～8 割を占める[1)3)]．しかし，冠動脈障害や心筋炎，気胸など器質的疾患に由来し，救急処置が必要なものもあるため，的確に子どもの胸痛を把握する必要がある．

【原因】　①特発性胸痛：胸骨左縁から心尖部に起こる限局性の鋭い痛みで，安静時あるいは軽度の労作時に出現し，吸気時や前傾姿勢で増悪する．痛みは軽く，持続時間も数十秒～数分と短い．一過性で，体位変換や安静によって自然に消失することが多い[1)4)]．②胸壁・筋骨格性：肋軟骨炎は比較的頻度が高く，片側性で左第 4～6 肋間軟骨移行部の圧痛を特徴とする．痛みは数カ月持続することもあり，背部と腹部に放散する[2)]．Tietze 病は，非化膿性肋軟骨炎であり，胸鎖関節，肋軟骨起始部に有痛性の腫瘤を認める．帯状疱疹では，水疱出現前に一側性に第 3～6 胸椎に局所的な強い痛みを訴えることがある[1)3)]．③精神神経性：過換気症候群の場合，胸痛は低二酸化炭素血症によって生じる冠動脈の攣縮によって起こるといわれている[1)]．神経性過食症では，繰り返す嘔吐により食道炎が原因となる．④呼吸器性：胸膜炎では，呼吸，咳嗽，腕の動きに伴い増強する限局性表在性の鋭い痛みが出現する．気胸では，胸膜が剥離する刺激と胸膜腔内に空気が貯留，胸腔内圧の上昇で胸膜が伸展する刺激によって痛みを生じる[5)]．⑤消化器性：先の神経性過食症以外にも，胃食道逆流症や食道裂孔ヘルニアでも食道炎が起こる．嚥下時痛のほかに，肋骨下に灼けるような痛み（関連痛）が出現する．このほかに，食道異物，消化性潰瘍が胸痛の原因となることがある．⑥心血管性：心筋虚血による胸痛発作は，子どもの場合には川崎病後における虚血性心疾患，冠動脈奇形，中等度以上の大動脈狭窄，強度の肺動脈狭窄，肺高血圧などで起こる[2)]．労作時に胸骨下で締めつけられるような痛みが知覚される．心房中隔欠損などの先天性心疾患，Marfan 症候群などの結合織疾患に合併する僧帽弁逸脱では胸痛は間欠的に出現するといわれている[2)]．Marfan 症候群の場合，解離性大動脈瘤を合併することがあり，これによっても胸痛が出現する可能性がある．この場合，外膜の伸展に伴い，前胸部または背部に激痛を生じる[1)]．

【アセスメント】　子どもの胸痛を捉え，痛みをアセスメントしていく際に必要な項目を以下にあげる．胸痛の原因を予測し，多角的に情報を収集・統合し，原因に応じた適切な痛みへの対応を導くことが必要である．①痛みの強さ．②痛みの部位．③痛みの性状（刺すような痛み，灼熱感，圧迫感，絞扼感など）．④痛みの持続時間．⑤痛みの頻度．⑥痛みの出現状況．⑦胸痛の起こりやすい時間（睡眠中，運動時，安静時など）．⑧増悪・改善因子（姿勢の変化，咳嗽，食事，運動，安静，ストレス，制酸剤など）．⑨随伴症状（発熱，咳嗽・呼吸困難，悪心・嘔吐，胸やけ・嚥下障害，発汗など）．⑩既往歴（川崎病，気管支喘息，胸部外傷，消化器潰瘍など）．⑪家族歴（心疾患，胸痛，突然死など）．⑫嗜好品〔喫煙，麻薬（コカイン，マリファナ）など〕．⑬生活における変化・心配事（家族内の関係や友人関係，身近な者，ペットの死など）．

〈関連語〉　痛み　　　　　　　　　　［古橋知子］

●文献　1) 佐藤宏朗，他：胸痛．小児科診療，68(増刊号)：278-290，2005．　2) 森川良行：胸痛．二瓶健次・編，小児の痛み（NEW MOOK 小児科9），金原出版，1996，pp.132-135．　3) 小山晴美，他：胸が痛い．小児内科，35(12)：1990-1995，2003．　4) 大塚正弘：胸痛．小児看護，23(9)：1088-1090，2000．

5) 金丸弥生, 他：胸痛. 小児看護, 28(3)：312-316, 2005.

協同遊び

【定義】 協同遊び(cooperative play)とは，複数の子どもがまとまりのある集団をつくって，同じ目的をもって一緒に取り組む組織的な遊びである。4, 5歳頃から多くみられる。そこではリーダー的な子どもが出現したり，グループ内の役割分担や仲間意識も顕著に認められるようになる。子ども達は大人の介入を好まず，子ども同士で助け合い，遊びを展開するようになる。遊びを完成させる過程で時には他児とぶつかり合いけんかが起きることもあるが，結果として仲間と協力してひとつのことをやり遂げた喜びや充実感を共有することが重要である。代表的な協同遊びとして，幼稚園や保育所でみられる集団でのごっこ遊びがあげられる。

【協同遊びの意義】 テーマに基づいて，それぞれの子ども達が持ち寄るアイディアを調整し，不都合な点があれば修正して子ども同士が協同していく活動であるため，子ども一人ひとりがそれぞれどのような役割を果たしていくか，また何をどのように構成していくのかが相互に了解されなければならない。その過程で他児と遊びのイメージを共有するだけでなく，自分の考えや意見と異なる人の存在を経験する。つまり，遊びを通して他者の存在に気づくことになる。また，協同遊びではそれぞれの子どもの特徴に応じて役割分担が明確に組織化していることが多く，リーダーとなる子どもも現れる。子ども達がそれぞれの役割を果たしながら一緒に遊ぶなかで，他者とのぶつかり合いを経験しながら，ルールを共有し自己実現を果たすという教育的な意義がある。当初は約束事や役割分担もスムーズにいかず，遊びが成立しなかったり，イメージの共有が困難で遊びが発展しないことも多いが，同じ目的のもとに自分達で問題を解決し，最後までやり通すことを経験することによって遊びは生き生きとした躍動感のあるダイナミックな展開をもたらす。あるときは探索的・模索的であり，試行錯誤しながら新たな発見や創造を繰り返し，協力しながら展開する遊びである。さらに協同遊びには，そこに参加する子ども達によってつくられるルールがあり，そのルールに従うことが要求される。このルールは遊びのメンバーだけに認められる個別的なものであることが多い。ただし，ルールの内容については大人の調整が必要となることもある。大人は子どもの主張を受け止めながらも，それぞれの子ども達が等しく参加できるルールを提案することも必要である。

【協同遊びに対する援助】 協同遊びを発展的に進めていくためには，次の点に留意した援助が求められる。①遊びは時には何日にもわたって継続することがある。子ども同士が協力して作り上げる遊びの過程に意味があることを考慮すれば，子ども達に十分な時間と空間を提供することが大切である。②子ども達の遊びのイメージを具体化していくためには，製作活動も活発に行われる。必要なものをみんなで協力して作り上げることも満足感や達成感を高める。日頃から十分な材料を準備しておくことが必要である。③遊びが停滞したり，役割が固定化しすぎる場合には，指示的にならないように注意しながら大人が介入することも必要となる。時には遊びのメンバーとしての役割をとりながら，遊びの進展に合わせて，必要な場合は積極的にサポートする。④子ども同士の話し合いや共通理解に基づく計画とルールをもつ活動であるが，一人ひとりの個性が十分に発揮され，楽しく遊べているか見守ることが大切である。⑤遊びに参加しない子ども達に注意を向ける必要がある。遊びへの関心の有無をはじめ，参加しない子ども達には個別に対応していくことが必要である。協同遊びは集団内の多くの子ども達が参加して行う遊びである。それぞれの子ども達が協力して遊びを発展させるためには子どもの主体性や自主性を尊重しながらも，支援者として遊びの発展に向けた援助が必要とされる。問題や課題を子どもと一緒に考えながら，楽しさや喜びを共有する姿勢が大切である。

〈関連語〉 遊び，ひとり遊び，平行遊び

[鈴木裕子]

●文献 1) 森上史郎, 他・編：保育用語辞典, ミネルヴァ書房, 2004. 2) 無藤隆, 他・編：保育心理学, 北大路書房, 2002.

虚弱児

虚弱児というのは，身体虚弱な児童という意味

で用いられる。一般的な「健康児」や「丈夫な子」という言葉に対する比較として用いられるものであり，医学用語ではない。一部は，特別支援教育の対象となっている。

【定義】 身体虚弱というのは，身体が弱いという状態を表すが，歴史的に一定した身体虚弱という概念はなく，時代により変化してきたものである。たとえば，大正～昭和初期においては，身体虚弱に対応する腺病質(せんびょうしつ)という言葉が用いられていたが，はっきりした概念ではなかった。また，昭和初期～20年頃までは，国民病ともいわれた結核の蔓延するなかにおいて，BCGを接種しなくてもツベルクリン反応が陽転し結核にかかりやすい状態のものがおり，日常生活で注意しなければいけないものを身体虚弱として取り扱っていた。虚弱児の大半をこれが占めていた。あるいは，第二次世界大戦後しばらくは，全国的な食糧事情の逼迫から栄養状態の不良なもの，いわゆる栄養失調が増えていた。しかし，だんだんと社会情勢も変化をすることによって，結核や栄養不良は激減し，身体虚弱の様相も変わってきた。近年では，原因ははっきりしないが病気にかかりやすいもの，頭痛や腹痛などいろいろな不定の症状を訴えるものなどが増えてきているが，これらも身体虚弱の概念に含めて捉えられるようになっている。また最近の教育場面では，元気がなかったり病気がちで学校の欠席が多いような児童生徒の場合には，医学的にその原因を調べてみて，健康回復のための医療があまり必要でない場合に，身体虚弱として取り扱うようになっている。

【教育対応】 病弱教育を主とする特別支援学校(病気療養と学校教育が受けられる教育機関)や，小・中学校の「病弱・身体虚弱特別支援学級」では，通常の教科・科目の学習を配慮しながら行うとともに，日常生活における自己の心身の管理や回復に向けた，専門的な教育を受けられるようになっている。具体的には，気管支喘息の児童生徒の腹式呼吸法の練習や若年性糖尿病の児童生徒の運動量と血糖値の測定などを身に付ける場合などが考えられるが，いずれも習熟するまでの一定期間であると想定される。

学校教育法施行令第22条の3において，病気や障害のある子どもの教育的措置の基準を定めているが，特別支援学校に該当する病弱・身体虚弱者として，「身体虚弱の状態が継続して生活規制を必要とする程度のもの」と規定されている。また，就学指導の手引きによれば，「身体虚弱の状態が持続的に生活の管理を必要とする程度のもの」は，病弱・身体虚弱特別支援学級の対象者として学ぶことができるようになっている。また，小・中学校においては，通級による指導も受けることが可能な場合もある。「身体虚弱の状態が継続」している具体的なものには，慢性疾患などで日常的に身体が弱かったり病気の回復期にあるものも含めて，肥満症(小児における生活習慣病の代表的な肥満症は，高血圧症や脂肪肝のような肝障害や高コレステロール血症になる可能性があり，体型や運動能力の低下などから劣等感をもつようになったり，学力の低下をきたしたり学校嫌いや不登校へと進んだりすることもあるとされる)や，反復性腹痛(原因不明のものが多いが，不安や緊張感によって症状が出たり強くなる傾向がよく認められる)，頭痛(子どもの痛みの訴えのなかでは腹痛に次いで多く，心理的なものとの関係で緊張性頭痛とよばれるものがある)，また，摂食障害(神経性食欲不振症あるいは神経性無食欲症と神経性過食症あるいは神経性大食症を包括し，思春期・青年期の女性に多くみられる)なども，その教育対象となっている。

〈関連語〉 病弱児，特別支援学校，学校保健，院内学級
[島 治伸]

●文献 1) 全国病弱虚弱教育連盟：日本病弱教育史，1990． 2) 病気療養児の教育に関する調査研究協力者会議：病気療養児の教育について(審議のまとめ)，1994． 3) 文部省：盲学校，聾学校及び養護学校教育要領・学習指導要領，1999． 4) 文部科学省：就学指導資料，2002．

巨大児

【定義】 出生体重による新生児の分類であり，国際的な定義はない。わが国では臨床的に出生体重が4,000g以上の新生児に用いられている。ICD-10(国際疾病分類第10版)では，出生体重4,500g以上を超巨大児(exceptionally large baby)と定義している。巨大児(giant baby)は分娩外傷や仮死の頻度が高いハイリスク新生児であり，2004(平成16)年度の出生時の体重別，出生数および割合の統計によると，出生体重が4,000g以上の新生児は全出生総数の

約0.9%である．男児に多く，初産婦より経産婦に多い．
【診断】　母親の子宮底長，腹囲が妊娠週数に比して大きい．腹部が異常に大きいことから予測はできるが，羊水過多，多胎などとの鑑別診断が必要である．超音波断層法で胎児を計測することにより巨大児との予測は可能であるが，正確に体重を推定することは困難である．
【巨大児出生の母親側の要因】　原因は不明のことが多いが，母親の体格がよい場合，あるいは妊娠42週以降に分娩に至る過期産に多いといわれている．妊娠中の過食，肥満なども要因としてあげられる．また，母親に基礎疾患として糖尿病がある場合，とくにコントロールが不良な場合に巨大児の出生が多い（糖尿病母体産児）．糖尿病はさまざまな合併症を引き起こす可能性が高く，そのひとつが巨大児である．
【予測される問題点とケア】　母親は子宮が過度に伸展するための微弱陣痛による分娩遷延をきたしやすく，児は仮死を起こしやすい．仮死で自発呼吸が持続せず呼吸障害がある場合，低酸素血症による中枢神経障害を起こす可能性があり，出生時には蘇生の準備が必要である．母親が糖尿病の場合には，出生後低血糖を起こす可能性が高い．母体の高血糖により多量のグルコースが児に移行し，児の膵臓を刺激してインスリンを分泌させ高インスリン血症を引き起こす．児は顔が丸くクッシング様であり，赤く，在胎週数に比して体重が大きいことが多い．出生後すぐに血糖，ヘマトクリット値，血清カルシウム値などの検査を実施し，状態に応じてグルコースとカルシウムが投与される．出生時には異常がみられず全身状態が良好でも，一定期間観察する必要がある．また，経腟分娩の場合，児頭が娩出した後，肩甲の娩出が困難になる肩甲難産が起こりやすく，鎖骨骨折や上腕神経叢麻痺などの分娩外傷を起こす可能性もある．母親は，頸管裂傷や会陰裂傷，児を娩出後に弛緩出血をきたしやすい．児頭骨盤不均衡などのために帝王切開が必要となるケースも多く，超音波断層法による推定体重で児の体重が4,500g以上の場合には帝王切開の適応とする考え方もある．巨大児の出生に際しては多くの問題が予測され，これらを理解してケアを行う．

〈関連語〉　ハイリスク新生児　　　　［大木伸子］
　●文献　1）仁志田博司：新生児学入門，第3版，医学書院，2004．　2）矢嶋聰，他・編：NEW産婦人科学，改訂第2版，南江堂，2004．　3）池ノ上克，他・編：NEWエッセンシャル産科学・婦人科学．第3版，医歯薬出版，2004．　4）母子衛生研究会・編：母子保健の主なる統計（平成17年度），母子健康事業団，2006．

起立性調節障害

【概念】　起立性調節障害（orthostatic dysregulation；OD）は思春期に起こりやすい自律神経機能失調であり，自律神経中枢の機能異常に関連した症状（睡眠障害，体温調節異常，精神症状）と，末梢性自律神経機能異常に関連したさまざまな臓器症状（心血管症状，消化器症状，皮膚汗腺症状など）が出現する．これらの症状は日内変動や季節によって変化し，朝に強く，また春〜夏に多い．ODの基本病像は起立時循環調節不全であり，起立不耐症状が中核をなす．現在のところ，起立時の循環反応によって次の数種類のサブタイプが報告されている．
【起立直後性低血圧（instantaneous orthostatic hypotension；INOH）】　健常者では能動的に起立したとき，直ちに回復するような一過性の血圧低下を認めるが，その血圧低下の程度は軽度である．しかし本疾患においては，起立直後に臥位時の60％以上の強い血圧低下や，起立後の血圧回復遅延（25秒以上）があり脳をはじめ全身臓器への血流低下を生ずる．ODのなかでもっとも多い循環調節障害である．立位で増強する全身倦怠感や立ちくらみが約9割に，頭痛，失神発作，睡眠障害，朝起き不良が約7割に，食欲不振，気分不良，動悸が約6割に認められる．本疾患の病態は，抵抗血管（細動脈）収縮不全のために起立直後の血圧回復が遅延するために生ずると考えられている．重症型では起立中に収縮期血圧低下が持続するが，静脈系の収縮不全も加わるためであり，脈圧の狭小化も生ずる．
【体位性頻脈症候群（postural tachycardia syndrome；POTS）】　全身倦怠感，頭痛などの起立失調症状がある．起立時に明瞭な血圧低下を伴わず，心拍増加が著しいものをさす．小児では，立位心拍数（3分以後）が115/分以上，または，心拍数増加が35/分以上と考えてよい．下半身への過剰血液貯留やカテコラミンの過剰分泌

がみられる。
【神経調節性失神(neurally-mediated syncope；NMS)】 起立中に突然に収縮期，拡張期のいずれも血圧低下と起立失調症状が出現し，意識低下や意識消失発作を伴う。顔面蒼白や冷汗などの前駆症状や徐脈を伴う場合もある。起立中の頻脈により急激な自律神経反射が生ずると考えられている。前二者の経過中に生ずることもある。症状は起立中の突然の失神だけでなく，慢性疲労を伴っていることが多い。その他，起立後数分前後してから，20 mm Hg 以上の収縮期血圧の低下を生ずる遷延性起立性低血圧もある。発症頻度は小中学生の 10〜15％とされ思春期になり急増する。INOH は中学生の 7〜8％存在し，POTS は INOH よりやや少ない。OD の多くに不登校を併存し，また不登校の 3〜4 割に OD を併存する。学校が十分な病態理解と正しい対応ができるように学校と連携を行い，引きこもりなどの二次障害が起こらないように配慮する。したがって身体的機能障害と心理社会的問題が関与する心身症であり，心とからだの両面を含めた全人的視点からアプローチすることが重要である。非薬物療法から開始し，薬物療法を併用する。規則正しい生活，無理のない運動，食塩の摂取を心がける。薬物は，昇圧剤が中心となる。中学生時にもっとも悪化するが，17〜20 歳頃に改善する者が多いが，約 4 割の患者では自覚症状は多少とも持続する。
〈関連語〉 意識障害，易疲労，失神，心身症，不登校　　　　　　　　　　　　　　［田中英高］
●文献 1) 田中英高：小児起立性調節障害の診断と治療．自律神経，43：5-13, 2006．

緊急手術

【定義】 緊急手術(emergency operation)とは，発症・病態の経過が急激で重度の症状を有し，救命を目的として緊急に行われる手術である。計画手術に比べて，子どもの病歴・状態に関する情報は乏しく，感染症や潜在疾患の把握が困難であり，検査時間も制限され，手術までの時間的余裕に乏しいなど，不利な点が多く危険度が高くなる[1]。
【緊急手術の代表的疾患】 緊急手術を受ける子どもは，新生児期はほとんどが先天性疾患であり，年齢とともに後天的な疾患が増加する。年齢別の代表的な好発疾患があり，その手術経過にも特徴がある。①新生児期：出生直後に症状が出現し，診断が確定すると新生児期に緊急に姑息手術や根治手術を要する。a．新生児期に一期的手術を行うもの；腹壁破裂・破裂性臍帯ヘルニアなどは，直ちに手術が行われる。先天性横隔膜ヘルニアは，必要時 ECMO による呼吸循環管理を行い状態が安定してから手術が行われる[2]。b．新生児期に緊急姑息手術(人工肛門・胃瘻造設，体―肺動脈短絡術など)を行い，成長を待ち根治手術を行うもの；高位・中間位鎖肛，ヒルシュスプルング病，食道閉鎖(Gross-A 型)，肺動脈閉鎖を伴うファロー四徴症などがある[3]。②乳児・幼児期：腸重積症，鼠径ヘルニア嵌頓，先天性肥厚性幽門狭窄症，先天性胆道拡張症などの急性腹部疾患がある。突然発症し，乳幼児期の予備能力は乏しく，病的進行が速く，短時間で重篤な状態となるため，緊急手術が必要となる[4][5]。③学童・思春期：後天的の疾患による緊急手術が多くなる。急性虫垂炎は進行が早く，容易に穿孔から腹膜炎を生じるため，緊急手術の対象となる[6]。小児の死亡原因として「不慮の事故」が第1位を占め，交通事故の受傷頻度がもっとも高く，3〜9 歳の学童前期に集中している。次に高所からの墜落事故による外傷，スポーツや遊技による外傷などがある。頭部外傷・腹部外傷，内臓損傷，骨折などが緊急手術の対象となる[7]。
【緊急手術時の子ども・家族の状態】 子どもは重度の生体機能の異常や激しい症状(痛み，嘔吐，出血による苦しみ，驚き，不安など)を呈し，身体的・心理的状態が不安定のなか，さらに手術という大きな侵襲が加わる状態にある。家族は突然の緊急事態に遭遇し，子どもの命を失うのではないかという予期的不安が生じるなか，短時間に手術の必要性を理解し，決断を求められる厳しい状態におかれる。疾患や事故の特性によっては，家族は子どもの突然の発症の気づきへの遅れや事故前後の家族自身の行動に対し，自責の念をもつ[8]。
【緊急手術における看護】 ①身体的準備(全身状態の把握と緊急処置)：意識レベル，顔色，呼吸・チアノーゼの有無，活気，局所の状態(外傷・腫脹・出血など)，バイタルサイン等の一般状態と疾患特有の症状，必要最小限の病歴，緊急検査結果などから全身状態を把握する。緊急処置

は，a．呼吸不全(低酸素状態)；気道確保，吸引，酸素投与，気管内挿管．b．脱水症(出血によるショックを含む)；輸液管理による水分と電解質の補正．ショック状態への急速輸液，昇圧剤投与．多量出血への輸血．c．低体温・発熱；低体温時の保温，温罨法．発熱時の冷罨法，解熱剤の使用などの体温管理が行われる[9][10]．②心理的準備：意識が清明な子どもには，子どもの心理状態を把握しながら，病気を治すために手術をしなければならないこと，そのために手術室という所へ行くこと，そこでは何が行われるのか，現在行っている処置の必要性などを子どもの年齢・理解に合わせ，ゆっくりわかりやすく説明し，不安の軽減に努める．家族には，家族のおかれている状況を理解し，手術の必要性の理解と意思決定を助けるかかわりが必要である．現状を受け止められるよう，子どもの状態・処置・所要時間・見通しなどを随時説明する．処置時以外の子どもと家族の分離時間は最小限にするよう配慮する．術後は，術前に困難であった子どもや家族とのかかわりを深め，不安を受け止め，不足していた説明を補い，状態に合わせて情報を提供していく[8][9]．

〈関連語〉 計画手術　　　　　　　[中岡亜紀]

●文献　1)後藤稠・編：最新医学大辞典，医歯薬出版，1996，p.333．　2)岡田正：手術前後の処置．岡田正，他・編，標準小児外科学，第4版，医学書院，2000，pp.9-10．　3)日沼千尋：手術をめぐる子どもと家族のケア．村田恵子・編，病と共に生きる子どもの看護(小児看護叢書 3)，第1版，メヂカルフレンド社，2000，pp.219-233．　4)本名敏郎：小児の緊急手術．OPE Nursing，秋季増刊：224-229，1998．　5)吉田英生，他：診断確定までの患者管理と緊急手術の適応．小児看護，24(10)：1392-1400，2001．　6)小池能宜，他：外科一次救急における小児症例の検討．臨牀小児医学，51(1/2)：19-22，2003．　7)中田幸之介：小児外傷総論．岡田正，他・編，標準小児外科学，第4版，医学書院，2000，pp.229-230．　8)村田恵子：手術を受ける小児と家族．小沢道子，他・編，小児看護学(標準看護学講座 29巻)，金原出版，1994，pp.109-209．　9)徳武厳：麻酔管理；術前評価と前処置．小児看護，26(9)：1115-1117，2003．　10)矢吹スミヨ：手術を受ける小児の観察．桑野タイ子・編，小児Ⅰ(看護観察のキーポイントシリーズ)，改訂版，中央法規出版，2000，pp.268-277．

緊急帝王切開　⇒帝王切開

緊急保育　⇒一時保育

近視　⇒屈折異常

筋ジストロフィー

【定義】　筋ジストロフィーは，「骨格筋の変性，壊死を主病変とし，臨床的には進行性の筋力低下をみる遺伝性の疾患である」と定義されている．X染色体性劣性遺伝によるもの(デュシェンヌ型，ベッカー型など)，常染色体劣性遺伝によるもの(肢帯型，先天型など)，常染色体優性遺伝によるもの(顔面肩上腕型など)がある．小児期には，以下の2つがとくに重要である．

【デュシェンヌ型(Duchenne型)筋ジストロフィー】　X染色体上にあるジストロフィン遺伝子の異常でジストロフィン蛋白が発現しないことにより発症するもので，筋ジストロフィーのなかでもっとも頻度が高く，男児10万出生当り13～33人といわれている．女児でもX染色体の転座がある場合などにまれに生ずる．乳児期には明らかな症状は認められないが，歩行開始が遅れて1歳6カ月を過ぎることがある．3～5歳頃に，転びやすい，走れないなどの異常で気づかれることが多く，CPK，GOTなど筋逸脱酵素の著しい上昇が診断の手掛かりになる．歩行は徐々に腰を前に突き出しての動揺性歩行となり，12歳までに歩行困難となる．10歳代後半から呼吸機能の低下が生じ呼吸不全に至り，心不全もきたしてくる．心筋障害が呼吸障害より早めに生ずるケースが少数だがある．呼吸不全に対しては，鼻マスクを介しての人工呼吸器による補助呼吸療法(nasal intermittent positive pressure ventilation；NIPPV)を早めに開始する．心不全に対して，ACE阻害剤，βブロッカーが使用される．同じジストロフィン遺伝子の異常により，ジストロフィン蛋白の発現はあってもその質的あるいは量的な異常があることにより発症するのが，ベッカー型(Becker型)筋ジストロフィーである．デュシェンヌ型より軽度であることがほとんどだが，心筋障害が早期にくるケースがあることに注意が必要である．

【福山型先天性筋ジストロフィー】　第9染色体

にある遺伝子の異常により劣性遺伝で生ずる疾患で，デュシェンヌ型ジストロフィーに次いで多い筋ジストロフィーであり，日本人の80～90人が，この遺伝子異常をもつとも推定されている．筋の疾患だけでなく，脳の形成異常も伴い，中等度～重度の知的障害やてんかんを合併する．新生児期～乳児早期から，筋力低下，筋緊張低下があり，発達の遅れが早期から認められる．顔面筋の罹患から，頬がややふっくらして口を開けている特徴的な顔貌を幼児期に示すようになる．頸定は平均8カ月で可となるが，頸定が獲得されないままのケースも少数ある．坐位の保持が可能になる例がかなりあるが，歩行可能となる例はきわめてまれである．運動機能は，およそ6歳までは進むが，その後は停滞し，徐々に筋力低下，関節拘縮の進行とともに，機能が低下する．頸定や坐位保持機能が獲得されない例では嚥下障害が早期からある．機能低下に伴い嚥下障害が出現し重度となってきた時点では，誤嚥の防止のために仰臥位や側臥位での食物摂取が安全である．アセトン血性嘔吐症，十二指腸通過障害による胃拡張も合併しやすい．心筋障害が比較的早めにきてACE阻害剤，βブロッカーなどによる心不全の治療を要する場合もある．知的障害があっても，呼吸障害に対して前述のNIPPVが有効でありうる．
〈関連語〉 染色体異常，歩行障害，呼吸困難，遺伝病，嚥下困難，首のすわり，心不全

[北住映二]

● 文献 1) 埜中征哉：臨床のための筋病理．第3版，日本医事新報社，1999． 2) 足立佳代，他：Duchenne型/Becker型筋ジストロフィー．小児内科，33(増刊号)：744-745, 2001． 3) 大澤真木子，他：福山型先天性筋ジストロフィー．別冊日本臨牀(領域別症候群シリーズ 35, 骨格筋症候群上巻), 2001, pp.97-102．

筋性斜頸

【定義】 出生直後から，一方向に顔が向き，同時に顔の向きと反対側に頸部(頭部)が傾いている状態をいう．顔の向きと反対側の胸鎖乳突筋の短縮により，起始部の乳様突起と付着部の鎖骨が引き寄せられ，このような肢位をとる結果となる．頸部の自動運動は乏しい．
【病因】 子宮内での強制肢位や分娩時の機械的圧迫により，胸鎖乳突筋の浮腫・変性・線維化が生じ，柔軟性を失った同筋が短縮し，生じるとされる．
【症状】 ①上記した特徴的な頭頸部の肢位．②胸鎖乳突筋(患側)にしこりを触知(時には軟部腫瘍と間違われる)．③頸部の可動域制限：a. 患側への頸部回旋制限，b. 反対側への側屈制限．④同側の先天性股関節脱臼を合併することがある[2]．
【診断】 診断は，生後1～2週より斜頸位で顔の向きと反対側の胸鎖乳突筋の腫瘤あるいは索状物の触知，頸部可動域制限(回旋および側屈)が確認できれば比較的容易である．生後すぐからみられる向き癖による斜頸位については，筋性斜頸の極軽度なものとも考えられるが，この場合には，通常回旋制限や腫瘤はなく，反対側へ顔を向けるといやがって泣く程度のことが多い．患児は，一側を向いたままで反対側を向かない．頸部の腫瘤と索状物は，胸鎖乳突筋の浮腫・変性・線維化によるものとされている．腫瘤は，生後1～2週からはっきりしてくることが多く，生後1カ月頃に最大となり，その後徐々に消退する．他の腫瘍性病変とは，部位や経過により容易に鑑別可能である．頸部可動域制限(回旋および側屈)は，他の斜頸を呈する疾患との鑑別上重要である．可動域制限を確認するためには，診察時に患児の頭部を診察台から宙に浮かせるようにし，同時に助手に両肩をしっかり診察台に固定してもらい，左右の回旋制限を角度や顎と肩との距離で記録する．正常な場合は，回旋した顎と肩が容易に付くが，患側への回旋では制限される．側屈も同じ状態で行い，頸部を水平な面で動かし，耳が肩に付くか否かを診る．この場合，患側と反対への側屈が制限される．
【鑑別診断】 ①骨性斜頸：頸椎から上位胸椎にかけての先天奇形，側彎および外傷などによって生じる．診断は単純X線像から容易であるが，乳児期では読影が困難なことがある．また臨床的には，胸鎖乳突筋の所見は正常であり，上位頸椎(第1, 2頸椎)の奇形がない限り回旋可動域制限もないことが多い．後天性の外傷による頸椎の骨折・脱臼の場合には，外傷の既往の有無，当該部の疼痛などで診断は容易である(クリッペル-ファイル症候群 Klippel-Feil syndrome, 環軸椎回旋位固定など)．②炎症性斜頸：頸部周囲の何らかの炎症によって生じる斜

頸で，発熱やリンパ節の腫脹などを伴う．疼痛を少しでも回避する肢位としての斜頸位である．疼痛，発熱や頸部リンパ節の腫脹などを伴う．治療は，緊急性を有する(頸部リンパ節炎，後咽頭膿瘍など)．③神経因性斜頸：眼球調節障害や脳・脊髄の器質的変化により生ずる斜頸である．とくに眼球調節障害(斜視)によって生じる眼性斜頸は，筋性斜頸に次いで多くみられる鑑別上重要な疾患である．この場合，斜頸位を矯正すると一側の眼球が上方化する頭部傾斜試験(Bielschousky's test)が陽性となる．乳幼児期において斜頸位は呈しているものの，胸鎖乳突筋の所見や可動域制限がない場合には，斜視の有無をチェックし，もし多少でもその傾向があれば一度眼科受診をするほうがよい(斜視による眼性斜頸，脊髄や小脳腫瘍など)．④その他の斜頸：精神障害による斜頸(ヒステリーなど)，胃・食道逆流現象に伴う斜頸(サンディファー症候群 Sandifer's syndrome)．

【治療】 以前には乳児期の治療として，矯正のためや局所をほぐすといった目的でマッサージが行われたが，現在ではほとんど行われていない．現在では，斜頸矯正位保持のため斜頸枕やドーナツ枕なども試みられているが，効果はあまり期待できず，①いつも向いている側と反対側から声かけを行う，②反対側に音の出るものや，明るい窓がくるよう寝かせる，③うつ伏せ寝を併用する，などの生活指導のみを行い，2～3カ月ごとに外来にて経過観察を行う．1歳以降でも，斜頸位が明らかにみられ，かつ可動域制限がある例では，将来手術治療を必要とする可能性がある[1]．手術治療は，胸鎖乳突筋の筋切り術が一般的であるが，手術のやりやすさや後療法を行ううえで本人の協力が得られやすい3～4歳頃に行うことが多い．しかし，顔面の非対称や両眼を結んだ線と口の線が平行とならない，いわゆる顔面側彎を有する例では，早期の手術治療が必要な場合がある．

【予後】 1歳時になっても症状が残存している例では，その後多少改善がみられても，長期に渡っての経過観察が必要である．1～2歳時にほぼ治癒とされた例でも，就学後(低・中学年)徐々に症状の増悪がみられ受診する場合も少なくない．

〈関連語〉 先天性股関節脱臼(LCC)，胃食道逆流現象，ヒステリー　　　　　　　[亀ヶ谷真琴]

●文献 1) Canale, S.T., et al.：Congenital Muscular Torticollis-long-term follow-up. J. Bone Joint Surg., 64-A：810-816, 1982. 2) 泉田重雄, 他：先天性筋性斜頸と他の先天性疾患との合併について．筋性斜頸(整形外科 MOOK 12), 1980, pp.18-23.

筋肉内注射

【定義】 筋肉内注射(intramuscular injection)は，皮下組織の下にある筋肉層に薬液を注入する方法である(図14)．

【目的】 筋肉層は皮下よりも知覚神経が少なく，痛みに対する反応が弱いため，皮下注射では使用できない刺激性・油性・懸濁性の薬液が使用される．薬液を皮下組織の下にある筋肉層に注入し全身に作用させる．

【作用機序】 筋肉層は皮下に比べ組織内の毛細血管が多く，薬液は皮下注射のおよそ2倍の速度で吸収される．直接静脈内に薬液を注入する静脈注射と比べ，末梢血管から吸収され体循環へと移行する筋肉内注射のほうが吸収速度はおよそ1/5遅いといわれている．筋肉内注射に使用する部位のなかでは，三角筋，大腿四頭筋外側広筋，中殿筋の順に血流が多く吸収速度も速い．

【注射針の選択】 21～26 G．針先角度は12°と鋭角で，刃面長が長い RB (regular bevel)を使用する．薬液の添付文書に従い，その薬液に合った針の太さを選択する．油性の薬液の場合には太目の針を選択する．

【注射部位の選択(図15～18)】 注射する薬液の量と性質，筋肉の大きさ，注射の頻度と期間，注射部位の汚染状況や皮膚の状態，年齢などを考慮し部位を選択する．主に大腿外側広筋，中殿筋の後方殿部・前方殿部，大腿直筋が使用される．三角筋は筋肉容量が少なく安全域が狭いため，年少児の筋肉内注射には適さない．

【方法】 ①必要物品・注射薬を準備する．②患児(家族)に処置の説明をする．③誤薬のないことを繰り返し確認する．④注射部位を選択し，消毒用エタノール綿で消毒する．乳児は排泄物で殿部が不潔になりやすいので注射部位は清潔にし，消毒する．⑤注射部位の皮膚を張るようにし，皮膚面に対して注射針を45～90°の角度で刺入する．針を刺入する深さは，年長児では

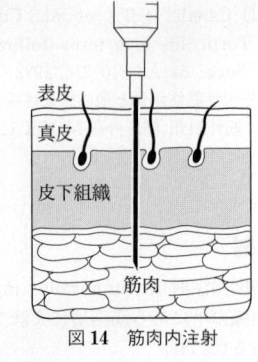

図14 筋肉内注射

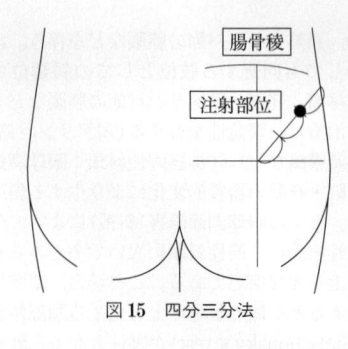

図15 四分三分法

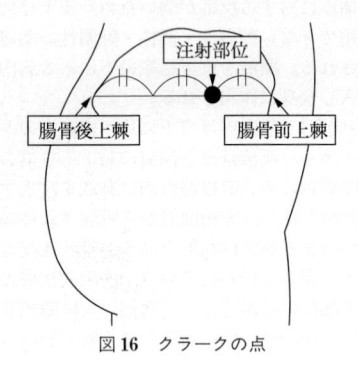

図16 クラークの点

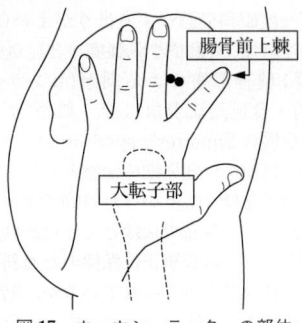

図17 ホッホシュテッターの部位

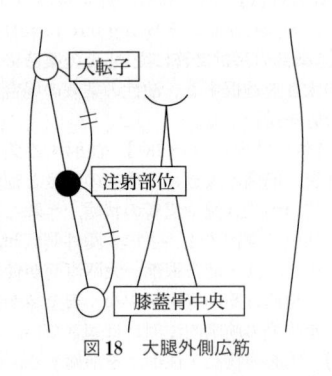

図18 大腿外側広筋

成人と同様に針の2/3ほど刺入するが、皮下組織の厚みや筋肉の大きさは個々により違う。また選択した針の太さによって長さが違うため、皮下組織の厚みや針の長さを確認し、確実に筋肉層に刺入する。⑥そのまま固定しシリンジの内筒をゆっくり引き血液の逆流がないこと、痛み・しびれがないことを確認し、急激な薬液注入は疼痛を生じるためゆっくり注入する。⑦注射針を速やかに抜き、消毒用エタノール綿で押さえ軽くマッサージする。マッサージの時間や程度は薬液の量や濃度により調節する。マッサージしてはいけない薬液もあるため注意する。⑧注射後には、副作用やショック症状が起こる可能性があるので、全身状態、バイタルサイン、局所の異常の有無を観察する。

【合併症】 ①神経・骨・血管損傷。②同一部位に繰り返し筋肉内注射を行うことによる炎症、硬結、組織壊死、筋拘縮。③筋肉内注射が皮下注射になってしまった場合、吸収速度の遅延、皮下組織への障害がある。筋肉内に注入した薬液が皮下に漏れ出すことを防ぐための注射方法として、皮膚を一方向に引いて針を刺入するZ字型注射法(Zトラック・テクニック：Z-track technique)がある。

【注意事項】 1970年代に大腿四頭筋拘縮症（大腿四頭筋短縮症）の多発により，筋肉の未発達な小児への筋肉注射はなるべく行わない傾向となっている。また，毎日長期間にわたり筋肉内注射が必要な場合には，同一部位内での間隔や回数を決め計画的に行う必要がある。

【子どもへの説明，心理的準備】 ①施行前に処置の説明をわかりやすく行う。しかし，年齢やいままでの医療処置の体験により理解度が異なるため，子ども自身の力でできることを意識しながら，具体的な説明を行う。②処置を行うときは子どもなりのプロセスがあるため，処置の場所，使用する物品，使用方法，処置にかかる時間の目安，施行中の注意点などを説明する。説明内容を確認する過程のなかで，子どもは自分の気持ちや希望を話し看護師の説明を理解することができ，子ども自身が処置を納得し行うことができる。③処置時は痛みや恐怖で動いてしまうことがあり処置がスムーズに行えないことがあるため，実際に行う前に看護師は一緒に練習する必要がある。練習を通して身体の抑制や針を刺すタイミングなど一連の処置の流れを理解することができる。④実際の処置時は子どもとの約束を必ず保障し，子どもが頑張っている様子に合わせて声をかける。声をかけることで処置に対する恐怖や孤独な状況を回避でき，処置の見通しを意識することができる。⑤処置後は処置が終了したことを告げるとともに，子ども自身の力で取り組むことが実感できるよう頑張ってできたことをほめることが重要である。

〈関連語〉 痛み，プレパレーション，ワクチン／予防接種　　　　　　　　　　　　［佐々木葉子］

●文献　1）Whaley, L.H., et al.（常葉恵子，他・日本語版・監）：新臨床看護学体系―小児看護学Ⅲ，医学書院，1985, pp.168-170．2）石塚睦子，他：わかりやすい与薬，医学評論社，2003, pp.100-120．3）上谷いつ子，他：安全・確実に行うための最新注射輸液マニュアル，日本看護協会出版会，2005, pp.62-65．4）江口正信，他：根拠から学ぶ基礎看護技術，医学芸術社，2005, pp.154-164．5）川島みどり：改訂版実践的看護マニュアル；共通技術編，看護の科学社，2003, pp.281-290．

く

クオリティオブライフ（QOL）

【概念】 クオリティオブライフ（quality of life）はQOLと略され，日本語に翻訳すれば「人生の質」「生活の質」となる。「人が充実感や満足感をもって日常生活を送ることができること」を意味している。このQOL研究の取り組みは，臨床の患者や障害者を対象とするだけでなく，地域に住む人々や環境をも含めて発展している。WHOは1947年に健康を「…単に疾病がないということではなく，身体的，心理的，社会的に満足のいく状態にあること」と定義し，さらに1998年には，「spirituality」を加えることを提案した。QOLの概念については，厳密な意味での合意が得られているとは言えないかもしれないが，WHOの定義した健康の概念がQOLの概念に相当するものと考えても大筋間違いはないと思われる[1]。Spilker, B.[2]は，QOLの定義を5つの領域で構成した。これはWHOの健康の定義に相当している。QOLの種類には健康と直接関係のあるQOL（health-related QOL；HRQL）と健康と直接関連のないQOL（non-health-related QOL；NHRQL）がある。前者には身体的状態，心理的状態，社会的状態，霊的状態，役割機能および全体well-beingなどが含まれている。後者は環境や経済や政治などで，人の健康に間接的に影響するが，治療などの医学的介入により直接影響を受けない部分のQOLを意味している。これらのQOLは，健康状態により変化する[1]。NHRQLは，①人-内的，②人-社会的，③外的-自然環境，④外的-社会環境に分類されている。それぞれの構成要素として，①価値観・信条・望み，目標，人格，対処能力，②ソーシャルネットワーク，家族構成，ソーシャルグループ，経済状態，就業状態，③空気，水，土地，気候，地理，④文化施設，学校，宗教施設，商業施設，医療施設・サービス，行政，施策，安全，交通・通信，地域の気質，人口構成などが含まれている。これらがHRQLと相互に関係し合う。これは子どもが健康に育っていくために（ヘルスプロモーション）重要

な視点である。このようにQOLの概念はWHOの健康の概念に基づく，生命の質，生活の質として広く捉えることができる。小児看護では健康に育てること，健康障害からの回復への援助，慢性疾患とともに生活していく子どもへの援助，死を免れない子どもへの援助がある。

【健康障害とQOL】 以前，小児がん患児の余命は診断から死まで数ヵ月で，病院生活が主であった。現在，慢性の経過をとる疾患として捉えられ，可能な限り通常の生活環境で過ごせるようになった。しかし，治療による延命効果も不確かななかで，患児も家族も希望をもち生きることに挑戦している。HRQLは，疾患の特性と症状に大きく影響される。また，子どもが生活している環境NHRQLの構成要素の状況が大きく影響し，身体的・精神的そして霊的健康状態が満足な状態となること，対象者が満足と感じられることで評価される。

【QOLを高めるための援助の方向性】 ①症状と副作用をコントロールする：まずは痛みをとる。痛みがとれれば誰でも何かやりたいと思う。患児は遊びはじめ，本を読み，音楽を聴き，おしゃべりを楽しむことができる。②ストレスと対処法を知る：表情がさえず，会話も少なく，自発的行動が少なくなる。これらはストレスのサインである。一方，その患児なりの危機に対する対処法をもっている。その患児の対処法を尊重しつつ，生活環境や人間関係を整えQOLの向上に努める。③ソーシャルサポートの維持と孤独感を最小にする：患児の望む人の面会を自由にし，外出・外泊も，患児の身体や生活に支障のない限り拡大し整える。保育園・幼稚園・学校の先生とのコンタクトを密にし，ひとりの子どもとしての発達課題達成を保障する。④ノーマライゼーションを保持：小児の通常の生活では，役割があり，人との関係があり，小児のアイデンティティが保たれる。親の過保護は患児のこれらを奪いかねない。親子の会話も正直でオープンでありたい。家庭内の出来事も正直に話し，家族生活の日常性を共有する。⑤自己認識の保障：ときどき，患児の名前の前に病名をつけて「白血病の○○君」と言ってしまうことがないだろうか？「ひとりの存在としての子ども」が白血病という病で治療中であり，あくまでも，「ひとりの存在としての子ども」として今を生きていることを忘れてはならない。その子どもが病と向き合い，その時その時を自分らしく生きることができるよう援助する。⑥経済的安定をはかる：患児の病気と家族生活は密接に関連している。出費が嵩み，親が仕事を辞めるとなると精神的・経済的問題につながる。社会資源に関するMSWのサポートや宿泊施設の情報などを積極的に提供する。家族の生活を保持するためにも安心して患児を託せる看護力こそ重要となる。⑦感情・恐れ・不安・希望の表出：患児のさまざまな感情や恐れは，何もできないという無力感，日常生活上の制約，治療と自覚できる状態変化などから生ずる。患児が感じる「何もできない」という苦痛を表出しつつ，患児は夢や希望を語る。患児の語る希望やイメージの世界を共に楽しみ，その気持ちを理解することが大切である。⑧人生の新たな意味を見出す機会：どうして私が苦しまなければならないの!? どうしてこのようなことになったの!? と繰り返しつつ，自分の経験を理解し解釈しようと問い続ける。これは新しい意味を見出す取り組みの始まりである。苦境を通して自分なりの意味や答えを見出すかもしれないが，結局，答えはないとDoka,K.J.[3]は述べ，危機は善良なる人に起こった悪いことのひとつだという。それは熟慮し洞察する機会を与えられたのだともいう。ここでの挑戦は苦痛の経験を通して，新たな気づきや生き方に出合え，喜びに代えることができるならば，精神面でのQOLといえよう。

【QOLの評価】 QOLの評価はあくまでも本人の満足度によって測定される。QOLを評価する尺度には，健康プロファイル型尺度：SF-36(Short-Form 36)，SIP(Sickness Impact Profile)，WHOQOL(WHOが作成した尺度)がある。SF-36尺度の場合，QOL因子構造[4]に基づいて評価される。

〈関連語〉 ターミナルケア，緩和ケア，ペインコントロール，ソーシャルサポート，ノーマライゼーション　　　　　　　　　　［田原幸子］

●文献　1) Doi, Y.：Introduction；Conceptual Issues on Quality of Life and Importance of QOL Research(総論；QOLの概念とQOL研究の重要性). J. Natl. Public Health, 53(3)：176-181, 2004. 2) Spilker, B.：Quality of life and pharmacoeconomics in clinical trial. Lippincott Williams & Wilkins, 1996, pp.1-10.　3) Doka, K.J.：Living with Life-Threatening Illness ; A Guide for patients, Their Families, and Caregivers. Lexington Books, 1993, pp.114-115.　4）池上直巳，他：臨床のためのQOL評価ハンドブック，医学書院，2002, p.35.

屈折異常

【屈折力】　屈折状態を構成する主要な眼の屈折要素は，眼軸長，角膜屈折力および水晶体屈折力で，この三者により通常，全屈折力は決定される。眼軸長は新生児では16〜17mmとされ，数カ月で急激に伸び，3歳までに4〜5mmの増加がみられ，その後成人に達するまで徐々に伸びていく。角膜の屈折力は当初大きいが，1歳までにおおよそ成人の大きさに達する。水晶体はこの眼軸長の延長を補正する役割があり，その屈折力は成長とともに減少する。このようなことから，乳児期には+2〜+3Dの遠視がむしろ通常であり，幼児期でも遠視の頻度は高い。小学校高学年から近視が起こり始め，それ以降は近視がしだいに増加していく。このような屈折状態の変化は，身体の成長を考えれば当然のことである。屈折要素のうち，角膜の屈折力は早期に安定するが，成長に伴って眼軸長は伸び，水晶体はその補正をするため，屈折力を強め正視の方向へ向かう。その過程において過不足を生じれば，遠視になったり，近視になったりするのである。

【定義】　屈折異常とは正視以外の屈折状態のことをいう。近視，遠視，乱視がある。この区別は，調節休止のとき，平行光線が結像する部位による。①網膜前＝近視，②網膜後＝遠視，③結像せず＝乱視。なお，正視は網膜上に結像する。この近視と遠視は，角膜・水晶体の屈折力と眼軸長に関係するが，前者が関与するのは一部の病的な場合で，大部分の屈折異常は眼軸長に関係する。乱視は角膜の変化によるが，正乱視は角膜の方向による屈折力の差，不正乱視は角膜表面の凹凸による。

【種類と原因】　眼の屈折状態は生涯一定のものではなく，成長とともに変化していく。乳幼児期は大部分が遠視であり，小学校低学年までは遠視が多く，小学校高学年以上からはしだいに近視が増えてくる。遠視のままで終わるか，正視で止まるか，近視まで進むかは，遺伝的な素因が関係する。

【症状】　屈折異常は平行光線が網膜に結像しないのであるから，すべて遠見の視力は不良である。しかし，近視では瞼裂を細めることにより，遠視や乱視では調節することにより，裸眼視力はよくなることが多い。そのため，視力をもって屈折異常を診断することはできない。すなわち視力と屈折とは別である。眼の屈折状態は，調節休止という条件のもとに決定される。小児では調節力が大きく，それを休止させることが困難であるから，屈折状態の決定には調節麻痺薬の点眼をしなくてはならない。①近視：遠見視力が不良。近見視力は良好。②遠視：a．眼が疲れる。幼児では本を読まない，飽きやすいという訴えとなる。b．遠見および近見視力不良。眼鏡で矯正できない場合を弱視という。c．内斜視（調節性内斜視）。③乱視：a．眼が疲れる。物を近くで見る，眼を細めて見る，頭をかしげて見るなど，物を見る態度がおかしい。幼児では本を読まない，飽きやすいという訴えとなる。b．遠見および近見視力不良（遠視と同じ）。

【治療】　①近視：単純近視と病的近視がある。a．単純近視；小学校入学後発生する近視。レンズで正常視力まで矯正でき，近視の大部分を占める。教室で黒板を見るときなど遠方を見るときだけ不自由なので，裸眼視力0.6以下になったら眼鏡を用意して，必要に応じて装用する。b．病的近視；幼児期から発生する近視。レンズで正常視力まで矯正できず，近視の一部にみられる。眼鏡を装用しても視力0.2以下のことが多いが，はっきり見えるので，眼鏡を装用する。なお近視の手術として，放射状角膜切開術およびレーザー角膜切除術がある。近視の手術はやり直しが効かないので，小児では適応にならない。②遠視・乱視：幼児または年少児で軽度の場合は，症状がないことが多いので放置する。なんらかの症状があれば眼鏡を装用する。眼鏡は常時装用が原則である。不正乱視はコンタクトレンズで矯正する。なお，眼鏡とコンタクトレンズのいずれがよいかという点では，小学生では眼鏡。コンタクトレンズは自分で取り扱うことができる中学生以上が望ましい。

〈関連語〉　保健指導，学校保健　　　　　　［羅錦營］

●文献　1）所敬：生理光学の基礎的知識．丸尾敏夫，他·編，視能学，文光堂，2005, pp.100-109.　2）加藤桂一郎：屈折・調節の異常．前掲書1），pp.110-

116.

首のすわり

【定義】 定頸あるいは頸定とも表される．乳児期の運動発達の重要な徴候のひとつで，縦抱きにしても頭がぐらぐらしなくなり，基本頭位を保つことができるようになることをいう．すなわち，仰臥位では，頭部を中央に保持することができ，両手を持って引き起こしたとき（引き起こし反射），首が体幹と平行になって頭が後ろに垂れなくなり，また腹臥位では，頭と胸を床から上げて両腕で上半身を支えることができるようになる状態をいう．

【首のすわりが確立する時期】 首のすわりは粗大運動の発達のなかでもっとも早期に確立するものである．生後2カ月頃までの乳児は首を固定することができず，体を引き起こすと一時的に首がついてきても，すぐに頭が後ろに垂れてしまうが，3カ月に入るとしだいに固定し，生後4カ月にはほぼ完成する．生後5,6カ月になると，横抱きや水平抱きにしても首がしっかりしてくる．首がすわることによって，乳児のその後の運動機能がさらに発達していく．この達成月齢には人種差や地域差，生育環境の差があるとされており，厚生労働省が行った2000(平成12)年度乳幼児身体発育調査によれば，首のすわりの通過率は3カ月から4カ月未満で60.3%，4カ月から5カ月未満で96.5%であった．首のすわりが遅れる疾患としては，脳性麻痺，精神発達遅滞，筋疾患，代謝性疾患などがある．

【首のすわりの確認方法と合格基準】 ①引き起こし反応による確認：乳児の手をつかんで仰向けの姿勢から引き起こして坐位をとらせた際，頭が後ろに垂れて残らなければ合格．②乳児を腹臥位にしたとき，両腕で上体を支えて胸を床から上げた姿勢（頭部後屈姿勢）をとり，頭が90度上がっていればほぼ確実．③日本版デンバー式発達スクリーニング検査[1]では，座った姿勢で乳児を腋下で支え，乳児が頭をまっすぐにしっかりと支えていれば合格としている．

〈同義語〉 定頸　　　　　　　　[遠藤芳子・武田淳子]

●文献　1) 上田礼子：日本版デンバー式発達スクリーニング検査増補版, 医歯薬出版, 1983.　2) 前川喜平：小児リハビリテーションのための神経と発達の診かた, 新興医学出版社, 2002.　3) 福岡和子：首のすわりが遅い. 横田俊一郎・編, 乳幼児健診（小児科外来診療のコツと落とし穴3）, 中山書店, 2004, pp.48-51.

クライン(Klein, Melanie)

精神分析家 Klein, M.(1882-1969) は，1882年にオーストリアでユダヤ人夫婦の第4子として生まれた．父親と同様，大学へ進学し医師になることを希望していたが，家庭の事情からあきらめ，21歳で結婚した．子どもを3人もうけるが，育児と家事に幸せを見出せず抑うつとなりサナトリウムで何カ月間か静養することもあった．Freud, S.(1856-1939) の『夢判断(1900/1969)』を読み感動した Klein は，Freud の高弟 Frenczi, S.(1873-1933) から精神分析を受けたことがきっかけで，精神分析の才能を認められ，当時未開拓であった子どもの分析治療を始めた．夫と別れた後も子どもの精神分析の研究を続け，イギリスでの講義依頼を受けたのを機に，ロンドンに移り住み，晩年まで暮らした．精神分析に関する数多くの論文を残している．

【対象関係論】 精神分析は，大まかにいくつかの学派に分かれているが，そのなかでももっとも注目されているもののひとつに対象関係論派がある．対象関係論はFreudの精神分析に発しているが，本格的な展開はKleinによってなされた．人の心のなかには三次元的な内的世界があり，そこで自己と他者が交流し，またその状況が現実外界での対人関係を支配するという考え方である．Freudの精神分析を源泉とするKleinの対象関係論の主要な概念に，「投影同一化」がある．Kleinは1946年に，『分裂的規制についての覚書』のなかで論じている．投影同一化とは，生後まもなくから4～6カ月までの乳児がもつ空想的な心のなかで，中心的役割を果たす防衛機能のことである．乳児は，自分を死に追い込むようないいようのない恐怖（飢え，身体的苦痛，自らの糞尿など）を感じると，その恐怖が自分のなかに具体的に存在すると空想する．そこで，それとかかわりをもつ自己部分を分裂排除し，母親のなかへとそれを強引に追い込む（投影）．本来自分の一部であった憎むべきものは切り離され(splitting)，それは母親と同一化されて，母親に属するものとして体験される．乳児はこのように母親へ憎悪を向けたことで，

母親からの迫害不安に脅かされることになるが，それは死の恐怖よりもはるかに耐えられるものとして体験する。Kleinは，自分のよい部分も対象のなかに投影同一化され，受け手である母親とのよい対象関係の発展が，乳児の自我の統合に欠かせないことにもふれている。

【Kleinをめぐる論争】 Freud, A.(1895-1982)とKleinは，ほぼ同時期に子どもの精神分析の実践を始めた。しかし，この2人の技法と理論はまったく異なり，イギリス精神分析協会を巻き込む「Anna Freud-Klein論争」(1941-1945)を引き起こした。Kleinは子どもを治療する際，子どもの遊びのなかにある無意識的空想を解釈することで，子どもが不安を減らせるとした。適切な玩具を使用し，プレイルームの中で子どもが演じる世界の意味を理解するこの技法は，プレイテクニックとよばれる。Kleinは，乳児が早期から構造化された心をもつと捉え，子どもにとって遊びは苦しみを伝えてくる手段であり，子どもの空想，攻撃性や悩みに治療者が真摯に向き合うことで，子どもは理解されることへの喜びや楽しみを感じなければならないとした。一方，これを批判するFreud, A.を中心とする自我心理学派は，子どもに対して解釈を中心とした分析的接近をするのではなく，養育環境に働きかけ，子どもと良好な関係を育むようにかかわる。よって遊びは，その関係を維持するための媒介としての側面が大きいとしている。

【世界でのKlein派の広がり】 1950年代後半以降，Klein派の多くの後継者がKleinの概念をさまざまな観点から考察し，今でも発展させている。なかでもBion, W.(1897-1979)は投影同一化に，投影の受け手である外的対象の関与という考えを加えることによって，この概念の広がりを飛躍的に拡大させた。Klein派の精神分析はヨーロッパ，カナダ，南米をはじめ，アメリカ，オーストラリア，日本でも実践され，世界の大きな潮流となっている。

【Kleinの論文・著書】 Kleinの論文や著書は，『メラニー・クライン著作集 第1巻(1983)・第2巻(1997)・第3巻(1983)・第4巻(1985)・第5巻(1996)・第6巻(1987)・第7巻(1988)』(小此木啓吾，他・監，誠信書房)に収められている。

〈関連語〉フロイト，A.，フロイト，S.

[草柳浩子]

●文献 1) Bion, W.R.(松木邦裕・監訳)：凍結することへの攻撃．メラニー・クライントゥデイ1, 岩崎学術出版社, 1993, pp.106-123. 2) Freud, S.(高橋義孝・訳)：夢判断(上・下)．新潮社, 1969. 3) 松木邦裕：対象関係論を学ぶ：クライン派精神分析入門, 岩崎学術出版社, 1996. 4) 松木邦裕・編：オールアバウト「メラニー・クライン」, 現代のエスプリ別冊, 至文堂, 2004. 5) Segal, H.(岩崎徹也・訳)：メラニー・クライン入門, 岩崎学術出版社, 1977.

クリーンルーム

【定義】 クリーンルーム(無菌室)とは人工的に空気中の塵埃や菌を除去し，湿度・温度・圧力を調節した無菌環境の部屋のことをいう。感染症の発症要素のひとつとして，感染経路は重要である。そのなかでも環境感染経路は，病室内の空気環境が汚染されることにより，主に呼吸器感染症を引き起こす。この環境感染経路を遮断するために，無菌室が用いられる。通常，空調は独立したものとし，HEPA(high efficiency particulate air)フィルターを用いて，空気の浄化を行うことにより無菌環境を保つ。HEPAフィルターは0.3μの粒子を99%以上捕集し，無菌環境をつくる。

【クリーンルーム使用の適応】 クリーンルームの適応は，主に好中球減少の程度およびその期間によって決まる。造血幹細胞移植(骨髄移植, 末梢幹細胞移植, 臍帯血移植)患者に加え，急性白血病, 再生不良性貧血, 化学療法や放射線療法後や先天性の免疫不全症, 強力な免疫抑制を投与される臓器移植患者などのように長期にわたり高度な好中球減少状態が予想される患者が適応となる。しかし，現状では大部分の施設において造血幹細胞移植などの限られた症例にのみ無菌室での管理が行われている。造血細胞移植に使用される場合，主に，同種移植は室内の空気清浄度クラス100, 自家造血細胞移植はクラス10,000のクリーンルームを使用する施設が多い〔空気清浄度クラスとは1988年に出された米国連邦規格(FED-STD-209 D)によるクラス分けで，100, 10,000は1立方フィート中の$0.5\mu m$以上の微粒子数を表す〕。

【クリーンルームの一般的管理】 ①通常，壁や床などの環境表面には細菌汚染があるが，これらの環境表面の細菌が患者に感染することはほとんどないため，環境表面の消毒や滅菌は不要

である。ただし，日常的な汚れの除去は必要である。②クリーンルームは日常的な掃除を行い，テーブルなどの水平面の埃取りや，換気口の格子なども日常の掃除によって埃の蓄積を避け，埃を除く。③感染予防対策の基本は手洗いであり，普通の石鹸で十分であるが，適切な手洗いが行えるようにスタッフ教育を行う必要がある。④帽子・マスク・スリッパの履き替えは感染対策上有効性が認められないため推奨はしない。白衣などは常に洗濯し，日常的な清潔を保つようにする。⑤患者のベッドに座ることは禁止する。小児の場合は，抱っこなどの直接的な接触が多いため，面会者の健康状態に留意するとともに，エプロン・マスクの使用も考慮する。⑥面会時間・回数等は患者の病状・精神状態で決定していく。⑦患者の生活物品すべてのものに滅菌処理を行ったり，紫外線照射を行う必要はない。汚染のひどいものは好ましくないが，水拭きを行い，埃を除去したものを使用することを原則とする。⑧クリーンルームの設備として，1つの部屋の中にそれぞれベッド・シャワー・トイレ・洗面台・テレビ・電話などが設置されており，長期の入院に対応できるような環境となっていることが多い。

【クリーンルーム管理の簡略化】　クリーンルームの有用性はHEPAフィルター使用による真菌性肺炎の感染予防が主体である。米国疾病管理センター(Center for Disease Control and Prevention；CDC)から「造血幹細胞移植患者の日和見感染症予防のためのガイドライン」，日本造血細胞移植学会から「造血細胞移植ガイドライン」が出され，エビデンスに基づき，簡略化が提示されている。

〈関連語〉　ガウンテクニック，隔離，感染防止，造血幹細胞移植，骨髄移植　　　　　　［小原美江］

●文献　1) 米国疾病管理センター(矢野邦夫・訳)：造血幹細胞移植患者の日和見感染予防のためのCDCガイドライン，メディカ出版，2001．2) 日本造血細胞移植学会：造血細胞移植ガイドライン，2000．3) 森毅彦：血液疾患，特に造血幹細胞移植における無菌病室の現状とその有用性．モダンメディア，50(3)：51-53, 2004．

車椅子

【定義】　先天的あるいは後天的に疾病により歩行が不自由な人のために，大きさや形が工夫された車付きの椅子である。

【種類と目的】　歩行が不自由な子どもが移動手段として用いる乗り物であり，主に標準タイプ(写真2a)と背もたれが高く後ろに倒せるリクライニング(写真2b)がある。標準タイプ車椅子は，坐位保持はできるが下肢に障害がある子どもや治療上の規制で歩行できない子どもに利用する。リクライニング車椅子は，坐位保持困難な子どもや治療上体幹部の角度に規制のある子ども，および頭部が安定していない子どもに利用する。

【使用時の注意点】　車椅子の選択は子どもの症状や移乗性，姿勢保持，使用目的，使用環境を考えて行う必要がある。そのなかでも，車椅子のシートの奥行きが合わないと姿勢が崩れ，転落の原因となる。とくに子どもの成長発達は著しいので，体に合わせた車椅子を選択しなければならない。また，安全管理においては，子どもが移乗する前の点検を行い，常に安全な状態に保つ必要がある。移乗の際にはできるだけ子どもの近くに置き，必ずブレーキをかけてから移乗する。子ども自身で乗り降りできる場合は運転方法やベルト着用を"やくそくごと"として指導していく。他者が移乗の介助をする場合は，安全・安楽に配慮し，移動時には手足がブレーキやタイヤに挟まれないように確認しなければならない。

【障害児と車椅子について】　障害児の場合，移動手段は家族にとっても大きな問題となってくる。二分脊椎症など下半身は不自由であるが，自分で車椅子を操作することができる子どもの場合は自走式車椅子(写真2c)がある。アームレスト(ひじかけ)が浅く，乗り降りが便利なように考慮されている。しかし，移動する手段としてはよいが，椅子として長時間坐位をとることで褥瘡発生の要因になりうるため注意が必要である。重症心身障害児は，低緊張や過緊張になることが多く姿勢の保持が難しい。そのため，体にフィットし姿勢が崩れない坐位保持椅子(写真2d)の作製が望ましい。坐位保持椅子にタイヤ付きのフレームを固定すると，移動手段として使用でき，本人や家族への負担も軽減できる。しかし，苦痛を訴えることのできない子どもの場合，乗る時間を調整しなければ負担が大きくなるため，緊張状況や発汗，脈拍などの全

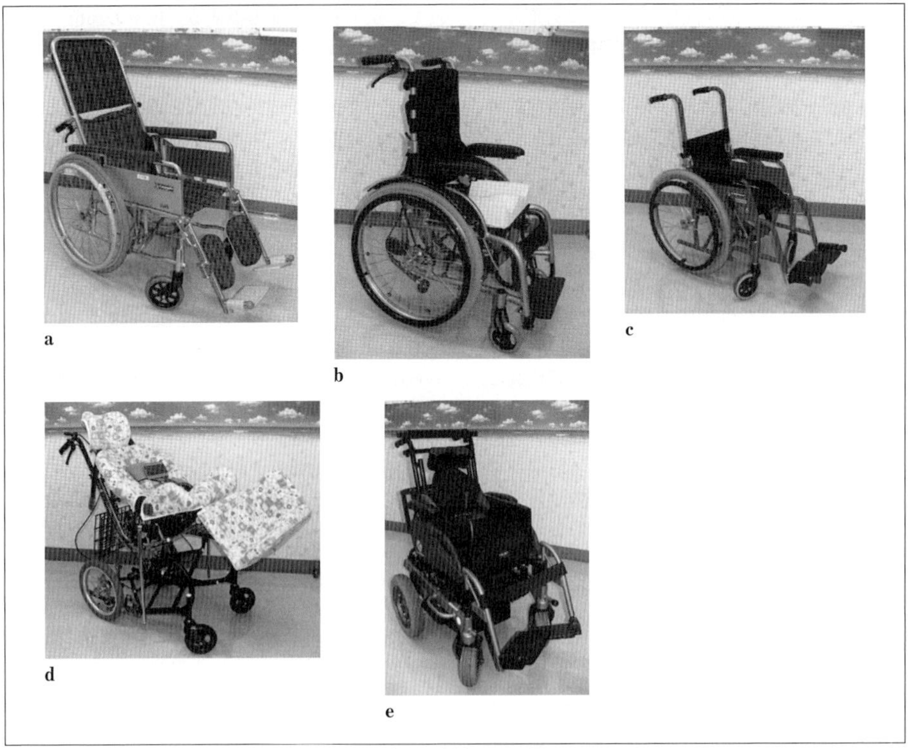

写真2　車椅子の種類

身状態の観察は重要となってくる。また，リクライニング車椅子のなかには，子どもの体に合わせて採寸して作製するものもある。アームレストの取り外しもでき，移乗介助がしやすく考慮されている。また，上肢の筋力低下がありハンドリム(操作環)を回すことができない頸椎損傷者や筋ジストロフィー症の場合は，手指の動きを利用して操作する電動車椅子がある。移乗は全介助であるが，レバーに手を置くだけで後は自分で移動することができる(写真2e)。そのため，生活の行動範囲を広げることができる。しかし，電動車椅子は折りたたみができず，保管や持ち運びが不便である。

〈関連語〉　安静度，安楽，筋ジストロフィー，重症心身障害児，障害児，障害の概念，歩行障害　　　　　　　　　　　　[平田美紀・松倉とよ美]

●文献　1) 古田恒輔：福祉用具プランナーテキスト，財団法人テクノエイド協会，2004, pp.270-304.
2) Axelson, P., et al.(日本リハビリテーション工学協会車いすSIG翻訳グループ・訳)：手動車いすトレーニングガイド，医学書院，2000.

クレチン症　⇒甲状腺疾患

クローン病

【概念】　クローン病は原因不明で，再発の肉芽腫性病変が口腔から肛門までの消化管のいかなる部位にも生じうる難治性疾患で，時に関節や皮膚などに消化管外病変を合併する。潰瘍性大腸炎とともに炎症性腸疾患と総称され，臨床症状は共通するところが多い。

【疫学】　わが国における人口10万対の有病率5.85，罹患率0.51で，その約10％が15歳以下の小児例である。好発年齢は10代後半から20代で，小児期に限れば多くの例が10歳以降であり，乳幼児期の発症はきわめてまれである。女児に比して，やや男児に多い[1)2)]。

【病因】　クローン病の病因は，いまだ明確にされていない．遺伝的素因をもつ個体が，環境因子（食餌性抗原への暴露，感染症など）の関与により，消化管粘膜において持続的な免疫学的異常が惹起されることで，特異的な炎症性病変が形成されると考えられている．

【症状・検査】　腹痛，下痢，発熱，体重減少，腹部腫瘤，口腔内アフタ，肛門周囲病変（痔瘻など）を認める．下血を呈することは少ない．消化管外病変としては貧血，関節炎，結節性紅斑，虹彩炎，原発性硬化性胆管炎などが起こりうる．小児においては成長障害（低身長，性成熟遅延）が重要である．消化管造影検査や内視鏡検査において，回腸末端部に潰瘍性病変が好発する．病変部は非連続性で，介在する粘膜は障害されず，縦走潰瘍や敷石像が典型的である．病理学的には全層性の炎症所見を呈し，非乾酪性類上皮細胞肉芽腫を伴うことが特徴とされている．

【診断】　消化管内視鏡・造影検査における縦走潰瘍や敷石像，非乾酪性肉芽腫の病理学的証明が重要であり，厚生労働省研究班クローン病診断基準[3]に照らして診断を行う．鑑別疾患は，潰瘍性大腸炎，腸結核，腸管ベーチェット病など多岐にわたる．一般には活動度の指標としてIOIBD (International Organization for the Study of Inflammatory Bowel Disease) assessment scoreが用いられるが，小児領域においては成長障害を加味したPediatric Crohn's Disease Activity Index (PCDAI) も提唱されている．

【治療】[4)-6)]　成分栄養剤による経腸栄養療法を基本とし，薬物療法を併用する場合は，メサラジンが第一選択である．高度な腸管狭窄や腸閉塞などで腸管の絶対安静が当初から必要な症例には，絶食として完全静脈栄養法を行うか，副腎皮質ステロイドを投与，またはその両者を行う．さらに，緩解にならない症例では免疫抑制薬を併用する．6-メルカプトプリンやアザチオプリンが用いられるが，効果発現までに3カ月程度かかる．副作用として，膵炎，肝障害，骨髄抑制などに注意する．また，抗TNF-α抗体が小児にも使用され，高い有効性が報告されている．内科的治療で活動性が収まらない症例や強い狭窄性病変には外科適応を考慮する．頻回の病変部切除術により短小腸に至る可能性がある．手術になった場合は小範囲切除を原則とし て，狭窄形成術を考慮する．狭窄の部位によっては内視鏡的拡大術が適応となる．小児においては成長障害を考慮したマネジメントが必須であり，定期的に成長の現況と障害の程度を成長曲線，骨年齢，二次性徴から評価し，身長増加に残された期間を考慮して治療法を選択する．また，ステロイドは安易に使用せず，使用する場合は緩解導入に限って使用し，緩解維持には用いない．

【予後】　厚生労働省研究班によるとクローン病の診断後累積生存率は10年後96.9％と良好であるが，累積手術率は10年後80.1％と高い．さらに，術後累積再手術率が5年後28％であることからは，頻回の再燃によりQOLが著しく障害されていることがうかがわれる．

〈関連語〉　潰瘍性大腸炎　　　　　［金子浩章］

●文献　1) 浦島裕史，他：小児潰瘍性大腸炎とCrohn病の疫学調査．日児誌, 100：793-797, 1996. 2) 小林昭夫：小児の炎症性腸疾患；その特殊性．小児科診療, 65(7)：1045-1048, 2002.　3) 樋渡信夫：クローン病の診断基準改訂案(2002). 厚生科学研究費補助金特定疾患対策研究事業「難治性炎症性腸管障害に関する調査研究」班　平成13年度研究報告書, 2002, pp.35-36.　4) 前掲書3), pp.59-61.　5) 今野武津子，他：小児クローン病治療指針案．日児誌, 109(7)：815-820, 2005.　6) 金子浩章，他：クローン病．白木和夫・監，小児消化器肝臓病マニュアル，診断と治療社, 2003, pp.140-146.

ケア環境

【概念】　看護学においては，健康と環境との関連については，Nightingale, F. の時代から重視してきており[1]，環境は人間，健康，看護とともに，看護現象を説明する概念のひとつとして考えられている[2]．環境，人間，健康，看護の概念間の関係について，Fawcett, J.[2]は「看護学は，人間が自分たちをとりまく環境と絶えず相互作用をしていることを認識しながら，人間の全体性や健康に関心を示している」と説明し，環境を看護の対象である人間と相互作用するものとして強調している．環境という言葉あるいは概

念は，非常に多義的であり，学問領域によって，それぞれ独自の意味が与えられている．対象としている範囲は広く，一般的にはその言葉に形容詞をつけて，家庭環境，教育環境，生活環境など，ある程度限定して使われていることが多い．保健医療領域では，ヘルスケアを体験している人にとっての環境のことを，ヘルスケア環境，ケア環境として用いている．ケア環境は多くの要素を含んでいるが，Kim, H.S. は生活空間を形成し，安全や快適さなどを含む（生物と生物を含む）物理的環境，クライエントが関係している個人，集団（家族や医療者など），地域からなる社会的環境，クライエントや医療者などにかかわる文化的・社会的規範や慣習などの象徴的環境に整理している[3]．象徴的環境は，医療施設の理念，看護システム，病棟などの規則，役割関係など，人によって作り出され，その文化に共通する考えとして内在化しているものと説明している．健康，病気，治療などについての信念などに関する，クライエントと医療者と文化的相違は，クライエントが保健医療を受けるときの経験に影響を及ぼす．

【子どもとケア環境】 子どもは環境からの影響を受け，それゆえ社会をも反映しやすい存在である．近年の核家族の進行，就労環境の変化，近隣関係の希薄化などは，子どもをとりまくネットワークの弱体にもつながり，子どもの育ちゆく環境は厳しさを増している．これらに対して厚生労働省（2003（平成15）年）は，「社会連帯による次世代育児支援」に向けての方策として，「次世代育成支援システム」の構築をはかることを提言し，文部科学省は，「子ども居場所づくり新プラン―地域の大人たちの力を結集し，子どもの活動拠点を整備」を提案しており，国・県・市町村レベルでの取り組みが始まっている．

【看護におけるケア環境】 子どもは病気あるいはなんらかの健康ニーズがあるとき，ヘルスケアの受け手となり，ヘルスケア環境におかれる．この場合，家庭療養であろうと入院療養であろうと，そこでの生活は子どもにとって特別な意味をもつ体験となる．安全で心地よい雰囲気は子どもの健康ニーズを満たし，感覚刺激の少ない環境やサポートを得られない環境はストレスを強める．このように，ヘルスケア環境は子どもと看護師との相互作用の場として看護が生じる状況であり，ケア環境は子どもの体験を理解し解釈するうえで重要な概念である．看護師は，子どもの健康に影響を及ぼしている環境を分析し，子どもの健康回復や病気体験に適切なケア機能を保つ環境となるように，看護の知識と技術を用いることが求められている．看護師の看護行為は，その環境のなかで創造され発展するため，ケア環境は看護師のケアの質にも変化を及ぼす．

〈関連語〉 次世代育成支援事業　［草場ヒフミ］

●文献 1) Pfettscher, S.A.（薄井坦子・訳）：フロレンス・ナイチンゲール．Tomey, A.M., et al.（都留伸子・監），看護理論家とその業績，第3版，医学書院，2004, pp.69-89. 2) Fawcett, J.（太田喜久子，他・監訳）：フォーセット看護理論の分析と評価，廣川書店，2001, p.3. 3) Kim, H.S.（上鶴重美・監訳）：看護学における理論思考の本質，日本看護協会出版会，2003.

計画手術

【定義】 計画手術（選択的手術 selective operation）とは，予定された日時に行う手術である．手術時期は子どもの全身状態，発達段階，障害が成長発達や社会生活に及ぼす影響，手術の身体的・心理的侵襲などさまざまな条件を考慮し，安全で効果的な時期に計画される．緊急手術に比べ，術前評価，術式の検討，子どもや家族への手術の説明に時間的余裕があり，人員・機器・患者管理体制などの確保が十分に行える利点がある[1)2)]．

【計画手術の代表的疾患】 ①先天性疾患：a．新生児期に緊急姑息手術（人工肛門・胃瘻造設，体―肺動脈短絡術など）を行い，成長を待ち根治手術を行うもの；姑息手術後，成長を待ちもっとも適した時期に根治手術が行われる．高位・中間位鎖肛の根治術（腹仙骨会陰式手術・仙骨会陰式手術）と人工肛門閉鎖術，ファロー四徴症の根治術（心室中隔欠損の閉鎖と肺動脈狭窄の解除）などがある．疾患により数回にわたり多期的に手術が行われる．食道閉鎖症では，気管食道瘻の離断と胃瘻造設後，食道ブジーを繰り返し食道を延長させた後，食道吻合（多段階手術）を行う[3)4)]．b．新生児期は保存療法を行い，乳幼児期の適した時期に根治手術を行うもの；新生児期は保存的な治療・観察により，緊急な生命の危険や急速な悪化が予想されない場合，成長を待って根治手術が行われる．唇裂・口蓋裂は成

長発達を考慮した代表的疾患である。唇裂は生後3カ月・体重6kg以上で手術が行われる。理由は，イ．全身状態が落ち着き全身麻酔・手術侵襲に対し比較的安全，ロ．口唇組織が十分に大きくなり手術しやすい，ハ．遅くすると家族の精神的負担が大きくなるためである。口蓋裂の手術時期は1～1歳半頃である。それは，イ．手術侵襲と上顎骨の発育の関係，ロ．構音の問題で，上顎骨発育の面では手術は遅いほうがよく，構音の面では早いほうがよいという2つの側面がある[5]。②後天的疾患：小児悪性固形腫瘍（神経芽腫・Wilms腫瘍など）の摘出術，熱傷後の痂皮切除術や植皮，骨折の観血的整復術後の抜釘など，多様な重症度の疾患の手術がある。

【計画手術時の子ども・家族の状態】　全身状態は比較的安定している。子どもは手術によって機能障害や外見の異常，自覚する症状を治したいという思いをもつ。しかし身体に傷ができるというボディイメージの変化や，できるなら手術を避けたいという感情も起こり不安定な心理状態にある。先天性疾患の場合，症状や機能障害を伴った生活のなかで，家族は子どもの症状をコントロールし，よりよい状態で手術に向かえることに注意を払う。手術は今ある症状や機能障害を改善するものであり，手術に対する期待は大きい。子どもと家族にとっての手術の意味，発病から現在までの子どもと家族の経過とそれに伴う思い，そして手術と将来への期待と不安に対する理解と配慮が必要である[2,4]。

【計画手術における看護】　①身体的準備：手術と麻酔の侵襲を最小限にし，合併症を予防する。a．全身状態の把握（病歴，一般状態，術前検査結果，日常生活行動・言葉の理解など），b．感染予防（感染症状の有無，小児伝染病流行の有無・既往歴），c．術前訓練（呼吸訓練・咳嗽訓練・吸入練習など），d．経口摂取制限と前与薬（摂取時間・量の確認，投与後の転落注意，安静への配慮）などがある[6,7]。②心理的準備：手術目的の入院を子どもがどのように理解しているのかを確認し，「何が，なぜ，どのように行われるのか」を説明し，子どもが理解して手術に臨めることが重要である。手術を受ける幼児期の子どもは，説明され，納得したことに関しては取り組むことができるが，聞いていないことには取り組むことが難しいといわれている[8]。これから何が起こるのか，術前オリエンテーションとして，パンフレット・絵本・紙芝居やVTRの使用，麻酔使用時の物品の装着体験，手術室看護師による術前訪問，手術室の見学など，子どもの理解に合わせた媒体を活用し，説明することが重要である[9,10]。子どものことをよく知る家族から，子どもに対して手術の説明をするように求めるかかわりもある。子どもが手術に取り組むための支援者として家族と協力しつつ，家族も手術に関する多様な不安をもつ看護の対象者であることを考慮して，子どもと家族の心理的準備は看護者の役割として取り組みたい。

〈関連語〉　術前オリエンテーション，術前訪問，緊急手術　　　　　　　　　　　　　　［中岡亜紀］

●文献　1）後藤稠・編，最新医学大辞典，医歯薬出版，1996，p.1746．　2）村田恵子：手術を受ける小児と家族．小沢道子，他・編，小児看護学（標準看護学講座29巻），金原出版，1994，pp.109-209．　3）井村賢治：（先天性）食道閉鎖症．岡田正，他・編，標準小児外科学，第4版，医学書院，2000，pp.95-99．　4）日沼千尋：手術をめぐる子どもと家族のケア．村田恵子・編，病と共に生きる子どもの看護（小児看護叢書3），第1版，メヂカルフレンド社，2000，pp.219-233．　5）梁井皎：唇裂・口蓋裂．前掲書3），pp.59-61．　6）矢吹スミヨ：手術を受ける小児の観察．桑野タイ子・編，小児Ⅰ（看護観察のキーポイントシリーズ），改訂版，中央法規出版，2000，pp.278-284．　7）佐藤朝美，他：全身麻酔で手術を受ける小児の術前看護．小児看護，27(13)：1740-1747，2004．　8）筒井真優美：子どものインフォームド・コンセントをめぐる課題．小児看護，23(13)：1731-1736，2000．　9）日沼千尋，他：手術を受ける小児の入院環境と術前オリエンテーションの実際．小児看護学会誌，8(2)：118-225，1999．　10）髙橋清子，他：日本の小児看護におけるプリパレーションに関する文献検討．日本小児看護学会誌，13(1)：83-91，2004．　11）片田範子：子どものQOLと子どもの権利．小児看護，20(5)：651-654，1997．　12）楢木野裕美，他：子どもに正確な知識をどのように伝えるか．小児看護，25(2)：193-196，2002．

経管栄養

【概念】　ヒトの毎日の生活のなかで，「食事」は欠かせないものである。口から食べ物を摂取し，胃や腸を介して栄養を吸収している。しかし，意識障害や呼吸不全，開口・咀嚼・嚥下運動の障害や消化管の通過障害などによって，経口栄養では十分な栄養摂取が困難な場合がある。そ

れらに対して，胃腸での消化機能や吸収能力に問題がない場合に，鼻孔や瘻孔からチューブを通じて栄養剤を食道・胃・腸のいずれかに注入する方法を経管栄養法という。経管栄養法には，注入時間に合わせてチューブを挿入し間欠的に行う場合と，胃内などにチューブを留置して持続的に行う場合がある。また，チューブの挿入口を鼻腔からする場合と口腔からする場合がある。さらに，チューブの先端を食道に留置する場合と胃に留置する場合，十二指腸に留置する場合がある。瘻孔（胃瘻・腸瘻）から胃や腸に栄養剤を注入するような経瘻管法もある。

【方法】 ①経鼻・経口胃管（口腔ネラトン）法：鼻や口からチューブを挿入し，食道を通過して，間欠的にあるいは持続的に胃内にチューブを留置し，栄養剤を注入する。口腔から間欠的にチューブを挿入する場合は，鼻腔での疼痛がなく，注入時以外はチューブによる違和感がない。しかし，強くかんでしまうとチューブが破損する危険があることや，咽頭反射が強い場合には，挿入が難しい。②経鼻・経口食道管法：鼻や口からチューブを挿入し，間欠的にあるいは持続的に，食道にチューブを留置し栄養剤を注入する。食道に栄養剤を注入することで，食道の蠕動運動を起こし，その蠕動運動により食物が胃に運ばれ，より生理的な食塊の流れに近づくようになる[1]。③経鼻腸管法：X線透視下で鼻からチューブを挿入し，チューブは食道を通過，十二指腸にチューブの先端が留置され，持続的に栄養剤を注入する。このため，注入時間が長時間に及び活動時間の調整が必要となる。④経瘻管法：腹壁と胃壁・腸壁の間に瘻をつくり，チューブを介して直接栄養剤を胃や腸に注入する方法である。

【適応】 ①胃管法の適応には次の3つがある。a．消化管の消化，吸収能力は保たれているが，経口摂取が困難，あるいは経口摂取では十分な栄養摂取が困難な場合。b．意識障害や嚥下困難などがあり，経口摂取では誤嚥の危険がある場合。c．食欲不振や術後のために経口摂取が不能な場合。②腸管法の適応としては，胃食道逆流現象（gastroesophageal reflux；GER），下部食道括約筋障害，食道裂孔ヘルニア，胃潰瘍などにより，胃への注入が困難な場合がある。③胃瘻の適応には次の3つがある。a．嚥下障害，誤嚥等で経口摂取が困難な状況が長期間継続している場合。b．呑気症における空気，胃液抜きを目的にする場合。c．噴門形成術等で，胃拡張時に減圧として用いる場合。④腸瘻の適応には次の3つがある。a．胃食道逆流・十二指腸胃逆流が重度で，嚥下障害，誤嚥等を頻回に繰り返す場合。b．噴門形成術後の再発の場合。c．胃十二指腸から空腸への通過障害がある場合。

【チューブの太さと種類】 経鼻チューブの太さの目安は，未熟児は5 Fr，乳児は7 Fr，幼児は7〜8 Fr，学童8〜14 Frである。長期利用の場合，喉頭蓋や輪状咽頭筋を圧迫し，潰瘍形成や筋萎縮をきたすことがあるので，できるだけ径の細いチューブを選択する。胃瘻のチューブには，バンパー型とバルーン型があり，それぞれボタンタイプとチューブタイプの2つがある。

【経鼻管法を必要とする子どものケアの留意点】 少なくとも1日1回は，絆創膏貼用部の皮膚のケア（清拭）と再固定（絆創膏の位置をずらして貼用する）を行う。絆創膏の頻回な張り替えによる刺激で，皮膚に発赤がみられるようならば，毎日の交換ではなく，2日に1回などで様子を観察する。食事を経口的に摂取しない場合も，含嗽，歯磨き，清拭などを実施し，口腔内の清潔を維持し，適切な刺激による口内外の感覚を保つようにする。また，経鼻胃管の挿入は，支障のない限り左右の鼻腔で交互に行い，1週間に1回交換することが望ましい。常時，喘鳴のある子どもは，チューブ挿入前に吸引等をしておく。チューブ挿入時の刺激により痰の喀出が増加し，呼吸苦の出現も考えられるため，呼吸介助，排痰，吸引を十分に行ってからチューブを挿入する。挿入時，頸部の筋緊張が強い子どもは，前傾姿勢で行えるように心がける。経腸チューブは医師により交換される。また，ポンプを使用する場合の注入スピードは医師に指示された滴下速度で行う。経腸栄養が長期にわたる場合は，悪心，嘔吐，腹痛，腹満，下痢，脱水，電解質異常などの症状に注意する必要がある。栄養剤の注入後はチューブ内に栄養剤が残らないように，白湯を注入し管内を洗浄する。

【経瘻管法を必要とする子どものケアの留意点】 胃瘻孔・腸瘻周囲の皮膚の，発赤，皮膚潰瘍，壊死，肉芽などの有無を観察する。少なくとも，1日1回は，瘻孔周囲の皮膚を清潔なタオルやガーゼで清拭し，清潔を維持する。また，注入の後には，胃瘻孔・腸瘻孔周囲からの漏れの有

無を観察する．注入の前にチューブ抜去と脱落の有無を観察することは必至である．更衣の際にチューブを引っ張らないように注意し，更衣後などの確認も怠らずに行う．とくに腸瘻チューブは，屈曲や閉塞がないように固定し，挿入の長さが確認できるようにチューブに印をつけておく必要がある．蠕動運動によって，チューブが腸に入り込んでしまうことがあるので，十分な注意が必要である．油性ペンでの印は，消えてしまう可能性もあるので，体外に出ている腸瘻チューブの長さを確認しておくか，糸やテープを結び印とするとよい．栄養剤注入中に，経鼻管と同様に，下痢や嘔吐などの消化器症状に注意する．
〈関連語〉　胃管法　　　　　　　　　［渡辺慶子］
　●文献　1）藤島一郎，他・編著：嚥下リハビリテーションと口腔ケア，メヂカルフレンド社，2001，p.17.　2）野中淳子・編著：子どもの看護技術，へるす出版，2005.　3）田中雅夫，他・監：最新 PEG（胃瘻）ケア，照林社，2002.　4）広末ゆか：経管栄養．小沢道子，他・編，小児看護学（標準看護学講座 29），金原出版，1999.　5）西寿治：胃瘻，腸瘻の適応と外科的問題点．江草安彦・監，重症心身障害療育マニュアル，第 2 版，医歯薬出版，2005.

経口哺乳

【吸啜，咀嚼，嚥下能力の発達】　乳首を強く吸う吸啜能力，口の中に溜まった食物を飲み込む嚥下能力は，胎児期から発達しつつある．生後 12 時間以内では，乳首を強く吸う運動はまだぎごちなく，嚥下運動と連動しない未熟な運動型である．しかし，24～48 時間以内にはうまく連動するようになる．
【新生児・乳児の吸飲】　新生児が乳汁を吸飲するのは，子どもが生きるためにもっている反射運動によるものである．探索反射・捕捉反射・吸啜反射・嚥下反射で，新生児は反射的に乳汁を飲むが，吸引力は弱い．乳児が乳汁を吸う機序は，口腔に陰圧をつくって乳汁を吸引する吸引圧と，舌や顎で乳房や乳首を圧して乳汁を絞り出す咬合圧の働きによる．
【哺乳に対する準備】　哺乳に対する準備状態のアセスメントとして，蠕動運動（＋），腹部膨満（－），元気に泣く，探索反射と吸啜反射（＋），バイタルサインが正常，鼻翼呼吸（－），嚥下と吸啜の協調運動が可能な成熟度である場合に，哺乳を始める．滅菌水か母乳を与え，嚥下・吸啜の協調性，外鼻腔が開いているか，経口摂取と呼吸との統合性をアセスメントする．母乳栄養か人工栄養にするかは親が決めることである．また，子どもの哺乳している状態を確かめる必要があるが，その観点は親の授乳技術，子どもの吸啜行動，哺乳の間隔である．
【哺乳量】　一般的に 1 回ごとの哺乳量は生後日数×10（ml）で，生後 10 日から 1 カ月では 1 回につき 100 ml 程度になるとされている．子どもの体重増加が思わしくなかったり，体重が軽い，または黄疸が強く元気がなく飲みが悪い場合には，どれだけ哺乳しているかの確認をする．
【授乳の回数と時間】　自律授乳と規則授乳があるが，現在は子ども優先の自律授乳が推奨されている．母乳を与え始めた当初の授乳回数は，10～12 回/日になることも多いが，2～3 週間する頃には子どもと親とのペースができて 6～7 回/日に落ち着くようになるものである．1 回の授乳時間は 10～15 分とする．
【与え方】　①母乳：子どものおむつ交換後，母親の手指，乳頭・乳輪を清潔にし，母子共に疲れない姿勢をとる．乳頭・乳輪まで子どもの口に含ませる．乳房は授乳ごとに交互に替える．授乳後は排気し，右側臥位で静かに寝かせる．②人工栄養：子どものおむつ交換後，授乳者は手指を清潔にし，ミルクの温度を確認する．子どもを抱き，子どもが乳首を十分に口に含んだら，哺乳瓶の底を高く上げて乳が満たされるようにする．授乳後は母乳の場合と同様に排気を十分にして寝かせる．飲み残したミルクは次回に与えずにその都度処理をする．
〈関連語〉　自律授乳　　　　　　　　［楢木野裕美］
　●文献　1）平山宗宏・監：母子健康・栄養ハンドブック，医歯薬出版，2003.　2）松尾宣武，他・編：小児看護学 2；健康障害をもつ小児の看護（新体系看護学 29），メヂカルフレンド社，2003.

経口与薬

【経口与薬とは】　経口で取り入れた必要な薬剤成分が消化管から吸収され，門脈を経て肝臓で代謝され，心臓を経由して血液により全身に作用する方法である．
【特徴】　錠剤，カプセル剤，散剤，顆粒剤，液剤があり，注射法に比べると吸収効率は悪く，

薬効出現までに時間を要するが，組織の損傷や痛みがないなど児への負担は少なく，簡単な投薬方法といえる。ただし，小児の場合，年齢によっては，服薬の意味を理解するのが難しく，またわからないものを飲まされる不安から薬を飲むことをいやがったり，抵抗を示す場合も少なくない。

【観察項目】①薬用量，内容，投与時間が適切であるか。②飲み残しの有無。③誤嚥の有無。④投与後の嘔気，嘔吐の有無。⑤薬物相互作用を起こすものはないか。

【ケアポイント】安全かつ正確(時間，量)に与薬するためには，与薬に関する正しい知識をもち，小児の病状，発達段階や理解度，家庭での与薬方法，飲める薬剤の形態，アレルギーの有無などからアセスメントし，それぞれの小児に適した方法を選択することが大切である。①内服の必要性をわかりやすく説明し，飲めたら誉めることで協力を得られる。②いやがる小児に対して，脅したり，騙したり交換条件を出さない。③散剤は，適量の白湯，または糖水でしっかり溶解する。ただし，小児によってはそのままのほうが飲みやすい場合もあるので，確認してから与える。④ミルク嫌いや偏食の原因になったりするため，原則としてミルクや食事に混ぜない。⑤液剤は十分に攪拌して，沈殿のないようにし，目盛は目の高さで正確にみる。⑥錠剤が服用できるかどうか確認し，飲み込めない場合は散剤か液剤にしてもらう。⑦あらかじめ水を飲み，喉をうるおしてから多めの水で服用する。⑧小児が飲み込みやすい体位を工夫する。

〈関連語〉小児薬用量　　　　　　［瀧賀智子］

●文献　1) 加藤清美，他：与薬．小児看護，27(5)：578-582, 2004.　2) 吉武香代子・監，野中淳子・編：子どもの看護技術，へるす出版，1995.

経静脈栄養法

【定義】経静脈栄養法は，栄養組成を直接静脈内に投与し，消化管を通さずに栄養物を体内に取り入れる栄養補給の方法である。

【目的】すでに栄養障害があるかまたはこれから栄養障害が起こりうる危険性のある患者で，経管栄養を含む経腸栄養が不可能または不十分な場合の栄養補給を目的とする。

【特徴】経静脈栄養法は，投与経路により末梢静脈栄養法と中心静脈栄養法とに分類される。末梢静脈栄養法は，手技が容易で合併症も比較的少ないが，高濃度の糖液や高張液の輸液を長期に投与すると血管痛や静脈炎を生じるため，ほかからの栄養投与が可能な場合に不足を補う目的で行われる。中心静脈栄養法では，カテーテル留置などの手技にある程度の技術が必要であり，また合併症の可能性があるが，末梢静脈に比べて血管が太く，血流量も多いため，高濃度の糖液や高張液の投与が可能である。そのため，生体に必要なカロリーや蛋白質などの栄養素を積極的に補充することができ，生体に必要な熱量をすべて静脈栄養のみで補うことができる(完全静脈栄養)。

【適応】一般的に，経口摂取や経腸栄養が不可能あるいは不十分な場合，または経口・経腸的に栄養投与することにより病態がさらに悪化する場合に，経静脈栄養法の適応となる。

【投与経路の選択】経静脈栄養法は，非生理的な強制栄養法であり，種々の合併症の可能性があるため，安易な濫用は避ける必要がある。とくに完全静脈栄養では腸管を使用しないため，腸管粘膜が萎縮し，bacterial translocation により，菌血症などの感染症を起こす可能性があるため，注意が必要である。栄養補給の方法は，栄養管理フローチャートなどにより栄養アセスメントを行ったうえで，その方法を選択する必要がある。経静脈栄養法を選択せざるをえないときは，腸管機能の有無を考慮し，静脈栄養法の必要な期間，病態，補給を必要とする栄養素などによって，中心静脈栄養法または末梢静脈栄養法を選択する。

【子ども・家族への説明・指導】子ども，家族に，治療の必要性・合併症を説明する。それに加え，ルート管理など日常生活への影響や注意点を説明し，子どもの日常生活行動の制限をできる限り少なくする工夫などを家族とともに話し合い，指導する。子どもへは，発達段階に応じた説明を行う。わかりやすい言葉で，具体的に日常生活がイメージできるように説明や指導方法を工夫する。

〈関連語〉高カロリー輸液，中心静脈栄養，中心静脈カテーテル　　　　　　［野村雅弥］

●文献　1) 山東勤弥：静脈栄養の適応ガイド．細谷憲政・監，足立香代子，他・編，ビジュアル臨床栄

養実践マニュアル，小学館，2003，pp.14-21． 2) 中村丁次，他・編：新しい栄養管理（ビジュアル臨床栄養百科8)，小学館，1996． 3) 細谷憲政，他：臨床栄養管理，第一出版，1997，pp.194-205． 4) 岡田正：経腸・静脈栄養法とは；その変遷と今日，中村丁次，他・編，経腸・静脈栄養法（ビジュアル臨床栄養百科4)，小学館，1996，pp.8-14． 5) 小野寺時夫：静脈栄養法の特徴と適応．前掲書4)，pp.72-77． 6) 角田昭夫：小児外科I（新外科学大系第30巻A)，中山書店，1991，pp.218-239． 7) 角田昭夫：小児外科マニュアル，国際医書出版，1984，pp.88-102．

傾　眠

【定義】　語義的には，睡眠傾向の亢進や，睡眠時間の延長であるが，通常は，意識障害のもっとも軽い状態をさす。すなわち，軽い眠りの状態で，言語刺激などの軽い刺激で容易に覚醒するものの，放置するとすぐに眠りに陥る状態をいう。脳器質障害や，症状精神病などでみられ，脳波は徐波化する傾向がある。傾眠より軽度の浅眠状態を昏蒙とよび，痛覚や強い音刺激を繰り返していると簡単な命令に応じられる。また，傾眠より重症な意識障害である嗜眠では，強い痛み刺激などでも応答は不明瞭である。

【傾眠状態の特徴】　軽い刺激で覚醒するものの，注意は散漫で応答や行動も緩慢となる。場所および時間に関する失見当識がみられ，後に健忘を残すことが多い。刺激をしないと閉眼状態に陥り，彷徨するような眼球運動が現れ，瞳孔径も小さくなる。

【治療】　主に原疾患の治療を行う。まずは，呼吸，脈拍，体温，血圧などのバイタルサインのチェックを行い，生命の危険があるかどうかを判別する。次いで，意識障害に至るまでの病歴を聴取し，発症の仕方，基礎疾患の有無，薬物使用の有無などを把握する。こうして，意識障害の原因を推定しながら，全身所見を診察し，意識障害の程度，姿勢，瞳孔異常，眼底検査などの神経学的所見をとり，障害部位を診断する。治療は，救命救急処置および脳圧亢進，脳浮腫に対するものが主体となる。

【傾眠に対する看護】　意識障害を起こしている患者は，頭痛・嘔気・嘔吐・発熱・痙攣などの症状を伴っていることが多い。したがって，全身状態のバイタルサインのチェックが重要である。意思疎通も可能であるが，何かをさせようとする場合には何度も呼びかけて，関心をしっかりと向けさせる必要がある。一般状態に問題がなければ，坐位をとらせたり，外の刺激を与えるために車椅子などで散歩させることもできる。経口摂取もできるが，食物を口腔内に含んだままうとうとすることもあるので，誤嚥には十分な注意が必要である。生活行動には介助を必要とするが，患者の状態をよく観察して，どこまで自立してできるかなどを見極めたうえで援助を行うことが望ましい。

【意識障害についての評価尺度】　一般的によく用いられるのは，Japan coma scale（3-3-9度方式；3群3段階方式）である。この方式は，意識障害の重症度や，治療経過を数量的に，順序尺度として評価できるのが特徴である。乳児用に改訂された意識レベルの点数評価尺度もある（「昏睡」の項参照）。発語前の乳幼児にはGlasgow coma scaleが使用されることも多い。

[小笠原昭彦]

●文献　1) 宮崎和子・監，桑野タイ子・編：改訂版 小児I（看護観察のキーポイントシリーズ)，中央法規出版，2000．

痙　攣

小児期は痙攣を起こしやすい時期であり，5歳までに乳幼児の5〜10％がなんらかの痙攣を経験するといわれている[1]。痙攣の原因は多彩であり，年齢によって好発する疾患が異なる。また，基盤となる疾患の病態生理により，急性痙攣と慢性痙攣に分類される[2]。急性のものでは発熱によるものがもっとも多く，中枢神経感染症との鑑別が重要である[1]。また，不随意運動や動作異常，生理運動，習癖などとの鑑別が難しい場合もあり，臨床症状の詳細な把握や脳波検査が参考となる。

【定義】　全身または身体の一部の筋群の発作性かつ不随意性の収縮の総称である。

【convulsion】　狭義の「痙攣」ともいえるもので，中枢神経系の異常興奮によって全身または一部の筋群が，急激かつ不随意性に収縮する場合をいう。その機序から，無酸素性，中毒性，ヒステリー痙攣のような精神性，てんかん性などに分類されるが，症例によっては，必ずしも機序は明確に分類できない[3]。小児期にconvulsionを示すものはさまざまであるが，その代表

的疾患を次にあげる。①てんかん症候群：てんかんの定義は，WHOによる「種々の病因によってもたらされる慢性の脳疾患であって，大脳ニューロンの過剰な発射に由来する反復性の発作（てんかん発作）を主徴とし，それに変異に富んだ臨床ならびに検査所見表出が伴う」が広く用いられる。国際抗てんかん連盟の分類に基づいててんかん発作分類がなされ，脳波所見や病因，年齢要因などを考慮し，てんかん病型分類に従って病型が細別される。発作分類としては，両側大脳半球の同期した発作放電に基づく全般発作（発作開始時から意識障害を伴う）と，大脳半球の限局したニューロン系の異常放電に由来する部分発作に大別される。部分発作は，意識障害を伴わない単純部分発作と，意識障害を伴う複雑部分発作，それにこれらから全般発作に発展する二次性部分発作に分けられる。病型は，局在関連性（焦点性，局所性，部分性）てんかんと全般てんかんに大別され，さらにそれぞれ特発性と症候性に分類される。しかし，分類困難なものも存在し，新しいてんかん病型も多数提唱されている。てんかん分類を決定することは，治療薬剤の選択や予後推定のために重要である。てんかん発作のなかでもconvulsionを示す代表的なものとして，強直性痙攣（1つの筋群あるいは全身の筋が持続的に収縮する），間代性痙攣（拮抗筋との間で相互に筋が収縮・弛緩を繰り返す），強直間代性痙攣（強直相の後に間代相が続く）等が知られている。convulsionに類似した用語としてseizureがあるが，これは脳起源の発作（attack）を意味し，体筋の不随意性収縮以外にも知覚，自律神経，精神を含めたすべての発作現象に適用できる用語である[3]。②熱性痙攣：通常生後6カ月から5歳までの小児に起こり，38℃以上の発熱に伴う痙攣で，頭蓋内感染症や既知の急性神経疾患による痙攣，無熱性痙攣の既往のあるものは除かれる[4]。短時間の全身性の痙攣をきたすが，約10％はconvulsionを認めず，脱力や一点凝視，眼球上転などを呈する[3]。日本では小児の8〜10％にみられ，1歳代の発症が多く，小児の痙攣性疾患の半数を占める[3]。2〜7％がてんかんへ進展するといわれる[4]。③新生児痙攣：新生児期にみられる痙攣の大部分は器質的疾患をもっており，早期の診断・治療が行われなければ，脳障害を残す可能性が高い。新生児は，全身性強直間代性痙攣をきたすことは少なく，多焦点性間代性痙攣や局所的間代性痙攣，あるいは微細発作といって，口一頰一舌症状，ペダルこぎ様あるいは水泳様運動，顔色不良，無呼吸などの発作を示すことが多いので，見逃さないよう注意する必要がある[3]。

【spasm】 小児科領域ではWest症候群におけるtonic spasms, infantile spasmsがなじみ深いが，発作型としての用語のほかにてんかん症候群としても用いられ，混乱が生じている[3]。屈筋群（頸部，四肢優位）に起こる短い強直性の筋攣縮をさすが，epileptic spasmsという用語が提唱されている。

【cramp】 有痛性強直性筋収縮であるが，動きは伴っていたり伴っていなかったりする。代表的なものとしては，こむら返りや書痙が知られている[3]。

〈関連語〉 てんかん，脳波の発達　［内藤ちづる］

●文献　1）永井利三郎：神経学的所見の取り方のポイント．小児内科，35(2)：144-146, 2003. 2）大塚頌子：けいれんと脳波．小児内科，35(2)：133-137, 2003. 3）村中秀樹：けいれんの定義と種類．小児内科，35(2)：125-127, 2003. 4）梶谷喬：熱性けいれんとてんかん．小児内科，34(5)：685-689, 2002. 5）奥村彰久：思い浮かべるべき疾患；新生児．小児内科，35(2)：147-149, 2003.

ゲゼル(Gesell, Arnold Lucius)

【略歴】 Gesell, A.L.(1880-1961)は，アメリカ・ウィスコンシン州生まれの児童心理学者。ウィスコンシンおよびクラーク両大学にて教育心理学専攻，1906年文学博士。1915年エール大学にて学位（医学）取得。心理学，教育学，医学という広い分野で，多数の正常児を研究，児童の発達研究により独特な領域を開拓。1930年エール大学児童発達臨床学主任教授に就任後，臨床研究所を創設。次いで児童発達フイルム・写真研究図書館および児童視覚研究所などを主宰。1950年（70歳）停年退任後，ニュウヘヴンにゲゼル児童発達研究所を創設，エール大学時代の門下Ilg, F.L.女史らとともに，終生，児童発達研究に尽力。数百の論文，モノグラフ，著書多数。

【研究内容】 ①乳幼児の発達規準を設定し，これに基づいた診断法の確立。②発達の規定要因として，成熟と訓練の両要因の作用限界を明確

にする難題を，一卵性双生児相互統制法によって解決。③ King, M.L. Jr. 牧師の手記に関する心理学的考察のなかで子ども論を展開(1940)。④胎生期からの一貫した原理を追求し，『行動の胎生学』を出版(1945)。

【研究方法の特色】　①発達形態学・現象学的方法：正常な子どもの一般的な行動発達規準を設定するのに，量的のみに限定せず，量的・統計的方法も採用。エール児童研究所に付設指導保育園を設け，毎日，母子を通園させ，子どもの発達状態を捉え，教育指導を行い発達規準を設定する資料を集積し，研究を進めている。②発達における質的分化を捉える方法には，発達勾配案(児童がより高い行動水準に達するための段階の系列・成熟の度合い)を創出し，成長周期は週単位が妥当であることを根拠として，週齢，長じるに従い，月・年齢に区分。なお，各時期の特質を捉え，一定年齢児の行動輪郭を，固有の発達記述法を用いて表現している。③一方視スクリーンによる研究方法：Gesellが考案し設定した一方視スクリーン(写真3)は，子どもの観察をする際，観察者の存在を子どもに気づかれずに，彼らの自然な姿・行動の観察を可能にした。一方視の考え方は各国に広まり，日本でも東京愛育研究所をはじめ，多くの児童院・幼稚園で採用され，以後，音遮断も可能なマジック・ミラーが用いられている。④写真による行動形態の把握：この発達研究方法は，肉眼による観察に比べ，いっそう客観的・多面的観察が可能になる。ドーム式観察室で得られた写真により，行動型式の変容を的確に捉え，比較方法を用いて，多くの系統的原理を解明している。⑤映像分析とその成果：映画による研究法としての科学的価値を根拠に，ドーム式観察室で，16 mm 映画の撮影装置を工夫(高速度やスローモーション・逆回しなど)して，精神発達の微妙な系統的変化過程を経時的に捉え，乳幼児行動の映画記録を作成。著書には，映像分析によって得られた発達形態学的資料が多く，この手法は，彼の才能がもたらした発達形態学研究に関する手段のなかで,最良のものといわれている。⑥双生児相互統制法：1927年に門弟Thompson, H.B. とともに，一卵性双生児に関しての研究を開始，両者の発達的段階における一致性と，一方のみに訓練を課すことによって生じる差異性を明確にしている。生後46週より20歳になるまで，同じ双生児の相互統制的研究で，身体的・行動的な特質の差異について，継続研究を実施。生後46週～3歳までに，階段はい登り，積木，言語訓練などの実験で，3種目とも同じ結果を得，「訓練は，成熟という条件を前提としてはじめて効果がある」ことを証明。同じ被験児が4歳半時に実施した,運動機能や記憶能力(輪投げ・歩行板渡り・数字など)実験に関する3ヵ月・6ヵ月経過後のテスト結果では，実験開始時と差がないことも証明。双生児相互統制法は，児童の発達過程と要因の分析研究に関し，最適方法であることを強調している。

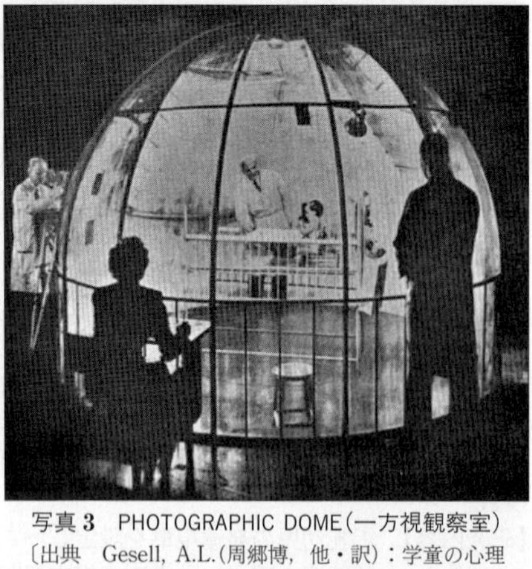

【児童観および発達観】　①乳幼児の心理についての，輝かしい研究業績の支えになっているものは，一貫した温かいヒューマニズムと民主主義の精神である。②正常な乳幼児の一般的発達を把握することを目標とし，究極は，一人ひとりの子どもが，最良の成長を遂げるように支援するための知識として，多面的発達の全貌把握の必要性を重視。③成長発達の規定要因として，諸文化に順応していくプロセスは，彼らの発達にとって重要な意味があるとしている。

〈関連語〉　成熟と学習，胎児発育，発達の原理，児童観，育児観　　　　　　　　　　［湯川倫代］

●文献　1) Gesell, A.L., et al.(新井清三郎・訳)：小児の発達と行動，福村出版，1982. 2) Knobloch, H., et al.(新井清三郎・訳)：新発達診断学，日本小児医事出版，1983. 3) Gesell, A.L.：

写真3　PHOTOGRAPHIC DOME(一方視観察室)
〔出典　Gesell, A.L.(周郷博，他・訳)：学童の心理学(ゲゼル心理学シリーズ2)，家政教育社，1967，口絵〕

The Embryology of Behavior. Harper & Brothers, 1945. 4) Gesell, A.L.(依田新, 他・訳): 乳幼児と現代の文化；その発達と指導, 新教育協会, 1959. 5) Gesell, A.L.(生月雅子・訳): 狼にそだてられた子, 家政教育社, 1955.

血液型不適合妊娠

【概念】 新生児溶血性疾患のなかでもっとも頻度の高い疾患である。かつては出生後の早発黄疸として、有効な治療もなく、子宮内胎児死亡および新生児死亡、あるいは重度の後遺症を残す症例も多くみられた。しかし1948年、ダイアモンド法(Diamond method)による臍帯静脈を利用した交換輸血の普及、またRh不適合妊娠においては、分娩直後に母体へ抗Dガンマグロブリン抗体を投与することにより新生児予後は劇的に改善された。血液型不適合妊娠のなかでももっとも頻度の高いのはABO血液型不適合とRh血液型不適合である。

【ABO不適合】 血液型不適合のなかで、もっとも頻度が高く、全出生児の約20%に存在するが、臨床的に問題となるのは約5%である。症状としては黄疸・溶血性貧血である。ABO不適合の診断基準(厚生省特殊性造血障害調査研究班、1992年)によると、間接型ビリルビン優位の早発黄疸、母児間のABO不適合の組み合わせ、母親血清の抗Aまたは抗B IgG抗体価512倍以上とし、さらにABO型同型成人赤血球による間接抗グロブリン試験陽性、児の抗体解離試験陽性、児の血清中抗体価8倍以上とされている。頻度の高い疾患ではあるが、胎児赤血球はAB型の特異抗原性の表現が弱く、また、感作赤血球を破壊する細網内系のマクロファージのFc受容体の結合力がIgGのサブクラスで異なり、とくにABO不適合では溶血の起こりにくいIgG$_2$抗体が多いため、通常、溶血は比較的軽度である。

【Rh不適合】 通常、Rh型とはRhD抗原を意味する。Rh血液型にはCcDEeの抗原があり、頻度はDEcの順に多く、またD抗原の免疫抗原が強いため重症度も高い。母体Rh陰性であれば本疾患の可能性を考え、妊娠中(通常20週頃)に母体不規則抗体検査・間接クームス検査(Coombs test)を行う。抗体陽性であれば、妊娠経過中にその抗体価を経時的に測定する必要がある。また、羊水の吸光度測定によるビリルビン様物質の濃度が胎児溶血の程度の参考となる。しかしながら必ずしも相関性がみられないため、現在では胎児水腫などの症状がみられた場合、あるいは抗体価上昇などの際には、胎児血分析が進められる。そして、必要に応じて胎児輸血(臍帯輸血・腹腔内輸血)あるいは早期娩出を行う。なお、妊娠17週以前であれば、胎児の網内系が未発達であるため溶血は起こらない。児の出生後は速やかにそのRh型を調べる必要がある。児がRhD陽性であれば、児の直接クームス試験(抗D抗体で感作された赤血球の存在の有無)により、溶血の有無を確認する。症状としては、黄疸・溶血性貧血、場合によっては低酸素状態・胎児水腫・死亡に至ることもある。予防法として、分娩直後に母体に対し抗Dガンマグロブリン抗体投与が一般的に行われている。

〈関連語〉 ビリルビン尿, 光線療法, 母児間輸血症候群　　　　　　　　　　［一ノ橋祐子・草川功］

血液透析

【定義】 血液透析(hemodialysis)とは、尿毒素に汚染された血液を体外に導き、人工腎臓とよばれるダイアライザーに血液を送り、拡散と濾過の原理によって血液中の老廃物を取り除き、過剰な水分の除去、電解質濃度の調節、血液pHを改善することで、血液を浄化して体内に戻す方法である。血液透析は、週に2～3回、1回3～5時間行うが、正常な腎臓の10%ぐらいの働きしかできない。そのため、血液透析患者は水分や食事をはじめ日常生活の過ごし方に制限が必要である。

【透析療法の現況】 わが国における透析療法について、2003(平成15)年の日本透析医学会の調査では約23.7万人の患者がおり、しかも毎年約1万人ずつ増加している。また、透析導入の原因疾患は1位糖尿病性腎症(41.0%)、2位慢性糸球体腎炎(29.1%)、3位腎硬化症(8.5%)であり、とくに近年では成人病の増加に伴い糖尿病や腎硬化症といった全身性動脈硬化疾患により、高齢者の透析導入の割合が年々増加する傾向にある。

【小児患者における透析療法の現況】 小児の末期腎不全は、透析療法の進歩により乳幼児でも

長期生存が可能となっている。成人の末期腎不全の透析患者では，95％が血液透析を導入しているのに対し，小児では87％が，乳幼児ではほぼ全例が腹膜透析を選択している。小児の場合，透析導入の原因疾患は先天性腎疾患が半数以上であり，とくに低・異形成腎が約1/3を占める。後天性腎疾患として巣状分節性糸球体硬化症がもっとも多く18％である。

【小児患者に対する血液透析】 小児は成人と異なり，発達過程にあるため，身体成長・知能発達だけでなく，精神面・心理面・社会面の発達が重要で，常に制限の少ない家庭で生活できるように配慮する必要がある。また，QOLを考慮すると小児の末期腎不全患者治療には腎移植がもっとも適した方法であり，透析はあくまでも移植までのつなぎと考える。小児末期腎不全患者では，成長障害・栄養障害・腎性骨異栄養症・心血管合併症が問題になることが多い。また，体重も1kgの未熟児から60kgの成人に近い体格などさまざまであり，必要条件に対応した透析機器を考慮する。小児では，血液透析中に嘔気・嘔吐・腹痛・低血圧・ショックなどの症状が出やすい。とくに体重30kg未満の患者には著明であり，さらに無尿で15kg未満の患者においては，一般的な透析条件では症状の出現が必須である。そのため，連日にわたり5時間以上時間をかけてゆっくりと透析を行う。また，十分な血液を確保するため小児でも可能なら内シャントを作成するが，乳幼児でシャント作成が困難なときや緊急透析では，内頸静脈からカテーテルを挿入して用いられる。以上のことから，小児の透析にはカテーテル感染予防管理や透析中の症状出現を考慮すると，腹膜透析のほうが適している。

【血液透析中の看護】 ①全身状態の観察と，モニタリングの管理：血液体外循環により，体内の循環動態が不安定になりショック状態に陥ることがある。血液透析開始直後より血圧低下をきたしやすいので，患者の機嫌や意識状態の観察・モニタリングを行う。②感染予防：医療スタッフが感染経路にならないように，手洗いの遂行，ベッド周囲の環境整備，感染と非感染エリアの区別を行い，衛生管理の徹底をはかる。またカテーテルを使用している場合，清潔操作，カテーテルの感染予防に努める。③血液透析中の制限と精神的ケア：複数のカテーテル類挿入やシャント穿刺部位の安全保持のために，長時間の体動制限を強いられる。乳幼児では説明しても安静の理解を得られない場合，抑制を行うこともある。また血液透析中でも，患者の好みのおもちゃを準備して遊びを積極的に取り入れ，安楽に過ごせるようにケアしてゆくことが大切である。

〈同義語〉 HD
〈関連語〉 安静，安楽，カテーテル治療，感染防止，クオリティオブライフ(QOL)，血液透析，CAPD，シャント，食事療法，腎移植，腎不全，成長，中心静脈カテーテル，ネフローゼ症候群，腹膜透析
[北村千鶴子]

●文献 1) 透析療法合同専門委員会：透析浄化療法ハンドブック，改訂第3版，協同医書出版社，2004. 2) 信楽園病院腎センター：透析療法マニュアル，改訂第6版，日本メディカルセンター，2005.

結　核

【疫学】 WHOによると，世界人口の約1/3に相当する約20億人が結核菌の感染を受けており，毎年およそ800万人が結核を発症して，164万人が死亡している。このなかには最近増加しているHIV(human immunodeficiency virus, ヒト免疫不全ウイルス)感染関連の結核死は含まれていない。地域別ではサハラ以南のアフリカ，東南アジアなどの開発途上国に流行地区が多く，また東ヨーロッパでも近年結核による死亡が増加している。2004(平成16)年の日本の統計では，1年間に2万9,736人が新たに結核患者として登録され，2,328人が死亡している。

【病原体】 病原体である結核菌(*Mycobacterium tuberculosis*)は長さ2〜10ミクロン，芽胞，鞭毛，莢膜はなく，通常のグラム染色では染まりにくいのでチール・ニールセン法などの抗酸性染色法で確認する。培養方法も一般細菌と異なり結果を得るまでにかなりの時間を要する。小川培地では結果を得るまで約4週間，液体培地では2週間とされている。感染経路は飛沫感染，空気感染で，患者の咳に伴って排泄された結核菌を吸い込んで感染する。乳幼児の結核感染の大部分は家族内感染である。結核菌が肺胞内で増殖を開始しても自然治癒することがある。すなわち結核菌感染の成立だけでは結核の発症を意味しない。胸部X線の異常，排菌など

を認めたときに結核症と診断する。結核として発症するものは結核菌の感染を受けた者の30％程度である。
【乳幼児の結核】　吸気とともに吸い込まれて肺胞にまで到達した結核菌はマクロファージに取り込まれるが，結核菌はマクロファージの細胞内で殺菌されることなく増殖し，このマクロファージは死滅する。やがて免疫反応によって活性化したマクロファージが肺病変に集積し，類上皮細胞肉芽腫組織となって病巣を包み込もうとする。増殖した結核菌の一部は肺門の所属リンパ節に移動してリンパ節腫脹をきたす。この肺病変とリンパ節腫脹を合わせて初期変化群とよぶ。肺胞内の結核菌はさらに増殖を続けて肺炎になる。やがて血行性に結核菌が播種されて粟粒結核，結核性髄膜炎を発症する。このように感染に引き続いて発症して肺炎，髄膜炎などを起こすものを，初期変化群を含めて一次結核症という。
【成人の結核】　肺胞に到達した結核菌は乳幼児の結核と同様にマクロファージに取り込まれた後もしばらく増殖するが，やがて免疫力によって結核菌の活動はいったん停止し，肺病変は被包され，結核菌はマクロファージ内に存続する。数年後，場合によっては数十年経過して，免疫力の低下などによって再び結核菌の増殖が始まり結核として発症する。これを二次結核症といい，肺病変の中心部は乾酪壊死を起こして液状となり気管支と交通して，空洞を形成する。この空洞は胸部X線で診断できる。患者は空洞内で増殖した結核菌を排菌するようになる。
【症状と診断】　長期間続く咳嗽，微熱，体重減少などの慢性炎症としての症状が主体となる成人の結核とは異なり，小児の結核では発熱を主とした急性肺炎，髄膜炎と同様の症状で発症する。ただし発症初期の一次結核症では約半数は咳もなくほとんど無症状である。X線所見，CTで肺病変が確認できて結核と診断される。感染が成立すると症状はなくてもおよそ8週間でツベルクリン反応が陽性になるが，重症結核の場合にはツベルクリン反応陰性のこともある。成人の結核では赤沈値の亢進が認められるが，小児の結核では必ずしも赤沈値，白血球数，CRP（C-reactive protein，C反応性蛋白）値などに変化があるとは限らない。肺病変の有無もCTでなければ確認できないこともある。

【治療】　結核の診断が確定したら，治療は厳格に行う必要がある。不完全な治療は再発や耐性菌による難治化の危険がある。初期変化群の治療にはイソニアジド(INH)とリファンピシン(RFP)を9カ月投与する。排菌していなければ，隔離ならびに入院の必要はなく，外来治療を継続中であっても学校などの集団生活に支障はない。結核性髄膜炎や成人の肺結核では抗結核薬3～4剤を6～9カ月投与する。結核患者と接触がありツベルクリン反応が陽性で感染を受けたと思われるが，症状もなくX線検査でも発症が確認できない場合は，イソニアジド(INH)を6カ月間予防内服することにより，結核の発症を予防することが可能である。
【予防】　予防接種としてのBCGは牛型結核菌を弱毒化した生ワクチンで，生後6カ月未満が接種対象であり，小児の結核性髄膜炎や粟粒結核の発病防止に有効である。生後3カ月頃まではBCG接種の不適当者である先天性免疫不全の有無が確認しがたいので，生後3カ月以上の接種が望ましいとされている。
〈関連語〉　肺炎，髄膜炎　　　　　［崎山弘］
　●文献　1)横田俊平：結核症・非定型抗酸菌症．日本小児感染症学会・編，日常診療に役立つ小児感染症マニュアル2003-2004，東京医学社，2003，pp.61-69．2)結核予防会結核研究所：結核予防マニュアル．新企画出版社，2000．3)結核予防会結核研究所ホームページ　http://www.jata.or.jp/jou_tp.html

血管腫

【概念】　血管の形成異常を総称して血管腫とよび，サモンパッチ，ウンナ母斑，ポートワイン母斑，苺状血管腫，海綿状血管腫などがある。皮膚に血管腫があると他臓器にも血管腫やその他の合併症を伴うことも多い。
【サモンパッチ(正中部母斑)】　新生児の20～30％にみられる，上眼瞼，額の正中部，鼻の下の淡い紅斑で，上眼瞼のものは生後1年以内に消失する。額や人中のものは消退が遅れるが大部分は1歳半までに自然消退する。時に消退しない場合はレーザー治療の適応となる[1]。
【ウンナ母斑】　新生児の10～20％にみられる，後頭部から項部にかけての紅斑で，約半数は自然消退するが，半数は成人まで残る。
【ポートワイン母斑(単純性血管腫)】　新生児の

1～2％にみられる境界鮮明な紅斑で，どの部位にもみられる．自然に消退することなく生涯残る．思春期以降に，色調が濃い紫色になったり，ポリープ状に隆起してくることがある．顔の片側，眼の周囲にあるものは，Sturge-Weber症候群といって，緑内障・髄膜血管腫および脳の石灰化に伴う痙攣・麻痺を合併する可能性がある．四肢片側にあるものは，Klippel-Weber症候群といい，骨や軟部組織も肥大し，患肢が健側に比べて過成長をきたす可能性がある．

【苺状血管腫】 出生直後はみられないが，生後数日してから鮮やかな赤い斑が現れ，急速に拡大し，半球状もしくは扁平に隆起した腫瘤となる．腫瘤型，局面型，皮下型があり，局面型はあまり隆起はせず，皮下型は青みを帯びた軟らかい腫瘤が皮下から膨隆する．生後数カ月は増大するが，2～6カ月をピークに増大は止まる．1歳頃から色調が暗赤色調になり，容積も徐々に縮小し，表面の皺が目立ち弾力性がなくなってくる．大部分は6歳頃までに血管腫自体は消退する．ただし，皮膚がたるんだり，皺の多い瘢痕が残ったり，皮下型では萎縮して陥凹したりする場合もある．皮膚に苺状血管腫が多発性にみられると，脳，消化管などにも血管腫が多発していて出血の原因となることがある．巨大な苺状血管腫は，腫瘍内に出血してDIC症候群（disseminated intravascular coagulation，播種性血管内凝固症候群）をきたすことがあり（Kasabach-Merritt症候群），血小板数，出血傾向に注意する．

【海綿状血管腫】 出生時よりある皮下の軟らかい腫瘤で，押すと圧縮性があるが放すとすぐ戻る．表面の皮膚は常色またはやや青く皮下の血管が透見される．表面に一部苺状血管腫を伴うことがある．他臓器の血管腫を伴う場合がある（Maffucci症候群，blue rubber bleb nevus症候群）．

【血管腫の治療方針】 サモンパッチとウンナ母斑は当面は経過観察でよいが，ポートワイン母斑は待っていても自然消退しないので，ダイレーザー治療の適応となる．治療を開始する年齢が早いほど，皮膚が薄く，血管壁が幼弱なためにレーザーで破壊されやすく良好な効果が期待できるので，早期治療が進められる．とくに顔面など目立つ部位にある場合は，患児の性格形成のうえで影響を及ぼす可能性があり，なるべく集団生活に入る前に治療を終わらせることが望まれる．苺状血管腫は生後1カ月以内で，まだ隆起していない斑状の時点でダイレーザー治療を行えば，増大をある程度防ぐことができる．隆起してしまったものは，顔面の特殊な部位を除き経過観察し自然消退を待つしかない．海綿状血管腫は，自然消退することはないので，大きいものは外科的に切除する．小さくて支障のないものは放置してもよい． ［馬場直子］

●文献 1) 馬場直子：血管腫，血管腫を伴う母斑．小児科診療，66（増刊号）：145-147，2003．

血　尿

【定義】 腎糸球体から外尿道口までの尿路に血液（赤血球）が混じったものをいう．肉眼的血尿（$1l$の尿中に$1ml$以上の血液が混在すれば肉眼的に認められる）と，顕微鏡的血尿（1視野に5個以上の赤血球を認める場合．尿のスクリーニング検査の目標値としても妥当で現在広く用いられている）がある．

【診断】 ①問診：血尿がどの部位から出現しているのかを知ることで，疾患の鑑別と治療に役立つ．血尿や尿路結石症の家族歴はないか，これまでに肉眼的血尿発作をきたしたエピソードはないか，肉眼的血尿を認めた場合，血尿は排尿中のどの部分で著明か，他の症状の有無，運動との関係，先行感染の有無，外傷の既往，薬剤の服薬状況などを聴取する．②検査：尿試験紙で，沈渣赤血球1視野5～10個で潜血陽性となる．鑑別としては，溶血により起こるヘモグロビン尿や筋肉細胞のミオグロビンが大量に血清中に流出したミオグロビン尿，年長児の女児では生理による混入の場合もある．またビタミンCを大量に内服した場合アスコルビン酸の還元作用で潜血反応が偽陰性となるので注意が必要である．トンプソンの2杯分尿法は，肉眼的血尿の場合に行われる．排尿コントロールが可能な年長児以上に実施が可能である．前半の尿を第1尿，後半の尿を第2尿とし，第1尿(＋)第2尿(－)で前部尿道の病変の可能性，第1尿(－)第2尿(＋)で後部尿道の病変の可能性，第1尿(＋)第2尿(＋)で膀胱または上部尿路の病変の可能性が考えられる．また，新鮮尿を用い尿沈渣の赤血球の形態を観察することで，糸球体性血尿と非糸球体性血尿の鑑別が可能であ

る。糸球体性血尿では糸球体基底膜の通り抜けや尿細管通過の際の浸透圧変化のため変形が強くなるのに対し，非糸球体性血尿では尿管・膀胱由来の赤血球はその変化がないため変形が少ない。糸球体性血尿を呈する主な疾患(内科的)には急性糸球体腎炎，慢性腎炎，紫斑病性腎炎がある。非糸球体性血尿を呈する主な疾患(泌尿器科的)は悪性腫瘍，腎外傷，尿路結石，腎動脈奇形，突発性高カルシウム尿症，ナットクラッカー現象(左腎静脈が大動脈と上腸間膜動脈の間で圧迫されて左腎のうっ血をきたした状態)である。

【看護上のポイント】　内科的疾患で突然の血尿を認めた場合，急激に進行する腎炎を否定する。高カリウム血症，蛋白尿，尿量低下，浮腫などの観察を行う。腎炎により安静保持をしている場合，凝血による尿閉にならないように排尿誘導が必要である。3歳児健診や幼稚園・学校での集団検尿で指摘される顕微鏡的血尿(無症候性血尿)の場合は，家族歴を確認したうえで定期的な経過観察で十分であるが，蛋白尿や腎機能障害を伴っている血尿は精査が必要であり，専門医の診察や腎生検にて診断および重症度を決め，治療を早急に行う必要がある。泌尿器科的疾患の場合，排尿時痛，頻尿，背部痛，下腹部痛などの症状に気をつける。血尿の程度が強いことや肉眼的血尿が必ずしも重症であるとはいえないが，持続する血尿は原因疾患を把握し，鑑別診断を行い経過観察をするか，適切な治療を行う。　　　　　　　　　　　　［油谷和子］

●文献　1) 五十嵐隆，他：血尿がみられる小児に関する臨床評価．Behrman, R.E.(衞藤義勝・監，五十嵐隆，他・編)，ネルソン小児科学，原著第17版，エルゼビア・ジャパン，2005，pp.1761-1763．　2) 和田尚弘：血尿．小児看護，23(9)：1226-1230，2000．3) 中村幸義：外来でよく遭遇する症状と徴候 血尿，膿尿．小児内科，32(4)：480-484，2000．

血便／下血

【定義】　消化管から出血した場合，血液が嘔吐により口腔から排出されるのは吐血，血液が肛門より排泄されるのが下血(melena)である。下血は，便通に伴う場合と伴わない場合がある。便通に伴い，肉眼的に明らかな血液の混入あるいは付着と推定される糞便を血便(bloody stool)という。粘液が混入しているものは粘血便という。

【特徴】　①血便の性状と病態：血便の性状は，出血部位，出血量，通過時間によって異なる。a．黒色タール便；十二指腸のトライツ(Treitz)靱帯より上部の消化管からの出血が，肛門から排泄されるときには，黒色タール便となる。これは，血液が消化管の蠕動運動で肛門側に移行する際，血液のヘモグロビンが，胃液や腸内細菌による酸化によって変色し，悪臭を生じ，光沢のある黒色便となるためである。鼻出血や抜歯後の出血，母乳栄養児が母体血を嚥下した場合もタール便となる。b．ヘマトケジア(暗赤色・レンガ色)；十二指腸のトライツ靱帯より肛門側の出血であり，メッケル憩室・消化管重複症・潰瘍性大腸炎・クローン病・ポリープなどによる。肉眼的に血液と識別できる状態，暗赤色ないしレンガ色で排出された場合をいう。c．鮮血便；下部消化管，肛門側に近い部位からの出血や出血量が多い場合に鮮血便となる。ポリープ・潰瘍性大腸炎・肛門裂傷・痔核などによる。血液の停滞時間が長くなると，血液が酸化され暗赤色になる。d．粘血便；肉眼的に明らかに判別できる程度の粘液と血液の付着を認める便である。多量の粘液と血液が認められる便は，腸管粘膜の炎症が強く大腸下部の病変を疑う。

【血便をきたす主な疾患】　年齢により好発時期がある。①新生児期：新生児メレナ，壊死性腸炎，腸回転異常症，直腸肛門裂傷，母体血嚥下など。②乳幼児期：腸重積，メッケル憩室炎，消化管重複症，若年性ポリープ，リンパ濾胞過形成，肛門裂傷，牛乳蛋白アレルギーなど。③学童期：潰瘍性大腸炎，クローン病，アレルギー性紫斑病，若年性ポリープなど。④どの年齢でも発症：感染性腸炎，消化性潰瘍，血管拡張症，胃悪性腫瘍，偽膜性大腸炎，食道静脈瘤，血液疾患(血友病・白血病・再生不良性貧血)など。

【情報収集とアセスメント】　①問診：年齢，既往歴(腸重積・胃十二指腸潰瘍・慢性便秘など)，家族歴(大腸ポリポージス)，食べた物(不消化のトマトや海苔など赤黒い色を呈する食物)，アレルギーの有無，心因性ストレスの有無(消化性潰瘍など)，内服薬(ステロイド剤や非ステロイド抗炎症剤による潰瘍，抗生剤による偽膜性大腸炎)，出血性素因，血液疾患の有無，機械的刺激

(直腸体温計の使用・肛門ブジーなど),異物誤飲の有無,食事,排泄習慣,環境の変化。②全身状態:バイタルサイン,意識レベル,倦怠感,食欲,貧血,出血傾向,眼球結膜や皮膚の黄染,口腔鼻腔内の出血の有無。腹部の状態(圧痛,腹満,腸蠕動,肝脾腫や重積の腫瘤,腹膜刺激症状,直腸指診での圧痛・痔核・腫瘤・脱肛・異物の有無)。③血便の観察:色,性状,混入物の有無,量,頻度を観察する。たとえば,イチゴジャム様の血便(暗赤色粘血便)は,腸重積,腸管の壊死や梗塞の疑い。大量のブルーベリー様便(暗赤色便)は,メッケル憩室炎。粘液や膿性を混じた粘血便は,潰瘍性大腸炎,クローン病,細菌性赤痢,出血性大腸炎,アメーバ赤痢などの可能性がある。④随伴症状:嘔吐(吐物の血液混入の有無),腹痛,下痢,便秘,悪心,発熱,貧血,紫斑などの有無。⑤検査:a.一般検査;血液検査(血液一般検査,炎症反応,一般生化学),検尿(蛋白尿・血尿),便培養,腹部単純X線検査,出血傾向の疑いの場合は出血時間,凝固時間,血液凝固因子活性など。b.特殊検査;腹部超音波検査,内視鏡,注腸造影,核医学的検査。

【ケアのポイント】 ①ショック症状(貧血・低血圧・頻脈など)がある場合は,緊急入院して血管確保,輸液を行い,輸血の準備をする。原因疾患に応じた治療が行われる。②バイタルサインが安定している場合は,a.診断確定まで禁飲食,b.安静(清拭時など不要な体動は避ける),c.輸液・輸血ラインの管理,d.排便・排尿の介助(殿部や陰部の保清)に加え,e.血便という症状に対しては小児も家族も動揺が大きいため,小児の年齢・理解力に応じ,安静や飲食禁止の必要性,いつまで必要か,検査や処置をなぜどのように行うか,実施時どのような感じがするかなど具体的に伝える。家族には,医師の説明について理解度の確認,必要に応じて今後の指導も行う。

〈関連語〉 便の性状   [小林八代枝・霜田敏子]

●文献 1) 加藤裕久,他・編:ベッドサイドの小児の診かた.第2版,南山堂,2001,pp.481-485. 2) 森川昭廣,他・編:標準小児科学.第5版,医学書院,2003,p.435. 3) 松本浩,他:外来でよく遭遇する症状と徴候;下血(血便).小児内科,32(3):405-409,2000. 4) 里見昭:消化管出血の診断のコツ.柳澤正義・監,小児救急(小児科外来診療のコツと落とし穴 5),中山書店,2004,pp.84-85. 5) 飯野四郎・監:消化器疾患(Nursing Selection 2),学習研究社,2003,p.78.

血友病

【概念】 血友病は血液凝固第Ⅷ因子もしくは第Ⅸ因子が先天性に欠乏しているために種々の出血症状を呈する疾患で,前者を血友病A,後者を血友病Bという。両者ともX連鎖劣性遺伝形式をとり,多くは保因者である母親を介して男子に発症する[1]。平成16(2004)年度のわが国の調査では血友病Aが3,938例,血友病Bが872例であり,両者の比率はほぼ4.5:1である[2]。

【病態】 内因系凝固過程において,活性型第Ⅸ因子は活性型第Ⅷ因子の存在下でリン脂質やカルシウムと複合体を形成し,第Ⅹ因子を活性化する。血友病Aでは第Ⅷ因子,血友病Bでは第Ⅸ因子活性が欠乏ないし低下するために,第Ⅹ因子活性化反応が進まず,重度の二次止血不良をきたす[1]。血友病Aの遺伝子異常としては第Ⅷ因子遺伝子の逆位や点変異,欠失のほか,挿入や重複などの報告があるが,なかでも逆位は重症血友病Aの36〜50%を占め,本疾患の特徴的病因となっている。一方,血友病Bでは第Ⅸ因子遺伝子の点変異が多く,ほかに欠失や挿入などが報告されている[3]。

【症状】 血友病AおよびBの重症度はそれぞれ,第Ⅷ因子および第Ⅸ因子活性に基づいて重症(<1%),中等症(1〜5%),軽症(>5%)に分けられ,これらは出血症状の程度とほぼ一致する。重症型では乳幼児期から皮下血腫を伴う紫斑や関節内出血,筋肉内出血などを反復することが多い。時に頭蓋内出血や腹腔内出血など重篤な出血症状を呈することもある。一方,軽症例では出血の頻度も低く,抜歯時や外傷時の止血困難などで偶然発見されることが多い[1,3]。

【診断】 止血検査では,プロトロンビン時間(PT)は正常で,活性化部分トロンボプラスチン時間(aPTT)は著明に延長する。確定診断には血友病Aであれば第Ⅷ因子活性が,血友病Bであれば第Ⅸ因子活性が単独で欠乏もしくは低下していることを証明する。さらに,X連鎖劣性遺伝を示唆する家族歴があれば確実である。ただし,血友病Aの場合,フォン・ウィルブラ

ンド病（von Willebrand disease）との鑑別が重要で，症例によってはリストセチン・コファクター活性やフォン・ウィルブランド因子（VWF）抗原量の測定のほか，VWFのマルチマー解析や第Ⅷ因子結合能の測定を行う必要がある[1)4)]．

【治療】 血友病の治療は欠乏する第Ⅷ因子もしくは第Ⅸ因子を経静脈的に投与する補充療法が主体となる．製剤の投与量と投与方法は出血部位とその程度により設定されるが，第Ⅷ因子製剤1単位/kgの投与で第Ⅷ因子活性は約2%上昇し，第Ⅸ因子製剤1単位/kgの投与で第Ⅸ因子活性は約1%上昇することを目安に使用量を決定する．その他，軽症〜中等症の血友病Aには患者自身が産生している内因性の第Ⅷ因子を増加させるDDAVP（デスモプレシン）の静注が有効である．また，反復する補充療法の結果，一部の患者に第Ⅷ（Ⅸ）因子に対する同種抗体，いわゆるインヒビターが発生することがある．この場合の止血療法としては，活性化プロトロンビン複合体製剤あるいは遺伝子組換え活性型第Ⅶ因子製剤によるバイパス止血療法や第Ⅷ（Ⅸ）因子製剤を大量に投与するインヒビター中和療法が行われる．一方，インヒビターの低下もしくは消失を目的として第Ⅷ（Ⅸ）因子製剤を出血の有無にかかわらず，定期的かつ継続的に投与する免疫寛容導入療法（Immune Tolerance Induction；ITI）も試みられる[1)5)]．

〈関連語〉 遺伝子病，出血　［田中一郎・吉岡章］

●文献　1) 吉岡章：出血性疾患．森川昭廣，他・編，標準小児科学，第5版，医学書院，2003，pp.478-485．　2) 血液凝固異常症全国調査平成16年度報告書，エイズ予防財団，2005，pp.1-30．　3) 田中一郎，他：血友病．坂田洋一，他・編，血液疾患；state of arts（別冊・医学のあゆみ），第3版，医歯薬出版，2005，pp.752-755．　4) 田中一郎，他：血友病A．日血栓止血会誌，11：397-405，2000．　5) 田中一郎，他：血友病．月本一郎・編，小児血液・腫瘍疾患治療プロトコール集，医薬ジャーナル社，2003，pp.235-243．

下　痢

【定義】 下痢（diarrhea）とは水分の多い粥状もしくは水様の便を排泄する状態であり，「糞便中への水分，電解質の過剰な喪失」と定義され，その結果，排便回数も増加することが多い．下痢はその持続時間により急性下痢と慢性下痢（2週間以上持続する）に分けられるが，多くは発症から72時間以内に改善がみられる急性下痢である．

【下痢の発生機序】 下痢を発症機序別に分類すると，主として以下の4つに分けられる．①浸透圧性下痢：乳糖不耐症や飲食・薬剤の服用によって腸管からの水分や電解質の吸収障害が生じ，腸管内浸透圧が高まって起こる下痢である．②分泌性下痢：腸管内感染症や薬剤の服用により腸粘膜からの水分分泌が異常に亢進して起こる下痢で，便中に多量の電解質が喪失される．③腸管運動異常：腸管運動は自律神経の支配によって促進（腸管亢進）されたり，抑制（腸管低下）されたりする．過敏性腸炎や不安・緊張などの情緒の変化，ストレスが自律神経を介して大腸の運動に影響する．④炎症性下痢：消化管粘膜の炎症性変化（細菌性腸炎，炎症性腸炎）により，血性・膿性・粘液性下痢を生じる．

【下痢の原因と疾患】 下痢の原因は大別すると感染性，非感染性に分類されるが，小児，とくに乳幼児期の下痢の大半はロタウイルスを中心とするウイルス性胃腸炎が原因となって発症する感染性下痢である．感染性下痢は，さらに腸管内（原発性）感染と，腸管外（続発性）感染に分類される（表26）．

【情報収集とアセスメント】 ①全身状態：頻回な下痢によって便中の水分や電解質が失われ，体力の消耗や脱水を生じて小児はぐったりとなり不機嫌で非活動的となる．小児の活気や機嫌，顔色や皮膚色，歩行や手足の動き，バイタルサイン，重症例では四肢の冷感や意識レベルなど

表26　小児下痢症の原因と疾患

感染性	1．腸管内感染（原発性） ①細菌：サルモネラ菌，赤痢菌，コレラ菌 ②ウイルス：ロタウイルス，パルボウイルス，アデノウイルス ③真菌：アスペルギルス，カンジダ ④原虫：アメーバ症 ⑤寄生虫：回虫症 2．腸管外感染（続発性）：肺炎，尿路感染
非感染性	①食事過誤：過食，水分の過剰摂取，食中毒 ②心因性：ストレス，疲労 ③食物アレルギー：牛乳蛋白不耐症，アレルギー性胃腸炎 ④炎症性腸疾患：潰瘍性大腸炎 ⑤薬物，毒物中毒

の全身状態を観察することが重要である。②脱水の状態：脱水の全身的な症状としては大泉門や眼窩陥没，皮下組織弾力性（ツルゴール）低下，尿量減少，口渇，舌・口唇の乾燥などが現れる。脱水の程度が強いほど症状も重くなるが，まずは体重測定によって体重減少の有無を確認し，脱水の程度を把握する。また，尿は濃縮尿であり，尿比重は高値を示すことから，尿の色調や比重，ケトン体や蛋白を確認する。③排便の状態：下痢発生の時期，排便時間と間隔，便の形状・量（1回および1日）・色調・臭気，混入物（顆粒，粘液，血液，膿）などを確認する。④腹部症状：下痢に伴う腹痛や残便感の有無，腹部膨満感などを確認する。⑤随伴症状：嘔気，嘔吐，口渇，食欲不振，空腹感，肛門周囲の発赤や疼痛，発熱，発疹などを確認する。⑥検査：便培養，検尿（量，比重，pH，蛋白，糖，潜血，沈渣），血液一般，血液生化学。⑦その他：摂取食物の内容と量，水分摂取量，薬物，環境（気候，温度），生活状況や感染症発生状況，ストレスなどを確認する。

【ケアのポイント】 ①二次感染の予防：下痢の原因によっては感染の危険性があるため，下痢の原因が判明するまでは他児への感染予防（便尿器の専用，排泄介助時の手袋使用，手洗い励行，必要に応じて隔離）を徹底する。②脱水の予防と改善：嘔気や嘔吐がなければ経口的に水分を補給する。1回の水分量は乳児30〜50 m*l*，幼児50〜70 m*l* を目安とし，一度に多量の水分を与えないようにする。また，与える水分は番茶や湯冷まし，電解質液やスポーツドリンクなどで，少し温めることが望ましい。嘔気や嘔吐が強く経口摂取が不可能，もしくは脱水が重症の場合は輸液が行われるので，その管理を行う。③身体の清潔：下痢が頻回な場合は肛門部や殿部が発赤・糜爛を生じることが多いので，頻回なおむつ交換や，排便ごとの殿部浴，微温湯による洗浄を実施する。また口腔内は飲食禁止が続いて不潔になったり，抗生物質使用によって菌交代現象が起こり口内炎ができやすい状態なので，清潔に留意する。④食事制限：下痢が頻回に生じている間は腸管の安静保持のために食事の内容や量が制限され，絶飲食となることもある。指示された食事内容や量に注意しながら，食事と下痢の関係を細かく観察する。食物アレルギーや吸収不全がある場合は原因食品を禁止する。⑤薬物療法：下痢に対する止痢薬や感染症に対する抗菌薬などが処方される場合には，確実に投与する。

〈関連語〉 脱水症，乳児下痢症，便の性状
　　　　　　　　　　　［小林八代枝・西村あおい］

●文献 1）臼井徳子：下痢・血便．小児看護，16(5)：539-543，1993． 2）豊田茂：下痢・嘔吐．小児看護，21(9)：1045-1049，1998． 3）黒田達夫：嘔吐・下痢．小児看護，26(9)：1145-1147，2003． 4）松井陽：小児下痢症；乳幼児下痢症，急性胃腸炎．鴨下重彦，他・監，こどもの病気の地図帳，講談社，2002，pp.76-77． 5）中村泉：下痢．小児看護，28(3)：326-330，2005．

牽　引

【定義】 牽引とは，引くことで骨折や脱臼の整復や固定，手術後の患肢の安静，脊柱や関節の痛みの鎮静，変形や拘縮の予防と矯正などを行う治療法である。また，小児の骨の特性から，骨折の治療として，非観血的治療である牽引療法やギプス固定が選択されることが多い。

【種類】 持続的に牽引力を加える方法として介達牽引と直達牽引がある。介達牽引は，スピードトラック牽引，絆創膏牽引などがあり，絆創膏やスピードトラックなどを用いて，皮膚に牽引力を加える方法である。簡便であるが，大きな牽引力がかけられない，皮膚損傷のリスクが高いなどの問題がある。小児では治療のための持続的牽引として大腿骨骨幹部骨折（5歳以下の場合）や上腕骨顆上骨折に対する垂直牽引法，変形や拘縮の矯正を目的とした牽引などのように，時間を決めて行う方法がある。直達牽引は，クラッチフィールド牽引，キルシュナー鋼線牽引など，骨格に金属を通して牽引する方法である。大きな力がかけられるが，手術操作を加える必要があるため簡便ではない，刺入部からの感染のリスクがあるなどの問題がある。小児では年長児の大腿骨骨折に対する 90°−90°鋼線牽引，上腕骨顆上骨折に対する肘頭直達牽引などがある。

【装置】 両者に共通した用具として，滑車，ロープ，重錘，S字フック，滑車を取り付けるためのバー，フレームがあり，その他は用途に応じて準備する。絆創膏牽引では，絆創膏・拡げ板・包帯，フォームラバー牽引では，フォームラバーテープ・拡げ枠・弾性包帯，鋼線牽引では，モー

ター・キルシュナー鋼線・方向指示器・馬蹄形の緊張弓・円盤上押さえ金具・ペンチ・無菌操作のための必要物品・局所麻酔用の物品がある。
【牽引中のケアのポイント】　ケアのポイントとして，①正しい牽引の状態を維持する，②牽引に伴う合併症・二次障害を予防し早期発見する，③体動制限に伴う精神的ストレスを軽減し，日常生活を援助する，ことがあげられる。正しい牽引の状態を維持するために，正しい肢位が保たれているか，指示通りの方向で牽引されているか，重錘は床についていないか，指示通りの重錘であるか，ロープにたるみはないか，ロープは滑車を通っているか，ロープが布団，枠，離被架などに接触していないか観察する。とくに乳幼児は体動が激しく，正しい位置を保ちにくい，そのため，正しい牽引の状態を写真に撮り，ベッドの枠に提示し，目安になる位置にマーキングするなどの工夫をすることで，患児と看護者共に肢位を修正することができる。また，場合によっては，肢位を保つために抑制を行う。さらに，ベッド内に持ち込んだおもちゃや本などが散乱し，ロープのたるみの原因となったり，牽引側の患肢の中にもぐりこんだりすることもあるので，環境整備も重要である。そのほか，他児が牽引のロープを引っ張ったり，牽引の装置で転倒するなどの危険も予測されるので，危険を避けるようなベッド配置と，他児への説明も必要である。合併症や二次障害を予防し早期発見するために，牽引に随伴する症状の観察，神経麻痺・循環障害・皮膚障害の有無を観察するとともに，牽引を長期間行うことによる廃用性変化，関節拘縮や筋力低下についても観察する。小児は，痛みや苦痛の表現を相手に伝えることはできないことが多いので，看護者の細かな観察力が必要となってくる。牽引療法が適応となるときは，母子共に事故などの危機的状況のなかにあり，まだ受傷後のショックから抜け出せないことが多い。患児だけでなく，母や家族に対しても安心できるように配慮することが必要である。混乱しているときは，しばらくそばにいて，児のレベルに応じた説明を行い，納得して治療を受けられるように援助する。その後，児の日常生活状態を評価しながら，食事・更衣・清潔・排泄など，できることは自分で行っていくよう指導していく。一方，牽引されることや痛みに神経が集中しないように気を紛らわす対応も，場面に応じて必要となる。発達に応じ，遊びやコミュニケーション，スキンシップなどを通して，体動制限に伴う精神的ストレスが軽減されるように援助していく。
〈関連語〉　ギプス，良肢位　　　　　　［伊藤まさ子］
●文献　1) 中野智津子：牽引療法時の観察と看護，小児看護，9(3)：338-342, 1986.　2) 管弘子, 他：牽引療法時の観察とケア，小児看護, 13(3)：323-328, 1990.　3) 細矢智子, 他：上腕骨顆上骨折をおこした患児の看護．小児看護, 19(10)：1296-1301, 1996.　4) 渡辺京子, 他：牽引装置．小児看護, 26(5)：648-651, 2003.　5) 加藤文雄：整形外科エキスパートナーシング，改訂第2版，南江堂, 1996, pp.58-180.　6) 日野原重明・監，天羽敬祐, 他・編：看護のための臨床医学体系8；運動器系，ほるぷ出版, 1982, pp.38-41.　7) 小林彩子, 他：クイックマスター　小児看護学，医学芸術社, 1998, pp.276-278.

健康教育

【定義】　WHO[1]は「健康教育は，個人と地域社会の健康に役立つヘルスリテラシー，知識，ライフスキルを向上させるように設計された何らかのコミュニケーションの形態を含んだ学習の機会を，意図的に組み立てたものをいう」と定義し，単に情報提供のみではなく，健康増進活動を実施するのに必要な動機，スキル，自己効力を促進させるものであるとしている。Kickbusch, I. が「ヘルスプロモーションは健康教育から発生した」と述べるようにヘルスプロモーションの中心的な要素である。
【保健行動理論と健康教育】　保健行動に関する理論は保健・心理学・教育学をもとに構成されているものが多い。健康教育を行う際には保健行動に関する理論に熟知しておくことに加えて，教育を効果的に実施するためには参加型・体験型の教育方法を知っておくことが重要である。
【日本の学校教育における健康教育】　文部科学省が定める学習指導要領[2]が学校教育における健康教育の基本を示している。学校における健康教育は教科学習とその他の特別活動で実施されている。教科教育は系統的に健康に関する知識を学ぶことを通して，健康を管理する能力を育成することを目指している。幼稚園では教育のねらいのひとつに「健康な心と体を育て，自ら健康で安全な生活をつくり出す力を養う」と

いう項目が立てられている。小学校では3年生から体育科のなかで，中学校・高等学校では保健体育科のなかで教育されている。また，小・中・高校の特別活動の時間には，学級活動やホームルームの時間を活用して健康に関する指導を行うことが定められている。

【家庭および地域における健康教育】　家族がもつ機能のなかに健康保持機能，子どもの教育機能がある。つまり，家庭は食事，運動，清潔などの生活習慣を通して，家族の健康を守るとともに，子どもに対しては健康的な生活習慣の意義と方法を教育する機能をもっている。また，地域では保健所や市町村の保健センターでさまざまな健康教育が展開されている。子どもを対象とした健康教育を考える場合に，家庭・地域・学校の三者の機能を把握し，相互作用を考慮する必要がある。

【健康教育の評価】　健康教育の評価には，プロセス評価，影響評価，アウトカム評価[3]が考えられる。プロセス評価とは健康教育の実施状況に対する評価であり，例として生徒の参加状況や満足度などがある。影響評価としては知識，意識，保健行動の変化などがある。アウトカム評価には発症率，欠席日数，成績の変化などが該当する。また，時間経過で短期・中期・長期の評価が考えられる。短期・中期ではプロセス評価，影響評価の項目を評価することができるが，たいていの場合アウトカム評価の項目は長期的視野で考える必要がある。学校で展開する健康教育の場合，とくに中・高校では3年間という枠のなかで結果を求めなくてはならない場合が多い。中学校で防煙教育を行っても，高校卒業時や成人後の喫煙行動を把握することは困難である。そのため，ある行動に関する意図（intention）や自己効力（self-efficacy）に焦点を当てて評価することもある。

〈関連語〉　ヘルスプロモーション，保健指導，ライフスキル　　　　　　　　　［荒木田美香子］

●文献　1) Nutbeam, D.：Health promotion glossary. Health promotion international, 13(4)：349-364, 1998.　2) 文部科学省：新学習指導要領(http://www.mext.go.jp/b_menu/shuppan/sonota/990301.htm).　3) Green, L. W., 他・編(神馬征峰・訳)：実践ヘルスプロモーション；PRECEDE-PROCEEDモデルによる企画と評価，医学書院，2005.

健康診査

【定義】　健康診査と健康診断は共に「健診」と略され，同義語のように扱われているが，区別されるものである。その違いは集団的か個別的かではなく，法律に規定されているか否かによる。妊産婦および乳幼児を対象とする健康診査は母子保健法で規定されており，妊産婦健康診査，乳児健康診査，1歳6カ月児および3歳児健康診査（乳児健康診査と併せて乳幼児健康診査という）などがある。

【母子保健事業】　実施主体は1997（平成9)年4月より，都道府県(保健所)から市町村へ移行され，自治体の公費で事業が行われているので，受診者は無料で健診を受けられる。自治体が実施する健康診査の時期は，3～4カ月，6カ月，9カ月(受診票にて個別健診)，1歳6カ月，3歳までであることが多い。

【乳幼児健康診査】　乳幼児の発達段階の適切な時期に健康状態を調べ，疾病や異常の早期発見をし，治療や療育などにつなげていくことで乳幼児の健康な育成をはかることを目的としている。乳児健康診査における成長発育，育児状況，疾病のスクリーニングなどの重点項目は，表27のごとくである。また，1歳6カ月では心身障害の早期発見，虫歯の予防，栄養状態などを中心に健康診査が行われ，栄養，心理，育児など保護者への指導も行われる。3歳では身体の発育，精神面や視聴覚障害の早期発見などに重点が置かれる[1]。

【健康診査】　疾病や異常の早期発見（二次予防）の機会であるばかりでなく，リスクの早期発見による疾病等の発生予防（一次予防）のための保健指導に結び付ける機会としても有効であり，社会的に保健管理として重要な役割を担っている。よって，一次健診として基本的には集団健診の形態をとる。小児科医師，歯科医師，保健士，栄養士，歯科衛生士，心理判定員など多職種の専門家がすべてかかわること，健診から育児相談，栄養・歯科・保健指導までが一貫してなされることは長所といえる。しかし，マニュアル通りの指導が親の不安をかき立てることのマイナス面も指摘されてきた。子育ては理論通りにいかないというスタンスに立つことで，健診のあり方は疾病指向から健康指向へ，保健指導から育児支援に結び付くものに変わってきて

表27 乳児健康診査の重点項目

		新生児	3～4カ月	6カ月	9～10カ月	12カ月
リスク要因の確認		◎(初回)				
成長・発達	身体計測	○	○	○	○	○
	行動発達社会性(遊び)		○	◎	◎	○
	聴覚			○		
	視覚・斜視		○			
生活習慣	食事	母乳栄養	離乳準備	離乳	離乳の進行	完了の準備
	行動上の問題					○
	育児行動		○		○	
疾病のスクリーニング	先天奇形・外表奇形	◎	心奇形			
	先天性股関節脱臼		◎			
	神経学的異常			◎		
	発達遅滞			○		
	脳性麻痺			○		
	先天性代謝異常	◎				
その他	予防接種		○			

(出典 内山聖：小児保健．森川昭廣，他・編，標準小児科学，医学書院，2004，p.41)

いる[2]．2001(平成13)年度から1歳6カ月児と3歳児健診において保育士を加配し，親子のグループワークなどを行うように育児支援対策が強化されている．また，フォローが必要な場合は経過観察健診(二次健診)を勧めたり，精密健診の受診を紹介したり，その受診料の負担などの制度もある．

【個別健診】 市町村から委託を受けた医療機関において個別健診を受けることもできる．その場合には健診票が利用できる．健診結果はその医療機関から市町村に文書で報告され，その後の経過観察のフォローは市町村と連携のもとに対象者に知らされる．

【幼児の健診】 3歳以上の幼児を対象とする健診は市町村の主体性に任せられているが，最近，5歳児健診や5歳の発達相談が急速に広まっている．その背景には，3歳児健診までにはとくに問題が指摘されなかったにもかかわらず，保育園などで集団生活をするようになってから落ち着きがない，指示が入らない，集団行動がとれないなどの問題を抱える幼児の存在が指摘されるようになっている．今後，個々の子ども・養育者，家庭に合った支援をするためには，保健・医療・福祉の連携が欠かせない．

〈関連語〉 保健指導　　　　　　　　［石川眞里子］

●文献　1) 厚生統計協会：国民衛生の動向 2005年．厚生の指標，52(9)：92，2005． 2) 日本小児科学会，他・編：心と体の健診ガイド；乳児編，日本小児医事出版社，2002，pp.2-3． 3) 今村榮一，他：新・小児保健，診断と治療社，第6版，2002． 4) 日本看護協会・編：保健婦業務要覧，日本看護協会出版会，1985． 5) 鳥取県健康対策課ホームページ：5歳児健康診査票．平成16年版乳幼児健診マニュアル (http://www.pref.tottori.lg.jp/secure/64462/NyuyojiManual%201-04%205saiji.pdf).

言 語 化

【精神分析の技法としての言語化】 北山は精神分析の技法としての言語化について，以下のように述べている．Freud, S. は無意識的なものを言葉にすることで神経症の症状が消失することを見出した．Freud 以来の精神分析的な言語化の技法には，思い浮かんだことを言葉にする自由発想の原則，無意識的内容を言葉で意識化し洞察するという技法，外傷を想起する媒体，カタルシスのための表現，思考に整合性を与えて二次過程のものにするという解釈の機能などが関連している．加えて名前をつけること，整理すること，さらに明確化などが言語化の役割としてあげられる．言語化は精神分析療法における最終目的となる[1]．日常の生活のなかでも，とても苦にしていることや，状況がわからずに混乱しているときには言葉にすることができず人に話せない．自分のなかで整理がついたり，状

況がわかったとき，初めて言語化して話すことができる。そして否定されずに聞いてもらうことで癒される。こんな体験をもつ人は多いであろう。

【子どもの認知と表現】　子どもは自分の感情や欲求，外界の認知したことをどのように表現し，言語化につなげていくのだろうか。乳児は特定の養育者（多くは母親）との密接なかかわり合いのなかで，コミュニケーション能力を発展させていく。このとき，乳児の示す表情や発声，動作のもつ意味を読み取ってくれる役割を養育者が果たすことが必要である。乳児は自分の感情や欲求を読み取ってくれる養育者と特別の感情で結ばれ，愛着を形成していく。そして，養育者が身の回りの道具など対象をどう扱っているかを見ることにより，対象が「どんなもの」であるか認知し，音声で「どう表す」かを知っていく。乳児は好きな人と同じようにしようとして模倣し，対象の扱い方やよび方も模倣を通して身に付けていく。また，自分の身体内の知覚，欲求や感情についても，養育者が乳児の反応を読み取り「お腹がすいたの」「眠いのね」と語りかけることを，自分の知覚と合わせて学んでいく。表現については，模倣動作が表現のための身振りとして用いられ始める。指さし行動もこのひとつであるが，指さし行動は要求を表し，相手の問いに指さしで答えるような行動であり，言葉以前のコミュニケーションとされている。1歳頃になると意味をもって音声で対象物を表し，意味ある言葉を言うようになる。この頃の言葉は単語で，同時に願望・質問などの意図が含まれている。さらに1〜1歳半頃から，積み木を車に見立てて遊ぶというような「フリ」遊びをするようになると象徴機能が形成されたといえる。このとき，積み木は車として意味づけられ，車の象徴（シンボル）として使われている。子どもが意味ある言葉を話し始めるためには，象徴機能の獲得が不可欠である。幼児期には他者に向けてだけでなく，自分自身に向けて言葉を用いるようになる。自分はしたいがしてはならない行動を自分で「ダメダメ」と言って禁止したり，「お母さん来るよ」と言って自分を励ますなど言語化がみられる。これらの禁止や励ましの言葉は，初めは養育者が自分にかけてくれていた言葉である。子どもは自分の親しい人の言葉を自分のなかに取り入れてゆく。これは「内言」として思考の基礎となっていく。また幼児の言語活動は，特定の親しい人との関係性に基づいたやりとりであり，話題もテーマも具体的で，そのときの場面や状況の文脈によって多くが伝わる。言い換えれば，このような場合にのみ，幼児は言語能力を最大限に発揮できる。

【子どもの病気・入院の状況と言語化】　突然の病気，傷害，またはある程度準備されていても初めての入院・手術の状況では，子どもの認知と表現はどうなるだろうか。ここでは幼児を例に考えてみる。病気や手術による痛みや倦怠感，点滴，採血，検査などは子どもにとって意味のわからない物事である。また，これまで子どもに意味を伝えてくれていた養育者自身も，意味がわからずに混乱していることがある。突然の病気・入院の状況は子どもにとって意味のわからない世界であり，子どもはこの世界での言葉をもっていないといえるだろう。このような状況では子どもは沈黙し，呻きや単語などのわずかな表現で，日常の発達段階よりも幼いコミュニケーションパターンをとっている。このようなとき，看護師が年齢相応の対応を要求したり，強く言語化を求めると，表現することで消耗したり，表現したことで自分の状況を認識しさらなる脅かしの状況になることもある。これは言語化ではあっても，看護として目指すかかわりではないだろう。子どもが自分の過酷な状況を乗り越えるときに役に立つのは，乳児期に特定の養育者がしてくれたように，一緒に状況を共有してくれる，安心できる人がいること。その人が子どもにとっての状況の意味を読み取り，状況の意味を提示してくれ，状況が大丈夫なことを提示・保証してくれることである。これは看護師の役割である。養育者にとっても看護師はこの世界の意味を教えるガイドとなる。そうすることで，子どもは状況の意味を学んでいく。子どもは自分の身体内の知覚と合わせて大丈夫と思えるようになったとき，初めて「もうね大丈夫になったんだよ。ほら遊べるんだよ」というように，自分の状況を自発的に言語化することができる。

〈関連語〉　言語の発達，認知の発達，思考

［添田啓子］

●文献　1）北山修：言語化．小此木敬吾・編，精神分析事典，岩崎学術出版社，2002，p.115．　2）岡

本夏木：子どもとことば，岩波新書，1982． 3）岡本夏木：表現の発達研究．発達心理学入門，岩波書店，1995，pp.98-118． 4）Vygotskii, L.C.(柴田義松・訳)：自己中心的言葉と内言の発達．思考と言語，新訳版，新読書社，2001，pp.65-70．

言語障害

言語障害は，聴覚の障害，音声発話器官の障害，言語知識の障害の3つに分けられる．これらは重複して起こる場合も少なくない．たとえば難聴は聴覚の障害であるが，先天的な聴力損失の程度が大きいと音声言語の学習が困難となる．音声言語を学習できないと言語知識が得られない．また，発声や発音の能力やコントロールをすることが難しく，音声言語を用いたコミュニケーション能力を獲得できない．これらは象徴機能の獲得や抽象的な思考の獲得など認知発達にも影響する．このような重複障害を避けるために，発達の早期に子どもの障害を発見し，別の手段を確保してコミュニケーション能力を獲得できるよう子どもの能力を補い育てる必要がある．以下に障害の種類，障害に合わせたかかわり方，治療による改善が望めない場合に使える代替コミュニケーション法について記述する．

【聴覚障害】 聴覚の障害のうち難聴は，障害部位から外耳・中耳の障害は伝音性難聴，内耳とそれ以降の後迷路の障害は感音性難聴，伝音性と感音性の障害が合併した混合性難聴に分けられる．①聴覚障害をもつ子どもとかかわるときの注意点：a．子どもの目の高さで顔や表情が見えるよう向かい合って立つ．b．大きめの声ではっきりと表情豊かに身ぶりを交えて話す．c．伝わったかどうか確かめながら繰り返して伝える．②代替コミュニケーション法：a．補聴器や人工内耳，b．視覚を活用する手話・指文字・読話・書字など．治療による改善が望めない場合，これらの代替コミュニケーション法を利用して，コミュニケーション能力を獲得できるように援助する．パソコンやメール，インターネットの普及は，聴覚の障害をもつ人にとって大変喜ばしいことである．

【音声発語器官・機能の障害】 構音障害(「構音障害」の項参照)，発声障害，吃音など．また呼吸器の装着，気管切開など発声器官に障害はないが発声ができないためのコミュニケーション障害も，広義に発声のできない状態と捉えられる．①音声発語器官・機能の障害をもつ子どもとかかわるときの注意点：a．子どもの状況をわかろうとしてかかわる．b．脳性麻痺などの場合，姿勢が安定しないと上体や頸部が必要以上に緊張し，思うような発声・構音ができないため，安定した楽な姿勢を確保してから，話をする．身体が沈み込んだり，変形しないような椅子が望ましい．c．聞きとれないのにわかったふりをせず，聞きとれないときは「YES-NO」で答えられるような質問で内容を絞り込んで，聞く．d．短く・ゆっくり言ってもらう．e．聞きとりが難しい場合，家族と協力して日常的に使う語を，絵やシンボルを使ってカードやボードにまとめ，指さしなどの合図で確認できるようにして使用する．②構音障害・発声障害における代替コミュニケーション法：a．コミュニケーションボード，体系化されたシンボルの活用，b．文字盤，c．音声出力装置・意思伝達装置．③吃音：吃音とは，言葉がなかなか出なかったり，最初の音に繰り返しが起こったりして流暢に話せない状態をいう．幼児期に発症することが多いが，自然治癒することも多い．吃音をもつ子どもとのかかわり方としては，吃音を気にしなくてもすむようなゆったりとした場の雰囲気が重要である．言葉を催促して心理的な圧迫をしないように注意する．

【言語知識の障害】 聴覚障害，知的機能の障害，学習障害など特定の脳機能の障害，自閉症など対人関係の障害，言語環境の問題がある．①言語知識の障害をもつ子どもとのかかわり方：a．子どもが伝えたい気持ちを育てる．b．子どもと状況を共有して，子どもが話したい話の種をつくる．c．子どもの表現しようとすることをわかろうとしてかかわる．d．うまく表現できなくても耳を傾け，子どもの言いたいことを補って，言葉に置き換え表現する．e．話そうとする意欲を高めるようかかわる．②通常の言語体系の学習が困難な場合：サインやシンボルをコミュニケーション手段として用いることがある．

〈関連語〉 言語発達遅延，発達遅滞，構音障害，聴力障害 ［添田啓子］

●文献 1）毛束真知子：絵で分かる言語障害；言葉のメカニズムから対応まで，学習研究社，2002．

2) 日本聴能言語士協会講習会実行委員会・編：言語発達遅滞（アドバンスシリーズ　コミュニケーション障害の臨床 1），協同医書出版社，2001．

言語の発達

【定義】　言語の発達とは子どもが出生してから成長発達に伴い，主に母国語を習得することである。また，その習得する過程を言語習得という。言葉は人とのコミュニケーション手段であるばかりでなく，思考，計画，推理，想像，判断などの心的活動に不可欠であり，言語の発達は他の精神発達と密接に関係している。

【言葉以前の言葉】　人間が意味のある言葉を話せるようになるまでには，さまざまな段階がある。まず，叫喚行動といわれる泣き声や叫び声がある。泣くことは乳児にとってはコミュニケーションの手段のひとつであり，泣くことによって，空腹や苦痛を周囲の大人に訴え，要求を満たしてもらうことができる。また，泣いたり叫んだりする以外にも乳児は喃語とよばれる非叫喚的な発声行動をしている。初期の喃語は「アクーン」「オクーン」などハトの鳴き声に似た音，クーイング(cooing)であるが，月齢が進み，3〜6カ月頃になると，クーイングに加えて，子音が増加し，「マンマン」「ダダ」「ブブー」などのバブリング(bubbling)とよばれる発声が認められるようになる。さらに6カ月を過ぎると，喃語は形を変え，「ダアダアダアダア」のような同じ音を繰り返すシリーズを形成するようになる。喃語は生理・心理的に快適な状況で出現してくるもので，子どもは楽しみながら，さまざまな音を発声することを学んでおり，後に子どもが自分から話すようになる(能動言語)準備段階として重要である。生後9カ月頃になると，反復喃語は減少し，それに伴って大人の言語音声を子どもが模倣する音声模倣がみられる。こうした言葉以前の段階で，母親や父親などの主要な養育者と子どもの間に喃語や音声模倣を介して交わされる相互作用も，その後の言語によるコミュニケーションのさきがけとして大きな意味がある。

【意味のある言葉の出現】　言葉が意味をもつためには，能記(さすもの)としての音声と，所期(さされるもの)としての対象または対象のイメージが結び付く必要がある。Piaget, J. は，認知の最初の基礎である感覚運動的行動の型(シェマ)から象徴機能が発達するように，言葉も一連の認知の発達に伴って発生し，獲得されるとしている。9カ月頃には，子どもは自分のほしいものに対して，自ら手を伸ばして取ろうとするばかりでなく，喃語を発しながら，ものを指差し，そばにいる主要な養育者に向かって，そのものを取ってほしいという合図を送るようになる。ここに「養育者―もの―子ども」の三項関係が成立し，「もの」を話題として，養育者と子どもの間に言葉を介する対話の原型が生まれる。次の段階として，目の前にあるものが一定の音声を用いて示されることを子どもが認識すれば，言葉を用いた会話が成立する。大人がものをさし示しながら言葉を発することを繰り返すことで，子どもは言葉の意味を理解し，発することができるようになる。こうして，1歳前後になると子どもは初めて意味のある単語を発するようになる。これは一語文とよばれ，形態上は単語形式であるが，意味上は文の機能を果たしている。たとえば「マンマ」という一語文は，「マンマ(ご飯)がほしい」ことを意味しているし，また，ある場面では「マンマ(ご飯)がおいしい」ことを意味しており，子どもは一語文でさまざまな要求，意図，感情を表現している。また，子どもはこの一語文を場面に応じて使用することができ，周囲の大人に意味をもった内容を伝えようとする最初の社会的な言語といえる。

【言語の発展】　さらに子どもが目の前にない対象も言葉を介して喚起することができるようになると，表象として言葉を用いる段階へ進んでいく。子どもは二語文，三語文などの片言のような発話からしだいに重文，複文を習得していく。2歳前後には「これ，なあに」や「どうなる」「どんな」などの問いを連発し，ものの名前や関係性を学んでいく。さらに「どうして」「なぜ」という問いに発展し，ものごとの理由や原因を求めるようになる。語彙の数も増し，感覚運動的な思考から象徴的思考段階へと移る。幼児後期から学童期に入ると，書き言葉を習得し始め，文字や数字も加わったさまざまな学習を通して，子どもの言語はさらに発展していく。

〈関連語〉　喃語，音声模倣，一語文，言語発達遅延　　　　　　　　　　　　　　　　［飯村直子］

●文献　1) 黒田実郎・監：乳幼児発達事典，岩崎

学術出版社, 1985, pp.228-229. 2) 岡堂哲雄, 他：小児ケアのための発達臨床心理, へるす出版, 1983, pp.62-71. 3) 山田純：子どものことば；小さなことばの不思議, 有斐閣, 1985. 4) 川島一夫・編著：発達(図でよむ心理学), 改訂版, 福村出版, 2001.

言語発達遅延

【言葉の発達】 乳児は母親や周囲の人のかかわりを通して, 言葉やコミュニケーション能力を獲得していく。人が言葉を獲得していく過程は十分に解明されていないが, おおむね以下のような発達の過程をたどる。2～3カ月頃機嫌のよいときに, 大人からの話しかけや自発的発声に反応して繰り返し声をたて, いろいろな音声(喃語)を出すようになる。4カ月を過ぎると身近な人の発した音を模倣しようとするようになる。9, 10カ月頃から指さし行動が始まる。指さし行動は要求を表し, 相手の問いに指さしで答えるような行動であり, 言葉以前のコミュニケーションとされている。満1歳頃には音声とそれを表す対象物との間に有意味な連合をつくる。ご飯を「ウマウマ」, 車を「ブーブー」など, 意味ある言葉を2, 3語言うようになる。この頃の言葉は単語であって同時に願望・質問などの意図が含まれており, 1語文といわれる。1～1歳半頃から, 「フリ」遊びをするようになる。たとえば, 積み木を床にこすりつけて「ぶーぶー」と自動車に見立てて遊ぶ。この場合, 積み木は自動車として意味づけられ, 自動車の象徴(シンボル)として使われている。このような「フリ」遊びにより, 象徴機能が獲得されたとわかる。子どもが意味ある言葉を話し始めるためには, 象徴機能の獲得が不可欠である。1歳6カ月～2歳頃には, 「パパかいしゃ」というような2語文の言える子どもが増え, 言える単語の数が増加する。子どもは物に名前があることを意識し, 「これなあに？」と盛んに聞くようになる。語彙が著しく増え, 2語や多語文を使えるようになる。2歳以降になると「おなかすいた」というように, 主語と述語という形をとって文章としての表現ができるようになる。しかし, このような話し言葉の発達にはかなり個人差がある。上田ら[1]による調査で, 「2語文」を25％の女児は18.3カ月で通過するが, 90％の女児が通過するのは, 26.9カ月であり, 8.6カ月以上の開きがあることがわかる。

【言語発達の遅れ】 言語発達の遅れを指摘される子どもには, 聴力障害, 精神発達遅延など知的機能の障害, 自閉症などの広汎性発達障害, 言語環境の問題, 前述に該当しない学習障害や特異性言語発達遅滞のケース, 情緒的な未熟や精神医学的な問題をもつケースが含まれる。そのため, まず聴力障害の有無を確認し, 次に, 発達検査などにより知的発達を捉え, 知的障害との見分けを行っていく。さらに, 広汎性発達障害や自閉性障害との見分けは, 遊びのなかで人への志向性や人との関係の取り方, 指さしや身振り, 「フリ」遊びなど象徴機能の発達をみていくことにより可能である。発達性言語障害や特異的言語発達障害の子どもの場合には, 人との関係の取り方や象徴機能の発達には問題がみられないことが多い。しかし, 言葉の意味理解が遅れる子どもでは, 他者の認識の遅れもあり, 年齢が進まないと自閉症との鑑別ができないケースもある。他者とのコミュニケーションの取り方やコミュニケーション意欲, 構音・音韻の発達, 言葉の獲得基盤となる認知・象徴機能の発達や社会性の発達を遊びのなかでみていく。言葉がみられてきた段階の子どもでは, 遊びのなかで言語理解, 言語使用における特徴についてみていく。また発声・発話量もみていく。

【言語発達の遅れの可能性を家族に伝えるときの注意点】 言葉の遅れは1歳6カ月健診などにおいて指摘され, 家族が心配し始めることが多い。健診時, 言語発達の遅れの可能性がある場合, 言語の発達の個人差が大きいことを伝え, 子どもの発達を促すために母親の力を支援する建設的な方向で話を進め, 必要に応じて精査や療育について伝える。断定的な評価や育児姿勢の批判とならないよう十分に注意して伝える。子どもの発達の遅れや障害の可能性などについて親の不安はとても大きい。とくに子どもが第一子の場合はなおさらである。いたずらに不安を増長しないよう注意が必要である。また, 子どもの言語環境がどのような状況にあるか聴きとることも重要である。とくに母親の精神的状況は子どもの言語環境に大きく影響する。産後うつ病や育児サポートがないこと, 家庭内の不和, 経済的な困難などによる母親の苦悩がないか確認する。1歳6カ月時点で有意味な言葉が出ていない場合, 聴覚障害がなく, 母親との関

係の取り方に問題がなく，指さし，「フリ」遊びなどがみられ，指示を聞き分けるなど言語理解ができていれば，子どもの言語環境を整えて，数カ月様子をみるうちに，おしゃべりが増えてくる子どもも多い．

【養育者への支援】　言語の遅れについて，継続観察，言語療法士などによる療育を始めた時点では，子どもの発達しつつある面を伝え，親が長い目で子どもの成長をみていけるように，支援する．子どもと経験の共有をするなかで，子どもが言葉を獲得する環境をつくり，子どもがコミュニケーションとしての言葉を獲得できるように，親を支援する．

【子どもへの支援】　子どもとの信頼関係を形成し，毎日の生活のなかで状況や意味を共有し，子どもが意味を獲得できるように支援することが重要である．子どもの自発的な遊びを尊重し，遊びが広がるように子どもの好奇心を高めていくようにかかわり情緒的な安定が得られるようにする．そのようななかで子どもの認知や象徴機能・言語の発達をみていく．

〈関連語〉　発達遅滞，言語障害，聴力障害，認知の発達，言語の発達，精神遅滞　　　［添田啓子］

●文献　1）上田礼子：生涯人間発達学，三輪書店，1996, p.177.　2）上田礼子：日本版デンバー式発達スクリーニング検査，増補版，医歯薬出版，1983.　3）岡本夏木：子どもとことば，岩波新書，1982.　4）毛束真知子：絵で分かる言語障害，学習研究社，2002.　5）日本聴能言語士協会講習会実行委員会・編：言語発達遅滞（アドバンスシリーズ　コミュニケーション障害の臨床 1），協同医書出版社，2001.

原始反射

【定義】　原始反射とは，出生後から存在していて，生後数カ月で消失していく反射をさしている．

【概念】　原始反射は，より高位の中枢神経系の機能が出現すると覆い隠され消失していく．原始反射のうちの一部（交叉伸展反射など）は姿勢反射としても分類されることがある．反射の中枢は脳幹（延髄，橋）や脊髄である．中脳やそれより高位の脳がかかわっている立ち直り反射などの姿勢反射に比べて反射の中枢はより低位の中枢神経系である．

【探索反射(rooting reflex)】　口角に触れるとそちらへ口，顔を向ける．口・頭をその刺激部位へ動かそうとし，頭部の回旋・伸展・屈曲が起こる．児が乳房を探す意義がある．減弱している場合や 3, 4 カ月以降までみられる場合は中枢神経系の機能障害が考えられる．

【吸啜反射(sucking reflex)】　口唇に触れると乳を吸う動作をする反射である．口の中に手指や舌圧子を置くと誘発される．反応は律動的に吸って嚥下する．本反射が存続すると随意的な吸啜が抑制される．生後数カ月までみられるとされているが，傾眠期では 1 歳以降でも認められる．反射の中枢は三叉神経，顔面神経，舌下神経核などである．探索反射と吸啜反射は哺乳にかかわるので哺乳反射といわれることもある．

【モロー反射(Moro reflex)】　①ベッドを叩く，②頭部・躯幹を 45～60°に支えて，頭部を 10 cm 程度急に落とす，などの誘発法がある．臨床的には後者の方法を行っている．初めに上肢を伸展・外転して手指を開き（伸展する）（第 1 相），のち屈曲・内転する（第 2 相）．これらの点から抱擁反射ともいわれる．生後 2～3 カ月でしだいに消失していく．

【引き起こし反応〔牽引反応(traction response)〕】　引き起こし反射と記載されている場合があるが，英語の表記 "response" から引き起こし反応とするのが正しい．背臥位にして，手を持ってゆっくりと引き起こすと，瞬間的な頸部筋の屈曲（頭部保持），肘の屈曲，下肢の屈曲挙上がみられる．手の持ち方については，明確な手技が記載されていないことが多いが，厳密には検者の母指を児の手掌に，第 2～5 指を児の手関節背側に当てるやり方が望ましい．引き起こし反応の際に同時に手掌把握反射も確認できる．新生児期から存在する．2～3 カ月以後も（姿勢保持反応として）認められる．筆者らの検討では，引き起こし反応で頭部が水平かそれ以上に保持できる場合は頸すわりありといえた．すなわち，頸定の程度をみるひとつの基準になる．また，肘の屈曲の程度は筋緊張とよく対応している．

【交叉伸展反射(crossed extension reflex)】　背臥位にして，片方の下肢を伸展位にして押さえて足底を刺激すると，他方の下肢が初め屈曲，のち伸展する．本反射の意義は外敵を払い除けることと推測されている．脊髄レベルの反射で，普通生後 2～3 カ月まで，時に生後 5 カ月までみ

られる．この反射が正常範囲以降まで持続する場合は正常な交互運動が抑制される．
〈関連語〉 反射　　　　　　　　　　[諸岡啓一]
　●文献　1）諸岡啓一：姿勢反射と運動の発達．小児科臨床，53(3)：405-410，2000．

健全育成事業

今日の日本における少子高齢化という人口構造の急激な変化のなかで，家庭，学校，地域などの子どもをとりまく環境が大きく変化している．そのなかで，次代の担い手であり，未来への希望を託す貴重な存在である子どもの健全な育成をはかるための施策について，母子保健と児童福祉の観点からさまざまな取り組みが展開されている．具体的な事業としては，健全母性育成事業，児童健全育成事業および青少年育成事業などがある．

【健全母性育成事業】　2005(平成17)年現在の思春期を対象とした母子保健事業としては，思春期保健相談等事業のほかに，健全母性育成事業や思春期における保健福祉体験学習事業などがある．「健全母性育成事業」の目的は，思春期における問題および対応が将来の結婚生活や健康に重大な影響を与えることに鑑み，思春期の男女を対象として，思春期に特有の医学的問題等の相談に応じるとともに，母性保健知識の普及を行うことにより母性の健康保持増進に資すること，としている．医師，保健師，助産師などの専門職者が電話および面接で相談に応じるものであり，1984(昭和59)年度から都道府県事業として始まり，1995(平成7)年度からは市町村事業として展開されている．そして，「思春期における保健福祉体験学習事業」は，思春期から父性および母性を育てることを目的とし，中学生や高校生を対象として，乳児院や保育所などの児童福祉施設または市町村の乳幼児健診の場において，乳幼児とのふれあい体験学習を1991(平成3)年度から市町村事業として実施している．また，この機会を利用して，性教育などの講義や児童福祉施設の見学なども行われている．

【放課後児童健全育成事業】　少子化の進行，夫婦共働き家庭の一般化，家庭や地域の子育て機能の低下等児童をとりまく環境が大きく変化したことから，1997(平成9)年の児童福祉法改正のなかで，放課後の児童の健全育成の向上をはかることを目的に法制化されたのが「放課後児童健全育成事業」である．保護者が労働などにより昼間家庭にいない小学校に就学しているおおむね10歳未満の児童(放課後児童)に対し，授業の終了後に児童館などを利用して適切な遊びおよび生活の場を与えて，その健全な育成をはかることとし，1998(平成10)年4月から施行された．2003(平成15)年改正の児童福祉法においては「放課後児童健全育成事業」を「子育て支援事業」と改め，乳幼児から学童までを包括した子育て支援事業のひとつと位置づけられた．この事業を推進するために，新エンゼルプランにおいて実施箇所を計画的に増やすこととし，2000(平成12)年度〜2004(平成16)年度までに全国で1万1,500カ所とする目標が設定された．

【青少年健全育成事業】　2002(平成14)年度からの完全学校5日制の実施を契機に，「新子どもプラン」が策定され，地域の人材を活用した子どもの週末等の活動支援やボランティア活動等の奉仕活動・体験活動を通して，青少年の多様で総合的な活動の推進をはかることを目的として展開されている．①地域の体験活動等の体制整備・情報提供，②子どもを核とした地域のさまざまな活動の機会と場の拡大，③家庭教育に関する学習機会の充実や相談体制の整備等の3つの事業について，文部科学省から毎年度主要施策が打ち出されている．また2003年12月には，内閣総理大臣を本部長とした「青少年育成推進本部」が設置され，「青少年育成施策大綱」が策定された．0歳からおおむね30歳未満までの青少年の健全な育成を目的として，乳幼児期，学童期，思春期，青年期の成長段階ごとの特性と課題をふまえた施策を実施することとしている．重点課題には，①青少年が就業し，親の保護から離れ，公共へ参画し，社会の一員として自立した生活を送ることができるよう支援すること，②非行等の社会的不適応を起こしやすい状況にあるなど，とくに困難を抱える青少年に対して，その環境や条件が改善されるように特別に支援すること，③青少年の社会的自立を促進するため，保護・教育を受けるだけでなく，自分の意見をもち，自己を表現し，他者を理解し，他者に働きかけ，家庭や社会のために自ら行動する，積極的，能動的な側面を併せもつ青

少年観への転換を推進すること，④青少年の健全な育成への取り組みが適切に推進されるよう，青少年の現状について，率直に語り合える社会的風土を醸成すること，の4点があげられている．

〈関連語〉エンゼルプラン，思春期保健相談等事業，次世代育成支援事業，新エンゼルプラン，母子保健行政，母子保健事業

[杉本陽子・宮﨑つた子]

●文献 1）牛島廣治：思春期の保健福祉．小児保健福祉学，新興医学出版社，2001, pp.165-167. 2）牛島廣治：保健福祉行政・法規．小児保健福祉学，新興医学出版社，2001, pp.198-207. 3）児童手当制度研究会・監：児童健全育成の概要．児童健全育成ハンドブック平成16年度版，中央法規出版，2004, pp.1-10. 4）児童手当制度研究会・監：児童健全育成関係通知．前掲書3), pp.93-102. 5）文部科学省：新子どもプラン(http://www.mext.go.jp/a_menu/shougai/week/zudata01.htm) 6）内閣府：青少年育成施策の総合的・計画的な推進．青少年白書平成18年度版，2005, pp.66-70.

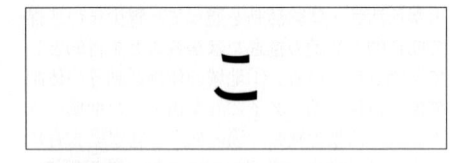

こ

高圧浣腸

小児の高圧浣腸は圧調整が困難であり，急速注入は腸管の急速拡張を生じて腹部全体の疝痛，吐きけ，腸管損傷の原因になるため実施しない．ここでは，診断のための注腸造影がそのまま治療手段となる，腸重積の非観血的整復術（空気を用いた）について解説する（教科書には造影剤としてバリウムやストログラフィンを使用する方法が記載されている．しかし腸が破れてバリウムが腹腔内に漏れた場合には，バリウムによる腹膜炎を起こし重篤になることもある．そのため造影剤を用いるか，生理食塩液〔液状のもので高圧浣腸をする場合は液面が肛門から1mを超えない（100 cmH$_2$O）〕，または空気を用いるかは各施設により異なり，それぞれの施設が慣れた方法で治療を行っている）．

【空気注腸整復術の実際】①必要物品：a．注腸用バルンカテーテル，b．Y管セット，c．加圧用二連球，d．排液チューブ，e．ゴム球，f．潤滑油，g．ペアン，h．ガーゼ，i．おむつ，j．胃カテーテル（児に合ったサイズ），k．絆創膏，l．膿盆，m．X線プロテクター．②方法（医師が施行）：a．腹部を触知し，腹部エコー，腹部X線にて空気整復するか否かを判断する．b．腹部膨満が強い場合は，整復前に胃カテーテルを挿入し，胃内容物を吸引する．c．必要物品（図19, 20）を組み立てる．d．X線透視室の透視台上の固定具（安全確保のため）に患児を仰臥位にする．e．直腸内にバルンカテーテルを挿入し，バルンカテーテル内に送気する．f．空気圧をリアルタイムにモニターしながら，ゆっくり空気圧をかけて整復を行う．整復困難な場合でも1回の加圧は3分以内にとどめ，脱気，再送気を2〜3回行う（100 mmHgくらいを目安に）．また整復中に適宜透視を実施し，腸重積が解除された

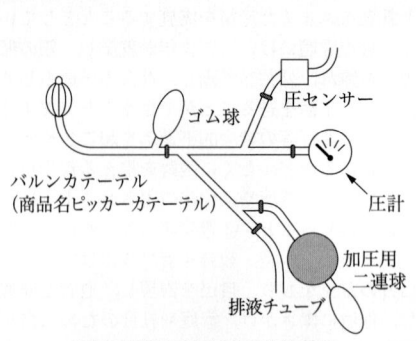

図19 腸重積空気注腸整復回路

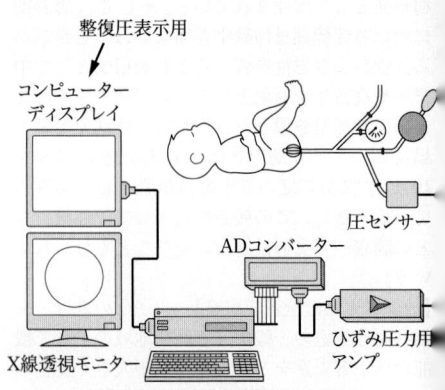

図20 空気注腸整復回路全体図

かどうかを確認する。g．空気整復後点滴を確保する。
【実施上の留意点】　処置時は，患児の体温管理や固定の工夫に配慮が必要である。患児の固定などのために直接介助をする際は，X線プロテクターをつけ，直接X線照射部位に身体を曝さないように注意する。また直接介助の必要性がない場合には，X線透視室外で患児の状態（とくに腹部膨満が増強して横隔膜が挙上し，呼吸停止などが発生することもあるので厳重な観察が必要）や操作手順，検査の進行状況を把握する。整復後は，バイタルサイン，腹部症状（間欠的な腹痛・腹部膨満・嘔気・嘔吐・排ガス・粘血便の有無・腫瘤触知），顔色，機嫌を観察し，異常の早期発見に努める。
〈関連語〉　浣腸，腸重積　　　　　　　　［加藤悦子］
　●文献　1）東京都立八王子小児病院看護科・編：看護手順，2005．　2）八塚正四，他：注腸造影検査法．小児看護，13(10)：1239-1246，1990．　3）久保川真澄，他：腸重積症患児の看護．小児看護，24(10)：1372-1380，2001．

構音障害

【構音の仕組み】　発音は肺からの空気の流れによって喉頭内部にある声帯が振動し声となる。構音器官には下顎，口唇，舌，軟口蓋が含まれ，人はこれらの部分を動かし共鳴を変化させて，さまざまな音をつくり出している。構音器官のなかで音をつくるのにもっとも重要なのは舌と軟口蓋である。軟口蓋は鼻腔への通路を開け閉めして音を出し分けている。構音器官の運動や感覚を司っているのは，三叉神経，顔面神経，舌咽神経，迷走神経，舌下神経である。
【定義】　構音障害とは，言葉を話すために欠かせない発音に異常がある状態である。構音障害は，構音器官の形態や運動に支障がある「器質的構音障害」と器質的な原因が明らかでない「機能的な構音障害」とに分けられる。
【小児期の構音障害とケアの方向性】　小児期の構音障害には，口蓋裂，脳性麻痺，舌小帯短縮症に伴う器質的なもの，機能的な構音障害がある。構音器官は呼吸・嚥下にもかかわっており，摂食・嚥下障害が起こることも多い。子どもは言語能力を，運動や社会性，認知の発達とともに獲得していく。そのため，治療や訓練は発達段階に合わせて行い，看護のポイントも段階によって異なる。長期的な方向性として子どもがコミュニケーション能力を獲得できるように支援する。また，構音障害があっても，そのことがハンディとなって二次的に発達の遅れをきたすことのないよう「伝えたい」と思う気持ちを育て，言葉や認知・社会性の発達を促せるようにかかわることが必要である。そのためには母親や家族への支援も重要である。外表奇形や発達遅延を伴う場合は，子どもの障害を受け入れられず，愛着形成が阻害されることもあり，障害の受け入れ，愛着形成の支援も必要となる。また，医師（複数科にまたがることも多い），歯科医師，看護師，言語療法士，保育師，保健師など子どもにかかわる保健医療福祉職，さらに教育職の長期にわたる連携が必要である。
【口蓋裂に伴う構音障害】　口唇や口蓋は左右の組織が癒合して形成される。上口唇は胎生8週，口蓋は10週には完成される。癒合がうまくいかないと口唇裂や口蓋裂が起こる。日本人では500人に1人の割合とされる。心奇形など他の先天奇形を合併することも多い。口唇裂があると出生後まず哺乳障害へのケアが必要となる。生後3～4カ月で口唇の形成手術が行われる。口蓋裂の形成手術は言語の獲得を考慮し，7カ月から2歳までに行う。また上顎の発育不良，歯の欠損などがあり，顎の発達が落ち着く高校生くらいまでは矯正歯科による治療が必要である。さらに耳管機能不全のため滲出性中耳炎になりやすく，耳鼻科の診療も必要である。口蓋裂に伴う構音障害は，鼻咽腔閉鎖機能不全のため開鼻声となり子音がひずむ。鼻咽腔閉鎖が必要な子音をつくり出せないと，声門破裂音，咽頭破裂音，咽頭摩擦音など日本語にはない異常構音，口蓋化構音を獲得してしまうことがある。このような場合，計画的な言語療法が必要である。構音訓練は3歳くらいから行う。
【脳性麻痺による構音障害】　脳性麻痺では筋緊張の低下や亢進，種々の不随意運動などの運動障害に加え，感覚障害，聴覚障害，視力障害など種々の障害が合併する場合が多い。発声発語器官の運動をうまくコントロールすることができないため，発声障害，構音障害，発話の速度・抑揚・アクセント・リズムなどプロソディの障害，摂食・嚥下障害が起こる。脳性麻痺のタイプ，重症度により構音の異常はさまざまである。

呼吸，姿勢の制御が困難なことも関連が深い。そのため，安定した楽な姿勢で，姿勢を保持できるような椅子に座ると発話・構音しやすい。また，言語理解は良好だが，構音障害が重度で思うように話せない場合，絵やシンボルを使ったコミュニケーションボード，文字盤などを活用するとよい。

【舌小帯短縮症に伴う構音障害】　舌小体が下の歯の近くまでついていて舌の働きが制限される舌小帯短縮症では，ラ行音など構音しづらい音が出てくる。程度により舌小体伸展術を行う。

【機能的構音障害】　構音器官に形態的・機能的な異常がみられず，言語発達が4歳レベルに達していて，構音の誤りが固定している場合で，構音の仕方を誤って学習してしまった状態である。「さかな」が「たかな」など，サ行やラ行など修得が難しい音を誤る場合が多い。

〈関連語〉　口唇口蓋裂，脳性麻痺　　　［添田啓子］

●文献　1）毛束真知子：絵でわかる言語障害；言葉のメカニズムから対応まで，学習研究社，2002．2）岡崎恵子，他：口蓋裂の言語臨床，医学書院，1997．3）日本聴能言語士協会講習会実行委員会・編：口蓋裂・構音障害（アドバンスシリーズ　コミュニケーション障害の臨床　6），協同医書出版社，2001．

高カロリー輸液

【定義】　高カロリー輸液（total parenteral nutrition；TPN）は，中心静脈内に留置されたカテーテルを介して，高濃度の糖質，アミノ酸，脂質，電解質，ビタミン，微量元素など生体が必要とする栄養素を含んだ輸液を行うことである。

【目的】　高カロリー輸液は，中心静脈内へ生体が必要とする栄養素を直接補充することで，生体の低下した栄養状態を素早く改善，維持することを目的として行われる。

【特徴】　高カロリー輸液は，一般的に完全静脈栄養，中心静脈栄養法ともよばれる。中心静脈は，血流量が多く薬液が血液によって直ちに希釈されるため，高濃度の糖液や高張液の投与が可能である。そのため生体に必要なカロリーや蛋白質などの栄養素を積極的に補充できる。

【輸液組成】　高カロリー輸液における静脈栄養の3大栄養素は，糖質，アミノ酸，脂質である。そのほか，電解質，微量元素，ビタミンの投与が行われる。①エネルギー：小児の必要エネルギーは，年齢によって大きく異なるが，学童では成人とほぼ変わらないといわれている。高カロリー輸液では，経口栄養に比べて消化吸収作用や糞便中に失われるエネルギーが少ないため，必要エネルギーは，経口栄養より少ないエネルギーでよいとされている。②糖質：糖質には，グルコース，フルクトース，マルクトースなどがある。小児では，そのなかでも生体にとってもっとも生理的であり，許容範囲が広いグルコースを用いるのが原則である。グルコースの投与により高血糖・低血糖の可能性があるため，血糖のモニタリングが必要である。③アミノ酸：蛋白質は，小児の成長発育に重要な役割を果たす必要不可欠な栄養素である。静脈栄養で蛋白質源は，アミノ酸として投与される。投与されたアミノ酸が蛋白質合成に用いられるためには，十分なエネルギーとともに投与される必要がある。非蛋白カロリー／窒素比（NPC/N）はアミノ酸を効率よく利用するために必要なエネルギーを表す指標である。④脂質：脂質は，単位重量当りの熱量が高く，効率のよいエネルギー源である。また，脂質の投与は，必須脂肪酸の供給という側面もあり，2つの役割がある。脂肪乳剤は等張液であるため，末梢静脈からの投与も可能である。⑤その他の栄養素：高カロリー輸液では，3大栄養素の投与だけでは不十分であり，電解質，微量元素，ビタミンの投与も必要である。電解質では，Na，K，Cl，Ca，P，Mgの投与が重要である。微量元素としては，鉄，銅，亜鉛，マンガン，ヨウ素などがある。亜鉛が不足すると，比較的早期に皮疹などの欠乏症状が出現する。ビタミンは体内で合成できず，生体にとって不可欠なものであるため，静脈栄養での投与が必要である。

【子ども・家族への指導・説明】　子どもや家族へは，治療の必要性，合併症を説明する。それに加え，ルート管理など日常生活への影響や注意点を説明し，子どもの日常生活行動の制限をできる限り少なくする工夫などを家族とともに話し合い，指導する。子どもへは，発達段階に応じた説明を行う。わかりやすい言葉で，具体的に日常生活がイメージできるように説明・指導方法を考慮する。

〈同義語〉　中心静脈栄養法
〈関連語〉　中心静脈カテーテル　　　［藤牧清未］

●文献 1) 角田直枝：図でわかるエビデンスに基づく点滴の安全管理と看護ケア，中央法規出版，2005, pp.154-167. 2) Beers, M.H., et al., ed.(福島雅典・日本語版監)：メルクマニュアル 第17版日本語版，日経BP社，1999, pp.15-20. 3) 細谷憲政，他・編著：臨床栄養管理，第一出版，1997, pp.194-205. 4) 板橋家頭夫：新生児の経静脈栄養ABC. Neonatal Care, 16(春季増刊)：137-157, 2003. 5) 角田昭夫：小児外科Ⅰ(新外科学大系第30巻A)，中山書店，1991, pp.218-239. 6) 角田昭夫：小児外科マニュアル，国際医書出版，1984, pp.88-102.

交換輸血

【定義】 有害成分を含む血液を瀉血しながら全血液を入れ換える治療法。
【適応】 ①新生児溶血性疾患，高ビリルビン血症，②敗血症，播種性血管内凝固，③重症貧血・重症多血症などのヘモグロビンレベルの急速是正。
【目的】 交換輸血により，感作赤血球・抗体やビリルビン・細菌性毒素・毒物など血中有害物質を除去する。
【交換輸血の方法と特徴】 ①one-way 法(ダイヤモンド法)：臍静脈にカテーテルを挿入しチェンジバルブなどを用いて交互に瀉血と輸血を繰り返す方法。臍静脈だけで行えるが，厳密な清潔操作が必要である。副作用として感染・血栓・穿孔のほか，カテーテルの位置によっては，肝壊死や門脈圧亢進症を起こすことがある。②two-way 法：末梢の動脈と静脈にカテーテルを留置し動脈から瀉血し，静脈から同時に輸血を持続的に行う方法。輸血・瀉血路が各閉鎖回路で行われるため，清潔で反復施行が可能である。one-way 法と比較すると血圧変動が少ないため，低出生体重児や一般状態の悪い児に考慮される方法である。副作用としてカテーテル挿入による感染・血栓・血行障害・カテーテル接続部の緩みによる失血がある。
【使用する血液の準備】 輸血後移植片対宿主病(graft versus host disease；GVHD)予防のために放射線照射後白血球除去フィルターを使用する。
【交換輸血時の注意点】 ①血球成分は沈殿しやすいため，血液バッグを頻回に振盪させる。②呼吸・心拍・血圧・酸素飽和度をモニタリング

する。③観察のため着衣をせずに行うことが多いため，低体温には注意し，新生児の場合は保育器に収容することが望ましい。
〈関連語〉 黄疸，光線療法，血液型不適合妊娠，新生児高ビリルビン血症，新生児溶血性黄疸
[竹森和美]

●文献 1) 横尾京子，他・監：NICU看護マニュアル，メディカ出版，1989, pp.103-106. 2) 新生児医療連絡会・編：NICUマニュアル，第3版，金原出版，2001, pp.403-407. 3) ネオネイタルケア編集部・編：新生児の疾患・治療・ケア，18(春季増刊)：224-227, 2005.

後弓反張

【後弓反張(opisthotonus)とは】 伸展筋緊張の異常亢進または痙攣により，頭頸部を過度に伸展し，背中が弓のように反り返ってしまう肢位を後弓反張という。単に反り返ったような姿勢をとっているだけでは後弓反張とはよばず，その背景には筋緊張の異常亢進が推定されなければならない。顔位分娩で出生した新生児は，しばしば"後弓反張様"の姿勢をとるが，これは筋緊張の亢進を伴わないため，後弓反張とはいわない[1]。opisthotonus の opisthoは「後方」を，tonus は「緊張」を意味しているため，後弓反張のほか，弓なり緊張，反弓緊張とよばれることもある。「後弓反張」という呼び方が有名であるが，最近は，「弓なり緊張」または「弓なり反張」という呼び方が一般的となりつつある。また，後方だけでなく，側方反張(pleurotonus)，直立反張(orthothotonus)，時には前方反張(emprothotonus)がみられることもある[2]。後弓反張は，脳の器質的または機能的障害のひとつの症候と考えられている。髄膜炎，破傷風のときにみられる肢位として有名であるが，てんかん，ジストニー，ヒステリー，狂犬病，脳奇形，脳幹出血，頭蓋内出血，中脳腫瘍，脳炎，先天性トキソプラスマ感染症などの胎内感染症，無酸素あるいは低酸素性脳症，新生児での核黄疸などでみられる。
【除脳硬直(decerebrate rigidity)との関連】 除脳硬直とは，中脳や橋の部位が両側性に障害されることにより，それより上位の脳との連絡が断たれた結果として生じる筋緊張亢進が，四肢の伸展・内転・内旋と足関節の底屈を示す現

象である．時に後弓反張を伴うことがある．
【項部硬直（nuchal rigidity）との関連】　項部，つまり頸伸筋群における筋緊張の亢進によって，頭部の前屈に制限が生じる現象を項部硬直という．髄膜刺激症候としてみられる．その程度が著しい場合，後弓反張を示すことがある．
【日常生活上の問題点と対応策】　後弓反張による反り返りの姿勢が持続化することによって，そのパターンの固定化が生じ得る．通常，頭部や背部の反り返りに加え，上肢が背側に強く引かれてしまうため，日常生活上のさまざまな活動に支障をきたす．食事場面を例にとると，体が反り返った姿勢では，坐位をとることが困難となり，寝たまま食事をとらなくてはならず，さらに頭部を反らした姿勢での食物摂取を余儀なくされる．また，上肢を体の前方にもっていくことが困難であるため，独力で食事摂取することを難しくする．対応策として，患者の体を丸める姿勢（ボールポジション）を日常生活のなかで取り入れ，反り返りパターンを崩していくことが大切である．
〈同義語〉　弓なり緊張，弓なり反張
〈関連語〉　神経症状，髄膜炎，ポジショニング
［境 信哉］
●文献　1）坂本吉正：姿勢と姿勢反射．小児神経診断学，金原出版，1978，pp.219-244．2）坂本吉正：新生児の神経学的診断．小児神経診断学，金原出版，1978，pp.369-396．

口腔ケア

口腔は，消化器，呼吸器，発声器，感覚器を兼ね，幅広い役割や機能（摂食，咀嚼，嚥下，構音，審美性など）を併せもつ複雑な器官である．とくに「かむ（咀嚼）」「のみ込む（嚥下）」は消化の補助だけではなく，脳に刺激を与え記憶力や表現力といった学習・人間関係能力の形成，精神の安定，集中力の向上，全身の筋力・運動能力の発達，口腔の自浄作用の中心である唾液分泌の促進などの大切な役割を担っている．
【背景と定義】　2000（平成12）年の介護保険制度の導入以降，高齢者のQOL，健康維持・増進が注目されるのに伴い"口腔ケア"が医療・看護・福祉の現場で盛んに取り上げられている．子どもを対象とした口腔ケアの場合は，子どもが自分の清潔な口で食べ物を味わうための"歯みがき"を，摂食と平行して基本的な生活習慣のひとつとして定着づける取り組みが中心的である．また，口の形態成長や機能的な発達も著しいため，口腔内細菌をコントロールして口腔疾患や肺炎を予防し，子どもの発育の促進を目指すことも目的のひとつとされている．口腔ケアは，狭義では口腔の衛生管理に主眼をおく"一連の口腔清掃（歯みがき）"，広義では"口腔清掃（歯みがき）を行い口腔のもつ正常な機能を維持することにより，口腔の疾病予防と健康維持・増進をはかること"である．今日では，摂食・嚥下障害に対するリハビリテーション効果への期待，肺炎などの呼吸器疾患の治療的意義も注目されている．
【子どもと家族への口腔ケアの実際】　"食べる"という基本的な欲求を満たすことは，人が健康的に生きていくための営みを自ら支えることでもある．小児期はその習得段階であるため，子どもを支える介助者（家族・医療者）は，子どもが食べ物はおいしい，食べることは楽しいと感じる食生活を営み，口の中をきれいにすることは気持ちがいいという感覚を少しずつもてるようにかかわる必要がある．それには，まず子どもの口腔や歯の変化やその特徴を知り，清潔な自分の口で"安全に食べる"ということが，子どもの人間形成，QOLの向上に関与することを理解したうえで，その子どもの発育に合わせることを考慮したアプローチを行う必要がある．発達段階から口腔ケアを捉えると，新生児期～乳児期にかけては，呼吸や哺乳，口遊び，乳歯の萌出などでしだいに口腔内細菌が増殖する．食べかすを除去してう歯をつくらないように，介助者は授乳後に白湯を飲ませたり，離乳食への移行期からはガーゼなどの柔らかい布で口腔内を拭き，少しずつ口腔清掃に慣れるようにしていく．幼児期は，歯ブラシの使用も日常生活のなかの遊びとして楽しみ習慣化できるようになるため，子どもの興味を引き出すような工夫をする．学童期は乳歯から永久歯に変換され摂食の範囲も広がる．口腔ケアへの理解も深まってケアが自立できる時期だが，同時にう歯も発生しやすい．この頃は子どもの理解度に合わせてケアの重要性を示しつつ，自信をもって自分で行えるように働きかけることが大切である．また，摂食・嚥下障害がある子どもの場合，経鼻経管栄養が用いられることもあるが，長期に

わたると口腔領域の感覚刺激不足による過剰反応や鈍麻がみられる．摂食や口腔ケアをいやがり拒否することも考慮し，かかわらなくてはならない．このようになんらかの疾患や障害がある子どもと家族に口腔ケアを勧めるときは，その子どもの摂食状況や口腔の形態，口腔の感覚，セルフケア能力，介助者(主として家族)の理解度や技術習得能力などに応じて，ケアに用いる道具や薬剤，施行頻度，アセスメント方法，コストなどを考慮し，その子どもと家族に合った方法でトータルアプローチをすることが重要となる．

【現状と課題】 子どもの口腔ケアは，その発育に応じ介助者が中心となることが多いが，生命維持に直結した内容ではないことから，介助者自身がその必要性を十分に理解しないまま行っている現状がある．近年，口腔ケアに用いる薬剤や道具，看護者の意識の実態，事例などが報告されているが，技術などが確立していない一面もある．看護の基本として，患者の口腔内の状態は看護の質をもっともよく表すもののひとつであることをHenderson, V. が指摘しているように，今後口腔ケアに対する関心がさらに高まることが期待される．

〈同義語〉 歯みがき援助，口腔清拭，うがい，マウスケア，口腔清潔
〈関連語〉 基本的生活習慣，う歯，摂食行動，摂食障害　　　　　　　　　［長谷部貴子］

●文献 1) 井上美津子：口腔ケアの基礎技術とその進め方，小児看護，24(12)：1672-1676, 2001. 2) 浦出雅裕・監，岸本裕充・編：かんたん口腔ケア；患者さんのQOL向上をめざして，メディカ出版，2002. 3) 野原弘幸，他・監：愉しく食べる；食事に個別の配慮と援助を必要とするこどもさんとその家族の方へ，協同医書出版社，2003. 4) 弘中祥司：摂食・嚥下障害の観察評価方法，MEDICAL REHABILITATION, 26：9-17, 全日本病院出版会，2003. 5) Henderson, V.(湯槇ます，他・訳)：改訂版・看護の基本となるもの，日本看護協会出版会，1991.

口腔清潔　⇒口腔ケア

口腔清拭　⇒口腔ケア

合計特殊出生率

【概念】 合計特殊出生率(total fertility rate；TFR)は，1人の女性が一生の間に平均何人の子どもを生むかという指標で，15歳から49歳までの女子の年齢別出生率を合計したものである．合計特殊出生率には，世代の出生状況に着目した「コーホート合計特殊出生率」と，期間の出生状況に着目した「期間合計特殊出生率」があるが，通常は後者の意味で使用される．「1人の女性が一生の間に生む子どもの数」はコーホート合計特殊出生率である．期間合計特殊出生率(以下，合計特殊出生率)はその年次の15歳から49歳までの女性の年齢別出生率を合計したもので，次の式で表される．合計特殊出生率＝(母の年齢別出生数/年齢別女子人口)15歳から49歳までの合計．

【動向と現状】 人口を一定に保つために必要な出生率を人口置換水準(population replacement level)というが，日本の場合，長寿国を反映して2.07といわれている．合計特殊出生率がこの人口置換水準を下回る状況が続けば，やがて人口は減少することになるが，合計特殊出生率は1975(昭和50)年に2.0を下回り，それ以降低下傾向を示し，2005(平成17)年には1.25と次世代の人口の減少が予想され，少子化が進んでいる．地域別にみてみると，沖縄，福井，宮崎，福島，鳥取，佐賀，鹿児島などが高率で，東京，奈良，京都，北海道，大阪などが低率である．合計特殊出生率の国際比較では，アメリカが2.05(2004年)であるものの，先進国であるイギリス，フランス，ドイツ，イタリアなどは2.0以下で，とくにドイツは1.34(2003年)，イタリアは1.30(2003年)と日本と同様の結果を示している．

【少子化の原因】 合計特殊出生率低下の原因としては，主に20歳代の出生率の低下があり，とくに，現代の日本における女性の未婚率が上昇している．2005(平成17)年では20〜24歳が89.4％，25〜29歳が59.9％と2000(平成12)年と比較すると，それぞれ1.5ポイント，5.9ポイント上昇している．20歳代での未婚率が上昇し，晩婚化の進展や生涯未婚率の上昇にもつながっている．この晩婚化の背景としては，女性の高学歴化や女性の雇用数の増大などがあげられる．また，実際に結婚しても理想の子ども数と実際の子ども数とのギャップがあり，その理由としては育児や仕事との両立に対する負担感や子育てコストの増加，住宅環境の困難さなど

があげられる。
〈同義語〉 期間合計特殊出生率
〈関連語〉 新エンゼルプラン,健やか親子21
[白井雅美]

●文献 1) 厚生統計協会・編:国民衛生の動向,厚生の指標,臨時増刊,53(9):39-43,2006. 2) 総務省統計局:平成17年国勢調査抽出速報集計結果の概要(http://www.stat.go.jp/data/kokusei/2005/sokuhou/01.htm).

高血糖

【概念】 糖質の代謝は生体のエネルギー代謝として重要な役割をもち,血中のブドウ糖濃度(血糖)は一定に保たれている。血糖は食事摂取後に健常人では120〜130 mg/dlくらいまで一時的に上昇するが,これ以外では食事を摂取していなくとも70〜90 mg/dlに維持される。血糖は,腸管よりの吸収,肝臓での糖新生,またインスリン感受性臓器(脳,筋肉,脂肪組織など)への糖の取り込みによりホメオスターシスが保たれている。糖代謝には主にインスリン,グルカゴン,アドレナリン,糖質コルチコイド,成長ホルモンなどのホルモンがその調節を行っている。種々の原因により血糖が正常より高くなる状態を高血糖という。

【病態】 小児では,脱水の治療でブドウ糖を含む輸液を行ったとき,痙攣重積,敗血症などの重症感染症などでも一過性の高血糖がみられる。これはストレスによって分泌されたステロイドホルモン,カテコールアミンなどのインスリン拮抗ホルモンによって,一時的にインスリン抵抗性が高まったためと考えられる。胃切後のダンピング症候群では食後に高血糖がみられる。一方,慢性的な高血糖症は,糖尿病とよばれる(表28)。表29(糖尿病の成因分類:日本糖尿病学会,1999)に示すように,1型,2型糖尿病のほか,さまざまな疾患や病態で,インスリン分泌の低下やインスリン抵抗性増大が引き起

表28 糖尿病の診断手順

臨床診断:
1. 空腹時血糖値≧126 mg/dl,75 gOGTT 2時間値≧200 mg/dl,随時血糖値≧200 mg/dl,のいずれか(静脈血糖値)が,別の日に行った検査で2回以上確認できれば糖尿病と診断してよい*。これらの基準値を超えても,1回の検査だけの場合には糖尿病型とよぶ
2. 糖尿病型を示し,かつ次のいずれかの条件がみたされた場合には,1回だけの検査でも糖尿病と診断できる
   ①糖尿病の典型的症状(口渇,多飲,多尿,体重減少)の存在
   ②$HbA_{1c}≧6.5\%$**
   ③確実な糖尿病網膜症の存在
3. 過去において上記の1.ないし2.がみたされたことがあり,それが病歴などで確認できれば,糖尿病と診断するか,その疑いをもって対応する
4. 以上の条件によって,糖尿病の判定が困難な場合には,患者を追跡し,時期をおいて再検査する
5. 糖尿病の診断にあたっては,糖尿病の有無のみならず,分類(成因,代謝異常の程度),合併症などについても把握するように努める

疫学調査:糖尿病の頻度推定を目的とする場合には,1回の検査だけによる「糖尿病型」の判定を「糖尿病」と読み替えてもよい。なるべく75 gOGTT 2時間値≧200 mg/dlの基準を用いる

検診:糖尿病を見逃さないことが重要である。スクリーニングには血糖値の指標のみならず,家族歴,肥満などの臨床情報も参考にする

* ストレスのない状態での高血糖の確認が必要である
  1回目と2回目の検査法は同じである必要はない。1回目の判定が随時血糖値≧200 mg/dlで行われた場合は,2回目は他の方法によることが望ましい。1回目の検査で空腹時血糖値が126〜139 mg/dlの場合には,2回目にはOGTTを行うことを推奨する
**日本糖尿病学会グリコヘモグロビン標準化委員会の標準検体で補正した値
(出典 糖尿病診断基準委員会:糖尿病の分類と診断基準に関する委員会報告.糖尿病,42(5):392,1999)

表29 糖尿病と，それに関連する耐糖能低下*の成因分類

I．1型（β細胞の破壊，通常は絶対的インスリン欠乏に至る）
　A．自己免疫性
　B．特発性

II．2型（インスリン分泌低下を主体とするものと，インスリン抵抗性が主体で，それにインスリンの相対的不足を伴うものなどがある）

III．その他の特定の機序，疾患によるもの（詳細は表1参照）
　A．遺伝因子として遺伝子異常が同定されたもの
　　(1) 膵β細胞機能にかかわる遺伝子異常
　　(2) インスリン作用の伝達機構にかかわる遺伝子異常
　B．他の疾患，条件に伴うもの
　　(1) 膵外分泌疾患
　　(2) 内分泌疾患
　　(3) 肝疾患
　　(4) 薬剤や化学物質によるもの
　　(5) 感染症
　　(6) 免疫機序によるまれな病態
　　(7) その他の遺伝的症候群で糖尿病を伴うことの多いもの

IV．妊娠糖尿病

*一部には，糖尿病特有の合併症をきたすかどうかが確認されていないものも含まれる
（出典　糖尿病診断基準委員会：糖尿病の分類と診断基準に関する委員会報告．糖尿病，42(5)：389，1999)

こされ，糖尿病を発症する。

【看護の実際】　検査時，血糖の測定は静脈血や毛細管血で行う。静脈血の場合，凝結を防ぐため採血後に容器はよく振盪する。耳朶，指先の採血では毛細管血のため，血糖値は静脈での値よりやや高値となる。糖尿病を疑って75gOGTT(oral glucose tolerance test，経口ブドウ糖負荷試験)を行う場合，小児では体重に応じたブドウ糖投与(1.75g/kg標準体重)が必要となる。160～180mg/dl以上の高血糖がみられる場合，尿糖が陽性となる。治療は高血糖の原因を明確にしたうえで，それぞれに見合った治療が必要となるため，単に血糖値の高い低いによらず病態に沿った看護が必要とされる。
〈関連語〉　採血，食事療法，糖尿病，糖尿病キャンプ，糖尿病の教育，糖尿病母体児

[菅原久江・杉原茂孝]

●文献　1) 糖尿病診断基準委員会：糖尿病の分類と診断基準に関する委員会報告．糖尿病，42(5)：385-401, 1999．2) 日本糖尿病学会・編：小児・思春期糖尿病管理の手びき，南江堂，2001．

甲状腺機能異常

【小児の甲状腺機能異常の種類】　小児の甲状腺機能異常は，成人と同様に，機能亢進症と機能低下症に大別される。機能亢進症の大半はバセドウ病であり，亜急性甲状腺炎や無痛性甲状腺炎がそれに次ぐ。まれに機能性結節性甲状腺腫(プランマー病)をみる。また，バセドウ病の母親から出生した児に生じる新生児バセドウ病は，小児に特有の疾患である。一方，機能低下症は，成人と異なり，先天性甲状腺機能低下症(クレチン症)の占める割合が多い。これには原発性のものと中枢性のものとがある。また，小児でも慢性甲状腺炎(橋本病)は決して少なくない。萎縮性甲状腺炎や，脳腫瘍・血液疾患の治療後の甲状腺機能低下症も散見される。まれではあるが，甲状腺ホルモン不応症(レフェトフ病)で，機能亢進あるいは低下を示すこともある。

【甲状腺機能亢進を呈する主な疾患】　①バセドウ病：「甲状腺疾患」の項参照。②亜急性甲状腺炎：原因不明の炎症性疾患で，病初期に甲状腺

機能亢進を示すことがある。急な発熱，悪寒，全身倦怠感，咽頭痛，甲状腺の腫脹・疼痛などを症状とする。検査所見は白血球増多，炎症反応高値，甲状腺ホルモン高値，血中甲状腺刺激ホルモン(thyroid-stimulating hormone；TSH)低値，甲状腺のヨード摂取率低値。治療しなくても，数カ月以内に自然治癒する。痛みの程度に応じて，消炎鎮痛剤やステロイド剤を用いる。予後は良好である。③新生児バセドウ病：母体がバセドウ病の場合，母体血中に存在する甲状腺刺激抗体が，胎盤を経由して児に移行し，児が一過性のバセドウ病を呈する病態である。症状としては，低出生体重，頻脈，発汗過多，多呼吸，易刺激性，眼球突出，甲状腺腫，振戦などがみられる。検査所見は甲状腺ホルモン高値，血中 TSH 低値。ヨード剤や抗甲状腺剤による内科治療を行う。重症の場合は心不全に陥ったり死亡することもある。妊娠中からの母体の管理が重要である。

【甲状腺機能低下を呈する主な疾患】 ①先天性甲状腺機能低下症(クレチン症)：「甲状腺疾患」の項参照。②慢性甲状腺炎(橋本病)：自己免疫機序を介する甲状腺の炎症により，びまん性甲状腺腫を呈する疾患で，甲状腺機能は正常または低下状態を示す。症状は，成人と同様の甲状腺機能低下症状(易疲労性，便秘，徐脈，粘液水腫)に加え，小児では，成長障害が著明である例や，性早熟を合併する場合がある。典型例では，びまん性の硬い甲状腺を触知する。検査所見は甲状腺ホルモン低値〜正常，血中 TSH 高値〜正常。甲状腺自己抗体が陽性(抗甲状腺ペルオキシダーゼ抗体，サイログロブリン抗体，マイクロソームテスト，サイロイドテスト，など)。治療は甲状腺ホルモンの投与を行う。他の自己免疫疾患の合併に注意する。③萎縮性甲状腺炎：自己免疫機序を介する甲状腺炎であるが，橋本病と異なり，甲状腺は萎縮し，甲状腺機能低下の程度が著しい。若年性粘液水腫ともよばれる。
〈関連語〉 ガスリーテスト，甲状腺疾患，新生児マススクリーニング　　　　　　[安達昌功]

甲状腺疾患

【甲状腺ホルモンの作用】 甲状腺ホルモンは，体内のあらゆる酵素の活性，エネルギー代謝，ホルモン分泌にかかわっている。①熱産生作用：熱産生,酸素消費量とそれに伴う体温上昇，CO_2 産生増加，呼吸数増加。②蛋白質・脂肪・炭水化物の代謝に対する作用：それぞれの分解を亢進し，異化亢進─エネルギー産生増加の方向へ傾ける。③交感神経系との相互作用：交感神経伝達物質であるアドレナリンの心拍増加，基礎代謝亢進，活動性亢進，記憶・学習能力の増加などの作用を強める。④成長・発育に対する作用：骨成熟を促進し，成長ホルモンの作用を増大させる。⑤神経系への作用：中枢神経系の発達を促進。⑥骨格筋への作用：蛋白質の異化亢進による筋力減退，筋萎縮。

【甲状腺ホルモンの産生と調節】 甲状腺は前頸部，輪状軟骨下から左右に蝶形に広がる内分泌臓器である。視床下部からサイロトロピン放出ホルモン(thyrotropin releasing hormone；TRH)が分泌され，その刺激により下垂体から甲状腺刺激ホルモン(thyroid stimulating hormone；TSH)が分泌されると，TSH が甲状腺を刺激して甲状腺ホルモンの分泌が亢進する。産生された甲状腺ホルモンは逆に，視床下部，下垂体にネガティブフィードバックをかけて TRH，TSH の分泌を抑えることにより，血中のホルモン値をコントロールしている。甲状腺ホルモンの大事な成分はヨードであり，1日に約 0.15 mg のヨードがホルモン産生のために必要である。甲状腺ホルモンにはサイロキシン(thyroxin；T_4)，トリヨードサイロニン(triiodothyronine；T_3)とホルモン活性のないリバース・トリヨードサイロニン(reverse triiodothyronine；rT_3)の3種類がある。実際に生理作用をもっているのは遊離型の free T_4，free T_3 である。

【甲状腺機能亢進症】 甲状腺ホルモン作用が過剰な状態である。原因は大きく分けて，①TRH，TSH の産生増加(TRH，TSH 産生腫瘍など)，②TSH 受容体の刺激増加(バセドウ病)，③甲状腺の破壊によるホルモンの流出(無痛性甲状腺炎，亜急性甲状腺炎)，④機能性結節〔プランマー病(Plummer disease)〕があるが，もっとも多いのはバセドウ病〔Basedow disease，グレーヴス病(Graves disease)ともよばれる〕である。バセドウ病は，抗 TSH 受容体抗体(TRAb)により TSH 受容体が異常に刺激され，甲状腺ホルモン産生が増加する自己免疫疾患である。女性に多い。3徴は甲状腺腫，頻脈，

眼球突出であるが，眼球突出は有名な症状であるが認められないこともある。上記のホルモン作用からもわかるように，発汗，暑がり，体重減少，食欲亢進，情緒不安定，振戦，息切れ，下痢，不眠などを示す．治療法は，抗甲状腺剤，手術，放射性ヨードによるものがある．

【甲状腺機能低下症】 甲状腺ホルモン作用が減弱している状態である．原因には，①視床下部，下垂体の異常，②甲状腺自体の欠損，形成不全（クレチン症，甲状腺摘出後など），③TSH受容体異常，④甲状腺の炎症（橋本病など），⑤甲状腺ホルモンの異常，⑥甲状腺ホルモン受容体の異常などがある．先天性甲状腺機能低下症をクレチン症とよぶ．甲状腺の欠損，形成不全，異所性甲状腺，ホルモン合成障害などにより先天的に甲状腺ホルモンが不足している疾患である．甲状腺ホルモンは成長・発達，とくに神経系の発達に不可欠であり，診断・治療の時期を逃すと精神運動発達遅滞を起こす．しかし適切な治療により正常発達を望めるため，わが国では新生児期のマススクリーニング対象疾患となっている．治療は甲状腺ホルモンの補充である．後天性のものでもっとも多いのは，橋本病である．橋本病は甲状腺へのリンパ球浸潤により慢性的に甲状腺に炎症が起きている病態であり，リンパ球から産生される甲状腺自己抗体が検出される．橋本病の甲状腺機能は時期によって正常，低下，亢進のそれぞれをとりうる．ホルモン低下により全身倦怠感，寒がり，便秘，肩こり，活動性の低下などの症状が起こりうるが，その程度には個人差がある．女性に多い．治療は必要に応じ甲状腺ホルモンを補充する．

〈関連語〉 甲状腺機能異常　　　　　［岩間彩香］

●文献 1) 佐久間康夫：内分泌生理学講義，丸善，1999, pp.35-54. 2) 杉原茂孝：甲状腺機能検査. 小児内科，33(12)：1666-1670, 2001.

口唇口蓋裂

【概念】 口唇口蓋裂は，頭蓋顎顔面領域におけるもっとも多い先天異常で，口唇または口蓋に裂がみられる疾患である．裂の存在部位により口唇裂，口蓋裂，その両方に裂がみられる口唇口蓋裂に分けられる（図21）．混乱を避けるため，これらの疾患の総称として，口唇裂・口蓋裂という言葉を用いることが提唱されているが，実際には口唇口蓋裂という言葉が総称としても用いられている．発生学的見地からみると，口唇裂には口唇のみならず，歯の生える顎骨にも裂があるものが含まれる．このため，裂の存在部位をもとに，唇裂，唇顎裂，唇顎口蓋裂といった呼び方もしばしば用いられる．

【分類】 ①口唇裂：口唇裂は，口唇および切歯孔より前方の顎骨・口蓋に裂がみられるものをいう．口唇のみに裂がみられる場合は唇裂，口唇と骨に裂がみられる場合は唇顎裂ともよばれる．裂の存在する部位により，左側あるいは右側の片側性口唇裂，両側性口唇裂，正中唇裂に分類される．裂が完全な場合，口唇裂は口裂から外鼻孔に達し，顎骨の歯の生える部分である歯槽骨も分断される（完全口唇裂）．しかし，裂の一部がつながり，口唇の裂が外鼻孔に達していない場合や，顎骨が完全に分断されていないこともある（不完全口唇裂）．②口蓋裂：口蓋裂は口蓋の骨・軟組織に裂を認めるもので，完全な場合，切歯孔から後方の硬口蓋，軟口蓋にわたる裂がみられる（完全口蓋裂）．硬口蓋，軟口蓋ともに裂が存在するものは，硬軟口蓋裂とよ

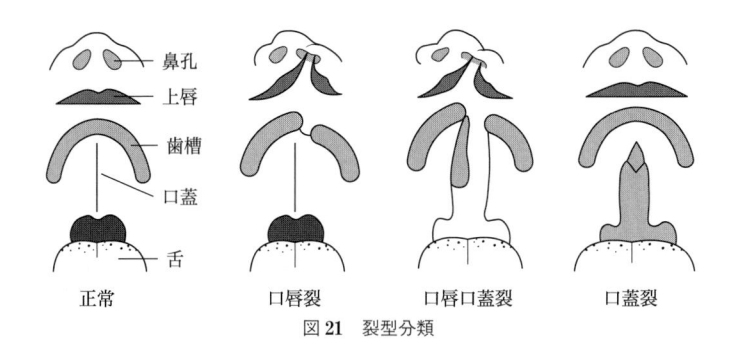

図21 裂型分類

正常　　口唇裂　　口唇口蓋裂　　口蓋裂

鼻孔／上唇／歯槽／口蓋／舌

ばれることもある。一般には，切歯孔より前方の骨の裂は口蓋裂に含めないが，時にこの部を含め口蓋裂とよぶこともある。口蓋裂においても裂が一部に限られることがあり(不完全口蓋裂)，軟口蓋のみの場合は軟口蓋裂，口蓋垂にのみ裂を認める場合は口蓋垂裂とよばれる。このほか，表面の粘膜が正常で裂がないようにみえるが，内部の骨が一部欠損し，筋組織が正中部で断裂していることがあり，粘膜下口蓋裂とよばれる。粘膜下口蓋裂では，表面から異常が確認できないため，言語発達の遅れが明らかとなるまで発見が遅れることがある。③口唇口蓋裂：口唇裂と口蓋裂の両方を併せ持つものをいい，唇顎口蓋裂ともよばれる。口唇・口蓋の裂の程度により，完全口唇口蓋裂と不完全口唇口蓋裂に分けられ，口唇裂の部位により，左右の片側性口唇口蓋裂，両側性口唇口蓋裂に分けられる。

【発生頻度】　口唇口蓋裂の発生頻度は人種によって異なり，日本人における頻度は高く，おおよそ出生児500人に1人といわれている。一方，白人における口唇裂・口蓋裂の発生頻度は800人に1人，黒人では1,500～2,000人に1人とされる。裂型別の発生頻度は，口蓋裂が男性より女性に多く，反対に口唇口蓋裂は男性に多い。また，片側裂は両側裂よりも多く，左側裂が右側裂より多く発生する。

【原因】　口唇が形成されるのは胎生6～7週，口蓋は少し遅れて9～12週頃である。この時期になんらかの機転により癒合不全が生じ口唇口蓋裂が発症する。家族性があり，遺伝的要因により引き起こされる場合もあるが，多くの場合原因は明らかではない。遺伝的要因と環境要因(喫煙，アルコール，薬，放射線，ストレスなど)が重なり合って発生すると考えられている。

【治療(図22)】　口唇口蓋裂により哺乳に障害のある場合には，出生後早期より口蓋床を用いた治療を行う。近年は，口唇形成手術前に外鼻の形態を改善するため，口蓋床に外鼻矯正装置を付加したものを使用する場合も増加している。口唇形成手術は通常3カ月頃で行う。また，1～1歳6カ月頃に口蓋形成を行う。口唇口蓋裂患者では，滲出性中耳炎，構音障害がしばしばみられ，耳鼻咽喉科的治療あるいは言語治療が必要となる。鼻咽腔閉鎖機能不全が残存している場合は，咽頭弁形成術などを行うことがある。

また，初回手術後に鼻口唇の変形が著明な症例では，就学前に鼻口唇修正術を行う。口唇口蓋裂患者では，上顎の成長が悪く，咬み合わせの異常(反対咬合)がしばしば認められる。これに対しては，5～7歳頃より歯科矯正治療が必要となる。また，7～10歳頃に，自家腸骨より採取した骨を用いて顎裂部への骨移植が行われる。上顎骨の低形成や，下顎の過成長のため反対咬合の程度が著しく，歯科矯正治療のみでは良好な咬合が得られない場合，顎矯正手術が必要となる。成長終了後(16～18歳以降)に，最終的な口唇・外鼻変形の修正術を行う。また，口唇口蓋裂では，歯の欠損や形成不全がみられることも多く，良好な歯列を得るためにインプラントなどの歯科補綴治療がしばしば必要となる。

〈関連語〉　遺伝，経口哺乳，言語障害，出生前診断，歯列矯正，滲出性中耳炎，先天異常と先天奇形，哺乳困難　　　　　　　[高戸毅・西條英人]

●文献　1) 西條英人：口唇口蓋裂．高戸毅/監，須佐美隆史，米原啓之/編，口唇口蓋裂のチーム医療，第1版，金原出版，2005, pp.11-21.

光線療法

【定義】　可視光線・紫外線・赤外線を利用して行う治療法。

【光線療法器の種類[1)]】　①光源と新生児に一定の距離があり，眼帯(遮眼)が必要なタイプ。卓上型とスタンド型がある。②ファイバー方式で新生児の皮膚(腹部や背中)にほぼ直接的に光源が当たるもの。③光線療法器をベッド代わりにし，特製の着衣をしたままで，光照射を受けるもの。

【光線療法器に使用される光源の種類】　①蛍光管を使用するもの：昼光色(デイライト)，ブルーホワイト，ブルーライト，グリーンライトに区別される。紫外線の生体への影響，光線療法の正確なメカニズムの解明により，最近はグリーンライトが推奨されている。②非蛍光管を使用するもの：光源として，ハロゲンランプを使用するもので，光の拡散が少なく，周囲の遮光の必要がない。観察が行いやすいなどの利点もある。しかし，眼帯は必要で，ハロゲンランプの寿命は短く，高価で，体温管理の問題が指摘されている。③ファイバーを利用したもの。

【作用機序】　425～475 mmの波長の光を用い

```
出生          初診

              全身検査(合併症の検査・治療)
              哺乳・育児指導

              哺乳床 ─────→ 耳鼻科・言語外来受診
                    ↓    ↙
3カ月          口唇形成術
                    ↓
                    ↓                              う蝕検査・治療
1歳〜          口蓋形成術  言語管理・耳鼻科治療
1歳6カ月             ↓         ↓
                    ↓    ↙
4〜6歳        (必要があれば)
              咽頭弁形成術
              鼻口唇修正術
                    ↓         ↘
5〜7歳              ↓        簡単な歯科矯正治療
                    ↓    ↙
7〜10歳       顎裂部骨移植術
                    ↓         ↘
11〜12歳           ↓        本格的な歯科矯正治療 ┄┄→ 歯科補綴治療
                    ↓    ↙
16〜18歳      (必要があれば)
              鼻口唇修正術
              顎外科手術
                    ↓
              治療終了,メインテナンス
```

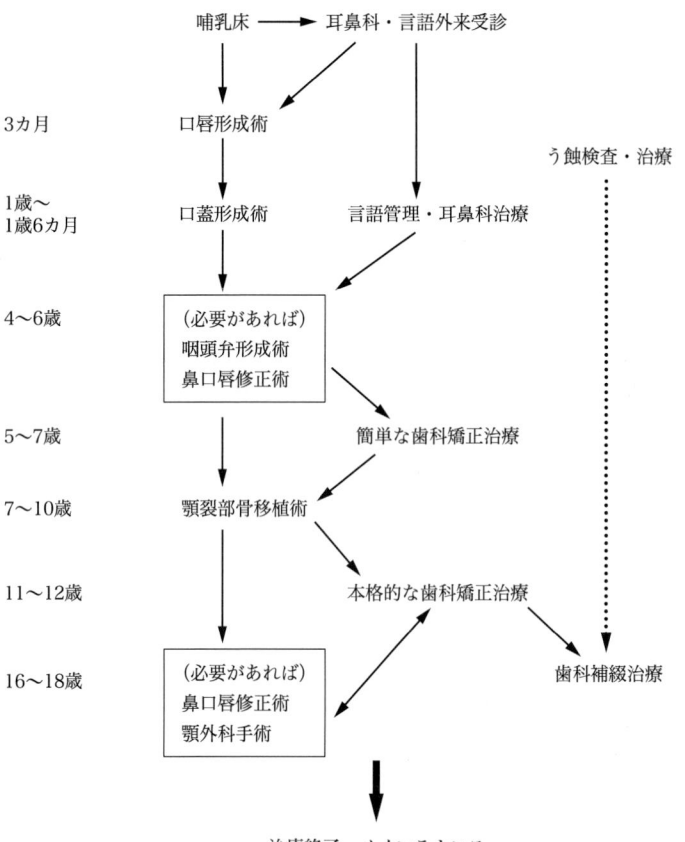

図22 口唇口蓋裂治療の一般的な流れ

た光照射により皮膚,皮下および皮膚毛細血管内ビリルビンに光エネルギーが作用して,種々の立体異性体,構造異性体が産生され,皮膚から血管内へ拡散で移行し,血中でアルブミンと結合して肝へ運搬され,そこで抱合されることなく,速やかに胆汁中へ排泄される[2]。もしどこかに胆汁の流れを閉塞する場所があると,抱合型ビリルビンは肝臓から逆流して血漿中へ入り,尿中へ排泄される[3]。作用[4]:a.ビリルビンの立体異性体化;ゆっくりと排泄される水溶性の異性体をつくる。b.隣接するピロール環の分子内光転位(構造異性体);速やかに排泄されるルミルビン(lumirubin)という安定した異性体をつくる。c.光酸化による無職のピロール,児ピロールの混合物への変化。

【適応】 ①溶血性疾患:Rh型,ABO型や他の血液型不適合,または赤血球異常。永続的なビリルビン値の低下がみられるまで施行。②病的低出生体重児(敗血症の合併を含む)で,光線治療の基準を超えてビリルビン値が上昇した場合。③健康正期産児でも光線療法の基準を超えてビリルビン値が上昇した場合。

【副作用】 ①ビリルビンの光学異性体が腸管を刺激するため，下痢や緑色の軟便となる。②不感蒸排泄の増加。③ブロンズベビー症候群：光線療法中に血清，尿，皮膚が緑褐色を呈する。④紅斑様の皮疹。⑤低体温および高体温の危険。⑥表在性熱傷の危険。

【注意点】 ①患児の水分バランス：皮膚および腸管からの水分喪失は倍増するため，投与水分量を10～15ml/kg/日増量する。②目の保護：アイマスクを用いるが，刺激による結膜炎，鼻の圧迫などに注意する。③光の強さを100～200時間使用ごとに有効性を確認する。④環境温による低体温や，光線治療器の輻射による高体温に注意する。⑤皮膚症状を観察する。⑥できる限り裸にする。⑦ランプが冷たく，紙くずなど燃えやすいものが接触していないか確かめる。

〈関連語〉 黄疸，血液型不適合妊娠，新生児溶血性黄疸
[井上美幸]

●文献 1）堀内勁，他・監：NICU看護に必要な最新の知識と技術．小児看護，20(9)：1258-1261,1997． 2）河合昌彦，他：黄疸の管理．中畑龍俊・監，NICUベッドサイドの診断と治療，金芳堂，2003, pp.137-139． 3) Roberton, N.R.C.(竹内徹・訳)：産褥棟における黄疸．ロバートン正常新生児ケアマニュアル，メディカ出版, 1997, pp.182-193． 4) Rennie, J.M., et al.(竹内徹, 他・監訳)：新生児黄疸および肝疾患．ロバートン新生児集中治療マニュアル, 改訂2版, メディカ出版, 2003, pp.336-351．

後天性免疫

生体に侵入した病原体は，まず先天性免疫によってその排除が行われる。しかし，先天性免疫によって病原体の排除が十分にできない場合，また病原体が排除された後には免疫学的記憶を司る後天性免疫（獲得免疫）が働く。後天性免疫にはT細胞，B細胞，樹状細胞などが関与し，また全身のリンパ器官が関与する。先天性免疫は外界から侵入した病原体などの異物を「パターン認識」し，早い段階でその免疫学的な排除機構を働かせるうえで重要である。一方，後天性免疫は病原体を「特異的に」認識し，その排除をするものである。後天性免疫は，初めて病原体が生体に侵入してからそれが働き始めるまでには日単位で時間がかかる。しかしながら，過去に侵入した病原体については免疫学的な記憶が成立しており，より早く免疫機構が働く仕組みが存在する。

【後天性免疫における免疫担当細胞】 後天性免疫には，T細胞，B細胞，樹状細胞とともにリンパ節，胸腺，脾臓などの全身のリンパ器官が関与する。各細胞はおのおのの役割をもつとともに，互いに情報をサイトカインなどの液性分子や，細胞表面の分子を通して交換するすべももっている。後天性免疫応答は樹状細胞が外界から侵入した異物を認識することから始まる。樹状細胞はトール様レセプター（Toll-like receptor）をもつため先天性免疫応答にもかかわる細胞であるが，同時にこの細胞は抗原提示細胞とよばれ，外界から侵入した病原体などの異物を捕食し細胞内で消化し，MHC（major histocompatibility complex，主要組織適合遺伝子複合体）という分子を介してリンパ節に存在するT細胞などにこの異物の情報を伝える役割をもつ。抗原を提示されたT細胞は活性化し分裂し，炎症局所に集簇するとともに，サイトカインとよばれる液性の伝達物質を放出することにより他の免疫細胞を活性化する。またリンパ節では異物特異的な抗体を産生するB細胞が活性化し，抗体を産生する。抗体は侵入した異物に特異的に結合することにより，マクロファージなどの細胞に取り込まれやすくする。このように後天性免疫系は各免疫細胞が協調し働くことにより侵入してきた異物を効率的に排除する。

【後天性免疫と免疫学的記憶】 一度生体に侵入し免疫により排除された病原体に対しては，「免疫学的記憶」が成立する。免疫学的記憶とは，病原体の排除の際に増殖した病原体に特異的なT細胞・B細胞などの一部がリンパ節などに残っており，再び同じ病原体が侵入したとき，これらのT細胞やB細胞がより早く増殖し感染免疫応答に働くというものである。何度も同じ病原体に曝露されれば免疫学的記憶もより強くなり，病原体に曝露されても発症しなくなることもある。小児科領域に従事する医師や看護師がさまざまな病原体に対する抗体価が高いことがあるのはこのような理由による。また小児において満5歳くらいまでかぜをひき発熱をしやすい傾向があるが，これはさまざまな病原体に対しての免疫学的記憶がない，または免疫学的記憶の形成途中と考えることができる。

【免疫学的記憶とワクチン】　ワクチンは Jenner, E. が行った種痘から始まったことはたいへん有名な事実である。これは病原体をあらかじめ接種することにより，免疫学的記憶を誘導する仕組みを利用したものである。ワクチンは罹患すると重篤な症状を示す疾患，または有効な治療法がない疾患についてこれらの病原体を弱毒化，または不活化したものを生体に投与することによって免疫をあらかじめ誘導しておくものである。小児期には多くのワクチンが接種されるが，早期に免疫学的記憶を誘導しておくことで，児をこれらの疾患から守り，かつ感染の拡大を防ぐためのものである。しかし免疫学的記憶も年月とともに低下していく傾向があるため，ワクチンの一部には二度，または三度接種することにより免疫学的記憶を維持しようとするものもある。

〈同義語〉　獲得免疫
〈関連語〉　先天性免疫，ワクチン／予防接種
[菅井敏行]

喉頭軟弱症／気管軟化症／気管狭窄

小児病院において先天性の喘鳴や呼吸困難の症例があると，しばしば耳鼻科に診療依頼がくる。新人の看護師からは「どうして耳鼻科が関係するのですか？」という質問をよく受ける。診断は外来で行えるフレキシブルファイバースコープを用いることで比較的容易である。したがって耳鼻科医がよく関係する。しかし，意外な落とし穴があることもあり注意を要する点もいくつか存在する。

【喉頭軟弱症[1]】　先天喘鳴のなかでもっとも多く約75％を占める。しかし程度はさまざまである。ほとんどは経過観察でよいものが多いが，なかには原因不明とされていた誤嚥性肺炎の原因であったり，他の合併症も併発していて重篤な場合，気管切開を余儀なくされる場合もある。喉頭蓋や声門上部組織の軟弱性により吸気時に喉頭蓋が声門方向へ倒れ込むため吸気性喘鳴をきたす。症状は生下時より吸気性喘鳴を呈する。特徴は，哺乳時や啼泣時に増強することであり，鼻呼吸が保たれていれば睡眠中に喘鳴はみられない。徐々に症状は軽快し通常1歳半くらいで寛解する。発育は順調なことが多いが，重症な場合，低栄養や体重増加不良，誤嚥性肺炎などを起こすため注意が必要である。チアノーゼはめったにみられない。陥没呼吸は重症度が強いとみられる。新生児は鼻呼吸が中心であるため，鼻炎などを起こし鼻呼吸が妨げられている場合，喘鳴は増強するので注意が必要である。診断は，フレキシブルファイバースコープで直接喉頭を観察することで容易である。しかし，啼泣が激しい場合，診断に苦慮することもある。X線写真は，新生児，乳児の場合，吸気か呼気か判断が難しいため，ダイナミックに撮影し診断することは困難である。しかし，ファイバースコープがない場合などは診断の補助になることもある。

【気管軟化症】　気管軟化症は喉頭軟弱症についで多い先天喘鳴の疾患のひとつである。単独で発症することはまれで，喉頭軟弱症などと合併していることが多い。程度の差によるが，軟化の範囲が広範囲である場合は早期からの気管切開の適応になる。喉頭軟弱症が比較的予後良好であるのに対し，気管軟化症はほかに合併症がない場合は3,4歳で寛解することもあるが一般には予後不良なことが多い。診断は気管支鏡によるが，乳幼児で気管分岐部までの診断の場合，喉頭用のフレキシブルファイバースコープが容易である。

【気管狭窄[2]】　先天性の気管狭窄については気管軟骨の異常によるものと軟骨に異常のない膜，ないし web によるものとがある。軟骨の異常は多くの場合膜様部を欠いており，しかも気管気管支，肺血管などに高率に他の奇形を合併する。多くの場合，新生児期より呼吸困難，喘鳴，肺炎を繰り返し予後不良である。診断は気管支造影や気管支鏡を行う。心血管系の異常が疑われる場合は心エコーやMRIなどによる検索も必要である。とくに complete ling は気管輪がはっきりせず，全周性に軟骨で ling 化したものである。範囲を気管支造影で同定しなければならない。治療は気管の端々吻合，ステント留置，肋軟骨移植，心内膜パッチなどが行われるが範囲が広く，気管狭窄の程度がひどい場合は予後不良である。

〈関連語〉　先天性喘鳴　　　　　　[坂田英明]

●文献　1) 坂田英明：喉頭気管—先天奇形；喉頭軟弱症，喉頭横隔膜症，声帯麻痺，喉頭裂．小児の耳鼻咽喉科診療，川城信子・編，文光堂，2002, pp. 156-159．　2) 鍵本聖一，他：呼吸困難と胸部異常陰

影を呈した1ヵ月男児.埼玉小児医療センター医誌,12(1):90-94,1995.

コールバーグ(Kohlberg, Lawrence)

Kohlberg, L.(1927-1987)は,ハーバード大学の教育学・心理学教授を務め,同大学道徳発達と道徳教育研究センター所長を務めていた.彼の道徳教育,道徳的推論,および道徳発達における業績は広く知られている.1927年にニューヨークの裕福な家庭に誕生したKohlbergはその裕福さに甘んじるどころか,有名私立高校を卒業後,商船の船員になることを選択した.その間,イギリスによるパレスチナ(現イスラエル)封鎖の際に,ユダヤ教徒がヨーロッパからパレスチナに入ることを手助けしていた.この経験が道徳的推論に関心をもち始めたきっかけとなった[1]といわれている.第二次世界大戦後の1948年にシカゴ大学で心理学を学び始め,入試成績が抜群であったため,1年後には学部課程の修了が認められ,そのまま大学院生として心理学を学んだ.そして1958年に,「10歳から16歳の思考と選択の様式の発達」という論文で博士号を取得した.この論文で道徳性の発達についての概観を示している.その後,1962年より,シカゴ大学で教鞭をとり,1968年よりハーバード大学に教授として着任した.異なる文化圏での研究を行うために中米のベリーズに滞在していた1971年に熱帯病にかかり,その後長年にわたり抑うつや疼痛と闘うことになった.そして,ある日,彼は病院から失踪し,沼地で遺体で発見された.1987年1月のことであり,一部には自殺したのではないか[2]と考えられている.彼の道徳的推論と道徳性の発達の研究は,Piajet, J.やDewey, J.を基礎にして,認知構造の発達はその構造上の均衡性・安定性の向上であると考えた.そして10歳以上の子どもを中心に,道徳的価値が葛藤する仮説状況(道徳的ジレンマ)での意思決定の認知構造の質的変化を研究し,それが道徳性の発達であるとし,3水準,6段階の発達を見出した.Kohlbergは道徳性を正義と公平さであると規定した.彼や彼の同僚は道徳性発達への文化的影響を見出すためにさまざまな地域に住む青年で検証を行い,6段階は普遍的であるとし,認知的一論理的発達の水準,意志や要求,社会的役割取得の機会,属する社会集団の正義の構造という4つの因子がその水準を決定すると考えた.それまでどちらかというと感情や構えの問題として道徳性の問題が取り上げられる傾向が強かったが,Kohlbergはそれを認知論的観点からアプローチし,実証的研究をより容易にしたなどの点で高く評価されているが,批判[3]もある.その1つは理論における一般化に対する批判である.Kohlbergはアメリカ人の10代の男子を多く対象とした研究から理論を構築しており,性差が無視されている.また共感や同情,他者への配慮といったいくつかの価値にもその可能性があったにもかかわらず,十分な根拠なしに正義の原理を用いた理論を一般化しているということである.2つ目の批判は,Kohlbergは道徳的推論の基礎にあるものをたどることを中心においており,それは必ずしも観察された行動を示しているとは限らないということである. [野間口千香穂]

●文献 1) A Short Biography of Lawrence Kohlberg(http://www.msu.edu/~compeaua/kohlbergbio.html) 2) The PsiCafe：Lawrence Kohlberg(http://www.psy.pdx.edu/PsiCafe/KeyTheorists/Kohlberg.htm) 3) Thomas, R.M.(小川捷之,他・訳)：ラーニングガイド 児童発達の理論,新曜社,1985, pp.370-372.

呼気圧迫法

【原理と目的】 ①胸郭圧迫後の陰圧呼吸により,虚脱した肺胞を再拡張させる.②胸郭圧迫後の呼気流速の増加とそれに続く吸気量増加により,分泌物が気管支を閉塞している場合の貫通や末梢気道からの分泌物排出を促す.

【方法】 ①無気肺や気道内分泌物の貯留している肺野に相当する胸郭を手掌もしくは手指で,呼気時に圧迫する.②胸郭の呼吸の動きに合わせ,呼気の始めは軽く圧迫し,呼気終末には圧を少し強くする.③基本的には体位排痰法と併用して行うほうが望ましいとされる[1].

【呼吸介助手技】 主に臥位での呼吸介助と坐位での呼吸介助があり,喘息発作では臥床することが困難であるため坐位での手技が用いられる.呼吸介助の基本は,呼気時にゆっくり圧迫を加えて吸気時に開放することを患者の呼吸リズムに合わせて行い,換気量が少しずつ増大し呼吸数が減少してきたら,少しずつ大きくゆっ

くり介助を行っていく。この呼吸介助は呼吸筋疲労を軽減させるとともに、肺内に貯留したCO_2を効果的に呼出させて外界からO_2を吸入させることが目的である。
〈関連語〉 呼吸理学療法　　　　　　[野村光子]
●文献　1）宮川哲夫：ベッドサイドで活かす呼吸理学療法，ディジットブレーン，2003, pp.22-27.

呼吸困難

【定義】　呼吸困難（dyspnea）は「息ができない」「息苦しい」などの、呼吸を不快に意識する自覚的な症状である。他覚的症状としては、多呼吸、頻呼吸、鼻翼呼吸、肩呼吸、起坐呼吸、過剰な補助呼吸筋運動、吸気性陥没呼吸など視覚的に把握できるもの、呻吟、喘鳴など聴覚的に把握できるものがある。乳幼児においては、他覚的な症状を把握し、呼吸困難と診断することが必要である。しかし、自覚症状を訴えることができない場合には、努力性呼吸や呼吸窮迫という用語のほうが望ましいという考えもある。

【乳幼児の呼吸器の特徴】　乳幼児は呼吸器系に関連する器官や呼吸中枢の発達が未熟なため、次のような特徴があり、呼吸困難を起こしやすい。①鼻腔・咽頭・喉頭・気管の内腔が狭く、分泌物の貯留で狭窄や閉塞をきたしやすい。②肺容積に対する気管内径の比率が成人より大きく、刺激物や病原体などの進入が容易である。③小児の肋骨の位置は水平位で樽状を呈しているため、呼吸時に肋骨の運動によって胸腔の拡大があまり起こらず、横隔膜運動により腹式呼吸をしている。そして、肝臓が大きいため横隔膜が高位である。④新陳代謝が活発で、体重当りの換気量を成人より多く必要とする。

【原因疾患】　呼吸困難の原因としては、①気道性呼吸困難（喉頭・気管軟化症、気管支狭窄、気道異物、鼻炎、扁桃周囲膿瘍、クループ、細気管支炎、気管支喘息、無気肺など）、②肺性呼吸困難（呼吸窮迫症候群、肺炎など）、③胸膜腔性呼吸困難（胸膜炎など）、④呼吸筋性（進行性筋ジストロフィー、横隔膜ヘルニアなど）、⑤心・血管性呼吸困難（ファロー四徴症、心室中隔欠損症、動脈管開存症）、⑥中枢性（髄膜炎、脳炎、熱性痙攣、てんかんなど）、⑦心因性呼吸困難（ヒステリー発作、過換気症候群）、⑧代謝性呼吸困難（糖尿病など）、⑨その他（感染症、アナフィラキシー、発熱、運動、痛み、貧血）などがある。呼吸困難を起こすメカニズムから整理すると、①大気中の酸素分圧の低下（酸素欠乏）、②換気不全、③ガス交換不良、④酸素運搬能の低下、⑤組織での酸素利用障害、⑥心理的要因、に大きく分けられる。呼吸器疾患による呼吸困難では、呼気性呼吸困難（気管支喘息、肺気腫など）と吸気性呼吸困難（喉頭・気管・気管支の狭窄）に分けられ、診断に重要である。

【診断】　呼吸困難の診断では、病歴、視診、聴診、血液ガス所見、胸部単純X線所見、一般血液、生化学検査を病態に応じて行う。子どもは「頭が痛い」「お腹が痛い」といった訴えで呼吸困難を表していることもあるため、注意が必要である。視診では、呼吸困難の程度を把握する。呼吸パターンが変化していることが多く、発熱時や肺炎時は頻呼吸や無呼吸がみられる。肺水腫や間質性肺炎では浅い呼吸、糖尿病性昏睡時にはクスマウル呼吸を呈する。気道異物やクループなどの上気道狭窄では吸気が延長し、吸気性喘鳴と陥没呼吸が出る。喘息など末梢気道狭窄では呼気が延長し、呼気性喘鳴が出現する。そのほか、鼻翼呼吸、呻吟、下顎呼吸、シーソー呼吸、チェーン-ストークス呼吸、ビオー呼吸、クスマウル呼吸がみられることもある。聴診では、呼吸音の消失、減弱、狭窄音、呼気気音の延長、副雑音の有無、摩擦音を把握する。体位では起坐呼吸がみられることもある。また、胸部単純X線撮影、動脈血ガス分析は重要なデータである。呼吸困難の原因は呼吸器の問題ではなく、それ以外の臓器の問題であることもあるので注意が必要である。

【治療・看護】　症状、重症度に応じて、酸素投与、気道確保、血管確保（水分補給、薬剤投与）、薬物療法を主に行う。看護としては一般状態の観察、異常呼吸の観察、安楽な呼吸への援助、心身の安静への配慮を行っていく。
〈関連語〉　喘鳴、頻呼吸／多呼吸、鼻翼呼吸、呻吟、陥没呼吸　　　　　　[近藤美和子]
●文献　1）阪井裕一：呼吸困難．小児科診療, 60（増刊号）：349-351, 1997．2）永山洋子：呼吸困難．小児科臨床, 53(12)：39-44, 2000．3）山田亜古, 他：呼吸困難．小児看護, 23(9)：1091-1093, 2000．4）岡田洋子：呼吸器系．小児の主要症状とケア技術（小児看護学2），医歯薬出版, 2001, pp.106-112.

呼吸性アシドーシス

【定義】 生体内において産生された炭酸ガスに対して,肺胞換気が一次的に阻害されている過程,または状態である。肺胞低換気による$PaCO_2$が上昇した状態(炭酸ガスを十分に排泄できない状態)である。しかし,動脈血炭酸ガス分圧($PaCO_2$)が上昇していても,動脈血pHを規定する要因として,腎臓の尿細管での再吸収量があり,pHは正常値($7.40±0.02$)よりも低下していない場合がある。

【種類と病態】 呼吸性アシドーシス(respiratory acidosis)は,発症数時間以内の急性呼吸性アシドーシスと,5〜7日間経過した慢性呼吸性アシドーシスに分類できる。急性呼吸性アシドーシスの場合は生体の緩衝能はきわめて小さく,$PaCO_2$が50 mmHgを超えるとpHは急速に低下し,低Cl血症,高K血症が生じる〔$PaCO_2↑$,pH↓,$HCO_3^-↓$〕。慢性呼吸性アシドーシスでは,腎の代償機構が有効に働き,血清重炭酸イオン濃度が上昇し,pHはほぼ正常であり,血清Cl濃度は低下する〔$PaCO_2↑$,pH↓,$HCO_3^-↓$〕。

【原因】 呼吸性アシドーシスの診断と重症度の判定は,HCO_3^- 40 mEq/l 以上,pH 7.40以上という形で示される。呼吸性アシドーシスの状態をきたす原因には,呼吸中枢の抑制(全身麻酔や延髄腫瘍など),呼吸筋に分布する運動神経の障害(ギラン-バレー症候群など),呼吸筋自体の障害(筋ジストロフィー症など),胸郭運動の抑制(側彎症,肥満症など),肺の運動の抑制(気胸など),気道の通過障害(異物,扁桃肥大など),肺固有の疾患(呼吸窮迫症候群,肺炎など)があげられる。とくに小児期にみられる呼吸性アシドーシスをきたす疾患には以下のようなものがある。①新生児期:特発性呼吸窮迫症候群,脳障害,低酸素血症,先天性横隔膜ヘルニア。②乳児期:異物誤嚥,先天性心疾患,喉頭炎による気道閉塞。③幼児・学童期:気管支喘息,気管支異物,慢性閉塞性肺疾患。

【症状】 $PaCO_2$がゆっくり上昇した場合は自覚症状が顕著ではない。$PaCO_2$が急に5〜10 mmHg上昇した場合は,頭痛,縮瞳,熱感,頻脈,発汗,顔面紅潮,血圧上昇がみられる。さらに増悪すれば,傾眠傾向,意識レベルの低下,前腕の攣縮,うっ血乳頭,手指振戦,羽ばたき振戦,麻痺,腱反射の低下などがみられる。呼吸性アシドーシスによってpHが7.20以下になれば,心臓に不整脈がみられ心停止をきたすことがある。また,血圧低下,ショック状態をまねく。

【治療と看護】 呼吸性アシドーシスの原因は呼吸の悪化に由来するものであり,治療の主眼は呼吸状態の改善であり換気を維持することである。そして,呼吸障害をきたす基礎疾患の治療が必要となる。小児は,呼吸不全に陥りやすいことから,予防的で迅速な対応が求められる。具体的には,気道の確保,適切な吸入療法,酸素療法(開始は24%程度から実施する),集中治療による人工呼吸が行われる。薬剤の使用にあたっては,重曹などのアルカリ剤によるpHの是正は好ましくない。また呼吸中枢刺激剤の使用については換気量への影響が少なく,無効の場合があり注意が必要である。

〈関連語〉 低酸素血症,気管支喘息,酸素療法

[中村慶子]

●文献 1) 渡辺克也:酸塩基平衡異常の原因・症状・治療 呼吸性アシドーシス.小児看護,19(2):177-180,1996. 2) 瀧है史:緊急処置を要する起こりやすい酸塩基平衡異常とその管理.小児看護,19(2):190-195,1996. 3) 日沼千尋:酸塩基異常をきたした患児のアセスメントと看護計画.小児看護,19(2):196-200,1996.

呼吸理学療法

【呼吸理学療法とは】 慢性閉塞性疾患などの慢性呼吸不全に対して以前から行われてきた呼吸リハビリテーションのひとつであり,ほかに薬物療法,人工呼吸療法,吸引・吸入,水分管理,栄養管理などがある。

【対象となる小児呼吸器の解剖生理学的特徴】 呼吸中枢の発達が未成熟で,年齢が低いほど呼吸パターンが不規則なため無呼吸を起こしやすい。肺胞は未熟で数も少なく,気道は細く短く生理的な狭窄や脆弱性がある。呼吸筋は働きが弱く,脆弱な胸郭の形を保つために緊張を維持する必要があり疲労をきたしやすい。

【目的】 運動障害に合併する呼吸障害,気管支喘息,未熟児・新生児や手術後の急性呼吸不全,嚥下障害に伴う誤嚥性肺炎や無気肺などによる換気障害をきたした児に対し,肺の換気とガス交換の改善,気道クリアランスの改善,気道閉

塞の改善，呼吸困難感と運動耐容能の改善を目的として行われる．小児は呼吸状態が，睡眠や摂食障害や発育など生活の質とも深く関連するため，呼吸状態を改善することで可能な限りの発育・発達を支援することも大きな目的である．
【方法】 小児の呼吸理学療法は，呼吸介助法など児の体力に応じて負荷量を調節しやすい徒手的手技からの介入が主で，ほかに運動療法がある．状況によっては確実で簡便な排痰目的の機器（カフマシーン，肺内パーカッションベンチレーターなど）も活用される．徒手的手技の方法には，排痰法（体位ドレナージ，パーカッション，スクィージング，スプリンギング，バイブレーション），胸郭・肩関節可動域訓練，呼吸法訓練，リラクゼーション，呼吸筋訓練などがある．これらを組み合わせて，異常な筋の緊張状態の調整，胸郭の運動性の拡大，分泌物の排除，肺の再膨張の支援，リラックスした正常な呼吸パターンの支援を行う．運動療法は，臥床を強いられることによって低下した運動能力の改善をはかるために行う．
【基本手技】 ①排痰法：a．体位排痰法（体位ドレナージ）；排痰法の基本で種々の徒手的介助法を組み合わせるのが一般的である．仰臥位，側臥位，腹臥位により痰が排出しやすいようにする（「体位ドレナージ」の項参照）．b．パーカッション（クラッピング）；手のひらをお椀のように丸めて叩く，最近は痛みや不整脈を誘発しやすく，喘息発作時には，発作を強めるとして行われない傾向にある．c．スクィージング；日本では搾り出すという意味で用いられる呼気介助法．体位排痰法と併せて行うことが基本．痰の貯留部位に位置する胸郭に手を置いて，呼気に同調させて胸郭を圧迫する．手掌全体で均一に圧を加え，呼気終末に圧が強くなるように行う．d．スプリンギング；呼気介助法と組み合わせて行い，吸気時に圧迫を緩めて胸郭の弾性を利用して吸気を促進する．e．バイブレーション；胸郭外から器具を用いて振動を与える．②呼吸法訓練：呼吸の仕方（口すぼめ呼吸，腹式呼吸，下部胸式呼吸）を訓練することで換気効率が上がり，呼吸困難感や呼吸機能の改善がみられる．③リラクゼーション：呼吸補助筋群のストレッチやマッサージ，呼吸介助法（呼吸パターンに同調させた胸郭の圧迫と解除）を組み合わせて行うことで，呼吸補助筋群の緊張を緩和し呼吸パターンの改善をはかる．クッションなどを使用し患者の安楽体位を保たせる姿勢管理も重要である．④胸郭・肩関節可動域訓練：胸骨の捻転，胸郭の捻転，肋間筋のストレッチ，シルベスター法（吸気時に両上肢を挙上し呼気時に下ろす）などの呼吸筋ストレッチ体操である．自分で行う方法と介助する方法がある．小児科領域では，無気肺に対する有効性は認められているが，肺炎，細気管支炎，喘息重篤発作時の介入についての十分な比較検討は行われていない．年齢や対象による各手技の適応に関する研究が今後の課題である．
〈関連語〉 吸入（ネブライザー），気管支喘息，在宅酸素療法，体位ドレナージ，ポジショニング
[藤丸千尋]

●文献 1）臼田由美子：チーム医療としての呼吸リハビリテーション；理学療法士はどうかかわるべきか．小児科診療，67(12)：2253-2259，2004．2）上田康久：チーム医療としての呼吸リハビリテーション；小児科医はどうかかわるべきか．小児科診療，67(12)：2247-2252，2004．3）並木昭義・監：まんが呼吸理学療法の第一歩；集中治療における呼吸管理，南江堂，2001．4）木田厚瑞：在宅酸素療法マニュアル，医学書院，1997．

国際児童年

【経緯】 1979年，国際連合は第31回総会において，1979年を国際児童年とすることを宣言した．1959年に国連総会が採択した「児童権利宣言」の20周年を記念して，またその機会に改めて世界の子どもの問題を考え，その解決のために各国，各国民すべてが取り組んでゆこうとするものである．第31回総会で採択された国際児童年の決議においては，「すべての国において児童のための計画が，児童の福祉向上のみならず，経済的社会的進歩を促進するための広範な努力の一環として，基本的に重要であることを認め，（中略）多数の児童，就中，開発途上国の児童が栄養不足であり，十分な保健サービスを受けることができず，また，その将来のための基礎教育を受けることなく，基本的な生活環境が与えられていないことを深く憂慮し，国際児童年が，すべての国に於いて各国の児童の福祉向上のための計画を再検討すること，及び，各国における状況，そのニーズ，及びその重要度に応じ，全国レベルおよび地方レベルの行動計画に対す

る支援を動員するために有益であることを確信し(後略)」と述べられている。

【活動】「国連は,国際児童年の推進機関として国連機関で児童問題に取り組んでいるユニセフ(国際連合児童基金)を指定するとともに,各国政府に対し児童の福祉の向上に一層努力すること,国際児童年の準備及び実施のために必要な経費をユニセフに拠出すべきことを要請した。また,民間団体及び一般国民が国際児童年に関する諸活動に積極的に参加し,また拠出にも協力するよう要請が行われた。ユニセフは,国際児童年の実施に当たり,各国に対して政府,民間を含めた国際児童年に関する国内委員会の設置を呼びかけ,同委員会が中心となって各国における具体的行事の企画及び実施を進めるよう要請した。これを受けて各国とも国内委員会を発足させており,我が国においても,1978年6月に総理府に国際児童年事業推進会議を設置することが閣議決定された。推進会議は,同年7月重点項目として,①児童問題についての認識を深めるための啓発活動の実施,②児童に関する国内施策の充実,③児童の福祉向上のための国際協力の拡充の三点を定めたが,第二点のうち国の関係施策については,当面次の諸点についてその充実推進を図ることとした。ア.児童の健全な育成を図るための教育,福祉,文化,スポーツ等各分野の事業の拡充。イ.児童のための教育,文化,スポーツ施設,公園,遊び場等児童の健全な育成を図る各種施設の整備。ウ.保護を要する児童の福祉を図る各種事業の充実及び関係施設の整備。エ.母子保健医療施設の充実。オ.家庭教育に関する施策の拡充。カ.児童の非行防止施策の充実。キ.児童関係施策に携わる指導者の養成。ク.民間団体が行う児童のための事業の奨励,助長」(『厚生白書昭和54年版』「総論序章第1節国際児童年にあたって」より抜粋)。

【関連事項】「国際児童年」制定の前後には,18歳未満のすべての人の保護と基本的人権の尊重をめぐるさまざまな動きがあった。その経緯は以下の通りである。

1924年　「ジュネーブ宣言」が国際連盟で採択される。
1959年　「児童の権利に関する宣言」が国連総会で採択される。
1978年　ポーランドから国連人権委員会に「児童の権利に関する条約」の草案が提出される。
1979年　国際児童年。国連人権委員会は,ポーランド案を検討し,最終草案を作成するための作業部会を設置する。
1980年　「国際的な児童の奪取の民事上の側面に関する協定」(ハーグ条約)が国際司法ハーグ会議で採択される。
1986年　「少年司法の運用のための国際連合最低基準規則(北京規則)が国連総会で採択される。
1985年　「国内のまたは国際的な里親委託及び養子縁組を特に考慮した児童の保護および福祉についての社会的および法的な原則に関する宣言」が国連総会で採択される。ユニセフ執行理事会は「児童の権利に関する条約」の草案作りに全面的に協力することを決議する。
1989年　「児童の権利に関する宣言」採択30周年。「児童の権利に関する条約」が国連総会で採択される。
1990年　1月26日,「児童の権利に関する条約」はその支持を表明する署名のために開放され,61カ国が署名する。9月2日,「児童の権利に関する条約」が発効する。9月21日,日本が109番目の署名国となる。9月29・30日「子どものための世界サミット」が国連本部(ニューヨーク)で開催される。
1991年　1月26日,「条約」が署名のため開放されて1周年の記念日までに130カ国が署名,70カ国が批准を終える。2月27日,「条約」締約国の第1回会合がニューヨークで開かれ,児童の権利委員会の10人の委員が選出される。
1994年　日本が条約を批准し,158番目の締約国となる。
1995年　児童の権利委員会の委員数を10人から18人へ増大する「条約」の改正が,「条約」締約国の会議で採択され,国連総会において承認される。
2000年　「条約」の2つの選択議定書(「児童の売買,児童売春及び児童ポルノに関する児童の権利に関する条約の選択議

定書」および「武力紛争における児童の関与に関する児童の権利に関する条約の選択議定書」）が国連総会で採択される。
2002年　「児童の売春，児童売春及び児童ポルノに関する児童の権利に関する条約の選択議定書」が発効する。「武力紛争における児童の関与に関する児童の「権利に関する条約の選択議定書」が発効する。「国連子ども特別総会」が国連本部（ニューヨーク）で開催され，成果文書「子どもにふさわしい世界」が採択される。これを機に，日本が両選択議定書の署名国となる。
2004年　日本が「武力紛争における児童の関与に関する児童の権利に関する条約の選択議定書」を批准し，75番目の締約国となる。
2005年　日本が「児童の売買，児童買春及び児童ポルノに関する児童の権利に関する条約の選択議定書」を批准し，90番目の締約国となる。

〔外務省ホームページ：外交政策(http://www.mofa.go.jp/mofaj/gaiko/jido/seka.html)より〕
〈関連語〉　EACH憲章，自己決定権，児童観，児童憲章，児童の権利に関する条約　［梶山祥子］

告　知

【概念】　告知とは，「告げて知らせること」と解釈できる。そのほかには，説明することとか，情報を提供することなどとも言い換えることができる。告知は，人が人に対して何かを告げて知らせるという行為である。しかし，告げる側の人が，一方的に相手側に説明して終わるのではない。告げられた側は，その内容を知ったことによって，なにかしら反応する。その反応をみて，再び告げた側の人が反応する。このように，告知によってお互いのやりとりが生まれるコミュニケーションの過程でもある。

【子どもに対する告知の意義】　告知するときには，告げる側と告げられる側双方に意思疎通の能力が必要である。告げる相手が子どもの場合であっても，一個人として尊重した誠実な対応が望まれる。子どもは子どもなりに理解する。子どもは，日々成長し，発達的自律性をもった存在であるという前提が重要である。告げる側の大人は，子どもが理解できるように相手に合わせてわかりやすく説明する必要がある。大人が正直に子どもに説明し，子どもの反応に誠実に対応する姿勢は，コミュニケーションを円滑にし，子どもとの信頼関係につながる。子どもは，説明されたことによって自分のおかれた状況を理解できれば，子どもなりに対処方法を考えられる。

【病気に関連した告知の内容や方法など】　子どもに病名や病状について告知をするときには，慎重にとり行う。とくに，重症の診断，長期間の治療や経過観察が必要な場合などである。だからといって，虚偽を伝えるということではない。まずは，両親が医療者からの説明を理解できることが必要である。告知の内容には，診断のために必要な検査とその方法，検査結果，病名，必要な治療，治療期間や入院期間などがある。子どもの理解を促すためにも両親とのコミュニケーションは大切である。子どもには，いつ，誰が，どのような内容を知らせるかを考える。両親と医療者が十分に話し合い，一致した方針で進める必要がある。きょうだいや親戚への告知も同様に考える。病気に関連した説明は，一度だけでなく，必要とされたときはいつでも何度でも繰り返して行うことが大切である。

【悪い知らせを告げるとき】　病気に関連した告知は，時に悪い知らせの場合もある。子どもに真実を伝えるべきかどうか悩むことも多い。悪いニュースは，面談において6段階のアプローチで伝える方法が推奨される[1]。1段階は，面談にとりかかるための適切な部屋や関係者などの環境を整える。2段階は，患者が不必要なショックを受けないために，病気についてどの程度理解しているのかを知る。3段階は，患者が病気についてどの程度知りたいのかを把握する。4段階は，情報を整理し知識を伝達する。この際，専門用語は使用せず，相手の反応を何度も確認しながら，少しずつ情報を伝える。5段階は，悪い知らせを受けて不安な状態の患者の心情をサポートする。6段階は，治療計画を説明し，患者の質問に答えるという方法である。悪い知らせを告げるときは，とくにコミュニケーションスキルが必要とされる。

〈関連語〉 コミュニケーション，インフォームドコンセント，インフォームドアセント
[渡邊輝子]

●文献 1) Buckman, R.(恒藤暁・監訳)：悪い知らせの伝え方．真実を伝える，診断と治療社，2000, pp.65-97. 2) 恒松由記子：小児の患者と家族背景を考慮したインフォームド・コンセントのポイント．月本一郎・編，インフォームド・コンセントガイダンス；血液疾患診療編，先端医学社，2001, pp.108-123. 3) Forman, E.N., et al.(松田一郎・訳)：小児医療の生命倫理，診断と治療社，1998.

子育て

人間が生物的存在であり，社会的・文化的な生き物であるように，「子育て(child care)」は生き物としての保護と身体の成長を促す生理にかかわる側面と，社会や文化にかかわる教育的側面を併せもった営みである[1]。少子化の現代社会において，子育て期間は短縮の傾向にある。
【わが国の子育ての現状】 今日の子育て環境は，バブル崩壊後必ずしも思い通りに享受できないものの物質的には豊かである。しかし，子育ての中心となる，とくに若い世代の母親の多くは子どもとの接触経験の少ない環境で育ち，出産後は育児協力者が身近に得られないことや，家事・育児に追われる日常のなかで自ら楽しむこともできず孤立していることが多い。このような子育ての現状は母親の育児不安を増長し，育児不安が深刻化すると子ども虐待を引き起こすことにもなりかねない。また子ども達にとっても，育ちに必要な遊び場所や人と触れ合う場所としての自然環境や生活環境は決して豊かとはいえない。高学歴志向の現代社会において，子どもは勉学や習い事に追われることが多く，余暇はテレビやテレビゲームなど室内での遊びに時間をとられ，家族と一緒に食事を楽しむことも少なくなり，日常の生活リズムは乱れている。このような子どもの育ちの延長上で不登校，ひき込もり，家庭内暴力，非行などが横行し，その一般化と若年化が現代の大きな社会問題となっている。
【現代の母親の子育て不安の特徴】 わが国の戦前の拡大家族における育児知識や育児方法は，祖父母や隣人などから教えられ受け継がれてきたが，戦後の急激な核家族化・少子化によってその多くは多種の育児書や育児雑誌などに頼るようになってきている。幼少期の子どもをもつ母親の子育て不安の要因として，「大阪レポート」は次の5つの要因をあげている[2]。①母親が子どもの欲求がわからないこと。②母親の具体的な心配が多いこと，およびその未解決放置。③母親に出産以前の子どもとの接触経験や育児体験が不足していること。④夫の育児への参加・協力が得られないこと。⑤近所に母親の話し相手がいないこと。これらの不安要因への対策として，その個人や地域の特性に有効な子育て支援が要請される。
【わが国の子育て支援の経過と今後の課題】 現在の国・自治体の子育て支援対策は，少子化への対応として始まった。少子化の要因として，「未婚率の上昇」と「夫婦の平均出生児数と平均理想子ども数の開き」をあげ，その基本対策として保育所の拡充策，育児の経済負担の軽減，男女の固定的役割分担の克服が設定され，1994(平成6)年の「エンゼルプラン」，1999(平成11)年の「新エンゼルプラン」として具現化された。しかし，それら施策によっても出生率は回復せず，少子化の要因等の捉え直しが行われ，2002(平成14)年「少子化対策プラスワン―少子化対策の一層の充実に関する提案」が提出され，2003(平成15)年に児童福祉法の一部改正案とともに，「少子化社会対策基本法」および2005(平成17)年からの時限立法として「次世代育成支援対策推進法」が公布された。今日の子育ての問題は個人や個々の家庭，また，女性だけの問題ではない。時代の変化に応じて，男女・親子が共に人間としての権利を尊重され自己実現できることが基本であり，そのための国・自治体の責任は重大である。子育てをめぐる状況の改善には，仕事と子育ての両立を支える制度の充実，経済的な支援，子育て支援の現場の改革を具現化するなかで，一人ひとりの母親が子どもの発達段階を理解し，個人差や個性を尊重してゆとりをもって子育てすることができ，子育てしながらいきいきと社会参加できるような支援が求めらる。

〈関連語〉 育児不安，子ども虐待，生活リズム，不登校，育児書，非社会的行動，エンゼルプラン，新エンゼルプラン，児童福祉法，発達段階，次世代育成支援事業
[山中久美子]

●文献 1) 大場幸夫：育つ・ひろがる子育て支援，トロル出版部，2003, pp.36-38. 2) 服部祥子，

他：乳幼児の心身の発達と環境，名古屋大学出版会，1991, pp.14-15.　3）汐見稔幸：国・自治体における子育て支援と保育の施策についての動向．発達, 101：2-6, 2004.　4）前田正子：子育ては，いま，岩波書店，2003, pp.186-207.

鼓　腸

【定義】　鼓腸（meteorism）とは，消化管内に大量のガスが蓄積した状態や，腹腔内にガスが充満した状態をいう．腹水貯留，腹部腫瘤，臓器の腫大と並んで，腹部膨満の主原因として重要である．

【特徴】　乳幼児期は，腹部が軽度に突出している特徴がある．乳幼児は，成人に比べ腹壁が薄く，腹部臓器の占める割合が大きい．また，哺乳時や啼泣時に空気を嚥下しやすいなどの理由で，生理的な状態でも腹部膨満がみられることがある．小児の鼓腸の原因は，次の通りである．①空気嚥下：哺乳呑気症，心因性呑気症，呼吸困難，胃軸捻転ほか．②消化管内ガスの過剰産生：便秘，食事性，授乳過多腸炎，慢性下痢，胃腸炎，吸収不全症候群，腸内細菌過増殖ほか．③消化管の閉塞および運動障害：便秘，ヘルニア，腸重積，腫瘍，先天性閉鎖症，ヒルシュスプルング病，膿瘍，異物ほか．④消化管内ガスの吸収不全：乳幼児の肺炎に伴う．⑤腸管壁の循環障害：麻痺性イレウス，心不全ほか．消化管内に存在するガスは，嚥下によって取り込まれた空気がほとんどである．ほかに腸内細菌が産生したガスや，胃液と膵液の相互作用で生じた二酸化炭素などが加わる．通常，腸壁から吸収され，肺を通り体外に除去される．吸収されない分は，放屁などによって体外に排出される．なんらかの原因で，ガスの産生と排出のバランスがくずれ，腹部が張った状態が鼓腸である．ガスの貯留は腸管全体にみられることも限局性にみられることもある．まれに腸管穿孔や腹膜炎などで腸管外（腹腔内）にガスが貯留することもある．

【情報収集とアセスメント】　①問診：発症の仕方とその経過，増大傾向の有無，随伴症状，基礎疾患の有無，薬物の服用歴．②一般状態：バイタルサイン，意識状態，機嫌，活気，顔色，排便排ガスの有無．乳児は，哺乳時，啼泣時の嚥下の状態についてよく観察する．③腹部の観察：安静時または安静に近い状態で行う．事前の説明や声かけ，親の協力や確実な固定，遊ばせるなどして，啼泣させないようにする．a．視診：小児を仰臥位にして，側面から剣状突起と恥骨結合を結ぶ線を見る．5歳以降では，この線はほぼ直線になる．鼓腸は，腹部全体または上腹部が膨隆し，側臥位にしても腹部の形態があまり変わらない．腹水は，仰臥位と側臥位で腹部の形態が変化するのが特徴である．b．打診：鼓腸では鼓音，腹水では濁音．c．触診：腹壁緊満の程度・皮膚の状態，腹部腫瘤．d．聴診：腸雑音の亢進，減弱，欠如，金属音などが特徴である．腸管の機械的閉塞では腸雑音は亢進し，とくに絞扼性イレウスでは金属性雑音となる．腹膜炎の麻痺性イレウスなどでは，腸雑音は消失する．④随伴症状：下痢，便秘，腹痛，腹部不快感，圧迫感，悪心，嘔吐，呼吸困難，食欲不振（乳児の場合は哺乳意欲）．嘔吐や腹痛を伴う場合は腸管閉塞，高度の鼓腸は胃・十二指腸潰瘍や虫垂炎などの穿孔による急性腹膜炎，激しい腹痛と鼓腸は腸間膜血管の血栓や栓塞が疑われる．⑤検査：a．腹部単純X線検査：仰臥位で，腸管拡張の有無・ガス像の分布状態・鏡面形成像（腸管の閉塞性疾患），腹腔内遊離ガス（腸管穿孔）などを確認するために必ず行われる．b．血液検査（血液一般検査・炎症反応・赤沈・血清電解質など），尿一般検査，便検査．c．原因疾患に応じて必要な検査（腹部エコー・腹部CTスキャン・MRI・消化管造影など）．⑥対処・治療：鼓腸の原因疾患の治療が緊急性を要するか否かで対処や治療は異なる．

【ケアのポイント】　①排ガスの促進・誘導：a．肛門から直接直腸に腸管を挿入しガスを抜く．医師の指示により浣腸．b．排便方法の工夫．c．温湿布（メントール油や温湯），カイロ，あんか，湯たんぽ，腹部マッサージ，ブジー挿入．腸の蠕動運動を高める．d．乳児の呑気には，十分な排気を行う．②腹部の圧迫や緊張をやわらげる安楽な体位の工夫：a．側臥位で膝を曲げた体位．上半身を軽度挙上したファウラー位．b．衣服や寝具の圧迫を避ける．c．体位変換．d．乳児の呑気には，哺乳後，上体を挙上する．③食事：a．食欲不振に対して少量ずつ，回数を多くする．b．ガス発生のもとになる発酵しやすい食品（イモ類・豆類・牛乳・乳製品など）や繊維の多いものは避ける．

〈関連語〉 腹部膨満　　［小林八代枝・霜田敏子］
　●文献　1) 医学大事典編集委員会・編：最新医学大辞典，第3版，医歯薬出版，2005, p.626. 2) 宮崎和子・監：小児Ⅱ(看護観察のキーポイントシリーズ), 改訂版, 中央法規出版, 2000, pp.244-245. 3) 大和田操：外来でよく遭遇する症状と徴候・腹部膨満. 小児内科, 32(3)：417-421, 2000. 4) 仁科孝子, 他：腹部膨満. 小児科診療, 66(11)：200-206, 2003. 5) 松田明子, 他：成人看護学5(系統看護学講座 専門9), 医学書院, 2003, pp.250-251. 6) 小川鼎三, 他・編：南山堂医学大辞典, 第18版, 南山堂, 1998, p.712. 7) 内園耕二, 他・監：看護学大辞典, 第5版, メヂカルフレンド社, 2002, p.748.

骨　化

【定義】　骨形成の過程を骨化(ossification)といい，胎生期や生後の成長において，間葉組織や軟骨が骨組織に置き換わる過程をさす。これはカルシウム塩が組織に沈着する石灰化と関係がある。
【骨の発生と成長過程】　胎生6週になると骨のもととなる軟骨原基(軟骨モデル)が形成され，10週を過ぎると骨格の原型はほぼ完成する。出生後，骨は著しく大きさを増し，骨の成長は思春期を通して続く。骨の発生と成長過程における骨組織の形成(＝骨化)は，膜性骨化と軟骨内骨化の2つの方法で行われるが，これらは骨の発生過程の違いであり，骨の構造に違いはない。
①膜性骨化：間葉組織内に骨組織が直接形成される様式で，頭蓋骨や鎖骨など体表近くに位置する骨においてみられる。間葉組織内の未分化な細胞が骨芽細胞へと分化・増殖し，骨芽細胞間に物質沈着が起こる。これにカルシウム塩が蓄積され，骨芽細胞はカルシウム塩に取り囲まれ骨細胞となる。骨芽細胞は分裂増殖してカルシウム沈着塊表面に層を形成し，この繰り返しで骨が成長し，太さが増す。②軟骨内骨化：海綿骨をつくる機能。間葉組織内に形成された軟骨組織が，後に骨組織に置き換えられる様式で，大部分の骨はこの方法で形成され，四肢骨のような長骨でもっともよく観察される。原型となる軟骨組織は，後の骨とほぼ同様の形を示すことから軟骨モデルとよばれる。出生時ないし生後間もなくの時点で，長骨の骨端部および短骨(手根骨や足根骨など)以外は，軟骨モデルがすでに骨に置き換わっている。すなわち胎生6週になると骨のもととなる軟骨モデルが形成され，まず軟骨モデルの中央(骨幹)で骨化が始まり，一次骨化中心(primary ossification center)が形成される。その後，両側の骨端部に向かって骨化が進行し，多くの骨では出生後，骨端部に二次骨化中心(secondary ossification center)が形成され，骨端の軟骨組織は，関節軟骨と骨端軟骨を除いて完全に骨に置き換わる。成長ホルモンの分泌が低下すると骨端軟骨が骨化し，骨の長軸方向の成長が止まる。
【骨化と骨年齢】　一次骨化中心および二次骨化中心でつくられた海綿骨を，それぞれ一次骨核，二次骨核とよぶ。それぞれの骨核の出現や発育には一定のパターンがあり，ある一定の時期に出現する。手根骨や中手骨，指骨の一次骨核や二次骨核の出現状態をX線写真で観察することにより，骨成長が年齢相応であるかを知ることができる(「骨年齢」の項参照)。
〈関連語〉　骨年齢　　　　［武田淳子・遠藤芳子］
　●文献　1) 松村讓兒：骨格と関節. 遠山正彌, 他・編著, 人体発生学, 南山堂, 2003, pp.265-297. 2) 日下部陸, 他：小児の成長と発達. 越智隆弘, 他・編, 小児整形外科(NEW MOOK整形外科15), 金原出版, 2004, pp.13-33. 3) Sinclair, D., et al (山口規容子, 他・訳)：ヒトの成長と発達, メディカル・サイエンス・インターナショナル, 2001. 4) 中村利孝：骨の発生, 成長, 維持. 鳥巣岳彦, 他・編, 標準整形外科学, 第9版, 医学書院, 2005, pp.21-28.

骨形成不全症

【概念】　骨形成不全症はⅠ型コラーゲンの生合成異常を基盤として全身骨の脆弱性を示す疾患である。骨系統疾患のなかでもっとも頻度が高く，おおよそ2万5,000人に1人の頻度である。臨床症状には易骨折性，低身長，四肢脊椎変形，青色強膜，難聴，歯牙形成不全，頭蓋底嵌入症による神経症状などがあるが，X線所見が第1の決め手となる[1]。骨脆弱性の程度はさまざまで，出生時に多発性の骨折を生じているものから，外傷を受けないと骨折を生じないものまで存在する。臨床分類としては，臨床症状および重症度，遺伝形式に基づいて分類したSillenceの分類(1981)(表30)が汎用されている[2]。一般に筋緊張は低下しており，手関節や足関節を中心として，関節可動域の拡大を示す。小児期に脊柱側彎を生じることが多い。

表30 Sillenceの分類(1981)

型	遺伝形式および臨床像
I型	常染色体優性遺伝．青色強膜・難聴を伴う．出生後に初回骨折を生じる軽症型．歯牙形成不全のあるものをIA，ないものをIBとする
II型	突然変異によるものと常染色体優性遺伝によるものがある．周産期致死性の重症型
III型	常染色体優性および劣性遺伝．青色強膜は存在するが，成長とともに目立たなくなる．多数回骨折により，しだいに骨変形が増悪する
IV型	常染色体優性遺伝．青色強膜はもたないが，難聴を伴う．症状は軽症から重症まで存在する．歯牙形成不全のあるものをIVA，ないものをIVBとする

【治療】 易骨折性が問題であり，骨折に対する治療が基本となる[3]．もともとの骨萎縮に，度重なる骨折と，その治療時の廃用性萎縮が加わると，ますます骨が折れやすくなる．この悪循環を断ち切るためにも，骨折の治療の際には，外固定の期間をなるべく短くすることが重要である．また，積極的に理学療法を行って，筋および骨の強化に努めることも必要である．骨折の治療は保存的に行える場合が多いが，長管骨の変形が強い場合は力学的に不利であり骨折を繰り返すことになるので，矯正骨切りを行い，髄内釘(telescoping nailなど)で内固定を行う[4]．薬物療法では，ビスフォスフォネートにより骨量の増加と骨折回数の減少が報告されている．しかし，現在のところ小児への適応は認められていない[2]．

【予後】 重症型では呼吸器系の感染症を引き起こしやすく，生命予後の点で注意が必要である．骨折回数は成長とともに減少し，成人期以降の骨折は著明に減少する． ［亀ヶ谷真琴］

●文献 1) 越智隆弘，他：NEW MOOK 小児整形外科．金原出版，2004． 2) 日本小児整形外科学会教育研修委員会・編：小児整形外科テキスト，メジカルビュー社，2004． 3) Herring, J.A.：Tachdjian's Pediatric Orthopaedics. 3rd ed., W. B. Saunders, 2002． 4) 日本整形外科学会骨系統疾患委員会・編：骨系統疾患マニュアル，南江堂，1994．

骨髄移植

【概念】 造血幹細胞移植(hematopoietic stem cell transplantation，同項参照)の一種．もっとも歴史が古い．ドナーの種類により，患者本人からの移植である自家移植(autologous transplantation)と他人からの移植である同種移植(allogeneic transplantation)に分けられる．同種移植はさらに家族内ドナーからの移植と非血縁ドナーからの移植に分けられる．一卵性双生児からの移植はとくに同系移植とよばれる．歴史的には，まず1960年代後半にヒト白血球抗原(human leukocyte antigen；HLA)一致同胞からの骨髄移植(bone marrow transplantation)が免疫不全患者に対して行われた．次いで1970年代に白血病と再生不良性貧血患者に行われるようになった．当初はHLA一致同胞からの骨髄移植が主であったが，1980年代から各国に骨髄バンクがつくられ，HLA一致非血縁ドナーからの骨髄移植が行われるようになった．日本国内では1974(昭和49)年に同胞ドナーによる骨髄移植が始まった．1989(平成元)年に東海地区に骨髄バンクがつくられ，非血縁ドナーからの骨髄移植が行われた．現在では全国規模の公的な骨髄バンクが運営され，登録ドナー数も2004(平成16)年には20万人以上になっている．

【移植の成否にかかわる因子】 骨髄移植療法の進歩は，HLAについての理解と移植片対宿主病(graft versus host disease；GVHD)の予防・治療に大きく依拠してきた．当初はドナーと患者のHLAはA, B, DRの6座すべてにおいて一致させる必要があると考えられていた．検査法も初めは血清検査であったが，次いでDNA検査が導入され，詳細な解析が可能となった．その結果，非血縁骨髄移植において，欧米ではDR座が一致することが重要とされたが，国内ではA座がより重要であるなど国・民族により違いがあることが明らかにされてきた．一方，移植前処置を工夫することにより，HLAが半分しか一致しない父母(両親)からの移植も試されている．GVHDは移植後のもっと

も大きな合併症であったが，1980年代に免疫抑制剤としてシクロスポリンが導入された後，コントロールが容易になった。移植前処置については，全身放射線照射またはブスルファンとシクロホスファミドの組み合わせを基本に，さまざまなレジメンが提案されている。最近では，強力な免疫抑制剤であるフルダラビンを用いた臓器毒性の少ない，いわゆる骨髄非破壊的同種移植（ミニ移植）が，主に高齢者において試みられている。その他の因子としては，輸血や感染症対策など，支持療法の進歩があげられる。とくに，ガンシクロビルの導入は移植後サイトメガロウイルス（cytomegalovirus；CMV）感染症のコントロールに大きく寄与している。移植後の再発，あるいはEBウイルスによるリンパ増殖性疾患に対して，ドナーの末梢血リンパ球の輸注が有効なことがわかってきている。

【適応疾患】 従来，先天性免疫不全症，再生不良性貧血，慢性骨髄性白血病（同項参照），急性白血病などが適応であったが，現在では糖原病などの自己免疫疾患（膠原病）や先天性代謝異常症，あるいは腎細胞癌などの固形腫瘍にも適応が広がってきている。一方，移植療法以外の治療方法が進歩することにより，適応が限られてきている疾患もある。すなわち，急性リンパ性白血病では，小児ではフィラデルフィア染色体陽性例など，第1寛解で移植が適応になる病型は10％に満たない。急性骨髄性白血病でもすべてが移植適応ではない。再生不良性貧血でも免疫抑制剤が著効する例では移植は適応にならない。小児に対する骨髄移植は，成長障害や不妊症など，晩期障害が問題になることが多く，適応を狭めるべく努力が続けられている。

［真部淳］

●文献 1）名古屋BMTグループ：造血細胞移植マニュアル，第3版改訂新版，日本医学館，2004.

骨髄穿刺

【定義】 骨髄は，骨に囲まれたスポンジ様の軟部組織で，血液細胞が造られている。針を骨髄の中に刺入して，少量の骨髄組織を吸引し採取する検査を骨髄穿刺（bone marrow aspiration）という。

【目的】 白血病・各種貧血・血小板減少症・その他血液疾患などの骨髄造血障害が疑われる場合の診断，悪性腫瘍の骨髄転移の有無の診断，重症感染症での原因菌の同定，造血幹細胞の培養・染色体検査などのために行う。

【穿刺部位】 2歳以下の小児は脛骨上端（成長すると脛骨は硬くなるため，2歳以上の小児には行わない）。それ以上の小児は前または後腸骨稜（もっとも安全で，その年齢でも穿刺できる部位）。成人は胸骨。

【必要物品】 骨髄穿刺針，穿刺セット，ディスポーザブル注射器10m*l*，2％塩酸プロカイン，ポピドンヨード，滅菌手袋，弾性絆創膏，滅菌ガーゼ。

【骨髄穿刺時の看護】 穿刺による検査は，身体的な苦痛に加え，恐怖や不安などの心理的苦痛を伴う。また，疾患によっては，治療中に繰り返し行われることもあり，心的外傷を与える可能性がある。①検査の説明：子どもの年齢に合わせ，また個々の特性に合わせ，理解できる言葉で説明する。学童期以上の子どもの場合，希望すれば，検査に使用する物品を見せプレパレーションの実施も有効である。②検査当日：検査30分以上前より貼付式局所麻酔薬のリドカインなどを穿刺部位に貼る。テープを貼られることで恐怖を感じ，不安を増強させることがあるため，検査の説明が行われ，理解していることを確認する。③体位の固定：痛みと恐怖感があるため，体位の固定を確実に行う。とくに過去に骨髄穿刺検査の経験のある子どもは不安が強く，暴れる可能性があるため，しっかり固定を行う。母親が検査に付き添うことで不安が軽減される場合は，付き添いを考慮する。おさえ方は，脛骨上1/3穿刺の場合は，脛骨近位端の内側表面を上にして固定。後腸骨稜の場合は，腹臥位にして，腹部にバスタオルなどの枕を入れ，下肢と上肢を2人の介助者で固定する。前腸骨稜の場合は，側腹臥位または仰臥位で行う。理解できる子どもの場合は，軽く手を当て急な動きに対応できるよう備える。④感染予防：骨髄の感染予防のために，検査は無菌操作で行う。穿刺部位はアルコール綿で汚れをふき取り，ポピドンヨードで2回以上広範囲に消毒する。⑤プライバシーの保持：思春期の子どもの検査は，プライバシーが保護されるように配慮を行う。検査室内に必要最小人数の医療者が入るうにし，友達などに見られないようにする。

【骨髄穿刺検査後の注意点】 出血傾向のある小

児に行われることが多いため，穿刺部位の出血に注意する．施行後は，滅菌ガーゼとテープで圧迫固定し，30分～1時間安静臥床をとる．
【禁忌】 重篤な出血性疾患の患者には行わない．
【麻酔薬を使用した検査の実施】 骨髄穿刺は，疾患の診断に重要な検査であるため，検体を確実に採取する必要があること，および小児の検査に対する不安を軽減することを目的に，麻酔薬を使用して眠らせて行うことも近年行われている．欧米では，麻酔科医師が関与し，初回の検査から全例に全身麻酔を使用した検査が行われている．日本においても，近年全身麻酔を使用した検査を行う施設が増えてきている．麻酔は，催眠導入薬のミダゾラムと麻酔薬の塩酸ケタミンを使用した静脈麻酔が主に行われている．①麻酔使用時の看護：開始前に，麻酔に使用する薬剤名，使用量を確認し，準備し，パルスオキシメーターを装着する．静脈麻酔を開始後検査中は，常に子どもに話しかけ，気道を確保し，経皮的酸素飽和度のモニタリングを継続する．皮膚，顔色，口唇，爪の色を観察し，バイタルサインの測定，呼吸・循環管理をしっかり行う．検査終了後も，十分に覚醒するまで，同様の観察を継続する．②その他：塩酸ケタミンの使用により，時に幻覚や悪夢をみることがあり，そのために2回目以降の検査では，子どもが静脈麻酔を使用した検査を希望しない場合がある．子どもの希望に添った麻酔方法の選択を行っていく． ［吉川久美子］

●文献 1）吉武香代子・監：子どもの看護技術，へるす出版，1998, pp.191-193. 2）杉澤由起：骨髄穿刺；学童期後期（9～12歳）．小児看護 22(9)：1259-1264, 1999. 3）阿部敏明，他・編：小児診療と検査の基本手技，医学書院，1989, pp.80-85. 4）栗山一孝：骨髄穿刺・骨髄生検，血液疾患診療マニュアル．日医師会誌，124(8)：S 106-S 108, 2000. 5）聖路加国際病院看護手順委員会・編著：基本看護手順；第2編 診療介補手順，メヂカルフレンド社，1978. 6）Phlip, A., et al. ed.：Principles and Practice of Pediatric Oncology. Lippincott Williams & Wilkins, 2001, pp.1338-1341.

骨髄バンク／臍帯血バンク

【造血幹細胞移植】 骨髄移植も臍帯血移植も，近年血縁者間で広く実施されている末梢血幹細胞移植も「造血幹細胞移植」に含まれる．造血幹細胞移植は，抗癌剤の大量投与や放射線の全身照射による前処置，移植片対宿主病（graft versus host disease；GVHD）予防処置によって，患者の造血幹細胞を死滅させ，健康ドナーの造血幹細胞を患者に輸注することにより新たな造血機能を再生させることである．

【骨髄バンク】 ドナーの善意を公平かつ中立的な立場で提供する機関が骨髄バンクである．骨髄移植では，骨髄液を提供するドナーと患者のヒト白血球抗原（human leukocyte antigen；HLA）の一致が不可欠であり，血縁者にドナーを見出せない患者のために，イギリスで1974年にバンク運動が始まり，アメリカでは1987年に全米骨髄バンクが発足し，わが国においても骨髄バンクの設立を望む声が高まった．1992（平成4）年に日本骨髄バンクが設立され，2005（平成17）年12月現在，ドナー登録者数は22万4,446人で，移植数は6,883例となった．日本骨髄バンクを介した移植の適応疾患は多岐にわたり，急性および慢性白血病，骨髄異形成症候群，悪性リンパ腫，再生不良性貧血などの造血器悪性腫瘍と造血幹細胞疾患である．移植成績は，全体としてみると，血縁者間移植に比較してやや劣る成績となっており，これは，移植片対宿主病の頻度・重症度が増すことや免疫系の再構築が遷延することにより感染症の頻度が増すこと，さらにはドナー検索から移植までの期間に投与される化学療法・輸血が移植後臓器障害の頻度を増すことによると考えられる．2005年には新たな「ドナー登録年齢」が導入され，これまでの20～50歳から18～54歳になり，年齢幅が37年と長くなった．

【臍帯血バンク】 臍帯血に豊富な造血幹細胞が存在することがわかり，1988年に初めてフランスで臍帯血移植が行われた．日本では，1994（平成6）年に初の移植が行われ，初期の頃は血縁者だけであったが，少しずつ非血縁者にも実施されるようになった．1995（平成7）年にわが国初の神奈川臍帯血バンクが発足し，その後，日本では11の臍帯血バンクが立ち上がった．それらを機能的に運営できるように厚生省（当時）の検討会を経て，1999（平成11）年，日本さい帯血バンクネットワークが発足した．骨髄バンクと異なり，臍帯血バンクの利点として，①現物が保存されているため，登録から移植までの期間が

短い,②幼若細胞が多いためHLAが1～2座不一致でも生着が可能であるといわれる。初期には,細胞数が少ないため,小児か体重の少ない成人患者が主な対象とされてきたが,採取技術の向上などにより現在では患者の体重制限は撤廃された。臍帯血移植は,産婦の了解を得て臍帯血を採取し凍結しておき,移植時に溶かして輸注するという簡便な方法であるが,臍帯血の採取には厳密な基準があり,スタッフの訓練や採取施設との契約が必要となる。「臍帯血移植の実施のための技術指針(改訂第4版)」(2005年3月24日)が示され,臍帯血の採取,臍帯血の調製保存,情報の管理,品質管理,緊急安全情報への対応などに関して記されている。

〈関連語〉 骨髄移植　　　　　　　　［内田雅代］

●文献 1) 十字猛夫：骨髄バンク,中央公論社,1994. 2) 岡本真一郎：世界と日本の骨髄バンク. 血液フロンティア,14(8):85-93, 2004. 3) 日本骨髄バンクニュース, Vol.27, 2005年12月号. 4) 日本骨髄バンク(骨髄移植推進財団)ホームページ(http://www.jmdp.or.jp/). 5) 日本さい帯血バンクネットワークホームページ(https://www.j-cord.gr.jp/ja/).

骨髄抑制

【骨髄の機能】 骨髄では絶え間なく血液細胞の産生が行われ,末梢への白血球,赤血球,血小板を供給している。血球はすべて幹細胞により分化して生じると考えられている。幹細胞は大きく分けてリンパ球に分化するリンパ球系幹細胞と,そのほかの血液細胞になる骨髄系細胞に分けられる。

【骨髄抑制とは】 骨髄での正常な血球細胞の産生が障害された状態,すなわち汎血球減少をきたした状態をいう。原因として,①骨髄内での血球細胞の産生場所が減少した場合と,②産生の場所は十分にあるが産生の速度が抑制された場合とがある。①の例として,白血病のように,骨髄内に腫瘍細胞が著増する場合がある。②は化学療法,放射線療法による治療あるいは慢性炎症などによるものが多い。骨髄抑制の状態は骨髄穿刺検査による骨髄像をみることにより判定できる[1]。

【血球細胞の産生場所の減少】 再生不良性貧血や,白血病などの血液疾患により骨髄内での血球細胞の産生場所が減少している場合である。

【産生速度の抑制】 ①化学療法における血球細胞産生の抑制：抗腫瘍薬の毒性は急性毒性と慢性毒性に大別されるが,急性毒性は一般に抗腫瘍薬の作用が腫瘍組織と正常組織に対して選択性に乏しく,増殖の盛んな組織を障害する性質によって引き起こされる。この代表的なもののひとつが骨髄抑制である[2]。②放射線療法による抑制：放射線治療の影響は照射されている部分に限られるので,照射野に骨髄が広範に含まれる場合以外は,臨床上問題となるような骨髄抑制は生じない。化学療法との併用や化学療法を受けた既往がある場合は広範囲でなくても骨髄抑制が生じやすい[3]。

【骨髄抑制の結果起こる臨床症状】 骨髄抑制の結果起こる臨床症状には大きく,①感染,②出血,③貧血がある。感染症は,顆粒球が$500/\mu l$以下になると重症感染症の頻度が上がり,$100/\mu l$以下では致死的感染を起こしやすくなるといわれている。化学療法施行時の好中球は,一般に薬剤投与後7～14日後に最低値となる。感染経路の主なものとしては,皮膚,口腔,鼻腔,耳腔,肛門,腟,尿道などの皮膚・粘膜のバリア破壊による菌の侵入,空気中の病原体の吸入,カテーテル等からの侵入などがあげられる。出血は,一般に血小板が$5～10万/\mu l$以下で止血時間が延長し,$3～5万/\mu l$以下で粘膜・皮下出血の出現,$3万/\mu l$以下で臓器出血の可能性,$1万/\mu l$以下で致死的な出血(脳内出血など)の可能性があるといわれている。化学療法による貧血の場合は他の血球減少より遅れて(遅延型)出現する。ただし,化学療法を繰り返すことによって,貧血症状は進みやすく回復しにくくなってくる。

【骨髄抑制時の子どもへの看護】 ①骨髄抑制のアセスメント：骨髄抑制の状態,とくに化学療法後であれば,使用された薬剤による骨髄抑制のパターンと時期,期間などの把握が必要である。主症状である感染,出血,貧血に関して,感染しやすい部位とその症状,出血しやすい部位とその症状,貧血時の症状についての観察,アセスメントを行う。とくに言葉で表現できない年齢の子どもの観察は十分に気をつけて行う。②骨髄抑制への対応：a. 感染予防と感染時の対策については「易感染性」に準ずる。b. 出血の予防と対策；血小板減少時の臓器出血では外科的止血は困難であり,致命的出血を予防す

るための観察と対応が重要である．出血予防のためには，身体的・精神的安静をはかり興奮するようなことを避ける．検査，処置時の痛み緩和・安楽への援助も重要である．日常生活で皮膚や粘膜に外傷をつくらないようなセルフケアおよび清潔ケアを行う．子どもの場合，発達段階によっては自分の安全を自分で守れないため，転倒・転落，打撲が起こらないように環境の整備を行い，子どもと家族への安全教育が必要となる．局所的出血が起こった場合，必要に応じ冷罨法や圧迫止血（鼻出血の場合など）を行う．鼻出血や吐血，下血の場合などの出血を子どもが初めて経験したときは，親や子どもに恐怖や不安をできるだけ与えないように，落ち着いてすばやく止血への対応をする．臓器出血による急変時は，救急処置と対応が必要となり，この場合も子ども，家族の不安を最小限にして迅速にかかわる．c．貧血の予防と対応；貧血は，症状の自覚がないまま転倒などの事故を起こす危険性が高く，事前の指導と環境整備が必要である．貧血による症状が強い場合など無理に動かないことを子どもと親に説明し，抱っこや車椅子を使用するなど配慮する．トイレなどへの移動に際して，転倒を起こさないような配慮が必要である．③支持療法：必要に応じて，顆粒球減少に対してはG-CSFやM-CSFといったサイトカイン製剤の使用，血小板減少，貧血に対して輸血療法が行われる．輸血療法では，子どもと家族への十分な説明と同意のうえで行う．アレルギー反応やアナフィラキシー反応を起こすことがあるため，十分な観察と輸血療法施行時の安全な施行の遵守が必要である．
〈関連語〉　骨髄移植，白血病，化学療法，感染，出血，貧血　　　　　　　　　　［三輪富士代］

●文献　1) Marieb, E.N.(林正健二，他・訳)：人体の構造と機能，医学書院，1997．2) 森川昭広，他・編：標準小児科学，第6版，南江堂，2006．3) 村上ちえみ：放射線治療の全身的副作用と看護．がん看護，6(3)：182-186, 2001．4) 伊藤正男，他・編：医学書院医学大辞典，医学書院，2003．5) 土田嘉昭，他・監：小児がんの診断と治療，診断と治療社，1998．6) 横田真由美：出血傾向に対するケア．小児看護，17(9)：1154-1160, 1994.

骨肉腫

骨肉腫は骨（髄内，皮質内，骨表面）に発生する悪性腫瘍である．男女比は1.4：1でやや男性に多く，約60％は小児期発症でとくに10歳代に好発する[1,2]．未成年における年間発症数は約80例．病因のひとつとして放射線照射が知られている．網膜芽細胞腫（RB遺伝子が癌抑制遺伝子）経験患者に発生する二次癌の約半数を骨肉腫が占め，近年はRB遺伝子など発生に関与する遺伝子研究がなされている．
【好発部位および病期】　約半数は大腿骨に発生し，全体の約7割が下肢発生である．次に上肢に多く，約8割が四肢原発である．髄内発生で髄外進展をきたすものが多い．病期はEnneking, W.F. らによる外科的病期分類[3]が用いられ，悪性度が高く進展範囲は周囲組織を超えるものの転移はない病期ⅡB症例が8割近くを占める．遠隔転移例は病期Ⅲで，転移好発部位は肺である．
【症状および診断】　症状は患部の疼痛，熱感，腫脹，可動域制限．診断には単純X線写真が有効で，好発部位の長管骨骨幹端部の骨硬化像，骨融解像，骨膜反応所見が重要である．進展範囲の評価にはCT, MRI, 骨シンチ，胸部CT（肺転移）が有用である．確定診断は生検による組織診．
【治療方針[1]】　基本的治療計画（生検で確定診断後，まず術前化学療法，その後，外科的腫瘍切除術を行い，病理組織学的に術前化学療法の効果を判定し，その結果に応じて適性術後化学療法を選択する）に基づき，集学的治療を行う．①化学療法：国内外でグループスタディによる治療研究がなされており，たとえば日本の小児癌・白血病研究グループOS-94研究では，大量メトトレキサート（HD-MTX）で術前化学療法を行い，手術後病理組織学的効果判定し，術後化学療法がgood response例にはHD-MTXを中心に，poor response例にはイフォスファミド，シスプラチン，アドリアマイシン，エトポシド，アクチノマイシンDなど組み合わせている．②外科的切除：腫瘍縁から少なくとも2cm以上正常バリア組織を含む「十分な広範切除」が推奨され，切除縁を適切に計画し，重要神経が温存可能な場合は患肢温存手術となる．現在では約80％が患肢温存手術である．欠損組織の補塡方法や，再建方法，人工医療材料の進歩なども，体が成長する小児においても患肢切断術を避けうる助けになっている．③放射線療

法：局所治療として，外科的切除に併用する術中照射も行われている。④転移症例の治療：転移部位は85％が肺。各治療研究グループがより強力な化学療法の組み合わせ法を検討しており，これら化学療法を行いつつ，適時に外科的切除を行う必要がある。

【治療成績と予後因子[1)4)]】　集学的治療の普及により，診断時遠隔転移がない場合の5年生存率は，現在では60〜70％に達している。また，原発巣切除術後1年以上経って出現した単発転移巣は切除可能で，比較的予後はよい。しかし，診断時肺転移例や原発巣切除術後6カ月以内に出現した多発転移例の予後は不良で，5年生存率は約30％である。上述の転移以外の予後不良因子としては，10歳以下発症，腫瘍径5cm以上，術前化学療法の無効などがあげられる。なお，患肢温存と切断の違いは予後因子には無関係である。

[平井みさ子]

●文献　1) 廣田貴久：骨肉腫．赤塚順一，他・編，小児がん，医薬ジャーナル社，2000, pp.587-596．　2) 日本整形外科学会骨・軟部腫瘍委員会・編：全国骨腫瘍患者登録一覧表(平成8年度)，国立がんセンター，1996, p.4251．　3) Enneking, W.F., et al.: A system for the surgical staging of musculoskeletal sarcoma. Clin. Orthop., 153：106-120, 1980.　4) 廣田貴久，他：骨肉腫の集学的治療と成績．癌と化学療法，26(8)：1068-1075, 1999．

骨年齢

【定義】　骨の成熟度を年齢の単位で表したもので，発達年齢の代表的なもの。暦年齢と対比して骨年齢とよばれる。主に手根骨や足根骨などの骨形成の程度，すなわち骨化の状態が骨成熟の目安となり，それを骨年齢としている(「骨化」の項参照)。

【検査目的】　骨年齢は身長や性成熟などと関係が深いことから，主に身体成熟度の評価，低身長の原因や重症度の判定，性成熟や身体発育促進状態の原因や程度の評価，また骨系統疾患や内分泌疾患などの鑑別診断や治療効果の判定などを目的として検査が行われる。

【検査方法および評価方法】　骨の成熟度には個人差や性差があるため，一般的には左手(手関節から指端まで)のX線像から手根骨の骨化の状態(一次骨核や二次骨核の出現状態)を観察して判定を行う。手根骨の骨核のおおよその目安は，年齢+1または年齢数に等しいとされている。判定には，Greulich, W.W. と Pyle, S.I. による骨成熟図譜(アトラス)(Greulich-Pyle法，図23)や，Tanner, J.M., Whitehouse, R.H. らによるTW2法をもとに村田光範らが作成した日本人小児標準化TW2法がよく用いられる。最近では，日本人小児標準化TW2法の算出用計算ソフトや，直接手のX線写真を解析する方法なども開発されている。

〈関連語〉　発達年齢，成熟，骨化

[遠藤芳子・武田淳子]

●文献　1) 日下部浩・他：小児の成長と発達．越智隆弘，他・編，小児整形外科(NEW MOOK 整形外科15)，金原出版，2004, pp.13-33．　2) 大関武彦：骨年齢．小林登，他・監，乳幼児発育マニュアル，文光堂，1993, pp.29-45．

言葉かけ

「言葉をかける」を『広辞苑』(岩波書店)で引くと，「相手に対して物を言いかける」とある。言葉かけは看護師間の言い習わしとして，「患者や家族に対して物を言いかけること」を短く名詞形にして用いている言葉と思われる。また「声かけ」も同様の使い方でよく使われている。言葉かけは患者や家族に看護師の意図や気遣いを伝えたり，状況の確認のために行われる。また小児領域では，子どものセルフケア能力が未熟で，自分から主体的に日常生活行動を行えない場合，行動の開始を促すために言葉かけを行う(例：「歯磨きしたの？」「歯磨きしなさい」)。しかし，言葉かけが単に言葉をかけるだけで，看護師のメッセージを一方的に発するだけで終わっている場合，それは伝わっていないかもしれず，相互のコミュニケーションとして成り立たない。とくに子どもは，状況認知能力や自分の状況を表現する能力が未熟なため，言葉をかけられても，自分のこととは認知しないこともある。また，言葉の意味がわからず，わからないことを表現できない場合もある。たとえば看護師が「○ちゃん，検査に行くよ」と言葉をかけて立ち去った後，子どもは「どこに行くの？」「何で行くの？」「何をするの？」などと聞いていることがある。疑問に答えてくれる人がそばにいない場合，子どもはわからないまま連れて行かれることになる。そして，我慢しているが，

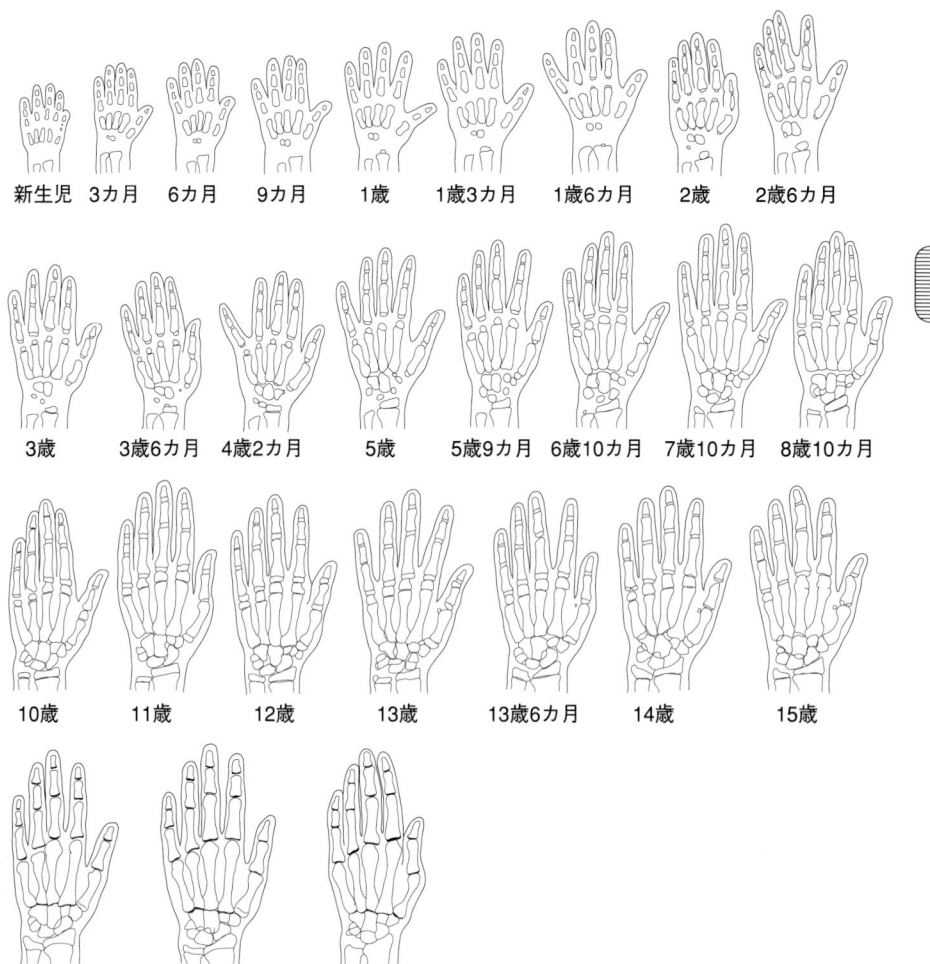

図23　Greulich & Pyle の骨成熟アトラス（女子）

そのうち頑張りきれずに泣き出すこともある。言葉かけをする場合，子どもの反応を気にせず一方的に言葉をかけるのではなく，相手には伝わっているのか，どのような意味で伝わっているのか，わかろうとして読み取ることが必要である。看護師が言葉をかけ，その後の子どもの反応を読み取ることで，子どもとの相互のコミュニケーションが始まる。看護師が子どもの反応を読み取りながら言葉かけを行っている場面では，ほんの数語のやりとりの積み重ねで，子どもは看護師が自分をみていてくれることに気づき，子どもと看護師の関係がつくられていく。また，看護師が子どもの状況に合わせて言葉をかけることで，子どもは力づけられていく。このような意図的な看護介入として言葉かけを見直していくことが必要である。

〈関連語〉　コミュニケーション　　　［添田啓子］

●文献　1）添田啓子：小児看護臨床実践における対象理解と関係の持ち方に関する研究；幼児後期を対象とした臨床実践の4つのタイプから．聖路加

看護学会誌,2(1):31-38,1998. 2)添田啓子:小児看護におけるコミュニケーション・スキル.インターナショナルナーシングレビュー,19(1):20-25,1996.

子ども虐待

【子ども虐待(child abuse)と歴史的状況】 長い間,子どもは親の所有物であり,その殺生権も親の手中にあった.この背後には社会的貧困があり,それゆえに社会は子ども虐待を容認してきた(貧困社会型子ども虐待).もちろん現在でも,貧困が子どもの虐待の大きな要因であることに変わりはない.しかし今日の子ども虐待は,経済発展を遂げ,子どもの人権を認知している先進諸国において,大きな社会病理的問題として噴出している(文明社会型子ども虐待).欧米諸国は,Kempe, C.H.が1961年に「被虐待児症候群(Battered child syndrome)」として,子ども虐待が存在することを社会に警報を鳴らして以来,この問題に国をあげて取り組んできた.現在,これらの国々では,性的虐待には問題を残しているものの,身体的虐待,ネグレクト,心理的虐待に対する戦略をほぼ手中にし,虐待の予防と早期発見への精力的な取り組みがなされている.欧米に比べ,わが国の取り組みは大きく立ち後れ,子どもの虐待の存在そのものを疑問視してきた.2000(平成12)年に「児童虐待の防止等に関する法律」がやっと制定され,子どもの虐待に対する関心は一般市民の間にも高まってきつつある.とはいえ,子ども虐待に対する正しい理解は子どもに関係する専門職種においても十分ではないし,予防やケア,連携システムの構築もようやく始まった状況にある.

【虐待の定義】 欧米では重い虐待への定義の混乱はないが,不適切なペアレンティングや軽い虐待の定義は一致していない.アメリカは1973年に子ども虐待防止法を制定し,「18歳以下の子どもに対し,親あるいは養育者(施設の職員,家庭外ケア提供者を含む)が,子どもの健康または福祉を損なったり,脅かすような状況のもとで,①身体的虐待,②心理的虐待,③性的虐待,④ネグレクト(養育の放棄)などの行為を行うこと」と定義づけた.1998年からは,<Child Abuse Prevention and Treatment Act of 1996>を受け,「死または重大な身体的もしくは精神的危害をもたらす親または養育者による作為もしくは不作為,性的虐待,搾取,または重大な危害が懸念される作為もしくは不作為」と,より包括的な定義が用いられている.子ども虐待への対策がさらに進んでいるイギリスは,現在は子ども虐待という定義はなく,「援助を必要とする子ども(Child in Needs)」との範疇におかれ,予防に中心が移っている.また,わが国では,家庭内におけるアメリカの①～④を子ども虐待と定義している(「児童虐待の防止等に関する法律」の項参照).

【虐待されている子どもの数】 厚生労働省報告によると,虐待を受けた子どもの数は,1996(平成8)年の1,101人から2004(平成16)年には3万2,972人に激増している.しかも,この数は児童相談所における相談処理件数に限られているので,虐待されている子どもはこの数倍あると考えるべきであろう.

【虐待家族の特徴】 若年夫婦,夫婦不和,低社会経済階級,低出生体重児,障害児,人格障害や被虐待歴のある親などがハイリスクと指摘されている.だが,これらの特徴はほかの社会・心理的問題をもつ家族にも共通するものであり,画一的な判断は極力避けるべきである.現在,多様なアセスメント指標が開発されているが,それらは親への配慮をもちながらも,子どもの生命と幸せを護ることを中心にすえる必要がある.また少なくとも,①親の生育歴,②夫婦の生活,③社会的環境,④虐待の性質,⑤子どものもつ問題,⑥活用できる資源に視点をおく包括的なものでなくてはならない.

【虐待を受けている子どもの特徴】 彼らは,自分が虐待をされていると理解してはいない場合が多い.親からひどい虐待行為を受けていても,自分が悪いからだと思っている.そしてまた,自己への信頼感ばかりでなく,大人への信頼感も培われていないので,過剰に適応したり,逆にほかの子どもへのいじめや攻撃もみられる.だがこれらの行動は,彼らが生存していくためのメカニズム(迎合,先取り,回避)である.つまり,それらを問題行動としてみるのではなく,虐待的環境に適応するための適応行動であると理解することが大切なのである.

【親と子どもへの適切なケア】 多問題を抱えた危機状況にある家族なので,ケアは看護職だに

で完結できるものではない．他の関係機関や職種との連携が不可欠である．また，子どもだけでなく，その親をも犠牲者であるとの視点でケアにあたらなくてはならない．彼らは，否認，怒り，怒りの内在，受容の過程をとることで治癒へと向かう．その過程をふむためのケアは，できる限り1対1の関係をもとに彼らの依存欲求の充足を初期対応の原則とし，長期的に情緒や対人関係能力の発達に付する支援や環境改善への努力，生存に必要な自己肯定感を培うものであることが必要である．

〈関連語〉 児童虐待の防止等に関する法律

[鈴木敦子]

●文献 1) イギリス保健省・内務省・教育雇用省(松本伊智朗，他/訳)：子ども保護のためのワーキング・トゥギャザー；児童虐待対応のイギリス政府ガイドライン，医学書院，1999．

子どもの権利

【法のなかの子ども】 子どもの権利について考える場合，まず，権利を保障する法制度における子どもの地位について検討する必要がある．この社会は，大人中心の社会である．大人は自己決定可能な，成熟した存在として，社会のシステムづくりを行い，そのシステムのなかで，自らの幸福をめざして日々生活している．そのシステムをつくっているのが，法という規範である．法は，さまざまな社会における規範(ルール)のなかでも，私達の行動の基準(行為規範)として機能するだけでなく，裁判の際のルール(裁判規範)として使われたり，国や社会の基礎となっている組織を形成する(組織規範)といった重要な役割を果たしている．その法の中心となるのが，憲法であり，国会によってつくられる法律である．国会は，憲法を改正したり，法律をつくる権限を有しているが，そのメンバー(国会議員)になれるのも，選ぶことができるのも，大人に限られている．日本では，国会議員を選ぶ参政権は大人(20歳以上)で，日本国籍を有している者にのみ認められ，国会議員になる資格(被選挙権)は，さらに上の年齢(衆議院議員25歳，参議院議員30歳)にならなければ得られない．このように，社会の基本となるルールを決めるという重要なプロセスに子どもが参加することはできないにもかかわらず，子どもは大人が決めた法規範に従って行動することが求められている．大人には，間接民主制のもとで，自らが決めたルールであることを理由として遵守を強制することができるが，子どもは，自らが定めたルールではないにもかかわらず，遵守が強制されるという存在である．

【子どもの権利の二面性】 子どもは未成熟で，大人同様の権利を与えることはできないために，法的に特別な取り扱いを行っている．子どもは未成熟であるが故に，保護される権利を有している．親は子どもの親権者として，子どもの法的意思表示を代理し，監護・教育を行い，義務教育を受けさせる義務を負う．また，子どもの福祉を実現するために児童福祉法があり，親による虐待からの保護のために児童虐待防止法がある．さらには，子どもが非行を行った場合には，少年法に基づいて，教育的な取り扱いが行われる．このように，子どもは未成熟を理由に，国によって保護される権利(社会権的権利)を有している．一方，子どもであってもひとりの人間であるため，個人として尊重され，他人の権利を侵害しない限り，自らの決定に基づいて行動する権利を有している(自由権的権利)．しかし，子どもであるために，大人同様の自己決定権を法的に認めることはできない．子どもの権利条約においても，自らに関連する事柄については，子どもの成熟度に応じて子どもが意見を表明する権利を保障しているが(第12条)，子どもであるために，親の指示に従わなければならない場合や，本人の保護を理由として，大人よりも自由を制限される場合もある．なお，年齢が高くなるに従って，子どもであっても単独で法的意思決定を行える事柄が増えていき，自由権的権利の保障が大人に近づいて行くのに対して，社会権的権利の保障からの要請が薄くなっていく．15歳の未成年者(20歳未満)であっても，単独で法的に有効な遺言を行うことができたり，児童福祉法の対象年齢が18歳未満であることがその例である．

【医療における子どもの権利】 医療の現場は，常に誰かが生命に関する意思決定を行っている場所である．これまでは，医療行為の行為主体者であった医療従事者が意思決定を行うことが当然視されてきたが，最近では医療行為の結果が発生する患者自身が意思決定を行うことが当たり前になってきた．しかし，それは大人の患

者の場合で，子どもの患者(とくに小児医療の対象となる15歳未満の子ども)に対しては，結果発生主体である子どもには，意思決定主体としての地位が法的には認められていない。ある事柄の結果について責任を負うためには，自らが決定したものであることが必要である。しかし，自ら意思決定を行う能力がない乳児や幼児のような子どもの場合には，親が子どもの親権者として決定を行うことになる。ただし，親権者であったとしても，あくまでも代諾であることから，代諾が正当化されるためには，子どもの最善の利益が保障される必要がある。子どもの最善の利益の判断は，重症障害新生児の場合のように，一義的に決まらない場合が少なくない。そのため，生存を左右するような重要な決定に関しては，何が子どもの最善の利益にかなうのかについて，最終的には司法判断によって決める制度を適正に構築する必要がある。一方，ルーティンの医療・看護行為については，行為主体である医療従事者や意思決定を代行する親が，子どもの最善の利益について検討する機会が十分に与えられる必要がある。また，子どもの年齢によっては，子どものアセントを得る努力をすることも，子どもの最善の利益を判断する際には重要となる。いかなる場合においても，医療従事者は専門家として，子どもの最善の利益を保障する必要があることを意識したうえで行為を行う必要がある。何が子どもの最善の利益にかなうかについて判断する際には，まず子どもの権利条約が求めている「生きる権利」「成長する権利」を保障しているかを検討する必要がある。

〈関連語〉 子ども虐待，子どもの納得

[後藤弘子]

●文献 1) 日本弁護士連合会・編著：子どもの権利ガイドブック，明石書店，2006． 2) 喜多明人，他・編：子どもオンブズパーソン；子どものSOSを受けとめて，日本評論社，2001． 3) 吉峯康博・編：医療と子どもの人権(子どもの人権双書4)，明石書店，1998．

子どもの納得

【子どもの納得とは】 納得とは，一般的な国語辞典では「他人の考えや行為を理解し，もっともだと認めること」[1]とされる。医療における「(子どもの)納得」は，子どものインフォームドコンセントについて議論されるなか，1995年に米国小児科学会の生命倫理委員会が発表した「アセント(assent)」を表す言葉として日本で紹介されている。「アセント」は，「自分になされる行為について理解できるように十分に説明され，その選択・決断について納得すること」[2]であり，7～15歳までの子どもに適用されるものとして提唱されている。ただし，インフォームドコンセントのような法的強制力をもたない。「アセント」の要素には，以下の4つがあるとされている。①子どもの発達に応じた適切なawareness(知ること，気づき)を助ける。②検査や処置で何が起こるかを話す。③子どもが状況をどのように理解しているか，また処置や治療を受け入れさせるための不適切な圧力など子どもに影響を与える因子を査定する。④上記のことを吟味したうえで，最終的に子どもがケアを受けたいという気持ちを引き出す。決して子どもをだましてはいけない[3]。

【子どもが納得できる年齢】 子どもは2歳頃より，見たり聴いたりしたことを心の中でイメージしたり，言語化したりする能力が急速に発達し，7歳頃になると自分が具体的に理解できる範囲のものに関しては，論理的に思考することができるようになる。また，11歳を過ぎると出来事や状況を「仮説演繹的」(仮説を設定し，実施した結果により仮説を修正)な形で推理することが可能になる[4]。法的側面からみた子どもの自己決定権については，コミュニケーションをとって情報を理解し，理論的に熟慮し，善の概念や価値観をもって応用する能力をもつことが前提とされる。日本の法律では，15歳になると，遺言(民法961条)や養子縁組(民法797条)，臓器移植(臓器移植法)について，親の同意なしに子どもが意思決定できる[5]。

【子どもが納得することの重要性】 1989年に国連総会で採択され，1994年に日本も批准した「児童の権利に関する条約」においては，子どもの最善の利益(第3条)，生命に対する権利と発達の確保(第6条)，意見を表明する権利(第12条)，表現の自由(第13条)，思想・良心および宗教の自由(第14条)，プライバシーの保護(第16条)，多様な情報源からの情報や資料の利用(第17条)が，子どもの納得に関連するものとして重要である。これらの権利が尊重され，未知

の出来事について十分な説明を受けて納得することにより，子どもは自分の置かれた状況を受け入れたり，不要な心配をすることなく自分の力を発揮して物事に取り組んだりすることができる。

【子どもの納得を得るための方法】 2〜6歳頃の子どもは，目で見たり，手で触れたり，なぜと問いかけたりすることを通して病気や処置をイメージするため，紙芝居やぬいぐるみを用いて実演することで医療処置の理解を促すことができる。「アセント（子どもの納得）」の適応となる7〜15歳までの子どもは，痛みを伴う処置などに対処できる能力を高め，医療処置の内容や必要性を理解し，病気の原因や自分がとる行動の結果について予測することが可能となってくる[6]。納得を得るための方法としては，子どもの疑問や不安をよく聴くこと，起こっている状況や期待される効果を具体的に説明すること，医療処置の内容や方法を順序立てて説明すること，子どもの希望やアイデアを取り入れた方法を検討することなどがあげられる。

〈同義語〉 インフォームドアセント
〈関連語〉 インフォームドコンセント，子どもの権利，自己決定権，児童憲章，児童の権利に関する条約，病院における子どもの看護の「勧告」，プレパレーション　　　　　　　［長田暁子］

●文献 1）松村明・編：大辞林，第2版，三省堂，1995. 2）片田範子："インフォームド・アセント"とは；小児医療現場における「説明と同意」の現状と課題，月刊保険診療，59(1)：81-84，2004. 3）筒井真優美・小児看護学；子どもと家族の示す行動への判断とケア，日総研，2003. 4）Piajet, J.(滝沢武久・訳)：思考の心理学，みすず書房，1968. 5）松田一郎：思春期の価値観と医療問題，小児科診療，64(1)：3-6，2001. 6）蝦名美智子：子ども・親へのインフォームドコンセントと看護者の役割．及川郁子・監，村田惠子・編，病と共に生きる子どもの看護（小児看護叢書3)，メヂカルフレンド社，2000, pp.93-107.

子どもの入院環境

【概念】 入院は，家族や慣れ親しんだ生活から離れ，馴染みのない環境のなかで，病気や検査・治療に伴う苦痛に対処し，回復をはかる場である。子どもにとって，家庭とは異なる病棟の設備や日課，慣れない出来事，見知らぬ人との対応などは心理的混乱を引き起こす要因であり，制限された環境内の生活は子どもの成長発達に必要な刺激や経験を阻害させることは，すでに多くの研究によって明らかになっている。そのため，病院（あるいは病棟）は，医療を受ける場であると同時に，食べる・眠る・遊ぶ・学習する・家族とのコミュニケーションをとるなどの成長発達に適した，安楽で豊かな「生活の場」という環境を備えることが必要である。

【入院している子どもの状況】 わが国の入院児（0〜14歳）の状況について，厚生労働省の患者調査でみると，入院中の患児は2002（平成14)年204人（人口10万対）であり，1984（昭和59)年の263人以降，漸次減少している。平均在院日数は2002年が10.1日であり，1984年(12.1日)に比べ短縮している。重症度別でみると，生命の危険がある9.8％，生命の危険は少ないが入院治療・手術を要する70.4％，検査入院3.8％，受け入れ条件が整えば退院可能5.9％となっており，他の年齢階級に比べて，生命の危険がある割合が高くなっている。

【子どもの入院環境の現状】 わが国における"子どもの入院している場"は，小児専門病院，総合病院などの小児病院，小児科病棟，混合病棟，障害児の病棟や施設などがあるが，少子化や採算性から成人との混合病棟が増加している（「小児病棟」「混合病棟」「小児科病棟」の項参照）。入院形態は，病児のみがひとりで入院する"ひとり入院"，家族が子どもと同伴し同室で過ごす"家族同室（同伴）入院"がある。入院中の子どもにおける家族の存在とその役割の重要性が明らかにされてきている。しかし，わが国の病院の多くは，必要時に家族が子どもとともにいるための設備が整っていない現状にある。今後は，家族を含めた病院環境の整備が望まれる。従来，小児の病棟においては，事故予防や感染予防などの安全施設環境という視点は強調されてきたが，外部者の侵入という視点は少なかった。近年の学校への侵入者や新生児の連れ去り事件，あるいは災害時における対応などは，これからの子どもの施設における安全管理の重要性を示唆している。

【入院環境に関する勧告など】 子どもの入院環境のあり方や整備に関する国内外の勧告：①WHO「病院における子どもの看護『勧告』」(1986年)（同項参照）。②病院のこどもヨーロッ

パ協会「病院のこども憲章」(1988年); a. プライバシーの保護, b. 子どものケアに必要な教育を受けたスタッフからのケア, c. 同年齢のなかでケアを受ける, d. 教育や遊びのための機会と環境など。③日本看護協会「小児看護領域の看護業務基準」〔1999(平成11)年〕; a. プライバシーの保護, b. 家族からの分離の禁止, c. 教育・遊びの機会の保証など。④健やか親子21における小児の入院環境に関する取り組み:生活環境の整備に関して,次の項目があげられている。病室内に親が付き添うための環境の整備,長期に入院する患児の心のケアのための心理職や院内保育士の確保,プレイルームや院内学級の整備による教育機会の提供,患児の家族のために医療機関併設の宿泊施設の整備,長期入院児の家族が相談できる体制の整備,子どもの病気時に,親が周囲に気兼ねなく休める社会環境の実現,在宅医療を推進および支援体制の整備。このなかで,2001(平成13)年の小児病棟における院内学級(30.1%)と遊戯室(68.6%)の割合を,2010年に100%設置とすることが目標となっている。

〈関連語〉 小児専門病院,小児病棟,小児科病棟,混合病棟,肢体不自由児施設,重症心身障害児施設,母子同室,付き添い　　　[草場ヒフミ]

コミュニケーション

【小児看護におけるコミュニケーション】 コミュニケーションを辞書で引くと「社会生活を営む人間の間に行われる知覚・感情・思考の伝達。言語・文字その他視覚・聴覚に訴える各種のものを媒介とする」(『広辞苑』岩波書店)とある。伝達という言葉には,伝える側の意図と受ける側の理解が共に含まれていると思われる。子どもを対象とする領域では,意図的な伝達と理解だけでなく,母子間のふれあい,みつめ合うなどのかかわりや,子どもが言葉を獲得する以前の喃語や指さしなどのかかわりを含めてコミュニケーションを考える必要がある。そこで,小児看護においてコミュニケーションとは,「人と人とが共通の場,状況のなかで,ふれあい,かかわり合う営み」と捉える。

【コミュニケーション能力の発達】 子どもは母親や家族など人と場・状況を共有し,生活するなかでその場や状況の意味を獲得する。獲得した意味は,認知・表現機能の発達に伴い言葉として表現されるようになる(「言語化」「言語発達遅延」の項参照)。また,母親とかかわるなかで自分と母親の区別を知り,母親とそれ以外の他者との違いをわかるというように,人とかかわること自体が認識を発達させる。さらに,人とかかわる経験を重ねて,基本的な生きる力の一部として人とかかわる力を獲得していく。

【小児看護としてのコミュニケーション方法】 コミュニケーション能力の獲得途上にある子どもを対象とする小児看護のコミュニケーションの方法として,子どもと状況を共有することが大切である。エキスパートのナースはまず子どもの状況を読み取りながら,わかろうとしていることを子どもに伝える。そして,子どもに波長を合わせながら近づき,子どもとつながりをつけて状況を互いに共有していく。子どもの状況を読み取り近づく際に,意識としては子どもをわかろうとして,状況が子どもにとってどういうイメージをもった状況であるかイメージし,子どもの認識を読んで,自分のみた子どもの反応と合わせている。さらに行動としては,子どもに近づき,子どもと同じ姿勢,同じ声や言葉の調子をとって波長を合わせたり,子どもと同じ視線をとって同じものをみたりしている。そうすることで,子どもと状況を共有し,子どもの意味世界をわかろうとし,わかろうとしていることを子どもに伝える。また,エキスパートのナースは,子どもが脅えずに安定して状況に対処できることを目指して看護している。常に子どもをわかろうとしてかかわることで,子どもの状況を読み取り,子どもとつながりをつけているため,清潔ケアや処置などの行為を通して状況を共有し,つながりを深めている。処置などの侵襲的な行為も,エキスパートの看護として行うことで,共同世界の状況のひとつとして共に生きるために行われている。小児看護においてコミュニケーションは,子どもをわかりかかわるために重要なだけでなく,子どもとつながりながら看護することを通して,子どもが安定してそこにいることを助け,そこでの意味を獲得させ,共に生きるためになくてはならないといえる。

〈関連語〉 言語の発達,言語化,言語発達遅延
　　　　　　　　　　　　　　　　　[添田啓子]

●文献　1) 鯨岡峻:コミュニケーションによせ

て，原初的コミュニケーションの諸相，ミネルヴァ書房，1997, pp.152-172. 2) やまだようこ：身の言葉としての指さし．秦野悦子，他・編，コミュニケーションという謎（発達と障害を探る 第1巻），ミネルヴァ書房，1998, pp.3-31. 3) 添田啓子：小児看護におけるコミュニケーションスキル．インターナショナルナーシングレビュー，19(1)：20-25, 1996. 4) 添田啓子：小児看護臨床実践における対象理解と関係の持ち方に関する研究；幼児後期を対象とした臨床実践の4つのタイプから．聖路加看護学会誌，2(1)：31-37, 1998.

雇用均等・児童家庭局

雇用均等・児童家庭局は，2001(平成13)年の省庁再編において，厚生省にあった児童家庭局と労働省にあった女性局とが一緒になって発足した局である。

【雇用均等・児童家庭局の構成および業務】 雇用均等・児童家庭局は，8つの課，7つの課内室からなり，このほかに3つの調査官ポストがある

```
雇用均等・児童家庭局
├─ 総　　務　　課
│　├─ 調　査　官
│　├─ 少子化対策企画室
│　├─ 虐待防止対策室
│　└─ 児童福祉調査官
├─ 雇 用 均 等 政 策 課
│　└─ 均等業務指導室
├─ 職 業 家 庭 両 立 課
│　└─ 育児・介護休業推進室
├─ 短時間・在宅労働課
│　└─ 調　査　官
├─ 家 庭 福 祉 課
│　└─ 母子家庭等自立支援室
├─ 育 成 環 境 課
│　└─ 児童手当管理室
├─ 保　　育　　課
│　└─ 幼保連携推進室
└─ 母 子 保 健 課
```

図24　雇用均等・児童家庭局組織図

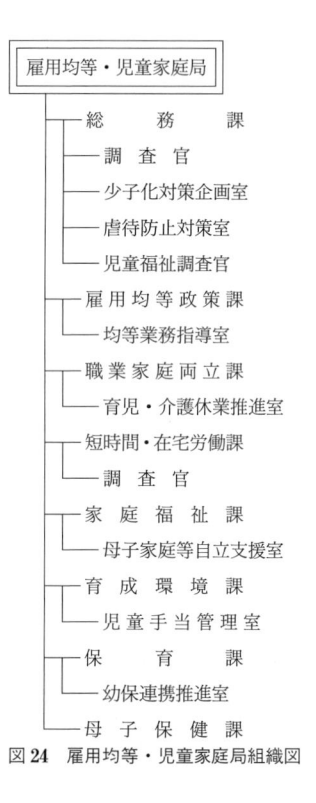

る(図24)。関係する施設等機関としては国立自立支援施設2カ所，地方支分部局としては地方厚生局の保健福祉課等8，都道府県労働局の雇用均等室47がある。雇用の分野における男女の均等な機会と待遇の確保対策(雇用均等政策課)，職業生活と家庭生活との両立支援対策(職業家庭両立課)，パートタイム労働対策・家内労働対策・在宅ワーク対策(短時間・在宅労働課)など，雇用の場をはじめ家庭，地域に男女が共同して参画できる社会の実現のための施策を総合的に展開している。また，急速に進行する少子化に対応し，保育サービスなどの子育て支援対策(保育課)，児童虐待防止対策(総務課虐待防止対策室)，母子家庭および寡婦の自立支援対策(家庭福祉課)，児童の健全育成対策，児童手当(育成環境課)，母子保健医療対策(母子保健課)など，子どもと家庭に関する福祉，保健医療，手当の諸施策を総合的に推進している。

【旧児童家庭局に属する各課の分掌する法律および事務】①総務課・虐待防止対策室・少子化対策企画室：a．法律；児童福祉法，児童虐待の防止等に関する法律。b．事務；雇用均等・児童家庭局の所掌事務に関する総合調整，厚生労働省の所掌に係る男女共同参画社会の形成の促進に関する連絡調整，児童相談所，児童および妊産婦等の調査。児童の虐待に関すること。少子化対策の総合的企画調整に関すること。②家庭福祉課・母子家庭等自立支援室：a．法律；児童扶養手当法，母子及び寡婦福祉法，売春防止法，配偶者からの暴力の防止及び被害者の保護に関する法律。b．事務；国立児童自立支援施設およびこれに附置された職員養成所，児童の不良行為の防止，里親の指導，児童養護施設，児童家庭支援センターなどに関すること。母子生活支援施設，児童扶養手当，母子および寡婦の福祉の増進，要保護女子の保護更生，配偶者からの暴力の被害者の保護に関すること。児童扶養手当法による児童扶養手当の支給に関し，都道府県知事および市町村長が行う事務についての監査およびこれに伴う指導に関すること。③育成環境課・児童手当管理室：a．法律；児童手当法。b．事務；児童の心身の育成発達の指導，児童福祉思想の普及啓発活動，児童厚生施設などの指導監督，助成，法律の施行および厚生保険特別会計児童手当勘定の予算，決算および会計に関すること。放課後児童健全育成事業に関す

ること。④保育課：事務；乳児・幼児等の保育，保育所，保育士などに関すること。⑤母子保健課：a．法律；母子保健法，母体保護法。b．事務；妊産婦，児童の特殊な疾病（小児慢性特定疾患）の予防および栄養の改善，家族計画，助産施設などに関すること。　　　　　［佐藤敏信］

●文献　1）厚生省五十年史編集委員会・編：厚生省五十年史，中央法規出版，1988．

こより浣腸

【概念】　こより浣腸(koyori enema)とは，乳児の便秘に対して，こよりを使って肛門を刺激して排便を促す方法をいう。乳児に対して安全で危険の少ない方法として用いられる。近年，こよりを目にすることは少なくなり，現在では綿棒がその代用として使われることが多い。綿棒も紙製の心棒のものがよい。

【方法】　新生児から生後2～3カ月頃までの乳児に対して用いられる。①1本のこよりを二つ折りして縒り合わせる。②先端に潤滑油をつけ，肛門に出し入れして肛門を軽く刺激し，排便を促す。新生児期から3カ月頃までの便の性状は泥状便に近い状態から軟便であり，有形便になるのは4カ月頃になってからである。このことにより，こより浣腸が有効となる。［こよりの作り方］こより（紙縒・紙捻・紙撚）は，細く切った紙に縒りをかけて紐状にしたもので，かつて書類の綴じ紐や七夕の飾りを笹にくくりつける紐として日常的に生活のなかで使われていた。しかし，現在，こよりに代わる綴じ紐は種々便利なものがあり，またこよりを縒る技術の伝承も少なく，こよりを目にしなくなった。①材料：和紙（薄く軟らかいもの），和紙がないときはティッシュペーパーでも十分代用になる。②作り方：a．和紙（ティッシュペーパー）を，2～3cm幅に裂きやすい方向に裂く。b．裂いた紙を横長に持ち，右端から左（左端から右）のほうに縒る。左母指と人差し指，中指および右母指と人差し指で紙を把持し，人差し指を手前に滑らしながら縒る。こより浣腸に使うときは，できあがったこよりを二つに折り，さらに縒る。

〈関連語〉　浣腸　　　　　　　　［江上芳子］

混合栄養

【定義】　母乳不足で乳児の必要な栄養を満たすことができない場合や，母親の就労などの理由で母乳のみで栄養を継続することが困難な場合に，母乳以外に人工乳を補い，母乳と人工乳の両方を用いる栄養法をいう。

【混合栄養選択の理由・要因】　混合栄養選択の理由は，①母乳不足：乳腺の発育不全や下垂体機能不全などの内分泌系の異常など，器質的な原因によるものや母乳不足と考えられる児の様子から判断して人工乳が追加される場合，②母親の就労など：産後休暇の終了とともに職場に復帰しなければならず，職場環境，物理的条件などから母乳栄養のみで継続することが困難な場合，が主な理由である。乳幼児発育調査の1カ月児，3カ月児の栄養法の調査結果を1970年代～2000（平成12）年までをみると，1970年代の母乳栄養の落ち込みから母乳栄養の啓発，推進により母乳栄養の増加がみられると同時に混合栄養も増加している。これは，近年結婚や子育て期間などに関係なく就労を継続する女性の増加も背景となり，母乳栄養を継続しながらも人工乳にも頼らざるをえない結果と考えられる。2000年調査では3カ月児で混合栄養を行っているものは30％ほどである。また，混合栄養の選択は，妊娠・産褥期の授乳開始の段階で母親がかかわる施設の乳児栄養への姿勢や指導のあり方による違い，つまり母乳栄養に対する基本姿勢やどのような指導であったかによって影響を受けると思われ，1カ月児の栄養法も施設によって差がみられる[1]。

【混合栄養の方法】　混合栄養の方法には次のような3通りがある。①母乳不足や母乳の分泌が少ないと感じたときに，母乳を飲ませた直後に人工乳を子どもが欲しがる量を追加する。授乳ごとに乳首を刺激し母乳分泌を促すことになるので，母乳分泌の継続には望ましい。時には安易に吸啜することのできる人工乳に慣れ，母乳を厭がるようになることがある。②母乳と人工乳を別々の時間に与える。これは母乳分泌量を1回の授乳量として十分に確保するために母乳回数を減らし，それ以外の時間に人工乳を追加するという方法である。これは，吸啜刺激の回数が減ることにより徐々に母乳分泌量は減少する傾向がある。③母親の就労などの場合，母乳を与えられる時間は母乳で，それ以外の時間は人工乳を与えるという方法であり，一般的には朝，夕・夜などは母乳を与え，日中は人工乳を

用いることが多い．職場に保育園が併設されている場合には，日中も1回は母乳を与えるなど環境的な条件により異なる．母乳の分泌量には問題がない場合，乳房に母乳がたまった状態にすると母乳分泌はしだいに悪くなってしまうので，たまった母乳は搾乳し母乳分泌量を維持するようにする．

〈関連語〉 母乳栄養，人工栄養，母乳バッグ
[茎津智子]

●文献 1）上谷良行：混合栄養．周産期医学，32（増刊号）：517-519, 2002． 2）南部春生：混合栄養．小児看護，18(9)：1134-1140, 1995． 3）高野陽，他：子どもの栄養と食生活，第4版，医歯薬出版，2005, pp.80-93．

混合病棟

混合病棟とは，複数の診療科が共同使用する病棟をさす．小児領域における混合病棟は，小児専門病院と総合病院では意味が違う．小児専門病院では系統別混合の病棟編成をさし，総合病院では小児科が成人のある科と1つの病棟を編成することをいう．小児専門病院における混合病棟について国立小児病院(現国立成育医療センター)の変遷で述べる．1963(昭和38)年に国立小児病院が設立された．小児を対象とした専門技術，小児に適した医療機器および器具，小児の成長に沿った養育・生活環境など，小児に特殊な治療・看護を展開するためにぜひ小児専門病院が必要であるということから，小児専門総合病院が設立されたのである．その後，小児医療でも専門化が進み，小児科も新生児・未熟児科，血液腫瘍科，循環器科などに分かれ，小児外科も小児脳外科，心臓血管外科などと細分化されていった．看護教育も各科別看護から，成人看護，母性看護，小児看護へとカリキュラムが変わっていく時期でもあった．次は，総合病院における成人と小児との混合病棟である．日本では，出生率の低下に伴う小児人口の減少により小児病床が減少した．小児医療の不採算性も拍車をかけて，総合病院では小児科と産婦人科，小児科と内科などの小児と成人の混合病棟が誕生し，小児単独病棟が減少している．成人と同一病棟に小児患者が入院していることの問題は，成長・発達が妨げられない環境の提供がどこまで可能になるかということである．次に，小児の発達段階に応じた療養生活への援助など，成人と異なった看護実践が必要であり，専門の知識・技術をもち小児と家族に対応できる看護師を育成できるかどうかが問題である．

〈関連語〉 小児病棟，小児科病棟，小児集中治療室(PICU)
[江口八千代]

●文献 1）駒松仁子，他：わが国の小児看護の変遷；国立東京第一病院および国立小児病院を中心に．国立看護大学校研究紀要，1(1)：41-49, 2002．

混合保育

【定義】 保育は通常年齢別に分けられたクラス集団を対象として実践されているが，混合保育(care and education for children of a different age group)とは年齢の異なる子ども達によるクラス編成を行う保育の形態である．年齢の異なる子ども達の相互的なかかわりに積極的な意味を見出す縦割り保育や異年齢保育と同様の形態ではあるが，混合保育では子どもの数，保育者の数，保育室の数，特定の保育の時間など保育施設側の事情によって異年齢のクラス編成が行われることが多い．また混合保育は多くの場合，年齢幅が大きいクラスになることはなく，2学年にわたるクラス編成が一般的である．一方，縦割り保育・異年齢保育は，2学年以上の年齢の異なる子ども達で構成され日常の生活や遊びを共有するグループ保育である．いずれも発達や経験のさまざまな子ども達が同じ場所で交流しながら過ごす保育の形態である．

【メリット・デメリット】 年齢の異なる子ども同士のかかわりによるメリットとして，年長児にとっては，年少の子ども達を積極的にサポートしたり，思いやりの気持ちが育まれる．年少の子どもにとっては，年長の子どもの行動を身近にみることで大きくなることへの憧れを高め，モデルを身近に感じながら模倣することで育っていく．また，自分が年長児にしてもらったことを自分よりも小さな子どもに対してするようになり，養護の精神が育まれる．年長・年少のどちらの子ども達が多いかによって，クラスの雰囲気は大きく変わる．一方デメリットとしては，人数の多い年齢集団を中心に保育を展開することが多くなるため，活動内容によっては年長児では物足りなく感じたり，年少児にとっては困難であったりする．また，特定の時

間だけの混合保育は，異年齢の子ども同士のかかわりは希薄になりがちで，十分な育ち合いが期待できない。混合保育は個々の子ども達への配慮がいっそう求められる。異年齢の保育集団の場合，活動のねらいや場と状況を的確に捉えながら，柔軟な対応が望まれる。

【縦割り保育と異年齢保育】　混合保育と同様に異年齢の子ども達を対象に行われる保育の形態として，縦割り保育と異年齢保育がある。縦割り保育とは異年齢の子ども達を1つの集団として活動を展開させる保育の形態である。現代は核家族化や少子化，自然発生的な地域の子ども集団の消失など，身近に異年齢の子ども達とかかわることがなくなりつつある。このような社会的背景から異年齢集団での子ども同士の育ち合いを支える目的で縦割り保育が行われている。年齢の異なる子ども達で1つのグループを構成して保育が行われていたり，場と時間を限って異年齢集団で活動したりと，さまざまな試みが行われている。異年齢の子ども集団は，子ども達にとってはかかわる対象が多様化し，活動の場所が拡大することで豊かな育ちが期待されている。

【混合保育の課題】　混合保育は，従来あった地域での子育ちを補う意味もあり注目される保育の形態である。ただし，異年齢の子ども達を対象とする場合は保育の方法や内容など，細部にわたっては十分な検討が必要である。一人ひとりの子どもの発達と生活の質を高めるためにはどのような援助が必要とされるかを，子ども主体で考えていくことが求められる。

【障害児保育における混合保育】　障害児保育においても混合保育といわれる形態がある。ノーマライゼーションの理念に基づき，障害のある子どもと障害のない子どもが一緒に保育を受ける形態である。そこではそれぞれの障害に応じたきめ細やかな配慮と，遊具や教材の工夫が必要である。子ども達は共に生活することで，それぞれの個性を認め合い，仲間関係を築くことが期待できる。

〈関連語〉　保育，保育所　　　　　　［鈴木裕子］

●文献　1) 現代と保育編集部・編：異年齢保育，ひとなる書房，1999.

昏　睡

【定義】　昏睡(coma)は，意識状態を示す用語のひとつであり，覚醒不能な精神的・神経学的な無反応状態をさす。意識障害は，その程度により，さまざまに分類されるが，昏睡は，意識障害のレベルのなかではもっとも重篤で，自発運動がなく，また，外界の刺激にもまったく反応しない状態をいう。

【昏睡の状態】　昏睡状態では，上述のように，自発運動はまったくなくなる。そのほか，筋肉も弛緩して，深部反射・対光反射などもみられなくなり，便尿の失禁を伴うことが多い。しかしながら，眼窩上縁内側・手指爪根部の強い圧迫や，アキレス腱などを強くつまむと反応することもある。

【昏睡の原因とその看護】　昏睡は，網様体賦活系または両側の大脳半球障害によって生じる。一次性の頭蓋内病変だけでなく，低酸素症，中毒性あるいは代謝性脳症，または，炎症性病変などの種々の原因によって生じる。具体的には，次のような原因がある。①脳実質の広範な障害，あるいは，脳幹網様体，視床など意識の維持に関与する部位の障害。②髄膜炎や，くも膜下出血など髄膜の広範かつ重篤な疾患。③てんかんなどの機能性障害。④代謝障害，中毒。昏睡状態に陥ると，舌根沈下，誤嚥などによる呼吸不全を呈したり，肺炎，褥瘡などが起こりやすい。また，全身の機能低下が起こるので，全身管理を徹底する必要がある。意識障害のある小児の観察ポイントとしては，ショック状態の把握，呼吸・循環の確保を第一としながら，脳幹障害の有無や次の点について観察することが重要である。①意識障害の状態：意識障害の程度(意識レベル，四肢の動きや反射，瞳孔反応)，意識障害の持続時間(一時的か持続的か，持続時間の長さ)，意識障害の進行状況。②一般状態および随伴症状：バイタルサイン，顔色，嘔気・嘔吐，排泄状態など。③検査：髄液，脳は，CT，血糖値，電解質など。

【予後】　脳実質の器質的病変の程度，原因疾患，昏睡期間の長さにより，予後は異なる。とくに代謝障害や，中毒による場合は，早期の診断と治療によって治癒しうることが少なくない。

【昏睡尺度】　意識混濁の程度を評価する方法には，いくつかの昏睡尺度(coma scale)が開発さ

表31 乳児の意識レベル点数評価法(3-3-9度方式)(坂本,1978)

Ⅲ．刺激をしても覚醒しない(3桁で表現)
3．痛み刺激に反応しない　　　　　　(300)
2．痛み刺激で少し手足を動かしたり顔をしかめる　　　　　　　　　　　　　　　(200)
1．痛み刺激に対し，払いのけるような動作をする　　　　　　　　　　　　　　　(100)
Ⅱ．刺激すると覚醒する状態(刺激をやめると眠り込む)(2桁で表現)(somnolence, drowsiness)
3．呼びかけを繰り返すとかろうじて開眼する　　　　　　　　　　　　　　　　　(30)
2．呼びかけると開眼して目を向ける　　(20)
1．飲み物をみせると飲もうとする．あるいは乳首をみせれば欲しがって吸う　　(10)
Ⅰ．刺激しなくても覚醒している状態(1桁で表現)
3．母親と視線が合わない
2．あやしても笑わないが視線は合う
1．あやすと笑う．ただし不十分で，声を出して笑わない
0．正常

れている．それぞれによって昏睡の定義がなされているが，客観的評価は，必ずしも容易ではない．一般によく用いられているのは，Japan coma scale(3-3-9度方式；3群3段階方式)である．この方式は，意識障害の重症度や，治療経過を数量的に，順序尺度として評価できるのが特徴である．表31に，乳児用に改訂された評価表を示した．発語前の乳幼児にはGlasgow coma scaleも使用される．

〈関連語〉 意識障害，傾眠，失神，髄膜炎，てんかん　　　　　　　　　　　　　[小笠原昭彦]

●文献　1) 宮崎和子・監，桑野タイ子・編：改訂版 小児Ⅰ(看護観察のキーポイントシリーズ)，中央法規出版，2000．　2) 坂本正吉：小児神経診断学，金原出版，1978，p.36．

コンピテンス

【概念】　コンピテンス(competence)は能力や有能さを示した言葉として訳されているが，言語学や認知心理学分野においては潜在的能力として，また発達心理学や教育学分野においては環境との相互作用に関する力動的な概念として捉えられている．

【潜在能力としてのコンピテンス】 言語学分野では，言葉を実際に用いて話すことを示す言語運用に対して，言葉に関する知識など言葉を用いる人に潜在する言語能力をコンピテンスとよんでいる．この場合のコンピテンスは言葉が話される可能性のある状態を意味し，実際に発言している様を表すパフォーマンスと区別されている．このように，個人がもつ潜在能力としてコンピテンスという言葉が使われることがある．

【環境と相互作用する能力としてのコンピテンス】　心理学分野においてコンピテンスは，環境に働きかけ変化をもたらすことを表している．White, R.W.は，人と環境が効果的に相互作用し刺激し合う能力のことをコンピテンスとよび，人の能力は変化をもたらそうと実現に向けた動機づけの側面をもつものとして捉えている．さらに，環境との相互作用を通して変化がもたらされる過程において効力感(feeling of efficacy)が得られ，この効力感を得ようと環境に働きかけることで，しだいにコンピテンスが獲得されると考えられている．つまり，ある目標を達成するためのゴールをめざすというよりは，交渉や努力などの活動を通して環境を変えることができたと実感し効力感を得ていくことで，周囲への影響力があり自分自身の知識や技能も熟達していく能力(コンピテンス)が養われていく．自分自身を有能と考える点において，コンピテンスと自己効力感(self-efficacy)の概念は類似しているようだが，次のような相違点がある．自己効力感がこれから行動を起こすことに対する自信の程度を示し行動を予測しているのに対し，コンピテンスは環境変化をもたらすよう効果的に対応していく能力を示している．また，コンピテンス概念における効力感は，何か変化をもたらしている，影響を及ぼしていると感じる感覚で，行動の結果に焦点が当たっている点において自己効力感とは区別される．人が社会で生きていくなかでさまざまな困難に遭遇したときに，問題に対処する能力としてコンピテンスが注目されている．問題対処能力が育まれコンピテンスが養われていくことは，自信や自尊感情など自己概念が育まれることにもつながり，子どもの成長発達する過程においても重要である．

〈関連語〉 自己効力感，自尊感情　　[江本リナ]

●文献　1) White, R.W.：Motivation reconsidered ; The concept of competence. Psychol. Rev., 66(5) : 297-333, 1959. 2) Bandura, A.(原野広太郎・監訳)：社会的学習理論 ; 人間理解と教育の基礎, 金子書房, 1979.

さ

臍感染

【概念】 臍帯結紮切断端や残存臍帯の細菌感染。黄色ブドウ球菌，大腸菌，A群溶連菌，B型レンサ球菌による。

【経過】 発症は5日以内で，全出生児の2%にみられる。臍周辺や臍帯断端の発赤，膿性分泌物を生じ，臍炎となり，重症化すると腹膜炎を起こす。発症は5日以内で，全出生児の2%にみられる。とくに低出生体重児，分娩異常の児に多い。臍帯は通常1週間くらいで自然に脱落するが，1カ月近くになっても脱落しない場合には，白血球の機能異常を伴う免疫学疾患との関連があるため，専門的な検査を進める。

【治療】 軽症の場合は局所に消毒剤や抗菌薬の塗布を行う。敗血症に進行することがあるので全身状態の観察を十分に行う。また，早産児や全身症状のある児の場合には抗生物質の静脈注射により全身管理を行う。

〈同義語〉　臍炎
〈関連語〉　感染症　　　　　　　　　［臼井雅美］

●文献　1) 安次嶺信馨：細菌感染症，臍炎．小川雄之亮，他・編，新生児学，第2版，メディカ出版，2000，p.705．

採　血

採血は頻度の高い医療行為であるが，子どもにとっては苦痛と恐怖が非常に大きいものである。子どもの恐怖を緩和し，最小限・最短時間の行動制限と最大限の苦痛緩和が必要である。そのためには，確実な手技で行うことはもちろんであるが，採血を実施する前から終了後にかけてのプレパレーションや，採血場面への家族の同席なども必要なケアといえる。

【定義】 血管には動脈，毛細血管，静脈の別があるため，検査の目的・適応により適切な血管が選ばれる。これにより動脈血採血，毛細血管採血，静脈血採血に分けられる。日本看護科学学会看護学術用語検討委員会では，もっともよく行われる静脈血採血を「検査に用いる末梢静脈血を採取すること」と定義している[1]。

【各種採血法の適応[2]およびポイント[3]-[5]】 小児の採血には熟練した技術が必要とされるが，まずは時間をかけて採血可能な血管を探すことが重要である。その間に子どもが採血への覚悟ができるよう，使用する物品や方法を話し合い，頑張ってほしいことなどを再確認し，子どもが「頑張れる」と思う方法を相談して決定していくとよい。①静脈血採血：もっとも一般的に行われる。肘静脈や手背，足背，内足果の皮静脈が用いられるが，肘静脈がもっとも合併症が少なく，よく用いられる。新生児では23G，幼児以上では23～21Gの注射針を用いて行う。翼状針を用いると，子どもの体動に対応しやすい。乳幼児の場合，陰圧を強くかけすぎると静脈がつぶれて血液の採取が困難になるため10ml以上の注射筒は用いないほうがよい。上記による方法での採血が難しい場合には，外頸静脈や大腿静脈が用いられる。外頸静脈からの採血は，恐怖心を与えやすい。大腿静脈は大腿骨の関節炎，骨髄炎，下肢虚血などを起こしやすいため他の部位での採血が不可能な場合に限る。②動脈血採血：血液ガス分析の測定には必ず行われる。また菌血症診断のための血液培養の場合，動脈血は静脈血よりも菌検出率が高いことから，本法により血液を採取することが多い。動脈血採血は，医師により行われる。看護師は，穿刺時の介助を適切に行う。手首の橈骨動脈がよく用いられる。穿刺後は，皮膚の穿刺部位ではなく，動脈壁の穿刺部位を5～15分圧迫止血し，確実に止血されていることを確認する。③毛細血管採血(動静脈血採血)：新生児から乳幼児の採血法として，血算，電解質，ビリルビンや血糖検査などに用いられる。新生児の場合は足踵，乳幼児の場合は耳朶・指頭をランセット，注射針などで傷つけ，毛細管切傷から自然に流出する動静脈混合血を採取する。実施前には穿刺部を十分に温めてから行う。アルコール綿消毒後，十分に乾燥させてから血液を採取しないと，血液が広がったり，溶血したりしやすくなる。

【採血時に起こりうること】 採血時には，気分不快の出現，貧血発作，神経損傷，血腫の形成，長時間の圧迫による点状出血斑の生成，感染，末梢循環不全などが起こりうる。圧迫止血が不十分な場合は血腫が形成されやすくなる。血

液・腫瘍疾患，免疫疾患など易感染状態にある場合，採血部位からの感染も起こりやすくなるため，確実な清潔操作が必要である[6]。
【採血時の注意事項】　採血時に想定されるエラーとしては，患者間違い，採血スピッツの間違い，採血量不足や溶血による検査不能，手技の未熟さからくる失敗，針刺し事故があげられる。検体容器として用いられる採血用スピッツには，検査目的によりさまざまな種類がある。適切でないスピッツでは検査をすることができないため，血液採取後は，速やかに適切な採血用スピッツに入れる必要がある[6]。
〈関連語〉　侵襲処置のストレス対処援助，プレパレーション　　　　　　　　　　　［込山洋美］
　●文献　1）日本看護科学学会看護学学術用語検討委員会：看護行為用語分類，日本看護協会出版会，2005.　2）林康之：臨床検査（系統看護学講座別巻6），医学書院，1995.　3）柳川幸重：小児の採血法．臨床医，24（増刊号）：1728-1732，1998.　4）川勝岳夫：採血法．小児科，37(6)：755-757，1996.　5）土屋史郎，他：採血．大国真彦・編，小児（図説臨床看護医学 12），同朋舎出版，1994，pp.96-97.　6）順天堂大学医学部附属順天堂医院看護部：新人ナースの看護技術医療安全チェックノート，メヂカルフレンド社，2004.

臍処置

【目的】　新生児の臍帯断端は細菌の侵入門戸としてもっともリスクが高いため，感染防止や臍帯脱落を促進させるために臍処置を行う。
【方法】　従来，臍処置は一般に以下の方法で行われていた。①アルコールで断端部および臍輪部を消毒する。②臍帯を臍ガーゼの切り込み部分にはさみ，サルチル酸を散布する。③臍帯を臍ガーゼで包み，絆創膏で固定する。しかし，アメリカ小児科学会胎児新生児委員会は「dry technique（乾燥法）」を新生児皮膚のケアとして最良とし，臍帯に関しても「できるだけ早く，常に乾燥させること」を重視している。そのため，最近ではあまりガーゼを使用しないところが多い。また，消毒薬や乾燥剤の使用についてもアルコールは創傷治癒と乾燥を遅らせる作用があること，乾燥剤を使用しても臍帯脱落は早まらず，むしろ，前述の乾燥法のほうが早く乾燥し，感染を防止するため，乾燥剤の使用は必要ないといわれている。WHOでは，これらをふまえて，①臍帯に触れる際の厳重な手洗い，②臍帯の開放または緩めにガーゼで包む，③臍帯はおむつの外に出すことを推奨している。
〈関連語〉　沐浴　　　　　　　　　　　［臼井雅美］
　●文献　1）Verver, I.G., et al.：What cord care-if any?. Arch. Dis. Child., 68：594-596, 1993.　2）WHO：Care of the umbilical cord a review the evidence. WHO/RHTMS, 1998.

再生不良性貧血

【概念】　骨髄の低形成のために末梢血で汎血球減少，すなわち，貧血，白血球（好中球）減少および血小板減少を呈する疾患で，先天性と後天性に分類される。先天性ではファンコーニ貧血（Fanconi anemia）のほか，赤血球系のみ低形成を示すダイアモンド-ブラックファン貧血（Diamond-Blackfan anemia）がある。後天性では特発性がもっとも多いが，薬剤性や化学物質，放射線被曝，肝炎後などの続発性のものもある[1)2)]。
【病態】　造血幹細胞や骨髄造血微小環境の異常，免疫学的機序による造血抑制，造血サイトカインやそのレセプターの異常により，造血幹細胞の自己複製と分化成熟が障害を受け，赤芽球系，顆粒球系および巨核球系のいずれもが産生低下をきたす。このうち，特発性では免疫学的機序が大きく関与しているものと考えられている[1)2)]。また，ファンコーニ貧血は常染色体劣性遺伝形式をとり，先天性の DNA 修復能の障害が原因であると考えられている[3)]。
【症状】　顔色不良や動悸，息切れ，めまいなどの貧血症状，易感染性，紫斑や鼻出血などの出血傾向を呈する。肝脾腫やリンパ節腫脹は認めない[1)2)]。また，ファンコーニ貧血では，ほかに低身長や皮膚色素沈着，四肢の奇形，小頭症などを合併する[3)]。
【診断】　末梢血で汎血球減少を認める。貧血は正球性正色素性で，貧血のわりに網状赤血球は増加しない。白血球は好中球が減少し，リンパ球が相対的に増加する。好中球数，血小板数，網状赤血球数の三者をパラメーターとして重症度が分類される。「最重症」は好中球 $200/\mu l$ 未満に加えて網赤血球 2 万$/\mu l$ 未満，血小板 2 万$/\mu l$ 未満のうち，1 項目以上を満たすもの，「重症」は網赤血球 2 万$/\mu l$ 未満，好中球 $500/\mu l$ 未

満,血小板2万/μl未満のうち2項目以上を満たすもの,「中等症」は網赤血球6万/μl未満,好中球1,000/μl未満,血小板5万/μl未満のうち2項目以上を満たすもので,このうち定期的な赤血球輸血を必要とする場合は「やや重症」に分類される。「軽症」はこれら以外のものをさす[4]。骨髄は低形成で,有核細胞数は減少し,相対的リンパ球の増多,巨核球数の減少を認める。骨髄生検では造血組織は減少し,脂肪組織の増加がみられる。血液生化学検査では血清鉄やフェリチン,エリスロポイエチンが高値をとる[1)2)]。また,ファンコーニ貧血では染色体の切断や交換,再結合などの異常のほか,ヘモグロビンFが上昇する[3)]。
【治療】　重症度に応じて治療方針が異なる。重症では適合ドナーがいれば骨髄移植の適応となるが,移植ができなければ,抗胸腺細胞グロブリン(ATG)とシクロスポリンAの併用による免疫抑制療法を行う。中等症では蛋白同化ホルモン(アンドロゲン)療法もしくは免疫抑制療法を,軽症では経過観察もしくは蛋白同化ホルモン療法を行う。また,疑わしい原因があれば原因の除去を行うほか,貧血に対して赤血球輸血やエリスロポイエチン,血小板減少に対しては血小板輸血,好中球減少に対しては抗生物質や抗真菌薬,G-CSFが用いられる[2)4)]。
〈関連語〉　出血,ドナー,貧血,骨髄移植

[田中一郎・吉岡章]

●文献　1) 上田一博:再生不良性貧血.森川昭廣,他・編,標準小児科学,第5版,医学書院,2003,pp.469-470.　2) 吉岡章:再生不良性貧血.阿部敏明,他・編,小児科学新生児学テキスト,第3版,診断と治療社,1999,pp.471-473.　3) 別所文雄:Fanconi貧血をめぐる諸問題.日小児血液会誌,7:105-116,1993.　4) 浦部晶夫,他:再生不良性貧血.坂田洋一,他・編,血液疾患;state of arts(別冊・医学のあゆみ),第3版,医歯薬出版,2005,pp.616-619.

臍帯ヘルニア

【定義】　臍帯ヘルニアは腹壁異常のひとつであり,腹腔内臓器(通常は腸管と肝臓)が腹壁中央の欠損孔から臍帯内に突出した先天異常である。したがって脱出臓器は羊膜に包まれており,臓器が直接羊水中に浮遊している腹壁破裂と区別される。
【発生・病態】　胎生の6週から11週にかけては,胎児の腹腔は小さく,腸管の大部分は臍帯内に存在している。臍帯内で腸管の発育・延長が起こり,腸管はしだいに回転しながら腹腔内に戻り,正常な位置に固定される。この腸管の腹腔への還納がなんらかの原因で障害されたものが臍帯ヘルニアと考えられる。しかし臍帯ヘルニアの多くの例では,肝臓も腹腔外に脱出していることから,むしろ腹壁・腹腔の発育の障害がもとにあり,そのために腸管が腹腔に戻れないのが原因とする考え方もある。さらに,臍帯ヘルニアに脊柱側彎と短臍帯を伴う一群の疾患があり,body-stalk anomalyと総称されている。こうした症例のほとんどは重症の肺低形成を伴っており,出生後の生存が不可能である。また臍帯内に腸管の一部だけが脱出した臍帯内ヘルニアとよばれる疾患もある。それ自体の治療は容易であるが,染色体異常を伴う症例も多く,治療成績は必ずしも良好ではない。
【症状・診断】　臍帯ヘルニアも出生前に胎児超音波検査で診断される症例が増加している。腸管,肝臓が腹腔外に脱出している所見は,超音波で容易に発見可能である。臍帯ヘルニアが出生前診断された場合には,まず脊柱側彎の有無を検索する。脊柱側彎があれば,body-stalk anomalyの可能性が高く,出生後の生存は困難である。出生前診断されなかった症例は,出生時に外観から直ちに診断が明らかとなる。出生後は脱出臓器から体温と水分が奪われやすく,とくに低体温に対して注意が必要である。また臍帯ヘルニアは合併奇形が多いことが知られており,出生後には心エコー検査などで合併奇形の有無を調べる必要がある。
【治療】　治療の最終的な目標は,脱出した臓器を腹腔に還納し,筋層,皮膚を縫合して正常な腹腔を形成することにある。しかし出生時の腹腔容積は小さく,これを一期的に行うのは困難であり,また一期的に行うと,静脈灌流が妨げられて患児の全身状態が急激に悪化する可能性がある。そのため,さまざまな術式が工夫されている。現在もっとも広く行われているのは,臍帯の羊膜はそのまま温存して,臍帯基部の皮膚に人工膜を縫着し,これを少しずつ縫縮して,脱出臓器を数日かけて腹腔内に戻す方法である(中條法)[1)]。このほかに羊膜を温存してその上を皮膚で覆う方法,羊膜を切除して腸管の上を直接皮膚で覆う方法,羊膜を切除して人工膜を

筋層に縫合し，これを少しずつ縫縮してゆく方法などがある。中條法では，根治手術を行うまでは，腸管が拡張することは望ましくないため，経腸栄養を行うことができない。またその他の方法でも，根治手術までの間は，腸管の動きが悪いために，経腸栄養を行うことが困難である。したがってその間の栄養補給法として高カロリー輸液が必須である。　　　　　［橋都浩平］

●文献　1）横森欣司, 他：臍帯ヘルニアの治療；中條法. 小児外科, 23：753-759, 1991.

在宅酸素療法

在宅酸素療法（home oxygen therapy；HOT）は，諸種の原因による慢性呼吸不全の患者のうち，安定した病態にあるものに，家庭において酸素投与を行い，これによって在宅療養，社会復帰を可能とすることを目的として行われるものである。HOTは1985（昭和60）年に在宅酸素療法が社会保険適用されて以降，徐々に普及し現在では，在宅酸素療法を受けるものは約10万人ともいわれている。一方，小児では適応疾患，患者管理方法などで成人とさまざまな相違点が見出される。

【対象疾患】　HOTは一般的には高齢者を対象とした治療法であるが，若年者ではHOT全体の疾患構成とはかなり異なり，胸郭変形や非呼吸器疾患の占める割合が高い。

【在宅酸素療法の代表的な酸素供給源】　①酸素濃縮装置：もっとも広まっている方法で，空気を取り込み，窒素を吸着させて90%以上の酸素濃度にして利用者に供給する方法である。②液化酸素装置：低温液化した酸素を気化させ供給する装置。酸素濃度も99.5%以上と純酸素であり，電気代もかからないことから利用者に喜ばれる方法である。③酸素ボンベ：昔は唯一の供給源だったが，今は携帯用としての役割に変わっており，利用者の負担を軽くする軽量ボンベが主になってきた。

【在宅酸素療法の意義と発展；新たなケアメニュー】　HOTと同じく在宅呼吸ケアメニューとして，在宅人工呼吸療法（home mechanical ventilation；HMV）がある。長期人工換気は，使用可能な携帯用の人工呼吸器が開発され，1990（平成2）年にHMVが保険適用開始となったことで，在宅人工呼吸療養患者の数は加速度的な増加傾向にある。HOTやHMVなどの在宅ケアは，在院期間の短縮，医療費抑制などの経済効率を高めるばかりではなく，子どもと家族にとっても，①親子のきずなを深め，②親は子どもの世話に自信をもつことができる，③きょうだいともつながりが得られ，親子・家族の関係を強化し，④子どもの精神発達や社会性の発達にも大いに寄与する，などの点で意義が認められる。現在，気管内挿管や気管切開といった身体の中にチューブを留置する方法ではなく，鼻マスクやマウスピースなどのインターフェイスによって，人と人工呼吸器を接続し，人工呼吸療法を行う非侵襲的換気療法の導入もなされ始めている。根本的治療はまだ不可能であっても，治療法の進歩や対症療法の進展により，慢性疾患と上手に付き合いながら生活できるさまざまな方法の開発が試みられている。

【今後に向けての課題】　HOTやHMVなどの在宅療養患者の多様なニーズに応えるために，病院や施設，地域との看護の連携，福祉制度などの社会資源を活用するための情報提供，地域における子どもの教育や療育のコーディネート，訪問看護ステーションや子どもを一時的に預かるショートステイ，などの在宅療養を支援する体制についても重要視されている。さらに，家族は医療処置のケアだけにとどまらず，成長・発達や精神的なフォローも含めたトータルケアを望んでいることも指摘されている。障害をもちながらも子どもは常に成長し続ける存在であり，また障害も固定した状態ではない。そして，小児期は，成長とともに変化し，障害をもちながら子どもが大人に移行していく移行期であり，家族にとっては悩みの多い時期と考えられている。看護者は家族のそのときに起きている問題を上手にキャッチし投げかけることで，家族の潜在的なセルフケア機能を発揮させたり，促進したりすることが必要であることを十分理解したうえで，在宅ケアに取り組む必要がある。

〈関連語〉　酸素療法，医療的ケア　［鈴木真知子］

●文献　1）特集／テクノロジーの変化とケア；在宅酸素療法（HOT）患者に焦点を当てて．Quality Nursing, 7(11)：4-63, 2001.　2）木村謙太郎, 他・編：在宅酸素療法；包括呼吸ケアをめざして, 医学書院, 1997.

採尿

【採尿の目的】 尿の検査は,健康状態の評価,診断・治療の評価のために行われる。採尿方法は,一般的採尿法と無菌的採尿法,あるいは1回尿(1回のみの採尿)と24時間尿に分けられ,検査目的によって選択される。

【尿の採取方法】 ①起床時尿(早朝第1尿):安静時尿として用いられ蛋白尿,尿沈渣に異常を認められれば病的である。濃縮されていることが多く,一般尿検査に適している。②随意排尿:排尿の最初の部分を捨て,その後の尿を採取する。中間尿採取法で尿路感染症の有無を検査する。③立位・体動後の尿:起立性蛋白尿の診断,腎疾患の活動性を知るために採取する。④空腹時尿・食後尿:糖尿病患者の診断治療に使用する。⑤カテーテル採尿:尿道カテーテルを挿入して採取する方法である。排尿障害や自然排尿困難例,その他緊急を要する例を除いてはあまり行われない。また,乳幼児には採尿パックを装着して採取する方法があるが,漏れることが多く,汚染しやすい。⑥膀胱穿刺法:カテーテル採尿による尿路感染を防止するため,尿道狭窄などの場合などに行われ,膀胱を穿刺し尿を採取する。もっとも完全に混入物のない尿を採取でき,尿路感染を厳密に診断することができる。しかし,患者に与える苦痛は大きい。

【尿の観察ポイント】 ①混濁の有無:白血球,赤血球,微生物,脂肪,塩類などの混入,薬剤結晶などによって生じる。②肉眼的血尿の有無:尿はウロクロームのため,通常は黄色調を呈する。ウロクロームの1日排泄量はほぼ一定しているので,色調は尿量で変化する。肉眼的血尿は血液の混入によって生じ,暗紫色・褐色・鮮紅色を呈する。血液の混入が少量の場合は緑色を呈する。③膿尿の有無:好中球や炎症性浸出物の混入によって生じる。④尿臭:ケトン尿〔糖尿病や体調不良時(下痢・嘔吐・脱水)に身体の脂肪分解による〕,膿尿(細菌による尿中成分の分解による)。⑤尿比重:尿の濃縮希釈力の判定ができる。低比重尿は1.001～1.003の尿崩症に代表されるが,糸球体腎炎にもみられる。糖尿病,熱性疾患,下痢・嘔吐,副腎機能亢進症,肝疾患で高比重を示す。

【採尿時のケア】 ①新生児・乳児・幼児前期の児は,排尿のコントロールができないため,採尿パックを用いることが多い。解剖学的特徴から女児は男児より採尿が困難である。採尿に際し,排尿時間のパターンを確認しておくとよい。②幼児後期・学童前期の児は,自然排尿や中間尿採取を看護師または家族とともに行える。学童後期以降の児は説明を受け,ひとりでできることが多い。児の羞恥心などへの配慮も行う。

【尿保存の方法】 尿中の成分の多くに質的・量的変化が起きるので,尿採取直後に検査をするのが望ましい。変化を与える要因としては,尿中のpHの影響,細菌の増殖によるものの2つが原因となることが多い。採尿後の尿検体は冷暗所に保存する。

〈関連語〉 採尿容器,蛋白尿,中間採尿,血尿,尿路感染症　　　　　　　　　　　　［小原美江］

●文献　1)和田博義,他:編著:小児腎臓病ハンドブック,南江堂,1988. 2)岡崎美智子:監:臨床看護技術(母性・小児編);その手順と看護,メヂカルフレンド社,1996.

採尿容器

【採尿用具】 小児に使用される採尿用具には,主に3種類の用具があげられる。①採尿パック:外陰部にテープで装着して尿を採取する用具である(図25)。男児用と女児用,低出生体重児用がある。女児用には会陰部が密着できるように,クッションとなる会陰パッドがついている。低出生体重児用は,装着部分が小さくなっている。皮膚への密着性が高く,手間がかからず,乳幼児の採尿に広く用いられている。しかし,かぶれなどの皮膚トラブルの問題や,体動や尿パック内の尿貯留によりはがれやすいなどの欠

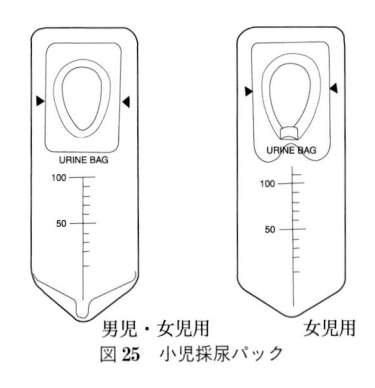

男児・女児用　　　　女児用
図25　小児採尿パック

点がある。②ハトポッポ：採尿パックが開発される前に，通常用いられていた用具である。粘着テープを使用しないでも採尿できるので，体動がない（あるいは少ない）小児の場合などに活用される。③留置用採尿パック：24時間尿など，長時間にわたる採取のために使用される。膀胱留置カテーテルを挿入せずに採取ができる。採尿パックの先端にチューブがついており，パック内に採取した尿が流れるようになっている（図26）。

【採尿パックの貼り方】①男児：a．新生児・乳児では，尿パックの中に陰茎と陰嚢をおさめ，テープにしわがよらないように陰部の皮膚を伸展させながら固定する。b．乳児・幼児では，陰茎を持ち上げ，陰茎の根元に尿パックの採尿口の下縁を貼る。その後，陰茎全体がパックの中に入るようにし，テープにしわがよらないように固定する。②女児：a．股関節を開排させ，会陰部が十分露出するように大陰唇を開き，会陰部にしっかり固定する。b．会陰部の皮膚を左右に伸展させ，会陰パッドを当てながら指で押さえるようにして下側のテープを装着させる。尿道口を完全に包むようにして残り上半分のテープをしわがよらないように貼る。③採尿パック使用時の注意点：a．尿パック内に少量の空気を入れ，下側の部分を軽くたたみ下方に溜まりやすいようにし，おむつを当てる。b．尿パックを貼っている間，静かに過ごせるようにする。早朝尿採取の場合，眠っている間に装着し，覚醒時に採尿できるようにするとよい。c．テープ除去時，皮膚の発赤やかぶれの有無を観察する。

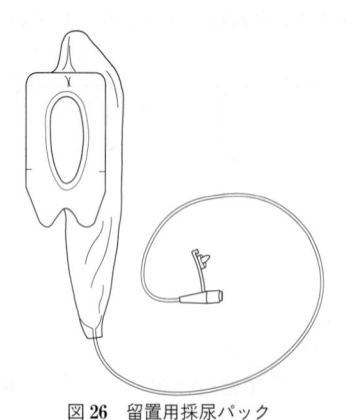

図26　留置用採尿パック

d．採尿終了後，患者に終了したことを伝える。
〈関連語〉採尿，蓄尿，中間採尿，尿量測定
［小原美江］

●文献　1）岡崎美智子・監：臨床看護技術（母性・小児編）；その手順と根拠，メヂカルフレンド社，1996.　2）奈良間美保・監：小児看護学1；小児看護学概論・小児臨床看護総論（系統看護学講座専門22），第10版，医学書院，2003.

搾　乳

【搾乳とは】用手または専用の器具を使用して母乳を排泄させること。子ども側，もしくは母親側になんらかの原因があり直接母親の乳房から授乳ができない場合に実施する行為。子ども側の要因としては，出生直後から母親との分離を余儀なくされる場合（早期産児，低出生体重児，疾病新生児など）や母親と共に過ごしてはいるが吸啜に困難をきたす場合などがあげられる。また母親側の要因としては乳汁分泌過多や母親自身への加療，職場復帰に向けての準備の場合などがある。

【搾乳方法の実際】①手を使って搾乳する方法：初めに手を洗い清潔にする。母乳には抗菌作用があるため必要以上に乳頭を清拭する必要はない。乳管洞を軽く押さえるようにして出てきた母乳を哺乳瓶やタオルで受ける。搾った母乳を保存しておく場合には搾乳後，速やかに冷蔵または冷凍し保管する。②器械を使って搾乳する方法：長期間にわたって搾乳を続けることがわかっている場合や搾乳による不快感（乳房痛や手首や手指，腕の痛みを感じること）がある場合などは電動搾乳器をすすめてもよい。搾乳器を使用する場合も手指と器械を清潔に保つことは同じである。電動搾乳器は高価であるためレンタルで使用することが多い。

【搾乳を行っている母親へのサポート】直接授乳を行うことが子どもと母親にとって，もっとも安全で安楽で安心であるはずだが，搾乳を行わなくてはならなくなった理由はさまざまにある。母乳のメリットについては周知であるが，母乳の分泌は永続的なものではなく期間限定であることから搾乳の必要性が出てくる。子どもがなんらかの病気などで母子分離を余儀なくされた場合，母親の心情は大変つらいものである。精神的な要因から乳汁分泌が抑制されてしまう

こともある。しかし，とくに子どもが低出生体重児や早期産児だった場合，母親の母乳が治療的な役割を果たす，必要不可欠なものであることを母親や父親に伝え，母親が搾乳を続けられるようなサポートが求められる。母乳栄養のメリット，正しい搾乳方法，搾乳の保存・運搬方法を伝え，搾乳を行っている母親と共に子どもの回復や成長発達を見守ることが大切となってくる。傍らにいない子どものために搾乳を続けることは，母親にとっては多大な苦痛である。3〜4時間ごとに数十分かけて，1日に何回も母乳を搾るという行為は頭痛や肩凝り，睡眠不足などをまねくこともある。一方で「子どものために自分ができる唯一のこと」と自らを励まし，搾乳することで自分を支えている母親もいる。精神的にも身体的にもつらい状況のなかで搾乳を続けている母親の思いを十分に受け止め，いたわり，搾った母乳を大切に扱い，確実に子どもに与えることが看護者の役割のひとつである。母親以外の家族(父親や祖父母など)にも搾母乳の運搬を手伝ってもらったり，搾乳を行っている母親を支えることで，子どものケアに参加しているという意識をもってもらえるよう働きかけていく必要がある。子どもが乳房をいやがり十分に吸啜が行えなかったり，子どもが吸啜する以上に母乳が産生されてしまう場合なども搾乳は有効である。搾乳を続けることで乳汁分泌量を維持することができ，母子双方が直接授乳に慣れるまでの対処方法となる。また母乳分泌過多の場合などは搾乳量を考慮することで乳房の緊満や母乳分泌量を調節することができる。

〈同義語〉 搾母乳
〈関連語〉 母乳栄養，冷凍母乳，母乳バッグ
[吉川さわ子]

●文献 1) 大山牧子：NICUスタッフのための母乳育児支援ハンドブック，メディカ出版，2004.

鎖　肛

【定義】 鎖肛は直腸肛門奇形ともよばれる先天性の疾患である。発生の異常により，肛門がまったく欠損して直腸が盲端に終わっていたり，肛門の位置の異常を認めたりする。また発生に深い関連があるために，泌尿・生殖器の合併奇形を伴うことが多い。

【発生・病態】 胎生早期には直腸と泌尿・生殖器の下端は共通の腔を形成している。これが総排泄腔(cloaca)とよばれ，その体外と接する部分は総排泄腔膜で覆われている。このcloacaに頭側から，中胚葉の隔壁(泌尿・直腸隔膜)が下降してきて，前後2つの腔に分けられることにより，直腸と泌尿・生殖器とが分離される。鎖肛はこの分離過程の障害によって発生すると考えられ，そのために男児鎖肛では直腸と泌尿器系との，女児鎖肛では直腸と生殖器との瘻孔がしばしば認められる。鎖肛は高位，中間位，低位の3種類にまず大別される。これは便の禁制(continence)に対してもっとも重要な働きをもつ恥骨直腸筋と直腸盲端との関係によって分類される。恥骨直腸筋は上から見てU字型の構造をもっており，これよりも直腸が上で終わっていれば高位，U字型の中に収まっていれば中間位，U字型を通っていれば低位である。この3タイプの間には術後の肛門機能に差があることが知られており，その区別には重要な意義がある。

【症状・診断】 鎖肛の出生前診断はきわめて困難であり，合併する泌尿・生殖器の異常から，鎖肛の存在が疑われる例はあるが，通常は鎖肛そのものを出生前に診断することはできない。出生後には，鎖肛であることは局所の外観から明らかとなる。正常の肛門をもち，直腸の狭窄や閉鎖を伴うタイプはきわめてまれである。鎖肛にはきわめて多くのタイプがあり，それをすべて記憶しておいて，出生時に正確な診断を下すことは簡単ではない。しかし実際に遭遇する鎖肛のタイプはきわめて限られており，また出生時に必要なのは，ストーマ造設が必要かそうでないかの判断であり，これはいくつかの手段によって可能である。まずは局所の外観が重要である。男児で肛門部に瘻孔を認める例は低位がほとんどである(肛門皮膚瘻)。高位・中間位では肛門部に括約筋の収縮を認めず，ほとんどフラットであるか，収縮があっても弱いことが多い(直腸尿道瘻，直腸球部尿道瘻)。女児で腟前庭部に瘻孔がある例のほとんどは低位であるが(肛門前庭瘻)，ごくまれに中間位が含まれている(直腸前庭瘻)。女児で肛門も瘻孔もまったく存在しない例は，高位または中間位である(直腸総排泄腔瘻)。次いで重要なのは倒立X線撮影である。これは患児を逆さにして，直腸盲端

内に空気を貯留させ，空気を造影剤として用いて，直腸盲端の位置を決定する診断法である。ただし外部に瘻孔がある場合には，空気が逃げてしまうために役に立たない。さらに最近行われるようになった方法として，直腸盲端の穿刺・造影法がある。

【治療】 鎖肛の基本的治療方針は，低位鎖肛では，新生児期に肛門形成術を行い，高位・中間位鎖肛では，新生児期にストーマを造設し，患児の成長を待って4～6カ月で肛門形成術を行う。高位・中間位鎖肛に対するストーマ造設は，左横行結腸もしくはS状結腸に造設するのが基本である。低位鎖肛でも，肛門前庭瘻では，瘻孔のブジーにより排便が可能となるので，肛門形成術の時期を遅らせることもある。また女児の直腸総排泄腔瘻では，肛門形成術と同時に生殖器への手術が必要であることが多いので，手術の時期を12カ月以降に遅らせる場合が多い。高位・中間位鎖肛に対する肛門形成術は，恥骨直腸筋のU字型の部分をいったん切開した後に，直腸を引き下ろして肛門部皮膚に縫合し，恥骨直腸筋を後方で再縫合する後方正中切開法が基本術式となっていた。最近では腹腔鏡を用いて，直腸をU字型ループの中にそのまま通す方法が盛んになってきている。いずれのタイプの鎖肛においても，肛門形成後には肛門のブジーを行い，十分な排便が可能なだけの肛門のサイズを確保しなければならない。高位・中間位においては，これが確認できた時点でストーマ閉鎖術を行う。低位型では，術後の肛門機能はおおむね良好であるが，高位・中間位では，必ずしも良好とはいえない。したがっていずれの手術法を行うにせよ，患児の排便機能の確立のためには，術後の長期にわたるねばり強いフォローアップが何よりも重要である。

［橋都浩平］

鎖肛後の排便管理　⇒排便管理

鎖骨骨折

【頻度および診断】 鎖骨骨折は小児骨折のなかでもっとも頻度の高い骨折である。分娩時の骨折では約90％を占める。通常，特別な治療を必要とせず，予後は比較的良好である。受傷部位は，大部分の例では骨幹部骨折であり，まれに骨端線離解もみられる。受傷機転は，肩からの転倒や鎖骨部の直達外力による。骨折が鎖骨以外に多発している場合には，骨形成不全や先天性多発性関節拘縮症などの基礎疾患をもつ病的骨折であることが多い。また，X線上偽関節の状態であり，明らかな受傷機転がない場合には，先天性偽関節症を考えるべきである[1]。

【臨床症状】 患児は疼痛のために上肢をあまり動かさず，肩関節の脱臼や仮性麻痺の形をとるため分娩麻痺と間違われることがあるので注意する必要がある。しかし，時に鎖骨骨折と分娩麻痺の両者が合併することもある。鎖骨骨折では症状が軽微で迅速に骨癒合するために，気づかれないままに治癒することもある。その場合，生後2ないし3週間後に過剰に形成された化骨を腫瘤として触知し医師を訪れる例もある。

【治療】 分娩骨折での鎖骨骨折の場合，外固定はとくに必要ないが，育児のなかで骨折部に無理な力が加わらないよう両親には指導する必要がある。幼児例では，若木骨折などの不全骨折となることが多く，年長児になるにつれ完全骨折が多くなる。とくに整復操作などは必要がなく，8の字の鎖骨バンドで数週間固定するのみで十分である[2]。

【若木骨折(green-stick fracture)】 ①概念：若木骨折とは，小児の骨が弾性に富み，かつ骨膜が厚いために生じる，小児に特有な骨折型である。若木を折り曲げたときのように，緊張側(凸側)の骨皮質は破断するが，圧迫側(凹側)の骨皮質は連続性を保っている状態の不全骨折のひとつである。5歳以下の幼少児例によくみられる。小児の不全骨折としては他に隆起骨折(torus fracture)や急性可塑性変形がある。前者は骨の長軸方向への外力で骨皮質が竹節状に隆起するもので，骨幹部から骨幹端部の移行部に生じやすい。後者は単純X線像では明らかな骨折を認めず，単に骨の彎曲としてX線上みられるものである。病態は，彎曲の凹側に外力が加わり生じる微小骨折(microfracture)である。尺骨に好発し，橈骨頭脱臼を伴うこともある(モンテジア骨折)ので，注意を要する[3][4]。②治療：不全骨折であり，大きな転位は起こらず，ギプスなどによる外固定で十分である。しかし，角状変形が強い場合には矯正が必要なこともあり，その場合，反対方向に折り返すくらいの強さで矯正することが必要となる。

［亀ヶ谷真琴］

●文献 1) 日本小児整形外科学会教育研修委員会・編：小児整形外科テキスト，メジカルビュー社，2004. 2) Herring, J.A. : Tachdjian's Pediatric Orthopaedics. 3 rd ed., W.B. Saunders, 2002. 3) Herring, J.A. : General principles of management orthopaedic injuries. ibid., pp.2059-2061. 4) 亀ヶ谷真琴，他：骨幹部；前腕骨骨折，橈・尺骨遠位部骨折．村上寶久・編，小児の骨・関節外傷(骨折・外傷シリーズ 11)，南江堂，1988，pp.149-158.

嗄　声

【定義】　音声は，①高さ，②強さまたは大きさ，③音質または音色，④持続の4要素からなるとされている。この要素に異常が生じた場合，音声障害となるが，声の「音質」の異常の総称が嗄声(hoarseness)である。嗄声とは症状名であり，病名ではない。

【病態】　正常な発声では，左右の声帯が正中まで内転して声門閉鎖が起こり，同時に肺からの呼気が上昇してきて左右に押し広げられ，左右の声帯の辺縁が呼気流と声帯自身の粘弾性により振動し，音が生じる。これは，声帯音などとよばれ，咽頭，口腔，鼻腔などの共鳴腔で修飾されて声になる。しかし，発声に際して，声帯運動に障害があって声門閉鎖が不十分であったり，声帯にポリープなどの器質的変化が生じると，左右の声帯の振動に差が生じ，雑音化して嗄声が生じる。

【分類】　発生時の息の漏れ方と声帯の振動の仕方により，嗄声の程度はさまざまである。日本音声言語医学会では，嗄声の聴覚的評価にグルバス(GRBAS)尺度を提唱している。嗄声全体の評価をG(grade)で表し，性質を4種類の尺度で評価する。性質は，①Rは粗糙性(rough)：声帯に腫脹，腫瘤が生じ，声帯振動周期や振幅が不規則となり"ガラガラ声"となる(喉頭ポリープ，喉頭炎，ポリープ様声帯など)，②Bは気息性(breathy)：声帯粘膜が堅くなったり神経麻痺により，声帯の閉鎖が不十分で，声帯の振動に息漏れが生じる(反回神経麻痺，声帯萎縮など)，③Aは無力性(asthenic)：声が弱々しく，発声中の声門間隙が広い(重症筋無力症など)，④Sは努力性(strained)：声帯の過緊張，過度の硬化，乾燥時にみられる息張った感じ(過緊張など)，に大別される。

【原因疾患】　原因としては大きく3つに分類される。①喉頭の気質性疾患：喉頭炎，声帯ポリープ，声帯結節，ポリープ様声帯，喉頭癌，乳頭腫，声帯嚢胞など，②声帯運動障害：声帯運動を支配する下咽頭神経あるいは迷走神経の麻痺，重症筋無力症，筋ジストロフィー，パーキンソン病など，③その他：心因性を含む機能性発声障害などである。

【小児において頻度の高い原因疾患】　①急性喉頭炎・急性喉頭気管支炎，②痙攣性喉頭炎，③気道異物，④細菌性気管支炎などである。

【診断】　嗄声の診断には，①嗄声の程度と質の評価，②声門の動態，病態との関連の理解，③疾患の同定と重症度の判定が必要である。そのための診断方法は以下の通りである。①問診および嗄声の種類：a．嗄声発現後の変化，b．嗄声の種類；音の高さ，強さ，持続，音質，流暢性の異常など。程度と質性を評価するものとしてGABAS尺度もある。c．上気道炎の有無，d．年齢，e．外傷，酷使の有無。②既往歴：脳疾患など。③局所所見：a．間接喉頭鏡，b．内視鏡；硬性内視鏡，撓性ファイバースコープ，電子内視鏡があり，目的に応じて使い分ける，c．喉頭ストロボスコープ。④単純X線検査，CT検査などがある。

【治療】　急性期には，発声制限などの声帯の安静が重要である。炎症，浮腫を除くために会話や強い咳の制限をする。また，薬剤療法として抗生剤，鎮咳剤，ステロイド剤の投与を行う。喉頭ネブライザーによって抗生物質，ステロイド薬を局所に投与する。急性感染症，化学物質の吸入などによる急性喉頭炎やアレルギー性喉頭炎では，急に呼吸困難を起こし窒息の危険もあるため，エピネフリン，ステロイド剤の投与や気管内挿管を要することもある。そのほか，声帯ポリープなどでは手術的治療，また，音声リハビリテーションを行う。

〈関連語〉　重症筋無力症，筋ジストロフィー，気道内異物　　　　　　　　　　　［近藤美和子］

●文献 1) 石田孝：嗄声．臨牀看護，31(6)：835-839，2005. 2) 亀山昌明：嗄声．長谷鎮雄・監，呼吸器系(看護卒後研修セミナー 2)，へるす出版，1985，pp.12-14. 3) 廣瀬肇：嗄声．水島裕・編，疾患，症状別の今日の治療と看護，第2版，南江堂，2004，pp.63-64.

サポートシステム

【概念】 サポートシステムとは，病気や障害などなんらかの理由によって社会生活上の困難が生じた個人および家族が，生活上のニーズの充足や問題解決のために活用できる支援を提供するシステムのことを意味する。サポートシステムは，それを構成するサポート提供者（資源）の集まりだけではなく，提供者（資源）同士の関係性や，提供者（資源）とシステム全体との関係性にも着目して捉えることが大切である。

【家族・身近な人によるサポートシステム】 小児にとって家族は，長期にわたって安定した親密な関係を形成することが期待されるもっとも重要なサポートシステムである。親やきょうだい，祖父母などから構成される家族が日常生活の世話や安全な環境を提供することによって，小児は健やかな成長・発達を遂げる。また，その他の親戚，友人，ボランティア，地域社会などは，小児と家族の身近な存在としてサポートシステムを形成し，小児への直接的支援や家族を介した間接的支援を提供する。乳幼児期は小児の活動の場は家庭が中心であるが，学童期には学校や地域へと拡大する。これに伴って，小児のサポートシステムはクラスや部活動の仲間，学外のクラブ活動や塾で出会う人との交流などに拡大する。さらに，思春期，青年期以降には，趣味や共通の関心事を共有する交友関係，アルバイト先や職場へと活動の場は拡大する。近年の少子化，核家族化，女性の就業率の上昇を背景に，サポートシステムとしての家族の機能は低下する傾向にある。子育て経験をもつ祖父母が家族のメンバーに含まれないこと，家族機能を補う親戚，友人，地域社会とのつながりが弱くなっていることは，子育てを困難にさせる要因でもある。その結果，育児情報や実際的支援，情緒的支援を専門職に求める傾向が強まっている。

【専門職によるサポートシステム】 小児とその家族にとって，保健医療・福祉・教育に関連する各種制度，施設・機関，団体，専門家の知識や技術などの人的・物的諸要素[1]は，互いに影響し合いながら重要なサポートシステムを形成している。小児と家族に対する母子保健は，母子保健法に基づいて国，都道府県，市町村などの公的機関がサポートシステムを形成している。厚生労働省は母子保健を含む保健行政全般を担当し，都道府県や保健所を設置する市・特別区には母子保健を主管する課が置かれて，保健所を中心として，市町村の連絡調整・指導・助言，専門的サービス（未熟児訪問，養育医療，障害児や慢性疾患患児の療育指導）を行っている。さらに，市町村では保健センターを拠点に住民に身近な母子保健事業として，母子健康手帳の交付，健康診査（妊産婦・乳幼児など），訪問指導（妊産婦・新生児）を実施している。児童福祉法に基づいて設置されている児童相談所では小児の健全な育成のために，養護相談，保健相談，心身障害相談，非行相談，不登校相談など，さまざまな相談に応じ，助言・指導を行っている。また，保育所では就業などで乳幼児の保育ができない保護者の委託を受けて保育を行うだけでなく，障害児保育，延長保育や夜間保育，多様な子育て支援事業が提供されている。また，近隣の親同士のネットワークづくりが保育所や幼稚園，保健機関，市民団体などを拠点として推進されている。幼稚園，小・中学校，高等学校などの教育機関では，学業の習得や社会性の向上をめざして教育が提供される。同時に，学校では学校医などの医療職の協力を得ながら身体発育の評価や健康診査，健康教育が行われ，学童の健康維持・増進に成果を生んでいる。近年，子どもの虐待が増加する傾向にあり，早期発見と的確な対応に向けて児童相談所の役割は増大し，保健機関，教育機関，市民団体などとのシステム間のネットワーク作りも進んでいる。

【健康問題をもつ小児と家族のサポートシステム】 健康問題をもつ小児に対する医療は，病院，診療所，訪問看護ステーションなどで提供される。そこには医師，看護師，歯科医師，薬剤師，栄養士，理学療法士，作業療法士など，さまざまな専門職が連携をとりながらサポートシステムを形成している。健康問題をもつ小児の家族は，一般的な育児に加えて特殊な健康管理を担うため養育上の負担は大きいことから，都道府県や保健所を設置する市・特別区は，医療給付や専門的医療・福祉体制の整備を行っている。以上述べたようなサポートシステムの特徴を理解し，小児や育児期の家族が，多様なサポートシステムを効果的に活用することで潜在能力が最大限に発揮されるように支援することが重要である。

〈関連語〉 ソーシャルサポート　　[奈良間美保]
●文献　1) 和田攻, 他・編：ソーシャルサポート. 看護大事典, 医学書院, 2002, pp.1691-1692.

酸塩基平衡

【定義】 体液，あるいは血液の塩類組成は常に一定に保たれ，酸と塩基の比率も一定で，pHも常に7.4付近に保たれている．この平衡が乱れれば，細胞の生活機能である代謝，とくに酵素系に対して大きな影響を与える．酸塩基平衡(acid base balance)は，体液中の水素イオン(H^+)濃度を測定してその変化によって論じられるが，水素イオン濃度の幅(35〜45 nmol/l，pH 7.45〜7.35)は非常に小さい範囲に保たれるように複雑な調節機構が働いている．正常な血液のpHは7.4±0.5の範囲内，すなわち弱アルカリ性である．pHがこの値以上に高くなる(アルカリ性になる)場合をアルカローシス(alkalosis)といい，反対に小さくなる(酸性になる)場合をアシドーシス(acidosis)という．血液のpHが7以下あるいは7.7以上になると生命に危険な状態になる．

【酸塩基平衡の機構】 酸塩基平衡を維持するための機構としては，①血液の緩衝作用，②肺からの二酸化炭素(CO_2)排出，③腎臓からの酸および塩基の排泄，④胃からのHCl分泌，⑤消化管へのリン酸の排泄がある．生体が生きていく過程では，身体は常に酸性側に傾く傾向がある．その機構としては，全身の細胞組織の代謝の結果から二酸化炭素(CO_2)が産生され，CO_2は血中で，$[CO_2+H_2O \Leftrightarrow H^+ + HCO_3^-]$の反応で弱酸性となる．また，筋肉運動の結果からは，CO_2以外に有機酸である乳酸，ピルビン酸が増加し酸性度を高め，病態によってはアセチルCoAからケトン体を産生し，さらに酸性度を高めることになる．生体の代謝過程では，1日1万5,000〜2万mEqの水素イオン(H^+)が生じると考えられているが，その多くが炭酸(H_2CO_3)である．この炭酸は，CO_2と水(H_2O)に分解され，CO_2は呼気から放出され，H_2Oは代謝水になる．また，炭酸以外にリン酸，硫酸などの代謝物質が生成されるが，これらは不揮発性酸とよばれ，呼気から放出できないために腎から排泄される．

【酸塩基平衡の緩衝作用】 体内でH^+が産生されると直ちに体液のpHは低下するが，その低下を最小限に抑えようと緩衝作用が働く．その機能には，①重炭酸―炭酸緩衝系，②リン酸緩衝系，③蛋白緩衝系(赤血球中のヘモグロビンによるもの，血漿蛋白質によるもの)がある(表32)．

【酸塩基平衡状態の把握】 臨床的に，生体の酸塩基平衡状態を把握するためには，動脈血を採決して，pH，$PaCO_2$，PaO_2を直接測定する血液ガス分析法が用いられている．pH，$PaCO_2$，PaO_2の実測値のほか，ヘモグロビン濃度測定を含めてHCO_3^-，酸素飽和度(O_2 saturation)，base excess(BE)などが算定され，それらを総合して酸塩基平衡状態を診断する．　[中村慶子]

●文献　1) 福田豊, 他：酸塩基平衡とはなにか；基本的概念と生体に与える影響. 小児看護, 19(2)：156-160, 1996.　2) 中野昭一・編：図説・からだの仕組みと働き, 第2版, 医歯薬出版, 1994, pp.46-47.

3歳児健康診査

【対象・目的】 満3歳を超え，満4歳に達しない幼児を対象として，運動機能，視聴覚，精神発達などの遅滞，その他育児上の問題などの予

表32　体液の緩衝系とその作用比率

緩衝系			緩衝作用比率
炭酸―重炭酸緩衝系*	H_2CO_3	$\Leftrightarrow$ $HCO_3^- + H^+$	35%
無機リン酸系	H_2PO_4	$\Leftrightarrow$ $HPO_4^{2-} + H^+$	2%
ヘモグロビン―酸化ヘモグロビン系	H・Hb	$\Leftrightarrow$ $Hb^- + H^+$	35%
血漿蛋白系	H・蛋白	$\Leftrightarrow$ 蛋白$^- + H^+$	7%
有機リン酸系(細胞内)			3%
赤血球重炭酸系(細胞内)			18%

* 呼吸による生理的緩衝作用によりはるかに大きな緩衝作用を表すことができる
(出典　福田豊, 他：酸塩基平衡とはなにか；基本的概念と生体に与える影響. 小児看護, 19(2)：157, 1996)

防や早期発見・早期治療をはかるとともに，その養育者に成長，栄養，育児に関する相談を実施し，幼児後期の健全な育成をはかることを目的に行われる。

【種別】　市町村が実施主体となって場所および日時を指定して行う集団健康診査と，医療機関などに委託されて行われる個別健康診査がある（集団健康診査と個別健康診査については「乳児健康診査」の項参照）。

【根拠となる法律】　3歳児健康診査は母子保健法に位置づけられ，1961(昭和36)年度から市町村を実施主体として開始された。母子保健法第12条第1項では「市町村は，次に掲げる者に対し，厚生労働省令の定めるところにより，健康診査を行わなければならない。①満1歳6か月を超え満2歳に達しない幼児。②満3歳を超え満4歳に達しない幼児」，同条第2項では「前項の厚生労働省令は，健康増進法(平成14年法律第103号)第9条第1項に規定する健康診査等指針(第16条第4項において単に『健康診査等指針』という。)と調和が保たれたものでなければならない」とされている。

【意義】　3歳から4歳の時期は，運動発達の面では，動きが活発になり筋骨格系の発育が進み運動機能が高まり，精神発達の面では，自我の発達が著しく自分の意思を表明することができるようになると同時に，社会性の面からは，友達との遊びが多くみられるようになる。また，生活習慣の側面では，4歳までにはほぼ自立する。箸が使用できるようになり，排泄も4歳くらいまでには自立でき，衣服の着脱に関してもひとりで洋服が脱げるようになり，またボタンかけができ，パンツや靴下がはけるようになる。言葉の面では，指示に従う，反対の類推，前後上下の理解などもできてくる。このようなことからランドルト環を利用した視覚検査なども可能になる。

【基本的な項目】　1歳6カ月児健康診査と同様の発育状況，栄養状態，疾病の異常の有無，精神運動機能の発達状況，歯・口腔の状況，視聴覚異常の有無，社会性の発達状況，生活習慣の自立状況，養育者の育児状況などであるが，3歳児健康診査では，これらに視力検査(ランドルト環，絵視標)，検尿(糖，蛋白)，必要時聴覚検査(囁語検査，オーディオ検査)が加わる(表33)。

【保健指導のポイント】　発育，発達，栄養，う歯予防，事故防止があげられる。発育については，肥満に注意が必要であるとともに，成長・発達の面からも，栄養の偏りがないよう，食事内容，間食の選び方について指導する。また，発達については，自己主張が始まり，育児困難感を感じやすくなる時期であり，自己主張に対する考え方や対応について指導をしていくこと

表33　3歳児健康診査の観察ポイント

観察項目	内　容
身体発育状況	計測：身長，体重，頭囲，胸囲 肥満度の判定 姿勢 頸部(斜頸など) 胸部(形状，心音，呼吸) 皮膚：色調，貧血の有無
栄養状態	筋骨，皮下脂肪，皮膚の緊満，血色
運動機能発達状況	手を使わずに階段が昇れる クレヨンなどで○が書ける ボタンをかけられる はさみが使える
言語発達状況	自分の名前が言える 大人の簡単な命令がわかる 絵本などを見て動物や物の名前を聞くとそれを指さす
視覚の異常の有無	斜視 目を細めて見る，極端に近づけて見る ランドルト環での視力検査
聴覚の異常の有無	テレビの音を大きくする 言葉が出ない，発音がおかしい 音に対する反応が悪い 必要時オーディオ検査
歯・口腔の状況	歯の本数 歯並び う歯の有無，歯の汚れ 歯磨き 歯肉の状況
社会性の発達状況	ゴッコ遊び 友達との遊び 自己主張(反抗)
生活習慣の自立状況	排尿(排便)の自立 箸の使用，こぼさないで食べる 衣服の着脱(靴下・パンツをはく，ひとりで脱げる) うがい，洗顔，歯磨き 鼻をかむ

が大事である．さらに友達と遊び始める時期でもあるため，子ども同士のけんかやものの取り合いなど，他者との関係性から悩む母親もいるため，3，4歳児の特徴を説明しながら対応について指導していくことも必要になる．事故防止に関してはこの時期，注意力が発達し，指示に従うことができるようになるが，活動範囲が広がり，遊びに夢中になると注意力が散漫になるため，交通事故や池・川への転落事故を起こす危険性も出てくることを養育者に伝え，注意を促す必要がある．

〈関連語〉 乳児健康診査，1歳6カ月児健康診査，母子保健法，発達検査，発達相談　［横山由美］

●文献　1）厚生省児童家庭局母子保健課・監，母子衛生研究会，他・編：母子保健マニュアル，母子保健事業団，1996．　2）高野陽，他・編：母子保健マニュアル，改訂5版，南山堂，2004．　3）日本看護協会保健師職能委員会・監：保健師業務要覧，新版，日本看護協会出版会，2005．

酸素濃度測定

【酸素療法】　酸素療法は，低酸素血症の患者に対して，吸入気の酸素濃度を上げることにより低酸素血症を改善させることを目的として行われる．しかし，酸素は生命維持には不可欠である反面，生体に毒性があることも知られており，高濃度の酸素が生体に悪影響を及ぼす状態は酸素中毒とよばれる．酸素が影響を与える臓器は，心臓・肝臓・腎臓などさまざまであるが，とくに大きな問題となるのが，肺組織の障害，未熟児網膜症である．また慢性肺疾患では高濃度の酸素の投与によりCO_2ナルコーシスを引き起こす．そのため酸素の使用は，低酸素を改善させるためにその人にとって必要な量・必要な時間だけ使用するのが原則である．また気道粘膜の乾燥による粘膜の損傷，繊毛運動の障害の予防のため，酸素は必ず加温・加湿して投与されなければならない．

【酸素投与の方法】　酸素の必要な子どもへの酸素供給の方法にはさまざまなものがあるが，どの方法を選択するかは，その子どもにとって必要な酸素濃度と，子どもがその方法に協力できるかどうかによって決められる．①経鼻カニューレ・酸素マスク：酸素カニューレやマスクを使用して，酸素を吸入させる方法．マスクの場合は，リザーバーバッグを用い高濃度の酸素を吸入させることができる．酸素を流しながら空気を一定の割合で吸い込ませることにより吸入酸素濃度を決めるベンチュリーマスクを使用することもある．使用が簡単でありよく用いられるが，子どもの協力がなければ，カニューレやマスクを当てることができない．②酸素ネブライザー：酸素流量計と貯水槽・ヒーターの3つからなり，高圧の酸素で微粒子をつくり噴霧する装置．自由に酸素濃度を調節しながら，十分な加湿が行える．しかし，ネブライザーが確実にあたらないと，必要な酸素濃度を吸入できない．③酸素ボックス：子どもの大きさにあったボックスに酸素を流し，その中へ子どもの頭部を入れて寝かせる方法で，主に乳児に使用される．ボックス内の空間が狭いため，子どもの発散する熱と呼気による二酸化炭素がこもりやすい．氷を使用してボックス内の温度をコントロールすると同時に，ボックスと頸部の隙間を完全に塞いではならず，二酸化炭素の貯留を防止する．④酸素テント：ビニールのテントの中に酸素を流し，その中に子どもを収容する．顔の周りの不快感がなく，自由に身体を動かすことができるため，乳児から学童まで広く用いられる．⑤クベース内酸素投与：低出生体重時の保育環境に使用される閉鎖式クベースで，クベース内に酸素を流す．

【酸素濃度の測定とモニタリング】　酸素ボックス・酸素テント・クベース内酸素投与などは，決められた空間に酸素を流すことで酸素濃度を上昇させ，その空間で子どもが呼吸できるようにするものである．処置やケアなどによる窓の開閉などで酸素濃度が変動するため，定期的に酸素濃度を測定し，酸素流量を調節することにより，適切な濃度が保たれるよう管理をする．酸素濃度測定は濃度計を使用して行う．酸素濃度計にはさまざまな機種があるが，基本的には空間の酸素濃度を感知するセンサー部，濃度を判定する本体部よりなる（図27）．本体部にはセンサーの基準値を決めるキャリブレーション（較正）用のダイヤルがあるので，測定前にルームエアが大気中の酸素濃度である21％を示すように調整してから測定する部位と比べる．酸素は空気より少し重いため空間の下側に溜りやすいことや，酸素流入部付近に酸素が溜るなど，テント内でも均一な濃度になっていないことが

あるので，酸素濃度の測定は子どもの口元で行う。酸素ネブライザーを使用する場合も，酸素濃度が適切に保たれているかどうか，定期的に測定する必要がある。口元の酸素濃度を測定し，適切な酸素を吸入できるよう，ネブライザーの噴霧量を調節する。

【留意点】 酸素療法はその子どもがどれくらいの濃度の酸素を必要としているかを評価しながら行う必要がある。血液中のガスの値や酸素飽和度を正確に測定できるのは，血液ガス分析であるため，必要時ガス分析による評価を行う。しかし，動脈穿刺や動脈留置カテーテルからの採血はある一時点の状態を評価できるだけで，連続した変化を捉えることはできない。また，採血による痛み刺激で呼吸数の変動，啼泣，一時的な無呼吸などが起こることもあり，正確な値がわからないことも多い。そのため，酸素療法を行う際には経皮的酸素飽和度モニターを使用し，経時的な変化を捉えていくことが大切である。

〈関連語〉 呼吸困難，呼吸性アシドーシス，酸塩基平衡，酸素療法，低酸素血症 ［荒木佐登理］

●文献 1) 仁志田博司：呼吸障害の治療．新生児学入門，第2版，医学書院，1994，pp.260-267. 2) 相馬一亥：酸素療法．木村謙太郎，他・監，呼吸器疾患(Nursing Selection 1)，学習研究社，2003，pp.267-273.

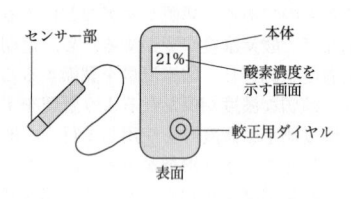

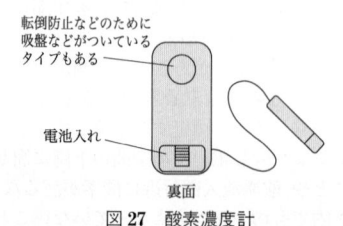

酸素療法

【酸素療法[1)]】 至適な量(分圧・含量)の酸素を終末酸化機構(ミトコンドリアの電子伝達系ないし呼吸鎖)に供給する手段である。

【目的[2)]】 酸素投与は，呼吸障害などによる組織の低酸素の状態，すなわち低酸素血症(hypoxemia)を治療する目的で使用される。

【適応】 動脈血酸素分圧(PaO_2)が60 mmHgを下回ったときに投与する。PaO_2を60〜80 mmHgに保つようにするのが適当とされる。

【方法】 保育器内への酸素投与，経鼻酸素カニューレ，酸素マスク，酸素テント，ヘッドボックスなどがある。①保育器内への酸素投与[3)]：a．使用目的；新生児が人工呼吸器から離脱した後や低酸素血症をきたす場合などに，保育器に酸素を流して投与する(40%以下の低濃度のとき)。b．原理と構造；100%の酸素を直接流す方法と酸素と空気を混ぜて行う方法があり，直

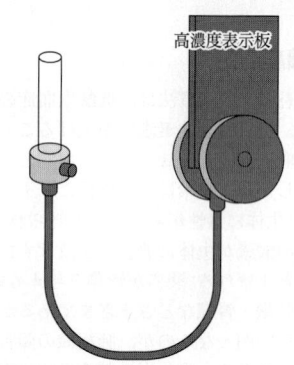

図28 保育器の酸素供給部の一例

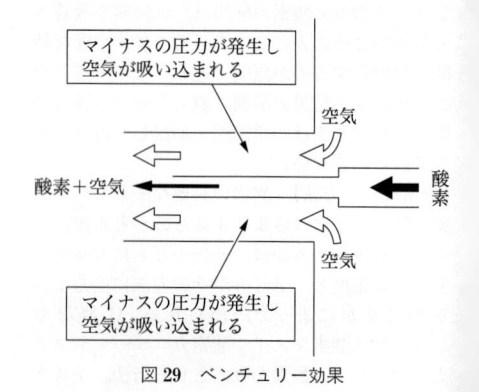

図27 酸素濃度計

図29 ベンチュリー効果

接酸素を流す場合は酸素濃度計を用いて適度な酸素流量を調節する必要がある。図28で示すような酸素供給部をもつ保育器は、高濃度表示板を差し込むことで酸素と空気が混合されて保育器に吸い込まれる構造(ベンチュリー効果という原理)(図29)があり、この方法を用いると酸素とたくさんの空気が混合されて保育器に吸い込まれるため、手入れ窓を開けても酸素濃度が低下しにくく、低濃度酸素を安定して投与できる。②経鼻酸素カニューレ[4]：a．使用目的；軽度〜中等度の低酸素症の患者に、ADLを低下させずに苦痛を最小限にした酸素投与を行う。b．原理と構造；細いビニールチューブで酸素を患者の鼻腔まで運ぶ。酸素投与量と酸素濃度は、$FiO_2(\%) ≒ 20 + 4 × 酸素流量(l/分)$で示される(表34)が、酸素濃度は患者の換気量などで変動する。サイズはS・M・L、成人用(ストレート・カーブ)・小児用・幼児用がある。③酸素マスク[5]：a．使用目的；種々のマスクがあるが、顔を覆われることを年少児は非常に嫌うため、年長児に時に使用される程度で成人ほど用いられない。b．原理と構造；酸素流量計を用い、酸素用バルブと酸素マスクを接続して酸素を投与する。吸気酸素濃度(表34)は患者の換気量、呼吸パターン、換気数により影響を受ける。同じ供給量でも分時換気量が多いと吸気酸素濃度は低くなる。④酸素テント[6]：a．使用目的；酸素療法を必要とし、カニューレやマスクなどの局所的な方法では受け入れられない低年齢児に適用する。b．原理と構造；電動型酸素テントは、酸素を供給する装置とテント内の空気を循環させるための送風機、テント内へ送り出す空気を

加温・冷却・加湿する装置、テントフードから構成される。⑤ヘッドボックス[7]：a．使用目的；新生児〜乳幼児における低酸素症の患者に対して、比較的高濃度の酸素投与を行う。b．原理と構造；透明のポリカーボネート製の箱に必要酸素濃度を充満させて使用する。

【注意と合併症[2]】 酸素投与は非常に有効な治療法であると同時に、副作用も認められ、高濃度の酸素吸入によって肺への直接の障害をきたすことが知られている。また、過剰の酸素を投与すると体内の酸素分圧の上昇に伴い活性酸素が増加し、各種の障害をもたらす。未熟児網膜症、慢性肺疾患、壊死性腸炎、低酸素性虚血性脳障害などが、活性酸素による障害として考えられている。酸素は厳密に、必要最小量を投与する。動脈管依存性のチアノーゼ型心疾患への酸素投与は、動脈管を閉鎖し、肺血管を拡張させることにより状態を悪化させるため最近は行わない。

〈関連語〉 陥没呼吸、呼吸困難、在宅酸素療法、新生児一過性多呼吸、新生児仮死、低酸素血症

[佐藤眞由美]

●文献 1) 相馬一亥：酸素療法．第10回3学会合同呼吸療法認定士認定講習会テキスト、3学会合同呼吸療法認定委員会事務局、2005, p.211． 2) 亀山順治：酸素投与．Neonatal care, 14(Suppl.)：86-89, 2001． 3) 松井晃：ME機器こんなときどうしよう！ 第2回 保育器その2；保育器を使いこなそう．Neonatal Care, 15(12)：1070, 2002． 4) 山本裕子, 他：経鼻酸素カニューレ．小児看護, 26(5)：607-608, 2003． 5) 油谷和子：酸素マスク．小児看護, 26(5)：609-610, 2003． 6) 石田七, 他：酸素テント．小児看護, 26(5)：603-604, 2003． 7) 山本裕子, 他：ヘッドボックス．小児看護, 26(5)：605-606, 2003．

産瘤／頭血腫

【定義】 分娩外傷のなかでも、頭部にみられるものであり、頻度の高いものである。
【産瘤】 産道通過時の圧迫による児頭先進部の皮下の出血および浮腫である。皮下であるため、骨縫合を越えて広がることもある。とくに治療の必要はなく、2〜3日で自然消失する。一般的には、先進部である対側側頭〜頭頂部に生じやすい。
【頭血腫】 産道通過時に骨膜が骨から剥離し、

表34 酸素流量と吸入酸素濃度(成人)

	100%酸素流量 (l/分)	酸素濃度 (%)
鼻カニューレ	1	24
	2	28
	3	32
	4	36
	5	40
	6	44
酸素マスク	5〜6	40
	6〜7	50
	7〜8	60

骨膜と骨との間に出血がみられる。出生直後は明らかでないことも多いが，1〜2日で波動を触れる腫瘤となる。母体仙骨岬角との圧迫によって生じることが多い。骨膜下出血であり，骨縫合線を越えることはないが，同時に2つの頭骨に血腫を生じることもある。なお，出血量が多ければ，高ビリルビン血症の原因となることもあるので注意が必要である。かつては穿刺されていたこともあるが，感染などの危険性・再出血の可能性もあるため，現在では穿刺は禁忌である。頭血腫は2〜3カ月で自然吸収されるため，経過観察のみでよい。

【帽状腱膜下出血】 吸引分娩に伴う合併症として，もっとも危険なものである。頭皮を縦方向に引くことにより，皮膚のなかでもっとも疎な結合組織である帽状腱膜と骨膜との間の静脈から出血が起こる。多量に出血することが多く，生後数時間で前額・上眼瞼・耳介前後の皮下出血による腫脹を伴い，貧血・出血性ショック・播種性血管内凝固 (disseminated intravascular coagulation；DIC) となり生命予後を左右することもまれではない。基礎疾患として血液凝固障害がみられることもある。治療としては，頭血腫同様に穿刺は禁忌であり，ショック・貧血などに対する補液・輸血あるいは凝固因子の補充，高ビリルビン血症に対する治療などを行う。

〈関連語〉 分娩損傷　　　　［一ノ橋祐子・草川功］

自慰

【自慰とは】 手などを使って自分の性器を刺激し性的快感を得ることを自慰という。手淫，オナニー，マスターベーションともいう。

【子どもの自慰】 子どもにおいても1歳を過ぎた頃から性器をいじる様子が男女ともにみられ（性器いじり），ある程度の快の感覚を得ていると考えられている。3,4歳になると男性と女性の性器の違いを認識し，自分の性別を意識するようになる。この頃になると，枕や椅子，机などに性器を押しつける，こすりつける，大腿部をこすり合わせるなどの行動も観察されるようになる。これらは明らかに子どもの自慰であるが，生理的な行為であり異常ではない。幼児の自慰には幼児性欲が関連していると考えられているが，その性欲は思春期以降の，つまり成人の性欲とは性質が異なっており，性行為とは関連がない。

【子どもの性欲】 Freud, S. は，子どもの自慰を乳幼児期，4歳前後の小児期，思春期の3つの段階に区分して考察し，3,4歳の幼児では性欲動（リビドー libido）が現れ，その内容は性愛的で自分自身を対象とした自体愛であるとした。これが幼児性欲であり，性器や性行為と関連した快感ではなく，むしろ母親に関心を向けられ，抱きしめられるなどのような自分自身に向けられた周囲の情緒的応答性に関連している。思春期に入ると内分泌環境が変化して二次性徴が現れるのに伴い，性欲は生殖器的もしくは性器的で性行為と連動するように変化し，性器にまつわる性欲が性愛的な性欲より優位になりつつそれらが融合し，対象の全人格を相互に認め合う全体的対象愛が完成すると考えられている。

【子どもの自慰に対する理解と対応】 Freud は，初期に神経症（神経衰弱）の原因として自慰を想定したが，その後この説は否定されている。実際のところ，自慰がなんらかの精神障害の原因になることはない。しかしながら自慰が体や心の害になるという俗説を性へのタブー視が後押しして，周囲の大人が子どもに「自慰はよくないもの」「してはいけないもの」と誤って教えたり，子ども自身がそう考えたりすることがいまだにある。自慰そのものは生理的な行為であるので，子どもの自慰についてはできる限り介入せず，自然の成り行きに任せる対応が望ましい。そして自慰を指摘，叱責，禁止することによって，自慰や性，快に対して罪悪感や嫌悪感を抱かせてしまうことを避けるべきである。叱責，禁止するほど子どもは隠れてしてしまうことになるので，子どもへの対応や養育者への指導には十分に気をつける必要がある。幼児などで習慣化してしまった場合や周囲の目を気にせず行ってしまう場合など目に余る場合は，普段から子どもの話に耳を傾け，スキンシップをはかったり，状況に応じて注意をそらす言葉がけを行う対応を繰り返すことが効果的である。子どもが自慰や性器について尋ねてくるならば，

性教育のひとつとして男女のからだの違いを教える機会にし,「大切なところだから,さわりすぎないようにしようね」と話すこともよい対処のひとつである.
〈関連語〉 性器いじり,フロイト,S.,性教育
[塩飽仁]
●文献 1) 川谷大治：自慰. 小此木啓吾・編, 精神分析事典, 第1版, 岩崎学術出版社, 2002, p.153.

CAPD

【概念】 CAPD(continuous ambulatory peritoneal dialysis)は,日本語では連続携行式腹膜透析と訳され,慢性腎不全の治療法である腹膜透析の一方法である.
【歴史】 1975年にアメリカで,2,000 mlの腹膜灌流液を1日5回交換することで,尿素などの物質除去が十分可能であるという研究報告があり,CAPDが誕生した.日本では,1980(昭和55)年に透析液ダイアニールの試験開始,1983(昭和58)年にはダイアニールが保険適応となり,CAPDの導入患者が増大していった.
【方法】 CAPDは生体膜である腹膜を介した,「拡散」と「浸透圧」を利用した治療法である.腹膜は腹腔の内面を形成し,腸や大網などの表面をすべて覆い袋状になっており,皮膜には毛細血管やリンパ管が分布している.この袋状の腹膜に半永久的なカテーテルを挿入し,落差を利用して透析液を注入(注液)する.注液された透析液は腹膜内で約4〜6時間貯留される間に,腹膜の血管やリンパ管を介して老廃物や不要な水分が腹水となり腹膜内に移動する.腹膜内に移動した腹水は,カテーテルを介して落差を使って体外に排液する.この手順を患児の身長や体重・残腎機能などから1日の回数を決定し,1日に5〜6回繰り返す.血液透析とは違い,24時間物質交換や除水を時間をかけて行うことから小児にとって身体に優しい透析方法である.
【問題点】 体内外に透析液を注液・排液という形で透析液の出し入れを行うために,無菌操作で行わなければならないこと,また1回の操作に約30分〜1時間かかり,CAPDをしている間はベッドなど同じ場所にいなければならないことなど,患児や家族にはいろいろなことが課せられている.体重が少ない患児ほど1回のCAPDで注液できる量は少なく(最大量は約50 ml/kg),成長発達段階である小児は,必要な栄養量をミルクや食事からとり体重増加が多い分,CAPDの1日回数が多くなる.成人では(残腎機能によっても回数は異なるが)1日4回前後の透析回数に対し,小児は1日5〜6回のCAPDが必要になることが多いため,家族の負担が大きくなることも事実である.
【CAPD患児と家族の看護】 CAPD患児・家族に対して行う看護として,患児や家族が治療について感じていることや思っていることを知り,理解しようとすることが重要である.CAPDをしている間,患児はベッド上に1時間ほどいなければならないことで苦痛を感じていることがある.そのためベッドサイドでできる遊びを提供することが患児にとって必要な看護といえる.また,小学生以上ならば,CAPDの時間を勉強や宿題をする時間とし,CAPDが終了したら思いっきり遊びをするというような方法を提案することもCAPDを長期に行っていくために必要な工夫点である.気分転換の方法は患児によってさまざまであるが,CAPDは患児にとって治療であり行動が制限されるため,苦痛なことであったりストレスと感じていることもあるということを理解しておく.家族にとっては,病院で行われている治療を自宅で行うため,さまざまな指導内容を医療者から学ぶ必要があり,その負担ははかりしれない.在宅のCAPDではキーパーソンにかかる身体的・精神的負担が大きく,キーパーソンをフォローする家族の支えが必要である.家族全員で患児を支えていけるような環境づくりも看護師の大きな役割である.患児・家族にとってCAPDは身体的・精神的苦痛も伴うが,成長・発達段階である患児が自宅で家族とともに暮らせるということは,何にも代えがたいことであり,患児にとってCAPDはよい治療方法のひとつであるといえる.
〈同義語〉 連続携行式腹膜透析
〈関連語〉 血液透析,小児在宅医療,腎不全,成長,退院指導,体重測定,腹膜透析
[土屋朱里]
●文献 1) 小児PD研究会・編：親と子のPDマニュアル, 小児PD研究会, 2005. 2) 小児PD研究会・編：小児PD治療マニュアル, 小児PD研究会, 2004. 3) 本田雅敬：小児腎不全の治療. 透析療法従事職員研修, 2002, pp.73-89. 4) CAPDナース

カレッジ基礎コーステキスト，バクスター，2003．

自　我

【精神分析的自我心理学の立場から】　自我の概念と用語は，Freud, S. 以前から存在し，哲学・医学・心理学など多様な学問的立場で使われているので，自我の概念や定義を単純に示すことは適切ではない。したがって，ここでは，子どもの発達や心の問題に大きな貢献をすることとなった精神分析の創始者 Freud, S. の流れを汲む精神分析的自我心理学の立場から自我を定義する。精神分析的自我心理学の流れを小此木啓吾は，①現象-力動的(Federn, P.)，②生物心理学的構造-適応論的(Hartman, H.)，③発生-発達論的(Freud, A., Spitz, R., Bowlby, J., Mahler, M.)，④自我心理学的青春期発達論(Freud, A., Blos, P., Erikson, E.H.)，⑤社会文化的(Erikson)の各自我心理学に分類した。これらに共通の特質のひとつに，Freud, S. の心的構造論の継承がある。

【自我とは】　Freud, S. の心的構造論によれば，人格はエス(イド)，自我，超自我の3領域からなり，自我はその中枢機関である。初めは防衛的自我，すなわち超自我，エス，外的現実の各要求の力動的葛藤を調整し，精神の安定を保つ防衛機能を司る受動的主体と考えられていた。その後 Hartman により自我自律性が強調され，自我はエスからも超自我からも独立しており，外的現実に対して自主的な適応力をもつ主体と捉えられるようになった。エスとは生物学的・本能的・欲動的・無意識的なエネルギー(リビドー)の溜まり場である。Erikson は人間が抱く過度の願望の圧力と表現した。エスは快楽原則のみに従い，苦痛の回避と欲求の満足のためだけに，生体の行動を支配しようとする。これに対し自我は，エスの意図を満足させようとする一方，同時にエスを外界の影響，とくに現実原則に従わせようとする。つまり，衝動の満足のためには自我の承認がいる。超自我は，反社会的衝動を抑制する良心と，自我の目標を現実的なものから理想的なものへ向ける自我理想からなる。超自我は自我を監視する役目をもち，エスに支配されないよう倫理的・道徳的規範によって自我を統制している。超自我は自我が内的に分化し成立するもので，家庭や学校教育などを通して道徳的影響が内在化され強化されていくものである。

【幼児期の自我と遊び】　エスと超自我は無意識の世界に存在するので，直接的にその状態を知ることはできない。心理的変化の全過程は自我のなかで起きるので，エスと自我，超自我と自我との間に葛藤が生まれたときに，自我の状態変化から衝動や超自我を間接的に知ることができる。言語的発達に限界のある幼児の自我状態の診断や治療には，遊びとその観察がもっとも有効である。

〈関連語〉　自我機能，自我同一性，自我の発達，自己中心性，脱中心化，自己概念，マーラー，ボウルビィ，エリクソン，防衛機制　[前田和子]

●文献　1) 小此木啓吾：精神分析理論．懸田克躬，他・編，精神医学総論 II$_{a2}$(現代精神医学大系1B$_{1b}$)，中山書店，1980．　2) Freud, A.(外林大作・訳)：自我と防衛，誠信書房，1998．　3) 藤永保：パーソナリティの発達の理論．柏木恵子・編，パーソナリティの発達(新・児童心理学講座10)，金子書房，1992．　4) Erikson, E.H.(仁科弥生・訳)：幼児期と社会1，みすず書房，1977．

自我機能

自我機能を観察評価することは精神的アセスメントに不可欠なことである。Erikson, E.H. は，自我を「あらゆる外的秩序が頼っている個人の内部の秩序を守るために発達した『内面的機構』であり，それは，『その人個人』ではなく，またその人の個性でもない。もっとも，その個性にとって欠くことのできないものではあるが」と述べた。では，自我はどのような機能をもち，個人の内面の秩序を守っているのだろうか。精神分析的自我心理学による自我機能(ego functions)の代表的分類に，Beres, D. による7分類と Bellack, L. による12分類がある。ここでは，後者を説明する。また，個々の機能は独立しているのではなく，複雑に関係し合っていることも理解すべきである。①現実検討：主観的な観念・表象・認識が客観的現実と一致するか否かを検討する機能である。②自己の行動の予測と結果に関する判断：自己の行動，たとえば，現実的危険に対する予測の妥当性，予測と行動の因果関係，他人の意図や行動について適切さを判断する機能である。③自己と外界に関する現実感：自己は他者，自然界，社会環境から明

確に区切られた自己境界をもち，自己に特有な心身の全体性を主観的に体験しているという現実感をもつ機能をいう。④思考過程：外的な知覚や内的感覚，記憶−観念，表象などを一定の形態をもったイメージや思考内容に構成する心理過程をいう。この思考過程は一次的自律機能により営まれ，その結果は現実検討に利用される。⑤自律的な自我機能：一次的自律機能と二次的自律機能に分けられる。前者は，知覚，認知，思考，言語，記憶，運動，知能などを含む。不安や不満が高まるとこれらの機能が不安定になり，低下することがある。後者は，本来欲動との葛藤を解決するために発達し，やがて二次的な自律性を獲得し適応的に機能している自我機能をいう。すでに習慣となった行動様式，技能，仕事，趣味，スポーツなども含まれる。⑥刺激防壁：生体の内外の刺激に対する感覚器官の閾値の高低，感受性，それに伴う反応性の程度，および刺激に対する諸反応の統合・組織化・適応化する能力を意味する。ここでいう刺激と反応は物理化学的水準から，より心理的なものまでを含む。⑦情動と欲動の統御調整：自我が欲動や情動の解放を延期したり，統御したり，適切で柔軟な方法で表現できるよう調整する機能をいう。この機能レベルにより欲動は直接的・原始的表現から高度に昇華された水準までさまざまな表れ方をする。⑧防衛機能：外的な解放を統御された欲動を，内的に処理する機能をいう。⑨対象関係：他者との関係のあり方，対象関係の未熟さや成熟度，他者から分離・独立した「個」としての認識と接触能力，対象恒常性への信頼などに関係した包括的な機能をいう。⑩支配−達成の能力：この自我機能には，現実に何かが達成でき，環境を支配できるという能力と，自己のこの種の能力に対する自信や感覚（自己評価）が含まれ，外的環境に対する積極的適応力をも意味している。⑪自我の適応的退行と進展：各自我機能を一次的，かつ可逆的に自らの随意的統制下に退行させ，再び自由に現実に回復させる自我の弾力性に関係する機能である。⑫総合−統合機能：自我の各機能の調整と統合のために，各機能の秩序づけと選択−階層化を行う機能である。言い換えると，人格の統合と統一をめざす機能である。
〈関連語〉 自我，自我同一性，自我の発達，自己中心性，脱中心化，防衛機制　　　［前田和子］

●文献　1）小此木啓吾：精神分析的面接．金子仁郎，他・編，精神科診断学Ⅰa（現代精神医学大系4A₁），中山書店，1980．　2）Erikson, E.H.（仁科弥生・訳）：幼児期と社会1，みすず書房，1977．

視覚障害

【定義】　視覚障害の医学的定義とは原因の如何を問わず，眼球，視路，視中枢のどこに病変があろうとも視機能に永続的な低下が起こったものを総称する。視機能としては視力，視野，色覚，暗順応，眼球運動，調節，両眼視など各種の障害がある。身体障害者福祉法において，視覚障害は法の別表で次のように規定されている。①両眼の視力がそれぞれ 0.1 以下のもの，②1 眼の視力が 0.02 以下，他眼の視力が 0.6 以下のもの，③両眼の視野がそれぞれ 10°以内のもの，④両眼による視野の 1/2 以上が欠けているもの，などである。視覚障害の程度を示すには，通常，盲と弱視（low vision, 低視力）という言葉が使われている。教育上，盲とは視力 0.02 未満で，視覚による教育が不可能または著しく困難なもので，主として触覚および聴覚など，視覚以外の感覚を利用して教育すべきもの。弱視とは視力 0.04 以上 0.3 未満で，視覚による教育は可能であるが，文字の拡大など教育上に特別な配慮を必要とするもの。盲と弱視の間に準盲をおき，視力 0.02 以上 0.04 に達しないものとしている。

【視覚障害児の早期療育】　視覚障害児を早期療育のコースに乗せるには，まず視覚障害を早期に発見し，眼科医による診療を受けることが第一である。医療の面からは，視覚障害の早期発見法，眼科医の適確な診断と治療および予後判定が問題となる。また，生活指導は，視覚障害の程度によって方法が異なるわけであるから，その程度が問題となる。生活指導の具体的方法は医学の分野を超えており，専門職によらねばならない。視覚障害児の早期発見法のひとつとして，未熟児出生の場合には，未熟児眼科疾患として，先天性疾患では緑内障，白内障，ピータース奇形（Peters anomaly），網膜芽細胞腫，胎内感染，染色体異常など，後天性疾患では主に未熟児網膜症，角膜感染症などを考慮する。その他の重篤疾患の除外のための一般問診項目としては，①目の大きさ，形がおかしい（小眼球，

ぶどう膜欠損，眼瞼下垂，先天緑内障），②目がゆれる（眼球振盪，小眼球，先天白内障），③瞳が白く見える（網膜芽細胞腫，先天白内障，未熟児網膜症，第一次硝子体過形成遺残），④より目になる，目が横にずれる（内斜視，外斜視），⑤まぶしがる（先天緑内障，睫毛内反症，白子眼，無虹彩，角膜混濁，外斜視），⑥目やに，涙が出る（睫毛内反症，先天鼻涙管閉塞症，結膜炎），⑦目を細める（弱視，屈折異常），⑧片目を隠すといやがる（弱視，片眼視力障害），などがある。それぞれの項目には視覚障害をきたす疾患が対応している。眼科健診の理想的な年齢として，まず生後3カ月以内での早期健診が大切である。この時期は悪性腫瘍（網膜芽細胞腫），先天白内障，先天緑内障，眼底疾患の早期発見に努めなければならない。この時期までに発見されない場合は，あとで治療しても視力障害になることが多い。視力の発達の研究から，正常新生児の視力は0.01，生後1カ月は0.02，3カ月は0.1，6カ月は0.2，3歳は1.0になるとされる。ヒトの視覚の感受性期間は生後より8歳頃まで続くとされ，生後3カ月から1歳6カ月までがもっとも高く，3歳頃まで持続し，その後感受性は徐々に低下する。視覚障害発見後の処置，医療が必要な場合には，育成医療の援助を受けることができる。育成医療は視覚障害児となることを予防し，あるいは障害の程度を軽くすることを目的として行われるものである。医療の効果が期待できない場合，および医療が必要であっても，視覚障害が残存する場合には，視覚障害の判定が遅れないように，ハビリテーションのコースを歩み始めさせるべきである。

【視力障害への支援】　視力の状況は，われわれのコミュニケーション手段に大きく影響する。つまり低視力は文字を「読む」ことと，書式に従って文字を「書く」ことに支障をきたす。一般的に新聞の文字を読める視力は，0.4〜0.5といわれているが，文字の大きさを問わない「書き」では，筆記用具に留意すればかなりの低視力，たとえば0.02の者でも可能であり，また「読む」ことにおいても，視力が0.01でも活用できる視覚的補助具はある。歩行行動においては，視野障害を無視した場合，優位眼の視力が0.1以上あれば動作にほとんど不便はなく，0.05の視力があれば2〜3m以内のものならかなりのものが判断でき，0.01あれば路面の白線がわかり，歩車道の区別や大きな標識の識別が可能で慣れた道ならば単独で歩ける。小学校低学年で一番前の座席から黒板を見るためには，0.2〜0.3の視力が必要である。近業では8ポイント活字の平仮名・片仮名を認知できなければならない。この事実を参考に，年少児の弱視レンズの処方基準は，①遠用弱視レンズ（単眼鏡）では5mの距離で0.4〜0.6の視標を認知できること，②近用弱視レンズ（ルーペ）では至近距離から近距離視力用の0.6〜0.8の視標を認知できることである。遠用レンズはすべての弱視児に必要であるが，近用レンズは0.1以下の弱視児にのみ必要で，0.15以上の視力があれば一般的には不要である。

〈関連語〉　児童福祉法，障害者自立支援法，重複障害，特別支援教育，認知の発達，保健指導，自立支援医療　　　　　　　　　　　　　［羅錦營］

●文献　1）羅錦營：視覚障害や眼位異常のスクリーニング．小児科, 45(11)：1882-1887, 2004.　2）川瀬芳克：ロービジョン．丸尾敏夫，他・編，視能学，文光堂，2005, pp.476-487.

自我同一性

【自我同一性とは】　自我同一性（ego-identity）はErikson, E.H.が生み出した言葉である。アイデンティティは直接観察できない。客観的に観察可能な事象から推測的に構成された仮説的概念である。個人は出生以来，発達段階ごとにさまざまな重要他者との同一化を重ねることにより自我発達を遂げると考えられた。さらに，各発達段階，各生活諸相で形成されるさまざまな同一化群を統合する動的な自己意識を「自己同一性（self-identity）」，そこに働く自我の統合機能を「自我同一性」とよんだ。アイデンティティはErikson理論の中核をなすテーマであり，日本では同一性と訳されているが，同一性では彼の思想のニュアンスを正しく表せないので原語のまま，アイデンティティというカナ表記がよいと現在ではされている。

【アイデンティティの発達と確立】　Eriksonの漸成的発達モデルによれば，アイデンティティの確立は青年期の発達課題であり，青年期後期に確固としたアイデンティティが発達していなければ，次の段階へと発達していくことができない。また，自分のアイデンティティの問題を

以前適切に解決しなかった人は，自分の人生をかけがえのない人生としてはまったく受け入れられないという。しかし，アイデンティティは青年期に初めて出現するものではないし，それが発達の目的や結末でもないことに注目しなければならない。アイデンティティの発達は，子どもが最初に母親を認め，認められたと感じるときに，母親が彼を呼ぶと，自分は名前をもった人間であり，一個人であると感じ始めるときから始まっている。肯定的アイデンティティに混じって，恥ずかしかった，罰を受けた，罪を感じた経験などから成り立つ否定的アイデンティティも同時に存在する。社会的コンピテンスや善良さの獲得の失敗もある。アイデンティティとは，否定的なものを含む以前のすべての同一化（自分にとって重要な影響力を有する人との一体感または同一視）や自己像の統合を意味する。その多くは無意識的に進んでいく。たとえば，若者が意識的または無意識的に，親のなかに自分の否定的アイデンティティを認め，親との初期の同一化が以前に考えていたほど，有効で望ましくないと疑い始めるということもある。このようにアイデンティティの形成は，実際に予想される未来に照らして，以前のすべての同一化全部を再構成する過程でもある。
【社会・文化とアイデンティティ】　文化が高度に規格化され，社会的価値観が明確に示されていれば心理-社会的アイデンティティの葛藤は少ないが，現代の日本のように自由な社会のなかで構造化が少なければ少ないほど若者の葛藤は大きくなりアイデンティティを確立することが難しくなっていることも指摘されている。青年期以降も，アイデンティティの危機は生涯を通して何度も再現する。アイデンティティの危機を解決したとしても，人生のその後の変化（移住や老年期の出来事など）により自己を再規定することが必要となってくる。Eriksonは自伝の書き方を知っている人は回想的なアイデンティティを創造できるとも語っている。
〈関連語〉　自我，自我機能，自我の発達，自己中心性，脱中心化，自己概念，発達課題，モラトリアム　　　　　　　　　　　　［前田和子］
●文献　1）Evans, R.I.（岡堂哲雄，他・訳）：エリクソンは語る：アイデンティティの心理学，新曜社，1981.　2）藤永保・編：現代の発達心理学，有斐閣，1992.　3）Erikson, E.H.（仁科弥生・訳）：幼児期と社会1，みすず書房，1977.

自我の発達

【自我の発生】　自我について，Freud, S.は初め，エスに対する外界の影響のもとにエスの一部が変化して自我になると考えたが，晩年になって自我はエスと未分化状態から生まれると訂正した。Hartman, H.は自我システムを自我装置とよび，自我は，生物としてヒトの脳に，系統発生的・先天的にプログラムされた素質として出生時から潜在としているとし，この生物学的な自我素質が生後の中枢神経系の成熟と後天的な経験を通して自我に発達すると主張した。
【各研究者の見地からの自我の発達】　①Spitz, R.（誕生から1歳半頃まで）：Spitzによれば，乳児は自我とエスが未分化のまま出生するので，乳児の主観には最初，外界の対象は存在しない。3カ月頃には無差別微笑をみせるが，特定の対象そのものに対してではない。その後の8カ月不安（人見知り反応）は，不安の発現と対象の識別が可能になったことを意味するが，自我装置（中枢神経系）の成熟に基づく自我の発生（エスとの分化）による。これはリビドー対象の確立を示す。乳幼児の欲求に敏感で適切な世話をする母親は，乳児の外在自我の機能を果たしているといえる。さらに，首を振る「ノー」の表出は乳幼児の自我が発達し，他者を認知し，自らを自己として認識したことを示す。②Mahler, M.（4, 5カ月から3歳頃まで）：生後数週間の状態を正常な自閉的段階，それに続く生後4～5カ月頃までを正常な共生的段階，そして生後3歳頃までを分離-個体化の過程とよんだ。共生とは自己と対象が未分化の状態を，個体化とは乳幼児の自立した能力の発達をいう。生後3年目に入ると現実検討，時間概念，空想，言語的交流など複雑な自我機能発達が基礎となる。自分の意志をもち，自己表象と対象表象が区別され，愛情対象としての母親の心的イメージが永続性をもち（情緒的対象恒常性の達成），自己も一貫性をもつようになる。③Erikson, E.H.（生涯を通して）：Eriksonが発達させた自我の漸成的発達理論は，心理-社会的発達に力点がおかれた。彼は乳幼児期に発達した自我が，社会の組織・歴史上の各時代，各文化のなかでどの

ように根を下ろし価値的発展を遂げているかを理解せねばならないと述べた。ライフサイクルの8つの段階は各段階で解決せねばならない特有の発達課題によって特徴づけられる。つまり、対象関係の自我の側面と社会的側面に関するもので、とくに社会的現実との相互関係における自我の発達課題である。彼のあげた発達課題は、a．基本的信頼と不信感、b．自律性と恥・疑惑、c．自発性と罪悪感、d．勤勉と劣等感、e．同一性と役割拡散、f．親密と孤独感、g．世代性と停滞感、h．統合と絶望感であり、その対立概念の獲得の割合が重要であるとした。

〈関連語〉 自我，自我機能，自我同一性，自己中心性，脱中心化，自己概念，人見知り，マーラー，ホスピタリズム　　　　　　　　[前田和子]

●文献　1）小此木啓吾：精神分析理論．懸田克躬，他・編，精神医学総論II$_{a2}$（現代精神医学大系 1 B$_{1b}$），中山書店，1980．2）Erikson, E.H.（仁科弥生・訳）：幼児期と社会1，みすず書房，1977．

色覚異常

【定義】 正常な色覚をもった人は、眼に映るすべての色を赤・緑・青の3原色の組み合わせとして感じる。これはヒトの網膜の色を感じる錐体とよばれる視細胞の中に赤色、緑色、青色のそれぞれの色に感じる3種類の錐体細胞（長波長感受性錐体、中波長感受性錐体、短波長感受性錐体）があるからである。色覚異常は、この3種の錐体のいずれかまたはすべての機能に、先天的・後天的な欠落または種々の程度の異常を生じた状態である。学校で検出されるのは先天赤緑色覚異常で、赤色または緑色に感じる錐体細胞のどちらかに異常があるが、その程度はさまざまである。学校の色覚検査は、学習に支障が生じる色覚異常があるかどうか、色彩にかかわる学習に配慮が必要になることがあるかどうかを知るために行うものである。したがって、学習に支障のない軽度の色覚異常については、とくに異常とはみなさない。

【色覚異常の遺伝】 日本人では、男子のおよそ4.5％、女子のおよそ0.2％に赤緑色覚異常がみられる。また第一異常（赤）と第二異常（緑）の比は約1：3である。これらはともに伴性遺伝であるが、性染色体上で遺伝子のある場所が違っている。異常遺伝子をもっているが色覚には異常のない女子を保因者という。保因者の割合は女性のおよそ10％である。色覚異常児の母親が色覚異常であることはまれで、ほとんどが保因者である。

【色彩感覚】 通俗的に使われている色盲という言葉がある。この言葉から、色覚に異常があると色がわからないのだと誤解されているケースもあるようだが、これは大変な間違いで、本人はそれなりに色がわかっており、その多くは日常の生活においてほとんど支障を感じていない。色覚に異常があると、色の観察条件、具体的には観察するものの色の鮮やかさ、照明環境、ゆっくり観察するか、瞬時に見るかの時間的条件などによって、色の判別が困難になることがある。しかしそれも、成長し、色についての経験を積み重ねることによってかなり修正されてくる。赤機構に問題のある第一異常の場合は、薄暗い場所では赤と黒のボールペンの区別がつきにくいとか、薄いピンクのセーターを選ぶのが難しいという話を聞くことがあるが、これは赤機構に欠陥があり、赤色を暗く感じるためである。緑機構に問題のある第二異常の場合には、暗い緑は、暗い茶色に見えることがある。このような色覚異常の本質は一生変わらない。しかし、色を注意深く見る習慣を身に付けることによって、色の使い方に慣れ、経験が積み重ねられるにつれて正常とはいかないまでも色判断は可能になる。近年、色覚異常生徒に対する進学制限が大幅に緩和ないし撤廃されている。自動車運転免許の取得は可能で、過去、色彩識別能力が原因で不合格となった例はほとんどない。

【色覚障害の実際】 色覚の障害そしてコントラスト機能の低下により、ものの形態の把握が困難となる（文字については、中間色の色刷りの文字が読みにくいなどがある）。路面の色と同色（あるいは同系色）の誘導ブロックは、歩行時の視覚情報として利用できない。また食事動作では、テーブル（あるいはクロス）と器の色との対比によって器の把握が容易になり、したがって空間から器を取る動作が可能になる。コントラストを利用すれば、「手動弁」の者でも視覚を利用した食事動作は可能との臨床例をみている。

【色覚検査】 ①検査の選び方：a．スクリーニング；「色覚異常の疑い」のふるい分けには、仮性同色表（色覚検査表）が用いられる。検査表ではその限界に注意する。b．確定診断；診断の確

定には，アノマロスコープを使用する．とくに，職業選定の相談には，本検査器での確認が望ましい．c．程度判定；Farnsworth dichotomous test panel D-15（パネル D-15）で行う．ただし，本検査器では色覚異常があるかないかの判定はできない．後天色覚異常の色識別能の程度や性質（混同軸）の検索には，パネル D-15 や Farnsworth-Munsell 100 hue test などの色相配列検査が使用される．②検査の進め方と読み方：a．仮性同色表（色覚検査表）；仮性同色表は，検査距離，提示時間など各検査表の規定に従って検査を進める．イ．石原色覚検査表（石原表）は，表数の多い 38 表国際版から，簡略化された学校用色覚検査表まで，表数の異なる検査表が出版されている．原則として，1～5 類まで 5 種類の表からなる．ロ．大熊色覚検査表（大熊表）．ハ．東京医科大学色覚検査表．ニ．標準色覚検査表（standard pseudoisochromatic plates；SPP）．b．色相配列法（色相弁別検査法）．c．ランタンテスト；ランタン型検査器を用いて検査色光を提示し，その色名を呼称させる検査法である．鉄道，船舶，航空などの交通関係の従事者に対して，職業適正検査として開発された．d．アノマロスコープ；先天赤緑色覚異常の確定診断が目的である．本検査器は黄の検査光と，赤と緑の原色との等色（色合わせ）法（Rayleigh 等色）が利用されている．色合わせが成立する混色目盛の位置（等色値）と範囲（等色幅）によって診断する．

〈関連語〉 保健指導，学校保健　　　　［羅錦營］

●文献　1）北原健二：色覚．丸尾敏夫，他・編，視能学，文光堂，2005，pp.75-83．

視機能検査

【視機能（視能）検査】　脳の半分以上は視覚の情報処理に使われているといわれる．視覚は網膜に写った外界の像が基本となっているが，これは 2 次元である．2 次元の像から，視差をはじめとして，大きさ，面の状態，運動などいろいろな手掛かりを使って 3 次元の世界を構成し，しかも，眼球中心あるいは自分中心の座標ではなく，絶対空間の座標を構成するという，大変な作業が行われている．網膜に入射した光子が視細胞に吸収され，膜の電位変化を生じ，水平細胞，双極細胞，アマクリン細胞でさまざまな情報処理がなされて，神経節細胞の段階では，同心円状の受容野となる．これは情報を空間的に微分して，処理しやすい形態にしているのである．視皮質では，方向，角度，運動，色など種々の形の受容野を使って情報処理がなされ，さらに側頭葉，頭頂葉と流れて，色，運動，形などを認識する．視覚系を検査するための心理物理学的検査としての自覚的検査には，視力，視野，色覚，光覚，両眼視機能などがある．観察装置を使用した検査は細隙灯顕微鏡検査，眼底検査が主である．画像検査としての観察検査の記録および眼底血管造影検査，超音波検査，X 線 CT（computed tomography，コンピュータ断層撮影），MRI（magnetic resonance imaging，磁気共鳴画像法）などがある．他覚的検査として，ERG（electroretinogram，網膜電図），VEP（visual evoked potentials，視覚誘発電位），脳波などの電気生理学的検査，さらに functional MRI，PET（positoron emission tomography，陽電子放射断層撮影法）などの脳血流量を基本にした機能検査などが行われている．

【視力検査】　視力は，視空間に存在する点や線，それらの組み合わせとしての物の形などを弁別できる限界値，すなわち閾値と定義できる．1909 年の第 11 回国際眼科学会で決められた視力の表示法は次の通り．①視力の測定は，基本的には 2 点を 2 点として見分けることのできる最小分離域による．②視力の単位として視角 1 分を用いる．③視力の表示は最小視角（分）の逆数である小数による．④標準視標としてランドルト環（Landolt ring）を用いる．ただしランドルト環の切れ目と同程度に見分けられる文字や数字の視標を用いても差し支えない．標準視標となったランドルト環とは，白地上に描かれた黒色環の太さと切れ目の幅が共に外径の 1/5 の環状視標である．検査距離 5 m のとき，外径 7.5 mm で太さと切れ目の幅がそれぞれ 1.5 mm のランドルト環は，その切れ目の幅がほぼ視角 1 分に相当する．したがってこの視標を判別できれば，視力 1.0．最小視角をランドルト環 A（分），視力を V とするとき，$V=1/A$ の関係が成立する．ランドルト環の切れ目の視角が A であり，視角 1 分のとき視力 1.0，視角 2 分のとき視力 0.5，視角 10 分のとき視力 0.1 である．文部省視力研究班による視力検査実施基準は次のごとくである．小数視力による記載．視標の照

明は 350 ないし 650 lux の視標背地輝度，検査室の照明は 50 lux 以上で，視標輝度を上回らない照度とする．遠距離視力は 5 m を標準とし，近距離視力は 30 cm を標準距離として測る．
【視力の種類による検査法と視標の違い】①裸眼視力と矯正視力（眼鏡レンズで完全に矯正した最高の視力）．②遠見視力（5 m）と近見視力（30 cm での測定で調節と関係がある）．③字ひとつ視力（視標を 1 つずつ見せる，8 歳以下に使用）と字づまり視力（普通の視標，小児では大脳の未発達のため読み分け困難が起きる）．④小数視力（国際的視力の表示方式）と分数視力（欧米では分子に検査距離，分母には検査視標を視力 1.0 のヒトがかろうじて判別距離を示したものである．Snellen 方式）．⑤片眼視力（通常の片目を隠して測定）と両眼視力（両眼開放で測定する，片眼より約 10％良好で，潜伏眼振では片眼よりも両眼視力のほうがよい）．⑥中心視力と中心外視力（中心窩以外の網膜で見る視力，極端に悪い）．⑦静止視力（通常の測定）と動体視力（視標が前方から直線的に接近するときと左右に振り子のように動く視標を明視できる能力）．⑧対数視力（小数視力の対数をとったもの．logMAR）．⑨縞視力（判別できる縞の幅を視角に換算して，その逆数をとったもの）．⑩コントラスト視力（対比視力．コントラストをわざと落とした違う視標を並べた視力表で測定した視力は，通常の高コントラスト視力より日常生活の状況をよく反映する）．
【乳幼児視力検査】 preferential looking 法（PL 法）がある．新生児では通常の検査はできず，均質な面よりも市松模様を好んで固視するという心理的研究に基づいた PL 法が用いられる．この方法によれば，1 カ月の新生児の視力は約 0.03，3 カ月では 0.1，6 カ月では 0.2 程度の視力が得られている．生後 6 カ月を過ぎると PL 法では測定が困難となり，乳幼児に内容を理解させたり，正解のときに音楽が鳴るなどの工夫をした operant PL 法が使われたりする．
【両眼視機能検査】 ①立体視と深径覚の検査，②網膜対応の検査，③融像・抑制・不等像視の 3 つに分類することができる．
〈関連語〉 発達検査，保健指導，認知の発達，学校保健　　　　　　　　　　　　　　［羅 錦營］
　●文献 1）可児一孝：視能検査機器．丸尾敏夫，他・編，視能学，文光堂，2005, p.242. 2）所敬：視力（形態覚）．前掲書 1），pp.59-67.

事　故

【定義】 事故とは，「予期せざる外的要因が短時間作用し，人体に障害を与えたり，正常な生理機能の維持に悪影響を及ぼすものをいう」と定義されている．「事故」を意味する英語として，以前は accident という語が使用されていたが，最近では injury という語が使用されるようになった．accident という英語には「避けることができない，運命的なもの」という意味が含まれている．現在，「事故」は科学的に分析し，対策を講じれば「予防することが可能である」という考え方が一般的となり，injury という語を使用することが勧められている．「事故」という言葉には，人体に被害をもたらさないものも含まれており，医学・医療の領域では「事故による傷害」という言葉を使用することが望ましい．事故は，不慮の事故と意図的な事故の 2 つに分けられる．不慮の事故（unintentional injury）には，誤飲・中毒，異物の侵入，火傷・熱傷，気道異物，窒息，溺水，交通事故，外傷，刺咬傷，熱中症，ガス中毒，感電などがある．意図的な事故（intentional injury）には，自殺，他殺がある．

【実態】 事故の発生は小児の発達と密接に関連している．①死亡数：わが国では，1960（昭和 35）年以降現在まで，0 歳を除いた 1〜19 歳の小児の死因の第 1 位は「不慮の事故」となっている．2004（平成 16）年度の年齢層別の不慮の事故による死亡数，その割合について表 35 に示した．0 歳では不慮の窒息が多く，1 歳では溺死，以後は交通事故が多くなり，5 歳以降は半数以上，15 歳以上では 8 割が交通事故による死亡となっている．このような状況は毎年ほとんど変化していない．死亡数は，毎年，正確に把握することができるが，事故の全体のなかで占める割合は非常に小さい．②発生数：死亡に至らない不慮の事故の正確な発生数については，継続的に得られる情報はない．入院を必要とした事故の発生率を出生（カッコ内・人），あるいは人口 10 万当り（カッコ内・人）でみると，0 歳（505），1〜4 歳（494），5〜9 歳（608），10〜14 歳（589）と報告されている[1]．また，外来を受診した事故の発生率を出生，あるいは人口 10 万当り

表35 年齢階級別，不慮の事故の死因別，死亡数および割合(2004年)

年齢	死亡率					割合				
	0歳	1～4歳	5～9歳	10～14歳	15～19歳	0歳	1～4歳	5～9歳	10～14歳	15～19歳
総数	149	278	207	149	707	100.0	100.0	100.0	100.0	100.0
交通事故	12	108	110	73	568	8.1	38.8	53.1	49.0	80.3
転落・転倒	8	23	5	7	27	5.4	8.3	2.4	4.7	3.8
不慮の溺死および溺水	17	59	48	31	55	11.4	21.2	23.2	20.8	7.8
不慮の窒息	106	49	12	12	18	71.1	17.6	5.8	8.1	2.5
煙, 火および火災への曝露	—	31	22	13	6	—	11.2	10.6	8.7	0.8
その他	6	8	10	13	33	4.0	2.9	4.8	8.7	4.7

(出典 平成16年人口動態統計)

0歳 — 1（死亡），36（入院），1,200（外来）

1～4歳 — 1（死亡），65（入院），4,500（外来）

5～9歳 — 1（死亡），110（入院），6,200（外来）

10～14歳 — 1（死亡），160（入院），9,400（外来）

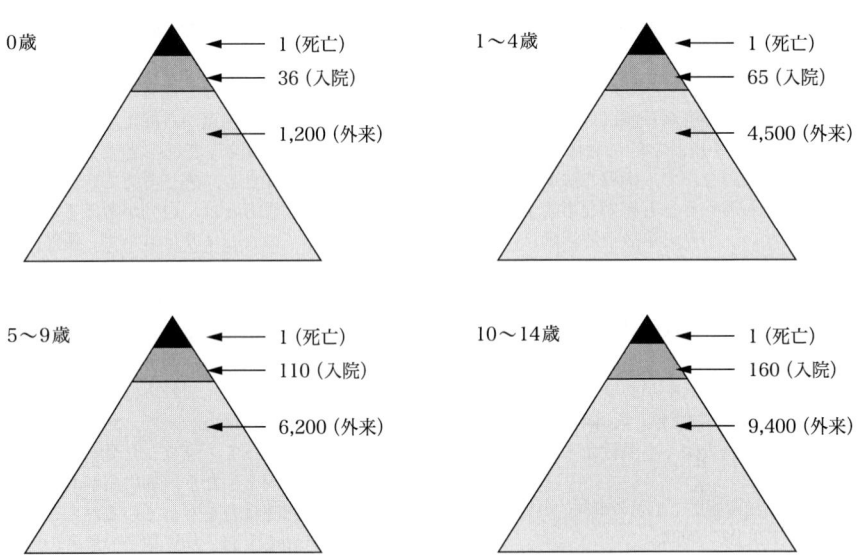

図30 不慮の事故の氷山図（死亡・入院・外来の患者数の割合）
(出典 田中哲郎：小児の事故. 小児保健研究, 61(2)：180, 2002)

でみると，0歳(27,700)，1～4歳(47,300)，5～9歳(31,700)，10～14歳(36,300)と報告されている[1]。これらのデータから，事故による死亡1件に対し，入院を必要とする事故，外来受診を必要とする事故の発生頻度が計算され，事故の氷山図が作成されている(図30)[1]。これらの重症度が高い事故の下に，軽症の事故も発生している。幼児では，事故死1件に対し，家庭で処置を必要とするような事故は10万件，無処置で様子をみる事故は19万件と推定されており，毎日膨大な数の事故が発生している。

【事故へのアプローチ】 事故は，人々の健康を障害する重要な要因として科学的に取り組む必要がある。不慮の事故は，起こりやすい月齢，年齢，起こるパターンがほとんど決まっており，運が悪くて起こる事象ではない。すなわち，事故は予防することが可能である事象として考える必要がある。事故に取り組む場合には，事故が発生する前，発生したとき，発生した後の3つの相(phase)に分けて考える。①事故が発生する前は，予防(injury prevention)であり，②事故が発生したときは，救命・救急医療であり，③事故が起こった後は，治療，リハビリとなる。これら3つを合わせて事故対策(injury control)という。今後の医療，保健は費用対効果を考慮に入れた活動が必要であり，事故に関しても費用対効果が高い予防活動が主となる。事故予防活動として優先度が高いものは，①重症度が高い事故，後遺症を残す確率が高い事故，②発生頻度が高い事故，③増加している事故，④具体的な解決方法がある事故である。事故の予防のためには，事故の正確な実態を継続的に把握し，それらを分析し，専門家によって具体的な予防対策を考える必要がある。継続的に実態を把握するシステムはサーベイランスとよばれている。欧米では，医療機関の救急室を定点として，事故のサーベイランス事業が展開されている。事故の予防活動は地域を基盤として継続的に取り組む必要があり，予防活動を行った場合には，事故発生数(発生頻度)の減少，事故による傷害の重症度の軽減(通院日数，入院日数，医療費など)などを統計学的に評価する必要がある。この作業のなかで，指導方法を検討することが，すなわちもっとも有効な事故予防活動にほかならない。小児の事故予防活動は，①科学的に有効性が証明されている方法，②保護者が行うことが可能な方法，③保護者が受け入れる指導法を取り入れ，保護者に直接働きかけていく必要がある。すなわち，保護者の安全に対する行動変容を促す活動が必要となる。

〈関連語〉 熱傷，異物誤飲，気道内異物，溺死／溺水，窒息，救急入院，小児救命・救急

[山中龍宏]

●文献 1)田中哲郎:小児の事故.小児保健研究, 61(2):179-186, 2002.

思 考

【思考(thinking)とは】 「考える」こと，「思う」こと。考える働き，あるいはその過程を思考といい，日常的には予想すること，信じることなども思考に含まれる。心理学的には「知識の獲得と創造の全般的過程」[1]とされ，蓄えた知識を課題に適用したり利用したりすることに関連する。考える働きは，広く複雑な高次の精神活動全般にわたっており，記憶をたどって思い出す活動，知覚，創造，推理などの働きもある。このような活動は，「かわいい猫ね」など，常に感情に色づけされる。また「将来，看護師になりたい」などは，意欲を含んでいるし，「ああ，これは役に立たない」など判断する活動もある。これらのことに共通しているのは，「現在与えられている刺激に対して，すぐに外的反応をすることを差し控えて，なんらかの意味で適応的な内的過程を進行させる」[2]ことであり，このうち狭い意味での思考は，①いままでのやり方ではすぐに反応できない問題の成立，②直接に反応することを差し控えてその間に適切に反応を準備する内的過程，③問題の解決に向かう志向性，④概念や命題で表し，それらの結合や変換によって論理を導くといった特徴を備えている[2]とされている。

【子どもの思考】 幼児の思考の特徴としては，自己中心性，合成的思考，転導などがあげられる。自己中心性とは，自分の視点のみに立つことであり，幼児は自分と他者とを別だと理解していても，他者の視点から捉えることは困難であり，自分が見聞きして感じ考えている通りに相手も当然見聞きし，感じ考えていると信じている。合成的思考とは，自分が考えることの間に全体としてのまとまりはもたず，偶然的な関係を受け入れて，それらに矛盾があっても気にとめないことである。転導とは具体から抽象へ，抽象から具体と推理することでなく，偶然的なものを仲立ちに個別から個別へとつながっていく推理のことをいう。これらは，思考が論理によって導かれていない。また，幼児は因果関係を捉えるにあたって，際立った見かけだけを取り出して，原因としたり，物に命があるからと考えたり，内部に力をもっているからと考えたりする。Piajet, J. は，幼児独特の思考の例として，無生物が人間と同じように意識や意図，願望，生命などをもっていると考えること(アニミズム)，自然現象が人間の手によってつくられたり，人間のために起こると考えること(人工論)，思考や夢のような心的な現象が現実に実在すると考えること(実在論)などを報告している。このような子どもの思考は，経験を通して，しだいに因果関係を正しく捉えるようになり，見かけが変わっても，何も付け加えたり，取り去ったりしなければ，数や量は変わらないこともわかってくる。情報処理理論をもとにした子どもの発達における思考の変化過程の研究から，子どもの思考と大人の思考の差は，かつて考えられていたほど，大きくはないことがわかってきている。乳児は知覚や概念化やある種の記憶の

面の能力を多くもっており，幼児には以前理解不能と考えられていた概念についてある程度の理解を示し，また逆に大人は以前信じられていたほど，合理的，科学的思考をしないことがわかってきた。

【子どもの思考への影響要因】　子どもの思考は親や友達や教師など，社会的文脈のなかで発達し，これらは子どもの思考内容に深く影響する。また社会は子どもの情報の獲得の仕方にも影響し，これは学習の補助手段の使用に影響する。子どもの思考内容の個人差には，動機的な要因が影響している。子どもは以前から興味をもっているものには，強く注目し，よく記憶している。また否定的な経験に対する反応，つまり失敗したときに能力不足としてあきらめるか，努力不足として次の機会により努力するかといった反応が，思考内容の個人差に影響している。
〈関連語〉　自己中心性　　　　　［野間口千香穂］

●文献　1）日本教育社会学会・編：新教育社会学辞典，東洋館出版，1986，p.341．　2）藤永保，他・編：心理学事典，平凡社，1981，p.306．　3）Siegler, R.S.（無藤隆，他・訳）：子どもの思考，誠信書房，1992．　4）多鹿秀継・編：認知と思考；思考心理学の最前線，サイエンス社，1994．　5）Piajet, J.（滝沢武久・訳）：思考の心理学，みすず書房，1968．　6）山内光哉・編著：記憶と思考の発達心理学，金子書房，1983．

自己概念

【定義】　自分自身に関する知識やイメージをさし，自己の価値や存在意義についての認識も含む。自己概念（self-concept）は，自分に対する自己アセスメントと，他者からの評価についての自己分析の2つから成り立っている。自己概念のなかでも，自己の価値に関する感情を自尊感情，自己の身体に関するイメージをボディイメージという。自己概念は運動能力や学業成績など自己の有能さに関する認識，自己の理想像，他者との関係に関する自己イメージなど，自己のさまざまな側面に関する認識や感情を含み，多くの概念を包括するものである。

【自己概念の形成】　自己概念がどのように形成されるかについてはさまざまな見解がある。①自分の所属する文化や集団に共通する一般化された態度によるものや，②他者の言動や反応が自己の有様を映し出す鏡の役割をし，それによって自己を知る，また，③他者の能力や意見と比較しながら自己概念を形成するというものであり，主として社会学や民俗学の領域において研究されてきた。また，成立した自己概念は安定的である傾向が強いことや，自己概念と整合性のある服装をするなど自らの自己概念を表出する一方，自己概念通りに自分をみてくれる友人を選択するなどの傾向にある。さまざまな学問領域における定義の相違にかかわらず，自己概念は他者との相互作用を通じて形成され，自己概念を表出しながら維持しているものといえる。

【小児の自己概念の発達】　乳児は母親と他者との識別ができるようになると，次に手や足をなめるなどの行為によって，しだいに自己と他者の識別ができるようになり，やがて他者と生理的にも心理的にも異なることを認識できるようになる。幼児から学童期にかけて，自己の身体・容姿・能力・性格・好みなどに特定のイメージや態度を形成し，その同一性を持続しようとする傾向が生活を支配するようになる。青年期には他者の言動や反応，自分がどうみられるかといったことに対するこだわりや過敏性が顕著となる。青年期には抽象的な思考能力が発達するうえに，第二次性徴による身体変化に伴って，誰もが自分に着目しているように感じるなど自己に対する意識が高まる。しかし，まだ成人と同様に自己を客観視する能力には乏しく，車で暴走しても自分だけは死なないなどの自己は他者と異なるユニークな存在であるといった感覚をもちやすいといわれている。

【病児の自己概念と看護】　子どもは年少であってもその子どもなりの自己概念をもっている。自己概念と矛盾する行動を強制されたり，自らのものと不一致や不協和を引き起こす恐れのある事態を体験すると強いストレスや恐怖を感じるといわれている。具体的には①自己の身体の完全性が侵害される注射や手術，②診察や清潔ケアなどによる身体的プライバシーの侵害，③没個性で見慣れない病衣や手術着などによる自己概念の表出に対する侵害である。看護師は，それぞれの発達段階において子どもがどのような自己概念をもっているのかに着目し，医療行為や看護ケア，また病気そのものがどのような脅かしとなるのかについて観察する必要がある。また，避けられないものであれば，その衝

撃をできる限り少なくするように支援する必要があるといえる。
〈関連語〉 自尊感情, ボディイメージの変化
[丸光恵]

●文献 1) Winkelstein, M.L.：Health promotion of the school-age child and family. Wong, D. L., et al. eds., Nursing care of infants and children, 7th ed., Mosby, 2003, pp.698-739.

自己決定 ⇒自己決定権

自己決定権

【自己決定権とインフォームドコンセント】 自己決定権は, 人が誰からもまた公的な権力からも干渉されずに, 自分の個人的事項に関する決定は自分で行うことができる権利[1]である。わが国の社会では, しばしば個人の意見や選定よりも, 家族や周囲の者の考えや決定が尊重されることがある。医療においては, 専門家が患者の最善の利益を考えて, 患者に十分な説明をすることなしに, 患者にかかわる判断を下し, 専門家主体の医療が展開されてきた。しかし, 近年では患者が積極的に医療に参加すべきであるといった患者主体の医療, インフォームドコンセントの伴う医療へと移行してきている。インフォームドコンセントは, 患者が自らの病状や受ける医療行為について知る権利, 情報を得たうえで決める権利 (自己決定権), 医療の専門家が適切な情報を患者に伝える説明義務, そして法律的な効力を有している。自己決定権は, インフォームドコンセントを支える重要な概念といえる。ただし, 小児の場合, 理解力や判断力が未熟であるため, 小児単独での自己決定は通常, 承認されていない。欧米では, 小児においてはインフォームドコンセントとはいわず, 法的効力の伴わないインフォームドアセントとしている。

【小児医療における自己決定権と看護の課題】 自己決定権を行使してなされた自己決定には, 十分な情報を得て, さまざまな点から検討して選択肢を選び, 決定したことに責任をもてることを含んでいる。そのため, 発達途上にある小児の自己決定には自ずと限界が伴う。小児の自己決定においては, 小児の年齢, 理解力, 精神状態, 病状, 家族や医療者を含む重要他者の意見, 重要他者との関係性などを考慮する必要がある。小児医療においては, 親が代理人となり, 子どもに代わって, あるいは子どもと協議をはかりながら決定していくことになる。そのため, 親が情報をよく得て, 活用できることが求められる。とくに, 副作用の強い治療や子どもが予後不良にあって種々の選択を迫られる場面などでは, 代理人である親はさまざまな葛藤を覚えながらの選択になることが考えられる。代理人として悩みながら下した決定に対しては, 看護師が支持的にかかわることが重要になる。一般に, 親は子どものことを思ってよく考え, 子どもにとって最良のことをしたいと思っている。その際, 親は必ずしも子どもの身体状況だけではなく, さまざまなことを考慮したうえで決定を下すため, 結果として医療者側の思う決定と合致する場合ばかりとは限らない。また, 普段の親子のコミュニケーションパターンによっては, 親が子どもの意向をよく反映した決定になるとは限らない[2]。看護師は親の価値観, 意思決定の根拠を理解してかかわることが必要[2]になる。児童の権利条約がわが国においても批准 (1994年) されてからは, 医療現場においても小児の権利に関心が払われるようになってきている。しかし, 専門家は親には情報提供しても患者である小児自身には行っていないことが時としてみられる。そのため, 小児自身は自分に何が起こるのか状況がつかめず, 自分の意思が尊重されずに医療行為が展開されることが普通のことになると, 積極的に参加しようという気持ちにはなれず, 自分のことであるにもかかわらず自分で考えたり, 決めたりすることが困難になる。そのため, 小児を支える親のみならず小児自身にも情報を提供し, 考えを決めていくその過程に小児を含めていくことは, 自分の病気や行われている医療行為に積極的にかかわる態度を養い, いずれは成長して自己決定権を行使できる力を育むよい機会となる可能性がある。

〈同義語〉 自己決定
〈関連語〉 インフォームドコンセント
[今野美紀]

●文献 1) 岡谷恵子：看護倫理学を理解するためのインフォームド・コンセントの捉え方. インターナショナル ナーシングレビュー, 24：93-96, 2001. 2) 丸光恵：子どもへのインフォームド・コンセント. 治療の選択における家族の意思決定；思春期に

ある小児がん患者のターミナルケア開始を中心に. 家族看護, 1：85-96, 2003.

自己効力感

【概念の定義】 自己効力感(self-efficacy)という概念は，1977年にBandura, A. によって社会的学習理論のなかで初めて提唱されたもので，個人的要素である認知を重視している点に特徴がある．Banduraは，人の行動を決定する先行要因のひとつとして，ある結果をもたらすような行動をどの程度行えるか自分の能力を予測する「効力予期」をあげ，どの程度の効力予期があるかを自分自身が認識していることを自己効力感(self-efficacy)と表した．つまり，Banduraによると自己効力感は「達成をもたらすような一連の行動を計画し実行する能力に対する信念」と定義され，個人の行動予測の程度と捉えられている．さらにさまざまな研究者によって，自己効力感は認知的コントロールに対してもみられることが明らかにされたり，ストレス状況を判断する手だてでもあると考えられたりしている．したがって，ある状況を変化させる手段に対してどれほどの自信があるかを示した自己評価で，それを遂行できるという確信の程度を自己効力感とみなすことができる．

【自己効力感の先行要因と結果】 Banduraによれば，自己効力感がもたらされるには4つの情報源がある．第一の情報源は直接自分自身が体験した成功体験(制御体験)で，行えたという体験は次の機会にもできるだろうと自信をもつことにつながる．したがって自己効力感にもたらす影響力は大きいと考えられている．しかし，十分に自己効力感を得ていない場合には自己効力感を低めてしまう．第二の情報源は他者の体験を見本にすること(代理経験)で，他の人ができることは自分にもできるだろうと自信を強める作用が働く．第三の情報源は成功できると思われるような他者による説得(言語的説得)で，あなたならできると自信が湧くような励ましや承認，暗示，説得などを受けることで，できるような気になるというものである．第四の情報源は行動に伴う生理的な刺激や反応，感情，気分(生理的情動的状態)で，不安や気分の落ち込み，動悸や過敏反応などによってうまく行えないといった事態をまねくことがある．あるい は，気分を奮い立たせて興奮状態にいるほうがうまく行うことができる場合もある．このように，ある行動をとるときに過去にどのような体験をしているか，どのようなモデル体験があるか，どれほどの説得や強化を受けているか，どのような心理的・生理的状態にあるかが重要とされている．これら4つの情報源のほか，何のために行うかという意味づけや，遂行するための方略をどれだけもっているか，成功や失敗の原因を何に帰属する傾向にあるか，ソーシャルサポート，認知能力，健康状態なども先行要因として考えられている．自己効力感が得られた結果生じるものには，行動の達成，行動達成に向けられる努力，似たような状況での行動達成，生理的・心理的反応などがある．さらにこのような経験は，同じような課題に遭遇した際の自己効力感につながっていく．

【子どもと家族における自己効力感】 子どもが成長発達していく過程や，健康障害をかかえ自分自身でコントロールできることが少ない状況にある場合，親が療養の世話を担わなければならない場合，親が子育てをしていく過程などにおいて，何かに自信をもち自己効力感を得るという体験は，やる気をもちさまざまなことに挑戦していくきっかけとなる．このように，自己効力感が促される援助を通して子どもや家族を支援していくことが重要である．

〈関連語〉 コンピテンス　　　　　　　［江本リナ］

●文献　1) Bandura, A.(原野広太郎・監訳)：社会的学習理論；人間理解と教育の基礎，金子書房，1979.　2) Schwarzer, R., ed.：Self-Efficacy；Thought Control of Action. Hemisphere, 1992.

自己注射

【種類と実施時期】 疾患の治療や管理のために患者自身や家族が医師の指示のもとに，家庭で実施する治療方法であり，わが国では2005(平成17)年現在までに6種類の自己注射の実施が保険医療で許可されている．①糖尿病の治療のために用いられるインスリン：皮下注射．②血友病の治療のために用いられる凝固因子製剤：静脈注射．③下垂体性低身長症に用いられるヒト成長ホルモン：皮下注射．④激しいアレルギー反応(アナフィラキシーショック)で用いられるエピネフリン：筋肉注射．⑤C型慢性肝炎

におけるウイルス血症の改善を目的に用いられるインターフェロンアルファ製剤：筋肉注射。⑥既存療法では効果不十分な関節リウマチに対するエタネルセプト製剤：皮下注射。小児の場合は，主にインスリン，凝固因子製剤，成長ホルモンの自己注射が実施されている。自己注射は，注射器材の開発によって発展しているが，安全性や確実性のためには，インスリン注射は小学生になれば徐々に指導し，中学生入学までに完全自己注射を可能にしたい。成長ホルモンはインスリン自己注射の手技に準じる。血友病製剤は，静脈注射であり，中学生以降に実施することが望ましい。決して無理強いはせず，母親や家族の協力が必要である。エピネフリン，インターフェロンアルファ，エタネルセプトについては，小児期には一般的ではない。

【インスリン自己注射】 1981(昭和56)年にインスリンの自己注射が保険診療で認められた。糖尿病でインスリン依存状態の糖尿病治療に用いられる。インスリン製剤は，効果発現の速さから超速効型，速効型，中間型，持効型，混合型(超速効型または速効型と中間型を混ぜたもの)製剤に分類される。超速攻型は注射後10分後から効果が現れ，1〜3時間後が最大効果となり，5時間有効であり，持効型は1〜2時間で効果がみられ，最大効果を示す明らかなピークはなく経過し，作用持続時間は約24時間とされている。個々の身体的な状況(身長，体重)や生活状態に応じて1日2〜4回の作用時間の異なるインスリンを組み合わせて使用される。注射器は，カートリッジタイプで万年筆型の注射器が提供されている。また，ダイヤルを大きくして細かい作業を不要にした，高齢者や小児が使用しやすいよう工夫したものも提供されている。針は27G，28G，32G，33Gで，長さも6mm，8mm，12.7mmなど，疼痛への対応や操作の簡便性，安全性を検討し工夫されている。また，血糖自己測定によって血糖値を把握して，インスリン注射の量や時間を設定していく自己管理が展開できるように指導する。また，インスリンは注射部位によって吸収が異なり作用発現時間が左右される。腹部がもっとも安定性が高く，大腿部や上腕は運動によって効果が早まる。インスリン治療で発生する低血糖については，その補食のとり方について指導し対処できるようにするが，意識混濁の低血糖については，グルカゴンの筋肉注射を実施する。併せて家族や学校養護教諭にグルカゴン注射の指導が必要となる。

【凝固因子製剤の自己注射】 1983(昭和58)年2月に血友病に対する凝固因子製剤(第Ⅷ因子，第Ⅸ因子)の家庭輸注療法(自己注射)が保険診療で認められた。出血時の補充療法によって血友病性関節症の発症の予防と疼痛や腫脹の早期改善が期待できる。投与方法には，運動量が多く出血の危険に備える単回予防的補充療法と，重症血友病の血中の凝固因子活性の維持のために週2〜3回の定期的な投与を行う定期的補充療法がある。自己注射を実施する条件として，①家庭での自己注射が可能な末梢血管が確認できること，②患者や家族の強い希望があること，③医師との信頼関係が保たれていること，④トラブル発生時に医療機関の十分な対応が可能であることがあげられる。実施にあたっては，患者本人，または家族に対して十分な説明を行い，医師，看護師が立ち会って習熟できるまで指導を行う。また，輸注の時間，量，製剤のロットナンバー，実施状況などについて記録を実施すること，定期的な診察と検査を受けることが必要であり，医師の指示に従って実施することを指導する。凝固因子に対する抗体(インヒビター)の発生，感染症などの副作用についても説明が必要である。

【成長ホルモンの自己注射】 夜寝る前に毎日，あるいは2日に1回の注射を行う。成長ホルモンの自己注射の適応は骨年齢が男子17歳未満，女子15歳未満，身長が標準身長の−2.0SDであるか，成長速度が2年以上にわたって標準の−1.5SD以下であることとされている。また，正常身長であっても，成長ホルモン分泌不全が原因と考えられる症候性低血糖がある場合か，間脳下垂体近傍の頭蓋内器質性疾患がある場合，成長ホルモン分泌刺激試験(負荷試験)で頂値が6ng/ml以下であることが示されている。

【アナフィラキシーショックに対するエピネフリン自己注射】 ハチ刺されによって発生するアレルギーであるショックに対して用いられる。エピネフリン0.3mgの注射キットとして用いられる。一度ハチに刺されて体内の抗体を有する人が再度刺されたときに急激に反応する。薬剤は自費で購入する形態で，林野庁職員

などに使用されている。

【インターフェロンアルファ製剤およびエタネルセプト製剤の自己注射】 2005年4月27日付けで当分の間インスリン製剤に準じて取り扱うと通知されている。インターフェロン製剤はC型慢性肝炎に用いられ，エタネルセプト製剤は，既存療法では効果不十分な関節リウマチに用いられる。入院または週2回以上の外来，往診もしくは訪問診療によって医師による十分な教育期間をとって指導が行われることが示されている。また，緊急時の対応が可能であること，注射によって生じる廃棄物の適切な処理方法の指導が行われることも注意されている。注射は週2, 3回の投与が行われる。

【医療上の責任と指導】 自己注射を実施するにあたっては，疾病の正しい診断と患者・家族の強い希望と意志が前提であり，医師との信頼関係のもと，十分な説明と具体的な技術指導，技術を含めた定期的な評価が行われ，緊急時の対応が可能であることが求められる。技術に関する指導では，手洗いや注射部位の消毒方法，注射器や注射針などの清潔操作や注射部位の選択，実施方法などの具体的な指導と評価が必要である。また，皮膚の変化など異常の早期発見方法への指導も必要とされる。とくに同じ部位に注射が繰り返された場合，脂肪萎縮（lipoatrophy）や脂肪肥大（lipohypertorophy）をきたす危険がある。注射部位を記録するなどして同じ部位への注射を避ける。インスリン製剤は使用中のものは常温で保存可能であるが，予備のインスリンは冷所保存とされ冷凍は避けるべきである。それぞれの薬剤や使用器材の管理は厳格にしておく。また，使用した器材については，診療を受けている病院に持参し医療用廃棄物として処理する。自己注射の実施にあたっては，実施した結果を記録しておくことが必要で，独自のチェックリストを使用する方法もある。また，自己管理のための情報を記録する「糖尿病手帳」などを活用する。インスリン注射や成長ホルモン注射は，毎日継続する必要があり，子どもが行う自己注射では負担になる場合もある。子どもの気持ちを配慮して家族が協力することも必要である。また，家族が実施することに負担を感じることもあり，医療チームでの相談や協力体制を考慮する必要がある。

〈関連語〉 皮下注射，静脈内注射，筋肉内注射，低血糖，セルフケア　　　　　　　［中村慶子］

●文献　1）日本糖尿病学会・編：小児・思春期糖尿病管理の手びき，南江堂, 2001, pp.55-62. 2）日傘聡，他：血友病自己注射マニュアル；出血症状と補充療法(http://www.onh.go.jp/khac/data/lib/hemophilia-manual.pdf).

自己中心性

【自己中心性とは】 自己中心性はPiaget, J. が独創した概念で，自分の視点と他者の視点を区別できず，自己の視点からしかものをみることができないこと（自己の中心化），つまり自己と自己以外のものを混同することを意味している。独り言や集団的独語は「自己中心的言語」とよばれ，自己中心性が言語に表れたものと解釈される。集団的独語とは，互いに言葉を交わしているが，考えの共有や情報の伝達がほとんどない会話で，ある子どもの言葉はほかの子どもの返答のきっかけになっているにすぎないという考えである。また，並行遊びもそうである。子どもは集団遊びのなかにいるが，自分の視点にとどまったままで，自分だけの行動と思考に没頭している。さらに，自分の右手はわかっても相手の右手はわからないという現象も，空間知覚の面での自己中心性の表れである。初期のPiaget は，自己中心性の段階を「個人的行動と社会化された行動との中間」の時期，すなわち3歳からの数年間とした。この段階では，自他未分化のために，対象に自己の感情がとけ込み，物をみる視点が自己の視点に限局され，さらには物同士の相対的関係を捉えることができない。このような子どもの自己中心的思考には，その特徴として「並置主義」と「癒合主義」がある。つまり，前者は現象的事実を部分-全体に階層化することなく並置し，現象同士を脈絡なく結び付け，部分的判断間の矛盾に頓着しないことであり，後者は，実在世界のなかに自己の内的体験の性質を注ぎ込むために客観的現実に合わない理解に陥ったり（アニミズムなど），自己の内的体験のシェマによって心理的動機と物理的因果を癒合したり，矛盾する判断を主観的シェマによって合成してしまうことである。子どもは，その後「脱中心化」の過程を経て，自他の区別とその結果生じる相互交渉が特徴の協同性の段階へ移行すると考えられた。

【「自己中心性」をめぐる議論】　自己中心性という概念に対する批判がある。その主な点は、子どもはPiagetがいうよりずっと論理的であるということと、また、Piagetが自己中心性と名づけた視点の理解の混乱は幼児期を過ぎてもなくならず、大人にもみられるというものであった。Piagetはこの批判を認め、＜自己中心性から脱中心化へ＞という基本構想をそのまま初期段階にずらして適用し、自己中心性という概念を、生涯を通じてのさまざまな自他の混乱を記述するために用いた。現在この「自己中心性」をめぐる議論のなかに、心内的に自らを他者の立場に置いてみることを意味するMead理論の「役割取得(role-taking)」という用語との整理の問題や、自己中心性が単一の構成概念ではないのではなく、むしろ課題に特有で多様な心理的混乱や認知的限界を表しているとの見方があり、注目していかなければならないが、Shantz, C.は初期の役割取得の混乱を記述する際には自己中心性という概念を用いるべきと述べている。

〈関連語〉　脱中心化,ピアジェの認知発達理論,自己概念,自我の発達　　　　　　　　［前田和子］

●文献　1) Damon, W.(山本多喜司・編訳)：社会性と人格の発達心理学,北大路書房,1990．2) 浜田寿男男：ピアジェとワロン,ミネルヴァ書房,1998．3) 日下正一：ピアジェの均衡化概念の形成と発展,風間書房,1996．4) J. Piaget(波多野完治,他・訳)：知能の心理学(みすず・ぶっくす),みすず書房,1965．5) J. Piaget(大伴茂・訳)：児童の自己中心性(臨床児童心理学1),同文書院,1954．

自己統御

【定義】　研究枠組みにおいて、自己統制、自己制御、自己調整などさまざまな概念が用いられているが、その根拠について論じられていないため論拠を有する自己統御について定義する。自己統御(self-regulation)とは、外部からの規制がなくても自発的に自ら選んだ目標に向けて自己の言動、情動を統御することである。このなかには、自己の言動の抑制機能としての自制をすること、一方で自己の欲求や意思、情動を表して自己を主張・実現すること、苦痛を伴う出来事や状況において自己を防御することの3つの機能が含まれている。これらの機能は、乳幼児期から育まれ、さまざまな経験を通して発達を遂げていく。

【概念の背景】　自己統御は、近年の社会的学習理論において用いられ始め、外的な規制や統制によるものではなく、内的で自発的な意味合いをもつ用語として扱われている。その後、人間の発達のなかでも乳幼児に焦点を当て、社会的機能として、発達心理学において論じられるようになり、昨今では看護学、医学においても用いられている。自己統御は、目標やゴールに向けて言語や行動を調整すること、個人が自覚した社会的に認められた行動を起こすことといわれている。この能力は、人間の出生後から新生されつつ、養育者の役割によって促進されて乳幼児期頃からその基本形態が形成される。また重要なこととして、発達途上にある乳幼児にとっては、能力の形成において外部の支援が必要となることがあげられる。なお、言語による行動制御を論じているソビエト心理学においても同様の概念が用いられているが、言語や大人による制御機能による発達とここで用いている自己統御とは異なる概念であることをお断りしておく。

【自己統御の4つの発達的位相】　①神経生理調整(生後2〜3カ月)：侵入的または強い刺激から未熟な身体を保護するプロセスを含み、組織化された行動パターン、活動の調整、反射運動がある。②知覚運動調整〔3〜(9〜12)カ月〕：自発的な活動に携わる能力、起こる出来事への反応において変更する能力を意味する。この時点で感情制御の基本形態は現れている。③コントロール〔(9〜12カ月)〜18カ月〕：社会的要求を自覚して行動やコミュニケーションを起こし、それを維持もしくは中止することである。この時点から意志、ゴール指向行動、記憶、意識的自覚が生ずる。④セルフコントロール(2歳以降)：外的な規制がないなかで社会的な期待に応じてふるまうことである。具象的な思考、記憶の想起、象徴的思考、同一感の維持が可能となり、他者による統制からしだいに自分自身で統御していくようになる。その後、セルフコントロールがより柔軟になされることで自己統御に移行していく。さらに、その後も何年にもわたり機能の安定化と洗練の過程を経ていく。また自己統御は、自我の形成、自己概念の発達が土台となり支えられている。一方、医療においては、乳幼児期における知覚運動の統合性、発

達性，注意性の遅れが素因となって起こる self-regulation 機能障害が幼児期の情動や行動上の問題となるため，乳児期の母子相互作用の重要性が報告されている．このような乳幼児の情動ならびに行動上の問題に対処するうえで，自己統御に焦点が当てられ，幼児に対するケアプログラムが介入されつつある．さらに，大人を対象とした Fleury, J. による wellness motivation 理論の下位概念として自己統御が扱われており，Johnson, J.E. による self-regulation 理論も提唱されている． ［伊藤龍子］

●文献 1) Bandura, A.(原野広太郎，他・訳)：人間行動の形成と自己制御；新しい社会的学習理論，金子書房，1974． 2) Bandura, A., et al.：Effect of perceived controllability and performance standards on self-regulation of complex decision making. J. Per. Soc. Psychol., 56(5)：805-814, 1989. 3) 伊藤龍子：幼児の Self-Regulation；概念分析．ヒューマン・ケア研究，1：56-67, 2000. 4) 伊藤龍子：慢性疾患をもつ幼児の治療・処置場面における自己統御機能．聖路加看護学会誌，4(1)：36-45, 2000. 5) Kopp, C.B.：Antecedents of Self-Regulation；A Developmental Perspective. Developmental Psychology, 18(2)：199-241, 1982. 6) DeGangi, G.A., et al. Mother-infant interactions in infants with disorders of self-regulation. Phys. Occup. Ther. Pediatr., 17(1)：17-44, 1997. 7) 伊藤龍子：慢性疾患をもつ幼児の治療；処置場面における self-regulation プログラムの有効性．ヒューマン・ケア研究，5：18-36, 2004. 8) Fleury, J.：Wellness motivation theory：an exploration of theoretical relevance. Nurs. Res., 45(5)：277-283, 1996. 9) Johnson, J.E.：Self-regulation theory and coping with physical illness. Res. Nurs. Health, 22(6)：435-448, 1999.

自己導尿

【概念】 自己導尿とは，自力排尿では膀胱を完全に空にすることができない患者や失禁の多い患者の残尿を除去するために，患者自身が時間を決めて1日数回，カテーテルを尿道に挿入して間欠導尿を行う方法である．残尿が多いことによる尿路感染を繰り返したり，安静時にも尿を失禁したりする患者に対して，現在行われている治療の中心は，清潔間欠的導尿 (Clean Intermittent Catheterization；CIC) である．CIC の目的は，尿路感染の予防とともに，膀胱内圧の上昇を防ぎ膀胱括約筋の収縮能 (コンプライアンス) を保ち，ドライタイムの延長をはかることである[1]．

【自己導尿の方法】 CIC の対象となる小児は，主に二分脊椎，仙骨形成不全の患者などである．医療者は患者間の感染を予防するために無菌操作で行うが，自己導尿は無菌操作の必要はなく，むしろ膀胱を定期的に空にすることが尿路感染予防に重要である．CIC の手順[1]を以下に示す．①尿道口の確認，②必要物品の準備，③流水での手洗い，④衣服の準備，⑤利き手と反対の手で陰部を開く (男児は陰茎を保持)，⑥尿道口の消毒，⑦消毒した利き手でカテーテル保持と潤滑剤使用，⑧尿道口にカテーテル挿入，⑨尿の排出をみながら，カテーテルの固定と抜去，⑩尿の量・性状の観察，⑪カテーテルを流水で洗浄，容器に収納．

【小児と家族のケア】 自己導尿を行うためには，導尿の体位もしくは坐位が保持できること，導尿のカテーテル操作が可能な手指の機能があること，心理的に自己導尿を受け入れていることが必要である[2]．また，手洗いや歯磨きなどの清潔行動を自分で行うことが習慣になっていることもひとつの目安である．一般的には小学校入学前後に始めることが多く，乳幼児期は患者本人が導尿を行えないので，家族が代わって行う．自己導尿を始めるにあたって，小児自身が病気や導尿の必要性を理解できるように，家族や医療者から説明を行うことが望ましい．家族が行う導尿に小児が興味や関心を示したら，その時期を逃さずにカテーテルの準備などから始めて，続いて尿道口の消毒，挿入したカテーテルを抜くことなど，段階的に参加を促していく．カテーテルの挿入はもっとも難しいので無理せずに進める．小児の主体性を引き出すような言葉かけや態度で接し，レディネスに合わせた課題を提案することによって，小児自身の達成感につなげることができる．小児自身が行う場合は手洗い，消毒は確実に行うが無菌操作の必要はなく，むしろ定期的に膀胱を完全に空にすることによって入り込んだ細菌を体外に出すことが重要であることを十分に説明して理解をはかる．昼間，学校で数回の導尿が必要な場合は，就学期に導尿の基本的な手技の習得を目指す場合がある．必要に応じて医療者から学校側に小児の健康状態や導尿に伴う注意点などの情報提

供を行う．小学高学年，中学生には，尿混濁や主観的症状から体調を判断し，導尿の実施回数を増やすなど，よりよい方法を考えることができるように支援する．
【自己導尿に伴う問題】 学校で自己導尿を行う小児のなかには，ほかの人と違うトイレを使用しなければならないことや，排泄に長時間を要することで，周囲の友人から興味本位にからかわれて導尿の実施をいやがるようになる場合がある．導尿のように排泄にかかわる問題は小児の自尊感情を低下させる危険性があるので，小児の希望を尊重しながら実現可能な方法をともに考えるような支援も必要である．
〈関連語〉 導尿法，セルフケア　　［奈良間美保］
●文献 1) 上加世田豊美：排泄管理に必要なケア技術；尿失禁．小児看護，22(12)：1599-1604，1999． 2) 和田攻，他・編：自己導尿(法)．看護大事典，医学書院，2002，p.1177．

事故防止

【子どもの事故防止(injury prevention and control)の必要性】 わが国において，合計特殊出生率は，年々減少する一方で，2004(平成16)年には1.29まで低下している．この少子化傾向は，高齢化とともに，現在，大きな社会問題となっている．政府は「エンゼルプラン」「新エンゼルプラン」，そして「健やか親子21」という方針を策定し，少子化問題に取り組んできている．「健やか親子21」では，「幼児死亡の半減」という目標があげられている．この目標達成のためには，小児期全般にわたって死亡原因として多い「不慮の事故」を減少させることが，ひとつの課題である．わが国において，乳幼児の事故に関する総合的な調査は1958(昭和33)年に始まっている．そして，1960(昭和35)年から，「不慮の事故」が1～14歳の死亡原因の1位となっている[1]．わが国の乳児死亡率は，国際的にも非常に低い値を示しているが，不慮の事故による死亡率は，他の国と比較しても高い比率を占めてきた[2]．世界的にも，事故防止の取り組みは立ち遅れていたのである．わが国においては，1989(平成元)年に，厚生省心身障害研究班による小児事故とその予防に関する本格的な調査研究が始まり，ようやくここ数年，事故による死亡は減少傾向をみせている現状である．

【子どもの事故防止対策の現状】 事故を防止するためには，「安全教育(安全指導・学習)」と「安全管理/環境整備」の2つの側面から安全対策を講じていかなければならない．「安全教育」は，大人によって，子ども自身が安全に過ごせる方法を習得するための援助をすることであり，一方「安全管理/環境整備」は，大人自身が子どもの安全のために行うものである[2]．子どもはその成長発達段階によって，その安全対策のありようが異なってくる．子どもが幼い時期には，子どもをとりまく大人への安全管理(「安全管理」の項参照)の働きかけが重要であり，子どもの成長発達に伴い，安全教育の重要性の割合は増加していく．子どもの認知的な発達を考えると，乳児期の指導は難しいが，子どもへの安全教育は，日々の積み重ねが重要であることを考えると，乳児期からのしつけという意味で，毎日の言葉かけが必要である．小・中学校などで行われている安全教育は，「安全学習」と「安全指導」に分けられる．「安全学習」は，安全についての知識や技能の習得，理解をめざしている．体育，社会科，理科，家庭科など，あらゆる科目の学習を通して習得していくことが意図されている．一方，「安全指導」は，自他の安全を守るために必要な生活習慣，態度，能力を身に付けることをめざすものである．小・中学校では，学級活動や運動会，遠足などの学校行事を通じて行われている[3]（「事故」「安全管理」「潜在危険」の項参照）．
〈同義語〉 安全管理
〈関連語〉 事故，潜在危険，異物誤飲，窒息，中毒，溺死／溺水，熱傷，救急蘇生法，エンゼルプラン，新エンゼルプラン，健やか親子21，母子保健行政，母子保健事業　　［鈴木千衣］
●文献 1) 井奈波良一：公衆衛生と小児の事故．小児科臨床，50(9)：2075-2082，1997． 2) 田中哲郎：新子どもの事故防止マニュアル，改訂第3版，診断と治療社，2003，p.52． 3) 荻須隆雄：発達に応じた安全教育．小児科臨床，49(9)：2065-2071，1996．

思春期

【思春期とは】 思春期は生涯の発達段階において子どもから大人への移行期に相当する．英語ではpubertyとadolescenceとの2つの概念があり，pubertyは，二次性徴の出現と性成熟の

現象を表しており，adolescence は，心理社会的な発達の一時期を示している．一方，日本語では，一般的に身体的・心理的・社会的に子どもから大人への移行としての変化が起こる時期をひっくるめて表現されていることが多い．小児看護においては，乳児期，幼児期，学童期に続く段階として用いられるが，実際の二次性徴に伴う身体的な性的成熟は，学童期の後半から始まっている（表36）．

【成長・発達の特徴】 ①身体的側面：思春期の身体的発育の特徴は，急激な身長促進現象（growth spurt）と二次性徴である．学童期の身長増加速度は安定しており，思春期に入る直前にいったん最低となる．そして思春期にはおよそ10 cm/年の急激な増加を示した後，減速し最終身長に達する．二次性徴は生殖器官がホルモンの急激な分泌により成熟することに伴って起こる現象をさし，男子は精巣容積の増大，女子は乳房の発育によって発来する．その時期は男子では9～13歳，女子では8～13歳と女子のほうが早いが，個人差も大きい．これらの身体変化は，視床下部，下垂体，性腺系の成熟によってもたらされると解釈されており，遺伝的因子と環境因子によって影響される．一般的に男子は男性らしい成熟した体格は高い満足につながり自分の身体像が肯定的なものになりやすいが，女子では同じ年齢集団での早い成熟は，脅威を感じさせ，体重や脂肪の蓄積による身体の変化はほっそりした外見をよしとする文化的規範のなかで，葛藤をもたらすことになりやすい．

また思春期のホルモンの変化は怒りによる衝動性や，うつの気分に影響している[1]といわれている．②心理社会的側面：思春期の発達課題には， a．親からの自立の達成， b．仲間手段の規範とライフスタイルの適応，c．身体の変化の受け入れとボディイメージの確立， d．アイデンティティの確立がある．思春期には抽象的推論能力が増大し，複雑な思考が可能になることで，子どもは物事を関連させて理解するようになる．この認知能力の発達は自己の概念化やより伸長した過去から未来への時間的展望を可能にする．思春期は友人と自分を比較し，自分を現実的に受け止めて受け入れ，確固たる自己を確立していく時期である．このことは同時に親から自立していくことでもある．子どもは親とは違う独自の存在としての自己の価値を認識するようになる．自己に対する意識が高まっていくと学校や家庭での欲求不満を経験し，自分の無力感を感じたり大人に対する不信感を感じたりして反抗的な態度をとりやすい．その一方で依存したいという甘えもあり，親に対しては両価的な感情をいだいている．しかし一般的にそれまで健康に発達してきた多くの子どもは，親に対する反抗的な態度とは別に親とは親密であると感じ，親を尊敬し，信頼できるとも感じている．またこの時期には親子関係より友人との結び付きや親密性の重要性が増すようになる．思春期早期では親に秘密をもち，特定の同性の友人と自分の好きな世界をもつようになり，思春期中期になると異性への関心が強くなる．

表36 思春期の段階

段　階	特　徴
前思春期 preadolescence	思春期の変化にはいる混沌とした不安定な時期．小学校の中学年から高学年にかけて
思春期早期 early adolescence	第二次性徴の身体的変化が始まる頃から，男子は精通を経験する頃まで．女子は初経が始まって1年程度．11歳から14歳頃．およそ中学生の時期がこれにあたる
思春期中期 middle adolescence	性毛および外性器が成人型に成熟する頃までの期間で15～17歳頃．中学3年生から高校2年生頃がこれにあたる
思春期後期 late adolescence	18歳から20歳くらいまで
後思春期 post adolescence	成人に移行する時期．思春期の終わりは25歳までとしている

〔アメリカ思春期医学会（Society for Adolescent Medicine），1995〕
〔出典　丸光恵：思春期・青年期の小児．奈良間美保，他・著，小児看護学1；小児看護学概論・小児臨床看護総論（系統看護学講座専門22），第10版，医学書院，2003，p.130〕

【思春期の子どもへのかかわり】 思春期の量的・質的な身体の変化は，心理面の成熟に先立って起こるため，自分の身体からわき上がるエネルギーを統制する力を持ち合わせておらず，外界からの刺激に過敏に反応したり，重大なことを無視したり，逆に過小に捉えたりする。また，自分の内面に関心をもつようになるが，これらの変化を容易に受け入れられなかったり，これからさきの自分が確かなものとは思えないなど，不安や焦燥感を感じやすい。このような身体的変化，心理社会的変化に伴って起こる情緒的特性を理解して，目にみえる彼らの一時的な反応だけではなく，その背景にある不安や焦燥感，不安定さを受け止め，柔軟に対応することが求められる。

〈関連語〉 二次性徴　　　　　　　［野間口千香穂］

●文献　1) Crockertt, L., et al.：Adolescence Development：Health risks and opportunities for health promotion. Millstein, S.G., et al. eds., Promoting the Health of Adolescents, Oxford University Press, 1993, p.15.　2) 野間口千香穂：思春期. 小児看護, 27(5)：542-547, 2004.

思春期保健相談等事業

【背景】 わが国の行政が思春期における健康問題を議論するようになったのは，1975(昭和50)年に十代の人工妊娠中絶が増加に転じたことが始まりであろう。そして，行政は1984(昭和59)年度に「健全母性育成事業」を都道府県事業として創設し，国の重点施策として思春期保健対策の強化がはかられるようになった。しかし，思春期の健康問題は解決されることなく，性行動の活発化・低年齢化による十代の人工妊娠中絶や性感染症，薬物乱用，過剰なダイエット，さらに心身症，不登校，引きこもり，思春期やせ症など思春期特有の健康問題が，今なお，母子保健の大きな課題となっている（「母子保健事業」の項参照）。

【主な思春期保健相談等事業】 思春期保健相談等事業は，思春期における母子保健対策のひとつである。事業内容は，主に思春期クリニックと遺伝相談であり，それらを実施している社団法人日本家族計画協会（略称，JFPA）に対して国庫補助を行っている。また，21世紀の母子保健の主要な取り組みを提示した「健やか親子21」では，大きな4つの具体的課題の筆頭に，思春期の保健対策の強化と健康教育の推進を掲げ，地域の保健福祉施設（保健所・市町村保健センター・精神保健福祉センター・児童相談所など）や学校における本人および家族への相談体制の整備・強化をはかっている。1954(昭和29)年に設立されたJFPAは，思春期の子ども達の抱えるさまざまな問題に対処するために，行政と協力しながら思春期クリニックの運営や遺伝相談センター事業をはじめ，思春期保健事業や母子保健事業などに関する教育や広報活動，教材・備品の開発などを進めている。

【遺伝相談】 1977(昭和52)年度に厚生省（現厚生労働省）が家族計画特別相談事業を発足させ，JFPAに遺伝相談センターを設置した。設置当初の同センターでは，国庫補助で医師の遺伝相談カウンセラーの養成，遺伝相談に対するモデルクリニックの開設，遺伝相談に関する資料・情報の収集および保存を主とする事業が行われていた。現在は，①医師の遺伝相談カウンセラーの養成，②保健師・助産師などの保健医療従事者に対する遺伝相談に関する啓蒙，教育，③遺伝相談サービス，④遺伝相談に関する内外の科学的資料および情報の収集と提供，⑤全国的遺伝相談ネットワークの構築，運営の支援，⑥その他遺伝相談普及のための諸事業，が実施されている。また，JFPAで行われている遺伝相談事業のほかに，保健所における遺伝カウンセリングも行われている。遺伝相談の目的のひとつは，家族計画を考えることである。医師がクライアントからの情報収集をもとに疾患についての疫学，病因，経過，治療，予後について説明し，そして，再発危険の対処法として出生前診断や保因者診断などに関する情報を提供することでクライアント自身の意思決定能力を高めている。

【思春期クリニック】 JFPAは1982(昭和57)年度に思春期の子ども達を対象にした電話相談〈思春期ホットライン〉を開始した。1984年度には思春期クリニック（オープンハウス）を開設し，医師による診察のほか，思春期保健相談士による電話相談，助産師による性の健康相談を実施した。そして，現在も思春期保健相談事業の中心的役割を担っており，思春期モデルクリニックを全国各地に設置する活動を展開しているところである。

【健全母性育成事業】 2005(平成17)年現在の思春期を対象とした母子保健事業としては，思春期保健相談等事業のほかに，健全母性育成事業や思春期における保健福祉体験学習事業などがある。健全母性育成事業は，思春期特有の医学的問題，性の悩みや不安について，医師，保健師，助産師などの専門職者が電話および面接で相談に応じるものである。1984年度に都道府県事業として開始し，1995(平成7)年度からは市町村事業として展開されている。そして，思春期における保健福祉体験学習事業は，思春期から父性および母性を育てることを目的とし，中学生や高校生を対象として，乳児院や保育所などの児童福祉施設または市町村の乳幼児健診の場において，乳幼児とのふれあい体験学習を1991(平成3)年度から市町村事業として実施している。また，この機会を利用して，性教育などの講義や児童福祉施設の見学なども行われている。

〈関連語〉 健全育成事業，思春期，健やか親子21，母子保健行政，母子保健事業

[杉本陽子・宮崎つた子・大北真弓]

●文献 1) 武谷雄二，他：地域母子保健のしくみ(助産学講座7)，医学書院，2003，pp.16-30. 2) 厚生労働省：母子保健対策．厚生労働白書(17)，2005，pp.522-523. 3) 松本清一，他：思春期婦人科外来とは．思春期婦人科外来，第2版，文光堂，2004，pp.4-18. 4) 日本家族計画協会：http://www.jfpa.or.jp/

思春期やせ症 ⇒摂食障害

自傷行為

【自傷行為とは】 自分の身体の一部に自ら傷をつける行為のことを自傷行為という。傷つける部位は一定しておらず，さまざまである。

【背景からみた自傷行為】 自傷行為の背景には，精神遅滞を伴う発達障害，思春期以降の精神障害，虚偽性障害などがあることが多い。①発達障害：中・重度の精神遅滞を伴う発達障害では，無目的・無意味に長期間にわたって持続・反復することが多く，衝動的であることが多い。自身をたたく，打ちつける，つねる，切る，髪をむしる，爪をはがすなどがみられ，傷は深いこともある。額を壁や床に打ちつけるhead bangingでは，網膜剥離や失明に至る事例もあ

る。これらの行為は了解できない場合が多いが，精神的ストレスが引き金になっていると考えられる場合は，それらをやわらげる対処をとる。繰り返し激しい自傷がみられる場合は向精神薬を用いることもある。②思春期以降の精神障害：思春期以降にみられる自傷行為では，情緒発達障害，感情障害，摂食障害，解離性障害，境界性人格障害，統合失調症などが背景にあることが多い。自殺を目的とする自傷行為には迅速に対応しなければならないので注意を要する。統合失調症における「死になさい」などの指示幻聴やう病回復期の自傷行為は死を目的としているため傷が深いことが多い。内科的，外科的な治療のほかに，背景にある精神障害の治療が必須である。③虚偽性障害：意図的に症状を作りだして医療を受け，医療者や周囲の人物に擁護されて満足を得ることを目的にした自傷行為であり，ミュンヒハウゼン症候群(Münchhausen syndrome)とよばれている。急性腹症や出血，皮膚創，意識消失，異物摂取などの急性症状があり，外来受診や入退院，場合によっては手術を繰り返すが，実際の症状と検査所見が合致せず，生活史などの説明に虚偽が多い。15歳以降から現れ，さまざまな医療機関を転々として受診し続け，慢性の経過をたどるものが多い。性格は未熟で，自己顕示的，自虐的であり，ヒステリー的性格をもつことが多いので，精神療法に基づいた対応を行う。④その他の背景による自傷行為：てんかんやチック障害の一種であるトゥレット症候群においても自傷行為がみられることがある。

【手首自傷】 カッターナイフやカミソリ，ガラス片などで手首を傷つける自傷行為を手首自傷wrist cuttingという。1960年代にアメリカやヨーロッパで流行し，その後日本でも1970年代に若い女性を中心に多くみられた。このリストカットは，2000年代に入ってから日本では「リスカ」とよばれるようになり，10〜20代の若者，とくに未婚の女性に再び多くみられるようになった。傷のほとんどは利き手の反対の手首の内側にあり，数カ所の比較的浅い傷が多い。手首のほかには，肘，顔，腹部などを切ることもある。繰り返されることが多く，習慣化する傾向があるが，自殺に至ることはまれである。他者の前で切ることは少なく，自宅の部屋などでひとりで自傷することが多い。切っている間の

記憶がほとんどないこと(解離状態)もあり，また，痛みを感じることは少なく，切って血を見ると「ほっとする」「満足する」と訴えることもある．切る理由については自分で説明することができない場合が多い．心理的には，周囲の人達の注目を集めようとする(注目牽引)，手首を良くない親や自分に見立てて(手首の人格化)罰を与える，現状を否認しその場から逃避するもしくはリセットする，痛みを感じ血を見ることで現実的な自分の存在を確認するための行動として理解することができる．手首自傷を繰り返す事例では，幼少期の共感，受容される経験が不足(共感不全)しているがゆえに，怒りや攻撃が潜在し，自己の感覚が希薄もしくは空虚で，衝動性の制御が未熟であることが多い．この場合，本質的には他者に共感され受容されたい欲求が強いため，治療・ケアでは傷や訴えに対して十分に関心を寄せて心配し，共感することが重要である．

〈関連語〉問題行動，愛着行動，マターナルデプリベーション，精神遅滞，ヒステリー，摂食障害，チック，てんかん，思春期，青年期，共感体験　　　　　　　　　　　　　　［塩飽仁］

●文献 1) 川谷大治: 自傷行為. 小此木啓吾・編, 精神分析事典, 第1版, 岩崎学術出版社, 2002, p.189. 2) 市川宏伸: 自分の身体に傷をつける. 佐藤泰三・編, 臨床家が知っておきたい「子どもの精神科」, 第1版, 医学書院, 2002, pp.125-128. 3) 坂田三允・編: こどもの精神看護(精神看護エクスペール12), 中山書店, 2005.

次世代育成支援事業

【少子化が進行する理由】　少子化の直接的な要因は出生率の低下だが，この背景には，個人の結婚観やライフスタイルの変化に伴う未婚率や女性の就業率の上昇，晩婚化の進行，加えて，夫婦出生力低下(1組の夫婦から生まれる子どもの数の減少)がみられるようになったことがあげられる．さらに，社会的要因として，教育費などの経済的負担感，育児の肉体的・心理的な負担感，出産・育児と仕事との両立が困難なこと，住環境の問題などがあり，こうしたさまざまな要因が複雑に絡み合って，少子化が起こり，進行すると考えられている．

【少子化対策の経緯】　1974(昭和49)年以降合計特殊出生率が徐々に低下し，1990(平成2)年には1.57となり，少子化の認識が一般化した．この動向をふまえ，政府では少子化社会に対する取り組みを開始，1994(平成6)年に「今後の子育て支援のための施策の基本的方向について」(エンゼルプラン)が策定され，保育サービスの拡大や多様化について計画的整備を進めた．1997(平成9)年の出生率1.61を受け，少子化への対応の必要性に基づく対策を打ち出し，1999(平成11)年に「少子化対策基本方針」を決定，総合的な少子化対策の具体的実施計画として新エンゼルプランを策定し，雇用，母子保健などの事業も加わった．2002(平成14)年には出生率が1.39となり，少子化の流れを変えるためのもう一段の対策，つまり少子化対策としての次世代育成支援対策の推進が求められた．これにより，少子化対策のいっそうの充実に関する提案として，「少子化対策プラスワン」を取りまとめ，さらに発展させたものとして，2003(平成15)年には「次世代育成に関する当面の取組方針」が決定された．これらをふまえ，同年に「次世代育成支援対策推進法」が制定され，2005(平成17)年からの10年間，次世代育成支援対策に集中的に取り組むことになった．さらに，2003年の「少子化社会対策基本法」制定により，国の基本政策としての次世代育成支援対策の位置づけが明確化され，これに基づき，少子化に対処する政府の施策指針として「少子化社会対策大綱」が策定された．加えて，この大綱に盛り込まれた施策の具体的実施計画として，「少子化社会対策大綱に基づく重点施策の具体的実施計画について」(子ども・子育て応援プラン)が策定された．

【「少子化社会対策大綱」「子ども・子育て応援プラン」にみる次世代育成支援の方向性】　①「少子化社会対策大綱」の3つの視点と4つの重点課題: 今後の政府の取り組みの方向性として，a. 若者の自立を困難にしている状況を変えていく「自立への希望と力」，b. 子育ての不安や負担を軽減し職場優先の風土を変えていく「不安と障壁の除去」，c. 子育て・親育て支援社会をつくり地域や社会全体で変えていく「子育ての新たな支え合いと連帯—家族のきずなと地域のきずな—」の3つの視点を示した[1)2)]．この視点をふまえ，とくに集中的に取り組む必要があることとして，イ．「若者の自立とたくましい子

どもの育ち」，ロ．「仕事と家庭の両立支援と働き方の見直し」，ハ．「生命の大切さ，家庭の役割等についての理解」，ニ．「子育ての新たな支え合いと連帯」の4つの重点課題を設定した[1-3]。②「子ども・子育て応援プラン」：大綱の4つの重点課題に沿って行う2009(平成21)年度までの具体的な施策と目標を示している。このプランでは，施策の数値目標だけでなく，国民が施策の進行具合が確認できるように，おおむね10年後を展望した「目指すべき社会の姿」を示しており，これに照らして，施策内容や効果を評価しながら計画を展開できるようにしている[3]。

〈関連語〉 エンゼルプラン [西田志穂]

●文献 1) 内閣府：少子化社会白書 平成16年度版，ぎょうせい，2004．2) 内閣府：少子化社会白書 平成17年度版，ぎょうせい，2005．3) 厚生労働省：厚生労働白書 平成17年度版，ぎょうせい，2004．

自然免疫 ⇒先天性免疫

持続的陽圧気道内圧法（CPAP）

【持続的陽圧気道内圧法(continuous positive airway pressure；CPAP)とは】 自発呼吸を有する新生児の呼吸障害に対して，肺胞および末梢気道に一定の持続的陽圧を加えることにより，呼気相の肺胞虚脱を防止することで，機能的残気量の増加，肺内シャントを減少させ，低酸素血症を改善させる補助換気法である[1)2)]。現在は経鼻的にnasal prongを用い，専用機を使用する方法が普及しており，これをnasal-DPAP(directional positive airway pressure)とよんでいる。

【CPAPとDPAPの相違点】 Nasal-DPAP専用機であるInfant flow driver systemやMedijetでは，従来のCPAPと異なり，CPAP generatorが特殊な構造をもっている(図31)。流体力学の原理(コランダ効果)により，吸気と呼気ごとに瞬時にジェット気流の方向が変化することで，吸気中の気道内圧の安定と，呼気終末圧を確保しながら，呼気仕事量の軽減が可能となった。

【適応[1)]】 ①中等度呼吸障害の治療および重症化予防。②極低出生体重児の無呼吸発作の管理。③軽度の気管狭窄，気管軟化症の管理。

【メリット[3)]】 ①気管内挿管の回避：気管内挿管することなく，簡易にCPAPをかけることができる。②呼気仕事量の減少：細い気管内挿管チューブと比較して，気道抵抗が少なく，自発呼吸での仕事量が小さい。③二次的気道感染症の回避：気管内挿管に伴う二次的気道感染や，感染の合併症である気管軟化症，気管狭窄を回避できる。④人工換気による肺損傷の回避：人工呼吸による肺の過膨張，虚脱を避け，肺損傷を防ぐ。⑤人工呼吸による過換気の回避：不適切な人工呼吸管理による低炭酸ガス血症を回避

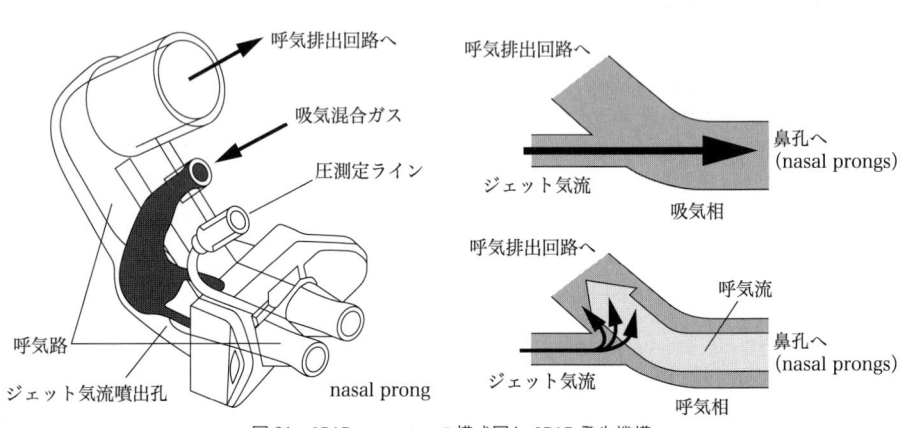

図31 CPAP generatorの模式図とCPAP発生機構
(出典 山口信行：Nasal DPAP．小川雄之亮・編，新生児呼吸管理実践マニュアル，Neonatal Care(秋季増刊)，1998，p.217, 218)

する。
【デメリットと注意点[3]】　①口腔内圧上昇による心機能抑制：胸腔内圧の上昇により，静脈灌流が減少し，心拍出量が低下する可能性がある。したがって，利尿や血圧について観察する必要がある。②頭蓋内圧亢進，脳血流の減少：胸腔内圧の上昇により，静脈灌流が減少し，頭蓋内圧の上昇の危険性がある。したがって，脳浮腫や頭蓋内出血が懸念される状態での使用には，慎重でなければならない。③肺血流の減少：胸腔内圧上昇により肺血流が減少するため，肺血流減少性先天性心疾患には禁忌となる。④腹部膨満，消化管通過障害：腹部膨満を引き起こす原因として，空気嚥下の増加と消化管血流減少による腸蠕動運動の抑制があげられる。したがって，胃チューブからの吸引による脱気や浣腸を適宜行う必要がある。また可能であれば腹臥位とする。⑤鼻中隔損傷：nasal prongの圧迫による循環障害により，鼻中隔や鼻孔の糜爛，損傷の危険性がある。したがって，適切なサイズのnasal prongを選択する。また，マスク型のnasal prongを選択する。クッション性のある創傷被覆材で，鼻腔周囲を保護する。従来のCPAPと比較して，吸気のジェット流によって持続陽圧を保つため，nasal prongと鼻腔周囲のリークの影響を受けにくいとされており，圧迫しすぎないよう注意する。⑥体動により容易に外れ，陽圧が保ちにくく，nasal prong自体が鼻腔を圧迫する危険性がある。したがって，nasal prongの固定方法については，帽子を着用した固定やマジックテープを使用するなど，各施設でさまざまな工夫が行われている。⑦気胸の発生：気胸を増強させる危険性もあるため，X線所見の確認や聴診などによる呼吸状態の観察が必要である。　　　　　　［大島ゆかり］

●文献　1）滝敦子，他：慢性肺疾患の呼吸管理：Nasal CPAP．周産期医学，32(6)：757-761，2002．2）山口信行：nasal-CPAP．Neonatal Care，14(6)：484-488，2001．3）滝敦子：nasal-CPAPによる慢性肺疾患予防の可能性．Neonatal Care，18(5)：460-467，2005．4）山口信行：Nasal DPAP．小川雄之亮・編，新生児呼吸管理実践マニュアル，Neonatal Care（秋季増刊），1998，pp.216-224．

自尊感情

【定義】　Rosenberg, M.(1965)は，自尊感情(self-esteem)とは「自己受容，自己好意，自己尊敬を含む自己に対する肯定的または否定的な態度」としている。有能性や効力感とは関係するが同じではなく，優越性・完全性は含まれない，と述べている。自尊感情とは，自分の能力や価値に対する「自己評価的な」感情や感覚であり，日本語としてよりなじみやすい自尊「心」とも言い換えられることが多い。自己概念が自己に対する記述的側面をさすのに対して，自尊感情はそれに対する評価的な意味を含むものと考えられ，自己概念とは区別される。自尊感情とは多くの自己評価的経験が積み重ねられ，それを通して形成されたものである。したがって，何ができるからといった条件つき評価や，人と比べて優れているからという比較的評価ではなく，自分という「存在自体」を「自分が認めている」概念といえる。

【自尊感情の役割・機能】　自尊感情は対人的行動，社会的行動や健康行動などに影響していると考えられている。これは，人間は自分に対する見方に基づいて行動するからであるといわれている。とくに健康行動については，自分に対する自尊感情「自分が好き」「自分を大切にする」という自己に対する肯定的感情の有様が，自らの健康を維持・増進する行動や，健康にとって有害・危険な行動を避けるといった抑制力となる可能性が示唆されている。また自尊感情の有様そのものが，精神的健康と関連しているといわれている。しかし，青年期においては反社会的行動や薬物を使用している子どものほうが自尊感情は高いともいわれ，この時期の自尊感情の機能に関する見解は一定ではない。

【自尊感情の発達】　幼児期の自己中心的な思考を脱却すると，子どもはより多角的な視点より客観的に自己を評価することが可能となる。学童期になると子どもは常に友人との競争や比較によって，自己の能力や容姿などの優劣について評価を感じ取っている。これらのフィードバックによる自己評価は，自己に対する信頼感や，逆に自分は劣っているのではないかという自信のなさの間をゆれる過程を経験する。「親から子どもへの評価」は子どもの自己評価に関する判断材料として，とくに学童初期の子どもの自尊感情にとって多大な影響を与えている。学童中期になると対人関係を含む技術や才能，能力が発達し，友人間の言動も評価として捉える

ことが可能となる。そして、この時期になると友人からの評価がより重要な意味をもつようになるため、子どもの子どもに対する批判・非難や認められる体験がとくに重要な意味をもつ。
【看護の視点】 子どもは他者の意見をいち早く内在化するといわれている。子どもが自分自身の価値を認め，満足のいく人間であるとみなすと自尊感情が高まる。Rosenberg は自尊感情を高める条件として，成長期における両親の態度や行動に着目している。とくに幼児期の両親との良好な関係や，子どもの意思を尊重し認める肯定的な養育態度が重要である。学童期の子どもの自尊心には，創造性を発揮できるような機会を提供されること，さまざまな活動で成功体験を重ねること，認められたり誉められたりする体験が重要である。
〈関連語〉 自己概念，ボディイメージの変化
[丸光恵]
●文献 1) 遠藤辰雄・編：セルフエスティームの心理学，ナカニシヤ出版，1992.

肢体不自由児施設

【目的】 上肢，下肢または体幹の機能障害のある児童を治療するとともに，独立自活に必要な知識・技能を与えることを目的とする施設である。関連施設として，肢体不自由児通園施設，肢体不自由児療護施設がある。
【法的位置づけ】 児童福祉法第 43 条の 3 に施設について規定されている。
【実状】 肢体不自由児施設は 64，肢体不自由児通園施設は 93，肢体不自由児療護施設は 6 ある〔2003(平成 15)年現在〕。
〈関連語〉 児童福祉法 [濱中喜代]
●文献 1) 幼児保育研究会・編：最新保育資料集 2005，ミネルヴァ書房，2005.

しつけ

【概念】 しつけとは一般に子どもに，日常生活における行動様式ないしは生活習慣の型を身に付けさせることをいい，主に家庭内での初期の教育をさす[1]。しつけは，意識する・しない，意図的にする・しないにかかわらず，日常生活のなかで親と子ども，大人と子ども，最近では学校教育の場における教師と児童の関係で行われている社会的な行為である。この文脈には，大人は子どもをしつける役割があるという認識がある。しかし，忘れてはならないことは双方の関係により成り立つ社会的な行為であることである。
【しつけの2つの側面】 ①生命の維持，健康と成長発達の保持増進のための基本的生活習慣の形成：基本的生活習慣として一般に取り上げられるのは，食事，睡眠，排泄，清潔，衣服の着脱である。これらの基本的生活習慣の獲得は，子どもが生命を維持し，心身の健康に必要な基本を身に付けることである。この習慣づけを通して，子どもは自分でできるという達成感を積みつつ，自信と意欲をもって自立感を培う。子どもがこの生活習慣を身に付けるのは，その社会の一員としての生活行動の型を取り入れることでもある。②社会化を育てる：人間はひとりでは生きていけない。すなわち，社会の有能な一員になるための知識，技能，態度を獲得していかなくてはならない。社会化のしつけは，基本的には個人的意図による多少の違いはあるにしてもその社会の共有的パターンに準拠して行われる。その社会におけるしつけの理念，思想，常識的知識に左右される[2]。また民族の生活様式や自然環境によっても異なる。これは，単に役割学習だけではなく，社会における有能性という人間の能力の獲得を意味している。たとえば，乳幼児期から培われるコミュニケーション能力，自分を表現し意思決定できる能力，相手の立場に立つこと，我慢できる，譲ることができる，感謝と謝罪の気持ちをもつ，家庭や社会のルール(家族内の約束，交通ルールや物を大切にするなど)などである。
【しつけの基本となるもの】 しつけは，社会の価値規範や文化に則して行われ，社会の文化を受け継ぎ，秩序を維持するための知識，技能，態度を習得し，状況に適応できるために行われる[3]。しつけのプロセスで近年問われ続けているのは，相互作用的しつけのアプローチである。これはしつける者としつけられる子どもの相互関係性への関心である。しつける者のありようがしつけの本質に大きく影響するという考え方である。親であることの優位性ゆえに自分が「望ましい」と思う枠組みで，子どもにある行為を受け入れさせようとすることもその表れである。また，子どもにかかわる人々(両親や祖父母)，専門職者(保育士や教師)間の対立が生じて

いる現実もその表れである。しつける者のしつけ観や信念が意思決定の基礎となり，かなり強い価値と態度をもつために生ずると考えられている。しつけは意識する・しない，意図的にする・しないにかかわらず，日常生活のなかで学びとられるものである。子どもはもっとも身近な親の価値観やかかわりを通して，習慣を身に付ける。倉橋惣三[4]の幼児教育論は子どもの生活と子どもの体験の世界が中心である。子どもをあるがままに捉え，かかわるためには，かかわる者が自らの在りようを問い続けることを説き，子どもの「生活を，生活へ，生活で」育むことを唱えている。大人が子どもを一方的に「教える」「身に付けさせる」という発想ではなく，共に学び成長していくことを基本としている。すなわち，しつけをするということは，子どもと共に生き，その世界への共感をもち，自己の価値観や社会に生きていくための規範を問い，そのなかでつかみ取った確かなものを表現していくことである。

〈関連語〉　基本的生活習慣，保育，養育態度

[田原幸子]

●文献　1）竹内利美：しつけ．日本社会民族辞典，第2巻，誠文堂新光社，1954，pp.564-567． 2）柴野昌山・編：しつけの社会学，世界思想社，1995，p.23． 3）原ひろ子：子どもの文化人類学，晶文社，1972． 4）倉橋惣三：幼稚園真諦，フレーベル館，1987． 5）森上史朗：児童中心主義の保育，教育出版，1984．

失　神

【定義】　発作的に起こる脳循環不全による一過性の意識消失をいう。通常，失神発作による意識消失はごく短時間（数秒から，1～2分以内）であり，完全に回復し，後遺症は残らない。脳虚血や，代謝障害による。眼前暗黒感，眩暈感，悪心などの前駆症状に引き続いて，顔面が蒼白となり，意識が消失する。発作は，普通，立位で起こり，意識消失と同時に筋緊張低下や姿勢保持不能に至る。意識消失の程度は，不完全なものから完全消失まで，種々の程度のものが含まれる。

【原因】　脳以外の部位に原因がある，二次的な脳の循環障害により発症することが多い。血流を妨げる狭窄・閉塞，血管迷走神経性，頸動脈性，胸腔内圧上昇，代謝性，心臓原性あるいは起立性低血圧のための失神などである。このうちもっとも頻度が高く，若年者に多いものは，血管迷走神経反射性失神（vasovagal syncope）である。これは，強い痛みや精神的ショック，情緒的ストレスが誘因となり，自律神経のバランスがくずれることで，血圧低下と末梢血管抵抗の減少が起こり，失神発作につながるものである。

【症状と診断】　立位で失神が起きる前には，眩暈やふらつきがあるが，失神して倒れた後は，血圧が上昇する。不整脈による失神は突然始まり，突然回復する。また，血管迷走神経性失神は坐位や立位で起こりやすい。失神前には，嘔気，脱力感，欠神，視力障害，発汗などがよくみられ，皮膚は冷たく湿っぽくなり，顔面蒼白となり，脈拍が非常に遅くなる。そのほか，前兆症状とともに徐々に始まり，ゆっくり回復する場合は，血中酸素の低下，低血糖，低炭酸ガス血症など，血液中の変化が原因である。診断にあたっては，失神を起こしたときの状況，前兆症状の有無，回復の早さなどの情報が有用である。また，なんらかの障害があるか，服薬の有無なども確認する。ストレス状況での失神や，血管迷走神経性失神は，重症ではないことが多い。しかし，失神を起こす原因のなかには重大なものもあるので，不整脈や大動脈弁狭窄症などの心疾患には注意が必要である。なお，ヒステリー性失神や，てんかん小発作，めまい発作，カタプレキシーなどの諸種の脱力発作とは区別する必要がある。

【失神に対する看護】　多くの場合は，身体を水平に寝かせておくと，意識は回復する。これは，横になることで，血液が重力に逆らわず脳に流れることができるためである。脚の位置を高くすると，心臓や脳への血流が増して，回復が早くなる。しかし，急に起き上がったり，何かに寄りかかったり，直立姿勢で運ばれたりすると，再び失神する可能性がある。したがって，失神した場合には，完全に回復するまで横に寝かせておくことが必要である。小児の失神についての観察ポイントは，ショック状態の把握，呼吸・循環の確保を第一としながら，脳幹障害の有無に留意しつつ，意識障害の状態の観察，バイタルサインなど一般状態および随伴症状のチェックが必要である。昏睡，傾眠などの諸項目も参照されたい。

〈関連語〉 意識障害，起立性調節障害，ヒステリー，てんかん，昏睡，傾眠　［小笠原昭彦］

児童家庭支援センター

【目的】 地域の児童の福祉に関する問題について，児童，母子家庭その他の家庭，地域住民その他からの相談に応じ，必要な助言を行うとともに，児童相談所，児童福祉施設と連絡調整その他厚生労働省令の定める援助を総合的に行うことを目的とする施設である。設置にあたっては，地域で基幹的な役割を果たしている児童福祉施設に付置することになっている。
【法的位置づけ】 児童福祉法第44条2に規定されている。
〈関連語〉 児童相談所，児童福祉法　［濱中喜代］

児童観

【定義】 子ども観と同義，乳児期から思春期までを含め，「子どもをどのような存在とみるか」という子どもへの見方であり，時代・地域・文化・宗教などの影響を受ける。岡本夏木[1]は児童観について以下のように述べている。「子どもとはどんなものか」という事実的な認識面とともに「子どもはどうあるべきか」という価値的認識面が含まれ，さらにそれは「子どもをどう教育するか」という，その時代の教育実践の原理につながっている。児童観は社会の変遷とともに変化し，社会が複雑化するとともに多様化する。社会の価値観が混乱する時期には，児童観も混乱をきたし，またいくつかの相反する児童観が対立する時代もある。児童観を形成する要因としては，その時代の社会体制がもつ要請が第一にあげられるが，他方では，発達心理学・児童心理学・教育学などの児童または児童期を研究する科学がもたらす知見が，重要な役割を果たすことになる。児童観の問題は子どもをどうみるかの問題にとどまらず，大人をどういうものとみるかの問題と関連し，さらには人間をどういうものとみるかという，その時代，その社会の人間観と深くかかわっている。
【子ども期の発見】 Aries, P. は，16世紀末まで絵画，文書に子どもは大人を小さくしたものとして描かれており，子どもにとっての場所が与えられていなかった[2]と述べ，17世紀になって「子ども期」が発見されたとしている。

【主な児童観[3][4]】 キリスト教に基づく子どもは「神の子」であって親の意思を超えた存在であるという見方，保護し導くべき「羊」であるという見方，さらには，馬などのように調教すべき存在であるという見方が西欧の児童観に影響したといわれる。ギリシャでは Plutarchos が『子どもの教育について』を著し，ムチによる教育を否定し，奨励と道理により教育すべきと主張し，後の Montaigne, M., Locke, J., Rousseau, J.-J. などの思想家に影響を与えた。Locke は『教育に関する考察』(1693)のなかで，「その息子はまだ幼かったので，ただ白紙として，あるいは思い通りに鋳型にはめ，細工できる蜜蠟と考えた」と記述し，これは精神白紙説とよばれる。Rousseau は『エミール』(1762)を著し，良好な環境が与えられれば，そのもっとも望ましい姿を自ら表すと主張した。そして「子ども時代を愛しなさい。子ども時代の遊び，子ども時代の喜び，子ども時代の愛すべき本能を育てなさい」と述べて"子どもの発見者"とよばれた。『エミール』はその後の児童観，教育観に大きな影響を及ぼし，子どもは大人を小さくしたものでなく，独自の価値ある存在であり，よい環境と教育によって育てられるべきものであると考えられるようになり，「子ども期」が重要視されるようになり，発達過程に目が向けられるようになった。Froebel, F.W.A. は幼稚園創始者であり，「一般ドイツ幼稚園創設宣言文」のなかで「もっとも高貴な植物である人間，人類の萌芽および成員である幼児はここで自己と神と自然と一致して(中略)教育されなければならない」と述べた。さらにその著作『人間教育』(1826年)のなかで，「みつかった，みつかった，その名はキンダーガルテン(kinder-garten)―子どもの園」と記し，植物に神性を見出し，その植物のイメージをもって子どもをみたとされる。
【近代的子ども観】 宮沢康人[5]は，近代的子ども観は，西洋の近代人が発明した特殊な子ども観であり，教師や大人が上から，あるいは外部から知識，技能，態度などを教え込むべき対象であるとの見方と，子ども自身が下からあるいは内部から諸能力を発達させる存在であるとの2つの見方が混在していると述べている。子ども，とくに「わが子」に対する献身，崇拝の気持ちが近代人に存在すると同時に，子どもが生

きにくい物的・精神的環境を大人がつくり出しているのが現実でもある。発達についての詳細な理論や，育児理論，教育技法の発展など子どもへの注目が強くなった近代であるが，「子ども時代を失った子ども達」「子ども期の消滅」ともいわれる近年の動向から，近代と現代の連続性が問われ，近代の子ども観はなお探求の課題であり，将来に向かって新しい柔軟な子ども観をつくってゆく必要があると宮沢は主張している。

【日本の児童観】　日本における児童観は，『万葉集』における山上憶良の歌にみられるように，幼ければ幼いほど清浄無垢であり，汚れを知らぬ純粋さを保っているという見方があった[6]。時代が進むにつれて，社会階層，職分，家風，性別などにより子どもとしてのあり方が細部に至るまで規定されるようになり，共通したものが摘出しがたい[7]といわれる。しかしまた，大人とは違った成長する過程という目で捉えてさまざまな祝い事や行事を行う慣習は社会的に定着し，諸行事によって子ども期が区分されるようにもなった。

【児童観における課題】　近代，現代と社会が驚異的なスピードで変化してゆくなかで，子どもをめぐる環境や状況は著しく多様になり，なお変化し続けている。先進国では，育児，保育，教育についての諸制度が整備され，よい環境が整えられたようにみえる一方で，子どもを息苦しくするような干渉が多くなり，また子どもを巻き込む犯罪の増加から子どもへの監視，介入が強くなり，真の愛情や保護が与えられているのかどうか危ぶまれるような状況である。他方途上国では，食糧や住居，必要な養護すら与えられず，飢餓，貧困，内戦，肉親との別離，エイズなどの病気に脅かされる実態がある。将来への児童観はどう変化してゆくのか，それに伴って子ども達への養育，支援，教育がどう変化してゆくのか，過去の児童観の変遷から未来に続く調査・研究，子どもへの支援が重要である。

〈関連語〉　育児観，発達　　　　　　［梶山祥子］
　　●文献　1）岡本夏木：児童観，内山喜久雄・監，児童臨床心理学事典，岩崎学術出版社，1974，p.267. 2）Aries, P.（杉山光信，他/訳）：〈子供〉の誕生；アンシァン・レジーム期の子供と家族生活，みすず書房，1982，p.35. 3）深谷昌志：児童観；子ども理解を深めるために，日本放送出版協会，1986. 4）北本正章：子ども観の社会史；近代イギリスの共同体・家族・子ども，新曜社，1993. 5）宮沢康人：近代人は子どもをどう見るか．小林登，他・編，新しい子ども学 3，海鳴社，1986，p.76-78. 6）前掲書3），p.52. 7）前掲書1），p.55.

児童館　⇒児童厚生施設

児童虐待　⇒子ども虐待

児童虐待の防止等に関する法律

「児童虐待の防止等に関する法律」は，大きな期待を受けて2000（平成12）年に制定された（以下，2000年法）が，いろいろな要望を受け2004（平成16）年にその一部が改正された（以下，2004年法）。

【権利の主体者として子ども】　2000年法での法律制定目的は，「虐待が子どもの成長，人格形成に重大な影響を与える」との理由であったが，2004年法は「虐待は子どもの人権を著しく侵害する行為」であると明記した（第1条）。つまり，権利の主体者の視点から子ども虐待をみるという姿勢であり，この意味はとても大きい。わが国においては，これまで「子どもの人権」を正面から認めることは難しい状況があった。2000年法でも，虐待を子どもの人権への侵害行為とすべきとの見解があった。しかし，それを明記することは「親権行使の萎縮につながる」「軟弱な親が増加している時世に，子どもの人権など言うと，ますます親が子どもにへつらう」との議論のもと，削除されたという立法過程がある。また，子ども虐待が子どもの人権問題として位置づけられたことは，「しつけ」と「虐待」の区別を明確にしたことにもなる。つまり，「しつけ」として容認されていた親の体罰は，親側からの正当化理由であるのに対して，「虐待」は子ども側からみた「不適切な養育状況」である。つまり，親の暴力の正当化理由としてでなく，子どもの権利の視点からみると，その安全確保が何によりも大切な問題であることを示しているのである。

【子ども虐待の定義の見直し】　ネグレクトと心理的虐待の定義が見直された（第2条）。同居人は保護者ではないので，欧米の定義と異なり虐

待者とみなされない（「子ども虐待」の項参照）が，同居人の暴力に親が気づきながら放置している場合，保護者としての適切な対応を怠っていることになるので，保護者によるネグレクトであることを明確にした。また，夫婦間暴力は，子どもへの直接的虐待ではないにしても，それを目撃する子どもは心に深い傷を負うので，心理的虐待とみなした。
【国・地方公共団体の責務等の拡充と具体化】2000年法は虐待されている子どもの早期発見，保護だけに限られていたが，2004年法ではそれだけでなく，子ども虐待の予防，子どもの自立支援，家族再統合に向けての援助という総合的・具体的規定が盛り込まれた（第4条，第5条，第11条，第13条）。この改正点にも大きな意味がある。つまり，「虐待の世代間連鎖」を視野に入れての「子ども虐待の予防と早期発見」を重視している点である。さらに，虐待により傷ついている子どもを単に保護することだけでなく，彼らが自立していくための支援が必要であることをも重視している。子どもの健全育成に立った「子どもの保護」を考えるならば，自立支援につながる措置は不可欠である。もちろん，親子関係の再統合（親への指導・治療）も大切であろう。しかし，最近の多くの研究は「子どもの治療・自立支援」が，親子の再統合以上に重要であることを示唆しているように，子どもの自立支援が明確にされたことには大きな意義がある。
【通告の義務と通告先の拡大】2004年法は，虐待を受けているという確証がなくても，その疑いがあれば通告をしなくてはならないと規定している。また，2000年法では児童相談所あるいは福祉事務所が通告先とされていたが，新たに市町村が追加され，通告を受けた市町村は速やかに安全確認をしなければならないことが明記された（第6条，第7条）。さらに2000年法では，虐待の早期発見や通告は関係職員個人の努力として規定されていたが，2004年法は個人だけでなく，その個人が所属する団体・機関も早期発見し，通告しなくてはならないとの義務が課された。これらの改正点は，たびたび指摘されてきた縦割り行政に対する問題意識をもったうえでの連携の強化が強調されていると理解できるし，重要な改正点である。しかしながら，それぞれの関係行政機関の役割のあり方，また行政と民間団体の役割分担などについては明確にされていない。さらなる検討が必要であるし，それぞれの現場において，「何よりも子どもの人権（命，幸せ）」を護ることを中核にすえた連携が必要である。また，2000年法で指摘されていた，誤通告についての免責規定は2004年法においても取り上げられていない。実践の場にある関係者は，間違った通告への懸念が強い。誤通告であっても子どもの人権を護ることを最優先にした「免責規定」を設けることを，今後へのさらなる議論とする必要があろう。
〈関連語〉　子ども虐待　　　　　　　　［鈴木敦子］
　●文献　1）日本弁護士連合会子どもの権利委員会・編：子どもの虐待防止・法的実務マニュアル，明石書店，2006．

児童憲章

【制定の経緯】　児童憲章は，1947（昭和22）年に制定された児童福祉法による児童の基本的権利を尊重し，1949（昭和24）年に中央児童福祉審議会が児童憲章の制定を建議し，これを受け各界の代表者によって構成される児童憲章制定会議（内閣総理大臣主宰）により制定，宣言された。すでに，世界児童憲章が1922（大正11）年に制定されており「すべての子どもは，身体的，心理的，道徳的及び精神的な発達のための機会が与えられなければならない」として成長発達権の保障をしている。
【制定日】　1951（昭和26）年5月5日，こどもの日に制定された。
【意義】　現代を担う社会の一員として児童の基本的人権を尊重し，その福祉の保障を誓ったものとして，また，児童福祉政策の根本理念を示したものとして意義がある。
【児童憲章の概要】　児童憲章は日本国憲法の精神に基づき，児童に対する正しい観念を確立し，すべての児童の幸福とよりよい環境のなかで健全な成長をはかるために定められたものである。法的拘束力はないが，児童の権利に関する国民による社会的協約といってよいものである。前文では子どもに対する理念が明記され，続く12ヵ条は簡潔にまとめられており，子どもにとっても理解しやすいものになっている。［児童憲章（全文）］　われらは，日本国憲法の精神にしたがい，児童に対する正しい観念を確立し，

すべての児童の幸福をはかるために，この憲章を定める。児童は，人として尊ばれる。児童は，社会の一員として重んぜられる。児童は，よい環境のなかで育てられる。①すべての児童は，心身ともに健やかにうまれ，育てられ，その生活を保障される。②すべての児童は，家庭で，正しい愛情と知識と技術をもって育てられ，家庭に恵まれない児童には，これにかわる環境が与えられる。③すべての児童は，適当な栄養と住居と被服が与えられ，また，疾病と災害からまもられる。④すべての児童は，個性と能力に応じて教育され，社会の一員としての責任を自主的に果たすように，みちびかれる。⑤すべての児童は，自然を愛し，科学と芸術を尊ぶように，みちびかれ，また，道徳的心情がつちかわれる。⑥すべての児童は，就学のみちを確保され，また，十分に整った教育の施設を用意される。⑦すべての児童は，職業指導を受ける機会が与えられる。⑧すべての児童は，その労働において，心身の発育が阻害されず，教育を受ける機会が失われず，また，児童としての生活がさまたげられないように，十分に保護される。⑨すべての児童は，よい遊び場と文化財を用意され，わるい環境からまもられる。⑩すべての児童は，虐待・酷使・放任その他不当な取扱からまもられる。あやまちをおかした児童は，適切に保護指導される。⑪すべての児童は，身体が不自由な場合，または精神の機能が不十分な場合に，適切な治療と教育と保護が与えられる。⑫すべての児童は，愛とまことによって結ばれ，よい国民として人類の平和と文化に貢献するように，みちびかれる。

【課題】 児童憲章が生きた指針として守られるためには，それぞれが置かれた場で条項の一つひとつについて，具体的な事例に基づき理解を深め実践していくことが求められている。
〈関連語〉 児童福祉法，児童の権利に関する条約　　　　　　　　　　　　　　［川出富貴子］
　●文献　1) 児童福祉法規研究会・監：児童福祉六法 平成17年度. 中央法規出版, 2005, p.11.　2) 井垣章二：児童福祉. ミネルヴァ書房, 2002.

児童厚生施設

【定義】 児童厚生施設とは，地域において児童に健全な遊びを与えて，その健康を増進し，または情操を豊かにすることを目的とする施設である。屋内施設としては児童館，児童センター，屋外施設としては児童遊園がある。屋内施設には児童員が配置され，集団的および個別的に遊びの指導を行う。

【歴史的背景および法的位置づけ】 児童福祉法第40条に規定される，児童福祉施設のひとつであり，地域における子育て支援や中・高校生等の居場所など，児童の健全育成の拠点として活用されている。児童館は屋内型の施設であるが，その活動は建物内にとどまらずに，地域児童の健全な発達を支援するための屋外における地域活動をはじめ，必要な活動のすべてを含んでいる。児童遊園は都市公園法による児童公園と補完的な役割をもち，主として遊び場に恵まれない地域に設定されている。広場やベンチ，遊具（ブランコ，すべり台など）が設けられ，幼児や小学校児童の遊び場として活用されている。児童館・児童遊園共に，遊びの指導と安全の確保のために児童厚生員が配置されている。

【現状と課題】 2003（平成15）年10月1日現在，全国で4,673カ所あり，運営主体別でみると，公営3,210カ所，民営1,463カ所となっている。厚生年金保険・国民年金の積立金還元融資の対象とされるなど，その設置については促進されているが，まだ十分な数とはいえない。子ども会活動や母親達への育児支援などの場所としても今後よりいっそうの充実が求められている。
〈関連語〉 学童保育，子育て，児童の権利に関する条約　　　　　　　　　　　　　　［中村由美子］
　●文献　1) 見藤隆子, 他・編：看護学事典, 日本看護協会出版会, 2003.　2) 厚生労働省ホームページ (http://www.mhlw.go.jp/bunya/kodomo/).

児童自立支援施設

【目的】 不良行為をしたり，またはする恐れのある児童や家庭環境などで生活指導を要する児童を入所または通所させ，必要な指導を行って自立を支援する児童福祉施設である。1998（平成10）年の児童福祉法の改正により教護院という名称から改められた。

【法的位置づけ】 児童福祉法第44条に定められている。少年法に基づく審判の結果，送致が決定した場合は，児童自立支援施設に送致され

ることになる。
【実状】 2004(平成16)年現在，全国に58カ所ある。国立2，私立2，都道府県立もしくは政令都市の市立54である。職員の配置基準として，50人定員の場合では児童自立支援専門員・児童生活支援員10，栄養士1，調理師等4，事務員1，施設長1(計17)が定められている。
【課題】 民間の自立援助ホームに対する公的な援助を継続的に充実させることが課題である。
【トピックス】 2005(平成17)年度より補助金がほぼ倍増された。
〈関連語〉 児童福祉法，少年法　　　[濱中喜代]
　●文献　1) 日本子どもを守る会・編：子ども白書2004，草土文化，2004． 2) 日本子どもを守る会・編：子ども白書2005，草土文化，2005． 3) 内閣府・編：平成15年版 国民生活白書，ぎょうせい，2005．4) 幼児保育研究会・編：最新保育資料集2005，ミネルヴァ書房，2005．

児童相談所

【目的】 児童(満18歳未満)およびその家庭に関する問題についての相談，児童およびその保護者の指導などを行うことを目的にしている。主な相談内容は，①養護相談，②保健相談，③心身障害の相談，④非行に関する相談，⑤不登校相談，⑥その他の相談などである。養護相談には養育困難児・被虐待児などの相談，里親，施設入所などがある。保健相談には低出生体重児，気管支喘息などのケースの相談がある。心身障害の相談には精神遅滞，視聴覚障害，言語発達障害，肢体不自由などの相談が含まれる。非行に関する相談には触法行為，教護に関する相談がある。触法行為とは14歳に満たないで刑罰法令に触れる行為をした場合をさす。触法少年は少年法により，家庭裁判所で審判される。
【法的位置づけ】 児童福祉法第12条に基づき，各都道府県・指定都市に必ず1つ以上設置されている。2004(平成16)年11月「児童福祉法の一部を改正する法律案」が成立し2005(平成17)年4月から施行された。児童相談所に関する改正のポイントは，①「家庭その他からの相談に応じ，必要な調査及び指導を行うこと」を市町村の業務と位置づけたことと，②「児童に関する家庭その他からの相談のうち，専門的な知識及び技術を必要とするものに応じること」とする

など児童相談所の業務を見直したこと，③児童福祉司の配置基準が人口10～13万人から，おおむね5～8万人に1人に改善されたことである。
【関連法令】 児童虐待の防止等に関する法律〔2000(平成12)年制定，2004年改正〕。
【実状】 2003(平成15)年現在，全国に180カ所の児童相談所がある。児童相談所が受けた相談の実状は総受理数では2002(平成14)年度39万8,000件余から，2003年度約34万5,000件へと減少しているものの，その主な要因は従来受け付けていた障害児の「短期入所」が市町村の業務に移行したことによるものと考えられている。児童虐待の件数は急増のままで，2万6,569件(2003年)と過去最多を更新し，2004年度の速報値では3万を超えている。
【課題】 総受理件数の減少にもかかわらず，児童相談所の実務は従来にも増して多忙となり，困難さを増している。とくに虐待への対応は実際には難しい事例が少なくなく課題が多い。
〈関連語〉 児童虐待の防止等に関する法律，児童福祉法　　　[濱中喜代]
　●文献　1) 日本子どもを守る会・編：子ども白書2004，草土文化，2004． 2) 日本子どもを守る会・編：子ども白書2005，草土文化，2005． 3) 内閣府・編：平成15年版 国民生活白書，ぎょうせい，2005．

児童の権利に関する条約

【児童の権利に関する条約の成立】 国連は，1959年に「児童の権利に関する宣言」を採択し，子どもの権利の擁護について関心をもってきた。1978年には翌1979年の国際児童年をめどに，より拘束力のある条約の制定をめざして動きを始めたが，実際の採択までは約10年を要した。「児童の権利に関する条約(Convention on the Rights of the Child)」(以下，権利条約。なお，政府も条約の普及に際して，「子どもの権利条約」とよぶことを認めている)は，1989年11月20日に第44回国連総会で採択され，1990年9月2日に発効した条約である。日本は，1994(平成6)年4月22日に批准し，同年5月22日に発効した。現在，署名(批准をする準備があることの宣言)のみを行っているアメリカ，ソマリア以外の191カ国によって批准されている。なお，批准とは，国際社会で守るべきルールである条約を，自分の国のルールとすることを確

認する法的手続であり，批准されることにより，日本でいえば国の最高法規である日本国憲法と同等の意味をもつ。その後，2000年には，2つの選択議定書である「児童の売買，児童買春及び児童ポルノに関する児童の権利に関する条約の選択議定書」および「武力紛争における児童の関与に関する児童の権利に関する条約の選択議定書」が国連で採択され，2002年に相次いで発効した。日本は，2004(平成16)年に両選択議定書を批准した。

【条約の実効性の確保】 権利条約の条文は，基本的には「締約国は…」で始まっており，国が子どもの権利を保障する義務があることを明らかにしている。国が，権利条約に反する行為や立法を行った場合には，権利条約違反となるが，司法審査による実効性の確保は十分とはいえない。そのため権利条約は，批准した国が必要な措置を実施しているかどうかを監視するために，国連に「子どもの権利委員会」を設置し，一定の間隔で報告された実施状況を審査し，それに対して評価を行う仕組みを用意している(第44条)。1994年に批准をした日本は，同条第1項の規定に従って，1996(平成8)年，2001(平成13)年に子どもの権利委員会に報告書を提出し，1998(平成10)年に第1回報告，2004(平成16)年に第2回報告に対する最終所見が採択された。第3回の報告書は2006(平成18)年に提出された。最近では，地方自治体レベルで「子どもの権利条例」を策定し，生活圏から子どもの権利を擁護していく動きも一部ではみられる。

【権利条約の内容】 一般に，基本的人権には，国が個人に介入しないことによって守られる自由権と国が積極的に介入することによって守られる社会権とがあるが，権利条約は，子どもに広範で，包括的な両方の権利を保障している。その対象は，意見表明権，表現の自由，思想，良心，宗教の自由といった精神的自由権から，健康と保健サービス，教育，社会保障を受ける権利といった社会権，性的・経済的などのあらゆる形態による搾取や武力紛争からの保護にまで及ぶ。権利条約は，子どもに，「生きる権利」「成長する権利」「守られる権利」「参加する権利」を保障しており，すべての事柄について，これらの権利が保障されなければならない。

【権利の主体としての子ども】 権利条約は，子どもを，従来のように保護される存在としてではなく，権利の主体，つまり権利行使の主体として，また，享有主体として位置づけているところに一番の特徴がある。このことは，これまで保護の対象でしかなかった子どもが，保護を受ける権利をもつようになったこと，そして，年齢や成熟度に応じてではあるが，子どもが意思決定主体であることを確認したことを示している。しかし，子どもが権利主体であるということは，必ずしも子どもが完全に大人と同じ権利主体であることを意味しない。権利条約も，親が「子どもの養育及び発達についての第一義的な責任を有する」(第18条第1項)とし，親の義務・責任を明記している。

【医療と権利条約】 医療においても，子どもが権利主体者であることを明確に意識する必要がある。意思決定能力がない乳幼児の場合は，子どもの最善の利益にかなった保護を行うこと(第3条第1項)が，なんらかの医療上の決定を行う場合は，年齢によっては，子どもの自己決定を尊重することが子どもの権利を保障することになる(第12条第1項)。親が代諾する場合も，患児の理解力に応じて必要な説明を行い，納得(アセント)を得ることが子どもの権利の保障には欠かせない。親が常に子どもの最善の利益を判断できるとは限らない。親と子の利益が相反する場合(児童虐待や重症障害新生児の場合)に，子どもの権利を擁護するための仕組みをつくることも権利条約の要請である。

〈関連語〉 国際児童年，子どもの権利

[後藤弘子]

●文献 1) 波多野里望：児童の権利に関する条約, 有斐閣, 2005. 2) 森田明・編：児童の権利条約, 一粒社, 1999. 3) 中野光, 他・編著：ハンドブック子どもの権利条約(岩波ジュニア新書), 岩波書店, 1996.

児童福祉法

【制定の経緯】 わが国は1945(昭和20)年に終戦を迎え，戦災孤児やストリートチルドレンなど児童の置かれた状況は深刻で，児童保護は緊急の課題であった。政府は児童保護事業の法制化をはかるため，諮問した中央社会事業委員会の児童福祉法案を国会に提出し，制定・施行された。

【制定・施行日】 1947(昭和22)年，厚生省(現厚

生労働省)に児童局母子保健課を設置,その年に児童福祉法が制定され,1948(昭和23)年から施行された。

【児童の定義】　この法律における児童とは,18歳未満の者で,乳児,幼児,少年に分けている(第4条)。

【児童福祉法の概要】　児童福祉法は,すべての児童についての健全育成および生活の保障,児童保護の充実,健康の増進を目的としており,それを達成するために必要な諸制度を定めた法律であり,児童に関するすべての政策の基幹的な法律といわれる。「総則」「福祉の措置及び保障〔2003(平成15)年から『福祉の保障』〕」「事業及び施設」「費用」「雑則」「罰則」の6章,74カ条から構成されている。条文には,児童や妊産婦・保護者の定義,児童福祉の機関,施設入所,児童福祉の費用などが規定されている。今日までに60次以上にわたる改正が行われており,1997(平成9)年に保育施策・要保護児童施策・母子家庭福祉施策等が,2001(平成13)年に認可外保育施設・保育士・児童委員等に関する法改正が行われている。

【児童福祉法の理念および原理】　第1条(児童福祉の理念):①すべて国民は,児童が心身ともに健やかに生まれ,且つ,育成されるよう努めねばならない。②すべて児童は,ひとしくその生活を保障され,愛護されなければならない。第2条(児童育成の責任):国及び地方公共団体は,児童の保護者とともに,児童を心身ともに健やかに育成する責任を負う。第3条(原理の尊重):前2条に規定するところは,児童の福祉を保障するための原理であり,この原理は,すべて児童に関する法令の施行にあたって,常に尊重されなければならない。

【2005(平成17)年度の改正】　2003年11月に厚生労働省に設置された社会保障審議会児童部会が「児童虐待への対応など要保護児童および要支援家庭に対する支援のあり方に関する当面の見直しの方向性について」という報告書を公表した。これを受けて児童福祉法改正の法律が2004(平成16)年度の国会で成立し,一部は2005年4月から施行されている。この背景には子育て家庭の孤立・片働き家庭の負担感の増大,地域における子育て力の低下などがある。改正点としては,かつて家庭や地域社会が担っていた互助としての子育てを子育て支援事業として社会化し,市町村の役割が強化されている。具体的には,児童虐待防止対策の充実・強化および児童福祉施設や里親等の見直し,要保護児童に係る措置に関する司法関与の見直し,新たな小児慢性疾患対策として医療給付等の事業の創設などである。

【児童福祉週間】　毎年5月5日のこどもの日から11日までの1週間は,児童福祉週間とされる。主管は厚生労働省育成環境課であり,国・家庭・地域・自治体,企業,児童福祉関係団体などが一体となり,児童福祉の理念を周知するとともに国民の児童に対する認識を深めることを目的に実施されている。ちなみに,児童福祉週間の2005年度の標語は,「ちがうみんな　ちがう夢　おんなじ大きな未来」である。

〈関連語〉　子ども虐待　　　　　　[川出富貴子]
●文献　1)児童福祉法規研究会・監:児童福祉六法　平成17年度.中央法規出版,2005,pp.32-75.　2)柏女霊峰:次世代育成支援と保育.全国社会福祉協議会,2005.　3)柏女霊峰:現代児童福祉論.第6版,誠信書房,2004.

自動輸液ポンプ　⇒輸液ポンプ

児童養護施設

【目的】　保護者のいない児童(乳児を除く。ただし,安定した生活環境の確保その他の理由によりとくに必要のある場合は乳児を含む)や虐待されている児童,その他環境上養護を要する児童*を入所させて,これを養護し,併せてその自立を支援する目的の施設である(*環境上養護を要する児童とは,親の行方不明,死亡,傷病・入院,拘禁,離婚,経済的な理由などから,なんらかの理由で家庭の養護が困難な児童のことをいう)。児童養護施設には児童の生活指導を行う児童指導員と嘱託医,保育士,栄養士および調理員を置かなければならない。ただし,児童40人以下を入所させる施設にあっては,栄養士を置かないことができる。このうち児童の生活全般にかかわる児童指導員および保育士を「直接処遇職員」ということがある。施設の形態には大きく分けると,大舎制,小舎制,グループホームなどがある。一般的な形としての大舎制では,学校や病院のように,大きな建物に必要な設備が配置され,子ども達が共同生活を送っ

ており，管理しやすい反面，プライバシーが保たれ難い面がある。小舎制では施設内に独立した家屋が数カ所あり，それぞれに必要な施設がある形態である。より家庭的な生活体験が可能な，最近増えてきている形態である。グループホームは地域社会の住宅を利用して少人数の子どもと職員が生活する形態で一般の生活スキルを学べるよさがある。

【法的位置づけ】 児童福祉法第2条では国および地方公共団体の子どもの育成責任を謳い，41条には児童福祉施設について，また第45条には児童福祉施設の最低基準が定められている。2004(平成16)年11月「児童福祉法の一部を改正する法律案」が成立し2005(平成17)年4月から施行された。上記の乳児についての文言はこのときに加えられた。

【実状】 2003(平成15)年3月現在，全国に552カ所の施設があり，入所定員3万3,804人で，入所人員2万8,983人が生活している。近年は保護者のいない児童の割合は少なく，「親による虐待・放任・養育拒否」を理由に入所する児童が増えている。また入所児童の年齢構成は7～12歳児が4割程度でもっとも多く，その前後が同じくらいの率である。

【課題】 施設の職員は基本的には親代わりとなるべき存在であるが，勤務も早番や宿直があったり，何人もの子どもを担当することから，一人ひとりの子どもに愛情を注いで育てることは困難な状況にある。また子どもへの体罰や措置費の不正など，施設の不祥事が取りざたされている。また施設の老朽化が起こっている。いまだ社会から求められている役割や機能を負うには十分でない制度あるいは運営上の問題があることも否めない。2004年度の国家予算で，地域小規模児童養護施設の40～100カ所への拡充や被虐待児個別対応職員の配置などが予算化されており，今後は社会的児童養護に向けていっそうの充実が求められる。

【トピックス】 近年の被虐待児の入所の増加に対応するために，心のケアを専門とする心理職員を置く施設も増えてきている。また2004年度からは常勤職員の増員がはかられ，総合的な家庭調整を担う家庭支援専門相談員が配置された。

〈関連語〉 児童虐待の防止等に関する法律，児童福祉法　　　　　　　　　　　　　［濱中喜代］

●文献 1) 日本子どもを守る会・編：子ども白書2004, 草土文化, 2004. 2) 日本子どもを守る会・編：子ども白書2005, 草土文化, 2005. 3) 内閣府・編：平成15年版 国民生活白書, ぎょうせい, 2005. 4) 幼児保育研究会・編：最新保育資料集2005, ミネルヴァ書房, 2005.

視能検査 ⇒視機能検査

死の概念

子どもが「死の概念」を理解していく過程は，体験・認知的発達や成熟と相まって進んでいく。死の概念発達に関する見解には，古くからの年齢からみる見解と，1980年以降アメリカで広がった認知的発達からみる見解の2つがある。年齢からみる見解の研究としては，Gesell, A.やNagy, M.H.らの研究が代表的である。認知発達からみる見解の研究としては，Koocher, G.P.やSpeece, M.W.らの研究が代表的である。

【年齢と死の概念発達】 Gesell, A.[1]は，5～10歳までの子どもを対象とした研究のなかで，①3歳では，死についてほとんど，あるいはまったくわかっていない，②6歳では，死についての情緒反応が起こってくる，③8歳では，すべての人間が死ななくてはならないことを理解する，④9歳になると，死の論理的・生理的な考えができるようになり，科学的な事実として死を承認する，⑤10歳で成人の死生観に近づく，と述べている。Nagy, M.H.[2]は，死の概念発達を3段階で説明し，①5歳以下では，死を可逆的に考え，死のなかに生をみる，②5～9歳では，死を擬人化する傾向がみられ，死を離別した人と考えるか，あるいは死を死者と同一視する，③9歳以上では，死は自然の法則によって起こるひとつの過程であり，生命あるものはいずれ活動が停止し，死は不可避であるといった現実的な死の考えになる，と述べている。以上，年齢からみた死の概念発達では，子どもは9歳前後で死の不可避性・普遍性を理解するようになる。

【認知的発達と死の概念】 Koocher, G.P.[3]は，子どもをPiaget, J.の前操作段階・具体的操作段階・形式的操作段階の3群に分類し，死の認識を概観している。その結果，前操作段階では，死は毒や悪い食べ物を飲食したときに起こる，

あるいは医者や薬があれば生き返ることができると死を可逆的に捉えている。まだ死の不可逆性を理解できない段階である。具体的操作段階になると，銃やナイフ，事故といった攻撃的な行為が死を引き起こすと捉える傾向とともに，体験によって死の不可避性・不可逆性・普遍性の理解が可能になる。形式的操作段階においては，推理・論理的思考が可能となり，体験の有無にかかわらず死は自然のプロセスであることを理解する。Speece, M.W.[4]は死の概念の成熟の構成要素として「死の不動性」「死の不可逆性」「死の不可避性・普遍性」に焦点を当てている。その結果，前操作段階の以前では，死者もお腹がすくと捉え，死の不動性を理解できていない。前操作段階では，特別な行為（治療・魔法の言葉）で死者を蘇らせることができる，あるいは特別な人達（家族や小さな子ども）や自分自身は死ぬことはないと捉えて，死の不可逆性・普遍性が理解できていない。以上，認知的発達からみた子どもの死の概念発達では，具体的操作段階（9〜11歳）になってはじめて死の不動性，不可逆性・不可避性を理解できるようになる。

【健康な子どもの「死」への恐怖心】 子どもの「死」への恐怖心の特徴は，年齢や認知的発達段階によって異なるが，死そのものへの恐怖に加え，岡田の研究結果[5]から「真っ暗な狭いお墓に入ること」や「独りぼっちになってしまうこと」と示しているように，見知らぬ場所や身体制限への苦痛，別離による愛情や安心感の喪失に対する恐れが大きい。さらに，大人が死をタブー視し，死について子どもと話すことを避ける文化背景があり，子どもはわからない部分を想像で埋めるため，自分なりの勝手な解釈が誤解や恐怖を助長していると推測される。この死の恐怖心への対応として求められることは，「沈黙ではなく対話である」と多くの研究者が断言している。大人が死の話題から逃げたり蓋をしないこと，そして子どもの恐怖・疑問・関心の言葉に耳を傾けて，気持ちを受け止めてあげることは，子どもが死に対してもつ誤った解釈やそれによる不安や恐怖を軽減するのである。

【病児の「死」への恐怖心】 重篤な病気の子ども達は，同年齢の健康な子どもよりも年少で死を認識するといわれている。入院そのものが今までの実生活と切り離された「小さな死（喪失）」の体験であり，漠然とはいえ，死を意識する環境なのである[6]。また，苦痛を伴う検査や治療，同室の友達の死，それに対する家族や医療者の対応により，自分の迫りくる死に自ら気づき，死に関連した言葉を使って不安を表現するといわれている。この子ども達が発するサインに，医療者や家族が嘘をついてごまかしたり否定すると，子どもは死に対する不安や恐怖を誰にも聞いてもらうことができず，小さな胸にしまい込んでしまう。その結果，ひとり孤独な状態で死を迎えさせてしまう危険がある。このような子どもを支える家族や医療者に求められることは，①子どもの抱えている不安が何であるのか，子どもは一番何を望み，何を知りたがっているのかを考えること，である。さらに，②子どもの問いから逃げることなく，率直に答え，同時に子どもが自由に思っていることを表現できるようにすること，である。そして，死が近づいているときには，「ずっと，ずっと愛していること」「決して忘れないこと」「いつもそばにいること」をしっかり子どもへ伝えることが重要である[7]。

〈関連語〉 ピアジェの認知発達理論，喪失体験，子どもの権利　　　　　　　　　　　　　　　［菅原予史季］

●文献　1）小嶋謙四郎：小児看護心理学．医学書院, 1982, p 10.　2）Herman, H.（大原健士郎，他・訳）：死の意味するもの．岩崎学術出版社, 1973, pp. 81-82.　3）Koocher, G.P.：Talking with children about death. Am. J. Orthopsychiatry, 44(3)：406-410, 1974.　4）Speece, M.W., et al.：Children'understanding of death；A review of three components of a death concept. Child Development, 55(5)：1671-1677, 1984.　5）岡田洋子, 他：子どもの「アニミズム・死の概念発達」と生活体験. 平成10〜12年度科学研究費補助金研究成果報告書, 2001.　6）藤井裕治：子どもが考える「死の概念発達」．ターミナルケア, 12(2)：90, 2002.　7）前掲書6), p.91.

死の恐怖　⇒死の概念

死の認識　⇒死の概念

紫斑病

【概念】　紫斑病はその成因によって，血小板の減少や機能異常による血小板障害症，凝固・線溶障害症および血管炎や血管支持組織の脆弱性

などによる血管障害症に大別される。このうち，血小板減少によるものとして特発性血小板減少性紫斑病(idiopathic thrombocytopenic purpura；ITP)や血栓性血小板減少性紫斑病，白血病，再生不良性貧血などがあり，血小板機能異常によるものとして血小板無力症やベルナール-スリエ症候群(Bernard-Soulier syndrome)などがある。また，凝固異常症として血友病や先天性無フィブリノゲン血症，先天性第XIII因子欠乏症などの先天性のほか，後天性にはビタミンK欠乏性出血症や重症肝障害などが，線溶障害症として$α_2$プラスミンインヒビター欠乏症などがある。また，血管障害症として血管性紫斑病〔アレルギー性紫斑病またはヘノッホ-シェーンライン紫斑病(Henoch-Schönlein purpura)ともいう〕や壊血病，オスラー病(Osler disease)，エーラース-ダンロス症候群(Erlers-Danlos syndrome)などがある[1)-3)]。

【症状】 血小板減少症や機能異常症による紫斑は点状と斑状の出血が混在してみられるほか，鼻出血や口腔内出血，消化管出血などの粘膜出血も多くみられる。凝固障害症では通常，斑状出血がみられ，点状出血斑はみられない。このうち，血友病では皮下血腫を伴う紫斑のほかに，関節や筋肉内などの深部出血が多くみられるのが特徴である。先天性無フィブリノゲン血症や第XIII因子欠乏症では新生児期に臍出血がみられる。新生児のビタミンK欠乏症である新生児一次性出血症(新生児メレナ)では主に消化管出血がみられる。血管障害症による紫斑は通常，点状出血であり，斑状出血はみられない。このうち，血管性紫斑病では下肢を中心にやや隆起した紫斑を認めるほか，腹痛や関節痛，血尿，蛋白尿がみられる。また，ITPや血友病，先天性第XIII因子欠乏症，乳児ビタミンK欠乏症では時に頭蓋内出血などの重篤な出血も起こしうる[1)-3)]。

【診断】 一般に血小板減少症では血小板数が減少し出血時間が延長するものの，プロトロンビン時間(PT)と活性化部分トロンボプラスチン時間(aPTT)は正常である。ITPではPAIgGの高値および骨髄巨核球の増多がみられる。血小板無力症をはじめとする血小板機能異常症では血小板数は正常で出血時間が延長し，PTとaPTTは正常である。ただし，ベルナール-スリエ症候群では血小板減少および巨大血小板を伴う。凝固線溶障害症では出血時間と血小板数は正常であるが，疾患によってPTやaPTTの異常がみられる。血友病ではPTが正常でaPTTが延長し，先天性無フィブリノゲン血症ではPTとaPTTは共に延長し，先天性第XIII因子欠乏症や$α_2$プラスミンインヒビター欠乏症ではPTとaPTTはともに正常である。確定診断は各因子測定による。ビタミンK欠乏性出血症ではPTおよびaPTTが延長するほか，ヘパプラスチンテストが低下し，PIVKA-IIが上昇する。血管性紫斑病では出血時間や血小板数，PT，aPTTはいずれも正常であり，紫斑や腹痛，関節痛などの臨床症状から診断することが多い[1)-3)]。

【治療】 おのおのの疾患によって治療法が異なる。ITPの場合，紫斑のみであれば無治療での経過観察が可能であるが，重篤な出血時や計画手術では$γ$グロブリン大量療法やステロイド剤が使用される。慢性ITPではステロイド剤や免疫抑制剤のほか，摘脾が考慮されるケースもあるが，ヘリコバクターピロリ感染がある場合は除菌療法を行う。血小板機能異常症では対症療法が主体となるが，止血困難な場合は血小板輸血が行われる。血友病Aでは第VIII因子製剤，血友病Bでは第IX因子製剤，無フィブリノゲン血症ではフィブリノゲン製剤，第XIII因子欠乏症では第XIII因子製剤による補充療法が行われる。$α_2$プラスミンインヒビター欠乏症ではトラネキサム酸が有効である。ビタミンK欠乏性出血症ではビタミンKの投与が行われるが，効果の乏しい場合や重篤出血では第IX因子複合体製剤が用いられる。血管性紫斑病は自然寛解することが多く，対症療法が中心となるが，腹部症状の激しい例ではステロイド剤や第XIII因子製剤の使用も考慮される[1)]。

〈関連語〉 血友病，出血　　　［田中一郎・吉岡章］

●文献 1) 吉岡章：出血性疾患．森川昭廣，他・編，標準小児科学，第5版，医学書院，2003, pp.478-485. 2) 田中一郎：紫斑，鼻出血，出血傾向．前川喜平，他・編，今日の小児診断指針，第3版，医学書院，1999, pp.65-71. 3) 田中一郎，他：紫斑，出血傾向．小児科診療，11：1901-1907, 2003.

社 会 化

【定義・概念】 社会化(socialization)とは，出生

時にきわめて広範で膨大な行動の潜在的可能性をもった個人が，所属する社会や文化，集団に適応して生活できるように，その社会の基準に同調するような価値，知識や認知の仕方，行動型などを習得していく過程をいう。つまり，個人が社会ないし集団の成員性を獲得し，成員として受け入れられるようになっていく過程である。また，社会化は，子どもが生まれた瞬間から始まり，人間の生涯を通して行われる個人と社会による複雑な力動的相互作用の過程である。社会化を説明する側面・概念として取り上げられるものには，「対人関係の発達」「自己の形成」「自己・他者理解」「社会的現象の理解」「コミュニケーション」「道徳性」「自制心・制御」「共感」「役割獲得」「向社会的行動」「攻撃行動」などがある。

【社会化の過程】　社会化は，人間のそれぞれの成長・発達の時期によって，その個人の心理的構造や機能に質的変化がみられることから，幼年期社会化，青年期社会化，および成人期社会化の3段階に分かれる。①幼年期社会化：人間が生まれてから乳児期，幼児期を経て，学童期に達するまでの期間に進行する社会化で，人間のパーソナリティーを基本的に決定する時期にあたり，重要な基礎的過程である。まず，乳児は哺乳や排泄などの世話を受けながら，母親（養育者）との間に愛着関係（アタッチメント）が形成され，社会的存在としての人間の基本となる信頼感を獲得していく。この時期の子どもが接する社会の中心は家族である。とくに両親の養育態度やしつけが子どもの社会化に関係する。幼児は家族のなかで，食事や排泄などの基本的な生活行動様式，言語，感情表出の仕方などを獲得していく。次に，子どもが幼稚園・保育園など集団生活の場に入るようになると，仲間集団のなかで存在することを学習する。幼児は遊びやゲームを通して他者の期待を取り入れ，社会的期待に応える方法を学習する。学童期になると学校教育や同年輩の交遊，テレビなどのマスコミによって社会化が増大し，パーソナリティーの発達にも変化がみられる。小学校高学年になると自発的にギャング集団をつくり，そのなかで形成された独自の規範に従うことから協同性や道徳性を身に付ける。より広い社会一般，地域のなかで生活するための知識・技術や，慣習や常識などから規定される態度など多くの行動の基準を獲得していく。さらにさまざまなメディアや機関・制度などとのかかわりのなかで，多様な認知の仕方や価値観，行動様式を獲得していく。②青年期社会化：思春期から青年期を経て一人前の大人へと成長していく過程である。この時期の最大の発達課題はアイデンティティーの獲得である。アイデンティティーとは，「社会的価値と個人的価値の独自的結合による自我一体性の感覚」（Erikson, E.H.）であり，これは，「真の自己」を発見しようとする過程のなかで獲得されるが，他人の目に映った自己像を仲間や同時代の人々の反応によって確かめたり，他者の期待を取り入れることによって形成される。③成人期社会化：成人期社会化の主要な課題は，人が社会生活において状況の要求を正確につかみ，適切に行動することができるような成人役割の学習と状況的適応の習得である。成人期の社会化は青年期までに形成された人格的統一を改めて再組織し直すという側面も含んでいる。

【現代の社会化の特徴】　社会変動の激しい現代社会は価値観が多様化しており，そのために世代間の価値葛藤・集団間の価値葛藤がある。そうしたなかで，従来の社会化としての成人のモデルはもはや通用しなくなった。親世代は自信と権威を失って不安に陥り，それゆえに逆に他と同調的な方法に向かうことによってその不安と自信喪失を隠蔽しようとする。学歴社会はそうした親子の他への同調的行為の結果ともいわれる。一方，マスメディアは子どもや青少年の社会化を促進させたり，脱社会化させたりする。このような状況から，パラサイトシングル，ニートの現象が現れてくる。

〈関連語〉　対人関係の発達　　　　　　［二宮啓子］

●文献　1）平林優子：社会化．小児看護, 22(5)：574, 1999.　2）柴野昌山：社会化．スーパー・ニッポニカ 日本大百科全書，小学館，1998．　3）住田正樹：社会化．細谷俊夫・編，新教育学大事典 第3巻，第一法規出版，1990, pp.480-481.

社会資源

【社会資源とは】　社会資源とは，ニーズを充足するために，あるいは問題解決やある目的を達成するために，資源として活用できるものの総称である。一般的には，個人あるいは集団のも

つ知識や技能という人的なもの、施設・設備を含む物質的なもの、そしてサービスを含む制度的なものに分けられることが多い。また、公的なもの(行政、医療法人、社会福祉法人など)と私的なもの(家族、親戚、近隣、友人など)、そしてその中間に位置するもの(NPO、企業、ボランティア団体など)に分けることもできる。社会資源を活用することによって、地域や医療施設で療養生活を送っている子どもや家族の生活のQOLの向上はもちろんのこと、健康な子どもや家族の生活のQOLの向上にも貢献する。

【社会資源の種類】 社会資源を大きく人的社会資源、物的社会資源、制度的社会資源に分類すると、具体的な内容として以下のようなものが考えられる。①人的社会資源：保健・医療、福祉、教育などの専門職者、ボランティア、患者会や家族会、父母会、育児サークルなどの仲間、親戚や近所の人などがある。それぞれ個人としての活動もあるが、集団となって組織化されること(団体による活動)によって効果が出ることが多い。②物的社会資源：金品、医薬品、衣食住にかかわる生活に必要な物品などのほか、施設・設備などが含まれる。施設・設備としては、病院や訪問看護ステーション、保健所・保健センターなどの保健・医療施設、学校や幼稚園などの教育施設、保育所や児童館、児童相談所などの福祉施設、体育館やプール、スポーツジムなどの運動施設、そのほか公民館やコミュニティーセンターなどの各種集会所などもあげられる。③制度的社会資源：乳幼児健康診査、予防接種などの制度や、小児慢性特定疾患治療研究事業、未熟児養育医療、乳幼児医療費など医療費の公費負担制度などがあげられる。このほかにも保健・医療制度、福祉制度など、国や地方公共団体における各種の制度やサービスが含まれる。

【社会資源の活用】 社会資源の活用にあたっては、社会資源についての情報を的確に把握することが重要となる。公的な社会資源の情報は比較的得やすいが、私的な社会資源の情報は、それぞれのネットワークを通して得られることが多く、曖昧であったり正確でなかったりするものも含まれる。また、公的な制度やサービスも社会状況などによりめまぐるしく変化することから、常に質の良い情報を早く的確に得るための工夫が必要である。さらに、目的にもよるが、一つだけの社会資源を利用することで目的を達成できることは少ない。このため、一つひとつの社会資源の限界を認識して、さまざまな社会資源を組み合わせて活用することが必要となる。と同時に、さまざまな社会資源を利用するにあたり、社会資源相互の関係の調整や連携も必要となる。また、社会資源活用の記録を残しておくと、次のケースへの活用に役立つ。

【社会資源を作り出す】 社会資源は、社会資源を利用する子どもや家族のニードの充足や問題解決と密接にかかわっている。社会資源として既存の資源を活用するだけでなく、有効な社会資源が不足している場合にはそれを作り出すことが必要である。この社会資源を作り出す役割は、当事者である子どもや家族と、保健・医療関係者や福祉関係者などの援助者に求められている。

［川口千鶴］

●文献 1) 村井祐一：社会資源の活用方法. 増田雅暢, 他・編, 社会と生活者の健康；社会福祉と社会保障(ナーシング・グラフィカ⑨), メディカ出版, 2005, pp.60-65.

社会的学習理論

【社会的学習理論(Social Learning Theory)の歴史】 20世紀の初頭、Watson, J.B. が心理学において、行動主義を主張した。行動主義派では、人間の行動の多くが学習された行動であり、その学習の法則を追求することを、心理学の中心課題においている。この行動主義心理学派の流れをくむ、主に Miller, N.E. と Dollard, J., Bandura, A., Rotter, J.B. などが、「社会的学習」という用語を用いて研究を行ってきた。Millerらは、「模倣」という社会的行動現象に焦点を当てている。この「模倣」行動を、Hull, C. L. が提唱した動因低減理論によって説明できることをネズミと子どもを用いた実験で証明し、「模倣」が社会的学習であることを説明した。

【Banduraと社会的学習理論】 Banduraは、Millerらの「模倣」に関するこの実験に対して、人間の模倣現象を説明するのに十分でないとし異を唱えている。インターンを終えたBanduraは、スタンフォード大学で、攻撃性の社会的学習に関する研究を行い、この研究により、人間の行動における「観察学習」の重要性を知ることとなる。そして、彼はこの「観察学習」を中

心に，社会的学習理論を提唱し始める。1960年代，Banduraはこの観察学習理論の確立に力を注ぎ，その理論的枠組みを明らかにした。その後彼は，人間の学習における認知的機能の役割を重視するようになり，「自己制御」「自己効力(self-efficacy)」「相互決定主義」という新しい概念を提唱した。そのため，彼の理論は，社会的認知理論とよばれるようになる。

【Rotterと社会的学習理論】 Rotterの理論の中心的課題は，「期待」である。人間の行動は「期待」によって決定され，その「期待」は社会的状況のなかで学習されるという理論である。Rotterは1966年に，この考え方をもとにlocus of controlという概念を提唱した。個人の行動を統制する主体の所在(locus of control)が内的internal(自分自身にある場合)であるか，外的external(自分以外にある場合)であるかが，行動に影響するとし，その認知スタイルを測定するI-E尺度を開発している。この概念は，その後，Wallston, K.A. らによって保健医療の分野にも適用され，Health Locus of Control (HLC)尺度などが開発され，多くの研究がなされている。小児用尺度としては，Parcel, G.S. とMeyer, M.P.(1978)によって開発されたChildren's Health Locus of Control 尺度，Thompson, B. ら(1987)によるMultidimensional Health Locus of Control 尺度，田辺恵子(1997)らによる小児用Health Locus of Control 尺度がある。こうした尺度を用いて，慢性疾患の子どものHLCの実態やHLCと健康や病気の認識との関連を扱った研究などが行われている。

〈関連語〉 模倣，模倣学習，自己効力感

［鈴木千衣］

●文献 1) 今田寛：学習の心理学(現代心理学シリーズ 3)，培風館, 1996, p.32. 2) 祐宗省三, 他：社会的学習理論の新展開, 金子書房, 1985. 3) 堀毛裕子：日本版Health Locus of Control 尺度の作成. 健康心理学研究, 4(1):1-7, 1991. 4) 上里一郎：心理アセスメントハンドブック, 第2版, 西村書店, 2001.

社会保障審議会児童部会

従来の「中央児童福祉審議会」が，審議会等の再編によって，新たに社会保障審議会児童部会として設置されたものである。

【設置趣旨】 子どもや家庭をとりまく社会環境の急速な変化に対応し，次代を担う子どもが健やかに育成される社会を構築するため，社会保障審議会に児童部会を設置し，今後の児童にかかわる施策などの推進に資する基礎的で広汎な検討を行う。

【審議内容等】 ①基本的な考え方：児童部会においては，歴史的経緯をふまえて，子ども，家庭，地域を巡る現状の把握・分析を行うとともに，そうした議論のうえに，子ども健全育成や家庭支援のための方策に関し，10～20年後を見据えたなか，長期的，かつ総合的な基本方向を審議する。②開催頻度：おおむね2カ月に1回程度。③審議事項の例：a. 現状の把握・分析；子ども・家庭・地域の実態や特徴を，経緯や地域特性をふまえながら把握・分析し，現状認識を整理する。イ. 子どもの発達，家庭機能，地域の育成環境，社会構造の影響。ロ. 子ども・家庭・地域のニーズ。b. 課題の検討；子ども・家庭・地域を巡る現状認識をふまえ，以下のような課題について検討する。イ. 子どもとは？(年齢・発達と政策，子どもを社会的にどう位置づけるか)。ロ. 子どもの発達を保障するための理念・指針(子どもの発達課題，家庭や社会の育成責任，子育ての社会化)。ハ. 子ども家庭支援のためのサービスの在り方(サービスの体系と提供組織，家庭の状況とサービスの在り方，子どもの養護の在り方，施設の在り方)。ニ. サービスの質の向上[施設等におけるサービスの質の向上，人材の確保と専門性の向上(資格・養成・研修)，ケアマネジメントの確立]。ホ. 子ども家庭支援サービスを支える行政の在り方(都道府県・市町村の役割分担や児童相談所等の在り方，関係行政機関や民間とのパートナーシップ)。

［佐藤敏信］

〔資料〕根拠法
◇厚生労働省設置法(平成十一年七月十六日法律第九十七号)
　最終改正：平成一七年一一月二日法律第一〇八号

(社会保障審議会)
第七条　社会保障審議会は，次に掲げる事務をつかさどる。
　一　厚生労働大臣の諮問に応じて社会保障に関する重要事項を調査審議すること。

二 厚生労働大臣又は関係各大臣の諮問に応じて人口問題に関する重要事項を調査審議すること。
三 前二号に規定する重要事項に関し，厚生労働大臣又は関係行政機関に意見を述べること。
四 医療法(昭和二十三年法律第二百五号)，児童福祉法(昭和二十二年法律第百六十四号)，社会福祉法(昭和二十六年法律第四十五号)，身体障害者福祉法(昭和二十四年法律第二百八十三号)，精神保健及び精神障害者福祉に関する法律(昭和二十五年法律第百二十三号)，心神喪失等の状態で重大な他害行為を行った者の医療及び観察等に関する法律(平成十五年法律第百十号)，介護保険法(平成九年法律第百二十三号)，介護保険法施行法(平成九年法律第百二十四号)，健康保険法(大正十一年法律第七十号)，船員保険法(昭和十四年法律第七十三号)及び健康保険法等の一部を改正する法律(昭和五十九年法律第七十七号)の規定によりその権限に属させられた事項を処理すること。
2 前項に定めるもののほか，社会保障審議会の組織，所掌事務及び委員その他の職員その他社会保障審議会に関し必要な事項については，政令で定める。

◇社会保障審議会令(平成十二年六月七日政令第二百八十二号)
最終改正：平成一八年三月三〇日政令第九五号
内閣は，厚生労働省設置法(平成十一年法律第九十七号)第七条第二項の規定に基づき，この政令を制定する。
(組織)
第一条 社会保障審議会(以下「審議会」という。)は，委員三十人以内で組織する。
2 審議会に，特別の事項を調査審議させるため必要があるときは，臨時委員を置くことができる。
3 審議会に，専門の事項を調査させるため必要があるときは，専門委員を置くことができる。
(委員等の任命)
第二条 委員及び臨時委員は，学識経験のある者のうちから，厚生労働大臣が任命する。
2 専門委員は，当該専門の事項に関し学識経験のある者のうちから，厚生労働大臣が任命する。
(委員の任期等)
第三条 委員の任期は，二年とする。ただし，補欠の委員の任期は，前任者の残任期間とする。
2 委員は，再任されることができる。
3 臨時委員は，その者の任命に係る当該特別の事項に関する調査審議が終了したときは，解任されるものとする。
4 専門委員は，その者の任命に係る当該専門の事項に関する調査が終了したときは，解任されるものとする。
5 委員，臨時委員及び専門委員は，非常勤とする。
(会長)
第四条 審議会に会長を置き，委員の互選により選任する。
2 会長は，会務を総理し，審議会を代表する。
3 会長に事故があるときは，あらかじめその指名する委員が，その職務を代理する。
(分科会)
第五条 審議会に，次の表の上欄に掲げる分科会を置き，これらの分科会の所掌事務は，審議会の所掌事務のうち，それぞれ同表の下欄に掲げるとおりとする。

名称	所掌事務
統計分科会	統計の総合的企画，調査及び研究，統計の改善及び整備並びに統計の知識の普及及び指導に関する事項を調査審議すること．
医療分科会	医療法(昭和二十三年法律第二百五号)の規定によりその権限に属させられた事項を処理すること．
福祉文化分科会	児童福祉法(昭和二十二年法律第百六十四号)，身体障害者福祉法(昭和二十四年法律第二百八十三号)及び社会福祉法(昭和二十六年法律第四十五号)第百二十五条の規定によりその権限に属させられた事項を処理すること．
介護給付費分科会	介護保険法(平成九年法律第百二十三号)及び介護保険法施行法(平成九年法律第百二十四号)の規定によりその権限に属させられた事項を処理すること．

医療保険保険料率分科会	健康保険法(大正十一年法律第七十号),船員保険法(昭和十四年法律第七十三号)及び健康保険法等の一部を改正する法律(昭和五十九年法律第七十七号)の規定によりその権限に属させられた事項を処理すること.

2　前項の表の上欄に掲げる分科会に属すべき委員,臨時委員及び専門委員は,厚生労働大臣が指名する.
3　分科会に分科会長を置き,当該分科会に属する委員の互選により選任する.
4　分科会長は,当該分科会の事務を掌理する.
5　分科会長に事故があるときは,当該分科会に属する委員又は臨時委員のうちから分科会長があらかじめ指名する者が,その職務を代理する.
6　審議会は,その定めるところにより,分科会の議決をもって審議会の議決とすることができる.
(部会)
第六条　審議会及び分科会は,その定めるところにより,部会を置くことができる.
2　部会に属すべき委員,臨時委員及び専門委員は,会長(分科会に置かれる部会にあっては,分科会長)が指名する.
3　部会に部会長を置き,当該部会に属する委員の互選により選任する.
4　部会長は,当該部会の事務を掌理する.
5　部会長に事故があるときは,当該部会に属する委員又は臨時委員のうちから部会長があらかじめ指名する者が,その職務を代理する.
6　審議会(分科会に置かれる部会にあっては,分科会.以下この項において同じ.)は,その定めるところにより,部会の議決をもって審議会の議決とすることができる.
(幹事)
第七条　審議会に,幹事を置く.
2　幹事は,関係行政機関の職員のうちから,厚生労働大臣が任命する.
3　幹事は,審議会の所掌事務について,委員を補佐する.
4　幹事は,非常勤とする.
(議事)
第八条　審議会は,委員及び議事に関係のある臨時委員の三分の一以上が出席しなければ,会議を開き,議決することができない.

2　審議会の議事は,委員及び議事に関係のある臨時委員で会議に出席したものの過半数で決し,可否同数のときは,会長の決するところによる.
3　前二項の規定は,分科会及び部会の議事に準用する.
(資料の提出等の要求)
第九条　審議会は,その所掌事務を遂行するため必要があると認めるときは,関係行政機関の長に対し,資料の提出,意見の表明,説明その他必要な協力を求めることができる.
(庶務)
第十条　審議会の庶務は,厚生労働省政策統括官において総括し,及び処理する.ただし,次の各号に掲げる分科会に係るものについては,それぞれ当該各号に定める課において処理する.
　一　統計分科会　厚生労働省大臣官房統計情報部企画課
　二　医療分科会　厚生労働省医政局総務課
　三　福祉文化分科会　厚生労働省雇用均等・児童家庭局育成環境課
　四　介護給付費分科会　厚生労働省老健局老人保健課
　五　医療保険料率分科会　厚生労働省保険局総務課
(雑則)
第十一条　この政令に定めるもののほか,議事の手続その他審議会の運営に関し必要な事項は,会長が審議会に諮って定める.
　附　則
1　この政令は,内閣法の一部を改正する法律(平成十一年法律第八十八号)の施行の日(平成十三年一月六日)から施行する.
2　平成十三年三月三十一日までの間は,第五条第一項中「厚生年金保険法(昭和二十九年法律第百十五号)及び国民年金法(昭和三十四年法律第百四十一号)」とあるのは,「国民年金法等の一部を改正する法律(平成十二年法律第十八号)」とする.

弱　視

【定義】　弱視は,「一眼または両眼に斜視や屈折異常があったり,形態覚の遮断または健眼から

の異常な両眼相互作用が原因で生じた視機能の低下」と定義することができる[1]。これらの機序は，①適宜な中心窩または周辺網膜刺激の欠如による不使用（視覚入力系），②両中心窩からの闘争性視覚入力における異常な両眼相互作用（皮質有線領）として考えることができる。弱視の病態生理は，サルの実験的結果とヒトの病理的所見の類似性から，臨床的には異なった種々の弱視はほぼ同一の病態ではないかと推測されている。

【分類】①斜視弱視：生後早期に発症した斜視で，斜視眼が1眼に固定していると，その眼への視覚刺激が抑制を受けて視力発達が大きく阻害され弱視となる。②不同視弱視：両眼の屈折度に差があり，屈折異常の強いほうの眼に鮮明な像が結ばれないと，その眼に弱視を生じる。不同視弱視は，遠視眼あるいは乱視眼に生じやすい。近視眼は近距離で明視できるため，健眼との屈折差がよほど大きくない限り弱視は起こらない。③微小斜視弱視：不同視があり，非常に小さな斜視を伴う。斜視弱視と不同視弱視の中間に位置する弱視である。④屈折異常弱視：両眼に大きな屈折異常があり，網膜に正常な像を結べないために生じる両眼性の弱視である。両眼の遠視，遠視性乱視が原因となる。⑤経線弱視：1眼あるいは両眼の高度な乱視が原因で起こる弱視である。屈折異常のより強い経線方向のみが弱視になる。臨床的には，屈折異常弱視や不同視弱視に包括されることもある。⑥形態覚遮断弱視：視覚発達の未熟な乳幼児期に，1眼への形態覚刺激が遮断されて起こる弱視である。光刺激まで遮断されなくても弱視は起こりうるため，あえて形態覚遮断といっている。両眼性もありうるがまれである。原因としては先天白内障や角膜混濁，完全な眼瞼下垂による眼瞼閉鎖や，手術に伴う眼帯などがあげられる。

【治療】①病歴，病因の決定，器質疾患の除外：タイプの違う弱視は治療に違った反応を示す。あるタイプは他のタイプよりも治療に抵抗する。先天白内障と早期刺激遮断をきたす下垂などは早期に発見しなければ視力の矯正が難しい。晩発性および早期発見のものほど治療は成功しやすい。したがって，発症年齢と診断年齢は重要である。治療に対する反応も病因により異なる。不同視弱視では，高度遠視性は乱視性または中程度近視性よりも治療が困難である。

1Dの遠視差または3Dの近視差は弱視の原因になることが考えられる。度数差が大きいほど弱視になりやすい。高度の片眼性近視は器質的な問題をよく合併するため矯正するには困難である。高度近視に網膜有髄神経線維の合併とぶどう腫の合併はよい例である。網膜電図（electroretinogram；ERG）は器質の問題の有無の診断に有用である。重度の弱視では瞳孔の入力障害を伴う。②治療方針の決定：a．終日遮閉；重度で難治の場合は終日遮閉を行う。部分的遮閉が視力の向上につながらない場合，終日遮閉は唯一の選択である。遮閉弱視の発生に対する監視の原則は，年齢に換算して1歳につき1週間の遮閉である。たとえば，4歳児に対して4週間，2歳児に2週間の経過観察は安全である。b．部分的遮閉；部分的遮閉にはいくつかの違った考え方がある。毎週の終日遮閉後に1日休むやり方，患眼を1日遮閉または隔日終日遮閉する，毎日数時間の遮閉など，遮閉する時間は臨床的経験と患者の状態で決める。普通は4～6時間の遮閉である。最終的視力は健眼より1～2段階下がる視力である[2]。外斜視手術前の交代遮閉は働いている抑制を遮断することに着目し，術前約6週間実施する。視力が向上すれば手術に切り替える。術後も部分的遮閉の維持療法を継続する。c．患眼遮閉；年長児または学童児の難治性弱視に対しては反対の患眼遮閉を行うことがある。弱視眼終日遮閉を6週間行う。理由は2つある。第1は，遮閉は急激な視力障害をきたさないことを患者と親に対してなじませるため。第2は，臨床的または実験的にわかったこと，すなわち健眼遮閉効果の促進になる。患眼遮閉は脳からの患眼に対する抑制を停止する作用がある。

〈関連語〉　保健指導，学校保健　　　　［羅錦営］

●文献　1) Von Noorden, G.K.：Binocular vision and ocular motility；Theory and management of strabismus, 6th ed., Mosby, 2002, p.246. 2) 羅錦営：弱視のEBMを目指して．臨床眼科，55(10)：40-48，2001．

若年性関節リウマチ(JRA)
⇒若年性特発性関節炎(JIA)

若年性特発性関節炎(JIA)

【定義】 16歳未満の原因不明の小児慢性関節炎をいい，小児慢性リウマチ性疾患のなかでもっとも頻度が高く，短期にも長期的にも障害が残りうる疾患である。関節炎は少なくとも6週間持続することが必要で，他の疾患を除外して診断される。関節炎の診断は，関節の腫脹または熱感，圧痛，運動時痛または関節可動域の制限によりなされる。

【病因と病態】 原因は不明であるが，免疫や炎症に関連したいくつかの遺伝子の影響を受けた複雑な遺伝的素因が想定されている。関節炎は炎症細胞や炎症性サイトカインによる関節滑膜の炎症(滑膜炎)から始まり，炎症が持続して滑膜が異常増殖し軟骨次いで骨が破壊され関節機能が失われる例から機能障害を残さない例まである。各亜型により病因・病態・予後が異なるとされ，成人の関節リウマチと異なる。

【分類】 3つの分類法があるが，最新の1997年国際分類では，若年性関節リウマチ(juvenile rheumatoid arthritis；JRA)に代えて若年性特発性関節炎(juvenile idiopathic arthritis；JIA)と命名し7つの亜型に分類した。①全身型，②少関節型，③リウマチ因子(rheumatoid factor；RF)陽性多関節型，④リウマチ因子(RF)陰性多関節型，⑤腱付着部関連関節炎，⑥乾癬性関節炎，⑦その他，である。発症から6ヵ月までの経過で亜型分類を行う。

【各亜型の臨床的特徴】 ①全身型：2週間以上持続する弛張熱，リウマトイド疹(瘙痒を伴わない紅斑)，1個以上の固定性関節炎，関節外症状(リンパ節腫脹，肝脾腫，心膜炎)を特徴とし，成人のスチル病(Still disease)に相当する。5歳以下に多い。②少関節型：4個以下の関節炎で，6歳以下女児に多く，抗核抗体陽性例は虹彩毛様体炎を合併しやすい。関節予後はよい。③RF陽性多関節型：RF陽性の5個以上の関節炎で，HLA-DR 4陽性の年長女児に多い。早期に骨糜爛に至り関節予後が悪い例が多い。頻度は約10％で成人の関節リウマチに相当する。④RF陰性多関節型：RF陰性の5個以上の関節炎で，女児に多いがどの年齢でもみられる。⑤腱付着部関連関節炎：主に下肢の少関節炎でHLA-B 27陽性の9歳以上男児に多い。足底筋膜の踵骨への付着部やアキレス腱の踵骨への付着部の炎症が多い。

【検査】 血液検査で，赤沈亢進，C反応性蛋白(C-reactive protein；CRP)陽性など炎症反応陽性である。RF陽性は少数である。血小板数増多も炎症の指標となる。骨関節X線検査では早期病変を検出できないので，最近はMRIで早期に滑膜炎を診断することが多い。

【治療とケア】 JIAのすべての型に非ステロイド系抗炎症薬(NSAIDs)が第一選択薬である。多関節型などで炎症が抑えられないとき，早期にメトトレキサート(MTX)の少量パルス療法(週1日投与)を併用する。ステロイドは，関節型には少量投与(プレドニゾロン PSL 5 mg/日など)を，全身型急性期には十分量投与(PSL 1～2 mg/kg/日)を行う。サラゾスルファピリジンもHLA-B 27陽性例などに投与される。薬剤の副作用に注意する。炎症のある関節には無理な負荷や過重をかけず，関節可動域を保つリハビリテーションが重要である。精神的サポートも大切である。上記薬剤で効果不十分のとき，抗サイトカイン療法(例：多関節型に抗TNF-αR抗体，全身型に抗IL-6R抗体など)もこれからの選択肢として期待される。

【トピックス】 全身型急性期のもっとも重大な合併症として血球貪食症候群がある。抗炎症薬やウイルス感染をきっかけとして，悪寒を伴う高熱，血球減少(白血球・血小板減少)，凝固異常を伴う出血傾向，肝障害を含む多臓器障害を認める。マクロファージなど炎症細胞の異常な活性化による高サイトカイン血症のためマクロファージ活性化症候群ともいう。治療が遅れると致死的なため，早期診断して抗炎症薬は中止し，パルス療法など大量ステロイド投与やシクロスポリン投与を行う。

〈関連語〉 ステロイドパルス療法，関節痛

[赤城邦彦]

●文献 1) Weiss, J.E., et al.：Juvenile Idiopathic Arthritis. Pediatr. Clin. N. Am., 52(2) 413-442, 2005. 2) Petty, R.E., et al.：Revision of the proposed classification criteria for juvenile idiopathic arthritis；Durban, 1997. J. Rheumatol., 25(10)：1991-1994, 1998. 3) 赤城邦彦：若年性関節リウマチ．小児内科, 27(6)：783-788, 1995.

斜視

【定義】 斜視とは両目の視線が目標に向かって

そろわず，片方の目の視線が別の方向に向かっている状態である。小児の約2%にみられる。外見上の眼位(目の位置)の異常のほか，両眼視(両目で受け取った感覚を統合して得られる視覚)の異常，斜視のほうの目の弱視などを伴うことがある。眼位により「内斜視」「外斜視」「上下斜視」に分けられている。また，斜視のようにみえても，実際はそうでないものを「偽斜視」という。乳幼児期には鼻根部(目と目の間)の発育が不良で，鼻側の白目が見えず，一見斜視にみえる「偽内斜視」が多い。この場合は，成長とともに正常に見えるようになる。「子どもの斜視はほうっておいても自然に治る」といわれるのは，このような偽内斜視のことである。斜視は，遠視，両眼視の異常，視力障害，目を動かす眼筋の麻痺，腫瘍など，さまざまな原因によって起こる。斜視は氷山の一角で，その背後に重大な病気が隠されている例もあるので，まず原因をはっきりさせることが重要である。治療は早期に行ったほうが，視力や両眼視の機能がよく回復する。

【治療】 遠視が原因の内斜視では，まず眼鏡による屈折矯正を行う。これだけで眼位が完全に治ることもある。それ以外の斜視の眼位の矯正には，手術が必要である。弱視を伴っている場合は，手術に先立って弱視の治療を行う。治療法としては，視力があるほうの目をアイパッチで毎日数時間隠して，視力の劣る目を強制的に使うことによって，弱視のほうの目をよくする訓練(健眼遮閉法)が行われている。手術で眼位の矯正をしても両眼視機能が回復しない場合は，さらに訓練を行う。

【治療の考え方】 斜視は感覚系と運動系の異常であり，両者は緊密に相互作用している。早期のリハビリテーションをうまくするための第一歩として，眼位をまず正常にしなければならないことを理解するべきである。正常な眼位は正常な脳の発達を助け，最終的によい視力と立体視を獲得することができる。壊れたものの修復をするのが手術の目的である。

【早期に治療しなければならない眼位異常】 先天内斜視，先天外斜視，先天固定斜視，上下・回旋斜視，外眼筋炎，フィッシャー症候群(Fisher syndrome)，メビウス症候群(Moebius syndrome)，先天白内障，網膜芽細胞腫，眼窩・視神経腫瘍などに伴う斜視。

【治療するまでに時間の余裕がある眼位異常】 調節性内斜視，間欠性外斜視，交代性上斜位，上斜筋麻痺，眼性斜頚，デュアン症候群(Duane syndrome)，ブラウン症候群(Brown syndrome)，後天性眼筋麻痺，急性内斜視，斜頭症に伴う上斜筋不全，外傷性麻痺などがある。

【斜視手術の実際】 8歳以降の斜視は局所麻酔日帰り手術で行われていることが多い。7歳以下の年齢は全身麻酔下の日帰り手術または短期入院の適応である。外眼筋のアプローチ法，操作法は，術後手術瘢痕が見えないように種々考案されている。筋肉の働きを強くする手術(前転法)と弱くする手術(後転法)の単独施行または併施で行われている。

【障害のある子どもの斜視の治療効果】 脳性麻痺児，肢体不自由や知能障害をもつ子ども達に斜視がある場合，そうした子の親達は「斜視を治しても日常生活に何も効果はない」とあきらめていることが多い。しかし，障害をもつ子どもの斜視を治療して，その後の感想を家族にアンケートしたところ，「意欲が感じられるようになった」「立ち居振る舞いがよくなった」「話せなかった子どもが話せるようになった」といったケースもある。これは斜視を治すことで，立体感，遠近感，視野がともに改善され，眼からの情報が以前より多くなり，脳に対する刺激・活性化のため，集中力が出たり，知能障害の症状が改善された結果による。斜視手術は脳に対する直接的なリハビリテーションであるため，斜視を治すことは脳の感覚系と運動系をよくすることになる。俗にいう「頭がよくなる」治療である。

〈関連語〉 脳性麻痺，日帰り手術，保健指導，脳室周囲白質軟化症(PVL)，筋性斜頚，重症筋無力症，重症心身障害児，自立支援医療

[羅錦營]

●文献 1) 羅錦營：小児期の斜視の手術適応と時期．小児外科，37(11)：1278-1283，2005． 2) 羅錦營：視覚検診；小児科医に必要な眼科的到達目標．小児科臨床，59(4)：731-739，2006．

視野障害

【定義】 視野とは光に対する網膜上での視覚の感度分布を外界に投影したものである。眼底の奥に網膜が存在しない視神経乳頭部は，視覚感

度のない盲点として生理的に認められる。視野内に視覚感度の低下を認める領域は暗点という。感度がまったくなければ絶対的暗点、また、感度が低下したのみなら比較的暗点とよばれる。視野障害を起こす原因は、眼球内、視神経、視交叉、脳内の視路・中枢、心因性などの病変部位に分けられる。

【正常な視野発達】 小児の視野の生後発達において、新生児の測定では左右28°上方11°下方16°を示す。新生児の生後1週間目と7週間目では周辺視野の広さに差があり、生後2カ月未満では耳側のほうが鼻側よりも網膜感度が良好で、生後6カ月まで急速な周辺視野拡大を続ける。1歳では上方の視野は成人と同じになり、5歳では成人と同じ大きさになる。それ以後の発達はあまりみられない。成人の水平視野160°を基準とすると、4カ月児では25%、5カ月児で50%、6カ月児で69%、9カ月児で84%、12カ月児で88%、19カ月児で100%に達するとされている[1]。

【視野障害パターンと視覚経路病変の関係】 求心性視野狭窄は網膜色素変性症と視神経萎縮に認められる。中心暗点、盲点中心暗点（ラケット状、石津暗点）は視神経炎、片眼の下半盲は虚血性視神経症、また先天性の乳頭sector低形成、そのほか小乳頭などの先天性非進行例などにみられる。両耳側半盲は視交叉病変（下垂体腫瘍、髄膜腫、頭蓋咽頭腫、empty sella症候群など）、クサビ型同名半盲は外側膝状体出血など、非対称的(incongruous)な同名半盲は視索病変に認められる。対称的(congruous)な同名半盲は視放線病変（梗塞、出血、腫瘍など）、後頭葉視中枢に近づくと同名半盲(対称的)となる。同名半盲（黄斑回避macular sparingを伴う）は視中枢病変の梗塞などでよくみられる(不完全な障害で鳥距溝後端は保たれやすい)。1/4盲は主として視中枢の血管障害で上唇、下唇が別々に障害を受け出現しやすく、側頭葉でのマイアー係蹄(Meyer's loop)の障害は少ない。1/4盲は他の神経症候がない場合が大部分で、後頭葉視中枢障害を考えるのが第一である。

【視野障害の実際】 身体障害者障害程度等級表では、両眼による視野の1/2以上が欠けているもの5級、両眼の視野がそれぞれ10°以内のものは4級、10°以内でかつ両眼による視野について視能率による損失率が90%以上のものを3級、損失率が95%以上のものは2級と決められている。視野障害は視力障害と逆に、視対象の全体的な把握が困難となり歩行行動に大きく影響する。たとえば、求心性視野狭窄者の場合は、走行中の自転車が突然視野に入ってびっくりする、または回避できず接触してしまう。足元の幼児に気づかず、つまずくなどがある。網膜色素変性症例の場合、臨床経験から中心視野5°以内ともなると、障害物などの回避が困難となるようだが、おおむね10°以上あれば回避行動はとれると思われる。しかし、いずれにしろ視野狭窄の進行のスピードと関係するので留意する必要がある。また動作的な問題とてしては、食事などの際にテーブル上のコップや器などが視野に入らないため、コップや器を倒してしまうこともある。文字の「読み」について、視野狭窄の場合は作業能率の低下に影響する。つまり、視野に入る文字数が少なければ少ないほど読みの作業能率は悪くなり、したがって文字の拡大率と視野に入る文字数とは反比例することになる。また中心暗点例の場合は中心外固視ができ、見やすい位置を獲得すると、障害された視力以上に感覚的に見ることが可能となる。比較的広い視野の利用が可能となるため、視力的に悪くとも視活動の条件はよいことになる。

〈関連語〉 特別支援教育、認知の発達、脳室周囲白質軟化症(PVL)、脳腫瘍　　　　[羅錦營]

●文献　1) 藤原篤之, 他：定位反射を利用した乳幼児視野測定装置の開発. 眼科臨床医報, 99(7)：573-575, 2005.　2) 可児一孝：視野. 丸尾敏夫, 他・編, 視能学, 文光堂, 2005, pp.68-74.

シャント

【定義】 脳神経外科領域でのシャントのうち、脳室、くも膜下腔、硬膜下腔に貯留した脳脊髄液や頭蓋内嚢胞内の髄液様貯留液を腹腔、心房、胸膜腔などへ流す治療法である。

【目的, 適応】 水頭症やくも膜嚢胞、硬膜下水腫のため持続的な脳脊髄液の排出を必要とする場合に、全身麻酔による手術で頭蓋内から腹腔や心房に細いシリコン製のチューブを設置して脳脊髄液の排出を促す。

【シャントの種類】 チューブの入っている部位により、脳室腹腔シャント術(V-Pシャント術)、脳室心房シャント(V-Aシャント)、くも膜

嚢胞腹腔シャントなどがある。近年は，脳室シャントには腹腔シャントが第一選択されているが，これはV-Aシャントでは，敗血症や静脈血栓症などにより重篤な合併症が起こり，全身状態が悪化する可能性があるからである。V-Pシャントが設置できない場合に限りV-Aシャントが選択されている（図32）。

【シャントバルブの種類】 シャントシステムはシャントバルブ，脳室側のカテーテル，腹腔側のカテーテルでできている。バルブはシャントシステムの中心をなすもので，基本的には髄液を一定の圧で流す弁（バルブ）機構と髄液を貯める貯留槽からなる。さまざまな種類があるが，大きく分けて髄液の流量をバルブの圧によって管理しようとする圧管理型バルブと，髄液の圧により自動的に流量を調節する流量調節型バルブに分類される。また，最近使われている圧可変式バルブは，磁気を用いてバルブの圧調節ができ，脳脊髄液の流量を調節しようとするものである。手術後の経過をみながら圧の調節ができる利点がある。反面，電化製品・携帯電話など多くの磁場に囲まれて生活していることや，直接打撃が加わると設定圧が変動することを考えると日常生活上，いろいろ注意が必要になる。とくに，磁気共鳴を利用したMRI検査の後には，圧の確認が必要である。

【シャントの機能不全ないし合併症】 ①シャント感染。②シャントの閉塞，通過障害：a．脳室側チューブの先端部が閉塞，b．腹腔側チューブの先端部に膜様組織が形成されて脳脊髄液の流出，吸収を障害する，c．バルブとチューブの接続部が外れる，d．頸部など動きの激しい部分のチューブが屈曲，断裂する，e．小児の成長に伴い，腹腔側チューブが相対的に短くなる。③脳脊髄液の過剰排出による合併症：a．起立時の頭痛，低髄液圧症候群，b．硬膜下血腫，硬膜下水腫。

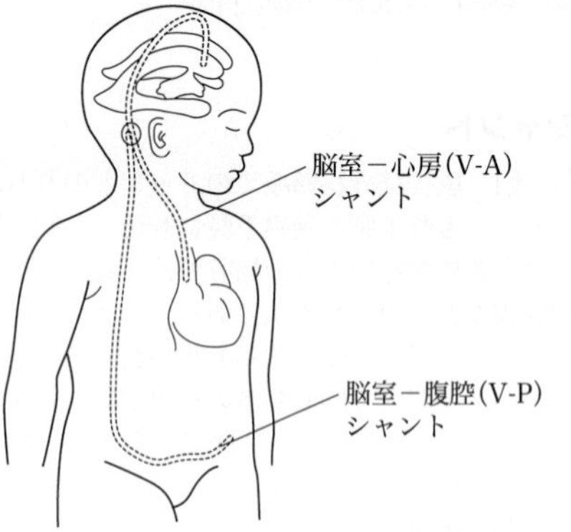

【シャント手術後の看護のポイント】 ①感染防止と感染の徴候の観察：a．手術創を清潔に保つ，b．頭部バルブ部の創が圧迫されないように体位を整える，c．シャントチューブに沿った皮膚の発赤，腫脹，疼痛がないか観察，髄膜刺激症状の観察。②脳脊髄液が流れすぎて起こる低髄液圧および脳脊髄液の流出が不十分で起こる頭蓋内圧亢進症状の予防と観察：a．バイタルサイン，意識レベル，頭蓋内圧亢進症状，低髄液圧症状の観察，b．頭部の挙上はギャッジベッドなどを使い徐々に行う，③チューブが腹腔内にある場合は，脳脊髄液の流出，拡散，吸収を妨げないように便通を整える。④退院指導・注意事項：a．病気や手術の方法，手術の結果生じた変化に関して，主治医より説明する，b．便通を整える，c．日常生活に制限はないが，圧可変式バルブを使っている場合は磁気ネックレスや磁気マットレスなど，長時間磁気に触れる物の使用は避ける，d．圧可変式バルブを使用している場合は，頭部以外のMRI検査でも影響を受けるので，必ず検査する機関で相談するように指導する，e．頭蓋内圧亢進症状，シャント機能不全，感染，脱水の徴候を説明し，異常がある場合は受診するように指導する。

〈関連語〉 頭蓋内圧亢進，水頭症，カテーテル治療，脳室ドレナージ，落陽現象　　［平美佐子］

●文献　1）伊達裕昭：神経系の奇形．小児臨床看護各論（系統看護学講座専門23），第10版，医学書院，2003, pp.360-361.　2）川原千恵美，他：水頭症．片山容一・監，脳神経外科看護のポイント220，メディカ出版，2000, pp.65-66.

手圧排尿

【概念】　手圧排尿とは，尿意はあるが1回の尿量が少ない，残尿が多い，失禁が認められるなどの排尿障害がある場合に，腹部（膀胱部）を手で圧迫し，膀胱内圧を高めて尿を排出する方法

図32　水頭症の治療（シャント手術）
〔出典　伊達裕昭：神経系の奇形．小児臨床看護各論（系統看護学講座専門23），第10版，医学書院，2003, p.361〕

である[1]。排尿のメカニズムは，膀胱内に尿が貯留されて膀胱粘膜への刺激が求心性神経線維を通って脊髄に伝達されて尿意を感じ，中枢から発した興奮が遠心性神経線維を通って膀胱括約筋が弛緩して排尿が起こる。しかし，二分脊椎や脊髄損傷により，第2～3仙椎より下の脊髄に障害を受けた人は，膀胱が尿を低圧貯留することができず，収縮が早い時期に始まって失禁をきたしたり，膀胱の利尿筋の硬化による低コンプライアンス膀胱，尿の貯留に伴う膀胱内の圧上昇により，腎や尿管の機能の障害や残尿が発生したりする[2]。したがって，不要な膀胱の収縮を抑え，効率よく尿を排除するために，間欠的自己導尿，手圧排尿や腹圧排尿を行うことがある[2]。神経因性膀胱に対する排尿管理においては，膀胱壁が硬化して膀胱許容量が減少するという変化を抑制することも重要な課題である。しかし，手圧排尿ではその効果が十分に期待できないことから，早い段階で自己導尿法に切り替えることが望ましい。また，以下の症状がある場合は，上部尿路への影響を予測して手圧排尿ではなく，自己導尿法を選択する。①上部尿路の拡張（水腎症，水尿管症），②膀胱尿管逆流，③利尿括約筋強調不全，④腎機能障害，⑤尿路感染などの症状[3]。

【手圧排尿の方法とケア】 手圧排尿の方法は，膀胱の膨隆が触れたとき，あるいは時間を決めて，片方の手のひらを恥骨の上方から膀胱を包むようにあてがい，その上にもう一方の手のひらを重ね，腹式呼吸を促し，腹圧をかけると同時に一気に手圧を加えて尿の排出を促す[4]。手圧排尿は特別な物品を用いる必要はなく，技術を習得すれば普通のトイレで簡単に行うことができるので，生活への影響は少ないことが利点である。手圧排尿法では，小児または介助者が膀胱の充満状態を知ることと，効果的な手圧・腹圧のかけ方を習得することが大切である。膀胱が充満したときに手で膀胱部を直接触れさせて，感覚的に理解してもらうことが必要である。また，手圧は下腹部から恥骨あるいは肛門方向にかけ，同時にタイミングよく腹圧をかけて，膀胱内圧を高めて排尿することを説明し，根気よく練習してもらいながら技術の習得を目指す[4]。年少児は動かずにじっとしていることや，腹部を押さえられることをいやがるので，理解できる範囲で説明を行い，納得を得ながら実施する。また，手圧排尿の成果として尿が排泄されたことを言葉で伝えるなどして，セルフケアへの意識を高めることが望ましい。
〈関連語〉 導尿法，二分脊椎

［奈良間美保・村上泰子］

●文献 1）和田攻，他・編：用手腹圧排尿法．看護大事典，医学書院，2002，p.2712．2）椎名篤子，他・編著：二分脊椎（症）の手引き；出生から自立まで，日本二分脊椎症協会，2004，p.71．3）上加世田豊美：排泄管理に必要なケア技術；尿失禁．小児看護，22：1599-1604，1999．4）前原澄子，他・監：尿排出機能の障害と看護．身体運動機能の障害と看護/排尿機能の障害と看護（図説 新臨床看護学全書 第13巻），同朋舎，1997．p.327．

就学時健康診断

【法的位置づけ】 学校保健法において，就学時健康診断について次のように定めている。第4条「市（特別区を含む。以下同じ。）町村の教育委員会は，学校教育法第22条第1項の規定により翌学年の初めから同項に規定する学校に修学させるべき者で，当該市町村の区域内に住所を有するものの就学に当たつて，その健康診断を行わなければならない」。第5条「市町村の教育委員会は，前条の健康診断の結果に基き，治療を勧告し，保健上必要な助言を行い，及び学校教育法第22条第1項に規定する義務の猶予若しくは免除又は盲学校，聾学校若しくは養護学校への就学に関し指導を行う等適切な措置をとらなければならない」。

【意義】 就学にあたって本人や保護者の健康についての認識を高め，疾病や異常をもつ者は治療をするなどして健康な状態で入学できるように努める。また，目が見えなかったり，耳が聞こえなかったり，知的障害のある子どもについては，保健上の助言や就学指導などに結び付けるものである。

【検査の項目・方法および技術的基準】 検査の項目については学校保健法施行令第2条で，①栄養状態，②脊柱および胸郭の疾病および異常の有無，③視力および聴力，④眼の疾病および異常の有無，⑤耳鼻咽喉疾患および皮膚疾患の有無，⑥歯および口腔の疾病および異常の有無，⑦その他の疾病および異常の有無，の7項目を定めている。検査の方法および技術的基準については学校保健法施行規則第1条で定めている

が，「その他の疾病及び異常の有無」については，「知能及び呼吸器，循環器，消化器，神経系等について検査するものとし，知能については適切な検査によって知的障害の発見につとめ，(以下省略)」と規定している。このように就学時健康診断の目的のひとつである適切な就学指導という観点から知能検査をすることが，定期の健康診断と異なる点である。

【課題】　元来，就学時健康診断は盲，聾，養護学校への就学指導という面が大きかったが，最近は重複障害，学習障害(learning disability；LD)，注意欠陥/多動性障害(attention defict/hyperactivity disorder；AD/HD)，高機能自閉症なども明らかとなり，これらを含め，これまでの障害の程度などに応じて特別の場で指導を行う「特殊教育」から，障害のある子ども一人ひとりの教育的ニーズに応じて適切な教育的支援を行う「特別支援教育」が始まった。これを念頭においた就学時健康診断を検討することが必要と思われる。　　　　　　[出井美智子]

●文献　1) 日本学校保健会・編：就学時の健康診断マニュアル，日本学校保健会，2002．2) 中村雅彦：幼・小・中・高一貫体制で推進する特別支援教育；幼稚園及び高等学校の支援を通じて．特別支援教育，15：14-18，2004．3) 名山優：知的障害養護学校の専門性向上のための取組．特別支援教育，15：19-23，2004．4) 平木裕子：小学校における特別支援教育体制の構築の実際；モデル事業の取り組みから．特別支援教育，15：24-28，2004．5) 中尾和文：中学校における特別支援教育体制の構築の実際；研究開発学校としての取り組みから．特別支援教育，15：29-33，2004．

就学猶予／就学免除

【就学義務】　日本国憲法第26条には，「すべて国民は，法律の定めるところにより，その能力に応じて，ひとしく教育を受ける権利を有する」(第1項)として国民の教育を受ける権利を定め，また，「すべて国民は，法律の定めるところにより，その保護する子女に普通教育を受けさせる義務を負ふ」(第2項)として，保護者がその保護する子どもを就学させる義務(就学義務)を規定している。なお，保護者とは，親権者，後見人または親権を代行する児童福祉施設の長をさしている。この第26条第2項の規定に基づき，教育基本法第5条には，「国民は，その保護する子に，別に法律で定めるところにより，普通教育を受けさせる義務を負う」(第1項)，「義務教育として行われる普通教育は，各個人の有する能力を伸ばしつつ社会において自立的に生きる基礎を培い，また，国家及び社会の形成者として必要とされる基本的な資質を養うことを目的として行われるものとする」(第2項)として，保護者に対する就学義務を定めている。また，学校教育法では，第22条第1項および第39条第1項において，保護者は，その保護する子女を，満6歳に達した日の翌日以後における最初の学年の初めから満15歳に達した日の属する学年の終わりまでの9年間，小・中学校(中等教育学校前期課程)，または，特別支援学校の小・中学部に就学させる義務があることを規定している。なお，就学に必要な手続きは，学校教育法施行令に定められている。

【対象と手続き】　前述したように，保護者に対して学齢児童生徒を学校に就学させる義務を課しているが，この保護者の義務の履行を一定期間猶予したり，または免除したりする措置を就学猶予・免除という。この場合，就学猶予・免除の対象となりうる者については，学校教育法第23条で以下のように定めている。①病弱で就学困難と認められる者。②発育不完全で就学困難と認められる者。③その他やむをえない事由のため就学困難と認められる者。このうち，「その他やむをえない事由」としては，学齢児童生徒が失踪して行方不明となっている場合，児童自立支援施設または少年院に措置されている場合などをさしており，経済的事由は含まれていない。また，就学猶予・免除の手続きは，学校教育法施行規則第42条において，「学齢児童で，学校教育法第23条に掲げる事由があるときは，その保護者は，就学義務の猶予又は免除を市町村の教育委員会に願い出なければならない。この場合においては，当該市町村の教育委員会の指定する医師その他の者の証明書等その事由を証するに足る書類を添えなければならない」と規定している。保護者からの願い出を受理した市町村の教育委員会は，関係者の意見を聞くなどして慎重に審議し，その可否について判断する。

【推移】　就学猶予・免除者(6～14歳)の推移を文部科学省の「特別支援教育資料(平成16年度)」〔2005(平成17)年5月，文部科学省特別支

援教育課〕によってみると，次の通りである。就学免除者は，全国的な調査結果が初めて出された1948(昭和23)年度の6,083人以降，増減を繰り返しながら推移し，1960(昭和35)年度には初めて9,000人を超えている。その後は，1963(昭和38)年度に1万59人に達したのを除き，1972(昭和47)年度まで9,000人台が続いた。以後は年々減少し，1978(昭和53)年度には3,614人となり，翌1979(昭和54)年度には960人に激減している。一方，就学猶予者は，1948年度の3万1,635人以降，増減を繰り返しながらも全般的には減少傾向を示し，1973(昭和48)年度に初めて1万人を割って9,822人となった。それ以後も減少傾向が続き，1978年度には6,258人となり，翌1979年度には2,424人に激減している。こうした就学猶予・免除者の激減は，1979年度に養護学校教育の義務制を実施したことが主たる要因となっている。すなわち，義務制実施に伴い，就学猶予・免除の措置は慎重に行うこととし，また，養護学校などから教員を家庭，病院，施設などに派遣して教育を行うという教育形態(いわゆる「訪問教育」)を全国的に取り入れた。これにより，それまで在宅療養，教育機関のない医療機関や児童福祉施設への入所のため，学校教育を受けられなかった者も訪問教育によって学習の機会が保障されるようになったのである。なお，2004(平成16)年度の調査によると，就学免除者は990人，就学猶予者は1,271人となっているが，これら不就学の理由の内訳は，障害による者111人，児童自立支援施設または少年院にいる者149人，その他2,001人となっている。

〈関連語〉　教育基本法，訪問教育　　［山本昌邦］

●文献　1) 加藤安雄・他：特殊教育の適正就学ハンドブック，慶應義塾大学出版，1994，pp.173-174.

周期性嘔吐症

【概要】　Gee, S. が1882年に初めて報告した小児期特有の疾患である。アセトン血性嘔吐症，あるいは自家中毒とよばれることがあるが，用語に厳密な違いはない。一般的には，感染症，過度の運動，精神的緊張などの体力消耗が誘因となり，急激な腹痛，嘔吐を引き起こし，それを繰り返す病態である。肝臓や筋肉内のグリコーゲンが枯渇し，また糖新生系のアミノ酸が低下しているために脂肪代謝によるATP産生が行われ，その結果，血中ケトン体が増加し，ケトーシスとよばれる状態になる。また尿中にも排泄される(尿中ケトン体陽性)ので，検査で容易に判断できる。血液検査では，低血糖，血清電解質のナトリウム，クロールの低下とカリウムの上昇を起こしていることが多い。

【原因】　長年にわたる研究にもかかわらず本質的な原因は不明である。その一方で，長期にわたり再発を繰り返す患者では心理社会的背景が認められていることから，情動や中枢性刺激が，大脳辺縁系→中枢の嘔吐中枢や自律神経中枢を興奮させると考えられている。

【好発年齢】　幼児期〜小学校低学年であり，海外の報告によると約2%の子どもが罹患する。急激な頻回の嘔吐発作に加えて，顔面蒼白，ぐったり状態，食欲低下，腹痛が8〜9割に伴う。ケトアシドーシスや脱水が進行すると無欲状，傾眠，痙攣，脈拍微弱，血圧低下をきたし危険な状態に陥ることもある。腹性てんかん(abdominal migraine)，偏頭痛とのオーバーラップもみられる。

【鑑別診断】　腸回転異常，胆管拡張症，腹部腫瘍などの外科手術を必要とする疾患が5%存在するといわれている。また食中毒や急性膵炎も考慮に入れる。難治性ではミトコンドリアDNA異常症，イオンチャンネル異常症，過度の視床下部―下垂体―副腎の過剰興奮，ACTH-ADH分泌異常症，脂肪酸代謝異常症なども除外診断する必要がある。

【治療】　第一選択は，安静とブドウ糖の輸液である。約半数の患者で静脈輸液を必要とする。重症例では入院が必要となる。難治性では心身症として心身医学的アプローチを行う必要がある。この疾患はたびたび再発するために，保護者が神経質になり患児に対して過干渉を起こしている。それがまた親子(母子)共生関係を形成し，子どもが親の注目を得て(getting attention)，それが正の強化子となって症状が悪化するという悪循環を形成する。したがって治療としては両親を中心とした家族カウンセリングを行い，その悪循環より脱却するように指導する。

〈関連語〉　心身症，低血糖，腹痛　　［田中英高］

●文献　1) Li, B.U., et al.：Cyclic vomiting syndrome；evolution in our understanding of a brain-gut disorder. Adv. Pediatr., 47：117-160,

2000.

周産期

【定義】 母子が異常を生じやすい妊娠22週から生後7日未満の時期をいう。この期間は，母子共に異常が生じやすく，突発的な緊急事態に備えて，産科・小児科（新生児科；病院により小児科と新生児科とに分かれている）双方から，母体，胎児，新生児を総合的に診察し，母と子どもの健康を守る医療体制が必要である。これを周産期医療という。

〈関連語〉 周産期医療　　　　　　　［長内佐斗子］

周産期医療

【概念】 周産期について，Clement, A.S. は，1951年，新生児学の進歩を総説するにあたって「The valley of the shadow of birth」と述べ，

表37　周産期医療対策事業

1．都道府県周産期医療協議会の設置
　(1)地域の実状に応じた周産期医療体制の整備
　　①総合周産期母子医療センターの指定
　　②地域周産期母子医療センターの認定
　　③搬送体制の整備
　(2)周産期医療情報システム
　(3)周産期医療関係者の研修
　(4)周産期医療体制整備についての調査
　(5)その他，周産期医療体制の整備に関する必要事項
2．周産期医療情報ネットワーク事業
3．周産期医療関係者研修事業
4．周産期医療調査・研究事業

（出典　多田裕：周産期医療対策事業とは．Neonatal Care, 10：211-215, 1997）

この時期がいかに人々からかえりみられない危険な時期であるかを強調した。周産期医療の概念は欧米でもこの時期から芽生えたもので比較的新しいものである。わが国でも1970年代からその重要性は指摘されはじめたが，欧米での周産期医療の定着を考えると浸透の立ち遅れは否めない[1]。周産期医療の概念は，出生ではなく，受精がそのスタートである。胎芽・胎児・新生児・乳児疾患などの間にはそれぞれ密接な因果関係が存在しており，小児疾患の予防や早期治療には胎児期からの「連続した医療」が必然である。妊娠，分娩にリスクをもった子ども達を社会に送り出すには，きめ細かい総合管理と発育・発達を考えた長期のかかわりとそれを裏づける経済的援助が必要である。

【日本の周産期医療】 わが国では，乳児死亡率の改善といった立場から主に自治体立のこども病院が設立され，そこで新生児医療を行うのが普遍的となった。出生する子どもを胎児期から管理するといった欧米型の考えが定着しないまま，新生児にかかわる医師や看護師や他の医療スタッフの犠牲的ともいえる献身と医療機器などの導入で，2003（平成15）年の早期新生児死亡率は出生1,000に対して1.2と，諸外国と比較しても（アメリカ3.8，イギリス2.9，スウェーデン1.9）驚異的な改善がみられた[2]。わが国の出生数の減少は著しいものであるが，極低出生体重児を含むハイリスク児の出生は増え続けている。死亡率の改善だけでなく胎児治療，出生予防といった見地から周産期医療の必要性はますます増大していく。

【NICU収容児の増加】 呼吸管理の進歩，肺サーファクタント，NO（一酸化窒素），ECMO

表38　周産期医療に関する各課題の取り組み目標

指標	現状（ベースライン）	2010年の目標
周産期医療ネットワークの整備	14都道府県（2000年）	全都道府県（2005年）
周産期死亡率	1（2000年） 5.8（出産1,000対） 3.8（出生1,000対）	世界最高を維持
全出生数中の極低出生体重児の割合 全出生数中の低出生体重児の割合	1（2000年） 極低出生体重児(0.7%) 低出生体重児(8.6%)	減少傾向へ
新生児死亡率 乳児（1歳未満）死亡率	1（2000年）（出生1,000対） 新生児死亡率　1.8 乳児死亡率　3.2	世界最高を維持

（出典　健やか親子21ホームページ．http://rhino.yamanashi-med.ac.jp/sukoyaka/）

(extracorporeal membrane oxygenator, 体外膜型人工肺装置) などの開発で, 多くのハイリスク新生児や極低出生体重児が救命されるのが日常的になり, それと同時に流産基準が24週から22週に引き下げられ, 超低出生体重児の出生数も増加した. この間, 産科における胎児管理も進み, 従来胎児死亡していた子どもが早産することも多く, また, 不妊治療の進歩による多胎の増加や胎児診断の進歩は, NICU収容児の増加につながる大きな要因である. このようななかで, 早産児の長期予後調査によると, 脳性麻痺など明らかな障害以外にもAD/HD(attention deficit/hyperactivity disorder, 注意欠陥/多動性障害)やLD(learning disorders, 学習障害) などの問題も取り沙汰されてきており[3], 子ども達の長期予後発達を考慮したNICUにおける養育環境に配慮する必要もある[4].

「周産期医療対策事業」と「健やか親子21」 厚生労働省は, わが国における周産期医療に対する需要の増加, 適切な周産期医療供給の必要性の拡大など, 周産期医療をめぐる諸状況の変化に的確に対応し, わが国における総合的な周産期医療の確立をはかり, 効果的な周産期医療システムを構築するために「周産期医療対策事業実施要項」[5](表37)を定めた旨を1996(平成8)年5月に各都道府県知事に通知した. また, 2001(平成13)年には国民運動計画である「健やか親子21」[6](表38)においても「妊娠・出産の安全性と快適さの確保」をスローガンに掲げ, 全都道府県に周産期医療ネットワークを整備することを目標に掲げているが, 各都道府県に設置される周産期医療協議会, 総合周産期母子医療センター, 周産期情報ネットワーク事業の整備には地域間格差があり, その根底にある病診連携・一次・二次・三次医療ネットワークはさまざまな問題を抱えているのが現状である[7)-9)].

〈関連語〉 周産期死亡率, 周産期, 新生児期, 乳児死亡率 　　　　　[森口紀子・後藤彰子]

●文献 1) 後藤彰子:周産期医療. 小児看護, 22(5):575-576, 1999. 2) 厚生労働省ホームページ統計調査結果. http://www.mhlw.go.jp/toukei/index.html 3) 中村肇, 他:周産期医療体制に関する研究, 1990年度出生の超出生体重児9歳児予後の全国調査集計結果, 厚生科学研究費補助金, 1999, pp.97-101. 4) Goldson, E.(山川孔・訳):未熟児をはぐくむディベロプメンタルケア, 医学書院, 2005. 5) 多田裕:周産期医療対策事業とは. Neonatal Care, 10:211-215, 1997. 6) 健やか親子21ホームページ. http://rhino.yamanashi-med.ac.jp/sukoyaka/ 7) 多田裕:周産期の医療システムに関する研究, 平成9年度研究報告書, 1998. 8) 中村肇:周産期・新生児医療施設の全国実態調査報告書, 平成10年度厚生科学研究補助金(子ども家庭総合研究事業)「周産期医療体制に関する研究」, 1999. 9) 中村肇:将来の地域周産期医療システム. 周産期医学, 35(1):9-13, 2005.

周産期死亡率

【概念】 周産期死亡とは, 妊娠満22週以後の胎児の死亡(死産)と出生後7日未満の早期新生児死亡をいい, 母体の健康状態に強く影響を受けるために, 出生をめぐる死亡として重要な指標のひとつである. 周産期死亡率(per infant mortality rate)は次の式で表される. 周産期死亡率=〔1年間の周産期死亡数(妊娠満22週以後の死産+早期新生児死亡)/1年間の出産数(出生数+妊娠満22週以後の死産数)〕×1,000.

【現状】 2004(平成16)年の周産期死亡率は5.0で, 妊娠満22週以後の死産率は3.9, 早期新生児死亡率は1.1であった. 日本の周産期死亡率は戦後一貫して改善されており, 都道府県別による大きな地域格差はみられない. 周産期死亡率について国際比較をしてみると, 諸外国では従来の定義(妊娠満28週以後の死産数に早期新生児死亡数を加えたもの)を用いているが, 日本は周産期死亡では低率国に属し, その特徴としては早期新生児死亡に比べて満22週以後の死産が多い.

【周産期死亡の原因】 児側病態として「周産期に発生した病態」が83.5%, 「先天奇形, 変形および染色体異常」が14.8%と, そのほとんどを占める. 母側病態では「現在の妊娠とは無関係の場合もありうる母体の病態」「胎盤, 臍帯および卵膜の合併症」それぞれが約27%, 「母体に原因なし」が約30%であった. 母親の年齢別では, 45歳以上が約1/4を占め, とくに死産が多い.

〈関連語〉 健やか親子21, 周産期, 周産期医療 　　　　　[臼井雅美]

●文献 1) 厚生統計協会・編:国民衛生の動向. 厚生の指標, 臨時増刊, 53(9):57-59, 2006. 2) 母子衛生研究会:平成17年度 母子保健の主なる統

計，母子保健事業団，2006, pp.88-96.

13トリソミー

常染色体の完全トリソミーで出生に至るのは，21・18・13番染色体トリソミーのみである。
【原因・発生機序】　標準型13トリソミーが80％，転座型が20％で大部分は13；14ロバートソン型転座による。転座型の大半は新生例で，5％が両親いずれかの転座保因者に由来する。正常核型とのモザイク型はわずかである。標準型は，配偶子形成期の染色体不分離により生じる。過剰13番染色体は，90％が母由来である。母加齢効果（母年齢の増加に伴いトリソミーをもつ児の出生頻度が増加する現象）がある。出生頻度は4,000～10,000人に1人。
【臨床像】　前額傾斜，頭皮部分欠損，小眼球，虹彩欠損，眼間開離，球根状の鼻，耳介低位，軸後性多指趾，踵突出などの特徴的所見により新生児期に臨床診断が可能なことが多い。80％に先天性心疾患（心室中隔欠損，心房中隔欠損など）を伴い，通常より肺高血圧の進展が速いといわれている。小頭症，全前脳胞症，口唇・口蓋裂を伴うこともある。平均出生体重は2,600gで18トリソミーに比べて子宮内発育遅延は顕著ではない。哺乳障害，出生後の成長障害を認める。重度精神運動発達遅滞を呈する。血液像では，多数の小突起をもつ多核白血球，胎児ヘモグロビンの持続がみられる。
【予後】　生命予後は不良で，1ヵ月以内に45％が，1歳までに90％が死亡する。年長例（19歳）の報告もある。
【確定診断・治療】　診断は，新生児期に緊急で同定するには，末梢血リンパ球間期核のFISH（fluorescence in situ hybridization）法で行う。間期核FISH法では転座型やモザイク型を見逃す可能性があり，並行して，末梢血リンパ球短期培養による染色体G分染法で確定する。一般に生命予後不良のため，治療は対症療法が中心になる。先天性心疾患などに対する治療方針（内科的治療および外科治療）の決定には，家族も交えた話し合いが必要である。生後6ヵ月を過ぎても経口哺乳ができない場合は，胃瘻造設も考慮する。
【遺伝カウンセリング】　①生命予後は不良であるが，一様に新生児期，乳児期に亡くなる疾患ではない。在宅養育が可能な場合，主治医や他の医療スタッフの継続した対応，地域の保健医療福祉機関との連携や親の会の紹介など，家族を孤立させない配慮が必要である。②治療は対症的なものに限られることも多いが，患者のQOLを尊重し，合併症の程度と全身状態に応じて行われる。13トリソミーという診断だけで一律に決定されるべきではなく，家族も交えた十分な話し合いが必要である。③標準型では再発例の報告はない。13；14ロバートソン型転座保因者からの経験的再発率は5％以下である。

〔升野光雄〕

●文献　1）福嶋義光：常染色体数の異常．新川詔夫・監，福嶋義光・編，遺伝カウンセリングマニュアル，改訂第2版，南江堂，2003, pp.292-293.　2）月野隆一，他：13トリソミー．小児内科，35（増刊号）：198-202, 2003.

重症筋無力症

【概念】　重症筋無力症（myasthenia gravis）は，骨格筋の神経筋接合部のアセチルコリン受容体に対する自己抗体により，末梢神経から筋肉への刺激伝達が障害され，その結果として，易疲労性，筋力低下をきたす疾患である。乳幼児～小児期の筋無力症候群としては，重症筋無力症の母から生まれた新生児に生ずる一過性新生児重症筋無力症，および，神経筋接合部分子の遺伝子変異による先天性筋無力症候群があるが，ここでは後天性自己免疫性重症筋無力症の若年型について，主に述べる。
【症状】　①病型：眼筋型と全身型がある。眼筋型は，さらに純粋眼筋型（全身の骨格筋には誘発筋電図でも所見が認められない）と，潜在性全身型（誘発筋電図検査では全身の骨格筋に所見を認める）に分けられる。0～5歳の発症者には潜在性全身型が多く，11歳以降では全身型が多くなる傾向がある。②症状：眼筋型は，眼瞼下垂，外眼筋麻痺（眼球運動障害）による複視（1つの物が2つに見える症状）を呈する。眼瞼下垂は一側性から両側性となる。全身型も眼症状で発症することが多く，臨床的には眼筋型であっても，誘発筋電図で潜在性全身型を区別する必要がある。全身型では，頸筋，四肢の近位筋，顔面筋に症状が出やすく，頭部の保持が困難，上肢の挙上位の保持が困難，歩行，走行，階段昇り時

などでの易疲労性などが生ずる。閉眼力が低下し，口角の下がった顔貌となる。構音障害や嚥下障害，呼吸障害も生じうる。幼児初期には微弱啼泣，哺乳・嚥下障害，流涎増加などで発現するため，筋無力症として気づかれにくい。症状は，一般に朝が軽く午後〜夕方に増強する。また運動の反復により出現〜増悪し，休息により軽快する。小児ではとくに上気道炎などの感染後2週間前後で発症するものが多い。③クリーゼ：重症筋無力症の患者が呼吸障害に陥った状態をクリーゼ(crisis)とよぶ。重症筋無力症自体の悪化によるクリーゼ(myasthenia crisis)の場合と，治療薬の抗コリンエステラーゼ薬の過剰投与によるクリーゼ(cholinergic crisis)の場合とがあり，いずれの場合も迅速な対処が必要である。

【診断・治療・管理】 ①診断のための補助検査：テンシロンテストでは，速効性の抗コリンエステラーゼ剤である塩化エドロホニウムを注射することにより症状の改善が得られるかどうかを確認し，劇的に改善する場合には重症筋無力症であることが示唆されるが，重度の場合に反応しないことがありテストが陰性でも重症筋無力症を否定することはできない。誘発筋電図による検査では，刺激により誘発される筋収縮の電位が，本症では刺激の反復により著しく減衰していく状態を確認する。血液中の抗アセチルコリン受容体抗体価が陽性になってくるが陰性でも本症を否定できない。②治療・管理：抗コリンエステラーゼ薬，副腎皮質ステロイド，免疫抑制薬などによる薬物療法，胸腺摘出，血漿交換，γグロブリン投与などが行われる。アミノグリコシド系，ポリペプチド系抗生物質など神経筋接合部への影響を副作用として有する薬剤を避けるように注意し，これらの薬剤の不注意な使用や感染により，クリーゼが生ずる可能性に留意しておく必要がある。クリーゼに陥ったときには，どちらのタイプのクリーゼかを見極めながらの迅速な治療が必要である。［北住映二］

●文献 1)永井真由美：重症筋無力症．小児内科，33(増刊号)：766-767, 2001． 2)大野欽司，他：幼児および小児の自己免疫性重症筋無力症．別冊日本臨牀(領域別症候群シリーズ 36, 骨格筋症候群下巻), 2001, pp.340-343． 3)佐藤功，他：一過性新生児重症筋無力症．前掲書 2), pp.336-339．

重症心身障害児

【概念および定義】 重症心身障害児(Children with severe motor and intellectual disabilities；A child with SMID, 日本重症心身障害学会により採択[1])の用語は，1959(昭和 34)年頃，重症心身障害児の父と称された小林提樹らにより最初に用いられた。小林はその厳密な定義をあえて行わず，児童福祉法で取り上げられない法の谷間の障害児をすべて重症心身障害児とみなした[2]。重症心身障害児の定義を初めて明確にしたのは，1963(昭和 38)年の厚生省次官通達である。そこでは重症心身障害児の定義を，「身体的精神的障害が重複し，かつ，それぞれの障害が重度である児童」としていた。また，1967(昭和 42)年児童福祉法の一部改正が行われた際には，重症心身障害児施設に入所させる児童を定める法律のなかで，「重症心身障害児施設は，重度の知的障害〔1999(平成 11)年 4 月より「精神薄弱」を「知的障害」と改正〕及び重度の肢体不自由が重複している児童を入所させて，これを保護するとともに，治療及び日常生活の指導をすることを目的とする施設とする」と定義され，現在もこの定義は踏襲されている。ちなみに，定義はあくまでも児童を意味する内容になっているが，満 18 歳以上の場合でも児童と同様に福祉的措置ができるとされたので，「実質的な重症児」とは，年齢区分を超えて「児・者一貫」の扱いとなっている。重症心身障害児の用語はまた，初めに行政用語として導入されたが，その後医学的用語としても使用されるようになった[3]。重症心身障害児の基礎疾患は多種多様であり，主なものは脳性麻痺，原因不明の精神遅滞，脳炎・髄膜炎後遺症などである[4]。

【分類】 「大島の分類表」が広く用いられている。縦軸に知能指数(IQ)，横軸に運動機能(行動)を具体的に示し，その他一切の合併症などを除外した 1〜4 区画に相当する対象を，定義上の重症心身障害児とし，また 5〜9 区画に属する者についても，①たえず医療管理下におくべきもの，②障害の程度が進行的と思われるもの，③合併症のあるもののうち 1 つでも該当するものがある場合は施設への入所対象者として考慮すべきもの(重症心身障害周辺児)としている[5]。

【施設入所】 重症の子どもの場合，障害という点からみれば，知的障害や肢体不自由に限らず，

視覚障害や聴覚障害，また心臓や呼吸器など内臓器の先天的な疾病や障害を併せもち[6]，多くの場合呼吸機能や摂食機能に問題があり痙攣を伴うことも多い[7]。このような場合は自力で日常生活を行うのは困難で常に生命の危険にさらされており，家庭での生活や療育にも限界があるため，重症心身障害児施設に入所して援助，訓練，指導を受けることになる[6]。

【在宅障害児の状況】『発達障害白書2005』によると，2004(平成16)年4月1日現在の重症心身障害児入所施設数および病床数は，公法人立108施設1万609床，国立75施設7,680床(合計183施設1万8,289床)であり，各施設ともほぼ満床の状態となっている。白書は重症心身障害児・者の推定患者数を4～4.5人/万人と予測しており，これに基づく全国重症心身障害児・者の推定総数は，4万8,000～5万4,000人となる。これから入所者を引くと，在宅重症児・者数は推定で3万～3万6,000人と報告している[8]。

【課題】 昨今，新生児医療や救急救命医療技術の進歩・高度化により，濃厚医療や濃厚介護を継続して必要とする超重症児の数が増加し，その処遇が大きな課題となっている。超重症児は施設，病院，在宅どこで生活しても濃厚ケアが欠かせないため，財政的・人的な支援対策が急務となっている。

【看護の目標】 ①生命の維持，②発達の促進，③障害の克服，④QOLの向上を目標とするといわれている[9]。そのためには子どもにかかわるさまざまな職種や多くの人々との連携や協働が欠かせない。重症心身障害児一人ひとりの個別状況に対応した支援とケア，また彼らの最善の利益をはかることができるようなかかわりが強く求められている。

〈関連語〉 重複障害，重症心身障害児施設

[吉川一枝]

●文献 1) 岡田喜篤：重症心身障害児の英語表記(コラム)．江草安彦・監，岡田喜篤，他・編，重症心身障害療育マニュアル，第2版，医歯薬出版，2005, p.30. 2) 平山義人：重症心身障害児を理解するために；定義と原因．小児看護，19(1)：33-36, 1996. 3) 曽根翠：重症心身障害児の概念と定義．小児看護，24(9)：1070-1073, 2001. 4) 熊谷公明：重複障害(重症心身障害児，てんかん等)．有馬正高・監，熊谷公明，他・編，発達障害の基礎，日本文化科学社，1999, pp.33-37. 5) 平泉東：重症心身障害児の診断と評価．前掲書1), pp.18-27. 6) 瀬谷美子：重症心身障害児．見藤隆子，他・編，看護学事典，日本看護協会出版会，2003, pp.290-291. 7) 牛尾禮子：重症心身障害のある子どもの地域・在宅生活サポート．森秀子・編，発達に障害のある子どもの看護(小児看護叢書新版3)，メヂカルフレンド社，2005, pp.131-132. 8) 山田和孝：重症心身障害児施設．日本知的障害福祉連盟・編，発達障害白書2005，日本文化科学社，2004, pp.87-88. 9) 前田初子：病棟婦長の立場から．小児看護，24(9)：1228-1234, 2001. 10) 岡田喜篤：重症心身障害児の歴史．小児看護，24(9)：1082-1089, 2001. 11) 片桐和雄，他：重症心身障害児の認知発達とその援助；生理心理学的アプローチの展開，北大路書房，1999, pp.2-13. 12) 児童福祉法規研究会・監：児童福祉六法 平成17年版，中央法規出版，2005.

重症心身障害児施設

【目的】 重度の知的障害と重度の肢体不自由を重複している児童を入所させ保護するとともに，治療および日常生活の指導をすることを目的とする施設である。常時全面介助に加えて，呼吸管理や経管栄養などの医療的ケアを必要とし，家庭における介護が困難な障害児(者)が利用する施設である。同じ障害をもち必要と認められる場合は，18歳以上であっても，この施設を利用することができる。職員の配置として，児童指導員，保育士，心理指導担当職員，理学療法士，作業療法士，調理員，その他医療法に基づく病院に必要な職員として医師，看護師などの配置が必要である。

【法的位置づけ】 児童福祉法第43条4に規定されている。児童福祉法に基づく施設でありながら，前述のように成人も利用できる特色がある。また医療法に基づく病院としての施設基準をもっている。

【実状】 全国の施設数および病床数は公法人立108施設で1万609床，国立75施設7,680床で，計183施設があり，1万8,289床であり，各施設ともほぼ満床の状態である〔2004(平成16)年4月現在〕。入所者はてんかん，摂食障害などの合併症を有するものが多い。2002(平成14)年度の全国公立・法人立における入所者の病因分類は，出生前の原因27.8%，周産期疾患36.3%，周産期以降28.1%であった[1]。

【課題】 入所者の加齢や長期入院が問題になってから久しい。さらに近年は新生児医療や救急医療の進歩に伴い，気管切開，人工呼吸器管理，経管栄養などの高度の医療を要するケース，すなわち超重症心身障害児数が増加の一途をたどっており，医療体制の整備・充実がますます求められている。
【トピックス】 在宅で生活している重症心身障害児・者数は推定で3～3.6万人といわれている。介護する家族に対する支援として，①自立支援給付による居宅介護，短期入院，児童デイサービスなど，②重症児通園事業，③障害児(者)地域療育等支援事業などが行われている。これに伴って，重症心身障害児施設にはさらに新たな役割が求められてきている。
〈関連語〉 医療的ケア，自立支援給付，児童福祉法，重症心身障害児，障害児　　　[濱中喜代]
　●文献　1) 日本知的障害福祉連盟・編：発達障害白書2005，日本文化科学社，2004.　2) 日本子どもを守る会・編：子ども白書2004，草土文化，2004. 3) 日本子どもを守る会・編：子ども白書2005，草土文化，2005.

18トリソミー

常染色体の完全トリソミーで出生に至るのは，21・18・13番染色体トリソミーのみである。
【原因・発生機序】 標準型18トリソミーが94%，正常核型とのモザイク型が5%，転座型はわずかである。標準型は，配偶子形成期の染色体不分離により生じる。過剰18番染色体は，90%が母由来である。その内訳は，第2成熟分裂時の不分離によることが多いとされていたが，最近，第1成熟分裂時の不分離によることが多いという報告がなされ結論の一致をみない。母加齢効果(母年齢の増加に伴いトリソミーをもつ児の出生頻度が増加する現象)がある。出生頻度は3,500～7,000人に1人。
【臨床像】 重度の子宮内発育遅延，羊水過多(30～60%)を呈し，超音波検査で小脳低形成，巨大大槽が特徴的であり，胎児期に診断されることもある。後頭突出，眼瞼裂狭小，小さな口，小下顎，耳介低位，短い胸骨，乳頭間開離，狭骨盤，手指の重なり，爪低形成，短く背屈した第1趾，ゆり椅子状の足底などの特徴的所見により新生児期に臨床診断が可能なことが多い。

90%に先天性心疾患を伴い，その90%以上が弁異常(polyvalvular disease)を伴った心室中隔欠損である。通常より肺高血圧の進展が速いといわれている。食道閉鎖，鎖肛，馬蹄腎などを伴うこともある。哺乳障害，成長障害を認める。重度精神運動発達遅滞を呈する。モザイク型では，皮膚の色素異常(線条)がみられることが多い。
【予後】 生命予後は不良で，1週間以内に55%が，1歳までに95%が死亡する。年長例の報告もある。モザイク型では，臨床症状の個人差が大きく，標準型18トリソミーに近い症状を呈する例から，皮膚の色素異常以外顕著な症状を示さない例もある。
【確定診断・治療】 診断は，新生児期に緊急で同定するには，末梢血リンパ球間期核のFISH (fluorescence in situ hybridization)法で行う。間期核FISH法では転座型やモザイク型を見逃す可能性があり，並行して，末梢血リンパ球短期培養による染色体G分染法で確定する。一般に生命予後不良のため，治療は対症療法が中心になる。先天性心疾患などに対する治療方針(内科的治療および外科治療)の決定には，家族も交えた話し合いが必要である。生後6カ月を過ぎても，経口哺乳ができない場合は胃瘻造設も考慮する。
【遺伝カウンセリング】 ①生命予後は不良であるが，一様に新生児期，乳児期に亡くなる疾患ではない。在宅養育が可能な場合，主治医や他の医療スタッフの継続した対応，地域の保健医療福祉機関との連携や親の会の紹介など，家族を孤立させない配慮が必要である。②治療は対症的なものに限られることも多いが，患者のQOLを尊重し，合併症の程度と全身状態に応じて行われる。18トリソミーという診断だけで一律に決定されるべきではなく，家族も交えた十分な話し合いが必要である。③親の相互転座由来を除けば，経験的再発率は1%以下。

[升野光雄]

●文献　1) 福嶋義光：常染色体数的異常．新川詔夫・監，福嶋義光・編，遺伝カウンセリングマニュアル，改訂第2版，南江堂，2003, pp.292-293.　2) 家島厚：18番染色体異常．小児内科, 35(増刊号): 206-209, 2003.

終末殺菌法

【概念】 調乳方法のひとつであり、牛乳のように乳自体を殺菌する必要がある場合や病院・施設などで集団授乳する場合に用いられる。1日分あるいは人数分をまとめて調乳し、哺乳瓶に定量を詰めた後、最後に加熱消毒する方法である。加熱消毒後は、冷蔵庫に保管し、必要に応じて適温に温めて授乳する。

【留意点】 終末殺菌に使用する容器器具、哺乳瓶、乳首などは別途殺菌され、衛生的に保管されている必要がある。また、調乳に使用する水は管理されていることが必要であり、大量に調乳する場合でも、50℃前後の湯冷ましが望ましく、殺菌加熱するからとの理由で冷水または熱水を使用することは避けたほうがよい。溶解水の温度によっては微量ではあるが、蛋白質の凝固、乳化破壊(脂肪分解)による凝固物、浮遊物が生じる場合があり、一括大量調乳では、それが一カ所に集まり、一部の瓶に集まって目立つことがあるからである。加熱殺菌する時間は、一般的な病原性細菌は熱に弱いため、液中心温度が80℃に到達すれば十分とされ、目安は煮沸5～10分とされている。加熱により破壊されやすい栄養素はビタミン類である。これまでの調査成績によると、100℃で10分加熱した場合のビタミン残存率は、ビタミンAがほぼ100%、ビタミンB_1が約98%、ビタミンCが約68%とされている。現在用いられている調製粉乳は、100℃以下の終末殺菌に耐えられるように調製されており、表示量よりもやや多めにビタミンが含有されている。そのため、終末殺菌法を用いても十分に栄養素を供給できるとされている。加熱殺菌後は、冷蔵保管するためには室温にまで下げてから、7℃以下の冷蔵庫に保管するべきとされている。また、室温まで温度を下げるためには、光線によるビタミンC損失を防ぐなど、品質の保持のために調乳液を流水に浸して急速に室温(20℃)冷却すべきである。冷蔵していた調乳液は配膳される際に再加熱されることが多い。調乳液入りの哺乳瓶を湯煎する場合と、電子レンジが利用される場合がある。必要以上に加熱しないことが重要である。

【終末殺菌法の手順】 ①手洗いをする。②調乳用の鍋に、規定量の1/2～2/3くらいの湯(50～60℃)を入れ、規定量の粉乳を加えてなるべく泡を立てないようにして溶かす。③各哺乳瓶に定量分注し、乳首をつけ、キャップをゆるく閉める。④鍋に哺乳瓶を並べ、瓶の中の高さの1/2くらいまで湯を入れて、沸騰後5分間煮沸殺菌する。⑤殺菌後、哺乳瓶のキャップをしっかり閉めて、流水で冷却して冷蔵庫に保管する。⑥授乳ごとに1本ずつ取り出して、体温程度(37～38℃)に温めて授乳する。

〈関連語〉 感染防止、経口哺乳、調乳

[松島可苗・篠木絵理]

●文献 1) 飯塚美和子、他・編：最新小児栄養、第4版、学建書院、2002. 2) 山口規容子、他：小児栄養学、改訂第2版、診断と治療社、1999. 3) 髙野陽、他：小児栄養 子どもの栄養と食生活、医歯薬出版、1999. 4) 森田洋右：和光堂育児用ミルク講座、和光堂、1999. 5) 松山正義、他：調整粉乳の調理方法とその調合乳の保存性について；特に中小規模病院、施設等を対象とした調乳法の検討．小児保健研究、25(6)：289-298、1967. 6) 守屋方宏、他：調製粉乳を用いる調乳の加熱消毒によるビタミンA、B_1、Cの損失と性状の変化について．小児保健研究、20(4)：194-197、1962.

主体的参加 ⇒処置への主体的参加

シュタイナー(Steiner, Rudolf)

Steiner, R.(1861-1925)は、オーストリア出身の中部ヨーロッパを中心に活躍した人智学者(Anthroposophie)である。人智とは人間に関する知識・智恵を意味するが、Steinerは「人間存在に関する正しい認識」あるいは「人間の裡なる宇宙の霊性に至る認識の道」などの意味をこめて用いている。彼は透徹した科学的認識と超感覚的能力(不可視のものを見る目)を兼ね備え、宇宙をも包含した人間にかかわるすべての分野に精通しており、生涯でほぼ6,000回の講演、約350巻の著作・講演全集がある。また、ゲーテ学者としても知られている。日本ではシュタイナー教育、オイリュトミーで有名になってきたが、自由への教育をめざしたシュタイナー学校は、78カ国に877校(2000年現在)、日本では7校、また、多くの土曜クラスが開かれ、近年、世界的に急速な広がりをみせている。

【人間観】 人間を多層性で捉えており、大きく霊・魂・体に分け、体的部分をさらに肉体・エーテル体・アストラル体・自我の4つに分けてい

る。肉体は唯一の可視的存在であり，物質・鉱物と同質と考えている。エーテル体は生命体で東洋の「気」に相当し植物のもっているものと，また，アストラル体は感情体であり快・不快の感情で表出する東洋の「念」や「意識」に相当し動物のもっているものと同質と考えている。自我は人間本性の部分である。肉体以外は不可視であるが，Steinerはこれらをも可視的に感覚できるものと同様に認識の対象にしようとした。

【感覚の育成】　人間のもつ感覚を意志感覚と感情感覚および思考・認識感覚の3領域に分類し，それぞれに4つの感覚を配した12感覚を提唱している。すなわち，意志感覚として触覚・平衡感覚・運動感覚・生命感覚が，また，感情感覚として視覚・味覚・嗅覚・熱感覚が，思考・認識感覚として聴覚・言語感覚・概念感覚・個体感覚が該当しており，教育の原点に感覚の育成をすえている。意志感覚のなかの生命感覚は痛みなど自分の体調を知覚する感覚であり，警告システムでもある。意志感覚は後に思考・認識感覚にメタモルフォーゼすると考えられており，その意味においても意志感覚の育成を重視しているのである。

【子どもの発達過程と発達課題】　発達過程を7年ごとに，第一7年期から第二・第三7年期(0〜21歳)として3区分しており，人間の構成体との関連で4回の誕生があると考えている。いわゆる出生時には肉体が誕生し，第一7年期(0〜7歳)の歯の生え替わる頃にエーテル体の誕生がみられ発達課題としては「意志」の育成に，また，第二7年期(7〜14歳)にはアストラル体が誕生し「感情」の育成に，第三7年期(14〜21歳)には自我が誕生し「思考」の育成に重点を置いている。すなわち，人間の基本的な働きである知情意の獲得について，主として「意」→「情」→「知」の順に進め，第一7年期には人間の土台づくりとして，遊びや生活のなかで4つの意志感覚が十分に発揮できるように，「意」(意志)の育成を最優先課題としている。

【気質と自己教育】　多様な子どもを理解するためにもっとも有効な方法としてSteinerの提出したのが「気質論」である。基本的な気質は憂うつ質，粘液質，多血質，胆汁質の4つである。自然の性質である地・水・風・火と人間の構成要素である肉体・エーテル体・アストラル体・自我にそれぞれ気質が対応しており，気質によりそれらが強く表れている状態にある。Steinerは，子どもにかかわるものは自分自身の気質を理解し，自分が偏った気質をもっていると感じたら，それを自由に変えられるような努力と，4つの気質のどれをも自分の気質であるかのように表現できるような自己教育の必要性を述べている。
〈関連語〉　発達課題　　　　　　　［川出富貴子］
●文献　1) Steiner, R.(松浦賢・訳)：霊学の観点からの子どもの教育.イザラ書房，1999.　2) シュタイナー教育友の会・編(河野桃子・訳)：世界のシュタイナー学校はいま….平凡社，2005.　3) 川出富貴子：シュタイナーと看護教育.看護展望，13(7)：40-41, 1988.　4) 川出富貴子：シュタイナーの人間観(1).三重県立看護短期大学紀要，10：97-104, 1989.　5) 川出富貴子，他：シュタイナーの人間観(2)；発達論.三重県立看護短期大学紀要，15：31-38, 1994.　6) 川出富貴子，他：シュタイナーの人間観(3)；気質論.三重県立看護短期大学紀要，16：23-30, 1995.

出　血

【出血とは】　血液の全成分が心臓または血管内膜の外へ出ることをいう。出血の箇所や部位によって分類される。出血が起こっても大半の場合は止血機能の働きにより，血液は固まり止血する。出血量によっては直接生命の危険につながることもある。小児看護師は，出血・止血の機序および出血の原因や原疾患に関する十分な知識をまずもっていることが必要である。小児は基本的に運動が活発で，外傷による出血や先天性疾患や出血性素因のある疾患からの出血を起こすことも多い。出血量によってはショック状態を起こしたり，死亡することもあるので慎重かつ敏速な対応が必要となる。

【看護のポイント】　①出血を早期に発見する：出血を起こす要因は子ども達の周囲に多く存在する。身近なおもちゃ，生活用品でも危険につながるものはできるだけ置かないようにする。また，目に見える出血であればわかりやすいが，衣服に隠れる部分や口腔・歯肉などからの出血，また内出血の場合などは綿密に観察することが必要である。②出血量・状況の把握をする：出血の部位を確定し，出血状況，出血量などの観察をして対処する。とくに出血量は敏速に測定し，輸血の必要などに備える。③止血をはかる：

まず，応急的に止血する。失血による二次障害を防ぐためにも，小児看護師は止血に必要な看護技術を正確に習得しておく。④感染予防をする：出血に伴う貧血や，局所からの感染などを起こしやすいので，血液データやバイタルサインにも留意して感染防止をする。⑤不安の除去をする：「出血をした」という状況は患児や家族に大きな不安を与える。止血できることを伝え，出血を増長するような動きを抑えて安静を保てるようにする。出血部位によっては，経口摂取を控えなければならないこともあるので，患児にわかりやすい言葉で十分な説明を行うことが必要である。

〈関連語〉 貧血，鼻出血，喀血　　　［藤村真弓］

●文献　1) 小沢道子，他・編：小児看護学（標準看護学講座29），金原出版，2003，pp.279-281. 2) 秋山泰子，他・編：小児看護学2（新版看護学全書32），メヂカルフレンド社，2000，pp.249-251.

出血性大腸炎

【概念】 下血・血便を呈する大腸炎のうち細菌性腸炎は頻度が高い。本来，大腸菌は腸管の常在菌であるが，病原性をもって下痢を引き起こす5種類の大腸菌が知られている（腸管病原性大腸菌，腸管組織侵入性大腸菌，腸管毒素原性大腸菌，腸管出血性大腸菌，腸管付着性大腸菌）。なかでも，腸管出血性大腸菌は産生する毒素により粘膜への直接的な傷害を及ぼし，腸壁血管の内皮細胞に対しても毒性を発揮して出血性大腸炎を引き起こす。さらに，O157：H7に代表されるベロ毒素産生株では，吸収された毒素が腎臓に代表される全身諸臓器の血管内皮を障害して溶血性尿毒症症候群を続発することが特徴である。

【症状】 経口感染した後，4〜8日の潜伏期間をおいて，強い腹痛を伴う水様便を呈して発症し，続いて血便となる。通常，発熱は認めないことが多い。無症候性であったり，軽度の下痢を認めるだけの症例がある一方，重症例では大量の鮮血を排出する場合もある。ベロ毒素産生株に感染した患者の約6〜7％において，症状出現の数日〜2週間後に溶血性貧血，血小板減少，急性腎不全によって特徴づけられる溶血性尿毒症症候群が続発してくる。年長児に比べ，5歳以下の幼児で発症のリスクが高い。

【診断】 便培養での腸管出血性大腸菌の検出，便中からのベロ毒素の検出，便中からのO157抗原の検出による。

【治療】 アンピシリンが用いられるが，耐性株にはセフェム系抗生物質などが投与される。ベロ毒素産生株に対して抗生物質を使用するときは，発症後できるだけ早期にホスホマイシン，硫酸カナマイシンなどを用いる。腸管内細菌叢の改善のため整腸剤を併用する。止痢薬はかえって腸管内容の停滞時間を長くして，毒素の吸収を助長するので使用しない。また，溶血性尿毒症症候群が続発してこないか，経時的に検尿や採血を実施して早期発見に努める。

［金子浩章］

●文献　1) 古川漸：大腸菌感染症．清野佳紀，他・編，NEW小児科学，改訂第2版，南江堂，2003，p.332. 2) 森島恒雄：大腸菌感染症．阿部敏明，他・編，小児科学・新生児学テキスト，改訂第2版，診断と治療社，1996，p.431. 3) 豊田茂：細菌性胃腸炎．白木和夫・監，小児消化器肝臓病マニュアル，診断と治療社，2003，pp.179-183. 4) 日本小児腎臓病学会：腸管出血性大腸菌感染に伴う溶血性尿毒症症候群（HUS）の診断・治療のガイドライン（改訂版）．http://www.jspn.jp/cho-kan-gakujyutsu.html

出生前診断

出生前診断は，絨毛，羊水，羊水細胞などを用いて胎児の遺伝学的または先天的障害の有無を知る目的で行われる。絨毛は，妊娠10〜11週に，羊水・羊水細胞は，妊娠15〜17週に採取するのが一般的である。ほかに胎児血や胎児組織などを採取して検査する場合もある。以下，遺伝医学関連10学会および研究会による遺伝学的検査に関するガイドライン（2003）から抜粋する[1)]。

【出生前検査と出生前診断】 ①妊娠前半期に行われる出生前検査および診断には，羊水，絨毛，その他の胎児試料などを用いた細胞遺伝学的，遺伝生化学的，分子遺伝学的，細胞・病理学的方法，および超音波検査などを用いた物理学的方法などがある。②出生前検査および診断として遺伝学的検査および診断を行うにあたっては，倫理的および社会的問題を包含していることに留意しなければならず，とくに以下の点に注意して実施しなければならない。a．胎児が罹患児である可能性（リスク），検査法の診断限界，

母体・胎児に対する危険性，副作用などについて検査前によく説明し，十分な遺伝カウンセリングを行うこと．b．検査の実施は，十分な基礎的研修を行い，安全かつ確実な検査技術を習得した産婦人科医により，またはその指導のもとに行われること．③絨毛採取，羊水穿刺など，侵襲的な出生前検査・診断は下記のような場合の妊娠について，夫婦からの希望があり，検査の意義について十分な理解が得られた場合に行う．a．夫婦のいずれかが染色体異常の保因者である場合．b．染色体異常症に罹患した児を妊娠，分娩した既往を有する場合．c．高齢妊娠の場合．d．妊婦が新生児期もしくは小児期に発症する重篤なX連鎖遺伝病のヘテロ接合体の場合．e．夫婦のいずれもが，新生児期もしくは小児期に発症する重篤な常染色体劣性遺伝病のヘテロ接合体の場合．f．夫婦のいずれかが，新生児期もしくは小児期に発症する重篤な常染色体優性遺伝病のヘテロ接合体の場合．g．そのほか，胎児が重篤な疾患に罹患する可能性のある場合．④重篤なX連鎖遺伝病のために検査が行われる場合を除き，胎児の性別を告げてはならない．

【検査に用いる検体】 ①羊水細胞：妊娠15〜17週に羊水穿刺にて採取する．羊水診断の対象の大半は染色体分析である．染色体分析が可能となるまでには7〜20日の培養が必要である．羊水穿刺後の流産発生率は0.5％以下で同時期の妊婦と比較して高くはない．②絨毛細胞：妊娠10〜11週に，経腟的に胎盤絨毛の一部を採取する．十分な量の細胞が得られるのでDNA分析に適する．染色体分析は培養せずとも行えるが，質の高い分裂像を得ることは難しい．絨毛採取後の流産発生率は1〜2％で同時期の妊婦と比較して高くはない．③胎児血：妊娠17週以降に超音波ガイド下で臍帯血管から採血する．適応は血液でのみ診断できる病態(血液疾患や免疫不全症など)で，遺伝病への適応は限られる[2]．　　　　　　　　　　　　　　［升野光雄］

●文献　1) 遺伝医学関連学会等(10学会および研究会)：遺伝学的検査に関するガイドライン(平成15年8月)．http://www.kuhp.kyoto-u.ac.jp/iden-net/idensoudan/guideline/guideline.html　2) 福嶋義光：出生前診断法．福嶋義光・編，遺伝カウンセリングマニュアル，改訂第2版，南江堂，2003, pp. 41-43.

術前オリエンテーション

【定義】 術前オリエンテーションは，術後に備えてのさまざまな実地体験を含む術前の患者教育で，真にめざすものは身体の準備とともに，適切な情報提供による患者の手術に対するイメージづくりと，コントロール感覚の維持・獲得ならびにコーピング方略を養うための心理的準備で，手術前のケアとして定着している[1]．

【術前オリエンテーションの目的】 患者が手術や麻酔について理解して受容し，具体的な手順や状況をイメージでき，最良の状態で手術が受けられること．そして，患者が術後の合併症を可能な限り回避するために必要なセルフケア行為を理解し実施できることである．

【術前の患者教育】 術前の患者教育では，手順的情報(手術体験中に起こる出来事についての情報)，感覚的情報(術前・術後を通して患者が経験することについての情報)，行動的情報(不安の緩和を促す活動についての情報)が提供される必要がある[2]．①手順的情報：a．手術の日時と予測されるおおよその所要時間，b．術前検査の内容とスケジュール，c．術前処置の内容と時期(禁食，剃毛，腸洗，前投薬，バイタルサイン測定など)，d．手術室への移動法とタイミング，待機場所，e．術後の創部の状態とケア，予測される経過，f．痛みのコントロール方法，g．回復室での予測される経過とルール，h．術後の回復促進へのケアと実施時期．②感覚的情報：a．手術室搬入時の感覚(前投薬の味，移動時のベッドの狭さや感覚，手術室までの道のりと風景)，b．手術室内の環境と麻酔導入時の感覚(手術室内のライトやベッド，マスクや心電図などの医療器具の装着感覚，麻酔導入薬のにおいや眠気など)，c．手術直後の様子と覚醒時の感覚(呼吸管理の状況，眠気，頭痛，気分不良，嘔気，口腔内乾燥など)，d．術後の創部の痛みや不快感(創部の痛み感覚，輸液などのチューブ類の部位，抜管後の咽頭痛や不快感など)．③行動的情報：a．術後の回復促進へのケアの説明と練習(体位変換，深呼吸やスパイロメーターによる呼吸訓練，喀痰，下肢運動，離床時の移動など)，b．移動や排泄時の工夫や技術の習得(チューブ・ドレーン留置中の歩行や排泄，創部の保護法など)．最近はクリニカルパスの導入に伴って，術前オリエンテーションにパス形

式の用紙を使用して、事前に把握した患者が知りたい項目を中心に内容を簡素化し、時間軸で大きな文字で記載する[3]など工夫がなされている。また、幼児や学童期の子どもの理解力に合わせて、紙芝居やパンフレットと写真を使用する[4]など、子どもの認知発達に合わせた効果的な術前オリエンテーションの実現に向けて、子ども向けの道具や方法が開発されている。

【術前オリエンテーションの今後の課題】 手術患者が手術前日や当日に入院するなど入院期間の短縮化に伴って、術前オリエンテーションの実施時期は、外来での手術決定時や入院前の麻酔科受診時など、多様化する傾向がある。子どもや家族が身体的・心理的・社会的な準備が効果的に行われるように、術前オリエンテーションの方法や時期を個々のニーズや希望に合わせて柔軟に実施することが求められる。看護師は、医療体験の過程で子どもが力を最大限に発揮できるよう支援するために、子どもの発達段階に応じたプレパレーションばかりでなく、子どもの病気や手術への親や家族の役割や希望を理解して、親の心理的準備への支援や、子どものケアにおける親との協働が必要である。親が子どもに病気や手術について話したり支援できるように、子どもの発達段階に応じた伝え方や支援方法を助言したり、利用する絵本などの道具を提供することも大切である。

〈関連語〉 術前訪問、プレパレーション

[小野智美]

●文献 1) 数間恵子、他：手術患者のQOLと看護、医学書院、1999、p.25. 2) Phipps, W.J., et al.：Medical-Surgical Nursing；Health and Illness Perspectives. 7th Edition, Mosby, 2003, pp.361-390. 3) 内田智穂子、他：術前・術後訪問の質の向上を目指して；術前オリエンテーションにパスを導入しての評価. OPE nursing, 20(10)：48-54, 2005. 4) 金子貴子、他：麻酔を受ける幼児・学童期の患児への看護；術前オリエンテーションを効果的に実施した事例をとおして. 小児看護, 27(13)：1700-1706, 2004.

術前訪問

【定義】 術前訪問は、手術室看護師や集中治療室(intensive care unit；ICU)看護師、麻酔医が実施する術前のケアのひとつである。術前訪問の目的は、患者や家族が安心して手術が迎えられ、安全・安楽に手術が受けられることである。そのためには、手術を目前にした患者や家族を理解するための情報を集め、患者や家族にとって必要な情報を提供することが重要である[1]。

【具体的目標】 ①患者の身体状態を把握し、手術や麻酔による影響やリスクについて把握する。②患者や家族の手術や麻酔への思いや不安を理解し、心理状態への影響を理解する。③患者や家族の不安や緊張を緩和し、心理的準備(プレパレーション)を支援する。④患者や家族と信頼関係を築く。⑤手術室内でのケアに患者や家族の参加を促す。⑥病棟看護師や医師と協力して、術直前・術中・術直後の個別性が高いケアを計画して実践する。

【実施時期】 術前訪問の時期は、手術が具体的に計画されてから、手術前日までに行うが、多くは手術前日に実施される。

【具体的内容】 ①受け持ち看護師や医師、カルテからの情報収集：患者や家族と面談する前に、受け持ち看護師や医師から患者の心身の状態について情報を得たり、カルテの医師記録や看護記録、検査データなどから、患者の全身状態や家族の状況について情報収集を行う。②患者や家族との面談：患者を訪問して自己紹介を行い、訪問の目的について伝えて、患者の了解を得てから面談を開始する。以下の内容について、確認や情報収集を行う。a. 患者の氏名、手術の日付と開始時間の確認。b. 手術や麻酔に対する患者や家族の思い。c. 活動の状態(可動制限の有無や程度、障害の部位や程度、麻痺の有無、痛みの有無と程度)。d. 皮膚の状態(手術部位と手術中に圧迫や刺激を受ける部位を中心に、発赤や褥瘡・浮腫の有無、弾力性、乾燥の程度などの観察、消毒薬や絆創膏への過敏性)。e. 心理状態(麻酔や手術への緊張感や不安感、痛みへの恐怖心について患者や家族の言動や表情の観察と患者や家族からの質疑応答を通じて把握)。③手術・麻酔についてのイメージ化：手術や麻酔という未知の出来事に対して、子どもや家族が具体的なイメージをもてるように支援する。手術室や回復室、ICU内を見学したり、手術室の様子や麻酔導入の方法を撮影したり、描いた写真やパンフレット、紙芝居などを用いて視覚的にイメージ化を促す。また、手術室やICUで使用する医療器具に触れたり、実際に装着してみることで見知らぬ物への恐怖心を緩和

することや，術前訪問時に手術室内で実際に着用するユニホームや帽子を身に付けることで，手術当日のイメージ化を促すことが大切である。④術前アセスメントとケア：術前訪問で得られた情報をもとに，術前の患者や家族の心身の状況をアセスメントする。手術室入室時や麻酔導入時の心理的支援や手術中の体位固定の工夫，術直後の疼痛コントロールや呼吸訓練など個別的なケアを受け持ち看護師や主治医，麻酔医と協力して具体的に計画して実施する。年少児の場合は，母子分離を最小限にするために，親の付き添いによる麻酔導入や覚醒時の親の抱っこやスキンシップを促進することが大切である。

【術前訪問の現状と課題】 最近では，入院期間の短縮化に伴って，手術前日や手術当日に入院するケースが増え，手術室看護師は患者の病室ばかりでなく，患者が受診している外来を訪問することも多くなっている。術前術後の入院期間が短くなるほど，術中や術直後の状況やケアが帰宅後の患者の活動やセルフケアに影響を与えるため，術前訪問はさらに重要になると考えられる。

〈関連語〉 術前オリエンテーション，プレパレーション　　　　　　　　　　　[小野智美]

●文献 1）青山興司：小児外科看護の知識と実際，メディカ出版，2004, pp.302-303.

受　容

【定義】 受容（acceptance）とは，直面した特定の対象や状況・状態をありのままに受け入れることである。保健・医療・福祉分野では，受容は異なる意味に用いている。

【意味】 カウンセリングでは，受容を来談者中心療法で用いるカウンセラーの行為として重視している。1つは，クライエントの表明に対してこれを無条件に受け止めようとする応答技法のレベル。2つには応答するカウンセラーに求められるスタンス，すなわち受容的な態度や姿勢そのものを意味する。援助者に求められる態度は，「無条件に相手を受け入れること」であり，相手を一個の人格をもった人間として尊重し，自ら解決し向上していく相手の力を信頼することが前提となっている。これは「無条件の肯定的尊重」とよばれる概念とほぼ同義といってよい[1]。他方で受容は，クライエント自身の喪失体験（直面した困難や不利益などの問題）に対する受容と適応の過程のひとつとして用いられる。その際受容は，さまざまな喪失体験，すなわち「死と死別，身体の形態的・機能的喪失，住み慣れた環境の喪失，役割の喪失，生活習慣の喪失」などに直面したクライエントが，事態や状況に適応したり受容していくものとして理解されている[2]。ここでいう受容は，クライエントが体験したさまざまな困難や不利益に対して，従来クライエントが抱いてきた自己概念や価値観を転換し，クライエントが置かれたさまざまな状況それ自体のなかで生きる希望を見出し，徐々にありのままを受け入れていく態度や姿勢，適応の過程そのものを意味している。

【受容過程】 Kübler-Ross, E. は，死期の迫ったクライエントへの率直な問いかけと共感的傾聴により直接面接を行い，彼らの心理過程に，①否認と隔離，②怒り，③取り引き，④抑うつ，⑤受容など5段階があるとし，それに対応したケアのあり方を示している[3]。また Cohn, N. は，障害者が障害を受容するまでの心理的回復過程について，①ショック，②悲嘆，③防衛，④適応の4段階に分けて説明している[4]。さらに Drotar, D. らは，先天異常，とくに外表奇形をもった児の親を対象にインタビューを行い，先天的な障害児をもつ親の受容過程を，①ショック，②拒否，③悲しみと怒り，④適応，⑤再起の5段階に区分している[5]。親達はまだ見ぬわが子の誕生を楽しみに，期待に胸を膨らませる。しかし，先天異常をもって生まれてきたわが子の現実とのギャップに衝撃を受けるが，やがて時間の経過とともに少しずつ立ち直り，子どもを愛し受容するようになる。親自身が子どもの障害を受容し，わが子と共に生きて行く決心ができるまでには多くの時間を費やすのである[6]。このようなケースでは，援助者は，親も心に痛手を負ったクライエントであることを十分理解し，親の痛みを共有していく姿勢をもつことによって，親がわが子の存在を肯定的に捉え積極的に人生に向き合うよう援助することが重要となる。受容過程では，クライエントが抱いている価値観や自己概念が大きな要素となるため，援助者にはそれらを十分理解し，受容段階に応じた適切な援助を行うことがとくに求められる。

〈関連語〉 障害受容　　　　　　　　　［吉川一枝］

●文献 1) 末武康弘：受容．國分康孝・編，カウンセリング辞典，誠信書房，1990, p.269. 2) 會田信子：受容．見藤隆子，他・編，看護学事典，日本看護協会出版会, 2003, p.301 3) 木村易：キュブラー=ロス，前掲書1), p.609. 4) 會田信子：障害受容．前掲書2), p.306. 5) Droter, D., et al.：The adaptation of parents to the birth of an infant with a congenital malformation；A hypothetical model. Pediatrics, 56(5)：710-717, 1975. 6) 中村由美子：障害のある子どもの家族の概念．及川郁子・監，森秀子・編，発達に障害のある子どもの看護(小児看護叢書新版3)，メヂカルフレンド社, 2005, pp.74-84. 7) 小山望：障害認知．前掲書1), p.274. 8) 南雲祐美：障害の受容に向けての援助．藤田和弘，他・編，障害者の心理と援助，メヂカルフレンド社, 1997, pp.84-92. 9) 中田洋二郎：子どもの障害をどう受容するか；家族支援と援助者の役割，大月書店, 2002, pp.30-74. 10) 本田哲三，他：障害の「受容過程」について．総合リハビリテーション, 20(3)：195-200, 1992.

障　害　児

【定義】　障害児(disabled child)とは，心身機能(身体機能・知的機能・精神機能の総称)の障害によって，活動の制限や社会参加の制約を被る可能性のある子どもをいう[1]。

【障害の捉え方の変遷】　1980年，世界保健機構(WHO)は国際障害分類(International Classification of Impairments, Disabilities and Handicaps；ICIDH)を公表した。それは障害を，① impairments(機能障害), ② disabilities(能力低下または能力障害), ③ handicap(社会的不利)の3つのレベルから捉えている。この考え方は，障害を個人の特徴のみに帰するのではなく，社会的背景を考慮に入れて3つの側面からなる構造的なものであることを説明した点が画期的であった[1]。

【国際生活機能分類】　2001年には人間の生活機能と障害の分類法としてICIDH-2が公表され，国際生活機能分類(International Classification of Functioning, Disability and health；ICF)と名称が改められた。これまでのICIDHが主に身体機能の障害による生活機能の障害(社会的不利の面)を分類するということに力点が置かれていたのに対し，ICFの特徴は生活機能(心身機能・構造，活動，参加制限，参加制約のすべてを含む包括用語)の面からみるように視点を転換し，さらに環境因子などの観点を加味したことである。この改定の特徴は，①機能障害をもたらす健康問題が疾病のみではなく，加齢のような自然な健康状態の変調をも含めた概念に置き換えられたこと，②障害のマイナス面を対象としていた視点をプラスあるいは中立的な用語で表現して人間の生活にかかわるすべてを対象にしたこと，③障害の有無で人を区別せず，あらゆる人が対象になったこと，④障害の発生は背景因子と環境因子との各次元における相互作用の結果によるものであることを明記したこと，である[1]。本来誰にでも起こりうる障害という健康問題を特殊な問題とせず社会全体のより一般的な問題とし，理念をいっそう明確化したことは，今後障害児(者)のみならず，全国民の保健・医療・福祉サービスなどのあり方の方向を示し，さらにそれらを発展させる原動力として期待されている。

【さまざまな障害児(者)と行政的対応】　障害児にとって各種行政の適切なサービスを受けることは生活の質的向上に欠かせないものであり，種々のサービスの積極的提供が必要である。その際，わが国では障害児の定義が必ずしも明確でなく，医療・福祉・教育など障害児を捉える立場により異なっている[2]。わが国の心身障害児の行政上の分類は障害者基本法，母子保健法，教育基本法，学校教育法，児童福祉法などに示されている。また，障害者基本法による障害者とは，「身体障害，知的障害又は精神障害があるため，継続的に日常生活又は社会生活に相当な制限を受ける者」とされている。また児童福祉法では満18歳未満の者を「児童」としている。①身体障害者：身体障害者福祉法により，視覚障害，聴覚障害，肢体不自由，心臓・腎臓・呼吸器の機能障害等の障害の種類を分類し，種類ごとに障害の程度，範囲，要件などを示している。②知的障害：アメリカ精神遅滞学会(AAMR, 1992)の考え方である「現在の知的機能が実質的に制約を受けていること」が一般的に採用されている。これは，従来のIQ値による分類でなく，「個人が必要とするサポート」を「一時的」「限定的」「長期的」「全面的」の4つのレベルで分類しているが，わが国ではこの分類は採用されていない[3]。③障害児教育：2003(平成

15)年3月の「今後の特別支援教育の在り方について(最終報告)」において，障害児の捉え方の解釈を拡大し，従来の特殊教育の対象の障害(視覚障害，聴覚障害，知的障害，肢体不自由，病弱・身体虚弱，言語障害，情緒障害)だけでなく，LD(lerning disability)，AD/HD(attention deficit/hyperactivity disability)，高機能自閉症を含めた子どもを「障害のある児童生徒」と捉え，自立と社会参加に向けて一人ひとりの教育的ニーズを把握して，適切な教育的支援を行うことが重要であるとしている．身体障害と知的障害が重複し共に重度である重度・重複障害の児童生徒(重症心身障害児)もこの範疇に入れて考えられている．
【障害児の支援に向けて】 障害児の捉え方は今，障害とこれへの対応をめぐるより広い基礎のうえに視野が広がり，変化しつつある．障害の有無で人を区別せずあらゆる人が対象とされるようになり，誰にでも起こりうる障害という健康問題を社会全体として対処する理念が明確化される方向にある．今大切なことは，障害児一人ひとりがかけがえのない個人として尊重されることであり，これにかかわる個人や専門職，社会全体が，特殊的でなくより一般的，かつより広い人間的視野で立ち向かうことであろう．障害児にかかわる看護職の立場[1]について，森が提言をしていることを付け加えておく．
〈関連語〉 障害の概念，障害者自立支援法，障害児(者)地域療育等支援事業，重症心身障害児，特別支援学校，特別支援学級，特別支援教育，養護学級，就学猶予／就学免除，訪問学級，訪問指導，訪問教育　　　　　　　　［吉川一枝］
●文献 1) 森秀子：障害の考え方と方向．及川郁子・監，森秀子・編，発達に障害のある子どもの看護(小児看護叢書新版3)，メヂカルフレンド社，2005，pp.2-19．2) 瀬谷美子：心身障害児．見藤隆子，他・編，看護学事典，日本看護協会出版会，2003．pp.342-343．3) 田中真由美：知的障害．前掲書1)，pp.27-36．4) 森秀子：障害児．小児看護，22(5)：579，1999．5) 21世紀の特殊教育の在り方に関する調査研究協力者会議：21世紀の特殊教育の在り方について；一人一人のニーズに応じた特別な支援の在り方について(最終報告)．2001．6) 佐藤久夫：障害の概念．「新・社会福祉学習双書」編集委員会・編，障害者福祉論Ⅰ，全国社会福祉協議会，1998，pp.4-17．7) 上田敏：リハビリテーションの理念と基本原則．上田敏・編，リハビリテーションの理論と実際，ミネルヴァ書房，1992，pp.1-11．

障害児(者)地域療育等支援事業

日本政府は，1993(平成5)年に障害者対策推進本部において「障害者対策に関する新長期計画；全員参加の社会づくりをめざして」を策定し，その重点施策実施計画として1995(平成7)年に「障害者プラン；ノーマライゼーション7か年戦略」の策定を行った．障害児(者)地域療育等支援事業は，それらのプランの実現をめざすものとして1996(平成8)年からスタートした事業である．

【障害児(者)地域療育等支援事業とは】 障害児(者)地域療育等支援事業は，在宅の障害児(者)が，身近な地域において，総合的な療育指導・相談・福祉サービスなどが受けられることを目的としたものである．支援の対象となるのは，在宅の重症の心身障害児(者)およびその家族，知的障害児(者)およびその家族，身体障害児(者)およびその家族である．その主な内容には，療育支援施設事業と療育拠点施設事業がある．

【療育等支援施設事業】 指定された地域の療育支援施設にコーディネーターを配置し，その施設を中心として，①在宅支援訪問療育等指導事業〔専門スタッフによる巡回相談や障害状況などから医療機関に出向いて健康診断を受けることが困難な障害児(者)に対して訪問して健康診断を行う〕，②在宅支援外来療育等指導事業(対象者が施設に来所して外来療育という形で相談・指導を行う)，③地域生活支援事業(コーディネーターが家庭を訪問し相談・指導を行ったり，必要に応じて各種福祉サービスを調整したり関係機関を紹介したりする)，④施設支援一般指導事業(障害児通園施設や障害児保育を行っている保育所等の職員に助言・指導を行う)の4つの事業を行っている．

【療育拠点施設事業】 より専門的な療育機能をもつ障害児(者)施設が拠点となり，①施設支援専門指導事業(療育支援施設の職員等に，より専門的な指導を行う)，②在宅支援専門療育指導事業(療育支援施設では対応が困難な事例に対して，より専門的な相談・指導を行う)の2つの事業を行っている．今後もこれらの事業を通して，さらに，すべてのライフステージにわたる地域

福祉サービスの充実や，福祉・医療・教育の領域の連携，それらにかかわる専門職の質の向上などが求められている。

【地域療育の理念】 障害児(者)が地域社会のなかで，共に生活していくという考えは現代福祉において基本的な考え方となっているが，この元となっているノーマライゼーションの基本理念は，1960年代にデンマークにおいて，施設に隔離され人間的扱いを受けていない知的障害者を地域や家庭に帰そうという運動から始まったとされている。日本の福祉領域においても1975(昭和50)年頃から，障害をハンディと捉え保護しようという支援の考え方から，社会参加や自立を支援するという考え方に変遷を遂げている。現在では，障害者基本計画を引き継ぐ形で新障害者基本計画が2004(平成16)年に策定されている。その内容をみると，障害の有無にかかわらず，国民誰もが相互に人格と個性を尊重しつつ支え合う「共生社会」の実現をめざすとしている。これは，障害児(者)を特別な存在とみることなく，すべての人達が当たり前のように共に生きる社会の実現を強調した表現となっている。また，今後は地域の福祉的サービスにおいても利用者の自己決定を尊重し，利用者本位のサービス提供を行っていくという考え方が重要な視点となってきている。今後も，地域療育の理念のもと，地域福祉サービスを量的にも質的にも向上させていく必要があると考えられる。

〈関連語〉 ノーマライゼーション 〔伊藤洋子〕

●文献 1) 厚生省・監：厚生白書(平成8年版)，ぎょうせい，1996． 2) 厚生労働省・監：厚生労働白書(平成15年版)，ぎょうせい，2003． 3) 厚生労働省・編：厚生労働白書(平成17年版)，ぎょうせい，2005． 4) 奇恵英：ノーマライゼーション(normalization)とバリアフリー(barrier free)．昇地勝人・編，障害特性の理解と発達援助，ナカニシヤ出版，2001, p.14． 5) 平由美子：地域のなかの療育．前掲書4)，pp.230-231． 6) 山本佳代子：障害のある子どもと福祉．大沼直樹，他・編，特別支援教育の理論と方法，培風館，2005, pp.35-48．

障害者自立支援法

従来，児童福祉法第20条第1項に規定されていた育成医療の給付は，2006(平成18)年4月より障害者自立支援法のなかに含まれるようになった。

【目的】 障害者自立支援法の目的は，障害者基本法の基本理念にのっとり，他の障害者および障害児の福祉に関する法律と相まって，障害者および障害児がその有する能力および適性に応じ，自立した日常生活または社会生活を営むことができるよう，必要な障害福祉サービスに係る給付その他の支援を行い，もって障害者および障害児の福祉の増進をはかるとともに，障害の有無にかかわらず国民が相互に人格と個性を尊重し安心して暮らすことのできる地域社会の実現に寄与することである(第1条関係)，とされている。表39に示すように5つの改革のねらいがある。本法律での支援内容は，障害福祉サービスとしての自立支援給付(介護給付，ホームヘルプサービス，ショートステイ，訓練給付，補装具費の支給など)と，心身の障害の状態の軽減をはかるための自立支援医療(公費負担医療)である。この自立支援医療費が従来の育成医療・更正医療・精神通院医療などにあたる。

【自立支援医療費(育成医療)について】 ①給付対象児：身体障害者福祉法第4条(昭和24年法律第283号)の規定による別表に掲げる程度の身体上の障害を有する児童または，現存する疾患が，これを放置するときは，将来において同別表に掲げる障害と同程度の障害を残すと認められる児童で，確実なる治療効果が期待しうるものとされている。障害区分は，a.肢体不自由によるもの，b.視覚障害によるもの，c.聴覚，平衡機能障害によるもの，d.音声，言語，咀嚼機能障害によるもの，e.内臓障害によるもの(心臓，腎臓，呼吸器，膀胱，直腸および小腸機能障害を除く内臓障害については，先天的なものに限る)，f.ヒト免疫不全ウイルスによる免疫の機能の障害によるもの，とされている。また内臓障害については手術により生活能力を得ることが見込まれるもので，内科的治療のみは除かれている。腎臓機能障害に対する人工透析療法，腎移植術後の抗免疫療法および小腸機能障害に対する中心静脈栄養法については対象となる。②支給内容：a.診察，b.薬剤または治療材料の支給，c.医学的処置，手術およびその他の治療，d.居宅における療養上の管理およびその治療に伴う世話やその他の看護，e.病院または診療所への入院およびその療養に伴う世話やその他の看護，f.移送(医療保険の給付対象

表39　障害者自立支援法案の概要

障害者の地域生活と就労を進め，自立を支援する観点から，これまで障害種別ごとに異なる法律に基づいて自立支援の観点から提供されてきた福祉サービス，公費負担医療等について，共通の制度の下で一元的に提供する仕組みを創設することとし，自立支援給付の対象者，内容，手続き等，地域生活支援事業，サービスの整備のための計画の作成，費用の負担等を定めるとともに，精神保健福祉法等の関係法律について所要の改正を行う．

○　障害者自立支援法による改革のねらい

1　障害者の福祉サービスを「一元化」
　（サービス提供主体を市町村に一元化．障害の種類（身体障害，知的障害，精神障害）にかかわらず障害者の自立支援を目的とした共通の福祉サービスは共通の制度により提供．）

2　障害者がもっと「働ける社会」に
　（一般就労へ移行することを目的とした事業を創設するなど，働く意欲と能力のある障害者が企業等で働けるよう，福祉側から支援．）

3　地域の限られた社会資源を活用できるよう「規制緩和」
　（市町村が地域の実情に応じて障害者福祉に取り組み，障害者が身近なところでサービスが利用できるよう，空き教室や空き店舗の活用も視野に入れて規制を緩和する．）

4　公平なサービス利用のための「手続きや基準の透明化，明確化」
　（支援の必要度合いに応じてサービスが公平に利用できるよう，利用に関する手続きや基準を透明化，明確化する．）

5　増大する福祉サービス等の費用を皆で負担し支え合う仕組みの強化
　(1)利用したサービスの量や所得に応じた「公平な負担」
　　（障害者が福祉サービス等を利用した場合に，食費等の実費負担や利用したサービスの量等や所得に応じた公平な利用者負担を求める．この場合，適切な経過措置を設ける．）
　(2)国の「財政責任の明確化」
　　（福祉サービス等の費用について，これまで国が補助する仕組みであった在宅サービスも含め，国が義務的に負担する仕組みに改める．）

障害者自立支援法
（障害種別にかかわりのない共通の給付等に関する事項について規定）

身体障害者福祉法	知的障害者福祉法	精神保健福祉法	児童福祉法
・身体障害者の定義 ・福祉の措置　　等	・福祉の措置　　等	・精神障害者の定義 ・措置入院等　　等	・児童の定義 ・福祉の措置　　等

(注)　障害児については，法案附則において，「障害児の入所施設に係る事務の市町村委譲については，概ね5年後の施行を念頭に3年以内に結論を得る」こととなっており，それまでの間は児童福祉法に基づく．

(出典　厚生労働省・編：厚生労働白書(平成17年版)；地域とともに支えるこれからの社会保障，ぎょうせい，2005, p. 77)

外のもの），である．③申請：健康保険の利用できる指定医療機関で育成医療意見書を書いてもらい，育成医療申請書等の必要書類とともに保護者が住んでいる市町村の健康福祉センターなどの窓口に提出する．④給付：認定審査において，対象の障害の程度，治療方針，入院，通院回数等の医療の具体的な見通しと，育成医療によって除去軽減される障害の程度について具体的に認定し，支給給付額が算定され，月額の上限も定められる．実際の費用は，指定医療機関での医療費(食事療養の費用は除く)の健康保険診療によるものである．支給認定の有効期間は，原則3カ月，最長1年以内となっている．今回の障害者自立支援法(育成医療)については，これまでの育成医療とほとんど変わらない形で給付されるようであるが，開始したばかりのため事業内容によっては経過措置をとるものもあり，新しい情報をもとに利用する必要がある．

〈関連語〉　障害児(者)地域療育等支援事業

［及川郁子］

●文献　1) 厚生労働省：障害者自立支援法 (http://www.mhlw.go.jp/topics/2005/02/tp0214-1.html)．　2) 厚生労働省・編：厚生労働白書（平成17年版）；地域とともに支えるこれからの社会保障，ぎょうせい，2005．

障害受容

【概念】　障害受容（acceptance of disability）とは，障害者が自身の障害を受け入れ，これを全人的な視野で認識し適応的に生きていこうとする障害者自身による前向きかつ積極的な決意・行為を表す。障害受容という用語はリハビリテーション領域におけるキーワードのひとつとして用いられ，その概念は多くの研究者により諸説が唱えられてきた。わが国では，1950年代にDembo, T. らの価値転換理論が紹介された。この理論は第二次世界大戦で負傷した身体障害者への面接調査の結果に基づいている。それによれば，身体障害といういわば失われた価値の大きさは，それ自体回復することはないとしても，身体以外のさまざまな個人的特性に価値を認めてより広い視野のなかでみれば，相対的には小さなものである。それゆえ不幸から立ち直るには，本人の既存の価値観に対して，①価値の範囲を拡張する，②身体的価値を従属させる，③障害に起因する波及効果を抑制する，④比較において自己を評価しない，という4つの要素—考え方の受け入れが必要であるというものである[1]。その後，1960年代にはCohn, N. の段階理論が導入され，さらに両者が結び付けられて「受け入れの過程」といわれるようになった。わが国の障害者心理研究は，障害の受容を最終段階とする段階理論を前提として行われてきたといってよい[1]。

【障害の受容過程】　Cohn以来多くの研究者によって研究が行われており，それぞれ若干の相違はあるものの，いずれもショックから始まり抑うつ状態を経て適応に至るプロセスは共通している。障害受容は「身体の形態的もしくは機能的喪失に遭遇した障害者が障害後の自分に新たな価値を見いだし，現実を積極的に受け入れようとする行為，障害に適応した状態」[2]，あるいは，障害をもつ個人が自身の障害を全人格的に認識し適応的に生活していこうとする心理的な変化およびその過程である[1]，とされる。その際，障害の受容過程は，障害発症後の経過や障害発症以前のその人の生活観や障害観にも影響される。障害者（児）に対する家族の接し方や受容もまた，本人自身の受容の過程に少なからぬ影響を与えると考えられている[3]。

【家族の問題】　小児看護領域では，障害をもった子どもの出生や（障害の）告知時の家族（とくに親）の問題として考えることが多い。Keith, R.M. は，障害をもつ子どもの親が直面する危機的状況に陥りやすい時期（crisis period）として，①子どもの障害に初めて気づいたとき，②子どもが普通の学校に入れるかどうか決まるとき，③学校卒業を目前にして，社会的自立の問題に直面するとき，④親が年をとり，子どもの面倒をみることができなくなったとき，の4つの時期を指摘している[4,5]。

【援助の基本原則】　障害児（者）の心理状態を理解し，そのうえでどのようにかかわっていけばよいかを明らかにすることである[1]。家族・親が子どもの障害の事実を知ったとき，彼らは大きな衝撃と悲嘆，喪失感を経験することになる。そしてやがてその現実を受容し，子どもと共に生きていく決心をするまでにも多くの苦しみと時間を必要とする。受容の過程は，本人にとっても親にとっても一律でないばかりか，苦労の多いものである。周囲の理解も必要であり，家族，地域社会，学校などの協力も不可欠である。障害児本人と家族の受容と適応の過程には，一方では発達段階・理解力に応じた支援とケアが，他方では，障害児としての受容段階相応の適切な支援とケアが求められる。

〈関連語〉　障害の概念，受容　　　　［吉川一枝］

●文献　1) 本田哲三：障害の受容に向けての援助．藤田和弘，他・編，障害者の心理と援助，メヂカルフレンド社，1997, pp.84-92．　2) 會田信子：障害受容．見藤隆子，他・編，看護学事典，日本看護協会出版会，2003, p.306．　3) 福屋靖子：家庭・地域におけるリハビリテーションの実際．上田敏・編，リハビリテーションの理論と実際，ミネルヴァ書房，1992, pp.174-175．　4) 荒木暁子：障害のある小児と家族の看護．奈良間美保，他・編，小児看護学1；小児看護学概論・小児臨床看護総論（系統看護学講座専門分野22），医学書院，2005, pp.475-478．　5) Keith, R.M.：The feelings and behaviour of parents of handicapped children. Dev. Med. Child Neurol., 15(4)：524-529, 1973．　6) 三沢義一：障

害と心理, リハビリテーション医学講座9, 医歯薬出版, 1985. pp.47-48.　7) 森秀子：障害受容. 小児看護, 22(5)：581, 1999.　8) 長谷川知子：家族内の受容. 岩谷力, 他・編, 小児リハビリテーションⅡ, 医歯薬出版, 1991, pp.143-146.

障害の概念

【「障害」の定義】　障害とは何かについては, さまざまな議論がなされてきた。障害者について, 世界保健機関(WHO)では,「先天的か否かにかかわらず, 身体的または精神的能力の障害のために, 通常の個人生活ならびに社会的生活に必要なことを自分自身では, 完全にまたは部分的にできない者」としている。すなわち, 身体障害, 精神障害, 知的障害があり, 日常生活で困難があり, 社会生活で制約を受けている児・者をさす。障害の原因は多種多様であり, その状況もさまざまである。疾病については, 従来から医学モデルによるWHOの国際疾病分類(ICD-10)が存在した。しかし, 疾病と共存, あるいは後天的に出現する障害について, ICDでは整理することができないため, 1980年に国際障害分類が作成された。

【国際障害分類(ICIDH)】　国際障害分類(International Classification of Impairments, Disabilities and Handicaps；ICIDH)は, 1980年にWHOより提唱された。障害の概念として, 疾病/変調(disease/disorder)―機能障害(impairment)―能力低下(disability)―社会的

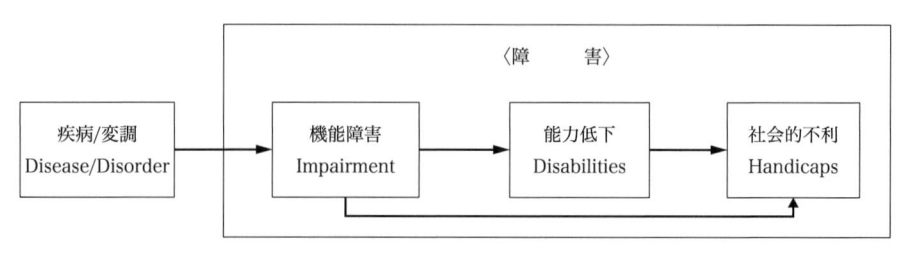

〈障　害〉

疾病/変調 Disease/Disorder → 機能障害 Impairment → 能力低下 Disabilities → 社会的不利 Handicaps

＊　WHOのものを小川が改変

図33　国際障害分類(ICIDH)による障害の3つの構造

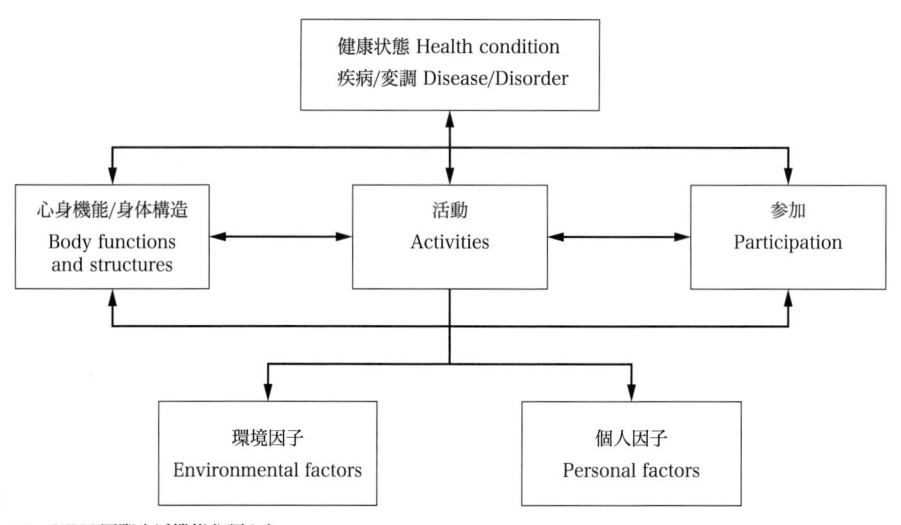

健康状態 Health condition
疾病/変調 Disease/Disorder

心身機能/身体構造 Body functions and structures　↔　活動 Activities　↔　参加 Participation

環境因子 Environmental factors　　個人因子 Personal factors

＊　WHO国際生活機能分類より

図34　ICFの構造

不利(handicap)と，障害を3つのレベルに構造化している．ICIDHでは，疾病/変調から機能障害，能力低下，社会的不利へと一方向性で障害を捉えている(図33)．機能障害は，疾病/変調から直接起こる心理的・生理的・解剖学的な構造・機能の異常である．障害の一次レベルであり，臓器レベルである．たとえば，関節の拘縮，筋力低下，内部障害，抑うつ状態などが当てはまる．能力低下は，人として正常とみられる様式で活動する能力の制限をいう．日常生活などでの活動の制限をさす．障害の二次レベルであり，個人レベルである．たとえば，ADL(activities of daily living，日常生活動作)能力の低下，歩行能力の低下などが当てはまる．社会的不利は，社会生活での人を捉えた観点での不利益であり，個人にとって正常な役割を果たすことの制限である．障害の三次レベルであり，社会的レベルである．たとえば，職場復帰困難，就学困難などがあげられる．このようにICIDHで障害を3つのレベルに分類することによって，障害児・者のどのレベルの問題についてアプローチしていくかを明確にすることができた．

【国際生活機能分類(ICF)】 2001年，WHOはICIDHを改定し，国際生活機能分類(International Classification of Functioning, Disability and Health；ICF)を採択した．医療モデルから出発し，疾病の帰結を捉え，否定的側面を表現していたICIDHに比べ，ICFは，肯定的側面をも含んでいる．できないことだけでなく，できることや本人の利点をも整理できることが大きな特徴である．また，障害を一方向性ではなく，多方向性に捉えている．このことから，廃用症候群のような二次的障害なども説明できるようになった(図34)．また，ICIDHに準じて，機能障害が心身機能/身体構造に，能力低下が活動に，社会的不利が参加となり，新たに環境因子，個人因子が加わった．個人に特有の物理的環境，人的環境は環境因子で表現できる．年齢や性格などについては個人因子で表現できるようになった．対象者の健康と障害の状態を的確に表現できるICFの利用が，今後ますます期待される．

〈関連語〉 活動制限，障害児 ［小川友美］
　●文献 1) 三上真弘，他・編：リハビリテーション医学テキスト，改訂第2版，南江堂，2005，pp.6-8. 2) 中村隆一・編：入門リハビリテーション概論，第3版，医歯薬出版，1999，pp.17-22. 3) 津山直一・監，上田敏，他・編：標準リハビリテーション医学，第1版，医学書院，1986，pp.5-7. 4) 西村尚志：リハビリテーション医療の目的と障害．米本恭三・監，石神重信，他・編，最新リハビリテーション医学，医歯薬出版，1999，pp.6-9. 5) 障害者福祉研究会・編：ICF国際生活機能分類；国際障害分類改定版，中央法規出版，2002．

生涯発達

【定義と歴史的背景】 生涯発達とは，人間の受胎・誕生から，乳幼児期，児童期，青年期，成人期，老人期を含め，人の一生涯を通しての心身の発達をさす．比較的近年まで，発達研究の主流は，誕生から青年期頃までの，身体的にも精神的にも，より高次の状態へと成長していく過程の研究であった．しかし，平均寿命の増加，社会状況や家庭環境の変化，エイジングや老人研究の発展，単に成長だけに目を向けた発達理論への疑問など，多くの要因により，人の一生を見通した発達的な見地が必要であることが主張されるようになった．

【生涯発達の理論】 生涯発達を扱うとき，成人期以降の心身の能力低下など老化を伴う加齢現象の捉え方は，大別して3通りになるという．すなわち，老化・衰退というネガティブな意味合いで捉えるか，価値判断を交えずに現象的に記述しようとするか，より成熟・統合した状態への変化として積極的に捉えようとするかである[1]．この三番目の考えは，Cattel, R.B.とHorn, J.L.が提案した流動性-結晶性知能の理論にもよく表れている[2]．すなわち，記憶や計算力といった知的側面(流動性知能)は，25歳くらいをピークに加齢とともに減少していくが，経験に基づく文化的知識や特定の状況で発揮される知恵や熟達など(結晶性知能)は，成人期や老年期においても増加，上昇し続けるというものである．このように，成長(獲得)と衰退(喪失)を対立するものとして，発達的変化のなかで，どちらか一方のみが起こると捉えるのではなく，両者が相伴って生じるものとして捉える立場がある[2,3]．

【発達段階とライフサイクル】 生涯発達に関する理論として，各発達段階における発達的特徴や発達課題を明らかにしていくことによって生涯発達の有様を記述しようとする立場がある．

こうした理論の代表が Erikson, E.H. の発達理論である[4]。Erikson は，人の一生を8つの発達段階に分ける。そして，各発達段階にはその時期に獲得すべき健康な人格の構成要素があり，それを獲得できるかどうかについて，心理社会的危機を体験する。心理社会的危機の例をあげれば，次のようなものである。乳児期においては「基本的信頼 対 基本的不信」という心理社会的危機に直面する。すなわち，主に母子関係のなかで，人は基本的に信頼するに足るという感覚を得ることである。そのほか，青年期には，同一性に関する危機を経験するし，老年期には「統合 対 絶望，嫌悪」という危機に直面する。また，Erikson は，これらの発達段階を生きる人の一生をライフサイクルとよんだ。生涯発達全体を周期として捉えようとするものである。このとき，個人のライフサイクルのなかには，次の世代のライフサイクルを産み出す過程（出産，子育て）を内包している。

【生涯発達における小児期の意義】 生涯発達の視点からは，どの発達段階も重要であるが，Freud, S. の精神分析理論でも重視された乳幼児期の体験は，生涯発達においても重要である。たとえば，この時期に，Erikson の健康な人格の構成要素である基本的信頼を獲得すること，そして Bowlby, J. のいう健全な内的ワーキングモデル（他者に関する一般的イメージ）を形成することが，後の社会性の発達に多大な影響を及ぼすことは明白である。また，青年期までに獲得する多くの知的内容や社会性，個性が，その後の一生に大きな影響を与えることを思えば，この時期の学習や発達はまことに重要である。一生のなかでの学び直しの機会は常にあるとはいうものの，学習・成長に最適な時期があることも事実であろう。乳幼児期から青年期が生涯にわたる発達の基礎を築く時期として重要であるゆえんである。

〈関連語〉 発達，発達的危機，発達理論
［古川雅文］

●文献 1) 小嶋秀夫：生涯発達心理学の成立と現状．武藤隆，他・編，生涯発達心理学とは何か；理論と方法，金子書房，1995, pp.11-35. 2) Baltes, P.B.（鈴木忠・訳）：生涯発達心理学を構成する理論的諸観点．東洋，他・編監訳，認知・知能・知恵（生涯発達の心理学 1），新曜社，1993, pp.173-204. 3) やまだようこ：生涯発達をとらえるモデル．前掲書 1), pp.57-92. 4) Erikson, E.H.（小此木啓吾・訳編）：自我同一性；アイデンティティとライフサイクル．誠信書房，1982.

消化管穿孔

【定義】 言葉の本来の定義からいえば，消化管穿孔とは潰瘍，外傷，癌，炎症など原因のいかんを問わず，消化管に穿孔を起こした状態すべてをさすわけであるが，小児領域では通常，消化管穿孔とは新生児期の消化管の穿孔をさすことが多い。ここではこれに従い，「新生児消化管穿孔」について述べる。

【発生・病態】 新生児期に消化管の穿孔を起こす病態は必ずしも多くない。とくにある程度の症例数をもつ病態は限られている。胃穿孔（胃破裂），新生児壊死性腸炎（necrotizing enterocolitis；NEC），新生児限局性腸管穿孔（localized intestinal perforation；LIP，spontaneous intestinal perforation；SIP），その他の消化管の通過障害を原因とする穿孔，が重要なカテゴリーである。穿孔の原因となる通過障害としては，鎖肛，ヒルシュスプルング病，胎便関連病変，腸閉鎖をあげることができる。胃穿孔のなかでも特徴的な胃破裂は，胃の大彎近くの胃壁が大きく裂ける疾患で，筋層の断裂が最初に起こると考えられている。原因は不明であるが，胃壁の血行障害と内圧の上昇が関係していると考えられる。NEC，LIP はいずれも低出生体重児に特徴的にみられる疾患である。NEC では小腸，主に回腸が広範に壊死に陥り，穿孔が多発する。一方 LIP では回腸末端近くに，単発の小さな穿孔が起こる。いずれも腸管の血行障害が発生に関係していると考えられるが，なぜこのように違った病態を示すのかは不明である。NEC では LIP よりも全身状態が悪化し，治療成績も不良である。

【症状・診断】 消化管穿孔の最初の症状は，腹部膨満である。穿孔がいずれの部位であっても，腹腔内にガスと腸液が流出するために，腹部膨満が出現する。腹部膨満は，穿孔部位が口側であればあるほど著明である。すなわち胃穿孔でもっとも著明となる。穿孔により腹壁にまで炎症が及べば，腹壁の発赤・浮腫が出現する。LIP においては，低出生体重児が多く，腹壁が薄いために，腹壁を通して暗緑色の胎便を透見でき

ることがある。腹膜炎が進行すると，腹腔内に大量の腹水が貯留するため，循環血液量が減少し，ショックに陥る。同時に細菌，炎症性サイトカインが血液中に流入し，敗血症性ショックの要因も加わるため，さらに患児の状態は悪化し，腹部膨満と相まって呼吸障害が出現し，患児はあえぎ呼吸をするようになる。消化管穿孔の診断は，腹部単純X線撮影による腹腔内遊離ガス像(free air)，もしくは腹腔穿刺による腸内容液の確認によって確定する。通常の正面臥位の撮影では，free airの確認が難しい場合もある。その場合には，立位，cross table, decubitasの撮影法により確認が可能となる。NECでは腸管壁内ガス像(pneumatosis intestinalis)，門脈内ガス像という特徴的なX線所見によって診断されることがある。しかし，これは穿孔がなくても現れる所見であり，それだけで手術適応があるわけではない。

【治療】 消化管穿孔の治療の基本は，穿孔部位の縫合閉鎖，もしくは切除・端々吻合，腹腔内の洗浄，誘導である。しかし，同時に存在するショックに対する治療が治療成績を決定するといっても過言ではない。症例によっては，すぐに手術を行うよりも，とりあえず腹腔へのドレーンの挿入だけを行い，大量輸液，人工呼吸管理，カテコラミン投与，交換輸血，持続血液浄化法などを続行して，患児の状態の改善を待ってから手術を行うほうが望ましい場合もある。NECで穿孔を伴わない症例に対しては，こうした全身管理を行って患児の回復を待つが，全身状態の改善が認められなければ，穿孔がなくても，開腹して壊死腸管の切除にふみきる必要がある。LIPでは，腹腔へのドレーンの挿入だけで，穿孔が自然に閉鎖したという報告もあり，開腹手術は必要でないという考えもある。しかし早期の経腸栄養の開始のためには，積極的な開腹，穿孔部切除・端々吻合を行うべきであろう。

[橋都浩平]

小手術

【定義】 小手術は，外来手術の適応となりうる手術の規模で，アメリカ麻酔学会(American Society of Anesthesiologists；ASA)のクラス分類1～2の患者を対象に，1時間以内に手術が終了し出血量が少なく，手術後は自宅で患者や家族が管理やケアが可能である手術である[1]。

【適応・動向】 小児に関する小手術は数多く存在するが，その主な原因となる疾患を表40にまとめた。また近年，患者の負担を少なくすることから拡大している鏡視下手術は小手術に分類される。最近の各診療科における小手術は，クリニカル・パスの作成に取り組みながら，外来手術や日帰り手術などの外来ケアを基盤にして実施される傾向が進んでいる。小手術は主に局所麻酔下で行われることが多い。局所麻酔の利点は意識の保持，咽喉頭反射の保持，心肺機能など全身に及ぼす影響が少ない，合併症の種類が少なく術後の鎮痛管理が容易，などがあげられる。しかし，患者の理解や協力がなくては，局所麻酔だけでは実施できない[2]。小児の場合は鎮静あるいは全身麻酔を施し，恐怖心や不安感，反射や体動を抑制した後に，鎮痛のため局所麻酔を施して，手術が行われることが多い。

【局所麻酔薬と副作用】 局所麻酔薬で主に用いられるものを表41に示した。リドカインはもっとも一般的に使用される。この薬の利点は表面麻酔が可能であり，小児の場合は穿刺など痛みを伴う検査や処置に，リドカインテープ(ペインレステープ)が多く用いられている。防腐薬のメ

表40 小児の小手術の主な原因疾患

頭部・顔・口腔	頸部・肩・胸部	腹部・腰部	四肢・皮膚
顔面・頭部外傷	頸部リンパ節腫脹	痔瘻・痔核	アキレス腱損傷
口腔・舌外傷	頸部腫瘤	腸重積	下肢潰瘍
唾石症	鎖骨骨折	臍ヘルニア	肘関節周辺骨折
鼻外傷・鼻骨骨折	外傷性肩関節脱臼	鼠径ヘルニア	手指の腱損傷
眼窩骨折	胸壁外傷	肥厚性幽門狭窄症	指骨骨折
眼瞼腫脹	肋骨・胸骨骨折	包茎	皮下・爪下血腫
外耳瘻	気胸・血胸	陰嚢水腫	ガングリオン・いぼ
外耳道・鼓膜外傷	乳腺腫瘤	停留精巣	爪囲炎・嵌入爪
下顎骨折	頸部表層の外傷	尿路外傷	ケロイド・瘢痕

チルパラベンが含まれている場合は，アレルギー反応を引き起こす恐れがあるので注意する。メピバカインはリドカインと薬理作用が類似しているが，持続時間がやや長く，防腐剤は添加されていない。ブピバカインは作用出現がやや遅く，知覚神経が遮断されやすいため長時間作用型の局所麻酔薬であり，術後疼痛の緩和に有用で，即効型のリドカインなどと併用される傾向がある。ロピバカインはブピバカインより効力が弱く作用時間も短いが，心毒性が少ないという利点がある。これらの局所麻酔薬の血中濃度が上昇すると，中枢神経系の刺激症状（舌のしびれ，めまい，耳鳴，頭重感，興奮，多弁，嘔気，振戦，痙攣）と，抑制症状（意識障害，呼吸停止，循環抑制）などが出現する。

【小手術後のケア】 手術中に使用された局所麻酔薬の種類と量を把握し，鎮痛の状況や他の作用，注意事項の出現をモニタリングしていく必要がある。小児の小手術後における疼痛コントロールでは，使用された局所麻酔薬の作用持続時間や効力を理解し，痛みの経過を予測しながら，痛みが強化したり再度出現したりしないように疼痛緩和を施すことがとくに重要である。また，局所麻酔薬の使用に伴う中枢神経の刺激症状や抑制症状の出現に注意する必要があり，患児や家族が早期に発見したり，速やかな対処が行えるように支援する。帰宅後の鎮痛緩和や創部のセルフケア向上のために，鎮痛坐薬の使用法や創部ケアの実施方法，日常生活上の注意事項など，子どもと家族への教育活動が重要である。

〈関連語〉 外来手術，日帰り手術 ［小野智美］

●文献 1) 吉村望, 他：外来手術の麻酔. 標準麻酔科学, 医学書院, 1998, pp.277-278. 2) 信太賢治, 他：小手術時の麻酔. 救急医学, 28(13)：1383-1390, 2004.

小食 ⇒食欲不振

情緒の発達

【定義】 情緒とは，刺激によって引き起こされる，喜び，悲しみ，驚き，恐れなどに代表される，急激な心理的・身体的変化のことである。情緒と類似した用語として感情があるが，一般的に感情のほうが情緒よりも広義の概念とみなされている。

【基本的情緒】 主観的経験，神経生理学的反応，表出行動が，ある固有のパターンと結び付いた情緒の基本単位である基本的情緒として，Izard, C.E. は興味，喜び，驚き，苦痛，怒り，嫌悪，軽蔑，恥，恐れの9個をあげている。基本的情緒は遺伝的なプログラムに従って発生するが，社会化と個性化を通して，さらにそれが組み合わさって，不安や愛情，抑うつ，敵意などのより複雑な情緒が生み出される。

表41 主な局所麻酔薬

	一般名	リドカイン	メピバカイン	ブピバカイン	ロピバカイン
	商品名	キシロカイン	カルボカイン	マーカイン	アナペイン
	効 力	2	2	10	
	毒 性	1	1	6	
使用濃度	表面麻酔	2〜8%			
	浸潤麻酔	0.5〜1%	0.5〜1%	0.125〜0.25%	
	伝達麻酔	1〜2%	1〜2%	0.25〜0.5%	0.75%
	硬膜外麻酔	1〜2%	1〜2%	0.25〜0.5%	0.75〜1%
	脊髄麻酔	2〜3%	2〜4%	0.25〜0.5%	
	作用発現	速い	速い	遅い	遅い
	持続時間	中等度	中等度	長い	長い
	浸透性	最良	良	中等度	中等度
	他の作用	抗不整脈 血管拡張作用	血管収縮作用	知覚神経遮断	知覚神経遮断
	注意事項	アレルギー反応		心毒性	

(出典 信太賢治, 他：小手術時の麻酔. 救急医学, 28(13)：1383, 2004. 一部改変)

【情緒の分化と発達】 Bridges, K.M.B. は施設の子どもを出生直後から2年間にわたって観察した結果，出生時の子どもの情緒は漠然とした興奮状態であるが，生後3週頃に興奮のほかに不快が，3カ月頃に快が分化してくるとした。その後5～7カ月頃になると不快は，怒りと嫌悪，さらに恐れに細分化する。快からは少し遅れて7カ月頃から得意，大人に対する愛情，他の子どもに対する愛情，喜びなどが分化していき，ほぼ2歳になる頃までに，いわゆる基本的な情緒の分化が行われることを解明した（図35）。また，出生直後の新生児が，喜び，好奇，悲しみ，驚き，恐れなどの情緒的表出のレパートリーをもち，実験者の示す微笑み，悲しみ，驚きの表情を弁別する能力のあること，実験者のこれらの表情に対して模倣的に反応することができることが報告されている。情緒の発達を規定する要因として，成熟と経験があり，これらが互いに複雑に絡み合っている。Bridgesの情緒の分化は成熟要因について述べているが，経験的要因には次の3種類がある。①適切な刺激がなければ情緒発達は阻害される。②情緒を引き起こす刺激は条件付けによって拡大される。③過保護の場合は子どもの情緒の発達は遅れ，依存性が強く未成熟の状態をもたらす。また一貫性の乏しい場合は情緒不安定になる[1]。　　［飯村直子］

●文献　1）内山喜久雄・監：言語障害事典，岩崎学術出版社，1979，p.203．　2）黒田実郎・監：乳幼児発達事典，岩崎学術出版社，1985，pp.228-229．　3）桂広介，他・監：情緒・欲求・動機（児童心理学講座6），金子書房，1969，pp.3-9．

小頭症

頭の小さい状態として，①脳そのものの発育が障害されて脳が小さい状態と，②頭蓋骨の発育に一次的な問題があって頭が大きくならない状態（狭頭症）とがある。「小頭症」は①の状態だけを称するのが一般的だが，②も含めて，小頭症ということもある。

【小頭症（microcephaly）】　脳そのものの発育が障害されて脳容積が小さくなった状態であ

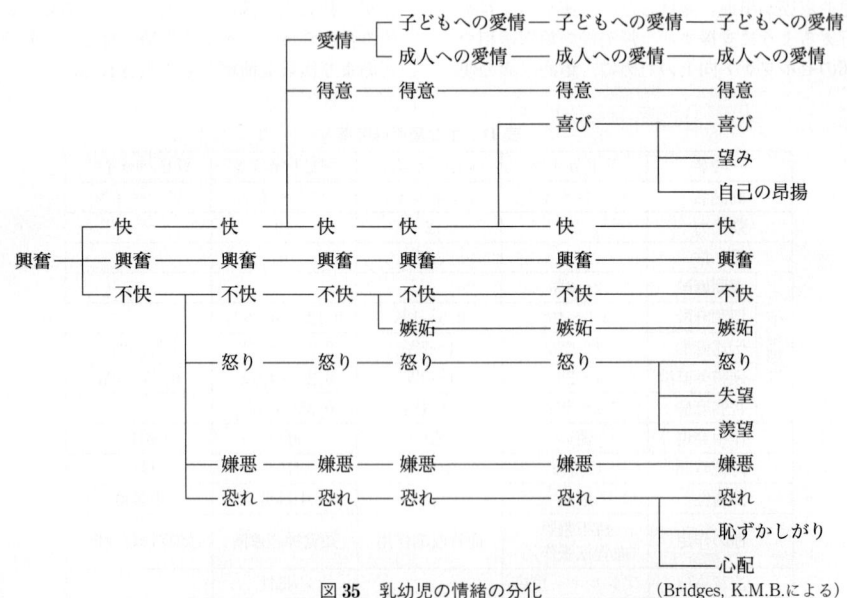

図35　乳幼児の情緒の分化　　　　（Bridges, K.M.B.による）
（出典　鈴木義之：神経・運動・心理の発達，小林登，他・監，NIM小児科学，第2版，医学書院，1987，p.82）

り，知的発達の障害も伴う。原因によりその他の合併症を伴う。遺伝性小頭症で知的発達の障害のみを伴う場合がある。多くの染色体異常(3番，4番，5番，11番，13番，18番など)に小頭症が伴う。セッケル症候群，ルビンシュタイン-テイビ症候群その他の多くの先天奇形症候群にも小頭症が伴い，これらの一部は遺伝子異常が確認されている。先天性代謝異常も小頭症の原因となる(フェニルケトン尿症など)。滑脳症は胎児期の脳形成異常による脳回の形成が障害され大脳表面が平滑にみえる状態をいうが，この場合も小頭症となる。胎児期の環境要因による小頭症の原因として，放射線被曝(原爆小頭症が代表的)，胎内感染(風疹，サイトメガロウイルス，トキソプラズマなど)，母親のアルコール摂取(胎児性アルコール症候群)，薬剤の摂取も，小頭症の原因となりうる。周産期～乳児期において脳のダメージをきたす疾患，すなわち，低酸素性虚血性脳症，頭蓋内出血，脳炎・脳症，頭部外傷なども，結果として小頭症を生ずる場合がある。これらの場合は，知的障害に運動機能障害すなわち脳性麻痺も伴う。

【狭頭症(頭蓋骨縫合早期癒合症)】 頭蓋骨には前後左右に縫合線があり，この縫合の部分で骨が発育し頭蓋骨の容積が大きくなっていく。この縫合部分が早期に癒合して骨化してしまい，その結果として頭蓋骨の発育が障害されるのが頭蓋骨縫合早期癒合症(craniosynostosis)であり，狭頭症ともいう。縫合線が癒合すると，その線に対し直角の方向への頭蓋の成長が制限され，頭囲が小さいだけでなく変形が生ずる。どの縫合線が早期癒合するかによって，特有の変形が生ずる。前中央の前頭部縫合の癒合により三角頭蓋，冠状縫合や後の人字縫合の両側の癒合により頭が前後に短い短頭症，中央の矢状縫合の癒合により左右がせまく前後に長い舟状頭，冠状縫合と矢状縫合の癒合により尖頭症が生ずる。一側の冠状縫合あるいは人字縫合の癒合によっては斜めに変形した斜頭となり，冠状縫合，矢状縫合，人字縫合が共に癒合すると，クローバー型頭蓋となる。この頭蓋骨縫合早期癒合症だけがある場合と，顔面や手指または他の臓器に奇形を伴う先天性奇形症候群にこれが合併する場合とがある。後者の代表的なものとして，アペールト症候群，クルーゾン病などがある。くる病，甲状腺機能亢進，ハーラー病などの内分泌代謝異常から，二次性に頭蓋骨縫合早期癒合症が生じることもあり，また，鎌状赤血球症などの血液疾患にこれが伴うこともある。頭蓋骨縫合早期癒合症により脳圧亢進症状を認める場合には，早期の脳外科的手術が必要となる。脳の発育・発達，知的発達の障害をきたすと判断される場合にも，手術が検討される。

〈関連語〉 知的発達，染色体異常，先天性代謝異常，脳性麻痺，運動障害　　　　[北住映二]

●文献　1) 下地武義，他：頭蓋骨縫合早期癒合症．小児内科, 33(増刊号)：647-649, 2001.

小児科病棟

【病棟と看護単位】 病棟とは，治療・看護を受ける必要のある患者が入院生活を送る場である。病棟は病室(多床室，個室)，便所，洗面所，浴室，面会室など患者の生活環境を保障する設備や，看護記録室(スタッフステーション)，処置室，リネン室や，カンファレンスルーム，スタッフの休憩室などからなる。看護単位とは，特定の看護要員とその責任者が，特定のユニットにおいて看護の機能を果たすための構成単位をいう。病棟という言葉は物理的な１区画を表すが，現実には１病棟が１看護単位として１つの集団となることが多いので，病棟と看護単位は同義に使われることが少なくなく，また事実同義に使われても差し支えないことが多い。たとえば１看護単位の責任者は看護師長である。看護単位は，診療科別，看護の特性，年齢，性別，その他特殊性などによって編成される。診療を主としたものに外科系，内科系，小児科などがある。看護を主としたものに患者の看護度によって単位を組む PPC(progressive patient care, 段階別患者看護)システムがある。年齢別の点では小児病棟，老人病棟がある。規模の大きい施設，たとえば結核療養所などは性別に単位を組む。特殊性によるものに ICU, CCU, 伝染病棟，人工腎臓病棟などがある。

【小児科病棟】 小児科病棟は，小児の内科的な病気を専門に扱う医学の分野の患者が入院する病棟をいい，小児内科病棟をさす。小児科病棟の歴史的背景を旧国立病院の国立東京第一病院(現国立国際医療センター)でたどってみる。国立東京第一病院は1929(昭和4)年10月，陸軍第一衛成病院として創設され，1945(昭和20)年12

月厚生省に移管され，国立東京第一病院として発足した．発足時に外来診療を整備し，小児科，産婦人科が設置された．1946（昭和21）年4月，国立東京第一病院に別棟で小児科病棟が開設された．対象年齢は2〜6歳で，入院患者は栄養障害・喘息・食欲不振・嘔吐症や幼児結核後療養等であった．入院対象年齢が幼児期であり，幼児の心身の発達を考慮しつつ適切な治療を行い，入院児の日常生活は日課表により規則正しかった．職員も医師や看護師のほかに保母が勤務していた．小児科病棟開設以前は，母親などの付き添いで成人と同じ病棟に入院していて，小児看護はほとんど求められなかった．1951（昭和26）年に小児科病棟は本館へ移転し，各科に入院していた小児がすべて1つの病棟に集約された．病院に入院している子どもをまとめ，小児の成長発達を促す保育と生活環境を重視したことで小児科病棟から小児病棟の成立へと移行し，小児看護がはっきり形づけられた．小児病棟は診療科病棟から看護単位病棟となった．

〈関連語〉　小児病棟，小児集中治療室（PICU），混合病棟　　　　　　　　　　　　　［江口八千代］

●文献　1）駒松仁子，他：わが国の小児看護の変遷；国立東京第一病院および国立小児病院を中心に．国立看護大学校研究紀要，1(1)：41-49, 2002.

小児看護専門看護師

【定義】　専門看護師（Certified Nurse Specialist）とは，日本看護協会専門看護師認定審査に合格し，ある特定の分野において卓越した看護実践能力を有することが認められた者をいう[1]．2006年8月現在，分野特定された専門看護分野は9分野（がん看護，精神看護，地域看護，老人看護，小児看護，母性看護，成人看護〈慢性〉，クリティカルケア看護，感染看護）である．これらの分野での専門看護師総数は139人であり，そのなかで，小児看護専門看護師（Certified Nurse Specialist in Child Health Nursing）は16人である．

【専門看護師の役割】　専門看護師の役割は「実践・コンサルテーション・コーディネーション・倫理調整・教育・研究」の6つであり，『専門看護師規則』[1]のなかで以下のように規定されている．①専門看護分野において，個人，家族および集団に対して卓越した看護を実践する（実践）．②専門看護分野において，看護者を含むケア提供者に対してコンサルテーションを行う（コンサルテーション）．③専門看護分野において，必要なケアが円滑に行われるために，保健医療福祉に携わる人々の間のコンサルテーションを行う．④専門看護分野において，個人，家族および集団の権利を守るため，倫理的な問題や葛藤の解決をはかる（倫理調整）．⑤専門看護分野において，看護者に対してケア向上させるため教育的機能を果たす（教育）．⑥専門看護分野において，専門知識および技術ならびに開発をはかるために実践の場における研究活動を行う（研究）．

【日本看護系大学協議会と日本看護協会との連携】　専門看護師の受験資格には，教育背景として「看護系大学大学院修士課程修了者で，日本看護系大学協議会専門看護師教育課程基準の所定の単位を取得した者．なお，看護系大学大学院修士課程修了者で日本看護系大学協議会専門看護師教育課程基準の所定の単位に満たない者は，必要単位をさらに取得するものとする」[2]ことが定められている．そのため，本制度は日本看護系大学協議会と日本看護協会の連携のもとで運営されている．日本看護系大学協議会では，専門看護分野の教育課程の特定，専門看護分野の教育課程の認定など[3]に関することを行っている．また，日本看護協会は，専門看護分野の特定，専門看護師の認定審査および更新審査など[2]に関することを担っている．

【小児看護専門看護師】　小児看護専門看護師の教育課程は1998（平成10）年に日本看護系大学協議会にて認定された．日本看護協会で小児看護の分野特定が行われたのは2001（平成13）年である．日本看護系大学協議会が提示している小児看護専門看護師の教育目標および履修単位[4]は，以下のとおりである．①教育目標：a. 子どもの成長・発達，健康状態を専門的方法を用い独自に判断できる．b. 子どもやその家族の生活状況，セルフケア能力を判断できる．c. 子どもやその家族の必要としている看護を高度な技術を用いて実践できる．d. 小児看護領域における援助および方略などを開発できる．e. 他領域との調整をはかり，ケアを推進することができる．f. この領域において倫理的判断能力を発揮し，相談にのることができる．g. 小児看護の発展を考え，研究成果を活用する．②履修単

位：履修単位数は26単位以上であり,そのうち実習は6単位以上あることが必要である。とくに,小児看護専攻教育課程の実習としては,以下の内容が必要とされている。各専攻分野専門科目の領域の特殊性をふまえて,看護の難しい患児/親/家族のケアを実践し,事例の分析,コンサルテーション,倫理調整などを含め,高度な実践技術を修得する。実習時間は,6単位にこだわらず,修得しうる時間をかけることが必要となる。

〈関連語〉 認定看護師　　　　　　　［加藤令子］

●文献　1）日本看護協会：日本看護協会専門看護師規則及び細則, 2005, p.1.　2）前掲書1）, p.3.　3）日本看護系大学協議会：平成17年度版専門看護師教育課程基準　専門看護師教育課程審査要項, 2005, p.1.　4）前掲書3）, p.45.

小児救命・救急

【概念】　小児救急医療は,少子化時代となり,現代社会におけるその必要性・充実性は増すばかりといえる。実際に,女性の社会進出・共働きの増加,核家族化,家庭・育児の孤立化,マスメディアの発達による重篤な稀少症例の報告など,育児不安・急病事故不安はきわめて強くなり,「いつでも,どこでも,24時間,完結できる,質の高い小児救急医療」の提供が求められるようになった。このような背景に対して,長い間,軽症が多いことから,小児救急医療は医師であれば誰でも診療できるという風潮が,医療側にも社会・家族にも存在していたと思われるが,医療側より先に社会・家族が専門医性を強く求め,小児専門医による24時間診療体制が望まれるようになり,社会問題化してきている。社会・家族のニードと,有熱性痙攣に紛れている急性脳症や細菌性髄膜炎の存在,非典型的な症状の川崎病など,あるいは全身に影響をきたしやすい事故外傷などの小児危急疾患の特徴から,小児救急医療は1カ所で軽症から重症まで対応できる施設,一次〜三次医療一体化施設での提供体制が理想である。しかし,地方や過疎地ではこのような提供体制は難しいことから,IT機器を用いた小児救急医療遠隔支援体制やヘリコプターなどによる搬送体制などの充実をはかり,常に小児救命・救急医療施設と密着した連携体制を構築する必要がある。そして,全国の子ども達が,満足できる小児救急医療を安心して受けられるようにすべきである。

【特徴】　小児救急医療は軽症が多い,時間外診療の延長である,などの評価が医療側にあるのは事実である。しかし,小児の特徴は低年齢ほど,その症状が非典型的であり,重症化の予知が困難であり,かつ病勢の進行が速く重篤化しやすい。年齢以上に発育発達に個人差があり,危急疾患の種類と程度に大きな幅がある。以上のような特殊性からも軽症のうちに受診しておくことが望まれるのは医療側にも受療側にもいえることである。このような観点から,小児救急医療の本質に,多くの軽症患児のなかから,わずかに含まれる重症者を見逃さないことがもっとも求められるという特徴がある。また成人と異なり,基礎疾患(糖尿病,高血圧症など)を有していないために,急病・事故外傷の治療に純粋に専念できる特徴がある。しかし,その重症度の評価は困難であり,医療への協力も得られにくいために,実際の小児救急医療は特殊な分野と考えられる。また,自己主張のできない小児では,周囲の保護者に代表される大人達が子どもの病状を代弁するために,保護者らの性格や不安に,受療行動が影響を受けやすいという特徴もあり,診療者にとって,純医学的ではない社会医学的な一面の配慮が求められることも小児救急医療の特徴である。

【目的】　小児救命・救急医療は,将来の社会を構成するであろう,未来ある子ども達の健全育成の支援という,大きな役割・責務を担っている。いかに子ども達が心身共に健全な育ちをするか,そのために養育者・保護者は何を子ども達にしてあげられるか,を常に考えての医療提供が行われなければならない。子どもの健全育成のみならず,保護者の育児支援も小児救急医療の目的のひとつである。

【理想の小児救命・救急医療提供】　成人救命・救急医療と異なり,軽症者の多い小児救急医療の煩雑さから,小児救急医療を敬遠する医療者も少なくない。しかし,小児救急医療を提供する関係職種の全員が,もう一歩先の観点に立って,いかに子ども達の苦しみを短時間にしてあげられるか,すなわち,いかに軽症ですましてあげられるかが,小児救急医療の社会に対する大きな役割であると考えるべきであろう。そうすることにより,重症者の見逃しも減るし,軽

症者の多さにネガティブな思いを抱く診察医・小児科医，あるいは看護師も減るであろう。このようなフィロソフィーを小児救急医療関係者がもつことこそ理想の小児救急医療提供の第一歩と考える。さらに，小児救急医療の質の向上を目指す必要があるが，そのひとつに医師・看護師を中心としたチーム医療看護が不可欠であり，そこには協働で参加する患児家族が必要で，いかに医療者が，患児家族に共感・傾聴することができるかが質の向上に重要となる。
〈関連語〉 救急蘇生法，急性腹症，溺死／溺水，突然死，熱傷，小児集中治療室(PICU)
[市川光太郎]

小児在宅医療

【概要】 在宅医療とは，患者(児)の生活の場である居宅(自宅)において医療を行うことである。在宅医療のなかには，訪問診療，訪問看護，訪問リハビリテーション，訪問歯科診療なども含まれる。在宅医療は少子高齢化や疾病構造の変化，医療技術の進歩などを背景として，1992(平成4)年の医療法改正で，それまで医療行為を行う場を医療機関としていたものから，「患者の居宅」を法的に規定したことにより，在宅医療の推進がはかられるようになった。在宅療養を行うための診療報酬制度の整備は，1981(昭和56)年に在宅自己注射指導管理料が新設，1986(昭和61)年頃から寝たきり老人のための訪問診療料や指導管理料が設置され，1992年には老人を対象とした訪問看護ステーションも開設された。1994(平成6)年の健康保険法改正において在宅医療が療養の給付として法律上に位置づけられ，訪問看護の対象年齢も取り払われた。以後，福祉サービスも含めたさまざまな施策のなかで在宅医療は進められてきている。

【小児在宅医療(pediatric home care)の発展】 小児の在宅医療は，疾病構造の変化や医療技術の進歩(医療機器の小型化，簡便化，安全性の向上)のみならず，疾病をもつ子どもにとっての家庭や学校そのものの意義を見直すことが，発展の原動力になってきた。とくに医療処置を常時必要とする子どもにとっては，本来の生活の場である家庭で家族とともに過ごし，社会に参加していくことが子どもやその家族のQOLを高めるという意識が，医療関係者にも浸透し始めている。小児医療のなかに初めて在宅ケアの推進が明示されたのは，1992年の厚生省(現厚生労働省)の「これからの母子医療に関する検討会」での報告による。1993(平成5)年には第96回日本小児科学会シンポジウムにおいて，「慢性疾患児の在宅治療と社会生活」というテーマで，学校や社会生活上の問題について論議されている。診療報酬制度では，在宅自己注射指導管理料が新設後，在宅腹膜灌流，在宅酸素，在宅中心静脈栄養，在宅自己導尿や経管栄養などの指導管理料，1990(平成2)年には在宅人工呼吸指導管理料が加算され，さらに小児の訪問看護が行われるようになり，高度な医療処置を必要とする子ども達の在宅医療が進められてきた。2004(平成16)年には「盲・聾・養護学校におけるたんの吸引等の取扱いについて」の文部科学省通知が出され，3つの限定的行為(痰の吸引，経管栄養，導尿)ではあるが，教員の学校での医療的ケアが認められた。

【現状と課題】 小児の在宅医療はまだ始まったばかりであり，子どもやその家族が在宅で適切な医療を実施していくには，解決しなければならない多くの課題もある。医療機関においては，在宅支援のための専門部署や人員の配置(退院調整のための看護)，地域との窓口や連携体制の不十分さなどがあげられている。また地域にあっては，支援体制の整備(地域の診療所や訪問看護ステーションの充実，緊急対応システム，福祉・教育サービスの推進)，小児の在宅医療にかかわる専門家の養成，遠隔医療などの技術開発などが課題となっている。在宅医療は今後とも推し進められる方向にあるが，子どもや家族にとっての最適な環境を整えたうえでの在宅医療でありたい。
〈関連語〉 在宅酸素療法
[及川郁子]

小児自閉症

【定義】 小児自閉症(childhood autism)は，ICD-10によれば3歳以前に現れる発達の異常および障害である。そしてそれは，①相互的社会的関係，②コミュニケーション，③限局した反復的な行動の3領域すべてにみられる特徴的機能の異常によって定義される広汎性発達障害(pervasive developmental disorder)である。

【症状】 具体的症状としては，①の対人相互社会関係面では幼児期において物を別なものとして理解できずにごっこ遊びが発展しないことや他者の感情を理解することが困難であったりする。学齢期には孤立的にふるまい相手の感情や都合にはおかまいなしに自分のことだけについて話し続けたり，交流がうまくいかないとパニックを起こすことが多い。②のコミュニケーションの障害においては始語が遅く言葉に至らない発声の段階の時期が長く，言語発達の著しい遅れが目立つ場合が多い。学童期に入っても幼児期の症状が継続するが，軽中程度の発達遅滞のレベルであれば質問に対しての受け応えはある程度可能になる。③の限局の意味は常同行動，こだわりを意味し，感覚運動性の遊びや特定の感覚への固執がみられることをいう。通学する道路を変更するとパニック状態になったり，スーパーマーケットでは毎回同じものを購入しないと気がすまないといったようなことである。その他の症状として，視覚，聴覚，触覚，味覚などに特有な過敏反応を起こす場合が多く，自傷行為を示したり多動だったり，衝動性や攻撃性を突然発する場合もある。また，自閉症の20〜25%にてんかんを合併するといわれている。

【原因・疫学】 現在では先天性の脳機能障害によるとされており，多くの遺伝的要因が関与していると考えられている。日本では1,000人に1〜2人の割合で生じているが，どこまで自閉症の範囲とするかで発生率は大きく違ってくる。また，男性に多い。日本自閉症協会によると現在，全国に推定36万人，知的障害を伴わない高機能自閉症などを含めると120万人といわれている。

【治療】 治療としては基本的には対症療法で，抗精神病薬の薬物療法や，行動療法といった心理療法がある。

【療育】 大切なのは早期発見・早期療育である。それは最近リハビリテーションや教育場面で活用されているICF(International Classification of Functioning, Disability and Health, 国際生活機能分類)の考え方に基づいたアプローチが有効である。すなわち個人因子，環境因子の評価および分析から適応(社会参加)をめざす療育プログラムである。そのなかには「こころの理論」「認知行動療法」「感覚統合訓練」や，コミュニケーション発達支援のひとつとして最近注目を浴びてきたSchopler, E.が提唱したTEACCH(Treatment and Education of Autistic and related Communication handicapped Children)などがある。いずれにしても小児自閉症の療育でもっとも重要なことはコミュニケーション領域を核とする一貫したかかわり方である。つまり，家族を含む周囲の大人達の密接な連携である。

【高機能自閉症】 対人関係やコミュニケーションのみの障害で，知的障害や言語障害はない。

〈関連語〉 感覚統合療法，てんかん，言語障害，言語発達遅延，コミュニケーション ［浅倉次男］

●文献 1) WHO・編(融道男, 他・監訳)：ICD-10 精神および行動の障害；臨床記述と診断ガイドライン，医学書院，1993． 2) 齋藤万比古, 他：自閉症とアスペルガー障害．小児看護，27(9)：1155-1161, 2004．

小児集中治療室(PICU)

小児集中治療室(pediatric intensive care unit；PICU)は，15歳以下の呼吸循環管理の必要な院内すべての重症小児患者を対象として治療を行う病棟である。外科系，内科系の患者を問わず，ここでは局所の治療よりもむしろ全身管理が必要な患者が対象となる。また，急性の症状で強力かつ集中的な治療看護により回復の見込みのある患者を収容するところで，慢性の疾患で症状が徐々に進行し，余命いくばくもない患者を入れるところではない。主としてPICUの専属医が全身管理を行い，必要に応じて各臓器別・系統別の専門家が診察を行う体制をとる。欧米では1970年代から，PICUで小児集中治療専属医によって診療が行われることにより小児重症患者の生存率が改善することが示されて，以後急速にPICUが普及した。日本では，三次救急が必要となる患者数は年間約5,000人であり，これに術後呼吸循環管理を要する患者を加えるとかなりの数になると推測される。アメリカ，オーストラリアによる試算では，15歳以下の小児人口2〜6万人に1床のPICUベッド数が必要とされている。この計算に当てはめると，日本では500〜700のベッド数が必要となる。2003(平成15)年に日本集中治療医学会の桜井らが行った全国103の大学病院小

児科と小児病院へのアンケート結果(回収100/103)[1]によると，PICUのある病院は16施設，ベッド数は全国で97床であった．これは回答施設の小児総ベッド数の1.2%に過ぎず，欧米の約10%に比べて明らかに少ない数である．また，非術後の急性期小児挿管患者および術後の急性期小児挿管患者の管理場所は，成人のICU，小児病棟，各科の病棟などであった．さらに，PICUの専属医が採用されているのは12施設で，そのうち半数の施設は専属医が1名であった．わが国の1～4歳の死亡率が先進国の平均よりも高いことから，欧米のPICUには20年以上遅れをとっているといわれるゆえんである．今後，PICUができる可能性について「ある」と回答した者は18%であった．今後のPICUについては，小児救急医療体制整備を含めて計画を立案することが必要である．たとえば，小児において一次救急か三次救急かの区別は小児の特徴といえる病状の進行が速かったり，小児が症状を適切に訴えられなかったり等の理由で判断することが難しいこともある．また，三次救急患者を受け入れても小児専門の集中治療室がなかったりする．小児医療の不採算性や少子化を考慮したうえで小児総合救急体制を整備していくことが急務である．

〈関連語〉 小児病棟，小児科病棟，混合病棟

[江口八千代]

●文献 1)桜井淑男，他：全国アンケート調査からみた主要な小児医療機関の集中治療の現状．日本小児科学会雑誌，109(1)：10-15，2005．

小児専門病院

小児専門病院の定義はないが，一般的には小児を専門として，内科系・外科系などの診断・治療を実施する病院をいう．過去に，身体・心身障害，喘息，結核，腎疾患などの治療を小児専門に実施するために設立された病院がある．また大学などの規模の大きな総合病院における小児の医療では，内科系・外科系の小児の専門医療が実施されてはいるが，小児専門病院とはいわない．1965(昭和40)年に設立された国立小児病院(現国立成育医療センター)が，小児の総合的な医療を専門に実施する「小児専門病院」の第1号である．その後，各都道府県に，小児の専門医療を総合的に実施できる施設，つまり小児専門病院が建設されるようになった．日本小児総合医療施設協議会は，小児の総合医療を実施する施設により設立され，現在27施設[1]が加入，施設の規模および機能により3型に分けられ，よりよい小児医療の実現のため，活動している(事務局：(財)日本児童家庭文化協会内)．おのおのの施設も現在の社会や時代の要求や変化のなかで，見直すべき時期にきているといえる．「国立成育医療センター」は，小児総合医療専門病院から成育医療(小児医療，母性・父性医療および関連・境界領域を包括する医療)という概念に変更し，2002(平成14)年4月にオープンした．

〈関連語〉 日本小児総合医療施設協議会，成育医療，混合病棟，小児病棟，小児科病棟

[山本匡子]

●文献 1)日本小児総合医療施設協議会：「小児総合医療施設」の定義(http://www.crn.or.jp/~Ja-CHRI/info/teigi.html)．

小児の死亡率

死亡率は，ある集団の1年間の死亡数をその年の人口で割り，人口1,000対の数値で表す．死因別死亡率は，人口10万に対する1年間のある死因で死亡した人の数である．これにより死因別の死亡率が比較できる．

【年齢階級別にみた死因順位】 死因構造は年齢によって異なっている．わが国の3大死因は，悪性新生物，心疾患，脳血管疾患であるが，小児の死因構造はこれとは異なった特徴がある．2004(平成16)年の総数における死因順位と小児期における年齢階級別死因順位(5位まで)および死亡数・死亡率を表42に示す．2004年の年齢階級別死因では，乳児(0歳)では先天奇形・変形および染色体異常，周産期に特異的な呼吸障害および心血管障害，乳幼児突然死症候群の順に多く，幼児(1～4歳)では不慮の事故，先天奇形・変形および染色体異常，悪性新生物の順に多い．学童期(5～14歳)では不慮の事故，悪性新生物が多い．また，青少年期(15～19歳)では不慮の事故と自殺などの外因子が多い．年齢別死亡率では，乳児死亡率が高いが，その後死亡率は急速に低下する．5歳以降の学童期は全年齢層を通じてもっとも死亡率の低い年代となる．

【不慮の事故】 不慮の事故は，1～19歳の年齢

階級において死因の第1位を占めている。しかし，不慮の事故の内容は年齢によって異なっている。乳児では吐乳の誤飲や布団などによる窒息が約71％を占め，交通事故，転倒，転落，溺死がこれに続く。1～4歳の幼児期では交通事故が約38％であり，溺死および溺水がこれに続く。5歳以降は交通事故の占める割合が多くなり，5～14歳の学童期では交通事故が約57％であり，溺死がこれに次ぐ。15～19歳の青少年期に至っては交通事故が約80％と増加し，溺死がこれに次ぐ。

〈関連語〉 溺死／溺水，先天異常と先天奇形，染色体異常，吐乳，窒息　　　　［中垣紀子］

●文献　1) 厚生労働省ホームページ：平成16年人口動態統計月報年計(概数)の概況(http://www.go.jp/toukei/saikin/hw/jinkou/geppo/nengai04/sankou2.html).

小児病棟

【病棟と看護単位】 病棟とは，治療・看護を受ける必要のある患者が入院生活を送る場である。病棟は病室(多床室，個室)，便所，洗面所，浴室，面会室など患者の生活環境を保障する設備や，看護記録室(スタッフステーション)，処置室，リネン室や，カンファレンスルーム，スタッフの休憩室などからなる。看護単位とは，特定の看護要員とその責任者が，特定のユニットにおいて看護の機能を果たすための構成単位をいう。病棟という言葉は物理的な1区画を表すが，現実には1病棟が1看護単位として1つの集団となることが多いので，病棟と看護単位は同義に使われることが少なくなく，また事実同義に使われても差し支えないことが多い。たとえば1看護単位の責任者は看護師長である。看護単位は，診療科別，看護の特性，年齢，性

表42　死因順位[*1]・死亡数・死亡率(人口10万対)，性・年齢(5歳階級)別
2004(平成16)年

年齢	第1位			第2位		
	死因	死亡数	死亡率	死因	死亡数	死亡率
総数	悪性新生物	320,315	253.9	心疾患	159,490	126.4
0歳[*2]	先天奇形等	1,184	106.6	呼吸障害等	421	37.9
1～4	不慮の事故	278	6.1	先天奇形等	197	4.3
5～9	不慮の事故	207	3.5	悪性新生物	104	1.8
10～14	不慮の事故	149	2.5	悪性新生物	123	2.0
15～19	不慮の事故	707	10.6	自殺	500	7.5

年齢	第3位			第4位		
	死因	死亡数	死亡率	死因	死亡数	死亡率
総数	脳血管疾患	129,009	102.2	肺炎	95,480	75.7
0歳[*2]	乳幼児突然死症候群	212	19.1	出血性障害等	174	15.7
1～4	悪性新生物	109	2.4	肺炎	73	1.6
5～9	その他の新生物	39	0.7	心疾患／肺炎／先天奇形等	25	0.4
10～14	自殺	49	0.8	心疾患	42	0.7
15～19	悪性新生物	211	3.2	心疾患	108	1.6

年齢	第5位		
	死因	死亡数	死亡率
総数	不慮の事故	38,125	30.2
0歳[*2]	不慮の事故	148	13.3
1～4	心疾患	67	1.5
5～9			
10～14	先天奇形等	33	0.5
15～19	先天奇形等	40	0.6

*1　(1)乳児(0歳)の死因については乳児死因順位に用いる分類項目を使用している
　　(2)死因名は次のように略称した
　　　心疾患←心疾患(高血圧性を除く)
　　　先天奇形等←先天奇形，変形および染色体異常
　　　呼吸障害等←周産期に特異的な呼吸障害および心血管障害
　　　出血性障害等←胎児及び新生児の出血性障害および血液障害

*2　0歳の死亡率は出生10万に対する率である
(出典　厚生労働省：人口動態統計)

別，その他特殊性などによって編成される。診療を主としたものに外科系，内科系，小児科などがある。看護を主としたものに患者の看護度によって単位を組むPPC(progressive patient care，段階別患者看護)システムがある。年齢別の点では小児病棟，老人病棟がある。規模の大きい施設，たとえば結核療養所などは性別に単位を組む。特殊性によるものにICU，CCU，伝染病棟，人工腎臓病棟などがある。

【小児病棟】 診療科を問わず年齢15歳までの小児が入院治療を受ける病棟。小児が入院する環境としては，さまざまな発達段階に適した小児用の設備・看護用具などを有し，プレイルーム，小児食堂など小児特有の病棟構成と設備を備え，壁や床の配色も子どもの生活に合わせるなど，あらゆる面で小児に適した環境のなかで入院生活を送れるよう配慮されている。また，病棟の病床数が，病棟の設計，看護体制，運営機構などによって左右されることを考えると，小児病棟は，小児特有の設備を必要とし看護力を多く必要とする病棟であり，一般病棟よりも病床数が少ないか看護要員数が多く必要である病棟といえる。さらに保育士や教員などの他職種と共同して看護にあたることもある。小児病棟の誕生以前は，治療の介助や対症ケアが中心であった。しかし，小児病棟が設けられたことで，入院中の小児に保育や教育の視点を導入し，小児の成長発達が妨げられないような環境を提供し，母親や家族への援助も小児看護の重要な業務となった。また，小児病棟という看護単位のなかで，小児看護の専門知識を有し，系統的なアプローチができる看護師を育てることにもつながった。

〈関連語〉 小児科病棟，小児集中治療室(PICU)，混合病棟　　　　　　　［江口八千代］

●文献　1) 駒松仁子，他：わが国の小児看護の変遷；国立東京第一病院および国立小児病院を中心に．国立看護大学校研究紀要，1(1)41-49，2002．

小児慢性特定疾患治療研究事業

「小児慢性特定疾患治療研究事業」は，1974(昭和49)年に制度化され実施されてきたが，次世代育成支援の観点から子育てしやすい環境をはかるために見直しが行われ，2005(平成17)年4月より児童福祉法上に位置づけられた。

【目的】 児童福祉法第21条の9の2の規定に基づき，慢性疾患にかかっていることにより長期にわたり療養を必要とする児童等の健全な育成をはかるため，当該疾患の治療方法に関する研究等に資する医療の給付その他の事業を行うことを目的としている。

【対象年齢】 対象者は，18歳未満の児童である。ただし18歳の時点において本事業の対象となっており，18歳到達以後も引き続き治療が必要であると認められる場合には，20歳までが対象となる。

【対象疾患】 対象疾患は，11疾患群(悪性新生物，慢性腎疾患，慢性呼吸器疾患，慢性心疾患，内分泌疾患，膠原病，糖尿病，先天性代謝異常，血友病等血液疾患・免疫疾患，神経・筋疾患，慢性消化器疾患)514疾患である。

【事業内容】 ①医療給付：本事業の実施主体は都道府県，指定都市および中核市となっている。健康保険の医療給付を適用して，その残額から自己負担限度額を控除した額を助成する。所得に応じて自己負担があるが，重症認定患者の場合には自己負担は生じない。給付の流れは図36のようである。②日常生活用具給付：日常生活の便宜をはかるために，13種類の用具がある。本事業の実施主体は市町村であり，申請に基づいて審査のうえ給付されるが，一部費用負担もある。③療育指導等：小児慢性特定疾患のある長期療養児と保護者に対し，療育についての指導・相談・助言などを行うもので，療育相談指導事業，巡回相談指導事業，小児慢性特定疾患児ピアカウンセリング事業がある。事業の実施主体は保健所である。

〈関連語〉 児童福祉法，難病／難病対策，慢性疾患　　　　　　　　　　　　　［及川郁子］

小児薬用量

小児科領域に使用される薬物は，小児特有な疾患に使用する治療薬を除き，成人を対象として開発された薬剤を使用している。そのため小児にあった量を換算して投与する。

【換算方法】 小児の薬用量には年齢，体重，体表面積からの算定法がある。①Youngの式：年齢/(年齢＋12)×成人薬用量，②Clarkの式：体重(ポンド)/150×成人薬用量，③AugsbergerⅡの式：(年齢×4)＋20/100×成人薬用

○給付制度経路図

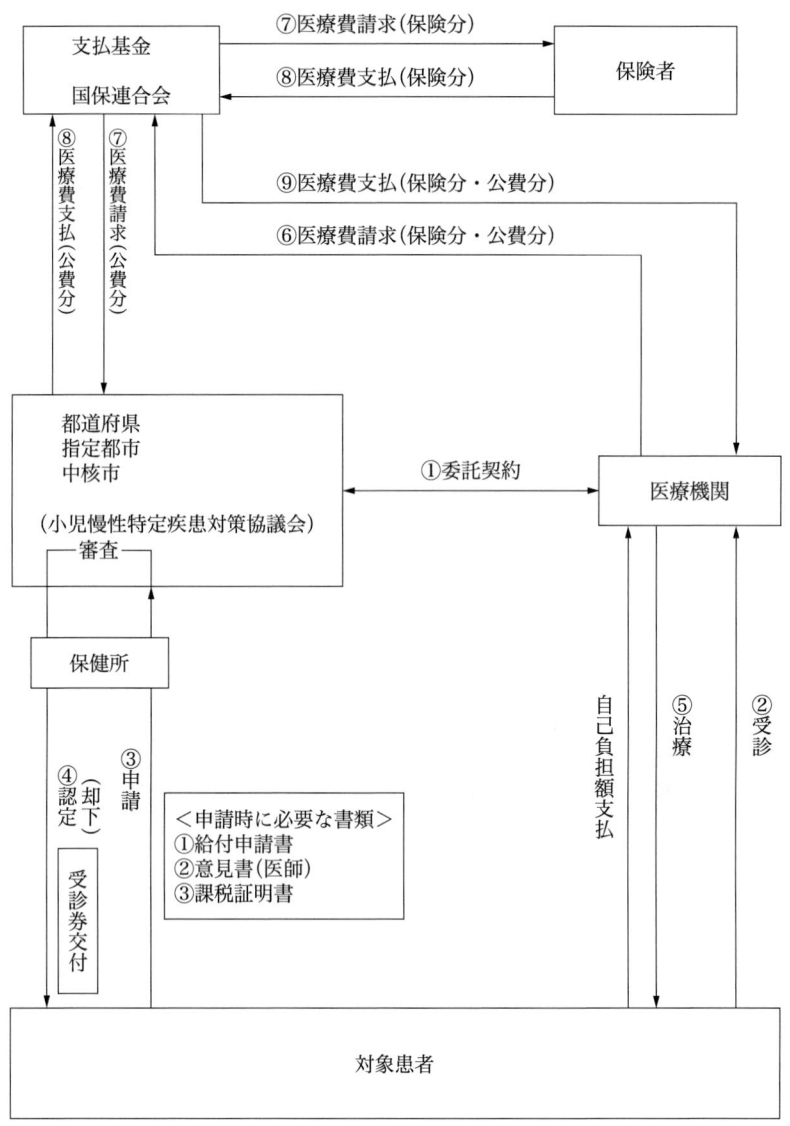

図36 小児慢性特定疾患治療研究事業の給付制度経路図

量，④ Harnack の表(表 43a)，⑤中山の表(表 43b)といった式や換算表があるが，一般臨床においては体重当りの投与量でなされていることが多い。

【小児の薬物動態】 生体に投与された薬物の血中濃度や薬効に影響を及ぼす因子として，薬物動態すなわち吸収，分布，代謝，排泄があげられる。薬物動態も小児の生理的発達を考えてい

かなければならない．①薬物の吸収：経口的に投与された薬物の吸収は，胃内pHの変動，胃内容排出時間，胆汁産生，疾患に影響される．筋肉注射は，新生児においては筋肉組織が未発達で量的にも少ないので，安全に投与するには向いていない．皮膚からの吸収は，薬物が皮膚の細胞内拡散により吸収されるため，低出生体重児は正期産児や年長児に比べ吸収率が高い．②薬物の体内分布：臓器，血液量，体液のpH，身長，体重，薬物の物理化学的性質（蛋白結合，イオン化，脂溶性，生体膜の透過性）などに影響される．③薬物の代謝：肝循環量，肝臓における薬物の取り込み，肝臓での薬物代謝と排泄が重要な因子である．④薬物の排泄：腎からの薬物排泄には，糸球体濾過，能動的尿細管分泌および尿細管からの再吸収が影響する．生理機能の発達により，正期産児では生後6カ月から1歳くらいまでに成人と同等の機能になる．新生児期や乳児期の薬用量は発達的変化による差がきわめて大きく，そのため蓄積による副作用に注意する必要がある．1歳以降の幼児期は逆に過少投与になる可能性がある．また，発育に影響する薬物や有害反応を示す薬物もあるため十分な観察が必要である．

【薬用量の確認】 小児における薬用量は，指示を出す医師，調剤する薬剤師，投与する医師・看護師が，指示薬，量を確認する．その際，小児に内服しやすい薬剤のなかで，散剤やドライシロップ剤の主薬の含有量は，剤型によって含有量に違いがあり，同剤型でも含有量の違うものが存在することを知り確認する必要がある．

〈関連語〉 筋肉内注射，経口与薬，静脈内注射，皮内注射　　　　　　　　　　　　　［和田光代］

●文献　1）山本康二郎，他：臨床薬理の知識を処方にどのように役立たせるか．小児科臨床，54(4)：455-460, 2001．　2）齋藤覚：保険薬局からみた小児処方箋．小児科臨床，54(4)：487-493, 2001．　3）中村秀文：小児薬物濃度の年齢による変化．小児看護，28(4)：410-414, 2005．　4）中村秀文，他：新生児・小児における薬物投与計画．日本臨床薬理学会・編，臨床薬理学，第2版，医学書院，2003, pp.274-280．

小児リエゾン看護

リエゾンとは連携する，つなげる，橋渡しをするという意味であり，患者・家族関係，患者・医療者関係，医療者同士の相互関係を扱う機能として位置づけられ，コンサルテーションと同義語として扱われることが多い．最初に看護領域でリエゾンを使い始めたのは精神看護である．

【概要】　小児看護領域においては，片田範子らが一連の研究活動から「小児リエゾン看護 pediatric(child health) liaison nursing」という言葉を提案している[1]．片田らの提案による小児リエゾン看護は，小児をケアする看護師の支援システムとして位置づけられ，その方法としては，コンサルテーションを通して看護師のもつ能力を間接的に支援する方略をとるものとしている．基本的な機能は，①ケア上看護師が感じている困難な問題について，解決あるいは進展させる糸口をみつけ，ケア計画の補助を努める，②小児をケアしていくうえで遭遇する親との対応についての相談にのる，③ケア上必要となる知識や技術について資源を紹介する，④小児を看護するための看護体制改善への助言をする，⑤小児の看護をしていることで生ずる問題や悩みの精神的サポートとなる，などがあげられている．これらの機能は，現在の小児看護専門看護師に要求されるコンサルテーション能力でもある．コンサルテーションは，主に相談に訪れたコンサルティの解決能力を高めるためのかかわりを行うものであり，コンサルタント自身は直接，子どもや家族にかかわることは少な

表43

a：Harnackの表

年・月齢	3月	6月	1歳	3歳	7 1/2	12歳	成人
小児薬用量比	1/6	1/5	1/4	1/3	1/2	2/3	1

b：中山の表

年・月齢	3月	6月	1歳	3歳	6歳	10歳	11歳	12歳	成人
小児薬用量比	1/6	1/5	1/4	1/3	1/2	2/3	3/4	4/5	1

い。コンサルティのもつ問題を確認し，知識や技術，解決の糸口を提供することや，コンサルティ自身の立場や状況にも目を向け，悩みを聴くことや自信をもたせるかかわりなどを行うものである。管理者がコンサルティである場合には，組織や管理上の問題に関連していることがある。小児リエゾン看護は，診療科や子どもの特定の状況に限定するのではなく，むしろそれらの領域を超えて広く，子どもや家族をケアしている看護師に対して行われるものである。成長・発達や生活・健康状態の査定，適切な倫理的・臨床的判断をもって行える援助能力を基盤とした，質の高いケアを提供しようとするものである。

〈関連語〉　小児看護専門看護師　　　　［及川郁子］

●文献　1）片田範子：小児看護ケアの実態と小児看護リエゾンシステムの開発．平成2・3・4年度科学研究費補助金（一般研究B）研究成果報告書, 1993.

小児リハビリテーション看護

【基本的な考え方】　小児のリハビリテーションの目的は，対象となる子どもと家族が社会のなかで誇りをもち，楽しく豊かな人生が送れるように支援することであり，看護の役割もリハビリテーションチームの一員として子どもと家族の目的達成に貢献することである。子どもは常に成長・発達を続ける存在であるため，小児を対象としたリハビリテーションの概念は，機能の再獲得（re-habilitation）のみではなく，機能の獲得・成熟（habilitation）を目指したかかわりを包含している。2001年，世界保健機関（WHO）によって，障害は個人的な背景のみに起因したものではなく，環境との相互作用によって生じるという「International Classification of Functioning, Disability and Health；ICF（国際生活機能分類）」の概念が提唱された。ICFの概念を受けて，小児のリハビリテーション看護の役割も，障害をもつ子どもへの直接的ケアにとどまらず，家族機能の再構築へ向けた援助や，当事者と共に社会へ発信する責務へと広がってきている。

【対象となる障害】　小児リハビリテーションの対象となる障害は，胎生期や周産期の中枢神経系のトラブルに起因する知的障害や運動機能障害，先天異常による知的障害・視覚障害・聴覚障害，自閉症や学習障害などの発達障害，神経筋疾患，整形外科疾患，事故による脳損傷後遺症や脊髄損傷，脳血管障害後遺症，高次脳機能障害など多岐にわたる。障害の程度は，損傷の部位や大きさ，障害が生じた年齢などによってさまざまであることや，子どもの機能は可塑性が高いことから，周囲の働きかけ方や環境により，一人ひとり異なった発達や再構築の様相を示す。さらに，医療の進歩により，呼吸や栄養摂取など生命維持機能のサポートが必要な，医療ニードの高い子ども達も増えている。

【生活機能に応じたケアの必要性】　ICFの概念に沿って一人ひとりの子どもの機能障害，活動制限，参加の制約，環境因子を評価し，年齢や発達段階に応じた適切な目標を設定してケアを提供していく必要がある。たとえば，知的障害のため訓練の意味は理解できなくても，遊びや生活のなかに運動機能訓練や，発達を促進するかかわりを組み込むことができる。各種セラピーの意味を理解できる場合は，子どもが自ら目標を設定したり，向上した機能による利益を子どもが認識することによって，主体的なリハビリテーションを促すことができる。重度の障害がある場合は，まず栄養摂取・排泄・睡眠・活動といった生活の基本を整えることが施設内での看護の重要な役割である。在宅での生活を支援する場合は，生活の基本を母親自身が整えられるように育児スキルを評価しながら，適切なスキル獲得への援助が必要である。母親の育児スキルは子どもの発達の結果に影響を与えるといわれていることから，子どもの合図への感受性を高め，反応を引き出すようなかかわりを促進するなどの援助も重要である。地域で障害のある子どもを抱えて母親が孤立している場合は社会資源の利用をコーディネートしたり，複数の医療機関や施設を利用している場合はケアをコーディネートしていくことも必要となってくるであろう。

【小児リハビリテーション看護の役割】　米国リハビリテーション看護協会（Association of Rehabilitation Nurses；ARN）[1]は，「小児リハビリテーション看護は，乳幼児〜思春期に至るさまざまな障害のある子どもに対して，病院から自宅，クリニックから学校に至るまでケアを提供する。身体的，情緒的，社会的，文化的，教育的，発達的，スピリチュアル的な，包括

なアプローチを考慮し，それぞれの子どもの生活の質を大事にする」と述べ，①地域や社会に対する代弁者(advocater)，②多職種による専門的ケアが継続されるように個別ケアのデザインをするコーディネーター(coodinator)，③他の専門職のコンサルテーションや，変革を推進するリーダー(leader)，④特別な配慮が必要な子どもへのサポートに関する知識や，発達に応じて生じるリハビリテーションニーズの知識を周囲や当事者に伝達する指導者(Teacher)，⑤新しいサービスを創造しながら，リハチームと協働するチームメンバー(team member)，⑥科学的根拠や知識に基づくケアを提供するプライマリーケア提供者(primary care provider)，という6つの役割をあげている。このように，日本においても小児リハビリテーション看護の役割の拡大が期待されていくであろう。

〈同義語〉 療育
〈関連語〉 肢体不自由児施設，重症心身障害児，重症心身障害児施設，障害の概念，ノーマライゼーション，発達　　　　［市原真穂・青山啓子］

●文献 1) Association of Rehabilitation Nurses：Professional resources—Role description；Pediatric rehabilitation nursing(http://www.rehabnurse.org/profresources/pediatric.html) 2) 世界保健機関(WHO)・著，障害者福祉研究会・編：ICF 国際生活機能分類；国際障害分類改定版，中央法規出版，2002．

少年法

【少年法という法律】 子どもが犯罪を行った場合，成人と同様にではなく，子どもであることを理由として，特別に取り扱う制度を多くの国が有している。わが国では，少年法という法律が，犯罪を行った子どもに対する特別な手続きについて規定している。少年法は，1949(昭和24)年に施行された法律で，20歳未満の者を「少年」として司法上の特別扱いの対象としている。子どもの事件は，成人とは異なり，家庭裁判所で審理され，選択される処分は教育的な色彩の濃い保護処分が中心となる。

【少年法の対象】 少年法では，家庭裁判所の審判の対象となる子どもを非行少年とよんでいるが，それには3つのタイプがある。第1は「犯罪少年」で，14歳以上20歳未満で犯罪を行った少年，第2は「触法少年」で，刑事未成年である14歳未満で，刑罰法令に違反する行為を行った少年，第3は刑罰法令に違反する行為を行ってはいないが，家出等を繰り返しており，このままでは刑罰法令に触れる虞(おそれ)がある「虞犯少年」である。この3タイプの少年は，家庭裁判所に事件が送られる経路や可能性には違いがあるが，いったん事件が家庭裁判所に送られれば，その取り扱いに基本的な差はない。なお，犯罪少年の事件については，成人のように起訴便宜主義は適用されず，警察・検察は事件を必ず家庭裁判所に送致することが義務づけられている(全件送致主義)。一方で，触法事件については，事件を家庭裁判所に送るかどうかを決める権限を児童相談所が有しており，そのため福祉的な対応が優先される。少年法の対象である非行少年には，児童虐待の被害者であったり，ドメスティックバイオレンスのなかで成長したり，いじめられた経験を有する者が少なくない。非行少年がかつて被害者であったことにも注目する必要がある。

【少年法の理念】 少年法では，少年の非行を，社会の一員になるために必要な教育を受けていないことを示す徴表と考えている。その教育は，基本的には親が行うべきであるが，それがなされないまま成長していくと，将来犯罪者になる可能性が生じる。少年を犯罪者に成長させないために行うべき必要な教育を，国が責任をもって行うことが必要となる。これが少年法の目的である「少年の健全育成」(少年法第1条)の意味である。そこで前提とされている子ども観は，可塑性に富んだ，けれども未成熟な存在としての子どもである。少年は可塑性に富んでいるため，適切な教育を行うことにより，短期間で自分の行った行為の重大性に気づき，反省し，変わることができる。そして，未成熟であるために，同じ行為を行っても，成人と同様に行った行為の責任を追求することは，子どもに過度な負担を強いることになってしまう。そこで，刑罰ではなく保護処分という教育的な制裁を課すことで，子どもにふさわしい責任の取り方を求めている。

【少年司法の担い手】 少年法に基づく非行少年の取り扱い全体を「少年司法」とよぶ。少年司法においては，警察も少年法の理念に従った対応を行うことが求められる。少年司法の中心機

関である家庭裁判所においては，家庭裁判所調査官という行動諸科学の専門家を配置し，少年の家庭環境，生育歴，少年の抱えている問題点などを細かく調査する。また，家庭裁判所に送致された少年が収容される少年鑑別所でも，鑑別技官が心身の鑑別などを行う。審判は，一部の事件を除いて，1人の裁判官が親として少年に対峙し，非行事実の認定と要保護性（教育の必要性）を判断する職権主義的構造をとっている。少年が保護処分として少年院に送致された場合には，法務教官が少年の教育にあたる。また，保護処分のひとつとして，もしくは少年院の仮退院後には，保護観察が予定され，保護観察官や保護司が少年の更生の支援を行う。

【少年法の改正】 少年法に対しては，法による処分が「甘い」，事実認定が適切に行われていない，被害者への配慮がないという批判が行われた。これらの批判を受け，2000（平成12）年に少年法が改正された。改正少年法は，3つの柱からなる。第1は，非行事実の適正な認定で，裁判官が3人の合議で審判を行ったり，検察官が必要に応じて審判に関与するといった内容が盛り込まれた。第2は，処分の見直しで，成人同様の刑事処分が可能な年齢を16歳から14歳に引き下げる，16歳以上の故意で被害者が死亡した場合には，原則として成人同様の刑事処分を家庭裁判所が選択する（原則逆送）などの変更が行われた。第3は，被害者への配慮で，被害者は記録の閲覧・謄写，意見の陳述，審判結果の通知を受けることができるようになった。2003（平成15）年，2004（平成16）年に相次いだ触法重大事件を受けて，触法少年に対する警察の調査権限の明確化・充実，触法少年の少年院収容可能，保護観察における遵守事項違反に対する厳しい対応といった内容を盛り込んだ改正少年法改正案が，2006（平成18）年の通常国会に昨年同様上程されたが，継承審議となっている。

〈関連語〉 児童自立支援施設，ドメスティックバイオレンス，問題行動　　　　［後藤弘子］

●文献　1）守山正，他・編：ビギナーズ少年法，成文堂，2005．　2）後藤弘子・編著：犯罪被害者と少年法，明石書店，2005．　3）後藤弘子・編：少年犯罪と少年法，明石書店，1997．

静脈内持続点滴

【定義】 静脈内持続点滴（continuous intravenous injection）（日本看護協会：点滴静脈注射）とは，静脈内に薬剤を短時間・長時間に持続的に注入する方法や間欠的に注入する方法である。

【目的】 脱水や絶飲食時，循環血液量低下時の水分や糖液や電解質の投与，薬剤の血中濃度を維持する場合，ショックを起こす可能性がある検査時の緊急対応などの目的で行われる。

【穿刺部位の選択】 薬液注入に長時間を要するため，比較的平坦で関節運動の影響を受けにくい部位を選択する。また，日常生活に支障がないよう患児（家族）の希望を取り入れ選択する。一般的には前腕部，手背部（前腕皮静脈，尺側皮静脈，背側中指静脈など）を選択し，下肢の場合は大伏在静脈，足背静脈が選択される。蛇行している血管，内出血，発疹，手術に関連した禁忌部分，浮腫がある場所は適さない。

【注射針の選択】 一般的に，短時間持続注入の場合は翼状針，長時間持続注入の場合は静脈留置針が用いられる。注射針の太さの選択は，指示された輸液療法に適応する，もっとも細く短いものを選択する。また，血管の太さや必要な輸液流量，輸液薬剤の粘性も考慮する必要がある。

【薬剤の投与方法】 ①短時間持続注入：短時間，持続的に投与し終了，抜去する方法である（いわゆる「抜き差し」）。②長時間持続注入：長時間または，長期間，持続的に投与する方法である。③間欠的注入：留置針の閉塞をヘパリンロックなどにより予防し，断続的に薬液を投与する方法である。

【薬剤混注の方法】 ①側管法：輸液セットの側注管から注射器を使用し薬液を注入する方法。②ピギーバック（piggyback）法：輸液セットの側注管に別の輸液セットを用いて輸液を持続注入する方法。③タンデム（tandem）法：2種類以上の薬液を並列に接続して投与する方法。

【実施】 ①静脈注射に準ずる（「静脈内注射」の項，実施①〜⑧を参照）。②点滴速度や持続注入の有無は医師の指示に従う。③注射針の固定方法は各施設の方法に準ずる。④血管確保しにくい場合は，血行を促したり温罨法をしたりなど工夫する。

【注意事項】　［観察項目］バイタルサインの変化，水分バランスなどの観察を行う。針刺入部の発赤，腫脹，疼痛の有無の確認，逆血，静脈炎などの観察も行う。

【子どもへの説明，心理的準備】　①施行前に処置の説明をわかりやすく行う。しかし，年齢やいままでの医療処置の体験により理解度が異なるため，子ども自身の力でできることを意識しながら，具体的な説明を行う。②処置を行うときは子どもなりのプロセスがあるため，処置の場所，使用する物品，使用方法，処置にかかる時間の目安，施行中の注意点などを説明する。説明内容を確認する過程のなかで，子どもは自分の気持ちや希望を話し看護師の説明を理解することができ，子ども自身が処置を納得し行うことができる。③処置時は痛みや恐怖で動いてしまうことがあり処置がスムーズに行えないことがあるため，実際に行う前に看護師は一緒に練習する必要がある。練習を通して身体の抑制や針を刺すタイミングなど一連の処置の流れを理解することができる。④実際の処置時は子どもとの約束を必ず保障し，子どもが頑張っている様子に合わせて声をかける。声をかけることで処置に対する恐怖や孤独な状況を回避でき，処置の見通しを意識することができる。⑤処置後は処置が終了したことを告げるとともに，子ども自身の力で取り組むことが実感できるよう頑張ってできたことを誉めることが重要である。

〈関連語〉　静脈内注射　　　　　　　［福島華子］

●文献　1）静脈注射の実施に関する指針，(社)日本看護協会，2003．2）川島みどり・監：注射・輸液・輸血の技術．看護実践の科学，28(7)：38-41，2003．3）吉武香代子・監，野中淳子・編著：注射(IVH含む)．子どもの看護技術，へるす出版，1995，pp.165-172．4）渡部玲子：輸液管理．小児看護，27(5)：583-587，2004．

静脈内注射

【定義】　静脈内注射（intravenous injection；IV)薬液を注射針と注射器を用いて経皮的に直接静脈内に注入する注射法である。薬剤の投与経路により，末梢静脈と中心静脈に分類される。また，投与方法によって，1回のみの薬液投与（one shot infusion）と静脈内持続点滴に分けられる。一般的に100m*l*以下の薬液を一時的に注入する場合を1回のみの薬液投与とよんでいる。

【目的】　薬剤を経口摂取できない場合，筋肉内や皮下に注入できない場合，速やかに強力な薬効を期待したい場合，大量に薬剤の投与を行う場合，救急時の緊急処置などの目的で行われる。

【作用機序】　静脈から注入された薬液は，5～10分で速やかに右心，肺循環，左心，体循環という経路で全身にいきわたる。薬の効果はほかの注射法に比べもっとも速く現れる。

【注射針の選択】　金属針（21～23 G），歯面長の短いショートベベル（SB)が用いられる。小児の場合，個別に太さや長さをアセスメントする必要がある。数種類の薬液を注入する場合は，翼状針や静脈留置針を使用することもある。

【注射部位の選択】　表在性静脈はすべて注射することができる。一般的には，前腕肘窩あるいは手背の皮静脈を用いる（尺側皮，橈側皮，正中皮，手背静脈網など）。また，小児では，大伏在静脈の足関節内果上線や足背の皮静脈に行うこともある。

【実施】　①必要物品・注射を準備する。②患児（家族）に処置の説明をする。③誤薬のないことを繰り返し確認する。④薬剤の取り扱いと操作は無菌的に行う。⑤注射筒内に異物や空気の混入がないことを確認する。⑥実施者・介助者は，スタンダードプリコーションの考えに基づき，ディスポーザブル手袋を着用する。⑦穿刺部位を選択し，穿刺部位より中枢部を駆血し，消毒用アルコール綿で消毒する。⑧針の切り口を上方に向けて血管の走行に沿って穿刺し，血液の逆流を確認後，駆血を解除し薬剤を注入する。⑨注入後は針を抜き止血する。⑩実施時協力が得られない場合は，患児や家族の同意のうえ抑制を行うことがある。

【注意事項】　①合併症：アレルギー反応，重篤なアナフィラキシーショック，末梢神経麻痺，筋拘縮症，細菌感染，血栓性静脈炎，薬液漏出による皮膚壊死などがある。②看護師などによる静脈注射の実施について2002(平成14)年9月30日付 厚生労働省医政局長通知により「看護師等が行う静脈注射は診療の補助行為の範疇として取り扱う」という新たな行政解釈の変更がなされた。この行政解釈の変更により，静脈注射を安全に実施できる看護師の知識・技術の

向上が認められ，看護師が専門職として静脈注射を業務として実施する能力があることが認められた．日本看護協会では，行政解釈の変更に伴い，2003年4月に「静脈注射の実施に関する指針」を発表した．
【子どもへの説明，心理的準備】①施行前に処置の説明をわかりやすく行う．しかし，年齢やいままでの医療処置の体験により理解度が異なるため，子ども自身の力でできることを意識しながら，具体的な説明を行う．②処置を行うときは子どもなりのプロセスがあるため，処置の場所，使用する物品，使用方法，処置にかかる時間の目安，施行中の注意点などを説明する．説明内容を確認する過程のなかで，子どもは自分の気持ちや希望を話し看護師の説明を理解することができ，子ども自身が処置を納得し行うことができる．③処置時は痛みや恐怖で動いてしまうことがあり処置がスムーズに行えないことがあるため，実際に行う前に看護師は一緒に練習する必要がある．練習を通して体の抑制や針を刺すタイミングなど一連の処置の流れを理解することができる．④実際の処置時は子どもとの約束を必ず保障し，子どもが頑張っている様子に合わせて声をかける．声をかけることで処置に対する恐怖や孤独な状況を回避でき，処置の見通しを意識することができる．⑤処置後は処置が終了したことを告げるとともに，頑張ってできたことを子ども自身の力で取り組むことが実感できるよう誉めることが重要である．
〈関連語〉 静脈内持続点滴 [林部麻美]
● 文献 1) 戸倉康之・編：注射マニュアル，新版，エキスパートナースMOOK，照林社，2004. 2) 日本看護協会：静脈注射の実施に関する指針，日本看護協会，2003. 3) 川島みどり・監：注射・輸液・輸血の技術．看護実践の科学，28(7)：35-38, 2003. 4) 看護大事典，医学書院，第1版，2002. 5) 看護・医学事典，第6版，医学書院，2002.

食育 ⇒食習慣

食　　事

【定義】 食べることは，栄養の摂取のみならず，その子どもの住む環境や文化などの影響を受け，社会的な行動として重要であり，健全な食行動は健康や社会生活の基盤となる．小児期は，食べるものと量，および食べ方の変化が大きな時期である．ここでは，食物の形態と食べ方について述べる(栄養素の質と量の変化については，「栄養」および「栄養所要量」の項参照)．
【乳汁栄養から離乳：小児の消化の発達と食事形態の変化】 2カ月頃までは，反射により舌の前後運動で哺乳している．3カ月頃になると哺乳量を自分で調節できるようになる．新生児の胃の容量は50 m*l*程度で，3カ月頃にはその3倍くらいになる．乳児の胃はとっくり状で，胃底形成が不完全で噴門部の開閉機構が未熟なため，2～3カ月頃までは溢乳や嘔吐をしやすい．3カ月以降には，でんぷんの消化酵素であるプチアリンなどの消化酵素の分泌も整い始める．こういった消化器官や食べる機能の発達に，徐々にミルク以外の食べ物に興味を示すようになるなどの精神的発達が整う5カ月頃に離乳を開始する．「離乳」とは，母乳または育児用ミルク等の乳汁栄養から幼児食に移行する過程であり，初めてドロドロした食物を与えたときを「離乳の開始」といい，その時期はおよそ生後5カ月になった頃が適当である[1]．口唇の閉じ，舌の動きとその協調運動による，捕食，咀嚼機能の発達に沿って離乳を進めることができ，1～3歳までには離乳が完了する．
【食行動の発達】 4～5カ月頃までには，指しゃぶりや玩具なめなどがみられ，これは口唇の感覚や食べる機能の発達にとって必要なことである．また，離乳が始まると最初は主に介助で摂取するが，徐々に手づかみ食べや食器(スプーンなど)を自分で持ち口に運び，手と口の協調運動の基礎を獲得しながら，食器食べに移行する[2]．手づかみ食べの最初の頃は，口で手に持った食べ物を迎えにいく様子がみられるが，徐々に手を身体の正中に持ってこられるようになり，3歳頃までに箸を使えるようになる．水分については，捕食のとき口唇の閉じがはっきりする生後8カ月頃からストロー飲みができるようになり，2歳頃までにはコップ飲みが可能となる．
【幼児期の食行動上の問題】 幼児期の食事で母親が困っていることとして，遊び食べ，むら食い，偏食などがあげられる．これらの行動のなかには発達とともに解消されるものもあり，必ずしも子どもの側だけの問題とは限らない[3]．①遊び食べ：離乳後期・完了期になると，子ど

もの自分で食べたい意思が強くなり，自分でスプーンを持ったり，介助されるのを嫌がるなどの行動が出てくる。また，歩行が可能となり，いろいろなことに興味をもち始めるので，食事中に食事に集中できず，歩き回るなどの行動がみられることがよくある。食事時間以外の身体を使った遊びを十分にさせ，食事時間には空腹を感じられるように生活リズムを整え，食事中には子どもの興味をそらすものをそばに置かないようにして，家族でそろって楽しく食事できるような雰囲気をつくる。②偏食：（「偏食」の項参照），③むら食い：その時々で，量的に食べたり食べなかったり，あるいは数日，数週間の単位で食欲を示さないこともある。遊び食べ同様，食事時間に空腹を感じるように生活リズムを整え，どうしても食欲がなく食べないときには無理強いせず，体重が減少するほどでなければ様子をみる。

【学童期以降の食行動上の問題】 学童期以降では，自分で食事の内容や食べ方を選ぶようになる時期であり，発育の急進期を迎え，二次性徴などによりボディイメージの変化から，極端なダイエットや食事内容・生活の乱れなどが生じてくる。①朝食の欠食：小中学生の約20％が1週間のうち朝食を食べないことがあり[4]，朝食の欠食は間食や夜更かし，夜食という悪循環のもととなる。②孤食：子どもだけで食事を食べると食事内容の偏りや不規則な食事時間をまねく。また，コンビニ弁当などの買い食いは，偏食など栄養状態の偏りをまねくといった問題を生じやすい。③ダイエット：思春期になると女児は皮下脂肪が蓄積し身体的イメージが変化するため，月経を迎えたり，発育の急進期であるにもかかわらず，食事量を減らしたり，朝食を欠食するなどの極端なダイエットを行うと低栄養状態をまねく危険がある。

【食育】 最近では，栄養バランスの偏ったあるいは不規則な食事，肥満など生活習慣病などが増加し，過度のダイエット行動が目立つ，食文化の軽視などが問題となっている。これらを背景に，食を生きるうえでの基本とし，生涯を通して健全な食生活を実践することができる人間を育てる「食育」という考え方のもと，2005（平成17）年に食育基本法が制定・施行され，家庭から集団，地域において，食生活改善のための取り組みが推進されている。また，「何を」「どれだけ」食べればよいかをコマの形で示した「食事バランスガイド」[5]を用いた健康的な食事摂取についても啓蒙されている。

〈関連語〉 食事動作，食習慣，食事療法

［荒木暁子］

●文献 1）母子衛生研究会・編：改定・離乳の基本；理論編，第3版，母子保健事業団，2002. 2）向井美惠・編：食べる機能をうながす食事，医歯薬出版，1994. 3）高野陽，他：子どもの栄養と食生活，第4版，医歯薬出版，2005. 4）日本スポーツ振興センター：平成12年度 児童生徒の食生活等実態調査結果（http://www.naash.go.jp/kenko/kyusyoku/chosa/syok_life_h12/chosa_h12.html#12）. 5）厚生労働省，他：食事バランスガイド（http://www.j-balanceguide.com/）.

食事動作

食事動作は子どもの基本的生活習慣（食事，睡眠，排泄，着衣，清潔）のひとつであり，いずれも幼児期に自立する発達上の課題である。食事動作は乳児期の摂食行動に連続し，幼児期になって目と手と口の協応動作により食事動作が生活行動として自立していく。

【食事行動の自立とケア】 幼児の食事動作の発達は，1歳を過ぎた頃は自分でコップを持って飲もうとし，またスプーンを用いて食べようとする[1]。幼児期の前半期では第一・第二乳臼歯が生える。すると咀嚼運動は本格的になり，固形食を上手に咀嚼し食べるようになる。この時期は咀嚼機能を獲得するための感受性の高い時期であり，その時期に軟らかい食事ばかりを与えていると後々下顎の発達を妨げる。幼児期にはこの時期を逃さないようにしっかり咀嚼する食品を与えたい。2歳には茶碗とスプーンを両手に持って食べるようになり，3歳には持ち方はぎごちないが箸を使って食べられる子どもが多くなる。3歳過ぎでは大人と同じ固さの食物をかんで食べることができるようになる。5歳頃には日本人の文化である「箸」を用いて大人と同じように食事がとれるようになる。食事に関する基本動作は，子どもの運動機能・認知機能の発達と，周囲がどのように動作を伝えるかという環境要因が大きく影響する。子どもの食事動作の自立のためには，まず，子どもが安全に食事をしやすい環境をつくる。少々こぼしてもよいようにエプロンや床にカーペットなどを準

備し，食器も軽いもの，割れにくいもの，滑りにくいものを用いる．また，子どもの関心に合わせて，子どものリズムで食事動作を身に付けるという過程をふむ．食事動作を獲得させるために子どもがいやがることを無理強いすると，時として食欲を失うことがある．食事に直接かかわる動作の発達と並行しながら，「挨拶」などの社会的動作，「手伝い」「後かたづけ」等の身辺の整頓行為，「手洗い」「食事後の歯磨き」などの清潔習慣も同時にしつけとして身に付けていくのがこの時期である[2]．これらも，周囲がどのようにしつけを行うかにより習慣化される時期は異なってくる．年少児では大人と共に行いながら，食事の一連の行動として身に付くようにし，子どもができる喜びを大人も共に喜び，賞賛しながら習慣化していく．子どもにとっての賞賛は自己の有能感を育成するので人間形成のうえで重要なことである．また，子どもの食事後の食器の後の片づけはできる範囲で方法を決め，子どもが食事時の自分の役割として受け止められるようにすると自立を達成しやすくなる．

【食行動の問題と食事行動・習慣形成に関するケア】 幼児期の食事の問題でよくあげられるものに，2000(平成12)年度幼児健康度調査では「小食」13％，「むら食い」17％，「偏食」17％(ただし3歳以上は20％以上)，「落ち着いて食べない」29％，などがある[3]．幼児期になると身体活動が活発になり，静かにしておれず，興味が分散して，集中して食事がとれず，むら食いになったり，これまで食べていたものを食べなくなったりする．幼児期の特徴である自己中心性や反抗期にあたり，周囲がかかわればかかわるほど自我を通し抜くことがある．また，無理強いをして食事への嫌悪感をもたせないように注意し，調理方法の工夫や味付けを変える，見た目に楽しい盛り方の工夫，他児と共に食べられるなど食事時の雰囲気づくりで変化をもたせる．活発に過ごしているなら少々の偏食や小食はさほど問題ではない．体重増加，皮膚の色，活動性などの様子を観察しながら，正常範囲を逸脱しているようであれば受診も必要となる．その他の問題として，「孤食」「食事時間の不規則」「欠食」なども2000年度幼児健康度調査ではあげられている[3]．食事内容も脂肪や糖質に偏り，食事形態の問題なども指摘されている．幼児期の食事の問題には，家族の食事時間や食事内容，食事環境の問題の影響が大きいので，家族全体で食事のあり方を共に考えていくことが必要である．そこに「食育」の原点がある．また，近年の生活様式の多様化から，軟らかい食事を好む子どもが増加している．軟食習慣は「かまない」ことによる弊害をきたしやすい．咀嚼筋活動の低下，口腔周囲筋活動の不均衡による顎骨の発育不全，歯の位置の変化による歯列・咬合異常の誘因，唾液分泌の低下による自浄性・清浄性の低下によるう歯の発生などがあげられる．

〈関連語〉 食事，食習慣，基本的生活習慣，摂食機能，摂食行動　　　　　　　　　　［中淑子］

●文献　1) 高野陽，他：小児栄養　子どもの栄養と食生活，第3版，医歯薬出版，2003，p.118． 2) 平林優子：幼児の生活とケア．及川郁子・編，健康な子どもの看護(新版小児看護叢書1)，メヂカルフレンド社，2005，pp.166-168． 3) 日本小児保健協会：平成12年度幼児健康度調査報告(抜粋)．小児保健研究，60(4)：577，2001．

食習慣

食習慣とは食生活のなかに存在する習慣のことで，食生活のあり方によってよい習慣もよくない習慣も形成されていく．食習慣とは，文化的伝承に育まれた食行動であり，健康問題や環境問題と密接な関係をもっている．

【食習慣が及ぼした背景(歴史)】 第二次大戦以後の食糧事情が悪い時代には，大人も子どもも栄養失調症が多く，免疫力も低下していて，感染症の罹患が多くみられた．1965(昭和40)年頃になると，経済状態が向上し，食物摂取が十分となり，栄養状態が改善されてきた．すると，高血圧，心臓病，糖尿病などの非感染性の疾病の発症が目立ち始め，1975(昭和50)年代には，さらに栄養所要量を上回り，さらに家庭や職場での各種作業の省力化による運動不足も加わり，エネルギー摂取は過剰傾向へと進み，肥満の増加が出現した．肥満は高血圧症，高脂血症，心臓病，糖尿病などの成人病の要因となり，1997(平成9)年に生活習慣病と改められた．一方，昭和50年代後半より，国民のライフスタイルが多様化し始め，食行動の個別化，多様化が進行し，カルシウム不足や脂肪食の増加などの

問題点が指摘された。1985(昭和60)年代には「健康づくりのための食生活指針」が策定され，肥満傾向の早期発見が行われた。1990(平成2)年には具体的な食生活を目標とした「健康づくりのための食生活指針」が出されている。1994(平成6)年には「健康づくりのための休養指針」，1995(平成7)年には生活習慣病は運動不足がその引き金になっていることから，「健康づくりのための運動所要量」が出されている。1984(昭和59)年以降，日本人の平均余命は世界第1位の座を占めてきた。しかし，今後は寿命の長さだけでなく，障害がなく，質の高い生活を維持する，健康寿命を延ばすことの重要性が叫ばれている。それに向けて，国では「健康日本21」の策定を進めてきた。

【子どもの食をめぐる現状と課題】 現代っ子をとりまく食環境は，豊かな食べ物，色とりどりの加工食品に囲まれるようになり，一見，感覚的には豊かさや満足感を与えてくれている。しかし，果たして子どもは幸せか，健康状態は良好であるかなどの視点より考えてみると問題が山積していることに気づく。最近の食環境の変化からくる子どもの問題をあげてみると，①食の洋風化傾向，②脂肪の摂取量の増加，③食の外部化・簡便化，④孤食化傾向，⑤食に関する低い意識・食べる技術の不足などがあげられる。さらに子どもの食行動に関しては，①咀嚼能力の低下，②偏食(とくに魚や野菜嫌い)，③遊び食い，だらだら食べ，④食欲不振・小食，④朝食の欠食，⑤時間を決めておやつを与えることの減少，⑥箸が使えない，⑦食事マナーが悪い，⑧キレる子の増加，⑨運動不足など多くの問題点があげられる。次に健康上の問題として，①肥満傾向，②やせ傾向，③高血圧，④高脂血症，⑤糖尿病など生活習慣病の低年齢化が加速している[1]。

【子どもの食育ガイドライン】 2003(平成15)年6月厚生労働省は「食を通じた子どもの健全育成のあり方に関する検討会」を発足させ，2004(平成16)年2月に「楽しく食べる子どもに；食からはじまる健やかガイド『食を通じた子どもの健全育成(―いわゆる食育の視点から―)のあり方に関する検討会』報告書」を発表した。この報告書は「子どもの食育ガイドライン」というべきものである。①「楽しく食べる子ども」を実践するねらい：現在をいきいきと生き，かつ生涯にわたって健康で質の高い生活を送る基本としての食を営む力を育てるとともにそれを支援する環境づくり。②目標とすべき子どもの姿：a．食事を味わって食べる子どもに，b．一緒に食べたい人がいる子どもに，c．食事のリズムがもてる子どもに，d．食事づくりや準備にかかわる子どもに，e．食べ物や健康のことを話題にできる子どもに，を定めた。これらの目標を達成することが，a．心と身体の健康，b．人とのかかわり，c．食のスキル，d．食と文化と環境について健全な知識，技能，技術を身に付け，とくに食を通じて「人と環境に思いやりの深い人」へと成長することを願っている。③支援する環境づくり：子どもの生活にかかわるすべての施設や機関は，前述したねらいと目標を支援する環境づくりに参加する必要がある，というものである。

【食育(栄養教諭)の誕生】 以上の事柄を有効な教育手段として文部科学省が2003(平成15)年度に食育基本法を打ち出した。食育とは「子ども達が食の大切さを知り，体によい食べ物を自分で選べるよう学習する活動」(砂田登志子：食生活・健康ジャーナリスト)と定義し，「一人ひとりが自立的に食生活を営む力を育てることや，それを実現しやすい環境づくり，それを支援するネットワークづくり」を行うと食育支援活動方針をかかげている。これまでは学校教育の柱は知育，徳育，体育の3本柱であったが，現在はその3つに加えて食育が加わり4本柱となり，学校教育において教育としてその役割を果たし始めた。しかし，「食育」が学校で教育されるようになったからといって学校任せにすることは禁物である。食育は乳児が生まれたその日から，乳児と母親の相互作用のなかではぐくまれていくものである。食習慣の基本は乳児期から始まり，主体者は家庭で保護者が担うことが原則である[2]。

【食育の必要性】 前述したことから食生活に関するさまざまな問題点の改善のために教育の必要性を改めて検討すると以下のことが考えられる。①急激な社会的変化とともに家庭や子どもの食生活が変容している，②社会や家庭が変化しても，人間が食物によって生命を維持されるという原則は普遍である，③子どもの成長と食行動が相互に深い関係をもつ，④子どもの食事は栄養摂取だけでなく，情緒や社会性を育み，

文化的な伝承を学ぶ場でもある。
〈関連語〉う蝕予防，子育て，食事，肥満，保育，養育態度　　　　　　　　　　　〔中淑子〕

●文献　1）村田光範：子どもの食育；その現状と今後の課題．小児科臨床，57(12)：2385-2391，2004．2）河野美穂：食を通じた子どもの健全育成―いわゆる食育―の意義について．小児科臨床，52(12)：2392-2396，2004．3）食を通じた子どもの健全育成（―いわゆる「食育」の視点から）のあり方に関する検討会・編：楽しく食べる子どもに；食からはじまる健やかガイド，日本児童福祉協会，2004．

食事療法

【定義】食事療法には「食事」または「食餌」の文字があてられる．食餌療法とした場合には，「食物の品質・成分・分量などを調節して，疾病を治療し，または罹患臓器を庇護しながら全身栄養を全うする法」とされる[1]．「食餌」は食べ物や餌をさし，「食事」は生存に必要な栄養分をとるために毎日の習慣として物を食べることやその食物を表す．よって「食事療法」には食餌療法および習慣として食事を取り入れるという概念が包含される．つまり，疾病の治療・臓器機能の回復をはかるようにコントロールする，あるいは予防する目的で，食事内容の変更や調整をして，生活のなかに取り入れていくことであるといえよう．

【食事療法を必要とする場合】①食事内容を考慮しなければならない場合と，②食事（食物）の形態や量，摂取方法を変えることが必要な場合がある[2]．前者は食事療法そのものが疾患の重要な治療であり，後者は栄養の吸収効率ばかりでなく生活のなかに取り入れやすさを考慮する看護ケアである．

【食事療法と治療食】「治療食」とは，治療の一部として取り入れられている食事であり，疾患によって特定の栄養素が強化されたり制限されたりする[3]．それには総カロリーや栄養素，調味料などを制限した「制限食」，栄養を積極的に強化した「補強食」がある．治療食は医師の処方に基づいて栄養士によって献立・調理されたものが病院食として提供されるが，「食事療法」は療養生活全般を通じて，あるいは日常生活において本人・家族が主体となって実施することになる．そのため本人・家族は病態や栄養および食品や調理に関する知識を習得し，それをもとに実践が求められるが，発達段階にある小児に実践していくのは難しい．

【小児の食事療法・治療食】小児が食事療法あるいは治療食を受ける場合の例には以下のようなものがある．新生児期のフェニルケトン尿症やガラクトース血症などの先天性代謝異常に対して治療乳が処方される場合，新生児期から小腸の70％以上の切除を要するような短腸症候群への経静脈栄養などを行う場合，糖原病や糖尿病，高脂血症や肥満などの内分泌・代謝疾患に対するカロリー制限，低脂肪，糖質のとり方の工夫などを乳幼児から思春期以降にまで治療を要する場合，アレルギー疾患によるアレルゲン除去食を乳幼児期に集中して治療する場合，ネフローゼ症候群や慢性腎疾患などにより塩分や蛋白の制限食による治療を学童期から思春期以降までする場合，潰瘍性大腸炎などの炎症性腸疾患により高エネルギー，低残渣，低脂肪食などを乳幼児期から思春期以降まで継続する場合などである．一方で，「小児にとっての食事」は，単に栄養をとり，摂食機能や消化機能さらに脳や全身の発育・発達をとげるためばかりでなく，心の発達（意欲，好奇心，自主性）などを含めて，子ども全体の原動力となり，生活リズムを整え，食文化や社会性への発達過程に大きく影響を及ぼす生理的・心理的・社会的な事象であるといえる．それゆえに，共に生活する親・きょうだいと内容や形態が異なる食事をとらなければならないことは，子どもには理解しがたく耐えがたいことであり，そのストレスは大きい．また子どもの疾病を理解し，食事の準備から食べさせるに至るまでの母親・家族の負担の大きさも未知数といえる．小児期の各ライフサイクルにおいて食事療法を必要とする子ども・家族には，身体的・経済的・社会的要因など関連する視点からの総合的なアプローチが必要である．

〈関連語〉治療乳，食事，栄養　　〔石川眞里子〕

●文献　1）新村出・編：食餌療法．広辞苑，第5版，岩波書店，1998, p.1340．2）小林昭夫, 他・編：小児食事療法マニュアル，金原出版，1991．3）見藤隆子, 他・編：治療食．看護学事典，日本看護協会出版会，2003, p.463．4）髙野陽, 他：子どもの栄養と食生活，第4版，医歯薬出版，2005, p.165．

褥瘡

【定義】「身体に加わった外力は骨と皮膚表層の間の軟部組織の血流を低下，あるいは停止させる。この状況が一定時間持続されると組織は不可逆的な阻血性障害に陥り褥瘡となる。褥瘡はその損傷の深さにより4ないし5のステージに分類される。褥瘡の好発部位は皮下脂肪組織が少なく，生理的に骨が突出している後頭部，肩甲部，肘頭部，仙骨部，腸骨部，大転子部，坐骨部，踵部などである」[1]。一般的には「床ずれ」と表現される。英語では pressure ulcer, pressure sore, decubitus という。

【小児の褥瘡の発生因子と特徴】 成人の褥瘡の好発部位は仙骨とされ，その割合は50％以上であるが，小児の場合は仙骨部よりも後頭部の体圧が高いため，後頭部の発生のほうが多いと予測される。とくに乳幼児は身体に比較して頭部が大きく，その傾向が高い。褥瘡の発生には局所的要因と全身的要因，社会的要因が作用している。局所的要因には低出生体重児に代表される皮膚の脆弱性で皮膚の菲薄さ，物理的外力に対する耐久性の低さ，皮膚のバリア機能の低下などがある。また，痙攣や過度な体動による摩擦やずれ，失禁や発汗による皮膚の湿潤，皮膚の感染症も褥瘡発生の要因となる。全身的要因は低栄養で低アルブミン血症による浮腫，皮膚弾力性の低下，低ヘモグロビン血症による皮膚組織耐久性の低下などである。ほかには呼吸や循環，代謝機能の低下や神経障害をもたらす基礎疾患，ステロイドなどの薬物療法の影響による組織耐久性の低下などがある。社会的要因としてはケアのマンパワー不足，経済力不足，情報不足などで予防的ケアの不徹底があげられる。これらの要因が複雑に絡むことによって，褥瘡は発生する。小児で褥瘡発生リスクが高いと思われる対象は低出生体重児，呼吸器や体外膜型人工肺装置（extracorporeal membrane oxygenator；ECMO）など体動を制限する機器の装着，低血圧状態やあらゆるカテーテルやチューブの挿入，麻酔薬や血管収縮剤，ステロイド剤を投薬されるなど重症集中ケアを受ける重症患児などである[2]。高齢者に代表される骨突出部とベッドとの間の軟部組織の虚血による皮下組織に至る褥瘡よりは，皮膚が薄く，皮下組織も薄いために外力に対する耐久性が乏しく，皮膚表面層が組織障害を受けるために紅斑や真皮に達する深度（水疱を含む）の褥瘡がもっとも多い。一方，二分脊椎など麻痺のため，知覚がない部分をもつが高い活動性がある車椅子や下肢装具を装着した例が，動きによってかかる外力に対する痛みを感じないために慢性的にかかる外力による圧迫や摩擦，ずれが加わり，皮下組織に至る深い褥瘡を発生することがある。

【分類と評価ツール】 褥瘡の分類には深さによる NPUAP（national pressure ulcer of advisory panel，米国褥瘡諮問委員会）分類が主に用いられ，I度：圧迫を除いても消退しない発赤，紅斑，II度：真皮までにとどまる皮膚傷害，すなわち水疱や糜爛，浅い潰瘍，III度：傷害が真皮を越え，皮下脂肪層にまで及ぶ褥瘡，IV度：傷害が筋肉や腱，関節包，骨にまで及ぶ褥瘡，の4ステージに分類される。褥瘡の病態の経過を数量化する方法はアメリカで普及した PSST（pressure sore status tool，褥瘡状態判定用具），PUSH（pressure ulcer healing scale，褥瘡治療判定スケール）などがあるが，日本では DESIGN（日本褥瘡学会）が主に用いられている。このツールは深さ（depth），滲出液（exudate），大きさ（size），炎症/感染（inflammation/infection），壊死組織（necrotic tissue）の6項目にポケット（pocket）の有無が付加されている。重症度分類用と経過評価用に区分され，共通のツールとして使用する。日本では2002（平成14）年に診療報酬が改定され，「褥瘡対策未実施減算」という施策が新設された。この施策は褥瘡の予防と管理の発展に一定の成果を得ており，2004（平成16）年にはさらなる改定で「褥瘡対策未実施減算は1．対策チームの設置，2．危険因子の評価を未実施の場合は1日につき5点減算」とし，「加算は1．基準（減算）を満たす，2．危険因子，褥瘡のある患者に対して，診療計画書を作成し評価する，3．体圧分散式マットレスを選択し，使用する体制が整っているものは入院中に1回20点加算」となった。加算項目の褥瘡患者の評価を行ううえで褥瘡状態判定ツールは推奨されている。

〈関連語〉 低出生体重児 ［溝上祐子］

●文献 1）日本褥瘡学会・編：褥瘡局所治療ガイドライン，照林社，2005，p.112． 2）石川眞里子：小児のリスクアセスメントに何を用いるか．EB

褥瘡予防

【概念】 褥瘡予防とは褥瘡の要因をできる限り取り除くことである。外的要因である外力を取り除くためには圧迫，ずれ力の排除を行う。また，治療や病態などの内的要因は排除できないため，組織耐久性が低下した脆弱な局所の皮膚を理解し，予防的スキンケアを行うことである。従来，褥瘡は「圧迫×時間」という考え方であったが，現在は「応力（圧縮応力，せん断応力，引っ張り応力）×時間」という考え方に変わってきている。よって，体圧を管理するだけでは予防はできず，圧力とずれ力を排除する必要がある。具体的には，①適切な体位変換，②ポジショニング（姿勢保持），③体圧分散用具の選択があげられる。

【体位変換】 体位変換は原則的には2時間ごとに行う。それは 70〜100 mmHg の圧力が2時間にわたって皮膚に加わると，組織に損傷の徴候が現れるからである。乳児では後頭部の体圧は 39.3 mmHg，幼児で 62.0 mmHg，学童期は 75.8 mmHg という報告があるが[1]，体圧だけでなく，皮膚や内部組織の未熟さを考慮すると時間的に外力を取り除く体位変換が必要である。一般的に組織の毛細血管は 32 mmHg の圧で閉塞される。低圧であっても，血流が途絶える時間が長時間にわたれば，不可逆的な阻血性障害に陥り，褥瘡は発生する。また，2時間という間隔は目安であり，圧迫していた局所の皮膚の観察を行い，発赤などの有無を確認する必要がある。発赤がみられたら，時間を短縮する必要がある。また，この体位変換で身体の向きを変更する際にずれが生じやすいため，身体はベッドから浮かせるようにして移動させることが求められる。

【ポジショニング】 体動ができないものや認知力が低下しているもの，たとえば意識障害があるものなどは自力で姿勢を保持することができないため，姿勢を保持するポジショニングが重要となる。姿勢がくずれることは皮膚に摩擦やずれを発生させることになるため，軟らかいクッションなどを使用し，身体のカーブや形状に合わせて，隙間がないように包み込むようなクッションの当て方を工夫する。とくに側彎症や拘縮などの骨の変形があるものは姿勢保持が困難であることが多く，同一体位になりやすいため，理学療法士などと相談を交えながら，無理のない体位保持方法を計画することが必要となる。また，ベッド上でファーラー位などの姿勢をとらせるときはギャッチアップに注意する。自力体動ができないものは頭部を挙上したあと，仙骨部にずれ力を生じているために背中をベッドから離す「背抜き」を行う必要がある。また，姿勢のくずれや足側へのずれを防止するために下肢を屈曲させ，子枕を挿入する，腋窩に支えとなるクッションを加えるなどの工夫が必要である。

【体圧分散用具の選択】 体圧分散寝具とは接触面積を広げる，あるいは骨突出部を一時的に浮かせることで身体にかかる圧を分散させる機能をもつ寝具のことである。WOCN（Wound Ostomy and Continence Nurses Society）の褥瘡予防に関するガイドライン（2003）では，褥瘡発生リスクの高い患者に体圧分散寝具を使用すること，褥瘡発生リスクの高い患者に手術中に体圧分散寝具を使用することはいずれもエビデンスレベルがAであり，推奨されている。しかし，小児に関する報告は少ないのが現状である。それは対象者が少ないため，実態が調査されにくく，小児用ベッドや保育器のサイズや環境に応じた体圧分散寝具が少ないこと，好発部位が後頭部のために寝具以外の用具を要するためである。一般に乳児から学童期までは圧切り替え型よりも軟らかい支持面をもつ上敷きゲルマットレスやウレタンマットレスが使用されることが多い。

【予防的スキンケア】 予防的スキンケアは低出生体重児や重症例など皮膚や軟部組織の耐久性が低いものに対しては注意深く行うべきである。脆弱な皮膚は真皮層のエラスチンやコラーゲンなどの弾力繊維も乏しく，皮下脂肪組織も薄いため，外力による傷害を受けやすい。また，角質層のバリア機能も破綻していることが多く，外界からのアレルゲンや微生物の侵入も起こしやすく，細菌繁殖も起こしやすい。摩擦やずれが起こりやすい部位やカテーテルやプローベなどの硬質の医療用具が圧迫を起こす部位にはポリウレタンフィルムやペクチン含有の皮膚保護材などの予防的貼付が望ましい。また，医療用カテーテル類で圧迫を受ける部位はできる

だけ観察を密に行い，固定箇所を変更し，同一場所に外力が加わらないよう配慮すべきである。生体機能の未熟性や機能低下により，汗や皮脂による分泌低下があるものは皮膚がドライスキンに傾いている。ドライスキンは前述した角質層のバリア機能が破綻した状態のひとつでもあり，摩擦を引き起こしやすく，また，表皮剥離などの外傷も受けやすい。皮膚の愛護的な洗浄のあとには保護のためにも，保湿効果のあるクリームなどを塗布するとよい。

〈関連語〉 体位変換　　　　　　　　　［溝上祐子］

●文献　1）大山知樹，他：小児における褥瘡好発部位の体位測定. 日褥瘡会誌, 6(4)：633-637, 2004. 2) WOCN Pressure Ulcer Panel：Guideline for Prevention and Management of Pressure Ulcers. Wound, Ostomy, and Continence Nurses Society, 2003.

食道閉鎖症

【定義】　発生段階での前腸の形成異常によって起こる，食道の先天性の通過障害である。前腸は気管と食道に分離するので，食道閉鎖症では，気管との間にさまざまな形の瘻孔が存在することが多い。発生機構が共通であるため，便宜上，食道の通過障害を伴わない気管食道瘻も食道閉鎖症に含める。

【発生・病態】　胎生の4〜5週に前腸のもっとも頭側の部分では，左右からの隔壁が中央で癒合して，前後の2つの腔に分離される。前方の腔が気管，後方の腔が食道となる。この分離の異常により，食道が途中で途絶した食道閉鎖症が発生すると考えられる。食道閉鎖症の多くは，気管との瘻孔をもっているが，これは両者の分離の機構からも説明が可能である。食道閉鎖症はA型からE型までの5つのタイプに大別されるが，上部食道が盲端となり，下部食道が気管と瘻孔をもつC型が圧倒的に多く，全体の80〜90％を占める（図37）。

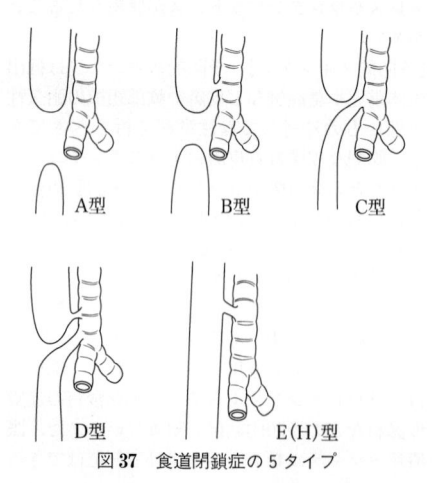

【症状・診断】　食道閉鎖症も出生前診断される例が増加している。食道閉鎖症の胎児は，羊水を嚥下することができないために，羊水過多となる。その原因検索によって，食道閉鎖症がみつかることが多い。胎児超音波検査で，上部食道は拡張し盲端となり，胃泡が小さいことが多い。胎児MRIでも同じ所見が確認される。出生後にまず気づかれる症状は泡沫状嘔吐である。唾液を嚥下できないために，患児の口や鼻から泡沫状の唾液が流出する。ミルクを摂取することはもちろん不可能であり，無理に飲ませればチアノーゼを起こしてしまう。こうした児に胃カテーテルを挿入しようとすると，食道盲端でUターンして戻ってしまい，食道閉鎖症を強く疑うきっかけとなる。確定診断には，食道盲端でUターンしているカテーテルを胸部単純X線撮影で確認すればよい（coil-up sign）。瘻孔の有無の確認には，まず胃内の空気の有無が重要である。胃内に空気が存在すれば，下部食道と気管との間に交通がある証拠となる。必要があれば，造影・内視鏡検査を行う。食道閉鎖を伴わないE型（H型ともよばれることがある）では，これらの症状は現れず，診断が遅れることが多い。典型的な症状は，胃への空気の流入による腹部膨満，ミルク投与時のチアノーゼ，喘鳴である。食道造影，食道・気管内視鏡検査で，確定診断される。

【治療】　治療法はタイプによって違いがある。もっとも多いC型では，診断がつきしだい，開胸により気管食道瘻を分離して，上下食道の端々吻合を行う。最近では胃瘻造設は行わないことが多い。ただし超低出生体重児では，初回手術として，ミルク注入を可能にするために，開腹による食道バンディングと胃瘻造設を行い，体重増加を待って，根治手術を行うこともある。気管食道瘻をもたないA型では，上下食

図37　食道閉鎖症の5タイプ

道間の距離が大きく，直接吻合が難しいことが多い。したがってまず胃瘻造設を行って，ミルクの注入を可能にしておき，食道の延長術を行うか，体重増加を待って空腸，結腸などの間置術を行う。E型に対しては，気管食道瘻の分離手術を頸部アプローチで行う。食道閉鎖症には合併奇形がかなりの頻度で認められる。とくに心奇形の合併が多く，これが術後の肺合併症の発生を高め，治療成績にも影響を与えることになる。食道閉鎖症の診断がついたら，必ず心エコー検査を行い，心奇形の有無を確認する。必要があれば，食道閉鎖症に対する手術に先立って心奇形に対する治療を開始する。場合によっては，心奇形に対する手術を優先しなければならないこともある。術後の合併症としては，食道吻合部の狭窄，胃食道逆流症，気管軟化症をあげることができる。いずれに対しても保存的療法が優先されるが，治療困難な症例に対しては，手術治療も考慮しなければならない。　　［橋都浩平］

職務ストレス

【概念】　心理社会的ストレスの原因については，Holmes, R. と Rey, H.A. に代表される生活環境の大きな変化を起こすライフイベントから生じるという考え方と，Lazarus, R.S. らに代表される持続的で慢性的な日常の苛立ち事から生じるという考え方がある。その観点から具体的にいえば，職務ストレスは，ライフイベントでは退職・異動・昇進・転勤などの一時的出来事によって生じるストレス，日常の苛立ち事としては仕事や職場で生じる人間関係や時間的余裕のなさなどから生じる持続的・慢性的ストレスがあげられる。Lazarus ら[1]は，認知的評価の考え方から，ストレスをどのように評価し，それらの問題に対して自分自身がどのように対処できる能力をもっていると評価するかによって，うつ症状などのストレス反応は異なるとしている。そして，認知的評価には，コミットメントや信念の個人的特性と予測性や新奇性などの状況の特徴が影響するとしている。宗像恒治[2]は，ストレス源があることで心身が刺激され，挑戦や創造・生産活動や自己成長のためのエネルギーと集中力が生じうると述べている。ストレスが生じる前には，自分自身の「……したい」という内的要求と周囲からの期待という外的要求が必要であり，その思いがないときにはストレスも生じないが，活動源のエネルギーや集中力も生じない。

【職務ストレスの特徴】　職務ストレスは心理社会的ストレスの発生源が職場にあるものをいう。職務ストレスは，仕事上の課題の達成による自己効力の向上や遂行能力の向上など自己成長につながりうるものである。しかし，それがその個人にとって過剰すぎる場合，無力体験や疲労感などが慢性的に蓄積した場合には，頭痛や下痢などの身体症状，不安やうつなどの精神症状，食欲の異常亢進などの行動症状というストレス反応が生じる。職務ストレスが蓄積すると，仕事に対する意欲の低下，職場での孤立や人間関係の悪化が進み，時には，バーンアウトの状態を引き起こし，離職などにつながる恐れがある。こうした職務ストレスは，個人の対処行動（コーピング），周囲からのさまざまな支援（ソーシャルサポート）によって軽減できることが実証されている。職場におけるストレスへの対策は，個人のストレスマネージメントの能力を向上させるアプローチとともに，職場環境や職場組織などでのストレッサーを改善するアプローチの両方が機能することが有効であると考えられる。

【看護職の職務ストレス】　看護職は，医療の専門化や高度化，生命に直接携わる機会，種々の専門職との協同などによってストレスが生じやすい職種であるといわれている。看護師を対象とした職務ストレスに関する研究はさまざまに取り組まれている。小児医療の現場では，高度医療化，専門分化に加えて，入院期間の短縮化や少子化が小児の病棟運営にも影響を与えていることが伺える。そうしたなかで，看護師には複雑多岐な小児ケアに加えて，育児能力や親意識が多様でストレスフルな親を含めた家族への支援も求められている。そのことから，小児にかかわる看護師には特有のストレスが生じていると予測される。高谷裕紀子らは，小児看護を実践するうえで認知するストレッサー因子の構造を明らかにし，小児とかかわる看護師の職務ストレスを測定できる尺度を開発している。

〈関連語〉　子どもの入院環境　　　［藤原千恵子］

　●文献　1) Lazarus, R.S., et al.(本明寛，他・訳)：ストレスの心理学，実務教育出版，1991．　2) 宗像恒治：最新行動科学からみた健康と病気，メヂ

カルフレンド社, 1996. 3) 田尾雅夫, 他：バーンアウトの理論と実際, 誠信書房, 1996. 4) パブリックヘルスリサーチセンター：ストレススケールガイドブック, 実務教育出版, 2004. 5) 髙谷裕紀子, 他：小児の看護師ストレッサー尺度の作成とその信頼性・妥当性の検討. 小児保健研究, 63(6)：721-728, 2004.

食物アレルギー

【定義】 食物アレルギーとは「食物を摂取した後に免疫学的機序を介して生体にとって不利益な症状（皮膚・粘膜, 消化器, 呼吸器, アナフィラキシー反応など）が惹起される現象」として定義されている。食物は経口的に体内に摂取され, 時に生体に不利な反応を起こす。その異常反応には, 毒素などによる反応や, 薬理学的な反応, 酵素欠損による反応などがあるが, そのうち特定の人に起こる免疫学的機序によるものを食物アレルギーという。

【頻度, 発症年齢】 食物アレルギーの頻度は, 3歳以下の小児で約8％, 成人で約2％とされている。食物アレルギーの発症年齢は, 3歳以下の小児に多く, 年齢を経るにつれてその頻度は減少する。

【原因抗原】 食物アレルギーの原因抗原の種類は, 食生活による差, 民族による差などにより異なる。わが国において比較的頻度の多いものとして, 卵, 牛乳, 小麦, ソバ, ピーナッツなどがあげられる。その他, 魚類, 肉類, 野菜, 果物などもある。乳幼児期には卵, 牛乳, 小麦が多く, 年齢とともに減少するが, 学童期以降になると, ソバ, エビ, 魚介類などが多くなる。

【症状】 食物アレルギーの症状の多くは食物を摂取してから1時間以内に発現する即時型であり, 主にIgE抗体の関与により発症する。食物アレルギーの症状のうちもっとも多いものは皮膚症状であり, 特定の食物を摂取した後, 皮膚のかゆみ, 発赤, 蕁麻疹などが出現する。消化器症状としては, 嘔吐, 下痢, 腹痛などが出現する。呼吸器症状としては, 咳嗽, 喘鳴, 呼吸困難などの喘息症状を起こす。もっとも重篤な症状はアナフィラキシーショックであり, 食物を摂取し15分以内に口内のかゆみ, 嘔気, 嘔吐, 呼吸困難などの症状が現れ, 血圧低下, 意識消失に陥る。

【診断】 食物アレルギーの診断は, まず詳細な問診により原因抗原を推定し, 症状の起こり方を把握する。検査方法として, 血清特異的IgE抗体, 皮膚テスト（スクラッチ, プリック）, ヒスタミン遊離試験などがあげられる。食物抗原が症状発現に関与するかどうか確認するためには, 食物除去・負荷試験を行う。

【治療】 食物アレルギーにより引き起こされた症状を軽快, 消失させるための治療（対症療法）と, アレルギー症状を予防するための治療に分けられる。予防療法としては原因食物を摂取しないための除去療法が中心となるが, 一部の疾患（食物アレルギーに基づくアトピー性皮膚炎）においては, 経口抗アレルギー薬も用いられる。除去食療法に関しては, アナフィラキシーショックのように症状が強い場合には, 加工品も含めて厳重な除去が必要となる。乳幼児期に多いアトピー性皮膚炎に合併する食物アレルギーの場合には, 成長とともに軽快, 治癒する可能性が高いことから, 年齢に応じて除去食を緩和し, いつまでも厳しい除去を行うことのないよう注意する。除去食療法の指導にあたっては, 代替食品や低アレルゲン食品の指導を行い, 栄養学的配慮を行うようにする。

〈関連語〉 アトピー性皮膚炎, アレルギー性疾患　　　　　　　　　　　　　　　［向山徳子］

●文献 1) 中村晋, 他・編：最新食物アレルギー, 永井書店, 2002. 2) 日本小児アレルギー学会食物アレルギー委員会：食物アレルギー診療ガイドライン2005, 協和企画, 2005.

食欲不振

【定義】 幼児の母親が子どもの食事について心配なこととして,「落ち着いて食べない」「好き嫌い」に次いで多いのが「小食」であり, 幼児期を通して10～17％にみられる[1]。二木武によると, このような食が細い, 小食あるいは食欲不振に関する訴えは, ①仮性食欲不振, ②体質的な小食, ③心因性の食欲不振に整理される[2]。①は, 子どもは必要な量を摂取しているのに, 親が期待する量より少ないため, 食欲不振とみなされている場合で, もっとも多いといわれている。②は食べる量が生まれつき少ない場合, ③は「食べることの強制」などの心理的な要因によって食欲不振が引き起こされた場合であ

る．幼児期には，親がきょうだいや他の子と比較したり，自分の生活体験などに基づいて期待するなど，子どもの摂取量をみて少ないとみなしている場合や，生まれつきの小食などである場合が多いが，学童期以降になると，やせ願望，家族の問題や乳幼児期からの養育上の問題などが関係していることが多い．その場合は，女児であれば無月経などの身体所見をみる[3]．食欲不振は，偏食や好き嫌いと一緒にみられることも多く，成長発達を客観的に評価すると同時に，原因に対応することが必要である．

【原因】 食欲不振の主な原因として，次のようなものがある．①食事の与え方，生活リズム：不規則な食事時間，食事時間に疲れていて眠い，間食が頻繁・量が多い，牛乳やジュースなどの多飲，子どもの好むようなメニューではない，味が濃い，運動量が少ない・多すぎなど．②養育態度・考え方：食べないからと無理強いしたり，養育態度が過干渉である．③疾患や健康問題：う歯，顎の異常，扁桃肥大など食べる機能の障害により食べることが困難で食欲が低下，便秘，その他肝臓疾患やホルモンの分泌異常など．

【食欲不振への援助】 体重や身長の増加が身体発育曲線に沿っており，日常的に機嫌がよく活発に身体を動かしている場合は一般的には心配はない[4]．しかし，食事の与え方や生活リズム，親の養育態度や考え方などになんらかの原因がある場合は，家族と子どもの食生活を見直し，改善するためのよい機会と捉え援助する．早寝早起き，日中は外遊びで十分に身体を動かし，間食や水分補給を適切に行うなど，基本的な生活リズムを整えることが基本である．幼児期には，無理強いは食事に対するマイナスイメージをもちやすいため，口の中の食べ物を溜め込み飲み込まない場合や遊び食べを始めた場合は食事を切り上げる．間食や夜食は，次の食事に影響のないように時間や量を見直す．牛乳やジュースを多飲している場合は，麦茶や白湯などに切り替えたり，量を制限する．学童期の食欲不振には，思春期特有の心理的要因によるものもあり，カウンセリングなど専門的な治療やアプローチを必要とすることもある．

〈同義語〉 小食
〈関連語〉 食事，偏食　　　　　　　　［荒木暁子］

●文献 1) 日本小児保健協会：平成12年度幼児健康度調査報告書. 2001(http://tcc.umin.ac.jp/~jschild/book/report_2000.html). 2) 二木武, 他・編著：新版小児の発達栄養行動；摂食から排泄まで/生理・心理・臨床, 医歯薬出版, 1995, pp.173-179. 3) 高野陽, 他：小児栄養. 子どもの栄養と食生活, 第4版, 医歯薬出版, 2005, pp.135-148. 4) 上田玲子：食が細い子, ばかり食いの子, 早食いの子への対処方法は？. 小児内科, 37(5)：567-569, 2005.

初　経

【定義】 初経(月経)とは，初めて発来した月経をいう．初経の年齢は10〜15歳の間に起こることが多く，小学校6年生で半数が初経を経験している(表44)．

【月経の機序(図38)】 ①卵胞期：視床下部からの性腺刺激ホルモン放出ホルモン(gonadotropin releasing hormone；Gn-RH)の分泌により，脳下垂体から卵胞刺激ホルモン(follicle stimulating hormone；FSH)が分泌される．FSHは卵巣に働いて数個の卵胞の発育を促す．卵胞は発育し，卵胞ホルモン(エストロゲン)を分泌し子宮内膜を増殖させる．②排卵期：1個の卵胞が成熟し他の卵胞が退行するに伴い，エストロゲンが増加する．ある量に達す

表44　中学3年女子の初経発来累積の年次推移

	小学4年	小学5年	小学6年	中学1年	中学2年	中学3年
1987年	5.3%	17.1%	50.8%	80.3%	91.5%	94.0%
1990年	2.4%	15.1%	47.5%	78.5%	88.9%	90.3%
1993年	3.5%	18.4%	50.5%	81.1%	92.0%	93.3%
1999年	4.9%	29.4%	63.6%	85.7%	94.3%	96.0%
2002年	6.8%	29.5%	57.0%	80.8%	92.1%	95.0%
2005年	5.3%	27.9%	55.5%	78.9%	88.3%	90.9%

(出典　東京都幼稚園・小・中・高・心障性教育研究会・編：児童・生徒の性；東京都小学校・中学校・高等学校の性意識・性行動に関する調査報告 2005年調査, 学校図書, 2005)

ると FSH が減少し，黄体形成ホルモン(luteinizing hormone；LH)が急激に分泌される。この急激な増加を LH サージといい，サージのピーク約16時間で排卵する。③黄体期：排卵した後の卵胞は黄体に変わり，黄体ホルモン(プロゲステロン)とエストロゲンを分泌する。プロゲステロンによって体温が上昇し，子宮内膜もさらに厚く，柔らかくなる。この黄体機能は，妊娠が成立すると引き続き維持されるが，妊娠しないと黄体は退行し，黄体から分泌されていたホルモンは減少する。④月経：プロゲステロンの分泌が減ることにより，子宮内膜が剝離し，血液と一緒に子宮口から腟へ，腟から体外へ排出され，月経が起こる。

【性教育での扱い】 学習指導要領では小学校4年生の保健の「体の発育・発達」で二次性徴を取り扱う。中学校では1年生の保健体育科の「心身の機能の発達と心の健康」で学習する。

〈関連語〉 二次性徴　　　　　　　［荒木田美香子］

●文献 1) 東京都幼稚園・小・中・高・心障性教育研究会・編：児童・生徒の性；東京都小学校・中学校・高等学校の性意識・性行動に関する調査報告2005年調査，学校図書，2005.

処置への主体的参加

【子どもが医療に主体的に参加するためには】子どもの主体性は，子どもの内発的な力をあるがままに発揮させることができることによって育まれる[1]。子どもは，病院という見知らぬ環境で見知らぬ人に囲まれて痛みの伴う医療処置を経験するため，その際に子どもが内発的な力を発揮させることは難しい。医療者のかかわりによって子どもの主体性が育まれるか否かに影響することを念頭におき，子どもにかかわっていくことが求められている。

【医療の場において子どもの主体性を育むこと】子どもの主体性を尊重するためには，子どもの家族へのインフォームドコンセント，子どもへのインフォームドアセントが重要になる。インフォームドアセントとは，通常学童期の子ども達が自分で考える力をもつと判断され，子どもへの説明と子どもからの了解を得る手続きのことをいうが，コンセントの意味する承諾という責任は生じず，同意レベルの賛同になる[2]。『日本看護協会看護業務基準集』(2005)では，子どもへの説明や同意について，「子どもはその成長発達の状況によって，自らの健康状態や行われている医療を理解することが難しい場合がある。しかし，子ども達は常に子どもの理解しうる言葉や方法を用いて，治療や看護に対する具体的な説明を受ける権利がある」ことが示されている。また，意思の伝達については，「子どもは自分にかかわりのあることについての意見の

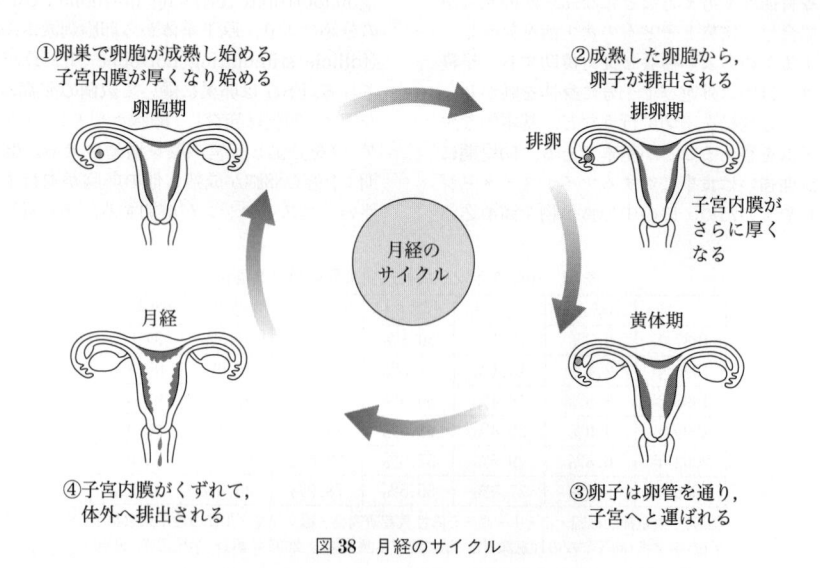

①卵巣で卵胞が成熟し始める
子宮内膜が厚くなり始める
卵胞期

②成熟した卵胞から，
卵子が排出される
排卵期

排卵

子宮内膜がさらに厚くなる

月経のサイクル

黄体期

月経

④子宮内膜がくずれて，
体外へ排出される

③卵子は卵管を通り，
子宮へと運ばれる

図38　月経のサイクル

表明，表現の自由について権利がある。子どもが自らの意思を表現する自由を妨げない」としている[3]。このように，子どもが医療に主体的に参加する力を育んでいくためには，子どもの健康状態や行われる医療行為を子ども自身が理解できるように説明し，その際，子どもの思いや意見を述べられるよう尊重することである。
【子どもの主体的参加を育む具体的なかかわり】勝田仁美らが行った，子どもが処置をどのように体験しているかを明らかにした研究結果からは，処置のプロセスのなかで「いやだ」という気持ちと「頑張らなくては」という気持ちとの葛藤で揺れている子どもの姿が報告されている。また，医療者が子どもが認知と情動との調整をはかる主体であることを認識してかかわることにより子どもが自己コントロール感を取り戻したり，本来もっている力を発揮して処置に臨むことができたりしていたことを報告している[4]。このようなかかわりの具体例をあげる[5][6]。①初めから複数の医療者が子どもを囲まないようにし，ひとりの看護師が子どもの目線でかかわる。②処置をどうやって行うかは子どもと一緒に考えて決めていく。③以前の処置の体験と子どもの希望を聞き，可能な範囲でその希望がかなえられるようにする。④動かないための工夫を子どもとともに考える。⑤次に何をするかなど，子どもが先を見通せる情報を提供する。⑥具体的な行動を教えたり，やってみせたりする。⑦針の穿刺は子どもとタイミングを合わせる。⑧処置が終わったことを子どもが意識できるようにする。⑨処置への取り組みを認める，ねぎらう。子どもの感覚で必要な情報を提供し，子どもの思いや意見を聞きながら共に処置のプロセスをつくっていくことで，子どもが「頑張った」と思うことができ，主体的に処置に取り組む力を育むことができる。

〈関連語〉 インフォームドアセント，子どもの権利，子どもの納得，侵襲処置のストレス対処援助，プレパレーション　　　　　　[込山洋美]

●文献 1) 鯨岡峻, 他：保育を支える発達心理学．ミネルヴァ書房，2001, pp.19-60． 2) 片田範子：小児看護学．日本看護協会出版会，2005, pp.3-20． 3) 日本看護協会・編：日本看護協会看護業務基準集 2005 年．日本看護協会出版会，2005, p.37． 4) 勝田仁美, 他：検査・処置を受ける幼児・学童の"覚悟"と覚悟にいたる要因の検討．日本看護科学学会誌, 21(2)：12-25, 2001． 5) 佐藤奈々子：痛みを伴う処置に取り組む子どもへの関わり．筒井真優美・編, 小児看護における技, 南江堂, 2003, pp.61-68． 6) 江本リナ：注射に取り組む学童への関わり．前掲書 5), pp.69-80．

ショック

【ショック（shock）とは】　末梢組織への有効血液量が急激に減少することによって，組織の代謝に必要な酸素需要に対し，不十分な酸素しか供給できない病態を表す。結果的に各臓器の組織における微小循環レベルの生理的機能が障害される状態をさす。ショックの症状としては，顔色の蒼白と冷汗，皮膚の冷感，ぐったりしている，呼吸障害，乏尿，無尿，血圧低下がみられる。血圧低下を示すのはショックが進行し重症化した最後の段階であり，その前に代償性で皮膚や内臓の血管収縮が起こる。すなわち，顔色の不良，冷感，冷汗という症状の段階においてもショック状態であることが認識されることが大切である。ショックはその原因から①（循環）血液量減少性ショック，②心原性ショック，③血管拡張性ショックの 3 つに分類される。

【原因】　小児の場合，上記のショック症状は主に次のような原因により起こる。①（循環）血液量減少性ショックは下痢や嘔吐，糖尿病性ケトアシドーシスなどによる重症脱水，熱傷の際の循環血漿の喪失によるものと，外傷性出血，腸管出血などの胸水・腹水など循環血液量の喪失（出血）によるものがある。子どもの場合は先天性心疾患の術後にもこのタイプのショックが起こりやすい。②心原性ショックは心臓のポンプ機能の低下によって，心拍出量が低下し低血圧を起こすショックである。成人の場合は心筋梗塞が原因としてもっとも多いが，子どもの場合は川崎病による心筋梗塞，左室系流出路の狭窄をきたす先天性心疾患，抗癌剤による心筋障害，後期敗血症による心筋障害が原因となる。また，ほかの原因によるショック症状であっても，長時間持続することにより最終的には心原性ショックに陥る。③血管拡張性ショックは細動脈などの血管抵抗が低下するために血圧が低下し，さらに全身の静脈が拡張するために心臓への静脈還流量が減少し，心拍出量が低下して低血圧を増悪させる。敗血症によるショックの多

くはこのメカニズムによって起こる。そのほかに脊椎麻酔，四肢麻痺などの際に起こる神経原性，麻薬や麻酔薬による薬剤性がある。

【看護】 ショック時の子どもへの基本的な看護として，①ショック症状とそれに随伴する症状の観察，②ショック状態の改善のための治療に伴う看護，③安全と安楽の保持，④家族への援助を行う。①ショック時にはタイプによって異なるが，各機能別に次のような症状が出現する。以下の点に注意して観察を行う。a．皮膚・顔貌：血管拡張性ショックの場合を除き，一般的に全身の皮膚が冷たく冷汗があり，湿潤している。ショック状態が持続すると褥瘡や皮膚の潰瘍が出現し，DIC(disseminated intravascular coagulation，汎発性血管内血液凝固症候群)を合併すると出血斑がみられる。b．循環器系：頻脈，血圧低下，脈圧低下とともに，全身の循環障害の評価として，動脈血ガス分圧，SpO_2，胃粘膜内 pH などの値に注目する。また，腎の血流量が低下するために尿量が低下する。c．呼吸器系：呼吸数，呼吸状態，随伴症状などの一般的な呼吸の観察に加えて，動脈血ガス分圧を観察する。d．消化器系：消化器系の血流低下により，消化管の潰瘍や出血，麻痺性イレウスがみられる。肝・膵機能の低下による肝酵素，血糖の変動にも注目する。e．その他：ショックが進行すると，たびたび DIC を発症し致命的な状態になる。血液の凝固系の検査値に注意する。②ショックの治療としては，主に補液と昇圧剤や強心剤，副腎皮質ホルモンなどショックに陥った原因と状態に応じて薬物療法が行われる。水分のバランスを観察すると同時に，輸液や薬剤投与の管理を厳重に行う。呼吸状態の悪化には酸素療法，人工呼吸が行われるので，それに応じて呼吸管理を行う。③ショック状態に陥った子どもは生命の危機にあり，意識レベルも低下している。子ども自身が状況を把握できない状態で次々に集中的に治療が行われ，心理的にも混乱しやすい状況である。ベッドからの転落やライン類の事故抜去に十分注意する。また，循環が悪く，出血傾向があるなど皮膚の損傷を起こしやすい状態である。褥瘡の防止とともに易感染状態であることを認識し，感染予防の看護を行う。④子どもがショック状態に陥る状況は，急性的な疾患や事故，慢性疾患の急性増悪，術後などである。いずれの場合にしても，子どもは生命の危機に瀕しており，家族にとっては大きな苦難をもたらす出来事である。危機状態にある家族への看護が必要である。

〈関連語〉 心不全　　　　　　　　　　　［日沼千尋］

●文献　1) 吉村仁志：ショック．市川光太郎・編，小児救急治療ガイドライン，診断と治療社，2004，pp.69-73．2) 山本一博，他：ショック．小川聡・編，標準循環器病学，医学書院，2001，pp.115-119．3) 田中英高：ショック．小児看護，21(9)：1055-1060，1998．

初　　乳

【特徴】 女性は妊娠中から母乳栄養を行うための準備をすでに始めている。母乳は分娩後，時間の経過とともに組成や性状が変化する。それに伴い初乳，移行乳，成乳と区別してよばれている。初乳は分娩後，初めに分泌してくる母乳であり，産褥3日目頃から5日目頃までに分泌するものをさすことが多い。白色の成乳に比べ，粘稠で黄色を呈している。産後1〜2週目頃からは成乳となり，初乳から成乳へと変化を遂げる間の母乳を移行乳とよんでいる。初乳は中性で成乳よりも多くの蛋白質を含んでいる。なかでもラクトアルブミン，ラクトグロビンを主体としており，成乳に多い成分であるカゼインは少ない。またラクトフェリン，免疫グロブリン(分泌型 IgA)，リゾチームなど感染防御に役立つ蛋白成分が豊富である。さらに初乳の中の蛋白質にはたくさんの酵素が含まれており，母乳の消化を助けたり，新生児の成長や発達を促す。ほかにもホルモン物質や微量元素など新生児の成長には欠かせない物質が含まれている。初乳は塩類や脂肪をも多く含んでおり緩下作用があることから新生児の胎便の排泄を促す。顕微鏡下では初乳中には初乳球や脂肪球などもみられるが，そのほとんどは白血球である。これらの白血球の働きにより抗菌作用や抗炎症作用が現れ，ひいては過剰な免疫抑制につながると考えられている。

【超早期授乳】 早期産児，低出生体重児で生まれた場合，生後，禁乳にすることで，腸管の萎縮や正常な腸内細菌の増殖阻止，細菌の腸管外への病的移行などが起こり多臓器不全へと結び付いてしまうことがある。しかし，生後24時間以内に超早期授乳を開始することで，その一連

の流れに歯止めをかけられることがわかってきた。超早期授乳を行うことで出生体重への回復が早くなったり，新生児壊死性腸炎の発症や胆汁うっ滞，感染症の罹患，新生児慢性肺疾患などが抑えられる傾向があることがわかった。子どもの口腔内に少量の母乳を滴下したり，経管栄養で直接注入したりする方法がとられている。

【ビフィズス菌投与】 ビフィズス菌は乳糖を乳酸へと分解し，便を酸性に保つ役割をもつ。また，感染症の原因となりやすい病的な腸内細菌の増殖を抑える働きもある。極低出生体重児や超低出生体重児の場合，出生後の消化器感染症への罹患を減らす目的で生後早期よりビフィズス菌を投与することがある。

【カンガルーケアと母乳育児】 カンガルーケアとは，父親または母親がおむつ一枚となった子どもを直接胸の上に抱きかかえる方法であり，skin to skin care の一種である。早期産で生まれた子どもはとくに，カンガルーケアを行うことで体温や呼吸，循環が安定する。母親はカンガルーケアを行うことで，子どもを身近に感じることができ，母乳分泌刺激を得ることができる。母乳分泌量が減ってきてしまったと訴える母親には，カンガルーケアをすすめることも分泌量維持のためのひとつの方法である。

〈関連語〉 母乳栄養，カンガルーケア

[吉川さわ子]

●文献 1) 大山牧子：NICU スタッフのための母乳育児支援ハンドブック，メディカ出版，2004. 2) 市橋寛，他：NRN 多施設共同試験 超低出生体重児における超早期授乳に関する研究；超低出生体重児における栄養に関する実態調査. 日本新生児学会雑誌，38(1)：67-72, 2002. 3) 市橋寛，他：NRN 多施設共同試験 超低出生体重児における超早期授乳に関する研究；超低出生体重児における身体発育と予後について. 日本新生児学会雑誌，38(3)：513-519, 2002. 4) 仁志田博司：新生児学入門，第3版，医学書院，2004. 5) 堀内勁，他：カンガルーケア；ぬくもりの子育て 小さな赤ちゃんと家族のスタート，メディカ出版，1999.

自 立

【定義】 「他者の手を借りず，自分で（独立して）行う」という意味で，自主性・主体性の側面と，行動的な側面をもち，ある（期待される）「達成状態」を意味に含んでいる。どの時点を「自立」(independency) の到達点としてみるかによって，「自立」の意味合いは異なる。一般成人の行動や社会的なレベルに達成することが発達の到達点とみなす考え方の場合，年少の子どもほど自立していない状態にあり，子ども時代は常に自立の過程にあるとみなされる。一方，どの時点においても自立の到達点が存在するという見方，とくに近年の「生涯発達」という考え方からすると，それぞれの時期の自立の状態があり，さらに個々人にとっての自立の状態（到達点）があると考えられる。したがって，新生児期，乳幼児期であっても，その時期に適切な身体，心理・精神状況を維持し，その時期に発揮することが可能と考えられる能力を発揮している場合には，「自立」がなされていると考えることができる。一般に自立の到達状態は，「一般的」（平均的）な同年齢（月齢）の子どもの認知・行動の到達レベルが基準となっている。しかし，「一般的」な基準を当てはめることが難しい，障害をもつ子どものような例では，個別的な到達可能性が基準となって示されることが多い。「自立」は，「自律」（同項参照）と区別されて使用される場合と，主体性の側面が協調される場合には，同様の意味で用いられることもある。

【基本的生活行動の自立】 食事，排泄，清潔，睡眠，衣服の着脱など，子どもが基本的生活習慣の行動を，援助を受けずに自分で行えるようになることが「基本的生活の自立」であり，「生活習慣の獲得」である。一般的には，就学前までには「集団生活が送れる程度」に，基本的生活習慣が獲得されるといわれる。基本的生活習慣獲得は，社会化の方向づけがなされるため，社会的行動の自立の達成も同時に期待されている。ここでいう，「援助を受けずに」「自分で」の範囲も，子どもの発達段階によって異なる。たとえば，一般的な3歳の子どもであれば，尿意を感じたら，自分でトイレに行き，ズボンとパンツを脱いで排尿でき，排尿後は紙で押さえ，パンツを履いて，手を洗うといった一連の行動が援助なしにできれば，「3歳なりの自立」が達成しているとおおむねいってよいであろう。しかし集団生活に入れる程度の自立となると，一連の排泄行為と，手洗いや，ドアをノックする，紙を流すなどの社会的マナーを獲得しておくことを含めた行動の獲得が「自立」である。さら

に，小学校5年生の自立を考えると，一連の排泄行為が可能なだけでなく，自分がいつ排泄すべきか（例：言われなくても出かける前にはトイレに行っておく）や，良好な排泄を維持する（便秘になっていたら水分をとる）といった，排泄に関する判断やそれに基づいた行動と同時に，プライバシーを守る行動，次に使用する人に配慮した行動，排泄の話題のタブーなど社会化された行動をとることまでが自分でできることの範囲として期待されてくる。このように発達段階に応じて，獲得が期待される達成状態の範囲は異なる。これらの行動の自立は，それを可能にする身体的準備状態，子どもの認知能力，知識や技能の提供（教育）のありよう，社会性の発達，習慣化の過程，意欲などが関連し，自分で習慣的に行動できるようになるには，子どもが外的に教えられた規範や行動を内的な行動（自分のものにする）に移行していくプロセスが必要である。

【社会的な保護や依存からの自立】「自立」が，社会的な生活を自分で（他者に依存せずに）行えるという意味で用いられることはよくある。生活行動ができること，集団生活に参加でき，社会のルールのなかで生活できること，経済的に親に頼らず独立できることなどが達成された状態といえる。一般的に使用される「社会的自立」は経済的に自立し，自分で生活を営める状態を示す。子どもには，段階的に社会的「自立」達成があるという視点では，子どもの発達や機能の状況に見合った社会生活が営めている場合は社会的な自立をしているといえよう。たとえば健康な幼児では，親を安全の基地にしつつも，自己の活動の範囲を広げ，周囲の子どもや大人達との交流をもてること，また保育所や幼稚園での生活において不適応状態に陥らず，その子なりの生き生きとした生活ができている場合は，その時期における社会的自立が可能になっているといえる。Havighurst, R.J.(1972)は，中期児童期(6～12歳)の発達課題として，「個人としての自立を達成すること」をあげている。個人としての自立は，「親や他の大人から自立して自分でプランをたてて現在および近い将来に実行できるという自律的な人間になる」ことであり，この課題の達成は，子どもが親からの緊密な関係から離れて同輩との関係をうまくやっていくなかで，自分で決定し，選択し，自分の行動空間を獲得することによって育つことを示している[1]。

【主体性の側面】 外的な強制力が働かなくても自ら決定し，自ら行動することが自立の意味に含まれる。主体性発揮の範囲も発達段階によって異なる。幼児が生活行動を身に付けていく場合でも，親のいうことに進んで従い行動する段階もそうしたいという気持ちは，子どもなりの主体性を発揮しているといえる。外的な（親からの）規範（しつけ）を，自己の内的な規範として取り入れ，子ども自身が行動を決定しているときには，主体的に「自立」して行動しているといえる。幼児期は，自分自身で決定，行動し，達成することに強い欲求が生ずるため，強い「自立心」が芽生える。親から離れる自由とともに，自分ひとりで行動することへの不安も経験し，この葛藤のなかで得られる自信，あるいは失敗の経験は，子どもの次なる達成欲求に結び付き，子どもの「自立心」をさらに高めていくことになる[2]。学童以上では自ら規範に照らした決定により自分で行動を選択・決定していくことが求められるようになる。

【依存との関係】 発達上，自立と依存は対立概念ではなく相互作用する関係にある。乳児期には依存のなかで基本的信頼感を育み，自ら行動していこうとする意志がつくられる。また，幼児期には親という安全基地をもち，その依存の場があるからこそ，子どもは自分でできることを広げていこうとする自立性を生じさせる。子どもが自ら行動するには，このように自己の存在に信頼や安心をもてることが必要である。依存は自立を育てると捉えてもよいだろう。

〈関連語〉 自律 [平林優子]

●文献 1) Havighurst, R.J.(児玉憲典，他・訳)：ハヴィガーストの発達課題と教育；生涯発達と人間形成，川島書店，1997, pp.49-52. 2) 村田孝次：三訂版児童心理学入門，培風館，1990, pp.98-99.

自 律

【概念】 自律・自律性(autonomy)が，しばしば同様に用いられる「自立」と異なる点は，「ある行動の達成状態」を示すのではなく，子どもが行動を決定していく際の内的な状態が中心的意味をなすことである。子どもが社会的に自立する（自分で社会生活上の判断ができ，対人関係を

形成し，自分で行動できるようになる）には，この自律性の発達が必要である。

【自己の意志で自由に選択・決定し，制御すること】 自律(性)の重要な性質は，自ら選択し決定していくことに自由性があること，自己制御できることにある。子どもはこれらの能力をさまざまな経験を経て学習し獲得していく。幼児前期の発達課題として，Erikson, E.H. は，心理社会的には，「自律性(aoutonomy)対恥(shame)・疑惑(doubt)の危機を克服」することとしており，その解決として「意志(will)」が生じると説明している[1]。乳児期には，自らの欲求に従い依存状態にあった子どもが，幼児期になると排泄のコントロールに代表されるように，自己の意志を伴った制御の力を要求されるようになる。子どもは，他者からの強制を受けず自らの欲求に従って行動することと，一方で他者の意志が自分の行動を決定するものと判断しそれに従おうとすること，この両者の均衡をとることを学ぶ必要がある。それには「自己」の自由な「意志」で行動を「選択」し，自己の意志で行動を「制御」する力を成熟させていかなければならない。Erikson はまた，自律を獲得するには，自尊心を失うことのない自己統制感を得る(self-control without loss of self-esteem)ことが必要であると述べており[1]，さまざまな成功・失敗経験を経て学習しながら，自分が決めてやっていけるという自分への信頼感を失うことなく自己決定し行動する力を得られることが重要だと示している。

【社会化の過程であり，他者との相互作用のなかで学習される】 自律の過程において，子どもが他者と相互作用しながら，他者の意志（社会であり，幼児期には親や身近な大人が中心）を行動決定の内的基準として取り込んでいくのは，子どもの社会化の過程によるものである。「自律」の「律」は，子どもが自分の行動や感情を道理にかなう方向に向けようとする意味が含まれるが，この道理とは，乳幼児期からのしつけに始まる社会化過程で示される行動の方向づけである。しつけは，親からの外的な統制力を内在化させ，子どもが行動基準を自己のなかにもち，その方向を「よいもの」と判断して生活行動ができるようにしていくプロセスである。この外からの方向づけに対し，幼児前期には親に言われたことに従うという形で行動や感情を制していた（他律）ものが，幼児後期には，それを自分のなかの規範として取り込んだ「良心」を形成し，さらに学童期になると，拡大された社会との相互作用により，子ども自身が判断・選択して形成していく「道徳心」といった内定規範を発達させる。他者からの社会化促進への働きかけが子どもの自律を促すには，子ども自身の自主性や意志を尊重しつつ，規範を明示することが重要であり，罰や力が子どもの内的規範となると，子どもの対人関係や社会的スキルの発達は育たず（自律が育たない），ひいては「自立」にも結び付かないことになる[2]。

【自律の前提となる発達】 子どもが自己の行動を決定し，制御するためには，それぞれの自律の段階に見合った運動能力，神経系の発達，知的発達などが関連し，また社会や文化のあり方が行動の方向づけに影響する。自律性の発達には，とくに他者との関係が重要であり，子どもが親との分離感覚を経験し，「自己」に気づき，他者と自己の意志の違いを感覚的に獲得していくことから出発する対人関係形成の発達過程が大きな影響を与える。とくに自律性を発達させるには，安心できる他者との関係が重要であり，その関係のなかで自由な選択や決定，自己制御の働きを身に付けていく[3,4]。また，自己制御を発達させるにはそれを学習する場や機会が必要である。子どもが自己の意思に従って行動し，結果を自己への評価につなげたり，新たな行動制御の技能を獲得すること，失敗から挑戦への新たな意欲をもつことなどが，子どもの自律性を発達させていく経験となっていく。またそこにかかわる教育や他者のかかわりのあり方が学習経験を左右していくこととなる。

【小野による「子どもの自律性 autonomy」の概念分析による概念モデル】 小野智美(2004)は，健康問題や健康増進に関する文献を中心に，「子どもの自律性」について Rodgers, B.L (2000)の概念分析方法[5]を用いて概念をモデル化している。このなかでは，子どもの自律性がもつ属性を，「自由意志」「自己規定」「自己を方向づける過程」「個別的」「理にかなう」「道徳・倫理」「漸進的」という7つのカテゴリーによって説明し，「基盤となる発達」「学習環境」「健康や生命の問題状況」という先行要因と，「意志決定」「自己強化」「自信の拡大」などの帰結を含めたプロセスであると説明している[6]。

【看護への適応】 子どもの看護においては，この概念はさまざまな状況に必要となるであろう。どのような状況においても，子どもの基盤となる発達や対人関係のあり方を考慮し，子どもと他者(看護者も含めて)との安定したかかわりをつくることができるように支援する。そしてその場では，子ども自身が可能な限り，自由な選択や決定をすることができ，子どもにとって自己の行動を選択していくためのヒントやフィードバックを受けられるような環境をつくっていくことが必要である。
〈関連語〉 エリクソン，社会化 ［平林優子］
●文献 1) Erikson, E.H.(小此木啓吾・訳編)：自我同一性；アイデンティティとライフ・サイクル，誠信書房，1973. 2) 井上健治, 他・編：子どもの社会的発達，東京大学出版会，1997, pp.35-37. 3) 氏家達夫：他律から自律へ，内田伸子・編，発達心理学，放送大学教育振興会，2002, pp.99-108. 4) 久保田まり：アタッチメントの研究，川島書店，1995, p.233. 5) Rodgers, B.L., et al., ed.：Concept Development in Nursing. 2 nd ed., Saunders, 2000. 6) 小野智美：「子どもの自律性」の概念分析. 日本看護科学学会誌，23(4)：71-79, 2004.

自立活動

【自立活動とは】 自立活動は，特別支援学校独自の指導領域であり，特別支援学校の教育要領および学習指導要領に教育課程編成上の一領域として規定されている。特別支援学校の小学部・中学部学習指導要領によると，自立活動の目標は，「個々の児童又は生徒が自立を目指し，障害に基づく種々の困難を主体的に改善・克服するために必要な知識，技能，態度及び習慣を養い，もって心身の調和的発達の基盤を培う」と示している。また，自立活動の内容は，人間として基本的な行動を遂行するために必要な要素，障害に基づく種々の困難を改善・克服するために必要な要素という2つの視点から22項目を設定し，それらを「健康の保持」「心理的な安定」「環境の把握」「身体の動き」および「コミュニケーション」の5つの区分に分類して示している。

【学習指導要領における変遷】 自立活動は，1971(昭和46)年の盲・聾・養護学校の小学部・中学部学習指導要領の改訂の際に，「養護・訓練」という名称で教育課程編成上の一領域として初めて制定された。養護・訓練の目標は，「児童又は生徒の心身の障害の状態を改善し，又は克服するために必要な知識，技能，態度及び習慣を養い，もって心身の調和的発達の基盤を培う」と規定された。この目標は，1999(平成11)年の改訂において改められるまで変更されることがなかった。また内容は，「心身の適応」「感覚機能の向上」「運動機能の向上」および「意思の伝達」の4つの柱のもとに12項目で構成された。当時の学習指導要領は，学校種別ごとに作成されていたが，養護・訓練の目標と内容は共通に示され，指導計画の作成と内容の取り扱いについては，障害の状態に対応するため，学校種別ごとに示された。その後，1979(昭和54)年に改訂された学習指導要領は，盲・聾・養護学校共通になったため，指導計画と内容の取り扱いも共通に示された。さらに，1989(平成元)年の学習指導要領の改訂において，それまでの養護・訓練の実施の経験をふまえ，また，児童生徒の障害の多様化に対応する観点から，養護・訓練の内容を見直し，「身体の健康」「心理的適応」「環境の認知」「運動・動作」および「意思の伝達」の5つの柱のもとに18項目に改められた。今回の改訂では，領域の名称を変更し，目標を改善するとともに，児童生徒の障害の重度・重複化，多様化に対応するため，内容を改め，5つの区分のもとに22項目を設定した。

【指導計画の作成と内容の取り扱い】 自立活動は，従前の養護・訓練の指導と同様に，個々の児童生徒の障害の状態や発達段階などに即して指導目標を設定し，指導内容・方法を工夫しながら指導することが基本となっている。このため，自立活動の指導にあたっては，個別の指導計画を作成することについて学習指導要領で規定している。この場合，個別の指導計画は，①個々の児童生徒の実態の的確な把握，②個々の実態に即した指導目標の明確な設定，③学習指導要領第5章に示されている内容のなかから，個々の指導目標の達成に必要な項目の選定，④選定した項目を相互に関連づけて具体的な指導内容の設定という手順で作成することが示されている。また，個別の指導計画の作成のほか，学習指導要領には，①各教科等の指導と密接な関連を保って組織的，計画的に指導を行うこと，②具体的な指導方法を創意工夫し，意欲的な活動を促すようにすること，③自立活動の時間に

おける指導は，専門的な知識や技能を有する教師を中心として，全教師の協力のもとに効果的に行うこと，④必要に応じて，専門の医師およびその他の専門家の指導・助言を求めるなどして，適切な指導を行うことなどの配慮事項が示されている。
〈関連語〉　学習指導要領　　　　　［山本昌邦］
　●文献　1）文部省・編：盲学校，聾学校及び養護学校学習指導要領（平成11年3月）解説；自立活動編，海文堂出版，2000, pp.5–10.

自立支援医療

【定義】　従来の「育成医療（児童福祉法）」「精神障害者通院医療費公費負担制度（精神保健福祉法）」「更生医療（身体障害者福祉法, 18歳以上）」が，2006（平成18）年4月障害者自立支援法の施行に伴いひとつの制度になったもの（障害者自立支援法第52条）。
【主な内容】　①対象：a．身体に障害のある児童に対し，指定医療機関において生活能力の維持・向上に必要な医療（入院・通院）を受けるための費用を助成する。肢体不自由，視覚障害，聴覚・平衡機能障害，言語等機能障害，心臓障害，腎臓障害，その他の内臓障害，免疫機能障害における障害があり，将来身体に障害を残すことが認められる場合で，手術などにより治療効果が期待できる者（身体障害者手帳の所持は用件ではない。従来の「育成医療」）。b．18歳以上の身体障害者手帳の交付を受けた者に対し，指定医療機関においてその更生のために必要な医療の給付または，それに要する費用を支給する（従来の「更生医療」）。c．精神障害のために長期にわたる通院医療が必要な場合，経済的な理由によって治療が中断されることを防ぎ，継続した治療が行われることを目的とする。統合失調症，精神作用物質による急性中毒またはその依存症，精神病質その他精神疾患のため，病院等に定期的に通院している者。てんかんで通院している場合も対象になる（従来の「精神障害者通院医療費公費負担制度」）。②費用：原則的に医療費の1割が自己負担（一定所得以上の世帯は対象外）だが，世帯の所得水準等に応じてひと月当りの負担に上限額が設けられている。また，継続的に相当額の医療費負担が生じる場合にもひと月当りの負担に上限額が設けられてい
る。入院時の食費は原則自己負担となる。③申請窓口：従来の育成医療に該当する場合は保健所。従来の精神障害者通院医療費，更生医療に該当する場合は市区町村。
〈関連語〉　手帳制度，自立支援給付［小池敬子］
　●文献　1）野崎和義・監：ミネルヴァ社会福祉六法，ミネルヴァ書房，2006．2）神奈川県保健福祉部障害福祉課：平成17年　障害のための制度案内，2005．3）全国社会福祉協議会・編，厚生労働省・監：障害者自立支援法における新制度説明パンフレット，2006（http://www.shakyo.or.jp/pdf/pamphlet.pdf）．

自立支援給付

【定義】　2006（平成18）年4月に施行された障害者自立支援法は，障害のある人が安心して暮らせる社会をめざし，従来の福祉サービスにおける課題を解決し，サービスの充実・推進をはかるために，障害の種別（身体障害，知的障害，精神障害）や年齢にかかわらずサービスを利用できる新しい仕組みで，「自立支援給付」「地域生活支援事業」がある。自立支援給付（障害者自立支援法第6条）は，障害福祉サービス（介護給付・訓練等給付），医療（自立支援医療），補装具の購入・修理（補装具費の支給）のサービスを利用するときにかかった費用の9割が支給される制度をいう。
【障害福祉サービス利用対象者】　①身体障害者手帳を所持している者。②療育手帳を所持している者。③療育手帳はもっていないが，児童相談所で知的障害の判定を受けた者。④精神障害者保健福祉手帳を所持している者。
【サービスの内容】　①介護給付：居宅（住まいの場）における介護支援。18歳未満では主に以下のサービスが受けられる。a．居宅介護（ホームヘルプ）；入浴，排泄，食事の介護など，b．行動援護；行動時の危険回避のための援護や，外出時の移動支援など，c．児童デイサービス；基本的な日常動作の指導や，集団生活への適応訓練など，d．短期入所；介護者が病気の場合などに利用できる短期の入所による介護。ほかに，主として18歳以上が対象となるサービスとして，重度訪問介護，療養介護，生活介護，重度障害者等包括支援，共同生活介護，施設入所支援がある（なお18歳未満の療養介護，生活介護，

施設入所支援は児童福祉法による施設給付制度での対応となる)。②訓練等給付：社会的自立をめざした機能訓練や，就労に向けた支援。基本的に18歳以上が対象となり18歳未満は必要に応じての対応となる。a．共同生活援助；主に夜間に提供される日常生活上の援助，b．自立訓練；自立した生活や社会生活を営むための訓練，c．就労移行支援；就労に必要な知識・能力の向上をはかるための訓練，d．就労継続支援；一般企業等での就労が困難なものを対象とする就労支援。

【申請窓口】 居住地の市区町村福祉事務所，障害福祉課など。

【利用負担】 原則的にひと月に利用したサービス料の1割が利用負担。世帯の所得水準等に応じて月額負担に上限額が設けられている(施設サービス利用においては，食費，光熱水費が実費負担となる)。

【手続き，利用方法】 ①相談・申請：申請窓口において適切なサービス選択のための相談支援を受け申請をする。②障害程度区分の判定(心身の状態を判定)・日中活動や介護者・居住などの状況の調査・サービス利用意向の聴取の実施。③障害福祉サービス受給者証の交付：実際に利用できるサービスに量や内容が決定し受給者証が交付される。④契約・利用：利用者は受給者証を提示し福祉サービス事業者等とサービス利用の契約をし，契約内容に応じたサービスを受ける。

〈関連語〉 自立支援医療，手帳制度　[小池敬子]

●文献 1) 野崎和義・監：ミネルヴァ社会福祉六法，ミネルヴァ書房，2006. 2) 神奈川県保健福祉部障害福祉課：平成17年 障害者のための制度案内，2005. 3) 全国社会福祉協議会・編，厚生労働省・監：障害者自立支援法における新制度説明パンフレット，2006(http://www.shakyo.or.jp/pdf/pamphlet.pdf)．

自律授乳

【定義】 乳児にはそれぞれ固有の一定の生活リズムがあり，授乳間隔，回数はこのリズムに沿って行われるべきという考えであり，乳児が欲しがったときに欲しがるだけ，飲ませるという方法である。これは，乳児それぞれの生活リズムや空腹で泣いているのかどうかをどのように判断するかが問われるが，乳児の泣き方の様子や授乳間隔などから判断していくことになる。新生児期は授乳間隔が定まらず7～10回程度と不規則であることが多い。しかし一般的には生後1カ月を過ぎる頃より母乳の量も多くなり，乳児が満足するだけ飲めば授乳間隔は3時間ほどとなり，その後3カ月頃より4時間ほどの間隔になっていくことが多く，1日の回数では授乳間隔によって5～8回ほどとほぼ決まってくる。

【自律授乳法の歴史的背景】 自律授乳の考えが推奨された歴史的背景は，1940年頃までドイツ医学を中心として授乳は3～4時間おきという規則的な方法が推奨されていた。しかし乳児に対する画一的な育児方法に対する批判が発達面からも一石が投じられ，1942年にアメリカで乳児の自律授乳法(self regulating feeding)がいわれるようになった。これは，乳児の個性，欲求，情緒を重視しようとする考えのなかから生まれてきたものである。わが国では，子どもの様子を観察して欲しがるときに与えるようにすることが望ましいと，規則授乳，自律授乳と明確にせず折衷的な方法を推奨してきた傾向があり，もともと厳格な規則授乳が定着することはなかったといわれている[1]。自律授乳の考えが導入された頃は，授乳方法として不規則授乳と混同されがちであったが，不規則授乳の"泣くたびに泣くからと授乳を行い，時間の間隔，回数がまったくでたらめな方法"とは違うということを認識しなければならない。

【自律哺乳能の発達】 乳児が欲しがるだけ哺乳して適正量を乳児が自力で調節する能力を，自律哺乳能と定義される。乳児が適正量を調節する能力には，視床下部の満腹中枢と摂食中枢相互作用により調節され，さらに哺乳行動としての吸啜と吸啜拒否能力に影響を受けると考えられている。乳児の哺乳量の推移をみると，2カ月頃まで増量していた哺乳量が2～3カ月頃に減少する様相を示す。これは，0～2カ月頃までは，吸啜力は徐々に強くなっていくが哺乳は反射的に行われている段階であり，満腹中枢による調節や吸啜拒否能力の発達がこれよりやや後れるため，与えれば与えるだけ哺乳することになり，飲みすぎる傾向がある。2～3カ月になると満腹中枢が成熟し哺乳拒否行動が起こるようになり哺乳量を適正に調節するようになってくる。そのため哺乳量はこの時期に一時的に減少するこ

とになると考えられている。3カ月以降は，吸啜運動は強く能動的になり，哺乳拒否行動も成熟する。このように自律授乳により乳児自らが適正量を調節するようになるのは生後2カ月を過ぎる頃といえる。
〈関連語〉 不規則授乳，規則授乳　　[茎津智子]
　●文献　1) 加藤英夫, 他・編：母乳哺育, メディサイエンス社, 1983, pp.39-42.　2) 二木武, 他・編：新版 小児の発達栄養行動；摂食から排泄まで/生理・心理・臨床, 医歯薬出版, 1995, pp.99-104.　3) 今村栄一：わかりやすい乳幼児栄養指導, 日本小児医事出版社, 1994.

歯列矯正

子どものむし歯が減少してきた現在，小児期の歯並び（歯列）やかみ合わせ（咬合）の不正に対する社会的関心は高まってきている。
【定義】 顎骨の発育異常や上下顎の咬合の異常，歯列弓の形態異常，個々の歯の配列の不正など，歯列・咬合に生じた異常や不正を検査・診断し，歯列矯正装置（矯正装置）を用いて口腔の形態や機能の改善をはかる対応を歯列矯正という。歯列矯正は成長期の小児を対象とすることが多く，7〜12歳頃に治療を開始するのが最適と考えられてきたが，最近では乳歯の頃から，または成人に対する矯正治療も行われるようになってきた。
【歯列・咬合の発育変化】 ①無歯期（出生〜6カ月）：出生時には生歯はみられず，歯槽弓は小さめで高さもないが，これらは哺乳時の舌を中心とした口の動きに適した形態といえる。②乳歯萌出期（生後6カ月〜2歳半）：6〜8カ月から乳歯の萌出が始まり，1歳過ぎには上下の乳切歯8本がそろって前歯でかみ切れるようになる。1歳代前半には最初の奥歯（第一乳臼歯）が萌出して，奥歯もかみ合うがまだ咬合は不安定である。乳歯の萌出とともに，顎の成長や歯を支える骨（歯槽骨）の発育が起こり，歯列弓は高さも大きさも増す。③乳歯列完成期（2歳半〜5歳代）：2歳半頃には乳歯20本が生えそろい，乳歯列が完成する。3〜5歳の幼児期後半は乳歯列咬合安定期といわれ，歯列・咬合の変化が少ない時期だが，顎骨内では永久歯の発育が盛んに起こっている。④混合歯列期（6〜11歳）：6歳頃から永久歯の萌出が始まる。乳臼歯の奥に第一大臼歯が生え始め，また乳歯から永久歯への交換も前歯から臼歯へと5〜6年間かかって起こる。永久歯の萌出時期にも顎骨や歯槽骨の発育は盛んになり，歯列・咬合の変化がもっとも顕著な時期でもある。⑤永久歯列期（12歳以上）：11〜12歳で乳歯がすべて脱落して永久歯に生え替わり，第一大臼歯の奥に第二大臼歯が萌出し始める。14〜15歳で，第三大臼歯（親知らず）を除いた永久歯の萌出が完了し，永久歯列が完成する。ただし，顎骨の成長は思春期の間は続くため，18歳頃までは咬合の変化は起こる。
【歯列矯正装置】 矯正装置の作用は，歯の移動，骨格型の改変，口腔習癖の除去などであり，装置には口腔外から作用させるものと口腔内で作用させるものがあり，また取り外しができる可撤性の装置と歯に接着する固定式装置などに分類される。歯列の発育時期や目的に応じて装置は選択される。
【歯列の発育時期と矯正的対応】 乳歯萌出期から「歯並び，かみ合わせ」を心配して来院する保護者もいるが，この頃は発育変化の大きい時期なので経過観察するのが通常である。乳歯列完成後も歯列・咬合の不正がみられた場合，不正の改善により顎や歯列の発育が軌道修正され正常化すると判断されれば，乳歯列のうちに装置を用いた矯正治療を行う。前歯部反対咬合や臼歯部交叉咬合などの不正咬合を対象とすることが多く，個々の歯の不正は永久歯交換まで待って治療を行う。また吸指癖などの口腔習癖が不正咬合の原因と判断された場合は，習癖中止へのアプローチを優先する。混合歯列期になって，乳歯から永久歯への交換が進むと歯列・咬合の不正が顕著になりやすい。正常な歯の交換過程においても，下顎前歯の叢生や上顎前歯の正中離開などの不正が一過性にみられやすい。このため，前歯の交換中は経過をみることが多いが，埋伏過剰歯や乳歯根の吸収不全など原因が明らかな歯列不正に対しては早期に対処を行う。混合歯列期後半には，歯と顎の大きさの不調和（ディスクレパンシー）も明らかになり，診断や処置方針も確立してくるので，小臼歯を抜去して個々の歯にブラケットを装着し，歯列全体を並べ替えるなどの本格的な歯列矯正のための治療が開始される。
【先天異常のある小児への矯正的対応】 先天異常のある小児では顎骨の発育異常を伴うことが

少なくない．とくに唇顎口蓋裂は早期からの矯正的対応が必要な先天異常であり，症例によっては出生直後から装置を用いた顎発育の誘導を行うことがある．上顎の劣成長を伴う症例では，乳歯期から装置を用いて上顎歯列の前方牽引や側方拡大が行われる．顎裂のある小児では，裂に隣接する永久歯の萌出異常を伴いやすく，混合歯列期に歯列矯正の必要な者の割合は高く，また顎裂に対する骨移植手術もこの時期に行われることが多い．

〈関連語〉 乳歯，永久歯，指しゃぶり
[井上美津子]

●文献 1)福原達郎：歯科矯正学入門，医歯薬出版，1995．2)赤坂守人，他・編：小児歯科学，第2版，医歯薬出版，1996．

歯列矯正装置 ⇒歯列矯正

腎移植

【概念】 腎移植術後10年の移植腎生着率が8割を上回るほど成績が向上し，成功裏に経過する腎移植小児患者の生活の質(quality of life；QOL)は，健康な子どもが健康な毎日を享受しているそれとほとんど変わりない．たとえば，7歳のときに腎移植を受け，その22年後に29歳で女児を出産，現在その女児は小学校3年生に進んでいる，移植後30年余りを経過している患者もいる．今日では腎不全小児の4人に1人は腹膜還流(腹膜透析 peritoneal dialysis；PD，持続式腹膜灌流 continuous ambulantory peritoneal dialysis；CAPD)や血液透析(hemodialysis；HD)などのいわゆる維持血液浄化療法を受けずに，直接腎移植を受ける時代になっている(pre-emptive renal transplantation)．腎移植手術による治療が小児期の末期慢性腎不全に対する最良の手段であることが広く知られるようになった証でもあるが，これらは次の3つの事実から導かれた．すなわち，①小児科領域のすべての年齢層で，腎移植患者の生存率はCAPD，HD患者のそれを凌駕する優れたものであった．②成長，発達のもっとも重要な時期にある小児が一度腎不全に陥ると，問題は生命予後だけでなく，精神・心理・身体の成長遅延，発達遅延として後々それを挽回することはしばしば不可能ですらある．尿毒症の期間がある程度短期でさえあれば，身体面の成長・発育，神経・精神・心理面の発達の両面で腎移植を受けた小児が，同年齢のCAPD，HDによる治療を受けていた小児と比較して優れていたと報告されている．しかしながら，身体的成長に関しては正常な健康な同年代のそれと比べるといまだに解決されるべき問題が残されている．③腎移植を受けた小児のみならず，両親，兄弟姉妹ら家族全体のQOLが改善しており，学童期，思春期ないしそれ以上になると学校生活，職場におけるそれはCAPD，HD治療を受けている同年代の患者のQOLよりはるかに優れている．この3点の事実が実証されていることなどから，pre-emptiveな腎移植術が選ばれるようになったのである．

【腎移植レシピエントとしての適格性】 腎移植医療チームの熟成，新しい免疫抑制薬の臨床導入，画像診断の進歩，感染性病原体検出検査の進歩，抗ウイルス薬の発見などによって小児に対する腎移植成績は向上し，その適応は拡大されている．神経因性膀胱，尿道弁など下部尿路通過障害を原疾患とするもの，体重が10 kgに満たない乳幼児，腎細胞芽腫の既往をもつ小児なども比較的安全に腎移植手術を受けられるようになり，また後述するように免疫吸着，血漿交換を用いることによってABO式血液型非適合のドナーからの腎移植が良好な成績をもって行われるようになった．したがって，施設によって細部では若干の相違はあるにしても，レシピエントとしての適格性は以下に述べる禁忌以外のすべての腎不全の小児に当てはまる．禁忌は，①年齢1歳未満，体重6 kg以下(献腎移植では4～5歳以下，15 kg以下)，②直接Tリンパ球交差試験陽性，③活動性の全身性感染症，④悪性腫瘍治療終了から1年未満，⑤きわめて重症の精神・神経疾患を伴い術後長期にわたる自己管理が不可能と判断されるもの．かつ，両親など家族による腎移植後の患者ケアの欠如するものなどが適応外とされている．

【成長障害を最小にとどめるための管理】 乳児期，幼児期に発症した腎不全患者では，後天性小頭症，痙攣発作，神経・運動機能障害を伴うものがまれではない．成長障害はこの年齢層でことに著しく，腎機能がGFR(glomerular filtration rate，糸球体濾過率)で30 ml/min/1.73 m^{2}を下回ると腎性骨異栄養症を伴って，

−2SD以下の低身長に陥ることが多く，これはCAPD，成長ホルモンを用いても改善が困難である．慢性腎不全における成長障害の原因としていろいろあげられてはいるが，最大のものは栄養摂取不足である．食欲不振，投与可能な量の制限，胃食道逆流現象の合併，消化管の蠕動低下などが主因で，経鼻的あるいは経胃瘻的な栄養チューブを用いて，蛋白質，糖質，中性脂肪などを加えた高カロリー流動食の強制的な投与も時に必要である．しかし，これらは溶質過剰によって既存の腎機能障害をより悪化させてしまうことがあり，たとえば，低・異型性腎などのように末期までむしろ多尿傾向にある小児に対しては，溶質過剰による障害を避けるために，逆に低カロリーの幼児流動食を多量投与することが勧められる．こうした努力によっても，体重を500g，身長を3cm増やすのは至難の業である．要するに小児科領域の腎不全患者では，成人とは別の尺度で治療開始時期を考えなくてはならない．たとえ慢性腎不全の第3期であっても，成長障害や骨合併症が認められれば直ちに血液浄化療法を導入すべきであり，同時に腎移植による治療も考慮すべきである．

【術前管理とドナー】　成人患者と比較して，小児は慢性腎不全の原因疾患の分布が異なる．約半数が先天性の腎尿路疾患である．したがって膀胱・尿道を含めた下部尿路に重篤な通過障害がないことを，排尿時膀胱尿道造影などで確認しておくことは必須である．出産時の皮質壊死，新生時期からの無尿，長期にわたる廃用性萎縮膀胱など，その容量がきわめて少ない小さな膀胱であっても，腎移植を施行して尿が通過するようになると驚くほどの改善をみる．また後天性腎疾患では，巣状糸球体硬化症，膜性増殖性糸球体腎炎，紫斑病性腎炎，溶血性尿毒症症候群など移植腎に再発しやすい疾患が少なくない．それぞれ適切な再発予防の工夫が必要である．CAPD療法を受けてきた患者ではテンコフカテーテル挿入部のトンネル感染，腹膜炎の存在あるいは既往に注意する．既往を有する患者でも術前，1カ月間抗生物質の投与なしで再燃しなければ移植が可能である．虫歯，副鼻腔炎なども先に治療を終えておく．麻疹，水痘，B型肝炎，サイトメガロウイルスなどの予防接種もすませておく．病腎の摘出は，前述した再発性腎炎のほかに移植術後感染巣になりうる腎，尿管（膀胱尿管逆流の高度のもの），体格の小さな，体重12～13kg以下の小児のすべてに対して行う．腎提供者（ドナー）に関しては大人の場合と異なることはない．ただし，献腎移植では患者が小児であるからという理由で小児のドナーを選ぶことは意味がない．ことに2～3歳以下の小児ドナーから乳幼児患者への移植はリスクが大きく避けるべきである．

【腎移植手術】　体重が15kg以上の小児患者では，移植腎は成人患者の場合とほぼ同様に右腸骨前面の腹膜外腔に収められる．血管吻合の部位が異なるものの手術は腹膜外で可能である．それ以下の体格の小さなレシピエントに成人の大きな腎臓を移植する場合には，経腹膜的に行われ移植腎の大部分は腹腔内に収められる．腎動脈はレシピエントの腹部大動脈に吻合され，腎静脈は下大静脈にいずれも端側吻合される．体格のそれぞれ異なる小児への腎移植の手術術式および術中・術後の管理については，文献を参照されたい．

【免疫抑制療法】　拒絶反応を予防・治療するために免疫抑制療法を行わねばならない．予防のためのものを基礎的免疫抑制療法とよび，今日ではカルシニューリンインヒビター（シクロスポリン，タクロリムスのいずれか），代謝拮抗薬（ミゾリビン，ミコフェノール酸モフェチル，アザチオプリン，シクロホスファミドのいずれか），ステロイド薬の3剤に，最近では遺伝子工学を用いて作成された抗IL-2リセプターモノクローナル抗体を追加する方法が広く用いられる．急性拒絶反応の治療にはステロイドパルス療法（同項参照）を行うのが主流であった．ステロイド抵抗性の拒絶反応に対してはOKT-3モノクローナル抗体，デオキシスパーガリン，血漿交換が用いられている．今日，腎移植術後に臨床的に投与されている免疫抑制はすべて非特異的に免疫を抑える．したがって，拒絶反応を抑えながら，いかにして感染性合併症の発生を少なく，軽微なものにするかが重要である．

【小児腎移植成績】　日本の腎移植患者はすべて日本移植学会を通じて登録され，毎年追跡調査，統計報告がなされているが，小児に関してまとまったものは1997(平成9)年以降は発表されていないので，東邦大学において過去20年間に行われた成績を簡単に紹介する．対象は移植術時15歳以下の小児66名で，もっとも年齢の若い

患者は生後10カ月，体格の小さなものは体重6,700g(年齢2歳6カ月)で，平均年齢10.4歳，平均体重25.6kgであった．移植術後10年の患者生存率は88.7％，移植腎生着率は84.4％であった．また，1989(平成元)年に始められた小児に対するABO式血液型不適合腎移植の成績も血液型の適合するものに比肩できる良好な成績が得られている．東邦大学と都立清瀬小児病院で行われた21名のそれでは，10年で90.4％の移植腎生着率が得られている．

〈関連語〉 血液透析，ドナー，腹膜透析

[長谷川昭]

●文献 1) Feld, L.G., et al.：Renal transplantation in children from 1987-1996；the 1996 Annual report of the North American Pediatric Renal Transplant Cooperative study. Pediatr. Transplant., 1(2)：146-162, 1997.　2) 長谷川昭：小児科医のための臓器移植の現状と未来．小児科臨床, 50(12)：2473-2738, 1997.　3) Hasegawa, A., et al.：A prospective trial of steroid withdrawal after renal transplantation in children；Results obtained 1990 and 2002. Transpl. Proc., 36：216 S-219 S, 2004.

心因性食欲不振症　⇒摂食障害

新エンゼルプラン

【概要】　少子化対策については，これまで「今後の子育て支援のための施策の基本的方向について」(平成6年12月文部・厚生・労働・建設4大臣合意)およびその具体化の一環としての「当面の緊急保育対策等を推進するための基本的考え方」(平成6年12月大蔵・厚生・自治大臣合意)等に基づき，その推進をはかってきた．1999(平成11)年までに達成すべき数値目標は達成したが，少子化の進行をくい止めるには至らなかった．そこで，1999年12月に，「少子化対策推進関係閣僚会議」で決定された「少子化対策推進基本方針」に基づく重点施策の具体的実施計画として策定(大蔵，文部，厚生，労働，建設，自治の6大臣の合意)されたのが「重点的に推進すべき少子化対策の具体的実施計画について」(新エンゼルプラン)である．保育所受入れ児童数については，2002(平成14)年度から「待機児童ゼロ作戦」により上積みして拡大されている．

表45　エンゼルプラン・新エンゼルプランの経過

エンゼルプラン(平成7年度～11年度)	新エンゼルプラン(平成12年度～16年度)
文部，厚生，労働，建設の4大臣合意により平成6年12月に策定	「少子化対策推進基本方針」(関係閣僚会議決定)に基づく重点施策の具体的実施計画として，大蔵，文部，厚生，労働，建設，自治の6大臣合意により平成11年12月に策定
同時にエンゼルプラン施策の具体化の一環として，大蔵，厚生，自治の3大臣合意により，各種保育事業についての具体的な数値目標を定めた「緊急保育対策等5か年事業」を策定	保育所受入れ児童数については，平成14年度から「待機児童ゼロ作戦」により上積みして拡大
数値目標を掲げているのは各種保育関係事業のみ	保育関係事業を中心に，在宅児の子育て支援，労働・教育関係の事業も一部加えて数値目標を設定
(主な実績) ・低年齢児受入れ枠の拡大　45万人(6')→56.4万人(11') ・延長保育の促進　2,230か所(6')→5,125か所(11') ・放課後児童クラブの推進　4,520か所(6')→8,392か所(11')	(主な実績) ・低年齢児受入れ枠の拡大　56.4万人(11')→67.1万人(15') ・延長保育の促進　5,125か所(11')→11,702か所(15') ・地域子育て支援センター　997か所(11')→2,499か所(15') ・ファミリーサポートセンター整備　62か所(11')→301か所(15') ・家庭教育24時間電話相談　16府県(11')→47都道府県(15')

平成16年10月26日　厚生労働省雇用均等・児童家庭局
「新新エンゼルプラン(仮称)策定に向けての意見交換会」配付資料を一部修正

【8つの主要施策】 ①保育サービス等子育て支援サービスの充実：a．低年齢児（0～2歳）の保育所受け入れの拡大，b．多様な需要に応える保育サービスの推進，c．在宅児も含めた子育て支援の推進，d．放課後児童クラブの推進。②仕事と子育ての両立のための雇用環境の整備：a．育児休業を取りやすく，職場復帰をしやすい環境の整備，b．子育てをしながら働き続けることのできる環境の整備，c．出産・子育てのために退職した者に対する再就職の支援。③働き方についての固定的な性別役割分業や職場優先の企業風土の是正：a．固定的な性別役割分業の是正，b．職場優先の企業風土の是正。④母子保健医療体制の整備：a．国立成育医療センター（仮称），周産期医療ネットワークの整備等，b．総合周産期母子医療センターを中核とした周産期医療ネットワークの整備，c．小児救急医療支援の推進，d．不妊専門相談センターの整備。⑤地域で子どもを育てる教育環境の整備：a．体験活動等の情報提供および機会と場の充実，b．地域における家庭教育を支援する子育て支援ネットワークの整備，c．学校において子どもが地域の人々と交流し，さまざまな社会環境にふれられるような機会の充実，d．幼稚園における地域の幼児教育センターとしての機能等の充実。⑥子ども達がのびのび育つ教育環境の実現：a．学習指導要領等の改訂，b．2002年度から完全学校週5日制を一斉に実施，c．高等学校教育の改革および中高一貫教育の推進，d．子育ての意義や喜びを学習できる環境の整備，e．問題行動へ適切に対応するための対策の推進。⑦教育に伴う経済的負担の軽減：a．育英奨学事業の拡充，b．幼稚園就園奨励事業等の充実。⑧住まいづくりやまちづくりによる子育ての支援：a．ゆとりある住生活の実現，b．仕事や社会活動をしながら子育てしやすい環境の整備，c．安全な生活環境や遊び場の確保。これら8つの主要施策のなかで，働き方についての固定的な性別役割分業や職場優先の企業風土の是正と地域で子どもを育てる教育環境の整備，子ども達がのびのび育つ教育環境の実現を主要施策にあげているのが新エンゼルプランの特色といえる。

【新エンゼルプランの数値目標】 保育関係事業を中心に，在宅児の子育て支援や労働・教育関係の事業も一部加えて，5年後に達成すべき数値目標が設定されている（表45）。

【課題】 2004（平成16）年7月，総務省は「少子化対策に関する政策評価」として，新エンゼルプランを対象とした政策評価の結果を公表した。これによると，「仕事と子育ての両立にかかる負担感」は，末子が6歳未満の児童のいる世帯の母の就業率が上昇し，出産・育児を理由とした離職者数（女性）の割合は低下するなど，総じて緩和されてきている。しかし「出生数・合計特殊出生率」については，低下の一途にある。こうした政策評価の結果から仮称「新新エンゼルプラン」（のちの「子ども・子育て応援プラン」）の検討がされている。

【子ども・子育て応援プラン】 2004年6月に閣議決定された「少子化社会対策大綱」に基づく重点施策の具体的実施計画として同年12月「子ども・子育て応援プラン」が策定された。4つの重点課題として，①若者の自立とたくましい子どもの育ち，②仕事と家庭の両立支援と働き方の見直し，③生命の大切さ，家庭の役割等についての理解，④子育ての新たな支え合いと連帯，をあげ，2009年度までの5年間に講ずる具体的な施策内容と目標を示した。

〈関連語〉 育児，子育て，保育，保育所，学習指導要領　　　　　　　　　［宮崎つた子・杉本陽子］

人　格

【概念】 人格とは，人のもつ内的な性質であり，同じような状況であっても個人は，その人らしい考えや行動をとる。また，状況が違っても個人は，ある程度一貫した特徴をもつ考えや行動をとる。人格は，個人の考えや行動の傾向から想定される。「人格」は，「人格者」などと用いられるように，道徳的意味を併せもつため，最近では「パーソナリティー」の用語がよく用いられるようになっている[1]。パーソナリティーは，生来の気質を中核として，幼少期に家族との相互関係で形づくられる「気性（狭義の性格）」，友人や学校など生活のなかで形づくられる「習慣的性格」，社会のなかで形づくられる「役割的性格」の4層構造をなし，成長や生活環境のなかで変化していくものと捉えられている[2]。また，より内側の層を形成する気質・性格ほど変化しにくいとされている。パーソナリティーとほぼ同じように用いられる言葉に「性格」がある。性格は，比較的変わりにくい個人

の考えや行動の傾向をさす。これに対し、パーソナリティーは前記の4層で示されたように、環境のなかで変化していく特徴をも包含しており、知能や価値観などを含む性格より幅広い概念とされている。

【気質】　Tomas, A. らは、乳児を対象として、生得的な特徴を研究し、9つの気質をもとに「育てやすい子ども(easy child)」「慣れるのに時間がかかる子ども(slow-to-warm-up child)」「むずかしい子ども(difficult child)」の3群を明らかにした。このような気質をもつ子どもに対する養育者の働きかけの相互作用が、性格の形成に影響を与えるといわれている。

【性格類型と性格特性】　性格の考え方には大きく分けて、1つのまとまりをもって捉える類型論と、性格を構成する個々の特性の総和として捉える特性論、という2つの流れがあり、類型論はヨーロッパを中心に、特性論はアメリカを中心に発達してきた。性格類型論には、Kretschmer, E. の類型論(躁鬱気質―肥満型、分裂気質―細身型、粘着気質―闘士型)に代表される身体的あるいは体質的特徴をもとに類型するものと、Jung, C.G. の類型論(外向型、内向型)に代表される社会・文化的な面を含めた類型論などがある。性格特性論は、すべての人に共通する性格の基本となるいくつかの特性があり、個人の性格を、量的に異なる個々の特性の総和として表現するものである。性格特性の研究は、アメリカのAllport, G.W. により始められ、因子分析の手法を用いることにより発展してきた。近年では、ビッグ・ファイブ(Big Five)という5つの特性因子(外向性, 協調性, 勤勉性, 情緒安定性, 経験への開放性)を用いたモデルが注目されている[2)3)]。

〈同義語〉　パーソナリティー
〈関連語〉　人格形成　　　　　　　［中村伸枝］

●文献　1) 詫摩武俊, 他：性格の定義・性格の研究史. 性格心理学への招待：自分を知り他者を理解するために, 改訂版, サイエンス社, 2003, pp.1-13.　2) 平山祥子：性格. 新井邦二郎・編, 図でわかる学習と発達の心理学, 福村出版, 2000, pp.71-82.　3) 詫摩武俊, 他：性格の類型論, 性格の特性論. 前掲書1), pp.48-79.

人格形成

【概念】　人格(パーソナリティー)は、個人が生来もっている遺伝的素因と、個人が成長によって内的に獲得していくもの、周囲の環境から影響を受けてつくられるものが相互に影響しているといわれている。言い換えると、人格は、遺伝要因と環境要因の相互作用により形成される。

【人格形成と遺伝要因】　遺伝要因が人格形成に与える影響は、双子の気質や行動に関する研究[1)]、遺伝子と気質の関連を調べた研究[2)]などにより実証され、研究が進められている。

【人格形成と環境要因】　環境要因が人格形成に与える影響では、とくに幼少期の家族関係の要因と、年齢が長じるにつれて大きくなる仲間関係の要因が重要とされている。環境要因の重要性は、心理社会的に問題を生じた小児・青年の生育環境を調べるなかで指摘されることが多い。家族関係の要因は、両親の特性や関係性、家族構成や養育態度などが含まれ、とくに幼少期の母子関係が重要であるといわれている。幼少期には、母親の愛情を十分に受け、欲求が満たされ、反応したことに応答してもらえる環境、しつけなど制限が必要なときにも、理解できるように教えられる環境で育てられることが、健康的な人格発達には必要であるとされている[3)]。また、年齢が大きくなるにつれて仲間関係の要因が加わる。仲間と生活するなかで生じる劣等感や葛藤、有能感、学校での生活や教員との関係などが人格発達に影響を与える。青年期以降にも人格の発達はみられ、年齢なりの価値や基準、社会的慣習、性や職業による役割などにより影響を受けるとされている[4)]。以上は、人的環境要因が中心であるが、このほかの環境要因として、文化や社会情勢、ライフイベントなども、人格形成に影響を与えるとされている。

【人格形成と子どもの発達】　人格の発達には、子どもの年齢や成熟による特徴がみられるといわれている。Gesell, A. は、乳児期から青年期に至る縦断的な研究から、発達的な人格の変化を捉えている。個人差や文化差はみられるものの、子どもの人格発達には、行動に調和がみられ、適応状態にある安定期と、行動に落ち着きがなく、不適応状態にある不安定期が周期的に現れるというものである。このような周期的な変化

は，発達による変化に対し，子どもが自制したり調整できる能力との兼ね合いで生じ，発達課題とも関連がみられる[5]．
〈同義語〉 パーソナリティー形成
〈関連語〉 人格　　　　　　　　　　[中村伸枝]
●文献 1) 宮城音弥：性格研究の方法論．詫摩武俊・編，性格，日本評論社，1998, pp.1-14. 2) 木島伸彦：Cloninger の気質・性格理論．日本性格心理学会大会発表論文集，9：S-5, 2000. 3) 津田茂子，他：子どもの発達理解；人格発達の視点から．小児看護，27(9)：1079-1085, 2004. 4) 詫摩武俊，他：性格の発達．性格心理学への招待；自分を知り他者を理解するために，改訂版，サイエンス社，2003, pp.80-93. 5) 矢野喜夫：5歳と6歳；円熟期と転換期．岡本夏木，他・編，年齢の心理学；0歳から6歳まで，ミネルヴァ書房，2000, pp.215-225.

腎機能検査

【腎機能とは】　腎機能の評価を行う検査には，主として糸球体機能検査と尿細管機能検査の2つがあげられる．糸球体機能とは，輸入細動脈から糸球体に入った血液が，糸球体基底膜から水と分子量が約3.5万以下の物質を濾過することをいう．濾化物は，原尿となって尿細管腔に移動する．成人の糸球体では1分間に約130 m*l* の血漿成分が濾過され，尿細管に進入する．尿細管は，血漿成分中にある必要な水・電解質などの物質を体内に回収（再吸収）し，体液バランスを調整する機能をもつ．多量の糸球体濾過と大量の尿細管再吸収が行われることで，体液の恒常性を保っている．
【糸球体機能検査】　①腎血漿流量の測定：RI物質 I-OIH は腎への1回循環で約85％が近位尿細管から排出され，数％が糸球体から排泄される．②糸球体濾過率の測定：クレアチニンクリアランスを測定する．24時間法と2時間法がある．いずれも，蓄尿中の採血と蓄尿一部採取が行われ，尿量の測定も必要である．③RI物質を用いた糸球体濾過率の測定：RI物質（Tc-DTPA）は糸球体からのみ排泄され，尿細管では分泌も吸収も受けない．その性質を利用し，注射して体表面からシンチレーションカウンターで測定する．左右別々の糸球体濾過率を測定できるが，測定時は安静にしていなければならない．
【尿細管機能検査】　①近位尿細管機能検査：尿中の低分子蛋白，酵素，尿糖，尿アミノ酸の測定を行う．これらの物質は近位尿細管での再吸収障害により，尿中排泄量が増加する．主に測定される物質は，β_2-microglobulin, NAG である．②遠位尿細管・集合管検査：主に，尿酸性化機能と濃縮機能，希釈機能を検査する．③レニン・アンギオテンシン・アルドステロン系の機能検査：採血により，血液中の血漿レニン活性，血清アルドステロン，血漿アンギオテンシンの量を測定する．レニン活性を測定するためには，採血は安静臥床30分後に行うことを基本とする．
〈関連語〉 採尿，採血，尿量測定，蛋白尿，血尿　　　　　　　　　　　　　　　　[小原美江]
●文献 1) 五十嵐隆：研修医のための小児腎疾患の臨床，診断と治療社，1996.

呻　吟

【定義】　呻吟（grunting）とは，呼気時に「うなり声」「うめき声」として聞かれる呼気音である．新生児や乳幼児期にみられることが多い症状で，努力呼吸の現れであり，呼吸困難を示唆する．軽度なものは聴診器で，重度になると聴診器を使用しなくても直接聴取することができる．激しく泣いているときにはわかりにくい場合もあるが，啼泣が終われば呼気時に聴取することができる．
【病態】　呻吟は，乳幼児の呼吸障害時の防御機能の一種で，呼気時に声門を閉めて，呼気時間を延長して機能的残気量を増加させ，肺容量を正常に保つことにより，肺胞が虚脱に陥ることを防いでいる．声門を閉じていることで特徴的な呼吸音が聞かれる．人工呼吸器における終末呼気陽圧（positive end-expiratory pressure；PEEP）と同様のメカニズムである．細気管支炎，重症喘息，肺炎，新生児の呼吸窮迫症候群（respiratory distress syndrome；RDS），低体温，気胸，代謝性アシドーシスの場合などで聴かれる．とくに，新生児期の RDS の症状として重要である．RDS とは，低酸素血症および呼吸性アシドーシスであり，肺サーファクタントの欠乏によって起こる症状である．肺サーファクタントとは，在胎20週頃より生産され，呼吸の開始とともに肺胞表面に生じる表面張力を軽減させ，肺胞の虚脱を防ぐ因子である．この重要

な物質が十分に供給されず、肺胞に空気を保持できなくなることによってRDSが生じる。低出生体重児、早期産児、とくに在胎週数32週未満、体重1,500g未満の極低出生体重児、周産期仮死、陣痛開始前の帝王切開、双胎第2子、男児、糖尿病母体児に多いとされている。
【観察】 一般に呻吟が聴取される場合は、重症な呼吸障害の場合が多い。頻呼吸、陥没呼吸、無呼吸、チアノーゼといった他の呼吸症状を伴うことがほとんどで、視診、理学的所見により合併症状の有無を観察することが重要である。そして、時間とともに増強する呻吟は、病状が確実に悪化していることを示し、積極的治療の適応となる。
【診断】 呻吟以外の呼吸症状として、呼吸の数・深さ・リズム、呼吸音の減弱・延長、副雑音の有無、吸気と呼気の比率、チアノーゼ、顔貌・顔面蒼白、苦悶様表情、四肢の冷感、体温などの症状を確認する。他の異常呼吸として、頻呼吸、鼻翼呼吸、陥没呼吸、努力呼吸などがないかを把握する。新生児の場合には母親の妊娠分娩歴の情報が重要である。RDSの可能性がある場合、母体のステロイド投与の有無や母体糖尿病の有無の情報が重要である。また、症状の発症時期が出生直後からなのか、ある程度時間が経過してからの発症かなども把握する。呻吟や呼吸困難の症状に応じて血液ガス分析、胸部単純X線撮影、一般血液、生化学の検査などを行う。以上のような情報から呻吟を生じさせている原因を明らかにすることが重要である。
【治療・看護】 症状、重症度に応じて、酸素投与、気道確保、血管確保(水分補給、薬剤投与)、薬物療法を主に行う。看護としては一般状態の観察、異常呼吸の観察、安楽な呼吸への援助、心身の安静への配慮を行う。また、RDS児に気管内挿管をして呻吟を取り除くと、呻吟のメカニズムからすぐに肺の虚脱を生じ、児の状態は急激に悪化するため、直ちに持続陽圧呼吸法を取り入れ、低酸素状態が悪化しないように注意する必要がある。
〈関連語〉 呼吸困難　　　　　　　　[近藤美和子]
●文献　1) 川瀬泰浩：呼吸障害；多呼吸、呻吟、陥没呼吸、周産期医学、32(3)：335-340, 2002.　2) 阪井裕一：呼吸困難、小児科診療、60(増刊号)：349-351, 1997.　3) 杉浦正俊、他：呼吸困難、小児科診療、60(増刊号)：116-121, 1997.　4) 仁志田博司：肺サーファクタントと呼吸窮迫症候群、新生児学入門、第3版、医学書院、2004, pp.236-243.

神経因性膀胱

【定義】 神経因性膀胱(neurogenic bladder；NGB)は膀胱・尿道の支配神経の先天的・後天的障害によって引き起こされる下部尿路の機能障害を意味する。とくに臨床上問題となるのは、膀胱壁の伸展性が高度に障害されたり、排尿時に尿道括約筋が十分に弛緩しない(排尿筋括約筋協調運動不全)など蓄尿時または排尿時に膀胱内が高圧状態となるもので、水腎症や膀胱尿管逆流症(vesicoureteral reflux；VUR)を続発し、適切な排尿管理が行われなければ腎盂腎炎や腎機能障害を引き起こす。小児においてNGBをきたす原疾患としては、先天性二分脊椎症、仙骨形成不全などの脊柱管閉鎖不全がもっとも多く、その他脳性麻痺や後天的疾患として横断性脊髄炎、脊髄腫瘍、骨盤内手術後などがあげられる。
【診断】 脊髄髄膜瘤などの外表奇形があれば出生時に検出されるが、排尿困難や尿失禁、または腎盂腎炎に伴う発熱などを契機に発見される。NGBにおける排尿管理には下部尿路を中心とした尿路の形態的・機能的評価がきわめて重要である。排尿時膀胱尿道造影検査とウロダイナミクス検査で膀胱容量、膀胱壁の伸展性(コンプライアンス)、排尿筋収縮力、尿意の有無、括約筋機能、不随意収縮の有無、VURの有無などを評価し、超音波検査では下部尿路障害に続発する水腎症の有無などを検索する。とくに、蓄尿時に膀胱内圧が40 cmH$_2$Oを超える高圧状態は水腎症などの上部尿路障害のリスクとなる。また、原疾患として頻度の高い脊髄病変の検索にはMRI検査が有用である。
【治療】 二分脊椎症などの原疾患を根治させることは困難であるため、続発する病態の予防ないし対症療法が主体となり、排尿管理に関しては腎障害や腎盂腎炎の回避、尿失禁の防止がその大きな目的となる。膀胱の高圧状態、排尿困難に伴い膀胱容量の限界を超えた尿が溢れ出る尿失禁(溢流性尿失禁)や慢性の残尿に対しては清潔間欠的(自己)導尿〔clean intermittent (self) catheterization；CI(S)C〕を行う。さらに、膀胱容量が小さい場合、不随意収縮やそれ

に伴う尿失禁(切迫性尿失禁)を認める場合は膀胱壁の伸展性を改善させることを目的に抗コリン剤を投与する。抗コリン剤の投与にても低容量高圧膀胱が十分に改善されない場合にはS状結腸などの消化管を利用した膀胱拡大術が必要となる。ここで，下肢の運動麻痺などで本来の固有尿道からの自己導尿が困難な症例では，虫垂などを利用し腹壁からの導尿を可能としたミトロファノフ法導尿路造設術を考慮する。尿道括約筋の緊張低下に伴う尿失禁(括約筋性尿失禁)に対しては膀胱流出路の抵抗を高めることを目的とした外科的治療が必要となることがあり，コラーゲンなど用いた膀胱頸部への注入療法，膀胱頸部再建術，人工括約筋埋め込み，腹直筋筋膜を用いたスリング手術などの尿禁制手術が行われている。また，NGB症例では通常，直腸機能障害を合併していることが多く，グリセリン浣腸や洗腸療法による排便管理が必要となる。

【管理】 NGB患児にはこのような排泄管理が生涯にわたって必要なことが一般的で，とくに，思春期にはその管理がおろそかになり尿路感染症の再発や尿路結石症などの問題を引き起こす傾向にある。また同時に，水頭症や下肢運動麻痺などの障害，学校や社会生活の悩みなども抱えているため，各分野の専門家，家族，地域医療などが協力した総合的かつ長期的な支援体制が求められている。

〈同義語〉 膀胱機能障害
〈関連語〉 水腎症，日本小児ストーマ・排泄管理研究会，尿路感染症，導尿法，便秘，膀胱尿管逆流症，二分脊椎　　　　　　　　［浅沼宏］

●文献　1) Bauer, S.B.：Voiding dysfunction in children；Neurogenic and non-neurogenic, Section A；Neuropathic dysfunction of the lower urinary tract. Walsh, P.C., et al., eds., Campbell's Urology. Saunders, 2002, pp.2231-2261.

神経芽腫

神経芽腫は胎生期の神経堤(neural crest)由来の悪性腫瘍で，交感神経節細胞へ分化する前の神経芽細胞が腫瘍化したものである。小児悪性腫瘍のなかでは白血病に次ぎ脳腫瘍と並んで多く，年間発生数は約200例。85％以上が4歳未満症で[1]，胎児例や新生児期発症もある。神経芽腫は骨転移をきたし予後不良な腫瘍である一方，1歳未満発症では非常に予後良好で，皮膚や骨髄や肝に転移があっても自然消退したり，未分化な神経芽腫が神経節芽腫や神経節腫へ分化するなど，ほかの悪性腫瘍にはない特徴がみられる。日本では早期発見早期治療を目指して1985年から生後6カ月時に尿中の腫瘍マーカー(後述)による全国マススクリーニング(以下，MS)が行われてきたが，乳児例の激増にもかかわらず，1歳以上進行例の発生数や死亡率に著変なく，本来自然治癒していた腫瘍を発見し過剰治療している可能性が考えられ，2004年に中止された[2]。病因は未だ不明だが，分子生物学的研究は多々なされ，腫瘍組織のMYCN遺伝子(以下，MYCN)増幅は予後不良因子として有名[3]。

【好発部位および症状】 交感神経系細胞は交感神経節や副腎髄質に分布し，神経芽腫の約50％は副腎原発，約25％は後腹膜原発，約16％が胸部・縦隔原発[1]。そのほか，骨盤内(仙骨前)，頸部に発生する。初発症状は腹部腫瘤の触知が多いが，上縦隔や頸部原発ではホルネル(Horner)症状や呼吸困難が，後縦隔や後腹膜原発では脊椎管内への腫瘍浸潤をきたす(ダンベルdumbbell型)と両側の下肢麻痺も出現。新生児や乳児期早期にみられる肝転移例では腹部膨満による呼吸困難，哺乳不能にも要注意。進行例では貧血，不明熱などもみられ，さらに骨転移例では眼周囲皮下出血や眼球突出，下肢痛や跛行もみられる。リウマチ熱や若年性関節リウマチと間違われることもある。また，時に腫瘍産生物質による症状も出現し，カテコラミン産生能をもつ場合は高血圧，まれだがVIP(vasoactive intestinal polypeptide)産生性で下痢も。

【診断】 ①腫瘍マーカー：カテコラミン系物質の最終代謝産物である尿中VMA(vanillylmandelic acid)，HVA(homovanillic acid)の高値は有力な診断根拠。バニラを含む食品を摂ると擬陽性をまねくので要注意。その他，血中NSE(neuron specific enolase)。②画像診断：部位診断には超音波検査やCT，時にMRI。交感神経細胞に関係する組織に特異的に集積する^{123}I-MIBGシンチグラフィは質的診断になり，原発巣や転移巣の評価に有用。骨髄穿刺細胞診は必須。骨転移は^{123}I-MIBGシンチ，骨シンチ，MRIにて厳密に評価する。確定診断は生

表46 神経芽腫国際病期分類

病期	定義
1	限局性腫瘍で肉眼的に完全切除．同側にリンパ節転移を認めない．
2 A	限局性腫瘍で肉眼的に不完全切除．同側にリンパ節転移を認めない．
2 B	限局性腫瘍で肉眼的に完全または不完全切除．同側にリンパ節転移を認めるが，対側のリンパ節転移は認めない．
3	切除不能な片側性腫瘍で正中線(脊柱)を超えて浸潤．リンパ節転移は不問．または，片側性の限局性腫瘍で対側のリンパ節転移を認める．または，正中発生の腫瘍で，椎体縁を超えて両側浸潤(切除不能)するか，両側リンパ節転移を認める．
4	原発腫瘍の状況にかかわらず，遠隔リンパ節，骨，骨髄，肝，皮膚，および/または，他の臓器に転移・播種している(病期4Sは除く)．
4 S	限局性腫瘍(1, 2 A, または2 Bで定義されるもの)で，皮膚，肝，および/または，骨髄に限られた転移を伴う．1歳未満に限定．

〔出典 Brodeur, G.M., et al.: Revisions of the international criteria for neuroblastoma diagnosis, staging, and response to treatment. J. Clin. Oncol., 11(18): 1466-1477, 1993. 金子道夫:神経芽腫の国際病期分類 International Neuroblastoma Staging System(INSS). 日小児外会誌, 33(2): 249-255, 1997. より引用・改変〕

検による病理組織診で，同時にMYCNなど分子生物学的予後因子の検索も行う．

【病期分類】 現在は国際病期分類(表46)[4)5)]が広く用いられる．ほかの腫瘍にはみられない病期4S〔(s=special)．1歳未満発症例では肝，皮膚，骨髄に転移があっても自然消退することがあり非常に予後が良好なので特別に取り扱う〕が存在．一方，骨転移症例は予後不良で，病期により治療方針は異なる．

【治療方針[3)]】 腫瘍の伸展速度が速いので迅速に組織診断し適切な治療を開始する．基本的には病期1，2では原発腫瘍全摘術で，それ以外では生検で治療方針の決定に必要な組織学的および分子生物学的検索を行う．集学的治療がなされるが中心は多剤併用化学療法(シクロホスファミド，シスプラチン，THPアドリアマイシン，ビンクリスチンなど)．予後因子である年齢や病期，MYCN増幅の有無により治療方針が異なり，日本では乳児例と進行例に別れてグループスタディが存在．①乳児神経芽腫治療プロトコール:対象は1歳未満発症例．MYCN増幅がなければ病期3，4，4Sそれぞれに応じた術後化学療法を行う．治療期間は半年〜1年．病期1，2A，2Bと，原発巣が摘出可能な病期3および4Sの一部においては，術後化学療法を行わないコースもある．乳児例の自然消退や分化の可能性を考慮したものだが，自然消退・分化する神経芽腫を特定できる分子生物学的根拠は確立していない．乳児でもMYCN増幅例は病期にかかわらず進行例に準じた集学的治療を行う．②進行神経芽腫治療プロトコール:対象は全骨転移例，全MYCN増幅例，1歳以上の病期3，4症例．基本治療計画〜生検で組織診断後直ちに強力な多剤併用術前化学療法(Cx)を開始(内容は2クールめからMYCN増幅非増幅別)，約半年後に効果判定し状況により，外科治療，放射線療法(外部照射や術中照射)，Cx，骨髄幹細胞移植併用大量化学療法を組み合わせて加療．治療期間は約1年以上．

【治療成績と予後因子[1)3)6)]】 日本ではMS症例を除外しても2年生存率87％，5年生存率62％と治療成績は向上．発症年齢，転移の有無・転移部位，MYCN増幅の有無が大きく予後に関係する．①年齢別病期別:1歳未満の病期1，2，3，4Sでは2年・5年生存率ともほぼ100％，対して1歳以上の病期4では2年生存率65％，5年生存率約35％．②MYCN増幅例:2年生存率30〜40％，5年生存率約30％．③骨転移例:2年生存率約40％，5年生存率約35％．骨転移例，MYCN増幅例など予後不良な神経芽腫のさらなる治療成績の向上と分子生物学的特性の解明を目標に，グループスタディの改変がなされている． 〔平井みさ子〕

●文献 1) 日本小児外科学会悪性腫瘍委員会:小児悪性固形腫瘍5腫瘍の予後追跡調査結果の報告．日小児外会誌, 39(5): 677-706, 2003. 2) 金子道夫:小児固形腫瘍の治療戦略；神経芽腫の手術—これまでとこれから．日外会誌, 106(7): 418-

421, 2005. 3) 土田嘉昭, 他：神経芽種. 赤塚順一, 他・編, 小児がん, 医薬ジャーナル社, 2000, pp.511-522. 4) Brodeur, G.M., et al.：Revisions of the international criteria for neuroblastoma diagnosis, staging, and response to treatment. J. Clin. Oncol., 11(18)：1466-1477, 1993. 5) 金子道夫：神経芽腫の国際病期分類 International Neuroblastoma Staging System(INSS). 日小児外会誌, 33(2)：249-255, 1997. 6) 金子道夫, 他：日本における進行神経芽腫の治療成績. 小児外科, 36(1)：79-83, 2004.

神経系の髄鞘化

【定義】 神経線維の周囲に膜(髄鞘)が形成されることを髄鞘化という。脳の発生過程において, 神経細胞の分裂と移動が終わると, 神経線維の髄鞘化, シナプス形成, 神経伝達物質代謝の分化などによる神経系のネットワーク化が始まり, これは出生後も継続する。神経系の信号の伝達は神経線維の中では電気的に行われている。この場合, 神経線維の周囲に膜(髄鞘)が形成されて電気的に絶縁されると情報が能率よく伝達される。神経細胞から伸びた神経線維の末端が他の神経細胞に接する部分をシナプスという。シナプスでは神経伝達物質が受容体に受け取られることにより情報が伝達される。シナプスは当初過剰につくられるが, 出生後に減少し, 12歳頃成人レベルになる。髄鞘化は脳幹と小脳で早く, 前頭葉, 側頭葉で遅れて完成する。およその完成年齢を図39に示す。生後2歳までの髄鞘化は顕著で, この時点で髄鞘は成人にほぼ近い状態になる。髄鞘化の速度は2歳を過ぎると急速に低下するが, 神経細胞と神経線維(合わせてニューロンという)の成熟は3〜4歳ぐらいまでが著しい。連合線維の髄鞘化は30〜40歳代まで認められる。髄鞘化がもっとも早く始まるのは感覚入力すなわち求心感覚路である。前庭系は誕生時には終了している。皮質下の視覚求心路は胎児期2カ月目に始まり, 生後3カ月に終了する。聴覚の下丘の髄鞘化も胎児期3カ月で始まり, 生後3カ月まで続く。皮質への求心感覚路は生後に始まる。触覚通路のみが誕生直前に始まる。視覚求心路の髄鞘化は急速で, 生後4カ月で終了する。身体感覚路は1年かかる。聴覚の求心性通路の髄鞘化は5歳までかかる。感覚路の次に, 脳の髄鞘化は胎生5カ月頃に脳幹部の12対の脳神経から始まる。髄鞘化は尾部(下肢, 軀幹)から頭部へと進行していく。脳幹は小脳や基底核に先立って, また, 小脳や基底核は大脳半球より先に髄鞘化する。また, 背側から腹側に向かって髄鞘化する傾向がある。これらに続いて運動系の髄鞘化が起こる。まず小脳への遠心・求心路のうち1つは運動誘発性反射にかかわっており, 出生前2カ月で髄鞘化は完成する。もう1つは生後2年で完成する。大脳半球では後頭葉から前頭葉に向かって髄鞘化が進行する。大脳でも感覚系が先に髄鞘化する。視覚に関与する外側膝状体および鳥距回, 感覚に関係する後中心溝回, 固有感覚性運動に関与する中心前回は初期に髄鞘化するのに対し, 感覚信号を統合する頭頂葉, 前頭葉は, 遅れて髄鞘化する。運動系(遠心路)が最後に発達してくる。運動の命令を発する錐体細胞は胎児期5カ月で軸索が下降を開始し, 大脳からの遠心路は生後2カ月で髄鞘化が始まり1歳で終了する。脳の細胞の数は出生後増えないのに, 脳の大きさや重さが増えてくるのは, 神経線維の成長, 枝分かれ, シナプスの発達, 神経線維の髄鞘化が起こるためである。7〜8歳になると脳の重量は成人脳の90％に達する。　　　　　［諸岡啓一］

●文献 1) Yakovlev, P.I., et al.：Regional Development of the Brain in Early Life. Blackwell Scientific Publications, 1967.

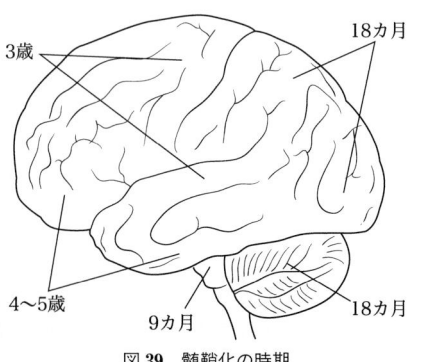

図39 髄鞘化の時期

神経症状

【定義】 脳, 脊髄, 末梢神経, 筋などいわゆる神経系あるいはそれにまつわる組織に生じる病変による症状を総称して, 神経症状(neurological sign and symptom)という。たとえば，運動麻痺，感覚障害，歩行障害，不随意運動，痙攣，複視，意識障害，疼痛などをさす。普通，自覚的症状(頭痛，しびれなど，symptom)と，他覚的症状(乳頭浮腫，深部反射亢進など，sign)とに分けられる。こうした症状の組み合わせから，病変部位の診断が可能となり，また，病変性質の診断もできることが多い。神経学的症状ともいう。

【主な神経症状】　神経系の一部あるいはすべてに障害が起きると神経症状が現れるが，神経系は全身機能をコントロールしているため，種々の症状が起こる可能性がある。神経障害は，痛みを伴うことが多い。また，神経が損傷や圧迫を受けると筋肉の機能不全として現れたり，視力などを含む感覚の変化として現れたりすることも少なくない。その他，神経系の異常によって，睡眠障害や，意識障害が認められることもある。神経症状には，足のしびれなど比較的軽度のものから，糖尿病など原因疾患の治療によって改善できる症状，さらには脳腫瘍・脳内出血など生命にかかわる病気によるものまである。頭痛など，神経以外の病変によって起きる症状も多いので，症状の特徴とそのパターンによって診断が下される。主な神経症状には，以下のものがある。①痛み：頭痛，背部痛，神経経路に沿った痛みなど。②運動障害：筋力低下，振戦，麻痺，不随意運動，歩行障害，協調運動障害など。③感覚障害：しびれ，感覚消失，目のかすみ，複視，位置感覚の障害など。④睡眠障害：入眠困難，熟睡困難，過眠など。⑤自律神経障害：立ちくらみ，めまい，失禁，発汗異常など。⑥脳循環障害：脳出血，脳梗塞など。⑦意識障害，意識レベルの変化：認知症，失神，錯乱，傾眠，せん妄，昏睡，てんかん発作など。

【神経学的検査】　神経系以外の器官の障害のために神経症状を呈することも，また，逆に神経系の障害のために他の器官の障害をもたらすこともあるので，内科一般の診察を行う必要がある。そのうえで，次のような点についての診察・検査が行われる。①精神状態の検査：注意力，記憶力，知的能力，見当識，抑うつ状態など。②脳神経の検査：脳神経機能(12対の脳神経の機能)，脳波，CT，MRI，誘発反応，脳脊髄液など。③運動神経・感覚神経の検査：筋萎縮，筋力低下，感覚異常，感覚低下，神経伝導試験，筋電図など。④反射検査：膝蓋腱反射，バビンスキー徴候など。⑤協調運動・姿勢・歩行の検査：協調運動テスト，ロンベルク試験など。⑥自律神経系の検査：起立性低血圧，性的異常，発汗状態など。⑦脳血流検査：脳血管造影検査，カラードップラー超音波検査，磁気共鳴血管造影検査。

〈関連語〉　意識障害，睡眠障害　　[小笠原昭彦]

●文献　1) 小長谷正明：神経内科；頭痛からパーキンソン病まで(岩波新書)，岩波書店，1995. 2) 小長谷正明：脳と神経内科(岩波新書)，岩波書店，1996.

神経性過食症

【疾患概念】　神経性過食症(bulimia nervosa；BN)は発作的に多量の食物を摂取する過食を，週に複数回行う状態をいう。過食し太る，過食後節食し体重は変らない，過食期にひき込もり，拒食期に活動的になるなどがある。過食の瞬間の快感と満足によりストレスを発散しても，その直後に，後悔，肥満恐怖，胃の膨満感と苦痛などから，嘔吐や下剤の乱用に走る。そのまま太り，自己嫌悪感にひたり，ひき込もって暴れる場合もある。神経性食欲不振症(anorexia nervosa；AN)の経過中，拒食から過食，過食嘔吐症に転じるケースも多く，神経性食欲不振症と密接な関係にある。

【要因・病像・経過】　発症要因は複雑で，元来の繊細な感受性や完全癖，幼少期の性虐待，身体的虐待，親との離死別などの出来事，無理な学業や役割に取り組むことなどの要因が複雑に絡み合っている。過食，嘔吐はひとり秘かにするので，神経性過食症は周囲に発見されにくい。病院を受診していない潜在的患者が多く実態把握は難しい。その分，身体的危険と心理的疎外感は慢性化し深刻化する。身体症状には，吐胼胝，口唇亀裂，唾液腺腫脹などがある。精神症状にはうつ状態や躁うつの気分障害，強迫神経症，薬物依存，性的逸脱行動などが認められる。

【治療】　①構造化と認知行動療法的アプローチ：治療は，具体的な毎日の治療計画，治療者の役割分担，治療上のルールなどを明確にし構造化する。患児の行動反応をその都度具体的に話し合う。患児がどのような気持ちで，何がきっ

かけで，過食や嘔吐をし，その結果どう感じたかを，事実に即し丁寧に振り返ることを積み重ねる。②嘔吐防止の具体策：a．過食・嘔吐による生命の危険を教育する。低クロール血症，低カリウム血症は心臓死につながる。嘔吐時の食道破裂，吐物による窒息死のリスクなどを伝える。b．嘔吐を伴う子にはしっかり寄り添う。過食も嘔吐もひとりのときに起きる。自分をひとりにせず，自分に寄り添い，過食嘔吐を防いでくれる人がいるとコントロールが上手になる。父母が一丸となり患児のいらだちを察知したり，その瞬間の気持ちを親子で話し合う。母に抱きしめてもらい，過食・嘔吐を食い止めてもらえると，回数が減り悪循環から抜け出しやすい。③過食嘔吐の理解：過食嘔吐を叱るのではなく，それにより生き延びてきた患児の寂しさを理解する。強引に過食や嘔吐を禁止した結果，リストカット，援助交際，自殺や精神病に至るケースがある。過食・嘔吐が心の安全弁の機能を果たす場合もある。「過食，嘔吐は苦しいときのあなたの友かもしれないから簡単に捨てることはできないでしょう。でも過食，嘔吐だけでは不安や寂しさは消えないし，幼い心を抱えて苦しみ続けることになる。一歩ずつできることから変えていきましょう」と促す。

〈同義語〉　過食嘔吐症
〈関連語〉　摂食障害　　　　　　　［渡辺久子］

●文献　1) 渡辺久子，他：思春期やせ症の早期発見と予防のために，厚生労働科学研究(子ども家庭総合事業)思春期やせ症と思春期の不健康やせの実態把握および対策に関する研究班，2004．2) 厚生労働科学研究(子ども家庭総合研究事業)思春期やせ症と思春期の不健康やせの実態把握および対策に関する研究班　渡辺久子，他・編著：思春期やせ症の治療と診断ガイド，文光堂，2005．3) Bruch, H.：Eating Disorders；Obesity, Anorexia Nervosa and the Person Within. Routledge & Kagan Paul, 1974．4) 渡辺久子：食と心の原点としての授乳体験．教育と医学の会・編，こころの発達をはぐくむ(現代人の心の支援シリーズ1乳幼児期)，慶應義塾大学出版会，2002，pp.106-118.

神経性食欲不振症

⇒神経性過食症，摂食障害

親　権

【民法における未成年者の地位】　民法は，20歳未満の者を未成年者(民法第4条)とし，未成熟であることを理由として，法的に特別な取り扱いを行っている。未成年者は，契約のような権利義務関係を生じさせることを目的とした法的な意思表示(法律行為)を，原則として単独で行うことができず，法定代理人の同意が必要となる(民法第5条)。法定代理人の同意なく行われた意思表示は，未成年者の保護のために，取り消すことができる。遺言の場合のように，未成年であっても単独で行える意思表示もあるが，一般的に未成年者は成人とは意思表示の点で異なる存在だと考えられている。

【法定代理人としての親】　未成年者は，単独で法的な意思決定を行えないために，誰かが代理人となって意思決定を行う必要がある。そのため，民法第818条第1項は，「成年に達しない子は，父母の親権に服する」とし，親権者を未成年者の法定代理人と定めている。法定代理人である親は，未成年者の財産関係について，意思表示を補完する役割を担っている。なお，未成年者は婚姻により，民法上は成人として取り扱われ，法定代理人による意思の補完は必要ではなくなる(民法第753条。ただし，婚姻については，同法第737条で父母の同意が必要である)。

【親権者としての親】　親子関係には，血縁のある実親子関係と養子縁組による養親子関係の2種類がある。実子の場合，実父母が親権者となり，婚姻中は父母が共同して親権を行使するが，離婚後や婚外子(非嫡出子)の場合には父母どちらかの単独親権となる。ただし，離婚の場合には，親権者と監護権者を別々に設定することも可能である。離婚によって，夫婦関係はなくなるが，親子関係がなくなることはない。そのため，親権者とはならなかった親には，面接交渉権が認められる。養子の場合，普通養子においても，実親子関係が切断される特別養子においても，養親が親権者となる。

【親権の内容】　親は法定代理人として，未成年の子の法的意思決定を補完するだけではなく，親権者として，子の養育に責任をもつ。親権者は，子どもに対して，監護・教育権を有し(民法第820条)，それに付随するものとして，居所指定権(民法第821条)，懲戒権(民法第822条)，

職業許可権(民法第823条)をもつ。このことは，子どもの身体や精神の発達を監督し，その妨げになる場合にそれを防止し，さらに成長発達を促進する権利義務が親権者にはあることを示している。また，親権者は子どもの財産に対して，財産管理権も有し，財産に関する法律行為については，その子を代表する(民法第824条)。親権は，権利というよりも親の子に対する義務を親に定めたものだと理解されている。

【親権の濫用】 親が親権者として，子どもの養育全般について広範な法的権利義務を有するのは，親が常に「子どもの最善の利益」に適った行動をとることを前提としているからである。しかし，児童虐待にみられるように，子どもの成長発達を促進すべき親が，逆にそれを妨害することもある。親権は，懲戒権をも含む広範な権限であるだけではなく，親権が主に行使されるのは，家庭内という密室で，外部からのチェック機能が不十分な場所である。そのため，「しつけ」という名目で親権が濫用される危険性が常に存在する。親権が濫用されたり，親権者が「著しく不行跡」であった場合には，子の親族または公益の代表者である検察官，児童相談所長の請求により，家庭裁判所が親権喪失宣告を行うことができる(民法第834条，児童福祉法第33条の6)として，子どもの権利の擁護をはかっている。しかし，親権はあるかないかの二者択一的な権利で，わが国には親権の一時停止などの制度はない。なお，児童虐待の防止等に関する法律は，親権者は「児童のしつけに際して，その適切な行使に配慮しなければならない」(第14条第1項)という配慮義務を定めている。

【医療における親権者の同意】 経済活動と異なり，医療行為のような自らの身体に関する決定について，どこまで親権者の同意が必要かについては議論がある。臓器移植における臓器提供などのクリティカルな場面だけではなく，親権者と子どもの意見が対立する場面は日常の医療でも数多くみられる。医療における同意については，未成年者であっても十分な判断能力(承諾能力)がある場合には，親権者の承諾(代諾)は不要であるとされている。その年齢は，判例により，おおむね12，3歳となっている。しかし，医療の現場において，判断能力の有無について，事後的な司法判断を待つことは事実上不可能である場合が多いため，親子間や，親・本人と医療従事者間に意見の相違がある場合には，実際は「話し合い」にゆだねられている。本来なら，子どもの権利を擁護するアドボケーターが必要であるが，現在そのような存在の必要性が，制度としては認識されていない。

〈関連語〉 子ども虐待，児童相談所 ［後藤弘子］

●文献 1) 野田愛子，他・編：家事関係裁判例と実務245題．判例タイムズ，1100号臨時増刊，2002．2) 二宮周平，他：21世紀親子法へ(有斐閣選書)，有斐閣，1996．

人工栄養

【定義】 なんらかの理由で母乳栄養が行えない場合に，母乳以外の代用乳で乳児の栄養を行うことをいう。

【人工栄養の変遷と改良】 わが国では母乳の代わりに牛乳が用いられたのは明治時代以降と考えられ，それまでは母乳がなんらかの理由で乳児に与えることができない場合には，米粉を煮たものやくず湯などが与えられていた。牛乳やでんぷん質のものは消化不良や栄養失調などの栄養障害を起こし，乳児の栄養として安全なものではなかった。しかし，日本ではもらい乳，乳つけ，乳母などの習慣があり，母乳栄養が行えない場合も，他者の人乳で育てられたことが多かったと推察され，1948(昭和23)年の厚生省の乳幼児指導要領に「母乳不足の場合はもらい乳を指導する」との表現などもみられる。19世紀後半からの細菌学の進歩による殺菌処理の確立や，化学分析の確立により，牛乳と人乳の成分含量の違いが明らかになった。これらを背景に牛乳を基本とした人工栄養の発展は，1920(大正9)年前後に急速に進んだといわれる。この頃より栄養所要量，人乳と牛乳の蛋白質の比較・検討がなされ，多くのことが解明されてきた。1917(大正6)年にわが国で初めての粉乳が製造された。初期の段階では牛乳を希釈し，希釈乳にエネルギー補給の目的で糖を添加するなどの試みから出発した。その後，1959(昭和34)年に特殊調製粉乳の規格が定められ，単一処方，単一調乳へと変化し，その後1979(昭和54)年に新たに粉乳の規格が定められ，さらなる紛乳の改良が進められた。人工栄養の改良がめざしてきたことは，①調合乳の成分を人乳に近づけること，②カゼインの凝固をソフトカード化する，

③腸内細菌をビフィズス菌優位にする，④消化吸収の改善，⑤ビタミン，ミネラルなど微量成分・因子の添加，などである．これらは現在，育児用調整粉乳として母乳の組成により近づき，乳児にとって消化吸収のよいものへと改良が進められ，また母乳に不足しがちなビタミンKや鉄なども添加され，栄養的にはよりよいものへと改善されてきた．

【人工栄養に用いられる主な粉乳】　人工栄養に用いられる主な調製粉乳には，①育児用粉乳，②低出生体重児用粉乳，③フォローアップミルクがあり，特殊用途粉乳として，①牛乳アレルギー予防用ミルク，②大豆乳，③牛乳・大豆アレルギー用粉乳，④乳糖不耐症用ミルク，⑤アミノ酸調整紛末，⑥低ナトリウム特殊粉乳などがある．詳細は「調乳」「治療乳」の項を参照されたい．

【人工栄養の導入と乳児栄養の変化】　育児用調製粉乳の進歩により粉乳に対する過大評価や職業をもつ女性の増加などを背景に，乳児栄養の主流が1970年代には母乳栄養の比率が下がり，人工栄養のみのものが，母乳栄養と同率さらに母乳栄養を上回るという現象も起こった（3ヵ月児比較）．その後母乳栄養の見直し，普及により近年は人工栄養のみの栄養法の割合は30％ほどである．

〈関連語〉　母乳栄養，育児用粉乳，治療乳
[茎津智子]

●文献　1) 小川雄二：人工栄養．青木菊麿・編，改訂小児栄養学；授乳期から学童・思春期まで，建帛社，2005, pp.71-76.　2) 水野清子：人工栄養．高野陽，他，子どもの栄養と食生活，第4版，医歯薬出版，2005, pp.88-92.　3) 土谷文安：乳汁期の栄養．峯木真知子，他・編，小児栄養，改訂第3版，みらい，2002, pp.103-109.　4) 高橋悦二郎：母乳哺育の変遷．周産期医学，26(4)：459-464, 1996.

人工肛門

【概念】　日本において「ストーマ」は人工肛門と訳され普及してきたが，消化管以外に尿路や気管にもストーマが造設されるため，そのまま日本語として採用されている．「ストーマ」とは消化管や尿路を人為的に体外に誘導して造設した開放口であり，前者を消化管ストーマ，後者を尿路ストーマという[1]．

【適応疾患と特徴】　ストーマは，成人では直腸癌や膀胱癌などの摘出の結果に造設されるものとして周知されているが，小児では先天性疾患によるものが多く，乳児期に閉鎖される一時的ストーマがほとんどで永久ストーマとなるものは全体の1割にも満たない．

【消化管ストーマ】　食道瘻，胃瘻，外胆汁瘻，空・回腸ストーマ，結腸ストーマなどがある．食道瘻は先天性食道閉鎖症，胃瘻は先天性食道閉鎖症や狭窄症，口腔や咽頭の血管腫やリンパ管腫，意識障害や脳性麻痺などの嚥下障害に対して造設される．外胆汁瘻造設は少なくなってきたが，胆道閉鎖症の治療の一環として造設される．空・回腸ストーマは全結腸型のヒルシュスプルング病，ヒルシュスプルング病類縁疾患，壊死性腸炎，総排泄腔外反症など先天性疾患で造設されるが，近年は小児領域でも潰瘍性大腸炎やクローン病などの炎症性腸疾患のために造設されるケースが報告されている．

【尿路ストーマ】　カテーテルを要するストーマと要しないストーマに分別される．カテーテルストーマの造設は容易であるが，尿路感染などが免れないために短期間の造設に限定されて行われる．カテーテルを要しない尿路ストーマには尿管皮膚瘻ストーマ，膀胱皮膚瘻ストーマ，結腸・回腸導管ストーマなどがある．尿管皮膚瘻ストーマは尿管膀胱移行部の狭窄や巨大尿管に対して造設されるが，膀胱萎縮などの問題やストーマ管理の負担を避けるために造設数は減少してきている．膀胱皮膚瘻は膀胱より下部尿路の通過障害に対して行われるが，これも一時的造設がほとんどである．結腸・回腸導管ストーマは悪性腫瘍や総排泄腔外反症など膀胱が使用できない場合に選択されるが，そのほとんどは永久的ストーマとなるものが多い．そのほか尿路ストーマには禁制をもたせたストーマを造設し，その口から定期的にカテーテルで導尿する方法（ミトロファノフ法）が普及してきているが，小児であるがゆえに自己管理能力の査定が必要であること，合併症として尿路結石の発生が回避できないなどの問題を抱えている．

【小児のストーマケア】　ストーマの管理には排出される便や尿を受けるストーマ用品（袋）の装着が不可欠である．これらのストーマ用品は医療材料ではないため自己負担となり，経済的負担が生じる場合がある．ただし，永久ストーマ保有児は身体障害者手帳の交付対象となり，補

装具(ストーマ用品)の給付が受けられる。小児では、本人の自己管理が困難な幼少期には両親を中心とした養育者にストーマ用品の選択や適切なスキンケア法を教育指導する。乳幼児は発達が著しく、腹部の条件も変化するために同一のストーマ装具を使用することは困難であることが多い。臥位中心から寝返りや坐位をとるようになると、ストーマ周囲の皮膚にしわなどが発生し、漏れを生じやすい。退院後からストーマ閉鎖の間までは定期的にストーマ外来などで装具の変更や補強方法などの指導を追加する必要がある。また、乳幼児の皮膚は脆弱であるために粘着性の高い装具などは剝離刺激が強く、皮膚障害の原因となるため注意を要する。学童期以降には本人を対象とし、装具交換などのセルフケア指導や集団生活のなかでの漏れなどに対処する方法などできるところから習得できるように支援していく必要がある。長期にわたりストーマを保有する児の場合は、患児およびその家族をケア対象とし、医療ケアと養育的視点を兼ね備えた支援が必要であり、医師、専門看護師(ET/WOC看護認定看護師または排泄管理に卓越した知識や技術をもち、長期にかかわることが可能な看護師)、医療ソーシャルワーカーや臨床心理士など多職種のチームで対応することが望ましい。

〈関連語〉 総排泄腔外反、鎖肛、ヒルシュスプルング病、排便管理 ［溝上祐子］

●文献 1)日本ストーマリハビリテーション学会・編：ストーマリハビリテーション用語集、金原出版、1997, p.63. 2)山崎洋次、他・編：小児のストーマ・排泄管理の実際、へるす出版、2003, pp.1-4.

人工呼吸器療法

【概念】 ヒトは、呼吸をしなければその生命を維持することはできない。この「呼吸」は、外呼吸と内呼吸に分けられる。外呼吸とは生体が外界から酸素を取り入れ、二酸化炭素を外界に放出する(ガス交換)ことを意味している。内呼吸は、生体の組織や細胞が酸素を取り入れて酸化還元反応を行い、エネルギーを獲得することをさす[1]。この空気を取り入れ排出する一連の過程を「換気」といい、酸素を取り入れる過程を「吸気」、二酸化炭素を排出する過程を「呼気」という。吸気は、横隔膜が下がり、外肋間筋の収縮により胸郭の拡張が起こり、肺が拡張し、肺内に空気が流入する状態である。呼気は、内肋間筋が収縮することによって胸郭が縮小し、膨らんでいた肺が収縮して、二酸化炭素が排出される状態をいう。これらのコントロールは、脳幹にある呼吸中枢が司っている。人工呼吸は、この換気を機械によって補助、または代行させるものをさす。

【子どもの呼吸の特徴と人工呼吸器管理】 子どもは、胸郭が柔軟(胸郭コンプライアンスが高い)で、腹部が大きく、肋骨は水平に走行しており、横隔膜が押し上げられている。このため、5〜6歳までは横隔膜を下げて胸郭を広げる腹式呼吸が主となり、しだいに胸式呼吸となっていく。新生児は、睡眠時には不規則呼吸、覚醒時には周期性呼吸がみられることが多い[2]。年少の子どもは、自ら身体の不調の訴えをうまく表現することができず、呼吸機能も予備能力が低いため、異常の早期発見ができないと重篤な呼吸不全になりやすい。また、人工呼吸器管理の際にも、自らが置かれている状態をうまく理解することができずに、不安が高まることがある。きめ細かな観察と子どもの発達段階に応じた精神的なケアが必要となる。

【原理】 ①換気様式：換気様式には、胸郭の外から陰圧をかけてガスを肺内に流入させる自発呼吸に近い陰圧換気と、ガスを肺へ押し込む陽圧換気の2つがある[3]。気管切開術を施行せずに人工換気が開発されるようになり、陰圧換気を行う体外式レスピレーターは特殊なケース以外使用されなくなった。人工呼吸器の基本的構造は共通している。回路の下流にある呼気弁を閉じることで陽圧で空気を気管内に送風して換気を行い、呼気弁を開くことで呼気を行う装置。換気の方法は、重量式では設定された吸気量が、従圧式では設定された吸気圧まで送気され、呼気にうつる。呼気時病的肺胞が虚脱するのを防ぐため終末期に陽圧をかけることもある[4]。

【人工呼吸器の換気モード】 次のような分類がなされている。①強制換気の頻度で分類した換気様式：a. 持続的強制換気(continuous mandatory ventilation；CMV)；呼吸のすべてに強制換気をする、b. 間欠的強制換気(intermittent mandatory ventilation；IMV)；自発呼吸の合間に強制的に換気をする、c. 自発呼吸主体の圧補助換気(pressure support ventilation；PSV）；自発呼吸時に吸気加圧を行う様式や，持続的気道内陽圧（continuous positive airway pressure；CPAP）；自発呼吸に対して持続的に陽圧をかける様式，がある。②気道内に陽圧をかける方法の頻度で分類した様式：a．間欠的陽圧換気（intermittent positive pressure ventilation；IPPV）；吸気の際にのみ陽圧をかける様式，b．持続的陽圧換気（continuous positive pressure ventilation；CPPV）；吸気・呼気のどちらの呼吸の際にも陽圧をかける様式，がある。③一般的なモード名で分類した換気様式：a．調節換気（control）；一定の間隔で換気を行う様式，b．補助・調節換気（assist/control），c．補助換気（assist）；トリガーの設定で患者の吸気に合わせて換気を行う様式，がある。④換気機構で分類した様式：a．従圧式調節換気（pressure control ventilation；PCV）；圧を規定して強制的に換気する様式，b．従量式調節換気（volume control ventilation；VCV）；量を規定して強制的に換気する様式，がある。

【子どもの人工呼吸器療法の適応と換気様式】呼吸停止が遷延したり，肺胞低換気による換気不全（II型呼吸不全：動脈血炭酸ガス分圧が著しく高い場合）は必ず適応になる。低酸素血症のみのI型呼吸不全でも酸素吸入で症状が改善しない場合や，手術直後・敗血症などの呼吸不全準備状態などでの呼吸不全予防目的でも使用される[5]。子どもは，肺コンプライアンスが低く，カフなしチューブを使用することで空気漏れを生じることから，圧制御方式で換気することが主流である[6]。最近では，コンピュータの進歩により，少量の換気量を供給できるようになり，換気量方式での換気も可能となってきている。また，子どもに特有な換気方法としては，高頻度振動換気（high frequency ventilation；HFO）がある。

【人工呼吸器療法中の子どもの援助】①観察するポイント：呼吸音やエア入り，胸郭の動きに左右差はないか，自発呼吸の有無やファイティングなどはないか，安楽な呼吸であるか。皮膚色，心拍数，活気の有無や体動の様子，腹部膨満や胃内容物の量・性状はどのような状態か。吸引した際の，分泌物の量や性状，吸引時の呼吸状態や顔色の変化はないか，などを観察する。②人工換気中の主な合併症とトラブル：合併症としては，気道内圧力損傷と空気漏出症候，呼吸器感染症，全身感染症（敗血症），腹満，壊死性腸炎などがある。人工呼吸器のトラブルとしては，人工呼吸器の作動不良，呼吸器回路の漏れ，閉塞，加湿加温器の不良，回路内への水の貯留などがある。気管チューブトラブルには，事故抜管，閉塞，片肺挿管，位置の問題，機械的気道損傷などがある。③ケアのポイント：吸引の際には，発達段階に応じた説明を行う。子どもは呼吸予備能力が小さいため，吸引は子どもにとって負荷の大きいケアである。モニター管理しながら，短時間で実施する必要がある。体位変換の際には，呼吸器の回路が引っ張られて挿管チューブが抜去されることがないように十分な注意が必要とされる。気管切開術後であるか，一時的にでも離脱が可能なのかなど病状や状態によって，清潔保持のための援助は工夫が必要とされる。感染防止のためにも，口腔内の清潔を適切に実施する。挿管中の場合は，言葉によるコミュニケーションができないため，子どもは意思を伝えることができず，不満や不安が蓄積しやすい状態となる。子どもの発達段階に合わせて，コミュニケーションの工夫が必要となり，家族とともに活用できるように検討していく。また，家族には，呼吸器療法中であっても抱っこやスキンシップができるような配慮をする。

〈関連語〉　発達段階，壊死性腸炎，敗血症，感染防止，コミュニケーション　　　　［渡辺慶子］

●文献　1）尾野敏明：呼吸の仕組み．道又元裕・編著，人工呼吸ケア「なぜ・何」大百科，照林社，2005，p.2．　2）広末ゆか：計測；呼吸．小沢道子，他・編，小児看護学（標準看護学講座29），金原出版，2001，p.296．　3）山本むつみ：人工呼吸の基本．卯野木健・編著，人工呼吸ケアのポイント400，メディカ出版，2005，p.38．　4）舟橋満寿子：呼吸の障害．江草安彦・監，重症心身障害療育マニュアル，第2版，医歯薬出版，2005，p.102．　5）前掲書4），p.102．　6）藤田一美・他：小児の人工呼吸ケア．前掲書1），p.344．

人工心肺

【概念】　心臓手術には大きく分けて2種類ある。1つは心臓の外にある血管に対して行う手術であり，心臓が停止している必要はない。もう1つは心臓を切開し，心臓内部の房室弁や中

隔壁を手術する開心術である。開心術では心臓内部を手術するため、手術時には心臓が停止している必要がある。このとき用いるものが人工心肺である。人工心肺は停止あるいは著しく機能の低下している心臓の代わりに、各種臓器に最低限の酸素化された血液を循環させ各組織の機能を維持するために用いられる。人工心肺により心臓手術中の臓器の循環が維持されるため、心臓手術完了時に全身臓器に障害を残さず活動を再開することが可能となる。

【方法[1)]】　人工心肺の方法は、まず右心房あるいは上大静脈と下大静脈および上行大動脈それぞれにビニル管（脱血管および送血管）を挿入し、全身から心臓に還流してくる血液を脱血管から体外に圧力をかけて引き（脱血）、人工肺へ送る。人工肺では血液のガス交換を行い、酸素を受け取り二酸化炭素を放出する。次に血液は、熱交換機を通り冷却あるいは加温され、送血管から上行大動脈に送り込まれ（送血）、上行大動脈から全身へ循環する。人工肺には気泡型と膜型がある。気泡型は血液中に直接酸素を吹流し微小の酸素の気泡を血液中に流すことで直接ガス交換をする装置であり、気泡の除去が困難であること、気泡により血液が壊れやすくなること（溶血）などから、使われなくなってきている。膜型は膜を介してガス交換をするもので、わが国の人工肺のほとんどはこの膜型である。血液ポンプにはローラーポンプと遠心ポンプがあり、ローラーポンプはローラーにより血液を送り出すのであるが、ローラーの圧迫と開放に伴う圧変化が血管損傷の原因となる。一方、遠心ポンプはポンプの中央に血液を送り、この血液が遠心力で送り出される。ローラーポンプのように急激な圧変化がないことやローラーによる圧閉部分がないことから、血液が挫滅されず溶血が少ない利点がある。また、小型のため搬送のしやすさも利点である。このため長時間にわたり人工心肺を用いる場合、補助循環として用いる場合（心不全の急性期に一時的に人工心肺を用い、心不全が回復した後、人工心肺を離脱する治療方法）などに使用される。人工心肺下では供給される酸素量が減少するため、組織での酸素消費を減少させる目的で低体温管理を行う。冷却温度は術式とその複雑さ（手術時間）によって異なるが、軽度（32～35℃）から中等度低体温（25～32℃）で行うことが多い。しかし低温による細胞障害もあり、温度とその持続時間には限度がある。また、心臓手術中は心臓内への出血をなくし術野操作がしやすくなるように、心臓を還流する冠動脈への血液の流入を止める。このため大動脈は上行大動脈で遮断され（上行大動脈を遮断鉗子で挟む）、体外循環から戻ってきた酸素化された血液は遮断された上行大動脈より末梢側へと還流する。この間心筋には酸素の供給がないため、酸素消費を抑える必要がある。このため心臓は心筋保護液で還流され心筋の酸素消費が抑制される。さらに心筋保護液を高カリウムにすることで心収縮が停止し、加えて心臓を冷却することで酸素消費は通常の95％に抑えられる。このように心筋の障害を最小限に留めた大動脈遮断が可能となり、長時間の複雑な心臓手術が可能となった。しかし一番の心筋保護はこの大動脈遮断時間を短時間に抑えることで、最近では手術方法によっては体外循環を用いながら、術野への出血はあるものの心筋障害を少なくすることが可能という考え方から、心臓を拍動させたまま手術を行うこともある。

【注意点】　手術中に人工心肺に問題が起きるということは、全身臓器の循環が安全に保たれない、つまり患者生命を脅かす危険性が高いことを意味する。また回路中に発生する気泡や回路内に血栓（血の固まったもの）が発生した場合、気泡や血栓が全身に送血されてしまうことから患者の塞栓症につながる可能性が高く（とくに脳梗塞）、気泡の発生に対するモニターや気泡除去能のあるフィルターを用いたり、抗凝固剤（血を固まりにくくする薬剤）の投与が行われている。しかし、人工心肺を用いる手術を受けるということは、手術時間や年齢、体格により差はあるものの、多少なりとも生命や血栓症のリスクがあることを意味する。　　　　　［石井徹子］

●文献　1) 古瀬彰, 他・編：人工心肺の基礎知識. 人工心肺安全マニュアル, じほう, 2004, p.3.

心雑音

【心雑音〔hert murmur(cardiac murmur)〕とは】　心血管系から生じる音、とくに心音とは区別して心周期の中間時相に持続性に存在する音をいう。

【原因と発生のメカニズム】　一般に血流は層流

であり，層流は雑音を発生しない．一方，血流の渦流や乱流，噴流があると周囲の組織と共振して雑音を生じる．渦流は血流内に組織の突出や折れ曲がりなどで，血流が障害された場合に生じる．また乱流は弁や血管の狭窄により血流の速さが増加したり，逆流などの異常，血液粘度が低下した場合などに生じる．心室中隔欠損や肺動脈狭窄のように狭い孔を高い圧差で通過する場合には噴流が発生する．血液粘度が低ければ低いほど，狭窄部の不正が強いほど大きな雑音が発生する．心雑音は発生場所により，心内性雑音と心外性雑音に分けられる．また，心血管系の病変の有無により器質性雑音と機能性雑音，発生する心周期の時相により収縮期性雑音，拡張期性雑音，連続性雑音に分けられる．動脈管開存の場合は第2肋間胸骨左縁で連続した音が聞かれる．以上のように，心雑音は診断のための重要な基準のひとつになることが多いが，心血管系に異常がない場合でも心雑音が聞かれることもあり，これは無害性（機能性）雑音とよばれ比較的子どもに多い．

【看護】 心雑音そのものは治療の対象にはならない．なんらかの病態の結果としての徴候であれば，病態の必要に応じて治療が行われる．子どもの場合，ほとんどが先天性心疾患による心雑音であるため，手術の対象になることが多い．心臓手術を受ける子どもと家族の看護を行う．

[日沼千尋]

●文献 1）磯部光章：心雑音．小川聡，他・編，標準循環器病学，医学書院，2001，pp.28-33．

心室中隔欠損症

【定義】 左心室と右心室を隔てる心室中隔に欠損孔のある奇形．
【頻度[1]】 全先天性心疾患の60%程度といわれている．ダウン症候群の約50%は心疾患を合併するが，そのうち心室中隔欠損症の頻度がもっとも高い．わが国では膜様部中隔近傍欠損に次いで漏斗部中隔欠損が多いが，欧米では肉柱部筋性中隔欠損が多い．
【分類】 欠損孔の位置で分類される．多数の分類があるが，外科的分類であるカークリン（Kirklin）分類[2]では部位によりⅠ型からⅣ型まで分類される．カークリン分類のⅢ型は流入部中隔の欠損で，完全型房室中隔欠損症でみられることが多い．

【病態】 病態は欠損孔の大きさによって決まる．大きな欠損孔の場合，左心室と右心室を隔てる壁がなくなるため両心室は圧がほぼ等しくなる．このため肺動脈にも左心室とほぼ同じ圧（肺高血圧症）になる．また出生時は胎内と同様に肺血管の抵抗が高く肺への血流は制限されているが，出生後2〜3カ月して肺血管抵抗が低下するとともに左心室から右心室への短絡血流が増加し，それに伴い肺への血流も増加する．このため哺乳不良，体重増加不良，多呼吸，多汗，手足が冷たいといった心不全，呼吸不全の症状を認めるようになる．また呼吸器感染症を繰り返しやすく，重篤化しやすくなる．肺高血圧症を無治療のまま放置した場合，乳児期以後に器質的肺動脈閉塞性病変が進行〔アイゼンメンゲル（Eisenmenger）化〕する．閉塞性病変の進行に伴い肺動脈の血管抵抗が上昇するため肺への血流量は減少し，心不全症状や呼吸不全症状は一時的に軽快する．病変の進行は個人差があるが，2歳以降にはアイゼンメンゲル化して短絡血流は右心室から左心室に流れるようになりチアノーゼを認めるようになる例が出現する．欠損孔が小さい場合は右心室の圧は上昇せず肺高血圧症とならない．肺血流はわずかに増加するのみでほとんど無症状である．欠損孔の大きさが中等度以下の場合，肉柱部筋性中隔欠損（カークリン分類Ⅳ型）や膜様部中隔近傍欠損（カークリン分類Ⅱ型）は高率に自然閉鎖する[3]．

【所見】 小さい欠損孔の場合，心不全症状は認めず汎収縮期雑音を聴取する．これに対し大きな欠損孔では，乳児期早期から呼吸不全と心不全症状を認める．心雑音は小さい欠損孔のほうが大きい．胸部X線写真は肺の血流増加に伴い肺動脈の拡大，心拡大を認める．小さい欠損孔の場合は正常のX線写真とほとんど変わらない．心拡大の程度により心電図でも左室肥大を認める．肺高血圧症を伴う場合，高い右心室の圧のため右室肥大も加わり両室肥大となる．確定診断には心臓超音波検査が有用である．欠損孔の位置，大きさ，大動脈縮窄（大動脈弓から下行大動脈に移行する部分で大動脈が細くなり狭窄となる病気）や僧帽弁逆流などの合併，重症度などを診断する．心臓カテーテル検査では，各心室や血管の圧や酸素飽和度を測定することにより肺血流量，体血流量や肺血管病変の指標で

ある肺血管抵抗を算出する。肺体血流比(肺血流量÷体血流量)1.5以上(肺の血流が体に流れる血流の1.5倍以上の場合,つまり肺血流量が中等度以上に増加していること)が手術適応とされている。また肺高血圧症のある場合は,肺動脈の条件として肺血管抵抗が8単位以下(肺動脈閉塞性病変が中等度以下)である必要があり,それ以上の場合は塩酸トラゾリン負荷を行い8単位以下になることを確認する必要がある。最近では塩酸トラゾリン以外にも肺動脈の拡張作用のある酸素やプロスタグランディンI_2の負荷試験や肺生検により肺動脈閉塞性病変を評価し,手術適応を決めている。

【治療】 肺高血圧症を認める場合は,肺の器質的閉塞性病変が進行する前に手術をする。手術の時期までは,利尿剤や貧血の治療により心不全や呼吸不全の経過をみる。小さい欠損孔で肺血流量の増加がわずかな場合は手術適応がない。欠損孔が中等度の大きさで肺高血圧症がない場合は,経過をみて自然閉鎖する傾向がないようであれば手術をする。手術は通常パッチで欠損孔を閉鎖するパッチ閉鎖術が行われる。手術後でも残存短絡がある場合や手術適応のない小さい欠損孔でも短絡血流がある場合は,感染性心内膜炎の予防が必要である。また漏斗部中隔の欠損(カークリン分類Ⅰ型)の場合は欠損孔に大動脈弁がはまり込み大動脈弁逆流を合併することがある。この場合は欠損孔の大きさによらず大動脈弁逆流が進行する前に欠損孔を手術で閉鎖する必要がある。

〈関連語〉 ダウン症候群　　　　[石井徹子]

●文献　1) 中澤誠・編：先天性心疾患(新 目でみる循環器病シリーズ13),メジカルビュー社,2005,p.12. 2) Donald, D.E., et al.：Surgical correction of ventricular septal defect；anatomic and technical considerations. J. Thorac. Surg., 33(1)：45-59, 1957. 3) Fricker, F.J., et al.：Ventricular septal defect. Anderson, R.H., Pediatric Cardiology. Churchill Livingstone, 1987, p.615.

侵襲処置のストレス対処援助

【子どもにとっての侵襲処置】 「侵襲」とは,生体の内部環境の恒常性を乱す可能性がある外部からの刺激のことである。身体に侵襲が加わる処置には,病気の診断,治療,検査などの目的で行われる注射や採血,骨髄穿刺,吸引などがあり,痛みを伴うものが多い。子どもにとって侵襲処置は,痛み刺激による身体的苦痛のみならず,処置を受けることに対する不安や恐怖,自分の意のままにならない屈辱感やコントロール感の喪失を体験するなど,非常にストレスの大きい出来事といえる。

【侵襲処置へのストレス対処に影響を及ぼす要因】 処置場面でみられる子どもの反応や行動は,身体的苦痛のみならず,不安や恐怖など心理的苦痛の表現でもあり,ストレスへの対処行動と考えられる。子どもがとる対処行動は,子どもが侵襲処置を受けることをどのように認知し,評価するかによって異なる。したがって処置場面における子どもの反応や行動には,子どもの発達段階を基盤として,処置に対する心理的準備の有無や過去の経験,処置室の環境,また処置時の状況(医療者のかかわり方や家族の存在の有無,処置の経過等)などのさまざまな要因が影響する。

【侵襲処置を受ける子どもの対処を助ける援助】 看護師は,処置前から終了後まで継続的に子どもの反応や行動の意味を読みとり,個々の子どもが侵襲処置というストレス源をどのように認知し,対処しようとしているかをアセスメントして,子どもの対処行動を助けるケアにつなげていくことが必要である。とくに乳幼児が示す反応や行動の意味を理解するうえで,家族からの情報は有用である。①処置前のケア：処置室の飾りつけを工夫し,おもちゃを準備するなど環境を整えておくことにより,子どもの緊張を和らげることができる。また,子どもの発達段階や状況に合わせて,子どもにとってもっとも安心できる存在である家族とくに母親が,可能な範囲で処置に同席できるよう配慮する。その際は,家族が処置に同席することの意義や役割などについて,説明しておくことが必要である。子どもに対しては,発達段階や理解力,過去の経験などをふまえて,個々のニーズに合った内容・方法で処置について伝える。可能であれば,処置にどのように取り組みたいか,あらかじめ話し合っておくことも有効である。②処置中のケア：安全かつ確実な技術で処置を実施すること,また不必要な抑制や固定は行わないことが大前提である。過剰な抑制は子どもの恐怖心をあおり,自尊心を傷つけることにつ

ながる。必要に応じて処置の経過を説明したり，終了を明確に伝えたりすることにより，子どもは予測をもって対処することができる。事前に得た情報や，子どもの反応・行動のアセスメントをもとに，子どものとりたい対処行動を支援するとともに，処置の経過に沿って，望ましい対処行動を具体的に伝えることも有効である。また採血する腕を選ぶなど，可能な範囲で子どもに選択の機会を与えたり，抑制や固定が必要と判断された場合でも「腕を支えているからね」と声をかけながら固定したりすることにより，子どものコントロール感を維持することができる。乳児や年少幼児のように，子ども自身がとれる対処行動が少ない場合は，お気に入りのおもちゃや絵本による気晴らしや，子どもの気をそらす働きかけが有効である。③処置後のケア：淡々と処置を受けているようにみえる子どもも，また反対にがまんしきれずに暴れたり，泣いたりした子どもも，いずれも処置に対する不安や恐怖，苦痛を乗り越えようと努力している。子どもの努力やがんばりを認めて誉め，気持ちを受け止めることや，よかった点を具体的に伝えることにより，子どもは自信や満足感，達成感を得ることができる。乳幼児では，言語的な働きかけのみならず，母親にしっかりと抱きしめてもらうなどのスキンシップによって安心感を得ることができ，またシールなどのごほうびをもらうことで達成感を得ることができる。

〈関連語〉　ストレスコーピング，処置への主体的参加　　　　　　　　　　［武田淳子・大池真樹］

●文献　1）武田淳子：侵襲処置を受ける子どもの反応と対処行動．及川郁子・監，村田惠子・編著，病いと共に生きる子どもの看護(新版小児看護叢書2)，メヂカルフレンド社，2005，pp.28-38．　2）井上ひとみ，他：検査処置．小児看護，27(5)：588-594，2004．　3）武田淳子，他：痛みを伴う医療処置に対する子どものストレス・コーピングと看護ケア．小児看護，26(8)：987-991，2003．

滲出性中耳炎

【原因】　基本的には急性中耳炎と同様である。子どもは耳管(鼻と耳をつなぐ管)が太くて短く，水平になっており，鼻やのどから侵入した細菌やウイルスが耳に入りやすい構造になっている。上気道のウイルス感染が多発する時期には発症しやすい[1]。滲出性中耳炎の原因は大きく分けて3つある。第一は，細菌やウイルスの耐性(薬が効きにくくなること)の問題，第二は，器質的な異常(鼻炎やアデノイド増殖など)を合併している場合，第三は免疫系異常(体の抵抗力)の問題などである。滲出性中耳炎は，副鼻腔炎などによる耳管の炎症で中耳にしみ出た分泌液が排出されず，溜ったままの状態をいう。診察時，鼓膜の内側に貯留液を観察することができる。貯留液の多い場合は空気の泡状のものも観察できることもある。原因として，耳管の炎症のほか，鼻すすりによって細菌感染を助長させることもある。また背景に鼻アレルギー，副鼻腔炎，アデノイド増殖症などを合併していると難治化しやすい。

【症状】　急性中耳炎のような耳痛は少なく，難聴，耳閉塞感(音がこもった感じ)がある。好発年齢は3〜6歳である[2]。就学してからは少なくなる。小児では訴えが少ないために，テレビの音が大きいとか，返事が遅いことなどから発見され早期発見が難しくなる。したがって子どもの様子には十分注意を払う必要がある。

【診断】　耳鏡で行うが場合によっては顕微鏡下に行う。鼓膜は橙色や褐色，高度になると青色を呈する。青色の場合は難治であることが多い。

【検査】　聴力検査を行い聴力低下の程度を把握することが重要である。難聴は軽度〜中等度まで起こりうる。滲出性中耳炎での難聴は治るが，遷延化すると日常生活や情緒にも反映する。そのほか，ティンパノメトリーという鼓膜の動きを診る検査がある。簡易な検査であるためしばしば使用される。画像診断は側頭骨X線あるいはCTなどが行われる。主に，乳突蜂巣の発育や含気の程度などをみる。また鼻症状を伴う場合は，アレルギー性鼻炎や副鼻腔炎のチェックを行う。

【治療】　鼻汁を伴っていることが多いため，抗ヒスタミン剤などの内服治療を行う。また，鼻の吸入(ネブライザー)や鼻処置を行う。中耳炎の薬物療法では，急性の場合は抗生物質や消炎酵素剤，粘液溶解剤などを適宜組み合わせて投与する。改善しないときは，鼓膜穿刺，鼓膜切開を行う。さらに反復する場合は，局所麻酔下に鼓膜チューブ挿入術を外来で行う。チューブを入れた際でも，頭を洗ったり水遊び程度であれば問題ない。基本的に耳に水が入らない状態

であれば，耳栓などをしてプールなども可能である。チューブ挿入による違和感はほとんどない。約半年で自然に抜けてしまうことが多い。穿孔が残存した場合は鼓膜再生術を行う。急性中耳炎の状態を，痛みや膿などがなくなったということで放置し，きちんと治さないと滲出性中耳炎に移行することがあるため注意が必要である。そのため，耳鼻咽喉科医の許可が出るまでは通院を継続する。最近は菌の耐性化やアレルギーの低年齢化，免疫系の未熟などで2歳以下でもしばしば発症する。そのため，難治例はそのようなことをふまえた精密検査を進める必要がある。

【予後】 良好であるが，まれに慢性化することがある。また滲出性中耳炎の場合でも，真珠腫性中耳炎や癒着性中耳炎に移行すると厄介であるため放置せずに通院を続けることが大切である。

〈関連語〉 中耳炎，アレルギー性疾患，アデノイド増殖 ［坂田英明］

●文献 1) Casselbrant, M., et al.：Prevalence and incidence of otitis media in a group of preschool children in the United States. Recent Advances in Otitis Media with Effusion, BC Decker, 1984, pp.16-19. 2) 高橋姿：中耳・外耳，新図説耳鼻咽喉科・頭頸部外科講座 第2巻，メジカルビュー社，1984, p.119.

心身症

【定義】 日本心身医学会は，心身症を，「身体疾患のうち，その発症と経過に心理社会的因子が密接に関与し，器質的ないし機能の障害の認められる病態を呈するもの。ただし，神経症，うつ病などの精神障害に伴う身体症状は除外される」と定義している。基本的には，「心身症」という特定の疾患は存在せず，ある身体疾患があった場合，その治療に関して心理社会的要因を考慮する必要がある場合，その疾患は「心身症」として捉えられることになる。「心理社会的要因を考慮する必要がある場合」とは，治療に際して心理社会的要因への介入をしない限り完治しないという状況のことである。結局，心身症とは，診断名ではなく，疾患を診る視点を示す用語と考えべきであろう。そのように考えることで，ある身体疾患が，ある状況では通常の身体疾患として捉えられ，別の状況では心身症として考えられることを理解することができる。このように，身体疾患であればどのような疾患であれ，状況により心身症としての病態をもつ可能性があることになる。

【分類と対応】 ①その疾患であれば基本的にすべて心身症として捉えられる疾患，②心身症として対応することが適切なことが多い疾患，③心身症として対応されることがある疾患，などに分かれる。①に含まれる疾患としては，過敏性腸症候群，過換気症候群，神経性無食欲症などがある。②に含まれる疾患としては，消化性潰瘍，潰瘍性大腸炎，慢性便秘，高度単純性肥満，気管支喘息，起立性低血圧，動揺性高血圧，特発性胸痛，夜尿症，チック障害，緊張性頭痛，腰痛症，円形脱毛症，アトピー性皮膚炎などがある。③に含まれる疾患としては，糖尿病，甲状腺機能亢進症，狭心症，慢性蕁麻疹，顎関節症などがある。また，癌や慢性の疼痛なども，心身医学的対応（身体面と心理・生活面への対応・配慮）が必要とされることが多い状態ということができ，心身医学の対象となることが少なくない。心身症の症状は，気のせいではなく，実際の身体変化から生じているものである。心理社会的ストレッサーを認知するのは大脳皮質である。一方，身体機能の異常は各臓器で生じる。大脳皮質と各臓器の間をつなぐものは，自律神経系・内分泌系・免疫系である。このつながりが心身症発症の生理的基盤といえる。ストレッサーの認知により，大脳辺縁系・視床下部・脳下垂体の機能の動揺を生じ，その動揺が，これらの部位がコントロールしている自律神経系，内分泌系，免疫系の機能の変化を生じ，それが，最終的に各臓器の変調を生じるのである。

【心身症への対応目標】 対応の目標は，①身体症状の軽減，②ストレッサーの影響度の減弱，③生活状況の改善，④心理面の安定化，などである。方法としては，薬物療法，生活指導（食事，睡眠など），自律訓練法，環境調整，心理面接などが，症状の種類・程度により選択されて行われる。

〈関連語〉 潰瘍性大腸炎，過換気症候群，起立性調節障害，摂食障害，チック，昼間遺尿症，肥満，頻尿，不登校，憤怒痙攣，夜驚症

［宮本信也］

●文献 1) 日本心身医学会教育研修委員会：心

身医学の新しい診療指診．心身医学，31：537-576，1991． 2) 宮本信也：心身相関のメカニズム．星加明徳，他・編著，よくわかる子どもの心身症；診療のすすめ方．永井書店，2003, pp.3-14.

人生移行

【定義】 人は一生のうちに，さまざまな人生の節目ともいえる出来事(ライフイベント)を経験する．主なものをあげれば，入学，就職，結婚，退職などである．これらの時期には，それ以前の生活が大きく変わり，新しい環境に適応したり，新しい人と付き合ったり，新しい役割をうまくこなしたりしていく必要がある．このように人の一生を見渡したとき，そのなかで生起する比較的大きな変化の過程を人生移行(トランジション)とよぶ[1]．ここでは，人生全体にわたる生涯発達のなかでの発達的な「移りゆき」の視点に立っている．発達論的視点からではなく，個人の出合う重大な出来事とその対処のみに注目したときには，トランジションを「転機」とよぶ場合もある[2]．

【人生移行の影響】 人生移行においては，それまで慣れ親しんだ環境から，新しい学校，職場，新居といった新環境に入っていくことが多い．すなわち，ほとんどの人生移行は，環境移行も伴っている．ここでいう環境とは，物理的な環境(建物など)のみならず，対人的環境(新しい先生，友人，伴侶など)，および社会文化的環境(校則，学級雰囲気，社会的地位，家風など)を含んでいる．その場合，新しい環境に慣れ，新しい適応の仕方を身に付けていかなければならず，心理的に強いインパクトを受け，一時的にせよ混乱が起こることが多い．つまり，人生移行は，危機的移行として捉えられるのである．

【人生移行についての研究】 人生移行は，人の発達と一生に大きな影響を及ぼすことから，個々人にとって非常に重要であるので，これまでも多くの注目を集め，研究がなされてきた．たとえば，幼稚園から大学までの入園・入学，就職，結婚，親になること，退職などについてである[1)3)]．これらの研究では，個々の移行における特殊性とともに，移行における共通したプロセスがあることが明らかになってきた．一つは，移行に伴うネガティブな影響である．幼児期から，青年期にかけての移行についてみても，次のような現象がみられる．幼稚園入学では，初めて家庭や母親から離れて集団生活を行うため，母子分離不安などによる不適応を呈する場合がある．また，小学校入学に伴い，学習面，集団活動，友人関係などにうまく適応できず，不登校などの不適応症状を呈することもある．これは小一プロブレムとよばれる．中学校新入学においては，自尊感情の低下，勉強などへの動機づけの低下，学校所属感の低下，友人関係の崩壊などが，報告されている．さらに中学校入学における不登校の極端な増加が問題になっており，中一ギャップとよばれることもある．また，高校入学後にも，自主退学の多さが問題となっている[1)4)]．

【意義】 人生移行は，危機的であるが，ここでいう危機は，必ずしも上記のようなネガティブな意味だけではない．英語の危機(crisis)という語の語源には，岐路という意味も含まれているという[1]．すなわち，危機を体験することにより，より発達した状態へと移行する可能性もあるのである．発達理論の視点からの人生移行研究では，一般に，移行直後は一時的な混乱が起き，発達的に低次な状態になるものの，時間経過に伴って，新しい環境をより明確に捉え，感情や評価も変化し，より安定かつ発達的な状態への変化が多く観察されている．このように，人生移行は，人生において重要な意味をもつ時期である．この時期において重要なことは，対人関係の安定(支えてくれる人，ソーシャルサポート，社会的ネットワーク構築の中心になってくれる人：社会的アンカーポイント)，将来への計画(目標設定，プランニング，希望)，および動機づけや自信(自己効力感)であるといわれている[2)4)]．

〈関連語〉 学校不適応，発達課題，発達的危機

[古川雅文]

●文献 1) 山本多喜司, S. ワップナー・編著：人生移行の発達心理学．北大路書房，1992． 2) 黒川雅之：ナンシイ・シュロスバーグ；トランジション理論．渡辺三枝子・編，キャリアの心理学．ナカニシヤ出版，2004, pp.95-112. 3) Wapner, S., et al.：Developmental analysis；A holistic, developmental, systems-oriented perspective. W. Damon, et al., eds. Theoretical Models of Human Development (Handbook of Child Psychology 1). 5 th ed., pp.761-805. Wiley, 1998. 4) 古川雅文, 他：高

新生児一過性多呼吸

肺水の吸収がうまくいかない出生時の適応不全症候群として捉える。

【肺水とは】 胎児の肺は，肺水とよばれる液体で満たされている。その量は3.5 kgの羊水で約50 ml であり，出生時の機能的残気量に一致する。肺水は胎児の尿とともに羊水を形成する。4 kgの胎児で1日280 ml の肺水が分泌される。その組成は羊水と明らかに異なり，血漿やリンパ液とも異なる。肺水は肺胞上皮から能動輸送されていると考えられている。

【概念と病態】 1966年 Avery, M.E. が出生直後より多呼吸を主訴とし，チアノーゼや陥没呼吸は軽度で，数日で軽快する疾患を一過性多呼吸とした。wet lung ともいわれる。新生児の呼吸障害のなかではもっとも頻度の高いものである。症例により補助呼吸を必要とする場合もある。肺水がスムーズにいかない機序としては，肺に空気が入ると肺水を作り出す機能が停止し，肺水は間質腔に出るが，そこから毛細血管やリンパ管を通して吸収される。呼吸の確率が不十分だとリンパ系での肺水吸収が遅れる。仮死で出生して第1呼吸が遅れ，さらに十分な呼吸の確立が遅れた場合や，多血症や胎児水腫の児は静脈圧が高まって本症となりやすい。帝王切開児に本症が多くみられるのは，単に産道における胸部の圧迫がないだけでなく，分娩時のストレスがカテコラミンやステロイドを介して出生前の子宮内における肺水の動態に関係していると考えられている。

【臨床像】 一過性多呼吸症の症状は，肺水によりガスの拡散が妨げられるためというより，間質腔内の余分な水分のため換気面積が減少し，1回換気量が減って呼吸数が増すためと考えられている。肺サーファクタントは正常なので，肺コンプライアンスは低下せず，呼吸数が多い割には軽度の呻吟以外，チアノーゼや陥没呼吸はない。発生頻度は全新生児の1〜2％で，正期産に近い早産児や正期産児にみられる。3日以内に改善する。発症の危険因子として，選択的帝王切開，男児，巨大児，母親への大量の鎮静剤の投与，遷延分娩，新生児仮死，臍帯の後期結紮，骨盤位，糖尿病母胎児などがあげられている。診断は，胸部X線写真と臨床症状と呼吸症状の時間的経過である。呼吸症状が進行あるいは改善しない場合は他の疾患を除外する必要がある。治療は，全身管理と低濃度酸素吸入が基本である。

[後藤彰子]

●文献 1）仁志田博司：肺水の動態と一過性多呼吸．新生児学入門第3版，医学書院，2003, pp. 243-247.

新生児仮死

【定義】 新生児仮死とは，出生直後に発症する新生児の呼吸・循環系の適応不全をいう[1]。具体的には，出生直後の呼吸が不十分で，時には徐脈も伴い，満足な酸素化が得られないためチアノーゼが持続する状態である。

【誘因】 新生児は，分娩時の子宮収縮により臍帯血流が遮断されるため，一過性の低酸素血症を経験していると考えられる。通常ならば，出生と同時に新生児の自発呼吸が起こり，急激にPCO_2が低下し，pHが上昇し，PO_2やSO_2も上昇し回復するが，低酸素症およびアシドーシスの程度が高すぎると回復は難しくなり，新生児仮死となる[2]。

【対処】 出生直後の新生児の評価と初動対応については，①成熟児か，②胎便による羊水混濁はないか，③自発呼吸があるか，または啼泣しているか，④筋緊張は良好か，という4項目をチェックし，1項目でも問題がみつかれば，直ちに蘇生処置を行う[3]。手順については図40のフローダイアグラム[4]を参照のこと。

【看護ケア】 新生児の出生には，一刻を争う重要な問題が起こりうる。そのため看護職者には次の5つの観点が重要である[5]。①胎児の妊娠・分娩経過をアセスメントし予測されるリスク判別を行う。②常に分娩室・新生児室・NICUや手術室の器具・薬品・医療スタッフへの連絡経路を確認し，必要時に速やかなケアが行えるよう整備する。③新生児がどのような状態に陥りつつあるのかを見逃さず判断し敏速に対応する。④蘇生術が必要となれば直ちに温かいタオルで新生児の身体を拭い，開放型保育器を用いて蘇生術を行う：A(airway, 気道確保)・B(breathing, 呼吸確立)・C(circulation/cardiac, 循環確保)・D(drug, 薬剤投与)。⑤新生

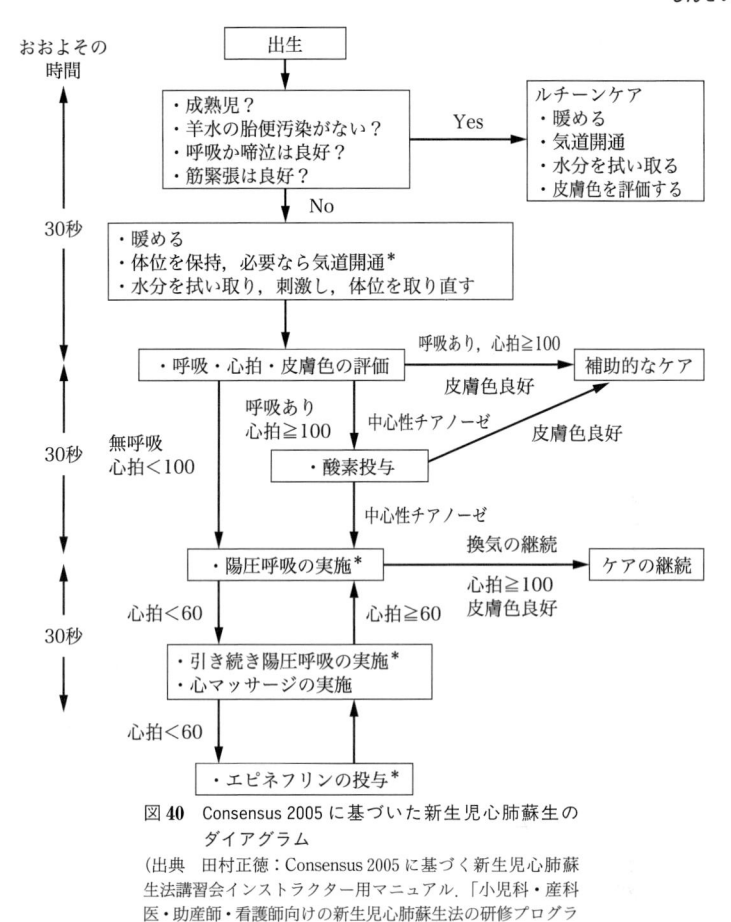

```
                        出生
                         │
  おおよその       ・成熟児？
    時間          ・羊水の胎便汚染がない？    Yes      ルチーンケア
    ↑            ・呼吸か啼泣は良好？      ────→    ・暖める
    │            ・筋緊張は良好？                   ・気道開通
    │                     │                        ・水分を拭い取る
  30秒                   No                         ・皮膚色を評価する
    │            ・暖める
    │            ・体位を保持，必要なら気道開通*
    ↓            ・水分を拭い取り，刺激し，体位を取り直す

                                          呼吸あり，心拍≧100
    ↑            ・呼吸・心拍・皮膚色の評価 ─────────→   補助的なケア
    │                    │          皮膚色良好
    │          呼吸あり   │
  30秒  無呼吸  心拍≧100  中心性チアノーゼ   皮膚色良好
    │  心拍<100           │
    │                    ・酸素投与
    ↓                     │
                         中心性チアノーゼ
    ↑                     │                換気の継続
    │            ・陽圧呼吸の実施* ─────────────→    ケアの継続
    │                    │           心拍≧100
  30秒  心拍<60   心拍≧100           皮膚色良好
    │                    │
    ↓            ・引き続き陽圧呼吸の実施*
                ・心マッサージの実施
                         │
              心拍<60
                         │
                ・エピネフリンの投与*
```

図 40 Consensus 2005 に基づいた新生児心肺蘇生のダイアグラム
(出典 田村正徳：Consensus 2005 に基づく新生児心肺蘇生法講習会インストラクター用マニュアル．「小児科・産科医・助産師・看護師向けの新生児心肺蘇生法の研修プログラムの作成と研修システムの構築とその効果に関する研究」厚生労働科学研究費補助金分担研究報告書，2005, p.17)

児の家族への心理的な支援を行う．
〈関連語〉 アプガースコア，救急蘇生法

[村上真理]

●文献 1) 丸山有子：新生児の疾患と治療．武谷雄二・編，新生児とその異常(新女性医学大系 31)，中山書店, 2000, pp.219-230. 2) 仁志田博司：新生児の養護と管理．新生児学入門，第 3 版, 医学書院, 2004, pp.83-226. 3) From the 2005 International Consensus Conference on Cardiopulmonary Resuscitation and Emergency Cardiovascular Care Science with Treatment Recommendations, hosted by the American Heart Association in Dallas, Texas, January 23-30, 2005. 4) 田村正徳：Consensus 2005 に基づく新生児心肺蘇生法講習会インストラクター用マニュアル．「小児科・産科医・助産師・看護師向けの新生児心肺蘇生法の研修プログラムの作成と研修システムの構築とその効果に関する研究」厚生労働科学研究費補助金分担研究報告書, 2005, p.17. 5) 入江暁子：ハイリスク新生児看護における看護の役割．小児看護, 25(9)：1076-1082, 2002.

新生児期

【定義】 WHO の定義によれば，出生時より日

齢27まで(生後4週目まで)を新生児期といい，この期間の乳児を新生児とよぶ．早期新生児期はさらに日齢6まで(生後1週間以内)をいう．新生児早期，それ以後を新生児後期に分けて，主に統計上に使用される．とくに早期新生児期は胎外の生活への適応の時期にあり，身体上多くの変化がみられる．そのため死亡率も高く，看護ケアが重要な時期でもある．　　［長内佐斗子］

新生児高ビリルビン血症

【新生児高ビリルビン血症とは】　胎児は，胎盤を介して母親の血液から必要な酸素供給を受ける必要があり，大気より低い分圧の中でも効率的に酸素を受け渡しするために多血の状態にある．寿命を迎えた赤血球の破壊により産生されるビリルビンは，肝臓で代謝を受けて胆汁色素として腸管内に排泄されるが，新生児は肝臓の機能が未熟で処理が追いつかないため，生後早期に一過性に黄疸がみられる．これを新生児高ビリルビン血症(新生児黄疸)とよび，母体外環境への適応の過程で通常みられる反応である．多くは無治療で自然に軽快する．出生後2〜3日目から皮膚黄染がみられ始め，2週間程度で自然に消退していく．また，母乳を飲んでいる場合，新生児黄疸がみられる時期が長引くことがある．これは母乳性黄疸とよばれ，基本的に無治療で問題なく経過する．光線療法や交換輸血などの治療を要する病的な高ビリルビン血症とは，出生後24時間以内に皮膚黄染がみられるとき，血清ビリルビン濃度が未熟児12 mg/dl，正産児15 mg/dlを超えるとき，1日に5 mg/dlを超えるビリルビン値の上昇があるときである．高ビリルビン血症は，新生児・胎児仮死(アシドーシスは，アルブミン結合を疎外するので黄疸を増強する)，多血症，敗血症，頭蓋内出血，頭血腫など体内での出血，母子間の血液型不適合，肝酵素欠失による代謝異常などの要因によって病的範囲になりやすい．

【核黄疸とは】　血中に増加した間接型ビリルビンが，血液脳関門を越えて大脳基底核に色素沈着，組織変性を引き起こすことをいう．大脳基底核は随意運動にかかわる部位であるため，この部位の傷害は四肢の運動麻痺を引き起こす．核黄疸は，初期には活気のなさ，筋緊張の低下，哺乳力の低下や嗜眠傾向など，「元気のない様子」として観察される(第1期)．病態の進行に伴い，後弓反張や四肢硬直といった筋緊張の亢進症状や落陽現象といった中枢神経症状がみられるようになる(第2期)．この筋緊張の亢進症状は，時間の経過とともに3〜4週間でいったんみられなくなるが(第3期)，成長とともに脳性麻痺症状がみられるようになる(第4期)．核黄疸は，第2期以降は不可逆的で永続的な症状を残すため，適切な治療開始時期を逃さないことが重要であり，新生児期の黄疸は，母体外環境への適応を評価する重要な観察項目である．

〈同義語〉　新生児黄疸
〈関連語〉　黄疸，脳性麻痺，光線療法，交換輸血　　　　　　　　　　　　　　　　［西海真理］

●文献　1) 仁志田博司：黄疸の基礎と臨床，新生児学入門，第3版，医学書院，2004, pp.290-305. 2) 松岡高史，他：新生児の黄疸．原寿郎・編．新生児・小児科疾患(看護のための最新医学講座14)，中山書店，2001, pp.100-101.

新生児呼吸促迫症候群(RDS)

RDS(respiratory distress syndrome)は，28週以下の低出生体重児特有の急性呼吸不全である．

【肺サーファクタントと呼吸障害】　肺サーファクタントは，タイプII肺胞上皮細胞で合成され，在胎28週頃から肺胞内に分泌され，羊水にも認められる．肺胞の表面は，空気と液体が接する界面であり，そこに表面張力が働く．その張力に抗して肺胞をしぼまないようにしているのが界面活性物質であり，肺サーファクタントである．

【発生に関与する因子】　発生頻度を高くする因子として，早期産，男児，新生児仮死，双胎第2児，帝王切開，母体の糖尿病，母体の出血，胎児水腫．発生頻度を低くする因子として，妊娠中毒症，胎児発育遅延，長期破水，薬物中毒，胎児感染症．

【臨床像】　主要症状は，チアノーゼ・多呼吸・陥没呼吸・呻吟である．これらの症状はいずれもRDSの病態の中心である肺胞虚脱で説明できる．チアノーゼは肺内シャントにより，多呼吸は低酸素を補うため回数を増やしている．陥没呼吸は硬い肺を柔らかい胸郭で広げるためであり，呻吟は，呼気終末に声門を閉じ肺胞の虚

脱を防ぐために起こる自己防御のための症状である。

【出生前診断と予防】 胎児の肺胞，気管から分泌される肺水は羊水中に出て，羊水の一部を形成する。羊水中の肺サーファクタントから間接的に胎児肺の成熟を知ることができるし，出生後の気管内吸引物からも発症を早期に予測できる。1970年代の初めに，母体へのデキサメタゾンの投与が臨床的にRDSの予防に有効なことが示され母体投与が始まった。胎児治療の始まりといえる。母体ステロイド投与は，単にRDSだけでなく，頭蓋内出血の減少や慢性肺障害の減少など中期予後にも効果があることが示された。

【治療】 治療の劇的進歩は，1970年代に導入された持続陽圧呼吸法（continuous positive airway pressure；CPAP）に始まり，1980年代後半には，日本の藤原らが開発した人工サーファクタント補充療法が，サーファクテンという商品名で保険診療の適応となり，劇的な根本治療として多くのRDSを合併する極低出生体重児の救命が可能となった。これを境にRDSの致死的合併症であった気胸も激減し，さらに高頻度換気量法など呼吸器の進歩によりRDSは治癒する病気となった。

【問題点】 超低出生体重児は，肺だけが未熟だというわけではないので，胎児管理や出生後の循環管理や感染症管理などの全身管理が十分配慮されて初めて後障害のない生存が得られる。

〔後藤彰子〕

●文献 1) 仁志田博司：肺サーファクタントとRDS．新生児学入門第3版，医学書院，2003，pp.236-243．

新生児集中治療室（NICU）

【定義】 新生児集中治療室（neonatal intensive care unit；NICU）とは，独立した看護単位で，早期産児や疾病新生児に濃厚な治療と看護を行う施設である。1986（昭和61）年に厚生省（現厚生労働省）より新生児特定集中治療室の施設基準が定められた。

【施設基準】 ①厚生労働大臣の定める施設基準：a．病院であること．b．集中治療を行うにつき十分な専用施設を有していること．c．集中治療を行うにつき必要な医師および看護師が常時配置されていること．②施設基準に係る届出の受理要領：a．専任の医師が常時，新生児特定集中治療室内に勤務している．b．看護師が常時，患者3人に1人の割合で新生児特定集中治療室内に勤務している．c．新生児特定集中治療室管理を行うのにふさわしい専用の新生児特定集中治療室を有していること．広さは1床当り7 m²以上である．d．監視に必要な装置および器具〔救急蘇生装置（気管内挿管セット），新生児用呼吸循環監視装置，新生児用人工換気装置，微量輸液装置，経皮的酸素分圧監視装置，酸素濃度測定装置，光線治療器〕を新生児特定集中治療室内に常時装備している．e．基準看護の承諾を受けていて，かつ，自家発電装置を有している病院である．当該病院において電解質定量検査，血液ガス分析を含む必要な検査が常時実施できる．f．原則として，治療室はバイオクリーンルームである．g．治療室勤務の医師は，集中治療室，回復室からなる病棟以外での当直勤務を併せて行わない．正常新生児室および一般小児病棟は含まれない．看護師については治療室以外での当直勤務を併せて行わないものとする．［バイオクリーンルーム］生物学的に無菌もしくは微生物の数が少ない室をバイオクリーンルームという．HEPA（high efficiency particulate air）フィルターによる空調システムで，0.3 μm の粒子を99.97％捕捉する性能をもっており，細菌まではこのフィルターに捕集される．［医療施設環境の清浄度］5つにゾーニングされる．Ⅰ：高度清潔区域，バイオクリーン手術室，易感染患者病室―陽圧．Ⅱ：清潔区域，手術室―陽圧．Ⅲ：準清潔区域，NICU，ICU，CCU，血管造影室など―陽圧．Ⅳ：一般清潔区域，一般病室，診察室，材料部―等圧．Ⅴ：汚染管理区/拡散防止区域，細菌検査室，病理検査室/汚物処理室など―陰圧．NICUはⅢのゾーニングに位置する．清浄度のクラスは，クラス100やクラス10,000という規格で，1 ft³当りの粒子数を示す．

【入院期間】 新生児集中治療室への入院期間は体重によって決められている．1,000 g未満は入院90日，1,500 g未満は入院60日，新生児は入院21日である．

【医療報酬】 8,600点/日（点数に10を掛けると円に換算）である．

【NICUの特徴】 集中治療室（intensive care

unit；ICU)や冠疾患集中治療室(coronary care unit；CCU)は重症な状態や疾患の患者が対象で，短期間に回復あるいは死への転帰を経ることが多い。NICU は低出生体重児など未熟性に伴うことによる疾患が多い。そのため，児の成長発達も含め長期的な時間をかけての回復になることが特徴である。正常新生児は入院中から母親とともに過ごし，日齢 6 前後で家庭へと退院していくが，NICU へ入院した児は母子分離された状態になり，医療を優先した環境に置かれることになる。そのため，急性期は救命に治療が注がれるが，急性期を脱した頃からは成長発達を考えたケアが大切になる。母親は健康な新生児を出産できなかった思いから，妊娠や出産に対して敗北感などによる自責の念や挫折感をもつ，また医療機器に囲まれたわが子を見て不安を強く感じる。家族にできるだけ不安を抱かせないよう，面会時には家族を暖かく迎え入れ，面会時間の制限をなくすなど親子が接触する時間を多くもつことができるよう配慮し，さらには，両親と共に児のケアを考えていけるようにすることが大切である。

〈関連語〉　ハイリスク新生児，低出生体重児，感染防止　　　　　　　　　　　　[長内佐斗子]

●文献　1)看護関連施設基準・食事療養等の実際平成 16 年 4 月版，社会保険研究所，2004，pp.393-395．　2)酢屋ユリ子：医療施設におけるバイオロジカルクリーンルームの管理．モダンメディア，50(3)：54-61，2004．　3)横山隆：ICU，CCU，厚生省健康政策局指導課・監，日本感染症学会・編，[改訂 4 版]院内感染対策テキスト，へるす出版，2000，pp.71-75．

新生児成熟度評価

【成熟度評価の意義】　「成熟」ということは，新生児が周生期を生き抜いていくうえでのより有利な条件となる。出生時の成熟度と在胎週数はほぼ平行するが，子宮内環境や遺伝的素質などのさまざまな要因の影響を受けるので，同じ在胎週数の新生児であっても成熟度が異なることがある。また，在胎週数は，28 日周期の月経を基本として，最終月経第 1 日から算出するので，月経周期が 28 日以外の場合や最終月経が曖昧な場合にも，在胎週数と成熟度が一致しないことがある。このような点から，在胎週数と成熟度が平行しているか否かを判断するために，成熟度評価により在胎週数を推定することが臨床上重要である。

【成熟度の評価法】　成熟度の評価法は形態学的，生理学的，生化学的方法など多数ある。臨床で用いる場合には，新生児に対する侵襲が少なく，簡便で再現性や信頼性があるものが適しているので，理学的方法(身体外表所見，神経学的所見，これら両者の組み合わせ)が一般的に用いられている。身体外表所見や神経学的所見は，在胎週数に沿って順序正しい発達パターンを示すので，これらの個々の変化について在胎週数ごとに重みづけをし，採点する方法が考案されている。この方法として，ドボビッツ(Dubowitz)法，バラード(Ballard)法(病的状態の影響を受けやすい項目を Dubowitz 法から除外)がよく用いられてきた。しかし，Dubowitz 法やBallard 法は 1970 年代に考案されたものであり，超音波検査法によって確認した在胎週数との相関をみると，早産児では過大評価される傾向が指摘された。そこで，Ballard 法にマイナス得点を加え，在胎 20 週まで評価できるようにした方法が考案された(New Ballard 法，図 41)。さらに，より簡便な方法として，New Ballard 法の身体的所見のみを用いる方法も提案されている。

【成熟度評価(理学的方法)に影響する因子】　①実施者の習熟：評価には主観的要素が加わるので，評価の経験を重ね，習熟することが必要である。②新生児の状態：母親への麻酔や中枢神経系の抑制がある新生児では，神経筋が低下し，低スコアの可能性がある。また，羊水過少によって胎内で圧迫を受けていると屈曲が強く高スコアになる可能性があり，逆に羊水過多では，足底部のしわが少なく，未熟な姿勢となるために低スコアになる可能性がある。③評価の時期：皮膚所見は，酸素に触れることによって急激に成熟するため，生後 3 日以後では不正確となる。評価は，出生後 24〜18 時間において実施することが望ましいとされている。

【成熟度評価法実施上の留意点】　最終的な週数の判定は，産科学的情報と組み合わせて行う。産科学的方法が妊娠期から適切に実施されている場合は，理学的方法による推定週数よりも優先する。理学的方法による推定週数の誤差範囲は±2 週であり，産科学的方法との差が誤差範囲であれば，産科学的に推定された週数をする。

a. 神経学的所見

	−1	0	1	2	3	4	5
姿 勢							
手の前屈角	>90°	90°	60°	40°	30°	0°	
腕の戻り		180°	140〜180°	110〜140°	90〜110°	<90°	
膝窩角	180°	160°	140°	120°	100°	90°	<90°
スカーフ徴候							
踵→耳							

b. 外表所見

	−1	0	1	2	3	4	5
皮膚	湿潤している もろく, 透けて見える	ゼラチン様 紅色で半透明	なめらかで, 一様にピンク 静脈が透けて見える	表皮の剥離または発疹 静脈はわずかに見える	表皮の亀裂 体の一部は蒼白 静脈はほとんど見えない	厚く, 羊皮紙様 深い亀裂 血管は見えない	なめし革様 亀裂 しわが多い
うぶ毛	なし	まばら	多数密生	うすくまばら	少ない うぶ毛のない部分あり	ほとんどない	
足底表面 足底部のしわ	足底長 40〜50mm:−1 <40mm:−2 なし	足底長 >50mm なし	かすかな赤い線	前1/3にのみ	前2/3にあり	全体にしわ	
乳房	わからない	かろうじてわかる	乳輪は平坦 乳腺組織は触れない	乳輪は点刻状 乳腺組織は1〜2mm	乳輪は隆起 乳腺組織は3〜4mm	完全な乳輪 乳腺組織は5〜10mm	
眼/耳	眼裂は融合している ゆるく:−1 固く :−2	眼裂開口していない 耳介は平坦で折り重なったまま	耳介にわずかに巻き込みあり 軟らかく折り曲げるとゆっくり元に戻る	耳介に十分な巻き込みあり 軟らかいが折り曲げるとすぐに元に戻る	耳介に十分な巻き込みあり 硬く, 折り曲げると瞬間に元に戻る	耳介軟骨は厚く 耳介は十分な硬さあり	
性器 (男児)	陰嚢部は平坦 表面はなめらか	陰嚢内は空虚 陰嚢のしわはかすかにあり	睾丸は上部鼠径管内 陰嚢のしわはわずかにあり	睾丸は下降 陰嚢のしわは少ない	睾丸は完全に下降 陰嚢のしわは多い	睾丸は十分に下降し, ぶらさがる 陰嚢のしわは深い	
性器 (女児)	陰核は突出 陰唇は平坦	陰核は突出 小陰唇は小さい	陰核は突出 小陰唇はより大きい	大陰唇と小陰唇が同程度に突出	大陰唇は大きく 小陰唇は小さい	大陰唇が陰核と小陰唇を完全に被う	

評 点

スコア	週数
−10	20
−5	22
0	24
5	26
10	28
15	30
20	32
25	34
30	36
35	38
40	40
45	42
50	44

図 41 New Ballard 法

〔出典 井村総一:成熟度評価. 周産期医学, 30(増刊号):718, 2000〕

しかし, 身体外表所見や神経学的所見は, その後の経過を判断するうえで重要な情報となるので, 理学的な成熟度評価は重要である。

[横尾京子]

●文献 1) 井村総一:成熟度評価. 周産期医学, 30(増刊号):716-720, 2000. 2) 薫博雄, 他:新生

児成熟度の評価．周産期医学，31(増刊号)：368-373，2001．3) Ballard, J.L., et al.：New Ballard score, expanded to include extremely premature infants. J. Pediatr., 119(3)：417-423, 1991.

新生児遷延性肺高血圧症(PPHN)

【新生児遷延性肺高血圧症(persistent pulmonary hypertension in the neonate；PPHN)の定義】　胎児循環の血行動態が出生後も残存している状態(胎児循環遺残)で，胎児循環持続症ともいう．

【胎児循環遺残とは】　出生時の適応変化として起こるべき肺動脈圧の低下がみられず，動脈管を通じる右→左シャントが続きチアノーゼが出生後しばらく続く状態．正確には卵円孔と動脈管レベルの右→左シャントで，胎盤循環も静脈管もないので，胎児循環とは異なる．

【PPHNの基本病態】　胎児期の高い肺血管抵抗が持続する出生時の肺循環の適応不全，あるいは出生後にある疾患に誘発されて肺血管が再び収縮して肺高血圧となる病態．この状態で，低酸素血症およびアシドーシスになれば，さらに肺血管抵抗が進み悪循環となる．

【原因および誘因】　①機能的原因(肺動脈の収縮)：a．出生時の適応不全(胎児循環遺残)；出生時仮死，胎便吸引症候群，一過性心筋虚血(胎内発育不全児，胎児ジストレス)，b．呼吸器疾患に伴う低酸素血症に続発；RDS，気胸，無呼吸発作，c．肺血管抵抗を高めるその他の誘因；多血症，低体温，感染症，ショック．②形成異常(先天的に肺血管床が少ない)：肺低形成，横隔膜ヘルニア(機能的原因も含む)．

【症状】　①高度のチアノーゼ，とくに下半身に強い分離性チアノーゼ．②啼泣，体動，処置など些細な刺激でチアノーゼが増強し，状況が悪化．③2音の亢進．④通常心雑音は聴取されないが，一過性心筋虚血に合併したPPHNは三尖弁逆流(tricuspid regurgitation；TR)，僧帽弁逆流(mitral reflux；MR)による収縮期雑音を聴取．

【診断】　①上下肢のチアノーゼの差．②右→左シャントによるチアノーゼが中心病態なので，チアノーゼ性心疾患との心エコーによる鑑別が大切．

【治療】　①一般管理：誘因となる疾患への対応，ミニマルハンドリング，十分な鎮静，筋弛緩剤．②呼吸管理．③薬物療法(昇圧剤，血管拡張剤)．④NO吸入療法，ECMO．以上①〜④の順に治療を進めていく．　　　　　　［後藤彰子］

●文献　1) 仁志田博司：循環系の適応生理．新生児学入門第3版，医学書院，2003，pp.279-285．

新生児聴覚スクリーニング

難聴は目に見えない障害であり，周囲に気づかれず放置されると言葉は遅れ，人格形成に影響を及ぼすこともある．言葉はコミュニケーションのひとつの手段であり，これが障害されれば，コミュニケーションの選択肢の幅を狭めてしまうことになる．難聴の早期発見が重要なことはいうまでもないが，時期はいつ頃がよいのか．諸説あるが遅くとも生後約1歳頃までが適当である．現在各地で行われている新生児聴覚スクリーニングでは生後すぐに難聴が診断されるため，超早期に療育が開始できるという利点がある．したがって，新生児期に聴力検査を行うことはきわめて意義深いことになる．1970年に聴性脳幹反応(auditory brainstem response；ABR)が発見され新生児でも客観的な聴力検査が可能となった[1]．1997年にはABRを自動化し，検査方法がきわめて簡便になった新しい検査装置自動ABRが日本にも導入され，スクリーニングとして全新生児を対象とした難聴の検査が可能になった[2]．この問題には厚生労働省も1999年から取り組み始め，全新生児を対象としたユニバーサルスクリーニングをめざしている．新生児聴覚スクリーニング(newborn hearing screening；NHS)の目的としては，高度難聴の早期発見は当然のことながら，もう一つの柱がある．それは中等度難聴，すなわち50dB前後の難聴の早期発見である．従来，中等度難聴の発見はほとんどが6歳前後の就学時で，無声子音を中心とした音が聴き取りづらく，言語発達の遅れが目立ったが，この問題もNHSにより解決が期待されている．しかし問題点もいくつかある．検査は産科，精密検査は耳鼻科で行い，難聴が確定した場合は療育ということになり療育施設が担当となることである．療育が整備されていないと，このスクリーニングシステムは意味をなさなくなってしまう．過去においては高度難聴の発見は平均2歳頃であり，

その時点から気導補聴器を装用した療育が開始されてきた。しかし、新生児聴覚スクリーニングでは生後2週間ほどで難聴が診断されるため、超早期に療育を開始できるという利点がある一方で何をどのように行い、健全な母子関係の構築をどう支援するかがもっとも重要となる。

【新生児聴覚スクリーニングとその後の流れ】産科でスクリーニングを行い、退院後耳鼻科でその日のうちに精密検査を行う。その結果、偽陽性・経過観察・療育症例に分かれる。療育の内容は、施設によって異なるが、基本は両親への難聴の理解のための指導や難聴児の補聴器フィッティング、言語とは何かなどの講義が中心となる。また、精神的ケア、育児相談は看護師が行う。場合によっては地域保健師にも連絡し家庭訪問を行う。行政官は、スクリーニングの円滑な流れを監視する。日本では、乳幼児を対象とする検診システムが生後1カ月、10カ月、1歳半、3歳時点などに存在している。産科での検査で合格した乳児のなかには、非常にまれだが偽陰性が含まれることがある。言語の臨界期は生後1歳までと考えられており、難聴の発見が1歳半検診の時点では遅いため、新生児聴覚スクリーニングにパスした子どもにも10カ月検診の際に、再度質問紙法でスクリーニングを行う必要がある。

【療育】新生児聴覚スクリーニングでもっとも重要なことは、難聴発見後の療育である。療育の整備がされていなければ、スクリーニングを行ってもまったく意味がない。療育の基本は"健全な母子関係の構築"である。親の"情緒の安定"がもっとも重要で、母親の子どもへのかかわりがすべてといっても過言ではない。医療関係者は全体の流れを把握し適切なアドバイスをする必要がある。

〈関連語〉難聴,聴力検査,療育,母子関係

[坂田英明]

●文献 1) Jewett, L.：Human auditory evoked potentials：Possible brainstem components detected on the scalp. Science, 167：1515-1518, 1970. 2) Judith, A., et al.：Universal Infant hearing screening by automated auditory brainstem response measurement. Pediatrics, 101(2)：221-228, 1998.

新生児の生理的特徴

「呼吸(respiration)」については「新生児の適応生理」の項参照。「循環(circulation)」については「胎児循環と新生児循環」の項参照。

【生理的黄疸(jaundice)】新生児は、出生後の適応過程で生理的黄疸が発生する。黄疸では、皮膚や眼球結膜、口腔内粘膜の黄染を認める。生後2〜3日頃より現れ、4〜5日頃にピークとなり、7〜10日頃には消失し始めてくる。胎児は胎内での低酸素環境に適応するため、生理的に多血状態であり、出生後、不要になった赤血球が壊れるため、体内のビリルビンが増加する。さらに、新生児はビリルビンを肝臓に取り込み処理する機能(グルクロン酸抱合)が低く、取り込み処理の際に必要なY-蛋白も少ないため、ビリルビンはほとんど間接ビリルビンとして排泄される。また、腸管運動が十分でないため腸管からのビリルビンの再吸収が多いこと、胎児期の赤血球の寿命が90日と短い(成人120日)ことなどの理由により、生理的黄疸をきたしやすい。このように新生児は成人と比べて間接ビリルビンができやすい特徴がある。間接ビリルビンはアルブミンと結合しているが、血中で容易にアルブミンと離れて遊離ビリルビンとなる。遊離ビリルビンが脳血管関門を透過し、脳の組織に沈着することで、脳性麻痺や聴力障害の原因となる中枢神経障害(ビリルビン脳症)を引き起こすため、生理的黄疸からの逸脱を鑑別する必要がある。病的黄疸には生後24時間以内に認められる早発黄疸、ビリルビン値が正常域を超える重症黄疸、および黄疸が長引く遷延性黄疸がある。病的黄疸は早期発見が重要であり、黄疸のリスク因子の確認、ミノルタ黄疸計®でのスクリーニングや黄染の色調と進行部位の観察、筋緊張低下や傾眠など新生児の状態を把握することが重要である。また、母乳栄養児は、母乳に含まれるホルモンがビリルビンの肝臓内での抱合を抑制するため、ビリルビン値が高めであり、これは母乳性黄疸(breastmilk jaundice)とよばれる。

【生理的体重減少】生理的体重減少とは、不感蒸泄や尿が排泄されることによって、生後早期に一過性の体重減少が生じることをいう。成熟児の体内水分含量は75〜80％を占め、細胞外液中のとくに間質液の占める割合が多いため、出

生とともに間質液は，不感蒸泄や尿として排泄される．水分が排出されるのに対し，水分摂取が追いつかないことや胎便の排泄などによって，体重は減少する．成熟児では生後2～3日の間に10％程度，体重が減少する．最近では，母乳栄養促進のため，早期から人工乳での栄養補給を行わない場合もあり，体重減少量やその後の体重増加は，栄養方法をはじめ，出生体重や在胎週数により大きく異なる．体重減少が15％以内であれば様子を観察し，必要水分量を糖水などで補うこと，児の活気，機嫌，母乳の出方や体重増加などをみながら，栄養ケアを行うことが必要である．

【水・電解質代謝】　胎児期の腎機能は在胎36週までにほぼ完成するが，糸球体機能(濾過)，尿細管機能(再吸収・濃縮)共に発達途上であり，出生後，日齢ごとに大きく変化することが新生児の腎機能の特徴である．新生児は生理的多血状態であることにより，腎血流量に比べ腎血漿流量が少なくなるため，糸球体機能を表す糸球体濾過率は低くなる．しかし日齢とともに腎血流が増加することで改善し，1～2歳頃までには成人同様の濾過機能をもつようになる．尿細管機能では，電解質の再吸収能が低いため，容易に電解質バランスが崩れやすいことが特徴である．とくに未熟な児ほど，容易にナトリウム喪失による低ナトリウム血症や，過剰なナトリウムを排泄できないことによる高ナトリウム血症，浮腫，脱水を生じやすい．また，尿細管では重炭酸塩が失われやすく，容易に代謝性アシドーシスをきたしやすい．新生児の初回排尿は，出生時，あるいは生後24時間以内のことが多い．その後，分娩時のストレスや腎機能の適応のため，一時的に尿量は少なくなることもあるが，徐々に増加していく．新生児の尿は無色・透明・無臭であり，時にピンク色の尿酸塩尿を認めることがあり，血尿との判別が重要である．

【消化吸収と消化管】　新生児は，急速な発育に応じる栄養の摂取が必要である．必要エネルギー量は児の環境や日齢，基礎疾患の有無などにより異なる．一般的に栄養構成としては糖質45％，脂質45％，蛋白質10％が理想といわれている．新生児の栄養としては，糖質のなかでも二糖類のとくに乳糖の摂取が重要である．母乳の糖質のほとんどがこの乳糖であり，乳糖はエネルギー源になるだけでなく，カルシウムの吸収を高め，腸管のビフィズス菌の増殖を助ける．一方，脂質に対しての新生児の消化吸収能は不十分で，それらを補う機構として，舌および胃由来のリパーゼや母乳中のリパーゼが用いられる．このため，母乳栄養児のほうが脂肪の消化吸収率がよい．新生児の胃は縦型で噴門括約筋が弱く，哺乳時に生理的な呑気が多いため，ゲップとして空気が出やすく，溢乳も起こしやすい．出生後早期の嘔吐の原因としてもっとも多いのは，初期嘔吐症で，羊水を嚥下していることにより嘔気・嘔吐がみられるが，自然に治ることが多く病的ではない．白色泡沫状の嘔吐は食道閉鎖，噴水用嘔吐は肥厚性幽門狭窄症に特徴的である．吐物が緑色，血性，糞便様であれば病的嘔吐である．便の排泄では，通常生後24時間以内に初回の排便を認める．胎便は暗緑色で無臭無菌の粘稠な物質であり，生後数日の間に黄緑色の移行便，そして卵黄色や淡黄色の乳便に移行していく．

【免疫】　子宮内で無菌状態にいた新生児の免疫能は，一般的に未熟であり，とくに液性免疫が低いことが特徴である．液性免疫は免疫グロブリンが中心で，新生児ではとくにIgGとIgAの産生能力が低い．IgGは胎盤を介して供給されるが，その後6カ月頃までには消失するため，児自身による産生へと移行する生後3カ月頃に生理的低γグロブリン血症を呈する．IgAは分子量が大きいために胎盤を通過しないが，母乳栄養では，分泌型IgAによって腸管での細菌増殖が抑制される．同様に胎盤からの移行がないIgMは，新生児に由来するもののみであるため，子宮内感染の診断に利用される．

〈関連語〉　新生児高ビリルビン血症，光線療法，落陽現象，体重減少，溢乳，胎便，初尿

[柴田美央]

●文献　1) 仁志田博司：黄疸の基礎と臨床．新生児学入門，第3版，医学書院，2004, pp.290-305．　2) 千葉光代，他：黄疸．仁志田博司・編，新版新生児 (Clinical Nursing Guide 14), メディカ出版, 2001, pp.259-268.　3) 和田浩，他：赤ちゃんにはどうして黄疸ができやすいの？．周産期医学, 31(7)：904-906, 2001.　4) 仁志田博司：水・電解質バランス．前掲書1), pp.184-197.　5) 仁志田博司：栄養の基礎と臨床．前掲書1), pp.168-183.　6) 佐藤紀子：新生児の適応生理．乳幼児の成長発達・新生児の管理(助産学講座4), 医学書院, 2004, pp.16-39.　7) 横

山由美:新生児の生活とケア.及川郁子・監,健康な子どもの看護,メヂカルフレンド社,2005,pp.117-132.

新生児の適応生理

新生児の胎内生活から胎外生活への移行の特徴は,母親を介して行っていた呼吸,循環,栄養,排泄などを,自ら行うようになることである。とくに出生直後に重要な呼吸,循環の適応過程と,体温調整について述べる。

【呼吸適応】 胎児期には,肺によるガス交換は行われておらず,肺は肺水(lung water)とよばれる液体で満たされている。肺水は胎児自身が産生するもので,出生後に吸収されやすい成分となっている。分娩時に胎児が産道を通過すると,胸郭が強く圧迫され,肺水の約1/3強は排出される。また,出生により胸郭の圧迫が解除され,元の形に膨らむ(リコイル recoil)ことで,新生児の肺は胎児肺と同様に機能的残気量に近い程度に拡張する。これが,生まれてから最初の吸気である第一呼吸であり,大きな胸腔内陰圧が必要とされる。第一呼吸には,動脈酸素分圧の低下,寒冷刺激や皮膚刺激,光や音刺激なども関与しているといわれている。肺胞の表面には液体と気体が接する界面が形成され強い表面張力が生じており,虚脱しやすい状態となっている。そこで,肺サーファクタントが肺胞を虚脱から守る役割を果たしている。肺サーファクタントは,在胎28週頃から肺胞内に分泌され始め,在胎35週頃より急速に増加してくるといわれている。一方,新生児は泣くことで呼気に抵抗をつけ虚脱を防ぐとともに,肺内の空気の分布を均一化し肺サーファクタントの分泌と肺胞への拡散を促し,徐々に機能的残気量を増していく。肺に残っていた肺水は,血管・リンパ管を通じて,生後24時間ほどで吸収される。新生児は1回換気量が少ないので,呼吸数を多くして代償している。出生後数時間は正常新生児でも呼吸は不規則であり,徐脈やチアノーゼを伴わない周期性呼吸が認められても,生理的なもので治療の必要はない。また,帝王切開児や仮死で出生した児で,肺水の排出や吸収がスムーズに行われない場合には,多呼吸,呻吟などの症状を認める新生児一過性多呼吸(transient tachypnea of newborn;TTN)とよばれる呼吸適応不全を認めることがある。新生児は呼吸困難時に呻吟や鼻翼呼吸,陥没呼吸などを生じやすく,呼吸数や呼吸の状態を観察することが重要である。シルバーマンスコアなどは,スタッフ間の共通理解を得られるという点でも,児の状態の把握に有効である。

【循環適応】 出生時の呼吸開始とともに,循環は胎児循環から新生児循環へと移行する。胎児期には卵円孔,動脈管(ボタロ管),静脈管(アランチウス管),という3つの経路が存在し,ガス交換は胎盤を経由し母体に依存している。卵円孔は心房間の右左短絡,動脈管は肺動脈と下行大動脈間の右左短絡,静脈管は臍帯静脈から胎児に入る動脈血を肝臓を通さずに下大静脈へ短絡する役割を担っている。3つの経路の存在により,少ない酸素が有効に胎児の脳へ送られている。出生による肺呼吸の開始とともに,肺への血流は急激に増加し,肺動脈から左房へ還る血流も増えて左房圧が上昇する。一方で臍帯静脈からの血流がなくなるため,右房圧は低下し,卵円孔は機能的に閉鎖する。動脈管内の血流は,大動脈圧の上昇により経時的に変化し,またPaO_2の上昇により動脈管自体の閉鎖も徐々に生じるため,結果的に生後1~2日で閉鎖する。静脈管は臍帯静脈からの血液を肝臓を通さずに下大静脈に短絡する血管で,生後数日で閉鎖する。このように3つの経路が閉鎖することで,胎児循環は新生児循環へ移行していく。生後数日は,動脈管の機能的閉鎖や,肺動脈の狭窄のために一過性の心雑音が聴かれることがある。そのため,心音を聴くことが重要で,音の高低や強弱,リズム,場所によって,開存の部位や重症度の判断ができる。また,循環適応だけでなく心奇形なども考慮し,観察する必要がある。

【体温調節】 胎児は母体より1℃前後体温が高いが,出生と同時に体表からの気化熱が奪われることや,熱産生機構の不十分さにより出生後は体温低下をきたしやすい。その後,適切なケアが提供されると2時間ほどで体温は安定する。新生児の熱産生は,褐色細胞(brown adipose tissue)とよばれる血管と交感神経に富んだ脂肪組織で行われるという点が特徴である。褐色脂肪細胞は,肩甲骨中間部,腋窩,腎や副腎周囲についているが,成人になると内臓の一部を除き褐色脂肪細胞はなくなってしまう。新生児はふるえによる熱産生がないために,この

褐色脂肪細胞を分解することで熱産生が行われている。新生児が最小のエネルギー消費により正常な体温を維持することができ,酸素消費量が最小となる温度環境を中性温度環境という。通常は中性温度環境が新生児の至適温度環境であり,不適切な温度環境による低体温を予防することが重要である。新生児の中性温度環境は,体重や在胎週数,日齢によって異なる。熱の喪失経路は①輻射,②対流,③伝導,④蒸散である。新生児は体重当りの体表面積が成人の3倍もあることや,皮膚の角質層が薄いこと,皮膚血流が多いことなどにより,皮膚から周囲の環境へ熱が移りやすく,輻射によって低体温をきたしやすい。輻射による熱喪失を予防することがもっとも重要なケアとなる。通常,低体温は酸素消費量を増加させ,代謝性アシドーシスを強めるために,呼吸循環の適応過程を阻害する。また,分娩時ストレスの大きかった児や,仮死があった児などはより低体温になりやすく,状態も悪化しやすいため,注意が必要である。

〈関連語〉 新生児一過性多呼吸,呻吟,心雑音,動脈管開存症,胎児循環と新生児循環

[柴田美央]

●文献 1)戸苅創:新生児の適応生理.白木和夫,他・監,小児科学,第2版,医学書院,2002,pp.363-368. 2)門間和夫:新生児の適応生理(循環).小川雄之亮,他・編,新 新生児学,第2版,メディカ出版,2000,pp.176-179. 3)川滝元良:どのようにして胎児循環から新生児循環に移行するの?.周産期医学,31(7):878-879,2001. 4)仁志田博司:新版新生児(Clinical Nursing Guide 14),メディカ出版,2001.

新生児分類

【新生児分類(neonatal grouping)とは】 適切な定義のもとに新生児を分類することは,出生した児のリスクを理解しケアを行ううえで重要である。1995(平成7)年からわが国でも採用されたWHOのICD-10(国際疾病分類第10版)に従い,新生児を出生体重,在胎週数,出生体重と在胎期間などにより分類している。ただし臨床の場では,わが国独自の用語が使用されているものがある。

【出生体重による分類】 ①巨大児(giant baby):わが国では臨床的に出生体重が4,000g以上の新生児に用いられている。ICD-10では出生体重4,500g以上を超巨大児(exceptionally large baby)と定義している。②低出生体重児(low birth weight infant):出生体重が2,500g未満の新生児。③極低出生体重児(very low birth weight infant):出生体重が1,500g未満の新生児。④超低出生体重児(extremely low birth weight infant):出生体重が1,000g未満の新生児。

【在胎週数による分類】 ①超早産児(extreme immaturity):在胎週数が28週未満で出生した新生児。②早期産児(pre-term infant):在胎週数が37週未満で出生した新生児。③正期産児(term infant):在胎週数が37週以上,42週未満で出生した新生児。④過期産児(post-term infant):在胎週数が42週以上で出生した新生児。

【胎児発育曲線からの分類(図42)】 ①LFD児(light for dates infant):ICD-10では在胎週数に比して出生体重のみが軽く(10‰以下),身長は10‰以上の児と定義している。臨床的にはSFDと区別して用いるのは紛らわしいため,わが国では身長の高低は問わず,体重が10‰以下の児をよぶ。②SFD児(small for dates infant):在胎週数に比して,出生体重・身長ともに10‰以下の児。わが国ではlight for dates infantに含まれる。③AFD児(appropriate for dates infant):在胎週数相当の出生体重であり,体重・身長ともに10〜90‰の間に含まれる

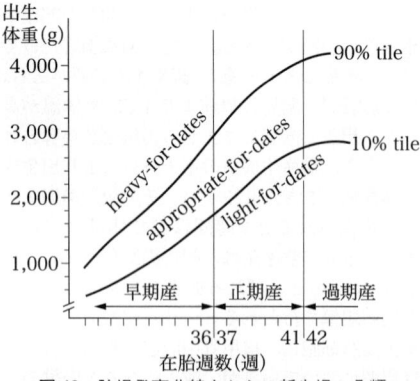

図42 胎児発育曲線上からの新生児の分類
(出典 仁志田博司:新生児学入門,第3版,医学書院,2004,p.7)

児。④heavy for dates infant：在胎週数に比して出生体重が重い児。一般的には90‰以上とされている。この場合 HFD という略語は認められていない。

【臨床所見からの分類】 児の成熟度に関する分類は，臨床的表現として用いる。①未熟児(premature infant)：母体外生活に適応するには十分に成熟していない未熟徴候を有する児。かつては出生体重が2,500g未満で出生した乳児と同義語で用いられてきたが，現在その定義は低出生体重児である。②成熟児(mature infant)：母体外生活に適応するのに十分な成熟度を備えた児。③ジスマチュア児(dysmature infant)：適切な邦訳はないが子宮内発育不全(intrauterine growth retardation；IUGR)と同義で用いられることが多い。そのなかでも胎盤機能不全症候群の臨床所見を伴う児で胎内栄養不全型の児をさす。

〈関連語〉 巨大児，LFD児(light for dates infant)，低出生体重児，周産期，新生児期

[大木伸子]

●文献 1) 仁志田博司：新生児学入門，第3版，医学書院，2004. 2) 森川昭廣，他・編：標準小児科学，第5版，医学書院，2003. 3) 仁志田博司：胎児発達曲線．周産期医学，21(臨時増刊)：312-316，1991. 4) 多田裕：新生児・未熟児に関する用語．周産期医学，21(臨時増刊)：785-786，1991.

新生児訪問

【定義】 育児上必要があると認められる新生児に対して，医師，保健師，助産師，またはその他の職員が当該新生児の養育者を訪問し，必要時指導を行うことである。

【法的根拠】 母子保健法第11条第1項に「市町村長は，前条(第10条)の場合において，当該乳児が新生児であつて，育児上必要があると認めるときは，医師，保健師，助産師又はその他の職員をして当該新生児の保護者を訪問させ，必要な指導を行わせるものとする。ただし，当該新生児につき，第19条の規定による指導が行われるときは，この限りでない」，第2項に「前項の規定による新生児に対する訪問指導は，当該新生児が新生児でなくなつた後においても，継続することができる」と規定されている。ここでいう新生児とは，母子保健法第6条第5項に定められている「出生後28日を経過しない乳児」をさす。この期は，新生児にとって子宮内生活から子宮外生活へ適応していく時期にあたり，身体的な異常の早期発見，早期治療，および疾病の予防などが大切な時期である。また，養育者にとっても新生児との生活に適応していく時期であり，適切な対処や育児方法について判断ができなかったり，困難や不安を感じたりしやすい時期である。とくに，近年核家族化が進み相談相手が得にくく，また一方，育児雑誌，インターネットなどの普及に伴い情報過多になっており，育児書通りにいかない，情報が多くて判断できないなどの混乱を養育者にまねくことも少なくない。地域での子育て支援活動も動き出しているが，新生児期は母子の身体的な面からも活動の場には出にくい時期であり，専門家による家庭訪問指導は育児の大きな手助けになる。

【目的】 新生児訪問の目的は，①新生児の健康状態の確認，②養育者の心身の健康状態の確認，③育児環境の確認，④家族関係や家庭環境の確認と，⑤上記に問題がある場合には保健指導を行うなど必要に応じて調整をはかることである。

【重点対象】 とくに重点を置く対象は，①妊娠中に母体に異常があった児，異常分娩により出生した児，②出生児に仮死などの異常があった児，生後に強い黄疸などの異常があった児，③出生した新生児や養育者(母親)に関し訪問指導が必要である旨医療機関から連絡があった場合，④そのほか，第2子以降の児であっても，核家族世帯，年子などで市町村長が指導を要すると認める場合である。

【新生児の健康状態の観察点】 体重，哺乳力，哺乳量・哺乳回数，便回数，機嫌，大泉門，黄疸，四肢の動き，開排制限，筋緊張，湿疹，臍部を観察する。

〈関連語〉 未熟児訪問指導，母子保健法

[横山由美]

●文献 1) 厚生省児童家庭局母子保健課・監，母子衛生研究会，他・編：母子保健マニュアル，母子保健事業団，1996. 2) 高野陽，他・編：母子保健マニュアル，改訂5版，南山堂，2004. 3) 日本看護協会保健師職能委員会・監：保健師業務要覧，新版，日本看護協会出版会，2005.

新生児マススクリーニング

【歴史的変遷】 先天代謝異常の発症予防，障害予防を目的とした新生児マススクリーニングの事業は，1977年より開始された。開始当初は，先天代謝異常症5疾患（フェニルケトン尿症，メープルシロップ尿症，ホモシスチン尿症，ヒスチジン血症，ガラクトース血症）を対象として，新生児濾紙血による新生児マススクリーニングの検査が実施されていた。その後，1979年にクレチン症新生児マススクリーニング，さらに1989年には先天性副腎過形成症新生児マススクリーニングが開始された。また，ヒスチジン血症は障害を伴わず，治療の必要がないことが明らかになり，1992年にスクリーニングの項目から除外され，現在では6疾患を対象に，新生児マススクリーニングの検査は実施されている。今後のマススクリーニングについては，1回の検査でより多くの疾患を効率よくスクリーニングすることができる，新たな検査技術（タンデムマス）の導入が検討されている[1]。

【対象となる要件】 要件は，①一定の疾患頻度，②再現性のある検査法：偽陽性，偽陰性が少ないこと，③非侵襲的な検査，④安価な検査コスト，⑤有効な治療法，⑥発症前に発見できること，があげられる。しかし，現行のスクリーニングでメープルシロップ尿症などでは結果が戻ってきたときすでに発症していることがあり，そのときから治療を始めても障害が残ってしまうこともある[2]。

【検査手順】 スクリーニングが疾患の早期発見だけにならないために，実施にあたり重要な点は，次の5点である[2]。①精度管理の充実，②診断支援体制の充実，③診療支援体制：診療ガイドライン作成やコンサルタント体制の必要性，④患者のフォローアップ体制：スクリーニングの効果を評価し，治療法向上のためにも定期的なフォローアップの必要性，⑤倫理的配慮：代理人として保護者へのインフォームドコンセントと患者のプライバシーの保護や個人情報の守秘義務の遵守，正しい医学知識の啓蒙の必要性。まず，新生児マススクリーニングの実施にあたっては，受検者の保護者の自主性に基づいた同意が必要になり，そのためには新生児の代理人である両親に十分な説明を行うことが求められる[3]。望ましい情報提供の方法は，文書を用い，その内容に，スクリーニングの意義と内容，検査の安全性と有用性，偽陽性と偽陰性の不利益，プライバシーの保護などを含める必要がある[4]。医療機関は採血後，検体を検査機関へ送付し，その後，検査結果の通知が届いたら両親へ連絡する。疑陽性や再採血依頼の連絡が検査機関からある場合に，検査結果を両親に適切に連絡，説明するために，情報を得ておくことが必要である。検査結果の解釈，患児の状態，紹介すべき治療機関などについて判断できない場合，あるいは，マススクリーニングに関連する疑問点について，即座に適切かつ最新の情報を提供し，相談に応じてくれる情報サービス体制も必要である。さらに，検査機関，産婦人科，治療機関およびそれらを統括する自治体の情報交換を活発にし，情報のフィードバック体制の整備や治療機関と自治体の連携を強化し，保健師などによる訪問指導などのシステム化も必要である[5]。採血時の注意点は「ガスリーテスト」の項を参照のこと。

〈関連語〉 ガスリーテスト，先天性代謝異常

[藤本紗央里]

●文献 1) 山口清次，他：厚生労働科学研究子ども家庭総合研究事業「わが国の21世紀における新生児マススクリーニングのあり方に関する研究」平成17年度研究報告書, 2006, pp.5-13. 2) 山口清次：新生児マススクリーニング実施の要点. 周産期医学, 35(9)：1209-1212, 2005. 3) 青木菊麿：新生児マス・スクリーニング. チャイルドヘルス, 5(4)：281-285, 2002. 4) 青木継稔，他：厚生省心身障害研究「効果的なマススクリーニングの施策に関する研究」平成9年度研究報告書, 1998, pp.79-92. 5) 黒田泰弘, 他：厚生省心身障害研究「代謝疾患・内分泌疾患等のマス・スクリーニング，進行阻止及び長期管理に関する研究」平成元年度研究報告書, 1990, pp.78-80.

新生児慢性肺疾患（CLD）

新生児の慢性肺疾患は，気管支肺異形成（bronchopulmonary dysplasia；BPD）に代表される肺に加わる外因性因子による疾患群と，ウィルソン-ミキティ症候群（Wilson-Mikity syndrome；WMS）に代表される内因性因子によると考えられる疾患群に分け，いずれも類似した疾患を含むスペクトラムとして捉えることができる。臨床的にもX線的にも両者のBPDとWMSを鑑別することは難しい。あわせて新生

児慢性肺疾患(chronic lung disease；CLD)とよぶのが一般的である。

【CLDの定義】 先天奇形を除く肺の異常により，酸素投与を必要とするような呼吸窮迫症状が生直後より始まり，日齢28を超えて続く。

【BPD】 Northway, W.H.Jr. が重症RDS児を臨床的，X線学的，病理学的に検討し，新しい疾患単位として提唱した医原性疾患といえる(1967)。RDSの治癒過程が酸素の肺への毒性による変化と相俟って長引くことが，BPDの中心的病態と考えられている。しかしその後，RDSに限らずさまざまな疾患において，酸素および人工換気療法を受けた症例にも同様な変化がみられ，広い意味でBPDという名称が使用されている。

【WMS】 1960年にWilson, M.G. と Mikity, V.G. が1,500g未満の未熟児で，X線上特徴的な多泡性と泡沫状を示す慢性肺障害を報告した。子宮内肺慢性感染症がその原因で，IgM高値，胎盤の亜急性羊膜絨毛膜炎を示すことが，わが国で受け入れられている。

【CLDの診断】 BPDとWMSとは病理学的にも違いがあることや，WMSのなかには典型的なX線所見を示しながら経過の軽いものを含むなど，両者は異なる疾患と考えられる。典型的な症候においては両者の鑑別は容易であるが，多くの場合両者は混在していると考えられ，一括してCLDとよび表47のように分類している。I型は，RDSに引き続くBPDの典型例，II型はその亜型。III型はWMSの典型例，III'型はその亜型と考える。WMSは亜急性羊膜絨毛膜炎を伴う。RDSは，急性羊膜絨毛膜炎を伴う場合がある。

【CLDを予測させる胎盤所見】 羊膜壊死，胎盤の急性・亜急性炎症である。　　　　［後藤彰子］

●文献　1) 後藤彰子：慢性呼吸障害. 新生児診療マニュアル第4版, 東京医学社, 2004, pp.166-170.

新生児メレナ

【定義】 下血など消化管出血を主体とするビタミンK欠乏による新生児出血性疾患。正常新生児に予防的に生後1～2日，退院時，1ヵ月健診時にビタミンK_2シロップの投与が開始されて以来，新生児ビタミンK欠乏性頭蓋内出血の頻度は激減した。また母乳のなかのビタミンKは低いことが知られている。

【ビタミンK欠乏のメカニズム】 新生児は全体として抗凝固系，線溶系の両方が亢進し，出血しやすい状態である。しかし日常診療で問題となるのは，ビタミンK依存性の凝固因子(第II, VII, IX, X因子)に関してである。ビタミンK欠乏による新生児出血性疾患は，1894年にすでに記載されている。ビタミンKは肝臓で活性化されるので，肝障害でも同様な所見が表れる。ビタミンKは，成人において腸内細菌が産生するので，通常はみられない。新生児の場合生後しばらくは経口的にビタミンKが投与されないため，母体由来のビタミンKは日齢4～5頃に欠乏状態となる。

【分類】 ①仮性メレナ：出生時に児が飲み込んだ母体血が吐物や便に混じる，②真性メレナ：ビタミンK欠乏症による，③症候性メレナ：種々の原因による消化管粘膜からの出血。

【診断】 生後24～48時間頃に発症し，新鮮血，コーヒー残渣様血を含む嘔吐，血便，タール便。臍や採血部の出血。放置すると出血量が多くなりショックになることもある。仮性メレナを鑑別するためにアプトテストを行う。アプト試験は成人ヘモグロビンの存在を確認するものである。PIVK II陽性・PTおよびPTT延長なら真性メレナと診断。母親がバルビツレート，フェ

表47　CLD病型分類(1991厚生省研究班)

分類	RDS	胎内感染(高IgM)	日齢28以降のXP所見
I	+	−	−
II	+	−	+
III	−	+	−
III'	−	+	+
IV	−	不明	+
V	−	−	+
VI	上記のどの型にも当てはまらないもの		

ニトイン，ワルファリンナトリウムを服用している場合，症候性メレナの場合は下血は伴わない。従来，真性メレナと診断されていたもののなかには一過性良性の急性胃粘膜病変（acute gastric mucosal lesion；AGML）が多く含まれていたと推測される。

【治療】 ①ケイツーN® 2 mg 静注，②ビタミンK 投与にもかかわらず，ビタミンK 依存性の凝固因子産生能が十分でない場合は，新鮮凍結血漿の投与，③ショックを伴う出血では濃厚赤血球を輸血する。　　　　　　［後藤彰子］

●文献 1）仁志田博司：肺サーファクタントとRDS．新生児学入門第3版，医学書院，2003，pp.312-313．

新生児溶血性黄疸

【特徴】 黄疸はすべての新生児にみられる生理的現象である。そのほとんどが胎内環境から胎外環境への適応現象として捉えられている。黄疸が新生児にとって重要な意味をもつのは，診断が容易であり，治療が確立しているからといって，治療の時期を逃すと，核黄疸として児の後障害につながるからである。最近20年は核黄疸による脳性麻痺をみることはほとんどない。

【溶血性黄疸の分類】 ABO 不適合，RH 不適合，その他の溶血性疾患として円形赤血球症，楕円形赤血球症，赤血球酵素異常などが知られているが，わが国では ABO 不適合がほとんどである。RH 不適合の場合は，D・E・E+c・Diego の順に多い。移行する IgG 抗体のサブクラスにより貧血が主体となる場合と黄疸が主体となる場合がある。

【黄疸を増強する因子】 多血症〔胎盤早期結紮，IUGR（intrauterine growth restriction，子宮内胎児発育遅延），一卵性双胎受血児など〕，腸肝循環の増強（胎便の排泄遅延），肝臓の未熟性（早産未熟児）などがあげられる。

【核黄疸の症状】 成熟児の場合，古典的にPraagh の核黄疸症状分類（1961）が有名である。I 期（筋緊張低下，嗜眠，吸啜反射の減弱），II 期（痙性症状，発熱，後弓反張），III 期（痙性症状の消退期，第1週の終わり頃に始まる），IV 期（生後1カ月以降に錐体外路症状が発現し，脳性麻痺となる）。I 期症状が出たら交換輸血の適応であり，II 期症状は脳性麻痺などの後障害の可能性が高い。後障害としては，主としてアテトーゼ型脳性麻痺と聴力障害であり，知能は合併症がなければ原則として正常である。

【ABO 不適合溶血性黄疸】 診断：母親がO型，児がA または B 型である。早発黄疸を伴う間接高ビリルビン血症。母親の不規則抗体が陰性で，抗 A，抗 B 抗体価が 512 倍以上。児とABO 同型成人赤血球による間接クームスが8 倍以上，または児赤血球抗体解離試験が陽性（竹峰久雄，1987）。

【RH 不適合溶血性黄疸】 胎児管理として妊婦の抗 D 抗体が 16～32 倍未満の場合は満期まで待つ。16～32 倍以上の場合，羊水穿刺・胎児血採血で胎児輸血や分娩時期を決定する。出生後の管理としては，出生時臍帯血で，直接クームス陽性，ビリルビン＞4 mg/dl，ヘモグロビン＜12 g/dl，網状赤血球＞40～50‰，赤芽球＞10/100 WBC なら交換輸血をする。RH（−）の母親がRH（+）の血液で感作されるのは，分娩のときにもっとも高頻度に起こる。それを防ぐために，RH（−）の母親が RH（+）の児を出産した場合，分娩 24 時間以内に抗 D 抗体を含む γ-グロブリンを母親に注射する。それによって母体に入った児の RH（+）の血液が母親を感作する前に抗体によって壊される。

【検査】 総ビリルビン，アンバウンドビリルビン，経皮ビリルビン，血算と血液像，クームス試験。

【治療】 溶血性黄疸は原則として交換輸血の適応である。ABO 不適合は，O 型の血液を使う。RH 不適合は，胎児診断した場合は，O,RH 不適合型陰性血，出生後は ABO を合わせた RH 不適合陰性血を使い，交換輸血後に γ-グロブリン500 mg/kg/回を1回投与する。　　　［後藤彰子］

●文献 1）仁志田博司：肺サーファクタントとRDS．新生児学入門第3版，医学書院，2003，pp.298-305．

心臓カテーテル検査

【心臓の構造と機能】 人の心臓は4つの部屋に分かれ，部屋の出口についた一方向弁により，右心房→右心室→肺→左心房→左心室→全身へと，一方向に血液を流している。右心房・右心室は右心系とよばれ，体中から戻ってきた脱酸

素化された血液を肺へ送り込み，ガス交換された血液を左心房へ送る肺循環を担っている。左心房・左心室は左心系とよばれ，酸素化された血液を全身へ送り，右心房まで送る体循環を担っている。心房は血管から戻ってきた血液を一時的に溜め込み心室に送る。心室は心房から送られた大量の血液を一気に駆出することで，効率のよいポンプ機能を果たしている。心筋症・心筋炎などでは心収縮力が弱まり，そのポンプ機能に問題が生じる。小児の心疾患の大部分を占める先天性心疾患では，心臓の形態異常に伴う循環路の違いにより，ポンプ機能に加え酸素化に関連した問題が生じてくる。

【定義】 心臓カテーテル検査は，X線透視下にてカテーテルを心腔内に挿入し，造影・モニタリング・採血などにより，心腔内の血液の流れや心腔内圧，酸素含有量などを調べる検査である。検査の目的は診断の確定，心機能の評価であり，同時にカテーテルを使用した治療も行われる。心臓カテーテル検査には，静脈からカテーテルを挿入する右心カテーテル法と動脈から逆行性にカテーテルを挿入する左心カテーテル法がある。右心カテーテル法は，一般には鼠径部の大腿静脈を穿刺し，右房や上下大動脈，右室，肺動脈などの右心系を，左心カテーテル法は，鼠径部の大腿動脈を穿刺し，大動脈や左室などの左心系を調べる。先天性心疾患では心房中隔欠損などの欠損部位を通じて左房や左室などの左心系の評価も可能な場合がある。またカテーテルを使用した治療には，心房中隔裂開術やバルーン弁形成術，動脈管開存症に対するコイル塞栓術や経皮的冠血管拡張術，冠状動脈内血栓融解療法などがあり，反復する薬剤抵抗性の頻拍性不整脈に対して，不整脈の原因となる異常自動能を有する心筋を高周波電流で焼灼して根治するカテーテルアブレーションとよばれる治療も行われる。

【合併症】 血管壁損傷・心タンポナーデ・心穿孔，脳梗塞などの血栓症，造影剤によるショック，狭窄性病変通過時の無酸素発作・心停止，冠状動脈の血管攣縮，不整脈，感染症，出血，カテーテルの屈曲・離断など，重篤な合併症がある。

【子どものケアのポイント】 心臓カテーテル検査は観血的検査であると同時に，小児の場合は全身麻酔で行われるため，子どもや家族にとって身体的・精神的負担が大きい検査である。検査後は血栓予防に抗凝固剤が使用されるため出血しやすく，体動に誘発されて起こることが多い。安静の守れる子どもには不要だが，著しい体動が予測される場合にはシーネや抑制帯などで下肢を固定し安静を保つ必要がある。検査に対する不安の把握や検査後に必要な安静の理解のために，十分なオリエンテーションを行い，床上での食事や排泄など具体的なイメージをもってもらう。普段，抗凝固剤・抗不整脈剤を内服している子どもの場合は，医師に検査前の内服の可否の確認をする。抗凝固剤は検査中の出血のため，抗不整脈剤はカテーテルアブレーション前に行う電気生理学的検査の妨げになるためである。抗不整脈剤を中止した患者には，不整脈発作に備えたモニター監視と薬剤の準備が必要である。また，カテーテル穿刺部位が鼠径部のことが多いため，検査前より清潔の保持に留意し，感染を予防する。検査後の観察・ケアは，全身麻酔で行うその他の手術や検査に加え，心臓カテーテル検査後は循環動態が悪化しやすいので，バイタルサイン・尿量などの観察を十分に行い，急変に備えた準備が必要である。また，穿刺血管の血栓形成による閉塞が起こりやすいため，検査前に足背動脈のマーキングを行っておく。検査後は動脈の触知を頻回に行い，必要に応じてドップラー血流計を用いた観察を行う。末梢の温度差，皮膚色，穿刺部位の出血・腫脹の観察も併せて行う。カテーテルアブレーションの場合には検査中の同一体位が長いため，圧迫部位の観察とケアも忘れてはならない。

〈関連語〉 酸塩基平衡，心室中隔欠損症，心房中隔欠損症，先天性心疾患と後天性心疾患，不整脈　　　　　　　　　　　　　[荒木佐登理]

●文献　1) 斎藤彰博：先天性心疾患の検査方法．小児看護，21(8)：955-960, 1998．　2) 平沢由紀子，他：心カテーテル検査を受ける患児のケア．中澤誠，他，編，医師・看護婦のための病態生理からみた先天性心疾患の周手術期看護，メディカ出版，2001, pp. 339-346．

身体計測

【概念】 生体の発生後の形態的・機能的な変化は，成長(growth)，発達(development)，成熟(maturation)と表現される。形態的な変化は，

数量的に捉えることが可能なものとして，成長あるいは発育と表現される。身体計測値は，小児期における身体発育の一般的な指標として用いられる。

【目的・計測項目】 ①乳幼児健康診査：母子保健法では，乳幼児の健康の保持増進のために健康診査や保健指導を行うことが規定されている。このときに実施される身体計測による形態的成長や栄養状態の評価は，健康な成長発達の支援とともに異常の早期発見，早期支援につながるものである[1]。身体計測の項目は，身長（body height, body length），体重（body weight），胸囲（chest circumuference），頭囲（head circumuference），大泉門（anterior fontanelle）などである。②学校保健における健康診査：学校保健とは，文部科学省設置法第4条第12号によって，「学校における保健教育及び保健管理をいう」と定められている。保健管理として定期健康診断が実施されている。身体計測の項目は，身長・体重・座高であり，小学校・中学校・高校において毎年，全員に実施されている[2]。③健康障害のある小児の身体計測：健康診査においてなんらかの異常が疑われた場合やなんらかの症状のために医療機関を受診した場合は，診断や治療のためのデータとして身体計測値が必要となる。小児の薬剤投与量を決定するためには，身長と体重をもとにした体表面積の算出が必要となる。さらに，栄養量の決定の基準ともなるので，緊急時においても体重測定は必須である。身体計測の項目のほかに，症状の把握や治療効果の判定のために，身体各部の周囲径や長さを計測する場合がある。たとえば，腹水の程度を把握するために腹囲が測定される。また，四肢の浮腫の程度や筋力を把握するために四肢の周囲径測定が行われる。

【身体計測値の評価】 身長・体重・胸囲・頭囲は，各月齢や年齢の標準値と比較し判定する。パーセンタイル値は，小さいほうから何番目に位置するのかを示すものである。身長と体重から算出する指数による判定の方法もある。乳幼児の発育状態の判定には，カウプ指数［(体重g)/(身長cm)^2×10］が用いられる。学童にはローレル指数［(体重g)/(身長cm)^3×10^4］が用いられる。

【留意事項】 身体計測時には以下のことに留意する。①正しい測定器具を使用した正確な手技による測定。周囲径は垂直に巻き尺を巻くこと，長さは正確な始点と終点を同一線上に水平に置くことが基本となる。また，経時的な変化を観察するためには，同一条件で測定する必要がある。測定器具，測定時刻，測定部位を同一にすること，衣服や食事・排泄など測定値に及ぼす影響を最小にすることが求められる。②対象の安全を確保する。乳幼児の場合は，身長計や体重計は床から高い位置に置いて測定することが多いので，転落しないように注意が必要である。また，年長児や学童が立位で測定する場合であっても，身長計や体重計の段差につまずき転倒する場合もあるので，必要な介助について適切に判断する必要がある。巻き尺を使用して周囲径を測定する場合は，測定後にメジャーを引っ張って除去すると皮膚を傷つけることがあるので，注意して取り扱う。③プライバシーを保護する。測定者の姿が他者の目に触れたり，測定値が他者の耳に入らないように配慮する。

〈関連語〉 カウプ指数，健康診査，3歳児健康診査，小児薬用量，身体発育，成長，乳児健康診査，乳幼児身体発育値，ローレル指数［平元泉］

●文献 1）厚生統計協会：国民衛生の動向 2005年．厚生の指標，52(9)：88-90，2005．2）前掲書1），pp.340-343.

身体図式

【定義】 自己の身体についてもつ表象的または空間的な像をさす。五感を通してつくり上げられ，心に思い浮かべられた身体の像。静止や運動などに代表される身体の状態や，空間内の位置や姿勢，接触などに関する表象像。身体の失認に関連の深い概念であり，四肢を切断した患者にないはずの患肢の痛みを感じる幻肢痛に16世紀フランスの外科医が着目したことに始まる。その後1915年にPick, A.が同様の現象から身体の知的イメージの概念を提唱し，1920年にHead, H.が感覚と感覚器を通さずに身体部位の位置や動きを認識する深部感覚によって認識される身体知覚を身体図式（body schema）とよび，身体像の概念の基礎とした。さらにSchilder, P.が身体図式（身体心象）を詳細に論じ，人が自己について認識する空間像に関係する部分が大脳皮質にあることを臨床例で提示している。

【身体図式の障害】 身体の一部を失認する身体失認をいう。身体に関する認知が障害される失認のひとつであるが，従来の失認の定義である「1つの感覚を介する認知障害」ではないため，身体図式の障害ともよばれる。①両側性身体失認：身体両側にわたる認知障害で，以下のものがある。a．ゲルストマン(Gerstmann)症候群；手指失認(指先の認知の障害)，左右障害(左右の認知が困難)，失書(読むことは可能だが，書くことは不可能)，失算(計算ができない)からなる。b．自己身体部分失認；自己の身体の各部位を認知することが困難な状態。c．痛覚失認；痛覚刺激に対する感知の仕方が変化した状態。②半側性身体失認：身体の半側に関する認知障害。身体半側の喪失感，変形感，麻痺などの部分を否定する病態失認，自分の身体が自分のものでないような非所属感などをさす。

【身体像との相違】 身体図式(body schema)と身体像(body image)は同義語として使用されている場合が多い。しかし，それぞれの言葉について厳密な使い分けが必要とする意見もある。Head と Holmes, G.M. ら(1912)によれば，身体図式は無意識でも起きることが可能であるのに対し，身体像は意識下の精神運動によるものと定義している[1]。また身体部分の認知(body schema)に関して脳が働いている部分と，身体の特徴の認知(body image)に関する脳の部分は異なることを，失認症などの患者の例を用いて脳科学の立場から解明しようとする試みもあり[1]，身体図式と身体像の明確な使い分けがなされてゆく可能性がある。

〈関連語〉 身体像，ボディイメージの変化

[丸光惠]

●文献 1) Paillard, J.：Body schema and body image；A double dissociation. Motor Control, Today and Tomorrow, 1999, pp.197-214. 2) 加藤正明，他・編：新版精神医学事典，弘文堂，1993.

身 体 像

【定義】 身体像(ボディイメージ body image)には多くの学問領域において，さまざまな定義がなされてきたが，いまだに一致した定説はないといえる。ボディイメージについて最初に定義したのは Schilder, P. であり，「過去から現在にいたる視覚，聴覚，皮膚感覚，深部感覚などの身体感覚の体験をもとに形成された自己身体に関する心象を基礎とし，さらに様々な心理・社会的体験が加味されて形成されるものである」としている。また日本においては「自分がどのようにみえるか」[1]，「自己像の基礎となるのが自分の身体に対する意識である」[2]と定義している。ボディイメージとは，自己の身体に関して意識している空間的な心象(image)をさし，主観的な感情や考えを含む。また経験や体験をもとに形成されるものであるといえる。ボディイメージの障害には，①脳の損傷による自己身体部失認があり，目を閉じると他者によって触れられた指がどれかわからないなどの指失認などとして現れる。また，②四肢切断時における幻肢などや，③神経性食思不振症をもつ患者が，外見上「やせ」がはなはだしいにもかかわらず自らを「太っている」と表現するなどの身体に関する誤った認識が代表的なものである。このように身体像には，現実的なものと非現実的なものがあることがわかっている。

【成長発達段階別ボディイメージの特徴と看護の視点】 ①新生児期：視覚，聴覚だけでなく，運動感覚と触覚を通して自分の身体の境界や他者との区別を行っている。ケアする人との接触，乳汁の経口摂取が重要な意味をもつ。快不快の表現に対して他者が適切に反応することで自分に対する内的・外的認識をもつようになる。②幼児期：身体各部について名称があることや，それを言葉で表現できるようになる。ケアする人は各部について，正しい名称と肯定的な態度を示すことが重要となる。排泄物に対しては自分の身体から排出されたことに自尊心をもっているため，否定的な言葉に対して罪の意識や不安をもつ。③幼児後期：性差とそれにふさわしい言動・反応を理解できるようになる。また人種の意識も芽生える。ありのままの自分に対する肯定的メッセージを必要としている。④学童期：不安感などのネガティブな感情について，ボディランゲージで気持ちを表現することがある。⑤青年期：第二次性徴に伴う身体変化について，過敏になる。同年齢の子どもと変わらない，と保証されるともっとも安心する。

【ボディイメージの発達と看護】 小児のボディイメージの発達に関する研究は少ないが，身体の形態・機能と身体感覚の発達により，幼児期より知覚運動や心理社会的な発達に伴って形成

され，とくに青年期において第二次性徴の進行とともに強く意識されるようになると考えられている。子どものボディイメージは心理的要素，身体的要素，社会的要素からなっており，子どもは自分自身の身体を基本とし，社会的役割や成長，他者の反応などから影響を受けているとされている[3]。このようにボディイメージは自己の身体感覚や観察だけでなく，他者の反応や態度をはじめとする意識・無意識的な体験が複雑に作用しながら発達するといわれている。したがって看護師は子どもの身体変化や容姿の変容のみならず，子どもが自分自身の身体機能や変化に関してどのような認識をもっているのかについて，観察することを怠らないようにするべきである。またとくに身体に障害がある，外見上の変化を伴う治療や処置などが必要な病児においては，ボディイメージの発達に関する要因を考慮し，できるかぎりポジティブなボディイメージの形成を促すかかわりをすることが重要である。

〈関連語〉　ボディイメージの変化，身体図式

[丸光惠]

●文献　1) 松橋有子：男性のボディイメージ. 清水凡生・編, 総合思春期学, 診断と治療社, 2001, pp. 41-63. 2) 本山俊一郎，他：青年期の身体. 長崎大学障害学習教育研究センター・編, 身体論の現在, 大蔵省印刷局, 1996, pp.57-69. 3) Salter, S., eds.(前川厚子・訳)：ボディ・イメージと看護, 医学書院, 1992, pp.42-61. 4) 大山建司, 他：女性の身体像. 思春期学, 19(4)：331-336, 2001. 5) 加藤正明, 他・編：新版精神医学事典, 弘文堂, 1993.

身体発育

【定義】　発育は成長，成育ともいい，英語で"growth"という。一般に，形態的に大きさや形が変化していくのを発育(growth)，機能が成熟していくのを発達(development)とよぶ。この両者はお互いに密接な関係があり，形態面の成熟に伴って機能の発達が進み，機能発達によって形態は成熟が促進される。そのため両者は別々のものではなく，総合的に身体発育とよぶべきである。しかし，乳幼児では身体発育を狭義に用いて成長と同じ意味，つまり身体の形態的あるいは量的変化をさすことが多い。

【形態面の成熟の要素】　形態面の成熟には次の4つの要素がある。①長育：身体の長軸方向への成熟をさす。身長や座高の増大など。②幅育：身体の横軸方向への成熟をさす。肩幅の増加など。③周育：身体の周囲の成熟をさす。頭囲や胸囲の増大など。④量育：身体の量的な成熟をさす。体重の増加など。これらの要素のバランスがよいことで，順調な発育状態にあるといえる。発育状態は，遺伝的条件に加え，健康状態・栄養摂取状態・精神状態をはじめ季節や地域など多くの因子の影響を受ける。また，この4つの要素が，小児期のいずれの時期においても同じような発育様式を示すのではなく，乳幼児期は年月齢が小さいほど顕著である。

【身体発育に影響する因子】　①性別・年齢：一般に男子は女子よりも大きい。年齢段階によって発育速度が異なる。女子では第2発育急進期が早いため，11〜13歳頃は発育値が男子より大きい。②人種：一般に，欧米人は東洋人の小児よりも発育が優れている。発育途上では環境の影響が強く作用するが，思春期からは人種的遺伝の規制が強まり，遺伝的特性に従った体位に落ち着くと考えられている。③遺伝：発育の個人差の主因である。親と子および同胞間の身長の相関はおよそ0.5くらいといわれる。体重より身長にその影響が大きい。④季節：一般に温帯では体重は秋に，身長は春夏に，発育値が大になる傾向がみられるという。乳児期にはこの傾向は目立たない。⑤栄養：環境的因子のなかで，影響が大きい。近年は栄養過剰による肥満児の増加が注目されている。⑥地域・社会的環境：気候による影響にはあまり差は認められていない。社会的環境では経済的水準の高い階層のほうがよりよい発育を示す傾向がみられる。都市は一般に農山村部より発育がややよい。⑦疾病：種々の疾病，とくに慢性疾患では発育に影響を及ぼすものが多い。⑧内分泌：下垂体から成長ホルモンが分泌され成長を司るが，分泌量の少ないものは成長ホルモン分泌不全性低身長症となり，成長期に異常に多いと下垂体性巨人症となる。また甲状腺ホルモンの分泌が生まれつき少ない小児は，身体と知能の発育が遅延するため早期発見が重要である。⑨精神的影響：愛情に満ちた精神環境は，発育によい影響があるとされ，小児が情緒的に障害を受けると，二次的に発育が抑制されることがある(愛情遮断性低身長症)。近年，母性剥奪症候群(maternal deprivation syndrome)や，子ども虐待が知

られ，母児関係の不調や精神的虐待が発育に影響を及ぼすことが知られるようになった．文化的刺激が強い環境は，発育促進(加速)現象の要因になる．⑩運動：適正な運動は発育を促進すると考えられている．

【身体発育の評価】身体発育の評価は，健康状態や栄養摂取状態の評価とつながり健康管理上重要である．発育状態を評価するためには，前述した4要素を評価することがよく行われる．それぞれを表現する計測値を用いると便利である．身体計測値は乳幼児期において，身長・胸囲・頭囲・体重がよく用いられる．とくに，身長と体重は重要である．評価の方法として，横断的方法と縦断的方法の二通りの方法があり，目的によって選択される．横断的方法は一時点(年齢，月齢)における発育評価であり，縦断的方法は一個人の継続的な評価である．発育は連続的な過程であり，多くの因子の影響が関与していることから，継続的な評価の視点が大切である．

〈同義語〉成熟，成長
〈関連語〉発達，スキャモンの臓器別発育曲線，成長曲線，パーセンタイル　　　　　　［住吉智子］
●文献　1) 井上義朗，他：新育児学，改訂第24版，南山堂，2003．

身長測定

【身長(body height, body length)とは】頭頂から足底までの長さで，骨格や筋肉の発育を反映するものである．
【目的】①発育状態の評価：乳児・幼児身体発育曲線を参考に評価する．②診断・治療の基礎資料：小児の薬物投与量の決定には身長・体重で算定した体表面積をもとに決定する．低身長は各月齢・年齢の平均−2 SD 以下，パーセンタイル法では3パーセンタイル以下を低身長と定義する[1]．ただし，1回の測定値のみではなく，出生時からの成長曲線を経時的に観察して判断することが求められる．
【方法】身長測定は，立位で静止できるかどうかで，測定方法が異なる．一般的にはおよそ2歳未満の小児は仰臥位，それ以降は立位で測定する．①仰臥位での測定：乳児用の身長計に，体軸をまっすぐに寝かせる．頭頂部を固定し，足底に移動板を当てて，目盛を読む．頭部は耳眼水平位を保ち，膝を伸ばして足底が垂直になるようにする[2]．裸で測定するのが原則であるが，測定値に影響しないように下着1枚など同一条件で測定する．頭頂部が密着するような髪型にする．乳児用の身長計は目盛が90 cm くらいまでしかなく，それ以上の小児は使用できない．したがって，なんらかの障害のため立位をとることができない小児の場合は，メジャーで測定する．②立位での測定：成人と同様に，身長計を用いて測定する[3]．履き物を脱ぎ，身長計の踏み台に立たせる．尺柱に背部・殿部・踵部をつけ，耳眼水平位になるように横規を頭頂部に下ろして目盛を読む．

〈関連語〉カウプ指数，小児薬用量，成長曲線，成長障害，成長ホルモン分泌不全性低身長症，乳幼児身体発育値　　　　　　　　［平元泉］
●文献　1) 西美和：成長の評価．小児科診療，65(5)：721-723, 2002.　2) 川口千鶴：身体計測．小児看護，22(9)：1042-1045, 1999.　3) 角濱春美：身体各部の測定．石井範子，他・編，イラストでわかる基礎看護技術，日本看護協会出版会，2002, pp.172-173.

心 停 止

急激に心拍出量が得られなくなった状態．心停止(cardiac arrest)では心電図上の心拍停止と心室細動に分けられるが，心拍出量が得られないという点では同じ状態である．臨床的には①意識の消失，②呼吸の停止，③頸動脈などの大きな血管の触知が不能，④瞳孔の散大で心停止とみなす．急性心停止に至る原因には，一般的に①心筋梗塞など心筋に障害があり心拍出が得られなくなった場合，②心臓を支配する神経に障害があり(迷走神経刺激)正常な律動が得られなくなった場合，③酸素の欠乏により脳をはじめとする生命を維持する臓器に障害がある場合,④冠動脈の血流を減少させる障害(低心拍出量状態)があり，心筋が低酸素に陥る場合，⑤内分泌・電解質・代謝産物によるもの，⑥心臓に作用する薬物(塩酸リドカイン，ジギタリスなど)によるもの，⑦麻酔剤によるものなどがある．心停止すると血流が完全に停止するため，脳循環も停止する．大脳皮質は5分以上の血流の停止があると，その後血流が再開しても後遺症を残すことがある．したがって，心停止して

から3分以内に心肺蘇生術を行わなければならない。　　　　　　　　　　　　　　　[日沼千尋]
　●文献　1）高野照夫，他：心停止．石川恭三・編，心臓病学，医学書院，1995, pp.255-258.

心電図モニター

【定義】　心臓は，心筋の収縮と弛緩によるポンプ作用で全身に血液を循環させる。筋肉の収縮は電気刺激（細胞膜の電気的興奮性による電位の変化）により起こるが，心筋のペースメーカー細胞から発せられた電位変化は，水面に波紋が広がるように心筋を伝わる。その電位の変化を，横軸を時間，縦軸を電位の大きさとしてグラフに描いたものが心電図である。
【心電図の波形】　基本的には3つの波形からなっており，P波，QRS波，T波と表される。それぞれの波形の示す電位変化の意味は，P波：心房筋の興奮（すなわち収縮），QRS波：心室筋の興奮，T波：心室筋が興奮からさめていく過程である。
【モニタリング】　心電図には，術前検査・診断・治療の評価などのために行われる心電図検査と，患者の状態を監視するために行われる心電図モニターがある。ここでは，心電図のモニタリングについて述べる。
【心電図モニタリングの目的】　心電図モニターは，心拍数やリズムの変化（呼吸と心拍数との関係），波形の変化，不整脈の発生を監視する。急性期では全身状態観察の一環として，急性期を過ぎた段階では無呼吸発作や徐脈を起こしやすい患者，不整脈のある患者など，連続した観察・監視のために装着される。
【使用時の注意点】　心電図のモニターでは「赤」「黄」「黒または緑」の電極を患者の心臓を挟んだ3点に装着し，描出される波形を観察・記録する。呼吸モニターも同時にできる機種では，呼吸の検出は胸郭を挟んだ2極間（「赤」と「黒または緑」の電極）の胸郭運動によるため，呼吸運動を感知しながらも呼吸運動に伴う心電図の基線の変動がない位置を選び，電極を貼る。小児は皮膚が弱いため，モニター装着のための皮膚清拭はアルコールなどの使用を避け，微温湯を使用する。小児では動脈硬化などによる心筋虚血の病態はまれであるため，心筋虚血を示すST変化などを経時観察する必要性は少ない。そのため，電極は特別な理由がない限り適宜場所を変えて貼り替える。新生児・未熟児は胸郭が小さく胎脂の付着などにより，電極が装着しにくいことがあるが，電極を小さくカットするなどの工夫を行い皮膚保護に努めると同時に，装着部位は肩や四肢など動きの激しい場所を避け，体動による基線の動揺筋や筋電図の混入を最小限にする。上記に加え，患者の回りで使用している電気器具のアース接続不良などによるハム（電流に交流を用いた場合，その影響によって現れる妨害交流電圧をいう。規則的な細かい動線の描出で，波形が乱れる）など種々のアーチファクト（心電図に混入する心電図以外の波形の乱れ，ノイズの総称）に対応し，常に波形を観察しやすい状態にしておくことを心掛ける。また，モニターはR波の数を心拍数としてカウントしているが，電極の位置によりT波が高く出ている場合などには，T波も同時に数えてしまい（ダブルカウント）実際の心拍数の2倍の数値を示すことがあるため，注意する。さらにモニターの誘導はP波とQRS波が明瞭に描出されるII誘導に設定するのが一般的である。
【小児の特徴とモニターの観察】　小児は年齢が低いほど副交感神経優位であり，成人に比べ徐脈になりやすいという特徴がある。吸気による肺の拡張は副交感神経を刺激し，心拍数を変動させる。年齢の低い子どもに呼吸性不整脈が出現しやすいのはこのためである。また，小児の心筋は筋成分が成人に比べて少なく，心臓が1回に全身に送り出す血液の量（stroke volume；SV）に限りがある。そのため，小児は心拍数（heart rate；HR）を増やすことにより1分間に心臓から拍出される血液の量（cardiac output；CO）を保っている。CO（心拍出量）＝SV（1回心拍出量）×HR（心拍数）。徐脈になることで心拍出量は減少し，血液とともに運搬される酸素の不足による悪影響の危険が高いことを十分に認識して心拍数の観察を行い，アラームを適切に設定することが重要である。不整脈など心電図波形の観察が必要な疾患では，異常波形があった場合は波形を記録し，報告する。また，心電図モニターの観察だけでなく，常に患者の全身状態と併せた観察・アセスメントを行うことを忘れてはならない。
〈関連語〉　アダムス-ストークス発作，心停止，心不全，先天性心疾患と後天性心疾患，不整脈

●文献　1）熊田衛，他：心臓の働き．本郷利憲，他・編，標準生理学，第2版，医学書院，1989，pp. 430-471.　2）五十嵐浩，他：呼吸・心拍モニターと血圧計．小児看護，20(9)：1239-1242，1997.

[荒木佐登理]

心肺蘇生法

【定義】　救急患児が意識障害，呼吸停止，心停止，もしくはこれに近い状態に陥ったとき，呼吸・循環を補助し，救命するために行われる処置治療のことを心肺蘇生法(cardio-pulmonary resuscitation；CPR)とよんでいる．最近では，完全社会復帰のためには脳蘇生がもっとも重要であることから，心肺脳蘇生(cardio-pulmonary cerebral resuscitation；CPCR)ともよばれている．

【概念】　心肺蘇生に関して，その対応の基本は，①意識状態の観察把握，②呼吸状態の観察把握，③気道異物の有無の判断，④循環状態の観察把握，⑤出血の有無の判断，⑥体位管理に分けられる．心肺蘇生の体位は仰臥位が基本であるが，循環と呼吸はあるが意識がない場合には舌根沈下，分泌物・吐物での気道閉塞の危険を考えて，頸椎損傷がなければ，回復体位とする．なお，回復体位は30分ごとに反対向きにすることが原則とされている．

【心肺蘇生法の実際】　①意識の確認：反応がなければ意識がないとみなし，8歳以上では119番通報で助けを求める．8歳未満で，救助者が1人の場合には，1分間心肺蘇生法を行って，119番通報をする．呼吸と循環が確認できたら，回復体位にする．②気道確保：頭部後屈あご先挙上法(頸椎損傷が疑われるときには下顎挙上法)を行い，気道確保する．そこで，十分な呼吸をしているかを見る・聞く・感じるで判断する．③人工呼吸：呼吸をしていない場合には人工呼吸を行うが，乳児以下では口対口鼻呼吸法を用いる．新生児(生後1カ月未満)では吹き込みに1秒かけて2回行い，その後は30～60回/分で行う．1歳未満児と1～8歳未満では，吹き込みに1～1.5秒かけて2回行い，その後は約20回/分で行う．8歳以上では吹き込みに2秒かけて2回行い，その後は約12回/分で行う．④異物の除去(意識がない場合には医療者のみが行う)：新生児・1歳未満児では上腹部圧迫は行わず，背部叩打または胸部圧迫を行う．1歳以上(8歳以上も)では上腹部圧迫(ハイムリック法)，または背部叩打，または胸部圧迫を行う．⑤心臓マッサージ(循環の有無は呼吸をするか，咳をするか，動きがあるか，で判断する)：心臓マッサージの位置は，1歳未満では両側乳頭部を結ぶ線より1横指下側，1歳以上(8歳以上も含む)では胸骨の下半分である．圧迫の方法は，1歳未満では救助者の下肢の上に仰臥位で乗せて，中指・薬指の2本で行う(救助者が2人以上の場合には両手を胸郭に回して両親指でマッサージする)．1～8歳未満では片手で行い，8歳以上では片手の上にもう一方の手を置いて両手で行う．圧迫の程度は，8歳未満の年齢層では胸郭のおよそ1/3が窪むまで，8歳以上では3.5～5cmは圧迫する．圧迫の速さは，新生児で約120回/分，1歳未満で少なくとも100回/分，1歳以上(8歳以上も)で約100回/分である．心マッサージと人工呼吸との比は，新生児で3：1，1歳未満と1～8歳まで5：1，8歳以上では成人同様，15：2である．⑥電気的除細動：心室細動および無脈性心室頻拍では，2j/kgで開始し，不成功の場合には4j/kgにして再度行う．乳児などでは径の小さい電極を使うなど，体重・体格に細心の注意をはらって行う．

【PALS(pediatric advanced life support)】日本小児集中治療研究会(事務局：国立成育医療センター麻酔集中治療部)で講習を行い，プロバイダー資格を供与している．小児救急医療専任ナースは取得しておくことが望ましい．

〈関連語〉　気管内挿管，気道内異物，救急蘇生法

[市川光太郎]

心不全

【定義】　静脈血の心臓への還流が悪化することによる静脈圧の上昇，心拍出量の低下により，各組織や臓器に十分な血流を保てない状態．またはquality of lifeの観点から，心筋の障害により引き起こされる運動機能の低下，不整脈の頻発，そして生命予後が不良の状態を心不全としている[1]．

【原因】　小児では心筋の収縮低下によるものは少なく，構造異常を原因とすることが多い．構造異常を原因とするものには，①短絡：心室中隔欠損症や動脈管開存症など体循環に循環すべ

き血液の一部分が肺循環に回って体循環が保てない状態，②狭窄：重症な大動脈狭窄症，肺動脈狭窄症の場合に，心室が狭窄を超えて血流を拍出困難な状態，③逆流：大動脈弁や僧帽弁の逆流から体循環が保てない状態，がある。心臓のポンプ機能の障害が原因である場合には，①心筋収縮不全：心筋症，心筋炎のように心筋の収縮が悪い場合，②拡張障害：心タンポナーデ，拘束型心筋症のように心筋の拡張が悪い場合がある。不整脈が原因の場合は，心拍が遅い徐脈（洞不全症候群，完全房室ブロック）や心拍が早すぎる頻脈（上室性あるいは心室性頻拍症）により心拍出量が保てない状態となる。心臓以外の原因では，重症貧血，甲状腺機能亢進症，血管腫，動静脈奇形，尿毒症がある。

【症状】 体重増加不良は乳幼児の重要な心不全症状である。末梢組織への循環が悪いため，手足が冷たく皮膚色は蒼白で末梢での脈の触れが悪い。また静脈血液の心臓への還流が悪いことから浮腫や腹水，肝臓や脾臓の腫大を認める。聴診上心音は弱く，通常聞こえるⅠ音やⅡ音のほかにⅢ音Ⅳ音と過剰心音を聴取し奔馬調律となる。自律神経系の交感神経の働きが亢進し頻脈，発汗が認められる。心筋は伸展されると収縮力が増す（フランク-スターリングの法則）ため心不全の悪化に伴いどんどん心臓は大きくなり，X線上心胸郭比は大きくなる。また肺静脈血の還流が悪化するため肺うっ血から呼吸不全となり多呼吸や喘鳴が認められる。またX線上肺うっ血像を認める。腎血流の低下から腎前性の腎不全となり，尿量低下，クレアチニン上昇，希釈性の低ナトリウム血症と尿量低下による高カリウム血症が認められる。また末梢の循環障害から酸素需要に見合った酸素の循環がないため嫌気性代謝が進み代謝性アシドーシスとなる。

【治療】 心臓以外の原因に関しては貧血に対する輸血や，甲状腺機能亢進症に対する抗甲状腺ホルモンの内服など，原疾患の治療により心不全が回復する。構造異常が原因の場合，構造異常を外科的に治すことが大切であるが，年齢や体格に応じて手術方法や時期を考える。手術の侵襲が大きい場合は，姑息術とよばれる心不全を一時的に回避するための侵襲の少ない手術をまず行い，体格や年齢が大きくなってから最終的な手術を行う。また，乳幼児では心不全に生理的貧血を合併し心不全を修飾していることが多く，輸血も有効な心不全治療となる。不整脈による心不全では，頻拍に対しては抗不整脈薬やカテーテルアブレーションなどにより不整脈を止めることが治療となる。抗不整脈薬は心収縮力を低下させることがあり，使用に際しては注意が必要である。また徐脈に対してはペースメーカーが治療法となる。心不全の程度によりペースメーカーの設定を考える。心筋のポンプ異常の場合，急性期にはα刺激剤やβ刺激剤を用いた治療を行い，慢性期にはβ阻害剤などを用いて亢進した交感神経系を抑制する。運動制限や入院による安静も薬物によらない有効な心不全治療となる。心不全に伴う浮腫や肺うっ血による呼吸不全が認められる場合には，利尿剤の投与や人工呼吸管理を行う。このような治療によっても十分な循環が得られない場合は，心臓移植などの治療方法もあるがまだ一般的ではない。

〈関連語〉 哺乳障害　　　　　　　　［石井徹子］

●文献 1）Cohn, J.N.：Current therapy of the failing heart. Circulation, 78(5)：1099-1107, 1988. 2）中澤誠：心不全の治療．高尾篤良・編著：臨床発達心臓病学，改訂3版，中外医学社，2001, p.249.

腎不全

【概念】 腎不全とは，腎機能が低下し体内の老廃物が十分に排泄できなくなった状態である。これには急激に発症し原則的に治癒しうる急性腎不全と，長い経過で腎機能が低下し，原則的に治癒しない慢性腎不全がある。いずれも蛋白質代謝産物，塩分，リン，カリウム，酸などの老廃物や，水の蓄積と重炭酸イオン喪失などによる尿毒症症状が問題となる。

【定義】 ①急性腎不全：急激に糸球体濾過率の低下する病態。血清クレアチニン値または尿素窒素値が急激に上昇した場合や，乏尿をきたした場合をいう。②慢性腎不全：クレアチニンクリアランス(Ccr)10以上25 ml/分/1.73 m^{2}未満を chronic renal failure, 25以上50未満をchronic renal insufficiency という。

【原因】 ①急性腎不全：障害部位により腎前性・腎性・腎後性に分類される。原因による分類を表48に示す。また血液・尿検査から表49のように腎前性・腎性を鑑別できる。とくに尿中

表48 急性腎不全の原因による分類

A．腎前性急性腎不全
　1）乳幼児における下痢，嘔吐による脱水
　2）出血
　3）心不全
　4）敗血症
B．腎性急性腎不全
　1）急性尿細管壊死，皮質壊死
　　a）虚血性(手術後，胎盤早期剥離)
　　b）腎毒性物質(アミノグリコシド，アンフォテリシンB，シスプラチン，シクロスポリンAなど)
　　c）溶血(異型輸血)
　　d）挫滅症候群
　　e）熱傷
　2）糸球体腎炎(溶連菌感染後糸球体腎炎，急性進行性糸球体腎炎，ループス腎炎)
　3）ネフローゼ症候群
　4）溶血性尿毒症症候群
　5）急性間質性腎炎(薬剤性，感染性，特発性，膠原病)
　6）腎内の異常沈殿物(スルフォンアミド尿酸塩など)
　7）腎動脈の閉塞
C．腎後性急性腎不全
　1）前立腺肥大
　2）膀胱，後腹膜の腫瘍
　3）腎結石
　4）尿管閉塞による水腎症(腎盂尿管移行部狭窄，尿管膀胱移行部狭窄)

〔出典　大和田葉子，他：急性・慢性腎不全．小児科臨床，51(4)：144，1998〕

表49 腎前性と腎性腎不全の鑑別

	腎前性	腎性
尿浸透圧(mOsm/l)	>500	<400
尿中Na(mEq/l)	<20	>40
尿/血漿尿素窒素比	>8	<3
尿/血漿Cr比	>40	<20
FE_{Na}(%) $\left(\frac{尿中 Na \times 血清 Cr}{血清 Na \times 尿中 Cr}\right) \times 100$	<1	>2
RF index 尿中Na/(尿中Cr÷血清Cr)	<1	>1

ナトリウム(Na)濃度，ナトリウム排泄率(fractional excretion of sodium；FENa)が有用である．②慢性腎不全：先天性腎尿路形態異常(低・異形成腎など)，ネフローゼ症候群(先天性ネフローゼ，巣状糸球体硬化症など)，慢性糸球体腎炎，溶血性尿毒症症候群などによる．

表50 年齢による高血圧の定義

年齢	Severe(mmHg) 収縮期	拡張期	Significant(mmHg) 収縮期	拡張期
7日	≧106		≧96	
8〜30日	≧110		≧104	
2歳未満	≧118	≧82	≧112	≧74
3〜6歳	≧124	≧84	≧116	≧76
6〜10歳	≧130	≧86	≧122	≧78
10〜13歳	≧134	≧90	≧126	≧82
13〜16歳	≧144	≧92	≧136	≧86
16〜18歳	≧150	≧98	≧142	≧92

(Second Task Force on Blood Pressure, 1987)

表51 慢性透析療法の透析導入ガイドライン

慢性腎不全末期患者が保存療法で腎不全症状の改善が望めない状況に至った場合に透析療法に導入される．
具体的な基準としては，下記の1．2．3．項のうち2項目以上の条件が存在するとき．
1．末期腎不全に基づく臨床症状(A〜Hのうち2項目以上があること)
　A．体液異常(管理不能の電解質異常，酸塩基平衡異常)
　B．神経症状(中枢，末梢神経障害，精神障害)
　C．消化器症状(悪心，嘔吐，食思不振，下痢など)
　D．血液異常(高度の貧血症状，出血傾向)
　E．循環器症状(重篤な高血圧，心不全，心包炎)
　F．体液貯留(全身性浮腫，高度の低蛋白血症，肺水腫)
　G．視力障害(尿毒症性網膜症，糖尿病性網膜症)
　H．成長障害(乳幼児期で−2SD以下の身長発育障害)
2．腎機能障害*
　持続的に血清クレアチニン値8mg/dl以上
　あるいはクレアチニンクリアランス10ml/min/1.48m^{2}以下
　*小児ではクレアチニンクリアランスを使用する．
3．日常生活の障害
　透析導入により活動力の回復が期待できる．

【治療】　①腎前性腎不全：心不全を除くと，脱水・ショックに対する治療である．これらには，生理食塩水または開始液などの初期輸液製剤を使用する．②腎性腎不全：原疾患の治療と，腎不全症状への対症療法を行う．a．高血圧，心不全，肺水腫；年齢による高血圧の定義を表50に

示す.治療薬剤として,緊急時には,イ.ニフェジピン 0.25〜0.5 mg/kg/dose,ロ.塩酸ニカルジピン 1〜10 μg/kg/min 持続点滴,ハ.レニン性が疑われるときはカプトプリルが,通常時には,イ.カプトプリル 1〜2 mg/kg/日 分3(max 75 mg/日),ロ.リシノプリル 0.1〜0.2 mg/kg/日 分1(max 20 mg/日),ハ.アムロジピン 0.1〜0.2 mg/kg/日 分1(max 10 mg/日)が使用される[1]).溢水による心不全・肺水腫には,まず利尿剤(フロセミド)を投与し,同時に塩分・水分制限をする.乏尿が続き改善がなければ透析をする.b.低ナトリウム(Na)血症;急性腎不全では,溢水による希釈性の低 Na 血症をしばしば経験する.急激な低 Na 血症の進行は,痙攣や意識障害を引き起こし危険である.利尿剤に反応しない場合は透析療法により除水を行う.c.高カリウム(K)血症;治療の対象は,血清 K 値 7.5 mEq/l 以上か心電図上の変化が現れたときである.グルコン酸カルシウム静注,炭酸水素ナトリウム静注,グルコース-インスリン(G-I)療法,カリウム交換樹脂の投与を行う[1]).無効なら透析療法を行う.d.低カルシウム(Ca)血症;小児急性腎不全では,低 Ca 血症によるテタニーはまれであるが,痙攣の原因として考えられるときは,8.5%カルシウムグルコネートを静注する.e.酸血症;重炭酸濃度 10 mEq/l 以下,あるいは多呼吸などを伴うときは 7%重曹液を静注する.f.脳神経症状;意識障害・痙攣などの中枢神経症状は,重篤な尿毒症状態を表すものである.抗痙攣薬の使用とともに,透析療法を開始する.g.輸液;体重の増減,血圧,胸部 X 線上の心胸郭比,心エコーなどから脱水か溢水かを判断することが重要である.一般に必要水分量を,{前日尿量+不感蒸泄量(300〜400 ml/m²/日)}で表す[2]).h.栄養補給;経口摂取ができないと蛋白異化亢進が起こり,代謝性アシドーシスや代謝産物蓄積により腎不全を悪化させるため,早期から熱量の補充が必要である.なるべく早く,経口・経管栄養を開始する.7日以上経口摂取できないときは,中心静脈栄養を用いる.i.透析療法;透析の適応を以下に示す.イ.利尿剤に反応しない溢水状態(心不全,肺水腫,重症高血圧),ロ.尿毒症症状の出現,ハ.高カリウム血症(K≧7.5 mEq/l あるいは心電図上 wideQRS),ニ.BUN 150 mg/dl 以上,および 100 mg/dl 以上で改善しそうにないとき(無尿時など),ホ.重曹投与に不応,または投与できない重症酸血症(重炭酸濃度≦12 mEq/l),ヘ.溢水の危険のため輸液・輸血などができない場合.透析方法は状況によって選択され,血液透析,腹膜透析などが行われる.
③腎後性腎不全:小児ではまれである.診断は超音波検査を中心とした各種画像診断法で行われる.泌尿器科的な処置を必要とすることが多い.なお,慢性腎不全の治療については,表51 に厚生省研究班による慢性透析療法の透析導入ガイドラインを示すので参照されたい.
〈関連語〉 血液透析,CAPD,腎機能検査,代謝性アシドーシス,乏尿/無尿 [濱崎祐子]

●文献 1)本田雅敬:小児透析.平成13年度 透析療法従事職員研修講義録,腎研究会,2001,pp.65-80. 2)濱崎祐子,他:急性腎不全の診断と治療.小児内科,32(6):875-878,2000. 3)大和田葉子,他:急性・慢性腎不全.小児科臨床,51(4):143-150,1998.

心房中隔欠損症

【定義】 左心房と右心房を隔てる心房中隔に欠損孔のある奇形.
【頻度】 小児期の先天性心疾患の 6〜10%程度,成人の先天性心疾患の 40%を占める.男女比は1:2で女児が多い[1)2)].
【成因】 家族性の心房中隔欠損症で洞不全症候群と合併するものや,母指異常と合併するホルト-オーラム症候群(Holt-Oram syndrome)などがあり,これらを含め種々の責任遺伝子や染色体の異常が確認されている.
【分類】 欠損孔の位置により,①二次孔欠損(心房中隔の中心部付近),②一次孔欠損(房室弁に近い部分で通常は部分型心内膜床欠損症として分類される),③静脈洞型(上大静脈に近い部分の上位欠損型と下大静脈に近い下位欠損型がある),④ほとんど心房中隔を認めず単一の心房のように見える単心房型に分けられる.二次孔欠損がもっとも頻度が高い.
【病態】 症状は心房間の短絡量による.短絡量は欠損孔の大きさ,左心室,右心室のコンプライアンス(やわらかさ)により決まる.通常,右室圧は左室圧より低く右心室の壁も薄くコンプライアンスが高い(やわらかい)ため,右心房圧は左心房圧より低い.このため短絡血液は左心

房から右心房に流入する。胎内では右室圧が高いため,右心室壁は厚く右心室のコンプライアンスは低い。このため胎児期の影響を受ける新生児期から乳児期早期は短絡量が少ない。逆に成人になり血圧が高くなると左心室のコンプライアンスが低下し(硬くなる),短絡量が増える。左心房から右心房へ血液が流入するため,右心房→右心室→肺動脈と血流が増加し高肺血流となる。心不全や呼吸不全症状を呈することは少なく,新生児期や乳児期は無症状で経過し,幼稚園や小学校の検診で心電図異常や心雑音が診断のきっかけになることが多い。短絡量の多い場合,乳児期から体重増加不良,多呼吸,繰り返す呼吸器感染といった心不全症状や呼吸不全症状が認められる場合もある。通常,肺高血圧症は伴わない。診断されずに成人期に達した場合は器質的閉塞性病変が進みアイゼンメンゲル(Eisenmenger)化し,手術適応がなくなることもある。

【所見】 収縮期雑音が聴取されるが,これは肺血流の増加により相対的に肺動脈が狭い(相対的肺動脈狭窄)ことによるもので,心房間を血流が短絡することでは心雑音は発生しない。X線撮影では肺血流の増加に伴い肺動脈の拡大,心拡大,肺血管陰影の増大が認められる。心拡大の程度により心電図も右心室の容量負荷所見が認められる。成人期には心房性の不整脈(心房細動,心房粗動)が認められることも多い。確定診断には心臓超音波検査が有用で,欠損孔の大きさ,部位,短絡量を診断する。部分肺静脈還流異常(左右2本ずつ,計4本ある肺静脈のうち数本の肺静脈が左心房に還流せず上大静脈や右心房に還流している病気)の合併が多いため,肺静脈の還流を確認することも心臓超音波検査で行う。心臓カテーテル検査では,各心室や血管の圧や酸素飽和度を測定することにより肺血流量,体血流量や肺血管病変の指標である肺血管抵抗を算出する。肺体血流比(肺血流量÷体血流量)1.5以上(肺の血流が体に流れる血流の1.5倍以上の場合,つまり肺血流量が中等度以上に増加している)が手術適応とされている。カテーテル検査でも肺静脈還流異常の合併を診断するため肺静脈にカテーテルを挿入し還流部位を確認する。肺高血圧を伴うことはほとんどない。もしも肺高血圧が認められた場合は肺動脈の器質的閉塞性病変を評価する必要があり,心室中

隔欠損症と同様に薬剤負荷を行い肺血管抵抗を評価する。

【治療】 肺高血圧症を伴わないため乳児期に手術を急いで行う必要はなく,体重増加不良や多呼吸といった心不全症状や呼吸不全症状が認められる場合を除いて,乳児期以降まで待って手術を行う。施設により差はあるが,学童期まで待って無輸血で手術を行うこともある。乳児期から体重増加不良や多呼吸が認められる場合は,早めに手術を考慮する。海外では心臓カテーテルによる治療も行っている。左心房にカテーテルを挿入し傘のようなディスク(disk)を開き,欠損孔の辺縁にディスクを引っ掛けたまま右心房でもう一枚のディスクを開き欠損孔を閉鎖する。わが国でも2006(平成18)年度からカテーテル治療が行われるようになった。

[石井徹子]

●文献 1) 中澤誠,他:わが国における新生児心疾患の発生状況.日児誌,90(11):2578-2587,1986. 2) 門間和夫:成人の先天性心疾患の予後と外科治療. Jpn. Circ. J., 58(増刊IV):1245-1247, 1995.

蕁麻疹

【定義】 蕁麻疹は,一過性の皮膚の限局性の浮腫によって起こる膨疹を主徴とする[1]。真皮の浅い部分の浮腫によって,皮膚表面よりわずかに膨隆する状態を膨疹というが,その大きさは2～3 mmの小さいものから,つながって手掌大以上に達するものまでさまざまである。形は,虫刺され様の類円形のものが多いが,環状,多環状,半月状,地図状など多彩で,原則として膨疹が出現してから24時間以内にいったん消失する。まれに,血圧低下,呼吸困難などのアナフィラキシー症状を伴う場合もある[2]。1カ月以上にわたって膨疹の出没を繰り返す場合を慢性蕁麻疹,1カ月以内でおさまるものを急性蕁麻疹とよんで区別している。

【小児の蕁麻疹】 小児の蕁麻疹は急性蕁麻疹が多く,そのなかでも感染症に伴う蕁麻疹が多い[3]。感染症のなかでもとくに溶連菌感染が関係する報告が多いようである。感染症に次いで多いのが食事アレルギーによって誘発される蕁麻疹で,卵白,牛乳,大豆などさまざまな食品や添加物などが原因となる。食後30分前後で,口囲,眼囲など顔を中心に膨疹が出て,しだい

に全身に広がっていく場合が多い。ゼラチンアレルギーがある患児では予防接種の際にも蕁麻疹が誘発される可能性があり注意が必要である。卵アレルギーでは塩化リゾチームによって，牛乳アレルギーではタンニン酸アルブミンなどの牛乳成分を含む薬剤によって，蕁麻疹やアナフィラキシーが誘発されることもある。また，小児では食事依存性運動誘発性アナフィラキシーについて注意が必要で，特定の食物を食べた直後に，運動した場合にのみ誘発されるものである。そのほかに薬剤により誘発される蕁麻疹には，セファクロル，セファチアムなどの抗生物質や非ステロイド系消炎鎮痛薬（NSAIDs）によるものが多いとされる[2]。

【コリン性蕁麻疹】 コリン性蕁麻疹は運動後や入浴時などの発汗時にみられる小型の膨疹を特徴とし，小児から青年期に多くみられる。皮疹は，粟粒大〜米粒大の点状の膨疹を特徴とし，かゆみよりもむしろピリピリとした軽い痛みがあることが多い。

【寒冷蕁麻疹】 寒冷刺激を受けた部位に限局してみられる寒冷接触蕁麻疹と，寒冷刺激により全身に膨疹がみられる全身性寒冷蕁麻疹がある。症状はコリン性蕁麻疹によく似ていて，細かい膨疹が多発する。

【治療】 感染症，食物，薬剤など原因が明らかな場合は，まずその原因を避けることが重要である。原因不明の場合は抗ヒスタミン薬，抗アレルギー薬を内服するのが基本である。人によって強い眠気の副作用があるので注意が必要である。非常に広範囲の蕁麻疹で，顔，とくに眼囲や口囲が赤く腫れ，粘膜症状が疑われる場合は呼吸困難をきたす恐れがあるため，ステロイドを内服することもある。しかし，原則として通常の蕁麻疹ではステロイド内服は行わない。溶連菌などの細菌感染による場合は抗生物質投与が必要である。外用薬は，通常あまり有効ではないが，抗ヒスタミン外用薬などを塗布し，一時的にかゆみを軽減させることもある。かゆみに対しては患部を冷湿布や氷などで冷やすのも効果的である。原因のわからない慢性蕁麻疹に対しては，規則正しい生活，十分な睡眠，食品添加物の少ない栄養バランスのよい食事，過労やストレスを避ける，過度の日光照射を避けるなどの生活指導が必要である。

〈関連語〉 アレルギー性疾患，食物アレルギー

[馬場直子]

●文献 1）亀好良一，他：膨疹とその形成機序．玉置邦彦・他・編，最新皮膚科学大系 3，中山書店，2002, pp.186-195． 2）堀川達弥：じんま疹．小児科診療，66（増刊）：32-37, 2003． 3）Mortureux, P., et al.：Acute urticaria in infancy and early childhood. Arch. Dermatol., 134：319-323, 1998.

心理的離乳

【定義・概念】 一般に青年前期にみられる発達現象で，内面的な独立の要求・社会的承認の要求が強くなって，親や家族への心理的依存を断ち切り，心理社会的に自主独立をめざす過程をいう。精神的離乳と訳すこともある。乳児期から幼児期への大きな変化のひとつに離乳があるが，これは子どもにとって母親との身体的つながりを断つことを意味する。母親が断乳を決行することは子どもにとって危機であり，不安や欲求不満をもたらすが，一方で，あまりに長期にわたる母乳への依存は子どもの心理的発達を妨げる可能性がある。同様に，学童期から思春期・青年期になるに従い，青年は自らの内的欲求に従って独立しようとする一方，まだ心理的には未熟であるため，親離れは青年の不安をかき立て，情緒的混乱を引き起こす。このように乳児期の離乳（身体的親離れ）と類似の現象が青年期の心理的側面にみられることから，アメリカの心理学者 Hollingworth, L.S. はこの現象を心理的離乳（psychological weaning）とよび，青年の親・家族からの自立を示す語として用いた。

【発達的意義】 身体生理的成熟とともに，心理的離乳が行われることによって，子どもから大人へと移行する。青年期の心理的離乳は人間にとって発達上のひとつの大きな危機であり，この危機を乗り越えないまま青年が親に対して依存し続けると，大人として一人前になることが難しくなる。

【行動の特徴】 心理的離乳は，第二次性徴に代表される子どもから大人への変化の経験，および精神世界の飛躍的な拡大による自我の高揚に伴って進行する。著しい身体発達と自我の発達により，青年は学童期までの親に依存する状態から脱却して，心理的に独立し，もはや子どもではないという態度や行動をとろうとするよう

になる。自主的な判断や行動および社会的比較欲求が増大して、親や家族のあり方を批判したり、それまでの親の接し方がわずらわしく感じられるようになったり、親の意見や指示に従わず屁理屈をいったり、強がりや反抗をみせたりして、親の支配・干渉を極度に嫌うようになる。また、親や大人からは、子どもとして扱われたり、時には大人としての態度や行動をとることが期待されるといった、子どもでも大人でもない境界人としての扱われ方に対する不満も強まる。しかし、自立願望を強める一方で、青年はこれまで通り親に依存し守られていたい気持ちを捨てきれないため、依存と独立の葛藤に悩んだり、自己主張としての反抗現象を示す。この青年と親双方における両価的な（アンビバレント）感情によって、青年と両親との関係はきわめて不安定で、複雑な様相を呈することになる。それによって、青年は情緒的および社会的孤独感を感じやすくなり、対人的な関心は友達・仲間関係へと向かう。しかし、心理的離乳は強い分離不安を伴うため、甘えの雰囲気が強い家庭では、青年中期に入ってもなお十分に達成できない青年が多く、これが神経症や非行の原因となっている。さらに今日のような高度に産業化・情報化した時代や社会においては、身体生理的に成熟した後にも、長期の心理社会的な成熟準備期間（教育期間）を必要とする者が増えていることが指摘されている。また、従来、心理的離乳は青年前期の反抗的な口答え、沈黙、拒否として表現される面だけが強調されたが、観察資料から、青年中期には心理的離乳が進むほど、しだいに両親に対する接近、親和感、同情が増し、1対1の人格的関係として親子関係が修復されることが確認され、これを青年前期の第一次心理的離乳に対し、第二次心理的離乳とよぶ。さらに両親のイデオロギー、職業、結婚、生活態度などを含む価値観を批判し克服してゆく第三次心理的離乳の現象も、青年後期にしばしばみられる[1]。心理的離乳は独立の過程であるが、その際、子どもはそれまでに家族との間で形成され、適用されてきた習慣を変え、家族との関係のあり方を修正する。それは同時に親の側の子どもへの対応のあり方の修正を迫るものでもある。　　　　　　　　　　　［二宮啓子］

●文献　1）西平直喜：心理的離乳．岡本夏木・編，発達心理学事典，ミネルヴァ書房，1995, p.362.　2）小澤理恵子：心理的離乳．久世敏雄・監，青年心理学事典，福村出版，2000, p.171.

す

水 腎 症

【定義】　水腎症（hydronephrosis）とは、腎臓で産生された尿が腎盂腎杯に溜まって拡張した状態をいう。腎盂腎杯だけでなく、尿管まで拡張している場合は水腎水尿管症または巨大尿管症とよぶ。腎臓で産生された尿は腎杯、腎盂から尿管、膀胱へと移送されるが、この経路のどこかに狭窄があるとその上流が拡張して水腎症になる。

【原因】　水腎症の原因の70〜80％は腎盂尿管移行部狭窄である。次は尿管膀胱移行部狭窄でこの場合は水腎水尿管となる。また、拡張した尿管下端が瘤状に膀胱内に突出する尿管瘤もある。胎児超音波検査で診断された水腎症の約15〜20％に膀胱尿管逆流症が発見される。

【診断】　近年は胎児期に行われる超音波検査で妊娠30週前後に発見される水腎症が増加している。また新生児期や乳児期健診で超音波検査を行う病院も増えており、胎児期、新生児期に発見される症例が半分以上である。多くの患児は無症状だが、水腎症が高度な場合は尿路感染症、腹痛、血尿などの症状を伴うこともある。年長児では腹痛を主訴として発見されることが多く、水腎症の有無、程度、尿管瘤の初期診断は超音波検査で行われる。拡張の程度（Grade）は4段階に分類される〔SFU（The Society for Fetal Urology）分類〕。ただし拡張の程度と腎機能は必ずしも一致しないため、腎機能の評価には核医学検査（シンチグラム）が用いられる。^{99m}Tc-MAG 3を用いて検査中に利尿剤を投与するラシックス負荷レノグラムでは、左右の腎機能の評価が行えるとともに狭窄の程度を評価することもできる。胎児期に発見された水腎症では膀胱尿管逆流症が原因となる場合があるため、排尿時膀胱尿道造影（voiding cysturethrography；VCUG）を行う必要がある。静脈性腎盂造影（intravenous pyelography；IVP）

は年長児にまれに行うことはあるが，乳幼児では腹部のガスが多く診断には有用とはいえない。また放射線被曝や造影剤を使用する観点から乳幼児ではルーチンには行っていない。MRIは尿路全体の形態を描出するには優れているが，乳幼児に行う場合は鎮静が必要となる。逆行性腎盂造影(retrograde pyelography；RP)は狭窄部位の特定に優れているため，手術時に確認のため全身麻酔下で行われる。

【治療方針】 症状がなく腎機能が良好な場合は経過観察を行う。経過観察中に水腎症が改善することは少なくない。Grade 1〜2 の軽度水腎症では腎機能が低下していることはなく，経過観察中に腎盂拡張の悪化がなければ腎機能評価は行わず，超音波検査のみでフォローする。Grade 4 の高度水腎症では腎機能評価を行い，経過中に悪化すれば手術，良好であれば経過観察を行う。Grade 3 については，基本的には経過観察だが，腎機能が悪化する症例もあるため，注意が必要である。手術適応を決める際にもっとも重視されるのは腎機能である。

【手術方法】 腎盂尿管移行部狭窄症に対しては狭窄部を切除し，正常な腎盂と尿管を吻合する腎盂形成術が行われる。この際に狭窄部が術前に同定できていない場合は確認のため全身麻酔下に逆行性腎盂造影を行う。術後は尿漏れを防ぐためにドレナージに配慮する。一般的には腎盂から膀胱に尿管ステントを留置し，4〜6週間後に内視鏡下に抜去する。腎瘻を留置する方法もあるが，この場合は術後約 7〜14 日で腎瘻造影を行い通過を確認してから退院となる。水腎水尿管症では狭窄部は尿管膀胱移行部にあるため，尿管膀胱新吻合術を行う。尿管径が 15 mm 以上ある場合は尿管を細く形成してから新吻合術を行う。尿管瘤では単一腎尿管であれば，内視鏡的瘤切開を行う。重複腎盂尿管の場合は拡張部分の腎機能に応じて半腎尿管摘除を行うこともある。

【術後経過】 通常は再狭窄や尿路感染などの合併症は少ない。術後腎機能が回復する症例は少ないが，手術が良好に行われれば，腎機能が悪化する症例も少ない。しかし，フォローアップは思春期以降まで行う必要がある。

[鈴木万里・山崎雄一郎]

●文献 1) 寺島和光：水腎症(腎盂尿管移行部閉塞)．小児泌尿器科ハンドブック，南山堂，2005，pp. 34-47． 2) Fung, L.C.T., et al.：Anomalies of the renal collecting system；ureteropelvic junction obstruction(pyelocalyectasis) and infundibular stenosis. Belman, A.B., et al., ed. Clinical pediatric urology, Martin Dunitz, 2002, pp.559-631.

垂直感染

【定義】 垂直感染(vertical transmission)とは，母子感染ともいい，ウイルスや細菌などが母から子へ経胎盤，羊水(上行)，産道，母乳という経路で侵入し感染をすることをいう。垂直感染を起こす病原体には次のものがある。①ウイルス：風疹(rubella virus；RV)，水痘—帯状疱疹(varicella-zoster virus；VZV)，B型肝炎(hepatitis B virus；HBV)，C型肝炎(hepatitis C virus；HCV)，ヒトパルボ B 19(human parvovirus B 19；HPV-B 19)，成人 T 細胞白血病(human T-cell leukemia virus type I；HTLV-I)，ヒト免疫不全(human immunodeficiency virus；HIV)，単純ヘルペス(herpes simplex virus；HSV)，サイトメガロ(cytomegalovirus；CMV)など。②細菌：B 群溶血性連鎖球菌(Beta-hemolytic streptococci, Group B；GBS)，黄色ブドウ球菌，カンピロバクターフィタス，結核菌，リステリア，大腸菌など。③クラミジア：クラミジア・トラコマティスなど。④カンジダ：カンジダ真菌など。⑤スピロヘータ：梅毒トレポネーマなど。⑥原虫：トキソプラズマ，マラリアなど。

【垂直感染の経路】 垂直感染は経路別に，経胎盤感染，羊水(上行)感染，産道感染，経母乳感染の4つに分類される。①経胎盤感染：母体中の細菌やウイルスが子宮動脈を経て絨毛間腔に到達し，その後，胎児循環に侵入し胎児に感染する場合をいう。主な病原体はウイルスが多く，そのほか梅毒トレポネーマ，トキソプラズマなどがある。たとえばトキソプラズマは母体の口から侵入し，母体血中から胎盤を経由して胎児に感染する。園芸をしたり，生肉を食べたり，ネコの世話などで感染しやすい。感染を防ぐためにはネコの糞便の世話や園芸のあとに手洗いをすることが大切であり，火の通っていない肉は食べないようにするなど注意が必要である。②羊水(上行)感染：腟内・子宮頸管のウイ

ルスや細菌が羊膜腔内に侵入することで胎児に感染する場合をいう。主な病原菌はGBS、大腸菌、黄色ブドウ球菌、表在性ブドウ球菌である。破水をすると早産につながりやすくなるのは、羊水感染から絨毛膜羊膜炎を起こし陣痛発来するからである。③産道感染：出産時に産道を通過することによって胎児に感染する場合をいう。病原菌の多くは羊水感染とほぼ同様のウイルス・細菌であり、GBSや黄色ブドウ球菌、大腸菌、カンジダ、クラミジアである。たとえば、カンジダ腟炎のある妊婦では分娩時に産道を通過することで胎児の口腔内に感染する。鵞口瘡になるのはそのためであり、そのまま糞便中に出て陰部で増殖すると乳児寄生菌性紅斑になる。クラミジアも同様で、胎児の結膜や鼻咽頭に感染し、鼻涙管を通じて、もしくは直接気道に拡大し、封入体結膜炎、鼻咽頭炎、無熱性遷延性肺炎などを発症する。HIVではキャリア妊婦の産道を通過するときの血液、頸管粘液、腟分泌物により感染する。そのため有効な感染防止策として選択的帝王切開を行っている。④経母乳感染：感染陽性の母乳を飲むことで児に感染する場合をいう。母乳感染を起こす病原体はHTLV-I、HIV、CMVである。HTLV-Iの感染防止のためには人工栄養は有効である。しかし母乳のメリットを考え、母乳の与え方を工夫することで授乳をするという選択もある。たとえば母乳を冷凍したり、短期授乳（3～6カ月）にするなどであるが、きちんとインフォームドコンセントされたうえでどのような方法を選択するか決められるように支援する必要がある。HBV、HCVは母乳による感染の起こる可能性が低いと考えられており、キャリアの褥婦の母乳哺育を中止する必要はない。ただし乳頭亀裂などからの出血には注意する必要がある。

【垂直感染が問題になる理由】　①流産・死産する：CMV、麻疹、HPV-B19など。たとえばHPV-B19は、胎児の赤芽球を壊し重症貧血になるため胎児水腫・胎児死亡となる。②先天異常を起こす：RV、VZV、トキソプラズマなど。たとえばRVは、胎児の心臓・内耳・目で増殖するため心疾患、聴力障害、眼病変などの先天異常を起こす。これを先天性風疹症候群という。③重症感染症を起こす：CMV、HSV、VZV、クラミジアなど。④児がキャリアになる：HBV、HCV、HTLV-I、HIVなど。

〈関連語〉　水痘、帝王切開、冷凍母乳、先天異常と先天奇形、トーチ（TORCH）症候群、先天性風疹症候群　　　　　　　　　　[長山恭子]

●文献　1）平山宗宏：周産期感染症の特殊性．周産期医学，29（増刊号）：1-4，1999．2）矢野邦夫：ペット．INFECTION CONTROL，14(9)：81，2005．3）内薗耕二，他・編：看護学大辞典，第4版，メヂカルフレンド社，1994，p.1910．4）森内浩幸：経母乳ウイルス感染；CMV，HIVそしてHTLV．周産期医学，32(7)：945-948，2002．

水　痘

【病原体と疫学】　水痘は、水痘・帯状疱疹ウイルス（varicella-zoster virus；VSV）の初感染によって発症する疾病で潜伏期は約14日間、とくに流行する季節はなく通年性にみられるが、夏から秋にかけては比較的少ない。感染経路は主に患者からの飛沫感染、ならびに空気感染であり、患者皮膚の水疱の内容物からの接触感染もある。その伝染力は強く、未罹患の者が感染を受けた場合、不顕性感染となることはほとんどない。家族内感染はほぼ確実に発症し、空調が不十分であれば個室管理で病室を分けていても病棟内に蔓延する危険性がある。後述する帯状疱疹患者の水疱も感染源となる。

【症状】　主な症状は発熱と発疹であるが個人差が大きく、発疹の数が10個未満でほとんど発熱がない症例もあれば、高熱を伴い発疹が300個以上となることもある。発疹は盛り上がりのない直径2～3mm程度の紅斑から始まり、わずかに隆起する丘状紅斑、水疱、痂皮へと変化する。第4病日頃には、紅斑、丘状紅斑、水疱、痂皮のすべての発疹を同時に観察することができる。発疹は外陰部や頭皮も含めて全身の皮膚、粘膜に出現する可能性があり、口腔粘膜に水疱性の粘膜疹がみられることもある。一般的には発熱、かゆみなどに対する対症療法のみで1週間程度で自然治癒する疾患である。発疹がすべて痂皮化して臨床的に水痘が治癒した後も水痘・帯状疱疹ウイルスは脊髄後根神経節に持続的に潜伏感染し、数年から数十年を経て帯状疱疹として再度皮膚に水疱が出現することがある。合併症として、細菌による皮膚の二次感染、肺炎、脳炎、小脳性失調症、肝炎などが知られている。悪性腫瘍や免疫不全状態の患者が水痘

に罹患すると致命的になることがある。

【診断】 第1病日では発疹が丘状紅斑のみで水痘に特徴的な水疱がまだみられず診断が難しいことがあるが，発疹が水疱，痂皮になれば特別な検査なしで診断可能である。水疱からウイルス抗原を検出する，ウイルス遺伝子をPCR (polymerase chain reaction，ポリメラーゼ連鎖反応)法で検出する，あるいは病初期と回復期のペア血清でウイルス抗体の有意な上昇を確認すれば確実に診断できる。水痘の既往の有無を知るだけの目的であれば，特別な器具を必要とせず24〜48時間で結果が得られる水痘抗原皮内反応が安価であり有用である。

【治療と予防】 アスピリンはライ症候群を合併する危険性が指摘されているので解熱剤としては使えない。経験的にカチリ(フェノール・亜鉛華リニメント)が外用薬として使われることがあるが効果は一定しない。全身状態が良好であれば入浴も可能である。アシクロビルを内服すると罹病期間が短縮し，発疹の数が少なくなることが知られている。基礎疾患があって免疫不全状態にある場合はアシクロビルの経静脈投与で治療を行う。予防接種は満1歳から接種が可能な生ワクチンで，日本では任意接種として実施されている。接種歴のある小児が水痘に罹患する場合もあるが，その際の症状は軽い。水痘患者と接触した後72時間以内にワクチンを接種すれば水痘の発症を予防あるいは軽症化することも可能である。予防接種以外の予防方法としては，水痘患者への接触後8〜9日目から5日間アシクロビルを内服することによって発病を阻止できる場合がある。すべての発疹が痂皮化するまでは感染力があるので，感染源対策として，登校，登園は停止となる。水痘罹患後4週間程度は免疫力が低下しているので，いずれの予防接種も避けることが望ましい。

〈関連語〉 発疹，肺炎，急性脳炎，ワクチン／予防接種　　　　　　　　　　[崎山弘]

●文献　1) 髙山直秀：水痘・帯状疱疹ウイルス．日本小児感染症学会・編，日常診療に役立つ小児感染症マニュアル2003-2004，東京医学社，2003，pp.177-188．2) 浅野喜造：水痘．日本医師会雑誌臨時増刊，132(12)：236-239，2004．

水頭症

【定義】 水頭症とは，特定の疾患を意味するものではなく，絶対的あるいは相対的に過剰に貯留した髄液(髄液循環障害)により生ずる脳障害を総括した病態として定義できる。

【分類・病態・症状】 水頭症の分類は，分類のカテゴリーによって多彩になされる。発生の年齢・時期に対応して，その合併原因・病態ともに，先天性・後天性に分け，それぞれ細分して基本分類とするのが一般的である。そして各水頭症の病態生理学的側面から，たとえば髄液循環動態の変化からは交通性，非交通性，あるいは頭蓋内圧動態から高圧性，正常圧性などの分類がなされる。①髄液循環動態の変化からみた分類：髄液循環動態の変化からみた分類では古典的にその交通性を表現し分類するが，Dandy, W.E.による交通性水頭症の定義では，脳室内に注入した色素が腰椎クモ膜下腔より確認できる水頭症病態を意味し，髄液主循環路のいずれに閉塞があってもすべて閉塞性水頭症と分類したRussell, A.の定義と異なる。またここには，髄液循環路の隔離(ときに短絡術後の変化としても生じうる)の病態もさまざまなタイプに分類される。②頭蓋内圧動態の変化からみた分類：頭蓋内圧動態の変化からみた分類では，高圧，正常圧水頭症の分類がなされてきた。ここで問題となるのは正常圧水頭症の概念である。水頭症の病態は経時的に変化する。急性期にはきわめて高圧かつ進行性であったものが，しだいに頭蓋内圧を減じ，次には間欠的に高圧を示すようになり，ついには，その間欠的圧波を生じなくなるstageに至るものである。正常圧水頭症とは，頭蓋内圧動態は正常域にあって緩徐に進行している病態で，短絡術によって症状に可能性がある時期の水頭症を意味する。成人の場合，水頭症の一症候としての認知症は必ずしも正常圧水頭症でみられるものでなく，高圧性の時期にあっても少なくない。したがって，症候学的分類用語としては，水頭症性認知症(Hydrocephalic dementia；HD)とよび，圧動態の正常な正常圧水頭症(True NPH)と分類上に区別すべきである。名称としてはすべてを混同して"正常圧水頭症"とよぶべきでなく，たとえばまず，個々の原因によって水頭症をその基本分類から分類し(クモ膜下出血後水頭症，外傷性水頭

表52 髄液循環動態(CSF Hydrodynamic Change)に基づく水頭症の病態生理学的分類(大井)

1 脳室系→脊椎管内クモ膜下腔の交通性(ventricular system → intraspinal subarachnoid space) ■交通性・非交通性水頭症(communicating・non-communicating hydrocephalus)[Dandy]
2 頭蓋内髄液循環路の開存(patency of major CSF pathway) ■非閉塞性・閉塞性水頭症(non-obstructive・obstructive hydrocephalus)[Russell]
3 脳室外の髄液貯留(extraventricular CSF accumulation)[Oi] ■外水症:クモ膜下腔の髄液異常貯留(external hydrocephalus:overaccumulation of CSF in subarachnoid space) ■硬膜下水腫:髄液主循環路の局所的崩壊現象(subdural effusion:regional destruction of major CSF pathway) ■クモ膜嚢胞:限局性水頭症(arachnoid cyst:localized hydrocephalus) ■全神経管拡大:水髄症性水頭症(holoneural canal dilatation:hydromyelic hydrocephalus)
4 髄液循環路の隔離(isolated compartment of major CSF pathway)[Oi] ■隔離性一側性水頭症(isolated unilateral hydrocephalus) ■隔離性第四脳室(isolated fourth ventricle) ■隔離性菱形脳型脳室(isolated rhombencephalic ventricle) ■隔離性脊髄中心管拡大(isolated central canal dilatation)

症, あるいは場合によっては特発性水頭症), その次にはその stage を明記すべきである。

【治療】①シャント手術:水頭症の治療効果に影響する因子としての短絡システムの圧設定に関して, この頭蓋内圧動態の経時的変化を考慮する必要がある。高・中・低圧シャントシステムの選択が, 画一的に行われるのではなく, 急性期の高圧域の水頭症から慢性期の低圧化への時期に至る変化を捉えて治療側の選択として, 対応しなければならない。②神経内視鏡手術:非交通性水頭症においては第三脳室開放術 (third ventriculostomy), 透明中隔穿破術(septostomy)などが適応となる。交通性水頭症では, 短絡術よりむしろ第一選択として第三脳室開放術の適応を検討する。脳室内髄液循環のさまざまな部位でのブロックにより, 髄液貯留はさまざまな形態で現れる。表52にその分類を示したが, 神経内視鏡手術により治療可能な病態は非交通性水頭症に限られる。

〈同義語〉 髄液循環障害　　　　　　[大井静雄]

水分代謝異常

人体は水分出納のバランスがとれて生命活動が維持されている。水分と電解質は密接な関係にありそれらのバランスが崩れるとさまざまな問題が生じてくる。生体の水分量は, 成人では体重当り40～50%であるのに対して小児では60～80%であり, 年齢が小さいほど水分量が多い。体内の水分は細胞内液と細胞外液に分けられるが, 乳児期は細胞外液量が多い。細胞外液のうち, 1/4は血漿であり, 残りは間質液である。血漿および間質液の主な陽イオンは Na^+, 陰イオンは Cl^- である。細胞外液の Na^+ 濃度は約 $140\,mEq/l$, K^+は $3.5\sim5\,mEq/l$ である。細胞内液の主な陽イオンは K^+ と Mg^{++} であり, 陰イオンは有機 P^- と無機 P^- である。細胞内液と細胞外液間の細胞膜は水分は容易に通すがイオンの交通は非常に少ない。通常, 細胞内液と細胞外液の浸透圧は等しく, 維持されており, 体液の浸透圧の調整には視床下部の視索上核にある浸透圧受容器が関係し, 浸透圧が上昇すると抗利尿ホルモンが放出され腎尿細管での水の透過性を高める。腎髄質の血流量は減少し Na^+ 含量が増加して浸透圧が上昇し集合管から水を引き抜き, 尿を濃縮させ細胞外液量を増やして浸透圧を調整する。水分が過剰となり浸透圧が低下すると, 抗利尿ホルモンの分泌が阻害され, 尿細管での水の透過性が低下し, 遠位尿細管で Na^+ が再吸収されて希釈された尿が多量に排泄される。細胞外液量は Na^+ の摂取量とも関係しており, 摂取量が少なくなったり, 出血や嘔吐, 下痢の場合は, 血漿, 間質液ともに減少して血圧低下が起こる。血圧が低下すると腎動脈系の傍糸球体装置のレニン放出細胞が感知してレニンが放出される。最終的にアンギオテンシンIIが産生され, これが副腎皮質に作用してアルドステロンを分泌させる。アルドステロンは腎尿細管での Na^+ 再吸収を促進する。このように細胞外液量の調整は腎からの Na^+ 排泄を調整す

ることによって行われている。体液の恒常性を保つためのもうひとつの調節系には，主に肺と腎で調節されている水素イオン代謝がある。細胞内液の水素イオン濃度(pH)を維持するためには細胞外液のpHが正常に保たれていなくてはならず，酸と塩基のバランスをとることが必要であり，重炭酸塩(HCO_3^-)と炭酸系(H_2CO_3)の緩衝系が働いている。血液のpHは正常では7.35〜7.45であるが，酸性側に傾くことをアシドーシス，アルカリ側に傾く場合をアルカローシスという。これらには呼吸性と代謝性の2つの場合がある。小児が成人に比べ脱水や体液異常を起こしやすいのは，1日の水分摂取量および排泄量が多いこと，感染などにより，嘔吐や下痢などの排泄が多くなり，水分摂取量も減少したりすること，不感蒸泄が多いこと，腎濃縮能が低いこと，乳児では口渇を自分で訴えたり水分を摂取したりできないことなどの理由による。脱水症とは細胞外液が減少した状態で，水とNa^+のどれが減少するかによって等張性，高張性，低張性に分類される。それぞれの状態で輸液の方法が異なる。

〈関連語〉 アシドーシス，アルカローシス，嘔気／嘔吐，不感蒸泄，脱水症　　　[児玉千代子]

●文献　1) 馬場一雄・監：改訂小児生理学．へるす出版, 2002.　2) 永渕弘之：体液・水分電解質．小児看護, 26(9)：1280-1284, 2003.　3) 関根孝司：浮腫．小児看護, 26(9)：1201-1205, 2003.　4) 飛田美穂, 他：看護のための水・電解質．学習研究社, 2001.

水平感染

【定義】 水平感染とは，ヒトからヒトへの直接感染，病原体が患者と接触，汚染された空気・水・汚物・器物などを介して感染することをいう。病院では汚染された医療従事者の手を介した感染や，医療機器の汚染による感染が問題となる。

【感染経路】 空気感染・飛沫感染・接触感染・昆虫媒介感染・一般媒介物感染が含まれる。以下に病院で問題となる主な感染経路についてあげる。①空気感染：咳やくしゃみから出る粒子のうち，微小なものは水分が蒸発して直径5μm以下の粒子(飛沫核)になり，この粒子に付着した病原体を吸い込んで病気になる感染様式。主な病原体は麻疹ウイルス・結核菌・クリプトコッカス。空気感染予防策として個室部屋とし，空調管理(陰圧空調)と換気，部屋に入るときはN95マスクの着用，患者の移動制限，移動が必要なときはサージカルマスクの着用などが必要である。②飛沫感染：病原体を含む直径5μm以上の粒子(飛沫)が，くしゃみや咳，会話などで空気中に広がり，呼吸・吸着などで体内に入ることをいう。粒子は水分を含み重いので，浮遊する距離はおよそ1mくらいである。主な病原体はマイコプラズマ・百日咳・インフルエンザウイルス・ムンプスウイルスなどである。飛沫感染予防策としては，患者の1m以内でケアするときはサージカルマスクの着用，患者は個室または隣の患者と1m以上離す，移動は制限し必要なときはマスクを着用する。③接触感染：感染者や病原微生物に汚染された物品を介して感染することである。皮膚と皮膚(直接的)または手袋・器具・環境(間接的)に微生物と接触した場合をいう。病院や小児保育施設などでは，とても重要な感染様式である。主な病原菌は，メチシリン耐性黄色ブドウ球菌(Methicillin-resistant *Staphylococcus aureus*；MRSA)，腸管出血性大腸菌(O-157)，赤痢菌，ロタウイルス，単純ヘルペスウイルスなどがある。接触感染予防策として，患者の部屋に入るときも患者のケアをするときは手袋を着用し，手袋を脱いだときに手指衛生を行う。患者に接し汚染される場合はガウンを着用する。患者は個室，または病原体の疫学と患者人口を考えて対処する。

【標準予防策(スタンダードプリコーション)】 アメリカ疾病予防管理センター(Centers for Disease Control and Prevention；CDC)が1996年に「病院における隔離予防策のためのCDCガイドライン」を発表した。そこでは，標準予防策について次のように定義している。「すべての患者に対して標準的に講じる疾患非特異的な感染対策である。血液やその他の体液への接触を最低限にすることを目的に，すべての患者の汗を除く①血液，②体液，③粘膜，④損傷した皮膚を，感染の可能性がある対象として対応することで，患者と医療従事者双方における院内感染の危険性を減少させる予防策である」。その内容は，①適切な手洗い，②防御用具の着用,③患者ケアに使用した器材などの取り扱い，④廃棄物の取り扱い，⑤周囲環境対策，⑥血液

媒介病原体対策，⑦適切な患者配置がある。水平感染の予防には，標準予防策をすべての人を対象に実施し，さらに病原体を対象とした経路別感染予防策を実施する必要がある。小児は，衛生行為を自ら実施できないというリスクがあることや，免疫機構の未発達など易感染状態にある。医療従事者は，環境の整備や適切な手洗いなどの標準予防策を実施すること，手洗いなどの衛生教育を患者・家族・面会者などへ説明し共に実践する必要がある。
〈関連語〉 感染経路，感染防止　　　［陸川敏子］
●文献　1）米国小児科学会・編(岡部信彦・日本版監)：R-Book 2003；小児感染症の手引き，日本小児医事出版社，2004, p.225. 2）増田剛太；ナースのための感染症対策マニュアル，ナース専科 Books，メガブレーン，2004. 3）田爪正気，他：感染と微生物の教科書，研成社，2003. 4）Gamer, J.S.(向野賢治・訳)：病院における隔離予防策のための CDC 最新ガイドライン，INFECTION CONTROL 別冊，メディカ出版，1996.

髄膜炎

【定義】 脳と脊髄を包んでいる髄膜は，硬膜，クモ膜ならびに軟膜で構成される3種類の組織の総称である。クモ膜と軟膜の間のクモ膜下腔には脳脊髄液が満たされている。このクモ膜下腔および髄膜に病原体が感染して発症する疾患を髄膜炎という。小児の場合，まれに真菌による髄膜炎などもありうるが，細菌性髄膜炎とウイルス性髄膜炎に大別することができる。

【細菌性髄膜炎】 細菌性髄膜炎は，クモ膜下腔に細菌が侵入することによって始まる。まれに髄液漏がある副鼻腔炎，中耳炎から直接クモ膜下腔に細菌が入り込むことがあるが，通常は血行性にクモ膜下腔に至るので菌血症も合併している。正常の髄液には白血球はほとんど存在しないので，クモ膜下腔内に細菌感染が生じると細菌は急激に増殖する。細菌が直接的に神経組織を損傷することはほとんどない。起因菌の菌体成分や内毒素に対する免疫応答の結果によって生じる炎症反応が主な症状を引き起こしている。そのために，抗菌薬治療を実施して，検査上では無菌化しても症状が進行することがある。病原体は年齢によって頻度が異なり，新生児では B 群連鎖球菌，大腸菌，ブドウ球菌，乳幼児ではインフルエンザ菌 b 型，肺炎球菌，髄膜炎菌，大腸菌，学童では肺炎球菌，髄膜炎菌が多くみられる。潜伏期は菌の種類によって異なる。インフルエンザ菌ならびに肺炎球菌は体外から鼻腔内などの上気道に到達しても，粘膜上に常在菌として存在するか，上気道炎を起こす程度に留まり，菌血症や髄膜炎になることはまれである。菌の曝露を受けてから髄膜炎発症までという意味での潜伏期はこの場合あまり意味をもたない。症状としては痙攣，意識障害などの神経症状に加えて，幼児以降では発熱，嘔吐，頭痛がみられるが，乳幼児では不機嫌，不活発，哺乳力低下，低体温などの非特異的な症状を呈するのみという場合がある。検査所見では，末梢血で白血球増多，白血球の核の左方移動，CRP（C-reactive protein, C 反応性蛋白）高値などの細菌感染にみられる一般的な所見がみられるが，病初期ではその結果が不明瞭である。髄液検査では，髄液圧の亢進，髄液の白濁，好中球優位の細胞数増加，蛋白量の増加，糖量の低下(同時血糖値の 40％未満)を認め，塗抹を染色することによって細菌が直接観察できる。細菌性髄膜炎を疑ったら，血液培養と髄液培養は必ず実施する。培養結果によって起因菌を同定するとともに，薬剤感受性試験を行って適正な抗菌薬治療を実施する。実際には，培養結果を待つことなく，年齢から予想される菌を目的とした強力な抗菌薬治療を診断直後から開始する。最近は耐性菌による細菌性髄膜炎が増加しており，治療に難渋して予後が不良な場合が増加している。そのために死亡例，麻痺，知能障害などの後遺症を残すこともまれではない。発熱に気がついた段階ですでに細菌がクモ膜下腔に感染を起こしていることもありうるので，発熱早期の抗菌薬投与が髄膜炎への移行を予防する保証はない。唯一の予防手段は予防接種である。海外ではすでにインフルエンザ菌 b 型ならびに肺炎球菌についてのワクチンが利用されており，アメリカなどではインフルエンザ菌 b 型による髄膜炎は激減しているが，日本ではまだ認可・発売はされていない。結核菌による髄膜炎も基本的には細菌性髄膜炎と同様の症状であるが，失明，難聴，てんかん，水頭症などの後遺症が多く，予後は不良である。髄液検査で，塩素の値が低いことが特徴である。

【無菌性髄膜炎】 クモ膜下腔に非細菌性病原体，主にウイルス感染を生じた疾患のことであ

る。症状としては，発熱，頭痛，嘔吐がみられるが，痙攣や意識障害などの神経症状は脳炎を合併していない限りほどんどみられない。髄液検査では，リンパ球優位の細胞数の増加を認めるが，蛋白はほぼ正常，糖量は正常である。病原体としては，コクサッキーウイルス，エコーウイルス，エンテロウイルス，ポリオウイルス（これら4種類を総称してエンテロウイルス属という），ムンプスウイルス，日本脳炎ウイルスなどが知られている。エンテロウイルス属と日本脳炎ウイルスによる髄膜炎は夏から秋に流行する。髄液中からウイルスが分離されることは少ないので，便からのウイルス分離を試みる。急性期と回復期のペア血清でウイルス抗体価を測定して，有意な上昇があれば，原因ウイルスと診断できる。いずれも，ウイルスに特異的な治療薬はないので，治療は対症療法のみである。一般的に予後は良好で，後遺症を残すこともまれである。

〈関連語〉　急性脳炎　　　　　　　　　［崎山弘］
　●文献　1）原寿郎，他：細菌性髄膜炎．五十嵐隆・編，小児科学，改訂9版，文光堂，2004，pp.489-491．　2）山崎修道，他：髄膜炎．感染症予防必携，第2版，日本公衆衛生協会，2005，pp.197-210．

睡　眠

【定義】　覚醒していない状態。ほとんど意識のない随意筋の活動しない生理状態。覚醒と対で周期的に繰り返す。Hobson, J.A. は，「脳の，脳による，脳のための睡眠」といい，脳が脳そのものを調節し脳機能を確保していると説明した。睡眠段階は，深さ（軽い・浅い・深い），脳波特徴（周波数・振幅・波の種類），生理的特徴（レム・ノンレム），解剖学的推定レベルなどにより種々に定義される。

【睡眠段階の深さ】　国際基準では，覚醒および睡眠1～5段階の6段階に区別されている。段階1は入眠時のうとうとした浅い睡眠期，段階2は軽い寝息が聞かれる軽睡眠期，段階3はさらに深くなる中等度睡眠期，段階4はもっとも深い睡眠期，そして段階5—レム睡眠である。2歳以上の小児では，原則として成人と同じ睡眠覚醒段階の分類を応用できるが，乳幼児では状態（state）とよばれる概念を用いる。

【睡眠測定法】　1928年に Berger, H. がヒトの頭皮からの連続的な電気活動を記録することに成功し，その信号が脳に由来するものであることを示した。そして脳波の様式によって睡眠を4つの段階に区別した。1951年，Aserinsky, E. は急速な眼球運動を示す睡眠期があることを発見した。現在では急速眼球運動期の睡眠をレム睡眠とよび，4つの段階の徐波睡眠をノンレム睡眠とよんでいる。睡眠時に脳波と同時に眼球運動・筋電図・心電図・呼吸運動・酸素飽和度などを同時に記録する方法ポリグラフ（polysomnography；PSG）が睡眠研究の基本的手法として確立された。また，近年では健康成人の睡眠時・覚醒時の活動量を測定することで睡眠覚醒リズム（sleep wake rhythm；SWR）の分析ができる簡便な方法も採用されるようになった。成人用では携帯活動計が開発され，測定器も軽量化している。しかし，健康人の睡眠を測定する場合は研究者自身が被検者になったり，研究趣旨に賛同する協力者を得る必要があるが，限界がある。とくに健康な小児の測定は，倫理上，非侵襲性であることが重要であり，できれば非接触性であることが求められ，測定方法・機器の開発が行われている。

【睡眠単位】　ノンレム睡眠とレム睡眠を組み合わせた1つのサイクルをいう。

【レム睡眠とノンレム睡眠】　健康人の睡眠時脳波はレム（rapid eye movement；REM）睡眠（急速眼球運動を伴う睡眠）とよばれる逆説睡眠とノンレム（non-REM）睡眠とよばれる徐波睡眠の2種みられ，1晩の睡眠で4～5回の交代がある。レム睡眠では筋緊張が低下し呼吸・脈拍・血圧などの変動が激しくなる。夢をみているのもこのときである。ノンレム睡眠では体温・血圧が低下し呼吸・心拍も遅くなる。免疫機能増加・蛋白同化・成長ホルモンが分泌する。

【睡眠覚醒リズム】　睡眠と覚醒の交互の繰り返しをいう。就床時刻・起床時刻・睡眠時間で表される。夜間睡眠の中途覚醒回数・1回の時間・合計時間で夜間睡眠を評価することができる。成人は24時間に1回の睡眠と1回の覚醒のある単相性の睡眠である。

【サーカディアンリズムとウルトラディアンリズム】　睡眠覚醒リズムは，地球の自転による昼と夜の周期がもとになっている24時間のサーカディアン（概日）リズムで調節されている。成人の1晩の睡眠は，ノンレム睡眠とレム睡眠か

らなる約90〜100分の短い周期であるウルトラディアン（超日）リズムが4〜5回繰り返される。ウルトラディアンリズムはサーカディアンリズムの睡眠周期に一致して出現する。新生児・乳児では40〜60分，2〜5歳では60〜80分で，5〜10歳で成人のレベル90〜100分に到達し，その後は変化しない。

【発達段階ごとの睡眠】　新生児期は3〜4時間で覚醒し，空腹が満たされれば短時間で入眠する。昼夜にほとんど同調しない睡眠覚醒リズムである。新生児期を過ぎる頃から昼間に覚醒していることが多くなり，夜間は続けて睡眠するようになる。4〜6カ月頃には多相性ではあるが，サーカディアンリズムがほぼ完成する。1歳前後から2歳前後の間に昼間の睡眠は1〜2回に減る。3歳頃には子どもによっては昼寝をしなくなるが，子どもによっては5〜6歳頃になっても昼寝を必要とする場合がある。学童期になって下校後に昼寝をとる子どももいるが，就床時刻を早めることで昼寝をしなくてもよくなる。昼寝をとる多相性睡眠は徐々に昼寝を必要としない単相性睡眠に変化し，成人と同じような睡眠覚醒リズムを現すようになる。これは脳の発達に伴う睡眠の発達的変化と考えることができる。

【state（状態）】　state は一定のパターンの生理学的指標，行動からなる状態で，比較的安定して繰り返し出現するものである。2歳以上の小児では原則として成人と同様の分類を応用できるが，2歳までの乳幼児ではstateとよばれる概念を用いる。渡辺一功のstateの定義は次の通りである。①動睡眠（active sleep）：閉眼で，顔面・四肢の小さな動き，時に大きな体動，眼球運動がみられる。オトガイ筋筋電図は減弱ないし消失，呼吸・心拍は不規則である。②静睡眠（quiet sleep）：閉眼で，体動は時に驚愕様運動（startles）や口の律動的運動があるほかはみられない。呼吸・心拍は規則的で，眼球運動はなく，オトガイ筋筋電図は持続的活動を示す。③不定睡眠（indeterminate sleep）：上記のいずれにも当てはまらない状態で移行睡眠（transitional sleep）ともよばれる。④覚醒（wakefulness）：開眼で，眼球運動・体動を伴う動覚醒と，閉眼で体動はないが目に輝きがある静覚醒がある。⑤入眠（drowsiness）：開眼，時々閉眼，目はぼんやりして焦点が定まらない。⑥啼泣（crying）。

【傾眠】　刺激を与えないとすぐ眠ってしまう状態。

【睡眠時無呼吸症候群】　1晩の睡眠中に10秒以上の無呼吸が30回以上起こる疾患。閉塞型はアデノイド肥大による咽頭の狭窄などがある。ほかに中枢型無呼吸がある。

〈関連語〉　睡眠儀式，睡眠習慣，睡眠障害

[上野美代子]

●文献　1) Hobson, J.A.（井上昌次郎，他・訳）：眠りと夢（SAライブラリー7），東京化学同人，1991．2) 神山潤：睡眠の生理と臨床，診断と治療社，2003．3) 渡辺一功：小児の睡眠．日本睡眠学会・編，睡眠学ハンドブック，朝倉書店，1994，pp.23-28．4) ステッドマン医学大辞典編集委員会・編：ステッドマン医学大辞典，第4版，メジカルビュー社，1997．

睡眠儀式

【定義】　小児の入眠時に決まって行う絵本の読み聞かせや寝物語などを睡眠儀式ということがある。枕を整えたり布団の襟元を軽く抑えて睡眠前の挨拶をすることも，習慣化されてそれを行わないと入眠が妨げられる場合には睡眠儀式という。小児が入眠時に小児自身の指やタオルをしゃぶったり，タオルケット・毛布・ぬいぐるみなどを抱くことなど習慣となっている行動，睡眠習癖といわれるものが含まれる。睡眠習癖が，親が予想している子どもの状態と異なっていて，育児に戸惑いを感じる場合などは，子どもの受診時に治したいこととして訴えるため病気として扱われることもある。睡眠儀式は，入眠時の心身の安らぎを与え安心して入眠できるのであれば，深い眠りに導く効果がある。

〈関連語〉　睡眠，睡眠習慣，睡眠障害

[上野美代子]

●文献　1) 神山潤：睡眠の生理と臨床, 診断と治療社, 2003．

睡眠習慣

【定義】　睡眠に関する生活習慣。"あまり特別な場合は考えずに，ここ1カ月ぐらいの普通の生活について考えてください"と注意書きを添えて調査する。主要なデータは，夜間主睡眠の就床時刻・起床時刻・睡眠時間である。詳しくは

入眠潜時・夜間覚醒（中途覚醒）・覚醒後から起床までの時間，日中の眠気・居眠り・昼寝など，睡眠に関する生活習慣をデータとする。
【睡眠習慣調査】　睡眠習慣の調査は，研究者によって調査項目・方法が異なる。統一的に全国調査したのは堀忠雄ら（1998）が最初である。健康人を幼児から老人に至るまで幅広く対象にして睡眠習慣の実態を統一的にとりまとめ，その発達的変化を相互に比較可能にした。
【睡眠習慣調査票】　堀らが作成し，統一使用を提唱する睡眠習慣調査票は，発達段階別に8通りある。①幼児（幼稚園・保育園）～小学校低学年（1～3年生）用，②小学校高学年（4～6年生）用，③中学生用，④高校・大学生用，⑤成人用，②③④は第1部と第2部に分かれており，第1部は睡眠習慣調査票，第2部は朝型—夜型調査票となっている。
〈関連語〉　睡眠，睡眠障害，睡眠儀式

〔上野美代子〕

●文献　1）堀忠雄：睡眠習慣の実態調査と睡眠問題の発達的検討．平成7～9年度文部省科学研究費補助金［基盤研究（A）］研究成果報告書，1998．

睡眠障害

【睡眠とは】　子どもの養育にとって質のよい睡眠の確保は重要な課題である。乳児期，幼児期，学童期によって，それぞれの発達段階に応じた睡眠リズムが確立されていく。しかし，生活時間の夜型化や過密スケジュールによる多忙さから，夜間の睡眠時間の確保が困難となり，睡眠時間が短縮化されている。このことは，子どもの成長や生活に大きく影響を及ぼすものであり，サーカディアンリズム（circadian rhythm：概日リズム）の形成を妨げる結果にもなりえると懸念されている。また，睡眠は覚醒時と同様な急速眼球運動（rapid eye movement；REM）がみられるレム睡眠（身体は眠っているが脳波上は覚醒している状態）と，レムがみられないノンレム睡眠（身体も脳も眠った状態）とに分けられ，睡眠中はレムとノンレムを交互に繰り返していることが知られている。新生児の頃は睡眠の約半分がレム睡眠であるが，成長に伴い減少していく。さらに睡眠は，主に成人が昼間に覚醒し，夜間に睡眠をとるリズムを単相性睡眠といい，新生児のように昼夜の区別なく睡眠と覚醒を繰り返すリズムを多相性睡眠という。
【発達段階に応じた睡眠の確保】　睡眠の質と量は発達段階によって大きな差異がある。①乳幼児期：新生児期の睡眠は総睡眠時間が長く，昼夜にわたって小刻みに繰り返され，1日の約80％を睡眠が占める。幼児期の睡眠は徐々に昼寝が少なくなり，夜に連続した長い睡眠が確保できるようになる。そのなかでノンレム睡眠が先行しレム睡眠が後続する睡眠の周期が確立するが，この時期には深いノンレム睡眠が多いことが特徴である。幼児期には，睡眠だけでなく活動や食事時間などを習慣づけ，規則正しい生活リズムを整えるような養育が期待される。その際，しつけに厳格な環境が，子どもの習慣づけを困難なものにし，子どものストレスを増強させるために睡眠に関する問題を引き起こすことがある。それらは，極端に入床を拒む，夜間に目覚める，怖い夢をみる，ひとりで眠れない，眠る前に儀式的行動をとるなどで，ほとんどは一過性のものである。②学童期：学童期から成人期にかけて総睡眠時間は減少する傾向を示す。身体的にも精神的にも成長が著しい学童期の睡眠は，子どもの生活環境によって個人差が大きくなる。また，一般に深いノンレム睡眠が多いパターンが継続する。
【睡眠障害】　先にも述べたように，子どもの睡眠に関する問題は一過性のことが多く，ほとんどの場合，子どもへのかかわり方や養育の方法を親に指導することで自然に解決できる。その一方で，十分な睡眠が確保できない状態が続くと，子どものメンタルヘルスになんらかの問題をきたすことも事実で，軽視できないこともある。主に，睡眠障害は精神疾患や身体疾患に由来する睡眠障害や原発性睡眠障害などに分類されるが，ここでは原発性睡眠障害について触れる。この原発性の睡眠障害は，睡眠覚醒リズムの乱れや過眠症などの睡眠異常と，睡眠中に起こる異常な体験，いわゆる睡眠時随伴症とにさらに分類される。子どもの睡眠時の問題行動によくみられるものとして，睡眠時随伴症といわれる以下の3点をあげる。①夢中遊行（いわゆる夢遊病）：主に睡眠の初期に床から起き上がり周囲を歩き回り，翌朝，覚醒したときにはそのことを覚えていない状態のこと，②夜驚（いわゆるねぼけ）：睡眠初期に突然絶叫し，極度の興奮や激しく体を動かす状態のこと。本人に記憶は

残らない，③悪夢：怖い夢のために覚醒してしまう状態。はっきり覚醒するために記憶に残る。近年では生活の多様化に伴い，夜ふかしをする子どもが増加している。夜ふかしは子どもの生活習慣や成長に悪影響を与えるといわれている。
〈関連語〉　睡眠，睡眠習慣，夜驚症
[寺岡征太郎・田上美千佳]
●文献　1）安藤春彦：小児精神科治療ハンドブック，南山堂，1989．　2）前原澄子：母子・小児の健康と看護2（図説　新臨床看護学全書2），同朋舎出版，1996．

頭蓋内圧亢進

【定義】　頭蓋内圧とは頭蓋内の圧力が頭蓋骨方向にかけられる圧力である。頭蓋骨に覆われている内部は，常に脳実質，脳血液量，髄液量がバランスをとっている。しかし，なんらかの原因で頭蓋内の体積が増大したときには脳内圧（通常髄液圧をさし，正常は10～15 mmHg）が上昇し，脳圧亢進症状を呈し，さらに限度を超えたとき脳ヘルニアが生じ，最終的には延髄の障害が起こり死に至る。
【原因】　①脳実質量の増加（脳腫瘍や脳出血によって脳実質が増加するものや脳浮腫など），②脳脊髄液の増加（髄液の生産過剰あるいは髄液の循環閉塞や吸収障害），③脳血流量の増加（脳血流の自己調節機構が障害されたり，$PaCO_2$の増加など）による。
【観察】　乳幼児における脳圧亢進症状の観察は以下の通り。①意識レベル：乳幼児意識障害の観察に準じる（「意識障害」の項参照）。②全身状態：機嫌の悪さ，食欲不振，睡眠リズムの異常が初期に起こる。また少し年長になると頭痛，吐きけ，嘔吐，徐脈，呼吸不整がみられる。さらにバイタルサインの観察は必須である。脳圧亢進時は血圧が上昇し脈拍が少なくなる。③頭部の観察：大泉門は個人差が大きく7カ月～1歳7カ月の間に閉鎖することが多い。新生児では平均の径は2.5 cmである。大泉門の拡大，大泉門の膨隆の程度，頭皮静脈怒張の有無の観察は重要である。また頭囲の拡大は大泉門の拡がり（脳圧亢進）とともに増大することから毎日測定が必要である。④眼球運動：落陽現象は乳幼児水頭症の症状のひとつで，両側眼球が下方に向き，地平線に沈む太陽に似ていることからこうよばれる。これは第3脳室後部の松果体上部が拡大し，四丘板を圧迫するためと考えられている(Shallat, R.F.ら，1973)。⑤四肢運動機能：反射の亢進，筋緊張の低下。⑥重症時には項部硬直や後弓反張などの姿勢異常がみられる。
【治療と看護】　①輸液，水分摂取の制限（通常の60～70％とする）。②使用される薬液は主にグリセオール，ステロイドなどであるが，グリセオールは利尿剤であるため尿量を測定し，摂取された量と尿量のバランスを確かめ，水分摂取は通常の60～70％に調整しながら脱水症状に対する観察をする。③脳室ドレナージ，シャント術などにより圧のコントロールがなされる。結果として症状の安定回復がみられているかどうかを観察する。④脳血流量を減少させるために頭部挙上は20～30°とする。⑤ PaO_2を100 mmHg以上に保つために酸素が使用されるので適切な方法を選択する。
【療養生活上での看護のポイント】　①安全を守る：「体位」は1時間ごと程度に左，中，右と頭の位置を変える。これは脳圧の高まりによる頭骨拡大によって，頭皮が非常に薄くなりすぐにも床ずれが発生するため，頭皮の保護が必要となるからである。その際ドレナージで脳圧のコントロールがなされていることを十分に確認し，指示された脳圧を変化させないよう配慮する。またシャントの場合はその部位を下にしないよう気をつける。「清潔と頭皮の保護」のため，頭皮はオリーブオイルで軽く汚れを落とす。適度の脂肪で頭皮を保護する。そのほか，全身は通常の方法で状態を観察しながら清拭を行う。②発達を促す：乳幼児期の大脳皮質のシナプスは急速に増大しピークとなりそれ以後は緩慢な増加となる。乳児期には刺激に応じて必要な神経細胞・シナプスをつくる。こうしたことから乳児期には脳障害を受けても修復力は大きい。そこで年齢に合わせて，発達に必要なスキンシップや遊びの道具などを用いて適度な刺激をすることが大切である。
〈関連語〉　シャント，頭蓋内出血，泉門，体位変換，尿量測定，脳室ドレナージ，落陽現象
[松村悠子]
●文献　1）大畑淳：頭蓋内圧亢進．小児看護，16(10)：1200-1203，1993．　2）原寿郎：小児の発

達. 森川昭廣, 他・編, 標準小児科学, 第6版, 医学書院, 2006. 3) 後藤稠, 他・編：最新医学大辞典, 医歯薬出版, 1987, p.1464.

頭蓋内出血

【頭蓋内出血とは】 原因としては，外傷性出血と無酸素性出血に分けられ，新生児死亡の主要な死因のひとつである。頭蓋内出血が起こる原因としては，分娩時の物理的外力と低酸素症によるものが考えられる。胎児は産道を通過するときに頭を変形させる。この経過で頭蓋内に出血を起こすことがある。成熟児では，硬膜下血腫，くも膜下出血，脳実質内出血や，仮死による低酸素血症を伴うくも膜下出血の頻度が高いといわれる。低出生体重児や未熟児では，低酸素血症を伴う脳室内出血が多い。出血の状態が軽い場合は，症状もほとんどなく治療も不要である。出血量が多い場合は，哺乳不良，無呼吸，痙攣などの症状が出現し，治療を要する。頭部CTやエコーによって診断が確定する。血腫が大きい場合は血腫除去手術が必要になる。また，未熟児の脳室内出血では，出血後の閉塞性水頭症の予防を目的に腰椎穿刺や脳室ドレナージを頻回に行うことがある。

【看護のポイント】 ①綿密な観察を行う：出生後，早い時期に症状が出現することが多いので，母体歴や出産時の状況を正確に把握し，身体的な観察を十分に行う。とくに頭部の状態，呼吸・血圧の状況，チアノーゼの有無などに注意する。②手術前後の管理を十分に行う：血腫が大きい場合は，血腫の徐去手術が行われる。生後間もない時期の手術であるので，術前後の十分な観察と輸液の管理，抗痙攣剤投与の管理などを綿密に行う。③家族への支援を行う：出産直後に異常が発見されれば，母体への悪影響も懸念されるので産科の看護師とも十分に協力して，母子関係が阻害されないように配慮する。さらに両親への説明と親身な対応を行う。

〈関連語〉　脳室ドレナージ　　　　　　［藤村真弓］

●文献　1）大国真彦, 他・編：ナースの小児科学, 改訂2版, 中外医学社, 1999, p.142. 2) 氏家幸子・監：母子看護学, 廣川書店, 2002, pp.30-31.

スキャモンの臓器別発育曲線

【定義】 スキャモンの図とは，リンパ系，神経系，一般器官，生殖系の4つの器官について，各年齢の成熟の程度を，20歳時の発育を100として，その100分比で示したものである。

【概念】 まず，成長(growth)とは構造的に大きくなることをさしており，発達(発育)(development)とは機能(働き)が成熟して複雑化していくことを意味している。成長や発達は器官，臓器により，また時期により，その速度や量が異なる。しかしながら，これらの成長・発達には一定の原則が認められている。Scammon, R.E.は1930年に，臓器発育曲線として4つの型に分類した(図43)。①一般型：一般型とは，身長，体重，呼吸器，消化器，腎臓，心・大動脈，脾臓，筋肉，骨格，顔面頭蓋などの発育を表す曲線である。緩やかなS字形の曲線であるので，S字曲線またはシグモイド曲線(S字様の意味)ともいわれている。思春期から青年期にかけて急速に身長が増加する様子がよく示されている。②神経系型：脳，脊髄，視覚器官などの神経系がこの型になる。脳は出生時には外形や神経細胞の数も成人とほぼ同じであるが，構造，機能的にはまだ完成していない。外界からの刺激を中枢に伝えて，情報を処理して末梢へ指令を出すという脳の高度な作業が十分ではない。

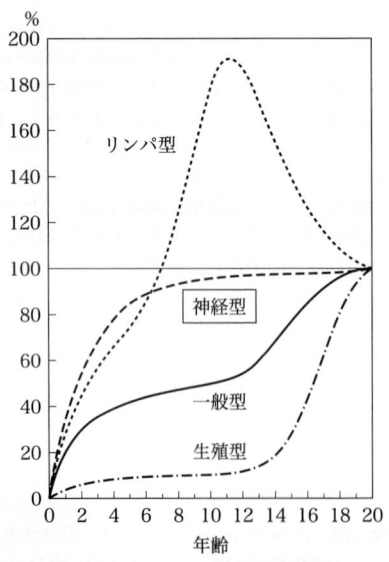

図43　スキャモンの臓器別発育曲線

出生時の脳重量は約400gで，体重に比べてかなりの重さとなっている。神経線維（軸索）に髄鞘が形成されて（髄鞘化），樹状突起や軸索突起が伸びてシナプスが形成されると，脳は大きくなり，機能的にも発達する。③生殖型：精巣，卵巣，精巣上体，子宮，前立腺などの生殖器は思春期以降急激な発育をする。④リンパ型：胸腺，リンパ腺などのリンパ系は10〜12歳前後で最高に達し成人の約2倍となるが，その後低下して20歳頃成人の機能レベルになる。以上の諸臓器の発達パターンから，スポーツ科学では各年代で次のように考えられている。5歳から8歳まで（幼稚園〜小学校2年）の時期はプレゴールデンエイジ（次の，ゴールデンエイジの前）といわれている。新しいものに興味が移り変わる時期であり，鬼ごっこやボールゲームなど遊びの要素を取り入れたいろいろな運動に挑戦させて，脳の活性を高めて（シナプス形成など），考える力や運動する能力をつけさせることが望ましい。9〜12歳頃（小学校3〜6年）の年代では神経系の発達がほぼ完成に近づいていて，脳の可塑性（変化しうる性質）も残っている。また筋肉や骨格が発達していろいろな動作を会得する準備状況（レディネスという）が整ってきている時期であるので，この時期は「ゴールデンエイジ」といわれている。あらゆる動作をきわめて短期間に覚える「即座の習得」が可能な時期であり，少し複雑な動きを伴うテクニックを迅速に吸収して試合で使えるようにする試みも大切である。13歳から15歳（中学校1〜3年）のポストゴールデンエイジは神経系の発達がある程度止まり，身体的な発達が著しくなる時期である。これらの背景から筋力トレーニングや持久力トレーニングを行う意味が出てくる。　［諸岡啓一］

●文献　1) Scammon, R.E.：The measurement of the body in childhood. Harris, J.A., et al., The measurement of man. Univercity of Minnesota Press, 1930.

スクールカウンセラー

【社会的背景】　わが国では戦後，産業の発展により経済，生活，文化の水準が向上した代わりに，環境の変化，人口の過密・過疎の二極化などいろいろな問題が生じた。子どもにとっては，親の子どもの教育への過剰な関与，反対に育児の放棄がみられ，塾，習い事，遊び場の少なさから外での集団遊びが少なくなり，また，少子化のためきょうだい同士の遊びやけんかを通して生まれる社会性も育たず，子どもをめぐる環境は著しく変化した。その結果，少しの刺激で耐えられなくなったり，暴力という形で不満を表す子どもが増えてきたと考えられる。昭和の後期から，学校では不登校，校内暴力，いじめなどの問題が生じ，社会的にも問題となった。従来，児童生徒の反社会的・非社会的行動に対しては，その子どもの担任教員や生徒指導係の教員があたってきたが，「こうしなさい」「こうしてはいけません」というような訓育的な指導が主となることが多く，教科教育を中心とする学校の教員だけでは児童生徒の問題行動などの解決に困難をきたしていた。そこで，これらの問題に対応するため，1995（平成7）年度から，当時の文部省は「スクールカウンセラー活用調査研究委託事業」として学外からカウンセラーの起用を始め，今日に至っている。

【資格および職務】　資格としては，認定臨床心理士など児童生徒の臨床心理に関して高度に専門的知識・経験を有する者で，職務は以下の通りである。①児童生徒へのカウンセリング，②教職員および保護者に対する助言・援助，③児童生徒のカウンセリングなどに関する情報収集・提供，④その他児童生徒のカウンセリングなどに関し各学校において適当と認められるもの。

【課題】　国の補助事業であるスクールカウンセラーの勤務形態は週2回（1回4時間）程度の非常勤であり，いつでも必要なときに相談にのってもらえるわけではない。また，良い意味でも悪い意味でも学外者であることからくる教職員との意思の疎通が十分に行われにくいという面がある。多くの学校では校務分掌として教育相談部あるいはそれに準じた係があり，また，心に問題をもった子どもが保健室に来て養護教諭がかかわることが多くなっている。さらに，文部省（文部科学省）は1999（平成11）年から，スクールカウンセラーのほかに非常勤で心理学の専門家ではない「心の教室相談員」を配置しており，教職員とこれら職種間の連携のとり方がプライバシーの保護と絡んで重要な課題と思われる。　［出井美智子］

●文献　1) 岡堂哲雄，他・編：スクール・カウン

セリング要請と理念，至文堂，1995．

健やか親子21

【歴史的背景】 わが国の母子保健のさまざまな指標は，20世紀中にすでに世界最高水準に到達しているが，乳幼児の事故死など改善の余地がある課題や思春期における健康問題，小児医療・地域母子保健活動など保健医療環境の確保についても対応すべき課題が存在する。このようななか，新エンゼルプランのなかで主要施策として盛り込まれた「母子保健医療体制の整備」を受けて，21世紀の母子保健のビジョンとして，2000(平成12)年2月に関係専門家らからなる「健やか親子21検討会」でその報告書が取りまとめられた。この報告書をふまえ，国民をはじめ地方公共団体，国，専門団体，民間団体などが連携し，21世紀における「健やかな親子像」を目指した国民的な運動が展開されることを期待して計画されたのが，2000年11月に策定された「健やか親子21」であり，母子保健の2010年までの国民運動計画である(図44)。

【健やか親子21の性格】「健やか親子21」は，21世紀の母子保健の主要な取り組みを提示するもので，かつ関係者，関係機関・団体が一体となって推進する国民運動計画である。同時に，安心して子どもを産み・育てるための家庭や地域の環境づくりという少子化対策としての意義と，少子・高齢社会において国民が健康な生活ができる社会の実現をはかるための国民健康づくり運動である「健康日本21」の一翼を担うという意義を有している。

【基本的視点】 ①20世紀中に達成した母子保健の水準を低下させないための努力。②20世紀中に達成しきれなかった課題を早期に克服。③21世紀にさらに深刻化することが予想される

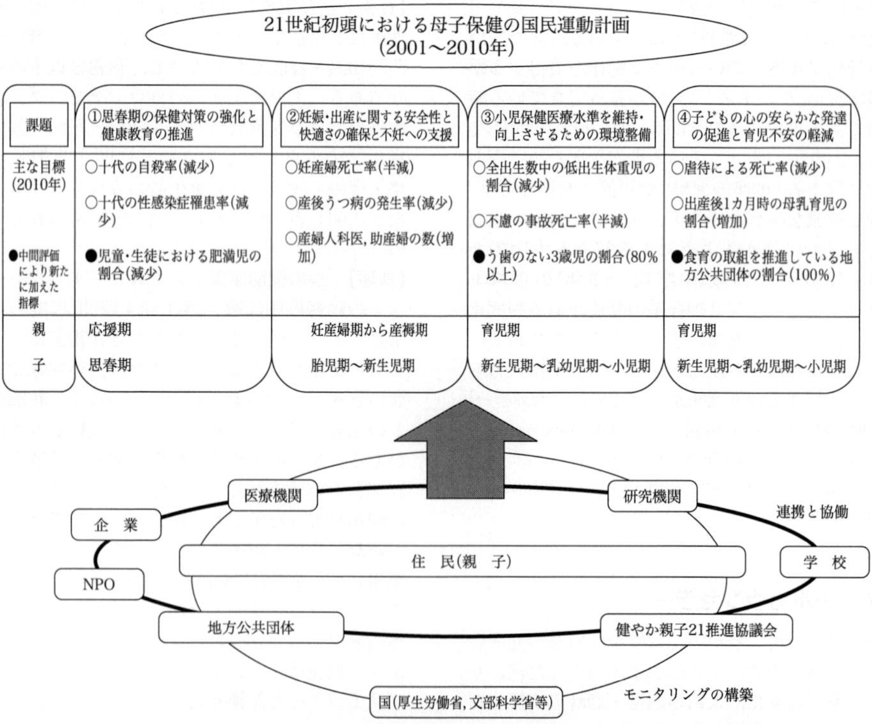

21世紀初頭における母子保健の国民運動計画
(2001～2010年)

課題	①思春期の保健対策の強化と健康教育の推進	②妊娠・出産に関する安全性と快適さの確保と不妊への支援	③小児保健医療水準を維持・向上させるための環境整備	④子どもの心の安らかな発達の促進と育児不安の軽減
主な目標 (2010年) ●中間評価により新たに加えた指標	○十代の自殺率(減少) ○十代の性感染症罹患率(減少) ●児童・生徒における肥満児の割合(減少)	○妊産婦死亡率(半減) ○産後うつ病の発生率(減少) ○産婦人科医，助産婦の数(増加)	○全出生数中の低出生体重児の割合(減少) ○不慮の事故死亡率(半減) ●う歯のない3歳児の割合(80%以上)	○虐待による死亡率(減少) ○出産後1カ月時の母乳育児の割合(増加) ●食育の取組を推進している地方公共団体の割合(100%)
親	応援期	妊産婦期から産褥期	育児期	育児期
子	思春期	胎児期～新生児期	新生児期～乳幼児期～小児期	新生児期～乳幼児期～小児期

連携と協働：企業，医療機関，研究機関，NPO，住民(親子)，地方公共団体，健やか親子21推進協議会，学校，国(厚生労働省，文部科学省等)
モニタリングの構築

図44 「健やか親子21」について
(出典 厚生統計協会・編：国民衛生の動向2006年，厚生の指標，53(9)：90，2006)

新たな課題に対応。④新たな価値尺度や国際的な動向をふまえた斬新な発想や手法により取り組むべき課題を探求。

【4つの主要課題と具体的な取り組み】　①思春期の保健対策の強化と健康教育の推進：a．思春期の健康と性の問題(学校や保健所等の地域における相談体制，同世代から知識を得る仲間教育の推進，学校における取り組みで学外専門家との協力体制の推進など)。b．思春期の心の問題(家庭・学校等の関係機関との相談機能強化，学習や定期的な情報交換の実施，心の問題に対応できる医師や児童精神科医等の助成体制など)。②妊娠・出産に関する安全性と快適さの確保と不妊への支援：a．妊娠・出産の安全性と快適さの確保(産科医療機関の安全性確保，妊娠・出産に関する医療サービスの情報提供の推進，妊婦の心の問題に対応した健診体制や出産形態の採用，地域保健での母子保健情報の提供や育児サークルの助成，妊婦に優しい職場環境の実現)。b．不妊への支援(不妊治療に関する相談や医療提供の体制整備など)。③小児保健医療水準を維持・向上させるための環境整備：a．地域保健〔地方自治体の母子保健水準の確保，乳児健診の質の向上と地域療育機能等の充実，小児の事故防止法の情報提供と学習機会の提供，SIDS(sudden infant death syndrome，乳幼児突然死症候群)予防対策の広報活動拡大など〕。b．小児医療(地域の実情をふまえた病床確保対策の推進，小児科医の確保対策，小児救急医療体制整備，小児の入院環境・長期慢性疾患患児等の在宅医療体制の整備など)。④子どもの心の安らかな発達の促進と育児不安の軽減：a．子どもの心と育児不安対策(地域保健は，育児支援の観点からの体制の見直し，保健所は，ハイリスク集団に対する周産期から退院後に向けてケアシステムの構築を行う。産科は，妊産婦の育児への意識・不安のチェックとそれに基づく地域保健機関・小児科への紹介，親子支援策などをはかる。小児科は，子どもの心の問題に対応できる体制の整備を推進する)。b．児童虐待対策(保健所・市町村センター等は，児童虐待対策を母子保健の主要事業のひとつと位置づけ，積極的な活動を展開，医療機関と地域保健が協力し被虐待児の発見・再発防止・長期のフォローアップの取り組みなどを進める)。

【数値目標の設定】　主要課題の目標はヘルスプロモーションの基本理念に基づき，①保健水準の指標，②住民自らの行動の指標，③行政・関係機関等の取り組みの指標の3段階に分けて策定されている。2010年までに達成すべき61項目の数値目標が設定されている。

〈関連語〉　母子保健行政，母子保健事業

[宮﨑つた子・杉本陽子]

頭　痛

【概念】　国際頭痛学会(International Headache Society；IHS)が発表した国際頭痛分類第2版(The International Classification of Headache Disorders, 2 nd edition；ICHD-II)のなかで，頭痛は「眼窩外耳孔線より上部にある痛み」と定義されている[1]。頭痛には，頭部以外の器官である眼，耳，歯や頸部の筋肉に起因する関連痛も含まれる。

【分類】　ICHD-IIでは，頭痛を大きく3つに分類している。それは，①片頭痛，緊張型頭痛，群発頭痛を含む一次性頭痛，②器質性の頭痛である二次性頭痛および，③頭部神経痛，中枢性・一次性顔面痛およびその他の頭痛である[1]。

【原因】　脳実質には痛覚受容器は存在しないが，皮膚，筋，筋膜，鼻腔粘膜，頭蓋内外の血管，骨膜，末梢神経，硬膜静脈洞，硬膜，脳底部クモ膜，脳神経，頸髄神経などには痛覚受容体が存在する。これらの部位の圧迫，牽引，血管拡張などの機械的刺激，炎症などの化学的刺激が頭痛の原因となる。頭痛の原因を探り，鑑別診断をつけていく際，まずは急性(数分から数時間で進行)，亜急性(数日から数週で進行)，慢性(数カ月から数年にわたり進行)という発現状況を捉える必要がある[2]。さらに，急性の頭痛の場合には発熱を伴うか否か，慢性頭痛の場合には，発作性反復性か持続性のものかを捉えていくのが一般的である。発熱を伴う急性頭痛の原因としては，全身感染症，および中枢神経感染症がある。発熱を伴わない急性頭痛としては，頭蓋内出血・脳血管障害，頭部外傷に伴う出血，急性の水頭症，高血圧，薬物中毒，一酸化炭素中毒などがある。発作性反復性の慢性頭痛には，片頭痛，群発頭痛，頭部の神経痛，てんかん性頭痛がある。持続性の慢性頭痛としては，緊張型頭痛，高血圧性頭痛，眼科・耳鼻科・歯科疾患に伴う頭痛，心因性頭痛や脳腫瘍，脳膿瘍，

脳動静脈奇形，もやもや病，起立性調節障害に伴う頭痛がある。
【アセスメント】　看護師には，子どもおよび家族から，必要な情報を引き出し，原因の探求を明確に素早く行うことが求められる。とくに髄膜炎，緊急対応を必要とする脳炎・脳疱，脳血管障害，頭蓋内出血，脳腫瘍，脳膿瘍，水頭症などが頭痛の原因であることも考えられる。頭蓋内圧亢進症状や進行性の神経症状を示す随伴症状や頭痛の誘発・増強因子を的確に捉えることが重要となる[3]。時に，複数の型の頭痛が存在していることもあるため[4]，痛みの性状や強さ，持続時間などが1日のなかで，また発症からの経過のなかでどのように変化したかなど詳細に把握する必要がある。その際，日記という形で記録してもらうという方法がある。痛みの部位に関しては，頭部全体，両側性，一側性，前頭部，後頭部，項部など限局性かなどがわかるように，看護師は具体的な質問で情報を引き出す必要がある。

【痛みへの対応】　器質性の頭痛の場合には，原因に対する治療が速やかに行われるようにする。痛みへの対処療法としての鎮痛剤による薬物療法は，痛みの原因がどこまで明らかになっているのか，鎮痛剤を用いて生体警告信号としての痛みを緩和することの影響について検討する必要がある。看護師は，光や音などの刺激を除去し，静かな環境を提供したり，痛みが軽減する体位の提案，誘発・増強因子の除去に努める。

〈関連語〉　痛み，片頭痛　　　　　　　［古橋知子］

●文献　1）日本頭痛学会新国際分類普及委員会：国際頭痛分類第2版 日本語版．日頭痛会誌，31(1)：1-188, 2004．2）梶谷喬：頭痛．二瓶健次・編，小児の痛み（NEW MOOK 小児科9），金原出版，1996, pp.94-100．3）宮田章子：頭が痛い．小児内科，35(12)：1981-1985, 2003．4）Winner, P., et al.（寺本純・訳）：頭痛の評価．小児の頭痛，診断と治療社，2002, pp.20-32．5）山中龍宏：頭痛．日医師会誌，129(12)：S 92-S 95, 2003．6）椎原弘章：頭痛．小児看護，23(9)：1184-1189, 2000．7）舘野昭彦，他：小児の頭痛・めまいの診かた．小児科，46(1)：42-54, 2005．

ステロイドパルス療法

【概念】　ステロイドの大量投与による治療法をステロイドパルス療法(steroid pulse therapy)と称する。腎移植術後の急性拒絶反応の治療に用いられ始めたのが1960年代であり，以後40数年間経過した現在も第一選択の治療手段の地位にある。その後，腎移植患者に対してだけでなく，SLE(systemic lupus erythematosus, 全身性エリテマトーデス)などの自己免疫性疾患，急速進行性腎炎，膜性腎症，膜性増殖性腎炎の治療などに広く応用されるようになっている。ステロイドはインターロイキン-1，-2，-6を障害することで非特異的な免疫抑制作用，抗炎症作用を有する。大量投与ではリンパ球の融解をも惹起する。

【方法】　オリジナルなステロイドパルス療法はプレドニゾロン($300 mg/$体表面積 $m^2/$日)あるいはメチルプレドニゾロン($10\sim30 mg/kg/$日)を連続3～6日間行うというものであった。しかし，経験の蓄積から効果と副作用を考慮すると，メチルプレドニゾロンの投与量は1日最高で500 mgがよいであろうということになっている。こうした治療を行っている期間中は患者は病院に入院して，治療効果のみならず直後に起こる可能性のある代謝異常を主とした副作用の出現などについても観察するのが望ましい。ナトリウムの蓄積と体液過剰を最小にするためにパルスのたびごとにフロセミドを1 mg/kg経静脈的に投与するとよい。胃・消化管系の合併症を予防するのに制酸剤を投与する場合もあるが，シクロスポリンなどとの薬剤相互作用に注意する。多量のステロイド投与に合併する口腔内，食道のカンジダ症を防ぐのにマイコスタチン含有製剤のうがいも推奨される。パルス療法期間中は経口投与で行われてきたステロイドによる維持は不必要である。代謝拮抗剤(アザチオプリン，ブレジニン，ミコフェノール酸モフェチル)などの投与量は通常は変更しない。シクロスポリン，タクロリムスは薬剤の血中濃度を測定しながら適宜調節する。①急性拒絶反応：大部分，8割以上は3～4回の治療に素直に反応して，治療開始3～4日目には血清クレアチニン値が上げ止まり，多くは低下を始める。6日間のステロイドパルスを行っても改善しない場合はステロイド抵抗性の拒絶反応という範疇に入ると定義され，腎生検の病理所見を参考にしながら，OK 3-モノクローナル抗体や他の治療を追加せざるをえなくなる。ステロイドパルスにより治

療効果が認められたならそれまでの維持免疫療法を継続するが，拒絶反応が再発してパルスを繰り返し行うことはステロイドによる多彩な合併症が多発するので，維持免疫のうちカルシニューリンインヒビターか代謝拮抗剤のいずれかを増量することが多い．もう1つの方法は「経口パルス療法」とよばれているものである．体表面積m²当り500 mgのメチルプレドニゾロンを経口投与し，7～10日かけて100 mg/m²程度にまで比較的急速に減量する方法で，急性拒絶反応に対してはスタンダードのパルスと同様の効果が認められる．ステロイドの総投与量は経口のほうが少量ですむが，満月様顔貌，消化性潰瘍などは経静脈性よりも重篤である．しかしながら経口パルス療法は，患者を入院させずに外来で行えるために，術後3カ月以上経って起きるいわゆる晩期急性拒絶反応の治療には便利である．②副作用：ステロイドの投与により炎症部位への多核白血球の遊走が大きく阻止されるため容易に感染しやすくなり，また臨床的に感染による症状がマスクされやすい．創傷治癒は遅延し毛細血管が抵抗性を失う傾向になる．高血糖，高血圧，骨障害，白内障，成長障害，無菌性骨壊死，精神神経障害などがステロイドの副作用としてあげられる． 　　［長谷川昭］

● 文献　1) Tejani, A.H., et al.：Pediatric transplantation. Wiley-Liss, 2003.

ストーマ　⇒人工肛門

ストレスコーピング

【定義と概念】　ストレスコーピング（stress and coping）は，人間の行動を説明する重要な概念で，小児看護でも幅広く使用されている．一般的な定義として，ストレスは圧力や困難などの心理的負担の状況であり，コーピング（対処）とは，ストレスを処理（解決・軽減・回避）するための対応をいう．学問的な定義については，理論的立場により異なるので，生理的ストレスモデルと心理的ストレスモデルにおける概念を以下に示す．①生理的ストレスモデルとストレスの概念：Selye, H. は，生物学的立場からストレスの概念を「外界からの非特異的な刺激の侵襲（ストレス源）に対して，生体内に非特異的に生じた全身的変化（一般適応症候群；副腎皮質肥大・胸腺リンパ系の萎縮・腸内潰瘍）で表される状態」と定義した．またこれを「警告反応」「抵抗期」「疲弊期」の3相に区分しているが，摩滅の過程としてのみでなく，修復の過程を含む生体の防衛および適応メカニズムと捉えた．②心理的ストレスモデルとストレスコーピングの概念：Lazarus, R.S. は，心理的ストレスの機制について，ストレスコーピングの先行条件としての個人と環境要因，ストレスの認知的評価とコーピング，その影響としての直接的効果からなる「相互作用的認知モデル」を構築した．そこでのストレスとは，「環境からの要請が個人の資源に負担を掛けたり，資源を越え何か危うくなると認知評価されるような個人と環境の関係から生ずる状況」と定義される．また，ストレスの認知評価には，一次的評価（その要請がどの程度ストレスフル―挑戦・脅威・危害・喪失かのストレス認知），二次的評価（状況に適合するため自分に何ができるかの対処行動の選択），再評価が含まれる．一方，コーピングとは「ストレスフルと認知評価された環境または内的ストレス源を処理し統制するためになされる認知的・行動的な努力の過程」と定義され，問題中心のコーピングと情動中心のコーピングが含まれている．本理論は主に成人期を対象としたもので，認知発達途上の小児期への適用には限界がある．

【子どものストレスコーピング】　子どものストレスとコーピングには，成人とは異なる特徴がある．子どもにストレス認知を生じやすい環境・状況（ストレス源）として，家庭では，親・兄弟との喧嘩や家族の不和，家族の病気や事故，親の別居や離婚，暴力や虐待などがある．学校生活では，仲間はずれ・いじめ，学業困難や教師からの叱責，試合・試験の失敗，転校などである．健康に関しては病気・けが，入院や検査・治療処置，身体的苦痛，家族や友達との分離・生活の制限，身体像の変化などがストレス源になりやすい．しかし，これらのストレス認知は個々の子どもによって異なる．子どものコーピングの概念について，Murphy, L. らは，困難な状況への適応過程として位置づけ，内的・外的ストレスを乗り越える方法と定義している．これらは環境と緊張の処理を含み，多様な方策（対処方略・防衛機制）が使用され，環境への対処能力と個人の内的統合性を維持する対処能力が関

係し，個人の資源と脆弱性の両者がかかわるとされる。また，個人の資源を自我の強さから捉え，コーピング能力を自我機能の発達とも関連づけている。Rutter, M. もコーピング能力は，小児期を通じて発達するとしている。子どものコーピング行動には，種々の分類があるが，健常児の小学生(大竹恵子)では，問題解決・行動的回避・気分転換・サポート希求・認知的回避・情動的回避，中学生(三浦正江)では，問題解決を含む積極的対処・サポート希求・逃避や回避的対処などが報告されている。健康を障害された子どもについては，欧米の研究を展望したRyan, N.M. は，攻撃的行為，行動的回避，行動の転換，認知的回避，認知の転換，問題解決，再構成，感情表出，忍耐我慢，情報検索，離れる，自己コントロール，社会的支援，精神・霊的支援，ストレス源の修正の15種類をあげている。

【看護実践への示唆】 ストレス経験が個人に及ぼす影響は認知的評価とコーピング能力が関係し，またそれには発達，経験や学習，援助環境などが関連する。小児看護の実践において，ストレスフルな環境の改善，ストレス源の最小限化，ストレス軽減と適切なコーピング行動を促進するために子どもの発達に応じた説明・意思決定への参加・予測される出来事への心理的準備・遊びの機会の提供，ストレス体験時とその後のストレス緩和を援助することが重要である。　　　　　　　　　　　　　　[村田惠子]

●文献 1) 石原邦夫，他・編：生活ストレスとは何か；その理論と方法，垣内出版，1985． 2) Lazarus, R.S., et al.(本明寛，他・監訳)：ストレスの心理学，実務教育出版，1984． 3) Blom, G.E., et al.(本明寛，他・監訳)：児童期のストレス，金子書房，1994． 4) 村田惠子：病気経験が子どもに及ぼす影響とストレス対処過程，村田惠子・編著：病と共に生きる子どもの看護(新版小児看護叢書2)，メヂカルフレンド社，2005, pp.12-27.

ストレス尺度

【子どもとストレス】 子どものストレスは，成長発達に伴って生じ，家族からの自立や自我の獲得という発達課題を達成するためにも必然的に伴うものである。先行研究でも，ストレスの量や内容には子どもの年齢や性による相違がみられると報告されており，認知能力の発達や社会性の拡大によってもストレスに違いがあることが示されている。子どもにとってのストレス測定は，その成長発達過程において言語化能力の未熟さや状況を捉える認知力や状況に対処する能力の未熟さがあり，尺度によって測定することには非常に困難性がある。また，ストレス反応が発熱，頭痛，腹痛，嘔吐などの身体的症状として先行し，尺度による測定に信憑性を求めることが難しいことがある。

【子ども用ストレス尺度開発の経過】 子どものストレス関連尺度は，子どもの心理的ストレスの存在について仮説が立てにくかったなどの理由で開発が遅れたといわれている。Philips, B.N.(1966)によって「学校ストレス測定尺度」が作成されたが，あまり活用されなかった。Holmes, T.S. ら(1967)は，配偶者の死，離婚，転職などの生活事件(life event)に焦点を当て社会的再適応評価尺度(Social Readjustment Rating Scale；SRRS)を開発した。これをもとにCoddington, R.D.(1972)は，小児用の尺度を開発した。一方 Elwood, S.W.(1987)は，日常的に体験するいらだち事(daily hassles)に焦点を当て，Daily Hassle Inventory を開発した。これらによって，ストレッサーが生活上の出来事(ライフイベント)や日常生活いらだち事(デイリーハッスルズ)によることが示された。日本では上林靖子ら(1989)が，Coddington の小児用の尺度をもとにライフイベント一覧表を作成した。一方，三浦正江(1992)，岡安孝弘ら(1998)は，学校生活場面のデイリーハッスルズに注目し，ストレッサー，ソーシャルサポート，ストレス反応などを測定する心理的ストレス尺度を開発した。岡安孝弘ら[1]は，中学生の生活環境のなかで，もっとも中心となる学校場面における教師や友人との人間関係，部活や委員会活動，学業，規則など多面的なストレッサーに対する経験度について測定する中学生用学校ストレッサー尺度を開発した。三浦正江[2]は，学校の日常生活で経験することの多い項目である，学業・友人との関係・教師との関係・部活動の4つの下位尺度で構成された中学生用学校ストレッサー測定尺度を開発した。そのほかに，最近のものとしては，冨永良喜ら[3]が，災害後の子ども達が表出するストレス反応を測定する子ども版災害後ストレス反応尺度を開発している。小児看護研究では，中村伸枝ら[4]がCoddingtonや

Elwoodらの尺度を参考にして作成した尺度によって10代の健康児のストレスの特徴の調査を行い，「日常のささいな混乱」「自分自身に対する悩み」「ストレスのある生活事件」などの因子を見出している。そのほかにも，慢性疾患患児のストレス調査を実施している。しかし，ストレス尺度を用いた小児の看護研究は少ない。

【児童・生徒用ストレス尺度の特徴】 児童を対象としたストレス関連尺度は小学4年生以上を想定して作成されている。自己記入式のアンケートを用いた調査では，小学4年生以下の学年を対象とした場合，子どものパーソナリティーに合わせた面接の方法の工夫やわかりやすい説明をする補助員の必要性が出てくるため，その対応手法の同一化がはかられる必要がある。また，児童を対象としたストレス関連尺度は単一では信頼性に疑問があることも想定され，整合性を高めるために複数の尺度を組み合わせて使用することが望まれる。

〈関連語〉 ソーシャルサポート尺度，ストレスコーピング　　　　　　　　　　[遠藤芳子]

　●文献　1) 岡安孝弘, 他：中学生の学校ストレッサーの評価とストレス反応との関係. 心理学研究, 63(5)：310-318, 1992.　2) 三浦正江：中学生の学校生活における心理的ストレスに関する研究. 風間書房, 2002.　3) 冨永良喜, 他：子ども版災害後ストレス反応尺度(PTSSC 15)の作成と妥当性；児童養護施設入所児童といじめ被害生徒を対象に. 発達心理臨床研究, 8：29-36, 2002.　4) 中村伸枝, 他：10代の子どものストレスと対処行動. 小児保健研究, 55(3)：442-449, 1996.

ストレス反応　⇒ストレス尺度

刷り込み

【刷り込み(imprinting)とは】 動物行動学者Lorenz, K.Z.が明らかにした「動物の生活史のある一瞬に，特定の物事がごく短時間で覚え込まれ，それが長時間持続する現象」をいう。ガンの仲間の雛は，親の後ろを追いかけて移動する習性がある。この行動は生まれついてのもの，つまり本能行動である。しかし，雛は親の顔を生まれたときには知らず，孵化したばかりのとき，何か動き回り，声を出すものを見せると，あたかもそれが親鳥であるかのように追いかけ，ほかのものには見向きもしなくなる。このような現象を，Lorenzは明らかにしたのである。彼は，ハイイロガンの卵をガチョウに育てさせようと，人工孵化を試みた。そのうちの1つの卵だけを自分の目の前で孵化させたところ，その雛は彼を親鳥と思い込み追いかけた。親ガチョウの懐へ押し込んでも，彼を追ったという。つまり，刷り込みという用語の由来は，孵化したばかりの雛が，最初に出会った動くものを親と受け取り，その後を追うという行動が，あたかも雛の頭のなかに一瞬の出来事が＜印刷されたかのようだ＞との意味で「刷り込み(刻印づけともいう)」と名づけられたのである。ちなみに，Lorenzを親だと覚え込んだその雛は，その後も彼を追いかけ，彼はその雛を同じ寝室で育て，雛が鳴けば鳴き返し，庭で散歩させ，池に入って泳ぎを覚えさせたとのことである。

【刷り込みの特徴】 通常，ものを覚える，つまり学習が成立するためには，とくに知能がさほど発達していない動物では，＜繰り返し＞と＜一定の時間の持続＞が必要である。しかしながら，「刷り込み」については，①発達の初期のごく限られた期間(孵化後，数十分～数時間)に起こり(臨界期 critical period)，②試行や反復練習を必要とせず，ただ1回限りの呈示によって成立し，③一度できあがった行動は永続的で，その行動を変化させたり，消去したりすることができない(非可逆性)，などの特徴が，その後の研究者間において認められてきた。

【刷り込み理論が発達研究に与えた意味】 Lorenz自身も，一瞬で成立し，その後は一生維持される生得的メカニズムであることを強調した。また，Hebb, D.O.らも，ネズミやイヌ，チンパンジーなどを，発達の初期に刺激(情報)量・刺激変化の少ないグループと多いグループに分けて両者を比較した。そして，刺激変化の少ない環境内で育てたものには，永続的な知能発達の遅れが生じるけれど，多いものは探索的で適応力が高いことを示した。大人においても，一様な環境におくと(感覚遮断実験 sensory deprivation experiment)，知能の低下，知覚障害，身体図式の異常などが起こるが，正常な環境に戻せば回復する。しかし，Hebbらは，発達初期の感覚遮断で起こった一般的な学習能力の低下は，永続的な効果をもたらすとしたのである。とくにHebbは，発達初期における経験が，細胞集成体や位相連鎖の形成としての学習なので

あって，後の時期の学習とは違い，「臨界期」を逃したら，取り返しがつかないものであるとした。つまり，発達初期の経験（学習）が，ある行動型や性格特性の形成に決定的な影響を与え，しかもその影響は非可逆的であり，特定の経験（学習）が唯一有効に働くことの重要性，つまり，臨界期の大切さを強調したのである。Hebb のいう初期学習の効果や Lorenz の刷り込みなどを総称して「初期学習」とよぶが，あるタイプの学習は発達上の時期にのみ成立するという事実は，発達上の時期をまったく考慮していない従来の学習理論や，発達のプログラムが生まれつき決まっているとする遺伝論に立つ発達観の再検討を促したことに，発達研究上での意義がある。さらには，発達（成熟）と学習という二要因論的な考え方も，発達研究上，妥当でないことを示すものとしての意義ももっている。

【刷り込み（初期学習）理論に対する批判】　刷り込みがそれまでの発達理論に与えた影響は大きい。しかし現在は，刷り込みにみられる現象をどのように理解するかについては見解が分かれている。Sluckin, W. らは，この現象のなかに学習と共通するものをみようとしている。また，発達主体として子どもを捉える現在の発達理論は，子ども（人間）とは，一定の像を自ら形成し，その像に従って，もしくはその像を実現すべく，対象に対して目的的に働きかけ，自己実現をはかることができるとの見解に立っている（「発達理論」の項参照）。したがって，初期経験の重要性は決して否定しないが，臨界期説をそのまま，人間にあてはめることは危険であるとの批判がなされている。

〈関連語〉　臨界期／敏感期　　　　　［鈴木敦子］
　●文献　1) Lorenz, K.Z.(日髙敏隆・訳)：ソロモンの指環；動物行動学入門，改訂版，早川書房，1987.

成育医療

【小児の疾病構造と小児医療の変遷】　小児の疾病構造は各時代の社会状況や小児医療の発展に伴い著しく変化している。わが国の小児の疾病構造が大きく変化した時期は 1960 年代であった。すなわち慢性疾患の増加，小児外科系の進歩と医療の複雑化のもとに，小児総合病院が必要となり，1965（昭和 40）年，国立小児病院が開設された。その後，地方自治体の小児病院が相次いで開設された。1980 年代後半に至り，社会情勢，疾病構造，医療環境などの著しい変化のもとに，小児総合医療施設の見直しが求められるようになった[1]。さらに小児医療の対象年齢を超えた 16 歳以上の成人移行期の患者（キャリーオーバー）が増加しはじめた。その理由は，わが国の小児病院の多くは独立型の医療施設であり，キャリーオーバーした患者の受け皿がないこと，さらには総合病院と連携があってもキャリーオーバーした患者の豊富な診療経験がある医師が少ないことであった[2]。

【成育医療が提唱された背景】　成育医療が提唱された背景には次の理由があった。小児医療の著しい進歩のもとに，小児難治性疾患でキャリーオーバーした人が増加し，思春期，さらには成人期まで対応できる新しい医療体系が必要となったこと，周産期医療，新生児医療，生殖医療の進歩により，従来の母子医療の拡充が必要となったことである[3]。

【成育医療の定義】　1995（平成 7）年，「国立成育医療センター（仮称）整備基本的検討会」報告書が提出された。そこに「小児医療，母性，父性医療および関連，境界領域を包括する医療（成育医療）が必要である」とあり，これが「成育医療」の公的な定義である[4]。政策医療（国が担うべき医療）において，従来，母子医療とされた部分が「成育医療」として掲げられたのである[5]。2002（平成 14）年 3 月，国立成育医療センターが国立小児病院と国立大蔵病院の統合のもとに開設された。ここにおける，成育医療の概念は「ライフサイクルとして捉えた医療体系，すなわち受精卵から出発して胎児，新生児，乳児，幼児，学童，思春期を経て生殖世代となって次の世代を生み出すというサイクルにおける心身の病態を包括的・継続的に診る医療」である[4]。これはライフサイクルを重視した立場である。「成育医療」という言葉の使用において，ライフサイクルとライフステージを包含した立場もある。すなわち，「成育医療とは，高度に専門分科した医療体系のなかにおいて，ヒトの一生の時間軸に沿って，成長・発達，成熟，生殖，老化といっ

たそれぞれのライフステージと，次世代につながるライフサイクルとを見通した，個体と次世代のよりよいQOLを守る医療」[3]である。

【キャリーオーバーと成育看護】　キャリーオーバーとは，小児期に発症した難治性疾患あるいは病気に由来する問題を青年期・成人期まで持ち越すことである[6]。キャリーオーバーが問題となる主な小児難治性疾患は，先天性疾患（心疾患，胆道閉鎖症，直腸肛門奇形，代謝異常など）や慢性疾患（小児がん，慢性腎疾患，1型糖尿病など）といったあらゆる領域の疾患である。小児難治性疾患をもつ子どもがキャリーオーバーすることを考慮すれば，成育医療の視点に基づいた看護が重要である。すなわち，小児看護，成人看護という区分の境界領域にある思春期・青年期をも包括した成育看護が求められる。成育看護とは，「胎児期・乳幼児期から子どもと家族の将来をも見据えて，総合的，継続的にケアを行うことである。すなわち，ライフステージとライフサイクルを視野に入れて，その"ひと"らしい生き方ができるような支援をすること」[7]である。総合的とは，身体面のみならず心理社会的側面をも積極的に支援することである。また継続的とは，子どもと家族の過去・現在・未来を視野に入れた支援をすることである。成育看護は誕生から死に至るまでの生涯を視野に入れ，その"ひと"らしい生き方ができる支援をすることである。そのためには，常にその"ひと"の「生活」を考慮して支援することが重要である。

〈関連語〉　周産期医療，胎児治療，生涯発達，父性，母性，リプロダクティブ・ヘルス/ライツ，慢性疾患　　　　　　　　　　　　　［駒松仁子］

●文献　1）川田義男：小児総合医療施設（いわゆる小児病院）の現状と将来のあり方に関する中間報告概要．日本小児科学会誌，93(12)：250-258, 1989．2）伊藤拓：小児難病とキャリーオーバー．日本医師会雑誌，122(9)：1351-1356, 1999．3）白木和夫：成育医療の概念と特徴．小児内科，32(12)：2089-2093, 2000．4）柳澤正義：成育医療の概念とその背景．小児看護，25(12)：1567-1570, 2002．5）秋山洋：これからの小児病院；成育医療を目指して．こども医療センター医学雑誌，27(2)：5-9, 1997．6）石本浩市：小児ガンとその後；キャリーオーバーのフォローアップ．つばさ，Vol.37, 2002．7）駒松仁子：キャリーオーバーと成育医療，そして成育看護．小児看護，28(9)：1070-1075, 2005．8）小林登：成育医療とは；life stageそしてlife cycleからみた小児医療の未来．小児科診療，61(6)：1057-1062, 1998．

生活習慣病

【概念・定義】　脳卒中・癌・心臓病・糖尿病などの疾患は年齢の上昇に従ってその頻度が増える性質があることに加え，食事や運動，喫煙や飲酒などの生活習慣と深く結び付いていることが明らかになってきたことから，1996（平成8）年に「成人病」という言葉に変わって「生活習慣病（life style related disease）」という概念が導入された。現在では，生活習慣病の発症にかかわる遺伝要因の研究や外的な環境要因の改善に向けての対策が進められているとともに，国民に生活習慣の重要性を啓発し，生涯を通じた健康増進のための個人の自発的な努力を支援する体制の整備が行われている。

【小児期に生活習慣病が問題になる背景】　平和で，自由な社会経済的状況のなかでの先進国型文化生活は大人だけでなく，子どもにも大きな影響をもたらしている。すなわち，子どもの生活習慣は一緒に生活している親，家族の生活習慣と相関関係にあることが明らかにされており，とくに子どもが年少であればあるほど親の生活習慣の影響が大きい。生活習慣は乳幼児期に基礎がつくられ，学童期に完成する。そして，思春期はその自立の時期といわれている。現在の学童・思春期の子ども達は，運動不足，食生活の乱れ，ストレスの増加，生活リズムの夜型化といった，先進国に共通した生活習慣のなかで暮らしている。2002（平成14）年度「児童生徒の健康状態サーベイランス事業調査」によると，1981（昭和56）年度の調査に比べ，小学生，中学生，高校生とも学校以外で運動しているものの割合が減少していること，就寝時刻が20〜30分遅くなっていること，それに伴って睡眠時間も短くなっていること，睡眠不足を感じる者が中学生・高校生では50〜60％に及んでいることが報告されている。少子化の進行に伴う高学歴志向のための受験戦争の激化などによるストレスの増加に加えて，受験勉強や深夜のテレビ・ビデオの視聴，パソコン・テレビゲームなどによるライフスタイルの夜型化が進んでいる。夜型

化による影響として，夜食を摂取する機会が増えること，朝の覚醒状態に影響し，朝食が欠食傾向になり，そして朝の排泄の不良へと結び付いていくこと，肥満になりやすいこと，夜更かし・睡眠不足は生理的に歪んだ条件づけをし，自律神経の失調や慢性疲労感をきたすことがあげられている。このような悪循環は最近増加している思春期の子どもの心身症や問題行動にも影響を与えている。また，2000（平成12）年に行われた日本小児保健協会の幼児健康度調査では，2歳児で59％が22時以降に就寝しているなど，夜更かしの乳幼児が増えていること，早い子どもでは3歳からテレビゲームをしていることが明らかにされている。一方，遺伝的な素因に加えて，運動不足，過食などが発症に関係している2型糖尿病の小児期での発症が近年著明に増加していること，2型糖尿病患者の80％が肥満を有していたことが明らかにされている。

また，肥満傾向児は一時期に比べると減少したものの，2003（平成15）年度の学校保健統計調査報告書によると，小学校高学年の肥満傾向児が3％以上の状況である。これらのことから，生活習慣病の予防の観点からは，小児期，とくに生活習慣が確立する前の幼児期・学童期から健康的な生活習慣を身に付けるように援助することがもっとも効果的といえる。

【小児期の生活習慣病対策】 ①危険因子のスクリーニング：小児期の生活習慣病危険因子として，a．高血圧，b．肥満，c．高脂血症，d．低HDLコレステロール血症，e．糖尿病，f．運動不足，g．ストレス，h．喫煙習慣，i．飲酒習慣があり，これらを早期に発見することが重要である。母子保健では肥満，学校保健では肥満に加えて検尿による糖尿病スクリーニングが行われている。②健康教育：小児期の重要な生活習慣病対策は健康教育であり，とくに学齢期の子どもにとって学校での健康教育は重要である。健康教育を行う際には，個々の子どもの生活習慣に影響している環境因子を把握し，食事・運動・行動療法に関する知識のみならず，行動に伴う認知や感情への配慮，行動が実施される環境を整えることなどの援助が必要である。

［二宮啓子］

●文献 1) 厚生統計協会：厚生の指標 国民衛生の動向．52(9)：141，厚生統計協会，2005． 2) 村田光範：小児科医からみたこどもの生活習慣病．小児科診療，63(6)：815-892，2000．

生活年齢

【定義】 誕生を起点とした現在までの時間的経過を年単位で数えたものが生活年齢（chronological age；CA）である。暦年齢をいう。わが国では，生活年齢について満年齢と数え年の2通りの考え方があるが，発達指数の計算に用いるのは満年齢である（「発達指数」の項参照）。
〈同義語〉　暦年齢
〈関連語〉　発達年齢，発達指数　　　　［松浦和代］

生活リズム

【定義】 すべての生物体にはバイオリズムがあり，植物の葉の運動や動物の睡眠と覚醒などにみられる生命現象のリズムがそれである。人には約25時間の周期をもつ概日リズム（circadian rhythm）が本来備わっている。われわれは生まれたときから，この生物時計に強く支配されているが，成長とともに種々の因子（昼と夜，栄養摂取，社会的活動，身体的運動，自然環境）と作用し合って24時間を周期とするリズムに同調していくことになる。なかでも，睡眠は覚醒時の正常な精神機能の作用のために不可欠であるから，とくに乳幼児期に睡眠と覚醒のサイクルがうまく同調できるかどうかがよき生活リズム獲得に大切である。新生児は昼夜関係なく，乳を飲んでは眠る。生後3～4カ月になると，昼夜のリズムが出てくるが，午前・午後に昼寝をする。2歳頃から午前の昼寝はしなくなり，そして5歳頃には午後の昼寝もしなくなる。睡眠時間の目安は，乳児16～20時間，幼児12～15時間，学童9～11時間とされている。睡眠の基本は早寝早起きで，これを基調に食事，排泄，遊びの自然な生体リズムを子どもに身体で覚えさせることは，将来，心身の安定した社会生活をするうえで重要である。

【子どもの生活リズム】 出生後3カ月頃までは睡眠・覚醒のリズムが不規則であるが，しだいに規則正しくなる。乳児期の生理的リズムから生活リズムへ同調する過程で，無理なく快適なリズムを獲得させるには，5カ月過ぎ頃から早寝早起きを習慣化していくことである。睡眠には臨界期があるとされ，幼少時に正しい睡眠リズムを身に付けないと，集中できないことや活

動持続力不足から学習活動や日常行動などへの弊害が出ることが明らかになりつつある。近年，わが国では夜型傾向の家庭が増し，夜更かし傾向にあるといわれている。夜更かしは，朝寝，食の乱れ，活動不足，肥満などの悪循環をもたらしやすい。子どもの生活リズムについて考えるにあたっては，社会的・文化的要因に左右される家族全体の生活リズムから捉えることが重要である。

【睡眠リズムとケア】　寝かしつけることは大切なしつけのひとつで，生活習慣の土台づくりであるといえる。昼間十分に活動してゆったり過ごし，早く眠る健康的な生活スタイルをつくる。眠るということは交感神経緊張型から副交感神経緊張型に移っていくことであるが，スムーズに移行しないようなときに寝ぐずりがある。また，夜寝ているときに突然，泣き出して親を困らせる夜泣きは，乳児の睡眠がひとつの軌道に乗っていく段階にみられる生理的なものとみなされている。年齢や睡眠時間・深さなどの個別のリズムを考慮しないで，一方的に寝かしつけようとするとかえって寝つきを悪くする結果になる。幼児になると，夜の7～8時前後に就眠させることが望ましく，また一定の就寝時間を決めて寝る習慣を身に付けさせる。このときお気に入りの人形やふとんなどを持つ睡眠儀式のような行為は強く禁止しないで，寝る前に昔話や子守歌などの音楽を聴かせるなどして心地よく眠りにさそうとよい。そして，就学する頃までに規則正しい習慣を完成させる。なお，保育園や病院などの子どもの集団での睡眠時のケアにおいても，年齢差，個人差を考慮し，幅をもって対応する必要がある。

〈関連語〉　睡眠儀式，夜泣き　　　　［太田にわ］

●文献　1）大阪保育研究所年齢別保育研究委員会「0-2歳児の保育」研究グループ・編，高浜介二，他・監：0歳児の保育，ルック，2005, pp.107-116. 2）石原栄子，他：乳児保育，第8版，南山堂，2000, pp.236-239.　3）巷野悟郎・監，日本保育園保健協議会・編：最新保育保健の基礎知識，日本小児医事出版社，2005, pp.69-77.　4）島田三惠子，他：子どものサーカディアンリズムと育児援助．小児看護，28(11)：1511-1516, 2005.

性感染症

【定義】　性行為によって伝播する疾患を性感染症(sexually transmitted disease；STD)という(表53)。1998(平成10)年の「感染症の予防及び感染症の患者に対する医療に関する法律」(感染症予防法)により，性感染症のなかでも，梅毒，性器クラミジア感染症，性器ヘルペスウイルス感染症，尖圭コンジローマ，淋菌感染症，HIVは5類感染症に規定されている。このほかにB型肝炎，腟トリコモナス症なども性行為で感染する。STDは性交だけではなく，オーラルセックス，アナルセックスによっても伝染する。不顕性，無症候性の場合も多いので最近はsexually transmitted infection(STI)と記されることもある。

【サーベイランス事業と近年の傾向】　性感染症(STD)サーベイランスは，厚生省結核・感染症サーベイランス事業により1987(昭和62)年に開始された。患者情報は都道府県および指定都市に設けられたおよそ900カ所以上の医療機関(診療所・病院，以下定点)から収集されている。性器クラミジアは，定点報告がなされている性感染症のなかで50％以上を占めている。また，女性の感染が多く，およそ80％が無症候性感染で潜在例であるといわれており，これを考慮すると，若い女性に注意を喚起する必要性が高い。

【予防】　性感染症の予防方法としてはコンドームの使用が有効であるが，毛じらみ，性器ヘルペスなど外性器の接触で感染する可能性のある

表53　性感染症

原因となる微生物	性感染症の種類	潜伏期間
細菌	淋病	2～7日間
	軟性下疳	3～10日間
ウイルス	性器ヘルペス	2～10日間
	尖圭コンジローマ	4週間～数カ月
	B型肝炎	1～6カ月
	エイズ	2～8週間
クラミジア	鼠径リンパ肉芽腫症	1～4週間
	性器クラミジア感染症	1～3週間
原虫(カビ)	トリコモナス感染症	4～20日
	疥癬	4～5週間
	毛じらみ	1～2日
真菌	カンジダ腟炎	2～4日
トレポネーマ	梅毒	3～6週間

ものは，コンドームで予防することはできない。また，性交のパートナーが多いほど性感染症に感染する率は高くなるが，パートナーが一人であっても確実に安全なわけではない。性交やオーラルセックス，アナルセックスを行わないことが一番確実な予防方法である。

【性教育での取り扱い】 学習指導要領では，中学校3年の保健体育で「健康な生活と疾病の予防」の感染症のなかで取り扱うこととなっている。「健やか親子21」のなかの課題のひとつである「思春期の保健対策の強化と健康教育の推進」において，10代の性感染症罹患率を減少させることが目標としてあげられており，性教育の質・量の両面からの改善が求められている。

［荒木田美香子］

●文献 1) 厚生統計協会：国民衛生の動向 2005年．厚生の指標，52(9)，2005．

性器いじり

【性器いじりとは】 性器をさわることを性器いじりとよんでおり，広い意味では自慰(オナニー)も性器いじりに含めて考えることができる。自慰は性的快感を得るために自分の性器を刺激することをさすので，狭い意味では性的快感を目的とせずに性器にさわることを性器いじりと捉えることができる。しかし実際には性器いじりと自慰は連続しており，これらを明確に区別することは困難である。

【幼児期の性器いじりの理解と対応】 性器いじりは，実際に1歳を過ぎた頃から男女ともにみられ，子どもは結果的にある程度の快の感覚を得ていると考えられている。このような幼児の性器いじりは，離乳と歩行の達成によって母親から心理的，肉体的に離れることで経験する分離不安を背景にして，性器にさわることが母親とともにいる快感や安心感を擬似的に想起させてくれることを偶然発見し，これを繰り返すようになったものと解釈することができる。また3，4歳になると，男性と女性の性器の違いを認識し，自分の性別を意識するようになるのと並行して，枕や椅子，机などに性器を押しつける，こすりつける，大腿部をこすり合わせるなどの行動も観察されるようになる。このようにして幼児期の間に性器いじりは自慰の意味合いをもっていく。これら一連の子どもの行動は正常な成長発達過程であらわれる生理的なものであり，性行為とは関連がない。幼児期にみられる性器いじりのほとんどは特別な対処を必要としないので，できる限り介入せず，自然のなりゆきに任せる対応が望ましい。性器をさわることを強い態度で指摘，叱責，禁止することによって，かえって子どもは意識してしまい，罪悪感をもち隠れてしてしまうようになるので，叱責や禁止，脅かすことはせず無視するほうがよい。また状況に応じて遊びや運動に誘って注意をそらす言葉がけを行う対応を繰り返すことが効果的である。幼児期の性器いじりはほとんどが学童期までに消失する。

【注意しなければならない性器いじりとケア】 3，4歳以降の幼児で習慣化したり，学童期でも性器いじりがみられる場合は，心理的な問題を抱えていることが多いので，対人関係や環境の変化などの心理的なストレスがあるかどうか，慎重に見極めて対応する必要がある。きょうだいの誕生などで養育者のかかわりが希薄になったと感じて関心を自分にひきつけたい，養育者との関係が緊密すぎたり禁止や指示が多くて子どもが自由にできない，保育所への入所などで分離不安が強くあらわれるなど，拒否的，過干渉的なかかわりや急激な養育者との分離，環境の変化による不安などによって子どもが心理的に緊張し，それを解消，軽減するために性器いじりをするようになる事例が多くみられる。このような性器いじりの事例では，養育者に共感，受容される経験が不足し共感不全となっていることが多く，この場合，子どもは共感や受容を希求しているので，指摘，叱責，禁止はせず，子どもの話に耳を傾け話し合う時間を増やし，一緒に外で遊んだりスキンシップをはかったりするなどして，子どもの要求に応じることが効果的である。

【留意すべきこと】 乳幼児期は外陰部の湿疹や，おむつかぶれのかゆみや不快感をきっかけに性器いじりが習慣化することがあるので，衣類の清潔や陰部の清潔には注意し，必要であれば適切な治療を行うことが重要である。また，幼児から学童にかけて性器いじりを繰り返した場合に外陰部や性器に炎症が起こる場合があり，男児では亀頭炎，女児では膀胱炎が起きることがあるので注意を要する。

〈関連語〉 自慰，分離不安，共感体験 ［塩飽仁］

●文献 1) Barker, F.(山中康裕, 他・訳)：児童精神医学の基礎, 金剛出版, 1999.

性教育

【定義】 性教育とは人間の「性」に関する教育のことである。人間の「性」は解剖生理学的, 病理学的, 心理学的, 社会学的なさまざまな立場から述べられるものであり, また実施される場も, 家庭, 学校, 地域保健機関, 医療機関など数多い。ここでは主に, 学校を場とした性教育について取り上げる。性教育の目標は, 旧文部省の「学校における性教育の考え方, 進め方」(平成11年) によると, ①男性または女性としての自己の認識を確かにさせる, ②人間尊重, 男女平等の精神に基づく豊かな男女の人間関係を築くことができるようにする, ③家庭やさまざまな社会集団の一員として直面する性の諸問題を適切に判断し, 対処する能力や資質を育てる, の3点である。

【学校における性教育の変遷】 1947(昭和22)年の文部省「純潔教育の実施について」(社会教育局長通達)を皮切りに, 1949(昭和24)年には「純潔教育基本要項」(純潔教育委員会)が出され, 「純潔教育」から戦後の性教育が始まった。その後, 1985(昭和60)年に国内最初のエイズ認定があり, 国や自治体はエイズに関する啓発を行い, また中学生・高校生に対してもコンドームの使用を含めた予防教育やキャンペーンが展開された。1986(昭和61)年の「生徒指導における性に関する指導」(文部省)後も, 援助交際, 性の商品化が社会問題となり, 1999(平成11)年「学校における性教育の考え方, 進め方」(文部省)が出されている。さらに2005(平成17)年, 中央教育審議会の「健やかな体を育む教育の在り方に関する専門部会」報告は, 性教育は学校教育活動全体で取り組む必要があるとその重要性を述べ, ①教職員の共通理解をはかるとともに, ②児童生徒の発達段階(受容能力)を十分考慮すること, ③家庭, 地域との連携を推進し, 保護者や地域の理解を十分に得ること, ④集団指導の内容と, 個別指導の内容の区別を明確にすることをあげている。

【学校における実践状況】 教科においては, 小学「体育」, 中学校「保健体育」, 高等学校「保健」で実施されている。特別活動においては, 「青年期の不安や悩みとその解決, 自己及び他者の個性の理解と尊重, 男女相互の理解と協力, 望ましい人間関係の確立」という項目に沿って, 道徳においては「男女は, 互いに異性についての正しい理解を深め, 相手の人格を尊重する」という項目において学校保健計画に組み入れて実施されている。総合的な学習の時間では, 「福祉・健康など」に関する項目として取り扱っている学校もある。

【ライフスキル教育としての性教育の特徴】 行動科学の視点からも性教育の見直しが行われ, これまでの知識伝達に重点が置かれた性教育から, 意思決定スキル, 目標設定スキル, コミュニケーションスキルなどのライフスキルの教育が行われている。具体的な教育方法としてグループ学習, ブレインストーミング, ロールプレイングなどを組み入れた教育が展開されている。

【地域保健との関係】 「健やか親子21」は, 課題に「思春期の保健対策の強化と健康教育の推進」をあげ, 目標として「避妊法を正確に知っている18歳の割合」「性感染症を正確に知っている高校生の割合」を100%とすることを示している。また, 性教育の質的転換として, 学外の専門家の協力を得ること, メディアの有害な情報への取り組み, ピアエデュケーションを提唱している。

[荒木田美香子]

●文献 1) 文部省：学校における性教育の考え方, 進め方. ぎょうせい, 1999.

清 拭

身体を清潔にするということは, 人間の基本的な欲求のひとつである。とくに小児は新陳代謝が盛んで, 排泄物による汚れの機会が多いうえに感染への抵抗力も弱いので清潔への援助は大切である。小児各期の特徴や個人の発達段階, 病状に合わせて援助をしなくてはならない。小児期は家庭や社会に適応し, 健康を保持・増進するためにもっとも基本的な生活習慣(食事・排泄・睡眠・清潔・衣服の着脱など)が形成される重要な時期でもある。この点を意識して援助すると同時に, 母親(家族)に対しては教育・指導的援助が必要である。

【清拭とは】 入浴できない患者などの身体を拭いて清潔にすることをいう。清拭(bed bath)に

は一度に全身の皮膚を清拭する全身清拭と，清潔の必要性と疲労や病状の悪化などの関係を考慮して，背部・上半身・下半身というように部分的に拭く部分清拭とがある。
【清拭の必要性と効果】　入浴(沐浴)やシャワーに代わる清拭は，皮膚の分泌物や付着した汚れを除去し，清潔な皮膚を保ち感染防止につながる。また，適度な指圧や温熱効果によって血液循環を促進し，新陳代謝を高める。清拭時の各筋群や関節の運動は，廃用性の機能低下や合併症の予防および緩和に役立つ。全身(または一部分)の皮膚状態の観察機会や身体的接触(スキンシップ)が，コミュニケーションのよい機会となる。
【小児における清潔援助の実際】　①乳児期は，新陳代謝がもっとも盛んなため発汗や老廃物が多く，排泄物で汚れる機会が多い。皮膚は薄くて柔らかいので傷つきやすく，刺激に敏感に反応する。清潔行動はほとんど依存しているが，常に清潔にすることの快さを体感することは，将来的な清潔行動への大きな動機づけとなる。②幼児期は，乳児期に引き続き身体的発達が著しく，精神・心理・神経機能の発達，言語能力も発達しさまざまなことに好奇心や興味を示すようになる。清潔行動はまだ自立はしていないが，自ら清潔行動をしようとする気持ちが芽生えるので大切に育て，この時期に基本的生活習慣を完成させることが大切である。③学童期は，心身ともにバランスのとれた時期で，とくに運動機能が活発で戸外活動も増え，身体が汚れやすい。基本的生活習慣は自立しており，さらに広く社会的規範を学習していく。それまでに身に付けた清潔習慣を継続できるようにするとともに，健康と清潔の関連をより深く考えていけるように援助することが大切である。④青年期は，第二次性徴の発現によるアポクリン汗腺の機能開始，月経などで汚れやすく感染しやすい。清潔行動は自立しているが，心理的自立に向かう時期で清潔習慣や身体的な特徴を周囲と比較し始め，親のしつけに反発したり友人と比較し悩んだりする。第二次性徴に伴う身体的変化，成長を理解し清潔習慣を継続できるような援助が必要である。清拭には，用いる用具・洗剤・手法などにより，湯と石鹸を用いる方法，湯を用いる方法，湯と沐浴剤を用いる方法，オイルで拭く方法などがある。どの方法を用いるかは，患者の一般状態，皮膚の汚染や湿潤状態，患者の希望，清潔にする頻度などを考慮して選択する。清拭の原則は，a.顔面，b.耳，c.頸部，d.上肢，e.胸部，f.腹部，g.下肢，h.背部，i.殿部，j.陰部の順序で行う。拭く方向は基本的には末梢から中枢に向かい，筋肉部は筋の走行に沿って拭く。
【清拭時の留意点】　①環境の調整として，室温の調整とプライバシーへの配慮が必要である。室温は 24℃±2℃が適している。裸になっても寒さを感じないような室温とし，隙間風や通し風は気化熱を奪い皮膚の表面温度の低下をまねくのでドアや窓は閉める。カーテンやスクリーンを用いて他人から見られないようにし，清拭中は適宜バスタオルや綿毛布などを使用して不必要な露出を避ける。②全身状態の観察をする。清拭前後に必ず一般状態(バイタルサインの測定)の観察を行い，清拭中に状態の変化が生じたら，すぐ中断して循環動態の安定をはかる。③手際よく拭き，石鹸などの拭き残しのないようにする。洗剤の拭き残しは，瘙痒感や不快の原因になる。清拭後の水分は十分拭き取り乾燥させ，必要な場合は油分を補う。④脆弱化している皮膚や陰部などの粘膜は，強く(長く)こすって傷つけないようにする。⑤自分で拭ける小児は自分で拭かせ，できない部分について援助する。
[鈴木友子]

●文献　1) 日本看護協会認定看護師制度委員会創傷ケア基準検討会・編著：スキンケアガイダンス(創傷ケア基準シリーズ3)，日本看護協会出版会，2002.　2) 吉武香代子・監：こどもの看護技術，へるす出版，1995.　3) 井上幸子，他：看護の方法2(看護学体系7)，日本看護協会出版会，2002.　4) 小林登，他：小児看護1(看護学双書21)，文光堂，1992.　5) 蝦名美智子：皮膚を介した看護の技術．ナーシングレクチャー，中央法規出版，1998.

成　　熟

【概念】　日常生活のなかで"成熟"という用語は精神面で円熟した，あるいは分別あるという意味で使われることが多い。しかし，看護学や医学の領域で"成熟"といえば未熟から完成への過程，あるいは完成した状態(完態 complete form)という意味で使われる。すなわち生体が引き起こす現象を形態や機能，あるいはそれらを統合した行動という側面から評価したときに

最終段階に到達するまでの過程を，あるいは到達したことを"成熟"とする。たとえば性の"成熟"というときは生殖能の獲得への過程をさした，生物学的な修辞である。排尿機構の"成熟"という場合には排尿の自己コントロールが可能になっていくこと，すなわち神経学的および行動学的な観点からの表現である。医療現場で"成熟"という言葉を使うときはこのような前提を意識しておかなければ誤解をまねきうる。

【生物学的な成熟】 生物学的な"成熟"は受精の瞬間に始まる。さらに発生のプロセスが進行して誕生を迎え，頂点に達してからは老化が進んで，最終的には死に至る。このように生命はその構造と機能を絶えず変化させている。1つの細胞から出発した生命体が分裂を繰り返しながら，細胞数を増加させると同時に機能を分化させて，多くの機能を有する有機的な連合体となる。その連合体が機能的に最終段階に至ったところで，"成熟"が完了したとみなすことができる。ここに至るまでが生物学的な"成熟"である。細胞の増殖とそれらの機能分化は環境による影響が小さく，遺伝的に規定されていると理解してよい。このように遺伝的に規定された成熟現象を"成長"とよぶこともある。

【行動学的な成熟】 人間，あるいは生物であるヒトとしての行動パターンを身に付けていく過程も"成熟"と表現される。生体は感覚情報を受容し，それを判断する。そしてその判断に基づいて意志が形成され，行動という形で出力される。すなわち認識，判断と意思決定が滞りなく行われ，行動を表現する運動器がそれに適切に反応できるようになって"成熟"が完了したとされる。すなわち，これらは複数の機能系がそれぞれ独立して成熟していることが前提であるとともに，その有機的な連携が機能的に成熟していることが全体としての"成熟"の前提になる。たとえば，「立ち上がる」という動作を可能にするためにはその行動を起こすという意志が必要であり，その行動に関与する筋骨格系において，形態的および機能的に"成熟"がある程度完了していなければならない。行動面での"成熟"には認識とその解釈という過程がそこに加わっているということから環境からの影響を受ける部分が多い。すなわち学習によって促進されるものである。このように後天的な経験によって獲得される部分が大きいので，行動面の"成熟"を"発達"とよぶこともある。

【小児看護における成熟】 小児看護においては"成熟"の途上，あるいはその障害を有する小児に対応することになる。そのときの基本は以下のように考えることができる。①"成熟"に向けて身体機能および精神機能を促進するように支援する。②"成熟"を阻害している因子を診断し，効果的な治療に結び付ける。③"成熟"の障害を予防する手段を見出す。これらを万全に実行するためには成長と発達を正しく評価することが必須である。さらに疾患自体または治療によって，それらがどのように変化しているかを継続的に評価しなければ，支援は完全なものにはならない。また行動上の変化を促すためには家庭，近隣(社会)，学校または社会に目を向けて，"成熟"を障害する因子の排除を広く考える態度が必要である。

〈関連語〉 二次性徴　　　　　　　　　［伊藤善也］

成熟と学習

【発達を規定する要素】 発達を生命の誕生から死に至るまでの心身の形態や機能の変化と考えるならば，発達という現象は概念的には成熟によるものと学習によるものから構成される。成熟は遺伝的に決定されるところが大きく，環境や経験に影響されるところが少ない。たとえば身長や体重の増加に代表される成長や二次性徴の発現などである。また歩行機能の獲得のように自然の過程に従って獲得する行動様式もこれに含まれる。これに対して，学習は個人の経験や活動によって獲得した行動の変化であり，環境に対して能動的に適応するプロセスである。言語，歌唱，スポーツ活動や書字・計算などの勉学がここに含まれる。すなわち文化的な環境のもとに変化してゆく行動でもある。練習や訓練を行うことでより高度なレベルの行動様式を獲得できる。一般に身体的な活動よりも精神的な活動のほうが学習の影響を受けやすく，複雑な行動ほど学習の要因が大きい。

【成熟優位説と学習優位説】 発達を成熟と学習という観点から考えると，どちらが優位なのかという疑問が沸いてくる。そしてそれは教育という現実的な課題への回答にもつながる。歴史的にもいくつかの論争があった。すなわち成熟優位説と学習優位説である。Gesell, A.L. は成

熟優位説に立って，個々の学習への準備状態の成熟を待って教育を開始すべきであるとした。すなわち，レディネス(準備が整うこと)を待った教育観である。この概念は一卵性双生児の観察から生まれたものである。すなわち生後46週となった一卵性双生児を対象に，片方には階段昇降の訓練を6週間行い，一方にはとくに何も行わなかった。その結果，訓練群で階段昇降が早かった。しかし訓練を行わなかった群をその後に2週間訓練すると訓練群を上回る階段昇降速度を獲得した。つまり早期に始めても準備状態が整っていなければ機能を獲得できないことを明らかにした。より卑近な例をあげればまだ文字に興味を示さない子どもに字の読み書きを教えこもうとしても，あまり効果はない。すなわち，ある行動の学習がうまく行われるためには，一定の水準まで内的成熟が完了していることが必要である。これに対して，学習優位説の立場に立つ Bruner, J.S. は，知的能力の発達には環境要因の影響が大きいとした。適切な刺激(経験)を与えることでレディネスの形成を促成することができるという教育観を提示した。たとえば一見成熟の要素のみによると思われる歩行機能にも学習の関与が大きい。フランスの Itard, J.M.G. 医師が報告した，アヴァロンの野生児や狼に育てられたとされる，インドの Amala と Kamala の姉妹はその例である。乳児期から人間の手を離れて育てられた小児が普通の環境に戻されても歩行機能を獲得することが難しかった。すなわち乳幼児期の学習を欠如することによって歩行機能を獲得できなかった一例である。このように成熟と学習は人間の発達を規定する重要な要素である。身体的な成長は成熟との関係が深いし，精神的な面の発達は学習により深く関係している。しかし，成長・発達には成熟と学習の両方の因子が交互に(Stern, W. の輻輳説)，あるいは同時に複雑に絡み合っており(Jensen, A.R. の環境閾値説)，成長・発達の個々の事象をそれぞれ単独で説明できるわけではない。現在は両者の相互作用によって発達が規定されていると考えられている。

【発達に影響を与える因子[1]】 成熟と学習をさらに細分化して考えると，以下のように5つの因子に分類できるであろう。①遺伝：遺伝子により規定された生物学的要因，②遺伝以外の生物学的要因：疾患などの後天的な生物学的要因，③社会的および心理的環境：家族，友人や学校などの環境要因，④文化的環境：より広い意味での環境要因，⑤学習：能動的に獲得する知識などの環境要因。これらの諸因子が複雑に絡み合い，相互に影響しながら，発達は進んでいく。
［伊藤善也］

●文献 1) 新井清三郎，他：人間発達(リハビリテーション医学全書2)，医歯薬出版，1972，pp.190-191．

精神遅滞

【定義】 精神遅滞(mental retardation, 知的障害)とは精神の発達停止あるいは発達不全の状態をいい，知的能力に関する力，つまり，認知，言語，運動および社会性能力の発達障害である。彼らにはあらゆる精神障害が起こる可能性が高く，有病率は一般人口に比較し3,4倍である。また，彼らは搾取されたり，心身に虐待を受けることが多く，適応行動が損なわれる場合がある。しかし，適切な支援の環境にあっては軽度な精神遅滞者などは立派に適応しておりこの限りではない。

【要因】 個人的要因と環境的要因によって発生する。発生順に，受胎期(染色体異常，Rh式血液不適合など)，妊娠中(風疹，トキソプラズマ原虫，有機水銀中毒，代謝障害，栄養障害など)，出産時(早産，難産など)，出生後(脳炎および脳炎後遺症，脳髄膜炎など)がある。それらはいずれも脳の発達が障害されることによるものである。しかし，その要因が明らかに特定される精神遅滞は約半数程度ある。また，最近出生後の要因で注目されているひとつにネグレクト(過度の放任)や暴力的虐待といった児童の情緒面の障害によるものも指摘されてきている。

【評価(診断)】 知的レベルの評価は臨床所見(各個人の文化的・生育的背景との関係から判断された)，適応行動および心理測定テスト所見を含め，入手できるあらゆる情報に基づいて行うべきである。つまり，診断カテゴリーの選択は1つの領域の特定の障害や能力によってではなく，トータル的評価に基づいて行うべきである。また，得られた知能指数(IQ)の結果は1つの指標として提供されるものであって，どのケースでもどの場面でも妥当性のある問題という考え

方で緩やかに対応すべきである。
【知能検査（アセスメント）】 IQは標準化され，地域の文化的基準が組み込まれ個別的に施行される知能テストで決めるべきである。また，社会的成熟度や適応力のスケールも地域で標準化されたものを用い，可能な限り両親のどちらか，あるいは被検査者の日常生活の能力をよく知っている介護者と面接して完成させなければならない。標準化された手続きを用いていない場合，診断は暫定的な評価と考えるべきである。
【軽度精神遅滞（mild mental retardation）】 IQ 50〜69で言語習得が幾分遅れるものの，大部分は日常的場面や目的に必要な言語を用い，会話を継続し，臨床的面接に取り組む能力をもっており，身の回りのこと，実際的な家庭内の技能は完全に自立できている。ただ，読み書きに問題があり，学習よりも実地の能力を要求する仕事に向いている。
【中等度精神遅滞（moderate mental retardation）】 IQ 35〜49で言語理解と使用の領域の発達が遅く，最終的達成に限界があり，身辺のことや運動能力も遅れ，生涯を通じて監督が必要な者が多い。器質的病因を同定できる場合が多く，てんかんや神経学的および身体障害が普通にみられる。
【重度精神遅滞（severe mental retardation）】 IQ 20〜34，このレベルのほとんどは顕著な運動障害やその他の合併する欠陥があり，臨床的に顕著な中枢神経系の障害あるいは発達の悪さの存在を示唆している。
【最重度精神遅滞（profound mental retardation）】 IQ 20以下で常に援助と保護・管理を必要とする。ほとんどのものは動けず，失禁し，基本的ニーズを満たすことが少ない。
〈関連語〉 知能検査，知能指数，染色体異常，先天性風疹症候群　　　　　　　　　［浅倉次男］
　●文献　1）WHO・編（融道男，他）：ICD-10精神および行動の障害；臨床記述と診断ガイドライン，医学書院，1993.　2）American Psychiatric Association（髙橋三郎，他・訳）：DSM-IV-TR 精神疾患の分類と診断の手引，医学書院，2002.

性腺分化異常

【概念】 性腺分化異常とは，性腺，性管，外性器形成過程のいずれかに障害が生じた状態と定義され，臨床的には，通常，外陰部の異常を呈する。
【病態生理】 性は卵と精子が合体する受精のときに，それぞれ性染色体の組み合わせによって決定される。このとき決定される性を染色体性の性とよぶが，その後の性の分化を決定する基本的なものである。すなわち正常な性の分化では，染色体性の性は性腺の性を決定し，性腺の性は身体性を決定する。性腺分化異常は，性腺形成障害，男性仮性半陰陽，女性仮性半陰陽に大別される。男性仮性半陰陽は，精巣形成は正常であるが，精巣ホルモン効果の障害により，完全型から不完全型までの幅広い男性化障害が生じる病態で，精子機能障害と精巣以外の異常に分類される。女性仮性半陰陽は，卵巣形成は正常であるが，男性ホルモン効果の過剰により，さまざまな程度の男性化を呈する状態で，副腎由来と胎盤由来に分類される。
【診断の手順】 ①病歴聴取：家族歴は有力な情報であり，妊娠中のホルモン製剤使用の有無も重要である。②身体所見：外性器の診察では，性腺精巣の有無，陰茎長，尿道口の位置，陰嚢形成，陰核の大きさ，腟口の有無，陰唇融合の程度を評価する。③染色体検査：通常，20〜30個の末梢リンパ球の染色体分析を行うが，臨床症状と核型が不一致の場合，多数の細胞分析による低頻度モザイクなどの検討も行う。④血液検査：性腺系では，テストステロン，エストラジオール，LH（luteinizing hormone, 黄体化ホルモン）・FSH（follicle stimulating hormone, 卵胞刺激ホルモン）の基礎値の検討，Gn-RH（gonadotropin releasing hormone, 性腺刺激ホルモン放出ホルモン）test, hCG（human chorionic gonadotropin, ヒト絨毛性ゴナドトロピン）test, hMG（human menopausal gonadotropin, ヒト閉経期尿性ゴナドトロピン）testを行い，副腎系では，コルチゾール，ACTH（adrenocorticotropic hormone, 副腎皮質刺激ホルモン）の基礎値の検討やACTH負荷を行う。また，電解質分析も有力な情報となる。⑤画像診断：内性器の形態確認のため，エコー，CT（computed tomography, コンピュータ断層撮影），MRI（magnetic resonance imaging, 磁気共鳴映像法）が有用である。しかし，これらが不十分な場合，腹腔鏡および性腺生検を行うことがある。

【治療】 本症では，一般的には染色体の性に基づき性別を決定することが困難である。また，生殖能の獲得など根本的な治療が不可能であることが多い。したがって，治療の基本はまず適切な性の決定を行うことにある。そして決められた性に従った gender identity を確立する必要がある。このため，決められた性に不一致な性腺摘出，性器形成術などの外科的治療，さらにはホルモン補充療法を適切な時期に行うこととなる。

【親と子どもへの適切なケア】 外性器異常のなかで頻度が高く，かつ早期診断・早期治療を要するのは，21α水酸化酵素欠損症である。これさえ除外できれば，医学的治療上の観点からは，必ずしも診断を急ぐ必要はない。しかし，副腎疾患以外の診断のための検査は，採血量の問題や診断能力の限界，将来の外陰部形態の予測の不確実性などにより，すぐ行えない場合や，またすぐには診断に至らない場合もある。とはいうものの，両親の不安や社会的困惑もあるので，可及的速やかに，社会的性を決定するのが望ましい。

〈関連語〉 採血　　　　　　　［松岡尚史・杉原茂孝］

●文献 1) Rapaport, R.：Disorders of the gonads. Behrman, R.E., et al. ed., Nelson Textbook of Pediatrics. 17th ed., W.B. Saunders Company, 2004, pp.1921-1946.

性早熟症

【概念】 思春期の始まる年齢には個人差があるが，なんらかの原因によって第二次性徴が異常に早く出現したものを性早熟症という。脳腫瘍，水頭症といった中枢神経系の病変を伴う器質性と，それらを認めない特発性に大別される。しかし，近年解像度の高い MRI(magnetic resonance imaging，磁気共鳴映像法)により，特発性とされていたもののなかから微小な視床下部過誤腫が発見されてきている。一般に女児では特発性，男児では器質性が多いとされる。

【症状・診断】 診断においては，第二次性徴発来の時期が重要となる。男児では，①9歳未満での睾丸，陰茎，陰囊の発育，②10歳未満での陰毛発生，③11歳未満での腋毛，ひげ，変声出現，女児では，①7歳6カ月未満の乳房発育，②8歳未満の陰毛，腋毛発生，外陰部成熟，③10歳6カ月未満の初経などがみられた場合には，成長曲線作成，骨年齢測定を行う。また，血液検査で下垂体性ゴナドトロピンや性ステロイドホルモンの分泌亢進，画像診断で器質性病変の有無を確認する。以上の診断基準により，2症状以上もしくは1症状とホルモンの分泌亢進の確認ができると本症と診断されるが，症状として1歳高くした基準を満たしている場合には暫定的に疑い例としている。

【治療】 器質性では原疾患の治療が優先される。脳に進行性の病変がある場合，脳外科的処置，放射線照射が必須となる。また，副腎腫瘍では小児外科的処置を行い，副腎過形成の場合には副腎皮質ホルモンの補充療法を行う。特発性および非進行性の脳病変の場合，持続的な LH-RH(luteinizing hormone-releasing hormone，黄体形成ホルモン放出ホルモン)投与によりゴナドトロピン分泌抑制が期待できる合成 LH-RH アナログが第一選択薬となる。点鼻薬と皮下注薬の2種類が現在使用可能であるが，手技上の困難さや鼻汁が多いと不確実になりやすいなどの理由で，小児科では皮下注薬の利用が多い。

【親と子どもへの適切なケア】 ①発症してしばらくの間は，同年齢の小児に比べ著しい高身長が普通である。しかしながら，早期に骨端線が閉鎖するため，成人期における最終身長は小さいものとなる。とくに低年齢のうちは，身体所見が周囲の好奇心の的になる可能性が高く，とくに女児は性的暴力の対象になりやすいなどの問題点もある。実際の対応としては，所属する学校，保育所などに対して，症状についての十分な説明を行い，集団生活で孤立することがないように注意を求める必要がある。②現在，もっとも使用されている徐放性 LH-RH アナログは，投与開始初期に一過性にゴナドトロピン分泌を刺激する。このため，女児では消退出血を認めることが多く，あらかじめ本人家族に理解させておく必要がある。また，4週に1回の皮下注射で効果が期待できるものの，学校行事や体調不良で受診延期のときには，受診間隔が長くならないように治療計画を立てて説明しておく必要がある。③いずれの小児においても，第二次性徴の発来自体は正常な現象であり，それを抑制することは，ある意味不自然なことでもある。とくに，最終身長改善を目的として，本来

の思春期年齢を超えてまでLH-RHアナログなどによる性腺抑制療法を継続している場合，上記とは反対の意味で周囲とは違った体つきを呈することになる．つまり，中学生なのに小学生のようにみられるなどである．その際の精神的な悪影響なども考慮して，患児，家族との話し合いのうえで治療開始，中止の時期を決定していく必要がある．

〈関連語〉 思春期，二次性徴，脳腫瘍，水頭症，初経，成長曲線，骨年齢，副腎過形成

[松岡尚史・杉原茂孝]

●文献 1) 千原和夫・編：中枢性思春期早発症の診断の手引き（平成15年度改訂）．平成15年度総括分担研究報告書 間脳下垂体機能障害に関する調査研究，厚生労働省，2004, pp.119-120. 2) Garibaldi, L.：Disorders of pubertal development. Behrman, R.E., et al. ed., Nelson Textbook of Pediatrics. 17th ed., W.B. Saunders Company, 2004, pp.1863-1870.

成　長

【概念】 成長（growth）とは，身体の組織，臓器や器官が重量や長さを増していくことをいう．つまり，身体の全体または部分の大きさが増大するときに使われる用語である．基本的には細胞数の増加に基づくものであるが，細胞数の増加と計画的な死滅（アポトーシス）の微妙なバランスのうえに成り立っている．日常生活のなかでは人間的成長，あるいは精神的成長というように精神・心理面での発達や成熟を示す言葉として用いられることもある．しかし看護学や医学の領域では基本的に身体的側面を意味する用語である．多くの場合は年齢とともに身長と体重が増加していくことを成長とすることが多い．

【成長に影響を与える要因】 成長は基本的に遺伝的にプログラムされたものである．しかしさまざまな要因（因子）による修飾を受けている．これらの因子は内分泌系，代謝系や神経系の内部環境因子と栄養，感染や気候などの外部環境因子に分類することができる．①遺伝因子：遺伝は成長を支配する主要な因子である．子どもの身長は両親の身長平均値と相関が高い[1]．また身長の人種差も遺伝因子で説明できる．同性同年齢の身長を並べてみると連続的な正規分布をとることから，このときの遺伝は単一遺伝子によるものではなく，遺伝形式は多因子遺伝と考えられている．すなわち，複数の染色体上に独立して存在する遺伝子によって表現型である身長が決まる．②内部環境：内部環境のなかでもっとも重要なものがホルモンである．成長ホルモン，甲状腺ホルモン，性ステロイドやインスリンなどがその生理的な作用として成長を促進し，あるいは抑制する．またその過不足は成長を亢進したり，低下させたりする．神経は直接的に成長を左右するものではない．しかし内分泌環境の調整に重要な役割を果たしている視床下部と自律神経は密接な関係にある．成長を細胞レベルで考えるとエネルギーを産生し，それを蛋白合成などに利用するプロセスである．エネルギーを産生するためには糖質，蛋白質や脂質を生化学的に処理しなければならない．すなわち代謝も重要な要素となる．諸種の代謝異常によって成長障害が起こりうる．③外部環境：a．栄養；代謝によってエネルギーを産生するためには外部から栄養素を取り込まねばならない．すなわち成長を支配する外部環境として栄養は重要である．第二次世界大戦前後は国民が窮乏生活を送らざるをえず，栄養状態が悪化したことは衆知のことである．そしてこの時期の子どもの平均身長は低くなっていった．また第二次世界大戦後の復興により国民の栄養状態は改善し，それに合わせて小児の平均身長も高くなった[2]．これははからずも成長における栄養の重要性を教示した．b．運動；運動後に成長ホルモン分泌が亢進することが知られているが，長期間にわたる運動がどの程度成長に影響するかを実証するのは難しい．また過度な運動を長期間続けると成長や性成熟は抑制されることから，運動がすべて成長を促進するわけではないことも銘記しておくべきである．c．気候；気候と身長の関連を示唆する調査報告は多い．たとえば，一人ひとりの個人を観察すると秋よりも春に身長の伸びがよいことはよく知られている[3]．また高地の住民は低地の住民よりも身長が低いという．また日本においては沖縄などの南方系よりも東北地方の北方系のほうが，身長が高い．これらは気候と身長との関連を示唆するが，地域が近接していれば同じ遺伝的背景をもつものが多いであろうこと，居住地域が同じであることは栄養摂取などの文化的背景を共有しているであろうことなど，身長の差

を単純に気候で説明できるものではない．d．精神心理的環境；家庭環境に問題が発生し，それが長期間継続するとその家庭の子どもに成長障害(成長率の低下と低身長)がみられることがある．精神的抑圧が視床下部—下垂体系の機能を抑制して成長ホルモン分泌を低下させることや自律神経の乱れにより栄養の吸収や利用が低下していることが成長障害の一因であろうと推測されている．

〈関連語〉 身体計測，成長障害，成長曲線，身体発育，身体測定　　　　　　　　　[伊藤善也]

●文献　1) 緒方勤, 他：日本人の target height および target range について．第1編 target height および target range の設定, 日児誌, 94：1535-1540, 1990．2) 日比逸郎：たんぱく質・エネルギーの欠乏による栄養失調症．小児栄養の生物学と社会学, 形成社, 1993, pp.78-83．3) Marshall, W.A.：The relationship of variations in children's growth rates to seasonal climatic variation. Ann. Hum. Biol., 2(3)：243-250, 1975.

成長曲線

【成長曲線とは】　小児の特性である成長を年齢の関数としてグラフ化したものが成長曲線である．一般的に成長は直線的には進まないので曲線として表現される．狭義には身長や体重の成長を表す曲線を意味するが，広義には臓器の重量や大きさを示す曲線も含まれる．スキャモンの臓器別発育曲線はその代表格である．Scammon, R.E. は成長を「一般型」「神経系型」「リンパ系型」と「生殖器型」に分類し，20歳時の発育の程度を100%として表した(p.458図43参照)．一般型には身長や体重などの身体計測値や臓器の大きさや重量が入る．一般型は乳児期と思春期の傾きが急峻である．乳児期は成長著しい胎児期から引き続いた時期であり，思春期は二次性徴に一致した変化である．神経系型は学童期の前半には成人の90%に達しているとされる．リンパ型は学童期後半に成人期のレベルを超えるピークを形成し，学童期後半には退縮していく．生殖器型は思春期から急速に成人レベルに到達する．これらは成長を概念的に分類するのに役立つ．しかし一般的に成長曲線といえば，身長と体重について，年齢別に平均値と標準偏差値あるいはパーセンタイル値などの統計値をグラフ化したものをさす．母子健康手帳にはこれらが乳幼児身体発育曲線として掲載されている．

【成長曲線(身体発育曲線)の成り立ちと使い方】成長曲線(図45)は乳幼児身体発育調査と学校健診で行われる身体計測値をもとにして作成される．調査で得られた実測値から年齢区分ごとに平均値と標準偏差値を求め，それらを平滑に結んだものである[1]．これらは横断的調査であるため，個々の小児がこの線に沿って成長するわけではない．縦断的にみると思春期になってカーブが急峻になり，描かれた線と交叉することが多い．成長曲線は個々の小児の成長を評価するときに用いられる．縦断的に得られた身体計測値をグラフ上に描き，それを結んで標準線と比較すると成長障害の有無を判定できる．乳幼児健診，保育所・幼稚園の健診や学校健診で得られた身体計測値をこれに描いて成長を評価することが小児の健康を見守るためにも重要である．

〈関連語〉 スキャモンの臓器別発育曲線，成長障害　　　　　　　　　　　　　[伊藤善也]

●文献　1) 伊藤善也, 他：小児慢性特定疾患治療研究事業において採用された身長基準に準拠した2000年度版「標準身長表」および「標準成長曲線」．小児科診療, 68(7)：1343-1351, 2005.

成長障害

【成長・発達の概念】　成長・発達は，小児の大きな特性のひとつである．心疾患や腎疾患などの慢性的な障害や愛情遮断症候群などの精神的ストレスがあると成長・発達が障害される．したがって，小児が正常に発育していることは，心も身体も健全であることの現れである．出現した症状をもとにして，成長障害は大きく，身長の異常，体重の異常，性分化・性発育の異常の3つに分類される．「種の保存に役立つ個体になる」ことが成長発達の目標であることから，性発育異常も成長障害に含まれる．

【成長を規定する因子】　成長のコントロールにおいて重要とされるのは，遺伝的要素，栄養，内分泌系の3つである．身長は，発育を促進，抑制するポリジーン(polygene)とよばれる多くの遺伝子群が関与する多因子遺伝により支配されている．背の高い親同士の子どもは背が高い傾向にあるのも一例である．また，背の低い

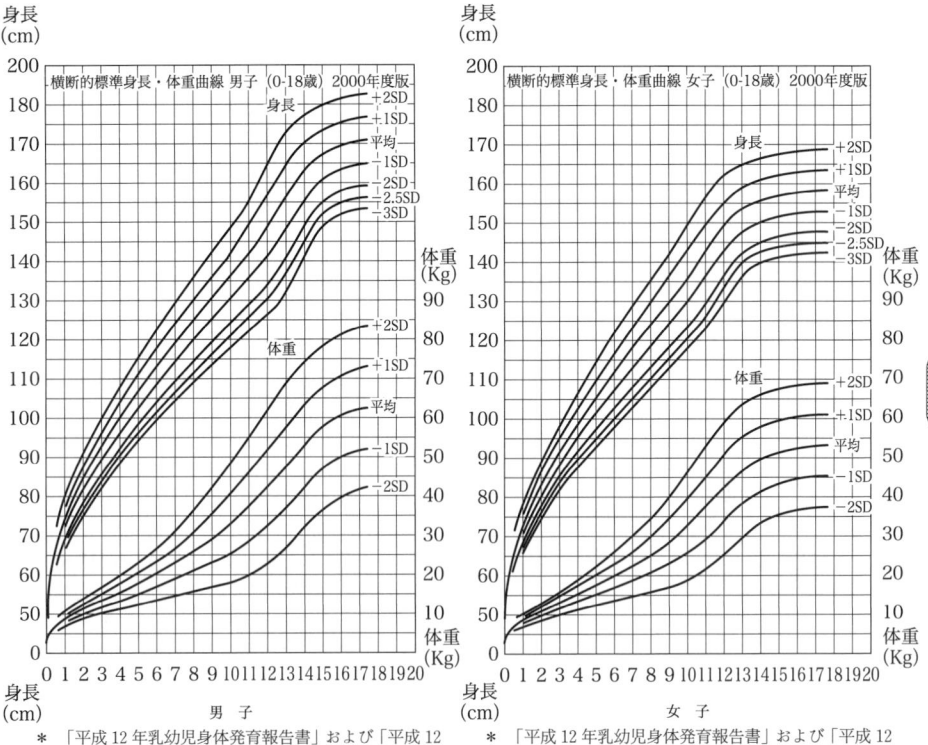

図 45 成長曲線

子は食が細く，単純性肥満の子は背が高いことが多いのは栄養の重要性を示している．これら多くの因子の成長への関与は明白ではあるものの，その final pathway は軟骨細胞の増殖であり，そこに直接関与する GH-IGF-I(growth hormone-insulin like growth factor I)系を中心とした内分泌系が臨床的にはもっとも重要とされる．

【内分泌疾患と成長】　内分泌疾患はホルモンの分泌過剰(機能亢進症)あるいは分泌低下(機能低下症)により生じるが，内分泌器官以外の組織がホルモンを産生する(異所性ホルモン産生)場合，ホルモンの受容体に異常があり，ホルモンの作用が正常に発揮されない場合，ホルモンの合成障害のために機能低下の症状と同時に，通常では産生されないホルモンが異常に分泌される場合などのさまざまな原因で生じる．内分泌疾患は成長障害と深く関与しており，成長障害を身長，体重，性発育の異常に分けて具体的な疾患を表54に示した．

【親と子どもへの適切なケア】　成長障害は長期間にわたる治療を必要とし，成長ホルモン分泌不全性低身長症やクレチン症の場合のように，毎日の注射や連日の内服を強いられる場合が多く，治療そのものがすでに小児の生活を脅かすこととなる．そのうえ，性分化異常，低身長，性成熟異常などでは誰の目にも隠しようのないハンディキャップを自覚させられる．これらは，すでに患児が年少のうちから直接，あるいは両親の不安を介して間接に患児を脅かす．とくに

表54 成長障害を示す主な内分泌疾患

A　身長の異常を示すもの
　1．低身長
　　成長ホルモン分泌不全性低身長症，甲状腺機能低下症，ターナー症候群
　2．高身長
　　下垂体性巨人症，甲状腺機能亢進症，クラインフェルター症候群
B　体重の異常を示すもの
　1．肥満
　　甲状腺機能低下症，クッシング症候群，プラダー−ウィリー症候群
　2．やせ
　　甲状腺機能亢進症，アジソン病，1型糖尿病，尿崩症
C　性発育の異常を示すもの
　1．早期に性発達をきたすもの
　　中枢神経疾患，松果体腫瘍，副腎腫瘍，副腎過形成
　2．性発達が遅延するもの
　　ローレンス−ムーン−ビードル症候群，プラダー−ウィリー症候群，ターナー症候群
　3．外性器異常を伴うもの
　　副腎過形成，真性半陰陽

思春期年齢においてはその矛盾の表出が顕著となる。解決策としては，早期に発見し，できるだけ早く治療方針を決め，これを両親に説明し協力を要請することが重要であり，それと同時に患児自身に対しても年齢，状況に応じたカウンセリングが必要となる。

〈関連語〉成長，発達，栄養，肥満，成長ホルモン分泌不全性低身長症　　［松岡尚史・杉原茂孝］

●文献 1) Parks, J.S. : Hormones of the hypothalamus and pituitary. Behrman, R.E., et al. ed., Nelson Textbook of Pediatrics. 17 th ed., W. B. Saunders Company, 2004, pp.1845-1847.

成長ホルモン分泌不全性低身長症

【原因と診断】　成長ホルモン分泌不全性低身長症は，低身長をきたす疾患のなかではもっとも頻度の高いものであり，視床下部，下垂体に器質性病変がある器質性（約15％）と，原因不明の特発性（約85％），そして遺伝性（数％）に分類される。身長が同性・同年齢の標準身長の−2 SD以下もしくは標準成長率が−1.5 SD以下のものを対象として，インスリン，アルギニン，グルカゴン，L-ドーパ，クロニジンの各負荷試験を行い，GH（growth hormone，成長ホルモン）分泌不全が認められた場合に診断される。放射線学的評価として，左手部X線撮影による骨年齢評価が必須であり，脳腫瘍や視神経低形成，奇形が疑われる場合には頭部MRI（magnetic resonance imaging，磁気共鳴映像法）も行う。

【臨床症状】　低身長は必発であるが，特発性については，とくに均整のとれた低身長を特徴としている。また，身体つき全体がふっくらとしており，肥満傾向を示す。顔つきも年齢のわりには「ぽちゃっ」としていてかわいい感じがするので，人形様顔貌とも表現される。また，声は甲高いことが多く第二次性徴発来は遅延することが多い。知能は一般に正常である。一方，器質性については，基礎疾患特有の症状も併発している。

【治療】　骨端線の閉鎖していない本症児に対して，hGH（human growth hormone，ヒト成長ホルモン）による補充療法を行う。hGH補充療法は，hGHが糖蛋白であるため，経口摂取は不可能であり筋肉内あるいは皮下に注射する必要がある。実際には，設定された1週間の使用量を均等に割って，連日皮下注射するのが有効であり，hGH製剤は正式に在宅治療が許可されている。GH単独欠損ではなく，多ホルモン欠損症の場合，甲状腺ホルモン，コルチゾール，性ステロイド，ADH（anti-diuretic hormone，抗利尿ホルモン）の分泌不全をも的確に見出して追加して治療，モニターする必要がある。

【合併症】　成長ホルモン分泌不全性低身長症の合併症としてもっとも注意が必要なのは，低血糖発作である。これは副腎皮質刺激ホルモンの欠損を伴うものに多い。家族に低血糖発作の初期症状（不機嫌，不安，顔面蒼白，冷汗など）についてよく教育し，早期に糖分を含む飲み物や食べ物（砂糖でもよい）を患児に与えるよう指導しておく。

【親と子どもへの適切なケア】　身長は，同性・同年齢の計測値が正規分布に近い分布をするので，正常集団であれば，統計学的には異常に高身長であるものと，異常に低身長であるものは同じ数だけいるはずであるが，低身長のほうが当人や家族にとってより深刻な問題である。その理由は，病気があって高身長になるものは数が少なく，病気があれば多くの場合低身長になるので，社会的評価が低くなるためと思われる。

このような背景があって，正常な集団に属する低身長は，その生活指導，ことに精神的なバックアップが必要である。要は低身長の小児のもつ悩みを受け入れることであり，「身長が低いくらいが何だ。勉強して見返してやれ」といった激励をしてはならない。その小児を追い詰めるだけで，逃げ場をなくすからである。また，「今に大きくなるから，心配するな」という安請け合いもよくない。それは不可能なことが実現するような幻想を抱かせるにすぎず，改めて現実を知らされたときの落胆が大きい。そっとやさしく見守り，その小児が現実を素直に受け入れて生活していくような態度を養うように手助けをする。家族が自分の子どもの低身長にこだわる傾向が強いと問題解決が難しい。このような場合は個々の事態に個別的に対応するしかない。

〈関連語〉 遺伝，骨年齢，肥満，二次性徴，皮下注射，低血糖　　　　［松岡尚史・杉原茂孝］

●文献　1）千原和夫・編：成長ホルモン分泌不全性低身長症の診断の手引き(平成16年度改訂)．平成16年度総括分担研究報告書 間脳下垂体機能障害に関する調査研究，厚生労働省, 2005, pp.119-121. 2) 村田光範：発育栄養障害．村田光範・編，小児疾患生活指導マニュアル，改訂第2版，南江堂, 1997, pp. 71-81. 3) Parks, J.S.：Hypopituitarism. Behrman, R.E., et al. ed., Nelson Textbook of Pediatrics. 17 th ed., W.B. Saunders Company, 2004, pp.1847-1853.

精通現象

【定義】　精液が尿道を通って体外へ放出される現象を射精といい，初めての射精を精通という。男子の精通は夢精や遺精のように無意識のうちに起こったり，性器をもてあそんでいるうちに起こる場合などがある。精液とは，男性の精巣でつくられた精子と前立腺や精嚢からの分泌物が混ざったものである。精巣でつくられた精子は，精巣上体に流れ，ここで成長し，精巣上体尾部まで移動し，射精を待つ(図46)。射精する機会がない場合，精子は吸収されてしまう。性的な興奮により睾丸が収縮する。さらに興奮が高まると，脊髄の射精中枢が反応して，射精反射が発生し，精管，尿道を通って射精する。1回の射精による精液は2〜6 ml，射出される精子の数は2〜3億である。

【男子の二次性徴】　精巣容量の増大から始ま

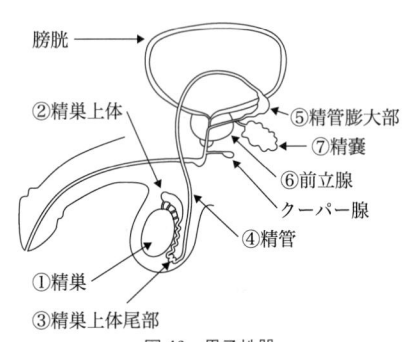

図46　男子性器

表55　男子の精通経験累積の年次推移

	小学5年	小学6年	中学1年	中学2年	中学3年	高校1年	高校2年	高校3年
1984年	12.0	29.2	71.3	89.6	94.2	96.7	97.5	97.5
1987年	14.2	23.7	62.7	83.7	90.9	94.0	94.8	95.5
1990年	8.0	24.8	49.2	65.0	69.2			
1993年	7.9	25.7	65.0	89.0	96.1			
1999年	4.2	10.5	26.1	32.8	34.3			
2002年	10.8	22.2	44.1	56.5	59.4			
2005年	8.7	17.4	38.7	51.8	57.1			

＊1）90年以降は中3の調査結果による
＊2）99年は経験した学年の「不明」を加算すると，中3で80％となる
斜線は未調査
(出典　東京都幼稚園・小・中・高・心障性教育研究会・編：児童・生徒の性；東京都小学校・中学校・高等学校の性意識・性行動に関する調査報告 2005年調査，学校図書, 2005)

り，男性ホルモンの産生量が増えてから陰茎の成長が始まる男子の精通現象は，女子の初経のように正確に捉えることは困難である。しかし表にあるように小学校6年～中学校1年の間に経験率が上昇していることから，この年代に多いことがわかる（表55）。

【性教育での取り扱い】　学習指導要領では小学校4年生の保健の「体の発育・発達」で二次性徴を取り扱う。中学校では1年生の保健体育科の「心身の機能の発達と心の健康」で精通を学習する。

〈関連語〉　二次性徴　　　　　　　［荒木田美香子］

●文献　1）東京都幼稚園・小・中・高・心障性教育研究会・編：児童・生徒の性；東京都小学校・中学校・高等学校の性意識・性行動に関する調査報告2005年調査，学校図書，2005．

青年期

【定義】　学童期に続く発達段階であり，adolescenceの訳語としては青年期のほかに思春期，青春期ともされている。児童精神科医のBlos, B. は puberty を身体過程，adolescence を心理過程と厳密に区別しているが，日本語に際しては明快な使い分けはない。アメリカ思春期医学会は adolescence を pre（前），early（早期），middle（中期），late（後期），post（後）に分けており，post adolescence の終了を25歳としている。

【発達課題】　青年期の主な特徴は第二次性徴の始まりであり，個人差や性差があるために年齢で区切ることは難しい。学童期の後半と重なっている場合が多い。青年期の発達課題は大きく分けて，①全身発育，②性的発達，③自我の発達（identityの模索），④社会的適応（進路・職業選択などを通して社会的自己を確立する）。性的発達については，単に身体的に第二次性徴を迎え，性的機能が成熟に達するだけでなく，それぞれの性とそれに伴う身体変化を心理面でも受け入れ，それにふさわしい社会的責任を自覚しながら行動することも含む。Erikson, E.H. によると，青年期（12～20歳）の発達課題を同一性対同一性拡散としており，identity（自我同一性）の獲得に向けて試行錯誤する時期と位置づけている。これは，自分とは何かについて，過去の自分が「望まれて生まれてきた存在かどうか」という問いかけから発し，将来の自分を描きながら過去－現在－未来の自己像を統合する作業でもある。これらを通して親とは異なる独自の価値観をもち，「自分らしさ」を形成する第2の心理的離乳期ともいわれている。

【現状と課題】　近年の青年期の現状から問題点を要約すると，①体格はよくても瞬発力や持久力などの体力の低下，②早熟傾向にあるものの，性行動は幼稚でモラルが低下しており，STD（sexual transmitted disease）や若年妊娠の増加が危惧されている。さらに，③不登校やひきこもりなど心の問題が増加し，いわゆる「生きる力」が低下している。そして identity の模索については，④ NEET（not in education, employment, and training）といわれる，教育・専門養成機関にも属さず，仕事もしていない若者の増加といったことが社会的問題になっている。このように近年の青年期は，身体面の成長が早いものの精神面の成熟は遅く終わる傾向にあり，心理的に不安定な時期には健康行動にも乱れが生じやすく，⑤飲酒・喫煙や薬物使用などの問題があげられる。またライフスタイル面に起因する問題として，夜型，過食など生活リズムや食生活に関する変調と運動不足などから肥満の問題も大きくなっている。

【看護の要点】　この時期には身体変化に伴う悩みや心配事に対して，本人の羞恥心やプライバシーに配慮しながら健康教育を行うことが重要である。また生活習慣病予防のなかでもとくに飲酒・喫煙やSTD・若年妊娠などの健康問題に対する予防教育が重要である。親離れの時期ではあるが，多様な人間関係のなかでストレスも多いことから，甘えや依存欲求を屈折した形で親にぶつけることもある。親・家族への支援としては，このような青年期特有の言動や反応の理解を促すとともに，社会的な規範やモラルを明確に示し，逸脱した行動にははっきりした規範を示すことが望まれる。

〈関連語〉　自己概念　　　　　　　　　［丸光惠］

●文献　1）丸光惠：思春期・青年期の小児．奈良間美保・編，小児看護学1；小児看護学概論・小児臨床看護総論（系統看護学講座専門22），2003, pp.130-153．　2）鑪幹八郎，他：浮遊する青年とアイデンティティ形成．臨床心理学, 2(6)：738-743, 2002．

性発育遅延

【概念】 第二次性徴の発現すべき年齢に達しても，その出現がみられないものを性発育遅延（思春期遅発症）という．性成熟遅延をきたすものには，永続的な性腺機能不全症と一過性の狭義の性発育遅延（体質性思春期遅発症）がある．体質性思春期遅発症は，思春期を迎える時期が生理的に遅いだけのいわゆる「おくて」体質であり，小児の正常発育のバリエーションのひとつである．

【診断基準】 健常男児では思春期徴候は，精巣腫大が11歳頃に始まり，健常女児では乳腺腫大が9歳半～10歳頃に始まる．思春期前に精巣は2 ml以下であり，3 ml以上では思春期が開始し始めている可能性が高く，4 ml以上になれば内分泌学的思春期開始から数ヵ月経っている．思春期徴候の1 SD（standard deviation, 標準偏差）幅は約1年とされることから，男子では精巣4 ml，女子では乳腺発達の開始をそれぞれ13歳，12歳で満たさない場合に病的な思春期遅発を疑い，14歳，13歳に達すれば診断することとなる（±2 SD以内を正常範囲と考えている）．思春期年齢以前に，性発育遅延を診断することは，臭覚異常や外性器異常などの身体的異常所見や明らかな基礎疾患が存在して性腺機能の低下が強く疑われる場合，あるいはゴナドトロピンがすでに高値を示している高ゴナドトロピン性性腺機能低下症以外では困難である．また，慢性疾患，激しい運動，やせなどが原因で思春期が一過性に遅れる場合があるが，いずれ思春期が発来する体質性のものを思春期前に診断する決め手はない．

【治療】 体質性思春期遅発症については，原則として薬物治療は不要である．しかし，第二次性徴の発現がないことによる患児のストレスが強く，精神心理的問題があると判断された場合には，性ステロイドホルモン投与により性中枢の成熟を促して思春期を誘導することとなる．永続的な性腺機能低下をきたす疾患は，視床下部下垂体系の異常（低ゴナドトロピン性）と性腺の異常（高ゴナドトロピン性）に分けられる．前者では，第二次性徴の発現，成熟と妊孕性の獲得のためにLH-RH間欠皮下注療法やhCG-hMG（human chorionic gonadotropin-human menopausal gonadotropin, ヒト絨毛性ゴナドトロピン―ヒト閉経期尿性ゴナドトロピン）療法が行われることが多い．後者では，性腺機能障害の程度は個々の症例により異なることが多い．第二次性徴発現，成熟のために低下の程度，その時期に応じて適切な性ホルモン（男性ホルモンもしくは女性ホルモン）の補充を行うこととなる．

【親と子どもへの適切なケア】 性発育遅延は家族集積性の比較的高い疾患のひとつであり，診断において，家族歴としてはいつもっとも身長が伸びたかを聞くことが参考になる．父親であれば高校生に入り，母親であれば中学生後半以降にもっとも身長が伸びている場合は，思春期遅発の可能性が高い．母親では初経年齢が14～15歳以降であれば診断できる．性発育遅延の小児は，暦年齢が思春期相当になっても，性的関心が薄く，友人関係も乏しくなる傾向がある．事前に患児および保護者と治療開始の時期について意見を交換しておくべきである．その際，急激に第二次性徴が発達すると心理的な問題を起こすことがあるので，徐々に第二次性徴が発達するように配慮する必要がある．

〈関連語〉 二次性徴，思春期，慢性疾患，やせ，初経　　　　　　　　　　　　　　［松岡尚史・杉原茂孝］

●文献　1) Garibaldi, L.：Disorders of pubertal development. Behrman, R.E., et al. ed., Nelson Textbook of Pediatrics, 17th ed., W.B. Saunders Company, 2004, pp.1863-1870.

性役割

【概念】 ヒトは出生したときの外性器の形（第一次性徴）から，男性または女性のいずれかの判定をされ，そのラベルに基づいて家庭や社会のなかでそれぞれの文化のなかで育っていく．その過程において子どもは自己の性を認識（性自認）し，その性に対して社会が期待する女性らしさや男性らしさ（性役割）を感じとりそれにふさわしい振る舞いを身に付けていく．このような，社会が期待したり自己が身に付けていく性に基づく規範やあるべき姿を性役割という．このように，遺伝子や性器の形態のような生得的で生物学的な性の側面であるセックス（sex）に対して，自己や他者の性に対する心理的な性の受け止め方や，人々をとりまく社会の性に対する価値観や役割期待などの文化も含める性の側面を

ジェンダー (gender) といい，人間の性を考える場合には両者の側面から捉えていく必要がある。子どもの性の自認は幼児期から始まり，自分が女性である，あるいは男性であるという認識（性自認）をもち，男性であるからこういうものである，こうあるべきというような価値観や規範を身に付けていく（性役割の獲得）。性役割においてもっとも顕著なものは，男性には家庭の外で勤労し経済力をもつことを期待し，女性には家庭内の家事や育児を遂行することを期待する，いわゆる性別分業観に基づくものである。しかし，この伝統的な性別分業観は，社会のなかに根強く存在する一方，核家族化などの現代社会の現状にそぐわないものになってきている。一般に子どもは2歳半で自分の性をかなり正確に認識するようになり，3歳半で自分の性を言語化できるようになるという。このように子どもは2,3歳で自分の性別ラベルを学習し，3,4歳で他人にも正しい性のラベルを貼るようになる。この，自分が男の子あるいは女の子であることの確信の度合いを性同一性といい，性役割の獲得の基礎をなす。この性自認や性役割について，長い間生物学的性に基づいて，自然に形成されるものと考えられていたが，現在では生まれたときにつけられた，女性あるいは男性というラベルに基づいてかかわる大人の態度や期待から感じとり，学習して身に付けていくものと考えられている。たとえば，女児が生まれるとピンク色や赤の洋服を，男児には自動車などの乗り物のおもちゃを贈るというように周囲の大人が習慣的に選択するおもちゃや衣類，マスコミなどの影響を受ける。また，幼稚園や小学校などの集団生活や家庭の場における習慣などがしらずしらずのうちに子ども達に男子は○○，女子は○○という固定観念を植え付ける影響を与えることが指摘され，学校の隠れたカリキュラムといわれている。近年，この教育現場の男女差別を解消しようとするジェンダーフリー教育が浸透してきているが，この流れに対し一部マスコミや政治家の誤解に基づく批判があり，教育現場は混乱している状況がある。

【看護】 従来，医療においては生物学的な側面から性を捉え，母親であれば誰でも子どもに愛情を感じ，育児能力が自然に備わるものと考えてきた傾向があったが，近年ではこのような考えは修正されてきている。個々の価値観を尊重しつつそれぞれの生き方のなかで望ましい役割意識が育つようかかわることが重視されてきている。子どもに看護としてかかわる場合においても，採血や処置の場面において，「男の子だから我慢しなさい」というようなかかわりに注意が必要である。　　　　　　　　　　[日沼千尋]

●文献　1) 柏木惠子, 他：発達心理学とフェミニズム, ミネルヴァ書房, 1995.　2) 青野篤子, 他：ジェンダーの心理学, ミネルヴァ書房, 1999.

生理的体重減少

【概念】 ほとんどの新生児は，分娩直後から生後3～7日にかけて体重の減少がみられる。新生児は，皮膚機能が未熟であり皮膚の十分な角質化が進むまで体表面からの不感蒸泄が多い。また，出生後しばらくは母乳分泌が不十分なために，経口での水分・栄養摂取が進まないことなどから，新生児は脱水傾向にある。さらに，新生児は体水分量が全体重の75～80%と多いため，その影響が体重減少として現れやすい。通常，この出生後の体重減少は，出生時体重の4～5%以内にとどまり10%を超えない。通常は3～4生日頃に体重減少は底となり，哺乳量の増加に伴って体重は増加に転じ，1週間から10生日にかけて出生時の体重に回復していく。生理的体重減少からの回復は，母体外環境への適応のひとつの指標となる。低出生体重児は，新生児よりさらに体重に占める水分量が多く，皮膚が薄く未熟であるため，出生後の不感蒸泄が多くなり，しばしば10%以上の体重減少がみられる。この傾向は，出生時の週数が少なければ少ないほど大きい。そのため，低出生体重児には環境の加湿による不感蒸泄の調整や，輸液療法による水・電解質の補給など特別な介入が必要となる。

【生理的体重減少と看護】 出生後，体重の十分な増加が認められるまでは，毎日の体重測定を行い，排尿回数や授乳量，哺乳状況を確認し，新生児の体重減少が生理的範囲を逸脱していないか確認する必要がある。体重計測は，前日との比較を目的としているので，授乳からの時間などの条件を同じにして行うことが望ましい。生理的範囲を超える体重減少がある場合には，高度の脱水の存在が考えられる。新生児の脱水は，循環血液量の減少を引き起こしたり，ビリ

ルビン代謝を遅延させて黄疸を増強させるため，体重減少のみでなく，併せてこれらの症状も観察する必要がある。出生時体重から 10％以上の体重減少がみられたときには，哺乳状況，活気，黄疸の増強，排尿の回数や量，その他の脱水症状を含めての循環動態の確認を行い，母体外環境への適応状況を評価する必要がある。
〈関連語〉 新生児の適応生理　　　　[西海真理]
●文献　1) 武谷雄二，他・編：乳幼児の成長発達・新生児の管理(助産学講座4，基礎助産学4)，第3版，医学書院，2004, pp.16-39.

脊柱側彎症

【概念】 脊椎が側方に彎曲する変形で，脊椎の先天性奇形による先天性側彎症や神経筋疾患により起こる麻痺性側彎があるが，多くの場合は原因不明の特発性脊柱側彎症である。小児の特発性側彎症は発症年齢によって乳幼児側彎症(3歳以下)，若年性側彎症(思春期前)，思春期側彎症(10歳以後)に分けられるが，思春期側彎症がもっとも多く，女子(90％以上)に多い。姿勢が悪いなどの生活習慣が本症の原因となることは医学的には考えにくく，最近では遺伝子の異常が本症の背景にあると推測されている[1]。
【症状】 中等度の側彎症では外見上の変形がみられ整容面で問題となるが，多くの場合は軽症例で整容上問題がなく自覚症状もない。まれに重症例においては，胸郭の変形や気管の走行の異常により呼吸障害を伴う場合もある。
【診断】 背中を見て，肩の高さや背部または腰部の形に明らかに左右差がみられることでわかるが，軽度な場合には，体幹を前屈させ接線方向から見て，初めて背部や腰部の左右差に気づくこともある。学童期以降に行われる学校検診では，両下肢を開いた位置で，両手を伸ばし両手掌を合わせる形で体幹を前屈させ，後方から前記の背部や腰部の左右差を観察する。とくに，背部での肋骨の左右差(肋骨隆起)は診断に役立つ。もし，この方法によって脊柱側彎症が疑われた場合には，側彎症のスクリーニング方法のひとつであるモアレ検査(背部に等高線となるモアレ縞を映し出し，背部の形状の左右差を判定する)や低線量 X 線撮影を行って二次検診を行う。
【重症度の評価】 X 線撮影によってコブ角(Cobb angle)とよばれる角度を計測し，側彎の程度を評価する。成長に伴って進行し，成長終了後は進行が停止する場合が多いため，骨 X 線像から判定される骨年齢や女子の場合は初経年齢などが予後の評価として重要である。すなわち，初経がまだみられない女子においては，成長余力が十分にあるため，成長に伴って側彎が進行する可能性が高く，骨年齢が若いほど同様の理由で重症度が高いと判定される。2回以上の X 線検査から，側彎の進行度を判定することも重要である。
【治療】 軽症例(コブ角 20°未満が目安)では，成長に伴う側彎の進行について自然経過を観察する。進行例や中等度(コブ角が 20〜40°が目安)の側彎例では，体幹装具による進行の抑制を試みる。コブ角 40°を超えるような重症例では，手術による側彎矯正を行う。手術療法は，金属の支柱を脊椎後方に用いる後方インストゥルメンテーション手術などが行われるが，年齢，重症度，側彎のみられる脊椎高位により，脊椎固定術，前方インストゥルメンテーション，骨端線固定術，椎体骨切り術など，さまざまな方法を組み合わせて行う[2,3]。
〈関連語〉 呼吸困難，初経　　　　[亀ヶ谷真琴]
●文献　1) Inoue, M., et al.：Idiopathic scoliosis in twins studied by DNA fingerprinting：The incidence and type of scoliosis. J. Bone Joint Surg., 80-B：212-217, 1998.　2) Herring, J. A.：Scoliosis. In Tachdjian's Pediatric Orthopaedics. W.B. Saunders, 2002, pp.213-321.　3) 南昌平：特発性側彎症. 小児整形外科テキスト，メジカルビュー社，2004, pp.179-187.

摂食機能

【定義】 摂食(ingestion)とは，食物を摂り込んで胃に送るまでの全過程を表す。摂食機能とは，食物を口腔へ摂り込み，咀嚼し，食塊を咽頭へ移送するまでの一連の過程における運動機能のことをいう。
【摂食機能の発達的特徴】 摂食機能は，主に，乳幼児期に，口腔・咽頭領域の形態的成長とともに，基本的機能獲得期，習熟期を経て，段階的に発達する[1,2]。基本的機能獲得期は，ほぼ離乳期に相当する。この時期は，乳歯の萌出，顎，咽頭部などの成長により，口腔・咽頭領域が，哺乳期と異なる形態に変化する。上顎は，吸啜

窩が消失し，口蓋がドーム状となる。舌は，後下方に位置が変化する。これにより，口腔容積が拡大し，哺乳から咀嚼可能な形態へと変化する。また，哺乳期に存在した原始反射が消失するとともに，指しゃぶりやおもちゃなめなどの行動によって，個体と環境の相互作用が促進される。これらより，口腔器官は，単純な一体動作から分離した複雑な動作へと発達し，捕食，咀嚼などの基本的機能が獲得される。幼児期は，摂食の習熟期にあたり，口腔・咽頭領域は，より捕食，咀嚼に適した構造に成長する。この形態的変化とともに，より多様な食物(種類・形態など)への適用・応用，反復を通して，口唇・舌・顎・頬の運動機能が発達し，摂食機能が完成に向かう。

【摂食機能の評価】 摂食機能の評価は，捕食，食塊の形成や移送・唾液との混和，咀嚼，嚥下などについて，口唇・舌・顎・頬の運動を外部から観察することにより行う。捕食は，口唇閉鎖の有無，食塊の形成や移送，唾液との混和は，舌運動の種類(前後・上下・側方)，舌突出の有無，咀嚼は，スプーン咬み(反射・随意)，顎の動きの種類(単純・移行・臼磨)，顎のコントロール，口角の引きの有無，嚥下は，液体・固形食のむせの有無，嚥下回数，喉の緊張などを観察し，摂食機能を総合的に評価する[3]。摂食は，口腔の形態的成長，食内容・食形態，食具(スプーンの形状・コップ・ストローの使用など)，食事介助方法，食環境(人的・物的)，食に対する意欲，発達段階(認知思考，心理・社会的，精神・運動機能など)と関連が深いため，機能評価の際，これらと併せて評価することが重要である。摂食・嚥下機能障害の診断・評価には，外部観察評価法のほか，嚥下造影法，フードテスト，超音波検査法などの検査法[4]が用いられることがある。

【摂食機能に障害のある子ども】 重症心身障害児のように，中枢神経・末梢神経・筋に障害がある場合は，丸飲み込み，舌突出嚥下，乳児嚥下，過開口，咬反射など，異常パターン動作がみられることが多い。ヒルシュスプルング病や先天性食道閉鎖症など，先天性の消化器系疾患児のように，経口による摂取開始時期の遅延や長期の摂取制限がある場合は，摂食の学習機会が少ないことにより，摂食機能の発達に影響を及ぼすことがある[5]。

【摂食機能の獲得に向けての援助】 口腔・咽頭領域の形態および摂食機能の発達段階，食に対する意欲，運動機能などの発達段階に応じた食内容・食形態，食具を選択し，食環境(人的・物的)を整え，食事介助を行う。中枢神経・末梢神経・筋に障害がある子どもの場合は，神経・筋障害の程度や機能の獲得段階に応じた食内容，食環境に対する援助，摂食機能訓練(過敏の除去，筋肉の刺激訓練など)を行う。先天性の消化器系疾患児など，経口による摂取開始時期の遅延や長期の摂取制限がある子どもの場合は，摂食機能を早期より観察評価し，消化管の状態や状況(消化吸収能力，通過障害の程度など)に合った食内容・食形態をふまえ，摂食機能の発達段階に即した摂食の学習ができるよう支援することが重要である。

〈関連語〉 咀嚼機能の発達過程，嚥下困難，摂食行動 ［鈴木里利］

●文献 1) 金子芳洋：ライフサイクルからみた摂食・嚥下機能．金子芳洋・編，摂食・嚥下リハビリテーション，医歯薬出版，1998, p.48. 2) 向井美惠：摂食・嚥下機能の発達．前掲書1), pp.48-58. 3) 向井美惠：摂食機能療法；診断と治療方法．障害者歯科雑誌, 16：145-155, 1995. 4) 大塚義顯：小児の摂食・嚥下障害リハビリテーションの実際；小児の摂食・嚥下機能検査法．Medical Rehabilitation, 26：18-27, 2003. 5) 駒谷香, 他：経口摂取が困難である子どもの哺乳・摂食の援助に関する文献検討．日本小児看護学会誌, 14(2)：77-83, 2005.

摂食行動

【定義】 摂食行動(feeding behavior)とは，摂食のために，摂食機能を働かせて行われる一連の動作を表す。一方，食行動は，社会環境や生活状況によって生じる心理・社会的な食に関する行動のことをさす。食行動の異常と用いられる場合は，神経性食思不振症や過食症などの心因性によるものと，偏食，肥満など[1]の心理・社会的な問題によるものがある。このように，摂食機能と関連の深い摂食行動と食行動とは区別される。

【摂食行動の発達】 摂食行動は，摂食機能の発達と，運動機能，認知，自我，情緒，精神，心理・社会的発達が連関しながら，介助食べ，手づかみ食べ，食器(食具)食べ，ひとり食べというように，順次，獲得されるものである。離乳

初期から後期の乳児は，精神・運動機能，認知，自我，心理・社会面などの発達上，介助食べの時期にあたる。この時期は，他者による介助を通して，捕食，咀嚼，嚥下などを体験し，基本的な摂食機能を獲得していく。離乳初期は，嚥下機能（下唇の内転，閉口時舌尖の固定，舌の蠕動様運動での食塊移送など）と捕食機能（顎，口唇の随意的閉鎖，上唇での取り込みなど）が発達し，口唇を閉じて飲み込むことができるようになる。離乳中期は，押しつぶし機能（口角の左右対称な水平の動き，扁平な赤唇，舌尖の口蓋皺襞への押しつけなど）が発達し，唇を使って摂り込んだ食物を，上顎の口蓋に舌で押しつける動きができるようになる。離乳後期では，すりつぶし機能（頬と口唇の協調運動，左右非対称な口角の引き，顎の側方偏位など）が獲得され，口蓋に押しつけてつぶせない硬さの食物を，舌を左右に動かして歯茎または歯の上に食物を置き，かむ，磨りつぶすといった動きが可能となる。
離乳完了期に入ると，それまでの介助食べから，自分の手で食物を口に運び，処理可能な大きさにかじり取って口に摂り込むといった手づかみ食べ（頸部回旋の消失，前歯での咬断，口唇中央部からの捕食など）へと摂食行動が発達する。この手づかみ食べは，摂食機能の発達とともに，運動機能の発達（姿勢の保持，上肢・手指の運動がより活発となる），食具に触れる，持つなどの行動から，自己と外界および食物と食具に対する感覚の獲得，食事や食具への関心や自分で食べたいという意欲の出現などによって，獲得されるものである。離乳完了期から幼児前期頃では，食具を用いて自分で食べる食具食べ（頸部回旋の消失，口唇中央部からの食具の挿入，口唇での捕食，左右の手の協調など）の行動が獲得される。この段階では，目と手と口の協調運動の発達などにより，食具（スプーンなど）を用いて食物を口の前まで移動させ，口の中央から食物を摂り込むことが可能となる[2)3)]。幼児後期に入る頃には，周囲の環境や食事そのものに関心が向けられるようになり，家族や子ども同士で食事を楽しむ社会食べが可能となる。また，社会性の発達とも連関して，食文化に沿った行動が獲得されていく[4)]。
【摂食行動の獲得に向けての援助】 口腔器官の形態的成長，摂食機能および摂食行動の発達段階に応じた食内容，食形態，食具（コップ，スプーン，箸の使用など）を選択し，適切な介助方法による援助をしていくことが大切である。手づかみ食べの段階では，自分で食べたいという意欲が出現するため，食事を強制しない，落ち着いた心理状態で介助するなどの食べる意欲を支える援助を行う。また，食事が空腹を満たすためだけのものではなく，食を楽しむといった社会性が獲得されるよう，ゆったりした和やかな雰囲気づくりや他者（家族，子ども同士など）との食事の場の設定など，環境づくりが重要である。食具食べや社会食べの段階では，食を楽しむための援助とともに，食に関する基本的な習慣が獲得されるよう，食事前後の挨拶，清潔，生活リズムを整えるなどの援助を行うことが重要である。

〈関連語〉 摂食機能　　　　　　　　［鈴木里利］

●文献 1) 奥山真紀子：摂食の臨床Ⅱ；学童期から思春期の食行動の問題．二木武史・編，新版小児の発達栄養行動；摂食から排泄まで／生理・心理・臨床，医歯薬出版，1995, pp.186-204． 2) 蓜島桂子：乳児期後半（離乳期）の指導；乳児期後半（離乳期）の全般的な指導．向井美惠・編，乳幼児の摂食指導；お母さんの疑問にこたえる，医歯薬出版，2000, pp.40-55． 3) 井上美津子：幼児期前半の食機能の発達．食べる力はどう育つか；乳幼児の摂食機能の発達と課題，大月書店，2002, pp. 42-69． 4) 向井美惠：幼児期後半（3～6歳）の指導；幼児期後半（3～6歳）の全般的な指導．前掲書2)，pp.138-147．

摂食障害

【疾患概念】 摂食障害は，歪んだ食行動によりストレスを発散する心身症である。世界の先進工業国の女子に増加し，近年問題なのは神経性食欲不振症（別名思春期やせ症，anorexia nervosa；AN）と神経性過食症（別名過食症，bulimia nervosa；BN）であり，わが国でも増加し低年齢化している。広く心因性食欲不振症，極端な偏食なども含まれるが，典型例は根が深く，難治性で，再発を繰り返し慢性化する[1)2)]。
【要因・病像・経過】 発症は10～18歳が多い。現代のスリム志向やルックスにこだわる風潮，ダイエット情報の氾濫，受験競争，部活，いじめ，親との離死別など，多様な社会心理的要因が絡み合い発症する。初期には本人が病気を否認し元気にふるまい状態を隠すため発見や受診が遅れる。ANでは節食，拒食から飢餓状態に陥

る。BNでは太って自己嫌悪に陥りひき込もったり，太る不安から嘔吐や下剤の乱用に至る。飢餓や肥満の身体的二次障害が加わると食欲中枢，睡眠覚醒リズム，月経周期などの生体リズムが消失し脳機能が混乱する。

【精神病理】 摂食障害の精神病理の中核は，秘かな自己不全感である。Bruch, H.[3]は，①自己の身体感覚不全（空腹感，満腹感，疲労感がわからないこと），②身体像の障害，③根深い自己不全感（自己不信感，自己嫌悪感など）の３項目の自我発達不全をあげている。病前の一見適応的な優等生とは裏腹に，多くの子は実は乳幼児期から敏感で，本音を出せぬまま人目を気にし，緊張して生きてきた場合が多い。

【診断】 患者は疾病を否認し，発症から約１年以上遅れて発見され，受診に至る。乳幼児期からの身長・体重のデータを成長曲線に記入すると，不自然な体重の増減が一目瞭然である。診断には，同様の食行動異常を示す身体疾患（脳腫瘍，膠原病，消化器疾患など）と他の精神疾患（統合失調症，感情障害，人格障害など）を鑑別除外するが，両者の合併例も多い。

【治療】 心身の発育の大事なスパート期の治療は，異常な肥満ややせからの脱出をはかり，本来の健やかな身体機能と体重への復帰を目指す。初期や軽度例の治療は，ストレス要因を取り除き，歪んだ食行動を改善させる。ストレスを身体化（身体症状に置き換える）する代わりに，不安，怒り，不満などの本音を率直に表出させる。より低い年齢ほど母子関係と家族関係の改善によく反応する。拒食や過食の食行動異常が頑固に続くときには，包括的な専門治療を行う。具体的には，①身体治療，②食事練習，③心理治療，④家族治療，⑤環境調整（学校との連携）を系統的に行う。失われた身体リズムを再獲得するために規則的な食事を含めた生活のリズムの再建をはかる。心の治療には，本音を安心して表出し，家族のコミュニケーションを改善して，周囲への反応と行動を振り返る認知行動療法のアプローチが有効である。いずれもじっくり腰を据え，長期的視点で粘り強く取り組む。生体リズムの回復，健康な睡眠覚醒のリズムや規則正しい食事，周期性のある月経など，健やかな身体を回復し健全な心を育てる。

【予後】 ANもBNも，強迫神経症，境界人格障害，薬物嗜癖やアルコール依存の合併，あるいはこれらへの移行が認められる。次世代の育児障害のリスクもある。そのため５年以上の長期フォロー体制が必要である。予後は悪く死亡率も高い。乳幼児期からの予防が急務である[4]。繊細で敏感な乳幼児に，伸びやかな子育てができるような食育を含めた育児支援が大切である。また母子手帳，幼稚園・保育園・小学校・中学校の身体検査の身長・体重計測値を，経時的に成長曲線に記入し，異常な増減をヒントに，その子の生活ストレスをその都度理解し解決するという学校や家庭での健康管理が提唱され，全国に成長曲線の使用が普及しつつある。

【神経性食欲不振症】 ①疾患概念：身体要因がなく，発育盛りの小児の体重が減少し続ける場合，神経性食欲不振症（AN）を疑う。②要因・精神病理：乳幼児期からの自我発達不全，つまり空腹・疲れがわからない，いやなときにいやといえない，泣けないという子が多い。本音を出しやすい養育環境がなく，不安緊張を抱えたまま思春期を迎え，発症している場合が多い。③病像・経過：病初期には食事量が減りやせてくる。飢餓からストレスホルモンが分泌され，生体防御反応として脳内麻薬が分泌される。やせればやせるほど爽快な「ダイエットハイ」に陥る。睡眠は浅く，寝なくても平気，昼間は活動的で成績も上がり，元気と周囲は誤認する。手が冷たく夜間の脈が毎分55以下となり，月経が不規則で出血量が減り，やがてなくなる。病気進行期には15％以上体重が減り，食べると嘔気，嘔吐が生じて，不機嫌で抑うつ的，体毛が密生し肌は黄色くなる。異様なやせに周囲はようやく気づき始める。ダイエットハイのためやせるほど気分爽快。胃袋は萎縮し，空腹感が消え，蟻地獄のように自力では回復できなくなる。10代の発症は心身の成長発達を阻害し，脳萎縮，骨密度低下や月経障害を伴い，人生のQOLを長期にわたり低下させる。死亡率は約10％と思春期の心身症のなかでもっとも高い。④診断：身体疾患がなく，食べ盛りの小児の体重が横ばいであればハイリスク状態，減少に転じれば初期徴候である。早期発見により，治りやすい時期に治療を開始する。早期発見スクリーニング法は，パーセンタイル成長曲線の体重減少が１区分帯以上であることと，安静臥床時の脈が毎分60未満の２つを満たすときにANを強く疑う。小学生・中学生用診断基準としては，

以下の2つ以上を満たすときに AN と診断する。a. 頑固な拒食，減食。b. 思春期の発育スパート期に，はっきりした身体疾患や精神疾患がないのに，体重増加がみられない，または体重減少がある。c. 以下のうち2つ以上の症状がある；イ. 体重へのこだわり，ロ. 容姿へのこだわり，ハ. カロリー摂取へのこだわり，ニ. 歪んだ身体像，ホ. 肥満恐怖，ヘ. 自己誘発嘔吐，ト. 過剰の運動，チ. 下剤の乱用。進行病像として，大人用の AN の DSM-Ⅳ 診断基準に該当する10代患者は，進行状態と考える。⑤治療：まず身体のケアを通して信頼関係をつくりつつ心のケアも行う。a. 急性期；病初期に有害なやせを見逃さない。病識がなく治療に抵抗する患児に振り回されず，飢餓の危険を伝える。手足の冷感，徐脈，乏尿，腱反射低下は身体の SOS であり命の危険がある。「あなたの状態はガソリンを入れない車。学校という高速道路を走り車のエンジンが壊れてきている状態」「ぴちぴちした魚を干物にしていくような身体の壊し方」と話すと理解する子が多い。30％以上のやせ，脱水，循環不全，低血糖，電解質異常は入院適応である。入院後は安静臥床にて規則的なカロリー摂取を促す。少量から漸増し，柔らかいものから硬いものへと進む。低体温，徐脈，低血圧などのバイタルサインが改善すると，睡眠覚醒リズムが発現する。次にスムーズな規則的な食事摂取が可能となる。チューブ栄養と向精神薬の投与は，頑固な拒食や自己破壊行動に対する最後の手段である。多くの患者は熱意あるケアに心を開く。複雑な思春期発達に適応できない「心の未熟児」とみなし，治療チーム全体で健やかな身体感覚を育て直す気持ちでケアを積み重ねる。自宅療養では母親が医師の綿密な指導下で，この役割を担う。b. 回復期；身体の回復に伴い喜怒哀楽の感情がよみがえる。それに伴い抑うつ，不安，絶望などの激しい感情が湧く。万引き，盗み，過食，嘔吐，捨食などの衝動行動が起きやすく，スタッフが一枚岩となり危機管理を行う。子どもの本音を受け止めた結果，心の育て直しが起き，肯定的な自己感や対人関係機能が発達し，安定した明るい性格になる。c. 再適応期；体重が本来の8割まで回復してはじめて健康な情緒がよみがえり，心理治療の効果も出る。ほっとする親子関係や自分のペースに合わせて参加できる学校生活，再発や慢性化防止には必要である。

〈同義語〉 神経性食欲不振症，神経性過食症
[渡辺久子]

●文献 1) 渡辺久子, 他：思春期やせ症の早期発見と予防のために, 厚生労働科学研究(子ども家庭総合事業)思春期やせ症と思春期の不健康やせの実態把握および対策に関する研究班, 2004. 2) 厚生労働科学研究(子ども家庭総合研究事業)思春期やせ症と思春期の不健康やせの実態把握および対策に関する研究班 渡辺久子, 他・編著：思春期やせ症の治療と診断ガイド, 文光堂, 2005. 3) Bruch, H.：Eating Disorders；Obesity, Anorexia Nervosa and the Person Within. Routledge & Kagan Paul, 1974. 4) 渡辺久子：食と心の原点としての授乳体験. 教育と医学の会・編, こころの発達をはぐくむ(現代人の心の支援シリーズ1 乳幼児期), 慶應義塾大学出版会, 2002, pp.106-118.

セルフケア

【概念】 一般的には自分で生活管理や健康管理を行うことをいう。糖尿病，喘息，腎疾患など，慢性疾患をもつ学童や思春期の人の療養生活の自己管理，症状管理に関して，実践報告や研究が行われている。また，セルフケアは Orem, D. E. のセルフケア―セルフケア不足理論の中心的な概念として使われている。Orem はセルフケアを，人が日常生活のなかで生命や健康を維持したり，安心感を継続するため自分自身行う調整的な活動であるとした。人はセルフケアを学習して意図的に行うようになり，セルフケアが効果的に行われれば統合性が増し，さらに人としての発達を促すと述べている。また，セルフケア能力とは，セルフケアに必要な知識を獲得していることと，必要な意思決定および行為の実施にかかわる能力である。ここでは Orem 理論におけるセルフケアを小児看護領域で使う際に必要なポイントについて述べる。

【子どものセルフケア能力の発達】 子どもはセルフケア能力の発達途上にあり，心身の発達や経験的な学習に伴い潜在的な能力を発展拡大させていく。食物を摂取する能力を例に検討してみよう。乳児は初め，反射により乳首を捕捉し乳汁を摂取している。しだいに空腹を知覚し，泣いて欲求を養育者に伝え哺乳を要求する。養育者がそれに応えて授乳すると，乳児は空腹が満たされ満足する。このようなことを繰り返し

て，空腹の知覚，泣いて授乳を要求する，乳汁を摂取する，満たされて満足することを学習し，摂取する能力を確実なものにしていく。離乳期には，液状ではない新しい形態の食物を食べる摂食行動を学習し，咀嚼，嚥下機能を獲得する。それとともに新しい栄養素を消化吸収する機能も獲得していく。幼児期には子どもは自分で食べることができるようになり，「お箸で食べる」「いただきますをして食べる」「食事の時間に食べる」など社会的に許容される食行動を学習していく。学童期には食事の用意をすること，身体をつくり健康を維持するために必要な栄養の知識，バランスよく摂取することも学んでいく。この摂取する能力の発達にみられるように，子どものセルフケア能力は，子どもの心身機能の発達に伴い欲求が変化し，それに合わせて適切な環境とケアが提供されることで育まれ，発展拡大していく。

【子どものセルフケア能力と養育者のケア能力】
子どものセルフケア能力は発達途上にあるが，生まれて間もない新生児でも，呼吸，体温や循環の維持，乳汁の摂取，排泄など，自分の生命を維持するためのセルフケア能力をもっている。しかし，養育者が，子どもが安全に呼吸できるように見守り，衣服を着せ掛け物を調節して体温調節を助け，授乳し，おむつを交換するというように，必要に応じて子どものセルフケア能力の不足を補い世話をしなければ，新生児は生命や健康を維持することができない。子どもが成長し，セルフケア能力が発展拡大するに伴い，養育者が子どものセルフケアを補う必要性は減少していく。それは量的な減少だけでなく，セルフケアの全面的な代行から，部分的に補う，言葉で促す，見守るというように，質的な変化を伴う減少である。この過程を経て子どもはセルフケア能力を自律して発揮できるようになる。

【子どものセルフケアの必要性と能力および養育者のケア能力のアセスメント】　子どもの健康・生活の維持，向上を検討する際には，子どものセルフケアの必要性や能力とともに，子どもの世話をする養育者の能力を見積もる必要がある。子どものケアの必要性より，子どもの能力と養育者の補う能力を足したものが少なければ看護介入の必要性が生じる。子どものセルフケアの必要性は，発達や健康逸脱の状況に応じて変化する。看護師や保健師には，子どもの変化に応じ，拡大したセルフケアの必要性に応じたケアをする能力を養育者がもっているかを見積もり，もっていなければ獲得できるように援助する役割がある。たとえば気管支喘息を発症した子どもは，内服や吸入などの薬剤の継続的な投与，発作時の対応，呼吸状態の観察，アレルゲンの吸収を避ける生活法など，健康を維持するために新たなケアが必要になる。看護師は，養育者がこれらのケアを行う能力を獲得できるように援助する。また，子どもの成長発達に応じて，子ども自身がこれらのケア能力を獲得できるように，養育者が子どものセルフケア能力を育て，養育者から子どもへケアを移行することができるように援助する。この際，セルフケア能力を獲得する主体は，子どもとその養育者であることを忘れてはならない。看護師は発達や健康状況の見通しをもって必要な情報を提供し，セルフケア能力の獲得を支援する。さらに，コントロール感や自己効力感を高める支援により，子どもと養育者が，健康逸脱の状況やセルフケア不足の状況に立ち向かい，主体的にセルフケア能力を獲得することを援助することができる。

［添田啓子］

●文献　1) Orem, D.E.(小野寺杜紀・訳)：オレム看護論，第4版，医学書院，2005.　2) 片田範子：小児看護とセルフケア．小沢道子，他・編，小児看護学(標準看護学講座)，金原出版，1999, pp.148-151.　3) 村田惠子：セルフケアとエンパワーメント．村田惠子・編，病とともに生きる子どもの看護(小児看護学叢書 2)，第1版，メヂカルフレンド社，2005, p.81.

セルフヘルプグループ

【定義】　セルフヘルプグループ(self help group；SHG)とは，なんらかの同じような問題を抱えた個人あるいは家族が，自分自身の問題を自分自身で解決するために自発的に，かつ専門職から独立して運営している持続的な小集団をいう。だが，SHGにはいまだ明確な定義がない。SHGの総数と同じくらい多くの定義と分類法があるといわれている。SHGは訳語としてもまだ十分定着したとはいえず，自助グループ，本人の会などとよばれることもあるが，最近ではそのままカタカナで用いられることが多くなってきている。SHGの基本的な活動は，同

じような問題を抱えた人々が，共通の体験をもとに，互いの感情や情報などを分かち合うことにある。人々は分かち合いを通じ，状況をより明確に理解し，それぞれの問題の解決方法や自己決定などを行い，心理・社会的な抑圧から自己を解放しようとする。また，グループの活動は，会が個人と社会との架け橋となり，本人達の社会参加の機会にもなる。

【歴史】 SHG は主に保健・福祉分野で活用されることが多いが，その意味においては，欧米では，1935 年に設立された AA（Alcoholics Anonymous）や 1937 年のリカバリー協会（精神障害の回復者），1940 年代後半に設立された脳性マヒ協会などが初期の重要なグループとしてあげられる。1950 年代後半から 1960 年代にかけては，反戦，市民権運動などの働きが盛んな時代であり，多くの SHG が設立された。1970年代以降は，医療・保健領域では，ほとんどの障害・疾病別に存在しているといわれるほど，SHG は広がった。1990 年代以降も，時代のニーズに合わせ，エイズや精神障害の回復者本人の会など多くの SHG が設立されている。日本においては，1940 年代後半から日本患者同盟や全国ハンセン氏病患者協議会（現・全国ハンセン病療養者協議会）などが初期の代表的な SHG としてあげられる。1960 年代に入ってからは，公害および薬害などの被害を負った人達が立ち上げたサリドマイド児親の会や水俣病患者同盟などの SHG が出現する。その後は欧米型の SHG と同様に，時代のニーズとともに障害，疾病，難病，アディクション（嗜癖）などのグループが設立され，現在も増加の一途をたどっている。今日のように SHG が増大した理由として，家族・近隣のサポートシステムの崩壊，既存の制度・政策などの不備，利用者の権利意識の増大などが考えられる。

【特徴】 SHG の特徴としては，①メンバーは共通の問題をもっている，②共通のゴールがある，③対面的な相互関係がある，④メンバー同士は対等の関係にある，⑤参加は自発的なものである，⑥専門家との関係はさまざまだが，基本的にはメンバーの主体性を重んじる，などがあげられる。このなかでもとりわけ重要な点が，①のメンバーが共通の問題をもっていることである。SHG は立場や問題の共通性を強めることによって，メンバー間に「私の問題」から「私達の問題」へ意識を変化していく機能を有している。また SHG は，援助する側と援助を受ける側との間に入れ替わりの関係が生じる「ヘルパー・セラピー原則」なる機能ももつ。この原則は，「援助をする人がもっとも援助を受ける」という意味である。本来，専門家と利用者の関係は対等であるべきはずであるが，利用者側からみれば必ずしもそうとはいえない。しかし SHG においては，援助する側と援助を受ける側は常に共通の問題を抱えた平等の関係にある。また援助の受け手が与え手となりうる関係が存在することで，メンバーの自己有用感や自尊心を向上させることにもつながる。SHG は以上のような機能をもって，自分達が抱えている問題を社会的に位置づけて社会に訴え，自分達の権利擁護を自らの手で行うといったセルフ・アドボカシーの展開をも可能にしているのである。

【SHG としての親の会】 1960 年代以降，全国心臓病の子どもを守る会〔1963（昭和 38）年〕を筆頭に，財団法人がんの子供を守る会〔1968（昭和 43）年〕や全国腎炎・ネフローゼ児を守る会〔1972（昭和 47）年〕，胆道閉鎖症の子供を守る会〔1974（昭和 49）年〕など，慢性疾患や難病の子どもの親の会が続々と設立された（「親の会」の項参照）。その後も親の会は増大の一途をたどり，現在では難病の子ども全国支援ネットワークなどの NPO 団体が慢性疾患や難病の親の会の窓口となり，医療費に関してなど行政に対するソーシャルアクションはもちろんのこと，難病相談やサマー・キャンプなどの活動を行っている。小児がんに関していえば，1990（平成 2）年以降，院内の親の会が次々に誕生した。また，1993年に小児がんを経験した本人の会が設立されたことをきっかけに，全国に小児がん経験者本人の会が増えつつある。そのような子ども達が成人し，本人の会をつくり活動しているのは，小児がんに限ったことではない。医学の進歩や時代の流れとともに，心臓病や腎臓病，低身長児・者の会などでも，青年部（成人した患者本人の会）が活動を展開している。

〈関連語〉 親の会　　　　　　　　　　［池田文子］

●文献　1）岡知史：セルフヘルプグループ；わかちあい・ひとりだち・ときはなち，星和書店，1999. 2）久保紘章，他：セルフヘルプ・グループの理論と展開；わが国の実践をふまえて，中央法規出版，

1998. 3) Gartner, A., et al.(久保紘章・監訳)：セルフ・ヘルプ・グループの理論と実際；人間としての自立と連帯へのアプローチ，川島書店，1985.

潜在危険

【潜在危険(potential hazard)とは】　事故が発生するメカニズムとして，潜在している危険が，幾種類か存在し，それが重なり合うと事故が発生する．その潜在的な危険の要因は，「心身の状態」「行動」「服装(持ち物も含む)」「環境」の4つがあげられる．この4つの要因をあらかじめ除去することによって，事故防止ができるといわれている[1]．

【潜在危険因子と事故防止】　子どもは成長発達の途上にあり，好奇心が旺盛である一方で，危険に対する認知も低いために，一般的に事故が多くなる．子どもの事故防止のためには，それぞれの成長発達段階における身体面，認知面，精神面の特徴を基盤とした「行動」特性を考慮し，子どもの「服装」「環境」の整備を含めた事故防止を考えていかなければならない．乳児初期は眠っていることが多いが，3～4カ月ともなると寝返りをするようになり，7カ月頃にはハイハイ，10カ月頃になるとつかまり立ちができるようになるなど，子どもの行動はめざましく変化していく．また，乳児期，幼児前期の行動特性としては，「手に取ったものを口に入れる」がある．こうした背景から，この時期の子どもには転落や誤飲などの事故が多くなる．こうした事故防止のため，周囲の大人によって，整理整頓など細かな環境整備が必要となってくる．幼児期は，徐々に運動能力も発達し，歩く，走る，登り降りという行動もできるようになってくる．厚着にさせたり，大きめの靴を履かせることは，子どもの動きを妨げ，転倒などの事故をまねく恐れがある．家庭という環境は，多くの場合，大人の生活に合わせてつくられている．大人にはとくに問題にならなくとも，子どもの身体の大きさや視点の高さから考えると，危険因子となるものが多い．子どもの視点に立った家庭環境の見直しが必要である．幼児後期になると徐々に，保護者から離れて子ども達だけで行動することもみられるようになり，家庭外での事故の可能性も高くなる．幼児期の特徴である自己中心性，大人やほかの子ども達の「模倣」行動も事故をまねきやすい．地域の安全な環境を整備するとともに，危険な場所などを保護者が把握し，子どもへの指導が必要となってくる．学童期になると，認知的発達に伴い，本格的な安全指導も始まる．この時期は，身体・運動能力の発達もめざましいが，その一方で，自分の能力を過大評価する傾向があり，事故につながることがある．さらに，徐々に友人との関係性が強くなり，「皆で○○すれば怖くない」といった集団心理が影響して，事故をまねくことがある．学童期後半になると，二次性徴が始まり思春期を迎える．思春期は，性ホルモン等の分泌が活発になるうえ，ホルモンバランスが不安定となり，この時期の子ども達は，親や回りの大人への反発も伴い，攻撃的になる傾向がある．こうしたことが事故につながることがある（「事故」「事故防止」「安全管理」の項参照）．

〈関連語〉　事故，事故防止，自己中心性，模倣

[鈴木千衣]

●文献　1) 高野陽：育児と安全対策．小児科臨床，50(2)：263-272, 1997.

染色体異常

【種類と成立機構】　染色体構成は，種によってその数と形が一定である．その基本となるのは一定数の常染色体と性染色体の組み合わせで，半数染色体セット(haploid set)という．配偶子の染色体は，その基本セット(一倍性あるいは半数性 haploidy)からなり，これを n で表す．体細胞の染色体は二倍性(diploidy)である($2n$)．これらの正常な染色体構成からの逸脱を染色体異常という．染色体異常は，数的異常と構造異常に大別できる．

【数的異常】　数的異常には，異数性，倍数性，混数性がある．①異数性：ある特定の染色体に限って，数が増減するもので，1個増加すればトリソミー，1個減少すればモノソミーという．異数性のもっとも一般的な原因は，成熟分裂時の染色体不分離である．②倍数性：個体の染色体数が染色体の基本セットである半数性の整数倍になっているものを倍数性といい，そのような個体を倍数体とよぶ．ヒトでは，二倍体($2n$)が正常なので，それ以外の三倍体($3n$)，四倍体($4n$)などが異常な倍数体である．自然流産胎児に三倍体や四倍体が観察されるが，生産児では三

倍体が正常核型とのモザイクとしてまれにみられるにすぎない。③混数性（モザイク，キメラ）：混数性とは，個体が染色体数の異なった2種類以上の細胞系列から成り立っているものをいう。1つの受精卵から異なる細胞系列が生じたものをモザイクという。モザイクは受精卵の卵割期の染色体不分離によって生じる。染色体不分離が卵割のどのステージで起こるかによって，また生じた染色体異常の生存能の差によって，さまざまな染色体構成のモザイクが発生しうる。個体が異なる受精卵由来の細胞系列をもつ場合をキメラという。
【構造異常】 染色体構造異常の生成原因は，染色体切断すなわちDNAの損傷であり，その誘引として，放射線，化学物質，ウイルスなどがある。大部分の切断は再結合によって元通りに修復されるが，切断がそのまま残ったり，誤って修復されると，さまざまな構造異常が形成される。転座，逆位，欠失，重複，挿入，環状染色体，同腕染色体などがある。
【発生頻度と自然選択】 全出生新生児を対象とした内外の大規模な染色体調査によると，出生1,000人当り6.3人に染色体異常が観察される。均衡型構造異常と一部の性染色体異常を除外すると，臨床的に有意な染色体異常は，出生1,000人当り3.6人である。一般に確認された妊娠の15％は流産するといわれ，自然流産胎児の50％が染色体異常である。さらに周産期死亡児の6％が染色体異常であることから類推すると，妊娠が確認された時点での染色体異常の発生頻度は7.8％と非常に高いことがわかる。しかし染色体異常をもつ胎芽や胎児の93％は流死産で失われ，出生に至るのはわずか7％にすぎない。染色体異常の根本的治療は困難であるが，その自然歴を知り，早期に合併症に対応することで，一部の致死的染色体異常を除けば，長期的予後改善をはかることができる[1]。国際規約により染色体核型記載法（ISCN 2005）が定められている[2][3]。　　　　　　　　　　　［升野光雄］

●文献　1) 黒木良和：染色体異常．柳瀬敏幸・編，人類遺伝学；基礎と応用，改訂第2版，金原出版，1995, pp.211-220．　2) 石切山敏：核型・家系の表記法．小児科診療，59(11)：1727-1738, 1996．　3) Shaffer, L.G., et al., eds.：ISCN 2005；An International System for Human Cytogenetic Nomenclature(2005). S. Karger, 2005.

全身清拭　⇒清拭

選択的帝王切開　⇒帝王切開

先天異常と先天奇形

【先天異常】　先天異常とは，出生前の原因による機能異常や形態異常であり，出生時に認めるか，あるいは潜在して生後しばらくして認められる疾患や病態をいう。このなかには，口唇口蓋裂，先天性心疾患などのような先天奇形，ダウン症のような染色体異常，Noonan症候群のような先天奇形症候群，フェニルケトン尿症，ウィルソン病などの先天性代謝異常症，脊髄筋萎縮症などのような遺伝性筋疾患，胎児期の感染で起こる先天風疹症候群，先天性トキソプラズマ症，環境要因による放射線胎児障害，胎児性アルコール症候群などがあげられる。
【先天奇形】　正常な発生の障害による器官，器官の一部あるいは身体の一部の形態異常と定義される。外表性の奇形だけでなく心臓や脳の構造異常など内部臓器の形態異常も含まれる。先天異常も先天奇形も症状が軽微で成人になってから発症するものや，生涯気づかれないで終わるものもある。
【先天異常，先天奇形の頻度】　①大奇形：新生児の2～3％，5歳児の4～6％，死産児の15～20％。②2つ以上の大奇形：新生児の0.7％。③小奇形：新生児の15％。④染色体異常：新生児の0.6％，自然流産児の40～50％。
【先天奇形の成因】　染色体異常10％，単一遺伝子疾患3％，多因子遺伝子疾患23％，催奇形因子3％，双生児0.4％，不明43％。多因子遺伝病の占める割合が高いことがわかる。
【代表的な催奇形因子】　①薬剤：アルコール，ヒダントイン，バルプロ酸，ワルファリンナトリウム，コカイン，サリドマイド。②環境薬剤：鉛，トルエン，メチル水銀，PCB。③感染症：風疹，サイトメガロ，トキソプラズマ，水痘，梅毒。④母体要因：糖尿病，フェニルケトン尿症。⑤物理的要因：放射線，高温。⑥栄養：ヨード欠乏。⑦その他：多胎。
【先天異常を有する子どもと家族への対応】　先天異常を示す子どもの医療は「もとの姿に戻す」ことがゴールとなりにくい。生涯にわたって医療を要する場合もあり，発育に伴った支援も求

められる。子どもと家族が障害を受け入れるために必要な医学的・社会的・精神的支援を提供するとともに，遺伝カウンセリングも大切な役割を果たすと考えられる。単科で対応することなく，多くの診療科，コメディカルとの情報交換，地域の医療資源の有効活用などがあげられる。しかし，医療施設や地域によっても差があり決して十分な支援体制は整っていない。先天奇形症候群の診断に有用な成書，データベースを文献 2)～4)にあげる。　　　　　　［後藤彰子］

●文献　1) 川目裕，他：先天性奇形．五十嵐隆・編，小児科学 9版，文光堂，2004, pp.215-229.　2) 梶井正，他・編：新先天奇形アトラス，南江堂，1998. 3) Smith's Recognizable Patterns of Human Malformation. 5th ed., W.B. Saunders, 1997.　4) UR-DBMS(University of the Ryukyu Databave for Malformation Syndromes).

先天性股関節脱臼(LCC)

【概念】　出生前母胎内あるいは生後育児環境において，大腿骨頭が臼蓋から関節包に包まれたまま逸脱している状態をいう。関節唇を乗り越え完全に臼蓋から逸脱している状態を完全脱臼，臼蓋唇を乗り越えていないが臼蓋内で不安定な状態を亜脱臼，脱臼はしていないが臼蓋の形成不全が遺残している状態(脱臼の自然整復後も含む)を臼蓋形成不全という。発生頻度は，出生 1,000 に対し 1～0.5 人といわれている。

【病因】　出生前では，胎内肢位(下肢伸展位)や臼蓋の解剖学的形態異常(臼蓋形成不全)によって生じる。出生後では，生直後のホルモンの影響による関節弛緩(とくに女児では著明)や臼蓋形成不全に加え，育児環境(下肢を伸展位とする育児)の影響により生じる可能性がある[1]。また，母親や祖母などに同様な股関節脱臼がみられることもまれではなく，遺伝的な素因も考えられている。

【診断】　先天性股関節脱臼(luxatio coxae congenita；LCC)においては，ほぼ全例に開排制限*が合併する。通常，完全に開排制限のない状態(大腿部外側と膝が床につく状態)を 0°とし，そこからの角度で開排制限の程度を示す。30°までを軽度，60°までを中等度，90°までを重度として一応の目安としている。先天性股関節脱臼例では，中等度～重度の開排制限が生じる。しかし，必ずしも開排制限があったからといって股関節脱臼とは限らず，いわば先天性股関節脱臼の必要条件ではあるが，必要十分条件ではない。また，反対に開排制限のまったくない先天性股関節脱臼もごくまれにみられる。必要十分条件となる所見は，後述するクリックサイン陽性の場合である。〔*開排制限：新生児・乳児の股関節を屈曲・外転位(開排位)としたときに，膝と大腿部外側が床面につかない状態をいう。乳児検診(3～4カ月，6カ月，1歳時)においては，先天性股関節脱臼のスクリーニング検査として重要である。脱臼側において開排制限がみられるため，健側との間に左右差を生じる。男児では，股関節周囲の軟部組織が女児と比べ硬いため，正常でも開排制限がみられることが多いが，その場合には左右対称に制限がみられる。もし，左右非対称に制限がみられる場合には，男児でも先天性股関節脱臼を疑う必要がある。〕以下に，先天性股関節脱臼の診断のポイントをあげる。①男女比が 1：8～10 と女児に圧倒的に多い。②骨盤位分娩や第 1 子に多い。③冬季出産に多い。④母親や祖母が先天性股関節脱臼である場合も多く，遺伝的素因がみられる。⑤股関節の開排制限(脱臼側の開排制限がみられる)。⑥大腿部皮膚溝の非対称(患側の皮膚溝の数が多い)。⑦下肢長差を生じる(足の裏をそろえて膝を曲げたときの膝の高さが，脱臼側で低い)。⑧クリックサイン陽性**。⑨テレスコーピングサイン現象陽性(脱臼側股関節の不安定性)。〔**クリックサイン：クリックサインには，オルトラニー法(Ortolani maneuver)とバーロウ法(Barlow maneuver)の 2 つがある。オルトラニー法は，後方に脱臼している骨頭が，臼蓋後縁の関節唇を乗り越えて整復されるときに触知する感触である。バーロウ法では，亜脱臼(不安定股)の状態にある股関節から，骨頭が後方の関節唇を乗り越え臼蓋の外へ脱臼するときに触知する感触であり，脱臼を誘発していることになる。先天性股関節脱臼全例に陽性とはならず，無理やり行うことは，骨頭や関節唇への障害を生じる可能性があり注意を要する。また，簡単に陽性となるからといって，何回もクリックサインを繰り返し行うことは避けるべきである。オルトラニー法を行う場合，まず患側の膝および大腿部を後から手のひら全体で把持する。開排位を徐々にとりながら，同時に大腿骨

の骨軸方向に牽引を加えながら，後からあてがった手の指(第3,4指)で大転子を押し上げる操作を行う．あまり手に力を入れすぎると，整復された感覚がわからず，また大腿骨骨折を生じさせることもあるので注意を要する．陽性例では，ほとんど力を必要としない．〕

【症状】　始歩以前では，症状はまったくない．股関節の動きに影響することはなく，開排制限に対し，無理に開排位をとらせれば泣く程度である．運動発達も正常のことが多く，始歩の時期が遅れることはまずない．始歩後では，脱臼側の肩が落ち，同時に体幹が脱臼側に傾くいわゆる軟性墜落性跛行(トレンデレンブルグ歩行Trendelenburg gait)を生じる．この跛行により，初めて先天性股関節脱臼の診断がつく場合もあるが，その場合でも歩行時痛はまったく訴えない．

【治療】　他の検査と合わせ先天性股関節脱臼と診断されれば，専門的な治療を要する．開排制限のみでも，中等度異常の制限がみられる場合には，同側の臼蓋形成不全が合併する場合があるためX線撮影は必要となる．軽度の場合でも，一応開排制限がなくなるまで，"コアラ抱っこ"(開排位での抱っこ)などを指導しながら外来にて経過観察するほうがよい[2]．現在広く行われている治療体系は，まず第一段階としてRB(Riemenbügel，リーメンビューゲル)の装着，第二段階として入院し介達牽引を行い，その後，全身麻酔下に徒手整復しギプス固定，第三段階として手術治療(観血的整復術)となっている．第一段階のRB治療において約8割の例は整復される．先天性股関節脱臼では，脱臼が整復されれば治療がすべて終了するのではなく，その後の股関節の発育を長期にわたり観察することが非常に重要である．その経過によっては，発育の遅れを後押しする手段として，手術治療を選択する場合もある．

【予後】　先天性股関節脱臼治療における最終目標は，一生痛みのない股関節にすることである．放置例や，不完全なあるいは不適切な治療により後遺症を生じた場合には，変形性股関節症として成人期に股関節痛を生じることになる．その場合，症状によっては，人工股関節手術を含めたさらなる成人期の治療を余儀なくされる．そうならないためには，骨頭の変形のない十分臼蓋に被覆された股関節を，成長終了時までに作り上げることが必須である．

〈関連語〉　リーメンビューゲル，牽引，関節症
［亀ヶ谷真琴］

●文献　1) 亀ヶ谷真琴：新生児トラブルの初期対応；産科医へのアドバイス　先天性股関節脱臼．臨床婦人科産科，53(3)：305-308，1999．2) 石田勝正：助産婦のための退院指導マニュアル；主な運動器疾患の予防・治療と退院時指導．ペリネイタルケア，205：218-228，1998．

先天性心疾患と後天性心疾患

【先天性心疾患】　先天的に心臓や血管の構造に異常を認めるもので，先天的な疾患であっても構造異常を認めない場合は先天性心疾患に含めていない．つまり構造異常を伴わないQT延長症候群や心筋症などは，出生時から疾患が認められていても先天性心疾患に含めない．また早期産児の動脈管開存症は動脈管閉鎖が遅延しているためで構造異常ではないので先天性心疾患には含めない．症状や発症時期は疾患によりさまざまで，心不全により胎児死亡に至るものから，低酸素血症や心不全で新生児期に発症するもの，成人になり会社の健診などで偶然発見されるもの，死後解剖で偶然見つかるものもある．成人発症のものは一般に，心房中隔欠損症などの単純奇形が多く，チアノーゼ性心疾患が少ない．1984(昭和59)年の厚生省研究班の報告では，1,000人の生産児に対し先天性心疾患の出生は10.6人である[1]．諸外国の報告をみても，1,000人に対し約10人前後である．この統計のなかには胎児心不全による流産，死産児は含まれておらず，胎児心臓病の数を含めると心疾患の発生頻度はもっと高いものと思われる．またごく軽症の心奇形，小さい心房中隔欠損症や軽症肺動脈弁狭窄症なども診断が困難であることから，正確な発生率を算出することは困難である．原因としては約3%が染色体異常に伴うもので，ダウン症候群に伴う共通房室管症や心室中隔欠損症，22q11欠損症候群に伴う主要体肺側副血管(体血管と肺血管を短絡する異常血管)を伴うファロー四徴症などがある[2]．また遺伝子異常の例としては，心房中隔欠損症に刺激伝導系の異常(心臓内の電気信号の伝わり方に異常が認められること)を認める家系などがある．父母が先天性心疾患であった場合，同一疾患と

は限らないが，その子どもの心疾患の発生率は一般の先天性心疾患の発生率のおよそ3倍であり，このことはやはり先天性心疾患の発生に遺伝的要因があることを示唆するものである[3]。しかしながら先天性心疾患の多くは原因遺伝子が明らかでなく，遺伝的要因に加え環境的要因が相互作用して発症するものと考えられている。環境的要因としては，先天性風疹症候群に肺動脈狭窄症や動脈管開存症が多いことや，糖尿病母体からの児に心室中隔欠損症や大血管転位症が多く認められることなどがあげられる。疾患により男女差が認められるものもあり，心房中隔欠損症や動脈管開存症は女性に多く，完全型大血管転換症や大動脈弁狭窄症は男性に多い[4]。

【後天性心疾患】 後天性心疾患というカテゴリーには正確な定義は存在しない。正確には後天的に獲得された内科領域で取り扱うような不整脈，狭心症，心筋梗塞，大動脈解離や大動脈瘤などをさすべきなのであろうが，通常は先天性心疾患と対比して便宜的に用いられていて，先天的な心臓や血管の構造異常を伴わない病気をさすと考えられる。心筋症（肥大型心筋症，拡張型心筋症）や心筋炎，薬剤（アドリアマイシンなど）に伴う心筋障害や川崎病後の冠動脈病変，代謝異常に伴う心筋障害（糖尿病母体からの時に出生時に認められる心筋肥厚など）やマルファン症候群に合併する僧帽弁閉鎖不全や上行大動脈拡張などがこれに相当する。正確には心筋症（肥大型心筋症，拡張型心筋症）やマルファン症候群に合併する僧帽弁閉鎖不全や上行大動脈拡張は，新生児期には症状を認めないとしても原因は先天的に存在すると考えられる。しかし構造異常を認めないこと，また新生児期から発症していることが非常にまれなため，広い意味で後天性心疾患として扱われているように思われる。先天性心疾患のさまざまな治療法の確立により，成人期に達する先天性心疾患の患者が近年増加しつつあり，先天性心疾患に不整脈や狭心症など後天性心疾患として区別されてきた疾患を合併する例が多くなってきている。今まで多くの病院で後天性心疾患は循環器内科で，先天性心疾患は循環器小児科で扱われてきている。しかしこのような変化により成人期に達する先天性心疾患の患者の診療にあたっては内科と小児科の診療の協力が大切であり，各病院での体制づくりが大きな問題となってきている。

〈関連語〉 染色体異常，ダウン症候群，先天性風疹症候群，糖尿病母体児，川崎病（MCLS）

[石井徹子]

●文献　1) 中澤誠，他：わが国における新生児心疾患の発生状況．日児誌，90(11)：2578-2587, 1986. 2) 安藤正彦：新生児期心疾患の疫学．周産期医学，8(9)：991-999, 1978. 3) Nora, J.J.：From generational studies to a multilevel genetic-environmental interaction. J. Am. Coll. Cardiol., 23(6)：1468-1471, 1994. 4) 近藤千里，他：循環器病の男女差；先天性心臓病．循環科，13(7)：664-666, 1993.

先天性喘鳴

小児で呼吸困難をきたす疾患は重篤になりやすく，きわめて早期の対応が要求される。経過観察でよい場合から，入院を要する場合など初診時に判断をしなければならない。また，受診した患児の状態の把握はさることながら，一般的な小児の解剖および生理，免疫学的特徴の理解や周辺疾患の鑑別が重要となる。先天性喘鳴の原因としてもっとも多いのは喉頭軟弱症であり，急性喉頭蓋炎や仮性クループ，気道異物などは，急激な気道閉塞をきたすと死に至る疾患である。その他，先天性の鼻腔狭窄，声門下狭窄，気管狭窄，気管軟化症は難治性のことが多い。これらの疾患のなかで下気道の疾患を除けば，その多くはフレキシブルファイバースコープで迅速に診断が可能で侵襲も少なく非常に有用となる。したがって，耳鼻科医の果たす役割が多くなる。しかし，たとえば血管輪は循環器科医，気管狭窄は外科医などと，他科との連携も非常に重要である。また，先天性疾患に対し，気管切開などを行うと在宅でのケアが重要となる。この場合，家族にかかる負担は大きく看護師による療育指導が重要となる[1]。

【小児の特殊性】 小児は喉頭自体が小さく，喉頭の軟骨がやわらかいため，吸気時に喉頭がつぶれやすい。また粘膜下組織が血管・リンパ管に富み炎症をきたしやすい。神経筋などによる生理作用が乱れやすく，防御作用も弱い。咳嗽などによる排出作用が弱く，分泌物などの喀出が難しいなどの特徴がある[2]。また，小児は成人とほぼ同じ免疫機構をもつものの，その未熟さ

に加え，大半は抗原に曝露されたことのない未成熟な免疫担当細胞が多い。したがって，定量的な免疫能は低く，サイトカインを効率的に産生できないため，わずかな抗体産生しかできないといわれている[3]。以上のような小児の解剖学的，生理学的，免疫学的な特徴を常に念頭に置くことがきわめて重要である。

【問診】 まず，第一に重要なことは発症時期である。先天性喘鳴は，出生直後から発症し，血管輪のように生後2～3カ月くらいからミルク哺乳後や入浴後に増強するものもある。その他，急激に症状が悪化していく急性喉頭蓋炎や仮性クループに注意する。異物は，比較的症状が出やすいが，ピーナッツの破片などが気管支の末梢にあると気づかれないことも多い。症状は，喘鳴，嗄声，陥没呼吸，誤嚥などに注意する。

【聴診】 聴診では，喘鳴が吸気性，呼気性，二相性かを観察する。一般に吸気性は，声門より上で聴かれることが多い。また，位置により喘鳴が変化するか否かも重要である。喉頭軟弱症では，腹臥位で改善することがある。

【検査】 ①喉頭ファイバースコープ：まず行うべき検査は，喉頭ファイバースコープ検査である。外来で簡単に行うことができ，表面麻酔のみで十分である。鼻腔より挿入し，鼻腔内の広さ，副鼻腔炎の有無，上咽頭(アデノイド)，舌根部，喉頭蓋，声門を順次観察していく。②X線検査：夜間当直などで，喉頭ファイバースコープがない場合，上気道の閉塞性呼吸障害児が来院した場合，X線検査は重要な検査となる。頸部気管正面，側面の2方向で銅フィルターを用いる高圧撮影などを用いる。その他，喉頭下血管腫，舌根嚢腫，喉頭軟化症，声門下狭窄，扁桃肥大，下顎発育，舌根の位置なども診察できる。また，必要に応じ，胸部単純X線撮影も実施する。

〈関連語〉 呼吸困難，気道内異物，喉頭軟弱症／気管軟化症／気管狭窄　　　　　　[坂田英明]

●文献　1) 坂田英明：小児の急性喉頭蓋炎とその周辺疾患．日本気管食道科学会　第7回認定大会テキスト, 1997, pp.13-17. 2) 丘村煕, 他：急性喉頭炎. 図説臨床耳鼻咽喉科講座 4, メジカルビュー社, 1983, pp.92-93. 3) 大石勉：新生児の免疫能とその臨床的意義. Neonatal Care, 9(10)：10-18, 1996.

先天性代謝異常

【先天性代謝異常症とは】 遺伝的な異常から代謝酵素やその他の機能性蛋白に異常が生じ，そのために生体内の代謝に伴う異常からさまざまな臨床症状が出現する一群の疾患。この概念に含まれる疾患は，糖代謝，アミノ酸代謝，脂質代謝，複合糖質代謝，金属代謝，核酸代謝など多岐にわたる。遺伝子異常と生体内の化学物質の異常がこの疾患概念の基本であるので，生体内の化学物質の同定，酵素など異常蛋白の検出などが共通した診断アプローチである。正常に出生した児が生後24～72時間で(哺乳開始後が多い)突然状態が悪化した場合，先天性代謝異常を疑うことがもっとも重要である。

【マススクリーニング】 先天性代謝異常症の一部の疾患は新生児期にマススクリーニングが実施されている。全出生児を対象に生後7日までに行われている。低出生体重児では，体重2,500gに達したときあるいは哺乳量が一定に達したときに検査する。対象疾患は，フェニルケトン尿症，メープルシロップ尿症，ホモシスチン尿症，ガラクトース血症の4種で，副腎過形成とクレチン症の内分泌疾患がスクリーニングされている。一般にガスリー法とよばれている。

【遺伝カウンセリング】 責任遺伝子が単離された疾患では，原則的に出生前診断が可能である。出生前診断にかかわる技術的な問題と倫理上の問題は，遺伝子型と臨床型に関する理解が必要である。同じ遺伝子変異であっても，個人により臨床症状が異なり，遺伝子型から児の将来像を予測することは困難な場合がある。また臓器移植や骨髄移植などの治療が現実のものとなり，児の予後も大きく変わってきている。遺伝カウンセリングにあたっては，専門の職種が医師以外からも学会認定され始めている。

【症状】 ①古典的3徴は，嘔吐・痙攣・意識障害である。ほかに哺乳不良，筋緊張低下，多呼吸，無呼吸，心不全，突然死など。高アンモニア血症では多汗もみられる。②家族歴で血族結婚や原因不明の新生児，乳児死亡歴。③身体所見は，肝腫脹，高ビリルビン血症，尿の異臭など。

【診断と治療のフローチャート】 図47参照。

【検査所見】 ①強い代謝性アシドーシス，ケトーシス，低血糖，高乳酸血症，高アンモニア

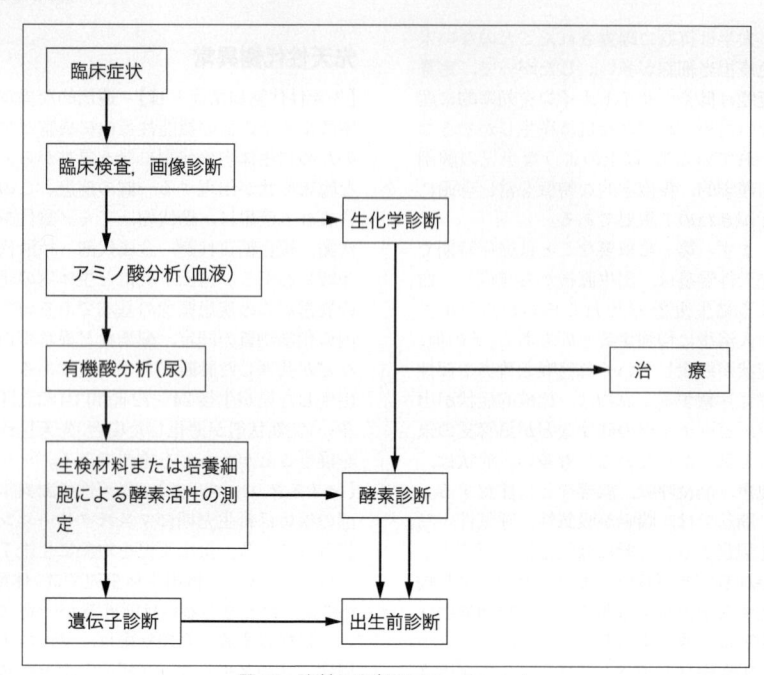

```
            ┌──────────────┐
            │  臨床症状    │
            └──────┬───────┘
                   ▼
          ┌──────────────────┐
          │ 臨床検査，画像診断 │
          └──┬─────────────┬─┘
             │             ▼
             │      ┌─────────────┐
             │      │ 生化学診断  │
             ▼      └─────────────┘
   ┌──────────────────┐
   │ アミノ酸分析(血液)│
   └────────┬─────────┘
            ▼
   ┌──────────────────┐              ┌─────────┐
   │ 有機酸分析(尿)   │─────────────▶│ 治 療   │
   └────────┬─────────┘              └─────────┘
            ▼
   ┌──────────────────┐
   │生検材料または培養細│              ┌─────────────┐
   │胞による酵素活性の測│─────────────▶│ 酵素診断    │
   │定                │              └─────────────┘
   └────────┬─────────┘
            ▼
   ┌──────────────┐              ┌─────────────┐
   │ 遺伝子診断   │─────────────▶│ 出生前診断  │
   └──────────────┘              └─────────────┘
```

図47 診断と治療のフローチャート

血症, 低カルシウム血症, 血小板減少, 好中球減少などが疾患に応じてみられる。②尿ケトン陽性は先天性代謝異常を強く疑う。尿 pH は 5.5 以下が多い。　　　　　　　[後藤彰子]

●文献　1) 遠藤文夫：先天性代謝異常症，五十嵐隆・編，小児科学第9版，文光堂，2004, pp.231-261.

先天性風疹症候群

風疹ウイルスに対して免疫がない，または免疫の不十分な女性が妊娠初期に風疹に罹患すると，胎児に先天性風疹症候群(congenital rubella syndrome；CRS)と総称される種々の奇形や症状を引き起こすことがある。その代表的なものは，①白内障(一側または両側)，②先天性心疾患(動脈管開存，肺動脈狭窄，心室中隔欠損，心房中隔欠損など)，③両側高度感音性難聴などである。感染の時期によって CRS の発生する確率と症状には違いがみられ，感染しても必ずしも CRS が起こるわけではない。CRS 発生の確率は，報告によって差があるが，妊娠 12 週以内の感染の場合に危険性が高いというのが，世界的に一致した見解といわれている。

【CRS による子どもへの影響】　1941年オーストラリアの Gregg, N. により，妊婦の風疹感染がしばしば児の先天障害を引き起こすことが発表され，その後多くの報告で確認されてきた。胎児へのウイルス感染は，母体がウイルス血症を呈している際(発疹出現の1週間前～発疹消退まで)に胎盤，絨毛膜，臍帯血を経て引き起こされる。まれに風疹の再感染で，女性に症状がないままの不顕性感染により，胎児が CRS となることもある。感染の時期によって症状と出現頻度は異なっており，感染が陽性でも先天異常を示さない胎児もいる。CRS に罹患した児には，永久的障害と一過性に出現する症状が認められるほか，年数を経て出現する遅発性障害(風疹ウイルスの再活性化が原因と考えられている)も認められる。永久的障害には白内障・先天性心疾患・難聴がある。新生児期に一過性に出現する症状として，低出生体重，血小板減少性紫斑病，溶血性貧血，間質性肺炎，髄膜脳炎などがあげられる。また，遅発性の障害では，乳幼児期に聴力障害や言語障害，精神発達遅延，

身体発育障害，小頭症などが発生する場合や，学童期以降に（協調不能，運動失調，ミオクローヌス様攣縮，進行性変性などを主徴とする）慢性進行性風疹全脳炎や糖尿病を発生する場合もある．出生後 CRS の児は数カ月にわたり尿や咽頭などから風疹ウイルスを排泄するため注意が必要である．とくに問題となる永久的障害の予後について述べると，先天性白内障では，手術可能な時期に人工水晶体を挿入し屈折矯正や弱視訓練を行う場合もある．また，心疾患では動脈管開存が多く，自然治癒もしくは可能になった時点で手術やカテーテル治療が行われている．難聴は感音難聴であり，補聴器や人工内耳などで聴覚の発達や言語獲得をめざすことが大切である．このように，CRS に罹患した子どもへは，長期的なフォローアップが必要である．

【CRS の予防】 2003（平成15）年末からわが国では風疹の散発的な流行が認められており，CRS 年間発生数も増加している．わが国では，1976（昭和51）年から女子中学生のみを対象に風疹ワクチンの定期接種が開始されたが，風疹の流行は持続し，CRS 児の出生もみられていた．そのため 1994（平成6）年以後は男女小児（12〜90カ月未満）に定期接種されるようになり，また 1989（平成元）〜1993（平成5）年に実施されていた MMR ワクチン（弱毒性麻疹・おたふくかぜ・風疹混合ワクチン．おたふくかぜに伴う髄膜炎発生の問題から，1993年に中止された）と合わせると，風疹ワクチン接種率は上昇し，流行は一時的に抑制されていた．一方で，1994年の新予防接種法への移行では，風疹ワクチンは，勧奨接種（予防接種を受けるように努めるという，個人の努力義務による接種）へと変更された．こうした背景から，予防接種対象年齢の変更に伴う時期の接種率が低くなり，男女ともに風疹ワクチン接種率の低い世代〔1979（昭和54）年4月〜1987（昭和62）年10月生まれ：2006年1月現在17〜26歳に相当〕が生じている．そのため 2004（平成16）年8月，厚生労働省分担研究班では，「風疹流行および先天性風疹症候群の発生抑制に関する緊急提言」を公表し，ワクチン接種の勧奨，風疹罹患（疑いを含む）妊娠女性への対応および流行地域における疫学調査の強化の提言を行った．これを受けて 2006（平成18）年4月より，麻疹ウイルスと風疹ウイルスを含む MR ワクチンが導入され，制度が変更になった．CRS 自体に対する治療法はないため，妊娠前の女性や，夫や子どもなどの同居者がワクチンを接種すること，社会全体の風疹ワクチン接種率を上げ風疹の流行そのものを抑制することが重要である．

【妊娠女性・胎児検査への対応】 妊婦健診では，一般的に妊娠の初診時に風疹の抗体検査（風疹 HI：赤血球凝集抑制試験）が行われている．HI 抗体価が 16 以下では低免疫であり，妊娠中の感染を予防する教育を行い，分娩後早期のワクチン接種を推奨する．HI 抗体価が 256 以上を示す場合は，追加の検査を速やかに行うことが重要である．風疹 IgM 抗体は感染の初期だけ上昇するため，IgM 抗体が陽性であれば，最近の風疹感染が疑われる[1]．胎児の感染が疑われ妊娠継続を迷う場合には，十分なカウンセリングのうえで，胎盤絨毛，羊水，胎児血などを採取する検査も存在するが，母児共に侵襲の強い検査であることから，実施への慎重な対応が求められている．風疹感染による無用な人工妊娠中絶の増加も懸念されており，全国各地区ごとに相談窓口が設置されている．CRS は 1999（平成11）年より，新感染法により発生時には届出が義務づけられている．

〈同義語〉　垂直感染，トーチ（TORCH）症候群
〈関連語〉　風疹，難聴　　　　　　　　［柴田美央］

●文献　1）厚生労働科学研究「風疹流行にともなう母子感染の予防対策構築に関する研究」（班長 平原史樹：風疹流行および先天性風疹症候群の発生抑制に関する緊急提言．2004（http://idsc.nih.go.jp/disease/rubella/rec 200408.pdf，p.13）．2）多田有希，他：風疹，なぜ再び問題に．小児科，46(4)：497-505, 2005．3）金岡毅：妊婦と風疹．周産期医学，29（増刊号）：169-176, 1999．4）加藤茂孝：先天性風疹症候群．IDWR（感染症発生動向調査週報），第21週号，2002（http://idsc.nih.go.jp/idwr/kansen/k02_g1/k02_21/k02_21.html）．5）種村光代：成人女性における風疹対策．チャイルドヘルス，18(9)：653-657, 2005．

先天性免疫

先天免疫ともよばれる．生物は外界から侵入する病原体などを排除するために，免疫システムを発達させてきた．そしてその免疫システムは，特徴や機能から先天性免疫（自然免疫）と後天性免疫（獲得免疫）に大きく分けることができる．

先天性免疫はとくに近年研究が進んだ免疫がもつシステムであり，生体はまず侵入してきた外界からの病原体などの異物の認識を「パターン認識」で行っていることが明らかになった．たとえば，異物が細菌ならば細菌がもつ構造を，またウイルスならばウイルスのもつ構造を免疫担当細胞がおおまかに認識するというものである．ここでは異物が「細菌」「ウイルス」と認識するだけであって，侵入した病原体に特異的な免疫応答は行わない．特異的な免疫応答は，免疫学的記憶の存在する特定の病原体の排除にはたいへん効率のよい免疫システムであるが，その免疫システムの始動には時間がかかる．先天性免疫では，侵入した病原体などをパターンとして認識するために，特異性は低いが免疫システムの始動は早い．また先天性免疫が始動することにより，後天性免疫も活性化され，共に病原体排除に働くことが知られている．

【先天性免疫の機構】 外界より生体に病原体などの異物が侵入すると，まず初期にその排除に働く免疫機構のことを先天性免疫とよぶ．先天性免疫は，後天性免疫と違い特異性をもたない．この免疫応答にかかわる細胞のひとつであるマクロファージは，侵入した病原体がもつ大まかな性質，たとえば細菌であればリポポリサッカライド(LPS)や細菌がもつ特有のDNA配列，ウイルスであれば二本鎖のRNAなどその構造の特徴を認識するToll様レセプターをもち，病原体を認識すると炎症性サイトカインをはじめとするケミカルメディエーターを放出する．これらのケミカルメディエーターにより，より多くのマクロファージや好中球，NK細胞が集簇しおのおのの細胞が感染防御に働く．これが炎症の始まりとなり，炎症の場では好中球は殺菌作用のあるペルオキシダーゼを放出し，またNK細胞はパーフォリン，グランザイムなどの酵素を分泌し感染した細胞を殺す．そしてマクロファージは感染した細胞や死んだ細胞を食作用により自己の細胞内に取り込み酵素によって分解する．これらの反応は病原体が生体に侵入してから比較的早い時間(数分～数時間以内)に始まり，生体の感染防御に大きな役割を果たしている．

【先天性免疫と炎症性サイトカイン】 先天性免疫を担う細胞のひとつであるマクロファージは，活性化するとインターロイキン(IL)-1, IL-6, TNF-αなどの炎症性サイトカインを放出する．これらのサイトカインは炎症の場において他の細胞に働き免疫応答をより活性化し，効率的に病原体の排除に働くほか，後天性免疫の誘導において重要な役割を果たしている．

【小児における先天性免疫の役割】 小児においての先天性免疫に関しての研究，とくに感染免疫応答に関しての研究はまだ発展段階であり，未知な部分が多い．しかしながら，前述したように先天性免疫は特異性をもたず，また後天性免疫が未熟な乳児においても先天性免疫は効率よく働くことがわかってきており，児の感染防御に大きな役割を果たしていると思われる．実際に，母親からの移行抗体は生後約8カ月間児の感染防御に働くが，その後は児のもつ免疫機構が感染防御を司る．また後天性免疫が十分に機能するのは2～3歳といわれており，出生直後から免疫系の成熟に至るまではとくに先天性免疫が果たす役割は大きいといえる．実際に3歳を境に小児の疾患の質が異なっているという指摘もあり，今後小児における先天性免疫と後天性免疫の関係の解明から，特定の年齢に好発する疾患のメカニズムが解明される可能性もある．

〈同義語〉　自然免疫
〈関連語〉　後天性免疫　　　　　　［菅井敏行］

●文献　1) 菅井敏行, 他：免疫・アレルギーCpGモチーフ(免疫刺激DNA配列：ISS). 小児科, 44(4)：604-605, 2003. 2) 植松智, 他：Toll-like receptorsによる病原体の認識. 小児感染免疫, 18(1)：33-40, 2006.

前投薬

【定義】 前投薬は，手術などの侵襲や苦痛を伴う外科的治療や検査，医療処置を受ける患者の麻酔前に行われる投薬である．

【前投薬の目的】 前投薬の目的は，患者の不安や恐怖と痛みや不快感を緩和することと，唾液や胃液の分泌物を減少させて嘔吐や嘔気，有害な反射を予防あるいは軽減することである．いずれも医療処置や検査を安全に確実に実施するために使用される．

【薬物の種類】 前投薬に使用される薬物は，その役割によって鎮静，鎮痛，分泌抑制の3つに分類される(表56)．

表56 主な前投薬

種類		一般名	商品名	主な投与法	主な副作用・注意事項
鎮静薬	ベンゾジアゼピン系	ジアゼパム	セルシン/ホリゾン	処置1〜2時間前に経口	呼吸抑制,血管痛 苦味が強い
		ミダゾラム	ドルミカム	処置15〜30分前に注射薬を経口	
		ブロマゼパム	セニラン/レキソタン	処置1時間前に坐薬/経口	
	バルビツール酸系	ペントバルビツール	ラボナ ネンブタール	処置1時間前に経口 処置直前に静注	皮膚・粘膜眼症候群 呼吸抑制
	非バルビツール酸系	抱水クロラール	エスクレ	処置前1時間前に坐薬を挿肛	ショック
		トリクロホス	トリクロリール	処置1〜2時間前に経口	
鎮痛薬	麻薬拮抗性鎮痛薬	モルヒネ	モルヒネ,アンペック	処置直前に静注,筋注,硬膜外注	錯乱,呼吸抑制 頻脈,血圧上昇
		ペンタゾシン	ペンタジン/ソセゴン	処置1時間前に筋注,静注	
		ペチジン	オピスコ,ペチロルファン	処置前30分〜1時間半前に筋注	
分泌抑制薬	抗コリン剤	スコポラミン	ハイスコ	処置30分〜1時間前に筋注	唾液分泌抑制,頻脈,口渇,散瞳,皮膚紅潮
		アトロピン	アトロピン	処置直前に静注/1時間前に経口	
	H_2拮抗薬	シメチジン ファモチジン ラニチジン	タガメット ガスター ザンタック	処置1〜3時間前に経口 〃 〃	ショック
	H_1拮抗薬	ヒドロキシジン	アタラックスP	処置1時間前に筋注/前夜に経口	抗アレルギー作用あり

【使用法】 実施時期は薬の種類や目的によって異なるが,医療処置前日の夜や当日の入室1時間程前,あるいは処置開始の直前である。投与法は薬の種類や目的によって異なるが,経口投与や挿肛,筋肉や静脈への注射によることが多い。小児の場合は,主にベンゾジアゼピン系や非バルビツール酸系の鎮静薬や,H_2拮抗薬や抗コリン薬の分泌抑制薬の投与のために,経口や挿肛などの苦痛が少ない方法が選択されている。苦痛を伴う医療処置の前投薬という役割から考えると,筋肉注射など痛みを伴う方法ではなく,苦痛や抵抗が少ない投与方法を優先させるべきであり,子どもに美味しさや楽しみをもたらすようなさらなる工夫が求められる。

【前投薬時のケア】 患者の手術や麻酔あるいは検査や処置への不安を緩和することを目的に前投薬を行う場合は,事前に十分な説明と同意を得る必要があり,前投薬への患者や家族の希望を尊重することが大切である。小児の場合は,親や家族と協力して,事前に手術や処置,検査などの医療処置に向けて,子どもの発達段階や個性を考慮したプレパレーションの実施やコーピングへの支援が優先されるべきである。前投薬の効果を高めるために,看護師は投薬量や方法,指示された投薬の時間を厳守することが重要である。また,前投薬による危険を回避して安全を保証するために,投薬前に排泄や更衣など後に必要となる行為を促したり,バイタルサインの測定や身体状態の観察を行う必要がある。投与後のケアとしては,危険を回避し安全を保証するために,薬物の作用と副作用(頻脈,血圧低下,呼吸停止,舌根沈下,せん妄,無関心など)をモニタリングして,異常の早期発見と対処を行うことと,ベッドからの転落や転倒などの危険を家族と協力して防止することが大切である。薬物によっては作用時間が長いために,

手術後や処置後にも前投薬の影響が継続されることがある。そのため，使用した薬物の種類とその作用・副作用を理解し，前投薬の患者への影響をアセスメントして，手術後や処置後のケアを実践していくことも必要である。

〈関連語〉 鎮痛法，小児薬用量　　　［小野智美］

●文献　1）尾原秀史・監，香川哲郎，他・編：臨床小児麻酔ハンドブック，診断と治療社，2003, pp. 21-25. 2）水嶋章郎：麻酔前の経口摂取とプレメディケーション．小児看護，27(13)：1718-1725, 2004.

洗　髪

【洗髪とは】　お湯とシャンプーを用いて頭皮と頭髪を洗う方法であるが，小児にとっては，あまり好まれないケアのひとつである。その理由として，お湯やシャンプーが耳に入ったり，顔が濡れたりするからである。また，目を閉じて不自然な体位になることで，不安感や恐怖感を抱きやすい。入院による環境の違いや清潔ケアの方法の違いは，児に不安を与えるきっかけとなり，年少児では，一度不安や恐怖感を抱いてしまうと洗髪を拒否する場面もよくみられる。小児の洗髪は，安全・安楽に留意し，発達段階や病状に応じた方法を選択していくことが重要である。

【効果・必要性】　①頭皮や毛髪の汚れを除去する。②頭皮を清潔にする操作により，血行を促進させる。③二次感染を予防する。④爽快感を得る。⑤清潔の習慣を身に付けさせる。

【小児における洗髪の実際】　①家庭での方法に近づける：入浴は家族とともに行い，洗髪を入浴の一部として自然に受け入れている小児が多い。しかし，洗髪だけを単独で行おうとするとき，その方法が変わることで「これから，何をされるんだろう」という不安にさらされる。そのため，洗髪を行う前に，家庭での習慣を把握しておくことが大切である。たとえば，今まで仰向けで行っていたのか，顔を下に向けて行っていたのか，シャンプーハットを使用していたのかなどを知ることにより，その小児に合った方法を選択しやすくなる。病状によっては，必ずしも家庭と同じ方法で洗髪が行えるとは限らないが，児にとって安心できるものとなるよう工夫しなければならない。②親のケアへの参加：入院して間もない時期では，看護師は児と十分なコミュニケーションがはかれていなかったり，児の情報をつかみきれていないことがある。そのため，面会中に家族とともに洗髪していくことで，スムーズに行える場合が多い。親がそばにいるという安心感を児に与えるだけでなく，親もまた，児が環境に適応できているかと心配をしていることから，ケアに直接かかわることができ，相互によい反応をもたらしてくれる。この場合，洗髪を親任せにするのは避け，看護師も一緒に行っていく姿勢が望まれる。そうすることにより，洗髪の状況を詳しく知ることができ，児や家族とのコミュニケーションが深められるよい機会にもなる。③発達段階に応じた方法：小児は新陳代謝が活発で，発汗も多く，疾病や治療により感染しやすい状態である。そのため，小児が気持ちよく清潔になるよう，また，発達段階や病状に合った清潔習慣が身に付くよう援助していく必要がある。乳児期は，清潔行動のすべてを他人に依存しているが，この時期の養護のあり方がその後の清潔に対する感じ方，考え方に大きく影響する。洗髪し，清潔にすることの快さを身体で味わうことにより，その後の清潔行動への大きな動機づけとなるため，家族に必要性を指導していくことが大切である。幼児期の前半は，自ら清潔行動をしようとする気持ちを大切に育て，後半には基本的な清潔習慣を完成させ，幼児自身，清潔を保てるようにしつけることが重要である。幼児なりに説明を怠らないようにするとともに，上手に洗髪できたときは誉めることが大切である。児が好きな玩具や興味を示しそうな遊びを取り入れながら行っていくことも効果的である。学童期は，これまでに身に付けた清潔習慣を継続できるようにするとともに，さらに科学的に学び，清潔と健康保持，疾病予防とを関連づけて考えられることが課題である。洗髪の習慣に問題ないか観察し，洗髪の必要性をわかりやすく説明しながら指導していくことが大切である。

【洗髪時の留意点】　何より小児においては，安全に十分留意しながら行っていく必要がある。洗髪を行う前に必要性を判断し，方法，手順，施行時の姿勢，施行する場所や時間帯，物品，介助者の人数などを毎日の看護のなかで計画していくことが大切である。頭頸部疾患の患児の場合はドライシャンプーを用いたり，安静の必

表57　喘鳴の主な原因

吸気性喘鳴(stridor)	呼気性喘鳴(wheezing)
1）気道の狭窄 　扁桃腺肥大，喉頭軟化症，咽頭炎，喉頭蓋炎，咽頭浮腫，クループ，気管狭窄，気管軟化症	1）気道の狭窄 　気管支喘息，細気管支炎，喘息様気管支炎，マイコプラズマ肺炎，間質性肺炎，誤嚥性肺炎，先天性気管支狭窄症，気管支軟化症，気管支過形成
2）気道の圧迫 　巨舌症，小顎症，咽後膿瘍，腫瘍，血管輪	2）気道の圧迫 　血管輪，リンパ腺肥大，縦隔腫瘍，肺分画症
3）気道閉塞 　咽頭乳頭腫，血管腫，舌根嚢腫，気管内異物	3）気道閉塞 　気管支異物，閉塞性細気管支炎
4）咽頭痙攣 　テタニー，Gaucher（ゴーシェ）病，機械的刺激	4）その他 　心不全

（出典　望月博之：喘鳴．森川昭廣，他・編，小児科診療マニュアル；すべての研修医のために，第1版，医学書院，2002，p.91．中嶋英彦：咳・喘鳴．小児看護，13(10)：1358，1990．をもとに作成）

要な患児の場合は洗髪車やケリーパッドを用いたり，病状や安静度に応じて変化させていくことが重要である。　　　　　　　　　　［正木洋子］
●文献　1）吉武香代子・監，野中淳子・編著：子どもの看護技術，へるす出版，1995．　2）吉武香代子，他：小児看護総論，日本看護協会出版会，1976．　3）井上幸子，他・編：看護の方法2（看護学大系7），日本看護協会出版会，1996．　4）山田由佳：泣いて嫌がる入院間もない子どもの清潔ケア．小児看護，24(5)：557-550，2001．

喘　　鳴

【定義】　喘鳴とは，"ゼーゼー""ヒューヒュー"という呼吸音で，上気道，下気道の狭窄が認められたときに聞かれる雑音である。喘鳴は狭窄部位によって違いがある。鼻より気道上部（胸郭外）では，"ゼーゼー""ゼロゼロ"というような吸気性の喘鳴（stridor）を呈し，主に気管支など胸郭内の狭窄では，"ゼーゼー""ヒューヒュー"というような呼気性の喘鳴（wheezing）を呈する。その狭窄が狭いほど高調性の喘鳴が聴取される。

【喘鳴に関連した解剖生理】　小児では，上気道も下気道もその生理学的および解剖学的な特徴から狭窄を起こしやすい。乳幼児では，末梢の気管支および細気管支内径の気管内径に対する比が成人に比べて小さいが，上皮細胞は成人と同様の大きさで配列しているため，炎症で上皮細胞が腫脹することで，気道抵抗が上昇し，喘鳴が著明になる。また，末梢気道では気管内径に対して気道壁が厚い。さらに末梢までの距離が成人に比べて短いため，RSウイルスなどのウイルス性感染で病原体が比較的容易に末梢に侵入し，炎症による末梢気道の閉塞を起こすことで喘鳴をきたしやすい。

【原因】　喘鳴を引き起こす原因を表57に示した。

【検査】　①肺機能検査，②血液学的検査〔血算，CRP（C-reactive protein，C反応性蛋白），血沈，血清総IgE値，RAST（radioallergosorbent test，放射性アレルゲン吸着試験），ウイルス抗体価〕，③胸部X線検査，喉頭高圧撮影，④喉頭・気管支ファイバースコピーが行われる。血液検査によって炎症反応を確認し，ウイルス感染が疑われる場合は，各種ウイルス抗体価の測定をする。喘息が疑われる場合は，血清総IgE値，RASTを測定する。喘鳴の鑑別に胸部X線検査を行う。気道異物や先天性気管狭窄症が疑われる場合は，咽頭・気管支ファイバースコピーにより，確定診断を行う[1]。

【観察ポイント】　①吸気性喘鳴，呼気性喘鳴：喘鳴の観察ポイントのなかでもっとも重要なものは，吸気性喘鳴か，呼気性喘鳴かを観察し，判別することである。吸気性か呼気性かを把握することで，気道内のどの部位が狭窄しているのかを推測できる。②高調性，低調性：気道狭窄が高度なほど喘鳴は高調性になる。一般的にアデノイド肥大のような中枢性の気道狭窄では低調性，細気管支炎のような末梢性狭窄では高調性になりやすいなど，高調性か低調性かを把握することで，気道狭窄の程度や部位を推測できる。③変動要因の観察：疾患のほか，年齢，哺乳，食事，啼泣前後，運動などによっても呼

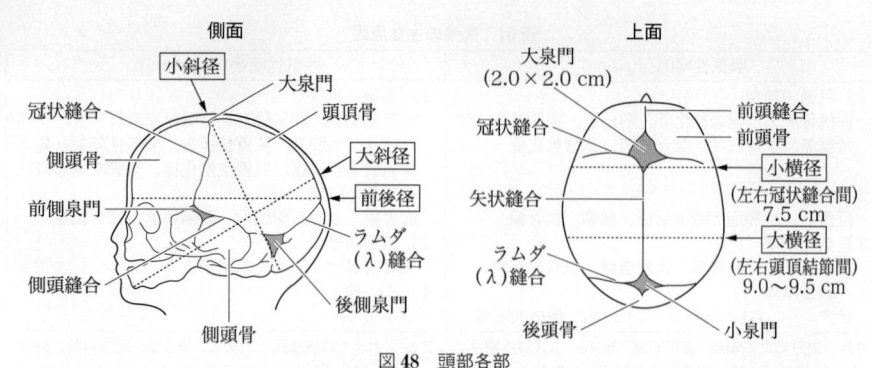

図48 頭部各部
(出典 井上幸子,他・編：母子の看護(看護学大系11),第2版,日本看護協会出版会,1996,p.134.一部改変)

吸状態は影響されるため，いつ，どのようなときに喘鳴が増強するのかを把握する。④随伴症状の観察：喘鳴がある場合の多くは咳嗽を伴うことが多く，その咳嗽に随伴する症状もみられることがある。喘鳴の状態と併せて，発熱，咳嗽などの随伴症状，チアノーゼや陥没呼吸などの有無から呼吸困難の程度を把握する。
【治療と看護のポイント】 喘鳴の治療，看護のポイントは咳嗽に準ずる。そのほか，気道狭窄の原因に応じた対処を行う。①気道狭窄の原因が分泌物の場合：喀痰の粘稠度に応じて去痰剤の内服，吸入をしたり，水分摂取を促したりするなど，痰の喀出を促す。その際，体位ドレナージ，バイブレーション，スクィージングなどの肺理学療法も併用する。②気道狭窄の原因が気道粘膜の浮腫の場合：クループなどの急激な咽頭浮腫に対しては，エピネフリン吸入，酸素テント内での冷却ミストの吸入を行う。

〈同義語〉 先天性喘鳴
〈関連語〉 呼吸困難,咳嗽　　　　[福地麻貴子]
●文献 1) 望月博之：喘鳴. 森川昭廣,他・編,小児科診療マニュアル；すべての研修医のために,第1版,医学書院,2002,p.91. 2) 川﨑一輝：喘鳴. 白木和夫,他・監,小児科学,第2版,医学書院,2002,pp.829-830. 3) 中嶋英彦：咳・喘鳴. 小児看護,13(10):1355-1359,1990. 4) 鈴木五男：咳・喘鳴. 小児看護,23(9):1094-1098,2000.

泉　　門

【定義】 泉門(fontanelle)とは，乳児の頭蓋にみられる膜状結合組織に覆われたいくつかの間隙をいう。頭蓋骨が癒合する前(新生児)の泉門は6つほどあるが(図48)[1)]，大泉門および小泉門が臨床的によく知られている。分娩後は，泉門の観察によって，新生児の一般状態および分娩による侵襲の状況を把握する。また乳児期では，大泉門は脱水あるいは髄膜炎等の頭蓋内圧亢進の徴候の観察項目として，たいへん重要である。
【解剖・生理】 頭蓋は，脳や視覚器・聴覚器・鼻腔・口腔を含む骨格で，頭部(脳頭蓋)と顔面頭蓋からなっている。脳頭蓋(頭部)は，前頭骨(1)，頭頂骨(2)，後頭骨(1)，側頭骨(2)，蝶形骨(1)，篩骨(1)の6種8個の骨で構成されている。前頭骨は，胎生時には正中で左右に分かれ

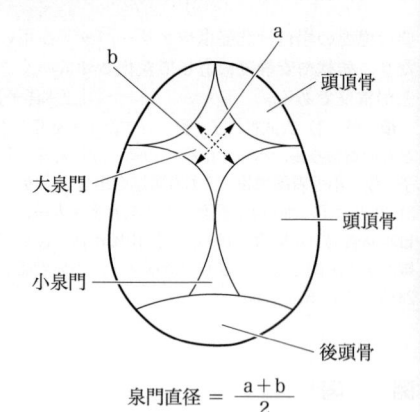

$$泉門直径 = \frac{a+b}{2}$$

図49 大泉門と小泉門
(出典 奈良間美保・監：小児看護学1；小児看護学概論・小児臨床看護総論(系統看護学講座専門22)，第10版，医学書院，2003，p.75)

ているが，生後しだいに癒合し2歳頃までには縫合も消失して完全に1つの骨になる。胎児の頭蓋骨は成人とは異なり比較的柔らかく，出生する頃は骨同士の間にはまだ骨化しない膜状の部分が残された分離骨で構成されている。このため，分娩時の外圧に応じて頭蓋骨は変形可能であり，経腟分娩の際，狭い産道を通り抜けるときに骨縫合の位置で頭蓋骨が重なり合い（骨重積），頭部に柔軟性をもたらすという利点がある。脳頭蓋の骨は辺縁がギザギザして互いに連結しており，このような連結を縫合という。前頭骨と頭頂骨の間を冠状縫合，これと直角に正中線上を縦走するものを矢状縫合（頭頂骨を結ぶもの）とよぶ。さらに，左右の頭頂骨と後頭骨との連結部をラムダ（λ）縫合という（図48）[1]。

【大泉門(anterior fontanelle)】 頭頂骨と前頭骨に囲まれた菱形の平面膜状組織。前頭骨と冠状縫合と矢状縫合の接合点にあたる菱形の間隙。正常の大泉門は新生児で 15(～20)×15(～20)mm 程度で，5～9カ月頃まではやや大きくなるが，その後は縮小する。1歳では 5(～10)×5(～10)mm 程度となり，1歳半頃までに閉鎖するのが正常である。骨の発育不良（くる病）やクレチン病，水頭症などでは閉鎖が遅延する。一方，閉鎖が早すぎるときには小頭症などの異常が疑われる。また，大泉門の大きさには個人差があるので，大きさよりその緊張の異常に病的意義がある。大泉門が膨隆しているときは，頭蓋内圧が亢進していることを示し，水頭症，頭部外傷，悪性新生物，髄膜炎・脳炎による脳浮腫などが考えられる。反対に，大泉門が陥没しているときには，脱水状態が考えられる。

【小泉門(posterior fontanelle)】 頭頂骨と後頭骨に囲まれた三角形の平面膜状組織。つまり，ラムダ縫合と矢状縫合の結合部分にある三角形の間隙。小泉門は生後2～3カ月（文献によっては6カ月）ほどで閉鎖する。

【頭部のアセスメントと大泉門の計測方法（図49）[2]】 ①頭部の形状，大きさ，対称性，頸のすわりの状態を確認する。頭囲の異常な拡大や左右非対称は水頭症や腫瘍による恐れがある。②頭蓋骨と泉門（大泉門・小泉門）を触診する。③大泉門は，ノギスで辺と辺の中央を結んだ長さを測定する。

〈関連語〉 小頭症，水頭症，頭蓋内圧亢進，頭蓋内出血，脳腫瘍，脱水症，大泉門測定

［浅野みどり］

●文献 1) 井上幸子, 他・編：母子の看護（看護学大系11），第2版，日本看護協会出版会，1996, pp.134-135. 2) 奈良間美保・監：小児看護学1；小児看護学概論・小児臨床看護総論（系統看護学講座専門22），第10版，医学書院，2003, p.75. 3) 武谷雄二, 他・編：乳幼児の成長発達・新生児の管理，助産学講座4, 1996, pp.6-7. 4) 茅島江子, 他・編：母性看護技術（母子看護技術1），廣川書店，2002, pp.178-180. 5) Engel, J.（塚原正人・監訳）：小児の看護アセスメント，医学書院，2001, pp.96-102.

そ

添い寝

【定義】 添い寝(co-sleep)とは「寝る人の側に寄り添って寝る」（『広辞苑』岩波書店）こととされる。わが国では伝統的に親子のきずなを固く結ぶ添い寝が広く行われており，母親のふとんに乳児を入れて寝ることをさしている。添い寝での授乳は横抱きで，乳首をくわえさせ，乳児の身体全体を母親のほうに向けるのが一般的である。最近は，生後3カ月の時点で3～4割の母親が添い寝をしている。寝かせ方には文化的な相違があり，アメリカでは，子どもの自立心を養うため，初めからひとりで枠付きベッドに寝かせたり，あるいは同室でも傍に置いたベッドに寝かせるのが大部分であったが，添い寝をする母親が増える傾向にあるといわれ，近年生後7カ月以下の乳児の母親の約1割が添い寝をしている。

【長所・短所】 添い寝の長所は，母親に限らず父親も同じ場所で寝ることが多く，長い時間を共にすることで親子のきずなを深めることができる点である。母親には，授乳しやすく，乳児を観察しやすい利点もある。子どもにとっては安心感が増し，夜中に目が覚めても親がいるので，再び寝入ることも容易になる。しかし，寝返りができない時期での添い寝は，時に乳児の身体の圧迫や窒息の原因となったり，母親のふとんがずれて乳児の体温調節に悪影響を与えたりする。一方，母親は乳児がしばしば動くことや授乳により睡眠が妨げられやすく，父親にも

睡眠不足や苛立ちをもたらしやすい。添い寝の是非について，従前は幼児の自立を妨げるという考えもあったが，育て方は文化的・社会的環境とも関連しており，現在では肯定的に捉えられている。

【注意点】 何よりも事故につながらないよう最善の注意をする必要がある。就寝環境が畳かベッドかで注意点に多少の違いがあるが，具体的な配慮として次の点があげられる。①あおむけ寝が基本で，うつぶせ寝にしない。②乳児の顔の近くに余分な枕や柔らかい毛布がないこと。③両親の間ではなく母親の側に寝かせること。④子どもには専用のふとんをかける。⑤シーツ類はマットレスにぴったりしていること。⑥マットレスと壁やベッドボードの間に隙間がないこと。⑦ベッドから落ちないようにガードをすること。なお，たばこを吸う親やアルコールあるいは薬物使用をしている親は添い寝をすべきでない。子どもが大きくなれば，自ら母親を離れて寝ることができるが，母親や家族への添い寝の助言や指導をする場合，しつけに対する考え方や養育環境などの違いも考慮しつつ行う必要がある。　　　　　　　　　　　［太田にわ］

●文献 1) 矢内由, 他：乳幼児の夜なきにみる心のサイン. 千羽喜代子, 他・編著, 育つ・育てる, 建帛社, 2003, pp.79-94. 2) 今村榮一, 他：育児相談；指導の要点, 日本小児医事出版社, 1990, pp.80-90. 3) 巷野悟郎, 他：生活. 今村榮一, 他・編著, 新・小児保健, 第8版, 診断と治療社, 2000, pp.109-140.

臓器移植

【経過】 さまざまな原因によって機能不全の状態に陥った臓器を摘出し，新たな健全な臓器を移植することによって，臓器不全およびそれに起因する合併症を根本的に治療する方法である。臓器の提供者(donor)と臓器の提供を受ける者(recipient)の両者が存在する。ヒトの移植が初めて行われたのは，1900年代初頭の腎移植といわれている。1960年代に新しい免疫抑制剤が開発されてから治療成績が向上し，実用的な治療方法として定着してきた。さらに，移植される臓器は，いわゆる心臓死(心停止)後の摘出臓器より脳死状態の人体からの摘出臓器のほうが生着率がよいことが明らかになり，1960年代後半から脳死移植が始まった。現在，世界の臨床において腎臓，心臓，肺(心肺)，肝臓，膵臓，小腸，内分泌腺，骨髄などの移植が，親子，きょうだい，非血縁者間で数多く行われている。提供臓器には心臓死後の提供，脳死状態からの提供，生体からの提供がある。1996(平成8)～2005(平成17)年のわが国の年間の臓器移植(organ transplantation)の件数は全体で170～190件程度であり，その多くは腎臓移植である。わが国では1997(平成9)年6月に臓器移植法が成立し，ドナーカードを所持し，生前に脳死状態での臓器提供を意思表示している脳死者からの臓器の提供が認められた。1999(平成11)年2月に第1例の脳死移植が行われたが，それ以降，2004(平成16)年までで脳死移植は年間約10件未満にとどまっている。

【課題】 この臓器移植法では，15歳未満の子どもからの臓器提供は認められていないため，国内では子どもの心臓移植ができず，国外で臓器移植を受ける例が増えている。これらの問題を含め，臓器移植法の見直しが検討されているが，一律に脳死は人の死として認められるのかということに関する議論や，子どもの臓器提供の意思の確認と子どもの人権保障に関する議論は大きな倫理的問題を含んでおり，難航している。臓器移植法の改正に関しては，子どもの権利を擁護する立場から，日本小児看護学会，日本小児科学会などの関連学会や学者から，提案や見解が発表されている。現在行われている臓器移植において，生体肝移植や腎移植後の管理上の問題や，ドナーである親とレシピエントの子どもとの親子関係の問題など小児看護にかかわる問題も多い。臓器移植法が改正された場合のドナーとなる可能性のある子ども達への「生と死」に関する教育や，移植を受ける子どもの治療への主体的な参加姿勢を育てる教育とそれを守り育てる小児医療現場の改善も課題である。また，臓器移植医療が定着してきている現場において，子どもの移植にかかわる専門的な看護ができる看護職の育成も求められている。

〈関連語〉 ドナー，レシピエント　　［日沼千尋］

●文献 1) 日本臓器移植ネットワーク：臓器移植の現状. ニュースレター, vol.9, 2005, p.1. 2) 杉本健郎：子どもの脳死・移植, クリエイツかもがわ, 2003, pp.151-180. 3) 日沼千尋：臓器移植法改正に関するアンケート結果報告. 日小児看護会誌,

造血幹細胞移植

【概念】 造血幹細胞を用いて骨髄機能の回復をめざす治療法の総称。患者に注入される幹細胞の種類により、骨髄移植（bone marrow transplantation，同項参照）、末梢血幹細胞移植（peripheral blood stem cell transplantation）、臍帯血移植（cord blood transplantation）などに分けられる。また、ドナーの種類により、患者本人からの移植である自家移植（autologous transplantation）と他人からの移植である同種移植（allogeneic transplantation）に分けられる。同種移植はさらに家族内ドナーからの移植と非血縁ドナーからの移植に分けられる。一卵性双生児からの移植はとくに同系移植とよばれる。一般的にはドナーは患者とヒト白血球抗原（human leukocyte antigen；HLA）のA座、B座、DR座が一致する必要がある。

【歴史的経過】 歴史的には、まず1960年代後半にHLA一致同胞からの骨髄移植が免疫不全患者に対して行われた。次いで1970年代に白血病と再生不良性貧血患者に行われるようになった。当初はHLA一致同胞からの骨髄移植が主であったが、1980年代から各国に骨髄バンクがつくられ、HLA一致非血縁ドナーからの骨髄移植が行われるようになった。日本国内では1974（昭和49）年に同胞ドナーによる骨髄移植が始まった。1989（平成元）年に東海地区に骨髄バンクがつくられ、非血縁ドナーからの骨髄移植が行われた。現在では全国規模の公的な骨髄バンクが運営され、登録ドナー数も2004（平成16）年には20万人以上になっている。末梢血幹細胞移植（hematopoietic stem cell transplantation）は、1980年代に、化学療法後の骨髄回復時に末梢血の白血球を凍結保存した後、必要時に解凍して輸注する、自家移植として開始されたが、1990年代に入り、HLA一致家族をドナーとし、顆粒球増殖因子（G-CSF）を用いる、同種末梢血幹細胞移植が行われるようになった。骨髄移植に比較して、ドナーに全身麻酔を施す必要がない、などの利点を有するが、正常人にG-CSFを投与することがどの程度安全かは未解決であり、国内では非血縁ドナーからの移植には用いられていない。臍帯血移植は1990年代後半に開始された。分娩時に臍帯血を凍結・保存することにより、地域別に臍帯血バンクが設立され、バンク相互のネットワークもできている。骨髄移植あるいは末梢血幹細胞移植と異なり、臍帯血移植ではHLAが完全に一致する必要はないため、ドナーがみつかる可能性は高い。また開始当初は患者の体重に見合った細胞数が得られやすい小児において多く行われていたが、現在では成人においても積極的に行われるようになった。

【適応疾患】 従来、先天性免疫不全症、再生不良性貧血、慢性骨髄性白血病（同項参照）、急性白血病などが適応であったが、現在では糖原病などの自己免疫疾患（膠原病）や先天性代謝異常症、あるいは腎細胞癌などの固形腫瘍にも適応が広がってきている。一方、移植療法以外の治療方法が進歩することにより、適応が限られてきている疾患もある。すなわち、急性リンパ性白血病では、小児ではフィラデルフィア染色体陽性例など、第1寛解で移植が適応になる病型は10%に満たない。急性骨髄性白血病でもすべてが移植適応ではない。再生不良性貧血でも免疫抑制剤が著効する例では移植は適応にならない。小児に対する造血幹細胞移植は、成長障害や不妊症など、晩期障害が問題になることが多く、適応を狭めるべく努力が続けられている。

［真部淳］

●文献 1）名古屋BMTグループ：造血細胞移植マニュアル，第3版改訂新版，日本医学館，2004．

喪失体験

【定義】 その人にとって大切なもの、愛情や愛着の対象を失うことをいい、悲しみや思慕、恨み、無力感などの感情が伴う[1]。喪失には、大切な人との死や離別、引越しなどの環境の喪失、スキルや能力の喪失、そして、病気や外傷・手術により身体の一部や機能を失う自己の喪失などさまざまなものがある。

【子どもが示す喪失体験の反応】 子どもにとって大切な存在である親・きょうだい・友達などの死は、大人と同様に子どもにもさまざまな悲嘆反応をとらせる。そのなかでも、子ども特有の反応が「罪悪感」「恥」「恐怖」「取替え」[2]である。「罪悪感」は、大切な人の死が、自分の不当な行為に対する制裁だと考え、自分も同じよう

に罰せられるのではないかと怯えることがある。「恥」は，死をもたらしたのは自分ではないとわかっていても，居心地が悪く，死が話題になると屈辱的な思いを味わう。「恐怖」は，死がまた自分や家族の身にやってくるのではないかと恐れる。「取替え」は，親と死別した子どもが，残った一方の親からの励ましや愛情を求めたり，きょうだいと死別した子どもが，死んだきょうだいの代理を求めようとすることである。子どもはこのような反応をみせる一方で，周囲の期待に応えて，残された親に心配をかけまいとまったく悲嘆の様子をみせず，何もなかったように元気に振舞うこともある。

【子どもへの対応】　私達大人は，子どもへの介入の第一歩として，大切な人との死別により，子どもは多様な反応をみせるということを理解することが重要である。また，子どもが大切な人の死に出合ったときにどう反応するかは，そのときの家族や回りの大人がどう対応したかが大きく影響する。悲しさや辛さを大人が正直に表現することにより，子どもも悲しい感情を表現するのは正常のことだと学ぶのである。以下に大切な人と死別した子どもへの具体的な対応を述べる。①子どもが理解できる言葉で事実(婉曲は避ける)を話すことで，安心を与えさせる。②子どもの話したいというサインを汲み取り，子どもの話にじっくり耳を傾け，気持ちを受け止める。子どもの質問には，繰り返し正確・簡潔に答える。自分を責めている子どもには「あなたが悪いのではない」ということを話してあげることが大切である。③大人が悲しみで取り乱しているときには，子どもに正直にその理由を説明する。④子どものペースに合わせ，子どもの活動の場を確保する。心のなかで整理する手助けに，遊びやお絵かき，作文などで自由に気持ちを表現させることも有効である。

【親が示す喪失体験(子どもとの死別)】　親にとって子どもとの死別は，生涯において遭遇するもっとも辛く悲しい体験であるといわれている。子どもが死ぬということは，自分の未来を失うこととともいわれ，その嘆きや悲しみの深さは，子どもが何歳であるか，ほかに子どもが何人いるかなどまったく関係ないのである。子どもと死別した親の主な悲嘆反応には，「否認」「自責の感情」「怒り」「身体症状(不眠や食欲不振)」「無力感」などがあり，悲嘆の深さや悲嘆が続く時間は一様ではない。子どもと死別した家族が，この悲嘆から立ち直るためには，グリーフワーク(悲嘆作業)を十分に行うことが重要になる。そして，Worden, J.W.[3]は，グリーフワークを成し遂げるためには以下の4つの課題を達成することが必要であると述べている。①子どもの喪失という現実を受け入れること，②子どもの喪失による痛みや情緒などを十分に表現すること，③子どものいない環境に適応すること，④亡き子どもに注いでいた多量のエネルギーを撤回して，子どもを生活のなかで再配置し，その子どもを思い出しながら生きていくすべをみつけること，である。

【家族のグリーフワークへのケアの視点】　家族が子どもの死を十分に悲しむことができなければ，悲嘆は癒されないといわれている。そのため，グリーフワークに取り組む家族のケアにおいて求められることは，何かをするというより，その家族のそばに在るということである。そこで医療者は，窪寺[4]が述べている以下の視点を心にとめてかかわることが大切である。①悲嘆過程にある家族がどのような状態であろうと独自の存在として尊重され，自由に自分の内面をみつめ，挫折や苦痛の感情を自由に表現してよいという指示を与える。②家族が自分の明らかになった感情や思考を表現してもよいと思える信頼と，家族が自分のなかにある感情や思考に気づけるような，適度な緊張がある心理的距離をもつ。③時間と努力を惜しまず家族との信頼関係を築く。④悲しみのあまりさまざまな反応をする家族のあるがままを尊重する。⑤優しさ，労わり，思いやりをもって傾聴する。⑥悲嘆を体験している家族と共に歩み，感情を共有しながら医療者としての役割を果たしていく，いわば同伴者としてかかわる。

〈関連語〉　家族への悲嘆のケア，受容，ターミナルケア，死の概念　　　　　　　　［菅野予史季］

●文献　1) 内薗耕二・監：看護学大辞典. 第5版, メヂカルフレンド社, 2003, p.1315.　2) Buckingham, R.W.(松下祥子・訳)：ぼく，ガンだったの？；死にゆく子どものケア. 春秋社, 1989, pp.124-126.　3) Worden, J.W.：Children and grief. When a parent dies, Guildford Press, 1996.　4) 窪寺俊之：スピリチュアルケア学序説. 三輪書店, 2004, pp.89-91.

双胎間輸血症候群

【概念】 双胎間輸血症候群(twin to twin transfusion syndrome；TTTS)は，一絨毛膜二羊膜双胎において胎盤の吻合血管を介し，双胎間に循環血流量の不均衡が生じることにより起こる。血液が増加する側を受血児，減少する側を供血児という。全双胎の3.2～9.6%，一絨毛膜双胎の約10～15%に発症するといわれている。

【分類】 急性型と慢性型に分けられる。

【病態】 受血児は循環血液量が過剰となり，多尿による羊水過多，多血，心不全，胎児水腫を呈する。一方供血児は，逆に循環血液量が減少し乏尿による羊水過少，腎不全，貧血，子宮内発育遅延を呈する。

【診断】 超音波所見として，①一絨毛膜双胎で胎児が同性である，②受血児に羊水過多と供血児に羊水過少がみられる，③重大な血流異常がある，④両児の膀胱の大きさ，などから重症度はQuintero, R.A.のstage分類が広く用いられている（表58）。

【治療】 ①胎児に対する治療：羊水量の差が著しくなってくると，羊水過多のほうを穿刺して羊水を除去し減少させることで早産を予防し妊娠期間を延長させる。そのほか，羊膜隔壁穿孔術，胎児鏡下胎児吻合血管レーザー凝固術を行うこともある。②新生児の治療：受血児の場合，循環障害が主症状であることが多く，厳重な循環管理を行う必要がある。供血児の場合，貧血があれば輸血を行い，腎不全状態に注意し循環障害に留意して，水分・電解質管理を行う。

[宇藤裕子]

●文献 1) 左合治彦，他：双胎間輸血症候群(TTTS). 産婦人科の実際, 53(9)：1323-1331, 2004. 2) 加地剛，他：双胎間輸血症候群の児に影響を与える因子. 周産期医学, 35(7)：935-939, 2005. 3) 末原則幸：双胎間輸血症候群(TTTS). 周産期医学, 31(増刊号)：352-354, 2001.

表58 双胎間輸血症候群のstage分類

stage	I	供血児の膀胱がみえる
stage	II	供血児の膀胱がみえない
stage	III	重大な血流異常 ・臍帯動脈拡張期血流の途絶・逆流 ・静脈管血流の途絶・逆流 ・臍帯静脈の持続する波動
stage	IV	胎児水腫
stage	V	胎児死亡

総排泄腔外反

【定義】 妊娠5週頃の胎児では尿路(urinary tract)，生殖路(genital tract)と後腸(hind gut)は合流し1つの腔を形成している。この腔を総排泄腔とよぶ。総排泄腔の前壁である総排泄腔膜が後退し間葉組織が正中を被うことで腹壁が形成される。腹壁が形成される前に総排泄腔膜が破裂した場合，総排泄腔が直接下腹壁に露出することになる。これが総排泄腔外反(cloacal exstrophy)である。発生頻度は40万人に1人で男児の発生率は女児の3～4倍である。原因となる遺伝子は不明で多因子によるものと考えられている。

【診断】 出生前診断は超音波検査によって妊娠14週頃には可能である。超音波検査で膀胱が同定できず，下腹部に腫瘤を認める。出生時はその外観によって診断は容易である。下腹壁が欠損し，臍帯ヘルニアを合併する場合，肝臓がすべて脱出していることがある。膀胱粘膜が露出し回盲部腸管が正中で外反するため，膀胱は左右に二分される。陰茎，陰核も左右に分かれ，尿道も外反し露出している（尿道上裂）。総排泄腔外反の場合，外性器の形態だけでは性別の判定が困難なことがあり，染色体検査を必要とすることがある。男児では，外性器の発育不良があり正常男性の外観に発育，形成することが非常に困難と考えられる症例が多く，性別を女性として戸籍に登録し，女性として外陰形成術をする。このような症例では治療を開始する前に性別をチームによって検討するべきである。性決定チームには小児科医，小児内分泌科医，小児泌尿器科医，小児外科医だけでなく，小児精神科医，ソーシャルワーカーなども参加し，外科的治療や内分泌治療の可能性について検討するとともに，両親に対するカウンセリングも十分に行う必要がある。しかし，最近は外科技術の進歩や多角的治療によって，男性としての生活が可能となる症例もあり，性別の変更については疑問もあがっている。

【病態】 上部尿路異常は66%の患児に認められ，膀胱尿管逆流症が多い。男児では尿道上裂になるが，女児では陰核が二分しており，重複

腔の合併が多い。消化器系では臍帯ヘルニア，腸管回転異常，十二指腸閉鎖，などを合併することが多い。全例に恥骨の高度離開を伴う。また神経系では68％に脊髄髄膜瘤を伴う。

【治療】　患児の全身状態が安定していれば，手術は48時間以内に行うことが望ましい。恥骨離開が高度な総排泄腔外反症では，膀胱や腹壁を緊張なく閉鎖するために，ほぼ全例に腸骨骨切り術(iliac osteotomies)が必要となる。肝臓が完全に脱出しているような場合は初回手術時に腹壁が閉鎖できないことがある。長期間膀胱が大気にさらされると，膀胱粘膜の線維化，肥厚，細菌感染が起こりやすくなる。膀胱組織の変化を防ぐためにも早期の手術が望ましい。複数回の手術が必要になる。①臍帯ヘルニアの修復，膀胱の閉鎖と尿道上裂の修復を一期的に行う(primary closure)。この際骨切り術を行い離開している左右の恥骨を寄せる。また，人工肛門を造設する(colostomy)。②3～5歳に尿禁制を保つための膀胱頸部形成術と逆流防止術を行う。総排泄腔外反の手術は困難な手術で長時間，かつ必要な外科的処置も多領域にわたるため，熟練した麻酔科，小児外科，整形外科，小児泌尿器科が必要である。そのため，経験のある小児専門病院で手術を行うべきである。

【予後】　尿禁制を獲得する率は50～60％と報告されている。男児の場合思春期以降に前立腺が成長するため，尿禁制が改善することがある。しかし，ほとんどの患者は膀胱容量がきわめて小さく，段階的に手術を行っても尿失禁が続く。そのため，尿禁制を得るためには腸管を使った膀胱拡大術や尿路変更術を必要とする。多くの患児は肛門形成が不可能で人工肛門で管理していく。膀胱外反とは異なり，総排泄腔外反は非常に病態が厳しく，生命的には予後は改善されているが，多くの男児が女児として養育されている。そのため，身体的な病状のフォローだけでなく，精神的・社会的なフォローがきわめて重要となる。　　　　　　　［鈴木万里・山崎雄一郎］

●文献　1) Grady, R.W., et al.：Bladder anomalies, exstrophy, and epispadias. Belman, A.B., et al., ed. Clinical pediatric urology, Martin Dunitz, 2002, pp.859-897.

ソーシャルサポート

【概念】　ソーシャルサポートは，心理学者Caplan, G.により概念化されたもので，ある個人をとりまくさまざまな人からの有形・無形の援助をさす[1]。一般的には①人と人の相互作用および関係をさし，②その相互作用は情緒的な支援，実際的な助力であり，③その個人が属しているネットワークのメンバー間で相互的に供与したり，供与されたりするもの[2]と定義されている。ソーシャルサポートの概念が発展した背景には，人は年齢に関係なく困ったときに自分を助けてくれる人や信頼できる人の存在がわかっていれば幸福を感じ，効果的な生活を送ることができ，また，強い支持的な関係をもっている人ほどストレスが緩和されやすいというBowlby, J.のアタッチメント理論が前提にある[2]。以下に小児のソーシャルサポートの特徴について述べる。

【小児のソーシャルサポート】　小児の場合は知的能力や情緒・社会性の発達の途上にあることから，自己概念を確立し，周囲の人と信頼関係を築くまでの成熟段階がソーシャルサポートに影響する。乳幼児期の子どもにとって家族はサポートを提供するもっとも重要で身近な存在として位置づけられる。小児は家族から日常生活の世話や安全な環境が提供されることで，健やかな成長・発達を遂げる。その過程で形成される親との信頼関係や情緒的なきずなは，家族以外の人との関係づくりや社会生活への適応の基盤となる。また，祖父母やその他の親戚，近隣の人は，子どもの育児の手伝いなど，直接的なサポートを提供したり，家族を介して間接的なサポートを提供したりする。学童期の子どもは活動の場を家庭以外に拡大し，クラスの同級生や部活動の仲間，学外のクラブ活動や塾で出会う友人との交流から情緒的なサポートや実際的なサポートを，教師からは学業や進学・就職に関する助言などを得るようになる。さらに，思春期になると，それまでの大人との依存的な関係から人との対等な関係が拡大して，親や教師のサポートを実感する度合いは弱くなる[3]。また，女児のほうが男児よりソーシャルサポートをより強く感じるなど，性別による特徴も見出されている[4]。ソーシャルサポートをより強く感じている小児はストレスの表出が少ないな

ど[5]，ソーシャルサポートは健康状態の改善に寄与する因子としても注目されている。
【健康問題をもつ小児と家族のソーシャルサポート】 健康問題をもつ小児と家族に注目すると，慢性疾患をもつ小児は健康児と比較してソーシャルサポートをより強く感じる傾向にある[3]。また，疾患による特徴では，食事療法やインスリン療法などをきちんと行う必要がある1型糖尿病児の場合は，周囲で見守る家族が心配のあまり過干渉になりやすく，親のサポートを感じにくい状況も見受けられる[3]。さらに，腎疾患で入院中の小児に対する調査では，周囲のサポートを得られていることと服薬を継続できることに関係があること[6]が見出されている。健康問題をもつ小児の親は一般的な育児に加えて特殊な健康管理を担う負担，自責の念，将来への不安など，さまざまなストレスが生じやすい。したがって，主な養育者である母親にとって，専門職のサポートはもちろんのこと，同じ健康問題をもつ小児の家族同士の交流は，精神的・実際的なサポート資源として重要である。親のソーシャルサポートがストレスを緩和する[7]との報告は多く，その結果，養育の質に影響を及ぼすことが期待される。すなわち，親のソーシャルサポートは小児の間接的サポートとして位置づけられる。以上述べたような小児と家族のソーシャルサポートの現状を個別に把握し，親子関係の形成や学校などの社会生活における人との交流を支えることで，小児と家族の潜在能力を高めることが重要である。
〈関連語〉 サポートシステム，ソーシャルサポート尺度　　　　　　　　　　［奈良間美保］
●文献 1) 氏原寛, 他・編：ストレスとコーピング. 心理臨床大事典, 培風館, 2004, p.156. 2) 和田攻, 他・編：ソーシャルサポート. 看護大事典, 医学書院, 2002, p.1691. 3) 中村美保, 他・編：慢性疾患児と健康児のソーシャルサポート. 日看会誌, 17(1)：40-47, 1997. 4) Mahon, N.E., et al.：Differences in social support and loneliness in adolescents according to developmental stage and gender. Public Health Nursing, 11(5)：361-368, 1994. 5) 嶋田洋徳：児童の心理的ストレスとそのコーピング過程；知覚されたソーシャルサポートとストレス反応の関連. ヒューマンサイエンスリサーチ, 2：27-44, 1993. 6) 中島光惠, 他：慢性疾患児の療養行動, ストレス, ソーシャルサポート；外来通院児と入院児の比較. 千葉大学看護学部紀要, 16：61-68, 1994. 7) 田中満由美, 他：乳幼児を抱える専業主婦の疲労度に関する研究；ストレス・育児行動・ソーシャルサポートに焦点をあてて. 母性衛生, 44(2)：281-288, 2003.

ソーシャルサポート尺度

【概念】 ソーシャルサポート尺度は，個人的特性の違いを量的に明らかにする心理社会的尺度[1]のひとつであり，人との相互作用および関係，情緒的な支援，実際的な助力，個人が属しているネットワークなどを量的に測定する用具である。ソーシャルサポートは複数の構成要素からなる概念であるため，その定義によって各尺度が異なる事象を測定することに注意を払う必要がある。
【小児のソーシャルサポート尺度】 小児のソーシャルサポート尺度は，アタッチメント理論などを基盤に，小児が他者との間に築く関係性やそこから得られる情緒的・実際的援助やネットワークを測定する尺度が開発されているが，大人のネットワークに比較して限定的で，家庭や学校環境が中心となる。ソーシャルサポート尺度は，子ども自身によって支援的であると知覚された perceived support を測定するものが多いが，親が子どもと一緒に過ごす時間や頻度などを事実として回答する質問紙もある。以下に小児のソーシャルサポート尺度の一部を紹介する。Harter, S.[2]は小児の自己概念や価値観の形成に関する理論を背景に，小児自身が重要他者から得られるサポートや尊重をソーシャルサポートと定義して，その程度を測定する用具 Social Support Scale for Children (SSSC) を開発し，さまざまな健康問題をもつ小児の研究に活用されている。SSSCを参考に日本で開発された小児のソーシャルサポート尺度[3]は，親，友人，教師のサポートに加えて，医師や看護師のサポートに関する各7項目, 計28項目から構成される4段階の自己式リッカート尺度である。実際的援助や尊重，他者との関係性，安心や楽しさなどの自然な自我状態の保証，コミュニケーションなどを主要因としている。9～18歳の慢性疾患患児204名の資料から，尺度全体および下位尺度の内的整合性が確認されて，慢性疾患患児と健康児のソーシャルサポートの比

較研究，慢性疾患児や健康児のソーシャルサポートの特徴と要因検討などに活用されている。また，嶋田洋徳[4]はBarrera, M.Jr.[5]による「他者から援助を受ける可能性に対する期待，あるいは援助に対する主観的評価」という知覚されたソーシャルサポートの定義を用いて，小学生用のソーシャルサポート尺度 The Scale of Expectancy for Social Support (SESS) を開発している。これは16項目の内容に関して，父親，母親，兄弟姉妹，学校の先生，友人や知人の各サポートに関する4段階の自己式リッカート尺度であり，小学4～6年生777名の資料から，内的整合性に優れた1因子構造の尺度であることを確認している。このほかにも小児のソーシャルサポート尺度は多数開発されている。

【親のソーシャルサポート尺度】親のソーシャルサポートはストレスを緩和し[6]，養育態度や小児の健康状態に影響を及ぼすことから[7]，小児の間接的サポートと位置づけることができる。親のソーシャルサポート尺度は，重要他者である配偶者やその他の家族，友人から得られる情緒的・実際的援助やネットワークを量的に測定するために開発されている。日本の乳幼児の母親が重要他者から援助されていると感じる程度を測定するために，夫，両親・親戚，友人，近所の人のサポートを下位尺度とする各6項目，計24項目から構成される5段階の自己式リッカート尺度[8]などが開発されて，尺度全体および下位尺度の内的整合性，検査・再検査法による尺度の安定性が確認されている。また，宗像恒次[9]により標準化されている支援ネットワーク尺度は，情緒的支援ネットワークと手段的支援ネットワークから構成される，各項目について該当する人物がいると回答した項目数の合計で示すものである。これらの尺度を用いて，育児期にある母親のストレス緩和因子としてのソーシャルサポートの効果が確認されている。小児や家族が望むソーシャルサポートの量や広さには個人差があるため，尺度を用いた調査結果の判断はきわめて難しい。また，子どもの知的機能や社会性の発達段階に適した内容の選定が重要である。子どもや家族の健康状態を改善する因子として重要なソーシャルサポートをより正確に測定する尺度開発が望まれる。

〈関連語〉ソーシャルサポート，サポートシステム　　　　　　　　　　　　[奈良間美保]

●文献　1) Polit, D.F., et al.(近藤潤子・監訳)：看護研究；原理と方法. 医学書院, 1994, p.191.　2) Harter, S.：Manual for the Social Support Scale for Children. University of Denver, 1985.　3) 中村美保, 他：慢性疾患児と健康児のソーシャルサポート. 日看会誌, 17(1)：40-47, 1997.　4) 嶋田洋徳：児童の心理的ストレスとそのコーピング過程；知覚されたソーシャルサポートとストレス反応の関連. ヒューマンサイエンスリサーチ, 2：27-44, 1993.　5) Barrera, M. Jr.：Distinction between social support concepts, measures, and models. Am. J. Community Psychol., 14(4)：413-445, 1986.　6) 藤田大輔, 他：乳幼児を持つ母親の精神的健康度に及ぼすソーシャルサポートの影響. 日本公衛誌, 49(4)：305-313, 2002.　7) Frey, M.A.：Social support and health：a theoretical formulation derived from King's conceptual framework. Nurs. Sci. Q., 2(3)：138-148, 1989.　8) 丸光恵, 他：乳幼児期の子どもをもつ母親へのソーシャルサポートの特徴. 小児保健研究, 60(6)：787-794, 2001.　9) Munakata, T.：Psycho-social influence on self-care of the hemodialysis patient. Soc. Sci. Med., 16(13)：1253-1264, 1982.

鼠径ヘルニア

【定義】鼠径ヘルニアには外鼠径ヘルニアと内鼠径ヘルニアとがあるが，小児では内鼠径ヘルニアは，存在しないに等しいくらいにまれであるので，外鼠径ヘルニアについて記述する。外鼠径ヘルニアは先天性の疾患であり，内鼠径輪の部分に胎生期の遺残物である鞘状突起とよばれる腹膜の突起が存在することが基本的な原因である。この鞘状突起の太さと長さがある一定以上だと，そこに腹腔内臓器が入り込み，鼠径ヘルニアとなる。

【発生・病態】男児も女児も性腺は後腹膜腔で形成され，その後に本来存在する場所に移動してゆく，男児の性腺である精巣は精巣導体に導かれて鼠径管を通り，陰嚢内に落ち着く。このときに精巣導体に沿って伸びた腹膜が鞘状突起であり，それが出生後にも閉鎖しないと鼠径ヘルニアとなる。女児の性腺である卵巣は鼠径管までは到達しないが，精巣と同様にその近くまで移動してゆく，このときに精巣導体と同じ働きをするのが子宮円索であり，鞘状突起はそれに沿って伸びている。この両者における発生の

違いからもわかるように，鼠径ヘルニアの頻度は男児のほうが高く，またその大きさも大きい。ただし注意すべきは，鞘状突起が開存しているだけでは，鼠径ヘルニアとはいえず，腹腔内の臓器がその中に脱出してはじめて鼠径ヘルニアとよぶことができることである。鼠径ヘルニアとなった場合に，鞘状突起をヘルニア嚢とよぶ。脱出する臓器としては小腸がもっとも多いが，そのほかに大網，結腸などがある。生後3カ月以内の女児では卵巣が脱出していることが多い。

【症状・診断】 鼠径ヘルニアの症状は鼠径部の膨隆である。膨隆は啼泣など腹圧の上昇によって出現し，自然に小さくなることが多い。男児では，その膨隆がさらに下降して陰囊にまで達することも多い。乳児期早期の女児における卵巣の脱出では，膨隆は明らかではなく，触診で腫瘤として発見されることが多い。脱出した腹腔内臓器，主に小腸が自然に戻らない状態になったものを嵌頓ヘルニアという。これは内鼠径輪の部分が筋層のリング状構造となっているために，伸展性が少なく，腸管がここで締めつけられるために起こる。これにより腸管の浮腫が起こり，腸管内腔に腸液が貯留すると，さらに腸管は戻りにくくなる。それがある程度以上の時間で続けば，腸閉塞となり，いわゆるイレウスと同じ状態となる。この場合には鼠径部の腫脹は固く，圧痛を伴うようになり，さらに血行障害・炎症が進めば表面の皮膚が発赤する。乳児期女児の卵巣の脱出した鼠径ヘルニアでも，卵巣を腹腔内に戻すことは困難であるが，腸管のように内鼠径輪で締めつけられて血行障害を起こすことはないので，嵌頓ヘルニアではない。脱出した臓器の種類とその状態を判断するためには，超音波検査がもっとも有用である。また超音波検査は，ヘルニアと腹腔内臓器の脱出を伴わず，液体だけが貯留する精索水瘤との鑑別にも有用である。

【治療】 小児の鼠径ヘルニアの一部は自然治癒すると考えられるが，現在の麻酔のリスクと嵌頓のリスクとを比較すると，発見しだい，手術を行うことを原則としてよい。低出生体重児では，麻酔のリスクも考慮して，修正週数で40週以降まで待ってもかまわない。また乳児期早期の女児で，卵巣のみが脱出した症例では，自然治癒の確率が高いため，手術を行わずに経過観察すべきとの意見が多いが，卵巣の捻転の可能性があるので，早期に手術すべきとの意見もある。手術は男児においても女児においてもヘルニア嚢の高位結紮である。これまでの鼠径部横切開による手術法のほかに，腹腔鏡を用いたヘルニア嚢の高位結紮が行われるようになったが，将来どちらの方法が主流になるかは，議論の多いところである。　　　　　　　[橋都浩平]

咀嚼機能の発達過程

【定義】 咀嚼機能とは食べ物をかんでこなれさせることであり，口蓋や顎に関する多くの器官の協調運動が咀嚼運動である[1]。咀嚼機能は食べる機能の重要な要素であり，食生活や栄養摂取へとつながるため，小児期には健全な咀嚼機能を獲得することが重要である。

【咀嚼機能の発達】 乳児期には，咀嚼機能など食べる機能の発達に沿って離乳が進み，1歳から3歳くらいで咀嚼運動が完成し，幼児食を摂取できるようになり離乳が完了する[1]。二木武の，咀嚼能力の発達に沿って説明する[1]。①哺乳期(0〜5カ月)：チュッチュ舌飲み期。新生児から生後2カ月頃までは反射的哺乳の時期であり，舌は口腔内の大部分を占め，舌の前後運動により上口蓋と舌で「圧出」と「吸引」を繰り返すことにより哺乳しており，唇と顎は開いたままの吸啜反射による。②離乳初期(5〜6カ月)：ゴックン口唇食べ期。この時期には，徐々に舌の突き出しのような反射が消失し，舌の前後運動に顎の上下運動が連動するようになり，口唇を閉じて舌の奥のほうに乗ったどろどろしたものを飲み込めるようになるため，離乳を始めることが可能となる[2]。③離乳中期(7〜8カ月)：モグモグ舌食べ期。口唇を閉じたままの舌と顎の上下運動ができるようになり，口腔容量も大きくなり，舌で押しつぶせる硬さのものを，数回モグモグして咀嚼することが可能となる。また，この頃門歯などの萌出が始まり，咀嚼にはすぐに役立たないが，おもちゃなどをかむなどの感覚を通して咀嚼機能の発達につながる。④離乳後期(9〜11カ月)：カミカミ歯ぐき食べ期。舌と顎の左右運動も出てきて，口唇も閉じねじれながら協調して動くようになり歯ぐきの上に食塊を動かし，歯ぐきでつぶせるくらいの硬さのものを食べられるようになる。⑤離乳完

了(満1〜3歳):カチカチ歯食べ期。咀嚼機能が完成し、舌や顎は自由に動き、歯でかみつぶせるくらいの硬さのものを咀嚼できるようになる。

【咀嚼機能の発達への影響要因】 咀嚼機能を果たす器官である口唇、口腔、歯、歯ぐきなどの奇形がある場合や、神経系の異常などにより咀嚼の発達が阻害される。う歯、歯周疾患、咬合の異常によっても影響される。また、生後より長期に経管栄養などを行っている場合などは、哺乳や摂食を経験しない・できないため、学習機会がないことによる獲得の遅れや障害が生じることもある。脳性麻痺では、中枢神経系の障害により、口腔機能に関する原始反射が強く残存したり、口腔機能の発達をじゃまする過敏症状が存在することで、咀嚼機能のみならず食べる機能全般の獲得が遅れたり障害されることがある[3]。また、ダウン症のように筋肉の低緊張がある場合は、あまり咀嚼せず、軟らかいものを好んで食べたり、硬いものを丸飲みするなどの特徴がみられる。

【咀嚼機能の発達への援助】 健康な子どもでは、咀嚼機能を含めた食べる機能の発達段階をよく理解し、食事の面のみならず、遊びや触れ合いなどを通した感覚・運動の準備を十分にさせ、無理のないように離乳を進める。また、咀嚼がうまくできない時期や丸飲みしてしまう子どもに、無理に硬いものを与えても咀嚼にはつながりにくいので、食形態や硬さを見直し、その子がかめる可能な硬さのものを、食事環境も含めて工夫する。先天的な疾患などにより、なんらかの形態的・機能的異常がある場合でも、適切な時期に形態・機能を整えるための治療を行ったり、適切な食事形態で、適切な哺乳のための道具を用いたり、介助方法を工夫することにより、健康な咀嚼機能、食べる機能の獲得を援助することができる。

〈関連語〉 食事、摂食行動、食事動作

[荒木暁子]

●文献 1)二木武、他・編著:新版小児の発達栄養行動;摂食から排泄まで/生理・心理・臨床、医歯薬出版、1995. 2)母子衛生研究会・編:改定・離乳の基本;理論編、母子保健事業団、2002. 3)金子芳洋・編:食べる機能の障害、医歯薬出版、1987.

粗大運動

運動行動は、粗大運動行動と微細運動行動に分類される。そのうち粗大運動は、首のすわり、寝返り、お座り、つかまり立ち、ひとり立ち、歩行、走る、片足立ち、片足跳び、スキップなどの身体の大きなバランスを要する大きな動作をいい、乳幼児発達診断の際の大きな手懸りとなる。高度の脳障害が存在する場合、微細運動発達とともに粗大運動発達が障害される。境界児などの軽度の脳障害では粗大運動発達は正常範囲であることが多い[1]。

【粗大運動の発達】 首のすわりの定義は、頭部の位置が垂直位から変位したとき、元の垂直位に戻ろうとするもので、児の胸郭を保持して、児を前後左右に傾斜させたとき、常に頭部を垂直位に保つことができる状態である[2]。首のすわりは正常に発達している乳児の96.5%が4〜5カ月で可能になり[3]、5〜6カ月以後になっても首のすわりがみられないときは精査を必要とする。首のすわりはその後の運動機能の発達の導入部であり、後の全体の発達を推測するのに重要であり、首すわりができなければその後の坐位やひとり立ちに続かない。お座りの発達は腰を支えると座れる(5カ月)、背を丸くして両手をついて数秒間座れる(6カ月)、手を放して背を伸してお座りができる(7カ月)、お座りをして身体をねじって横のものがとれる(8カ月)に分けられる[4]。パラシュート反応を利用しながら発達していく。筋力の低下や痙性麻痺による病的坐位の特徴は、一定の坐位姿勢をとり続ける、あるいはその坐位しかとれないことであり、筋力低下では二つ折りの構えになりやすい[4]。その後の発達は通過率が80%を超えるおよその時期は、つかまり立ち(9カ月)、つたい歩きする(10〜11カ月)、数m以上歩行する(1歳1カ月〜1歳2カ月)であり、1年6カ月〜3歳頃までに小さな障害物を乗り越える、階段の昇り降りなどより複雑な歩行が行えるようになる。つかまり立ちやつかまり歩きのときに、転倒を防ぐためにホッピング反応が現れる。ひとり歩きは、筋肉ばかりではなく、抗重力機構、足踏み運動、平衡感覚などの働きによるものであり、手の動きやホッピング反応が十分に成熟した段階で可能となる。歩行の開始とともに、乳幼児の行動はいっそう活発となり、心やからだの発

達が促進される。歩行前の移動運動の発達は必ずしも連続したプロセスではなく，順序が異なる場合や，ある発達の期間が長いということが出現することもある。これは，ほかに発達が正常である，脳障害の既往や神経学的所見がないなどの特徴がある場合にはnormal variation（特異発達群）の可能性が考えられ，家族へ与える不安を最小限にとどめながら，経時的に経過観察することが必要である。

〈関連語〉 微細運動，寝返り 　　　　［白畑範子］

●文献 1）前川喜平：小児の神経と発達の診かた，新興医学出版社，1995, p.10. 2）柳澤正義：乳幼児健診，中山書店，2004, p.48. 3）厚生労働省，平成12年度 乳幼児身体発育調査. 4）有馬正高，他：小児の姿勢，改訂第2版，診断と治療社，1999, p.42. 5）上田礼子：生涯人間発達学，三輪書店，1996.

ソフトカード

カード（curd）とは，乳汁の蛋白質が塩酸，ペプシン，レンニンなどの働きを受け凝固することをいい，凝固物の大きさ，固さなどの程度を表すのがカードテンション（カードの張力）という。カードテンションは，人乳が1〜2ともっとも低く，生牛乳は60〜70ともっとも高い。人乳の場合，この凝固したものがやわらかく微細でソフトカードといわれ，消化吸収しやすいという特徴をもつ。凝固が大きく固いほど消化液の作用を受けにくく消化が悪く，胃内停滞時間が長く，人乳で2〜2.5時間，牛乳で3〜4時間である。これは，蛋白質の組成の違いであり，カゼインは胃中で粗大な固い凝固（ハードカード）をつくるが，アルブミンはソフトカード化しやすい。

【人乳と牛乳との蛋白質の組成の違い】 人乳と牛乳では蛋白質の組成に違いがあり，人乳の蛋白質はカゼインと乳清蛋白（ホエー）とに大別され，乳汁中の蛋白質割合は約1.1%で，60%が乳清蛋白であるラクトアルブミン，ラクトグロブリンであり，40%がカゼインという組成である。牛乳は人乳の約3倍の蛋白質を含むが80%はカゼインという特徴をもつ。牛乳には人乳に比べカゼインは6倍の量含まれており，牛乳の消化には人乳の3倍の胃酸を必要とするといわれ，乳児に牛乳が不適当な理由はこのカゼインが多く含まれていることによる。人乳の蛋白質にはカゼインとラクトアルブミンがほぼ同量含まれているため，このアルブミンの保護膠質作用によりカゼインの凝固が微細でやわらかくなりやすい。調製粉乳の改善は，牛乳に含まれるカゼインの凝固を人乳なみにやわらかくすることを目標にしてきており，牛乳の成分に種々の改良を加え，乳児にとっての消化・吸収，栄養面は人乳に近づいてきている。とくに蛋白質は，牛乳のカゼインをラクトアルブミンに置換することなどによって人乳なみにソフトカード化されてきている。

【乳児の蛋白質の消化・吸収能力】 胃液の分泌量は，新生児期には少なく成長とともに増加する。胃液には，塩酸，消化酵素であるペプシン，レンニン，リパーゼなどが含有されており蛋白質は胃中で分解されるが，新生児期にはペプシンの分泌は低く蛋白分解作用は低下している。しかし，これは初乳や人乳に含まれる抗体が胃で分解されることが少なく小腸で吸収されるのに有利といわれている。また，レンニンは成人の胃液中には存在しない酵素で，カゼインをカルシウムの存在下でパラカゼインに変え，パラカゼインは乳清蛋白とともにペプシンにより消化される。さらに十二指腸でアルカリ性となり膵液中のトリプシン，キモトリプシンの働きを受け，アミノ酸に分解され，十二指腸，空腸より吸収される。新生児は，トリプシンの活性が低いため，高分子の蛋白質やペプチドの形のまま小腸から吸収される。このことは，異種蛋白などの摂取による抗原吸収などの問題の可能性もあるといわれている。　　　　　　［茎津智子］

●文献 1）大澤昭則：栄養. 馬場一雄・監，改訂小児生理学，へるす出版，1994, pp.65-83. 2）待井和江・監：新版小児栄養，ミネルヴァ書房，1996, pp.159-161.

蹲踞

【蹲踞とは】 根治手術がまだ済んでいないファロー四徴症などでチアノーゼのある子どもが，遊んでいるときや歩行の途中で苦しくなると，しゃがみ込むような姿勢で休んでいることがある。この姿勢を蹲踞（squatting）という（図50）。

【蹲踞のメカニズム】 この姿勢をとることで，①下肢からの酸素飽和度の低い静脈血の還流が

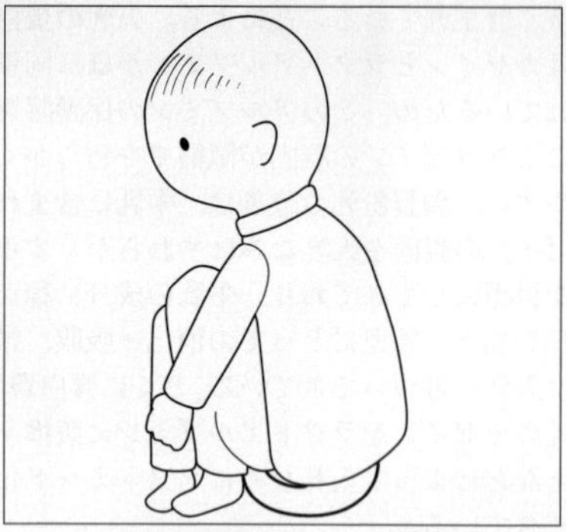

図50 蹲踞(イメージ図)

減る。②ファロー四徴症のように肺動脈と大動脈が並列にある血行動態では，このように大腿部を屈曲させ下肢の動脈を圧迫することで体血管抵抗が高まる。その結果，大動脈への血流が少なくなり，肺動脈への血流が増え，低酸素が改善される。上記の理由から，このような状態にある子どもは，自分の身体が楽になるこの姿勢を自然にとっているのだと考えられている。乳児の無(低)酸素発作(チアノーゼ発作)時に，膝を曲げて胸につけるように抱き抱える膝胸位(ニーチェストポジション)の姿勢をとることで改善されるのも，このメカニズムによるものだろう。蹲踞の姿勢を頻繁にとるようになると，低酸素の状態が進んでいることが考えられる。β遮断薬の確実な服用や，肺血流を増やす手術の検討をすべきときである。医療技術が進歩し手術を早い時期に行えるようになってきた現在，このように蹲踞の姿勢をとってしゃがみ込む子どもを病棟でみかけることは少なくなってきている。

〈関連語〉 チアノーゼ　　　　　　　　［宗村弥生］

●文献　1) 保崎明, 他：低酸素発作. 小児科臨床, 53：2179-2184, 2000. 2) Wong, D.L., et al.: Whaley & Wong's Nursing Care of Infants and Children. 7 th ed., Mosby, 1999, pp.1583-1649.

た

ターミナルケア

【概念】 ターミナルとは,「終末期」と訳され,この時期のケアを「ターミナルケア」「終末期ケア」という。ターミナルケア(terminal care)の目的は,いかなる治療にも反応しなくなった疾患をもつ患児の心身,社会的,情緒的苦痛を和らげ,霊的ケアを行い残された生を可能な限り質の高い豊かな時間となるように小児とその家族を援助することである。この目的は「緩和ケア」「ホスピスケア」も同様で,日本ではほぼ類似語として使われている。柏木哲夫[1]はターミナル期を前期(6カ月～数カ月),中期(数週間),後期(数日),死亡直前と表している。

【小児の死の認識】 小児の死の概念の発達は,3歳までは死はわからず,5歳では死を可逆的に捉え,6歳では情緒的に反応し人間は死ぬということがわかる。9歳では生理学的現象として捉え,死は自然の法則であると理解するようになる。学童期後半では自分の病状と死の関係について考え始める。

【インフォームドコンセント】 わが国においても小児に病名を説明し,治療が行われるようになってきた。病名を説明したからすべては解決したわけではない。小児は日々の生活のなかでさまざまな疑問をもち,それに関連した言動を親や医療者に向ける。親や医療者は小児の言動に狼狽し,真意を聞く前に励まし,話の焦点をずらし,話を中断しかねない。この大人の反応は「悪いニュースは話せない」のメッセージとして小児に伝わる。まず,小児の疑問や思いが表出できるよう耳を傾け真意を受け止め,それに応える。小児の時々の言動を敏感に捉え,対応することが理解へと導き精神的安定をはかることになる。年齢にもよるが,小児は心の内を言葉で表現することも,説明だけで理解することも難しい。この特性も留意してコミュニケーションをはかる必要がある。

【ターミナルケアの基本的方向性】 ①家族を含めたケアが大前提である。家族は小児にとって最重要な人であり,同時に支援されなければならない対象である。②小児と家族の価値や信念を尊重し,小児と家族の願いの実現に努める。③小児と家族はケアの決定に参加し,共にケアを行う。④命ある限り,成長発達へのかかわり,小児のニーズと関心が実現されるよう援助する。⑤ターミナルケアチームは,家族のライフサイクルを維持し家族の安寧を支える。

【チームケア】 死を前にした小児とその家族のニーズは多様である。これらへの対応は訓練され質の高い専門職者〔理学療法士(physical therapist ; PT),作業療法士(occupational therapist ; OT),言語療法士(speech therapist ; ST),栄養士,音楽療法士,心理治療士,プレイセラピスト,教師,保育士など〕間の協力が必要である。タイムリーなアセスメントと計画に基づいたケアを行うために,チームカンファレンスをもつ。より質の高いケアが要求されるため,計画的なスタッフ教育は欠かせない。

【ターミナルケアの実際】 ①安楽と症状緩和ケアのために：症状の観察とアセスメントとケアの実践,医師への適切な報告,症状緩和のための治療とケア,痛みや新たな症状の出現の早期発見と援助的ケアの実施,現実的な疾患の経過における家族の期待の把握と対応(説明と対処)などが必要である。②小児の安全と行動範囲の拡大：小児の安全と安楽,行動範囲の拡大による喜びを与えるため,親のニーズ(子どもに何ができるか)の充足をはかるために,熟練した身体的ケアや感染予防の看護を実践するとともに家族に指導する。③情緒的・霊的ケア：看護師は小児の病状に伴って生じてくる小児と家族の心理社会的状況と対処法をアセスメントし援助する。小児の自己実現のための援助をする。④日常生活行動へのケア：苦痛を最小にする日常生活行動への援助を行う。清潔ケア(全身,口腔内),排泄(下痢,便秘,intake output),栄養と食事(食べたい欲求への援助),緩和治療としての適切な与薬,睡眠,可能な範囲での活動と遊びを行える環境と人を整える。

〈関連語〉 緩和ケア,クオリティオブライフ(QOL),死の概念,ペインコントロール

[田原幸子]

●文献 1) 柏木哲夫：ターミナルケア(系統看護学講座別巻10),第3版,医学書院,2000,p.33.

第一反抗期 ⇒反抗期

体位ドレナージ

【概念】 肺区域とそこに分布する区域気管支の走行から割り出された，合理的な排痰方法である．呼吸管理では，排痰による気道の浄化が重要である．呼吸理学療法の一手技である体位ドレナージ(体位排痰法)は重力を用いて排痰を促そうというもので，区域気管支が垂直になり重力で痰が落下するような体位をとる．

【合併症】 体位ドレナージによる主な合併症は，低酸素血症，不整脈，頭蓋内圧上昇，気管支攣縮，疼痛であり，無理な排痰体位やタッピングが原因となることが多い．

【適応・禁忌】 適応は，①痰の喀出量の多い場合(1日30m*l*以上，急性呼吸不全の場合は1回の吸引で5m*l*以上)，②痰の喀出が困難な場合(痰が粘稠で末梢にある，換気が不十分，咳が困難)，③有効な疾患は無気肺，肺炎，外科術後，人工呼吸器装着時，脊椎損傷，膿胸，胸部外傷，喘息発作，異物の誤嚥，慢性呼吸不全の急性増悪時，気道熱傷，新生児の呼吸障害など，痰が多い場合や喀出が困難な場合である．禁忌は血行動態が不安定な場合である．

【アセスメント】 体位ドレナージを行うときは必ず聴診，触診，胸部X線写真，胸部CT所見などでどの肺区域に痰があるか評価する．また，聴診の際には上側肺野だけでなく，背側の呼吸音を必ず聴くよう心がける．体位変換の時間に関しては一般的に2時間といわれているが，正しくは，酸素化能や呼吸音を基準にして適宜判断する．痰がとれたら再度，呼吸音を評価する．

【小児の場合】 原則は成人と同様である．乳幼児では一定の体位を続けたり指示通りに行動させることができないが，治療台の上や膝の上で簡単に目的の体位がとれる．動いて固定が困難なときは，タオルやシーツで全身を包むと容易になる．遊びのなかで動き回りながら常に頭低位を維持するような工夫もできる．大きな声を出したり泣いたり笑ったりすることは，咳の代用として役立つ．

〈同義語〉 体位排痰法
〈関連語〉 呼吸理学療法　　　　　　　[髙木範子]

●文献 1) 眞淵敏：早わかり呼吸理学療法；ナース次第でみるみるよくなる！ラクになる！(Hon deナースビーンズシリーズ)，メディカ出版，2004． 2) 細田多穂，他・編：理学療法ハンドブック，改訂第2版，協同医書出版社，1992． 3) 宮川哲夫・監：ベッドサイドで活かす呼吸理学療法，ディジットブレーン，2003．

体位変換

【体位変換とは】 疾患や治療のために運動の制限がなされる場合に，同一部位の圧迫による障害(褥瘡)や筋・関節の不動性障害(筋萎縮・関節拘縮など)を予防し，呼吸・循環・代謝機能を促すことを目的に，体位を自動・他動的に変化させることであり，患者の安楽性を含意していない．安静臥位では，エネルギー代謝が抑えられ，酸素や栄養の需要が少なくなる．心血管系や呼吸器系への負担は少なく，内臓への血流分配率は高くなり，消化を助けることにもなる．しかし一方で，過度の安静による合併症や廃用性症候群といった悪影響もある．体位変換は，臥位による合併症予防の観点から看護ケアとして行われてきたが，現在では，生理的・心理的・社会的な患者の安楽を考慮し，動的な過程も加味した「ポジショニング」として位置づけられている．

【対象】 意識障害・運動障害などのために自分で動くことができず，褥瘡その他の合併症発生のリスクが高い児．早期産児，低出生体重児も含む．

【褥瘡予防の観点からみた体位変換】 褥瘡発生予防のためのケアは，①皮膚が寝具に触れる部分の体圧の減圧・除圧，②栄養状態の管理，③スキンケア(湿度管理)であり，体位変換は①を目的として古くから2時間ごとに行われてきた．現在では，個人によって異なる皮膚や栄養の状態，活動状況などをアセスメントし褥瘡発生の危険度を測定するスケールを使用して，体位変換の時間や回数が計画されている．また，減圧・除圧，良肢位の保持に加え，摩擦とズレの排除，寝衣・寝具・体圧分散マットレス・補助具などの適切な使用も重要なケアの視点である．体位変換時にズレ(せん断力)・摩擦力を発生させないために，体位変換は必ず2人で行い身体を寝具と擦らない，バスタオルを身体の下に敷いて引きずらない，寝衣・寝具などを勢いよく引っ張らないことが大切である．頭側挙上

体位をとる場合は，必ず足側から挙上し，目的挙上角度に達したら背抜きにより背部のズレを開放する．褥瘡予防のためには30°以上の挙上を避ける．側臥位では下側大転子部に高い圧を生じるため，褥瘡予防のためには30°の半側臥位とし，両足と側腹部にクッションを使用する．保持時間は30分以内とする．坐位では，正しい坐位姿勢（90°坐位姿勢）を保つために適切な寸法の車椅子でクッションを使用し，坐位面には除圧・体圧分散のための補助具を使用する．坐位時間は1時間以内とし，プッシュアップなどで15分ごとの除圧を行う．
【ポジショニングの視点からみた体位変換の留意点】 事前の準備では，安全に体位変換を行うことができるように，ベッド周囲の環境整備，ルート類を引っ張らないためのたるみをつくることに加え，体位変換後の患者の視界に入るものを適切に配置し，面会中の家族の位置にも配慮する．耳元にアラーム音の鳴る機器を置かないようにも配慮する．患児・家族に体位を変える必要性や方法を説明し，同意を得る．認知の状態によっては，体位変換による循環動態の変調に対する対処をスムーズにし，過度の緊張・不安も緩和することができる．バイタルサインや患者の意向を考慮して，適切な体温調節ができるよう寝衣・寝具の調節を行う．意識低下があったり，小児であっても羞恥心・プライバシーの保持への配慮を忘れないことも重要である．
〈関連語〉 ポジショニング ［石田雅美］
●文献 1）星野文子，他：褥創対策が効果をあげるための実践．看護実践の科学, 30(2)：24-29, 2005. 2）田中マキ子：ポジショニングと褥瘡ケアのエビデンス．看護学雑誌, 68(4)：310-314, 2004. 3）長尾信子：ポジショニング技術．看護技術, 50(1)：5-8, 2004. 4）渡邉順子：ポジショニングのエビデンス．臨牀看護, 28(13)：1998-2004, 2002. 5）石田陽子：体位・移動．看護実践の科学, 26(7)：78-84, 2001. 6）渡邉順子：「体位変換」「移動」のケアの視点．看護技術, 44(8)：803-809, 1998.

退院計画

【定義】 退院計画（discharge planning）とは，「個々の患者の状況に応じて適切な退院先を確保し，その後の療養生活を安定させるために，家族・患者への教育指導や諸サービスの適切な活用を援助するように病院においてシステム化された活動・プログラムである」[1]．アメリカ病院協会（AHA）は，1984年に「退院計画ガイドライン」を策定した．それによると，退院計画とは，「患者とその家族が退院後の適切なケアプランをつくるのを助けるために，病院が提供するべき，部門を超えた病院全体としてのプロセスである」としている[2]．退院計画は医療の経済効率に加え，患者・家族のQOLと満足度を高め，再入院の予防，ケアの質の保証と向上，地域連携の強化などの有効性が評価されている[3]．病院では入院日数の短縮化が進められているため，慢性疾患により退院後も治療を継続する必要がある子どもや，家庭での医療処置を必要とする子どもや家族が増え，不安や負担が増大している現状もある．入院直後から退院後の生活（在宅療養か施設など在宅以外の療養場所か）を見据えた退院計画を，多職種がかかわり進めていくことが重要である．在院日数短縮化だけを推し進めても，子どもと家族の不安や負担の増加や再入院などの問題も生じる恐れがあり，退院後も子どもと家族のための良質なケアが継続できるよう綿密な退院計画が必要となる．退院計画は，「生活の場が移行しつつある患者家族の，その人らしい生活を支えること」[4]であり，入院直後から退院後まで子ども家族にとって必要なケアが，効果的・効率的・継続的に行われることが必要である．
【病気をもつ子どもと家族の退院計画の過程】 看護師には患者・家族の状況を適切にアセスメントし，医師や他職種が退院計画に参加できるようにコーディネーターとしての役割が求められている[5]．退院計画にかかわるのは看護師・医師・ソーシャルワーカーなどの多職種・退院調整看護師（病院内に専門部署がある場合）であり，多職種のチームアプローチが退院計画である．小原は退院計画を立案し実施する過程を，「①患者および家族からの情報収集，アセスメント，②ケアプランの作成（アセスメントで把握されたニーズを的確に反映したものであり，退院後の長期的な展望も視野に入れたもの），③患者・家族へのインフォームドコンセント（退院計画は患者・家族にきちんと説明し理解してもらったうえで実践する．医療者・患者・家族が同じ目標をもつ），④医療チームの連携：カンファレンスなどの実施，⑤社会資源の提示，活用，⑥外来への継続看護」[5]と述べている．個別

の退院計画は子どもと家族の QOL 向上，満足度を高め，不必要な入院期間を短縮させるものとなり，子どもと家族のニーズに基づいた多職種で進める退院計画は不可欠なものであるといえる。退院計画は子どもと家族のニーズを反映し，医師・看護師・他職種・子どもと家族が共有した目標をもつことが重要であり，共有した目標をもって退院に向け調整していく必要がある。

【慢性疾患をもつ学童期の子どもの退院計画における課題】 慢性疾患をもつ学童期の子どもの長期入院後の課題のひとつとして，病気をもちながら地域の学校に復学するという課題がある。入院した時点から地域の学校と病院，家族が連携を取り合うことが重要である。しかし，入院直後は子どもと家族は心理的にも混乱しており，また子どもは治療による影響から心身の苦痛を感じており，学校生活の調整を家族が行うことは難しい。入院した時点から看護師が，他職種と協働し子どもの復学に向けての退院計画を立案し，実践することにより，在宅療養における子どもの QOL の維持・向上に向けたケアが実現するといえる。アメリカでは退院後の学校調整はプライマリーナースが中心となって行われている[6]が，わが国では復学における退院計画が，看護師の役割として行われることはまだ少ない。最近では学校復学のケアが子どもの在宅療養ケア，病院から在宅への移行における継続ケアとして重要視されるようになってきている。

〈関連語〉 退院指導，退院調整　　　［有田直子］

●文献 1) 手島陸久・編：退院計画；病院と地域を結ぶ新しいシステム，中央法規出版，1996. 2) 堀越由紀子：退院計画に必要な要素；退院に関する問題のアセスメントと社会資源．看護技術，44(7)：14-18，1998. 3) 島内節，他：早期退院を可能にするケア・マネジメント．看護，49(12)：67-79，1997. 4) 野嶋佐由美：退院という課題に取り組む家族看護へのあり方．家族看護，2(1)：6-15，2004. 5) 小原美江：病棟から外来へ；ディスチャージプランニングについて．小児看護，26(3)：319-322，2003. 6) 東山由実：白血病治療中のトータルケアのポイント；訪問保育・院内学級③学校と看護婦との連携．小児看護，20(3)：345-348，1997.

退院指導

【定義】　退院指導 (discharge teaching) とは，退院後，家庭などに戻った患者が無理なく日常生活を送れ，安定した病状の維持，健康の回復・維持増進がはかれるよう，必要な生活上の知識，技術・技能を習得させることを目的として行われる指導である。子どもの場合，家族に指導されることも多い。指導内容には食事，排泄，清潔，活動などの日常生活ケア方法，継続的な療養方法(医療的ケア)，社会復帰(保育園・幼稚園・学校・会社)方法などが含まれる。

【内容】　退院指導内容はさまざまである。食事のケアでは，授乳，調乳，ミルクの量の決め方，離乳食の与え方，下痢や嘔吐時の対応，発熱時の食事や水分摂取方法，食事療法，栄養管理などがある。排泄のケアでは，おむつ交換の方法，便性の観察，尿の観察方法などがある。清潔のケアでは，沐浴方法やカテーテル挿入中の入浴方法などがある。活動は子どもにとって成長発達を促すために重要な要素である。運動を積極的に進める必要がある疾患には，肥満症や小児喘息があり，目標を設定し，具体的方法を考える。また，運動制限の必要な疾患では，家庭や学校で統一した対応がされる場合がある。そのため，生活管理表を用いた指導が行われる場合もある(心臓病管理指導表，腎臓病管理指導表)。医療的ケアとしては，内服管理，口鼻腔内・気管内吸引，ネブライザー，酸素療法，経管栄養，間欠的自己導尿ケア，人工肛門ケア，連続携行式腹膜透析 (continuous ambulatory peritoneal dialysis；CAPD) ケア，中心静脈栄養 (intravenous hyperalimentation；IVH) ケア，インスリン注射，気管切開管理，人工呼吸器管理などがある。そして，症状の観察，判断能力を高める指導も必要である。

【退院療養計画書】　入院が1カ月を超えている患者では，退院後に患者がスムーズに療養生活を継続できるよう，本人または家族などに対して退院後に必要となる保健医療サービス，療養上の留意点などを含む退院後の療養(ケア)計画を作成し，医師が患者や家族に個別に指導を行った場合，1回の入院につき1回，退院指導料を算定できることになっている。

【退院指導のポイント】　退院指導は，入院と同時に開始され，限られた入院期間のなかで患者

と家族が退院後の日常生活を安心して確立できるようになることが望まれる。そして，日常生活ケア方法から療養方法まですべての技術を習得し，患者と家族が自信をもつことができ，退院後の不安を軽減させることが必要である。そのため，小児においては，次に述べることに注意して指導を進める。①子どもの成長・発達段階を把握し，子どもの能力に合わせた指導内容を考える。②医療的ケアに抵抗感をもつ家族もおり，日常生活ケアの指導から進める。③子どもとのかかわりのなかで家族が喜びや自信をもてるようにする。③家族構成員の役割や生活パターンを把握し，家庭で継続できる方法を考える。④在宅での支援体制や療養環境の調整を行う。⑤幼稚園や学校など社会生活のなかで実施できる方法を考える。

【退院指導計画のポイント】　子どもと家族のアセスメント結果に沿って計画の立案をするが，退院指導計画のポイントがいくつかある。①子どもや家族と一緒に計画を立案する。退院後に継続できる方法を子どもと家族と考える。②指導内容，時期，指導する対象，指導方法について，一連の流れの計画を立てる（クリティカルパスなどの活用）。③指導方法では，見せる，一緒に行う，ひとりで行う，のステップをふみ，指導を受ける対象が理解しやすい方法を計画に取り入れる（指導経過チェックリスト，指導パンフレットなどの活用）。④実施に判断が必要な内容については，ケアの経験を積み，判断力を養う機会を多くもてるようにする。⑤実施できていることをフィードバックし，自信をもてるようにする。

〈関連語〉　退院計画，退院調整　　［近藤美和子］

●文献　1）森山美知子：退院計画とは何か. 退院計画とクリティカルパス；ナーシング・ケースマネジメント，医学書院，1998，pp.20-26. 　2）小山陽子，他：家族への指導；日常生活ケアや医療的処置への対応. 小児看護，27(10)：1365-1374，2004. 　3）斉藤禮子：退院の基準と退院指導計画のポイント. 小児看護，20(11)：1501-1506，1997.

退院調整

【病気をもつ子どもと家族の療養の場の移行】医療システムの変化や，病気をもつ子どもの入院による成長発達への影響，QOLの向上などの理由により，入院期間の短縮化や在宅で治療を継続することが推し進められている。その結果，長期入院を余儀なくされることなく，病気をもつ子どもが地域で家族とともに過ごすことができ，地域での学校生活を継続することが可能となった。しかし医療処置を必要とする子どもや，慢性疾患により在宅で治療を継続する子ども達も増えており，子どもと家族の負担が大きいことや支援体制が不十分であることから，子どもと家族の抱える不安が大きい。

【病気をもつ子どもと家族の退院調整】　子どもが入院前よりも介護や援助が必要となった場合，在宅での療養生活を送るうえでの困難な状況が生じたり，入院が長期に及び退院が困難となる状況も多い。このように退院困難な子どもと家族に対して，退院後，必要な医療・ケアを継続できるような支援体制を整えるための退院調整が必要となる。退院調整は個々の受け持ち看護師の任務であるが，病院全体でシステムをつくり，チームケアで進めていくことが求められている[1]。病院によっては退院調整を行う専門部署をおき，退院調整看護師（discharge planner）が専門的に活動し，医療チーム，他部門との連携・調整を密に行うなどの役割を担い，入院期間の短縮化に貢献している[2]。また退院調整にはさまざまな職種がかかわるため，それぞれの専門職の情報を整理・統合し，全体を把握する役割を担う者が必要であり，退院調整者にはその役割を果たす力が求められる。

【慢性疾患をもつ子どもの在宅療養を促進するうえでの課題】　石井由美らは慢性疾患の子どもの在宅療養を促進するうえでの問題として，「家族の受け入れに関する問題（介護負担が大きいことや入院長期化による問題など）」「教育に関する問題（学校の受け入れに関する問題，病気を持ちながら学校生活を送るうえでの問題）」「病院内の支援体制の問題」「地域の支援体制の問題」「経済的問題」をあげている[3]。このような問題を把握したうえで，看護師は退院調整を行っていく必要があるが，子どもの場合，訪問看護体制は十分に整っておらず，病気をもつ子どもの退院後の復学支援体制も十分とはいえない。そのため，子どもと家族の退院調整を行うにあたって看護師は，子どもと家族の生活全体を把握し，子どもと家族に必要な直接ケアを計画的に，継続的かつ一貫性をもって行い，退院

後子どもと家族の希望に沿った生活が送れるような支援体制の確立など，多くの他職種と協働し退院調整を行う必要がある。

【「小児慢性疾患患者の退院調整に関する指針」】同指針[4]は「看護者が専門職としての社会的責任において小児慢性疾患患者の退院調整を行う際の基本的な考え方を示すもの」であり，退院調整を「患者の疾患の管理のみではなく，患者を身体的・精神的・社会的側面から捉え，患者の生活そのものを再構築するための調整である」と定義している。指針では退院調整を行うにあたっての基本的な考え方として，「患者の権利の尊重」「退院調整のすべてのプロセスにおける患者・家族の意思の尊重」「患者の成長・発達段階に応じた看護の提供」「患者・家族のQOLの向上」をあげている。

〈関連語〉 退院計画，退院指導　　　　[有田直子]

●文献　1) 本道和子：「退院調整」における看護の専門性．看護技術，44(7):19-23, 1998.　2) 山崎摩耶：患者とともに創める退院調整ガイドブック；クリニカルパスから看看連携へ．中央法規出版，2005.　3) 石井由美，他：慢性疾患の子どもの在宅療養を促進する上での問題課題．日本小児看護学会誌，9(1):150-151, 2000.　4) 及川郁子，他：小児慢性疾患患者の退院調整に関する指針．日本看護協会・編，日本看護協会看護業務基準集 2005年，日本看護協会出版会，2005.

体　液

【定義】　体液とは生体内に存在する水のことで，血漿・間質液・細胞内液に大別される。また，血漿と間質液の二者を合わせて細胞外液という。体液が正常の組成と濃度をもち，pHと浸透圧が正常に保たれることで，細胞が本来の機能を担うことができる。

【体液の溶質分布】　新生児期では全体水分量，細胞外液量はそれぞれ約75％，35％と高値であるが，成長に伴い漸減し，学童期では65％，25％，成人期では60％，20％となる。細胞内液量は小児，成人ともほぼ同様で約40％である。細胞外液は，そのうち約1/4(体重の6％)が血漿として血管の中を流れ，残りの3/4は血管外にあって，直接細胞の表面を潤し間質液とよばれる。血漿中の陽イオンの大部分はNa^+で，その他K^+，Ca^{++}，Ma^{++}で構成されている。陰イオンでは主にCl^-で，蛋白，HCO_3^-およびその他の陰イオンが少数占めている。細胞内液の組成は細胞外液とはまったく異なりK^+とMa^{++}を含み，これが主な陽イオンであるが，陰イオンはほとんどが有機P^-と無機P^-が占め，HCO_3^-がわずかに占める程度である。新生児の体液における電解質の構成は在胎週数によって異なり，未熟児では成熟児より細胞外イオンの含量が多い。逆に成熟児は，細胞内イオンの含量が多い。

【体液の調節】　細胞内液相と細胞外液相とを境するものを細胞膜という。水は細胞膜を介して自由に動き，細胞内外の液体の浸透圧濃度を±5％の範囲に等しくなるよう調節している。体液の浸透圧の調節は視床下部，脳下垂体後葉およびネフロンの集合管が関与した浸透圧受容器(osmoreceptor)によって微妙に行われる。浸透圧が等しいことによって細胞は正常の形，大きさを維持することができる。また，血漿と組織間液のバランスは，毛細血管内皮細胞を介して静脈圧，膠質浸透圧および組織膨化圧が働き，これらの力の均等によって液の調整が行われる。

【体液の回転】　水分摂取量は，渇感覚によって決められる。渇感覚は細胞外液相の浸透圧の上昇および，その容量の現象によって引き起こされる。小児の1日水分摂取量は成人に比べると著しく高く，乳児期では約100 ml/kg，幼児期では85 ml/kg，学童期では67 ml/kgと，成人の49 ml/kgに比べると体内含有量は約1.5〜2倍になる。抗利尿ホルモン(antidiuretic hormone；ADH)は，視床下部で生成され，下垂体後葉より分泌される。ADHの分泌促進は，細胞外液相の浸透圧の上昇，細胞外液の減少，情緒的ストレス(疼痛，恐怖，激怒など)および薬剤による刺激で行われる。したがって体液の喪失は，肺，皮膚，消化管および腎より起こるが，小児は成人に比べ体内水分の回転率が高く，水分代謝障害から脱水症へと陥りやすい。

【小児の水分代謝の特殊性】　小児では，1日に出入りする水分量(摂取量および排泄量)は，体重当り成人の約3倍以上である。さらに細胞外液の水分交換も非常に速く，成人では1日に1/7の水分交換が，乳児では1/3が出入りしていることになる。また，乳児では腸管内感染や上気道感染による影響を容易に受けやすく，哺乳力や飲水量の低下や下痢・嘔吐などによる排泄量も大きい。さらに不感蒸泄量も乳児では成人の

2.5〜3倍に及ぶ。腎濃縮量は幼若乳児で700〜900 mOsm/lで，成人の約1/2である。そのため，濃い尿を排泄して必要な水分を体内に保持することが不十分で，水分不足ではありながら水分を排泄せざるをえない。さらに乳児では，口渇を訴える表現方法が未熟なため，水分欠乏を助長する因子にもなりかねない。　［井上玲子］

●文献　1) 井村総一：体液．馬場一雄・監，改訂小児生理学，へるす出版，1994, pp.167-178.　2) 大国真彦・編：新臨床小児科全書8, 金原出版，1986, pp.615-626.　3) 矢野久子：体液．見藤隆子，他・編，看護学事典，日本看護協会出版会，2003, p.421.

体温異常

【体温異常】　体温の異常は，①産熱または熱の放散が異常に増加または減退して体温調節能力の限界を超えるか，②体温調節中枢に異常をきたすことにより生じ，高体温と低体温がある（「体温調節障害」の項参照）。高体温には，①発熱，②うつ熱，③半生理的発熱，④本態性高体温症がある。発熱は，発熱物質による体温調節中枢の異常から set-point（設定基準）が上昇し，高体温で調節されている状態である。小児は感染の機会が多く，発熱を生じることが多い。発熱に対しては原因疾患に対する治療が基本となる。うつ熱は，熱放散の減少により産熱との均衡を保てなくなった結果として体温が上昇する状態で，高温多湿環境，厚着，日射病などがある。うつ熱に対しては，物理学的方法が基本となる。「半生理的発熱」とは，啼泣・運動・食事・情緒による一過性の発熱である。クーリングや環境調整などの物理学的方法は，set-point 上昇時（ふるえ・悪寒・顔色不良時）を除いて，いずれの高体温にも可能である。高体温とされるのは，37.5〜38℃が微熱（軽熱），38〜39℃が中等熱，39℃以上が高熱である。小児の 37.5℃には健康児と病児とが混在している。41℃以上の体温が持続すると細胞に障害がみられ，42〜44℃の高体温が数時間持続すると細胞の不可逆的障害を起こすといわれている。原因疾患は年齢により特徴がみられる。もっとも多いものは感染症で，ほかに膠原病，悪性腫瘍，内分泌代謝疾患，アレルギー疾患，中枢神経系疾患，脱水，高温環境などがある。年長児では心因性発熱や詐熱も考慮する。発熱児への対応については，感染の可能性を考慮しておく必要がある。高体温が生体に及ぼす影響には，治癒過程としての有利な反応と，代謝・呼吸循環神経系への影響による消耗や苦痛などの不利な反応がある。

【体温測定】　体温の恒常性を維持することは，人間の生命活動にとっての必須の要件である。体温の計測値に影響を及ぼす要因[1]をふまえて，適切な測定方法を選び正確に測定する。乳幼児では測定の間，動かず安静にしていることが難しい。抱っこなどの工夫により安静・安全・安楽を保つ必要がある。予測式電子体温計は短時間で測定結果が出るため便利であるが，閉鎖腔をつくる必要性が十分理解されていない場合が多い。測定結果は，測定時間，測定部位，測定方法，体温計の種類，随伴症状，発疹の有無などを併せて記録する。外来や入院時では，地域の感染症動向や曝露の可能性，旅行地・食べ物・家族内患者などの幅広い情報を求める。測定方法および体温計については他の文献を参照されたい。

【高体温時のケア】　治療やケアは高体温のメカニズムや原因により異なるため，全身状態や随伴症状の観察，詳細な生活状況の把握，検査を受ける小児への援助が重要である。疾患に特有の熱型もあるので経過を観察する。原因の治療が基本であるが，原因が未確定の時期にも消耗を防ぎ苦痛を緩和するケアを行う。クーリングは，体温が下がりすぎないように注意しながら実施する。うつ熱や無汗症では物理学的方法のみで対応する。クーリングは解熱や安楽の目的で行われる。その目的に応じて，さらに，子どもの年齢や全身状態に応じて，クーリングの方法・部位・温度などを検討する。循環呼吸系の疾患や熱性痙攣などの基礎疾患をもつ小児の発熱には，物理学的方法とともに解熱剤が用いられる。また，苦痛や消耗が強く，睡眠や食事もままならない場合にも用いられる。解熱剤の使用は熱型の修飾や，副作用，急激な体温下降に注意を要する。小児の解熱剤にはアセトアミノフェンが用いられる。アスピリンはライ症候群の危険性からインフルエンザや水痘罹患時は禁忌である。発熱時は脱水を起こしやすいので，子どもの好むものや口当りのよいものにより，水分や電解質を補給する。発熱に加えて，経口摂取困難，下痢・嘔吐が持続する場合には，とくに脱水に注意が必要となる。

【低体温時のケア】　低体温では，直ちに暖かい環境に移動し，乾いた暖かい衣類に取り替え，保温する．臨床症状と低体温の程度により，体温・呼吸・心電図モニタリングの必要性の判断，および，復温法の選択が行われる．life sign がなくてもあきらめずに復温と蘇生を試み，全身管理・基礎疾患・合併症の治療と看護にあたる．
〈関連語〉　体温調節障害，乏尿，救急蘇生法，感染症　　　　　　　　　　　　［西脇由枝］

●文献　1) 山中龍宏：発熱．小児内科 32(3)：353-359, 2000.

体温調節障害

【体温】　身体の温度は部位によって異なる．高温の中核 core 温(脳・内臓)と，低温の外殻 shell 温(皮膚)があり，中核温がいわゆる体温である．部位差は夏で小さく，冬で大きい．体温は生命維持に不可欠で，酵素活性や代謝に影響する．人間は環境温の変化にもかかわらず中核温がほぼ一定に保たれる恒温動物であり，日内変動がある．中核温の測定・推定のために，直腸温，鼓膜温，食道温，口腔温，腋窩温が測定されるが，部位により計測値が異なる．正確に測定するための方法と特徴を熟知し，小児の安全・安楽に配慮して測定する．体温は熱産生と熱放散のバランスの結果により動的平衡が保たれている．熱産生は，摂取した栄養が代謝されるときに発生するエネルギーの約 70%が熱に変換されて生ずる．その熱の多くは，骨格筋と肝臓で産生されている．熱放散は，①皮膚や呼気からの「蒸発」，②皮膚と空気との温度差と気流による「対流」，③身体とそれに接する物との間で行われる熱の移動「伝導」，④身体と物体との間の熱の移動「輻射」により生じ，環境条件による影響を受けやすい．小児は体重当たりの体表面積が大きく，皮膚が薄い．生理学的機能も発達過程にある．また，感染症に罹患する機会が多いことから体温調節障害を起こしやすく，さらに，体温異常による全身の機能への影響も重大である(「体温異常」の項参照)．

【体温調節】　熱産生と熱放散の平衡が保たれれば体温は一定であるが，平衡が崩れると体温の恒常性を維持する体温調節反応が起きる．温度受容器によって検出された温度情報を統合し，体温調節反応を起こす効果器への遠心性信号を発現する部位が体温調節中枢である．体温調節反応には，①皮膚血管運動，②発汗，③ふるえ，④非ふるえ性熱産生，⑤行動性体温調節がある．皮膚血管運動のみで調節可能な環境温を温熱中間帯(不感温度)という．幼若であるほど高温で幅が狭い．環境温がこの温度域より高くなると発汗が起こり，低くなるとふるえや非ふるえ性産熱が発現する．汗腺の能動化は 2 歳半で完了する．新生児では褐色脂肪組織による非ふるえ性産熱が重要で，生後半年でふるえ性産熱に移行する．自律性(不随意)体温調節のほかに，適切環境への移動・運動・衣服・室温調節などの行動性調節もある．乳幼児は自律性の体温調節域が狭いうえに，行動性調節もできない．そのために，体温異常を起こしやすく，周囲の大人による調節を必要としている．

【体温調節障害】　発熱(fever)とは，発熱物質により体温調節中枢の set-point(設定基準)が高温側に移動した結果，高温で熱産生と熱放散のバランスが調節されている状態である．set-point が上がると，体温を set-point まで上げる熱産生反応(悪寒・ふるえ・血管収縮)が起こる．原因がなくなり set-point が下がると熱放散反応(発汗・血管拡張)が起こり解熱する．不明熱(fever of unknown origin, fever of undetermined origin；FUO)とは，①有熱期間が 3 週間以上，② 38.3℃以上の発熱が経過中数回以上認められる，③ 1 週間以上の入院検査でも発熱の原因が未確定の場合をいう．不明熱の最終診断名では，感染症がもっとも多く，ほかに，膠原病，悪性腫瘍などがある．うつ熱(heat stagnation)とは，発熱とは異なり体温調節機構が正常に働いているにもかかわらず体温の上昇をきたす状態をいう．これには，①体内の熱産生は正常でも，環境温度が異常に高いために体熱の放散が円滑に行われず，体内に熱がこもって体温の上昇がみられる場合，②体熱放散の環境条件は正常でも，運動などによって体内の熱産生が異常に多くなり，体温の上昇をきたす場合がある．異常高温への適応ができなかったり，許容限界を超える高温に曝露された場合などにみられる急性症状を広義の熱中症(heat stroke)という．低体温(hypothermia)とは，中核温が 35℃以下となった状態である．原因は，①熱産生の低下，②熱喪失の亢進，③体温調節機構の障害に大別できる．新生児，未熟児はいずれの

原因からも低体温につながりやすい。寒冷曝露，気流，栄養失調，重篤な消耗状態などによる低体温は重要な生体機能の変化をきたすので全身管理が必要である。
〈関連語〉　体温異常，発汗，感染症，新生児の生理的特徴　　　　　　　　　　　［西脇由枝］
●文献　1) 馬場一雄・監：特集/小児のバイタルサインのチェックポイント．小児看護，10(10)：1157-1395, へるす出版, 1987. 2) 原田研介・監：特集/クリニカル・サインのチェックポイント．小児看護, 23(9)：1055-1313, へるす出版, 2000. 3) 中野昭一・編著：体温と発熱・うつ熱(熱中症)．図説・病気の成立ちとからだⅠ, 第2版, 医歯薬出版, 1999, pp.74-79.

体格指数　⇒BMI

退行現象

Freud, S. は精神内界の安定を保つために，自我の機能として防衛機制(defense mechanism)という概念を導入した。防衛機制は，欲求不満状態や葛藤に由来する不安などを解消するために必要とされる心的機制である。それは各個人特有のやり方で無意識的に選択されるが，とくに個人の成長過程と強く結び付いていると考えられている。ここで述べる「退行現象」の「退行」が示すものも，この防衛機制のひとつである。
【退行とは】　退行とは，ある段階まで発達，進化できていたにもかかわらず，困難な状況に立ち至ったとき，原始的な状態，あるいは発達初期の段階に戻る状態を意味する。つまり，現実に直面した困難な状況によって生じる心の葛藤から回避するために，発達段階を後戻りして依存的な幼児のような行動をとることである。成人している立派な大人でも，その人が対処できないような困難な状態に直面したとき，「退行」という防衛機制が選択されることがある。筆者の経験では，精神科病棟に入院してきた大人の患者がぬいぐるみを抱いていないと眠れない場面や，少しの我慢もできなくなり甘えた赤ちゃん言葉で要求を訴える場面が思い起こされるが，これらも退行現象と受け止めることができる。また，入院患者だけでなく，健康な大人も童心にかえって友人と遊ぶことや遊園地で子どものようにはしゃぐこともあるが，これらもまた退行と受け止めることができる。さて，子どもも同じように心の安定をはかるために「退行」という防衛機制を選択することがある。一般的には「赤ちゃんがえり」ともいわれる退行現象が起こるきっかけは，大人と同じで現実的に対処できないような困難な状況に立ち至ったときであるが，とくに子どもの場合，弟や妹などの新しいきょうだいが誕生したとき，事件や事故などの被害に遭ったとき，大きな自然災害に被災したときなどがあげられるだろう。これらのイベントは子どもにとっても重大なストレスとなり，未熟ながらもその状況に適応しようとし，退行状態を示す結果となる。
【新しいきょうだいが誕生したときの「赤ちゃんがえり」】　きょうだいの誕生により，それまで一身に受けていた親からの愛情や世話に変化が生じることに子どもは敏感で，さまざまな反応を示す。3〜5歳の子どもに多くみられるが，程度もさまざまである。トイレットトレーニングも順調で，食事も大人と同じものを食べることができるようになっていたにもかかわらず，きょうだいが生まれた途端におもらしをしたり，哺乳瓶や母の母乳をせがんだり，赤ちゃんのように泣くことが多くなったり，指しゃぶりの再開などがある。時には暴力的・攻撃的な態度を示すようになることもある。また，親への密着を執拗に求めることもある。このような「赤ちゃんがえり」は無意識に行われるものなので，禁止や注意を促しても治ることはなく，新しいきょうだいとの生活環境に慣れるにつれて自然に解決できることが多い。「赤ちゃんがえり」を示す子どもには，スキンシップなどの交流を通して安心感を保障し，たとえば新しく家族となった弟や妹を一緒にあやすなどの機会をもつことで新しい生活環境を受け入れるように見守ることが重要とされる。この一連の経過には，新しいきょうだいが誕生するという初めての状況に直面した子どもが，その体験をどのように受け止めればよいのかわからず困難や葛藤を感じ，その結果，さらに初期の発達段階に後戻りし，おもらしや赤ちゃんのように泣くという行動をとることで現実に適応しようとする，退行の機制を働かせているものと理解できる。
【事故の被害や災害に被災したときの「赤ちゃんがえり」】　昨今の社会背景から子どもが事故の被害者(虐待なども含む)や災害の被災者になることも少なくない。その結果，いわゆる急性ス

トレス障害の反応として「赤ちゃんがえり」と思われる行動を示す子どもが多く，そのような子どもの心のケアへの関心も高まっている。正常なストレス反応として一時的に退行現象を示す子どもの行動には，前述したものと同じようにおもらしや母乳をせがむなどがある。しかし，なかには遷延したストレス障害による長引く「赤ちゃんがえり」の状態が続くこともある。いずれにしてもこのような退行現象は，直接的にSOSのサインを出すことができない子どもの心の声として大人は察知する必要がある。場合によっては精神医学や心理の専門家によるセラピーが必要となることもある。

〈関連語〉　防衛機制，適応機制，指しゃぶり，自我　　　　　　　　　　　　　　　[寺岡征太郎]

●文献　1) Gabbard, G.O.(権成鉉・訳)：精神力動的精神医学；その臨床実践 DSM-III版①理論編，岩崎学術出版社，1998.

胎児ジストレス

「胎児ジストレス」は従来「胎児仮死」とよばれていたものである。「胎児・胎盤系における呼吸・循環不全を主徴とする症候群」と定義されている(日本産婦人科学会，1981)。

【概念】　胎児環境の悪化による低酸素とアシドーシスの進行に伴って，胎児が苦しくなる状態。

【分類】　顕性胎児ジストレス，潜在性胎児ジストレスに分けられる。前者は，胎児心拍異常，羊水混濁など，臨床症状を認める。後者は，胎児・胎盤機能検査や負荷試験などから顕性胎児仮死に容易に移行すると思われる状態。

【診断】　①妊娠中の胎児ジストレスの診断：a. NST (non-stress test)，CST (contraction stress test)；NSTでnon-reactiveの場合にCSTが行われる。CSTにより，遅発一過性徐脈も出現を確認した場合，潜在性胎児ジストレスと判断する。CSTは，胎児にとって負荷のある検査であることを注意する。b. 超音波ドップラー胎児血流計測；胎児の循環動態を評価する。臍帯動脈では末梢での血管抵抗が上昇し，拡張期の血流が減少する。さらに循環不全が進むと拡張期血流の途絶・逆流が認められ危険な状態となる。慢性的な低酸素症の状態では末梢血管抵抗の上昇とともに中枢神経系の血管抵抗を減少させる。c. biophysical profile scoring (BPS)；超音波断層法とNSTにより胎児のwell-beingを評価する方法である。BPSが6点以下が潜在性胎児ジストレス，2点以下が胎児ジストレスに相当する。d. 胎児血採血；分娩開始前は，臍帯穿刺，分娩開始後は胎児末梢血採取で，胎児の低酸素，アシドーシスの確実な診断であるが，このようなリスクの高いときに手技も難しいため，施行されることはあまり多くない。e. 生化学的胎児・胎盤機能検査；母体尿中E3(エストリオール)値は，その代謝過程である胎児の副腎・肝臓および胎盤の機能を反映する。妊娠37週以降では，20 mg/日以下を警戒域，15 mg/日以下は危険域。その他Hplや胎盤由来酵素が指標となるが，補助診断の位置づけである。②分娩中の胎児ジストレスの診断：胎児心拍数図(cardiotochogram；CTG)；分娩時のCTG所見により，持続的徐脈，遅発一過性徐脈，高度変動一過性徐脈，胎児基線細変動の消失から診断する。

【治療】　①分娩開始前：潜在性ジストレスが疑われる場合は，入院安静と原因検索。持続的モニタリングを行う。子宮収縮が認められれば，陣痛抑制剤を持続点滴する。原因疾患への治療も効果がなければ，急速遂娩とする。②分娩開始後：酸素吸入，体位変換(臍帯因子が原因の場合)，破水に伴う羊水過少があれば，羊水注入する。回復が認められなければ速やかに急速遂娩とする。　　　　　　　　　　　　　　　[後藤彰子]

●文献　1) 田中宏和：胎児ジストレス. 周産期医学，31：340-341，2001.

胎児循環と新生児循環

新生児は胎盤を介した胎児循環から，肺でガス交換を行う新生児循環へと移行する(図51，52)[1]。

【胎児循環(fetal circulation)】　胎児期には静脈管，卵円孔，動脈管という3つの経路が存在する。これら3つの経路によって，左心系と右心系の循環が並列に配列されている。胎児は肺内で肺呼吸を行っておらず，そのガス交換は胎盤を経由し母体に依存している。胎盤からの酸素化された血液は，臍帯静脈を経由して胎児に入る。血液の大部分は，静脈管(アランチウス管)を通過し，他の一部は肝臓を通っていずれも下

大静脈へ入る。このとき，静脈管から卵円孔の構造により，主に酸素分圧の高い血液が選択的に下大静脈から右房→卵円孔→左房へと流れるようになっている。さらにこの血液は，肺からのわずかな肺血流と混合して左房から左室に入り，上行大動脈を通って，主に頭部や上肢へ運ばれる。上行大動脈では，頭部や上肢に向かう頸動脈や鎖骨下動脈と分岐した後に動脈管からの血液が合流する。一方，卵円孔を通らなかった酸素分圧の低い血液は，右房から右室，肺動脈へと運ばれるが，肺血管抵抗が高いために肺に入る血液は少なく，ほとんどの血液は動脈管を経由して下行大動脈に運ばれる。この下行大動脈に入った酸素分圧の低い血液は，下半身を循環し，ガス交換のため臍帯動脈から胎盤へ向かう。このように胎児循環は，臍帯静脈からの酸素化された血液が脳へ届けられる合理的な循環となっている。

【移行期の循環と新生児循環】 出生時の呼吸開始とともに，循環は胎児循環から新生児循環へと大きく変化する。その循環適応(cardiopulmonary physiology)には①肺血管抵抗の低下，②胎盤循環の停止(臍帯動脈・臍帯静脈・静脈管の閉鎖)，③体循環の血圧の上昇，④卵円孔の右左シャントから左右シャントへの変化，⑤動脈管の閉鎖という変化が生じている。肺循環は第一呼吸により物理的に肺が広げられるためだけでなく，血中酸素分圧の上昇により肺動脈血管の収縮がとれ，急速に肺血管抵抗が減少することによって確立される。臍帯動脈の血流は，正常新生児では出生後1分ほどで途絶え，臍帯静脈と静脈管は血流が途絶えることにより二次的に閉鎖する。血液が体循環に移行し，また出生時のカテコラミンや甲状腺ホルモンの影響により心筋の収縮力が増すなどの変化により体循環の血圧は生後数日で急激に上昇し，すべての臓器に血液が流れるようになる。左房への血流増加に伴う左房圧の上昇のために，卵円孔を介する右左シャントは途絶える。大動脈圧の急激な上昇により，動脈管を介する大動脈と肺動脈の圧差は胎児期と逆転し，血流は圧差が拮抗する左右両方向の流れを経て，大動脈から肺動脈へと一方向へ流れるようになる。同時に，動脈管は血中酸素分圧の上昇によって閉鎖しはじめ[註]，24時間以内に完全閉鎖し，新生児循環が確立される。卵円孔は機能的に閉鎖し，数カ月で器質的に閉鎖する。胎児循環から新生児循環への移行時には，新生児特有のさまざまな血行動

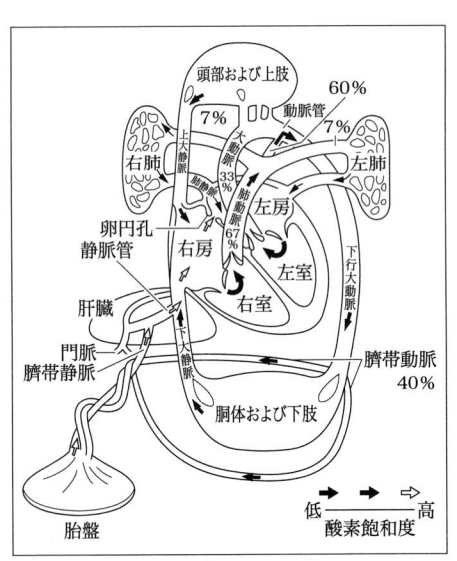

図51 胎児循環と血流配分
(出典 細野茂春，他：循環器の発達とモニタリング．Neonatal Care，春季増刊：24，1999)

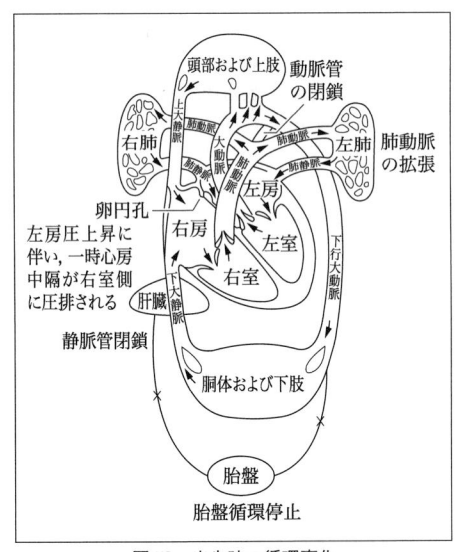

図52 出生時の循環変化
(出典 細野茂春，他：循環器の発達とモニタリング．Neonatal Care，春季増刊：26，1999)

態の変化がみられる。呼吸障害などで低酸素状態になった場合には，肺血管抵抗が低下せず出生後も肺高血圧が持続し，新生児持続性肺高血圧(persistent pulmonary hypertension of the neonate；PPHN)とよばれる適応障害を起こす。そのため，新生児蘇生では適切な酸素化が重要となる。また早期新生児期には，一過性の動脈管のシャントのために，心奇形を疑うような心雑音を聴取することが多い。経時的に心雑音，不整脈，呼吸や一般状態の観察を行うことが重要である。また，新生児循環への移行に伴い，悪化する心疾患(体循環や肺循環を動脈管に依存する疾患や著しい肺高血圧を生じる疾患)もあり，こうした場合には，迅速な対応が求められる。心疾患でチアノーゼを伴う場合は，主に右左短絡のために静脈血が動脈血に流入し，呼吸困難を伴わないことが多い。一方チアノーゼを伴わない心疾患は左右短絡の場合が多く，肺血流量が多くなり心不全症状を呈し努力性呼吸を認める。新生児は心筋の機能が未熟なため，生体への侵襲や突然の変化に対して，心拍数を増加させることと血流の分布を変化させる(脳や心臓などの重要臓器へ血液を送るダイビング反射 diving reflex)ことで対応する。また，低出生体重児や仮死などの場合は，体血圧の変動に対する脳血流の調節機能の未熟性のために，血圧変動が直接脳血圧に反映されやすいほか，脳室周囲の上衣下胚層の血管や周辺組織の構造の脆弱さなどにより，脳室内出血(intraventricular hemorrhage；IVH)を起こしやすい。そのため血圧・血流の変動を最小限にし，低酸素症を防ぐことが重要である。

註)動脈管閉鎖のメカニズムについては十分に解明されていないが，血中酸素濃度の上昇，胎盤から供給されるプロスタグランジンの急速な低下や，血管拡張に作用する一酸化窒素，血管収縮に作用するエンドルセリンなどの動脈管内皮細胞由来の物質の関与が報告されている[2)3)]。

〈関連語〉 動脈管開存症，心雑音，頭蓋内出血
[柴田美央]

●文献 1) 細野茂晴，他：循環器の発達とモニタリング．Neonatal Care，春季増刊：24, 26, 1999. 2) 川滝元良：どのようにして胎児循環から新生児循環に移行するの？．周産期医学，31(7)：878-879, 2001. 3) 門間和夫：新生児の適応生理(循環)．小川雄之亮，他・編，新 新生児学，第2版，メディカ出版，2000, pp.176-179. 4) 仁志田博司・編：新版新生児(Clinical Nursing Guide 14)，メディカ出版，2001. 5) 佐藤紀子：新生児の適応生理；循環器系．武谷雄二，他・編，乳幼児の成長発達・新生児の管理(助産学講座4)，第3版，医学書院，2004, pp.20-24. 6) 横山由美：新生児の生活とケア．及川郁子・監，健康な子どもの看護，メヂカルフレンド社，2005, pp.117-132.

胎児治療

経母体的薬物投与などの治療と子宮内外科的治療とがある。後者はわが国では動物実験が主体で，安全性や有効性は十分ではない。

【胎児治療の背景】 超音波断層法など，画像診断の進歩により胎児の病的状態が詳細に把握できるようになった結果，出生後の新生児の内科的・外科的治療が進歩し多くの先天疾患の児が救命されるようになった。これらの治療でも救命できない疾患や，胎児の発育を阻害するために出生が待てないものは子宮内で治療をするといった選択肢も出てきた。1970年代から種々の治療が試みられている。新生児のRDS(respiratory distress syndrome)予防のために母親にデキサメタゾンを投与する治療は，胎児治療の始まりといってよい。外科治療として，横隔膜ヘルニアや脊髄髄膜瘤がその代表である。北米では1つの施設に集約されてこれらの子宮内外科治療が行われている。日本産婦人科学会周産期委員会では，全国規模の胎児治療調査，登録を実施(1998)したところ，現在試みられている胎児治療のなかで十分効果が認められ，一般医療として受け入れ可能な治療は表59のごとくである。

【胎児治療の現状】 胎児輸血は早くから実施され，世界的にも認知された治療法であり，Rh不適合妊娠やパルボウイルスB19感染症などによる重症の胎児貧血に対して超音波ガイド下に臍帯血管や胎児腹腔内に輸血を行うものである。胎児の上室性頻脈などの不整脈に，ジギタ

表59 日本で有効であると認められた胎児治療(1998)

1) 胎児貧血，胎児水腫に対する胎児輸血
2) 胎児頻脈に対しての薬物療法
3) 尿路閉塞性疾患に対する尿路羊水腔シャント
4) 胸水症などに対する胸腔羊水腔シャント

リスやフレカイニドなどの薬物を経胎盤的に使用し，走行した例も多く報告されている。外科的治療としては，超音波ガイド下で胎児胸水症や胎児下部尿路狭窄へ羊水腔シャント術なども有効性が示されている。胎児治療は保険適応でないが，シャント術は特定の施設で，高度先進医療に認定され，診療報酬が定められている。最近では胎児鏡によるレーザー治療であり，とくに妊娠中期発症の重症な双胎間輸血症候群では，双胎が共有する胎盤で複数の血管吻合により血流の偏移が起こる。受血児は心不全となり，供血児は貧血，胎児発育不全，腎不全などとなり，とくに受血児の予後が悪い。このような症例に対して胎児鏡を用いて，医用レザーにて吻合血管を凝固，固定して血流を遮断する。この方法に対しては特定の施設で試みられている段階で，まだ認知された段階ではない。

【問題点】 母親を通して治療を行うわけであるから，胎児治療を行う場合は，倫理的側面への配慮が大切である。　　　　　　　　　［後藤彰子］

●文献　1）中野仁雄：周産期委員会報告．日産婦会誌，53：941-947，2001．

胎児発育

胎児は，胎生第3〜8週までの胚子期（embryonic period）に主要な器官系が形成され，胎生第9週以降の胎児期（fetal period）に，器官系が成長，成熟する。胎児は，胎盤を通してガス交換，栄養補給，代謝産物などの老廃物排泄，感染予防に必要な抗体の受け取りをしている。

【各器官の発育】 ①循環器系：心血管系の形態は妊娠8週までに完成する。胎児循環の特徴は，a．卵円孔があり，左右心房が交通する，b．動脈管で肺動脈が大動脈に連絡し大循環と小循環とは分離されない，c．臍血管および静脈管が存在する，d．純粋な動脈血を有するのは静脈管と肝分枝のみで他は静脈血を混ずる。心拍数は15週で145拍/分，妊娠末期は140拍/分程度となる。②造血系：赤血球は成人に比し多く，胎児ヘモグロビンは成人型と異なり，酸素との親和性が強い。③呼吸器系：胎児の呼吸様運動は妊娠10週頃から観察される。妊娠20〜24週に肺胞が形成される。肺表面活性物質サーファクタントは妊娠20週頃より産生され，妊娠30週以降顕著に出現する。④消化器系：胎児の小腸は妊娠11週頃には蠕動運動が認められる。妊娠16週には羊水を嚥下し，水分を吸収し，残りを下部結腸まで運ぶことができる。嚥下され吸収されなかったものや消化管からの分泌，排泄，剥離した細胞などが胎便となる。⑤腎機能：水・電解質代謝は胎盤が行う。胎児の腎臓は妊娠前期に尿産生能を獲得しているが機能的には未熟である。尿産生は400〜1,200 ml/日で羊水の主要な産生源である。⑥運動系：胎児は妊娠前半期から運動する。妊娠8週には全身運動，9週には四肢の単独運動，頭部の回旋運動，10週には手と顔の接触運動が認められる。⑦神経系：神経系や五官系は妊娠2カ月以降急速に発育し，5カ月で形態的に完成する。中枢神経系の髄鞘化は出生後約1年で完成する。大脳は妊娠2カ月以後急速に発育し5カ月初期まで脳表面は平滑であるが6カ月初期になるとRoland中心脳溝が生じ，7カ月以降主要な脳溝が生じる。⑧外皮系：胎生4週から胎児表皮と基底層が形成される。胎生21週頃までに成熟型表皮が形成され，最表層の胎児表皮は羊水中に剥がれ落ちる。真皮は胎生第2および第3三半期（第2三半期とは14〜27週まで，第3三半期とは28〜41週）で最終的な形態にまで分化されるが出生時はまだ薄い。胎生6カ月には顔面に成熟した皮脂腺が現れる。胎児の皮脂腺の活動は活発で分泌された蒌は剥離した表皮細胞や残存する胎児表皮と結合して胎脂を形成する。胎脂は胎児を保護する防水性の被膜となる。

【胎児発育に影響を及ぼす因子】 ①一般的因子：a．胎児の遺伝的・体質的因子（人種や民族，性別，家系的体型），b．胎内環境（母親の体格，年齢，出生順位，妊娠中の栄養状態，喫煙の有無，物理的環境，社会的経済的条件），②病的因子：a．胎児の本質的異常（染色体異常，先天性奇形症候群，先天性代謝異常，子宮内感染症，有害物質の子宮内曝露），b．胎内環境の異常（母体の疾患，妊娠合併症，その他の原因による子宮胎盤系異常）。

【胎児発育の評価】 胎児の発育評価には，妊娠週数と胎児推定体重の確認がある。妊娠週数は，妊娠9〜15週の胎児頭殿長（超音波診断により測定される胎児の頭部先端から殿部までの最長距離）がもっとも信頼性の高い指標とされている。胎児推定体重は超音波検査による胎児の計測値と算定式の計算によって行う。胎児推定体

重を指標として子宮内発育遅延や巨大児を検討する。さらに胎児の well-being の評価は，主にノンストレステストや超音波検査によって行い，胎児形態異常の検索は超音波検査によって行われている。胎児発育評価は，妊婦や家族の胎児に関心を高め，胎内環境を整えるためのセルフケアを促進するうえで重要である。また，分娩時のケアや新生児ケアを行ううえで重要となる。

〈関連語〉 健康診査，出生前診断，新生児成熟度評価，先天異常と先天奇形，臨界期／敏感期

[中込さと子]

●文献 1) Larsen, W.J.：ラーセン最新人体発生学，西村書店，2003. 2) Bianchi, D.B., et al.：ニューイングランド周産期マニュアル，南山堂，2002. 3) 仁志田博司：発育発達とその評価．新生児学入門，医学書院，2004.

代謝性アシドーシス

【定義】 血液の pH は HCO_3^- と $PaCO_2$ との比で決まるが，代謝性アシドーシス（metabolic acidosis）は，血漿重炭酸塩濃度 HCO_3^- が一時的に減少する状態である。このとき，呼吸中枢が刺激されて多呼吸となり，$PaCO_2$ が低下することで pH の低下をできるだけ小さくしようとする呼吸性代償作用が働いている。さらにアシドーシスでは，腎からのアンモニアと H^+ の排泄を促進させることで血漿 HCO_3^- を正常に近づけようとする腎性代償作用が存在する。

【種類と病態】 代謝性アシドーシスの分類では陰イオンギャップの測定が重要である。血清では陽イオン（Na^+, K^+, Ca^{2+}, Mg^{2+} など）と陰イオン（Cl^-, HCO_3^-, PO_4^{2-} など）の電気的な平衡が保たれている。測定可能な陽イオンの総和は，陰イオンの総和よりも大きく，この差を陰イオンギャップとよんでいる。陰イオンギャップ＝$(Na+K)-(Cl+HCO_3)$，基準値は $12\ mEq/l$（8～16）である。一般的に，陰イオンギャップが増加するのは，乳酸アシドーシス，ケトアシドーシス（糖尿病，飢餓），先天性代謝異常，尿毒症，ショック，サリチル酸中毒などである。陰イオンギャップが正常な場合は，下痢や消化液の喪失，尿細管アシドーシス，酸の過剰投与などによるものである。

【原因】 小児期の代謝性アシドーシスの原因として重要な疾患に，先天性代謝異常症がある。乳酸性アシドーシスは，筋肉内に痙攣や激しい運動によって乳酸産生が増加することや，肝での乳酸からブドウ糖への変換が低下することで生じる。ケトアシドーシスの原因となる糖尿病では，脂肪分解が亢進し遊離脂肪酸濃度が上昇，一部は肝でケトン体分解され陰イオンギャップが大きくなる。小児期にみられる代謝性アシドーシスをきたす疾患としては，以下のようなものがある。①新生児期：先天性副腎過形成症，先天性代謝異常症，二次性乳酸アシドーシス，遅発性アシドーシス（未熟児），低酸素血症に伴う腎障害，先天性腎疾患（低形成腎，水腎症）。②乳児期：感染症（下痢症），尿細管アシドーシス，先天性代謝疾患，二次性乳酸アシドーシス。③幼児・学童期：感染症（下痢症），ケトン血性アシドーシス，1型糖尿病，薬物中毒（アスピリンなど），ライ症候群，原発性副甲状腺機能亢進症，低栄養，腎不全。

【症状】 症状の多くは非特異的であり，もっとも特徴的な症状は非常に深い呼吸（クスマウル呼吸 Kussmaul respiration）で pH が 7.20 以下で認められる。pH が 7.0 以下になると呼吸抑制，末梢血管抵抗の減少と心機能低下によって血圧低下，肺浮腫が生じる。疲労感，脱力感，悪心，嘔吐，腹痛などの症状がみられ，高度のアシドーシス状態では意識障害，昏睡が生じる。乳幼児では成長障害がみられる。

【治療と看護】 アシドーシスをきたしている基礎疾患の治療と，喪失した電解質の是正を行うことが重要である。多量の腸液喪失患者には Na, K, その他の電解質と水分の補充を行う。糖尿病性アシドーシスの患者では，多量のインスリン，生理食塩水，K の投与が必要である。代謝性アシドーシスが補正される際，K^+ が細胞外から細胞内に移動して，血清 K が低下する。また，pH の上昇に伴いイオン化 Ca が低下しテタニーを生じることがある。原因療法が間に合わず，代謝性アシドーシスが高度に進行した場合，アルカリ化剤を用いる。重炭酸ナトリウムが主として用いられる。経口薬では重曹，注射薬では炭酸水素ナトリウム（$NaHCO_3$）が用いられるが，繰り返し血液ガス分析を行いつつ，副作用に注意して使用する。過剰投与では高ナトリウム血症による脳出血の危険がある。使用にあたっては5％ブドウ糖液で2～3倍に希釈

して使用する．看護では，動脈血ガスでpHを測定し，$PaCO_2$から呼吸性代償作用の程度を把握する．検査データの把握では，血清K値の上昇および，血糖値，ケトン体，尿素窒素などに注意する．とくに心電図では高K血症による不整脈の出現がみられれば緊急度が高い状態である．代謝機能が未熟な小児は容易に代謝性アシドーシスに移行する危険をもつ．小児の体液バランスは不安定であり，輸液や薬剤の使用にも敏感に反応する．全身状態の観察とともに，水分出納の評価，体液異常を注意深く観察し変化を予測することが求められる．
〈関連語〉 糖尿病，先天性代謝異常　[中村慶子]
●文献　1) 野末富男：酸塩基異常の原因・症状・治療　代謝性アシドーシス．小児看護，19(2)：167-172, 1996．　2) 瀧正史：緊急処置を要する起こりやすい酸塩基平衡異常とその管理．小児看護，19(2)：190-195, 1996．　3) 日沼千尋：酸塩基異常をきたした患児のアセスメントと看護計画．小児看護，19(2)：196-200, 1996．

体重減少

【体重減少とは】　文字通り，体重が減少することである．子どもは成長発達の途上にあり，通常の発育過程では体重が減少することはまれである．体重減少が健康な子どもに表れた場合，なんらかの異常の徴候であり，重大な疾患が隠されていることもある．体重減少はさまざまな病態の結果として生じる．そのなかには，浮腫などの消失による短期的なもの，生体のエネルギーバランスが負になった結果生じる長期的なものがある．それらの原因としては，やせと同様である（「やせ」の項参照）．

【生理的体重減少】　小児期の体重減少で，唯一生理的なものとしては，新生児期の生理的体重減少がある．新生児期は，胎児期の子宮内生活から出生後の子宮外生活へ適応する時期であり，肺呼吸・肺循環が確立し，哺乳による栄養摂取が始まる．出生後すぐには，新生児がうまく母乳が飲めないこと，新生児の不感蒸泄量が大きいことや胎便の排泄などにより，一時的に体重が減少する．この新生児の生理的体重減少の程度は，およそ出生体重の5〜10％以内とされており，哺乳量が増加してくると生後7〜10日で出生体重に戻る．10％以上の体重減少がある場合には，脱水対策としての水分補給，乳房管理や母児同室による自律授乳の促進など哺乳量増加へ向けた工夫，あるいは，母乳不足が改善されない場合には，人工栄養による栄養補給など，なんらかの対策を必要とする．
〈関連語〉　やせ，生理的体重減少　　　[内田雅代]

体重増加不良

【体重増加不良とは】　小児では，乳児期，幼児期，学童期，思春期など，それぞれのライフステージによって，増加の割合に違いはあるものの，通常の発育過程においては，体重も身長も増大していくのが普通であり，体重増加不良が続く場合には，低栄養やなんらかの疾患に罹患していることが懸念される．

【乳児の1日の体重増加量と体重増加不良】　乳児の体重増加は，月齢によって異なり，月齢の小さい者ほど増加量は大きい．1日の体重増加量のおよその目安として，1〜3カ月までは30〜25ｇ，3〜6カ月では25〜20ｇ，6〜9カ月では20〜10ｇ，9〜12カ月では10〜7ｇであるが，常に一定ではなく変動があるので，観察するときには1週間くらいの経過をみる必要がある．このように1日の体重増加の割合が大きい乳児の体重増加不良は問題視されやすい．とくに，乳児初期には乳汁栄養のみであり，「子どもが母乳やミルクの飲みが上手でない」「一定の量が飲めていない」ことや，「母乳分泌不足があるのではないか」といった親の心配などから，体重が増えないことを主訴とし，育児相談や受診などに至ることも多い．

【評価とケア】　上述した乳児の体重増加量は，あくまで目安であり，母乳の飲みには個人差も大きいので，乳幼児発育パーセンタイル表などで，出生時からのその子なりの発育の経過をみていくことも大切である．標準的な体重増加はなくても，活気があり，表情が豊かであることなど，他の精神運動機能の発達を総合的にみること，また，周期的な嘔吐や慢性的な下痢などの問題がないことを確認し，その子の全身状態をみて評価することが大切である．
〈関連語〉　体重測定　　　　　　　　　[内田雅代]

体重測定

【体重(body weight)とは】　骨・筋肉・脂肪・体

液など身体の重量である。
【目的】 ①発育状態の評価：乳児・幼児身体発育曲線を参考に評価する。乳児期は，1日の体重増加量も重要である。②診断・治療の基礎資料：小児の薬物投与量は，身長・体重から算定した体表面積をもとに決定される。乳幼児期の体重増加不良[1]，摂取エネルギー不足，エネルギーを消化管に導入できない，消化管での吸収・利用ができないなど，なんらかの疾患や虐待などが背景にあることが多い[2]ので，経時的な観察が必要である。また，体液の過剰や不足による浮腫や脱水の判定の指標として重要である。
【方法】 ①乳幼児：乳児および年少児は，乳児用体重計を用いて仰臥位もしくは坐位で測定する。1g単位で測定できるデジタル式が普及しているが，水平位であること，正確に作動していることを事前に確認する必要がある。経時的に観察が必要な場合は，哺乳や排泄の影響を考慮し，測定時間を一定にする。原則として裸にして測定する。年少児では，排泄物による汚染を防止するためにおむつをしたまま測定する場合もある。その際には，新しいおむつを風袋として引いて測定する。あやすためにおもちゃを持たせて測定した場合もおもちゃの重量を引いた値を算出する。体重計からの転落を防止するため，すぐに手を出せるような体勢をとる。啼泣して体重計に一人で載せることが困難な場合は，介助者が抱いて計測した後に介助者の体重を引いて計測値を算出する。②年長児・学童：立位で静止できる幼児からは，成人と同様の体重計（ただし，デジタル式・自動式共に感量は50g）を用いる[3]。立位や坐位をとれない児の場合は，乳児用体重計から足がはみ出す程度の体格の場合は仰臥させて測定する。足がついて正しく測定できない児や重量が容量をオーバーする場合は，前述のように抱っこして測定する。
〈関連語〉 カウプ指数，小児薬用量，生理的体重減少，体重減少，体重増加不良，脱水症，浮腫，ローレル指数，乳幼児身体発育値　［平元泉］
●文献　1）平岩幹男：体重増加不良を認める児の診かた．小児科診療，67(6)：881-884，2004．　2）山口修一：成長と発達の遅れ，五十嵐雅紘・監，外来小児科初診の心得21か条，医学書院，2003，pp.130-131．　3）川口千鶴：身体計測．小児看護，22(9)：1041-1042，1999．

対人関係の発達

【概念・考え方】 一般に対人関係は自分と他者との関係で，最小単位として二者間の関係である。対人関係は，互いの対人認知と対人行動によって規定される。また，対人認知は，他者をなんらかの形で構造化して捉える働きであり，通常，他者の行動・習慣・表現・言語表現・地位・役割などに基づいて成立し，対人行動を大きく規定する。対人関係では，二者間の行為を媒介にした期待や欲求の絡み合いが互いの間で的確に伝達され，それがスムーズに発展していくかどうかが重要なポイントとなる。互いの行為がそれぞれ刺激と反応の二つの意味をもちながら，一つの発展的システムを構成しているところに対人関係の特殊性がある。また，対人関係の発達（development of interpersonal relation）については，乳幼児期の親との愛着関係のあり方がその後の人間関係のあり方に影響するという考え方と，人間のもつ学習可能性により，訓練することによって対人関係の発達を促すことが可能であるという両方の考え方がある。
【対人関係の発達のプロセス】 子どもの対人関係は母子関係によって始まる。Bowlby, J. (1967)は，乳幼児期の母子関係の影響についての内的作業モデルという概念を提唱しているが，これは，愛着対象がどれくらい自分を受け入れてくれるか，支持してくれるかということについての認知であり，乳幼児期に主として母子関係を中心にした親との関係を通して形成され，それがその後の人とのかかわりの作業モデルとして機能するというものである。家庭は子どもの成長にとって，重要な環境刺激であるが，成長するとともに子どもは一般に近所に住む同じくらいの年齢の子どもと遊ぶようになり，保育園または幼稚園さらに小学校に通うようになると，友達や仲間が増えていき，親とは異なる大人と接触するようになる。幼児期の仲間関係は基本的には親や教師，保育士などの大人に強く依存している。それに対して学童期においては，小学校低学年では入学当初は教師依存が大変強く，母親や教師に同調する傾向が高いが，子ども同士で一緒に活動することを通して，徐々に親や教師などの大人から距離をとり始め，小学校高学年から中学生にかけては仲間への同調傾向が高くなる。そのため，対人関係は

親子関係を中心とした家族関係から仲間関係，あるいは家族以外の大人との関係へと広がっていく。とくに仲間関係の展開は，垂直的な人間関係から水平的な人間関係への広がりをみせ，庇護的な人間関係から対等な人間関係へと質的に変化していく。青年期は，親からの自立が始まり，対人関係も友達（異性を含む）や教師などを中心に広く拡大していく時期である。青年期になると，社会的にも自立が期待されるようになり，徐々にではあるが対人関係の種類やその内容に変化がみえ始める。また，学童期までの温かい安定した親子関係は，第二反抗期の到来によって一時姿を消し，青年の心の中にはもっぱら親に対する「怒り」や「不満」，「いらだち」「嫌悪」などといった否定的感情が去来することになる。青年は親と対決するなかで，自分を試し，親を試し，自己の自立への模索を繰り返す。このような親からの巣立ちのプロセスのなかで，青年は，自分と同じような悩みや不安，目標などをもつ「友達」や「仲間」を見出す。このような友達との関係は，やがて到来する「異性」とのかかわりの基盤をなすものでもある。そのため，青年期は，従来より，親友・異性への関心，親子関係の新しい展開など対人関係の発達についての大きな変換点であると位置づけられている。

【対人関係の発達途上で生じる問題】 現在の子ども達は，少子化や都市化によって，きょうだい関係が支えていた異年齢集団の減少，集団で遊ぶ時間や空間が奪われることから，遊びの中心は集団による遊びからひとり遊びに質的に代わりつつある。また，最近では，ギャングエイジもほとんどみられなくなっていることが明らかになっている。このような現象は，対人関係スキル（社会的スキル）に大きな影響を及ぼすものと思われ，思春期・青年期に表面化する不登校やいじめなどの多くの問題に影響を与えていると考えられている。

〈関連語〉 社会化，仲間関係　　　　［二宮啓子］
●文献　1) 小石寛文：人間関係の展開．小石寛文・編，児童期の人間関係（人間関係の発達心理学3），培風館，1995, pp.1-13．　2) 宮下一博：人間関係の発達と対人的感情．斎藤誠一・編，青年期の人間関係（人間関係の発達心理学 4），培風館，1996, pp.109-134．　3) 岩脇三良：教育心理学への招待（新心理学ライブラリ11），サイエンス社，1997, pp.25-51．

大泉門測定

【泉門】 小児は，頭蓋骨相互の骨縫合が完成されておらず，開いた部分が存在する。前頭骨と頭頂骨で囲まれた大泉門(anterior fontanelle)と，後頭骨と頭頂骨で囲まれた小泉門がある。
【目的】 大泉門は，生後1歳6カ月までに閉鎖する。閉鎖の時期が早期であることや遅延すること，膨隆・陥凹は異常な所見であるため，触診および計測は重要である。早期閉鎖は小頭症，閉鎖遅延は水頭症などが疑われる。膨隆は脳圧亢進，陥凹は脱水症などを示す所見である[1]。
【方法】 大泉門は，冠状縫合と矢状縫合で囲まれた菱形である。ノギスを用いて，菱形の各辺の中点を結んだ距離を測定する。a×b cmで表す。

〈関連語〉 小頭症，水頭症，頭蓋内圧亢進，泉門，脱水症　　　　［平元泉］
●文献　1) 武田武夫，他：小児科，海馬書房，2003, p.10．　2) 川口千鶴：身体計測．小児看護，22(9)：1048, 1999．

第二反抗期　⇒反抗期

胎　　便

【定義】 生後2～3日に排出される，胎児期の消化管分泌物や出生時に嚥下した羊水などからなる暗緑色の便で，粘稠，無臭な便を胎便という。哺乳（母乳，人工栄養）の開始により暗緑色の便から普通便へと移行していく。胎便が出生時や出生後に新生児に影響を及ぼす疾患として，胎便吸引症候群(meconium aspiration syndrome；MAS)，胎便関連性イレウス(meconium associated ileus)がある。
【胎便吸引症候群(MAS)】 胎便混濁羊水を気道内に吸引することによって起こる。母体内で胎児が急性・慢性の低酸素症に陥ると，腸管蠕動が亢進し肛門括約筋が弛緩して胎便が排泄される。分娩が進行しているとき，胎児の呼吸中枢が刺激され喘ぎ呼吸をした際，胎便混入の羊水を吸うことで起こる。胎便により気道の閉鎖や肺のコンプライアンスが低下し，肺の実質の障害が起こり，気胸を合併しやすくなる。気道を完全に閉塞することにより限局性無気肺と換気血流比不均衡をきたす。また，サーファ

クタント機能障害により肺高血圧や心筋障害を合併する率が高くなる。対象となる週数としては，正期産児および過期産児に多い疾患である。

【胎便関連性イレウス】 消化管の器質的異常はなく，胎便が粘稠なために，下部消化管の閉鎖をきたす疾患群を胎便関連性イレウスという。粘稠な胎便のため排泄困難，腹部膨満などをきたす機能的消化管閉塞症候群である。主な病因は，壁内神経細胞の未熟性による腸蠕動低下や，胎便中に含まれるアルブミンが 20 mg/g 以上を示す場合に多い。低出生体重児は，病因になる要因をもっているので発症しやすい。胎便が粘稠になる原因として，アルブミンの含量が多いことがあり，トリプシン活性の低下はアルブミンがトリプシンで分解されるためである。

〈関連語〉 便の性状，便秘，胎便吸引症候群 (MAS) 　　　　　　　　　　　　　　　　［長内佐斗子］

●文献 1) 千田勝一：胎便吸引症候群(MAS)，武谷雄二，他・編，新生児とその異常(新女性医学体系31)，中山書店，2000，pp.267-268. 2) 屋良朝雄，他：胎便関連性イレウス，前掲書1)，pp.295-296.

胎便吸引症候群(MAS)

MAS(meconium aspiration syndrome)は，仮死に伴う成熟新生児の急性呼吸不全である。
【MASの成因・病態】 成熟した新生児が胎児ジストレスや新生児仮死状態に陥ると，胎便の排出を行い，その混濁した羊水を気道内に吸引することで起こる呼吸障害である。胎便が気道粘膜を刺激して化学的肺炎を合併する。胎便による気道閉塞の結果，無気肺や肺気腫を生じる。胎便による羊水混濁は全出産の 8～10％にみられるが，そのうち呼吸障害をきたすのは10％である。過期産児などに多く合併したが，最近では胎児管理，分娩管理の向上により頻度はどんどん減少していると思われる。
【診断】 ①出生直後より発症する多呼吸，陥没呼吸，チアノーゼ，胸郭の膨隆。②エアリークや新生児遷延性肺高血圧を合併しやすい。③過期産児，胎児ジストレス，羊水混濁の既往。④臍帯・皮膚爪の黄染，気管内より胎便。⑤第一尿(または第二尿)より胎便由来物質の証明(U-Meconium Index)。⑥X線所見：過膨張。無気肺と気腫像の混合，縦隔気腫，気縦隔の合併。
【出生時の処置】 ①胎児ジストレス・羊水混濁が認められたら，小児科医の分娩立ち会い。②児頭娩出後，手早く顔面の胎便をぬぐい，口腔内吸引を行う。③呼吸障害があれば，蘇生台で陽圧呼吸をする前に，喉頭鏡で喉頭を観察し，胎便を吸引する。
【MASの治療】 ①軽症例は，羊水混濁軽度でアプガースコア8点以上，酸素投与，抗生物質投与。②人工換気を必要とする例は，鎮静薬や，筋弛緩剤を使って鎮静する，エアリークの合併を念頭に置く，PPHN(persistent pulmonary hypertension of newborn，新生児遷延性肺高血圧)の合併を考える，人工呼吸器はHFO(high-frequency oscillation，高頻度オシレーション法)は気道閉塞のため無効のことが多い，気管内洗浄・サーファクテン洗浄と投与，PPHNを合併しECMO(extracorporeal membrane oxygenation，体外膜型人工肺装置)を考慮するような重症例に対してはステロイドを検討。ステロイドの効果は，化学性肺炎に対する抗炎症作用。
　　　　　　　　　　　　　　　　　　［後藤彰子］

●文献 1) 後藤彰子：貧血，新生児診療マニュアル第4版，東京医学社，2004，pp.162-164.

ダウン症候群

【原因・発生機序】 21番染色体の1本または部分過剰による。主要な臨床症状に関与する領域は 21 q 22.2-q 22.3 である。標準型21トリソミーが95％，正常核型とのモザイク型が1～2％，転座型が3～4％で14;21ロバートソン型転座がもっとも多い。転座型の大半はロバートソン型転座で，そのうち75％は新生例で，25％が両親いずれかの転座保因者に由来する。標準型は，配偶子形成期の染色体不分離により生じる。過剰21番染色体は，90％が母由来で，そのうち75％が第1成熟分裂時の不分離により，25％が第2成熟分裂時の不分離による。父由来では，第1成熟分裂と第2成熟分裂時の不分離の頻度はほぼ同じである。モザイク型は，受精後の染色体不分離による。出生頻度は1,000人に1人。母加齢効果(母年齢の増加に伴いトリソミーをもつ児の出生頻度が増加する現象)がある(35歳で1/378，40歳で1/106，45歳で1/30)[1)2)]。
【臨床像】 短頭，眼瞼裂斜上，内眼角贅皮，眼間開離，低い鼻根，耳介変形，項部余剰皮膚，

短指，第5指内彎，第1・2趾間開離，足底母趾球部の脛側弓状紋などの特徴的所見により臨床診断が可能である．新生児期には表現型がそろわず，診断が難しいこともある．約40％に先天性心疾患(心内膜床欠損，心室中隔欠損など)，約5％に消化管疾患(十二指腸閉鎖，鎖肛など)，新生児期の一過性異常骨髄造血(transient abnormal myelopoiesis；TAM)，乳幼児期の白血病を伴うこともある．筋緊張低下，中等度精神運動発達遅滞，中等度成長障害を呈する．環軸椎不安定性，屈折異常(近視，遠視，乱視)，滲出性中耳炎，甲状腺機能異常など年齢に応じた健康管理指針や成長曲線が作成されている．成人男性の平均身長は145 cm，成人女性の平均身長は141 cmである[3]．思春期以降に急激に生活適応水準が低下することがある．環境の変化が契機となることもあり，周囲の理解ある対応が必要である．モザイク型では，症状が軽度のことが多いが，末梢血リンパ球のモザイク比率と重症度とは必ずしも一致しない．

【予後】　現在では，平均寿命は50歳に達している．

【確定診断・治療】　診断は，末梢血リンパ球短期(通常72時間)培養による染色体G分染法で確定する．新生児期には，48時間培養でも結果が得られることが多い．年齢に応じた合併症の早期発見・早期治療と適切な療育により，QOLの向上をはかることができる．

【遺伝カウンセリング】　①親への診断告知は，児の生後1カ月以内に行うのが一般的である．告知は両親同席の場で行い，原因，頻度，遺伝性の有無，予想される合併症，今後の育児方針などについて情報提供を行う．早期からの働きかけにより発達促進が期待できることや豊かな人間性などを強調することを忘れてはならない．主治医や他の医療スタッフの継続した対応，地域の保健医療福祉機関との連携や親の会の紹介など，家族を孤立させない配慮が必要である．②次子についての遺伝カウンセリングは，両親の児に対する受容が円滑に進んだ頃がよい．③核型の違いにより，遺伝性の有無，経験的再発率が異なることを説明する．④転座型の場合は，遺伝性の可能性があり，次子の経験的再発率を知るためには，両親の染色体分析が必要である．その場合，両親のいずれかが転座保因者の可能性があり，さらに他の家系構成員にも保因者の可能性が生じうることを説明する．⑤経験的再発率：a．標準型；30歳以下の女性では，羊水穿刺時(妊娠16週)の年齢に応じた一般頻度の8倍，30歳以上では，年齢に応じた一般頻度の2倍．b．転座型；母がロバートソン型転座保因者の場合が10％，父がロバートソン型転座保因者の場合は1％．きわめてまれであるが，21；21ロバートソン型転座保因者の場合，生産児は100％ダウン症候群である．c．モザイク型；標準型とほぼ同じ．　　　　　　　　　　[升野光雄]

●文献　1) Gardner, R.J.M., et al.：Down syndrome, other full aneuploidies, and polyploidy. In Chromosome Abnormalities and Genetic Counseling, 3 rd ed., Oxford University Press, 2004, pp. 249-263.　2) 福嶋義光：ダウン症候群．新川詔夫・監，福嶋義光・編，遺伝カウンセリングマニュアル，改訂第2版，南江堂，2003, pp.290-291.　3) 黒木良和：先天異常の包括医療．別冊日本臨牀 領域別症候群シリーズ，34：851-859, 2001.

立ち直り反射

【定義】　立ち直り反射とは体位を自然な方向に戻そうとする反射群である．

【概念】　立ち直り反射には，頭部と軀幹の関係を自然の位置に戻そうとする反射，軀幹の軸を正常に保つ反射，頭部，軀幹を重力に対して立て直す反射がある．

【頭部と軀幹の関係を自然の位置に戻そうとする反射】　①軀幹に働く頸部立ち直り反射：乳児期早期に存在する(0～3カ月)．背臥位で頭部を回転すると，頸，肩，軀幹の順に，同じ方向へ回転していく．本反射の出現性については意見の一致をみていない．新生児期～生後3カ月まで，または，それ以降の，異なった見解がある．Holt, K.S.(1977)は，乳児期早期に存在していて，6カ月以降は視覚性立ち直り反射と迷路性立ち直り反射を強化するとしている．月齢的な変化として2カ月から出現し始めて，6～12カ月で最高率94％を示し，1歳以降は40％と急速に減じている(鈴木義之，1966)．②頭部に働く身体(軀幹)の立ち直り反射：身体(軀幹)を回転した際に，頭部を正常な位置に戻す反射である．迷路を摘除し，目隠しをした動物で，軀幹が床に接触すると頭部は垂直位をとる．この反射をはじめとして，いくつかの反射群により寝返りが可能となる．

【軀幹の軸を正常に保つ反射】 ①軀幹に対する軀幹立ち直り反応：上位の軀幹を捻転すると下位の軀幹が同じ方向に捻転する反応をいう。生後7～12カ月にかけて出現して，頸部起立反射を抑制して，坐位や立位の発達に重要な役割を果たす。4,5カ月以降は陽性となる。
【頭部，軀幹を重力に対して立て直す反射】 ①頭部に対する迷路性立ち直り反射：立位で空中に支え，左右に体を傾けると頭部を垂直位まで戻そうとする。2カ月から出現して10カ月で最大となる。これらの反射によって，頸定が可能となっていく。②視覚性立ち直り反射：立位で空中に支えて，軀幹を前後，左右にゆっくり傾けると，頭部や軀幹が垂直位に戻る反射である。
〈関連語〉 反射　　　　　　　　　　　[諸岡啓一]
　●文献　1）諸岡啓一：姿勢反射と運動の発達．小児科臨床，53(3)：405-410, 2000.

抱っこ

抱っこ（holding）は，養育者と乳幼児の身体が相互にふれ合う姿勢で，抱っこの姿勢をとることによって子どもの気持ちを安定させることができ，また，子どもの視野は広がりさまざまな外界に注意を向けることができる。
【抱っこの大切さ】　現代の親世代は子どもとの接触体験が少なく，子どもとのかかわり方がわからないと訴える人も多い。その主な悩みが「抱っこ」とされている。京野は2歳から3歳の児をもつ母親を対象にした調査で，約6割の母親が「抱っこ」を煩わしいと感じているにもかかわらず，ぐずったときのあやし方でもっとも多いのが「抱っこ」であったと報告している[1]。ふれ合いを通して親子のきずなを深め，児の発達を促進するかかわりとしてタッチケアが勧められているように，愛着の形成には，個体の身体的な接触が重要である。また，「抱っこ」は児へさまざまな感覚刺激を与える。「抱っこ」による体感の移動が児の啼泣の中止や覚醒に向かう刺激として有効であることが示唆されている[2]。
【安定した抱き方】　抱き方には大きく分けて，「横抱き」と「縦抱き」がある。安定した「横抱き」とは，片方の前腕か手掌で児の頭部を支え，他方の前腕と手掌で児の体重全体を支える抱き方であり，身体が不安定で首のすわらない新生児に適している。一方，「縦抱き」とは，片方の腕で児の背部を支え（首がすわっていないときは手掌で児の首を支え），他方の前腕を垂直に曲げて殿部を支える抱き方である。児の運動発達によって抱き方は異なり，定頸後は縦抱きのほうが抱きやすい。乳児の身体を揺さぶることによって頭頸部が強く動揺し，その結果，頭蓋内出血が引き起こされる疾患を「乳児揺さぶり症候群（shaken baby syndrome）」といい，児をあやそうとして無意識に強く揺さぶったり，虐待の結果起こる場合がある[3]。1歳くらいまでは，身体や首を強く揺すったり，高い高いの遊びを激しく繰り返したりしないように注意しなければならない。児が抱かれて安定した気持ちになるには，母親自身の気持ちが安定していることが重要である。母親の気持ちが不安定であったり緊張して肩に力が入ると，うまく抱くことができない。うまく抱くことができないと，児が抱っこされることをいやがるという母親の訴えにもなる[4]。母親が安定した抱きができるためには，母親への心身のサポート，とくに父親からのサポートが求められる。抱っこの育児用具としてさまざまなタイプの抱っこ紐が販売されている。使い勝手や使用可能な月齢を確認し，安全に注意して使用したい。
【抱き癖】　言葉が未発達な児は，泣くことで訴える。空腹のときに泣き，おむつが濡れると気持ちが悪くて泣き，甘えては泣く。泣くのにはいろいろの理由があり，児のコミュニケーションの手段である。生後1カ月頃になると何で泣いているかその理由がだいたいわかるようになる。3カ月頃までは泣いたときには気楽に抱いてあげるとよい。泣くたびに抱くと抱き癖がつくのではないかと心配になるが，また，抱き癖はつけないに越したことはないが，癖は生後3カ月過ぎないとつかないといわれている。児は抱かれると喜ぶ。1日の生活のなかで，泣かなくても適宜抱っこしてあげたいものである。
〈関連語〉 コミュニケーション，タッチケア，愛着，子ども虐待　　　　　　　[山中久美子]
　●文献　1）京野尚子："抱っこ"をめぐる母親の葛藤と"ほどよい抱き"について．家庭教育研究所紀要，25：112-121, 2003． 2）江守陽子，他：養育行動としての「抱っこ」が新生児に与える影響．母性衛生，42(1)：103-110, 2001． 3）田村幸子：小児外来の育児相談；抱く．小児科臨床，56(4)：645-650,

2003. 4) 土谷みち子：親子関係の調整からみた早期の育児および発達支援；「抱っこ」のぎこちなさに焦点をあてて. 小児保健研究, 63(6)：674-684, 2004.

脱水症

【定義】 脱水症とは体内から水分の喪失が生じ、体液が欠乏した状態をいう。水分の摂取不足や尿の多量排泄、嘔吐、下痢、発熱、火傷などによる体液の喪失などの原因により起こる。

【発生機序】 体液は細胞内液と細胞外液に区分され、小児の体液は通常体重の約70〜80％を占め、これらの比率は年齢・性別・体格によっても異なるが、成人になるに従い固形成分の割合が増える。小児は体内水分の回転率が高く、腎機能が未熟であり、とくに乳児は各種疾患に罹患する機会が多いため体液異常を招来しやすいことなどから、成人に比べ容易に脱水症あるいは体液異常を起こしやすい。

【分類】 細胞外液は血漿と組織間液に分けられているが、含まれる電解質はナトリウムがその大部分を占める。細胞内液にはナトリウムも含まれているが、その大部分はカリウムで占められている。体外に水分が喪失するか、水分とナトリウム・カリウムなど電解質のどれが多く失われるかによって、脱水症は異なるタイプを示す。脱水症は高張性脱水、低張性脱水、等張性脱水に分類される。小児の場合、脱水症の約95％が等張性脱水、約5％が高張性脱水で、低張性脱水はきわめて少ない。高張性脱水とは主として水分のみが失われる脱水で、血漿ナトリウム濃度が増加するため血漿は高張性となる。栄養良好な乳児に多く急激な下痢、嘔吐などの発症によって引き起こされる。低張性脱水とは水分の喪失以上にナトリウムの喪失が著明な脱水で、血漿は低張性となる。栄養不良の乳児に多く、下痢が長く持続した場合にみられる。等張性脱水において血漿は高張性となるが、ナトリウムも同時に失う脱水で、軽症では高張性脱水症の症状が出現するが、進行すると低張性脱水の症状となる。脱水症の程度は病前の体重からの減少率から、軽度（5％以下）、中等度（6〜9％）、高度（10％以上）に分けられ、中等度以上になると活気がなくなり、年長児では起立性低血圧や頻脈、皮膚弾性の低下や粘膜の乾燥などの臨床症状がみられる。高度になるとこれらの症状が

強度になり、循環不全や中枢神経症状が現れ、適切な治療を直ちに行う必要がある。

【治療】 小児の脱水症は多くの場合、他の疾患の二次症状として現れやすい。脱水症の初期治療は、脱水を引き起こした原因疾患の対応、診断、評価を行いながら、その程度に応じて行われる。軽度の脱水症の場合、経口補液や食事療法で改善しやすいが、経口補液が不十分または不可能な場合、さらに脱水症の進行や電解質異常を合併した中等度以上の場合は、直ちに原疾患とともに脱水の程度を判断し、輸液療法が行われる。循環血流量改善のために、細胞外液型の輸液製剤を用いて利尿がつくまで急速輸液を行い、排尿を確認後、緩速均等輸液、維持輸液の順に分けて行うのが一般的である。ただし脱水のタイプによっては、補正の速度、成分を慎重に決定する必要がある。

【看護】 脱水症のある小児の看護としては、脱水症の程度を十分にアセスメントし、脱水症が進行しないように観察しながら原因疾患の治療に介入することが大切である。観察のポイントはバイタルサイン、皮膚の状態（乾燥の程度、弾性）、口唇・口腔粘膜の乾燥、眼窩・大泉門の陥没、四肢冷感、体重減少の有無、排泄物の回数と性状、意識状態・機嫌、水分出納バランス、検査データ値（血液検査, 尿検査）がある。また看護の実際として全身状態の観察、バイタルサインの測定、輸液管理、水分出納バランス管理、経口摂取の介助、体重測定、苦痛の軽減、清潔の保持、環境整備、家族指導などがある。

〈関連語〉 下痢, 嘔気／嘔吐, 体液, 皮膚の弾性, 乏尿／無尿　　　　　　　　［井上玲子］

●文献 1) 井上玲子, 他：脱水. 小児看護, 27(5)：562-566, 2004. 2) 関根孝司：脱水症. 小児内科, 33（増刊号）：122-123, 2001. 3) 高橋英彦：脱水の病態と治療. 小児内科, 33(8)：1081-1085, 1999.

達成動機

【達成の理論的背景】 達成とそれに向かう欲求について論じられるようになったのは、Marray, H.A. が社会的欲求に達成（achievement）を含めたことに始まった。このとき Marray は、達成を「むずかしいことを成し遂げること。自然物・人間・思想に精通し、それらを処理し、

組織化すること。これをできるだけ速やかに，できるだけ独力でやること，障害を克服し高い水準に達すること。自己を超克すること。他人と競争し他人をしのぐこと。才能をうまく使って自尊心を高めること」と定義している。その後，達成に対する動機づけ（達成動機）の研究が進んだ。そして達成動機のほか，原因の帰属・統制の位置，内発的動機づけ，自己効力感といった理論もまた達成行動を扱ううえで達成動機理論としてみなすことができると考えられている。

【達成動機(achievement motive)】 困難なことを高い水準で成し遂げることを意味している達成に対して，達成動機は達成しようとする意欲を表している。つまり，価値のある目標に対して優れた水準で成し遂げようとする意欲，あるいは欲求（動機）のことを意味する。McClelland, D.C. らは達成動機に一連の行動様式があることを明らかにした。それによると，人が達成に至るまでには，目標に対して成功や失敗を予想することや，成功・妨害の要因となる外部環境や個人的要素，成功への満足感や妨害に対するネガティブな感情，他者からの同情や励ましといった社会的援助などが関与していると考えられている。一方，Atkinson, J.W. らは達成動機と達成行動の関係に注目し，達成行動には成功させようとする傾向と失敗を回避しようとする傾向の両方が関与していると考えた。つまり，成功を求める欲求・失敗を回避しようとする欲求（達成動機/失敗回避動機）と，どれだけ成功・失敗すると考えているかの予想（主観的な成功確率/主観的な失敗確率），成功したときの喜びや失敗したときの恥（成功の誘因価/失敗の誘因価）が，達成行動を左右するというものである。このモデルによると，成功確率が低く困難な課題のほうが成功したときの喜びが大きく，失敗確率は低く簡単と考えられる課題のほうが失敗したときの恥は大きいと考えられている。達成動機が高い人は，ある程度の難しさのある課題に挑戦したり，課題達成のための手段を用いて努力したり，達成に向けた活動の結果を知ろうとしたり，自分の行動や決定に責任をもち，有能な人を仲間に選ぶなどの傾向がある。反対に，失敗を回避しようとする欲求が強い人は難しさのある課題を避ける傾向にあることが予測できる。さらに，達成行動は，成功や失敗の原因をどこに追求するかという原因の帰属も影響していると考えられており，帰属要因には，能力や努力，難易度，運といったものがあげられる。したがって，達成動機の高い人は成功を自分の能力があったためと考え，失敗は努力が足りなかったからだとする傾向にある。一方，達成動機の低い人は，成功は運や課題が容易であったためと考えやすく，失敗を自分の能力不足にする傾向にある。これらの達成動機の構造をみてみると，目標や課題となる物事にどれほどの価値を見出しているかということや，課題を達成したり壁にぶつかったりしたときにどのような感情をもつか，また何が原因と考えるか，課題がどの程度の難易度であると評価するかといったことが重要であることがわかる。たとえ失敗したとしても，失敗による不快感や傷つき体験，また自尊感情の脅かしが最小限になるように，そして物事に挑戦して困難に立ち向かい，自信が高まるような達成経験が積まれていくことが大切である。病気を抱える子どもが社会生活や入院生活を送るなかで，さまざまなことを規制されたり，自由を奪われる経験が多々あるが，何かに目標をもち，それに挑戦することや目標に到達する達成経験がもてるような環境を整えることは，日々成長発達している子どもにとって重要なことである。　　　　〔江本リナ〕

●文献　1) 宮本美沙子，他・編：達成動機の理論と展開：続・達成動機の心理学，金子書房，1995．2) 堀野緑：達成動機の心理学的考察，風間書房，1994．3) 久世敏雄，他・監：青年心理学事典，福村出版，2000．

タッチケア

アメリカ・マイアミ大学の小児科医 Field, T. 博士が開発したものである。タッチセラピーに注目し，1985年にタッチケアの研究が始められた。一定のタイミングでベビーマッサージを行うと，赤ちゃんの情緒の安定，睡眠の増加，体重の増加，入院期間の短縮などに効果があることが確認されている。また，母親にとっても自分が赤ちゃんにできることとして満足が得られ有効である。タッチケアとは，皮膚感覚を通して養育者と子どもの密接な交流，あるいは成長・発達を促進させる手法である。その方法は，ゆっくりとした圧迫マッサージと四肢の運動を

組み合わせた運動感覚刺激法である。指圧のように局限した部位に圧を加えるので，触覚・圧覚を強く，温覚は軽度に刺激する。その刺激が移動し，他動的に四肢を動かすので，前庭呼吸覚（筋・腱，その他の内部組織からの刺激を受けて生じる感覚）と運動覚も刺激することになる。タッチケアの導入時期は，相互交流を児が始める頃からがよいと推測されている。日本のタッチケア研究会は親子のふれあいの目的を加味しており，母親がわが子に行うことが主になっている。新生児・低出生体重児に対するものと生後3カ月以上の乳児を対象とした，月齢や赤ちゃんの成熟度による方法がある。その特徴は，皮膚への圧を加えたマッサージと四肢運動という刺激を与え，児の迷走神経緊張（心拍数の減少，消化機能の向上，意識レベルが安定すること）を高めるとともに反応性を高め，子宮外での児の適応能力を増すことにある。気をつけることとして，児の反応を無視してマッサージあるいは運動をすることは子どもへのストレスにつながる。早産で出生した児や，ダウン症（21トリソミー）などの児は発達が個別的であるので，気をつけて実施することが大切である。効果には刺激，リラックス，緩和，相互作用の4つがあり，親子の愛着形成を促す。実施するときは子どもと言葉やアイコンタクトでコミュニケーションをとり，子どもが発しているさまざまなサインに注意を向けて行うことによって親子のきずなが生まれるといえる。

【タッチケアの実際】　赤ちゃんの反応に合わせて心地よく行うことが大切である。日常の育児動作にタッチケアを織り込むことも赤ちゃんにとっては自然な形である。①乳幼児早期まで：うつ伏せでのマッサージ5分間，仰向けでの手足の屈伸5分間，うつ伏せでのマッサージ5分の合計15分間の手順で行う。注意することは，不快刺激にならないように赤ちゃんの反応をみながら行う。②生後2〜3カ月：うつ伏せで脇から背中を横切る，次に肩からお尻の方向へゆっくりマッサージする。仰向けで，胸に手を置きハートを描くようにマッサージする。次に片手で対角線の方向になで上げなで下げる。さらに，ペダルを漕ぐように手を重ねるように上から下へマッサージする。両手で時計回りに円を描くようにマッサージする。早産児へのタッチケアは，親子のきずなを深めると考えられている。母親は早く生んだことへの自責の念により，積極的にわが子に触れることができないでいることも多い。タッチケアを促すことにより，親子の接触を深めることにつながるといえよう。また，子ども自身にも治療側面から生じる痛みや不快な刺激ではなく，心地よい刺激をもたらしてくれることになるであろう。そのため欧米では，多くのタッチケアの研究が早産児を対象としてなされている。

〈関連語〉　愛着，親子関係，言葉かけ，母と子のきずな，赤ちゃん体操　　　［長内佐斗子］

●文献　1）堀内勁：タッチケアとカンガルーケアの相関．チャイルドヘルス，2(6)：10-11，1999．2）井村真澄：タッチケア．周産期医学，33(7)：861-867，2003．3）橋本武夫：タッチケアへの流れとその理解．助産婦雑誌，55(2)：9-14，2001．

脱中心化

Piaget, J. は知的発達を，感覚運動期（誕生〜2歳頃まで），前概念期（4歳頃まで），直感期（7，8歳頃まで），具体的操作期（11，12歳頃まで），形式的操作期（12歳頃以降）の5段階を想定し，同化，シェマ，調節という用語で説明している。同化とは，ある経験の本質を，心または身体的構造全体のなかに吸収するプロセスである。シェマとは，同化から形成される学習の内的モデルが，のちに調節によって修正されながら，精神的・身体的行動パターンになったものである。調節とは，いくつかのシェマあるいは特定の行動を既知の環境のなかの，特別でこれまでない事柄に適応させることをいう。したがって，適応とは同化と調節との均衡と考えている。

【脱中心化とは】　脱中心化とは Piaget の〈自己中心性から脱中心化へ〉という発達論の基本構想に用いられた用語である。Piaget は自己中心性からの脱却は，脱中心化の過程を通してなされ，脱中心化の過程こそが子どもの乗り越えるべき主要な課題であると捉えていた。自己中心性とは調節より同化が優位な状態であるが，脱中心化とは同化と調節の均衡のとれた状態をいう。つまり，物事を自分の視点からのみ捉えず，ある特定の課題に関し考えうるさまざまな視点を区別して考慮していける状態である。

【4つのレベルの脱中心化】　Piaget は最終的に，子どもはその発達過程において，4つのレベ

ルの自己中心性を段階的に脱中心化していくと考えた。まず，自他未分化で自己中心的な感覚運動期における脱中心化サイクルである。つまり，行動レベルの認知において同化が優勢で調節がまだ機能していない状態から，調節が機能し始め同化と均衡した2歳前後を第1の脱中心化サイクルとした（感覚運動レベル）。これを基盤として，第2の脱中心化サイクルは7，8歳前後である。つまり前概念期と直感期を含む前操作期の終わり頃になると，自他の分化が進み，他者の視点を理解し，他者との議論のなかで矛盾に気づき，結論に至る過程を意識化できるようになり，具体的事象だけに限られるが，論理的思考の段階に入っていく（表象の具体性レベル）。次の脱中心化は7，8歳前後の脱中心化の引き写しで，11〜12歳前後になされ，純粋に言語のうえだけの出来事について論理的思考ができるようになる（表象の形式性レベル）。最後にこの形式的操作獲得以降において，可能になった思想レベルでの脱中心化サイクルがあり，一応の完成をみると考えた。

【脱中心化をめぐる問題】 Piagetは自己中心性を越えるべき課題としたが，浜田寿美男は，Piagetが観察に基づいて説いた＜自己中心性→脱中心化＞の事実は認めなければならない，しかし，身体をもって生きる人間に完全なる脱中心化はありえないことを強調した。また，高橋惠子も対人関係発達においては，脱中心化の状態を望ましいとはいいがたく，ヒトは部分的中心化と部分的脱中心化を繰り返し続けているというのが正確であり，むしろ上手に中心化している状態が健康な状態といえるとも述べている。

〈関連語〉 自己中心性，ピアジェの認知発達理論，自己概念，自我の発達　　　　［前田和子］

　●文献　1）浜田寿美男：ピアジェとワロン，ミネルヴァ書房，1998．2）Damon, W.(山本多喜司・編訳）：社会性と人格の発達心理学，北大路書房，1990．3）波多野完治・監，高橋惠子・編：ピアジェ理論と自我心理学，国土社，1983．

タッピング

【概念】 呼吸理学療法の軽打法のひとつで，気道内の分泌物を薄め，肺からの分泌物を吐き出しやすくするために，胸や背中を軽く叩く方法である。タッピングは日本独自の造語で，外国では通じない。かつては呼吸器疾患全般にタッピングが使用されることが多く，それが今日でも経験的に行われているが，最近の見解ではタッピングは気管支攣縮や不整脈を誘発する恐れがあること，またタッピングによる排痰の効果を疑問視するものもあり，最近はあまり用いられない方向になっている。

【方法】 ①用手的に行うか，パーカッサーを用いる。②肺区域に合わせた体位ドレナージをとり，肺区域に相当する胸郭を呼気時に細かく叩く。③気管に向かっていくつもりで，外側から内側へ，下部から上部へ細かく叩く。④皮膚に直接，またはタオルを置いて細かく叩く。⑤新生児や乳児は10〜30秒，幼児は1分，年長児は2〜4分を目安とする。

〈同義語〉 軽打法，カッピング
〈関連語〉 呼吸理学療法，体位ドレナージ
　　　　　　　　　　　　　　　　　　　　［高木範子］

多動性障害

【定義】 小児期の多動は，落ち着きがなく，不注意，次々と続く関連性のない，無目的な過活動をいい，小児が本来もつ高い活動性とは区別される。広義には，期待水準以上に動きの多いことをいい，身体因性，心因性の別を問わない。通常，親からは「落ち着きのない子」とか「動きの多い子」と訴えられる。多動とは，行動の活動性が高いことを主徴とする状態像または症状群である。多動は，過活動(overactivity)または多活動(hyperactivity)ともいわれ，運動の過多を意味する。すなわち，行動が速く，課題や仕事と関連せずに，無目的に動き回ったり，手を動かしたり，ものをいじったり，あるいは身体を動かしたりする行動をさす。わが国での有病率は3%程度とされる。「注意欠陥/多動性障害(AD/HD)」および「特別支援教育」の項も参照。

【状態像】 知能は正常または正常以上であるにもかかわらず，読む・書く・算数などの学習困難，視覚性または聴覚性認知障害，落ち着きのない行動，衝動的行動，反社会的行動などの症状を呈する。多動は注意欠陥/多動性障害(attention-deficit/hyperactivity disorder；AD/HD)の主症状のひとつであるが，その他，

知的障害,自閉症を中心とする広汎性発達障害,学習障害においても観察され,しばしば衝動性・認知・注意力・運動能力・言語などの障害を伴う。こうした障害は周りの人の理解を得にくいうえ,厳しい叱責が二次的に,学力,対人関係,低い自己評価など,精神発達や社会性に問題をきたすこともある。子どもの多動性は,年とともに動きが少なくなり改善に向かうことが多い。病的な多動児の場合にもこの法則はだいたいあてはまるものであり,年齢とともに改善傾向をたどるものが大部分である。

【原因】 多くの例では原因不明であるが,遺伝性疾患,出生時損傷,出生前または出生後の中枢神経疾患または損傷が原因のことがある。こうした,脳—とくにその皮質に散在すると想定される器質的障害により,大脳本来の機能の重要なひとつである抑制が十分効かないために運動が多くなると説明される。しかし,その実証が困難であるために原因論はまだ仮説の域を出ない。

【概念の変遷】 狭義には,1940年頃から脳に器質的な問題があって,それに起因する動きの多さに対して用いられるようになった。多動症候群(hyperkinetic syndrome),多動児(hyperkinetic child)という用いられ方はこの器質因による多動性をさすものである。今日では,むしろこの狭義の解釈で用いられるのが常識的になっている。事実,多動症候群という呼称は,微細脳機能障害(minimal brain dysfunction；MBD)の同義語として用いられたことすらある。近年では,AD/HDなどとともに「軽度発達障害」というカテゴリーに含んで考えられるようになっている。ただし,ここでいう「軽度」とは,知的障害の程度が軽度ということであるので,注意を要する。

【多動の治療・多動への対応上の留意点】 薬物療法としては,メチルフェニデートが有効であることが多い。実際には個々の子どもが示す症状は多彩で,個人差が大きく,発達に伴い変化する。子どもの年齢,発達段階,症状に合わせ,適切な専門的治療教育が不可欠である。同時に子どもを育てている親へのサポートや適切な環境調整が必要である。環境調整にあたっては,学習の場面などでは,関連のない刺激をなるべく少なくするなど,「構造化」の技法が有効である。上記の器質的な原因による多動のほかに,子どもの養育環境,母子関係など心理的な原因により,多動症状を示す場合がある。この場合,親へのカウンセリングにより親子関係の改善,家庭環境・社会環境の調整を行い,子どもに対しては遊戯療法などによる治療を行う。

〈関連語〉 注意欠陥/多動性障害(AD/HD),特別支援教育,スクールカウンセラー,臨床心理士,学習障害(LD),小児自閉症,発達段階,遊戯療法　　　　　　　　　　　[小笠原昭彦]

●文献 1) American Psychiatric Association(高橋三郎,他・訳):DSM-IV精神疾患の分類と診断の手引,医学書院,1995.　2) Muden, A., et al.(市川宏伸,他・監訳):ADHD注意欠陥・多動性障害；親と専門家のためのガイドブック,東京書籍,2000. 3) 中根晃・編:ADHD臨床ハンドブック,金剛出版,2001.

多発外傷

【概念】 小児外傷においても多発外傷は少なくないが,その受傷機転の多くは交通外傷,転落事故である。頭部外傷,腹部外傷,胸部外傷,四肢外傷などの組み合わせが多い。当然のことながら,多発外傷では死亡率が高くなるため,的確な対応が求められ,その重症度判断と優先的治療手順を理解しておかねばならない。

【特徴】 小児の多発外傷の特徴として,成人と比し,糖尿病や高血圧など基礎疾患を有することは少なく,成人の死亡率よりも10%近くも低く,25%前後との報告が多い。交通外傷は3〜9歳にピークがあり,多くは歩行者としての受傷で,さらに年長児になると自転車と車での受傷である。このような年齢では身体臓器の未熟性による脆弱などはあまり考慮しなくてよい。しかし,転落事故では2歳前後がピークとなり,頭部損傷の頻度がきわめて高く,各身体臓器の未熟性も考慮する必要がでてくる。また,小児の特徴として,その回復力が成人より優れていることも事実であり,循環血液量の絶対量も少ないために補充が容易であることなどから,出血性ショックなどからの回復も成人よりよいことが知られている。すなわち,重度の頭部外傷においても,その回復力に目を見張る症例に遭遇することも少なくなく,医療者としては諦めることなく,適切な初期治療と根気強い治療努力を行うべきである。また,多発外傷の成因と

して，常に児童虐待を疑っておく必要がある．とくに，新旧混在した外傷の存在，自然外傷では受傷しにくい部位（脊椎，肋骨，肩甲骨など）の外傷では強く疑うべきである．あるいは自発的活動の少ない，またはできない乳児の外傷の場合も虐待を疑うべきである．

【対応と治療】　対応手順としては，観察者がいないことが多いが，受傷機転を可能な限り詳細に聞きとることが必要であり，損傷部位の推定および高エネルギー傷害かどうかを見極めての対応開始が望ましい．重症の多発外傷では，ショック，意識障害，呼吸障害を呈することが多い．このため実際には，①バイタルサインのチェックと気道確保，②損傷部位のチェック，とくに頭部損傷，胸部（胸腹部）損傷，骨盤骨折の有無を速やかに診察する，③重症度の評価を行う，という順になる．重症度は呼吸機能，循環機能，意識レベルの評価が基本となっているため，この判断が重要となる．外傷重症度スコア（injury severity score；ISS）などのスコアリングを活用することも必要である．初期治療の決定は以下の手順で行っていく．①呼吸状態の把握を速やかに行い，呼吸障害があれば気道確保を直ちに行う．②バイタルサインの確認とショックの有無を確認する．同時に血管確保を行うが，可能な限り上肢に2ルート確保する．③胸部損傷の有無をチェックし，気管内挿管や人工換気を行う場合には，緊張性気胸の有無を判断するとともに，気胸，血胸，肺挫傷，心タンポナーデ，多発肋骨骨折などの有無をチェックする．④中枢神経損傷の有無は意識レベル，瞳孔不同，姿勢・自発運動の障害などで判断し，適切な画像診断を行う．⑤腹部臓器損傷は閉鎖性腹部外傷が多く，腹壁損傷がなくても実質臓器障害が多いことを念頭に，腹壁緊張の有無や嘔吐，腹痛などの身体的所見を正確に把握する．⑥後腹膜大量出血をきたすことのある骨盤骨折も見逃さないように慎重かつ速やかに画像診断を行う．⑦ショック症状の改善がもっとも優先されるため，出血性ショックを中心とした循環不全の有無の確認とその治療が優先される．すなわち，一般の優先順位は，①胸部，②頭部，③腹部，④四肢の順となる．

【看護手順】　看護対応手順としては，バイタルサインの正確かつ経時的な把握が重要であり，損傷部位の治療順に損傷部位に応じた対応が必要である．輸液内容や輸液量，カテコラミンなどの投与薬剤，NGチューブや膀胱カテーテルの留置，胸腔穿刺など処置が多くなるために，その準備と施行〜維持にも配慮が必要となる．しかし，もっとも重要なことは，子どもの外傷では保護者の責任など，保護者の心理負担ははかりしれないものがあり，保護者の精神状態に十二分に配慮した対応を行い，責任問題を言及するような言動は慎むべきである．[市川光太郎]

探索行動

【定義】　探索行動とは，新しい環境や新奇なものに出合ったときに，そこに注意を向け，接近し，手で触ったりさまざまな手段を用いたりして調べることによって情報を得ようとする行動をいう．人間ばかりでなく，動物にもみられる行動であり，新奇で複雑な刺激は探索の動機（好奇心）を活性化し，探索行動を生じさせる．また，探索行動によって人は新奇な環境に働きかけ，情報を得るので，探索行動は認知発達の基礎になるといえる．一般に刺激が新奇で複雑であるほど探索行動が盛んになるが，程度を超えた刺激は逆に不安や恐れを喚起し，逃避行動が起こってしまう．

【乳幼児の探索行動】　乳幼児では母親や父親などの主な養育者に対する愛着（アタッチメント）の形成が探索行動に深くかかわってくる．愛着とは「ある人と他の特定の人との間に形成される愛情の絆」である．特定の対象に接近し，接触を求める愛着は人間のもっとも基本的な愛情関係であり，愛情のコミュニケーション形態であるといえる．新奇な刺激にふれたときに，乳幼児では探索行動を刺激され，好奇心を喚起されると同時に，不安や恐れも感じている．そのため子どもはその不安や恐れを解消しようとして，愛着の対象である主な養育者にしがみつくなどの行動をとる．その際に，養育者が，子どもをなだめたり，安心させたりする行動をとると，子どもの不安や恐れは解消され，新奇なものに対する探索行動が活性化される．たとえば，子どもが母親と一緒にいつもの公園に行き，母親と少し離れて砂遊びをしているときに，通りがかりの知らない人から声をかけられると，子どもはびっくりして，一目散に母親のそばに戻って母親にしがみつく．そこで母親からやさ

しく声をかけられたり，また母親がその知らない人と楽しそうに会話を交わしたりしている様子を見ると，子どもは好奇心を喚起され，その人のそばに近づこうとするなどの行動がみられる。この場合に，子どもは母親を自分を守ってくれる「安全基地」と感じており，母親を基点として，探索行動に出かけている。乳児期から，子どもと養育者との間に繰り返されるさまざまな相互作用を通して，子どもと養育者の間に十分な愛着が形成されているとき，子どもは自己に対する信頼感を獲得し，さらに，その養育者を安全基地として，自分をとりまく新奇な世界を探索することができる。子どもはそこで新しい人々と出会い，徐々に人間関係を広げ，しだいに自立への道を歩み始める。

〈関連語〉　愛着，愛着行動，安全基地

[飯村直子]

●文献　1) 黒田実郎・監：乳幼児発達事典，岩崎学術出版社，1985，p.374．　2) 馬場一雄：子育ての医学，東京医学社，1997，pp.9-11．　3) 岡堂哲雄，他：小児ケアのための発達臨床心理，へるす出版，1983，pp.66-69．

胆道閉鎖症

【概念】　胆道閉鎖症（biliary atresia）は新生児～乳児早期に胆道系の閉鎖によって起こる閉塞型黄疸を主徴とする胆道疾患である。かつては先天性胆道閉鎖症とよばれていたが，先天性のものは一部にすぎないことが明らかになったため「先天性」が外された。

【成因】　発生異常によるものは10％以下で，大部分は胎内ないし周生期におけるなんらかの傷害によって炎症性に起こる二次的な胆道系の閉塞と考えられている。その病因としてレオウイルスなど多くの病原体が疑われてきたが確定されたものはない。

【症状】　主要症状は黄疸，灰白便である。黄疸は生理的新生児黄疸に引き続いて認められることが多いが，はじめのうちは著明でないので，母親が黄疸に気がつかないことも少なくない。黄疸の色調は母乳性黄疸のように明るい黄色ではなく，褐色調で「色が黒い児」と思われていることもある。胎便は普通の色調を呈することが多く，移行便からしだいに黄色調が乏しくなって典型例では壁土様のざらざらした感じの灰白色便となるが，淡褐色調の便の場合もある。母乳栄養児では母乳中の色素の影響で多少とも黄色調を帯びることがある。新生児期に医療従事者が黄色便を確認していた例で，後に胆道閉鎖症であったものもある。尿はビリルビン尿のために黄色調が強く，おむつが黄染することもあるが，母親に聞いてもまずわからない。通常，生後2，3カ月までは機嫌，食欲，睡眠など良好で，発育もほぼ正常である。手術が行われないと，肝硬変が進行してしだいに成長が悪くなり腹水が出現し，生後1年半～2年で肝不全などで死亡する。本症では胆汁分泌がないため脂溶性ビタミン吸収不全があり，生後1～2カ月でビタミンK欠乏による凝固障害から頭蓋内出血（乳児ビタミンK欠乏性出血症）を発症し，その後に本症が診断されることがあるので注意を要する。生後半年以降になるとビタミンD欠乏によるくる病を合併する。

【早期診断の手がかり】　胆道閉鎖症の予後をよくするためには早期診断が必須である。本症を疑う手がかりとしてもっとも重要なのは便の色調である。便色が薄く，とくに黄色調に乏しい場合は本症を含む乳児胆汁うっ滞性疾患の可能性を考えて，できるだけ早く小児消化器肝臓専門医を受診して検査を進める必要がある。スクリーニングの目的で母子手帳に便の色調カラーアトラスを掲載している自治体もあり，できるだけ多くの自治体で採用されることが望ましい。生後1カ月以内には黄疸がみられることが多く，その大部分は母乳性黄疸であるが，血清ビリルビンを検査して直接型ビリルビンの増量がないことを確かめることが望ましい。

【診断】　乳児期早期には胆汁うっ滞性黄疸を呈する疾患が多く，症状からだけでは胆道閉鎖症との鑑別が難しい。鑑別すべき主な疾患としては新生児肝炎（病因不明），アラジール症候群，進行性家族性肝内胆汁うっ滞症，先天性胆道拡張症，サイトメガロウイルスその他の全身感染症，チロシン血症その他の先天代謝異常などがある。一般の肝機能検査で本症を診断できるものはない。血清ビリルビン値は必ずしも常に上昇傾向を示すとは限らず4～5 mg/dl のこともある。十二指腸液検査，肝胆道超音波検査など各種の特殊検査を組み合わせて診断する。

【治療】　診断がつきしだい，速やかに手術し肝門部腸吻合（葛西）を行う。生後3カ月を過ぎる

と，たとえ吻合術を施行しても十分の胆汁誘導が得られないことが多い．肝門部腸吻合術がうまくいって黄疸がいったん消失する例が80％近くあるが，この場合も上行性胆管炎がしばしば生じ再閉塞が起こるので，薬物療法を含め術後の管理がきわめて重要である．一般の成人での術後と同じではないことに留意すべきで，術後かなり長期間の入院を要する場合が少なくない．黄疸が消失し一見順調な経過にみえても肝線維化が進行する例が多く，門脈圧亢進症から食道静脈瘤を生じ吐血することもある．肝硬変が進行して最終的に肝移植になる例も少なくない．

【看護の要点】 本症は成人までキャリーオーバーする小児疾患の代表である．悪化因子となる感染症，下痢症を避ける注意が必要であるが，一生のQOLを考えてできるだけ普通の生活を送るよう家族を含めてのケアが重要である．

〈同義語〉 胆道閉塞症　　　　　　　　［白木和夫］

蛋白尿

【定義】 血液中の蛋白は正常人ではほとんど尿中に排泄されないが，正常人の尿中にも微量の蛋白（40～80 mg/24時間）がみられることがある．150 mg/24時間未満の蛋白尿はほとんどの場合，進行性腎障害につながらないことが多い．小児では通常，150 mg/24時間以上の蛋白尿が有意であると考える．

【原因】 蛋白尿は，生理的蛋白尿と病的蛋白尿に分類することができる．①生理的蛋白尿：運動性，発熱時，ストレス時などにみられる一時的，可逆性のものである機能性蛋白尿と，体位性（起立性）蛋白尿がある．体位性蛋白尿は学齢期や思春期の小児の持続性蛋白尿でもっともよくみられる原因になっており，学校検尿において無症候性蛋白尿として発見されることが多い．その後の精密検査では通常，何も異常を認めない．安静臥位での早朝尿では蛋白尿は検出されず，来院時に採取された尿では陽性化するが，安静を厳守させた後に蛋白尿が消失すれば，体位性蛋白尿の可能性が高い．体位性蛋白尿を除外することは不要な検査を負担させない意味で重要である．②病的蛋白尿：安静時にみられたり，血尿や円柱尿を伴った蛋白尿の場合には病的蛋白尿の可能性が高い．蛋白尿が認められる疾患の多くは腎疾患とくに糸球体疾患であるが，全身性疾患や他臓器疾患でみられることもある．腎前性蛋白尿は，糸球体毛細血管の透過性が正常で，血漿中に透過性が高い異常な血漿蛋白が増加したときにみられる蛋白尿で，ヘモグロビン尿，ミオグロビン尿，ベンス-ジョーンズ（Bence-Jones）蛋白尿，熱性蛋白尿（炎症性蛋白尿），痙攣性蛋白尿，心臓性蛋白尿などがある．腎性蛋白尿は，糸球体の透過性と尿細管の再吸収力の平衡が崩れ，再吸収力を超える蛋白が糸球体で濾過された場合と，再吸収力が低下し糸球体で濾過された蛋白が再吸収されずに尿中に出現した場合に認められる．糸球体毛細血管は，正常では分子量が6万以下の低分子蛋白は透過するが，高分子蛋白は透過しないという選択性を有している．糸球体基底膜でのチャージバリアや構造の破壊によりアルブミン（分子量約6万）などの高分子蛋白がみられるといわれている．これを糸球体性蛋白尿という．小児の疾患としては，特発性ネフローゼ症候群（微小変化型症候群・メサギウム増殖性糸球体腎炎・巣状分節性糸球体硬化症），慢性糸球体腎炎がある．小児期に多い二次性糸球体疾患としては溶連菌感染後糸球体腎炎，紫斑病性腎炎がある．病型確定と治療方針決定のための腎生検が必要となることが多い．また，正常状態では糸球体で濾過された低分子蛋白の95％が再吸収されるが，近位尿細管が障害された状態では再吸収力が減少し，尿中の低分子蛋白量が増加する．これらを尿細管性蛋白尿といい，指標としては$β2$-ミクログロブリン（分子量約1.1万）やNAG（近位尿細管上皮細胞に存在する加水分解酵素）などが用いられる．間質性腎炎，尿細管性アシドーシス，シスチン尿症などの基礎疾患がある場合にみられる．③腎後性蛋白尿：下部尿路疾患による蛋白尿によるもので，小児では先天性尿路奇形や膀胱尿管逆流症などによる腎障害もまれではない．

【検査】 スクリーニング検査では試験紙法が行われる．試験紙法はアルブミンの検出が主な目的であり，低分子蛋白には反応しないので注意する．1+（30 mg/dl），2+（100 mg/dl），3+（300 mg/dl），4+（1,000～2,000 mg/dl）に分類される．蛋白尿の診断には早朝第一尿として前日就寝前に排尿し，翌朝覚醒後速やかに採取された中間尿が望ましい．持続性蛋白尿の場合は12～

24時間の蓄尿より尿中蛋白の排泄量を定量的に捉える必要がある。蓄尿が困難な場合は無作為に抽出した尿検体による尿中蛋白/クレアチニン比を測定する(正常2歳以上0.2未満,3以上はネフローゼ範囲の蛋白尿を示唆する)。

【看護のポイント】 蛋白尿は学校検尿などの腎臓病検診で発見されることが多い。腎原発性疾患のみならず多くの全身性疾患の発見の契機ともなる重要な徴候である。そのため正しい採尿方法の指導を行うとともに,異常所見に対する適切な教育指導を行い理解を深める。またその異常の指摘が不安を増幅させることもあり注意を要する。小児の良好な発育やQOLを考慮すると不適切な生活管理指導は避けねばならない。蛋白尿は腎臓病の診断,評価,治療や予後の指標として重要である。しかし,疾患の活動性によっては生活管理方法や食事制限の程度が変更されうる。経時的な患者把握と長期的な視点に立ち家庭・学校と連携しサポートしていく必要がある。

〈関連語〉 ネフローゼ症候群,腎機能検査

[油谷和子]

●文献 1) 五十嵐隆,他:蛋白尿に特に関連した疾患.Behrman, R.E.(衛藤義勝・監,五十嵐隆,他・編),ネルソン小児科学,原著第17版,エルゼビア・ジャパン,2005, pp.1777-1784. 2) 渡邉修一郎:蛋白尿.小児看護, 23(9):1235-1239, 2000. 3) 吉岡加寿夫:外来でよく遭遇する症状と徴候;蛋白尿.小児内科, 32(4):485-489, 2000. 4) 五十嵐隆:研修医のための小児腎疾患の臨床,診断と治療社, 1996, pp.236-240.

ち

チアノーゼ

【チアノーゼとは】 皮膚や粘膜が青い,または暗赤色にみえることをチアノーゼという。チアノーゼは毛細血管の血液中の還元ヘモグロビンが $5.0\,g/dl$ 以上になると認められる。毛細血管の豊富で皮膚の薄い粘膜,口唇,爪,耳朶などに出現することが多い。貧血でヘモグロビンの血中濃度が低いときには,還元ヘモグロビンの絶対量が少ないためチアノーゼは出現しにくい。反対に多血症の場合,ヘモグロビンの血中濃度が高く,それに伴い還元ヘモグロビンの絶対量が多いためチアノーゼは目立ちやすいということになる。

【チアノーゼの種類と原因】 チアノーゼのみを症状とすることはまれであり,呼吸困難,心疾患など通常ほかの症状に伴ってみられる。①中枢性チアノーゼ:肺や心臓,大血管など全身性の要因から,血中酸素飽和度が低下し,還元ヘモグロビンが増加するために生じるチアノーゼである。原因としては,気管支喘息,肺炎などの肺疾患による肺機能障害,心疾患の左右短絡による慢性的な低酸素血症などがある。先天性心疾患のうち,ファロー四徴症では肺動脈の狭窄により肺への血流が少なくなり低酸素状態になるうえ,左右短絡があるため動脈血に酸素飽和度の低い静脈血が混じり,その結果,身体に流れる血液の飽和度が低くなり,慢性的にチアノーゼが生じている。したがってこの場合は,酸素投与しても血中酸素飽和度は上昇しない。②末梢性チアノーゼ:末梢の循環不全時では,末梢組織で毛細血管内の血液循環が滞り,還元ヘモグロビンが局所的に増加してその部位に冷感を伴うチアノーゼを呈する。寒冷時の血管収縮,局所の圧迫による循環不全,心不全時などにみられる。

【チアノーゼがある子どもの看護】 随伴する症状,バイタルサイン,血中酸素飽和度,意識状態を観察し,チアノーゼの原因を確認する。肺機能障害が原因であれば,気道を確保し,酸素を投与する。慢性的に常在する先天性心疾患の場合には,酸素を必要としないことが多い。チアノーゼが増強したときには,酸素投与を禁忌とする心疾患もあるため医師の指示に従う。末梢性チアノーゼの場合,原因になるものへの対処とともに保温やマッサージを行い循環を促す。チアノーゼの状態が慢性的に続くと,多血症やばち状指のように身体の変化が生じてくる。多血症は低酸素を補うために,代償的にヘモグロビンが多くなった状態である。多血になると血液がよどみ,血栓が形成され梗塞を起こす危険があるため,抗血栓薬を服用したり,時には瀉血を必要とすることがある。

〈関連語〉 先天性心疾患と後天性心疾患,蹲踞,ばち状指,低酸素血症,呼吸困難 [宗村弥生]

●文献 1) 木村謙太郎,他・監:呼吸器疾患(ナー

シングセレクション1)，学習研究社，2003，pp.74-80． 2) 川崎香苗，他：チアノーゼ．小児看護，28(3)：281-284，2005． 3) Wong, D.L., et al.：Whaley & Wong's Nursing Care of Infants and Children. 7 th ed., Mosby, 1999, pp.1583-1649．

チアノーゼ発作　⇒無(低)酸素発作

チーム医療

【定義】　医師，看護師，薬剤師，栄養士，理学療法士，メディカルソーシャルワーカーなど，各医療専門職がチームをつくり，お互いの専門性を活かし，目標や責任を共有しておのおのの業務を行っていく医療体制である。
【現状】　今日の医療では，医師の診療分野の専門分化はもとより，他職種が分化していく傾向にある。このことは，医療の科学性，質の向上へつながるが，その一方で，医療・看護の対象である患者の断片的・非人間的な医療への危険性を含んでいる。医療，看護の対象である患者を全人的に捉え，人間性を尊重したうえで，質の高い医療を提供する必要からチーム医療が強調されるようになり，チームのあり方やケアの提供方法が検討されている。とくに，直接的な患者ケアの提供のみならず，チームメンバーの連携を強化・調整するコーディネートの機能も重視されている。また，小児看護領域においては，冒頭の職種に加えて，教育，保育などの専門職も加えたチーム医療が行われつつある。
【今後の課題】　チーム医療は，それぞれの職種が患者のニーズに応じて複数でチームを組んで総合的に判断し，多重チェックをし，医療の質と安全を保障しながら相乗効果を上げ，チーム全体の総合力として医療を提供するものであるから，チーム医療のなかでは縦割り的な医療提供や上下関係的な医療提供の考えは排除される。したがって，チーム医療のためにはそれぞれの職種は自律していなければならない。チーム員は，根拠をもって自分の行動を説明し，意見をはっきりと述べることができなければならない反面，幅広い視野をもち，他者の意見を聞くことができる柔軟性も備えていなければならない。チーム医療を効果的に行うためには，各専門職者の代表者によるカンファレンスで，どの職種でチーム医療を行うのかといった討議を経て，専門職種を選択し，チーム医療を開始するといったシステムをつくることが重要である。また，情報の伝達・共有方法についても十分検討し，迅速で正確な情報の共有ができることが望ましい。
〈関連語〉　チームナーシング　　　［服部淳子］
　●文献　1) 和田攻，他・編：看護大事典，医学書院，2002, p.1827． 2) 雨宮多喜子：看護学事典，日本看護協会出版会，2003, p.448． 3) 内薗耕二，他・監：看護学大辞典，第5版，メヂカルフレンド社，2002, p.1419． 4) 井部俊子，他・監：看護マネジメント論(看護管理学習テキスト3)，日本看護協会出版会，2004, pp.154-155．

チームナーシング

【定義】　看護方式のひとつで，看護師，准看護師，および看護補助者などの教育背景や免許資格の異なる看護要員でチームを構成し，それぞれの能力や特性をふまえて業務を分担し，より効率的な看護体制をとろうとするものである。具体的には，看護師がチームリーダーとなり，その下に数名の看護師，准看護師，看護補助者を配置して患者の看護を行う。チームカンファレンスにより，情報提供，評価などを行うことで，全員が一体となった看護を提供することが可能となる。
【歴史的背景】　組織的看護の効率化をはかるために取り入れられていた分業による機能別看護方式は，分担業務の責任が明確で，効率的ではあるが，ケアは継続されず，患者全体を把握できなかった。これらの反省と看護師不足を反映して導入されたのが，チームナーシングである。チームナーシングは，1946年コロンビア大学教育学部看護教育科における看護チームの組織と機能に関する実験と研究の結果考案された。わが国には，1960年代に急速に広められ定着していった看護方式である。わが国ではようやくチームナーシングが軌道に乗りつつあった1970(昭和45)年に，アメリカではすでに，チームナーシングの限界が指摘されていた。チームナーシングの実践において，個々の患者に対する責任の不明確さと看護の継続性の欠如，バラバラな業務遂行，過剰なリーダーの責任，仕事の満足感のなさなどの問題が見受けられるようになった。その後，1970年代に入り，チームナー

シングの批判をふまえて，プライマリナーシングが考案された。日本では，チームナーシングで問題とされている看護の継続性や看護師個々の成長，また看護チームのパワーアップを目的に，1974(昭和49)年，西本勝子[1]が固定チームナーシングを提唱し，各施設に導入された。固定チームナーシングとは，ある一定の期間(通常1年以上)リーダーとメンバーを固定して看護活動を続ける方法で，日本の看護単位の大きさ，3交代制，スタッフの能力差など多くの問題に対応しうる看護方式として考え出された。固定チームナーシングは病棟，外来，手術室，救命救急部門などのどのような場所においても実践できるシステムであり，看護師，准看護師，看護補助者が役割と業務内容を明確にしてチーム活動を展開することができる。日本では多くの施設で実践されている。

【現状】　わが国では，より質の高い看護を提供するために，チームナーシングをベースに継続受持制を取り入れようとしている。形としては，チームナーシングを改善した固定チームナーシングが主流である。チームナーシングの限界を指摘し，プライマリナーシングを行っているアメリカでは，医療費削減や慢性的な看護師不足のため，再びチームナーシングが見直され始めている。時代や社会的な背景に応じて，看護方式も変化している。

〈関連語〉　チーム医療，プライマリナーシング
[服部淳子]

●文献　1) 西本勝子：チームナーシングの新しい展開；固定チームナーシングの意味するもの．看護学雑誌，51(2)：135，1987．2) 日本総合研究所，他・編：受持ち制看護方式実践サポート，1996，pp.8-9．3) 和田攻，他・編：看護大事典，医学書院，2002，pp.1827-1828．4) 稲田三津子：看護学事典，日本看護協会出版会，2003，p.448．5) 内薗耕二，他・監：看護学大辞典，第5版，メヂカルフレンド社，2002，p.1419．

知覚の発達

【定義】　知覚は，視覚，聴覚，味覚，臭覚，皮膚感覚といった感覚を組織立てて解釈し，主観的に認める働きをさす。知覚の発達には，感覚の発達や経験が影響を与えるとされている。

【感覚の発達】　感覚のなかでも視覚と聴覚は，長い時間をかけて発達し，成熟する。視覚は，生後3カ月から1歳6カ月くらいまでにもっとも著しく発達し，3歳くらいまではよく発達する。正常新生児の視力は0.01程度であるが，3歳くらいで1.0になると報告されている。また，生後1カ月くらいで固視が十分にできるようになり，生後4カ月になると動くものを追って目を動かす追視が可能になる。視覚はその後8歳くらいまでかけて成熟し，視力や眼球の大きさ，立体視力などが成人と同等になるといわれている[1]。また，聴覚は1歳6カ月くらいまでに成人に近づくが，聴覚の閾値が成人レベルの0dBとなるのは，4～5歳と報告されている[2]。視覚と聴覚から得られる情報は，人の生活のなかで大きな比重を占めており，視覚や聴覚の発達は，知能の発達や精神発達にも大きな影響を与える。一方，感覚のなかでも臭覚は，成人期より小児期のほうが鋭敏であるとされている。また，味覚については，苦味は成人のほうが新生児より敏感であるが，甘味や塩味，酸味については，新生児でも成人と同様かそれ以上に敏感であるといわれている[3]。皮膚感覚すなわち，触覚，温度感覚，痛覚は，新生児期でもよく発達している。未熟児であっても痛覚があることや，生後12時間以内に疼痛閾値が低下することが報告されている[4]。

【知覚の発達を促す支援】　知覚の発達について，空間知覚の発達を例にあげ説明する。三次元の空間や遠近などの空間の知覚が発達するためには，視覚の発達だけでなくさまざまな感覚の発達が関係している。たとえば近づいたり遠ざかったり，動きながら観察するなどの運動発達，見たものを触ってみるという視覚と触覚の協応，音の大きさや方向などを捉える聴覚の発達，触覚の発達などである。これらのさまざまな感覚の発達が組み合わさり，日常生活のなかで体験を繰り返すことにより，正確な空間の知覚が可能になる。したがって，知覚の発達を促すためには，眼，耳などの感覚器官の疾患を早期に発見し，疾患がある場合には，治療や機能獲得に向けた訓練，装具などの提供が必要である。聴性脳幹反応検査(auditory brainstem response；ABR)など，検査方法の進歩により，乳児期からの正確な検査が可能になってきている。また，運動機能の発達を促すことや，さまざまな生活体験をすることが，知覚の発達を促すうえで重要となる。

〈関連語〉 視覚障害, 色覚異常, 弱視, 斜視, 視野障害, 聴力検査, 聴力障害, 知的発達, 認知の発達　　　　　　　　　　　［中村伸枝］
　●文献　1) 羅錦營：眼疾患の早期発見と検査・診断の進め方. 小児看護, 25(13)：1724-1727, 2002.　2) 原沢隆夫：聴覚と視覚. 馬場一雄・監, 改訂小児生理学, 第2版, へるす出版, 1994, pp.179-188.　3) 馬場一雄：味覚と嗅覚. 前掲書2), pp.189-194.　4) 北村征治：新生児の痛みのメカニズムとその緩和. Neonatal Care, 10(6)：10-15, 1997.　5) 古川真人：空間知覚の発達と臨床. 岡堂哲雄・監, 小児ケアのための発達臨床心理, へるす出版, 1983, pp.39-51.

蓄　尿

【蓄尿の目的】　尿の各成分(蛋白, 糖, 含窒素物質, 電解質, ホルモンなど)の1日総排泄量を測定するために行う. 蓄尿を始める前に排尿させ, その後24時間にわたり排泄した尿を大型の容器などに貯え, 24時間後の同時刻に採取して終了する. 持続輸液中, 腎・尿路系疾患, 代謝性疾患, 悪性腫瘍などの小児で実施される.
【尿量】　尿量は飲食物量や環境温, 発汗の程度によって変動する. 小児では, 体重 kg 当り排尿量は成人の3～4倍で, 1～6歳 300～1,000 m*l*, 6～12歳 500～1,200 m*l* である. 1日 2,000 m*l* 以上は多尿, 500 m*l* 以下は乏尿といわれている.
【採取方法】　①乳幼児の場合：乳幼児の24時間蓄尿は, 蓄尿用採尿パックを用いて行われる. 蓄尿用尿パックを貼付し, おむつを軽く当てる. パックから出ているチューブはおむつから外に出しておき, 頻回に排尿のチェックを行い, 排尿後パック内に尿が停滞しないように直ちに採取する. 体動や排便により, 尿パックがはがれやすく, 採取は困難である. また, 長時間の貼付や何度も貼り替えることによる皮膚トラブルに注意する. ②排泄が自立している幼児・学童以上の場合：採尿検査の必要性を説明する. 蓄尿方法といつからいつまでなどの時間も説明する. ③保存：尿の保存は, その目的に応じて, 遮光が必要な場合, 特殊な薬品が必要な場合がある(表60). 24時間の蓄尿終了後, 全尿をよく攪拌し, 必要量を採取して検体容器に移す. 検査の目的によっては冷蔵・冷凍が必要なことがあるので事前に確認する.
〈同義語〉　24時間尿
〈関連語〉　尿量測定, 尿崩症, 体液　［小原美江］
　●文献　1) 和田博義, 他・編著：小児腎臓病ハンドブック, 南江堂, 1988.　2) 五十嵐隆：研修医のための小児腎疾患の臨床, 診断と治療社, 1996.

表60　検査を行う主な尿中成分の適切な保存法

尿中成分	短期保存法
尿一般定性[*1]	遮光, 密栓して冷蔵
尿沈渣	室温または冷蔵
糖・蛋白	冷蔵
VMA・HVA[*2]	塩酸添加(pH 3.0以下)後に冷蔵
重炭酸イオン[*3]	流動パラフィンで尿表面を覆って密栓して冷蔵

[*1] 破壊されて減少する
[*2] pH 3.0以上で酸化分解されて低下
[*3] 揮発により低下

チック

【チックとは】　チックは, 突発的に起こり, 目的をもたない, 急速で反復的, 非律動的, 限局的な不随意運動である. 短時間であれば意図的に抑えることが可能であるが, 抵抗できないものである. まばたきをするなどの運動チックと, 運動が発声に関する筋群に起きて声を出す音声チックに分類され, それぞれすばやい運動を特徴とする典型的な単純型チックと, 比較的ゆっくりとしていて目的があるようにみえる複雑型に分類できるが, 単純型と複雑型の境界は不明確である. ①運動チック：a. 単純型；首から上の部位に多い. 例＝まばたきする(瞬目), 目を動かす, 口をゆがめる, 顔をしかめる, 首を振る, 肩をすくめる, など. b. 複雑型；複数の部位が一緒に動く. 例＝顔の表情を変える, 四肢を動かす, ジャンプする, スキップする, さわる, においをかぐ, など. ②音声チック：a. 単純型；咳払いする, 「アッ」「アー」「ン」などの単純音を発声する, うなる, ほえる, など. b. 複雑型；状況に合わない単語や句を繰り返し言う, 社会的に受け入れられない汚い言葉や卑猥な言葉を言う汚言症(コプロラリア coprolaria), 他人の言葉をそのまま繰り返す反響言語(エコラリア echolalia), 自分が言った言葉を繰り返す反復言語(パリラリア palilalia), など.
【診断カテゴリー】　チックを主症状とする症候

群がチック障害(チック症)である。チック障害は，チックの特徴と持続期間によって判断され，DSM-IV，ICD-10ともに以下の3つのカテゴリーで捉えている。①一過性チック障害：18歳以下で発症し，持続期間が4週間以上，1年未満のものである。もっとも頻度が高い。軽度の散発性のチックは，1～2割程度の幼児期の子どもにおいてみられるとされており，そのほとんどは一過性のものである。②慢性運動性あるいは音声チック障害：運動性もしくは音声チックのどちらかが寛解と再発を繰り返しながら1年以上持続するものである。多様なチックがみられることが多い。③トゥレット障害(トゥレット症候群)：慢性チック障害のうち，音声チックと多様な運動チックが合併したものである。

【病態・病因】 研究が進展した結果，トゥレット症候群では汚言症が必ず出現するわけではなく，単純な音声チックにとどまるものも多く，また当初は生涯持続するとされていたが10代後半から成人期を迎える間に，およそ9割において症状が軽快もしくは消失することがわかってきた。現在ではチックとトゥレット症候群は連続性をもっており，トゥレット症候群はチック障害の重症型と理解されるようになった。トゥレット症候群の病因には複数の遺伝子と環境因子が関与し，ドパミンなど神経伝達物質のアンバランスと，大脳皮質―大脳基底核―視床―大脳皮質回路の異常が考えられており，ながらくチック障害は心因性とされてきたが，現在では否定的である。トゥレット症候群では強迫性障害(obsessive compulsive disorder；OCD)や注意欠陥/多動性障害(attention deficit/hyperactivity disorder；AD/HD)を伴っている場合が多いとされ，長期間のチック症状とともに行動上の問題や抑うつや不安などの情緒の問題を引き起こし，さらに二次的な対人関係の問題を抱え不登校となることも多い。

【治療とケア】 養育者の育て方や子どもの性格が原因ではないことを伝え，チック障害に対する正しい理解を促し，日常生活や社会生活において適切に対処できるよう指導することが基本である。家族にはチックの指摘，叱責，禁止はしないよう指導し，また症状を無視せず少しずつ受容していけるよう促し，子どもには疲労の蓄積や睡眠不足を避けるよう生活指導しながら子どもや家族を心理的に支える。教師や友人との関係調整も重要である。薬物療法としてはハロペリドール，ピモジド，リスペリドン，クロニジン，SSRIなどが用いられる。

〈関連語〉 不随意運動，多動性障害，不登校

[塩飽仁]

●文献 1) 金生由紀子：チック，トゥレット症候群．坂田三允・編，こどもの精神看護(精神看護エクスペール12)，第1版，中山書店，2005，pp.99-103． 2) 山田佐登留：チック(トゥレット)障害．佐藤泰三・編，臨床家が知っておきたい「子どもの精神科」，第1版，医学書院，2002，pp.175-177． 3) 野村芳子：トゥレット症候群．小児科臨床，57：1493-1500，2004． 4) 米国精神医学会(髙橋三郎，他・訳)：DSM-IV-TR精神疾患の診断・統計マニュアル 新訂版，第1版，医学書院，2003． 5) NPO法人日本トゥレット協会：http://tourette.jp/

窒　息

【定義】 窒息(asphyxia)とは，気道の閉塞などの換気障害をはじめとする肺組織と肺循環系とのガス交換の障害により，急性の低酸素血症と炭酸ガス過剰をきたし，これによって出現する病的状態のことをいう。広義には，外呼吸，内呼吸を問わず，生命の維持に必要な酸素の摂取が妨げられて起こる病的状態をさし，外窒息，内窒息に分けられている。普通いわれる窒息は外窒息のことをさしている。内窒息は，急性喉頭蓋炎や喘息などによる急性気道閉塞をいう。外窒息の原因としては，鼻口閉塞，気道の圧迫閉塞(扼頸)，気道内異物による閉塞，胸郭部の圧迫による呼吸運動障害などがある。また，一酸化炭素や青酸化合物による酸素分圧低下は一般に中毒として取り扱われている。

【実態】 不慮の窒息の分類とその発生数を表61に示した。乳児の事故死のなかに占める不慮の窒息の割合は，毎年70～78%でほとんど変化がなく，乳児期の不慮の事故の主な死因となっている。乳児の窒息死〔2004(平成16)年〕は155名，その内訳をみると，ベッド内での不慮の窒息および絞首が41名(26.5%)，胃内容物の誤嚥が38名(24.5%)，気道閉塞を生じた食物の誤嚥が33名(21.3%)となっており，毎年大きな変化はない。「胃内容物の誤嚥」による窒息の原因がミルクとされている場合には，ミルクが窒息を引き起こした直接の原因であるのか，あるいは死戦期の変化として解剖時に気管内にミルクが

認められただけなのか判断することは難しい。脳性麻痺，精神運動発達遅滞，喉頭部の奇形など，基礎疾患がある乳児では窒息の危険性が高くなる。生命にかかわるような窒息は，歩行を開始したばかりの幼児や重症心身障害児でみられることが多い。丸いキャンデー類，ナッツ類，ブドウ，プチトマト，餅，ちくわ，小さな玩具などによる。

【評価】 何時頃，どこで，何をしているときに，どのような状況で起こったかを詳しく聞く。なるべく正確な発生時間，現場で行った処置，処置による症状の変化の有無，その後の経過（呼吸状態，意識状態，顔色，痙攣の有無など）を聞く。

【治療】 気道の閉塞により，無呼吸，意識消失がある場合は直ちに異物を取り出す処置を行い，心肺蘇生を開始する。窒息状態にあるが，意識があり，気道が確保されている場合は無理に取り出そうとせず，直ちに耳鼻科医に依頼する。乳児の場合は腹臥位とし，大人の前腕に乳児を乗せて頭部を下げ，もう一方の手で肩甲骨の間の背面を強く叩打する。あるいは，仰臥位とし，胸骨上から胸部を突き上げるように圧迫する。肝臓の損傷をきたした可能性があるので腹部の圧迫は行わない。幼児以上では，上記の手技，あるいは患者の上腹部に握りこぶしを置いて腹部を上方に押しながら突き上げるハイムリック操作を繰り返す。これらにて異物が排出されなければ喉頭鏡でのどの奥を見ながら，マギール鉗子で異物摘出を試みる。その後は，バイタルサインの安定をはかる治療を行う。これらによっても呼吸が回復しない場合は人工呼吸を試みる。

〈関連語〉 事故，小児救命・救急，心肺蘇生法
[山中龍宏]

●文献 1) 山中龍宏：乳児の窒息．JOHNS，14(4)：539-544，1998．

知的障害 ⇒精神遅滞

知的発達

【定義】 知的機能（知能）の定義は数多く，曖昧な点も多いが，広義には学習する能力や，学習したことを利用しながら柔軟に自分を変化させ，新しい環境へ適応していく能力をさすとされている[1)2)]。また，狭義には抽象的思考力をさすことが多い。知能は，個人のなかで固定しているものではなく，発達や生活経験のなかで変化していく。Piaget, J. は，知能の発達過程を，感覚運動的知能→前操作的思考→具体的操作→形式的操作という質的な変化として捉えている。

【知的機能（知能）の発達】 知的機能の発達には，遺伝的要因と環境要因が相互に関係すると

表61 その他の不慮の窒息による年齢別死亡数

	0～4歳	0歳	1歳	2歳	3歳	4歳	5～9歳	10～14歳
その他の不慮の窒息	155	106	29	13	3	4	12	12
ベッド内での不慮の窒息および絞首	41	34	5	1	—	1	1	1
その他の不慮の首つりおよび絞首	5	1	2	2	—	—	3	1
落盤，落下する土砂およびその他の物体による窒息	—	—	—	—	—	—	—	—
胃内容物の誤嚥	38	30	3	3	2	—	3	4
気道閉塞を生じた食物の誤嚥	33	18	10	3	—	1	2	3
気道閉塞を生じたその他の物体の誤嚥	14	6	6	1	—	1	2	—
低酸素環境への閉じ込め	—	—	—	—	—	—	—	—
その他の明示された窒息	7	5	1	—	—	—	—	—
詳細不明の窒息	17	12	2	3	—	—	1	2

(出典 平成13年人口動態調査)

いわれている。新しい刺激の豊富さや，周囲の大人が子どもの言動に肯定的に応答することにより，子どもは自ら，未知のものを探求しようと経験や情報を求めるようになる。また，自ら求めた経験や情報はよりよく受容され，活用されるので，さらに知的機能の発達が促されていく。狭義の知的機能である抽象的思考は，Piaget の示した具体的操作期(7，8歳～11，12歳)から形式的操作期(11，12歳以降)にかなりの発達を遂げる。この時期には，数の概念の理解や，同じものは見かけが変化しても量や重さは変化しないことなどを理解するようになる。また，論理的記憶や推理，定義なども可能になり，問題解決力や批判力，創造力などが発達していく。

【知能検査】　知的発達を客観的に評価するものであり，幼児以後を対象とする。フランスの心理学者 Binet, A. が，小学校に入学する子どものなかから，精神発達に遅れのある児をみつけ出す目的で，考案したのが最初である。知能検査には，被検児が年齢相応の子ども達の何歳の水準までできているかという"年齢尺度"を用いる検査法と，同年齢の集団のなかでどのくらいに位置づくかという"偏差値"を用いる検査法がある[3]。前者には，田中-ビネー式知能検査(対象2歳～成人)，鈴木-ビネー式知能検査(対象2歳～成人)などが含まれ，後者にはウイスク(Wechsler Intelligence Scale for Children；WISC)知能検査法(対象5～15歳)などが含まれる。また，知能検査には，田中-ビネー式知能検査，鈴木-ビネー式知能検査のように，個人の知能を把握する目的で行うものと，ウイスク知能検査法が言語性検査と動作性検査に分けて測定しているように，知能を把握するだけでなく診断に用いる目的をもつ検査がある[4]。知能指数(intelligence quotient；IQ)は，精神年齢(mental age；MA)/生活年齢(calendar age；CA)×100 の計算式で算出される。100 が年齢相応，75以下は精神遅滞とされる。知能検査は数多くのものが考案されており，それぞれの検査の目的，方法を把握したうえで用いることが大切である。また，検査は知識と技術を修得した専門家が行うものであること，検査結果は知的発達のひとつの評価であり，知的発達のすべてを示すわけではないことを理解する必要がある。

〈同義語〉　知能の発達，認知の発達
〈関連語〉　知能検査，知能指数，ピアジェの認知発達理論
［中村伸枝］

●文献　1) 古川雅文：知能．山本多喜司・監，発達心理学用語辞典，北大路書房，1991, p.209. 2) 佐藤文子：知能の発達と臨床．岡堂哲雄・監，小児ケアのための発達臨床心理，へるす出版，1983, pp.101-114. 3) 大久保修：精神機能．馬場一雄・監，改訂小児生理学，第2版，へるす出版，1994, pp.227-244. 4) 田中敏隆：知能検査(幼児用)，知能指数．黒田実郎・監，乳幼児発達辞典，岩崎学術出版社，1985, pp.331-332.

知能検査

【定義】　知能検査とは，人の知能を客観的に評価するためにつくられた，標準化された検査法である。一度に大勢に実施する集団検査もあるが，ここでは個別で実施する個人検査に絞って説明する。一般に，知能とは，「新しい課題や場面・環境に適応する知的能力」とされる(『日本語大辞典』)。心理学においてはさまざまな定義があるが，今日，頻用されている知能検査を作成した Wechsler, D. は，「知能とは，個人を取り巻く外界を理解し，処理する能力の総体」としている。

【代表的な知能検査】　①田中-ビネー式知能検査：フランスの Binet, A. によって，世界で初めて作成された知能検査をベースに，日本で標準化し直された検査である。最新版の，田中-ビネー式知能検査Ⅴでは，2～13歳に対しては，どの年齢級の課題までこなせたかによって，知的発達水準(精神年齢)を導き出し，精神年齢と生活年齢の比率から，IQ(intelligence quotient，知能指数)を算出する。この精神年齢と IQ によって，発達段階が簡便に捉えられ，発達援助の手掛かりになる。一方，14歳以上では，偏差IQ(deviation IQ；DIQ)を算出する。領域別(結晶性知能，流動性知能，記憶，論理推理)の DIQ と，総合 DIQ が算出される。田中-ビネー式は，所要時間が相対的に短いこと，年少の課題では，言語理解を必要とするものが少なめであること，多様な課題が含まれていることなどから，全体的な知的水準を，比較的簡便に捉えることのできる検査といえる。②ウェクスラー系知能検査(WPPSI, WISC-Ⅲ, WAIS-R, WAIS-Ⅲ)：Wechsler, D. により作成された検査で，

WPPSI(Wechsler Preschool and Primary School of Intelligence, ウェクスラー就学前・小学生知能評価尺度)は3歳10カ月～7歳1カ月, WISC-III(Wechsler Intelligence Scale for Children, ウェクスラー小児知能評価尺度第3版)は5～16歳, WAIS-R(Wechsler Adult Intelligence Scale-Revised, ウェクスラー成人知能評価尺度改訂版)は16～74歳が対象である。なお, WAIS-Rは2006年に改訂され, 16～89歳まで適用のWAIS-IIIが発刊された。この検査の特徴は, 言語性と動作性に大別される点にある。言語性では, 知識や計算, 抽象的思考力, 社会常識, 聴覚的短期記憶など, 耳から聞いて言葉で答える力をみる。一方, 動作性では, 視覚的注意力, 目と手の協応, 場面理解力, 空間把握など, 視覚認知や操作の力をみる。結果は, 偏差IQで表され, 平均は100, 標準偏差が15である。言語性IQ, 動作性IQ, 全IQが算出され, 集団内での位置づけとともに, 個人内能力差(言語性と動作性間か, 下位検査のバランスはどうか。何が得意で, 何が苦手か)をみることができる。近年, 学習障害, 注意欠陥/多動性障害, 高機能広汎性発達障害など, 知的に遅れはないが, 能力の個人内差や認知の偏りが大きく, 学習や対人関係, 集団適応でつまずきやすい軽度発達障害が注目されているが, その可能性がある場合, とくに活用される検査である。

【知能検査を活用する際の留意点】　知能検査結果には, 検査時の体調や気分, 検査者との信頼関係その他が常に影響しうる。そのため, 結果には常に測定誤差が含まれる。たとえば田中-ビネー式Vでは, IQは±8の幅をもって捉えるよう勧められている。また, 結果のみで早急に判断するのではなく, 発達歴や日常生活の様子, 現在困っていることなどを丁寧に聴取し, 検査結果(検査時の様子, 全体的な発達水準, 下位尺度の分析)と合わせて, 総合的に判断する必要がある。検査というひとつの問題解決場面に, どう向き合ったかをふまえ, 検査結果から伺われる, その人の得手・不得手はどんなことで, 日常生活にはそれがどう現れていて, それにその人や周囲はどう対処してきたのか, 結果を被検査者の日常に, どう活かせるかを考えてはじめて, 知能検査実施の意味があるといえる。

〈関連語〉　知能指数, 発達検査, 発達指数, 注意欠陥/多動性障害(AD/HD), 学習障害(LD)

[塚崎百合子]

●文献　1) 梅棹忠夫, 他・監：日本語大辞典, 第2版, 講談社, 1989.　2) Wechsler, D.(児玉省, 他・訳編著)：日本標準版 WISC-R知能検査法 1982年修正版, 日本文化科学社, 1983.　3) 田中教育研究所・編：田中ビネー知能検査法 1987年全改訂版, 田研出版, 2000.　4) 田中教育研究所・編：田中ビネー知能検査 V マニュアル, 田研出版, 2003.　5) Wechsler, D.(日本版 WISC-III刊行委員会・訳編著)：日本版 WISC-III知能検査法, 日本文化科学社, 1998.　6) Wechsler, D.(日本版 WAIS-III刊行委員会・訳編著)：日本版 WAIS-III成人知能検査法, 日本文化科学社, 2006.

知能指数

【定義】　知能指数とは知能検査結果の表示方法のひとつで, intelligence quotientを略してIQといわれる。現在, 2種類のIQがよく用いられているが, 1つは, 年齢尺度に基づいた比率IQであり, もう1つは, 同年齢集団のなかでの知能偏差値に基づいた, 偏差IQである。田中-ビネー式知能検査が, 前者の比率IQを出すのに対し, ウェクスラー系知能検査(WPPSI, WISC-III, WAIS-R)は, 後者の偏差IQを算出する。なお, 田中-ビネー式は, 1987年版までは全年齢に年齢尺度を用いていたが, 2003年に改訂され, 第5版(田中-ビネー式V)からは, 14歳以上の成人級については, 偏差IQを採用している。年齢尺度に基づく場合, 年齢級ごとに課題が配置されており, 個人がどの年齢級までパスしたかによって, 個人の知的発達水準(精神年齢)を導きだす。そして, その個人の精神年齢と生活年齢の比を100倍したものが, IQである。IQ={精神年齢(mental age；MA)/生活年齢(calender age；CA)}×100　たとえば10歳の子が10歳6カ月の課題まで通過したとすると, CA=120カ月, MA=126カ月となり, IQ=105となる。一方, 偏差IQの場合, 個人が, 同年齢集団のなかで, 平均からどの程度の差があるかを基に, その人の知的水準を知ろうとする。一般に, 知能偏差値は以下の式で出される。　知能偏差値={(個人の得点－集団の平均点)×10/集団の得点の標準偏差}+50　ウェクスラー系の場合, 集団の平均を100とし, 標準偏差(SD)を15として個人のIQを算出する。つまり, IQ=

85-115が、年齢平均範囲内といえる（平均±1SD）。

【知能指数を用いる際の留意点】　知能指数は、精神遅滞（知的障害）の診断基準のひとつとして用いられている。アメリカ精神医学会によるDSM-IV-TR（精神疾患の分類と診断の手引）では、精神遅滞とは、18歳未満に発症し、自己管理、家庭生活、社会的・対人的技能その他、少なくとも2つ以上の領域で適応が難しいことに加え、明らかに平均より幼い知的機能であること（IQがおよそ70以下）を要件としている。知的水準によって、軽度（IQ＝50-55～およそ70）、中等度（35-40～50-55）、重度（20-25～35-40）、最重度（20-25以下）と定めている。このように、知能指数は診断の場で、また療育手帳の判定や就学相談（心身発達の遅れなど、教育上、特別な配慮を要する児童・生徒の就学先について検討するために、教育委員会が行っている、保護者との相談の場）でも指標のひとつとして用いられる。しかし、知能検査の結果には常に測定誤差が含まれるため、細かい数値にこだわるより、どの程度の発達段階にあるか、幅をもって捉えるほうが適切である。また、1回の検査結果をもって、その人の恒常的な知的水準として断定すべきではない。心身共に発達途上にある子どもの場合、とくに留意すべきである。結果の中身（検査者との関係のもち方、課題への取り組みなど、検査時の態度はどうだったか。検査項目のどの領域が得意で、どの領域が不得手か。日常生活の様子と比較するとどうか。時間をおいて再び検査した場合、何が成長し、何が課題か）こそ、重視すべきで、数値だけがひとり歩きする事態は、被検査者の利益には決してならない。

〈関連語〉　知能検査，手帳制度，精神遅滞

[塚﨑百合子]

●文献　1）田中教育研究所・編：田中ビネー知能検査Vマニュアル，田研出版，2003．　2）Wechsler, D.（日本版WISC-III刊行委員会・訳編著）：日本版WISC-III知能検査法，日本文化科学社，1998．　3）アメリカ精神医学会（髙橋三郎，他・訳）：DSM-IV-TR 精神疾患の分類と診断の手引，医学書院，2002．

知能の発達

【知能（intelligence）の定義】　知能は古くはPlatonやAristotelesによって論じられており、Platonは心を知能・情動・意志の3つに分類し、知能も能力であると考えた。Aristotelesはこの3種の分類のうち、情動と意志を一緒にして、認識あるいは知的能力と対照的なものとした。これらの知的能力の概念をローマのCiceroが「インテリゲンチア Intelligentia」と翻訳することによって知能の概念が誕生した[1]。しかし、知能の本質的規定や定義には、さまざまな考え方があって、現在のところ、確定していない。比較的広範囲に受け入れられている知能の定義を類型化すると、①高等な抽象的思考の能力、②学習能力、③新しい環境への適応能力、④知識を得る能力・その知識、⑤①～④を包括した総合的な能力、⑥操作的な定義とするものに大別される。これらのことから、認知・記憶・思考・判断・推理などの知的機能の複合した有機体の環境に対する知的適応の可能性を示す実用的概念であり、その量的側面は知能検査によって測定される、と定義できる[2]。

【知能の構造】　心理学では知能の研究は実社会での有用性を求められて研究が行われており、因子分析を主とした、因子・構造を見出すことをめざしており、知能の構造を考えることで本質を明らかにしようとしてきた。代表的な知能構造のモデルとして、Spearman, C.E.の「一般因子」と「特殊因子」からなる2因子モデル、Thurstone, L.L.の「空間能力」「知覚速度」「数能力」「記憶能力」「言語能力」「語の流暢さ」「推理」の7因子からなる多因子モデル、Guilford, J.P.による「操作」「所産」「種類」の3つの軸からなる立方体として表される120の因子が存在していると仮定している知能構造（SI）モデルが代表的な考え方である。

【知能の発達】　知能の発達の研究は、心理測定的立場と情報処理的立場から行っているものとがある。心理測定的立場では、知能検査によって知能を捉え、その知能がどのように発達していくか、またその発達には遺伝的要因と環境的要因がどのようにかかわっているかを明らかにしようとしてきた。情報処理的な知能へのアプローチでは、人間の認知過程に対して情報処理的なアプローチがなされている。つまり知能を情報処理と考えて、具体的課題を解決する際の処理過程を詳細に分析することで知能の発達の枠組みを示そうとしている。そのうちのSternberg, R.J.は、知能を3種類の情報処理要素、す

なわち実行要素と知識獲得要素とメタ要素に分類した。それによると課題解決のために十分に知識をもっている場合には，子どもは実行要素とメタ要素で問題解決方略を構成することができ，十分な知識がない場合には，知識獲得要素が問題解決に役立つ情報を手に入れて，メタ要素に伝え，問題解決方略を構成するとされ，知能の発達の主要な基礎となっているのはメタ要素であると考えている。そして，知能の発達を考える際には，基礎的知識の発達と過程の変化の点からの検討が必要であり，心理測定的方法における課題である内容と，認知的過程の両側面から捉えるべきであると示唆している。知能とは「精神体制の高次の形態または，認識的構造作用の高度の発展した均衡状態を総称する類似概念である」[3]としたPiajet, J. は，発達における認知構造の変化は同化と調整によってもたらされると説明した。一方，情報処理的立場では，認知過程の変化に大きな役割を果たす自動化，符号化，一般化，方略構成という4つの変化メカニズムを提案している。自動化とは心的処理の実行が徐々に効率的になることであり，子どもが経験を積むことで効率的になっていく。符号化とは対象や事象のもっとも重要な特徴を取り出して，それをもとに内的な表象を形成することである。子どもは外界をより理解していくと，無関係な情報を無視し，必要な情報だけを符号化できるようになる。一般化は観察された関係を新しい場合に拡張して適用することであり，方略構成は課題の要求に応えるために，いくつかの処理の結果をまとめあげる過程である。これらの水準が向上し，洗練されていくことが認知過程の発達として表されている。このように現在の知能研究は，認知心理学的研究による認知過程の解明が中心となりつつある[4]。

〈関連語〉 知的発達　　　　　　［野間口千香穂］

●文献　1) Eysenck, H.J.(大原健士郎・監訳)：知能の構造と測定, 星和書店, 1981, p.14.　2) 藤永保, 他・編：心理学事典, 平凡社, 1981, p.574.　3) Piajet, J.(波多野完治, 他・訳)：知能の心理学, みすず書房, 1960, p.19.　4) 湯川良三：知的機能の発達(新・児童心理学講座第4巻), 金子書房, 1993, p.191.　5) Siegler, R.S.(無藤隆, 他・訳)：子どもの思考, 誠信書房, 1992.　6) 多鹿秀継・編：認知と思考；思考心理学の最前線, サイエンス社, 1994.

チャイルドライフスペシャリスト

病院におけるチャイルドライフスペシャリスト(child life specialist；CLS)は，子どもが病院での体験によって精神的な痛手を負わぬよう，心理社会的援助を提供する専門職である。子どもが萎縮せず本来の姿を取り戻せるように，病院に子どもの視点を取り入れ，子どもの生きがいである「遊び」を尊重する。医療体験が必ずしもマイナスではなく，むしろプラスの経験となるように，予防的，治癒的な援助を提供する。子どもをとりまく家族，とりわけ兄弟姉妹にも同様の援助を提供する。近年，北米においては，従来の病棟，外来に加えて手術室, ICU, NICU, ERにも専属のCLSが配属され, 2006年現在, 20名以上が勤務している病院も少なくない。
【チャイルドライフの歴史】　1950年代，アメリカ合衆国・オハイオ州クリーブランドの総合病院におけるPlank,E.の働きをもって，チャイルドライフプログラムは本格的に開始された。1971年，アメリカ小児科学会が「病院での経験は子どもの心に混乱を与え，退院後にも影響を及ぼす。したがって病院はこの事実を重く受け止め，子どもの心理的混乱を防ぐべく特別な取り組みを設けるよう命ずる」との見解を発表して以来，チャイルドライフプログラムは急速に普及し, 2006年現在, 北米を中心に470カ所以上の病院で, 4,000名以上のCLSが活動している。日本においては, 1998(平成10)年以降, 2006(平成18)年時点で9名のCLSが9つの病院で活動している。
【チャイルドライフプログラムの理念と目的】　チャイルドライフプログラムは，創始者Plankと親交のあったMontessori, M.やErikson, E.H.の影響もあり，子どもをひとりの尊厳ある存在として捉える思想がその根底にある。子どもを力ある存在として捉え，大人は相談相手として子どもに寄り添う。子どもの視点，気持ちを最優先に考える。このプログラムの目的は，子どもの不安・ストレスを軽減し，本来の成長・発達を援助することである。
【チャイルドライフスペシャリストの仕事】　①遊びの援助：CLSの仕事の根幹には遊びの援助がある。CLSは一人ひとりの子どもに最適な遊びを提供し，子どもの生きる力を支援する。遊びは，医療行為によって受け身になりがちな

子どもが，自然に主体的になれる時間である。CLSは，痛みを伴う治療や侵襲的な処置を受けた子どもには，メディカルプレイ(medical play)の機会を提供する。メディカルプレイは，子どもが医療者役，人形やぬいぐるみが患者役になってする「ごっこ遊び」である。この遊びのなかで子どもは，自らの医療体験を再現し，反復し，心理的に消化していく。この遊びは入院中の子どもの心の癒しに効果的である。② preparation：preparation(psychological preparation)とは，子どもと家族が安心して医療を受けられるように，一人ひとりの子どもの精神発達年齢や病状，過去の医療体験などに合わせた心の準備である。予期せぬ医療が子どもの心を傷つけないように，子どもが理解しやすい言葉や道具を用いて予防的な介入をする。入院前，検査・処置前，手術前だけでなく，退院前にも必要である。③家族支援：家族をサポートすることは，病気の子どもをサポートすることと同様に重要である。家族の存在は子どもにとって大きな励ましであるが，反対に，家族の不安は子どもにマイナスの影響を与える。そこでCLSは家族と信頼関係を築き，家族が子どもをよりよく支えられるように援助する。親が兄弟姉妹の複雑な感情を理解できるように支援する。CLSは，子どもが主体の療養環境を構築すべく努力する。「子どもが主役の医療」をめざし，家族や他の医療従事者と手を携えて，子どもの幸福な現在，未来のために貢献するものである。

[藤井あけみ]

●文献 1) Thompson, R.H., et al.：Child Life in Hospitals；Theory and Practice. CHARLES C. THOMAS, 1981. 2) Gaynard, L., et al.：Psychosocial Care of Children in Hospitals；A Clinical Practice Manual from the ACCH Child Life Research Project, ACCH, 1990. 3) 藤井あけみ：チャイルド・ライフの世界，新教出版社，2000. 4) Child Life Council ホームページ(http://www.childlife.org/). 5) 日本チャイルド・ライフ研究会ホームページ(http://claj.npo.gr.jp/).

注意欠陥/多動性障害(AD/HD)

【定義】 注意欠陥，多動性(過活動)，衝動性の3つの症状で特徴づけられる子どもの行動障害をいう。注意欠陥とは，臨床的には課題や仕事への集中が短く，関係のない活動に急速にそれたりすることである。多動性は，過活動(overactivity)または多活動(hyperactivity)ともいう。運動の過多をさし，行動が速く，課題や仕事と関連せずに，無目的に動き回ったり，手を動かしたり，ものをいじったり，あるいは身体を動かしたりする行動をさす。衝動性とは，計画性のない，抑制を欠く行動であり，危険性や規則破りや，社会的逸脱行動などと関連する。それぞれ3つの症状が家庭や学校など複数の場面で，7歳以前に出現し，かつこれらの症状が広汎性発達障害，統合失調症，気分障害によるものでないときに注意欠陥/多動性障害(attention-deficit/hyperactivity disorder；AD/HD)と診断される(DSM-IV)。注意欠陥と多動性が共存するもの，注意欠陥が目立つもの，多動性が目立つものという3亜型がある。「多動性障害」の項も参照。

【状態像】 発症の男女比は，4〜9：1，有病率は学齢期の子どもで3〜5％と見積もられており，30〜50％が学習障害を併発することが多い。年齢とともに改善するが，症状は残ることが多い。脳波異常が50〜60％に認められる。3亜型があるものの，いずれにしてもいわゆる「落ち着きがない」状態を示す。すなわち，落ち着きがなく，気が散りやすく，静かに遊んだり，勉強をすることができない。おしゃべりが多く，まだ質問が終わらないうちに出し抜けに答えることが多い。カッとなりやすく，友達ができない，不器用で字のバランスがとれず，体操も不得手である。離席や物忘れが多く，学校での忘れ物は頻回である。幼児では，迷子，不注意・衝動性によるケガ，かんしゃく，順番を待てないことが多い。言語遅滞の合併も多く，認知面のアンバランスから，学童期に学習障害を示す。知的障害はないか，あっても軽度である。このため，最近では，「軽度発達障害」のカテゴリーに含まれている。思春期以降には，反抗的な言動や非行など，反社会的行動が目立つようになる。近年，児童虐待で児童精神科を受診する事例のなかには，AD/HDの診断がつけられるものも多いので注意が必要である。

【原因】 原因は，行動の制御に関連する脳の器質的障害が想定されている。症状群については19世紀末から知られていたが，微細脳損傷症候群(minimal brain damage syndrome；MBD syndrome)，微細脳機能不全症候群，多動性症

候群などの診断概念の変遷を経て現在に至っている。詳細な原因は不明であるが，家族内出現率が10～35％と高く，遺伝素因の関与が考えられている。
【治療と対応】 多動と注意力障害に対しては，中枢神経刺激薬が有効である。わが国では，メチルフェニデートがよく使用されている。刺激の少ない環境での学習など環境調整も有効である。患児が学習する環境は，いわゆる「構造化」をはかり，できるだけ静かで，周辺からの刺激が多くないことが望ましい。その他，合併する言語や認知面の問題に対する個別訓練や，感覚統合訓練，心理療法なども行われる。また，親を含めた周囲の大人への心理教育，ソーシャルスキルトレーニングなどが行われる。
【親への心理教育】 AD/HD児の親は，「しつけができていない」など，その子育てを非難され，親自身が対応に苦慮していることも多い。親への援助にあたっては，心理士など心理学の専門家とともに，子どもの問題行動の性質や程度，その始まり，これまでの対処などを十分に把握し，心理学的な理解に基づいて，親とともにその家族にふさわしい対処方法を工夫し，親自身も含めた支援を行うことが必要である。その場合，行動療法の理論や視点が有用である。すなわち，たとえば子どもの問題行動を注意したり，叱ったりする負の強化を与えるような対処ではなく，望ましい行動の仕方を子どもに具体的に示す対処が望ましい。
〈関連語〉 多動性障害，特別支援教育，子ども虐待，スクールカウンセラー，臨床心理士，学習障害(LD)，感覚統合療法，問題行動，反社会的行動，非社会的行動　　　　　　［小笠原昭彦］
●文献　1) American Psychiatric Association (高橋三郎，他・訳)：DSM-IV精神疾患の分類と診断の手引，医学書院，1995.　2) Muden, A., et al.(市川宏伸，他・監訳)：ADHD注意欠陥・多動性障害；親と専門家のためのガイドブック，東京書籍，2000.　3) 中根晃・編：ADHD臨床ハンドブック，金剛出版，2001.

注意転換法　⇒ディストラクション

昼間遺尿症

【昼間遺尿症とは】 日中の排尿は，通常3～4歳までには自立して，自ら尿意を知覚しトイレなどで排泄している。ところが，幼児期から引き続いて学童期になっても昼間遺尿が常時みられる場合には，膀胱・尿道括約筋の神経機能が低下しており，不安定膀胱状態にある可能性が大きい。幼児期から引き続き，5～6歳になっても自立できずに昼間遺尿が続くという場合を一次性の昼間遺尿症という。一方，いったん自立したのちに，心理的・環境的影響などにより日中の遺尿を生じた場合を二次性の昼間遺尿症といっている。なお，昼間遺尿症を尿失禁と表現することもある。ここでは，一次性昼間遺尿症について解説する。
【原因】 一次性の昼間遺尿の原因としては，幼児期の場合はトイレットトレーニングの過誤によるものが多く，発達的にみて心配ないとされている。とくに頻尿傾向があり，しかも時折みられる昼間遺尿の場合は，そのうちに自立することが多い。しかし，学童期になっても昼間遺尿がみられる場合には，尿路系の器質的・機能的障害による場合もあり，その原因の究明と積極的な治療が必要とされる。昼間遺尿が常時みられる場合には，膀胱・尿道括約筋の神経機能が低下している可能性がある。そこで，まず腰椎部のX線検査を行い，潜在性二分脊椎など脊椎障害の有無を確認する必要がある。まれに，女児の場合には，尿道開口部が腟部に異常開口しているといった奇形が認められることもあり，頑固な場合には泌尿器科の診断を仰ぐ必要がある。
【腹圧性か切迫性か】 学童期にみられる尿失禁の場合には，腹圧性尿失禁なのか，切迫性尿失禁なのかについて，経過を確認することも必要となる。前者の場合は，くしゃみをしたり飛び跳ねたりした際に腹圧がかかって失禁してしまうものである。後者は，突然に尿意を感じ，がまんすることができないままに失禁してしまうものである。低学年の場合は，両者が混在していることもめずらしくない。
【生活指導】 昼間遺尿の生活指導としては，肛門収縮訓練を日に2回，10回繰り返して行うのが効果的である。また，日中の頻尿を伴う場合には，排尿抑制訓練をする必要がある。つまり帰宅後尿意を感じたときに排尿を抑制して，150～250cc貯められるように指導することも効果的である。排尿抑制訓練を行った際に，昼

間遺尿を生じてしまうこともあるが，その場合は意図的に排尿を抑制したためであり，叱責などを行わない配慮が求められる。腰部X線検査の結果，潜在性二分脊椎を認め，昼間遺尿がなかなか改善しない場合には，肛門の収縮訓練を行ってもなかなか改善しない場合もある。そのような場合には，干渉低周波による電気刺激療法が効果的なこともある。昼間遺尿のなかには，外出中は緊張のせいか失敗しないが，家にいるときにはみられるといったように，場面によって失禁がみられたりみられなかったりすることがある。このような場合は，注意力が関係しているものと思われる。このような例は，幼児期後半から学童期初期にみられることが多いが，多くの場合，自然に軽快する。昼間遺尿がひどく，集団生活で目立つ場合には，遺尿がズボンにまでしみ出さないような特殊な尿失禁用のパンツやパットもあり，ズボンの色を黒いものにするなど，友達にからかわれたりしないように配慮することも大切である。

【薬物療法】　昼間遺尿に対する薬物療法としては，尿失禁治療薬が効果的である。たとえば，塩酸プロピベリンや塩酸オキシブチニンが代表的である。朝食後内服として，2週間内服，1週間休薬の治療スケジュールとしている。夜尿を伴う場合には，朝食後と就眠前の2度の内服としている。これらで効果が不十分な場合には，副交感神経調整剤としての臭化プロパンテリンを併用すると効果的である。また，三環系抗うつ剤である塩酸アミトリプチリン，塩酸イミプラミン，塩酸クロミプラミンもその坑コリン作用によって効果的なことがある。薬物療法を行う場合には，昼間遺尿記録（ウロダイアグラム）をつけ，また生活指導を徹底することが重要である。

【干渉低周波による電気刺激療法】　生活指導や薬物療法によってもいっこうに昼間遺尿が改善しない場合，あるいは腰部X線検査にて潜在性二分脊椎を認める場合には，理学療法としての干渉低周波による電気刺激療法（ウロマスター）が効果的なことが多い。週2回の治療を3週間，その後隔週に2回，計8回を1クールとする理学療法である。

〈関連語〉　夜尿／夜尿症　　　　　［帆足英一］
●文献　1）帆足英一：排泄の臨床Ⅰ．二木武，他・編著，新版小児の発達栄養行動，医歯薬出版，1995.

中間採尿

【中間採尿とは】　自然排尿の過程で，採取尿への混入物を最小限にする採尿方法である。ある程度の無菌的な採尿を目的とする（表62）。排尿の最初の部分を捨て，その後の尿を採取する。

【中間採尿の方法】　排尿の強制的なコントロールができる幼児後期，学童期以上の小児に可能な方法で，とくに男児では比較的容易に行える。①小児に対して，採尿検査の必要性と方法を説明する。「最初のおしっこはとらないで，まんなかのおしっこをとってね」と，具体的に説明する。②排尿前に陰部を消毒する。学童後期以上の小児では，小児自身に陰部の消毒をしてもらうことで，羞恥心などの心理的苦痛に対しての配慮を行う。③一般採取に準じた方法で採尿する。滅菌カップを使用し，幼児の場合は中間尿の採取のタイミングが難しいため，看護師または家族が滅菌カップを保持して，タイミングを見計らって採取するとよい。

〈関連語〉　尿路感染症，採尿，採尿容器，無菌尿採取　　　　　　　　　　　　　［小原美江］
●文献　1）岡崎美智子・監：臨床看護技術（母性・小児編）；その手順と根拠，メヂカルフレンド社，1996.

中耳炎

子どもは耳管（鼻と耳をつなぐ管）が太くて短く，水平になっており，鼻やのどから侵入した細菌やウイルスが耳に入りやすい構造になっている。6歳を過ぎた頃からほぼ成人と同一になる。中耳炎は大きく分けると急性中耳炎，慢性中耳炎がある。

【急性中耳炎】　急性中耳炎は感冒症状に伴うこ

表62　中間採尿による細菌・白血球混入程度

		中間尿
膿尿（尿中白血球）	男児	0〜1
	女児	0〜5
細菌尿（培養所見）	男児	0〜数個〜数十個/ml
	女児	0〜10/ml
信頼度	男児	++
	女児	+

とが多く，高熱が出て耳を痛がる。子どもは症状をうまく訴えることができないため，泣いたり，不機嫌になったりする。炎症が進むと中耳に溜った膿が耳だれとなって鼓膜を破り出てくることになる。治療は抗生物質で化膿を防ぎ，痛みや発熱があるときは消炎鎮痛剤などを使う。すでに膿が溜っているときは鼓膜切開を行う。急性中耳炎はかなり痛がるので，中耳炎を反復する場合は痛み止めなどを常備しておくように指導する。急性中耳炎は，小児が夜間救急外来を受診する疾患のなかで必ず上位にある。しかし，痛みを坐薬や内服などで抑えれば緊急性は低く翌日耳鼻科受診でよい。まれではあるが危険性の高い合併症として，髄膜炎や内耳炎などがある。髄膜炎は中耳炎以外の症状が顕著なため，中耳炎の症状は目立たない。感染経路は中耳腔の正円窓からの炎症の波及がほとんどである。回転性のめまいや嘔吐などを伴う場合は内耳炎が疑われるので救急外来を受診する必要がある。中耳炎の原因には大きく分けて3つある。第一は，細菌やウイルスの耐性（薬が効きにくくなること）の問題，第二は，器質的な異常（鼻炎やアデノイド増殖など）を合併している場合，第三は免疫系異常（体の抵抗力）の問題などである。最近は，食生活の変化やアレルギーの低年齢化などにより中耳炎も低年齢化している。2歳以下で発症する場合は反復することが多いので注意を要する。診断は主に耳鏡による視診で可能である。場合によっては顕微鏡下で行うこともある。耳だれがある場合は，細菌検査を行う。ほかに検査としては，アレルギーの有無を血液検査で，乳突洞の含気の有無をX線などで行う。反復する場合や低年齢の場合は，免疫について血液検査を行う。治療は，点耳薬，耳洗浄，抗生物質の内服などを適宜組み合わせて行う。鼓膜が膨隆していたり，黄白色な貯留液が充満している場合は鼓膜切開を行う。

【慢性中耳炎】 急性中耳炎が一度でなく何度も反復する場合，慢性中耳炎へ移行した状態が考えられる。近年とくに小児において，難治性で反復し，まったく治療効果のみられない場合がある。そのような難治性の慢性中耳炎に対しては，抗生物質の経口投与などの治療では改善せず点滴治療が必要なこともある。免疫不全などの基礎疾患が潜んでいる場合は，免疫療法を行う必要もある。反復性慢性中耳炎に対しての治療は，基本的に急性中耳炎の治療と類似するが，適宜，鼓膜チューブ留置術などを併用すべきである。また，アレルギー性鼻炎，アデノイド増殖症などの合併が耳症状の引き金になっている可能性もあるため，併せて治療を進める必要がある。慢性中耳炎は，鼓膜に穿孔が発生し耳漏が続くことがある。そのような長期にわたる炎症が鼓膜を侵食し，中耳（鼓室）に進展した場合は，根本的な手術として鼓室形成術が必要となる。慢性中耳炎が引き金となり，真珠腫性中耳炎や癒着性中耳炎などに移行すると厄介である。先天性の真珠腫性中耳炎を除き，中耳炎の初期治療がきちんとされていれば十分防ぐことが可能である。

【看護のポイント】 看護指導では，急性中耳炎の場合の初期対応や中耳炎の予防として，手洗い（手もみ法），うがい，口腔内の保湿などに重点を置くとよい。

〈関連語〉 痛み，嘔気／嘔吐，アレルギー性疾患，アデノイド増殖，感染防止，滲出性中耳炎

[坂田英明]

中心静脈栄養

【定義】 中心静脈栄養とは，鎖骨下静脈や内頸静脈，大腿静脈などの中心静脈に留置したカテーテルを介して，生体に必要な栄養を経静脈的に投与する栄養管理法のことである。高カロリー輸液または完全静脈栄養（total parenteral nutrition；TPN），経静脈高カロリー栄養法（intravenous hyperalimentation；IVH）ともよばれる。

【目的】 中心静脈栄養は，中心静脈へ生体に必要なカロリーや蛋白質などの栄養素を投与することで，栄養を維持，または栄養状態を積極的に改善することを目的として行われる。

【特徴】 中心静脈は末梢静脈に比べ，血管が太く，血流量も多いため，高濃度の糖液や高張液を輸液しても薬液は血管内で直ちに希釈される。そのため生体に必要なカロリーや蛋白質などの栄養素を積極的に補充することができる。

【適応】 中心静脈栄養の適応は，消化管の通過障害や消化吸収不全，腸管穿孔などの長期間（1週間以上），経口摂取や経腸栄養が困難な場合に行われる。しかし，安易に中心静脈栄養（完全静脈栄養）を選択することで，腸管壁のバリアー機

能が低下し，bacterial translocationによる敗血症などのリスクが高くなるため，注意が必要である。そのため，少ない量でも経腸栄養を併用することが勧められている。栄養障害を呈している患者に対しては，最初に経腸栄養を考慮し，次に経腸栄養単独では十分な栄養が確保できない場合には，中心静脈栄養を併用する。経腸栄養が禁忌，あるいは困難な場合のみに，中心静脈栄養を単独で行うこととする。

【合併症】①感染症：カテーテル由来血流感染の予防のため，中心静脈栄養時の輸液フィルターの使用について，米国疾病管理予防センター（Center for Disease Control and Prevention；CDC）のガイドラインでは，感染防止のためにルーチンでの使用は推奨されていない。しかし，日本では国立大学医学部付属病院感染対策協議会病院感染対策ガイドラインにおいて，輸液フィルターの使用を推奨している。②代謝性合併症：過剰投与をすることで高血糖や高脂血症を起こす可能性がある。また，高アンモニア血症やビタミンB_1の欠乏などによるアシドーシスを発症することがあるため，モニタリングが必要である。③肝機能障害・胆汁うっ滞：長期の中心静脈栄養による肝障害・胆汁うっ滞を生じることがある。とくに新生児や乳幼児では，致死的となりうるため，注意する必要がある。

【在宅中心静脈栄養(home parenteral nutrition；HPN)】 中心静脈栄養から長期に離脱できない患者に対し，在宅において中心静脈栄養を行うことで生命維持に必要な栄養を摂取する方法である。完全皮下埋め込み式カテーテル（ポート）と体外式カテーテルとがある。完全皮下埋め込み式は，シリコン製のポート付きカテーテルを皮下に埋め込み，上大静脈へ留置する方法で，輸液を行うときのみ，専用針をポートに向け刺し込み，輸液ルートを接続する。そのため，間欠的に輸液を行うことができ，生活行動範囲を拡大することができる。

【子ども・家族への説明・助言】 子どもおよび家族に，治療の必要性や合併症などについて説明する。それに加え，ルート管理など日常生活への影響や注意点を説明し，子どもの日常生活行動の制限をできる限り少なくする工夫などを家族とともに話し合い，指導する。子どもへは，発達段階に応じた説明を行う。わかりやすい言葉で，具体的に日常生活がイメージできるように説明の方法を工夫する。

〈関連語〉 経静脈栄養法，高カロリー輸液，中心静脈カテーテル　　　　　　　　　　[岩月悦子]

●文献 1) 上谷いつ子：安全・確実に行うための注射・輸液マニュアル，日本看護協会出版会，2005，pp.155-157． 2) 戸倉康之：注射マニュアル（エキスパートナースMOOK），新版，照林社，2004，pp.63-73． 3) 板橋家頭夫：新生児の経静脈栄養ABC．Neonatal Care, 16(増刊号)：137-157, 2003． 4) 玉井浩：経腸栄養，経静脈栄養．小児科，46(5)：776-777, 2005． 5) 細谷憲政，他：臨床栄養管理，第一出版，1997，pp.194-205． 6) 角田昭夫：小児外科Ⅰ（新外科学大系 30 A），中山書店，1991，pp.218-239． 7) 角田昭夫：小児外科マニュアル，国際医書出版，1984，pp.88-102． 8) 大木茂：今さら聞けない?! 輸液管理のギモンQ&A．Neonatal Care, 18(7)：10-35, 2005．

中心静脈カテーテル

【定義】 中心静脈カテーテル（central venous catheter；CVC）は主として大腿静脈・内頸静脈・鎖骨下静脈・腋窩静脈などより右心まで進めて留置するカテーテルである。

【目的】 中心静脈栄養用・循環管理用（圧測定・カテコラミン投与・急速輸液）・高濃度薬剤安定注入・血液濾過透析用・採血用・末梢静脈確保困難な症例などの適応で用いられる。

【カテーテルの種類】 長さは長いもの（約70cm）と短いもの（約50cm）があり，太さは成人では14〜18G，小児では体格にもよるが最小27Gがある。素材はポリ塩化ビニル・ポリウレタン・シリコンなどがある。また，ルーメン（内腔）の数によりルート数が異なる種類があり，患者管理に必要最低限のルート数のものを選択する。また，経皮的末梢挿入用中心静脈カテーテル（PIカテーテル™）は，新生児でよく用いられている。

【挿入経路】 通常，内頸静脈・外頸静脈，鎖骨下静脈橈（尺）側皮静脈・肘正中皮静脈・大腿静脈・大伏在静脈などから行われる。挿入経路の選択は，感染リスクの軽減から，鎖骨下静脈が推奨されるが，気胸や血胸の発生率は高い。また，患児の日常生活動作の低下を防ぐQOLの確保や各穿刺血管の長所や短所を含めて挿入経路の選択を考慮する必要がある。

【合併症】 ①機械的合併症：挿入時の気胸や出血，末梢神経・動脈の損傷，カテーテル先端の右心房内刺激による不整脈の出現などが起こりうる。挿入後はX線写真でカテーテルの位置と気胸・血胸の有無を確認する。②感染：血流感染リスクを最小に防ぐためには，挿入時マキシマルバリアプリコーションに沿った無菌的操作を行う。とくに小児においては手術室で挿入することが望ましい。また，挿入前の身体や寝衣の清潔に気を配り，輸液ラインはできるだけ一体型を使用し，三方活栓などは増やさないようにする。活動量の多い児には安全面を優先し，汚染に注意して，輸液ラインの長さにゆとりをもたせる必要がある。また，穿刺部位の局所感染の有無の観察を適宜行う。

【患児・家族への説明】 中心静脈カテーテル挿入にあたっては，目的や合併症・感染，機械的合併症などについて十分な説明と同意を得ることが不可欠である。

【患児・家族への指導】 皮膚のかぶれにより患児が掻いてカテーテルを引っ張ったり，遊びによって抜去してしまうことや，子どもを抱き上げたり移動したりするときに生じる引っ張られるトラブルを防ぐための方法，感染症発生による刺入部皮膚の発赤や発熱などの全身状態の観察の指導が必要となる。　　　　　　　[市川美智子]

●文献　1) 内薗耕二, 他・監：看護学大辞典, 第4版, メヂカルフレンド社, 1994.　2) 江越万紀子：IVHカテーテル. 小児看護, 25(5)：645-649, 2002.　3) 山根園子：血流感染対策(血管内カテーテル). 小児看護, 28(5)：535-537, 2005.　4) 吉武香代子・監, 野中淳子・編著：子どもの看護技術, へるす出版, 1995.　5) 渡部玲子：輸液管理. 小児看護, 27(5)：583-587, 2004.

虫垂炎

【定義】 虫垂炎は虫垂の炎症である。虫垂炎が他の消化管の炎症と異なるのは，虫垂が盲端であってしかも内腔が狭いために，内腔の閉塞から壁の血行障害を起こしやすく，穿孔に至る可能性が高いことにある。

【病因・病態】 虫垂炎が発生する第1の要因は内腔の閉塞と考えられる。閉塞の原因としては，糞石，異物，腸管リンパ濾胞の過形成，寄生虫，ウイルス性または細菌性腸炎による粘膜浮腫，虫垂の屈曲などをあげることができる。虫垂の内腔が閉塞すると，内圧が上昇し粘膜の血行障害が起こる。その結果，粘膜の破綻が起こり細菌が壁内に侵入する。これにより壁全体の血行障害が進行して穿孔を起こす。穿孔の結果，腹膜に炎症が及び，それを限局させるために大網や小腸などが虫垂周囲に集まり，膿瘍を形成する。限局化が成功しないと炎症は腹腔全体に広がり，汎発性腹膜炎となる。病理学的には虫垂炎はカタル性，蜂窩織炎性，壊疽性，の3つに分類されるが，臨床的には非化膿性，化膿性，穿孔性の3つに分けるのがよいとする考えもある。小児の虫垂は成人よりも長さが短く，基部が漏斗状に開いた形になっているために，虫垂炎は起こしにくい。しかしいったん炎症が生じると穿孔を起こしやすい特徴がある。発生率は年齢が進むにつれて増加し，思春期の発生がもっとも多い。

【症状・診断】 虫垂炎の典型的な経過は，最初に上腹部または臍周囲の痛みが起こり，次いで嘔気・嘔吐が起こる。腹痛はしだいに右下腹部に移動して限局する。発熱は発症時には比較的軽度であるが，穿孔を起こすと高熱となることが多い。もし穿孔を起こして炎症が限局化しないと，汎発性腹膜炎となり，腹部は固く緊満して患児の状態は急速に悪化する。また炎症が虫垂周辺のS状結腸や膀胱に及ぶと，頻回の便意や尿意が出現して，ウイルス性腸炎や膀胱炎とまぎらわしくなる。一方，虫垂が後腹膜に接した位置にある場合には，痛みは側腹部痛や腰痛が表に出て，尿路感染症や尿路結石の症状に似てくる。診断にはまず腹部所見が重要である。局所の腹膜の炎症をいかに捉えるかが重要で，さまざまな徴候が記載されている。デファンス(無意識の筋緊張の増加)，反跳痛，打診痛の有無はいずれも重要であるが，小児で行いやすいのは打診痛である。右下腹部のMcBurneyポイントの圧痛，打診痛，デファンスがあれば，虫垂炎の診断がかなり確実となる。検査所見では末梢血白血球数，CRPはいずれも重要であるが，それだけで手術適応を決定すべきではない。画像診断法としては，腹部単純X線撮影，腹部超音波検査，腹部CTが用いられ，いずれも有用である。なかでも腹部超音波検査法の重要性が認識され，現時点でのもっとも重要な画像診断法となっている。腫大した虫垂が描出され，そこに圧痛があれば，急性虫垂炎の診断は確実

である。

【治療】 小児の虫垂炎は発症後 36 時間から 48 時間で穿孔すると考えられており，急性虫垂炎の診断がつきしだい，脱水を補正した後に虫垂切除術を行うべきである。例外は発症後の経過時間が長く，受診時すでに炎症が限局化して腫瘤を形成した症例である。こうした状況で手術を行うと，炎症性の癒着のために出血量が多く，手術時間も長時間となる。抗生剤の投与で炎症を鎮静化し，2～3 カ月後に計画的に虫垂切除を行えば，手術は容易で術後合併症も少ない。虫垂切除の術式としては，開腹による方法と，内視鏡手術による方法があるが，いずれの方法を行うにせよ，術後の膿瘍形成の防止のため，虫垂切除後の腹腔内の十分な洗浄が重要である。術後の合併症として多いのは，腹腔内膿瘍の形成と創感染である。いずれも保存的治療が原則であるが，腹腔内膿瘍に関しては，時に超音波ガイド下の穿刺・吸引あるいは再開腹手術が必要になることもある。　　　　　　　［橋都浩平］

注腸造影検査法　⇒バリウム注腸

中　毒

【定義】 薬物，食品，飲料，大気などを含めた外来物質により，生体が機能障害を起こすことをいう。急性と慢性に分けられ，急性では一過性，もしくは永久性の機能停止をさす。慢性では，それ以外に，機能の変化，代償を含んだ概念である。発生機序から，偶発性のものと意図的なものに分けられる（「異物誤飲」「窒息」の項参照）。

【評価】 急激に重篤な症状を示す患者が集団発生し，しかも系統的な疾患として説明がつかない多臓器障害がみられた場合には中毒を疑う必要がある。致死性の偶発性の中毒を起こす化学物質は毒物及び劇物取締法〔1950（昭和 25）年〕で指定されており（毒物 27，劇物 93），登録制などで規定されているが，入手することはそれほど困難ではない。これらの毒劇物のうち，致死量が少なく，取り扱いやすく，経口的に摂取されうるものはそれほど多くはなく，表 63 にあげ

表 63　知っておくべき致死性偶発性経口中毒

毒作用	毒劇物	致死量（成人）	初発消化器症状	特異症状出現時間	特異症状	初期診断のヒント
細胞呼吸障害 最も敏感な脳と心臓障害が瞬時に出現する．	シアン	200～300mg	少ない	00～数分	呼吸促迫，昏睡 痙攣，心細動	アーモンド臭，呼吸促迫 散瞳，鮮紅色皮膚
神経刺激・抑制 中枢神経を中心に運動・知覚・自律神経の刺激の後，抑制が短時間に続発する．	ニコチン剤（農薬） ドリン剤（農薬） 有機リン剤（農薬）	30～60mg 750mg～g 種々（EPN1g）	唾液分泌など 軽い 中等度	数分～20分 数分～20分 2～20分	痙攣，昏睡，血圧上昇 痙攣，昏睡 全神経の刺激症状	ピリジン臭 瞳孔散大 縮瞳，ChE低下
細胞毒 すべての細胞，特に心臓・神経細胞の刺激と抑制が短時間に現れる．	クレゾール（消毒剤） トリカブト（毒草）	7g 1g	強い 少ない	数分～20分 15分～3時間	痙攣，昏睡，呼吸促迫 肝・腎障害，溶血，メトヘモグロビン血症 知覚・運動神経遮断，脱力，不整脈	フェノール臭 不整脈，歩行困難
TCAサイクル障害 エネルギー欠乏に敏感な脳，神経障害がやや遅れて出現（エネルギー欠乏にやや時間がかかるため）	フルオロ酢酸（殺鼠剤） 有機フッ素剤（農薬）	100～250mg 100～250mg	軽い 軽い	30分～2時間 30分～2時間	興奮，痙攣，不整脈 痙攣から昏睡，不整脈	低血糖 低血糖
原形質毒 細胞内SH基阻害により，心臓，肝・腎臓，神経系などの障害が遅れて出現（SH基阻害とその症状出現に時間がかかるため）	砒素（亜砒酸） 水銀（昇汞） タリウム（殺鼠剤） 黄リン（殺鼠剤）	70～180mg 1g 150～350mg 50mg	強い 強い 軽い 強い	15分～2時間（他に比べて早い） 数時間～2日 12時間 1.5時間～数日	心・肝・腎・肺，神経障害，皮疹など多彩多ショック，腎不全 意識障害，末梢神経炎，肝・腎障害，脱毛 多臓器不全（肝，心，腎，中枢神経）	心伝導障害，骨髄抑制 乏尿から尿毒症 好酸球・リンパ球増加低K・Cl血症，知覚障害 ニンニク臭，暗所でリン光
過酸化 多くの臓器障害が遅れて出現，最終的に肺が阻害される．	パラコート（除草剤）	数ml	中等度	数時間～数日	ショック，不整脈，肝・腎障害から，間質性肺炎	尿定性試験あり 血清K低下

（出典　和田攻：致死性偶発性経口中毒の診療のポイント．日医師会誌，121(9)：1401, 1999）

たものを知っておけば，原因物質の推定はそれほど困難ではない．とくに中毒の機序を知っておくと，初期の消化管刺激症状，特異的症状とその発現時期を推定することができる．致死性経口中毒の経過のパターンと特異症状を図53に示した．

【治療】 まず最初にバイタルサインの評価を行い，必要があれば気道確保，人工呼吸，胸骨圧迫など一次救命処置を行う．処置を行いながら，発生時の状況を詳しく聴取する．同時に外傷の有無をチェックする．臨床症状を詳細にとる．中毒も鑑別に入れ，必要があれば日本中毒情報センターなどに問い合わせる．毒物検査用に吐物，血液，尿などを採取しておく．重症度や臓器障害の評価を行いながら，毒物の除去，また解毒薬がある場合にはその投与を行う．以後，対症療法を行いながらバイタルサインの維持，体液管理，感染や栄養の管理を行う．

〈関連語〉 事故，異物誤飲，窒息，小児救命・救急
[山中龍宏]

●文献 1) 和田攻：致死性偶発性経口中毒の診療のポイント．日医師会誌，121(9)：1399-1402，1999．

長期フォローアップ

【概念】 長期フォローアップとは，長期間にわたり，継続的に医療的側面から患者の身体的，精神的，社会的な問題を捉え，ケアを行うことであるといえる．

【必要性】 長期フォローアップが必要なものは，小児期に発症し，長期間にわたり医療が必要な慢性疾患を有する患者が大部分である．慢性疾患を有する患者は，病気とうまく付き合いながら学校生活や社会生活を送っている．以前は致死的だった病気が，治療の進歩により，治癒するようになったり，状態をコントロールしながら成人に達することができるようになったりと変化してきている．その時代の流れの新たな問題は，患者が成長に伴っていろいろなライフイベントに直面するときに，疾患に対する対処が必ずつきまとうことである．あるいは，疾患が治癒したとしても，その治療の影響による後遺症や重病に罹患したこと自体に悩みを抱えるものが少なくないことである．

【目的】 長期フォローアップの目的は，このような慢性疾患を有していたり，経験したことのある(元)患者の健康状態の観察と後遺症など異

型	経過		機序	標的臓器・特異症状	毒物
即発型	昏睡 痙攣 †		細胞呼吸障害	中枢神経系(昏睡, 痙攣) 心臓(停止)	シアン
早発連続型	胃腸刺激症状 † 特異症状		神経障害	刺激◐抑制 (痙攣◐昏睡)	ニコチン, ドリン剤 有機リン
			細胞毒	心臓・神経・その他 刺激◐抑制	クレゾール トリカブト
早発間欠型	胃腸刺激症状* 15分〜2時間 特異症状 †		TCA阻害	中枢神経系(痙攣, 昏睡) 心臓(不整脈, 血圧低下)	フルオロ酢酸 有機フッ素剤
			原形質毒	肝, 腎, 末梢神経, 心臓, 皮膚	砒素
遅発間欠型	胃腸刺激症状* 数時間〜数日 特異症状 †		原形質毒	肝, 腎, 末梢神経, 心臓	水銀, タリウム 黄リン
			過酸化	心臓, 肝, 腎, 肺	パラコート
食中毒	呼吸器麻痺† (フグ, ボツリヌス) 脱水(稀) 30分〜2日 胃腸症状		神経麻痺 消化管刺激	脱水 胃腸症状 神経症状 肝症状	重症食中毒 一般細菌性食中毒 フグ, ボツリヌス キノコ

*大量摂取では間欠期が短くなり，昏睡・ショックが前景に立つことあり
胃腸刺激症状は，強いもの(ニコチン，クレゾール，砒素，水銀，黄リン，パラコート)と弱いもの(タリウム，有機フッ素剤，フルオロ酢酸)がある

図53 致死性経口中毒の経過パターンと特異症状

(出典 和田攻：致死性偶発性経口中毒の診療のポイント．日医師会誌，121(9)：1401，1999)

常の早期発見，疾患に関連した精神的・社会的問題についての相談やケアをすることである．また，保護者から自立していく若者に対する自己管理方法を含めた健康教育なども含まれる．疾患を抱えていたり経験したことのある子ども達が，病にうまく適応し，自立した大人に成長していくためには，医療側のフォローが不可欠である．

【課題】 長期フォローアップしてきた小児期の患者が成人に達したときに，小児医療から成人医療へのスムーズな移行が行えるようなシステムをつくることである．生活習慣病や妊娠・出産など，小児領域では対処できない問題が生じてくるからである．長期フォローアップは，慢性疾患を有する患者が増え必要性が認識されて行われるようになってきた．しかし，そのなかから明らかになってきた後遺症などの新たな問題は，その問題を解明することも視野に入れ，今後のよりよい治療やケアの開発につなげていかなければならない．

〈関連語〉 成育医療　　　　［渡邊輝子］

●文献　1) Eshelman, D., et al.：Facilitating care for childhood cancer survivors；Integrating children's oncology group long-term follow-up guidelines and health links in clinical practice. J. Pediatr. Oncol. Nurs., 21(5)：271-280, 2004.　2) 瀬口正史：慢性疾患の生活指導．日本医師会雑誌, 129(12)：404-405, 2003.

腸重積

【定義】 腸管の一部が隣り合った部分の内腔に入り込み，そのために腸閉塞を起こす疾患である．

【原因・病態】 腸重積は腸管のどの部分でも発生する可能性があるが，圧倒的に多いのは回腸の末端が盲腸に入り込む回盲部腸重積である．したがって「腸重積」という一般用語で，この回盲部腸重積をさす場合もある．腸重積の原因としてもっとも多いのは，腸管の内腔に突出した腫瘤であり，この部分が先進部となって，隣り合う腸管の内腔に蠕動によって引き込まれ，腸重積となる．回盲部腸重積の場合には，肥厚したパイエル板が先進部となっている．こうした例では，腸重積は口側から肛門側へと進むが，開腹術後の腸重積などでは，逆方向に入り込んだ例も認められる．腸重積では腸管壁と一緒に腸間膜も引き込まれるために，腸重積が放置されると重積した腸管の血行障害が発生する．まず静脈の還流障害が発生するために重積した腸管は浮腫になり，さらに血行障害が進行する．その結果，動脈灌流も障害されて，腸管は壊死に陥ることになる．また腸重積が発生した時点で腸管の内腔は閉塞され，イレウス状態となる．

【症状・診断】 腸重積の基本的な病態はイレウスであるため，最初に発生する症状はイレウスの症状，すなわち腹痛，嘔吐である．腹痛は腸管の蠕動によって起こり周期的である．吐物は最初は胃液であるが，しだいに胆汁性に変わってゆく．また腸重積では早期から腸管の血行障害が起こるため，比較的早期から下血が認められる．回盲部腸重積では粘液を混じたイチゴゼリー状とよばれる独特の血便になる．回盲部腸重積の発生初期には腹部膨満は強くなく，右上腹部または左上腹部に細長く比較的柔らかい腫瘤を触知する．さらに進行すると，腹満が強くなり，腫瘤の触知は困難になる．診断にはまず腹部超音波検査を行う．腫瘤触知部位に腸重積に特徴的な超音波像を検出できれば診断は確実である．特徴的な超音波像とは腫瘤の横断像としての target sign (同心円状の腫瘤像) と腫瘤の縦断像としての pseudo-kidney sign (腎の超音波像を思わせる長円形の腫瘤像) である．腹部単純 X 線撮影では，上腹部に腫瘤が描出されることがある．描出されない例では，非特異的なイレウス像を示す．診断と治療を兼ねた検査法として，注腸造影がある．肛門からバリウム，ガストログラフィン，空気などの造影剤を注入することにより，重積した腸管を描出することができる．腹部 CT 検査は，回盲部腸重積ではまったく必要ないが，小腸重積では注腸での腫瘤の描出が不可能なので，有用な場合がある．

【治療】 治療の基本は高圧浣腸による非観血的整復術である．検査の項で述べたように，最終診断を兼ねて肛門から造影剤の注入を行い，腸重積との診断が得られたら，そのまま整復術に移行する．バリウム，ガストログラフィンであれば，液面を透視台から 100～120 cm の高さに上げることにより，空気であれば 2 連球で 100～120 mmHg の圧をかけることにより，多くの例では自然に整復される．整復できない例に対しては，少し休んだ後に同じ操作を繰り返す．そ

れでも整復できなければ，開腹による観血的整復術を行う．非観血的整復術による整復率は施設，用いる方法により違いがあるが，85〜95%である．なお腸重積の患児は脱水を起こしていることが多いので，必ず輸液を行いながら，整復術を行うべきである．また最近，X線透視を使用せずに，生理食塩水の注腸と腹部超音波検査で，腸重積の診断と治療を行う施設が散見されるが，まだ一般的ではない．非観血的整復術の合併症でもっとも重症なのは，腸穿孔である．腸穿孔は発症からの経過時間が長い症例に多いといわれているが，実際にはその経過時間がはっきりしない例も多い．少なくとも全身状態の不良な症例については，穿孔の危険性を考えて，造影剤としてバリウムは使用せずに，慎重に整復を行うべきである．開腹術後などにみられる小腸重積は注腸による整復の適応にならず，開腹手術が必要となる．早期診断のためには，開腹術後に原因の不明なイレウスを認めたら，腹部超音波検査を行い，小腸重積症の有無を確認しなければならない．

[橋都浩平]

調乳

【定義】 調乳(preparation of formula milk)とは「粉乳を栄養や消化・衛生上から乳児に適するように一定の処方にしたがって乳汁にすること」をいう．粉乳は，母乳不足，母の疾病など，種々の理由により母乳栄養が行えない場合に人工栄養または混合栄養として用いるために調整されたものである．使用目的によって，育児用粉乳，低出生体重児用粉乳，フォローアップミルク(離乳期幼児期用粉乳)，ペプチドミルク(蛋白質予備消化粉乳)，特殊用途粉乳に区分される．

【留意点】 調乳で重要なことは，粉乳を正確に計量して標準濃度にすること，細菌汚染を避けることである．粉乳の標準濃度は，健康乳児の場合に母乳と同じ13〜14%となるように調整されている．標準濃度より濃くすると水分不足，薄くすると蛋白質や無機質などの必要成分不足をまねくことになる．細菌は広く分布するので，調乳の場合，手指，調乳器具，調乳材料(粉乳や水)から汚染する可能性が高い．そのため，それらを清潔に取り扱うこと，調乳後の細菌増殖を防ぐことが必要となる．殺菌方法によって，調乳法は無菌操作法(aseptic method)と終末殺菌法(terminal heat method)に分けられる．無菌操作法は，粉乳のように乳自体が衛生的で殺菌する必要のない場合に用いられ，あらかじめ消毒した調乳器具を使用し，できるだけ衛生的に調乳する方法である．家庭で調乳する場合や保育所などで乳児数が少ない場合に用いられる．終末殺菌法は，牛乳のように乳自体を殺菌する必要がある場合や病院・施設などで一括調乳して冷蔵保存する場合に用いられる(「終末殺菌法」の項参照)．

【無菌操作法の手順】 ①手洗いをする．②消毒した必要物品を準備する．③哺乳瓶に，煮沸後50〜60℃に冷ました湯(湯冷まし)をできあがり量の1/2〜1/3程度入れる．④乾いたスプーン(粉乳の缶についているもの)で，粉乳の上層部から静かにすくい，すり切りで正確に量った粉乳を③の哺乳瓶に入れる．⑤哺乳瓶をあまり泡立てないように振って，粉乳を溶かす．⑥哺乳瓶に定量まで湯冷ましを加え，よく混ぜる．このとき，泡の下の目盛りに合わせる．⑦乳首の先や内側に指が触れないようにして，哺乳瓶につける．⑧体温程度(37〜38℃)に冷まして授乳する．⑨授乳後，哺乳瓶や乳首をブラシと洗剤を用いて洗浄し，消毒する．

【消毒方法】 煮沸消毒，薬液による消毒，蒸気を用いた消毒方法がある．煮沸消毒は以下の手順で行う．①水で十分に洗浄した物品を鍋に入れる．ただし，乳首はゴムが熱で変質しやすいので，最初は鍋に入れない．②物品が浸る程度の水を入れて沸騰させる．③沸騰してから約2分後，乳首を鍋に入れる．④沸騰してから約5分後，一緒に消毒した瓶ばさみまたは箸で物品を取り出し，水気を切って清潔に保管する．

〈関連語〉 育児用粉乳，人工栄養

[松島可苗・篠木絵理]

●文献 1) 飯塚美和子，他・編：最新小児栄養，第4版，学建書院，2002. 2) 山口規容子，他：小児栄養学，改訂第2版，診断と治療社，1999. 3) 髙野陽，他：小児栄養 子どもの栄養と食生活，医歯薬出版，1999.

重複障害

重複障害とは，複数の障害を併せ有することをいい，とくに重度の重複障害のある子どもの教

育においては，一分野として研究や実践が積み重ねられてきた。

【定義】 1975(昭和50)年3月31日に特殊教育の改善に関する調査研究会から出された『重度・重複障害児に対する学校教育の在り方について(報告)』のなかで，「重複障害児(学校教育法施行令第22条の2に規定する障害―盲・聾・精神薄弱・肢体不自由・病弱―を2以上併せ有する者)」という表記があり，視覚障害・聴覚障害・知的障害・肢体不自由・内部障害のうちの，2つ以上の障害を併せ持つものをさす教育用語である。たとえば，視覚障害と聴覚障害を併せ持つもの，視覚障害と知的障害と肢体不自由とを併せ持つものなどである。この報告書のなかでは，発達側面からみて，「精神発達の遅れが著しく，ほとんど言語を持たず，自他の意志の交換及び環境への適応が著しく困難であって，日常生活において常時介護を必要とする程度」のものや，行動的側面からみて，「破壊的行動，多動傾向，異常な習慣，自傷行為，自閉性，その他の問題行動が著しく，常時介護を必要とする程度」のものについては，重度・重複障害としているが，この概念は児童福祉法等でいう「重症心身障害児」とは必ずしも一致しない。

【重複障害児教育の歴史】 障害のある子どもの教育が，視覚障害児や聴覚障害児を対象として始まったことから，盲聾重複障害児の教育から始まった。記録によれば，山梨県立盲啞学校の盲聾重複障害児に対する教育が，戦後初めてであろうといわれている。その後，1955(昭和30)年頃までには，知的障害を併せ持つ視覚障害児や聴覚障害児の実践的な研究と教育が全国的に広がり，「特別学級」(重複障害学級)が設置されたりしている。また，昭和30年代には文部省(現文部科学省)も，盲学校や聾学校に在籍する知的障害を併せ持つ重複障害児について「特別の指導を必要とする者」と定義し，重複障害教育分野についての実験学校を指定するなど，重複障害児に対する実践的研究を進めてきた。その後，肢体不自由や情緒障害などの各種の特殊教育の研究団体で，重複障害児の教育に関する実践報告等がされるようになっている。これは，肢体不自由や知的障害(当時は精神薄弱という用語)の養護学校(現特別支援学校)が各地で増えてくるに従って，なかには重複障害児の受け入れをする学校もあったからである。この背景には，文部省が重複障害児への指導の充実に向けて1970(昭和45)年に『重複障害教育の手引き』を刊行したことや，1971(昭和46)年に設立された国立特殊教育総合研究所と国立久里浜養護学校の果たした役割も大きい。1979(昭和54)年度の養護学校義務制実施により，「当該学校に就学する事となった心身の障害以外に他の心身の障害を併せ有する児童又は生徒」を「重複障害者」と規定するとともに，どのような障害の重い子どもにも学校教育の機会が与えられることとなり，病院内への訪問や家庭への訪問も制度化され，現在に至っている。

【課題】 平成に入った前後から肢体不自由養護学校を中心として，重複障害の児童生徒の占める割合が増えており，同時に障害の重度化や多様化もみられるようになってきている。これらの子ども達のなかには，常時医療を必要とするものや，きわめて例の少ない希少な障害のものもおり，それぞれに対する適切な教育内容や指導方法の検討が求められると同時に，教員の専門性の確保や医療スタッフとの連携協力が不可欠となっている。また同様に，視覚障害と聴覚障害を併せ持つが知的障害を伴わないもののように，高度な専門性をもって教育にあたらなければならない児童生徒への対応が，一部地域や学校でしかできないという問題もある。

〈関連語〉 重症心身障害児，特別支援学校，訪問教育　　　　　　　　　　　　　　［島治伸］

●文献 1) 特殊教育の改善に関する調査研究会：重度・重複障害児に対する学校教育の在り方について(報告)，1975． 2) 全国病弱虚弱教育連盟病弱教育史研究委員会・編：日本病弱教育史，全国病弱虚弱教育連盟，2000．

腸閉塞 ⇒イレウス

聴力検査

以前より，いかに早期に小児難聴を発見するかは重要なテーマのひとつであった。しかし，客観的にしかも偽陽性，偽陰性をいかに低くするかは至難であった。古くは1965年のDowns, M.P.の聴性反射，1985年のCrib-O-Gramなどがあるが偽陽性，偽陰性が高くスクリーニングとして新生児期の聴力検査には適さなかった。1970年のABR(auditory brainstem response, 聴性脳幹反応)の発見は，客観的に聴力を評価できるという点からは画期的であったが，値段が高く(約1,200万円)，時間がかかり(約1時間半)，操作も複雑なためスクリーニングには不向きであった。しかし1978年のOAE (otoacoustic emission)，1986年の自動ABRの発見は，値段は安く(簡易型は現在約80万円)，時間は約1分，検査は容易でだれでも行うことが可能となり，全新生児に聴覚検査を可能とした。

【新生児期の聴力検査(スクリーニング検査)】
新生児期のスクリーニング検査は，自動ABRとOAEの2種類がある。いずれの検査も睡眠導入剤は必要なく，短時間に検査ができ操作もきわめて簡単で，左右別々に難聴疑いか否かが客観的に評価できる。結果はシートで表示されるため容易に結果を知ることができる。自動ABRは，音刺激を与え得られるABRをアルゴリズムによって自動解析し，結果がパス，要再検とシートに表示されるものである。検査はカプラーを耳に装着して行う。偽陽性は低く，多くの場合1％以下である。偽陰性はゼロではないがきわめて低い。OAEはDPOAE(distortion product OAE)とTEOAE(transient evoked OAE)がよく使用される。OAEとは耳音響放射とよばれ，外耳道にプローベを挿入して行い反応をみる検査方法である。これは，音響放射が鼓膜を通り内耳の蝸牛にある外有毛細胞の生体反応を捉えているものである。DPOAEは歪成分耳音響放射とよばれる，周波数別の評価が可能である。TEOAEは一過性誘発耳音響放射とよばれるものである。これは周波数別の判断はできない。OAEはDPOAE，TEOAEとも内耳の蝸牛にある外有毛細胞の生体反応を捉えているものであり，内耳(蝸牛)以降の難聴，すなわち後迷路性難聴の診断は不可能となる。ちなみに自動ABRは，後迷路性難聴の診断も可能である。また，OAEは自動ABRと異なりプローベの挿入の仕方や耳垢などによって要再検率が高くなるといった特徴がある。しかし値段が自動ABRより安いことから使用されることが多く，OAE検査にあたっては機器の特徴を熟知していることが望まれる。

【乳幼児期の聴力検査】 乳幼児期では成人と同様の検査はできない。主に，1歳前後まで行う聴性行動反応を観察することによって聴覚障害の有無を検査するBOA(behavioral observation audiometry，聴性行動反応聴力検査)や，1歳頃より可能な音刺激に対する定位反応を条件付けて聴力検査をするCOR(conditioned orientation response audiometry，条件詮索反応聴力検査)などがある。

【聴覚の精密検査】 小児に対する聴覚の精密検査は，成人の場合と異なりほとんど眠剤などの内服が必須でかつ客観的でなければならない。代表的検査としてABRとASSR(auditory steady-state evoked response，聴性定常反応)検査がある。ABRはヘッドホンを耳に装着して行われるものであり，基本的には自動ABRと同様であり誘発反応である。自動ABRは反応波形をアルゴリズムで自動解析しているが，ABRは誘発反応によって得られた波形を約1,000回加算し平均処理している。ABRは，自動ABRと異なり確定診断として，波形を細かく分析できることや，難聴の程度を知るうえでも必要不可欠であり新生児期の聴力検査として必須であることはいうまでもない。基本的にABRは高周波数(3 KHz)中心の閾値を反映しており，すべての周波数の状態は把握できない。それに対しASSRは，各周波数の状態がほぼ確認できる。ほかには内耳機能を評価できる検査として蝸電図検査がある。

〈関連語〉 難聴，聴力障害　　　　　　　　[坂田英明]

聴力障害

【聴覚障害教育の歴史】 18世紀末にはパリ聾啞学校で手話教育が始まった。日本では1874 (明治7)年京都聾啞院で手話法が始まった。明治時代初期に聴覚障害教育は，手話法が中心であった。しかし，1898(明治31)年Bell, A.G.が来日し口話法を紹介したことにより，言語はサインではなく直接言葉で教育することが重要であるとの発想が生まれた。これを受け，1913(大正2)年名古屋聾啞学校で口話法が始まった。昭和に入り，電気的補聴器の開発とともに口話法が普及した。1921(大正10)年には真空管による補聴器が開発された。昭和20～昭和30年代は難聴児の教育は，ろう学校が当たり前であったのに対し，1960(昭和35)年高原滋夫らは日本で初めて小学校に難聴学級を設立した。その後はいかに早期に小児難聴を発見するかが重要な

テーマのひとつだった[1]。1970年のABR(auditory brainstem response, 聴性脳幹反応)検査の発明は画期的であったが，値段が高く時間がかかり，操作も複雑なため，スクリーニングには不向きであった。1986年に自動ABRが発明され，新生児聴覚スクリーニングが可能になった。これにより今後，手話法・口話法・補聴器・人工内耳などのコミュニケーションツールの選択肢が広がることが期待されている。

【手話法】 手話には古典的手話(日本手話)と日本語対応手話がある。手話の前段階としての視覚的言語には指文字やキューサインなどがある。

【補聴器】 聴覚障害が中等度〜高度である感音性難聴者への補聴器は，乳幼児〜高齢者まで，幅広い年齢層に使われている。一般に耳鼻科で使用しているのは，箱(ポケット)型，耳かけ型，めがね型，耳穴型，カスタム型である。

【人工内耳】 人工内耳は，重度の聴覚障害者のために開発された。日本では1994(平成6)年より健康保険が適応となり，経済的負担は大幅に軽減された。このことにより，重度の聴覚障害者に対して加療されやすくなった。人工内耳は，手術によって埋め込まれた電極に電流を流し，内耳の聴神経を刺激して，中枢で音あるいは言葉の感覚を感じる仕組みとなっている。重要なことは，手術後のリハビリテーションである。言語聴覚士とともに長期間(1〜2年)の訓練を要する[2]。

【看護のポイント】 難聴児との意思疎通をはかるうえでは，円滑なコミュニケーションが重要である。個人によって表現方法はばらばらであり，看護者側の感覚で伝えてしまうと一方的になりがちである。難聴児を看護する場合，難聴の原因，発症年齢，経過，聴力の程度，言語発達レベル，知的・精神的発達レベル，日常生活での親とのコミュニケーション方法などの把握が不可欠である。小児期の難聴は，人格形成や情緒面に大きく作用するので看護者の判断や対応は慎重でなければならない。難聴の原因は先天性，突発性，進行性とさまざまでその発症様式にも注意しなければならない。とくに，突発性，進行性の場合，患者の不安は計り知れない。健常児と同じアナムネシートではこれらの情報が理解しにくく，看護者間での情報伝達もうまくいかないことが多い。統一されたシートの作成が望ましい[3]。ABRの登場により，難聴の早期発見が可能となった。さらに補聴器の進歩，人工内耳の普及により健常者と変わらない生活をする人も増えてきた。しかし，一方で周産期医学，遺伝学の進歩により重複障害や染色体異常を伴った難聴児も増えている。

〈関連語〉 難聴，染色体異常，重複障害

[坂田英明]

●文献 1) 坂田英明:小児難聴とその問題点.埼玉小児医療センター医誌, 13:1-4, 1996. 2) 加我君孝:人工内耳 Cochlear Implant(CI)の現在とAuditory Brainstem Implant(ABI)の未来.脳神経, 51(2):103-114, 1999. 3) 渋谷京子,他:難聴児に対するコミュニケーション方法の検討.第28回日本看護学会集録(小児看護),日本看護協会, 1997, pp.41-43.

治療乳

【定義】 治療乳(特殊ミルク)は食事療法で用いられる特別治療食のひとつであり，治療目的のために食事組成を変更したものである。先天性代謝異常症用のものと特殊用途のものがある。前者は先天性代謝異常のスクリーニングが国の制度として実施されて以来，1980(昭和55)年に「特殊ミルク」の共同安全開発事業が発足し，厚生労働省(厚生省)により供給体制の整備がはかられている。後者は乳児栄養障害の改善から始まり，低出生体重児の治療乳や牛乳アレルギーの治療乳などである。治療乳は，①医薬品目，②登録品目，③登録外品目，④市販品に分類される。①〜③は健康保険適応であり，医師が登録特殊ミルク供給の申請をするとミルク製造メーカーから対象者に治療乳が送られるシステムとなっている。よって経費は公費で支払われるが，④は個人負担となる。

【治療乳の種類】 ①先天代謝異常症の治療乳：ヒスチジン血症にはヒスチジン除去や低ヒスチジンのミルク(明治フォーミュラ725, 7913)，高アンモニア血症やシトルリン血症には蛋白除去乳(雪印 S-23)，メイプルシロップ尿症には無イソロイシン・ロイシン・バリン乳(森永 MP-10)，ホモシスチン尿症・高メチオニン血症にはメチオニン除去粉乳(雪印 S-26)，チロジン血症にも同様にフェニルアラニン・チロジン除去や低量，無量のものなどがある。②無乳糖乳：牛乳中の糖を他の糖質(可溶性多糖類，ブドウ糖，

蔗糖)で置換したもので,乳糖不耐症や先天性ガラクトース血症などに用いる。明治ラクトレスと森永ノンラクト,登録の無乳糖粉乳(雪印GL),ガラクトース除去フォーミュラ(明治110),無乳糖粉乳(森永 MC-2),登録外の乳糖除去低ナトリウムフォーミュラ(明治8101)などがある。③大豆乳:分離大豆蛋白質を原料として,脂肪,糖質,ビタミン,ミネラルを消化吸収しやすい形で必要量を配合調整したもの。牛乳アレルギー,牛乳蛋白不耐症などに用いる。ボンラクトi(和光堂),ソーヤミール(明治),登録外の森永 MP-5 などがある。④牛酪乳:脱脂乳に乳酸菌を作用させ,乳糖の一部を発酵させたもの。乳児急性下痢症などに用いられた。アトロゾン(和光堂)があったが製造中止となっている。⑤乳蛋白質消化乳(カゼイン分解乳):牛乳カゼインを数種の酵素で消化,抗原性を低減した消化物を用いた合成乳である。蛋白はペプチドとアミノ酸で構成され,糖質にはデキストリン,蔗糖などを含む。牛乳・大豆アレルギー,難治性下痢症などに用いる。森永ニューMA-1,登録品目に蛋白質加水分解乳(森永 MP-3),登録外に原発性脂質吸収障害用粉乳(雪印 CP-MCT)があり,先天性蛋白分解酵素異常症に用いられる。⑥無糖乳:糖質を含まない合成乳で,脂質は乳脂肪,置換脂肪であり,糖不耐症に用いる。特殊ミルク登録の無糖粉乳(雪印 SF)や登録外の無糖粉乳(森永 MC-1)がある。⑦低脂肪乳:脂肪吸収不全に用い,登録外の低脂肪フォーミュラ(明治810)がある。⑧MCT乳:中鎖トリグリセライド(medium-chain triglyceride)は加水分解が行われ,分解された脂肪酸が水溶性となり,胆汁酸を必要としないで門脈から吸収される。膵機能不全,先天性脂質吸収障害,胆道閉鎖症などに応用される。登録の雪印 MCT 粉乳などがある。⑨低ナトリウム粉乳:育児用粉乳の組成のうちナトリウムを減量したものであり,心不全,腎炎,ネフローゼなどで浮腫が強いときに用いる。Na-20(森永)がある。⑩成分栄養剤・アミノ酸乳:窒素源としてアミノ酸混合物,ブドウ糖(または可溶性多糖類,蔗糖など),極少量の脂肪,ミネラル,ビタミンを含む合成食餌である。易吸収性,低残渣,抗原性がない,腸内細菌の種類と菌量が減少するなどの特徴がある。消化器疾患の術前・術後,短腸症候群,炎症性腸疾患などに用いる。エレンタール・P(味の素),特殊ミルク登録の蛋白脂肪吸収障害用粉乳(雪印 S-25-1)などがある。

〈関連語〉 先天性代謝異常,食事療法

[石川眞里子]

●文献 1) 厚生統計協会:国民衛生の動向2005年.厚生の指標,52(9):91, 2005. 2) 今村榮一:新・育児栄養学;乳幼児栄養の実際,日本小児医事出版社,2002. 3) 北川照男:先天性代謝異常症等の病気と,新生児マス・スクリーニング;治療法/広がる,患者・家族のネットワーク.よぼう医学ライブラリー(http://www.yobouigaku-tokyo.or.jp/lb57_ms4.htm). 4) 小林昭夫,他・編:小児食事療法マニュアル,金原出版,1991, pp.13-26, 72-74.

鎮痛法

【子どもの痛み】 痛みは「実質的または潜在的な組織損傷を伴うか,またはそのような損傷に基づいて述べられる不快な感覚および情動体験」と定義されている[1]。さらに,痛みは「体験している人が表現するとおりのものであり,それを表現したときにはいつでも存在するものである」と定義されており,主観的かつ個別性の高いものである[2]。痛みは体表や内臓の神経末端の侵害受容器から,末梢神経,脊髄,脳幹を伝導し,視床で認知され,さらに大脳皮質でその内容が判断,評価されるという過程において大脳皮質での反応が個人によって異なり,過去の経験や状況などさまざまなものに影響を受ける[3]。Stevens, B. は子どもが体験する痛みは成長・発達段階を基盤とし,生理学的,心理学的,経験的な3要素によって影響されていると述べている[4]。痛みは,健康上の問題を抱えた子どもにとって,その疾患,治療,検査,処置に伴って生じる症状のひとつである。さらに,子どもにとって痛みは不快や苦痛を伴う症状であり,心身を消耗させ,日常生活行動や成長・発達に影響を与えるものであり,可能な限り,その軽減,解放をはかる必要がある。

【鎮痛法とは】 痛みを除去する方法をいう。鎮痛方法には,①痛みの原因の除去(手術・神経遮断や破壊を伴う外科的療法,神経ブロック,放射線療法,化学療法,消炎など;がん性の痛みに対しては,痛みをコントロールする目的で化学療法や放射線療法を行う場合も含める)のための治療,②鎮痛薬や鎮痛補助薬などを使用する薬理学的治療,③非薬理学的な治療や看護ケ

アなどがある[5]。子どもの痛みに対して十分な鎮痛をはかるには，まず子どもの痛みについての一連のアセスメントを適切に行ったうえで介入方法を検討すること，介入に対する評価を適切に行っていくことである。また，子どもが自分で痛みのコントロールに関与でき，痛みに対処できるような援助が重要である。鎮痛をはかる場合の目標についても，子ども自身および家族と話し合って決めていくことが必要である。
【子どもへの鎮痛のための看護ケア】 ①子どもの痛みに対しての理解とアセスメント：子どもは痛みを体験していても，その認知能力や言語能力の未熟さから，痛み体験を他者に正確に伝えることや他者が痛みを把握することが難しい。鎮痛の援助においては，子どもの成長・発達段階および痛み体験に対する受け止め方や表現，反応について理解することがまず重要である。子どもの発達段階と痛みに対する認知，アセスメントについては「ペインコントロール」の項を参照されたい。②薬物療法における看護ケア：痛みの強さや性質に応じて，麻薬性鎮痛薬，鎮痛補助薬，ステロイド性消炎鎮痛薬，ステロイド，麻酔薬などを痛みの状況に応じて用いる鎮痛法では，薬物による副作用の有無，薬物使用前後の痛みのアセスメントを十分に行うことが重要である。侵襲の大きな処置での痛み緩和においても，子どもの心身の安全・安楽をはかるために局所麻酔薬や全身性の麻酔薬を必要に応じて用いる。その際も十分なモニタリングが必要である。③非薬物療法における看護ケア：非薬理学的ケアは痛みそのものを取り除くというよりも，子どもの痛みの認知や対処，環境や状況の要因に働きかけて痛みの緩和をはかる方法である。薬物療法や他の鎮痛治療法と組み合わせてかかわることによって鎮痛効果を増す。ただし，非薬物療法における看護ケアは補助的アプローチであり，痛みの原因の直接的除去ではないことを知っておかなくてはならない。a．身体的な援助；手を握る，タッチなどのスキンシップや痛み緩和のために擦る，マッサージするなどがある。また，子どもにとって良肢位を保ち，好む体位をとるなど安楽な体位への援助は重要である。温めることで循環を促す温罨法，消炎・鎮痛を目的とした冷罨法など状態に合わせて用いる。b．環境の調整；子どもが安心して過ごすことができるような環境を保つことが必要である。痛みの状況に応じ，心身共に安静が保たれる環境，子どもが安心して過ごすことができる環境，母親や家族などと一緒に過ごすことができる環境への援助を行う。また，子どもにとって恐怖心や不安を少しでも軽減できるような環境の工夫が必要である。c．心理的・支持的援助；気分転換法や遊びは子どもの心の解放に役立つ。処置や手術などに際しては，何をされるのかという不安や恐怖の体験と痛みへの影響を軽減するため，子どもの理解や発達段階に合わせて十分な説明と準備（プレパレーション）を行うことが重要である。痛みには環境因子や心理的要因が影響するため，子どもに不安感や孤独感などを与えないようにすること，子どもの自我の強化をはかることが重要であり，子どもと家族を含めたケアが重要である。鎮痛への援助は，痛みの原因にかかわらず，痛みが生じたときに提供される必要がある。また，どのような病期にあっても緩和されることが保障されなくてはならない。
〈関連語〉 疼痛緩和（WHO方式がん疼痛治療法） ［三輪富士代］

●文献 1) Kanner, R.(津崎晃一・監訳)：疼痛管理シークレット，メディカル・サイエンス・インターナショナル，2001, p.3. 2) 奈良間美保，他：小児看護学1；小児看護学概論・小児臨床看護総論（系統看護学講座専門22），医学書院，2003, pp.301-302. 3) 日本医師会・編，花岡一雄・監：疼痛コントロールのABC，医学書院，1998, p.S 32. 4) 前掲書2), p.302. 5) 伊藤正男，他・編：医学書院医学大辞典，医学書院，2003.

通級指導

【制度】 通級指導とは，小・中学校の通常の学級に在籍する心身に軽度な障害のある児童生徒のうち，言語障害，情緒障害，弱視，難聴などの障害がある児童生徒に対して，各教科等の指導は通常の学級で行いつつ，心身の障害に応じた特別の指導（いわゆる「自立活動」の指導等）を特別の指導教室（通級指導教室）で行うという特別支援教育の一形態である。法的には「通級

による指導」という。通級指導の対象となるものを表64に示す。

【沿革】 1993(平成5)年1月の学校教育法施行規則の改正等により，1993年度から制度化された。この学校教育法施行規則改正の内容は，小・中学校の通常の学級に在籍している心身に軽度の障害がある児童生徒のうち，当該心身の障害に応じた特別の指導を行う必要があるものを教育する場合には，文部科学大臣が別に定めるところにより，特別の教育課程によることができることとするとともに，当該特別の指導の対象となる障害の種類として，言語障害者，情緒障害者，弱視者，難聴者，その他障害のある者で，本項の規定により特別の教育課程による教育が適当なものと定めたこと(学校教育法施行規則第73条の21)，および特別の教育課程による場合については，校長は，児童生徒が他の小・中学校または特別支援学校等において受けた授業を，在籍校における当該特別の教育課程に係る授業とみなすことができるとしたことである(同規則第73条の22)。

〈関連語〉 自立活動 　　　　　　　[横田雅史]

●文献 1) 特殊教育研究会・編：通級による指導の手引；解説とQ＆A，第一法規出版，1993. 2) 文部科学省初等中等教育局特別支援教育課：就学指導資料, 2002.

表64 通級指導の対象者

区分	対象者
弱視者	拡大鏡等の使用によっても通常の文字，図形等の視覚による認識が困難な程度の者で，通常の学級での学習におおむね参加でき，一部特別な指導を必要とするもの
難聴者	補聴器等の使用によっても通常の話声を解することが困難な程度の者で，通常の学級での学習におおむね参加でき，一部特別な指導を必要とするもの
肢体不自由者	肢体不自由の程度が，通常の学級での学習におおむね参加でき，一部特別な指導を必要とする程度のもの
病弱・身体虚弱者	病弱または身体虚弱の程度が，通常の学級での学習におおむね参加でき，一部特別な指導を必要とする程度のもの
言語障害者	口蓋裂，構音器官のまひ等器質的または機能的な構音障害のある者，吃音等話しす，聞く等言語機能の基礎的事項に発達の遅れがある者，その他これに準ずる者(これらの障害が主として他の障害に起因するものでない者に限る.)で，通常の学級での学習におおむね参加でき，一部特別な指導を必要とするもの
自閉症者	自閉症またはそれに類するもので，通常の学級での学習におおむね参加でき，一部特別な指導を必要とする程度のもの
情緒障害者	主として心理的な要因による選択性かん黙等があるもので，通常の学級での学習におおむね参加でき，一部特別な指導を必要とする程度のもの
学習障害者	全般的な知的発達に遅れはないが，聞く，話す，読む，書く，計算するまたは推論する能力のうち特定のものの習得と使用に著しい困難を示すもので，一部特別な指導を必要とする程度のもの
注意欠陥多動性障害者	年齢または発達に不釣り合いな注意力，または衝動性・多動性が認められ，社会的な活動や学業の機能に支障をきたすもので，一部特別な指導を必要とする程度のもの

通級による指導　⇒通級指導

付き添い

一般的に，患者が入院したときに患者のそばにいて身の回りの世話一般をする場合に用いている言葉であり，現状では，家族の場合，看護師資格をもたないが有料で付き添いする場合，看護師免許をもった有資格者が有料で付き添う場合の三通りある。

【歴史的位置づけ】 第二次世界大戦後，それまでの入院スタイルであった「家族が患者の食事を準備する，家族が患者の寝具を持ち込む，家族が患者の看護をする」状態が，GHQの指導によって見直され，基準給食，基準寝具，基準看護が制度化された。基準看護制度では患者の身の回りの世話は教育を受けて資格を得た看護師が行うという考え方を基本としていたため，家族が付き添って患者の世話をすることや患者負担による有料の付き添いを禁じている。しかしながら，重症患者や小児のように家族でなければできない心理的ケアが必要な状況があると判断された場合，あるいは常時観察が必要で目が離せないような場合，医師の許可があれば家族に限り付き添いが認められた。したがってその場合，看護師による看護を代替したり，看護師

の看護力を補充するようなことがあってはならないと明記されていた。しかし，実際は長年，「家族からの申請があって医師が許可する」形をとりながら，基準看護病院でも家族が付き添い，患者の身の回りの世話を行うという看護力の一翼を担わされている例は少なくない状況であった。非基準看護の病院の場合，家族の付き添いに関する規定はないため，付添入院が一般的である。1978（昭和53）年，厚生省（現厚生労働省）保険局長は小児の看護の実践は病院の責任において行うこと，付き添いをおいた場合は基準看護の承認を取り消すという通知を出している。1992（平成4）年，1994（平成6）年の診療報酬改定において，基準看護が発展的解消し新看護体系に生まれ変わったが，そのなかで付き添い解消のための対策がとられ，1996（平成8）年に基準看護制度上は廃止となった。

【わが国の実情と課題】 長年，付き添いが当たり前となってきたことや，実際に看護労働の不足があるなかで付添入院を解消することは難しい状況であった。2006（平成18）年度診療報酬改定で，新たに患者1.4人に看護師1人の割合が制度化されたことが，今後の付き添いにどのような好影響を与えるのかを見守る必要がある。
〈関連語〉 母子同室 ［蝦名美智子］

●文献 1）安富徹・編：看護管理の実際，医学書院，1968，pp.1-11, 101-102. 2）厚生省保険局医療課・編：社会保険における基準看護・給食・寝具設備，重症者の看護・収容の基準の実際 61年6月版，社会保険研究所，1986. 3）今村栄一：看護管理（系統看護学講座別巻8），医学書院，1996, p.54, pp.83-84. 4）医学通信社・編：診療点数早見表 2006年4月版，医学通信社，2006.

ツベルクリン反応

ツベルクリン反応とは，結核菌（M. Tuberculosis）の培養濾液から抽出した蛋白質（PPD）を皮内に接種することによって起こる遅延型過敏反応を用いて，結核菌感染に対する免疫の有無を評価する方法である。PPD皮内接種後48時間後の局所発赤径を評価する。2005（平成17）年4月1日の改正結核予防法の施行により，BCG接種のための検査として行うツベルクリン反応は廃止された。

【反応の機序】 ツベルクリン反応は広義のアレルギー反応に分類され，免疫反応を用いた遅延型過敏反応の一種である。結核菌から抽出した蛋白質（PPD）を皮内に接種すると，生体が以前に結核菌に曝露され結核菌に反応したことがあれば，結核菌に特異的なT細胞が接種部位に集簇する。これらのT細胞はサイトカインやケモカインとよばれるケミカルメディエーターを放出し，局所へのマクロファージなどの炎症細胞の浸潤が始まる。これら集簇した細胞からさらなる炎症性物質の放出が起こり，血管透過性が亢進することによって液性成分の滲出等が起こり，結核菌に対して反応性がある場合に48時間後までには接種部位が赤く腫れる。

【結核予防法改正とツベルクリン反応】 結核は2つの病型が存在する。結核として報告される患者のほとんどすべては高齢者が罹患する二次性結核である。これは加齢により免疫力が低下し，以前罹患した結核が再活性化するものである。もう一つは，乳児が罹患する一次性結核である。乳児結核は二次性結核と違い登録患者数は少なく，年間20〜30例程度である。また乳児が結核に感染した例では，多くの場合が家族内での発症者からの感染が主である。このように検査として必ずしもすべての乳幼児にツベルクリン反応を行う必要がないと考えられた。またツベルクリン反応の評価であるが，結果が偽陽性となる場合があり，小児が不必要な結核治療を行われる例も存在した。この状況を勘案し，2004（平成15）年の結核予防法の改正により，小学生・中学生のツベルクリン反応陰性者へのBCG接種は中止され，その後2005（平成17）年4月より以前行われていた生後3〜6カ月におけるツベルクリン反応の定期検査も廃止された。それに伴いBCG接種がより早い段階でかつ短い期間で行われるようになり，法改正によりBCGの接種期間は生後6カ月までと短縮されている。ツベルクリン反応は結核の既往を評価する検査であるが，児を結核から守るためにもっとも重要なことは，生後6カ月までの早い時期でBCG接種を行うことにほかならない。

【小児の結核とツベルクリン反応】 戦後には10万人に対して200人以上の死亡率を呈した結核であるが，抗結核薬の開発によりその死亡率は2.3人まで減少している。しかしながら，近年再興感染症として結核が注目されており，発症患者数は2004年の調査では登録患者数29,736人に対して15歳以下の小児例は419人

であった．小児の結核の診断においては大人の結核の症状と異なる場合が多く，また通常の結核の診断方法（胸部X線写真，赤沈値，胃液・喀痰の検鏡および培養）では診断が困難である．よって小児における結核の診断においては家族歴の聴取とともにツベルクリン反応の結果が結核の感染および発症の評価に重要である．

【ツベルクリン反応に代わる結核の診断法】結核菌の感染の既往を評価する唯一の方法としてツベルクリン反応が用いられてきた．しかし，近年，全血にヒト型結核菌特異ペプチドを添加し，一晩培養することにより結核菌特異的T細胞が放出するインターフェロンγを定量分析する方法が開発された．BCG接種者で，結核菌の感染がないのにもかかわらずツベルクリン反応が陽性（疑陽性）となることがあったが，本法ではBCGには含まれないアミノ酸配列を抗原としているため，BCGの接種の影響を受けないことや，ツベルクリン反応のように反応の評価のために再来する必要もないことから，今後この方法がツベルクリン反応に代わり主流になる可能性がある． 〔菅井敏行〕

●文献 1) 木村三生夫, 他：ワクチン別の注意 BCG. 予防接種の手びき, 第11版, 近代出版, 2006, pp.273-296. 2) 横田俊平, 他：結核の新しい免疫学的診断法；結核菌誘導 interferon-γ 定量法 (QuantiFERON®) の有用性. 小児科臨床, 58(11)：2313-2317, 2005.

爪かみ

【爪かみとは】爪かみは指しゃぶりと同様に幼児期でたびたびみかけられる習慣的行動のひとつである．爪かみは指しゃぶりに比べてより年長の子どもに多くみられる．ほとんどは手指の爪かみであるが，足指の爪をかむこともある．

【爪かみの理解と対応・ケア】幼児期にみられる爪かみのほとんどは特別な対処を必要とせず，時間の経過とともに徐々にみられなくなることが多い．爪かみにはあまり関心を向けず，指摘したり叱責したりせず，また禁止しないで様子を見守ることが基本的対応である．しかし，時間が経過してもいっこうにおさまらない，もしくは徐々にひどくなる場合や，学童期になって現れる場合などは，心理的な問題が背景としてあることが多いので，慎重に対応する必要がある．このような神経症的習癖としての爪かみは，不安や緊張が常に高い子どもによくみられ，爪かみはこれらをやわらげるためにとられている退行的，防衛的な行動であり，愛着障害や不安障害，不適応行動（適応障害）として理解することができる．比較的長期間にわたって養育者が子どもに対して不安や緊張，否定的感情を抱きながら接すると，子どもは養育者の態度を敏感に察知して反応するようになり，欲求不満に基づいて偏った行動が多くなり，子どものそうした反応を見て，さらに養育者の不安や緊張，否定的感情が強まるという悪循環が生じる．このような悪循環のなかで子どもの共感，受容される経験が不足し共感不全となり，偏食，夜驚症，夜尿症，指しゃぶり，抜毛，性器いじりなどの不適応行動（適応障害）が容易に起こるようになる．爪かみもこの一種である．この悪循環を助長する養育者側の要因としては，子どもへの関心の希薄さ（ネグレクト），子どもへの過剰な期待，過保護・過干渉的養育態度，夫婦の葛藤，嫁姑の問題，育児不安，相談相手がいない孤独感などが考えられる．子どもが示している症状としての爪かみに対しては，その症状だけに注目して行動をなくそうとするのではなく，背景にある心理的な問題についても理解し受け止めることがケアの基本的姿勢として重要である．これらの子どもは共感してもらうことや受容されることを強く求めているので，爪かみを指摘，叱責，禁止せず，子どもの話に耳を傾け話し合う時間を増やし，共に楽しく遊ぶ時間をもち，安心感や信頼感をもってもらうまでじっくりかかわりながら待つことが重要である．また，スキンシップをはかったり，状況に応じて注意をそらす言葉がけを行うことも効果的である．養育者には，養育者自身が抱えている心理的な問題に対して丁寧に話を聞きながら理解と支持に努め，子どもへの対応方法について教示的にかかわることがきわめて重要である．

【留意すべきこと】繰り返し深く爪をかむことによって爪周囲の感染を起こし，化膿性炎症である爪囲炎もしくは爪囲瘭疽となることもあるので，爪周囲の傷や腫脹，痛みの症状には十分に注意し，手指の清潔を保ち，必要であれば適切な治療を行うことにも留意する．

〈関連語〉 指しゃぶり，愛着行動，マターナル

デプリベーション，夜驚症，夜尿／夜尿症，性器いじり，育児不安，共感体験　　　[塩飽仁]
●文献　1) 桐山正成，他：不安障害．坂田三允・編，こどもの精神看護(精神看護エクスペール 12)，第1版，中山書店，2005, pp.160-165.　2) 飯田順三：こどもの発達障害と不適応行動(適応障害)．前掲書 1)，pp.35-41.　3) Barker, F.(山中康裕，他・訳)：児童精神医学の基礎，金剛出版，1999.

て

手足口病

【定義】　手足口病は，手と足と口に水疱性の発疹が出現することを特徴とする基本的には予後良好な感染症である．

【病原体と疫学】　病原体は1種類ではなく，エンテロウイルスであるコクサッキーA 16型(CA 16)，エンテロウイルス 71型(EV 71)，コクサッキーA 10型 (CA 10)などのウイルスが知られている．症状からどの種類のウイルスに感染しているかを区別することは不可能であり，病原診断は基本的にウイルス分離・型同定によって行われる．コクサッキーA 10型ウイルスなどは軟口蓋付近に水疱性粘膜疹が多発するヘルパンギーナの病原体としても知られており，同じウイルスが病原体であっても「手足口病」であったり「ヘルパンギーナ」であったり，症状によって別々の病名となる．手足口病は感染症発生動向調査の対象疾患となっているために，全国約 3,000 の小児科定点から週ごとの患者数が報告さている．その集計結果によると，その規模は年によって異なるが，毎年夏期に流行があり，好発年齢は幼児期である．成人での発症もある．

【症状と所見】　主な感染経路は患者の唾液などによる飛沫感染や水疱からの接触感染で，患者の便も感染源となる．およそ 3〜5 日の潜伏期の後，手掌，足底，膝，殿部を中心として，丘状紅斑，丘疹，水疱が出現する．発疹は糜爛あるいは膿瘍になることはなく，色素沈着，痂皮なしに 1 週間以内に自然消退する．皮膚の痛みやかゆみを訴えることはほとんどない．頰，口唇，舌，歯肉などの口腔粘膜には水疱性の粘膜疹が出現し，水疱が破れて糜爛になると痛みを訴える．発熱は発症者の約 1/3 にみられる．頭痛，嘔吐，下痢などのエンテロウイルス感染としての非特異的な症状もみられる．咽頭痛や嚥下痛が強いために水分摂取量が減少し，その際に発熱や下痢を伴っていると脱水症状に陥ることがある．まれに髄膜炎や脳炎などの神経系の疾患，心筋炎を合併する．脳炎，心筋炎の場合は死亡することもある．

【診断】　特有の発疹と流行状況から臨床的に手足口病と診断する．髄膜炎や脳炎などの重症例ではエンテロウイルスの血清型を含めた病原診断を行うことが望ましい．神経症状があっても髄液や咽頭ぬぐい液からのウイルス分離は困難なことが多いので，便からのウイルス分離を併用する．ただし，便中のウイルス排泄は発症から 3 週間程度続くことが知られており，便中にウイルスが存在することが現在の症状の原因と断定することはできない．急性期と回復期のペア血清で抗体価の上昇があれば診断は確実である．髄液から PCR(polymerase chain reaction，ポリメラーゼ連鎖反応)法でウイルス遺伝子を検出する手段もある．

【治療，予後と予防】　手足口病の治療は発熱や痛みに対して鎮痛解熱剤を投与するなどの対症療法のみである．手足口病に特有の皮膚，粘膜症状が改善したあとも便からは 3 週間程度ウイルスが排泄されているので，症状がある者のみを隔離することによって周囲への感染を防御することは不可能である．手，足の発疹が消失するまで数日間を要するが，発熱もなく全身状態が良好であれば，感染源になることだけを理由として保育所などの集団生活を禁止する必要はない．予防方法としては，症状のないウイルスの排泄者がいるために感染源の隔離は不可能であり，ワクチンがないために感受性者対策もない．感染経路が飛沫感染，接触感染であることより，マスク，手洗などの一般的な予防方法のみ可能である．

〈関連語〉　感染防止，発疹，脱水症，髄膜炎，急性脳炎　　　[崎山弘]

●文献　1) 細谷光亮：エンテロウイルス．日本小児感染症学会・編，日常診療に役立つ小児感染症マニュアル 2003-2004, 東京医学社，2003, pp.277-284.　2) 岡部信彦：手足口病．日本医師会雑誌，132(12)：

帝王切開

【帝王切開術に関する最近の考え方】　医学の進歩により感染予防，出血への対応，術中の母児の安全管理などが確立され，帝王切開は母体・胎児にとって安全な手術とされている。現在では，ハイリスク妊娠の場合の胎児適応の増加，超未熟児出産への適応，骨盤位，少産少子の社会風潮に乗った社会的適応の拡大など，米国では30％を超える帝王切開率は珍しくなく，日本でも20％以上と報告する施設も増加している。しかし，安全な手術とはいえ，妊産婦死亡の観点からは経腟分娩の5～10倍危険であるといわれている。予期せぬ出血，感染，他臓器の損傷，術後肺塞栓などの合併は帝王切開率の上昇とともに増加し，次回妊娠に際して，子宮破裂，癒着胎盤など，経腟分娩ではごくまれにしか起きない重篤な合併症の可能性が高くなる。これらを考慮し，慎重な帝王切開の選択が必要である。

【手術の概要】　帝王切開は急速遂娩法のひとつで，子宮を切開して胎児を娩出させる方法である。一般的に腹式に子宮下部を横切開する術式がとられている[1]。麻酔方法には，全身麻酔，腰椎麻酔，硬膜外麻酔があり，適応により，母体・胎児が安全な方法が選択されている。

【適応】　母体および胎児が手術に耐えうる状況であり，胎児が生存しており，母体外生活が可能であること。ただし，胎児・胎盤の存在が母体の生命に危険を及ぼす場合は，児の生死を問わない[1]とされている。①母体側の適応は，a．狭骨盤，軟産道強靱，b．子宮・卵巣腫瘍，子宮奇形，c．切迫子宮破裂，d．全身疾患の合併症などがあり，経腟分娩に耐えられないと判断した場合。②胎児側の適応は，a．いわゆる胎児仮死，b．臍帯脱出，c．胎位・胎勢異常（骨盤位，横位，反屈位など），d．胎児疾患，超未熟児などにより，経腟分娩に耐えられないと判断した場合。③総合的適応として，a．前置胎盤，b．常位胎盤剝離，c．児頭骨盤不均衡（cephalopelvic disproportion；CPD），d．社会的適応などである。以上のうち，絶対的適応は狭骨盤，CPD，切迫子宮破裂，前置胎盤，胎位・胎勢異常の一部，分娩停止などである。それ以外は，急速遂娩がその時点では，短時間で安全な経腟分娩が不可能と診断された場合のみ適応となり，多くは適応が重複している。

【帝王切開を受ける患者・家族への対応】　①手術について：手術前に十分な説明と同意が必要である。説明を要する内容は以下の8項目などである。a．輸血の可能性とその場合の副障害の可能性。また子宮からの出血が止められない場合の，子宮摘出術の可能性。b．子宮に近い他臓器損傷（膀胱や腸管など）の可能性。c．術後肺塞栓症の予防として，手術中，手術後の弾性ストッキングやフットマッサージャーの使用と早期離床の推進。d．手術後に再出血する場合，再開腹が必要な場合があることについて。e．創部癒合不全や癒合遅延の可能性。その場合，再縫合や癒合を待つ場合もあること。f．麻酔および開腹による影響で，腸の運動が悪くなる場合があり，その場合の対処方法（腸を動かす点滴，再開腹等）。g．その他の感染症，肺水腫，薬剤によるアレルギー反応の可能性。h．次回の妊娠リスクとして子宮破裂の可能性や術式，また社会的条件によっては次回も帝王切開が望ましいことなどである。緊急性が予測される場合もあり，不必要な不安をもたないよう，妊娠中から分娩方針について事前に説明しておくことが大切である。②身体的サポート：帝王切開術後は開腹手術による合併症と子宮復古不全・子宮内感染の予防のため，手術後の疼痛（創部痛・子宮収縮痛など）緩和につとめ，早期離床（当院では術後1日目）を進める。また妊娠高血圧症などの合併症の有無や，帝王切開の適応による術後の管理が必要になる。③精神的なサポート：帝王切開後の褥婦には個人差があるものの喪失体験があるといわれている。緊急帝王切開の場合や病気から子どもと同室できない場合，身体機能の回復が遅れるような場合などは，母子相互作用の機会が遅れ，愛着行動に影響を及ぼしやすい。そのため，産後早期に面会や説明が受けられ，また子どもとのきずなを形成するための援助とし，カンガルーケアや母乳育児は有効と考える。帝王切開によって出産した場合も，両親が育児に積極的にかかわれるように，母子分離によるストレスが最小限になるような援助が必要である。

〈同義語〉　急速遂娩法，異常分娩，緊急帝王切開，選択的帝王切開（予定帝王切開）

［早坂由美子］

●文献　1）坂元正一，他・監：腹式帝王切開術．改訂版プリンシプル産科婦人科学 2，メジカルビュー社，1998，p.704．　2）木下勝之，他：分娩の管理；帝王切開術．産科と婦人科，57（増刊号）：247-249，1990．　3）新道幸恵：切開分娩による喪失体験．母性の心理社会的側面と看護ケア，医学書院，1990，pp.77-82．　4）澤倫太郎：帝切率から見た産科医療のアウトカム指標．日産婦誌，54(9)：n260-n265，2002．

定期健康診断

【意義】　学校に通っている発育発達途上にある子どもが，正常に発育発達しているか，どこか異常なところがないかを調べ，もし，異常が見つかれば医療機関で精密検査を受け，治療するなどして健康な状態で学習できるように，また，疾病や異常のある子どもに対してはその子に適した学校生活を過ごせるよう配慮するためのものである．健康診断は健康管理上のものだけでなく，子どもが自分の発育の様子，いろいろな検査の意味と自分の健康状態を知り，健康の重要性を認識するという健康教育としての面も大きく，定期健康診断は学校教育として学習指導要領では特別活動の健康安全・体育的行事に位置づけられている（「学校検診」の項参照）．
【法的位置づけ】　学校教育法第12条において「学校においては，別に法律で定めるところにより，学生，生徒，児童及び幼児並びに職員の健康の保持増進を図るため，健康診断を行い，その他その保健に必要な措置を講じなければならない」とされており，この規定による特別法としての学校保健法第6条第1項で「学校においては，毎学年定期に，児童，生徒，学生又は幼児の健康診断を行わなければならない」とし，さらに同法第7条で「学校においては，前条の健康診断の結果に基き，疾病の予防処置を行い，又は治療を指示し，並びに運動及び作業を軽減する等適切な措置をとらなければならない」と規定している．
【検査項目・検査方法】　検査項目・検査方法および技術的基準については，学校保健法施行規則において定められている．検査項目は，①身長，体重および座高，②栄養状態，③脊柱および胸郭の疾病および異常の有無，④視力および聴力，⑤眼の疾病および異常の有無，⑥耳鼻咽頭疾患および皮膚疾患の有無，⑦歯および口腔の疾病および異常の有無，⑧結核の有無，⑨心臓の疾病および異常の有無（心疾患の検査は学校医の聴打診が基本であるが，小学校1年，中学校1年，高校1年では心電図による検査を行うことになっている），⑩尿〔数十年前頃は腎臓疾患のため長期間学校を休学する者がおり，早期発見，早期治療のため，1974（昭和49）年より尿蛋白を検査している．また近年，糖尿病発見のため尿糖を検査している〕，⑪寄生虫卵の有無，⑫その他の疾病および異常の有無の12項目のほか，胸囲および肺活量，背筋力，視力などの機能を加えることができるとされている．また，同施行規則第8条の2において，健康診断を的確かつ円滑に実施するため，小学校入学時その他の学年では必要と認めるときに発育，健康状態などに関する調査（保健調査）を行うとしている．
【留意点】　学校における健康診断は原則としてスクリーニング（ふるい分け）方式であり，異常や疾病の疑いが見つかったら，その後は家庭の責任において医療機関で検診をすることになっている．なお，医療機関で精密検査を受け，心臓疾患，腎臓疾患など発見された場合，主治医の指示した学校生活管理指導表に沿って学校生活を過ごすことになっている．
〈関連語〉　学校検診　　　　　　　　　　　　［出井美智子］
●文献　1）日本学校保健会・編：児童生徒の健康診断マニュアル，1995．

啼泣　⇒機嫌

デイケア　⇒一日入院

定頸　⇒首のすわり

低血糖

【定義】　小児・成人の血糖値は通常60〜160 mg/dlくらいに保たれており，50 mg/dl以下の場合を低血糖という．新生児では出生後2〜3時間でもっとも低値となり，その後12〜24時間で50 mg/dl以上に達する．40 mg/dl以下の低血糖では，神経精神的後遺症を残さないためにも積極的な治療が必要である．なお，血清，血漿で測定した血糖値は全血より10〜15％高値となることに留意すべきである．

【血糖値の調節】 血糖値は，神経系・内分泌系によって，肝臓での糖新生と組織での糖の利用バランスが調節され一定に保たれている．血糖上昇に関与するホルモンには，カテコールアミン，グルカゴン，コルチゾール（糖質コルチコイド），成長ホルモン（growth hormone；GH），甲状腺ホルモンなどがある．それに対し，血糖を下げる唯一のホルモンは，膵島 β 細胞で産生されるインスリンである．

【低血糖時の症状】 低血糖の症状として，交感神経が刺激されエピネフリンが分泌されることによる，発汗，動悸（頻脈），顔面蒼白，振戦，脱力感，空腹感，嘔気・嘔吐などと，中枢神経での糖利用減少に関連する，頭痛，精神錯乱，視覚障害，集中力低下，異常感覚，健忘・めまい，痙攣，傾眠，昏睡などが起こりうる．乳児未満では症状が微妙で，チアノーゼ，無呼吸，低体温，筋緊張低下，哺乳低下，不活発のみであったり，見過ごすほどの弱い症状だったりする．新生児では併存する低酸素血症，虚血状態がより悪影響を及ぼすこともあり，様子がおかしい場合は血糖値を測定すべきである．

【原因】 発症機序に基づいて分類すると，大きく①器質性，②機能性，③先天性，④医原性・中毒性に分けられる．①は膵島 β 細胞腺腫（インスリノーマ）によるインスリン過剰，肝硬変，肝炎，脂肪肝による肝臓での糖新生低下，副腎皮質ホルモン，甲状腺ホルモン，グルカゴンなど抗インスリンホルモンの欠乏によるものである．②は胃切除後など食事性高血糖後の反応性低血糖，絶食による糖供給減少，激しい運動による糖利用の増加，腎性糖尿による排泄増加，初期糖尿病やインスリン自己免疫症候群によるものである．③は糖原病，果糖不耐症など糖産生に関与する酵素の先天的異常，④はインスリン注射，アルコール摂取，経口血糖降下薬によるものなどである．臨床的には器質性低血糖は空腹時に，反応性低血糖は食後に起こることが多い．

【低血糖への対応】 問診では，糖分の摂取状態はもちろんであるが，新生児では，早産・低出生体重児かどうか，胎内発育不全（intrauterine growth retardation；IUGR）の有無，母親の糖尿病の既往などを聞く．乳幼児～学童では，発症年齢，食事摂取との時間的関係，乳児期の低血糖や突然死などの家族歴に注意する．成人では本人や家族の糖尿病歴，胃切除などの手術歴，薬物・アルコール摂取の有無などを聴取することが重要である．検査では低血糖時に，インスリン，血中/尿中ケトン体，乳酸，アラニン，遊離脂肪酸，コルチゾール，GH，副腎皮質刺激ホルモン（adrenocorticotropic hormone；ACTH）などを測定し，高インスリン血症，ホルモン欠損の有無，基質供給を評価する．診察所見では肝脾腫の有無も重要である．治療は，まずブドウ糖，グルカゴンなどにより一刻も早く血糖値を上げること，そして原疾患の治療である．

〈関連語〉 高血糖，糖尿病　　　　　［岩間彩香］

●文献 1）佐久間康夫：内分泌生理学講義，丸善，1999，pp.35-54． 2）清野裕，他・編：内分泌・代謝病学，第4版，医学書院，1997，p.373．

デイサージャリー ⇒日帰り手術

低酸素血症

【定義】 低酸素血症（hypoxemia）とは，循環血液中の酸素が欠乏している状態であり，動脈血中の酸素分圧の低下を意味しており，主な成因として次の5つがあげられる．①酸素濃度の低下：高地などで，吸入気の酸素濃度が低下し，吸気中の酸素分圧が低下する場合がある．②肺胞低換気：肺胞内の酸素分圧が低下し，静脈血が十分に酸素化されない状態である．同時に動脈血中の炭酸ガス分圧の上昇を伴う．換気不全の病態であり，肺の障害や，呼吸中枢・呼吸筋・胸郭など肺以外の障害によっても起こる．③動静脈混合シャント：先天性心疾患にみられ，右左短絡によってまったく肺胞気と接しない混合静脈血が動脈に混入する場合である．高炭酸ガス血症を伴うことが多く，この場合の低酸素血症は，酸素投与によっても改善はみられない．④拡散障害：肺胞膜の肥厚，肺胞面積の減少，肺胞気と血液の接触時間の減少などで，肺胞内の酸素が血液中に拡散する過程が障害される場合である．肺胞気-動脈血酸素分圧較差（$AaDO_2$）が開大して，低酸素血症となる．⑤換気血流不均等分布：肺胞を介したガス交換は，正常では肺胞換気（$\dot{V}_A$）と肺血流量（$\dot{Q}_C$）の比率（$\dot{V}_A/\dot{Q}_C$）が約0.8である．しかし，肺胞換気量低下に通常の肺血流が存在したり，通常の肺胞換

気量に肺血流の低下が起こるなど，肺胞換気量と肺血流量が不均等に分布すると，$\dot{V}_A/\dot{Q}_C$が低下しガス交換が障害され，低酸素血症となる[1)-3)]．

【低酸素血症と小児の疾患】 低酸素血症となる小児の疾患には，呼吸器疾患をはじめ，先天性心疾患，溺水などさまざまな疾患がある．代表的な疾患として，病態を含め3つをあげる．①呼吸器疾患：急性細気管支炎は，細気管支粘膜の浮腫，粘液分泌の亢進，線毛運動の欠如，浸出物の貯留，脱落した線毛上皮細胞塊により細気管支の内腔が狭くなる．乳児では本来細く脆弱な細気管支の内径がさらに細くなり，閉塞性の呼吸困難，肺気腫を生じる．この解剖学的変化が肺容量，換気機能，ガス交換などの機能異常をもたらし，呼吸不全の進行により低酸素血症となる．治療として，輸液療法や吸入，酸素投与が必要とされる[4)5)]．②先天性心疾患：肺動脈弁閉鎖症，ファロー四徴症，エプスタイン奇形，三尖弁閉鎖症などは，動脈管に依存性の右左短絡の心疾患であり，出生早期から低酸素血症を生じる．薬物治療としてプロスタグランディンE_1を投与し，動脈管の開存を維持し，左右シャントを増加させ低酸素血症の改善をはかる．③溺水：溺水の直後は，顔面を液体中に没する窒息状態，肺胞低換気により低酸素血症となる．その後，淡水・海水の溺水は共に，成因は異なるが肺水腫が生じ，肺胞でのガス交換の障害，肺内シャントの増大により低酸素血症がみられる．一次・二次救命処置，蘇生後は，呼吸管理と脳蘇生などの全身管理が行われる[6)]．低酸素血症はその持続により，組織や細胞レベルにおいても低酸素状態となり，多くの臓器が障害されて多臓器不全(multi organ failure；MOF)となる．これは組織に運搬される酸素量が関与し，左心機能・循環血液量・PaO_2・SaO_2・ヘモグロビン量などが影響する[2)]．疾患によって，高炭酸ガス血症，アシドーシスなども伴い，他の症状・病態を考慮した全身状態の観察・管理が必要となる．

【低酸素血症の指標】 低酸素血症の指標として，血液ガス分析による動脈血酸素分圧(PaO_2)，パルスオキシメーターによる動脈血酸素飽和度(SpO_2)がある．後者は非侵襲的に連続して測定でき，小児にとって簡便で安全なモニターであるが，体動の多い小児，循環不良の状態での数値の正確性には疑問がもたれる．SpO_2は，酸素分圧との関係(酸素解離曲線)が直接的ではなく(S字状)，臨床的にはPaO_2が重視される[3)7)]．

〈関連語〉 酸素療法　　　　　　　　　［中岡亜紀］

●文献　1) 後藤稠・編：最新医学大辞典，第2版，医歯薬出版，1996，p.1164．　2) 吉田豊：呼吸不全．小児内科，28：518-526, 1996．　3) 鈴木肇，他：医学大辞典，第18版，南山堂，1998, p.803, 1493．　4) 鴨下重彦，他：こどもの病気の地図帳，講談社，2002, pp.62-63．　5) 堤裕幸：呼吸器疾患．阿部敏明，他・編，小児科学・新生児学テキスト，全面改訂第4版，診断と治療社，2003, pp.430-431．　6) 藤井千穂，他：溺水．小児内科，28：1285-1289, 1996．　7) 清水直樹，他：二次救命処置；モニター．小児看護，26(9)：1100-1103, 2003．　8) 浦島充佳：病態生理できった小児科学，医学教育出版社，2000．

低酸素性虚血性脳障害（HIE）

【胎児の虚血性脳障害】 新生児の虚血性脳障害は胎児の虚血性脳障害とHIE(hypoxemic ischemic encephalopathie)とに分けられる．胎児期の虚血性変化は，胎児期の発達段階と部位により特徴的な循環障害の結果であり，出生時に脳の破壊性病変がほぼ完成している．水無脳症，孔脳症，多嚢胞性脳軟化症，脳梗塞などである．原因としては，双胎一児死亡，双胎間輸血症候群供血児，母体薬物使用，母体ショック，母体外傷があげられる．

【HIEとは】 出生を境とした時期に起こる仮死を伴うHIEは，恒久的な脳障害のもっとも大きな原因として重要である．新生児は脳の各部位発育・成熟の度合いが異なるため，在胎週数や仮死の程度により障害を受ける部位や性質が異なる．未熟児では，IVH(intraventricular hemorrhage，脳室内出血)，PVL(periventricular leukomalacia，脳室周囲白質軟化)など特徴的病変を示す．HIE新生児仮死に陥る症例の多くは，すでに子宮内で胎盤機能による低酸素症やアシドーシスの状態で胎児ジストレスを示している．HIEの多くもその誘因を出生前の異常とそれに引き続く出生時の異常に求められ，出生後のエピソードは例外的であるといってよい．

【HIEの原因】 ①出生前(胎児ジストレス)：母体のショックなど重篤な循環不全・子宮胎盤

系機能不全，胎児自身の異常。②出生時（新生児仮死）：胎児ジストレスに引き続くもの・前置胎盤，常位胎盤早期剥離，子宮破裂，過強陣痛，遷延分娩・臍帯脱出。③出生後（急性呼吸循環不全）：無呼吸発作，ALTE (acute life treatening event, 乳幼児突発性危急事態)，出血性ショック，緊張性気胸，MAS (meconium aspiration syndrome, 胎便吸引症候群)，PPHN (persistent pulmonary hypertension in the neonate, 新生児遷延性肺高血圧) などによる高度の呼吸不全。

【HIEの生化学的病態】 低酸素症は組織のレベルの酸素不足である。その主な原因は血中の酸素分圧の低下であるが，急性の呼吸・循環不全を意味する仮死の場合は，酸素を運ぶ血流が途絶えたり，減少する虚血により組織の低酸素状態である。同時に呼吸不全では，高炭酸ガス血症やアシドーシスを引き起こし，これらが血流の分布や細胞障害にさらに拍車をかける。

【HIEの血行動態】 仮死に伴う血行動態の変化において，病初期および重症でない時期は，ダイビング反射により脳血流を増加させる機能が働き，それがうっ血や出血の原因となる。自律機能が消失すると，脳血流は血圧に依存し，血圧が上昇すれば脳血流が増加し，血圧が低下すれば脳血流が減少する。虚血性変化が起こったあと再び血圧が上昇し血流が増えると，脆弱になった血管には血栓ができているため二次的な出血が容易に起きる。気胸や心不全などで静脈圧が亢進している場合も出血および脳血流量減少を介して虚血病変の出現を助長する。さらに血行動態の変化は，低酸素症に伴う心機能の変化に左右される。新生児の心拍出量は心拍数に依存しているため，仮死などで低酸素状態になり，徐脈となると脳への血流はさらに減り，脳組織への酸素供給量は大幅に減少する。

【管理】 新生児の脳の可塑性から重症仮死でも初期には積極的な治療をするのが原則。全身療法以外に，1980年代から軽度の脳低体温療法が導入されている。　　　　　　　　　［後藤彰子］

●文献 1）仁志田博司：循環系の適応生理．新生児学入門第3版，医学書院，2003，pp.350-359．

低出生体重児

【定義】 未熟児とは，胎外生活に適応できるだけの成熟度に達しないで出生した乳児のことであり，かつては出生体重が2,500g未満で出生した乳児と同義語で用いられてきた。「低出生体重児」と「未熟児」は臨床的には重複している部分が多いが，未熟徴候，出生体重，妊娠期間は必ずしも関連しないことから，現在では学術用語としては出生体重を指標とした「低出生体重児」が用いられている。WHOでは新生児を出生体重により以下のように分類している。①低出生体重児（low birth weight infant；LBW infant）：出生体重が2,500g未満の新生児，②極低出生体重児（very low birth weight infant；VLBW infant）：出生体重が1,500g未満の新生児，③超低出生体重児（extremely low birth weight infant；ELBW infant）：出生体重が1,000g未満の新生児。

【低出生体重児に関する統計】 2004（平成16）年度の出生時の体重別，出生数および割合の統計によると，低出生体重児の出生数は10万4,832人で全出生総数の9.4%であり，ここ数年出生の比率は漸増している。極低出生体重児の出生数は8,467人で全出生総数の0.8%，超低出生体重児の出生数は3,341人で全出生総数の0.3%であり，ここ数年比率の増減はほとんどない。同年の早期新生児死亡（生後1週間未満の新生児の死亡）の出生体重別分類（表65）では，超低出生体重児の早期新生児死亡率（1年間の生後1週間未満の新生児の死亡数／1年間の出生数×1,000）は格段に高いが，1960（昭和35）年頃には，出生体重が1,000g未満の新生児の生存はきわめて困難であった。しかし近年のめざましい医療の進歩や各自治体レベルの新生児医療の整備により，超低出生体重児の救命率は著しく上昇した。呼吸窮迫症候群に対する合成肺サーファクタント製剤や高頻度振動換気法などの治療も加わり，現在では超低出生体重児の80%以上の生存が可能になったといわれている。

【低出生体重児の特徴とケアの基本】 出生体重

表65 早期新生児死亡数および率（2004年）

出生体重	早期新生児死亡数（率）
2,000～2,499 g	191（　2.3）
1,500～1,999 g	134（　9.8）
1,000～1,499 g	156（ 30.4）
500～999 g	261（ 85.3）
500 g 未満	100（353.4）

と生命予後には大きな関連があり，出生体重1,500gを境として，死亡率だけではなく児の全身管理が大きく異なる．とくに超低出生体重児は未熟徴候が著しく，ほとんどの場合人工的な呼吸管理を行う．生後1週間は症状の変化が急激であるため細やかなケアが求められる．①体温管理：褐色脂肪組織が未発達で熱産生が不十分であり，体表面積が体積に比べて大きく輻射による熱の喪失が大きい．そのため体温管理はきわめて重要であり保育器を用いる．超低出生体重児の場合，開放型保育器は温度変化が大きく不感蒸泄が著しいため原則として使用せず，閉鎖型保育器を使用し至適温度環境を保つことが基本となる．②感染防止：在胎週数に比して母体からの免疫体の移行が不十分であり，感染に対して抵抗力が弱く感染防止が重要である．とくに超(極)低出生体重児は感染を起こしやすく重症化しやすい．感染防止対策を検討し，児にかかわるスタッフがそれを厳守し実践することが大切である．③栄養：母乳が適している．在胎34週未満の児は，吸啜および嚥下反射が不十分で誤嚥の可能性があるため経管栄養が原則である．経口哺乳の開始は吸啜，嚥下，呼吸の協調運動が確立し状態が安定してから行う．超(極)低出生体重児の場合，母乳の栄養学的意義に加え免疫学的な長所や母子の愛着形成の視点から母乳栄養の重要性が強調されている．④minimal handling：出生と同時に児を取り巻く環境は大きく変化する．治療や処置，照明やさまざまな器機の騒音などストレスになる要因が数多く存在するため，児の状態をよく観察し，ストレスサインを理解することが求められる．そして処置やケアは最小限にして(minimal handling)，ストレスを軽減させる工夫をする．Developmental care により児を保護し，成長発達を支援することは看護の役割であり，個々の児によい環境をつくることが望まれる．⑤親子関係確立への援助：超(極)低出生体重児は長期的な母子分離を余儀なくされるため，児を受け入れることが困難となる場合がある．親の心理過程を十分理解し，親子関係を促進するため早期接触や面会の工夫，児の世話を一緒にするなどの援助を行う．

〈関連語〉 ハイリスク新生児　　［大木伸子］

●文献　1)母子衛生研究会・編：母子保健の主なる統計(平成17年度)，母子保健事業団，2006．2)仁志田博司：新生児学入門，第3版，医学書院，2004．3)横尾京子，他・監：NICU看護マニュアル，メディカ出版，1989．4)宇藤裕子：超低出生体重児のケア．小児看護，25(9)：1260-1267，2002．

ディストラクション

ディストラクション(distraction)を直訳すると，気をそらす(される)こと，気晴らしなどと表現され，痛みを伴う処置(プレパレーションのなかで)や，痛みのある子どもの看護援助として用いられている方法である．

【定義】　ディストラクションは，痛みのケアである非薬物的療法のひとつである．子どもの痛みをコントロールするうえで効果的な対処方法であるが，痛みの強さを軽減するのではなく，痛みに耐えやすくすることが目的であり，比較的短期の痛みに最適であるとされている．大事なことは，気をそらしてその間に何かをすることではなく，注意転換するものを子どもが意図的に選択し，そのプロセスに主体的にかかわる(alternate focus)ということである．その意味では，この方法は認識的な対処方法でもある．

【実践】　ディストラクションを効果的に実践するには，子どものエネルギーレベルや身体の拘束状況，集中力を把握することが必要である．また，痛みの状況から，子どものどのような感覚器(視覚，聴覚，触覚，運動)を刺激することが効果的か検討する．ディストラクションの具体的方法として，乳児では，軽く揺らす・なでる・たたく，抱きしめる，おしゃぶり・モビール・ぬいぐるみ・色や形を変えるおもちゃの使用，などがある．幼児では，ぬいぐるみ，シャボン玉(小さい子では大人がする)，童謡などの歌，開くと絵が飛び出す本，驚きの要素をもったおもちゃ，人形を使ったお話，万華鏡，魔法の杖(液体の中をスパンコールなどがゆっくりと流れるようなもの)などがある．学童以上では，音楽，数遊び，物探しゲーム，何かをイメージする，役割演技をする，VTR，会話などがある．痛みの程度に応じて，刺激も変化させることができるため，子どもの様子に注意しながら効果的に活用する．ディストラクション後は，どのような方法が効果的であったか評価し，次に活かすようにする．また処置などの後は，ねぎらいの言葉をかけることもディストラクショ

ンに含まれる行為である。
〈関連語〉 プレパレーション，痛み［及川郁子］
●文献 1) Carter, B.(横尾京子・訳)：小児・新生児の痛みと看護，メディカ出版，1999. 2) Kleiber, C.：Distraction. Craft-Rosenberg, M.J., et al. eds., Nursing Interventions for Infants, Children and Families. Sage Publications, 2001.

ディベロップメンタルケア

【定義】 早産児は出生によって，子宮内の環境とは異なり過剰なストレス刺激を受けやすくなるといえる。満期まで胎児は，胎内の環境で感覚系の機能，運動機能など成長発達をしていると考えられ，実際に生まれてからの環境は胎内環境とは大いにかけ離れ，その環境に無条件で適応することは難しい。1982年にAls, H.(児童心理学者)は，神経行動学的機能がどのようにして組織化されているかについて，「Model of the synactive organization of behavioral development(行動発達の組織化についてのサイナクティブモデル)」を提唱し説明している。行動をコントロールするために，生体にはどのようなサブシステムがあるのか，またその機能に応じてどのような行動をとることができるのかは，児の成熟度によって特定されると考えられている。入院を必要とする児は，置かれた環境の質によって神経行動学的発達の組織化が左右されることに留意し，また質的に母親の母体内環境に似た環境を提供することが，新生児集中治療室(neonatal intensive care unit；NICU)の看護ケアに求められる。

【児の反応をもとにした個別的ケアの実施】 入院している児の立場で光や音の刺激を考える必要がある。光は部屋全体の照度を落とす，または保育器やコットに布などを使いカバーをして，子ども自身のいる所の照度が落ちた状態にする。音に対しては何がどの程度の音かを知り，働くスタッフが気をつけることで軽減できる。日常ケアを行うときにルーチンとして行うのではなく，児の生活リズムに合わせて行い，ケアする看護者は児の反応やサインを知ることが重要である。採血など痛み刺激を与えたときは，癒すために身体境界をつくるように手で優しく包み込むなどのケアをする。ポジショニングとして良肢位を保ち，安楽にしてあげる。

【家族参加のケア】 早産児は胎内で過ごす時期をNICUで過ごし，また家庭とはまったく違う環境のもとで過ごさなくてはならない。さらに，親子は離れて過ごすことになり，母子分離された状況で，母親は妊娠出産への不完全さなどで，不安や挫折感が増している。面会に来たときに温かく迎え，家族と子どもが大切にされていると感じることが大切であり，慣れない環境で過ごす家族を支援することも重要である。新しい家族を形成していく過程を育てる援助として，子どもの反応の捉え方，観察の仕方，育児参加ができるようにサポートし，家族と共に児へのケアを考え実践していく必要がある。

【ディベロップメンタルケア(developmental care)の実際的なケア】 ①置かれている環境を考え，光や音刺激から保護する，②看護ケアは個々の子どもの反応を考え，ケアパターンを調整する，③心地よい刺激を取り入れる，④痛みや刺激から守る，あるいは軽減することが大切である。

〈関連語〉 睡眠，ポジショニング，母子相互作用，新生児集中治療室(NICU)，痛み，良肢位
［長内佐斗子］

●文献 1) 横尾京子：新生児の神経行動学的発達とアルスのサイナクティブ・モデル．Neonatal Care, 11(11)：10-15, 1998. 2) 横尾京子：ディベロップメンタルケアが看護に求める理念．Neonatal Care, 14(11)：10-14, 2001. 3) 山川孔：ディベロップメンタルケアの理論的視点．助産婦雑誌，59(5)：442-446, 2005.

停留精巣

【定義】 停留精巣(undescended testis)とは陰嚢内に精巣が下降していない状態で，男児生殖器の先天性異常のなかではもっとも頻度が高い。精巣は妊娠8週までは卵巣と同じ状態で胎児の腹部に存在する。しかし思春期になり精子形成をする時期には体温より1～2°C温度が低い環境が必要とされている。そのため胎児の精巣は妊娠8週過ぎから腹腔内を下降し始め，28週から32週で鼠径管内を通過し陰嚢内に下降する。満期で出生した男児の約3%は精巣が陰嚢内に触知しないが，生後6カ月までは自然に下降する可能性がある。そのため1歳時では精巣を陰嚢内に触知しない頻度は1%以下に低下する。したがって生後6カ月を過ぎても精巣が

常時陰嚢内に触れない場合は治療を必要とする．

【病態】 ①精巣が陰嚢内に下降していない場合，生殖細胞の正常な発育が阻害され，将来的に精子形成能が低下する可能性がある．②停留精巣では，思春期以降に精巣腫瘍の発生する頻度が正常に下降した精巣の4～7倍高い．③停留精巣では腹膜鞘状突起の閉鎖が遅れ鼠径ヘルニアを合併しやすい．④精巣が正常な位置にないことにより精神的な発達に悪影響を及ぼす可能性がある．

【診断】 もっとも重要な診断方法は触診である．丁寧に複数回にわたって，鼠径部から陰嚢を触診することによって精巣を触知できる．エコーは簡便であるが，術者によって精度が不確実になりやすく，エコーで鼠径部に確認できる精巣は触知できる．CT, MRI は放射線被曝や鎮静が必要であることとその診断精度の不確実さを考慮すると，必ずしも有意義とは考えられない．

【治療目的】 停留精巣の治療を行っても前述した病態がすべて解決するわけではない．しかし，①早期に陰嚢内に固定することにより，組織障害の程度を軽くし，不妊症の可能性が低下することが期待できる．②精巣を陰嚢内に固定しても腫瘍の発生率が低下するか否かは不明であるが，自分で精巣を触知できるため早期発見が可能となる．③精巣を固定する際にヘルニアも治療できる．④精巣が正常な位置にあることにより，男児の精神的な発育に悪影響を及ぼさない．以上の理由から治療は必要と考える．

【治療時期】 前述したように生後6カ月から9カ月以降では自然下降はほとんど期待できない．また治療が早いほど組織障害の程度が軽いことから，生後9カ月以降なるべく早い時期に治療を行うことが望ましい．

【治療方法】 日本で保険適応となっている治療は手術治療だけである．ヨーロッパでは性腺刺激ホルモンを投与する方法も行われているが，単独での治療成績の報告は6～75％とばらつきも大きく手術治療に比べ成功率が低い．そのため，日本ではもっぱら安全性も高く成績のよい手術治療が行われている．手術方法は，精巣が触知できる場合は鼠径部を切開し精巣をみつけ，血管や精管の周囲を剥離し陰嚢内に固定する．触知しない場合は全身麻酔下にまず腹腔鏡を行い，精巣の有無を確認する．腹腔内に精巣が存在すれば，鼠径部を切開し精巣周囲を剥離し陰嚢内に固定するが，この操作を腹腔鏡を用いて行う方法もある．また，精巣の位置が高く陰嚢内に固定することが困難な場合は二期的手術にすることもある．腹腔内に精巣血管，精管が存在し内鼠径輪に進入している場合は，鼠径部以下に萎縮精巣(nubbin)が存在する可能性がある．これを放置すると発癌の可能性が否定できないため，鼠径部切開をおき摘出する．腹腔内で精巣血管や精管が盲端に終わっている場合は摘出すべき組織が存在しないため，腹腔鏡のみで終了となる．いずれもデイサージャリーも可能な侵襲の少ない手術である．

【予後】 両側停留精巣の場合，妊孕率は約65％とやや低くなるが，片側では妊孕率は約89％と正常な男性と変わらない．

[鈴木万里・山崎雄一郎]

●文献 1) Husmann, D.A.：Cryptorchidism. Clinical pediatric urology, Belman, A.B., et al., ed., Martin Dunitz, 2002, pp.1125-1154.

適応機制

【適応の概念】 適応(adjustment)とは，人が周囲の生活環境や状況に応じて生きることを表している．類似したものに順応(adaptation)という言葉があるが，順応は，目が暗がりや明るさに慣れる，臭いを感じなくなるなど，生体内の機能が無意識に環境に合わせていく過程を表すことが多い．一方，適応は，人が生活を通して環境や状況に合わせていく過程のことで，変化していく行動を学習したり，自分に合うように環境を変化させたり状況をつくり出す行動が含まれる．心理的・生理的な緊張状態や欲求があるとき，人はその状態を解消して充足感を得て平衡状態を保とうとする．それが適応過程の始まりといえる．

【適応機制】 適応が必要となる心理的背景には，心理的抗争である葛藤や緊張が解消されない状態にあるフラストレーションの存在がある．これら葛藤やフラストレーションを解消し，なんとか平衡を保とうと，無意識に働く心理的手段を適応機制(adjustment mechanism)あるいは防衛機制(defense mechanism)とよんでいる．適応機制には主に4つの種類がある．①葛

藤やフラストレーション状況を代償的に解決しようとするもの。a．補償(compensation)：弱点を補うように別のことで強調すること。b．置き換え(displacement)：本来の欲求の対象から別の対象に向けて感情や衝動を満足させること。やつあたり。c．同一化(identification)と取り入れ(introjection)：望ましいと思われる他者の性格や態度を自分に取り入れること。真似やあやかること。d．昇華(sublimation)：ある衝動を直接満たさずに、社会的に価値の高い有用な方向へ衝動を向け変えること。②葛藤やフラストレーションを軽減しながら、その状況を支配しようとするもの。a．知性化(intellectualization)：感情を切り離し、知的にまた論理的に客観視することで自分に受け入れやすくすること。屁理屈。b．合理化(rationalization)：自分の置かれている状況を正当化するような理由づけをすること。いいわけ。c．隔離または分離(isolation)：思考と感情を切り離したり、両立し難い行為や観念などの関係性を絶ったりすること。d．打ち消し(undoing)：過去の思考や行為に伴う罪悪感などを、それとは反対の意味をもつ思考や行為によって打ち消そうとすること。③葛藤やフラストレーション状況を非現実的な方法で回避しようとするもの。a．白日夢(day dreaming)：空想などで要求を充足しようとすること。b．投影(projection)：自分の嫌な感情や衝動、考えなどを受け入れられず、他者がそうした感情や衝動、考えをもっているとみなすこと。不都合なことが起きたのは相手が悪いとみなすこと。c．退行(regression)：以前の発達状態に逆戻り、未熟な反応を示し、当面の困難を回避しようとすること。④欲求そのものを認めようとしないもの。a．否認(denial)：欲求や感情などをありのまま認められず否定し、現実から避けようとすること。b．抑圧(repression)：抱えている不安やそれに伴う感情を締め出し、気づかないようにすること。c．反動形成(reaction formation)：自分の感情や欲求とは正反対の態度をとり、もともともっている欲求を防ごうとすること。いい子ぶるなど。
【子どもや家族に現れる適応機制】　子どもや家族が生活のなかで葛藤やフラストレーションに遭遇することは珍しくない。子どもの成長発達に伴いさまざまな発達課題に直面したり、家族が育児に不安を抱えたり困難と感じたりすることもあり、子どもと家族は日常的に危機にさらされているといってもよい。健康障害にある子どもを抱える場合にも、家族は生活そのものが変化し、これまでとは異なった状況に合わせていくことが求められる。子ども自身も健康状態に合った生活や慣れない入院生活を送るなど、環境に変化が生じる。そうした状況で緊張やフラストレーションを解消しようと、子どもや家族にさまざまな適応機制がみられることがある。こうした心理プロセスを不健康なことと捉えるのではなく、子どもや家族にどのような背景があるのか、子どもと家族が何を望んでいるのか、また子どもと家族にとって葛藤やフラストレーションを最小に抑えるためには、どのような方法をとることができるのかなどについて考えていくことが重要である。　　［江本リナ］

●文献　1）牧田清志、他・監：自我と防衛規制、アンナ・フロイト著作集2、岩崎学術出版社、1982．

溺死／溺水

【定義】　溺死(drowning)とは、水に溺れた後、24時間以内に死に至ったもの、溺水(near-drowning)とは、溺れた後、1日以上生存したものをいう。溺死は、一次溺死と二次溺死に分類され、一次溺死とは溺れてすぐに死亡すること、二次溺死は2日以上経って死亡することをいう。一次溺死は、①溺れて肺に水が入り、窒息により死亡する湿性溺死(wet drowning)、②水が肺に達する前に、吸入した液体の刺激による喉頭反射で喉頭痙攣が誘発され、窒息に陥る乾性溺死(dry drowning)、③冷水に浸った瞬間に副交感神経の反射で心臓が停止する液浸症候群(immersion syndrome)の3つに分けられる。肺水腫や感染による二次的な死亡は二次溺死とよばれる。

【実態】　わが国の小児(15歳未満)の年間の溺死数〔2004(平成16)年〕は155名で、不慮の事故死に占める割合は19.8％であった。0歳児では不慮の窒息に次いで多く、1歳以降では交通事故による死亡に次いで多くなっていた。不慮の溺死を国際的に比較してみると、わが国では乳幼児の溺死率が高い。溺死の分類とその発生数を表66に示した。0歳と1歳の溺死の発生場所をみると、7～8割は浴槽となっている。年齢が長ずると自然水域での溺死が多くなる。発生

状況の調査では，「水中に沈んでいたり，浮いているのを発見」や「保護者がちょっと目を離したすきに風呂場に行った」という事例が多かった．浴槽での溺水の危険因子は，①洗い場からの浴槽の縁の高さが50 cm以下，②残し湯の習慣，③浴室の入り口に子どもが入れない仕掛けがない，の3つがあげられている．乳幼児では，家庭内や戸外のバケツなど，水が入ったままの容器を放置しておくと溺水となる危険性がある．
【評価】 問診では，淡水か海水か，水温，溺水発生(推定)時刻，浸水時間，蘇生を始めるまでの時間，蘇生方法，病院搬入までの状態，処置，時間などについて聞く必要がある．高所から水中に転落した場合は，頸椎などの骨折も考慮する必要がある．呼吸，循環の状態，意識レベルを評価し，低血圧，低体温(直腸温)，痙攣の有無を調べる．
【治療】 発見後，直ちに心肺蘇生を開始する．直腸温が35℃以下の場合は温める．重症例では，呼吸管理，静脈路の確保，アシドーシスの補正などが必要となる．意識レベルが低下，あるいは昏睡状態の場合は，挿管による呼吸管理，過換気，輸液量の制限，鎮静を行う．最近では脳の保護のため低体温療法が行われている．痙攣や消化管出血に対する治療も行う．感染症対策として，風呂やプール，汚れた水に溺れた場合，肺炎や敗血症を起こす可能性があるので，抗菌薬の静脈内投与を行う．溺水の患者では，来院時に自発呼吸があり意識状態がよくても，しばらくたってから呼吸障害が出現する場合があり，原則として入院させ，経過観察とする．冷水に溺れた場合，低体温が脳に対して保護的に働くので，1時間以上心肺蘇生する必要がある．

〈関連語〉　事故，心肺蘇生法　　　　［山中龍宏］
　●文献　1) 山中龍宏：溺水の特徴と応急処置．小児科，41(2)：175-180，2000．

手帳制度

手帳制度は，福祉サービスの受給資格を証明する，サービス利用を簡便にするための制度である．ただし，福祉サービスの提供は，手帳の障害の種類や程度によって機械的にされるものではなく，本人や家族の必要性や効果などを考慮して行われる．
【療育手帳】 「療育手帳制度について」(厚生省事務次官通知)に基づいて，知的障害児・者の福祉の増進を目的に都道府県知事(政令指定都市にあっては市長．以下市長とする)により交付される．①対象者：児童相談所(18歳以上は知的障害者更生相談所)で知的障害と判定されたもの．②申請から手帳交付まで：a．申請窓口；居住地の市福祉事務所，町村障害福祉課など．b．申請時必要なもの；療育手帳交付申請書・写真(横3 cm・縦4 cm，上半身)．c．判定の実施；

表66　不慮の溺死および溺水による年齢別死亡数

	0〜4歳	0歳	1歳	2歳	3歳	4歳	5〜9歳	10〜14歳
不慮の溺死および溺水	76	17	34	12	7	6	48	31
浴槽内での溺死および溺水	34	13	17	4	—	—	2	9
浴槽への転落による溺死および溺水	10	3	7	—	—	—	—	—
水泳プール内での溺死および溺水	2	—	—	—	1	1	6	1
水泳プールへの転落による溺死および溺水	—	—	—	—	—	—	—	—
自然の水域内での溺死および溺水	10	1	3	3	1	2	21	16
自然の水域への転落による溺死および溺水	4	—	—	1	—	2	7	1
その他の明示された溺死および溺水	14	—	5	4	4	1	9	2
詳細不明の溺死および溺水	2	—	2	—	—	—	3	1

(出典　平成13年人口動態調査)

児童相談所（18歳以上は知的障害者更生相談所）で判定する。d．交付決定と発行；都道府県知事（市長）は，児童相談所（知的障害者更生相談所）における判定結果に基づき手帳交付を決定・発行する。手帳は申請窓口を経由して交付する。③障害の程度と判定基準：障害の程度は，「重度」と「その他」に区分される。一般的には，最重度「A1」（IQ 20以下），重度「A2」（IQ 21以上35以下），中度「B1」（IQ 36以上50以下），軽度「B2」（IQ 51以上）に区分され手帳に記載される（1度〜4度と表記する自治体もある）。

【身体障害者手帳】　身体障害者福祉法第15条に基づいて，都道府県知事（市長）により交付される。①対象となる身体障害の種類：視覚障害，聴覚・平衡感覚障害，音声・言語・咀嚼機能障害，肢体不自由障害（上肢・下肢・体幹），内部障害（心臓機能・腎臓機能・呼吸器機能，膀胱または直腸の機能障害，小腸機能障害，ヒト免疫不全ウイルスによる免疫機能不全）。②申請から手帳交付まで：a．申請窓口；居住地の市福祉事務所，町村障害福祉課など。b．申請時必要なもの；診断書・写真（横3cm・縦4cm，上半身）。c．判定の実施；身体障害者福祉法第15条に規定された指定医師による診断。d．交付決定と発行；都道府県知事（市長）は，社会福祉審議会における諮問，答申を経て，手帳交付の適否，等級の決定・発行をする。手帳は申請窓口を経由して交付される。③障害の程度：1・2級（重度），3・4級（中度），5・6級（軽度）の6段階の等級があり，手帳に記載される。2つ以上の障害を重複している場合の等級については総合等級を算定するように示されている。

【精神障害者保健福祉手帳】　精神保健福祉法第45条に基づいて，精神障害児・者の自立と社会復帰，社会参加の促進をはかることを目的に，都道府県知事（市長）により交付される。①対象者：精神障害のために長期にわたり，日常生活または社会生活への制約があると認められたもの（知的障害児者は対象から除外されている）。精神障害と診断された日から6カ月以上経過していることが必要。②申請から手帳交付まで：a．申請窓口；居住地の市福祉事務所，町村障害福祉課など。b．申請時必要なもの；申請書・診断書（または，成人の場合，障害年金証書の写し）。c．判定の実施；精神保健指定医師等による診断。d．交付決定と発行；都道府県知事（市長）は地方保健福祉審議会の判定をふまえて手帳を交付する。有効期間は2年間で，その後は障害状況を確認のうえ更新される。③手帳の程度と判定基準：精神疾患（機能障害）の程度，能力障害の程度で判定され，1級（日常生活の用を弁ずることが不能），2級（日常生活に著しい制限がある），3級（日常生活または社会生活に制限がある）の等級がある。

【手帳によるサービス】　経済的な援助（医療，手当，税制上の優遇措置など），障害を補填する在宅サービス，移動手段に関する援助，住居環境の整備に関する援助など。このほか，自立支援給付の申請利用により，①介護給付として居宅介護サービス，生活介護サービス等（児童の場合は，主に居宅介護，行動援護，児童デイサービス，短期入所），②訓練等給付として機能訓練と就労支援，③自立支援医療（従来の育成医療，更生医療，精神障害者通院医療費）の支給，④補装具費の支給といったサービスが受けられる。

〈関連語〉　自立支援医療，自立支援給付，補装具　　　　　　　　　　　　　　　　　　［小池敬子］

●文献　1）野崎和義・監：ミネルヴァ社会福祉六法，ミネルヴァ書房，2006．　2）神奈川県保健福祉部障害福祉課：平成17年 障害者のための制度案内，2005．　3）全国社会福祉協議会・編，厚生労働省・監：障害者自立支援法における新制度説明パンフレット，2006（http://www.shakyo.or.jp/pdf/pamphlet.pdf）．

てんかん

【定義】　「てんかん」は，「脳の神経細胞が過剰に放電（興奮）することにより，発作性の状態が何回も反復して生ずる，慢性的な病的状態」と定義される。胎生期の脳の形成異常や生後の脳炎の後遺症など脳の明らかな器質的異常の結果として生ずる「症候性てんかん」と，そのような原因が不明である「特発的てんかん」に大別される。神経細胞の過剰放電が脳のどの部位に生じ，どう波及するかによって，てんかん発作は種々の症状を示す。異常運動，異常姿勢，異常筋緊張などの症状が出る。「痙攣」だけではなく，意識の異常，精神症状，知覚異常，自律神経症状，行動症状などが，単独にあるいは複合して生ずる。系統的に整理するために，てんかんの国際分類，てんかん発作の国際分類が世界

的に使用されている。

【全般発作(generalized seizure)】　両側の脳の同期した発作放電による発作である。旧来てんかん大発作とよばれるものには，体幹と四肢の硬直が持続する全身性の強直発作と，主に屈筋群に筋攣縮が反復性に起こり間代性の動きを示す間代発作があり，強直発作，間代発作のみの場合と，これらが連続して生じる場合とがある。意識は消失し，チアノーゼ，尿失禁を伴うことが多い。欠神発作(absence seizure)は，意識(周囲への反応性や生じている事象への自覚性)が突然に欠損し，突然に動きが止まり虚ろな目つきをしている状態として観察される。ミオクロニー・脱力・短い強直などの軽い痙攣症状が伴う場合もある。旧来のよび方で，てんかん小発作(petit mal)というのは，小さな発作ではなく，この欠神発作をいう。瞬間的な筋の攣縮による「ピクつき」の発作はミオクロニー発作と称されるが，てんかんではない不随意運動としてのミオクロニーとの判別が必要である。急に力が抜ける脱力発作もある。

【点頭てんかん〔ウエスト症候群(West syndrome)〕】　生後3〜12月に好発し，瞬間的な痙攣が数秒〜10秒前後の間隔で数回〜数十回連続するシリーズを形成し，1日に多数のシリーズが出現し，脳波ではヒプスアリスミアという特有のパターンがみられる。痙攣は頭部の前屈(点頭)，上肢・体幹・下肢の屈曲という屈曲型の場合と，頸部体幹・上下肢が伸展する伸展型，これらの混合する型があり，脱力や短い強直の型や，眼球上転などのごく軽い発作の場合もある。母親が痙攣とは知らずに「変な動きをする」と思いつつ受診していないこともある。外見上明らかな痙攣が出現してくるしばらく前から，発達の退行(追視や頸定の消失)・停滞，表情の消失，不機嫌などを示すことが多い。内服薬での改善が得られない場合にはACTH注射による治療を必要とする。治療により軽快する場合もあるが，難治性てんかん，とくに，レンノックス症候群(Lennox syndrome。短い強直発作，ミオクロニー発作などに，特有の脳波パターンを伴う)に移行することも少なくない。

【部分発作(partial seizure)】　痙攣として出る部分発作として，身体の一部に主に間代性痙攣が生ずる部分運動発作，それが他の部分に徐々に広がっていくジャクソン型発作，眼球や頭部を片側に回す回転発作などがある。閃光を感じるなどの視覚性発作や，聴覚・体感覚の異常がくる発作，不安などが突然に生ずる情動障害発作などもある。意識の混濁〜低下に，痙攣症状，行動症状などを伴うものが複雑部分発作である。てんかんの症状として，半ば合目的的だが随意でない奇妙な画一的な動作・行動(口なめ，服をつまむ，何かもごもご言うなど)を，自動症といい，これは側頭葉発作，前頭葉発作の症状であることが多い。意識の混濁と自動症が生ずる発作を，旧来のよび方では，精神運動発作(psychomotor seizure)と称する。

〈関連語〉　痙攣，チアノーゼ　　　　　［北住映二］

点　眼

【点眼とは】　もっとも基本的な眼科的処置のひとつであり，局所治療の目的で薬液を結膜から吸収させる方法である。薬剤のなかでもっとも使用されるのが点眼薬と眼軟膏である。点眼薬や眼軟膏は病気の症状や使用目的によってそれぞれ効果や作用が異なるので，医師の指示に従い正しく使用しなければならない。

【目的】　消炎，散瞳，縮瞳，鎮痛，麻酔。

【点眼に使用される主な薬剤の種類】　抗生物質・抗菌薬・抗真菌薬・抗ウイルス薬・角膜保護薬・抗アレルギー薬・ステロイド薬・非ステロイド抗炎症薬・眼圧降下薬・白内障治療薬・散瞳剤・縮瞳剤・表面麻酔薬。

【必要物品】　点眼薬，拭き綿。

【方法】　①患児の頭を少し後ろに傾けて座らせるか，仰臥位に寝かせる。②小児の場合，恐怖心からいやがり抵抗することもあるため，年齢に応じた説明をする。必要により頭と肘を抑制する。③眼周囲の分泌物を拭き綿で拭き取る。④下眼瞼を軽く下に引き患児に上を見させる。⑤下眼瞼の中央に薬液を1滴滴下する。⑥点眼後は静かに眼を閉じさせるか，軽く眼をまばたきし浸透させる。⑦あふれた点眼液は拭き綿で拭き取る。眼軟膏の塗布法は，チューブに入っている軟膏を下眼瞼の結膜上に，目頭から目尻にかけて塗布する。

【ケアのポイント】　①施行前後の手洗いを十分に行う。②1日の使用回数を守り，一定の時間に点眼する。③点眼する前には眼脂の有無，眼瞼結膜および眼球の状態を観察する。④点眼液

の瓶や眼軟膏のチューブの先端が眼やその周囲に触れないようにする。⑤点眼時に目を閉じてしまう場合は，目頭付近に点眼し，まばたきさせると点眼液が眼のなかに浸透しやすい。⑥児が泣いているときは涙で点眼液が流されやすいので点眼を避ける。⑦施行時は眼球を圧迫しない。⑧両目に点眼するときはそれぞれに清潔な拭き綿を使用する。⑨点眼液と眼軟膏を同時に行う場合は先に点眼液から行う。または，医師に指示された順番に点眼する。⑩一度に複数の点眼液を使うときは必ず5分以上空けてから次の点眼液を点眼する。⑪点眼に失敗し半分くらいしか入らなかった場合は追加点眼をする。⑫拭き綿で拭き取るときは目頭から目尻に向けてやさしく拭く。⑬散瞳剤や縮瞳剤を使用した場合は効果を確認する。⑭点眼液や眼軟膏の有効期限は一般に1〜2カ月のため，古い薬は効力が落ち不潔でもあるので使用しない。⑮保管する場合，冷所保管のものと常温保管のものとあるため説明書を確認する。　　　　　［清水藤代］

●文献　1）小椋祐一郎・編：眼科．Clinical Nursing Guide 10-a，メディカ出版，2001．　2）丸尾敏夫・総監：これだけは知っておきたい目の症状・目の病気．別冊NHKきょうの健康，日本放送出版協会，1998．　3）安達恵美子・編：眼科ナーシングマニュアル，改訂第2版，南江堂，1995．

点　鼻

【概念】　点鼻とは滴下タイプまたは噴霧容器を用いて鼻腔に薬液を注入することである。薬液を鼻粘膜から吸収させるため効果的に投与する必要がある。

【主な適応疾患】　①アレルギー性鼻炎：鼻アレルギーはくしゃみ，鼻づまり，鼻汁の3種の症状を特徴とし，鼻にアレルギーが起こる病気である。空気中のダニ，花粉，ペットの毛などがアレルギーの原因となる。こうした物質が鼻に吸い込まれてかゆくなり，くしゃみが出る。②尿崩症：脳腫瘍や頭部の外傷または遺伝子の異常で下垂体から分泌される抗利尿ホルモンが減少して起こる場合（中枢性），腎臓に異常があって抗利尿ホルモンが正常に働かない場合（腎性），緊張するとのどが渇き水が飲みたくなるなど精神的な問題で多飲多尿になる場合（心因性）の3つが考えられる。

【点鼻に使用される主な薬剤】　薬剤は抗アレルギー剤，ステロイド剤，抗コリン剤，抗菌剤，ホルモン剤，などがある。

【観察項目】　鼻に詰まっているものを取り除く。鼻をかんで，できるだけ鼻の通りをよくする。鼻がかめない場合は，綿棒などで拭う。吸引器を使用して分泌物を除去する。

【方法】　鼻粘膜から効果的に吸収できるように援助する。使用する前，鼻をきれいにする。手をきれいに洗う。①滴下して使用する場合：起立または起き上がっている場合は，頭を後方に傾け，横になっている場合は，枕を肩の下に当てて頭を傾け，鼻が上を向くようにする。容器の先が鼻などに触れないように気をつけながら，点鼻薬を鼻腔内に滴下する。点鼻後，鼻の中に薬が行き渡るように2〜3分間そのままの姿勢でいる。乳幼児の場合は手が出ないように，バスタオルなどでくるみ，仰臥位をとらせる。②噴霧させて使用する場合：頭をうつむき加減にし，片方の鼻の穴をふさぎ，もう片方の鼻の穴に容器を立てて挿入し固定させ噴霧する。もう片方も同様に行う。薬を入れた後は薬を鼻の奥まで行き渡らせるため，数秒間上を向かせてから鼻からゆっくり呼吸をさせる。

【ケアのポイント】　①点鼻は，鼻腔から薬剤を滴下もしくは噴霧し，患部に直接作用させる方法で，経口薬と違い，ほとんど血中に移行しないことから，全身への影響が少ないと考えられる。②患者本人への負担が少なく，家庭で簡単にできる方法である。③小児の場合，いやがったりする場面も多くあると思われるが，きちんと抑制をしたり，乳幼児以降の場合は各年齢に合った方法で，なぜ薬が必要なのか，どのような方法でやるのかをきちんと説明したうえで，実施することが大切である。　　　　　［髙橋定子］

●文献　1）松本知明：わかりやすい小児のアレルギー疾患，金芳堂，2003．　2）横田俊一郎，他：子ども医学館：キッズ・メディカ安心百科，小学館，2001．　3）西澤健司，他：くすりと看護；様々な与薬方法．臨牀看護，29(4)：553-555，2003．　4）加藤清美，他：与薬．小児看護，27(5)：578-582，2004．

殿部浴

【定義】　温水に浸して子どもの殿部を洗うこと。

【目的】 ①おむつかぶれや下痢による糜爛などのスキントラブルを予防・改善するために，殿部の清潔を保持し，血行・新陳代謝を促進する。②疾患や治療によって全身の入浴は不可能であるが，局所のケアとして可能な場合に，清潔保持や爽快感を得ることを目的に実施する。
【殿部浴前の観察】 ①バイタルサインや顔色，機嫌など全身状態を観察し，殿部浴を行ってよい状態か判断する。②発赤や糜爛など皮膚状態の異常の有無，痛みや瘙痒感の有無を確認する。③分泌物などがみられる場合は，その量や性状，臭いを確認する。
【殿部浴前の注意点】 ①室温：25℃前後の暖かい部屋で行い，皮膚の露出は最小限となるようにする。②湯温：38〜40℃を基本に，室温や他の条件によって湯の温度を調節する。熱傷の危険がないように，実施前に必ず湯温の調節・確認を行う。③タイミング：食直後や授乳直後は避ける。④実施場所：殿部を浸す容器が傾いたりすることのない，安全で安定性のある場所を選択する。可能ならば浴室などで行う。⑤その他：施行者は，実施前に流水と石鹸で手を洗い，児を傷つけないよう爪を短く切っておく。施行者の手の届くところに必要物品をそろえて，危険な物がないことを確認する。
【必要物品】 殿部を浸す容器・石鹸・ガーゼ・温湯(洗浄用とかけ湯用)・ラバーシーツまたはビニールシーツ・湯上り用バスタオル・着替えの衣類(おむつも含む)。
【方法】 ①ラバーシーツを敷き，その上に温湯の入った容器を置く。②衣服を脱がせ，上半身は着衣のままとするかバスタオルで覆う(おむつ内で排泄があった場合は，おしり拭きで大まかな汚れを取り除いておく)。③殿部をゆっくりと湯の中に入れて浸す。④施行者は左手で児の左腋窩を持ち，児の両肩を施行者の左前腕に寄りかけるようにして身体を支える(点滴などのルートや児の身体の大きさから片手で支えるのが困難な場合には，介助者を増やすなど安全面を考慮する)。⑤右手でガーゼを湯に浸し，石鹸を泡立てて殿部を洗う。⑥石鹸を洗い流し，上がり湯をかけて湯から出す。⑦軽く押さえるようにして水気をバスタオルで拭き取る。⑧皮膚をよく乾燥させてからおむつを着用し，衣服を着せる(皮膚に異常がある際は，必要に応じて外用剤の塗布や消毒などの処置を行う)。

【殿部浴中・後の注意点】 ①転倒・転落の危険がなく，安全・安楽が保てるよう実施場所や実施中の体位を工夫する。②発赤や糜爛がひどいなど状態によっては皮膚への刺激を考慮して，石鹸の使用を控えるか，低刺激性の石鹸を使用する。手でやさしく汚れを洗い落とすようにして，ガーゼで拭くことによる皮膚への摩擦を避ける。③殿部浴終了後，使用した容器を消毒し感染予防に努める。
〈関連語〉 おむつかぶれ，清拭，沐浴
[宮本千史・廣瀬幸美]

と

トイレットトレーニング

排泄の自立には，排泄に関する神経や臓器の発達が関与しているので，発達を無視したしつけは効果的でない。排泄のしつけは，精神的な影響を受けやすく，無理なしつけは性格や行動の異常を惹起するともいわれる。また一度身に付いた習慣が，環境の変化によって後戻りすることがあり(退行現象)，注意が必要である。
【定義】 トイレットトレーニング(toilet training，排泄のしつけ)とは，無意識に反射としておむつに排泄していた状態から，尿意や便意を感じて，自分の意志で便器(おまる)やトイレで排尿，排便するよう援助する過程をいう。
【排泄行動の生理と発達】 膀胱に一定量以上の尿が貯留すると，膀胱神経受容器が作動し，その刺激が骨盤神経，脊髄神経を通して延髄(延髄には尿の反射中枢がある)→視床下部→大脳皮質に伝達され，尿意を知覚する。乳児期早期においては，神経機能発達の未熟，排尿反射を抑制する機能が未熟なことから，膀胱に尿がたまると反射的に尿を漏らしてしまう(脊髄反射による排泄)。乳児期後期になると，延髄に伝達された情報に対して無意識のうちに排尿を抑制する機能が整っていき，排尿反射を抑制することによってしだいに膀胱容量が拡大し，膀胱に貯留する尿量が増加していく。1歳前後で自立歩行ができるようになり，言葉もしゃべれるような発達段階になると，大脳半球の機能が統合さ

れ，大脳皮質機能が整い，"オシッコがしたい"という尿意を知覚することが可能となる。学童期には尿意を知覚した後も意識的に排尿を抑制することが可能となる。一方，便塊が直腸に送り込まれると直腸内圧が上がり，神経受容器のスウィッチが入り，刺激が骨盤神経，脊髄神経→延髄（排便中枢）→大脳皮質に伝達され，便意を知覚，反射的に直腸の蠕動が亢進，内肛門括約筋が弛緩して排便となる。排便機能は4～5歳で整い，排便が自立する。

【方法】 ①乳児期（トイレットトレーニングの前段階）：快適な状態になったことを学習する時期で，おむつが汚れたら，おむつ交換して殿部を清潔にし，心地よさを体感させ，快・不快の感覚を育む。排便のしつけは，排便の回数が少なく，排便時いきむことによって母親は乳児の排便を把握しやすいため，また，いきむときに声をかけることが乳児に排便を意識化させやすく排尿のしつけよりも容易である。乳児期後半，いきむ際にウーンウーンと声をかけることにより，脊髄反射運動としてのいきみから排便を意識した脊髄運動に発達を促す。②幼児期：歩けて言葉がいくつか言えるようになったら，大脳皮質がある程度発達して，トイレットトレーニングを始める準備ができたといえる。排尿の間隔が長くなった，トイレに興味をもち始めた，排尿後に教えるようになった，ウンチ・オシッコが言えるようになった，などはトイレットトレーニングを始めるサインである。a．排尿間隔が一定になってきたら，徐々に進める。排尿間隔が1～2時間あいたとき，子どものリズムをみはからってトイレ誘導を試みる。トイレ誘導は強制しない。b．一定の時間に一定の場所で排泄する。しつけは，同じ人が決まった時間に決まった場所で決まった言葉をかけて条件づけを行う。人前で排泄するのではなく，一定の場所で行うことをわからせる。トイレは落ち着いて行える場所を選び，おまるではなくトイレを使う場合は，付き添い，慣れさせる。誘導は，子どもの生活の節目に誘導する。食事・おやつの後（食後は胃－結腸反射により便意を感じやすい），公園に遊びにいく前などに誘導する。遊びに熱中しているときなどは成功しにくく，またトイレが厭なものとして経験される。c．トイレットトレーニングでもっとも大切なことは，チイ出たね（聴覚的認知），ジャーと出たね（放尿感），おまるの尿を見せる（視覚的認知）を同時に体験させることである。排便においても，"ウンチね"と声をかけることによって排便の生理的な感覚を言語的に認識させ意識化させていく。d．トイレやおまるでの排泄ができるようになったら，昼間のおむつを外す。外すタイミングは，保育者の状況（イライラなど）も考慮して実施する。大事なことは，失敗しても叱らない。次またがんばろうねと励まし，さりげなく後始末をする。e．だいぶ失敗しなくなったら，先に誘導することを止めて，自分から予告できるように促しを少し止め，ぎりぎりまで待ってみる。待ったうえで，「チイは？」と誘導し，子どもが自分から予告できるように進める。トイレットトレーニングは，叱らず，焦らず，見守ることが大切である。不適切なトイレットトレーニングは，トイレへの不安や拒否感などのこだわりをもつようになり簡単には解消できない。また，母子関係の緊張状態を生じたり，遺糞症などをも惹起する。

〈関連語〉 しつけ，基本的生活習慣，育児，子育て　　　　　　　　　　　　　　　　　[江上芳子]

頭囲測定

【頭囲（head circumuference）とは】 頭部の周径で，後頭眉間頭囲と後頭前頭頭囲がある[1]。後頭眉間頭囲は，眉間と後頭結節を結ぶ頭部の周径で，厚生労働省による乳幼児身体発育調査で採用されている。後頭前頭囲は，前頭結節を通る頭部周径である。

【目的】 ①発育状態の評価：脳発育の判定に有用である。②診断・治療の基礎資料：大頭症や小頭症の診断に必要である。経時的な観察により脳発育不全や水頭症進行の判定に有用である。

【方法】 頭囲測定には，伸縮性の少ない布製かビニール製のメジャーを用いる。定頸前の乳児では仰臥位で測定する。定頸後の乳児は坐位でもよい。幼児は坐位または立位で測定する。後頭結節にメジャーを当て，眉間中央でメジャーを交差させて目盛を読む。動きが激しい児の場合は，後頭部のメジャーを介助者に抑えてもらうと迅速に測定できる。

〈関連語〉 小頭症，水頭症，乳幼児身体発育値
　　　　　　　　　　　　　　　　　　[平元泉]

●文献 1)安藏慎：成長の評価(2).小児科診療, 65(5)：728-730, 2002.

ドゥーラ

【言葉の意味】 ドゥーラ(doula)とは, OAD (Oxford American Dictionary, 2001)によると,「分娩中の女性を助け, 子どもの出産後はその家族に対してサポートを提供することのできるよう, 専門的な訓練を受けた女性」としている。ギリシャ語に由来するが, 現在アメリカ社会では一般に認知された言葉である。最初, アメリカの人類学者 Raphael, D.(1976)[1] によって提唱され, ドゥーラをとくに母乳哺育を成功させるための重要な存在として位置づけた。その後, Klaus, M.H. ら[2]によって, 妊娠中・分娩前・分娩中・分娩後を通じて, 両親とくに母親に対して emotional support を提供する女性として, 実際に臨床的な研究を重ねて, そのケア効果を実証した。

【母乳哺育とドゥーラ】 Raphael は, 母乳哺育を成功させるための決め手は, 出産後のある特定の期間, 特別の人から一定の援助を確実に受けられるようにしておくことであるとしている。それは場合によっては, 夫, 母親, 親しい友人でも可能である。母乳哺育を成功させる最大の要因は, 新たに出産を終えた母親に対して, 心理的に勇気を与え, 身体的な手助けをする人が必要である。その信頼関係のなかでケアされることによって, 情緒的に平穏な気持ちを保つことができることであり, 単なる技術面の習得だけでなく, 心理的・精神的な安定感の必要性を強調した。また Lawrence, R.A. と Lwarence, R.M.(2005)[3]は, 著書『母乳哺育』のなかで, ドゥーラを定義して,「妊娠中, 出産時, 授乳期の期間中どの時期でも母親の周囲にいて, 話し相手になり, 手助けする人で, 通常は身内の人, 友人, あるいは隣人であるが, 必ずしも女性とは限らない。新たに母親になった女性に対して心理的に勇気づけ, 身体的な助けを与える人」と定義している。

【Klaus らの研究結果とドゥーラの意義】 Klaus らは, その著書『ザ・ドゥーラ・ブック』のなかで, 長年にわたり詳細にドゥーラの働きとその情緒的支援による臨床的効果を研究し, その一連の成果を発表している。彼らは「ドゥーラ」を, 女性で他の女性を援助する生活経験豊かな女性を表すギリシャ語に由来するとして, 出産前・出産中・出産後の母親を身体的にも情緒的にも, 継続して支援し, 情報を提供できる女性で, しかも出産に経験のある女性として定義している。したがって彼らの研究内容は, 進歩した周産期医療の背景のなかにある妊婦・産婦・産褥婦に対する emotional support と, その臨床的効果を証明するものである。その長期効果として, 帝王切開率の減少, 分娩時間の短縮, 自然な経腟分娩数の増加, オキシトシン使用率・鉗子分娩率の低下など, 直接分娩に関係する諸因子への影響のみならず, 分娩後の母親の疼痛経験, 母性的行動, 母乳哺育をめぐる問題, 母親の自信やうつ状態の有無, パートナーに対する満足度, 子どもに対する感じ方, 子どもの罹患率など多岐にわたる効果が報告されている。この場合の「ドゥーラ」とは, 父親ではなく, 女性, それは母親, 女友達, またはまったくの他人であれ, 分娩に経験のある女性で, 妊娠中・分娩中・出産後の経過について, 一定の研修を受けた人としている。したがって親密な一対一の対応が可能であり, 分娩中であれば片時も離れず, 産婦の苦痛, 不愉快さ, 苦しさなどに耳を傾け, 苦痛緩和の試みができる人である。現在アメリカでは, ドゥーラは認定された機関に登録されており, 妊婦は自分でドゥーラを選択できる制度になっている。　　［竹内徹］

●文献 1)Raphael, D.(小林登・訳)：母乳哺育, 文化出版局, 1976. 2)Klaus, M.H., et al.(竹内徹, 他・訳)：ザ・ドゥーラ・ブック, メディカ出版, 2006. 3)Lawrence, R.A., et al.：Breastfeeding. A guide for the medical profession. 6th ed., Elsevier Mosby, 2005, p.1115.

統合保育

【定義】 統合保育(integrated plan of care and education for handicapped children)とは, ノーマライゼーション(normalization)の思想に基づき, 幼稚園や保育所において障害がある子どもと障害のない子どもを共に保育しながら, 個々の子どもの発達を視野に入れた援助を行う保育の形態をいう。子どもの障害に注目し, 必要な支援を提供するといった障害のある子どもに対する取り組みとしてのインテグレー

ション（integration）から，近年は障害児を「特別な教育ニーズのある子ども」と位置づけ，その個性や多様性を認め合い自己実現を支援するインクルージョン（inclusion）の考え方が支持されている．
【基本理念】　障害もその子どものひとつの個性として捉え，子どもの基本的人権を尊重することが統合保育の理念である．集団生活を通して障害のある子どもも障害のない子どももお互いに育ち合うことに重要な意味がある．同じ時代を生きる子ども達が共に保育を受けるなかで相互理解を深め，将来仲間として尊重し合い協力関係を築く基礎を培う．
【分類】　統合保育は全保育時間を一緒に過ごす完全統合と，保育時間の一部を一緒に過ごす部分統合とに分類される．さらに部分統合は以下の保育方式に分けられる．①移行方式：専門機関での治療や訓練を受けながら段階的に保育所や幼稚園の全面的な統合保育へと移行していく形態で，移行時期は発達を確認しながら行われる．②リソース方式：保育所や幼稚園に通いながら作業療法や理学療法，言語療法など，障害を克服するための治療や訓練を個別にまたは障害児のみの小集団で指導を受けていく．③逆統合方式：障害のある子ども達の保育集団に障害のない数名の子ども達が加わり一緒に保育を受ける形態で，障害のある子ども達用に作成されたプログラムを中心に保育が行われる．ただし障害のない子ども達の活動と経験を生かす配慮が行われている．
【メリット・デメリット】　統合保育は障害のある子どもと障害のない子ども双方にとっての効果を考える必要がある．障害のある子どもにとってのメリットは，①豊かな刺激を受けながら生活経験を広げ，仲間の行動を模倣することで発達が促進される，②生活習慣の自立や社会的行動など，健常児からの学習が期待できる，③遊びを通して子ども同士のかかわりが増え，友達関係が広がるなどである．デメリットとして，①適切な指導が得られず疎外感をもつ，②成長するに従い遅れが目立ち，行動面や情緒面で不適応が起きやすい，③疲労度が高いなどがあげられる．また，健常児のメリットとしては，①思いやりやいたわりなどの心情が育つ，②自分と違う存在を知る，③障害児も含めた集団としてのまとまりができるなどである．デメリットとしては，①活動が妨げられることで集中しにくい，②保育者に対する不満が出る，③世話のやきすぎやいじめの対象になるなどがあげられる．
【課題】　障害のある幼児は生活や発達上にさまざまな問題を抱えているが，統合保育は障害のない子どもと生活を共にするなかで発達の可能性を最大限に保障し，その人格形成の基礎を養うことをめざす．保育者は個々の子どもの教育ニーズを捉えた豊かな保育内容や方法を用意し，系統的・継続的に取り組むことが重要である．近年は保育所や幼稚園における統合保育を希望する保護者も多く，地域のなかでの十分な育ちを保障していくためには知識と経験を有する保育者の丁寧かつ的確な対応が求められる．発達障害者支援法によって，保育所や幼稚園での軽度発達障害児への取り組みが法的に位置づけられた．しかし，運用上の問題は大きく，保育所や幼稚園での統合保育を充実させるためには多くの課題があることも事実である．障害のある乳幼児のための施策である障害の早期発見，早期療育，また，保育所・幼稚園の統合保育，併せて家族支援が実質的に機能することが求められる．
〈関連語〉　保育，保育所　　　　　　　　［鈴木裕子］
●文献　1）全国保育関係連絡会 保育研究会・編：保育白書，ひとなる書房，2005．　2）伊勢田亮，他：障害のある幼児の保育教育，明治図書，2003．　3）伊藤健次・編：障害のある子どもの保育，みらい，2001．

疼痛　⇒痛み

疼痛外来

【疼痛外来の意義，小児での特徴：成人と小児における痛みの違い】　痛みは生体を危害から守るのに役立つ「警告信号」として防衛の第一線に立っている．たとえば先天性無痛症の患者は警告信号としての疼痛を感じないため，痛みによって身体を損傷する危険のあるさまざまな刺激を避けることができない[1]．そのため，患児は天寿をまっとうすることができない場合も多い．成人と小児では痛みの表現に違いがある．成人は痛みに関するさまざまな情報を他者に表現することが可能であるが，小児は自身の苦痛

を言葉でうまく表現できないことも少なくなく，時として痛みおよびその対処に対する評価が困難となることもある．したがって適切な痛みの治療を行うためには，小児発達に合わせた疼痛評価とそれに基づく適切な鎮痛治療を行うことが重要である．また，小児の場合には痛みを治療するにあたって必ずその原因を追求し，根本的にそれを改善することができればそれを並行して行うことが重要である．したがって，麻酔科単独での疼痛外来は少ないと考える．痛みは大きく分けて，癌に関連する疼痛(癌性疼痛)と癌に関連しない疼痛(非癌性疼痛)に分けられる．さらに癌性疼痛は①癌自体が直接原因となる疼痛，②癌治療に起因する疼痛，③全身衰弱に関連した疼痛の3つに分類される[2]．この痛みに対する治療方針として，WHOは1986年にWHO癌疼痛治療指針を発表した[3] 12年後の1998年に小児の癌性疼痛に対する疼痛治療指針を発表した[4]．これは小児の疼痛の特性を反映した小児に対する疼痛治療を中心とした緩和ケアの指針を示している．成人と比較すると固形癌よりも血液腫瘍が多いことから癌治療に対する反応性が高いため，症状の変化が非常に早いことや，時として癌治療自体で痛みが完全に消失することもある．しかし小児癌自体による痛みのほかに注射や骨髄生検といった癌治療に伴う痛みによっても苦しめられていることから，当たり前のことであるが，速やかな改善が必要である．

【疼痛外来の実状】 小児に対する疼痛外来は小児科医，麻酔科医らが行っていることが多い．とくに癌性疼痛に対しては，上述のWHOの提唱している小児に対する疼痛治療指針に基づく鎮痛治療が推奨されている．この疼痛治療指針の基本原則は①除痛ラダーに沿って(by the ladder)，②時間を決めて定期的に(by the clock)，③適切な投与経路で(by the appropriate routes)，④その小児自身で(by the child)の4つであり，とくに成人と異なるのは③適切な投与経路で(by the appropriate routes)と④その小児自身で(by the child)の2点である[5]．①除痛ラダーに沿って(by the ladder)は成人と同様であるが，疼痛の程度を正しく評価し，適切な鎮痛薬(非オピオイド鎮痛薬，オピオイド鎮痛薬，鎮痛補助薬)を使用することである．②時間を決めて定期的に(by the clock)も成人と一緒であるが，血中濃度を一定に保つために一定の時間を決めて投与することを意味するものである．③適切な投与経路で(by the appropriate routes)は成人と異なる点である．成人の場合は経口投与が基本となる(by the mouth)が，小児においては必ずしも経口投与が適切な第一選択とは限らないことがある．薬剤そのものに苦味があったり，吐き気を伴う疼痛であったりと患者自身が内服を拒否する場合もあるため，そういった場合には無理せずに経直腸投与などの非経口投与を選択するべきである．④その小児自身で(by the child)は，疼痛管理に患者自身を参加させることを意図している．ある程度の年齢になり，本人が自身の苦痛をうまく表現できると判断できた場合には疼痛治療にPCA(patient controlled analgesia)を使用することも可能である．患者自身が「痛い」のと周囲からみて「痛そうにしている」ことは異なる場合があるため，可能であれば患者である小児自身に参加してもらうことが望ましい．以上が基本的な考え方であるが，鎮痛薬に対する反応は個人差が大きいため，注意深く観察し，細かい配慮を行うこと(with attention to detail)が必要である．

【今後の課題】 小児をただ小さい大人として考えるのではなく，発育に伴う認知能力の変化や小児特有の特性を理解して疼痛の評価，治療，ケアを行うべきである．また，成人においては痛みの原因に対する治療と痛みそのものに対する治療を並行して対応を進めることが重要となるが，小児は時として適切な痛みの原因に対する治療が実施されることで痛みが完全に消失する可能性があるため，麻酔科医による痛みに対する鎮痛治療だけでなく，専門的な知識をもった小児科医による成長発達に沿った痛みの評価および痛みに対する原因治療が非常に重要である．

〈関連語〉 痛み，痛みの評価，緩和ケア，クオリティオブライフ(QOL)，ターミナルケア，疼痛緩和(WHO方式がん疼痛治療法)，ペインコントロール　　　　[村上敏史・高橋秀徳・下山直人]

●文献　1) 吉武重徳, 他：先天性無汗無痛症の麻酔管理. 麻酔, 42(8)：1233-1236, 1993.　2) 渡邊輝子：がんの子どもの痛みの緩和について考える. 小児看護, 27(7)：785-786, 2004.　3) World Health Organization：Cancer Pain Relief. WHO, 1986.

4) World Health Organization：Pain in Children with Cancer. The World Health Organization-IASP Guidelines. WHO, 1998. 5) 下山直人, 他：痛みの治療；薬物療法について. 小児看護, 27(7)：832-839, 2004.

疼痛緩和（WHO方式がん疼痛治療法）

【WHO方式がん疼痛治療法とは】 世界保健機関（WHO）は国際連合のなかに特別な位置づけで1948年に設置され，国際的な保健ならびに健康問題についての調整や方針を決定する権限を有している。討議と試行を経てWHOより『がんの痛みからの解放；WHO方式がん疼痛治療法』[1]が1986年に公表され，1996年に改訂された。このがん疼痛治療のガイドラインを「WHO方式がん疼痛治療法」とよぶ。がん患者の痛みは治療できる症状であることを前提として，WHO方式がん疼痛治療法には，主に，①痛みの診断（アセスメント），②鎮痛薬の使用法，③鎮痛薬の選択についての実際が示されている。がんの子ども達への包括的緩和ケアについては，『がんをもつ子どもの痛みからの解放とパリアティブケア』が1998年にWHOより公表された[2]。そこでは，癌による痛みが取り除かれないために，子ども達が苦しむようなことがあってはならないこと，子どもが最初に癌と診断されたときから疼痛管理は始められなければならず，闘病の間，それが継続されなければならないことがうたわれている。

【子どもの痛みの診断（アセスメント）】 がんの子どもへのペインマネジメントの重要な第一歩は痛みの診断（アセスメント）である。その基本は，まず「子どもの痛みの訴えを信じること」から始まる。WHOでは，アセスメントを以下のように示している。①アセスメント：子どもは言葉でその事実を表現することができなくても痛みを体験しているかもしれないことを考慮して，常にがんの子ども達に潜在する痛みを評価する。②身体所見：少しでも痛みのある部分を明らかにするために細かく体のあらゆる部位を調べる。③背景：子どもの痛みに対する家族，ヘルスケア，環境因子の影響を考慮する。④記録：一定の基準に基づいて子どもの痛みの強さを記録する。⑤評価：子どもの痛みがとれるあるいは最小限になるまで，常に痛み介入の効果を評価し必要に応じて治療計画を修正する。

【鎮痛薬の使用法】 痛みのマネジメントで大切なことは，目標を子どもにとって"痛みに妨げられない睡眠時間の確保"というように適切かつ具体的に設定することである。子どもへの鎮痛薬の使用に関する原則としては，①除痛ラダーに沿って効力の順に（by the ladder），②時間を決めて規則正しく（by the clock），③適切な投与経路から（by the appropriate route），④その子どもに応じて（by the child），とあげられている。この原則のうち，"除痛ラダーに沿って効力の順に"という点でWHOは，鎮痛剤を分類し，それぞれの痛みの強さに応じて使い分ける考え方である3段階除痛ラダーを示している（図54）。また，副作用を未然に防ぎ，その効果を定期的にアセスメントすること，適応があるときには，鎮痛補助薬を併用すること，鎮痛剤の減量や中止に際しては，痛みや禁断症状を生じさせないように配慮することが必要であることが示されている。なお，『がんの痛みからの解放；WHO方式がん疼痛治療法』（1986）に示された5原則は，①可能な限り患者にとって簡便な経口で（by mouth），②時間を決めて規則正しく（by the clock），③除痛ラダーに沿って効力の順に（by the ladder），④患者ごとの個別的な量で（for the individual），⑤そのうえで細かい配慮を（attention to detail）である。

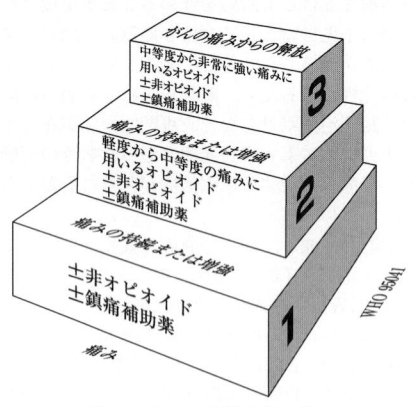

図54 WHO 3段階除痛ラダー
〔出典 世界保健機関・編（片田範子・監訳）：がんをもつ子どもの痛みからの解放とパリアティブ・ケア, 日本看護協会出版会, 2000〕

【薬物療法での鎮痛薬の選択】 WHOでは，鎮

痛薬の選択として，非オピオイド，軽度から中等度の強さに用いるオピオイド，中等度から高度の痛みに用いるオピオイドについての基本薬のリストをあげている。日本では諸外国に比べて発売されているオピオイド製剤が少ないという問題があったが，近年では，新しい治療薬が登場してきている。それによって，副作用のために増量が困難となり，十分な除痛効果が得られない場合(投与ルートを変える目的も含む)に他のオピオイドに変更するオピオイドローテーションを可能にしてきている。
【非薬物療法による除痛のガイドライン】
WHOのガイドラインでは，がんの子どもの痛みに対する非薬物的アプローチとして，支持的療法，認知的療法，行動的療法，物理的療法をあげている。支持的療法とは，子どもや家族を支えることであり，子どもがコントロール，決定する力を開発することであり，「家族中心のケア」「情報提供」「共感」「選択権」「遊び」をあげている。認知的療法は，子どもの思考に影響を与えることであり，「気分転換」「音楽」「イメージ法」「催眠法」がある。行動療法は行動を変容させることであり，「深呼吸」「リラクゼーション」，物理療法は感覚系に影響を与えることであり，「タッチ」「温罨法と冷罨法(熱傷および凍傷の危険があるため乳児には用いてはならない)」「経皮的神経通電法」があげられている。
【子どもの痛み緩和のための包括的アプローチ】
WHOでは，がんで死にゆく子どもへの緩和ケアとして，身体的，心理的，文化的，霊的なニードに働きかける包括的アプローチが必要であること，子どもが望むなら自宅でこのようなケアを受けることができるようにすることの必要性が示されている。
〈関連語〉　ペインコントロール，鎮痛法
[三輪富士代]

●文献　1) 世界保健機関・編(武田文和・訳)：がんの痛みからの解放；WHO方式がん性疼痛治療法, 金原出版, 1996.　2) 世界保健機関・編(片田範子・監訳)：がんをもつ子どもの痛みからの解放とパリアティブ・ケア, 日本看護協会出版会, 2000.

道徳性の発達

【道徳性(morality)とは】　道徳あるいは道徳性は，古くから哲学，倫理学，教育学などの分野で取り上げられてきている。一般的に，行為の選択が善悪の基準に基づいて行われるとき，その行為の質が道徳性である[1]と定義される。
【道徳性の研究】　道徳性には認知的側面，行動的側面，情動的側面の3つの側面があると考えられており，道徳性の心理学的研究には，主として3つの分野からのアプローチ[2]がなされている。①精神分析理論を基盤とした立場では超自我「罪を感じる強さ」が良心にあたり，同一視の過程を通じて獲得されるとされている。②

表67　Kohlbergの道徳性発達段階

I	習慣的水準以前	
	第1段階	罰と服従への志向：罰や制裁を回避し，権威に対して盲目的に服従する
	第2段階	道具主義的相対主義志向：正しい行為は，自分やあるいは他人の個人的欲求満足を満たす手段であり，平等な交換のような取引
II	習慣的水準	
	第3段階	対人的同調，あるいは「よい子」志向：善い行為とは他者から肯定されるようなことであるとし，他者に同調する
	第4段階	「法と秩序」志向：権威や固定化された規則，そして社会秩序の維持を指針とし，正しい行為とは義務を果たすことであり，権威への尊敬であり，すでにある社会秩序を維持することである
III	習慣的水準以降，	自律的，原理化された水準
	第5段階	社会契約的な法律志向：正しい行為とは個人の権利や社会で吟味され一致した基準によって定められるが，法は社会的な利益についての合理的な考察によって変えられるものである
	第6段階	普遍的な倫理原理への志向：正しさは，論理的包括性，普遍性，一貫性に訴えて，自分自身で選択した良心によって定められ，人間の尊重という普遍的な原理である

(出典　永野重史・編：道徳性の発達と教育；コールバーグ理論の展開，新曜社，1985, pp.22-23. 櫻井育夫：道徳的判断力をどう高めるか；コールバーグ理論における道徳教育の展開，北大路書房，1997, pp.47-52. をもとに作成)

社会的学習理論を基盤とした立場では，道徳的行動，すなわち文化や社会において規定されている規則や規範を守り，それに同調したり，合致した行動をとることであり，観察や模倣学習が道徳的判断や道徳的行動に影響を与えるとされている。③認知発達論を基盤とする立場では，道徳的判断には道徳的な認知構造があり，それは知的な能力の発達と同様に質的に変化するとされている。「規範の理解のしかた，内面化のしかた」の変化に主眼をおいており，この立場における研究は非常に多い。

【道徳性の発達】 ここでは，道徳教育で広く用いられている認知発達論を基盤としたKohlberg, L.とEisenberg, N.の道徳性の発達を紹介する。Kohlbergは「正義」を道徳性と捉え，表67のような発達段階に沿って，第1～6段階に向かって非可逆的に順次発達していくとした。しかし年齢によってどんな発達段階まで達するかを示していない。また，大人になれば誰もが第6段階に達するわけではないとしている。Eisenbergは，社会認知的発達理論の立場から，道徳性の成立過程に共感性や同情などの情緒的反応が重要な働きをすると考え，向社会的な葛藤状況を示し，向社会的な道徳的判断の発達段階を提供している(表68)。　[野間口千香穂]
●文献　1) 藤永保, 他・編：心理学事典, 平凡社, 1981. 2) 櫻井育夫：道徳的判断力をどう高めるか；コールバーグ理論における道徳教育の展開, 北大路書房, 1997, p.39.

糖尿病

【定義】 糖尿病(diabetes mellitus；DM)は，インスリン作用不足により慢性的に高血糖が持続する状態をいう。高血糖に伴う症状として多尿，多飲，口渇，体重減少などがある。糖質，脂質，蛋白質代謝を正常に維持するためのインスリンの分泌が直接的に低下する状態，あるいはインスリン作用が低下するために生ずるエネルギー代謝異常である。

【糖尿病の診断と分類】 日本糖尿病学会の診断基準(1999年)を表69に示す。空腹時血糖126 mg/dl以上，OGTT 2時間値200 mg/dl以上，随時血糖200 mg/dl以上のいずれかを，別の日に2回以上確認されれば糖尿病と診断される。ただし，典型的症状(口渇，多飲，多尿，体重減少)，HbA_{1c} 6.5%以上，確実な糖尿病性網膜症のいずれかがあれば，1回の血糖測定で十分である。成因からの分類を表70に示す。1型糖尿病，2型糖尿病，その他の特定の機序・疾患によるもの，妊娠糖尿病に大別される。また，糖尿病における成因(発症機序)と病態(病期)の概念については，本項末にあげた文献に詳しく記載されているので参照されたい。

表68　Eisenbergの向社会的行動の発達

段階 I	快楽主義的・実際的志向：道徳的配慮よりも利己的，実際的に自分に向けられている結果に関心をもっている
段階 II	他者の要求に目をむけた志向：たとえ自分の要求と相対立するものでも他者の身体的，物質的，心理的要求に関心をよせる
段階 III	承認および対人的志向ならびに紋切り型の志向：善い人，悪い人あるいは善い行動・悪い行動の紋切り型のイメージ，他者の承認や受容といった考慮が，援助行動をするかしないかということの理由となる
段階 IVa	自己反省的な共感的志向：判断は，同情的な応答，役割取得，他者の人間性への気づかいといったものを含んでいる。あるいはまた，行為の結果に関連した罪悪感とかポジティブな感情を含んでいる
段階 IVb	段階移行：助ける助けないの理由の根拠は，内在化された価値，基準，義務および責任性を含んだものであり，他者の権利や尊厳を守ることの必要性に言及する
段階 V	強く内在化された段階：助ける助けないの理由の根拠は，内在化された価値，基準，義務および責任性に基づいており，個人と社会の契約上の義務を維持し，社会をよくしようとする願望，すべての人々の尊厳，権利，平等についての信念に基づいている。自分自身の価値や受容した規範に従って生きることによって自尊心を保つことに関連した感情もこの段階を特徴づけている

(出典　櫻井育夫：道徳的判断力をどう高めるか；コールバーグ理論における道徳教育の展開, 北大路書房, 1997, pp.78-82. をもとに作成)

表69 糖尿病の診断基準(日本糖尿病学会,1999年)

●臨床診断:
(1) 空腹時血糖値≧126 mg/dl,75 gOGTT 2時間血糖値≧200 mg/dl,随時血糖値≧200 mg/dl のいずれか(静脈血漿値)が,別の日に行った検査で2回以上確認できれば糖尿病と診断してよい[*1].これらの基準値を超えても,1回の検査だけの場合には糖尿病型とよぶ
(2) 糖尿病型を示し,かつ次のいずれかの条件が満たされた場合は,1回だけの検査でも糖尿病と診断できる
   ① 糖尿病の典型的症状(口渇,多飲,多尿,体重減少)の存在
   ② HbA$_{1c}$値≧6.5%[*2]
   ③ 確実な糖尿病網膜症の存在
(3) 過去において上記の(1)ないし(2)が満たされたことがあり,それが病歴などで確認できれば,糖尿病と診断できる
(4) 以上の条件によって,糖尿病の判断が困難な場合には,患者を追跡し,時期をおいて再検査する
(5) 糖尿病の診断にあたっては,糖尿病の有無のみならず,分類(成因,代謝異常の程度),合併症などについても把握するように努める

[*1] ストレスのない状態での高血糖の確認が必要である.1回目と2回目の検査法は同じである必要はない.1回目の判定が随時血糖値≧200 mg/dl で行われた場合は,2回目は他の方法によることが望ましい.1回目の検査で空腹時血糖値が126〜139 mg/dl の場合には,2回目にはOGTTを行うことを推奨する
[*2] 日本糖尿病学会グリコヘモグロビン標準化委員会の標準検体で補正した値

表70 糖尿病の成因分類(日本糖尿病学会,1999年)

Ⅰ.1型(β細胞の破壊,通常は絶対的インスリン欠乏にいたる)
  A.自己免疫性
  B.特発性
Ⅱ.2型(インスリン分泌低下を主体とするもの,インスリン抵抗性が主体で,それにインスリンの相対的不足を伴うものなどがある)
Ⅲ.その他の特定の機序,疾患によるもの
  A.遺伝因子として遺伝子異常が同定されたもの
    (1) 膵β細胞機能にかかわる遺伝子異常
      インスリン遺伝子(異常インスリン症,異常プロインスリン症),HNF 4-α 遺伝子(MODY 1),グルコキナーゼ遺伝子(MODY 2),HNF 1-α 遺伝子(MODY 3),IPF-1 遺伝子(MODY 4),HNF 1-β 遺伝子(MODY 5),ミトコンドリア DNA(MIDD),アミリン,その他
    (2) インスリン作用の伝達機構にかかわる遺伝子異常
      インスリン受容体遺伝子(A型インスリン抵抗性,妖精症,ラブソン-メンデンホール症候群,その他)
  B.他の疾患条件に伴うもの
    (1) 膵外分泌疾患
      膵炎,外傷/膵摘出術,腫瘍,ヘモクロマトーシス,その他
    (2) 内分泌疾患
      クッシング症候群,先端巨大症,褐色細胞腫,グルカゴノーマ,アルドステロン症,甲状腺機能亢進症,ソマトスタチノーマ,その他
    (3) 肝疾患
      慢性肝炎,肝硬変,その他
    (4) 薬剤や化学物質によるもの
      グルココルチコイド,インターフェロン,その他
    (5) 感染症
      先天性風疹,サイトメガロウイルス,エプシュタイン-バールウイルス,コクサッキーBウイルス,おたふくかぜウイルス,その他
    (6) 免疫機序によるまれな病態
      インスリン受容体抗体,スティフマン症候群,インスリン自己免疫症候群,その他
    (7) その他の遺伝的症候群で糖尿病を伴うことの多いもの
      ダウン症候群,プラダー-ウィリー症候群,ターナー症候群,クラインフェルター症候群,ウェルナー症候群,ウォルフラム症候群,セルロプラスミン低下症,脂肪萎縮性糖尿病,筋強直性ジストロフィー,その他
Ⅳ.妊娠糖尿病

【1型糖尿病】 1型糖尿病は膵β細胞の破壊によるインスリンの絶対的不足が原因とされ，その病因により自己免疫性1型糖尿病と自己免疫の関与が明らかではない特発性1型糖尿病に分けられる．1型糖尿病の約30％は糖尿病性ケトアシドーシスとして発症する．臨床所見の特徴としては，高度の脱水，腹痛，嘔吐などの消化器症状，呼気のアセトン臭，クスマウル（Kussmaul）呼吸などがあり，意識障害を認め，進行すれば昏睡に至る．近年，学校検尿制度の確立に伴い，口渇，多飲，多尿，体重減少などの症状がみられずに，ケトーシスを伴わず，高血糖のみで発見される症例もある．これらの症例の経過をみると，その後インスリン依存性が急激に進行するものと，ゆっくり進行するものがあり，ヒト白血球抗原（human leukocyte antigen；HLA）などの遺伝素因の関与が報告されている．

【1型糖尿病の診断のための臨床検査】 ①内因性インスリン分泌能の評価：1型糖尿病の診断にはインスリン分泌能の評価が必須であり，食後もしくはグルカゴン負荷時の血清Cペプチド2 ng/ml 未満，24時間尿中Cペプチド20 μg 未満で分泌低下とされる．インスリン分泌不全を認めない場合は，2型糖尿病の検索を考慮する．②血中膵島自己抗体の検出：膵島細胞の特異的な自己免疫現象を証明するため，抗グルタミン酸脱炭酸酵素（glutamic acid decarboxylase；GAD）抗体，IA-2抗体，膵島細胞抗体（islet cell antibody；ICA）などの自己抗体の存在を確認する．1型糖尿病の70〜90％で陽性とされる．肥満がなく，インスリン分泌能が比較的低く，膵自己抗体陰性の例では，遺伝子異常による糖尿病の検索が必要となる．

【2型糖尿病】 2型糖尿病は日本糖尿病学会の分類（表70）では，「インスリン分泌低下を主体とするもの，インスリン抵抗性が主体で，それにインスリンの相対的不足を伴うものなどがある」とされている．日本人小児1型糖尿病の発症率が年間10万人当り2〜3人であるのに対し，小児2型糖尿病の発症率は年間10万人当り6〜8人と推測されている．2型糖尿病の発症率は過去20年間で漸次増加しており，これは肥満児の増加と平行している．わが国では2型糖尿病の約70％が学校検尿によって発見されている．その場合，口渇，多飲，多尿，体重減少などの症状を伴うものは少ない．しかし一方，肥満を伴う男子で急激に糖尿病性ケトアシドーシスに陥る症例が報告されている．これは糖分を含む清涼飲料水の多量摂取の関与から，清涼飲料水ケトアシドーシスとよばれている．小児2型糖尿病では人種を問わず大部分が肥満と高インスリン血症を示すことから，インスリン抵抗性がその主たる原因と考えられている．しかし，小児においても10〜20％は肥満を伴わずインスリン分泌が低下している．膵β細胞に対する自己抗体の有無が1型糖尿病との鑑別に重要である．

【2型糖尿病の診断のための臨床検査】 ①診察：身長と体重から肥満度を計算する．肥満度が高度な症例では，頸部や腋窩に黒色表皮腫が認められることがある．黒色表皮腫は高インスリン血症，内臓脂肪蓄積，インスリン抵抗性の存在を示唆する．腹囲（臍囲）が80 cm以上あると内臓脂肪蓄積に伴う代謝異常が示唆される．②尿糖：尿糖検査は糖尿病のスクリーニング検査として有用であり，学校検尿で利用されている．ただし腎性尿糖や腎性ファンコニ症候群（Fanconi syndrome）では尿細管での糖再吸収率が低いために尿糖が陽性となる．③経口ブドウ糖負荷試験（oral glucose tolerance test；OGTT）：糖尿病の診断，インスリン分泌能の評価法として用いられているが，糖尿病の自覚症状があり，随時血糖値が200 mg/dl 以上の場合には診断のためのOGTTを行う意義はない．高血糖時にさらに糖負荷を行うのは危険である．④残存膵β細胞機能の評価：Cペプチドは測定上，外因性インスリンやインスリン抗体の影響をほとんど受けず，血中でほとんど代謝されず尿中へ一定の割合で排泄されるので，血中および尿中Cペプチドは残存膵β細胞機能のよい指標となる．血中Cペプチドは1型糖尿病でも発症初期や寛解期に正常に近い値を示すこともあるが，病気が進むと低値（<1.0 ng/ml）となる．⑤インスリン抵抗性の評価：糖尿病でIRI（immunoreactive insulin）やCペプチドが異常高値を示す場合は，肥満などに伴うインスリン抵抗性，異常インスリンやインスリン受容体異常によるインスリン抵抗性を考慮する．HOMA-R（Homeostasis model assessment insulin resistance index）は，空腹時血糖（mg/dl）×IRI（μU/ml）÷405で算出する．

【糖尿病の治療】 糖尿病治療の基本は食事療法,運動療法,薬物療法(経口血糖降下薬,インスリン療法)である。食事・運動療法によりインスリン需要の節約とインスリン感受性の改善が得られる。インスリン製剤には超速効型,速効型,中間型,遅効型があり,ペン型注射器,カートリッジ型インスリン製剤,前混合型インスリンなどが普及してきた。また,最近では小児においても持続的皮下注射法(continuous subcutaneous insulin infusion；CSII)が導入されるようになった。コントロールの目標は,血糖自己測定(self monitoring of blood glucose；SMBG)による血糖値と長期的指標であるHbA_{1c}値を正常近くに保つことにより合併症を予防し,患児の正常な発育・発達を促すことにある。

【糖尿病の合併症】 糖尿病の合併症には,発症時やその後の管理中に認められる糖尿病性ケトアシドーシスや低血糖昏睡(重症低血糖)のような急性合併症と,経過中に徐々に進行する糖尿病性腎症,網膜症,神経障害などの慢性合併症がある。合併症は患児のQOL(quality of life)を著しく障害するため,適切なコントロールによる予防と治療が望まれる。

〈関連語〉 高血糖,低血糖,糖尿病キャンプ,糖尿病の教育　　　　　　　　　[金惠淑・杉原茂孝]

●文献　1) 日本糖尿病学会・編：小児・思春期糖尿病管理の手びき,南江堂,2001. 2) 糖尿病診断基準委員会：糖尿病の分類と診断基準に関する委員会報告. 糖尿病, 42(5)：385-401, 1999. 3) 佐々木望：糖質代謝と代謝異常. 五十嵐隆・編, 小児科学, 第9版, 文光堂, 2004, pp.286-300. 4) 杉原茂孝：糖尿病の病因・病態の理解；自己免疫疾患としての1型糖尿病. 小児看護, 26(7)：852-859, 2003. 5) 杉原茂孝：小児糖尿病治療のポイント. 診断と治療, 91(9)：1641-1645, 2003.

糖尿病キャンプ

【キャンプの定義・歴史】 日本キャンプ協会[1]によると,キャンプ(camp)とは「ともに生活をし,自然体験すること」と定義されている。教育を目的とする組織キャンプには,自主性や協調性,創造性を養うなどの効果があるといわれている。1861年にアメリカで始まり,日本では1911(明治44)年にYMCAが六甲山にキャンプ場をつくったのが始まりとされている。キャンプの目的や対象によって,多様な形態がある。療育キャンプは,疾患や障害をもつ子どもを対象とし,レクリエーションや教育を目的として開催されている。

【糖尿病キャンプの歴史】 1921年にインスリンが発見された後,1925年にデトロイトのWendt, L.F.C.博士によって,小児糖尿病キャンプが創設された。治療の場が病院から家庭に移行するにあたって,患児と家族に対する知識が必要とされる。糖尿病教育のためにキャンプが有効であることから,夏期休暇を利用したサマーキャンプが,世界各地で開催されるようになった。日本では1964(昭和39)年に丸山博士によって開催されたものが,療育キャンプとして最初のものであった[2]。

【糖尿病キャンプの目的・種類】 糖尿病についての知識・自己管理に必要な技術の獲得,血糖の変動の体験とその対応の経験などの教育と,楽しい体験活動などのレクリエーションを目的としている[3,4]。糖尿病キャンプの対象は,主として小学生および中学生である。ほかに高校生以上を対象としたヤングキャンプ,低年齢児と家族を対象としたファミリーキャンプなどの種類がある。

【糖尿病キャンプの実際】 キャンプのスタッフは,医師・看護師・栄養士・検査技師などのメディカルスタッフ,体育指導者などの教育関係者,学生や一般ボランティア,高校生以上のポストキャンパー(OB・OG)[5]などである。プログラムの内容は多様であるが,糖尿病の基礎知識についての講義,食事場面を利用した食事療法の学習,血糖測定やインスリン注射の実施,水泳などの運動を通した補食や低血糖への対策についての体験学習などが意図的に組み込まれている。

【効果】 親から離れて生活することによって,血糖測定やインスリン注射ができるようになるなど自立のよい機会になる。食事や運動による血糖の変動を把握することは,糖尿病コントロールのための意識づけとして有効である。平元泉らの調査[6]では,キャンプに継続的に参加することの効果が示された。一方,キャンプ後3カ月を経過すると自立できた行動がキャンプ前の状態に戻ることが示唆されたことから,キャンプから引き続いて外来での指導を継続する必要がある。また,同じ病気の子ども達との

出会いは心理的な効果があり，意欲を高める機会になる[7]。グループワークを取り入れることによって，孤立感が軽減されるなどの有効性も示唆されている[8]。

〈関連語〉糖尿病，糖尿病の教育，療育

[平元泉]

●文献 1) 日本キャンプ協会ホームページ (http://www.camping.or.jp/) 2) 丸山博：小児サマーキャンプの現状．小児看護，3(6)：625-632, 1980. 3) 今田進：サマーキャンプ．佐々木望・編，小児糖尿病；治療と生活，診断と治療社，東京，pp.144-147. 4) 丸山博：IDDM児のためのサマーキャンプの役割．小児内科，28(6)：819-822, 1996. 5) 日本糖尿病学会・編：こどもの糖尿病サマーキャンプのてびき，文光堂，1997, pp.41-43. 6) 工藤由紀子，他：インスリン依存型糖尿病患児の療養行動の変化に関する調査(第2報)；小児糖尿病サマーキャンプ3ヶ月後の追跡調査を通して．秋田大学医短紀要，9(1)：68-74, 2001. 7) 出野慶子，他：小児糖尿病ファミリーキャンプの意義；両親への質問紙調査の分析より．日本糖尿病教育・看護学会誌，7(1)：5-14, 2003. 8) 平元泉，他：1型糖尿病キャンプにおけるグループワーク導入の試み．日本小児看護学会誌，14(1)：24-29, 2004.

糖尿病の教育

【小児期の糖尿病】 小児期に発症する糖尿病では，膵β細胞の破壊によるインスリンの絶対的不足が原因の1型糖尿病と，インスリン抵抗性とインスリン分泌不全が原因である2型糖尿病，遺伝的な異常や内分泌疾患などが原因となるその他の糖尿病があげられる．糖尿病の病態では，インスリンを必要としない状態から，良好な血糖コントロールを得るためにはインスリンを必要とする状態，生存にはインスリンが不可欠な状態という連続的変化が存在する．そして，糖尿病に治癒はなく，自己管理による血糖コントロールや生活改善がその予後や経過に大きな影響を与えることから，教育指導の重要性は高い．小児期に発症する糖尿病は，かつては1型糖尿病であると考えられてきたが，最近の生活の欧米化や肥満児の増加に伴い，小学校高学年以降では2型糖尿病の発症率が高くなってきている．1型糖尿病はインスリン注射による治療が不可欠で，医学的な困難性に加え，成長に伴ってさまざまな心理社会的な問題が存在する．また2型糖尿病には遺伝的な問題があり，それぞれに異なる教育課題が存在する．個々の糖尿病の病態を理解したうえで対応することが求められる．

【糖尿病教育の目的】 糖尿病教育の目的は，対象者一人ひとりが自分の糖尿病について正しい知識をもち，自己管理に対する積極的な取り組みを促進することにある．正しい知識に支えられて，①自己管理行動が習慣化し，②病態が良好に安定し，③合併症の進行を防ぐことができ，④満足感の高い生活が維持できることをめざす．そして小児の場合には，⑤成長・発達が阻害されることなく満足度の高い人生を歩むことを目的とする．そのためには，「糖尿病とともに歩む」ための知識・技術の提供と，心理的な支援が継続される必要がある．そして，成長発達の途上にある小児期の糖尿病教育では，個々の対象者の身体的な機能や理解力，認知能力などを考慮した過不足のない「ちょうどよい」支援が継続される必要がある．糖尿病教育の対象は，患者自身，母親やその家族，学校関係者，地域社会に発展するものであり，生活のなかで継続される必要がある．

【糖尿病教育の方法】 対象者の病期では，発症時の初期教育が重要であり，病気を拒否的に捉えないことが第1の目標である．早急な知識提

表71 1型糖尿病をもつ小児期の血糖コントロールの目標

	食前血糖値(mg/dl)	食後血糖値(mg/dl)	夜間血糖値(mg/dl)	HbA$_{1C}$値(%)
幼児期	80～160	～250	70～170	7.5～8.5
学童期	80～150	～200	70～140	6.5～7.4
思春期	80～140	～180	65～126	6.5～7.4
成　人	70～120	110～140	60～90	<7.0

* 小児・思春期の目標値はあくまでも低血糖の危険を避けることが優先される．幼児期では，60 mg/dl未満の低血糖領域に入らないことが望ましい．また，年少児では，血糖管理は不安定であり，目標値以下になることをいたずらに推奨してはならない

(出典　日本糖尿病学会・編：小児・思春期糖尿病管理の手びき，南江堂，2001, p.80. 一部改変)

供や技術教育は避け，対象者の理解度や受容状況の判断が重要である．その後の成長発達に応じて，小学校入学，学校生活の継続，中学校入学，高校と生活の変化や成長に応じた教育・支援が計画され継続される必要がある．教育の手法としては，個別の教育指導計画，評価が原則であるが，糖尿病サマーキャンプなどで，同じ疾患をもつ仲間とともに生活するなかでの集団指導や教育も有効である．また，最近ではメールやインターネット，テレビ電話などIT機器を使用した個別指導や，教育プログラムの開発が試みられている．糖尿病教育にあたっては，患者自身を中心としたチーム医療と療養指導が必要である．糖尿病専門医，小児科医，眼科医，小児精神科医，栄養士，糖尿病療養指導士，看護師，学校医，養護教諭，心理療法士などの職種がそれぞれの専門分野の知識技能を提供して編成される．患者にもっとも近く信頼関係の確立した者がその調整的役割を担うことになり，看護者がその役割を果たすことが多い．また，2型糖尿病患者の場合には，家族の食事を中心にした生活習慣の改善に向けた継続教育支援が求められる．

【糖尿病教育の内容】 糖尿病の知識，診断と治療に関する知識，食事療法，運動療法，薬物療法，インスリン療法，インスリン自己注射，血糖自己測定，急性合併症（低血糖，ケトアシドーシスとその対応)，慢性合併症など糖尿病の自己管理のための治療や合併症に関連する知識，管理技術があげられる．さらに，生活指導として学校生活の過ごし方や友人との接し方，旅行や学校行事への参加方法，シックデイへの対処方法，低血糖への対処方法，クラブ活動や課外活動への参加，進学や就職，結婚や妊娠などに及ぶ．そして，効果的な教育の実施にあたっては，学習過程に沿った教材の開発と効果的な活用が必要となる．個々の事例に応じた到達目標を示し，教育計画を立案して実施するが，標準的なクリニカルパスやマニュアルなどを作成し，利用すれば漏れがなく進めることが可能である．

【糖尿病教育の評価】 糖尿病教育の評価は，教育内容の理解度ではなく，自己管理行動が実施され継続されることで評価する結果評価が重要である．身体面の評価では，身体所見・コントロール状態（表71)，糖尿病治療目標の達成度，合併症の程度と予防行動がある．心理・行動面では，心理と行動，QOL調査による評価がある．また，生活やライフスタイルの変化，ストレスの評価，医療費や家族支援，社会支援の状況，注射や血糖自己測定の技術評価などが実施できる．教育の対象者が評価されるとともに，教育計画そのもの，教育者の評価，教育指導システム自体の評価が実施される．糖尿病教育とは，個々の対象者と支援者が「共に歩む」関係が基本にある．
〈関連語〉 基本的生活習慣，食事療法，自己注射，低血糖，セルフケア，遺伝，チーム医療

［中村慶子］

●文献 1）日本糖尿病療養指導士認定機構・編：日本糖尿病療養指導士受験ガイドブック2005-2006, メディカルレビュー社, 2005, pp.101-116. 2) 日本糖尿病学会・編：小児・思春期糖尿病管理の手びき，南江堂，2001, pp.1-9, 80.

糖尿病母体児

母親が糖尿病または妊娠糖尿病合併例を疑う．母体コントロールが良好でも起こる．
【合併症】 ①巨大児・heavy for date infant, ②仮死，分娩外傷，③低血糖，高インスリン血症，低マグネシウム血症，低カルシウム血症，④RDS，一過性多呼吸，⑤臓器肥大，⑥肥厚性心筋症（非対称性中膜肥厚），⑦多血症，高ビリルビン血症，⑧腎静脈血栓症（血尿，腎肥大），⑨small left colon syndrome（腹満，胎便排泄遅延），⑩哺乳不良，⑪先天奇形，⑫IUGR (intra-uterine growth restriction, 子宮内胎児発育遅延），胎児死亡（コントロール不良，重症），⑬超低出生体重．
【診断】 母体糖尿病既往，妊娠糖尿，母体肥満などで児の合併症を疑う．母体血HbA_{1c}, OGTTを参考とする．
【管理】 血糖のコントロールが生後早期に必要であり，後障害の面からも大切である．①高張液の輸液をすることが多いので中心静脈を確保する．②低血糖は生後1〜3時間で出現する．無症状のことも多いので，糖尿病母体児を疑ったら定期的（生後1, 2, 3, 6, 24時間）に血糖検査をする．血管確保が難しければグルカゴン300 $\mu g/kg$筋注も有効．遷延性低血糖では高インスリン血症を考慮．③早期に栄養開始．④Ca値は生後24〜72時間で最低値となるので，生後3日間は注意．⑤small left colon syndrome, 低リ

ン血症によるイレウスに注意。⑥心エコーでASH(asymmetric septal hypertrophy, 非対称性心室中隔肥厚)の有無をチェック。ASHがあれば，心拡大，うっ血性心不全，心拍出量低下がみられ，抗心不全療法が必要である。生後2週頃までに心不全症状は消失することが多いが，心筋肥厚は生後数カ月続く。原因不明の乳児期の心筋症のなかに含まれる。肥厚性閉塞性心筋症ではジギタリス，昇圧剤は禁忌である。

[後藤彰子]

●文献 1) 後藤彰子：糖尿病母体児．新生児診療マニュアル第4版，東京医学社，2004, pp.285-286.

導尿法

【概念】 導尿法とは，カテーテルを尿道に挿入して膀胱尿を採取あるいは排出することである[1]。導尿は主に，①尿閉・残尿や尿失禁に対する処置，②尿培養を行うための無菌尿の採取，③膀胱洗浄や膀胱検査等の前処置などを目的として行う[2]。排尿のメカニズムは，膀胱内に尿が貯留されて膀胱粘膜への刺激が求心性神経線維を通って脊髄に伝達されて尿意を感じ，中枢から発した興奮が遠心性神経線維を通って膀胱括約筋が弛緩して排尿が起こる。しかし，二分脊椎や脊髄損傷により，第2～3仙椎より下の脊髄に障害を受けた人は，膀胱が尿を低圧貯留することができず，収縮が早い時期に始まって失禁をきたしたり，膀胱の利尿筋の硬化による低コンプライアンス膀胱，尿の貯留に伴う膀胱内の圧上昇により，腎や尿管の機能の障害や残尿が発生したりする[3]。神経因性膀胱などにより自排尿では膀胱を完全に空にすることができない患者が，清潔に注意して自分で時間を決めて1日数回の間欠的自己導尿を行う場合や(「自己導尿」の項参照)，尿道留置カテーテルによる持続的導尿法を行う場合も含まれる。

【導尿の方法とケア】 導尿の手順は，①尿道口を消毒する，②適したサイズの滅菌カテーテルを選択する，③カテーテル先端に潤滑油をつける，④鑷子または滅菌手袋を用いてカテーテルを尿道に挿入する，⑤尿の排出を確認した位置でカテーテルを保持する，⑥尿の流出が少なくなったら，排尿を確認しながら少しずつカテーテルを抜く，⑦カテーテル抜去後，皮膚や下着の汚染があれば清潔に整える。尿道や膀胱の粘膜は刺激に敏感で傷つきやすいため，細めのカテーテルを選択する。小児の場合は6～10 Frを使用する。挿入時に抵抗感がある場合は無理な挿入は行わないように注意する。また，年少児に行う場合は，身体を動かして処置中にカテーテルが抜けてしまったり，粘膜を傷つけたりしないように，あやしながら仰臥位で下肢を固定して行う。カテーテル挿入に伴う感染を予防するために，施行前の手洗い，陰部の皮膚洗浄，尿道口の消毒，確実な無菌操作，排尿時の逆流防止に努める。尿道口の消毒は，男児では包皮の内側を消毒し，女児は大小陰唇を開き，尿道口から肛門に向けて消毒する。導尿の必要性を十分理解できない年少児には，不安や恐怖心が生じやすいため，理解度に応じた説明を行い，納得を得ることが望ましい。また，学童期以降の小児は，導尿に羞恥心を覚えるので，必要以上の肌の露出を避けるなどの配慮を行って小児の苦痛を最小限に抑えることが大切である。

〈関連語〉 自己導尿 [奈良間美保]

●文献 1) 和田攻，他・編：導尿法．看護大事典，医学書院，2002, p.1984. 2) 内藤寿喜子，他：導尿．基礎看護学2(新版看護学全書13)，メヂカルフレンド社，1992, p.1984. 3) 椎名篤子，他・編著：二分脊椎(症)の手引き；出生から自立まで，日本二分脊椎症協会，2004, p.71.

動物介在療法 ⇒アニマルセラピー

動脈管開存症

【定義】 動脈管は大動脈と肺動脈をつなぐ血管で，胎児には通常認められる。胎児期は動脈管を通って右心室─肺動脈─動脈管─下行大動脈と血液が流れる。出生後24～48時間で血管の収縮が起こり閉鎖する。この閉鎖の過程が起こらないものが動脈管開存症である。早産児にしばしば認められる動脈管は，その出生が早まったため動脈管の収縮過程が遅れて起こり生後数週間後に閉鎖することがある。この場合は動脈管の収縮が起こらない構造異常とは考えない。つまり動脈管開存症ではなく閉鎖遅延として扱われる。種々の疾患に合併して動脈管開存症が認められるが，ここでは合併奇形を有しない動脈管開存症に関して述べる。

【頻度】 全身疾患の3%程度に認められ，女児

に多い。先天性風疹症候群の児では動脈管開存症が発生しやすい。

【病態[1]】 病態は動脈管の太さによって決まる。大動脈—動脈管—肺動脈と血液が流れ，肺への血流が増加する。太い動脈管では肺動脈の圧力は体血圧とほぼ等しくなる(肺高血圧症)。出生時は胎内と同様に肺血管の抵抗が高く肺への血流は制限されているが，出生後2～3カ月して肺血管抵抗が低下するとともに肺血流の増加を認め，著しい肺血流の増加のため哺乳不良，体重増加不良，多呼吸，多汗，手足が冷たいといった心不全，呼吸不全の症状を認めるようになる。肺高血圧症を無治療のまま放置した場合，乳児期以後に器質的肺動脈閉塞性病変が進行しアイゼンメンゲル(Eisenmenger)化する。大動脈圧は収縮期，拡張期を通じて肺動脈圧より高いため，心室中隔欠損症などとは異なり連続性に(収縮期，拡張期を通して)血液が大動脈から肺動脈に短絡する。これにより左心室からの血液の駆出がない拡張期にも血流が大動脈から肺動脈へと流れてしまうため拡張期圧が低下する。拡張期の肺への血流の短絡は，もともと臓器や心拍出量に予備力のない早期産児などでは拡張期の各臓器(脳，心臓，腎，腸管)への血流が不十分となり，臓器の循環を悪化させる。動脈管の閉鎖遅延が認められる早期産児が壊死性腸炎に陥るのはこういった理由からである。成熟児の場合でも心不全例などで循環不全がある場合には，動脈管開存症に伴う腸管への拡張期の血流低下は壊死性腸炎の原因となる。細い動脈管の場合は肺血流がわずかに増加するのみで肺高血圧は伴わない。また太い動脈管と異なり無症状に経過する。

【所見[1]】 先述したように，太い動脈管では連続性に血液の短絡を認めるため拡張期圧が低下する。このため脈圧(収縮期血圧と拡張期血圧の差)が増大し脈が跳ねるように触知される(bounding pulse)。動脈管を血流が通るため雑音が聴取される。収縮期から拡張期にかけて雑音が聴取され連続性雑音となる。X線撮影では肺血流の増大に伴い肺血管陰影の増大と，短絡量(左心室—大動脈—肺動脈—肺静脈—左心房—左心室と空回りする血液量)に応じて心拡大が認められる。心電図では左心室肥大，左心房負荷の所見を認める。肺高血圧症を合併した場合は，右心室の圧が上昇するため両室肥大となる。細い動脈管では収縮期に雑音を認めるのみで，脈圧の増大や心拡大は認めない。診断は心臓超音波検査で確定できる。超音波検査で動脈管を描出しその径を測定する。また肺高血圧の評価や短絡量の推定，合併奇形を検索する。診断の目的のみで心臓カテーテル検査を行う意義は少ない。合併奇形や肺高血圧の評価などを目的に行うか，またはカテーテル治療を目的として行われる。

【治療】 症状を伴わないきわめて細い動脈管に対しては，議論のあるところではあるが治療の適応はない。乳幼児期に心不全を発症する太い動脈管では，1～2歳までに(アイゼンメンゲル化してしまう前に)外科的手術で動脈管の結紮術か離断術を行う。それ以外の心不全症状を呈さない動脈管に関しても，感染性心内膜炎の危険性があることや比較的手術が安全に行われることから治療適応があると考えられている。比較的細い動脈管では外科的手術治療法に加え，カテーテルで動脈管にコイルを留置し動脈管を閉塞するコイル塞栓術による治療法も可能である。開胸手術を行うことにより呼吸機能が損なわれるため，内視鏡手術も行われるようになってきている。手術成績は良好である。

〈関連語〉 未熟児動脈管開存症(PDA)

［石井徹子］

●文献 1) Brook, M.M., et al.：Patent ductus arteriosus. Emmanouilides, G.C., et al., Moss and Adams' Heart Disease in Infants, Children, and Adolescents. 5 th. ed., Williams & Wilkins, 1995, p.746.

トーチ(TORCH)症候群

TORCHは(トキソプラズマ，風疹，サイトメガロウイルス，単純ヘルペス，梅毒などをさす)新生児の感染症で，感染の時期により先天感染，上行性胎内感染，産道感染，出生後の水平感染に分けられる。TORCHは代表的古典的先天感染症のことをいう。先天感染の原因感染症はこのほかに，クラミジア，HIV(human immunodeficiency virus, ヒト免疫不全ウイルス)，ATLA(adult T-cell leukemia antigen, 成人T細胞白血病抗原)，B型およびC型肝炎ウイルス，水痘，結核，エンテロウイルス，パルボウイルス，麻疹などがあげられる。トキソ

プラズマやサイトメガロは日本の妊婦ではほとんど陽性であり，風疹はワクチンで予防できる。先天感染の予防には妊娠中のスクリーニングがもっとも大切である。しかしトキソプラズマ，サイトメガロの不顕性感染も多く知られており，児の聴力障害や知的障害などもみられるので，IgM 抗体が陽性の時期（生後 6 カ月頃まで）に診断をつけることは，その後の発達を支えるために意義が大きい。

【TORCH 感染症を疑う症状】　それぞれが先天異常を中心とした多彩な症状を示す。①原因不明の IUGR(intrauterine growth restriction, 子宮内胎児発育遅延)児。②眼合併症：白内障，網膜脈絡膜炎(風疹，水痘，トキソプラズマ，サイトメガロ)。③心臓：CHD(風疹)，心筋炎(コクサッキー)。④発疹：水疱，発疹，紫斑(風疹，水痘，梅毒，ヘルペス)。⑤中枢神経系：小頭症，石灰化，水頭症(風疹，水痘，トキソプラズマ，サイトメガロ，梅毒，ヘルペス)。⑥血小板減少：すべて。⑦肝炎：風疹，トキソプラズマ，サイトメガロ，梅毒，ヘルペス，パルボ，エンテロ。⑧骨変化：風疹，梅毒，水痘，サイトメガロ。⑨敗血症：サイトメガロ，ヘルペス，エンテロ，水痘，梅毒。⑩胎児水腫：水痘，サイトメガロ，梅毒，ヘルペス，麻疹。⑪肺炎：水痘，サイトメガロ，梅毒，ヘルペス，麻疹。

【TORCH 感染の危険因子】　①未熟児出生・縫縮術，羊水穿刺など母体への処置・24 時間以上の破水。②羊水混濁，分娩Ⅱ期遷延・妊娠末期の母体感染症・胎盤胎児面の混濁。③仮死の蘇生操作・出生時より IgM 高値。

【先天性トキソプラズマ症】　妊娠初期の母体感染では，児の 25% に感染が成立し，75% が重篤となる。

【先天性風疹感染症】　母親の初感染のウイルス血症で 28 週まで児にウイルスが移行。妊娠 8～12 週の感染では高率に胎児は先天異常を合併する。妊娠 28 週までは，無症状でも難聴を合併する。

【先天性サイトメガロウイルス】　母親の初期感染，再感染を問わず児に感染する。

【新生児ヘルペスウイルス感染症（全身型）】　原則，産道感染。性器ヘルペスを合併した妊婦では破水前に帝王切開が勧められる。発症は平均生後 6 日，母親が初感染だと児への感染率は 50%。全身型は劇症的な経過をたどり，死亡率も高い。

【先天梅毒】　母親の梅毒検査(STS，TP)の結果，治療歴などが大切。　　　　　　　［後藤彰子］

●文献　1) 後藤彰子：貧血. 新生児診療マニュアル第 4 版, 東京医学社, 2004, pp.232-252.

特殊学級　⇒特別支援学級

特殊教育

2007(平成 19)年 4 月 1 日「学校教育法等の一部を改正する法律」により従前の「特殊教育」が「特別支援教育」に改められた。従前の「特殊教育」については次の通りである。

【制度】　障害があるため，小・中学校等の通常の学級での指導を受けることが困難であったり，通常の学級の指導では十分な教育的効果が期待できなかったりする児童生徒に対して，その可能性を最大限に伸ばし，自立し社会参加するための基盤となる生きる力を培うため，特別な配慮のもとに，より手厚く，きめ細かに展開する学校教育の一分野である。具体的には，特別支援学校や特別支援学級で，一人ひとりの障害の状態に応じた指導を行うため，少人数で学級が編制され，当該分野についての知識・経験を有する教職員が配置されている。また，障害に応じた特別の施設や教材の整備および一人ひとりの教育的ニーズに対応した教育課程を編成，個別の教育支援計画を策定し，柔軟な教育内容・方法などにより，障害のある児童生徒の能力を最大限に伸ばし，自立し社会参加することを目指した教育である。

【教育の場】　特別支援学校と，小学校および中学校の特別支援学級，小・中学校の通常の学級に在籍している軽度の障害がある児童生徒に対して，各教科等の指導の大部分は通常の学級で行いつつ，障害に応じた特別の指導を行う特別の場(いわゆる通級指導教室)がある。

【特別支援学校】　学校教育法第 71 条に，「特別支援学校は，視覚障害者，聴覚障害者，知的障害者，肢体不自由者又は病弱者(身体虚弱者を含む)に対し，幼稚園，小学校，中学校又は高等学校に準ずる教育を施すとともに，障害による学習上又は生活上の困難を克服し自立を図るために必要な知識技能を授けることを目的とする」と定められている。また，同法第 22 条，第 39 条

は小・中学校と同様に特別支援学校への就学義務を課している。これらの規定は，この教育が，教育基本法第5条第1項の普通教育のひとつであることを示すものである。特別支援学校で教育すべき児童生徒の障害の程度は，学校教育法施行令第22条の3に定められている。

【特別支援学級】 学校教育法第75条において，小学校，中学校，高等学校および中等教育学校には，①知的障害者，②肢体不自由者，③身体虚弱者，④弱視者，⑤難聴者，⑥その他障害がある者で，特別支援学級において教育を行うことが適当なもの，のいずれかに該当する児童および生徒のために特別支援学級を置くことができるとされている。

【教育課程】 特別支援学校の教育課程については，学習指導要領が定められており(学校教育法施行規則第73条の10)，幼稚園，小・中学校・高等学校に準ずるほか，自立活動という指導領域を設けるとともに，種々の特例によって，児童生徒の実態に応じて弾力的な教育課程が編成できるように配慮されている。特別支援学級と通級による指導における教育課程については，小・中学校の通常の学級における場合と同様であるが，とくに必要のある場合には，特別の教育課程によることができることになっている。

〈関連語〉 特別支援教育，特別支援学校，特別支援学級，通級指導　　　　　　［横田雅史］

●文献 1) 文部省：盲学校，聾学校及び養護学校幼稚部教育要領，小学部・中学部学習指導要領，高等部学習指導要領，大蔵省印刷局，1999． 2) 銭谷眞美・編：教育法令辞典，ぎょうせい，1997．

特別支援学級

【制度】 学校教育法第75条に規定されている，心身に障害がある児童生徒にその障害の状態に応じて特別な配慮のもとに適切な教育を実施するため，小・中学校および高等学校に設置される特別な学級。2007(平成19)年4月より「学校教育法の一部改定」が施行され従来の「特殊学級」が改められたもの。同法によると，小・中学校，高等学校，中等教育学校および幼稚園には，①知的障害者，②肢体不自由者，③身体虚弱者，④弱視者，⑤難聴者，⑥その他障害がある者で，特別支援学級において教育を行うことが適当なもの，のいずれかに該当する児童および生徒のために特別支援学級を置くことができるとされている。⑥とは，言語障害者，情緒障害者などがあげられる。また，学校教育法施行規則第73条の18によると，特別支援学級は前述の①から⑥の区分(⑥は言語障害者と情緒障害者の2種類)に従って置くものとされている。以前は，高等学校には特別支援学級は置かれていなかったが，大阪府では2001(平成13)年度から2005(平成17)年度まで「知的障害のある生徒の高等学校受入に係る調査研究」に取り組み，2006(平成18)年度から「知的障害生徒自立支援コース」を設置する高等学校(自立支援推進校)を制度として設ける取り組みを始めた。

【対象者】 特別支援学級は，特別支援学校の対象者に比べ障害の程度が軽く，しかも通常の学級における指導では十分な成果を上げることが

表72 特別支援学級の対象となる障害の種類・程度

区分	障害の程度
知的障害者	知的発達の遅滞があり，他人との意思疎通に軽度の困難があり日常生活を営むのに一部援助が必要で，社会生活への適応が困難である程度のもの
肢体不自由者	補装具によっても歩行や筆記等日常生活における基本的な動作に軽度の困難がある程度のもの
身体虚弱者	1　慢性の呼吸器疾患その他疾患の状態が持続的または間欠的に医療または生活の管理を必要とする程度のもの 2　身体虚弱の状態が持続的に生活の管理を必要とする程度のもの
弱視者	拡大鏡等の使用によっても通常の文字，図形等の視覚による認識が困難な程度のもの
難聴者	補聴器等の使用によっても通常の話声を解することが困難な程度のもの
言語障害者	口蓋裂，構音器官の麻痺等器質的または機能的な構音障害のある者，吃音等話し言葉におけるリズムの障害のある者，話す，聞く等の言語機能の基礎的事項に発達の遅れがある者，その他これに準ずる者(これらの障害が主として他の障害に起因するものでない者に限る．)で，その程度が著しいもの
情緒障害者	1　自閉症またはそれに類するもので，他人との意思疎通および対人関係の形成が困難である程度のもの 2　主として心理的な要因による選択性かん黙等があるもので，社会生活への適応が困難である程度のもの

困難な児童生徒を対象としている(表72)。
【学級数・児童生徒数】　特別支援学級および児童生徒数は，1949(昭和24)年には510学級(1万6,222人)であったが，2005年度は3万4,014学級(9万6,811人)となっている。
【教育課程等】　教育課程については，通常の学級における場合と同様であるが，とくに必要がある場合は特別の教育課程によることができる(学校教育法施行規則第73条の19)。使用する教科書は，文部科学大臣の検定を経た教科書を使用することが適当でない場合には，特別支援学級を置く学校の設置者の定めるところにより，他の適切な教科用図書を使用することができる(同法第73条の20)。
【学級編制】　学校編制については一人ひとりの障害の状態などに応じた適切な配慮や指導が必要なことから，特別な配慮をしており，1学級の児童生徒の数は8人を標準としている(公立義務教育諸学校の学級編制及び教職員定数の標準に関する法律第3条第2項)。
〈関連語〉　特別支援学校　　　　　　　［横田雅史］
●文献　1) 文部科学省：障害のある児童生徒の就学について(通知)(平成14年5月27日　14文科初第291号)，2002.　2) 文部科学省初等中等教育局特別支援教育課：特別支援教育資料，2005.　3) 文部省：特殊教育百年史，文部省，1978.

特別支援学校

【制度】　学校教育法第71条に規定された，「知的障害者，肢体不自由者，病弱者(身体虚弱者を含む。)に対して，幼稚園，小学校，中学校又は高等学校に準ずる教育を施すとともに，障害による学習上又は生活上の困難を克服し自立を図るために必要な知識技能を授けることを目的とする」学校。2007(平成19)年4月1日施行の「学校教育」以前は，知的障害養護学校，肢体不自由養護学校，病弱養護学校の3種類に分けられていた。このたびの改正により，従来の盲学校，聾学校も含まれることとなった。対象となる児童生徒の障害の種類・程度については，学校教育法施行令第22条の3に定められている(表73)。
【学校数および児童生徒数】　特別支援学校数および児童生徒数は，2005(平成17)年5月1日現在1,002校，10万1,612人(知的障害者6万8,328人，肢体不自由者1万8,713人，病弱者4,123人)である。
【養護学校の義務制】　養護学校は1947(昭和22)年の学校教育法によって制度化された学校である。1949(昭和24)年には病弱養護学校が1校のみであった。その後，国は財政上の特別措置を行うなどして設置の促進をはかり，その結果，急激に増加し，1973(昭和48)年11月に「学校教育法中養護学校における就学義務及び養護学校の設置義務に関する部分の施行期日を定める政令」を出し，1979(昭和54)年度に養護学校の義務制が実施された。その後2006(平成18)年「学校教育法等の一部を改正する法律」が出され，「特別支援学校」となる。
【目的】　特別支援学校は，小・中学校等に準ずる教育を行うとともに，併せて幼児児童生徒が心身の障害に基づく種々の困難を改善・克服するために必要な知識，技能，態度および習慣を養うことを目的としている。
【教育課程】　そのため，小・中学校等に準ずる

表73　特別支援学校の対象となる障害の種類・程度

区分	心身の故障の程度
視覚障害者	両眼の視力がおおむね0.3未満のものまたは視力以外の視機能障害が高度のもののうち，拡大鏡等の使用によっても通常の文字，図形等の視覚による認識が不可能または著しく困難な程度のもの
聴覚障害者	両耳の聴力レベルがおおむね60デシベル以上のもののうち，補聴器等の使用によっても通常の話声を解することが不可能または著しく困難な程度のもの
知的障害者	1　知的発達に遅滞があり，他人との意思疎通が困難で日常生活を営むのに頻繁に援助を必要とする程度のもの 2　知的発達の遅滞の程度が前号に掲げる程度に達しないもののうち，社会生活への適応が著しく困難なもの
肢体不自由者	1　肢体不自由の状態が補装具の使用によっても歩行，筆記等日常生活における基本的な動作が不可能または困難な程度のもの 2　肢体不自由の状態が前号に掲げる程度に達しないもののうち，常時の医学的観察指導を必要とする程度のもの
病弱者	1　慢性の呼吸器疾患，腎臓疾患および神経疾患，悪性新生物その他の疾患の状態が継続して医療または生活規制を必要とする程度のもの 2　身体虚弱の状態が継続して生活規制を必要とする程度のもの

教育を行うとともに、併せて幼児児童生徒が自立をめざし、障害に基づく種々の困難を主体的に改善・克服するために必要な知識、技能、態度および習慣を養い、もって心身の調和的発達の基盤を培うことを目的とした指導領域である「自立活動」を設けている。また、種々の特例によって、児童生徒の実態に応じて弾力的な教育課程が編成できるように配慮されている。
〈関連語〉 特別支援教育　　　　　　［横田雅史］
●文献　1) 文部科学省初等中等教育局特別支援教育課：特別支援教育資料, 2005.　2) 文部省：特殊教育百年史, 文部省, 1978.　3) 文部省：特殊教育120年の歩み, 文部省, 1999.

特別支援教育

【基本的な考え方】「特別支援教育を推進するための制度の在り方について（答申）」（平成17年12月8日　中央教育審議会）によれば、「障害のある幼児児童生徒の自立や社会参加に向けた主体的な取組を支援するという視点に立ち、幼児児童生徒一人一人の教育的ニーズを把握し、その持てる力を高め、生活や学習上の困難を改善又は克服するため、適切な指導及び必要な支援を行うもの」とされている。
【特殊教育からの転換】「特殊教育」は、障害のある幼児児童生徒の教育を、盲学校、聾学校および養護学校や小・中学校等の特殊学級および通級による指導という特別な場で指導することを基本的な考え方としていたが、「特別支援教育」は、一人ひとりのニーズに応じた適切な指導および必要な支援を行うと発展的に転換したものである。
【盲学校・聾学校・養護学校の制度の見直し】　盲学校・聾学校・養護学校を、障害種別を超えた学校制度「特別支援学校」に転換し、その学校の機能として、地域の特別支援教育のセンターとしての機能を明確に位置づける。
【小・中学校における制度的見直し】　通級による指導の指導時間数および対象となる障害種別を弾力化し、学習障害(learning disabilities；LD)、注意欠陥/多動性障害(attention-deficit/hyperactivity disorder；AD/HD)等を新たに対象とし、特殊学級の弾力的な運用を進める（図55）。従前の特殊学級を「特別支援学級」とし、研究開発学校やモデル校などを活用して、特殊学級が有する機能を維持、教職員配置との関連や教員の専門性の向上などに留意しつつ、法令上の位置づけの明確化などについて検討する。
【教員免許制度の見直し】　現在、学校の種別ごとに設けられている教員免許状を、障害の種類

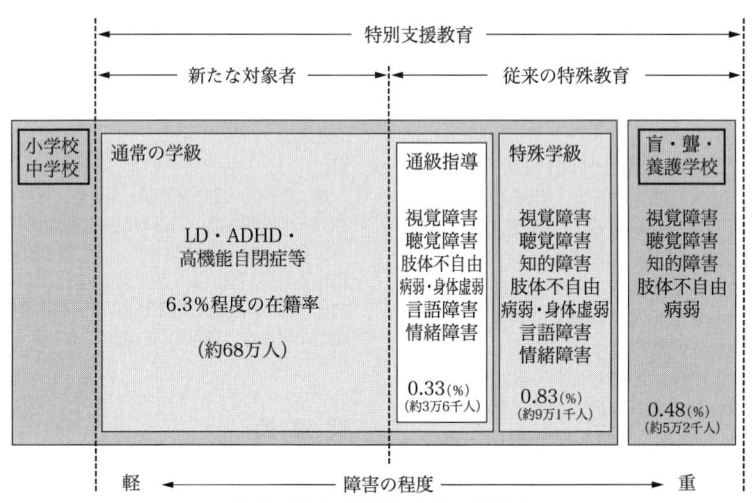

小学校 中学校	新たな対象者		従来の特殊教育	
	通常の学級	通級指導	特殊学級	盲・聾・養護学校
	LD・ADHD・高機能自閉症等　6.3%程度の在籍率　（約68万人）	視覚障害 聴覚障害 肢体不自由 病弱・身体虚弱 言語障害 情緒障害　0.33(%) （約3万6千人）	視覚障害 聴覚障害 知的障害 肢体不自由 病弱・身体虚弱 言語障害 情緒障害　0.83(%) （約9万1千人）	視覚障害 聴覚障害 知的障害 肢体不自由 病弱　0.48(%) （約5万2千人）

軽　←――――　障害の程度　――――→　重

図55　特別支援教育の対象の概念図
〔出典　文部科学省中央教育審議会：特別支援教育を推進するための制度の在り方について（答申）（平成17年12月8日），2005，参考資料．より一部改変〕

に対応した専門性を確保しつつ，LD，AD/HD，高機能自閉症を含めた総合的な専門性を担保する「特別支援学校教諭免許状」に転換する。また，教育職員免許法附則16にある，小・中学校，高等学校または幼稚園の教諭の免許状を有する者は，当分の間，盲・聾・養護学校免許の保有を要しないという経過措置は，時限を設けて廃止される。

【個別の教育支援計画】 教育，医療，福祉，労働などのさまざまな側面からの取り組みを含め，関係機関，関係部局との密接な連携協力を確保しつつ，長期的な視点で乳幼児期から学校卒業後までを通じて一貫して的確な支援を行うものとして策定される。「新障害者プラン」のなかにいう「個別の支援計画」と概念は同じもの。

【特別支援教育コーディネーター】 小・中学校または盲・聾・養護学校において関係機関との連携協力の体制整備をはかるために，各学校において，障害のある児童生徒の発達や障害全般に関する一般的な知識およびカウンセリングマインドを有し，学校内および関係機関や保護者との連携調整を役割として指名されている教員をいう。

〈関連語〉 特殊教育，特別支援学級，特別支援学校
[横田雅史]

●文献　1）文部科学省中央教育審議会：特別支援教育を推進するための制度の在り方について（答申）（平成17年12月8日）．2005．

吐　血

【定義】 吐血とは，食道・胃・十二指腸など上部消化管で起こった出血が吐出（嘔吐）されたものである。吐血と喀血は口から出る出血であるため，鑑別する必要がある。①排出方法：嘔吐による。②色：胃・十二指腸などからの出血では，胃液によって血液中のヘモグロビンが変色し，出血からやや時間が経過している場合，暗赤色やコーヒー残渣様となる。ただし，食道静脈瘤破裂などでは，出血してから吐血するまでの時間が短いため，鮮血色となる。③性状：凝固，塊様。④便状態：しばしば黒色，タール便。⑤随伴症状：腹痛，胃部不快感，嘔気（たとえば胃・十二指腸潰瘍の場合は，心窩部に限局した圧痛がある）。

【原因】 小児の吐血または血性吐物の原因として，嚥下した血液，食道や胃・十二指腸の出血，全身的な出血素因などがある。

【年代別の主な疾患】 ①新生児期：新生児メレナ（仮性，真性），胃・十二指腸潰瘍，逆流性食道炎など。②乳幼児期：胃・十二指腸潰瘍，逆流性食道炎，食道静脈瘤，自己血嚥下（鼻腔・口腔の出血）など。③学童期：乳幼児期とほぼ同様。

【症状】 出血量が多い場合，循環血液量が減少し，脳や心筋への血流は比較的保たれるものの，その他の臓器では循環不全が起こり，機能は低下する。そのため，尿量の減少・末梢冷感・冷汗，呼吸促迫，顔面蒼白，また大量出血の場合は，低血圧やショック症状になることもある。

【治療】 内視鏡などで出血部位を確認したうえで，治療を行う。循環血液量を保つための輸液をし，アルブミン製剤・新鮮凍結血漿や輸血を行う場合もある。また，強力な制酸作用や防御因子の増強作用のあるH_2ブロッカー製剤の投与などが行われる。

【看護のポイント】 ①観察：吐血の量と性状・血圧低下・尿量減少・脈拍数増加・末梢冷感・顔面蒼白・タール便・疼痛などを観察する。②四肢の保温と胃部などの冷罨法：四肢の循環が悪く冷感がある場合は，熱傷に気をつけ温罨法を行う。また，胃・十二指腸潰瘍などで胃部不快感や嘔気を訴える場合，氷嚢などで限局して冷罨法を行う。③転倒など危険の防止：貧血症状がある場合は，眩暈やふらつきがあるため，状態が安定するまでは，車椅子での移動や歩行の介助，ベッド柵などに配慮し，危険の防止に努める。

〈関連語〉 喀血，血便／下血，出血，貧血，腹痛
[伊藤久美]

●文献　1）日野原重明，他・監，原寿郎・編：新生児・小児科疾患，看護のための最新医学講座14，中山書店，2001，pp.130-131．　2）鈴木宏志，他・監：標準小児外科学．第4版，医学書院，2000，pp.114-115．　3）小池通夫：消化器疾患．前川喜平，他・編，標準小児科学，医学書院，1991，p.382．

突 然 死

【定義】 突然死は，突然で予期されなかった自然死（sudden and unexpected natural death），すなわち病死をいい，交通事故死や他殺などは含まれない。通常，急激な症状が起きてから24

時間以内に死亡した者をいうが，最近は人工呼吸器など医療技術の進歩によって延命する場合が多く，24時間以内に死亡に近い状態になっていれば48時間以内までも含めることがある．
【実態】　成人の突然死は冠動脈疾患がもっとも多く，続いて頭蓋内出血となっている．小児では冠動脈疾患は少ない．小児の突然死は年齢によって違いがあり，乳児と児童・生徒では死亡原因が大きく異なっている．乳児の突然死は，乳幼児突然死症候群（sudden infant death syndrome；SIDS）とよばれ，その原因は不明である（「乳幼児突然死症候群（SIDS）」の項参照）．発生頻度は出生10万人当り25くらいとなっている．児童・生徒の突然死の大部分は心臓疾患死で占められている．その内訳として，心筋炎による不整脈死，不整脈による急性心機能不全死，冠動脈瘤，心筋梗塞，そのほか，大動脈弁閉鎖不全，僧帽弁閉鎖不全，大動脈弁狭窄，動脈瘤破裂などがある．わが国の児童・生徒のほとんどは日本スポーツ振興センターの災害共済制度に加入しており，学校管理下の突然死の発生状況が把握されている．そのデータでは，児童・生徒の学校管理下の突然死は10万人当り0.40となっている．その突然死のうち，運動に関係した突然死が半数以上を占めている．不整脈死のなかではQT延長症候群が注目されている．そのほか，神経疾患ではてんかん，重症心身障害児の突然死，先天代謝異常症，副腎不全の突然死，アナフィラキシーショックによる突然死などもある．
【予防】　乳児の突然死の発生に影響を及ぼす因子として，就寝体位（うつ伏せ寝），人工乳，喫煙環境が危険因子と指摘され，これらを排除する啓発活動が展開され発生率が低下しつつある．児童・生徒の心臓突然死の発生に影響する因子としては，心臓検診の実施状況，心疾患児の管理状況，ウイルス性心疾患や川崎病の流行状況，AED（automated external defibrillator，自動体外式除細動器）の設置状況,心肺蘇生の実施状況などが影響する．運動に関係した突然死を未然に防ぐためには，運動中あるいは運動直後に胸痛，胸部不快感など狭心症様症状がみられたり，運動失調，めまい，嘔気・嘔吐，顔面蒼白，チアノーゼ，運動後10分以上続く呼吸困難，不整脈がみられた場合，また運動終了後にも疲労の遷延，不眠，浮腫の出現，不整脈がみ

られた場合は，心臓の精査を行う必要がある．
〈関連語〉　乳幼児突然死症候群（SIDS）

[山中龍宏]

●文献　1）大国真彦，他：突然死とは．小児内科，24(8)：1171-1173, 1992.

突発性発疹症

【定義】　主に2歳未満の乳幼児が罹患し，発熱の後に発疹が出ることを特徴とした比較的予後良好の感染症である．生まれて初めての発熱が突発性発疹症であることも多い．
【病原体と疫学】　病原体としてはhuman herpesvirus 6（HHV-6）ならびにhuman herpesvirus 7（HHV-7）が知られている．潜伏期は約10日間である．突発性発疹症は感染症発生動向調査の対象疾患であり，全国約3,000の小児科定点から週ごとの患者数が報告さている．その集計結果によると，季節的流行はなく，生後6カ月から1歳までに罹患のピークがある．満2歳までにほぼ8割程度の子どもが罹患すると考えられている．HHV-6ならびにHHV-7は，他のヘルペスウイルスと同様に初感染の後，ヒトに持続的に潜伏感染して免疫抑制状態で再活性化する性質を有している．感染経路としては，突発性発疹症の既往のある成人唾液中に含まれるウイルスが移行抗体の消失する頃である生後6カ月以降の児に感染すると考えられている．臨床的には突発性発疹症を発症している児が感染源となることは否定的である．
【症状】　前駆症状を伴わない発熱から始まり，38.5℃を超える発熱でありながら機嫌は比較的良好で，食欲はほぼいつもどおりで低下することはなく，夜間もよく眠れることが多い．咳や鼻汁などの感冒様症状を伴うことは少なく，もしあったとしても軽い．発熱は3～5日続き，解熱する頃に不機嫌になり，軽い下痢を伴う．解熱した日あるいはその翌日に体幹から四肢にかけて麻疹様の紅斑，丘状紅斑を認める．発疹は3日程度で消退して，色素沈着や痂皮を伴わない．掻破する様子がないことから発疹にかゆみは伴わないものと思われている．発熱を伴う疾患であるので熱性痙攣を合併することがあるが，まれに脳炎や肝炎の報告もある．
【診断】　診断は，乳児の発熱で機嫌がよい割には高熱が数日続き，解熱してから発疹が出現す

るという典型的な症状から臨床的に行われる。すなわち発疹が確認できるまで確定診断はできない。診察所見としては，軟口蓋の口蓋垂付近にわずかに隆起する粘膜疹を認めることがあり，これを永山斑という。血液検査では，第1病日では白血球増多を認めることもあるが，基本的には白血球減少やCRP（C-reactive protein, C反応性蛋白）陰性などのウイルス性感染を疑わせる一般的所見のみである。ウイルス分離，あるいはウイルス遺伝子を検出するPCR法，ペア血清による抗体価の測定などにより，HHV-6感染症あるいはHHV-7感染症と診断することも可能であるが，これらの検査はすべて研究レベルの検査であって，保険適応もなく一般の医療機関では扱えない。そのために実質的には症状と診察所見で診断することになる。第1病日，第2病日ではまだ発疹もなく発熱以外の症状が目立たないために，尿路感染症などの他の細菌感染症，川崎病などが鑑別対象となる。突発性発疹では血液検査で白血球増多を認めずCRPの高値もなく検尿で白血球尿がないことから，これらの細菌感染症，川崎病と鑑別できる。

【治療と予後】 突発性発疹症に特異的な治療はない。発熱に対する解熱剤，下痢に対する整腸剤などの対症療法のみである。突発性発疹を発症している児が感染源になることはほとんどないので，発疹がある児の隔離や保育所などの出席停止は必要ない。まれに脳炎を起こすことが知られているが，とくに予防の必要に迫られるほどの重篤な疾患とは認識されていない。

〈関連語〉 発疹，熱性痙攣，川崎病（MCLS），急性脳炎　　　　　　　　　　　　　［崎山弘］

●文献　1）浅野喜造：HHV 6，HHV 7．日本小児感染症学会・編，日常診療に役立つ小児感染症マニュアル 2003-2004，東京医学社，2003, pp.215-222．

ドナー

臓器移植における臓器の提供者をさす。臓器を提供される人はレシピエント（recipient）という。わが国では親子，きょうだい，非血縁者間で臓器の提供が行われている。脳死体からの臓器の提供も，臓器移植法の条件を満たす範囲内で行われているが，わが国の臓器移植法では15歳未満の脳死の子どもからの臓器の提供は認められていない。子どもが臓器の提供を受ける場合，ドナー（donor）の多くは母親であることが多く，子どもの発達とともに親子関係を複雑にする要因になる可能性がある。また，生体移植の場合，合併症のリスクなど十分に理解し，自らの意思で提供できるよう十分な支援が必要である。

〈関連語〉 レシピエント，臓器移植　　［日沼千尋］

ドナーコーディネーター
⇒移植コーディネーター

吐乳

【定義】 吐乳（vomiting）とは，母乳やミルクを哺乳した後に，横隔膜や腹壁の収縮を伴って勢いよく胃内容物が口から出ることで，乳児における嘔吐をさす。嘔吐中枢が刺激されて嘔気を伴う場合が多いことも吐乳の特徴である。乳児期では，生理的なものも含めさまざまな原因で比較的よくみられる症状である。横隔膜や腹壁の収縮を伴わず口角からダラダラと胃内容物が出る溢乳（regurgitation）とは区別する。

【原因】 吐乳の原因はさまざまであるが，生理的なものとしては，生後数時間から始まり3日ほどで消失する初期嘔吐，空気の嚥下，哺乳の過多，啼泣などがある。消化器系の疾患としては，先天性消化管閉鎖（食道，十二指腸，小腸，肛門），肥厚性幽門狭窄症，噴門弛緩症，腸回転異常，胃軸捻転，胎便性イレウス，ヒルシュスプルング病，壊死性腸炎，腸重積，ヘルニア嵌頓（食道裂口，横隔膜，鼠径），消化管の炎症や潰瘍，胃腸管アレルギーなどが吐乳の原因となる。先天性消化管閉鎖は生後12時間から24時間以内に，また肥厚性幽門狭窄症は生後1ヵ月前後から吐乳が始まるなど，器質的な障害の場合には吐乳の発現時期に特徴がみられる。消化器系以外の疾患としては，呼吸器感染症，頭蓋内出血や髄膜炎などの中枢神経系疾患，先天代謝異常症や糖尿病などの代謝性疾患，薬剤の副作用，敗血症や尿毒症などが吐乳の原因となる。

【症状】 吐乳の症状は原因を検索するうえで重要であり，①月齢，②発現時期，③量と回数，④授乳との関係，⑤吐き方（噴水様など），⑥血液や胆汁の混入の有無，⑦吐乳以外の症状（下

痢，痙攣など），⑧全身状態への影響(脱水の有無，体重の増減，活気など)を注意深く観察する必要がある．肥厚性幽門狭窄症では，哺乳直後に胆汁を含まない噴水状嘔吐を繰り返すのが特徴で，胃液の喪失が続くと，水，水素イオン，塩素イオンが減少して代謝性アルカローシスになる．

【吐乳への対応】　生理的なものについては，体重の増加があり，機嫌がよければとくに治療の必要はない．哺乳中や哺乳後に十分排気をさせたり，胃部を圧迫しない抱き方をしたり，ゆっくり哺乳させたりすることで解消することが多い．感染性胃腸炎の場合，病初期は経口摂取を中止し，症状が落ち着けば電解質液などで水分の摂取を開始し，薄めたミルクから徐々に通常の濃度のミルクに戻してゆく．脱水が著明な場合には輸液が必要となる．消化器系の疾患については，外科的に閉塞の解除や正常位置への整復などを行ったり，内科的に炎症やアレルギー反応を抑えたりすることで，吐乳の消失や軽減をめざす．消化器系以外の疾患については，疾患そのものの診断と治療を行うことで，吐乳の消失や軽減をめざす．

〈関連語〉　肥厚性幽門狭窄症，哺乳障害，アルカローシス，イレウス，急性胃腸炎，経口哺乳，周期性嘔吐症，脱水症，腸重積，嘔気／嘔吐

[長田暁子]

●文献　1) 多田裕：新生児ケアの実際，診断と治療社，2000．　2) 原寿郎・編：新生児・小児科疾患(看護のための最新医学講座14)，中山書店，2001．　3) 森川昭廣，他・編：標準小児科学，第 5 版，医学書院，2003．　4) 横田俊一郎・編：乳幼児健診(小児科外来診療のコツと落とし穴)，中山書店，2004．　5) 松井陽：消化器疾患．五十嵐隆・編，小児科学，改訂第 9 版，文光堂，2004，pp.517-570．

塗　布

【塗布とは】　薬剤を皮膚・粘膜・創部などに塗ることである．薬剤を液体・軟膏の形で体表面に塗り，摩擦しながらすり込むことで経皮的に吸収させる方法である．

【目的】　皮膚の軟化・痂皮脱落，糜爛や潰瘍の表皮形成の促進，消炎・殺菌・鎮痛・止痒，皮膚膜の保護．

【吸収経路】　皮膚に塗布した薬剤は，患部で直接薬効を発揮する．または，脂腺・汗腺・毛包から吸収され静脈血に入り全身効果を発揮する．

【塗布に使用される主な薬剤の種類】　抗ウイルス外用薬・抗真菌外用薬，皮膚保護保湿外用薬，褥瘡・皮膚潰瘍外用薬，抗ヒスタミン外用薬，非ステロイド系抗炎症外用薬，鎮痛・消炎外用剤がある．

【観察項目】　①皮膚の状態：発赤・熱感・かさつき・傷・腫脹・浸出液・糜爛・潰瘍の有無．②自覚症状：局所の痛み・瘙痒感の有無．

【方法】　①皮膚の塗布部を観察する．②塗布する部位を清拭・洗浄・消毒などの方法で清潔にする．③手洗い後，手袋を装着し，清潔な状態とする．④薬液を指に取り，塗りながらすり込む．⑤施行後，新たな症状の出現や，患部の程度や変化を観察する．

【ケアポイント】　①経皮吸収に影響する生理的因子として，角質層の水分量・閉鎖性・皮膚のバリア状態(傷の有無など)・温度・皮膚の部位がある．そのため，目的に応じ塗布前のケア・塗布部位・塗布時間を選択する必要がある．②小児は皮膚が菲薄であり，単位面積当りの皮膚付属器官(毛孔・汗孔など)が多いため容易に薬剤を吸収しやすい．したがって，副作用が発現しやすく，塗布前後の皮膚の状態の観察が大切である．③油脂性軟膏を塗布してある場合，オリーブ油を浸した綿で拭くと軟膏を取り除きやすい．④皮膚からの吸収は，薬剤を皮膚にすり込むことにより増大することができる．また，吸収を促進させるため，塗布部位を密封する方法もある．

〈関連語〉　あせも，アトピー性皮膚炎，褥瘡，鎮痛法

[浜田真由美]

●文献　1) 高折修二，他・編：グッドマン・ギルマン薬理書；薬物治療の基礎と臨床(上・下)，第 10 版，広川書店，2003．　2) 和田攻，他・編：看護大事典，医学書院，2002．　3) 小林登，他・編：小児皮膚科学Ⅰ，中山書店，1983．　4) 大矢幸弘：小児アトピー性皮膚炎．小児科診療，68(8)：1492-1501, 2005．　5) 石塚睦子，他：わかりやすい与薬，第 1 版，医学評論社，2000．

ドメスティックバイオレンス

【定義】　ドメスティックバイオレンス(domestic violence；DV)とは「家庭内・家族内の暴力」と訳され「夫や恋人など親密な関係にある，ま

たはあった男性から女性に対して振るわれる暴力」という意味で使用される。アメリカでは「表面上『親密』な人間関係において、一方のパートナーが継続して他方をコントロールするパターン、またそのパターンを作り出し、維持するための仕組み」という意味合いで使われている。日本では1980年代頃より、子から親への暴力を「家庭内暴力」という言葉で表現されてきたため、あえてこの現象との混同を避けるためにDVという言葉がそのまま使用されている。

【分類】　DVには身体的なもの、精神的なもの、性的なものがあり、「緊張の蓄積期」「暴力爆発期」「ハネムーン期」の3段階のサイクルで繰り返されることが多い。被害者は暴力により、けがなどの身体的な影響を受けるだけでなく、PTSD(post-traumatic stress disorder：外傷後ストレス障害)に陥ることもある。また、子どもの心身に与える影響も大きく、暴力を目撃しながら育った子どもは、感情表現や問題解決の手段として暴力を用いることを学習することもある。加害者は、年齢、学歴、職種、年収などに一定のタイプはなく、人当りがよく、社会的信用もある普通の人が多い。DVの背景には「逃げたら殺されるかもしれない」という強い恐怖感、「自分は夫から離れることができない」「助けてくれる人は誰もいない」という無気力状態、「暴力を振るうのは私のことを愛しているからだ」「いつか変わってくれるのではないか」という思い、夫の収入がなければ生活が困難になり、子どもの安全や就学の問題、夫から逃げる場合、仕事を辞めなければならず、これまで築いた地域社会での人間関係など失うものが大きいなどの特徴があり、被害者は逃げることができず、ずるずると生活していることが多い。

【現状と対策】　内閣府が2002(平成14)年度に実施した「配偶者からの暴力に関する調査」によると配偶者や恋人から身体的暴行を受けた女性は15.5%、恐怖を感じるような脅迫を受けた女性は5.6%、性的な行為を強要された女性は9%で、これらの行為のいずれかを一度でも受けたことがある女性は約5人に1人(19.1%)となっている。カップルにおいて、暴力行為が発生すれば、すべてDVというわけではなく、カップルの関係が信頼関係に基づいた対等な関係を保っている場合は、DVとはいわない。混乱しないように暴力行為だけに注目するのではなく、日常生活でのカップルの関係に注目することが大切である。配偶者からの暴力にかかわる通報、相談、保護、自立支援などの体制を整備することにより、配偶者からの暴力の防止および被害者の保護をはかるため、2001(平成13)年4月、「配偶者からの暴力の防止及び被害者の保護に関する法律」が制定され、10月13日(一部は平成14年4月1日)から施行された。また、暴力は刑法第204条の傷害や第208条の暴行に該当する違法行為で、配偶者間であっても処罰の対象となる。DVの被害者を支援するには「被害者を決して批判しない」ことが原則で、「良い悪い」の判断をするのでなく、話をよく聞き、被害者を孤立させないことが大切である。支援施設として女性センターや警察の窓口相談などがあり、緊急避難のシェルター入所の手続きや窓口相談での相談記録が暴力の事実を証明する証拠として有用である。

〈関連語〉　子ども虐待　　　　　　[齋藤益子]

●文献　1) 内閣府男女共同参画局ホームページ：http://www.gender.go.jp/　2) 戒能民江：ドメスティック・バイオレンス．北村邦夫・編著，リプロダクティブ・ヘルス/ライツ，ペリネイタルケア，夏季増刊：238, 1998．

友達関係　⇒仲間関係

どもり

【概念】　どもりは年齢相応の会話における流暢さが失われている状態で、全人口の1%程度の人にみられる。女児よりも男児に3～4倍多いとされる。一般的に2～3歳の言語活動が活発になり始める頃に発生し、成長に伴って解決されることもある。しかし、子どものどもりを治そうと回りの大人が必要以上に干渉し、躍起になる場合、子どもの緊張が高まりどもりが解決されないことも多い。コミュニケーションにおけるどもりを問題視することがないネイティブアメリカンやイヌイットなどの人々には吃音者がいないとされるが、それは子どものどもりを治そうと干渉することがないためともいわれている。どもりが解決されないと、その後の人生において対人関係上の問題を抱え、学業や職業の達成が困難になることもあり、社会生活を送るうえで深刻なコミュニケーションでの悩みごと

になる。本来，どもりがあっても子どもが気にしなければ問題とならない。しかし，回りの大人や友達などに指摘されることでどもりが気になりだし，それがしだいに強まっていくことで子どもの人格にまで影響を及ぼす。精神臨床医学の見地からも，精神疾患の診断・統計マニュアル第4版(Diagnostic and Statistical Manual of Mental Disorders, 4th edition：DSM-IV)では，"どもり"の同義語として"吃音症(stuttering)"がコミュニケーション障害として分類されている。吃音症の診断基準を表74にまとめた。

【特徴】 どもりは，言葉を覚え始めた2～3歳の子どもが十分に思いを表現できず，言葉がどもってしまう段階の「一次性吃音(primary stuttering)」と，そのどもりを治そうと回りの大人からの干渉を受け，よけいに緊張してしまうことでどもりが強まってしまう段階の「二次性吃音(secondary stuttering)」に分類できる。一次性吃音から二次性吃音に進展していく背景には，ちょっとした子どものどもりに過敏になり，子どもの発音を矯正しようとする回りの大人のネガティブなイメージや不安が非常に強く関連している。どもりが解決されなければ，深刻なコミュニケーション障害に発展する可能性があることも事実である。しかしながら，子どものどもりを解決させるための強すぎる介入は逆効果で，二次性吃音を増強させる結果にもなる。また，子どもが自分のどもりを意識して，それを治そうとする努力の表れとして，多くの随伴症状を伴うこともある。どもりへの恐れから発音に不安を抱き，どもると予測できるような特定の単語の発声やその状況を避けたり，眉をしかめたり，瞬きを繰り返すなどのチックに似た症状を呈することもある。DSM-IVによれば，吃音症と共存する障害として，音韻障害，表出性言語障害，受容―表出混合性言語障害，注意欠陥/多動性障害などがあげられている。

【どもってしまう子どもへのかかわり】 一次性吃音における子どものどもりに対し，回りの大人がどもりの矯正を強要しないことがもっとも重要である。昨今の核家族化，少子化などの現状から育児経験が少ない親は子どものどもりに不安を抱きやすく，ゆとりのある育児が困難になっている。多少どもりがあっても，一緒に絵本を読んだり歌を歌ったりする育児のなかで，子どものどもりが自然に解決される場合もある。しかし，親自身が不安を抱くと，その不安は育児や子どもの不安にも影響を与える。一次性吃音においては，その親が深刻になりすぎず，かつ正しい子どもへの対応がとれるような指導が必要だと考えられる。一方，一次性吃音の段階でどもりが解決されればそれほど問題はないが，二次性吃音に進展している場合，専門家への相談やセラピーを受けるなどの対処が必要となる。子どものどもりに対しては，育児に携わる親への教育的支援が重要である。さらに，場合によっては家族療法的な方法で親自身が抱いている問題を取り扱い，二次性吃音が増強されないように環境を整えることも必要となる。

[寺岡征太郎]

●文献 1) Caplan, H.I., et al.(井上令一，他・監訳)：カプラン臨床精神医学テキスト；DSM-IV診断基準の臨床への展開，医学書院エムワイダブリュー，1996． 2) 三宅和夫：児童心理学ハンドブック，金子書房，1987． 3) 安藤春彦：小児精神科治療ハンドブック，南山堂，1989．

表74 吃音症の診断基準

A. 正常な会話の流暢さと時間的構成の困難(その人の年齢に不相応な)で，以下の1つまたはそれ以上のことがしばしば起こることに特徴づけられる
　(1)音と音節の繰り返し
　(2)音の延長
　(3)間投詞
　(4)単語が途切れること(例：1つの単語の中の休止)
　(5)聴きとれる，または無言の停止(音を伴ったあるいは伴わない会話の休止)
　(6)遠まわしの言い方(問題の言葉を避けて他の単語を使う)
　(7)過剰な身体的緊張とともに発せられる言葉
　(8)単音節の単語の反復(例えば，"て，て，て，てがいたい")
B. 流暢さの障害が学業的または職業的成績，または対人的意思伝達を妨害している
C. 言語―運動または感覚器の欠陥が存在する場合，会話の困難がこれらの問題に通常伴うものよりも過剰である

[出典 American Psychiatric Association(髙橋三郎，他・訳)：DSM-IV-TR 精神疾患の分類と診断の手引，新訂版，医学書院，2004，pp.54-55]

トランジション ⇒人生移行

な

内反足

【定義】 生下時より片側あるいは両側の足が、裏返しの状態となり、足底が顔の方向を向いている状態である。通常は他の疾患の合併はない、いわゆる特発性の先天性内反足をいう。1:2で男児に多く、両側例と片側例の比はほぼ同率である。

【病因】 筋あるいは神経の障害により生じるとの説[1]もあるが、いまだに不明である。子宮内での肢位により内反が生じているものでは、比較的簡単に矯正されるが、真の内反足では足根骨の形態および配列異常があり、矯正は困難なことが多い。

【臨床症状】 主たる変形は、①尖足(足関節が底屈した状態)、②内反(足底が内・頭側に向いた状態)、③内転(横断面上にて足部が内方に回旋した状態)、④凹足(足の内側の土踏まずにくびれを生じた状態)の4つの要素である。重度の場合には、足底は顔の方向に完全に裏返しの状態となり、足関節の自動運動は乏しく、下腿筋の萎縮もみられる。診断は、これらの所見から生下時には外見上明らかである。足部の関節は拘縮をきたしており、皮膚は光沢がありうっ血性で、全体的に腫れっぽい。即時に良肢位(足関節0°、内・外転および内・外旋中間位)までの矯正は困難なことが多い。

【X線およびMRI所見】 新生児期や乳児初期では、各足根骨の骨化がまったく起こっていないか、あるいはごく一部であり、単純X線上での評価は容易ではない。通常は、後足部を形成している距骨と踵骨の骨核により判定している。最近ではMRIの普及により、骨化していない部分つまり軟骨部分も含めた足根骨全体を観察することが可能となり、その解剖学的配列異常や形態学的異常について検索が可能となった[2)3)]。

【胎内肢位としての内反足】 妊娠末期に、胎内において内反足肢位(不良肢位)を取り続けたため(子宮内圧迫症候群)、分娩後も内反足様変形が持続している場合がある。この場合には、足根骨の形態・配列異常はなく、徒手的に良肢位までの矯正は比較的容易であり、マッサージや短期間のシーネ固定で改善する。真の内反足との鑑別はさほど困難ではない。

【治療】 内反足の治療は、早期治療を要する。前述した真の内反足としての条件が揃っていれば、生直後から矯正ギプスなどの治療を開始する必要がある。胎内肢位によるものと考えられる例では、母子共に外来通院可能な時期まで、シーネなどで可及的に良肢位を保持することによってほぼ改善する場合もあるが、その判断が難しい場合には、一度専門医に相談するほうがよい。診断後は、なるべく早くギプスによる矯正を行う。変形が強い場合には、少しずつ矯正を行い、血行の障害や靱帯の損傷などを起こさないように注意する。通常、1～2週間おきにギプスを巻き換え、これを生後3～4カ月時まで続ける。その間、ギプス矯正が効果的に行えないような重度例では、ギプス矯正の一環としてアキレス腱の皮下切腱術をギプス矯正開始後1～2カ月の時点で行う。その後徐々に装具に移行する。生後8～9カ月時での遺残変形を、外見上とX線やMRIによる画像により評価し、必要であれば軟部組織解離術を行う。手術治療と保存治療の境界域にある場合には、立位や歩行時の足底接地の状態を評価したうえで決定する。先天性内反足では成長に伴い再発する可能性があるため、経過観察や装具による治療は、成長終了時まで継続する必要がある。　〔亀ヶ谷真琴〕

●文献　1) Fukuhara, K., et al.: The pathogenesis of club foot. J. Bone Joint Surg., 76-B: 450-457, 1994.　2) Kamegaya, M., et al.: Evaluation of pathologic abnormalities of clubfoot by magnetic resonance imaging. Clin. Orthop., 379: 218-223, 2000.　3) Kamegaya, M., et al.: MRI study of talonavicular alignment in club foot. J. Bone Joint Surg., 83-B: 726-730, 2001.

仲間関係

【概念・定義】 Bossard, J.H.S. と Boll, E.S. (1965)によれば、子どもや青年にとっての仲間というのは、ほぼ同じ年齢で対等の間柄で出会う人である。「友達」と「仲間」は同義として使われる場合が多い。しかし、前者は二者相互間の対人魅力を主要素とするのに対し、後者は「人気」という一方的に感じる魅力などをも含みつ

つ三者以上の相互作用を想定したものと定義し、区別して使われている場合もある。つまり、仲間は同じ学級や同じ地区にいるほぼ同年齢の子ども達の集団のことであって、友達はそのような仲間のなかでも親しく付き合っている子ども達であり、区別している。また、親友はもっとも親しい対人関係を保っている友達である。

【発達上の意義】 子どもと仲間との関係つまり友達関係(peer relationship)は、あとになってからの社会的適応と関連することが知られている。つまり、仲間とよい相互作用をしながら生活している子ども達は社会的適応と認知を発達させる。仲間関係に問題があると社会的不適応を起こしやすい。とくに青年期での友達関係は親の保護から離れ、異性関係の始まり、アイデンティティの確立などの発達機能においても決定的役割を果たすため、重要である。

【仲間関係の特徴】 子どもは言語能力を身に付け、同年者との間で自分の欲求や期待を言葉や実際の行為で表現できるようになると、進んで仲間関係を求めるようになる。子どもの仲間集団でもっとも早く形成されるものは遊び仲間であり、幼児期では、気の合う友達と「ごっこ遊び」を中心とした遊びを行う。学童期では、小学校低学年頃には、男女混成の交友関係がもたれるが相互の心理的結合はきわめて弱く、個人的に分離している段階である。3年生になると、年齢のまちまちな6～7人の男女混成で集団遊びが盛んに行われるようになる。この集団の凝集度は低く、成員の参加脱落が頻繁に行われるのが常である。4年生頃から顔ぶれの決まった同性同士の集団遊びが始まり、5年生頃には集団凝集度の高い独特な閉鎖的集団が現れる。その成員は、集団への協力と忠誠を誓い、家庭や学校の監視を逃れて自治的、集団的に行動するようになる。しかし、学童期の友達関係は、あくまでも生活を共にする関係であり、青年期の友達関係のように、価値観を共有できる少数の特定のものとの精神的結び付きというほど深い関係ではない。青年期での友達とは、自分を支えてくれ、自尊心を高揚させたり孤独感を癒してくれる精神面の安定をもたらす存在であり、行動の適切さなど社会的スキルの学習の場を提供し、自分の盲点に気づかせ自己理解を深めてくれる存在であり、いわゆる親友(心の友)である。

【現代の子どもの友達関係の特徴】 現代の子ども達の特徴として、仲間関係の希薄化が指摘されている。集団で遊ぶ時間や空間が奪われる一方で、子ども達の遊びの中心は集団による遊びからひとりでもできる遊びに質的に変わってきている。そのため、ギャングエイジを典型とする仲間集団が著しく衰退し、昔の子ども達がギャングエイジのなかで学んだことが学べなくなってきている。すなわち、葛藤処理をはじめとする対人技術や社会的能力が未熟であること、社会規範・道徳・価値観の獲得が不十分であること、家族や大人への依存性、自己中心性を残し、テレビによってもたらされた外界や他者への離人症的鈍感さと、仲間活動の不足からくる慢性的欲求不満を抱えつつ、互いに孤立しているといえる。このことが小学校中・高学年から芽を出す不登校や家庭内暴力、中学・高校で多発するいじめの遠因といわれており、思春期以降の友達関係の希薄さや対人的信頼感のなさにも引き継がれていくのである。

〈同義語〉 友達関係
〈関連語〉 対人関係の発達、ギャングエイジ、社会化　　　　　　　　　　　　　　　[二宮啓子]

●文献 1) 新井眞人：仲間集団. 細谷俊夫・編, 新教育学大事典 第5巻, 第一法規出版, 1990, pp.383-385.　2) 向井泰彦：遠ざかる友. 伊吹山太郎・監, 現代の心理学, 有斐閣, 1994, pp.156-169.　3) 遠藤公久：交友関係. 加藤隆勝・編, 青年心理学概論, 誠信書房, 1997, pp.110-123.

泣き入りひきつけ ⇒憤怒痙攣

喃　語

【定義】 喃語とは生後4～8週頃から始まる、「アー」「ウー」などの母音を主とする非叫喚(non-crying)発声である[1]。これは意味のある言語を話し始める前の自然な発声であり、子どもは繰り返し喃語を発することを通して、さまざまな音を聞き分け、しだいに大人の発する音を模倣するようになる。喃語は、将来の、より複雑な意図的言語活動の基礎となるものとして重要である。

【喃語の特徴】 叫喚(crying)発声が強い要求や感情と結び付き、大声で発声されるのに対し、喃語は比較的弱い音声であるが、より繊細で変

化に富んでいる．時には「口蓋音」が混じり，「アクーン」「オクーン」などハトの鳴き声に似た音，クーイング(cooing)を発することもある．喃語は生理・心理的に快適な状況で出現してくるもので，子どもは発声することを楽しんでいる[2]．また，喃語は他の動物にはみられない人間独特のものであるといわれている[3]．月齢が進み，3～6カ月頃になると，クーイングに加えて，口蓋の前の部分や口唇を使ってつくり出す子音が増加し，「マンマン」「ダダ」「パパ」「ブブー」「アブー」などのバブリング(babbling)とよばれる発声が認められるようになる．さらに6カ月を過ぎると，喃語は形を変え，「マムマムマムマム」「ナンナンナン」「ダダダダダダダダ」のような同じ音を繰り返すシリーズを形成するようになる[2]．また，反復のなかにも「ブブーバァブァー」「ダダダ…チャチャタタ」のような多種多様な発声が繰り返されることもある．子どもは自分の発する音を聞きながら，このような反復喃語を盛んに発し，その後，周りの大人の発する音を模倣する時期を経て，意味のある言葉を発し，言葉を介して社会的にコミュニケーションを交わす段階へと進んでいく．

【言語の発達を促すかかわり】 子どもの喃語に対して，大人が同じような声で返事をすると喃語の発生頻度が増加することが確かめられている．とくに子どもの主な養育者である母親や父親が日々子どもと向き合い，子どもの発する「アー」「クー」などの喃語に対し言葉を返すことには特別な意味がある．すなわち，こうした働きかけは，子どもからより多くの発声を引き出すことができるばかりでなく，母親や父親が子どもに声をかけながら十分に子どもとふれ合うなかで，子どもと親が視線や微笑みを交わし合うなどの相互作用をすることとなり，言語の発達を含めた子どもの豊かな発達につながっていく．

〈関連語〉 音声模倣，一語文，言語の発達，言語発達遅延　　　　　　　　　　　［飯村直子］

●文献　1) 黒田実郎・監：乳幼児発達事典，岩崎学術出版社，1985，p.374．　2) 馬場一雄：子育ての医学，東京医学社，1997，pp.9-11．　3) 岡堂哲雄，他：小児ケアのための発達臨床心理，へるす出版，1983，pp.66-69．

難治性下痢症

【概念】　Avery, G.B. は，①2週間以上持続する下痢，②生後3カ月以内の発症，③3回以上の検便で病原菌や寄生虫卵が陰性，の条件を満たし，原因が特定できないものとして提唱したが，今日では1歳未満の乳児にみられる慢性下痢，または，栄養障害を伴う慢性下痢までを含めた広義の疾患概念として捉えることが一般的である．

【病因】　原因疾患はさまざまで，感染症・食物アレルギー・先天性免疫不全・先天性の選択的吸収障害・炎症性腸疾患・VIP産生性腫瘍などがあるが，特定できないことも多い．これら一次障害因子による小腸粘膜損傷により，消化吸収が障害されて栄養障害が惹起される．栄養障害により小腸粘膜の修復は遅れ，吸収不全・免疫低下・消化管ホルモン異常と関連して下痢が遷延する悪循環が引き起こされる．

【診断】　難治性下痢症を引き起こす一次障害因子は多数存在するので，系統立った鑑別診断が必要である．血液・尿一般検査のほか，便に関しては，培養検査・虫卵検査・還元糖検査・脂肪便検査・電解質濃度(Na，Cl)・潜血反応を実施する．その他疾患に応じて，二糖類・脂肪・D-xylose吸収試験，CT・MRIなど画像検査，小腸生検などを追加する．

【治療】　難治性下痢症の治療は，栄養状態の改善により損傷を受けた小腸粘膜が修復されることを目標とする．原因診断と並行して，成分栄養剤による経腸栄養や経静脈栄養による綿密な栄養療法を早期に開始する．補液下に1～2日の絶食期間をおく．下痢の改善がみられれば，抗原性がなく消化吸収に負担になりにくい成分栄養剤を，少量・低濃度から開始して2～3日ごとに漸増していく．漸増により便性が悪化したり，2週間経過しても十分な投与量が確保できないときは，経静脈的高カロリー栄養に移行して栄養状態の改善・粘膜損傷の回復を待ってから，再び成分栄養剤による経腸栄養を再開する．十分な体重増加と栄養状態の改善がみられれば，症状の再燃がないことを確認しながら通常の栄養法へ緩やかに戻していく．

【予後】　上記の治療に反応して栄養状態が改善に向かうものは，1～3カ月程度の経過で在宅治療へ移行でき，予後も良好である．先天性の異

常では長期にわたって中心静脈栄養や経管成分栄養が必要であり，症例によっては小腸移植も考慮される。
〈関連語〉 乳児下痢症，吸収不全症候群，食物アレルギー，栄養障害　　　　　　[金子浩章]
　●文献　1) 加藤晴一：難治性下痢症. 清野佳紀, 他・編, NEW 小児科学, 改訂第2版, 南江堂, 2003, p.500.　2) 山城雄一郎：乳児難治性下痢症. 阿部敏明, 他・編, 小児科学・新生児学テキスト, 改訂第2版, 診断と治療社, 1996, p.723.　3) 吉村文一：難治性下痢. 白木和夫・監, 小児消化器肝臓病マニュアル, 診断と治療社, 2003, pp.126-128.

難　聴

【概念】　難聴は，目に見えない障害であるため，周囲には理解されにくい。とくに小児では，訴えがまれであるため発見が遅れやすい。乳幼児期の難聴は，人格形成や精神面の発達に影響を及ぼすこともあり呼びかけに反応しない，いらいらしているなどといった場合，難聴の有無を念頭に置く必要がある。学童期では心因性難聴などいじめや不登校の原因にもなる[1]。
【耳の構造】　聴覚，平衡器は，末梢部と中枢部からなっている。末梢部は，側頭骨の中におさまり外・中・内耳より成り立っている。音は外耳道を通り，鼓膜，中耳(耳小骨)，内耳へと伝わり，電気刺激をシグナルに変えて，蝸牛神経節から蝸牛神経核，外側毛帯を通って中脳，間脳に向かい下丘および内側膝状体を通り，聴皮質に到達する。
【種類と疾患[2]】　難聴は，大きく3つに分類され，程度は軽度から中等度，高度に分類される。①伝音性難聴：伝音系の障害により，内耳までの音の通過，伝導が妨げられ，音の減衰が起こる。したがって，音を大きく入れた場合，言語音を正確に受け取る能力は障害されない。聴力型は，骨導聴力が正常で気導聴力が低下する。原因疾患としては，耳垢栓塞，外耳道狭窄，外耳道閉鎖症，中耳奇形，鼓膜穿孔，中耳炎，耳硬化症，外・中耳腫瘍などがある。②感音性難聴：感音性難聴のなかには，迷路性(内耳性)難聴と後迷路性難聴がある。内耳性難聴は，内耳の一部分または全体の障害が起こり，高音成分からしだいに症状が進行する。やがて骨導聴力と気導聴力が同様に低下する。よって，音を大きく入れた場合でも，言語音は正確に受け取れない。後迷路性難聴は，一般に中枢性難聴，とくに聴覚伝導路が脳幹部で交叉してからさらに中枢部の障害で起こるといわれている。原因疾患としては，聴神経腫瘍，脳腫瘍，脳梗塞，脳出血などがある。③混合性難聴：骨導聴力，気導聴力の混合の具合により，さまざまな聴力像が認められる。骨導聴力と気導聴力が同様に低下するが，気導聴力がより低下している。原因疾患としては，中耳炎の内耳感染，真珠腫性中耳炎，高齢者の中耳炎，耳硬化症の進行したものなどがある。
【検査】　検査は，乳幼児期に行う場合の質問表，問診表(新生児期での難聴のリスクファクターの有無など)や耳鏡検査法(耳鏡または顕微鏡)による外耳，中耳の観察のほか，幼児聴力検査(聴覚の発育項目チェック，玩具によるテスト，新生児聴力検査，聴性行動反応検査，条件詮索反応聴力検査，遊戯聴力検査，音叉，オージオメーター，自記オージオメーター)などがあり適宜組み合わせて行う。4, 5歳からは言語による検査法(話声語検査，語音明瞭度検査，歪語音明瞭度検査)が可能となる。新生児でも行える他覚的客観的検査法には聴性電気反応(蝸電図法，聴性脳幹反応)がある。
【治療】　①伝音性難聴：耳垢栓塞は除去。中耳炎は投薬，鼓膜切開，チューブ留置術，アデノイド切除術などを行う。慢性中耳炎は鼓室形成術を施行する。中耳炎後の鼓膜穿孔には鼓膜再生術，鼓室形成術などを施行する。中耳奇形や耳硬化症は鼓室形成術である，あぶみ骨手術を行う。②感音性難聴：突発性難聴などは小児では少ないが，薬物治療として血管拡張剤，ステロイド剤，ビタミン剤の内服，点滴，または酸素療法などを行う。先天性の場合は補聴器を考える。③混合性難聴：伝音性難聴の部分を取り除き，必要ならば補聴器を考える。
〈関連語〉　脳腫瘍，中耳炎，聴力障害，聴力検査　　　　　　　　　　　　　　[坂田英明]
　●文献　1) 坂田英明：小児難聴とその問題点. 埼玉小児医療センター医誌, 13：1-4, 1996.　2) 坂田英明, 小島千絵：難聴・聴力障害. 小児看護, 23(9)：1265-1270, 2000.

難病／難病対策

【定義】 難病は，医学的に定義されたものではなく，1972(昭和47)年に厚生省(現厚生労働省)が「難病対策要綱」を制定し，「難病」として行政施策の対象とする疾患の範囲を整理したことによる。その内容は次の2点である。①原因不明，治療方法が未確立であり，かつ，後遺症を残す恐れが少なくない疾病(例：ベーチェット病，重症筋無力症，再生不良性貧血，悪性関節リウマチ)，②経過が慢性にわたり，単に経済的な問題のみならず介護等に著しく人手を要するために家族の負担が重く，また精神的にも負担の大きい疾病〔例：小児がん，小児慢性腎炎，進行性筋ジストロフィー，腎不全(人工透析対象者)〕。

【難病対策事業】 具体的難病対策事業は，難病対策要綱に基づき，現在5項目を柱として推進されている。この事業については，難病対策要綱が策定されてから30年以上経過し，難病対策を巡る状況も変化していることから，2002(平成14)年に「今後の難病対策の在り方について(中間報告)」が出され，それをふまえて2003(平成15)年度から難病施策の見直しが実施されている。以下5項目について述べる。①調査研究の推進：厚生労働科学研究，精神・神経疾患研究として，2005(平成17)年度は121疾患が研究対象となっている。②医療施設等の整備：重症難病患児(者)の治療・研究の拠点病院，協力病院の整備が行われている。③医療費の自己負担の軽減：特定疾患治療研究事業(45疾患)，小児慢性特定疾患治療研究事業(11疾患群)，育成医療，更生医療(障害者自立支援法)などの名目により医療費の公費負担が行われている。これまで医療費の自己負担分の全額が公費負担とされていたが，他の難治性疾患や障害者医療との公平性をふまえ，所得と治療状況に応じた段階的な患者一部負担が導入されている。④地域における保健医療福祉の充実・連携：難病特別対策推進事業，難病相談・支援センター，難病情報センター事業，特定疾患医療従事者研修事業などにより，地域における療養上の適切な支援を行うことを目的としている。⑤QOLの向上をめざした福祉施策の推進：在宅療養難病患者に対する難病患者等居宅生活支援事業として，難病患者等ホームヘルプサービス事業，難病患者等ホームヘルパー養成研修事業，難病患者等短期入所事業，難病患者等日常生活用具給付事業などが行われている。

【小児の難病対策】 子どもの難病は500疾病を超え，20万人以上の子ども達が闘病していると推測される。現在の難病対策は，小児慢性特定疾患治療研究事業，障害者自立支援法，心身障害児施策などが進められているが，よりよい医療，福祉，教育の連携のもとに総合的施策の実施が求められている。難病の子どもをもつ親の会40団体が集まって提案された「親の会の共同アピール―難病のある子どもの，より良い暮らしのために」は，子どもの難病対策を考えるうえで参考となる。

〈関連語〉 小児慢性特定疾患治療研究事業，障害者自立支援法　　　　　　　　　　［及川郁子］

●文献　1) 厚生統計協会・編：国民衛生の動向 2005年，厚生の指標，52(9)：147-152, 2005．　2) 難病のこども支援全国ネットワーク：小児難病親の会ハンドブック 2002(新版)，pp.3-7．

に

二次性徴

【定義】 性染色体に由来する，内性器・外性器の男女差を一次性徴というのに対し，思春期に性器および身体の各部分に現れる男女それぞれに特有の発達を二次性徴という。

【二次性徴の起きる機序】 脳の視床下部から，性腺刺激ホルモン放出ホルモン(Gn-RH；gonadotropin releasing hormone)が分泌され，脳下垂体に刺激を与え，性腺刺激ホルモン(LH，FSH)の分泌が高まる。その結果，身長増加が著しくなるとともに，男性は精巣，女性は卵巣に作用し，精巣から男性ホルモン，卵巣から女性ホルモンが出される。ホルモンは血液によって身体の各部分に運ばれ，男性として，女性としての第二次性徴が現れる。女子の場合，日本では乳房の発育→陰毛→身長増加→初経の順に起こることが多い。

【二次性徴の評価法】 二次性徴の進行段階はターナーのステージを用いることが多い。女子

表 75　乳房発育の段階

第1期	B₁	乳頭だけが突出(思春期前期)
第2期	B₂	乳頭だけが突出し，乳房が小さい高まりを形成．着色が増す
第3期	B₃	乳輪と乳房実質がさらに突出．しかし，乳輪部と他の部分との間に差はない
第4期	B₄	乳輪部が乳腺実質の上に盤状に突出
第5期	B₅	丸みをもった半球状の乳房を形成(成人型)

表 76　男子陰茎発育の段階

第1期	P₁	無発毛(思春期前)
第2期	P₂	陰茎の長さ・太さが増す
第3期	P₃	陰茎は長さ・太さが増し，陰嚢も着色してくる
第4期	P₄	陰茎，亀頭がさらに大きくなり，亀頭は色素を増す
第5期	P₅	成人型

表 77　男子外性器の発育の段階

第1期	G₁	4 ml 未満
第2期	G₂	4 ml 以上 8 ml 未満
第3期	G₃	8 ml 以上 12 ml 未満
第4期	G₄	12 ml 以上 18 ml 未満
第5期	G₅	18 ml 以上

オルキドメーター(orchidmeter)と比較して測定

表 78　陰毛発生の段階

第1期	PH₁	無発毛(思春期前)
第2期	PH₂	長いやや着色した綿毛のようなまっすぐ，またはわずかにちぢれた毛が陰唇に沿ってまばらに
第3期	PH₃	より色が濃く，あらくてちぢれた毛が恥の上方にまばらに発生
第4期	PH₄	成人型発毛に近づくが，発毛の区域が小さい
第5期	PH₅	成人型の発毛

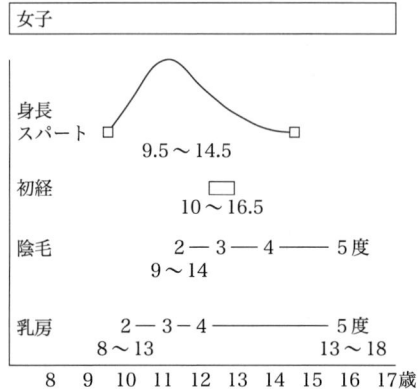

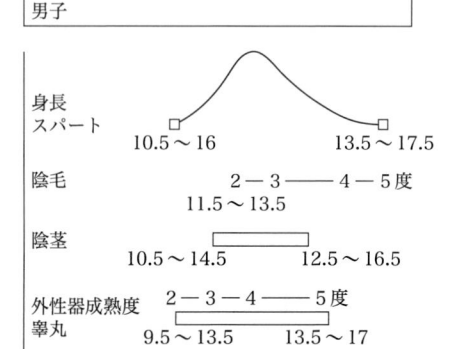

女子
- 身長スパート：9.5〜14.5
- 初経：10〜16.5
- 陰毛：2—3—4—5度，9〜14
- 乳房：2—3—4—5度，8〜13，13〜18

男子
- 身長スパート：10.5〜16，13.5〜17.5
- 陰毛：2—3—4—5度，11.5〜13.5
- 陰茎：10.5〜14.5，12.5〜16.5
- 外性器成熟度 睾丸：2—3—4—5度，9.5〜13.5，13.5〜17

図 56　二次性徴の発来時期

(出典　五十嵐隆・編：小児科学，改訂第 9 版，文光堂，2004, p.17)

は乳房，陰毛により，男子は陰茎，外性器，陰毛の発育状況により評価する(表 75〜78，図 56)．このほかにも，腋毛の発毛，にきび，男子の声変わりなどが二次性徴として現れる．また男女共に，二次性徴の出現とともに骨密度も上昇し，20 歳代でピークに達する．

〈関連語〉　思春期，初経　　　［荒木田美香子］

●文献　1) Tenner, J.M.(林正・監訳)：成長のしくみをとく；胎児期から成人期までの成長のすすみ方，東山書房，1994.

24 時間尿　⇒蓄尿

二分脊椎

【定義・概念】　二分脊椎とは，脊椎の dysraphic state(癒合不全 dysraphism)を意味し，胎生初期の神経板から神経管の，さらにはその保護構造の形成過程における，いずれかの時期においての癒合閉鎖障害の結果生じた奇形の形態と定義される．その発生原因論には種々の学説があり，臨床分析，あるいは実験モデルにおいても，

その作因特異性および時期特異性を一元的に論じることは困難である。

【分類】 分類では，前世紀初頭からの古典的用語が今なお臨床慣習用語として用いられており，このことが分類上の大きな混乱をまねいている。癒合不全は各発生段階に生じうるゆえ，ニューロン成熟過程の評価を行い，その発生段階に応じた分類法が重要である。この概念は，とくに，個々の手術術式，手術理論を考慮するうえで重要であり，完成された神経構造・機能の温存，その後のニューロン成熟を強調した，いわば外科的治療の概念にも対応できるものでなくてはならない。この観点から二分脊椎の発生病態・外科解剖学的分類（Embryo-Pathogenetic and Surgico-Anatomical Classification of Spina Bifida；EPSAC-SB）によりニューロン成熟段階において，①それが未完成のまま体表に露出した形態をとる（多くはこれが neural placode とよばれる発達停止を示す未発達の神経構造である）ものを「脊髄披裂型 myeloschisis」，②それがすべて完了した段階で，その保護構造の閉鎖不全により構造の歪みや圧迫から障害を生ずるものを「髄膜披裂型 meningoschisis」として区別する。②の場合，神経構造には開裂はなく，その症候は主として二次的な変形などによる（neurodistortion）。これが従来いわれていた囊胞性癒合不全（cystic form of dysraphic state）に相当する。古典的な概念には囊胞性（-cele）という用語があるが，この形態をとらない脊髄披裂（myeloschisis）もあり，「囊胞性」という用語は必ずしも「潜在性」に対応する群の包括的名称として適当でない。また，顕在性，潜在性二分脊椎の区別も X 線登場の頃の用語であり，"顕在的"な二分脊椎（たとえば脊髄髄膜脂肪腫など）も"潜在性"とされる。もはやこの両者の区別も矛盾したものであることは明白であり，EPSAC-SB への用語統一が期待される。

【合併病態】 脊髄披裂には，脊椎および脊髄の病巣のみならず，脳や他臓器に合併した病態あるいは病理変化がみられる。脳では，水頭症，Chiari 奇形の合併が臨床上重要である。水頭症は，非交通性で第四脳室出口が閉塞している場合，あるいは交通性でテント切痕にブロックがある場合が多い。脊髄披裂ではきわめて高率（70～95％）に水頭症を伴い，合併するキアリ奇形（Chiari malformation）が時に症候化する。髄膜瘤（meningocele）では逆に，これらの合併はむしろ少なく（20～30％），脂肪髄膜瘤（lipomeningocele）ではほとんどみられない。脳ではほかに，多小脳回症，脳梁形成不全など，高次脳機能の発達に影響する合併奇形を伴うことがある。脊髄ではほかに，水脊髄症（hydromyelia），脊髄空洞症（syringomyelia），係留脊髄（tethered cord）などが脊髄披裂にしばしば合併し，臨床上問題となる。他臓器にも合併奇形がみられるが，とくに骨格系，泌尿器系の異常が多い。

【治療】 1950 年代までは水頭症の治療も確立されていなかったため，感染および水頭症による死亡率は高率であった。1960 年代に至り，短絡術の確立，短絡管の開発，抗生物質の登場が二分脊椎の外科的治療成績の著しい向上をもたらした。そして，脊髄披裂（myeloschisis）の生後の早期手術は，その生存率を有意に向上させることが強調された。すなわち，この観点により非選択的に脊髄披裂に対して積極的な早期手術が行われるようになった。そして，1990 年代には，超音波診断法の常用化，胎児 MRI 診断の発達などにより，胎児二分脊椎の形態評価はより正確に診断されるようになった。すなわち，中枢神経系奇形の治療方針，治療選択，治療適応は，胎生期にすでに決定されるという，選択的適応の時代を再び迎えている。このなかで，さらに，最近 PCCH（Perspective classification of congenital hydrocephalus）staging による治療指針が示され，胎児外科による積極的治療方針も一部では支持され始めた。アメリカにおいては，2002 年までにすでに 200 例を超える脊髄披裂の胎内手術（fetal surgery）による二分脊椎修復術が施行されている。

〈同義語〉 癒合不全　　　　　　　　　　［大井静雄］

日本版デンバー式発達スクリーニング検査―改訂版（JDDST-R）

【発達スクリーニング検査とは】 発達検査や知能検査と称される診断的検査とは異なり，外見上問題なさそうに見える子ども達のなかから発達上の遅れや歪みの疑いがある者を見つけ，警告する手掛かりとする検査である。身体的検査の代用となるものでもなく，子どもの発達を個

図57 JDDST-R 用紙(1)

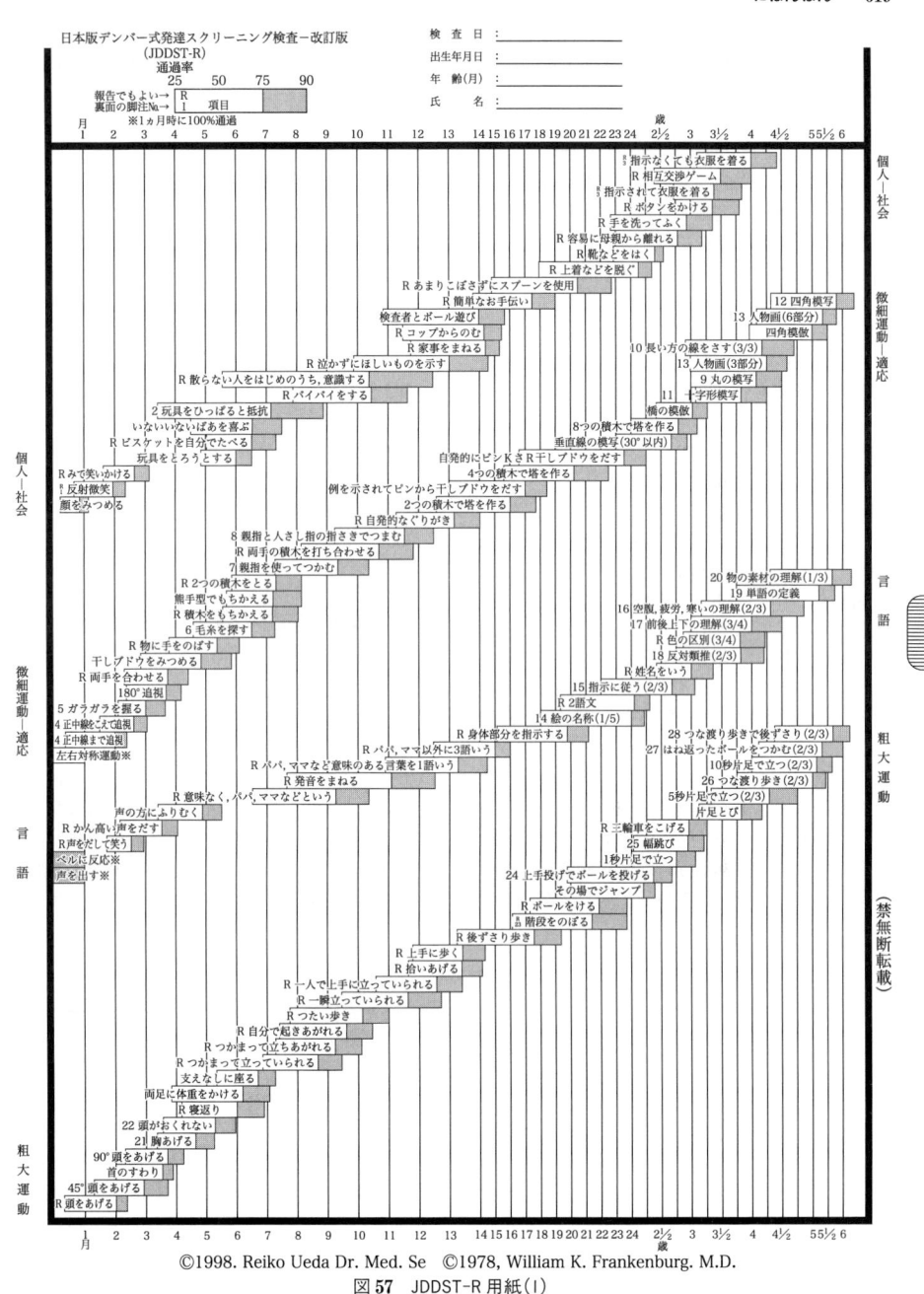

(出典 上田礼子, 他:日本版デンバー式発達スクリーニング検査;JDDST-R と JPDQ, 増補版, 医歯薬出版, 1998, p.5)

人―社会,微細運動―適応,言語,粗大運動の4つの領域から全体的に捉えて評価する。

【本検査の目的と特徴】 目的は発達上の遅れや歪みのある者を早期に見つけて支援に結び付けることである。すなわち,明白な行動上の問題として現れ,二次的問題の派生以前に発達スクリーニング検査を実施することによって診断的検査を要する要注意者を見つけ早期に対応するための検査である。特徴は従来の発達検査や知能検査に比較して,検査に必要な用具が比較的少ないこと,検査技法が複雑でないこと,検査の所用時間が短いことなどである。また,①対象とする子どもの年月齢範囲は0～6歳までを網羅していること,②特定の行動が獲得される普通の子どもの年月齢幅を個人差として図示していることなどである[1](図57)。

【本検査の妥当性】 日本版デンバー式発達スクリーニング検査―改訂版(Japanese Version Denver Developmental Screening Test—Revised；JDDST-R)は日本の乳幼児約2,510名を対象として標準化し,その結果として乳幼児の住む文化・社会的因子と気候的因子が発達に関与することを認めて2枚の補正版(都会性因子・気候性因子による補正)を上田が新たに作成した。日本のなかでもある地域ではこれらの補正版を使用することによって本検査の妥当性はより高まることが確認されている[2]。言い換えれば,DDSTはアメリカのデンバー市の乳幼児を対象として標準化された検査であり,翻訳によってその基準が日本の子どもの発達にそのまま当てはまらないのは当然のことである。また,JDDST-Rは診断的検査との関係を検討することによって妥当性の高いことが確認されている[2]。

【直接法と間接法】 JDDST-Rは一定の検査用具と用紙を用いて検査者が乳幼児を対象として検査を実施し,主として検査時の行動観察・面接によって評価する方法である。親を対象として聴き取りによって発達状態を評価する間接法ではない。JDDST-Rに基づいて親(乳幼児の世話を担当する者)を対象とした質問紙による発達スクリーニング用質問紙はJPDQ(日本版Prescreening Developmental Questionnaire)と称され,直説法のJDDST-Rを実施する必要のある者を見つけるために使用される。以上,発達スクリーニング検査は医療・保健の分野から考案された検査であり,条件として,①信頼性・妥当性の高いこと(正常を異常と評価したり,また異常を正常と評価することが少ないこと),②経済的負担が少ないこと,③人々に受け入れられること,などがある。どんなに短時間に実施できても信頼性・妥当性の低いものは適切な検査とはいえないことを認識して実践・研究に活用することである。DENVER IIは1992年にFrankenburg, W.K.らが母親の教育度,居住地(デンバーに限定せず)を考慮して標準化したが,①言語領域の項目の増加,②年月齢尺度の変更,③検査結果を「正常」「疑問」「不能」の3種類に評価するなどのDDSTとの違いがある。　　　　　　　　　　　　　　　　　　[上田礼子]

●文献　1) 上田礼子, 他：日本版デンバー式発達スクリーニング検査；JDDST-RとJPDQ, 増補版, 医歯薬出版, 1983, pp.5-8.　2) 前掲書1), p.73.　3) 前掲書1), pp.95-105.

日本版・乳幼児の家庭環境評価法

【家庭環境とは】 人間の子どもは生活能力が未熟な状態で出生し,特殊な事情がない限り家庭で世話と保護を受けながら成長・発達していく。家庭において子どもは世話してくれる親(身近な大人)の行動を模倣し,同一視することによって食事,排泄,睡眠,清潔,衣服の着脱などの日常生活行動を身に付け地域社会の一員となっていく。すなわち,子どもの行動発達と家庭環境とは切り離して考えることができない相互作用の関係にある。家庭環境の極端な歪みは子どもの発育不良や愛情遮断症候群などのように治療を必要とする医療上の問題となることもある。それほど極端でなくとも養育者の無関心,放任などのごとく子どもの発達にとって必要とされる適切な刺激が乏しいこと,あるいは過度な刺激が子どもの発達の歪みや障害の誘因になることも危惧される。

【家庭環境評価の目的】 家庭環境評価法の目的はすでに述べたような乳幼児の発達上に問題を生じやすいリスクの高い家庭環境を早期に見つけて支援に結び付けることにあり,予防的観点から考案された方法であり,家庭訪問による観察・面接法あるいは間接的な質問紙法がある。いずれも従来のように問題が発生してからその原因を探り治療するというアプローチではな

く，問題のある可能性の高い家庭の養育環境を見つけて支援する方法である。質問紙法（Home Screening Quesionnaire，通称 HSQ）によってリスク者と評価された者に対しては，保健師などの専門家がさらに家庭訪問を実施し，面接・観察によって問題の真偽を確かめ，支援に結び付ける方法をとる。強いていえば，リスク該当者を見つけても支援に結び付けられないようであれば HSQ を使用しないほうがよいであろう。

【日本版・乳幼児の家庭環境評価法（Japanese version Home Screening Questionnaire；JHSQ）】 原版家庭環境評価法 HSQ はアメリカにおける乳幼児の家庭観察評価法 Home Observation Measurement Inventory（通称 HOME, Caldwell and Bradley, 1978）に基づいて作成されたものである。家庭訪問による観察評価のためには熟練した面接者による1時間以上の時間を要し，多くの子どもを対象とするスクリーニングには適さない。この限界を克服するために質問紙として HSQ が考案され，社会・経済的環境に恵まれない乳幼児の家庭環境評価法として標準化された[1]。しかし，これはアメリカの家庭環境の評価に基づいて作成されているので，日本ではそのまま使用できない。JHSQ は日本の乳幼児の家庭を調査した結果に基づき，新たにスクリーニング基準を設定し，信頼性および妥当性を検討して日本の乳幼児用に実用化をはかったものである[2]。JHSQ の用紙は 0〜3 歳児用（質問項目 29）と 3〜6 歳児用（質問項目 33）の 2 種類があり，それぞれマニュアルに従って採点し，結果が「正常」ではなく「疑問」の場合には家庭訪問による面接・観察法によって確認することとなる。このように JHSQ*は家庭環境に問題がありそうな"子ども"という直感を客観的に確かめるのに役立ち，乳幼児健診，保育園や幼稚園，病院・施設，または家庭などで広く活用することができる〔*上田礼子：日本版・乳幼児の家庭環境評価法テスト用紙（JHSQ テスト用紙）は，竹井機器工業株式会社（1988）より入手可能〕。　　　［上田礼子］

●文献　1）上田礼子：日本版・乳幼児の家庭環境評価法；JHSQ. 医歯薬出版, 1988, pp.3-10.　2）前掲書 1），pp.13-49.

乳　歯

【定義】 最初に生えそろう上下各 10 本，合計 20 本の脱落歯を乳歯（deciduous tooth, milk tooth, temporary tooth）という。上下左右の乳中切歯，乳側切歯，乳犬歯，第 1 乳臼歯，第 2 乳臼歯の 5 種 20 本で，平均的には生後 6〜24 カ月に萌出する。通常は，下顎の乳中切歯が生後 6 カ月頃最初に萌出し，上顎の第 2 乳臼歯が 2 歳頃に萌出して生えそろうが，その時期や順番には個人差がある。乳歯それぞれの萌出時期については，図 58[1]に示す。また，5, 6 歳頃には永久歯の臼歯が生え，乳歯が抜ける。乳歯のう歯を放置すると，咬合不正や異所萌出の原因となるため，適切な処置が必要である。

【乳歯の形成】 乳歯の形成は妊娠初期，胎生 21 週目頃からすでに形成され始める。

【乳歯の特徴と役割】 永久歯と比較して，小さくて構造も荒い。表面のエナメル質がもろく，う歯になってしまうと進行しやすいため，乳児期からのう歯予防が大切である。また，乳歯は永久歯が生えるための下地をつくる案内役であり，乳歯がう歯で早期に喪失すると，歯並びに影響するのでう歯にしないよう注意が必要である。

【乳前歯の役割】 捕食，かみ切ることが主な役割だが，そのほかに発音，咀嚼機能の発達に重要な役割をもつ。また，永久歯が成長するスペースをつくるために歯の根が曲がっている。

【乳臼歯の役割】 乳臼歯の第一の役割は食物をかみ砕き，かみつぶすことで，第二の役割は後続永久歯の保護である。乳臼歯の根は複数で，広がっており，その広がりの下で永久歯が成長していく。乳歯がう歯になるとエナメル質や象牙質の形成が不完全な永久歯となる恐れがある。

【乳歯のケア】 1 歳頃には上下合わせて 8 本生えそろい，下の奥歯が生え出してくる。不快感を与えないよう，子どもの頭を大人の膝の上にのせて仰向けに寝かせ，乳児用の歯ブラシを用いて奥歯からしっかりと目で確認しながら歯茎を傷つけないようブラッシングを行う。1 歳 6 カ月頃には，上顎の奥歯も生えて咀嚼力もどんどんつく時期なので，歯ごたえのある物を与えてかむ訓練を十分に行うとよい。そして，2 歳を過ぎ乳歯列が完成した時期では，子どもの自我

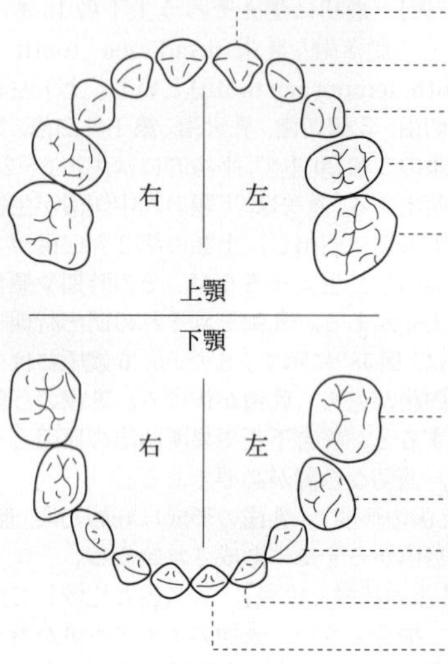

	乳歯の形成開始の時期 （石灰化開始の時期）	乳歯の 萌出期
乳中切歯	妊娠7週（妊娠4月）	生後7カ月
乳側切歯	妊娠7週（妊娠4 1/2月）	9カ月
乳犬歯	妊娠7 1/2週（妊娠5月）	1歳半
第1乳臼歯	妊娠8週（妊娠5月）	1歳2カ月
第2乳臼歯	妊娠10週（妊娠6月）	2歳
第2乳臼歯	上顎の対応する歯にほぼ同じ	1歳8カ月
第1乳臼歯		1歳
乳犬歯		1歳4カ月
乳側切歯		7カ月
乳中切歯		6カ月

図58　乳歯

（出典　堀妙子：成長の評価．奈良間美保・監，小児看護学1；小児看護学概論・小児臨床看護総論（系統看護学講座専門22），第10版，医学書院，2003，p.46）

が目覚め歯ブラシも自分でしたがるので，一緒に歯ブラシをして動機づけをすることが大切である．乳歯をよい状態にして，しっかりかむことは脳を活性化することにもつながる．

〈関連語〉　母乳栄養，摂食機能，口腔ケア，う蝕予防，う歯，永久歯，栄養，咀嚼機能の発達過程
［浅野みどり］

●文献　1）堀妙子：成長の評価．奈良間美保・監，小児看護学1；小児看護学概論・小児臨床看護総論（系統看護学講座専門22），第10版，医学書院，2003，pp.46-47．　2）Engel, J.（塚原正人・監訳）：小児の看護アセスメント，医学書院，2001，pp.127-140．

乳児院

【目的】　乳児（保健上，安定した生活環境の確保その他の理由によりとくに必要のある場合には，幼児を含む）を入院させて，これを養育し，併せて退院したものに相談その他の指導を行うことを目的とする施設である．乳児院の機能として上記の目的の遂行のほかに，①電話相談，②育児相談，③里親相談・養育家庭相談，④子育て支援，⑤病児のデイケアなどがある．
【法的位置づけ】　児童福祉法第37条には施設の目的について規定している．1998（平成10）年の改正で2歳を過ぎても児童相談所が適当と判断した場合は生活できるようになり，また2004（平成16）年11月一部改正でさらに6歳までの幼児に適応されることとなった．
【実状】　2003（平成15）年12月現在，全国に乳児院は115カ所あり，入所人員3,014人である．生後1カ月未満〜1歳未満までが全体の32.8％を占め，1〜1歳6カ月22.5％，1歳6カ月〜2歳未満21.5％，2〜3歳未満22.5％，3〜4歳未満1.7％の割合である．入所理由はさまざまで，母親の病気がもっとも多く，次いで父母の家出や離婚など家庭の事情などである．都市部ではほぼ満杯の状況にある．乳児院での在所期間は1カ月未満が約2割，1年未満が6割強であり，退所する子ども達の5〜6割が親元や親戚に，里親委託や養子縁組が1割，児童養護施設への移管が3割程度であった．最終的に約8割が乳幼児期に家庭復帰しているとの報告がある．乳児院には医療機関に付属するものとそうでないもの

とがある。
【課題】　乳児院のケースには親の虐待や暴力などによって，健康問題をもつ子どもも決して少なくない。そのため，通常の保育に加え，看護や医療の知識や技術をもったケアが求められるケースもあり，その対処も重要な課題となっている。また乳児院のなかでの職員の対応においても，児童養護施設で指摘されているような不祥事がないわけではなく，子どもの人権が十分に守られるようなシステムの確立が求められている。さらに近年は，里親に登録している人の数が2004年3月現在約7,300家庭で10年前より1割減り，研修制度などの充実も含めて前向きな対応が課題であろう。
【トピックス】　乳児院では養育担当性をとっている所が増えている。これは1人の子どもに特定の養育担当者を付けて，1対1で対応する時間を増やすことで家庭と同様な環境を整え，精神発達面の成長によい影響をもたらそうとする試みであり，効果が現れてきている。しかし一方で，未熟な保育者では子どもとの関係性のとり方に行き過ぎが生じたり，抱え込んだりする困難な問題もある。
〈関連語〉　児童相談所，児童福祉法，児童養護施設　　　　　　　　　　　　　　［濱中喜代］
　●文献　1）日本子どもを守る会・編：子ども白書2004，草土文化，2004．　2）日本子どもを守る会・編：子ども白書2005，草土文化，2005．　3）幼児保育研究会・編：最新保育資料集2005，ミネルヴァ書房，2005．

乳児期

【乳児期の定義】　人間の発達過程をどのように捉えるかにより，また時代の流れや学問分野によって，「乳児」あるいは「乳児期」の言葉の使い方は変化する。看護学の分野においては，乳児期を出生から1年未満の期間とし，その時期の子どもを乳児と定義することが多い。これは，わが国における母子保健法および児童福祉法において，乳児を1歳に満たない者と定義していることに準拠している。
【乳児期の特徴】　出生後の1年間の成長発達は急激で，身体的にも心理社会的にも著しく変化する。①身体的特徴：乳児期は身体的な大きさ（形態）が急激に変化する。出生後1年間で体重は約3倍，身長は約1.5倍に増加する。また，運動機能も著しく発達し，粗大運動では，寝たままで自分では移動できない状態から，首がすわり，お座りができ，生後1年を迎える頃にはひとりで立って歩くようになる。微細運動では出生直後は意図的に触れたり握ったりすることもできない状態から，欲しいものをみつけるとつかんで口に運ぶ，というような動作もできるようになる。生理的な側面では，生理的機能や免疫機能などが未熟なため，疾病に対して抵抗力が弱い，疾病に罹患すると重篤になりやすいという特徴がある。このほか，乳児期は成長発達に欠かせない栄養の摂取方法に特徴があり，出生直後にはじめて乳汁を経口摂取することを学習し，さらに乳汁だけの食形態の段階から，離乳食といわれる固形食（普通食）への移行の段階を踏む。乳児期の成長発達が著しいことから，この時期の栄養の適否が将来の成長発達にも影響を及ぼす。②心理社会的特徴：生後1～2カ月頃から周囲のことに興味をもち始め，移動運動の発達によって，子どもの視野の広がりに伴う興味の拡大がみられる。また，生後半年頃にはものをなめたり口に入れたりして確認する行動がみられる。情緒の発達に伴い，感情の表現能力も発達する。また，2,3カ月頃には機嫌のよいときにアー，クーなどの喃語が聞かれるようになる。個人差があるが11,12カ月頃になると一語文が現れるようになる。人との関係においては，2カ月頃より母親（あるいは特定の養育者）を他の人と区別するようになり，7カ月頃からは人見知りが始まると同時に，母親に対して積極的な愛着行動が現れる。乳児期は母親との間に基本的信頼関係を築く時期である。この時期に基本的信頼を獲得できないと，その後の人生においてさまざまな心理・社会的問題を生じやすい。
【乳児期の子どもの生活と看護】　乳児期はその生活のほとんどを養育者に依存しており，養育者のかかわりによって，乳児の健康，生活の質が左右される。このため，養育者が適切に子どもとかかわり，子どもが健康でよりよく成長発達するための看護（支援）が必要となる。このため，養育者を対象とした子どもの養育にかかわる知識や技術などの教育的なかかわりを始め，育児不安や不安定な家庭状況が増加しているなかで，養育者が子どもと安定した関係をつくり

安心して子どもを養育できるような社会的支援が必要となる。　　　　　　　［川口千鶴］

●文献　1）川口千鶴：乳児の成長・発達の特徴と生活．及川郁子・編，健康な子どもの看護(新版小児看護叢書1)，メヂカルフレンド社，2005，pp.133-136．

乳児下痢症

【概念】　下痢とは便が通常よりやわらかくなり，泥状ないし液状となることで，一般には排便回数も増加する。下痢の病態は，消化管における分泌亢進，吸収障害，蠕動の亢進の3つに大別でき，それぞれが単独，あるいは複合して下痢を引き起こしている。下痢便の排出により，生体からは水分・電解質の喪失，栄養障害が起こる。下痢の持続期間により，2週間以上続く下痢を慢性下痢症，それ以内に改善する下痢を急性下痢症とする。乳児の急性下痢症の大半は感染性下痢である。一方，慢性下痢症では非感染性下痢が主体となる。

【ウイルス性胃腸炎】　ウイルス性胃腸炎では，数回の嘔吐が先行しその後下痢が始まることが多い。便性は水様で粘液が混じり，時にごく少量の血液を認めることもある。腐敗臭はない。ロタウイルス腸炎では，冬期に流行して「米のとぎ汁」と表現される白色水様便が特徴的である。カリシウイルスによる胃腸炎の頻度も高いことが知られている。通年性に発症し，時にカキなどによる集団食中毒を起こしうる。治療は脱水にならないよう，水分補給が重要である。1回に大量に水分摂取すると腸管運動を刺激することになるので，少量頻回の水分摂取を指導する。母乳であればそのまま，人工乳であれば1/2〜2/3に希釈したものを用いるとよい。薬物療法の意義は乏しいが，対症的に整腸剤や止痢剤を用いることもある。

【細菌性胃腸炎】　細菌性下痢症では強い粘膜障害により，発熱・強い腹痛・血便を呈することが特徴である。便性は膿粘液を混じ，顕血便となり，悪臭を伴うことが多い。代表的なものに，*Campylobactor jejuni*，サルモネラ菌，病原性大腸菌などがある。菌種によっては骨髄炎，肝膿瘍，溶血性尿毒症症候群，Guillain-Barré症候群などの消化管外症状を合併・続発することがあるので注意する。治療の第一は補液による脱水の改善にあり，抗生物質の投与により，かえって治療期間が延長することになる可能性がある。発熱や全身状態の不良などの菌血症が疑われる場合や乳幼児の症例以外では，便培養の結果を待って抗菌療法の適応とその選択を検討する必要がある。Empiric therapyとしては，ホスホマイシン経口投与が行われる。腸管内細菌叢の改善のため整腸剤を併用するが，止痢剤は繁殖した菌体や毒素の排出を遅らせるので禁忌である。

【食物アレルギー】　乳児期にもっとも多く発症し，牛乳蛋白，卵白，大豆，小麦が原因食物である頻度が高い。消化器症状として腹痛・嘔吐・下痢を呈し，重症例では粘血便となったり，慢性に経過して蛋白漏出や吸収障害から体重増加不良を認める症例も存在する。食物摂取と症状出現の時間的関連性，栄養方法(母乳，人工乳)，アトピー性皮膚炎や喘息などの既往，アレルギー疾患の家族歴などから本症を疑う。スクリーニングとしてIgE RAST，プリックテストを施行し，アレルゲン特異的IgE抗体の検出を行い，確定診断には食物除去・負荷試験が必要である。乳児期の牛乳アレルギーでは，牛乳蛋白分解ミルクを用い，抗ヒスタミン剤や抗アレルギー剤を併用してもよい。

【腸炎後症候群】　急性胃腸炎に続発する慢性下痢症には複数の要素が関与しているが，小腸粘膜障害による二次的乳糖分解酵素活性不全がその一因であり，便中に還元糖を認める。一時的に，乳糖除去ミルク，あるいは大豆蛋白ミルクに切り替えるか，乳糖分解酵素剤を授乳ごとに与える。また，腸管内細菌叢の修復・改善を目的に整腸剤を投与する。

【いわゆる「toddler's diarrhea(トドラーの下痢)」】　乳幼児にみられる機能性消化管運動障害のひとつで，慢性下痢症を呈するが栄養障害は認めない。特異的検査所見はないので器質的疾患の除外が必要である。ほとんどが自然軽快するので無治療で経過観察する。

【難治性下痢症】　乳児期早期から発症する慢性下痢症で，治療抵抗性で経静脈栄養を必要とする。当初は，①2週間以上持続する下痢，②生後3カ月以内の発症，③3回以上の検便で病原菌や寄生虫卵が陰性，の条件を満たす症候群診断が提唱されたが，今日では1歳未満の乳児までを含めた疾患概念として捉えることが一般的

である。小腸粘膜障害を中心とする病態が，吸収不全・栄養障害・免疫低下・消化管ホルモン異常と関連して悪循環を引き起こす。原因疾患はさまざまで，感染症・食物アレルギー・先天性免疫不全・先天性の選択的吸収障害・炎症性腸疾患・VIP産生性腫瘍などがあるが，特定できないことも多い。原因診断と並行して，成分栄養剤による経腸栄養や経静脈栄養による綿密な栄養療法が必要となる。
〈関連語〉 食物アレルギー，難治性下痢症
[金子浩章]

●文献 1) 加藤晴一：乳児下痢症．清野佳紀，他・編，NEW小児科学，改訂第2版，南江堂，2003，p.500． 2) 山城雄一郎：乳児下痢症．阿部敏明，他・編，小児科学・新生児学テキスト，改訂第2版，診断と治療社，1996，pp.717-722． 3) 中里豊：悪心・嘔吐・溢乳・下痢．白木和夫・監，小児消化器肝臓病マニュアル，診断と治療社，2003，pp.6-7． 4) 金子浩章，他：下痢，嘔吐．衛藤義勝・監，研修医の小児医療研修のための基礎知識，三共，2003，pp.124-130．

乳児健康診査

【対象・目的】 乳児を対象に，児の疾病・障害の早期発見および予防を目的に行われる健康診査である。ここでいう乳児とは，母子保健法第6条第2項に規定されている1歳に満たない者をさす。
【種別】 市町村が実施主体となって場所および日時を指定して行う集団健康診査と，医療機関などに委託されて行われる個別健康診査がある。
【法的根拠】 母子保健法第13条に「前条(第12条)の健康診査のほか，市町村は，必要に応じ，妊産婦又は乳児若しくは幼児に対して，健康診査を行い，又は健康診査を受けることを勧奨しなければならない」と定められている。乳児健康診査の時期については，とくに規定されておらず，市町村によって異なる。
【実際】 多くの市町村では，乳児期に2回行われ，発達的および医学的な側面から3〜4カ月，および9〜10カ月で行われている(この2回に加えて6〜7カ月や1歳で行っているところもある)。費用の多くは公費であるが，市町村によっては養育者が一部を負担しているところもある。
【集団健康診査のメリット・デメリット】 養育者間の交流が行われたり，居住地域が近い同年代の乳児と養育者が集まるため，育児を通して養育者間の関係性の形成がなされたりし，核家族化，育児の孤立化が指摘されている現状では，互いに援助者を得る場ともなる。しかしながら，デメリットとしては，日時を定めてしまうために養育者の都合によっては，診査に行くことが難しかったり，多くの乳児を対象とするため流れ作業的になり，個々にじっくりとかかわれないなどがある。
【委託医療機関の個別健康診査のメリット・デメ

表79 乳児健康診査の観察ポイント

観察項目	内 容
身体発育状況	計測：身長，体重，頭囲，胸囲 身体つきの判定(カウプ指数) 大泉門 姿勢(筋緊張) 頸部(斜頸など) 胸部(形状，心音，呼吸) 皮膚：色調，貧血の有無 外陰部：停留睾丸，陰嚢水腫，ヘルニア，腟 四肢：股関節脱臼(開排制限)，内反足 神経学的動き：反射
栄養状態	筋骨，皮下脂肪，皮膚の緊満，血色
運動機能発達状況	3〜4カ月：定頸 5〜6カ月：寝返り 7〜8カ月：坐位 9〜10カ月：つかまり立ち
言語発達状況	3カ月：喃語 6〜10カ月：大人の発する音声をまねた発音
視覚の異常の有無	眼球の動き ものを目で追う
聴覚の異常の有無	3〜4カ月：音のほうへ頭を動かし目も向ける 6〜8カ月：音のほうへ頭を向ける 8〜10カ月：声のほうに振り向く
歯・口腔の状況	歯の萌出状況
社会性の発達状況	3〜4カ月：あやすと笑う 4カ月：母親を区別 5〜7カ月：表情を理解，家族と他人を区別，人見知り 8〜10カ月：言葉や動作をまねる

リット】養育者の都合のよいときに受けることができ，さらにかかりつけ医が委託医療機関であれば，これまでの状況や家庭の状況も配慮して健康診査や指導を受けることができる。また，異常が発見されたときには，すぐに医療処置を受けられることなどのメリットがある。一方デメリットとしては，集団健康診査で得られるメリットが得られないこと，外来患者と同じ時間帯で行っている場合には，他の患者から感染を受ける恐れもあること（健康診査と一般外来は時間帯や場所を分けている医療機関が多い），健康診査の結果が市町村の行政に報告されるのに時間がかかることなどがある。

【観察ポイント】身体発育状況，栄養状態，運動機能発達状況，言語発達状況，視聴覚異常の有無，歯・口腔の状況，社会性の発達状況，養育者の育児状況などである（表79）。

【指導のポイント】発育，発達，栄養，生活リズムの確立があげられる。発育については，それぞれの計測値をパーセンタイルによって判断し，3パーセンタイル未満および97パーセンタイル以上の場合には経過観察とし，適切な指導を行う。発達については，反射の消失および発現などから神経学的な異常の発見とそれへの対応を行う。栄養については，哺乳状況の確認および離乳の開始，時期に合わせた指導が必要である。また，食物アレルギーなどについては母親の訴えや疑問に答えていくことも大切である。睡眠が多くを占める生活リズムから，睡眠と覚醒のリズムが整ってくる時期であり，大人の生活時間に子どもを合わせるのではなく，子どもの生活リズムを整えていくことの必要性を指導することも重要である。

〈関連語〉1歳6カ月児健康診査，3歳児健康診査，母子保健法，発達検査，発達相談

[横山由美]

●文献 1）厚生省児童家庭局母子保健課・監，母子衛生研究会，他・編：母子保健マニュアル，母子保健事業団，1996． 2）高野陽，他・編：母子保健マニュアル，改訂5版，南山堂，2004． 3）日本看護協会保健師職能委員会・監：保健師業務要覧，新版，日本看護協会出版会，2005．

乳児死亡率

【乳児死亡率とは】生後1年未満の死亡を乳児死亡といい，通常，出生1,000に対する乳児の死亡の比率として，乳児死亡率が表される。また，生後4週未満の死亡を新生児死亡，生後1週未満の死亡を早期新生児死亡という。母体の健康状態，養育条件，医療の普及などの改善により乳児死亡率は減少する。そのため，乳児死亡率は，地域の衛生状態，経済や教育を含む社会状態など生活レベルを反映する指標のひとつとされている。

【乳児死亡率の年次推移】わが国の乳児死亡率の年次推移をみると，時代の変遷とともに著しく減少した。大正末期までは150以上であったが，1940（昭和15）年には90.0となり，1950（昭和25）年に60.1，1960（昭和35）年に30.7，1975（昭和50）年に10.0と急速に減少し改善を示した。2004（平成16）年には2.8となり，世界的にも最高水準を示している。この乳児死亡率の改善は，昭和20年代は新生児期以降の乳児死亡の改善が顕著であったが，最近では早期新生児死亡の改善が大きく関与し反映している。ま

表80 人口動態総覧（率）の国際比較

国名	出生率（人口1,000対）		死亡率		乳児死亡率（出生1,000対）		婚姻率（人口1,000対）		離婚率		合計特殊出生率	
日本	'04)	8.8	'04)	8.2	'04)	2.8	'04)	5.7	'04)	2.15	'04)	1.29
アメリカ	'02)	13.9	'02)	8.5	'02)	7.0	'02)	7.8	'02)	4.0	'02)	2.01
フランス	'01)	13.0	'01)	9.0	'01)	4.5	'02)	4.7	'01)	1.90	'01)	1.90
ドイツ	'01)	8.9	'01)	10.1	'01)	4.3	'02)	4.8	'01)	2.40	'01)	1.35
イタリア	'02)	9.3	'02)	9.7	'01)	4.7	'02)	4.6	'01)	0.69	'01)	1.24
スウェーデン	'02)	10.7	'02)	10.6	'02)	3.3	'02)	4.3	'02)	2.39	'02)	1.65
イギリス	'02)	11.3	'02)	10.2	'02)	5.2	'00)	5.1	'00)	2.58	'01)	1.63

資料：(1)日本は，人口動態統計月報年計（概数）の概況
(2)アメリカは，NCHS, National Vital Statistics Reports
(3)ヨーロッパの各国は，UN, Demographic Yearbook 2002

た，昭和40年代前半までは市部と郡部に乳児死亡率の差がみられたが，現在は地域差がみられなくなっている．また，乳児死亡率の年次推移を欧米諸国と比較すると，終戦直後は欧米諸国とのへだたりがあったが，その後着実に改善され，現在は欧米諸国よりも低率となっている（表80）．

【乳児死亡の原因】 生後しばらくは，環境に対する適応力が弱く，妊娠・分娩の影響により不安定な時期であるが，乳児死亡の要因は，先天的なものと後天的なものとに大きく分けられる．新生児死亡とくに早期新生児死亡は，先天奇形・変形および染色体異常や周産期に発生した病態など先天的な要因によることが多い．これに対して，新生児期以降では細菌感染や不慮の事故が多くなる．2004年の死因順位でみた乳児死亡の原因でもっとも多いのは「先天奇形，変形及び染色体異常」であり，以下，「周産期に特異的な呼吸障害及び心血管障害」「乳幼児突然死症候群」「胎児及び新生児の出血性障害及び血液障害」「不慮の事故」の順となっている．乳児死亡の原因を年次推移概略からみると，戦後しばらくの間，乳児死亡の主要な原因は肺炎や気管支炎，腸炎などの感染症が多かったが，近年は顕著に減少をしている．しかし，先天奇形，変形および染色体異常や周産期に発生した病態による死亡については，著しく減少しているとはいえず，今後の課題として考えられている．

〈関連語〉 先天異常と先天奇形，染色体異常，乳幼児突然死症候群（SIDS），事故　〔中垣紀子〕

●文献　1）厚生労働省：平成16年人口動態統計月報年計（概数）の概況（http://www.go.jp/toukei/saikin/hw/jinkou/geppo/nengai04/sankou2.html）．2）厚生統計協会・編：第2編衛生の主要指標．国民衛生の動向，51(9)：35-65，2004．

ニューメリックスケール

【定義】 ニューメリックスケール（Numeric Scale）とは，痛み（「痛み」「痛みの評価」の項参照）を評価するツールのひとつで，水平（横）または垂直（縦）の直線の両端に「痛みなし」と「最悪の痛み」をとり，「痛みなし」を0とし，「最悪の痛み」を5として，線を5等分して目盛りをつけたものである（図59）．痛みの程度を数値によって評価する．ナンバースケールともいわれる[1]．

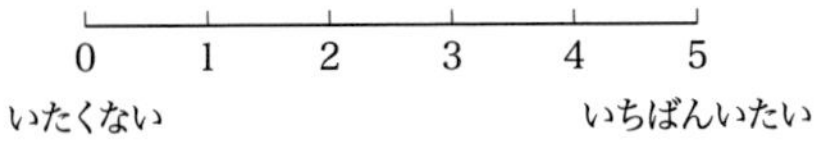

【ニューメリックスケールの用い方】 ①子どもに，線の一方の端が0であり，それは痛みを感じていないということを意味すると説明する．もう一方の端は5であり，それは想像できるもっともひどい痛みを感じていることを意味する．1から4までは「ほんの少し痛い」から「とても痛い」までを示している．②子どもに，自分が感じている痛みの量を一番よく表していると思う線上の数字を選ぶように言う．

【ニューメリックスケールの適用】 痛みは，主観的で個別的な感覚であるので，痛みを体験している人自らが報告する方法がもっとも信頼できるとされている．痛みをアセスメントするツールにはさまざまなものがあるが，子どもの発達段階を考慮して選択する必要がある．ニューメリックスケールは，直線に目盛りをつけ，痛みの程度を数値で示すものであるので，数が数えられること，2つの数を比べてその大小が理解できることなど，数の概念が発達していることが前提となり，5歳以上の子どもに用いられる．

【その他の痛みのスケール[1,2]】 ニューメリックスケールと同様に直線を用いるスケールにビジュアルアナログスケール（Visual Analogue Scale；VAS）がある．直線の両端に「痛みなし」と「最悪の痛み」をとり，痛みの強さに応じて，直線上に印をつけ，「痛みなし」の一端から記入された印までの長さを定規で計測し，痛みの程度とする．4歳半から使用可能であるが，7歳以上が望ましいとされている．また，直線上に等間隔で目盛りをつけ，「痛みなし」から「もっともひどい痛み」まで痛みの程度を表す言葉を示したワードグラフィック評価スケール（Word-Graphic Rating Scale）もある．ポーカーチップツール（Poker Chip Tool）は，痛みの断片を表す赤いチップ4枚と，痛くないことを表す白いチップ1枚，合計5枚のポーカーチップで痛みの強さを報告するもので，4歳から使用することができる．カラーツール（Color Tool）は，前後から見た人の身体の絵と「痛みな

図59　ニューメリックスケール

し」から「もっともひどい痛み」までの4段階の痛みを表す四角形からなる。子どもは8色のクレヨンかマーカーのなかから1色ずつ選んで，痛みを感じている部分にぬり，その部分の痛みの程度に合わせて4角形を選び，同じ色でぬる。視覚に問題がなければ4歳から使用可能であるといわれている。アウチャー(Oucher)は「まったく痛くない」から「もっとも痛い」までの6段階の痛みを表した子どもの顔写真6枚と，0から100まで10感覚の目盛りをつけた直線スケールの両方を用いて，子どもが感じている痛みを評価するものである。3歳から13歳までの子どもに広く使えるといわれている。
〈関連語〉 痛み，痛みの評価，フェイススケール　　　　　　　　　　　　　　　　　　［飯村直子］

●文献　1) Wong, D.L., et al.：Pain in children；comparison of assessment scales. Pediatr. Nurs., 14(1)：9-17, 1988. 2) 武田淳子・他：子どもの痛みのアセスメントと測定；セルフレポート・テクニック，小児看護，23(7)：838-841, 2000.

乳幼児身体発育値

【定義】　乳幼児身体発育値とは，乳幼児の身体発育状態の評価の基準として用いられるものである。1950(昭和25)年以来，厚生省(現厚生労働省)が10年ごとに全国規模の「乳幼児身体発育調査」を実施し，その計測値から「基準値」を算出する。わが国では「基準値」とはいわず「発育値」としている。この発育値は，それぞれの年次における乳幼児身体発育値として公表され，発育評価や保健指導の参考にされている。

【評価基準】　乳幼児身体発育値には，性別・年月齢別に体重，身長，胸囲および頭囲の4項目が用いられている。現在これらの4項目について，3, 10, 25, 50, 75, 90, 97の各パーセンタイル値が評価基準として用いられる。なお，各計測項目とも出生時および30日に続き，2年未満については，1カ月ごとに，2年以上については6カ月ごとに数値が示されているが，体重に関してはこれらに加え，1〜7日の数値が示されている。これは初期体重減少を考慮したものである。1カ月ごとおよび6カ月ごとの月齢階級については，それぞれの月齢階級に含まれるものから算出された数値であることに留意する。たとえば1〜2カ月未満という表示は，生後1カ月以上2カ月未満のものの体位を示す数値である。①パーセンタイル値による評価：パーセンタイルとは，計測値の統計的分布のうえで，小さいほうから数えて何%目の値は，どれくらいかという見方をする統計的表示法である。わが国では，1976(昭和51)年4月に母子健康手帳の様式が改正されたとき，パーセンタイル値による図表が採用されることになった。50パーセンタイル値は中央値ともよばれているもので，この値より小さいものと大きいものが半数ずついることになる。このパーセンタイル値から，性別・年齢別の身長や体重などの評価を行うことができる。一般的に10パーセンタイル値未満や，90パーセンタイル値以上に含まれると発育に偏りがあると評価され，経過観察が必要とされる。3パーセンタイル値未満と97パーセンタイル値以上の場合，詳細な検査が必要とされる。②母子健康手帳のパーセンタイル値(乳幼児身体発育曲線)：母子健康手帳には，体重，身長，頭囲のパーセンタイル値の曲線が図示されている。2002(平成14)年度からは上方の線は97パーセンタイル値，下方の線は3パーセンタイル値のみの基準線で示されるようになった。たとえば100人のうち94人は上と下の曲線の中に入る。実測した体重が97パーセンタイル曲線の上方に出ても，直ちに肥満とはいえない。体重と身長の両者を合わせて判断する。身長も同様に高値ならば，肥満ではなく「大がら」と考えられる。また陰影の部分にあっても，体重曲線が急に上昇するときは肥満傾向を考え，上昇が止まるときには栄養不良に気をつける。なお，身長は2歳未満は寝かせて計測し，2歳以上は立位で計測するため満2歳のところで段落ができている。

【乳幼児身体発育値の推移】　近年では，「平成12年乳幼児身体発育調査報告書」が厚生労働省雇用均等・児童家庭局から発表された。それによると，頭囲以外の項目では，前回の調査と比較し平均値が全般的にやや減少している。全国的規模による調査が研究班において最初に行われた1940(昭和15)年以降の年次推移を概括すると，戦中および終戦直後の劣悪な生活条件によって，乳幼児の体位は低下したが，その後の経済復興に基づく生活条件の改善によって，体位は急速に向上し，1950(昭和25)年から1960(昭和35)年，そして1970(昭和45)年と20

年間の発育値の伸びはきわめて大きかった。しかし，その後，1980(昭和55)年までの10年間の伸びは僅少であり，1990(平成2)年，2000(平成12)年と，わずかな減少傾向を示す項目が増えている。年次推移という意味では一応の水準に達したものと考えてよい。しかし体重，身長，胸囲のわずかな減少は，最近話題となっている出生体重の低下に関する論評と関連し，今後検討すべき重要な課題とされている。

〈同義語〉　パーセンタイル
〈関連語〉　身体発育，成長曲線，健康診査
　　　　　　　　　　　　　　　　［住吉智子］
●文献　1)林路彰・監：乳幼児身体発育値，南山堂，1989，pp.25-34.

乳幼児精神発達質問紙(津守式)

【定義】　乳幼児精神発達質問紙(津守式)は，乳幼児の日常的な行動の観察に基づいて，その子の発達のありようを捉えようとする発達検査のひとつである。津守真らは，育児日記，長期的な乳幼児観察の記録，幼稚園における3年間にわたる子どもの逸話記録から，乳幼児の日常生活での具体的な行動を収集した。そして，それらを領域別かつ発達順に整理・構成し直し，乳幼児の精神発達を捉える質問紙を作成したのである。運動，探索・操作(物を扱う力)，社会(大人，子どもとのかかわり，対人関係)，生活習慣，理解・言語の5つの領域からなっており，各領域における到達点，プロフィールを発達輪郭表に書き込むかたちになる。

【実施方法】　直接子どもに検査を実施する必要はなく，母親などの養育者と面接者が面接し，各項目について子どもの様子を聴取する。たとえば「鉛筆で，めちゃくちゃ書きをする」という項目で，その子が確実にできる場合は○とし，時々できる，あるいは，ここ数日でやっとできるようになった場合は△，明らかにできない，あるいはそのような経験がない場合は×とする。なお，1～12カ月まで，1～3歳まで，3～7歳までの3種類の質問紙があり，3～7歳の場合はそのまま母親に記入してもらってもよい。母親が日常生活のなかで観察している子どもの行動を元に評価するわけであるから，母親と面接者間に信頼関係があり，子どもの発達について率直に話し合える関係性ができていることがま

ず，大事である。実施には，通常20～30分かかる。

【結果の整理と解釈】　①発達年齢，発達指数の算出：各領域毎に○1つを1点，△を0.5点と数え，合計を出す。そして，領域毎の点数を総計して，全体の合計点を出し，所定の換算表に基づいて発達年齢に換算し，発達指数を算出する。なお，発達指数(developmental quotient；DQ)＝(発達年齢/生活年齢)×100である。②発達輪郭表の記入：各領域で通算の合格項目数をその領域の発達段階と考える。そしてすべての領域を線で結び，その子の発達プロフィールを作成する。なお3～7歳の場合，全体の発達年齢，発達指数は算出しない。発達輪郭表から，各領域におけるその子の発達程度を把握する。

【本検査の特徴】　比較的簡便に，子どもの全体的な発達水準(0～3歳までの場合)や各領域の発達のバランスを捉えることができるため，乳幼児健診や発達相談，保育や学校現場において広く用いられてきた。子どもに直接実施する必要がないため，検査時の子どもの状態や発達段階・特徴(自閉傾向のある子どものように，応答性が弱いために，こなす力はあってもその場で応じられないなど)に影響されることなく，日常生活の様子から把握できることもメリットといえる。それに対しデメリットとしては，母親からの情報に頼るため，評価が主観的になりやすいことがあげられる。また，3～7歳向けでは発達指数が算出されないため，全体の発達水準を把握しづらい。さらに0～3歳向けが1961(昭和36)年，3～7歳向けは1965(昭和40)年作成と作成より時間が経っており，現在の子どもの発達状況に合わせた改訂が望まれる。

〈関連語〉　発達検査，発達指数，発達診断，発達相談　　　　　　　　　　　　　　　［塚崎百合子］
●文献　1)津守真，他：乳幼児精神発達診断法 0才～3才まで，第25版，大日本図書，1988．2)津守真，他：乳幼児精神発達診断法 3才～7才まで，第25版，大日本図書，2002．

乳幼児突然死症候群(SIDS)

【定義】　乳幼児突然死症候群(sudden infant death syndrome；SIDS)とは，厚生省心身障害研究班〔1994(平成6)年度〕によれば，「それまでの健康状態および既往歴から全く予想でき

ず,しかも剖検によってもその原因が不詳である乳幼児に突然の死をもたらした症候群」(狭義)と定義されている.しかし,この定義で実際の症例を判断することは困難である.SIDSと症状は似ているが,死亡しない場合は乳幼児突発性危急事態(apparent life threatening event；ALTE)といい,「それまでの健康状態および既往歴からその死亡が予測できず,しかも児が死亡するのではないかと観察者に思わしめるような無呼吸,チアノーゼ,顔面蒼白,筋緊張低下,呼吸促迫などのエピソードで,その回復に強い刺激や蘇生を要したもののうち原因が不詳のもの」と定義している.日本SIDS学会では,乳幼児突然死の死因を5つに分け,亜型も含めて7つに分類している[1].しかし,この分類によっても,どの群に属するのか判断に苦しむ例も多い.最近,1歳未満で,剖検されたもののみをSIDSと定義することが提案されている.

【実態】 2004(平成16)年の人口動態統計で乳児の死因順位をみると,第1位は先天奇形,変形および染色体異常,第2位は周産期に特異的な呼吸障害および心血管障害,第3位はSIDS,第4位は胎児および新生児の出血性障害および血液障害となっている.窒息,虐待,事故などとの鑑別が難しいが,2001年のSIDSの発生率は出生10万に対し19.3となっており,以前に報告されていた発生頻度(出生1,000人当り0.4～0.7前後)と比較すると1/2～1/3となっている.SIDSの原因は不明であるが,就寝体位(うつ伏せ寝),人工乳,喫煙環境が発症の危険因子と指摘され,これらを排除する啓発活動が展開され発生率が低下したと考えられる.

【対応】 乳幼児の突然死例に遭遇した場合,救急外来で心肺蘇生を30分から1時間行い,臨終の宣告を行う.来院時の状態,処置については時間を追って記録しておく必要がある.①医学的な対応：SIDSの原因の究明,予防策などを検討するためには,発見時の状況や疫学的な事項などの正確な情報を収集しておく必要がある.両親にとっても,処置をする医師にとっても突然の出来事であり,情報収集は難しい.そこで,処置に追われている状況下でも忘れることがないように調査用紙が作成されている.処置をしながら各項目を埋めるとよい.検体として,血液,尿の保存,小皮膚片の採取や,臓器の一部をホルマリン固定せず凍結保存しておく必要もある.乳幼児の突然死の死因を確定するためには解剖が行われることが望ましい.とくに保育所などでの突然死は,社会的にも大きな問題となるので必ず剖検する.また,解剖によって診断を確定しておかないと保護者の精神的な立ち直りが遅れる.②法律に基づいたもの：医師法第21条は「医師は,死体又は妊娠4月以上の死産児を検案して異状があると認めたときは,24時間以内に所轄警察署に届け出なければならない」と規定しており,警察への届け出は医師の義務である.SIDS例については死体検案書を交付する.SIDSの診断には,死亡現場,死亡状況も重要であるので,検視の際に警察官に対して,突然死が発生した寝具などの詳しい状況の調査を依頼する.③家族へのサポート：突然,乳児を亡くした家族の悲しみは大変に大きい.遺族の方々を支援するNPOとしてSIDS家族の会(www.sids.gr.jp)がある.この会の活動を紹介したリーフレットもあるので家族に紹介する.

〈関連語〉 突然死,心肺蘇生法,小児救命・救急
[山中龍宏]

●文献 1) 中山雅弘,他：乳幼児突然死症例・診断の手引き.日本SIDS学会雑誌,1(1)：63-83,2001.

尿失禁 ⇒昼間遺尿症

尿道下裂

【定義】 尿道下裂(hypospadias)とは尿道が亀頭の先端に開口せず,より近位に開口する男児外性器の先天異常である.尿道口の位置は亀頭下部(glanular hypospadias)から陰嚢部(scrotal hypospadias),会陰部(perineal hypospadias)までさまざまで,近位にあるほど女性形に近く他の外性器異常を伴うことが多い.尿道口の位置異常だけでなく多くの場合,陰茎の屈曲を伴う.これは尿道海綿体など尿道になるべきものが陰茎の腹側に瘢痕様組織(索chordee)として残存しているために陰茎腹側の成長が妨げられたり,陰茎の皮膚自体がひきつれているためである.また,腹側の包皮が欠損しているため亀頭は露出しており,背側の包皮は余剰でフード状に亀頭を被っている.高度

な尿道下裂の場合は二分陰嚢，陰茎前位陰嚢，男子子宮を合併することがある。
【頻度・原因】　尿道下裂の発生頻度は約1,000人に3人。きょうだい間では約14％，親子間では約8％の頻度で発生するが，単一遺伝子の異常によって起こるとは考えられていない。胎児期のホルモン分泌や作用の異常，環境ホルモンの関与が示唆されているが，はっきりした原因は解明されていない。高度な尿道下裂に停留精巣を合併する場合には性分化異常の可能性があるため，染色体検査を行う必要がある。
【病態】　尿道口が亀頭になく，陰茎が下方に屈曲しているため尿線が下に向き立位排尿が困難になる。勃起時に屈曲が強くなるため，性行為が困難になる場合がある。また外性器の形態異常は他人に相談することが困難で成長とともに性的コンプレックスを生じる可能性がある。
【治療と時期】　外科治療が必要である。手術の目的は，①陰茎の屈曲をとり，まっすぐ勃起できるようにする（orthoplasty）。②尿道を形成し外尿道口を亀頭の先端につくる（urethroplasty）。この2点である。尿道形成を行っても陰茎の屈曲が残った場合，思春期に陰茎が発育した際に屈曲が強くなり性交障害の原因になることがあるため，できるだけ陰茎をまっすぐにすることは重要である。治療の時期については，陰茎の発育が悪く亀頭が小さいと十分な太さの尿道をつくることが困難であるため，以前は3～4歳まで待ってから手術が行われることもあった。しかし，この時期は自分の外陰部に対する意識やトイレットトレーニングが始まる時期でもあり，患児に対する精神的な影響を考慮すると，むしろ1～2歳までには治療を完了するべきである。
【手術】　尿道形成術は多くの術式があり，陰茎や陰嚢の形態に応じて術式を選択する必要がある。尿道は陰茎背側にある余剰な包皮を材料にして一期的に作成することが多い。しかし，もとの尿道口が陰嚢や会陰にあり形成尿道が長く血流の良好な材料が不足している場合や，陰茎の屈曲が強くこれを修復するために皮膚移植をした場合は二期的手術になることもある。また，一期的に尿道を作成しても術後形成尿道の狭窄，尿道口の後退，尿道皮膚瘻などの合併症が起こり，複数回の手術が必要になる場合が約20％にある。術後合併症のため再度尿道形成術を行う場合は，初回手術で包皮を使用しているため，血流良好な材料が不足していることが多い。無理に陰茎周囲の皮膚を用いると思春期以降に尿道内に陰毛が発育し排尿時の痛みや感染，結石形成の原因になるため，陰毛が生える可能性のある皮膚は使用すべきでない。そのため最近は口腔粘膜を用いた尿道形成が行われている。口腔粘膜を採取し一期的に尿道を形成する場合もあるが，採取した粘膜を移植し，生着した後に二期的に尿道を形成する場合もある。口腔粘膜は頬部から採取するが術後の痛みも少なく，当日から食事摂取も可能で患児にとって大きな負担とは考えられない。
【フォローアップ】　尿道皮膚瘻などのように術後早期に発症する合併症もあるが，屈曲の再発などは術後数年を経過して発症することがある。そのため，フォローアップは必ず思春期以降まで行うべきである。尿道皮膚瘻，外尿道口狭窄，外尿道口後退などは再手術によって修復する。思春期以降で合併症をもっている場合は，患児のコンプレックスの正確な把握が難しい場合もあり，修復術を行う際には患児自身の意見を尊重する必要があり，時にはカウンセリングも必要である。
　　　　　　　　　　　　［鈴木万里・山﨑雄一郎］
●文献　1) Baskin, L.S.：Hypospadia. Handbook of pediatric urology, Lippincott Williams & Wilkins, 2005, pp.9-19.

尿排出障害

【定義】　尿排出障害（尿が出にくい状態）は下部尿路の通過障害あるいは膀胱の収縮障害により引き起こされる。主な症状として排尿困難，尿閉，溢流性尿失禁がある。排尿困難とは排尿の意思はあるが，排尿が困難な状況をいう。尿閉とは膀胱に尿が充満しているにもかかわらず排尿できない状態をいう。溢流性尿失禁とは尿が一定限度の量を超えて貯留してしまい，持続的に尿が漏れ出てくる状態をいい，常に多くの残尿が膀胱内にあるため尿失禁を呈する。
【原因疾患と診断】　診察所見としては，下腹部は膨隆し，圧迫すると尿意を訴える。急性に生じた場合は苦痛を訴えることが多いが，徐々に生じた場合は無症状のこともある。一方，膀胱内の尿量が少ない場合は膨隆や尿意に欠けることがある。尿量が減少している症例では腎後性

腎不全（「乏尿／無尿」の項参照）の鑑別に超音波検査などを行う。尿管，腎盂，腎杯拡張，腎形態，膀胱の大きさの評価を行う。また導尿により膀胱内の尿の有無を確認する。①下部尿路通過障害：尿道の圧迫や膀胱の出口（膀胱頸部）の尿の通過を障害するもので泌尿器科的手術の対象疾患である。先天性後部尿道弁，先天性尿道狭窄，膀胱頸部硬化症，異物，結石，外傷，塊状糞便などがある。②膀胱収縮障害：低活動膀胱または排尿筋低活動といい排尿筋の収縮が弱くなることで膀胱を支配する末梢神経が障害されて起こることが多い。排尿および蓄尿に関与する神経系のなんらかの障害に基づく下部尿路機能障害を神経因性膀胱という。小児に多くみられる神経因性膀胱の原因は，先天性では脊髄の障害（脊髄髄膜瘤，髄膜瘤，脊髄脂肪腫，仙骨形成不全など），中枢神経系の障害（脳性麻痺など），後天性では髄膜炎，横断性脊髄炎，腫瘍，外傷，などがある。

【治療】 適切な排尿管理が必要とされ，膀胱尿管逆流症や水腎水尿管症の悪化防止，腎機能障害を防止することが重要である。保存的治療として間欠的導尿やコリン作動薬の併用があるが，保存的治療によっても膀胱の蓄尿機能障害が改善せず，進行性の上部尿路障害や尿失禁を呈する症例，尿道括約筋機能不全による尿失禁は泌尿器科的手術の対象として手術を検討する場合もある。

【看護のポイント】 間欠的導尿は，残尿を最小限にして尿路感染の予防を行うとともに，膀胱の過度の伸展や膀胱内圧の上昇を防ぎ，膀胱括約筋の収縮を保つことを目標とする。手洗い後に，専用のカテーテルを用いて1日5〜6回程度導尿を行う方法である。残尿がなくなり，腎盂腎炎発症の予防となる。排尿筋が過敏な場合は，コリン作動薬を併用して膀胱容量を増やす。実施時，膀胱圧迫は膀胱尿管逆流のある場合は禁忌である。小児の場合，養育者の全面的協力のもと開始されるが，年齢に応じて自己管理への指導も必要となる。清潔管理の概念や自己管理能力を判断するとともに患児の精神的負担を考慮し，学校などでのサポート体制を整える必要もある。

〈関連語〉 神経因性膀胱，膀胱尿管逆流症

[油谷和子]

●文献 1）石井龍：排尿困難．臨牀看護，31(6)：960-965, 2005. 2）五十嵐隆：研修医のための小児腎疾患の臨床．診断と治療社，1996, pp.236-240.

尿崩症

【概念と分類】 多量の低張尿排泄，多飲，口渇などを主徴とする症候群で，①視床下部・下垂体後葉系の障害による抗利尿ホルモン（anti-diuretic hormone；ADH）の産生・分泌不全（中枢性尿崩症），または，②ADHに対する腎遠位尿細管および集合管の感受性の低下（腎性尿崩症）によって起こる。ADHは視床下部で合成されるホルモンで，血圧上昇作用，水の再吸収を増加させ体内に水を貯留させる作用を有し，血漿浸透圧やレニン・アンジオテンシン・アルドステロン系および心房性Na利尿ペプチドによって調節されている。

【中枢性尿崩症】 ADHの産生・分泌機能が完全に欠落した完全型尿崩症と，ある程度のADH分泌能を残す部分的あるいは不完全型尿崩症がある。病因により原発性と続発性（症候性）に大別され，原発性尿崩症はさらに特発性と遺伝性に分類される。原発性尿崩症のうち，特発性尿崩症は，ADH分泌不全のみを認め，他の視床下部下垂体系に異常を認めないもので，中枢性尿崩症の約40％を占める。遺伝性（家族性）尿崩症は，常染色体優性およびX連鎖性劣性の2つの遺伝形式が知られている。続発性（症候性）尿崩症は，視床下部下垂体系の器質的疾患によって起こる。胚細胞腫，頭蓋咽頭腫，視神経膠腫などの脳腫瘍によるものが約半数を占める。その他，septo-optic dysplasiaなどの中枢神経形成障害などによるもの，頭部外傷，髄膜炎後遺症によるもの，脳外科手術の術後合併症として続発するもの，好酸球性肉芽腫によるものがある。続発性尿崩症の約1/3に下垂体前葉機能低下（成長ホルモン，ゴナドトロピン分泌低下が多い）を認める。

【腎性尿崩症】 腎性尿崩症は，先天性と後天性（続発性）に分類される。先天性腎性尿崩症は，わが国では腎性尿崩症の約30％を占め，家族性発症を認める。X連鎖劣性遺伝形式をとるADHV$_2$受容体遺伝子異常によるものと，常染色体劣性遺伝のAQP-2（アクアポリン-2）遺伝子異常によるものがある。続発性腎性尿崩症は，慢性腎不全，慢性腎盂腎炎，間質性腎炎，多発

性嚢胞腎など種々の疾患や薬剤によって生じるが，可逆的なものが少なくない．また，低カリウム血症〔カリウム欠乏，アルドステロン症，バーター症候群（Bartter syndrome）など〕，高カルシウム血症（副甲状腺機能亢進症など）によっても起こる．

【症状】 多飲，多尿，口渇，新生児期には発熱や体重減少，脱水症状で，年長児では遺尿，夜尿で気づかれることもある．腎性尿崩症では，ADHによる抗利尿作用が発揮されないため，多尿，低比重尿がみられる．新生児乳児期の高浸透圧血症により，痙攣や不可逆性の知的障害をきたす恐れがある．多飲による食欲不振，カロリー摂取不足から成長障害を起こしうるが，適切な治療により catch-up growth を期待できる．また，水腎症を時に認める．

【診断】 中枢性尿崩症，腎性尿崩症の診断は厚生労働省の診断基準に従う．①中枢性尿崩症の診断要約：a. 口渇，多飲，多尿，b. 尿浸透圧 300 mOsm/kg 以下，水制限試験で尿浸透圧は 300 mOsm/kg を超えない，血漿 ADH 濃度が血清 Na 濃度と比較して相対的に低下する，ADH 負荷試験で尿量は減少し，尿浸透圧は 300 mOsm/kg 以上に上昇する．②腎性尿崩症の診断要約：a. 尿崩症の存在；イ. 多尿（小児では 3000 ml/m²/d を超える），ロ. 尿浸透圧低値＜300 mOsm/kgH₂O，ハ. 水制限試験で尿量の減少や尿浸透圧の上昇（＞300 mOsm/kgH₂O）が認められない，b. ADH不応性；イ. 外因性にADHを投与しても，尿浸透圧が上昇しない（＞300 mOsm/kgH₂O），ロ. 血漿 ADH 濃度は，高値または正常（いずれも詳細は成書を参照）．

【治療】 中枢性尿崩症の治療には，DDAVP（デスモプレッシン）点鼻療法を行う．腎性尿崩症の治療は，水分摂取とサイアザイド系利尿薬などで，塩分過剰摂取を避ける．

〈関連語〉 夜尿／夜尿症，昼間遺尿症

[金恵淑・杉原茂孝]

●文献 1）藤枝憲二：下垂体後葉疾患．五十嵐隆・編，小児科学，第9版，文光堂，2004．pp.334-339． 2）西美和：中枢性尿崩症．小児内科，34（増刊号）：608-612, 2002． 3）森本哲司，他：腎性尿崩症．小児内科，34（増刊号）：815-818, 2002．

尿量測定

【尿量測定の目的】 病気の診断・進行の程度，治療効果の評価の目的で実施される．

【尿量】 尿量は飲食物量や環境温，発汗の程度によって変動する．小児では，体重kg当り排尿量は成人の3〜4倍で，1〜6歳 300〜1,000 ml，6〜12歳 500〜1,200 ml である．平均 1 l/m²/日，1日 2,000 ml 以上は多尿，500 ml 以下は乏尿といわれている（表81）．

【尿量の異常】 ①乏尿：尿量が 0.5 ml 以下/kg/時の場合を乏尿とよぶ．乏尿の原因を診断する場合には，いろいろな検査を行う前に，原因疾患に基づく臨床症状や病歴を把握することが重要である．原因疾患に起因する生理的乏尿の頻度がもっとも高い．一番多いのは，嘔吐や下痢による循環血液量の低下（脱水）によって生じる乏尿である．②多尿：尿量が異常に増加した状態を多尿とよぶ．尿量のはっきりした基準はない．多尿は，通常以上の糖・尿素などの負荷が原因の浸透圧利尿（尿浸透圧 290 mOsm/l 以上，尿比重 1.025 以上で，糖尿病，Na 利尿，マンニトール点滴などが原因となる）と，自由水（体液・血液・リンパ液・消化液などに含まれる水分で，細胞内外を自由に移動でき，尿の希釈・濃縮に関与する）の過剰が原因の水利尿（尿浸透圧 290 mOsm/l 未満，尿比重 1.007 以下で，中枢性尿崩症，腎性尿崩症，心因性多飲症などが原因）とに分けられる．尿量異常の原因については表82を参照．

【尿量測定の実際】 ①排尿が自立している小児の場合は，排尿ごとに尿測カップで測定し，尿測用紙に記入し，24時間のトータルの尿量を計算する．蓄尿量を測定する機械がある場合には，

表81 正常小児の1日尿量（目安）

年　齢	尿　量(ml)
1〜 2 日	30〜　 60
3〜10 日	100〜　300
10日〜2カ月	250〜　450
2カ月〜1 年	400〜　500
1〜 3 年	500〜　600
3〜 5 年	600〜　700
5〜 8 年	700〜1,000
8〜14 年	800〜1,400

表82 尿量異常の原因

急性尿量減少	慢性尿量減少	多尿
急性糸球体腎炎	慢性糸球体腎炎	腎性尿崩症
急性尿細管壊死	腎硬化症	腎炎ネフローゼなどの浮腫消退期
急性腎盂腎炎	慢性腎盂腎炎	急性腎不全利尿期
急性間質性腎炎	慢性間質性腎炎	萎縮腎
ネフローゼ症候群浮腫期	ネフローゼ症候群	慢性腎盂腎炎
脱水,高度の嘔吐,下痢	遺伝性腎疾患	腎尿細管性アシドーシス
急性循環不全	糖尿病性腎硬化症	Fanconi症候群
腎静脈閉塞	腎動脈閉塞	Barter症候群
尿路結石	尿路結石	糖尿病
尿路狭窄	尿路狭窄	利尿剤投与
腫瘍	腫瘍	アミロイド腎
不適合輸血	先天奇形	高カルシウム血症
		低カリウム血症
		脳腫瘍など神経系疾患

その中に入れ,測定を行う。②排尿が自立していない小児の場合は,使用前のおむつを測り,使用後のおむつの重さから引いて,使用前後の差を尿測用紙に記入し,24時間でトータルの尿量を計算する。

〈関連語〉 尿崩症,蓄尿,膀胱留置カテーテル法,水分代謝異常,乏尿／無尿　　　　[小原美江]

●文献　1) 五十嵐隆：研修医のための小児腎疾患の臨床,診断と治療社,1996.

尿路感染症

【定義】 尿路感染症(urinary tract infection；UTI)は小児における感染症のうち上気道感染症に次いで頻度が高く,とくに,乳幼児期の発熱の原因として重要な位置を占めている。小児ではUTIを起こしやすい尿路の先天異常を伴っていることが多いのが特徴で,その基礎疾患としては膀胱尿管逆流症(vesicoureteral reflux；VUR)がもっとも多く,その他水腎症や巨大尿管症などの閉塞性尿路疾患,神経因性膀胱などの下部尿路疾患があげられる。UTIは通常発熱を伴う上部尿路感染症(腎盂腎炎)と下部尿路感染症(膀胱炎,尿道炎)に分類され,とくに,腎機能障害や敗血症の原因となる腎盂腎炎が臨床上重要である。

【成因】 尿道から膀胱や腎へと至る上行性の細菌感染がもっとも多く,その他ウイルス感染による出血性膀胱炎などがある。その原因菌としては腸内細菌科に属する大腸菌が主体を占めるが,尿路異常を伴ったUTIでは腸球菌や緑膿菌なども原因となる。

【症状】 腎盂腎炎の場合は,年長児では発熱,腰背部痛などを訴えることが多いが,乳幼児では特有の症状を呈することは少なく,経口摂取不良や不機嫌に加え発熱が唯一の症状であることも多い。下部尿路感染症の場合は,通常発熱を伴うことはなく,年長児では頻尿や排尿時痛などの典型的な排尿症状を主訴とすることが多い。UTIの診断には検尿と尿培養が重要で,導尿などの清潔下の採尿で膿尿と10^5/ml以上の細菌が検出されれば診断される。さらに,腎盂腎炎の場合は末梢血白血球の増多や血清CRPの陽性化が認められる。

【治療】 下部尿路感染症であれば1週間程度の経口抗菌薬の投与と十分な水分摂取で治療可能である。腎盂腎炎が疑われる場合は尿培養を提出後,広域抗菌スペクトラムを有するセフェム系抗生物質などを点滴静注で開始し,起因菌の薬剤感受性試験の結果に合わせ有効な抗菌薬に変更して1〜2週間程度投与する。小児の場合はUTIの治療と同時に基礎疾患の検索が必要で,通常のスクリーニングとして超音波検査と排尿時膀胱尿道造影検査を行う。超音波検査で水腎症,巨大尿管症,尿管瘤などの閉塞性尿路疾患を中心に検索し,排尿時膀胱尿道造影検査ではVURや後部尿道弁などを評価する。ここで,過活動膀胱などの膀胱機能障害や神経因性膀胱が疑われる場合はウロダイナミクス検査を,尿管瘤や後部尿道弁などの下部尿路疾患の確認やその治療が必要な場合には膀胱尿道鏡を行う。また,腎機能障害の評価には^{99m}TC-DMSA腎シ

ンチグラフィーなどのアイソトープ検査が有用である。VURなどの基礎疾患が発見された場合は、難治性UTIの有無、基礎疾患の自然治癒の可能性などを考慮しその治療方針が検討される。基礎疾患としてもっとも多いVURの場合は、その診断後、通常の1/5程度の低用量の抗菌薬を投与しUTIを予防しつつVURの自然消失の有無を経時的に評価する。予防的抗菌薬を服用しつつもUTIを起こす場合や高度のVURが持続する場合には手術適応となる。また、UTIの予防としては排便管理の重要性が指摘されており、便秘の解消によりUTIを減少させられることが知られている。

〈同義語〉 腎盂腎炎, 膀胱炎, 尿道炎
〈関連語〉 感染症, 水腎症, 頻尿, 膀胱尿管逆流症
[浅沼宏]

●文献 1) Dairiki Shortliffe, L.M.: Urinary tract infections in infants and children. Walsh, P. C., et al., eds., Campbell's Urology. Saunders, 2002, pp.1846-1884. 2) Rushton, H.G., et al.: Urinary tract infections in children. Belman, A. B., ed., Clinical Pediatric Urology. Martin Dunitz Ltd., 2002, pp.261-329.

認可外保育サービス

【定義】 保育が必要な子どもを預かる保育施設を大きく2つに分けると、認可保育所とそれ以外の認可外保育施設に分けられる。認可保育所は、必要な保育士の数や施設の面積などを定めた「児童福祉施設最低基準」などの基準を満たしていることを、都道府県や指定都市などから確認され、自治体から公費を受けて運営されている施設である。しかし、認可外保育施設は、子どもを預かる施設であって認可保育所ではないものを総称している。したがって、全体として、その運営や設備などは施設によって大きく異なる。認可外保育施設は、未認可保育所や無認可保育所ともよばれ、認可を前提とした「未」や「無」に代わって「外」が用いられている。これは、「認可」を受けないことによって多様なサービスの供給が可能になることの意図をもっている。

【法的位置づけ】 児童福祉法第35条第3項の届出をしていない、または第4項の認可を受けていない保育施設で提供される保育サービスである。ベビーホテルや事業所内保育施設、店舗等において顧客の乳幼児を対象にした一時預かり施設、臨時に設置された施設、親族間の預かりなどである。2002(平成14)年10月1日より児童福祉法が改正になり、認可外保育施設(いわゆる無認可保育所)に届出制の導入と運営状況の定期報告が義務づけられている。

【現状と課題】 女性の社会進出が増え、とくに6歳以下の子どもをもつ母親の就業率が上昇している。母親の雇用比率は、3歳未満でも3割近く、4歳以上では4割を超えている(『働く女性の実情 平成16年版』2004年)。少子化により出生数が減少しているにもかかわらず、母親の就業の増加を反映して保育所入所を希望する児童は増え続けている。待機児童は低年齢の子ども(0~2歳)に多く、認可外保育施設が保育サービスを担っている。また、待機児童問題が大きい大都市圏では、「認可」に必要な施設や敷地の確保が困難であり、そのような現実に対処するため、東京都などでは一定の基準を満たす認可外保育所に対する自治体の助成が積極的にはかられている。保育料は施設により異なるが、認可保育所に比べると高額となる。

〈関連語〉 保育, 保育所, 子育て, 乳児期, 幼児期
[中村由美子]

●文献 1) 全国保育団体連絡会, 他・編: 保育白書 2005, ひとなる書房, 2005. 2) 泉眞樹子: 我が国の保育の現状; 規制緩和, 待機児童, 学童保育を中心に. 調査と情報, 490: 1-11, 2005.

認知の発達

【認知(cognition)とは】 認知とは知覚, 判断, 決定, 記憶, 推論, 課題の発見と解決, 言語理解と言語使用のように、生体が自らの生得的または経験的に獲得している既存の情報に基づいて、外界の事物に関する情報を選択的に取り入れ、それによって事物の相互関係, 一貫性, 真実性などに関する新しい情報を生体内に生成・蓄積したり、外部へ伝達したり、あるいはこのような情報を用いて適切な行為選択を行ったり、適切な技能を行使するための生体の能動的な情報収集・処理活動を総称していう[1]。

【認知の発達】 ①Piajet, J.の理論: 認知の発達は上記のような精神活動の年齢的変化をさしており、もっとも広く知られているのは、スイ

スの心理学者 Piajet による理論である。Piajet は，認知発達を論理的操作の発達と捉え，個体が環境との相互作用するときの同化と調節という機能によって，認知構造が年齢とともに質的に変化することを説明している。そしてそれを感覚運動期(0〜1歳半，2歳)，前操作期(2〜6，7歳)，具体的操作期(7〜11歳)，形式的操作期(11，12歳以降)の4つの発達段階として表しており，これらの順序性は普遍的なものであると主張した。したがって必然的に前操作期にいる子どもは，具体的操作期の子どもや大人に比べて，一般的に知的に未熟であるとされるため，乳幼児の能力を過小評価しているという批判もある。また Piajet の理論は，動機づけの重要な概念と行動の影響を無視していると批判されている。また，社会的・文化的文脈を軽視しているとの批判もある。②素朴理論：Piajet のいうような一般的な認知構造を想定する考え方に変わって，最近の認知発達研究では，認知が心理学の領域，数の領域，言語の領域などいろいろな領域に区切られており，それぞれが独自の特徴や構造をもっているという領域固有性が強調されている[2]。このような動向のなかで，就学前の幼児が，世界のいくつかの側面についてもっている知識が，個別的・断片的な知識の集合ではなく，理論とよべるような体制化された知識の集合(素朴理論)を構成していると考えられるようになってきている。これは乳幼児のもつ暗黙的なものであるが，首尾一貫した知識のまとまりとある因果的説明の枠組みを示していることが確認されている。なかでも物理的事物の理解の基本となる「物体が連続したものとして存在して，連続した道筋をたどって移動する」というような連続性の物理学的法則は，生後4カ月には獲得されることが確認されている。そして，乳児期には素朴物理学が獲得され，幼児期に入ると素朴心理学，素朴生物学が獲得されていることに大方の合意が得られている。

【認知発達と社会的相互作用】　認知発達における環境の影響の研究はこれまでもなされており，比較文化的研究から，認知発達は異なる文化圏や生活条件によって特定の領域が発達するのではないかという議論が起こり，文化的影響を重視した研究がなされてきた。そのなかで，認知の社会性は近年注目され，発達においては，大人や仲間との相互交渉の役割が強調されるようになった。そこで，近年あらためて吟味されているのが，認知と文化の関係を正面から捉えようとした Vygotsuky, L.S. の理論である。彼は，認知発達を文化獲得ないしは文化的学習として捉えていた。認知機能は元来社会的なものであり，それがしだいに個人的なものへと内面化する過程を認知発達とし，子どもの活動は環境に対して受動的な適応過程ではなく，能動的な獲得過程であるとした。Vygotsuky の理論に示唆を受け，環境との相互作用のプロセスとして認知過程とした理論がある。これによると内面化の過程は主体と環境との関係性，状況的な行為を再構成することであり，認知発達は環境の変化に依存し，環境との交渉のあり方の中にあると考えることができる。

〈関連語〉　ピアジェの認知発達理論

[野間口千香穂]

●文献　1) 藤永保，他・編：心理学事典，平凡社，1981, pp.657-658.　2) 稲垣佳世子，他：認知過程研究；知識の獲得とその利用，放送大学教育振興会，2002, p.19.　3) 湯川良三・編：知的機能の発達(新・児童心理学講座第4巻)，金子書房，1993.

認定看護師

【定義】　認定看護師(Certified Expert Nurse)とは，日本看護協会の認定看護師認定審査に合格し，ある特定の認定分野において熟練した看護技術と知識を有することが認められた者である[1]。2006(平成18)年8月現在の認定看護分野は17分野であり，18教育機関38教育課程において教育が行われており，認定看護師総数は2,486人である。小児看護と直接関係する認定看護分野は，新生児集中ケアと小児救急看護の2分野である。2005(平成17)年に初めての新生児集中ケア認定看護師として30人が誕生した。また，2006年には小児救急看護認定看護師が15人誕生した。

【認定看護師制度の経緯】　認定看護師制度は，専門看護師制度の検討を行う過程で誕生したものである。専門看護師の検討を始めた1990年代の初めには，看護系の大学院修士課程は数校しかなく，修士課程修了を認定とした専門看護師は，すぐには得られにくい状況であった。しかし，臨床現場では技術革新が目覚しく，年々高度化・複雑化する医療に対応できる専門性の高

い看護者が緊急に求められていた。そのような現場のニーズを満たすためにも，実践経験豊富で，専門的な知識と確かな技術をもって看護を実践している臨床の看護者の能力を有効に活用すべきであるという考えに立って，認定看護師制度は発足した[2]。
【認定看護師の役割】『日本看護協会認定看護師規則』[1]では，認定看護師の役割を以下のように規定している。①特定の看護分野において，個人，家族および集団に対して，熟練した看護技術を用いて水準の高い看護を実践する(実践)。②特定の看護分野において，看護実践を通して看護者に対し指導を行う(指導)。③特定の看護分野において，看護者に対しコンサルテーションを行う(指導)。
【小児看護に関係する認定看護分野】 ①新生児集中ケア：本看護分野は2001(平成13)年に分野特定された。この分野と関連するものとしては，重症集中ケアがすでに1997(平成9)年に分野特定されていた。しかし，重症集中ケア分野は大人を対象とした分野であるため，以下の教育目的をもつ新生児集中ケアが新分野として特定された。教育は，2004(平成16)年9月より広島県看護協会認定看護師教育課程において以下の目的[3]のもとに開始された。[教育目的] a．新生児集中ケアに関する幅広い知識・技術を用いて，新生児集中治療室(neonatal intensive care unit；NICU)における初期ケア，急性かつ重篤な状態にある新生児の身体ケアおよび親子関係形成を助けるケアができる新生児集中ケア認定看護師を育成する。b．新生児集中ケア領域で優れた実践能力を有し，看護職として役割に誇りと自信をもち，自己研鑽をめざすことができる看護師を育成し，新生児集中ケアの質の向上をはかる。②小児救急看護：本分野は2004年に分野特定された。しかし，分野特定が行われるまでの過程では，1996(平成8)年に分野特定され，多くの認定看護師が活躍をしている，救急看護認定分野と分離し独立した分野とする必要があるのかについての検討が行われた。検討の結果，小児特有の成長・発達の理解，小児のためのコミュニケーション技術の習得，家族へのかかわりのための技術習得が必要であるため，既存の救急看護分野とは分離する必要があるという結論に達した。教育は，2005年より日本看護協会看護研修学校で3つの教育目的のもと，総時間数810時間で開始された[4]。[教育目的] a．少子・核家族化する小児・育児環境のなかで社会的問題となっている小児の救急において，最新の身体・心理・社会的知識・技術をもち自立して対応できる看護師を育成する。b．小児救急認定看護の育成をとおして，看護師以外の他職種とも協同しながら，小児救急医療の水準の向上をはかる。c．小児救急看護認定看護師の育成において，救急外来をとおして虐待の早期発見，家庭における初期対応能力を高める役割を担い，子どもと家族の置かれている環境の改善に取り組む。
〈関連語〉 小児看護専門看護師　　　[加藤令子]
●文献 1) 日本看護協会：日本看護協会認定看護師規則及び細則，2005, p.1. 2) 加藤令子，他：認定看護師の現状；最新の実態調査から．平成15年版看護白書，日本看護協会出版会，2003, p.97. 3) 広島県看護協会：認定看護師教育課程「新生児集中ケア」概要(http://www.nurse-hiroshima.or.jp/index_nurs.html) 4) 日本看護協会：看護研修学校小児救急看護学科学科紹介(http://www.nurse.or.jp/kiyose/kango/gakka07.html)

寝返り

寝返りは背臥位から腹臥位への移動であり，乳児自ら行う最初の移動である。乳児期や幼児期初期では，臥位から自ら立ち上がるには，一度腹臥位を経る[1]。このように寝返りは，乳幼児が臥位から立位になり，活発に動き回るためには重要な運動機能である。寝返りの標準的な発達の指標(motor milestone)は5〜7ヵ月[2]であり，正常な子どもの52.6％が4〜5ヵ月で寝返りが可能となり，6〜7ヵ月で97.1％の子どもができるようになる[3]が，厚着の状態にある場合，遅れることもある。
【寝返りが完成するまでの運動機能の発達過程】乳児は，股関節の屈曲，外転，外旋の可動域の広がりに伴い，下肢の上げ下ろしという重力に抗した屈筋活動を繰り返しながら，股関節の動きをコントロールし始める。また体幹の安定性が発達するにつれて，両手を足に持っていける

ようになる。このような姿勢のなかで意図的に自分の足を見るようになり，下腿を空間に浮かせて遊ぶ間に大腿四頭筋は膝をコントロールし始める。さらに股関節を伸展したままの状態から足で床を押すようになり，腰椎や下肢の動きがより活発になっていく。そして下肢を挙上した際に脊柱の回旋が起きると，骨盤の動きをコントロールするように腹筋群を使い始める。この時期には，身体の立直り反応がすでに存在しており，骨盤が一側に回旋すると上部体幹がそれに従って回旋し，側臥位にまで寝返るようになる。乳児は，この偶然に起こる寝返りが面白くなり，これを日に何度も繰り返すようになる。そして股関節が伸張し骨盤が大腿骨に対して回旋するようになると腹臥位へ寝返ることができる。

〈関連語〉 粗大運動 ［白畑範子］

●文献 1）有馬正高，他：小児の姿勢，改訂第2版，診断と治療社，1999，pp.35-36. 2）福岡地区小児科医会乳幼児保健委員会・編：乳幼児健診マニュアル，第3版，医学書院，2004，p.14. 3）厚生労働省，平成12年度乳幼児身体発育調査. 4) Alexander, R., et al.(高橋智宏・監訳)：機能的姿勢-運動スキルの発達，協同医書出版社，1997，pp.70-73.

熱　傷

【概念】 熱傷は子どもの不慮の事故のなかでも少なくないが，子ども達にとっては受傷時からの痛みの強さとその後の傷跡など，心理的影響の大きい事故であることをまず念頭において看護する必要がある。

【特徴】 小児熱傷の特徴は，①表皮が薄弱で組織破壊が深部に及びやすい，②体液保有率(とくに細胞外液)の占める割合が大きいので，電解質・水分の喪失による循環障害をきたしやすい，③体表面積が大きいため不感蒸泄が多く水分喪失を起こしやすい，④諸臓器機能の未熟性にて体液バランスが崩れやすい，⑤感染防御機構が弱く感染が起こりやすい，⑥前述の特徴に加え，体温調節機能の未熟性にて低体温・高体温になりやすい，などであり，これらを十分に認識しての対応が求められる。

【対応と治療】 対応手順として，局所の冷却はpre-hospital careの第一歩であるが，次に重症度の診断が治療に先行する。重症度は深達度，受傷面積，受傷部位，年齢，合併症などにより判定するが，深達度の診断は受傷直後には困難であり，受傷24時間後に再度診断を行うべきである。実際に視診上，紅斑がⅠ度，紅斑・水疱形成・水疱下皮膚が赤色で浅達性Ⅱ度(superficial dermal burn；SDB)，水疱形成・水疱下皮膚が白色で深達性Ⅱ度(deep dermal burn；DDB)，壊死・ロウ様白色はⅢ度であり，疼痛や圧迫して色調の変化があればⅡ度，これらがなければⅢ度である。熱傷面積は患児の手掌の大きさを1％として換算するが，正式にはLund & Browderの公式を参考にする。さらに，重症度の判定はSchwartz, M.S.のburn index〔BI＝Ⅲ度熱傷面積(％)＋1/2 Ⅱ度熱傷面積(％)〕を用い，10～15以上を重症とする。以上に限らず，気道や関節部の熱傷は十分に留意をはらう必要がある。治療に関して，受傷から48時間は血管透過性が著しく亢進し，循環血液量が減少し，ショックをきたすため，輸液療法はきわめて重要となる。輸液内容は乳酸加リンゲル液を用いるが，コロイド溶液(アルブミン，新鮮凍結血漿など)は受傷より24～36時間以降に投与する。輸液量はBaxterの公式で，4 ml×熱傷面積(％)×体重kgが用いられるが，この量では小児では不足がちで，1.5～2.0倍量使用されることが多い。投与方法として，初日は全量の1/2を最初の8時間で，残り1/2を次の16時間で投与し，その後は尿量が1～2 ml/kg以上となるように調節する。

【看護手順】 熱傷患児の搬入後の一般的看護手順としては，①身長・体重の測定，②バイタルサイン，③病歴聴取，④重症度判定，⑤気道確保，⑥静脈路確保・緊急検査(採血)，⑦輸液療法の準備開始，⑧疼痛・興奮の鎮静，⑨膀胱留置カテーテルの挿入，⑩局所療法(形成外科・皮膚科との連携)，⑪必要な中心静脈・動脈留置カテーテルの施行，⑫家族への病状～治療方針の説明，⑬検査結果の評価，である。これらの手順に沿って，看護目標を立てて対応するが，重症ほど家族への細かな対応を忘れないように，再三，現状説明を行うべきである。また，重症例ほど，麻痺性イレウスを併発して嘔吐を伴いやすいため，前述の手順で，膀胱留置カテーテルと同時に経鼻胃管留置カテーテルを挿入することも忘れないでおく。

【検査】 緊急検査には血液ガス・電解質・総蛋

白・アルブミン濃度は必須であり，経時的な検査とその評価が求められ，流動的に輸液内容および投与量の決定が行われる。このためにも頻回の採血検査と尿量チェックが重要となる。さらに痛みや不安感のために不穏状態になることが多く，いかに患児・家族を安心させるかが，熱傷看護の大きな一面であることを忘れず，愛護的な言葉かけが重要である。

【ケアのポイント】 創処置の軟膏，被覆剤を熱傷面に使用するが，消毒液を汎用して十分に消毒を行っての使用となる。ドレッシングチェンジのコツとしては熱傷面の変化で，創処置材の選択を適宜行うことである。ステロイド含有軟膏，抗菌薬含有軟膏，ハイドロコロイドゲル，非固着性ガーゼ，抗菌薬含有不織布，シルバーサルファダイアジン軟膏などを組み合わせて対応する。熱傷のケアでもっとも大事なことはペインコントロールであり，眠気を誘う抗ヒスタミン剤，解熱鎮痛剤，さらには抗痙攣薬のジアゼパム，麻酔薬のペントバルビツール薬，または塩酸ペンタゾシンや塩酸モルヒネなどを用いて，除痛をはかる。とくに包帯交換時は積極的に鎮痛剤を用いるべきで，子ども達に痛みを我慢させてはならない。　　　　　　　[市川光太郎]

熱性痙攣

【定義・概念】 熱性痙攣は，通常38℃以上の発熱に伴って乳幼児期に生ずる痙攣で，中枢神経感染症，代謝異常，その他明らかな発作の原因疾患（異常）のないものと定義される。日本では7〜10％の小児にみられ，小児期の痙攣のなかでもっとも高頻度にみられる。発症は6カ月〜6歳で，とくに1〜2歳で発作を起こしやすい。原因としては年齢的な脳の未熟性，遺伝の関与（熱性痙攣が高率にみられる家系で，脳神経細胞のNaチャンネル異常の責任遺伝子座が報告されている），急な発熱が脳に与える影響や脳へのウイルスの侵入などが考えられている。突発性発疹の原因となるヘルペスウイルス6が，最初の熱性痙攣の原因となることが多いという報告がある。

【症状・診断】 症状は，多くの場合，強直性または間代性の全身痙攣であり，数十秒〜数分以内で自然に止まり，発作後の意識障害も短い。多くの例が発熱の第1病日にみられ，体温の急激な上昇時に起きる。熱性痙攣の診断では痙攣を起こす他の疾患をすべて除外する必要がある。中枢神経系感染症（髄膜炎，脳炎）との鑑別がとくに重要である。痙攣後の意識回復が遅い場合や髄膜刺激症状がある場合などは，積極的に血液・髄液検査や頭部CTなどを施行する。てんかんの家族歴がない，脳障害の原因となりうる疾患の既往がない，6カ月〜6歳での出現，発作が15分以内で，左右対称性で焦点性がない，痙攣が短時間に頻発することがない，発作後の意識障害や麻痺がない，明らかな神経症状や発達の障害がないという条件を満たす場合を，「単純型熱性痙攣」とし，これらに1項目でも合致しない場合を「複雑型（複合型）熱性痙攣」とするのが，一般的である。

【長期管理・予防】 以下の要注意因子の有無を評価することで予後を推測する。①てんかんへの移行に関する因子：a．発症前の神経学的異常・発達遅滞，b．非定型発作（部分発作，発作の持続が15〜20分以上，24時間以内の繰り返し），c．てんかんの家族歴。②熱性痙攣再発に関する因子：a．1歳未満の発症，b．熱性痙攣の家族歴。再発予防は，原則的には15〜20分以上遷延する発作や，要注意因子を有し過去の発作が2回以上ある場合に行う。第1選択はジアゼパム坐薬の発熱時の間欠投与である。保護者により発熱時(37.5℃以上)に挿肛させ，8時間後もなお発熱が持続する場合には同量を追加投与する（通常2年間もしくは4〜5歳まで）。低熱(37℃台)での発作やジアゼパムによる予防が困難な例では抗痙攣剤の持続内服を行う。解熱剤による再発予防の効果はなく，解熱坐薬の併用はジアゼパムの吸収を阻害する可能性があるので必要最低限にとどめる。

【予後・その他】 熱性痙攣自体によって，神経学的後遺症としての知能障害，行動異常，麻痺などを生ずる可能性は否定的である。発症時点で神経学的異常，発達障害の疑いがなければその後に異常を残すことはないと考えられている。熱性痙攣の既往を有する児に対しての予防接種は，かかりつけ医による個別接種とし，保護者に接種について十分説明のうえ，すべて行って差し支えないとされている。

〈関連語〉 痙攣，髄膜炎，急性脳炎，意識障害，発達　　　　　　　　　　　　　[高橋寛・北住映二]

●文献　1)福山幸夫，他：熱性痙攣の指導ガイド

ライン.小児科臨床,49：207-215,1996. 2）椎原弘章：熱性けいれん.小児内科,33(増刊号)：695-696, 2001. 3）水口雅：熱性痙攣.日本医師会雑誌,129(生涯教育シリーズ62,実践小児診療)：264-265, 2003.

ネフローゼ症候群

【概念】 ネフローゼ症候群は，多量の蛋白尿による低蛋白血症のため，浮腫や高脂血症を生じる疾患である．発症年齢は2～7歳をピークとする．小児ネフローゼ症候群は約90％がステロイド感受性で，組織型は微少変化型といわれるものであり予後良好であるが，ステロイド抵抗性の症例および感受性でも頻回に再発する症例は管理が難しく，専門医による治療が必要である[1)2)]．

【診断】 浮腫で気づかれることが多い．浮腫，蛋白尿から血液検査をして診断する．①小児国際腎臓病研究班(International Study of Kidney Disease in Children；ISKDC)診断基準：a．尿蛋白；40 mg/m²/時間以上，b．血清アルブミン；2.5 g/dl 以下．②厚生省研究班診断基準：a．尿蛋白；3.5 g/日以上あるいは100 mg/kg/日以上，あるいは早朝尿で300 mg/dl 以上，b．血清総蛋白；乳児5.5 g/dl 以下，幼児・学童6.0 g/dl 以下，c．血清アルブミン；乳児2.5 g/dl 以下，幼児・学童3.0 g/dl 以下．

【薬物治療】 ①ステロイド療法：初期治療の基本である．プロトコールの一例を示す．a．初発時；プレドニゾロン2 mg/kg(max 80 mg)分3，連日4週間→1.3 mg/kg 分1 隔日4週間．b．再発時；プレドニゾロン2 mg/kg(max 80 mg)分3，連日で蛋白尿が陰性化して3日後まで(max 4 週間)→2 mg/kg 分1 隔日2週間→1 mg/kg 分1 隔日2週間→0.5 mg/kg 分1 隔日2週間．②免疫抑制剤：頻回再発型やステロイド抵抗性に対して使用する．a．ミゾリビン，b．シクロホスファミド，c．シクロスポリンなど．

【合併症の治療と管理】 ①浮腫：食欲が保たれていて全身状態がよければ，治療する必要はない．塩分制限が有効だが，過度に制限すると患児の食欲不振を悪化させてしまう．浮腫のコントロールがつかないときは利尿剤を使用する．漫然とアルブミン投与を行わない．②消化器症状：下痢・嘔吐・腹痛などは，多くは消化管の浮腫によるが，腹膜炎，血栓症，脱水・ショック，ステロイド離脱症状などとの鑑別が必要である．消化管の浮腫が原因であれば，1～2 g/kgのアルブミンを2～3時間で投与し，終了後フロセミドを静注する．③脱水・ショック：低蛋白血症に伴い循環血液量が減少しているときに，下痢・嘔吐を合併すると生じやすい．通常は，水分摂取ができていればショックになることは少ない．生理食塩水などを点滴静注する．④感染症：腹膜炎をしばしば合併する．発熱とともに下痢・腹痛などの症状がみられ，白血球数の増加，CRP(C-reactive protein, C反応性蛋白)上昇を認めたら腹水穿刺を行う必要がある．起因菌は肺炎球菌がもっとも多いので，培養の結果が出るまでは肺炎球菌に効果のある抗生剤を投与する．⑤血栓：ネフローゼでは凝固亢進状態にあり，動静脈血栓を合併しやすい．極端な水制限や極度の安静は危険因子となるので注意が必要である．治療はウロキナーゼを使用する．⑥急性腎不全：原因は，循環血漿量減少に伴うもの，急性尿細管壊死，腎間質の浮腫，腎静脈血栓症，薬剤性などが考えられている．循環血漿量減少に伴う腎前性腎不全の場合は，輸液やアルブミン投与で速やかに改善する．循環血漿量が増加し血圧上昇を認めるときは，利尿剤(フロセミド)投与を試みるが，効果がなければアルブミンを投与する．この場合は，肺水腫を起こす危険性が高く，透析の準備が必要である．

【ステロイドの副作用】 ステロイドの使用法は難しいが，長期に連日投与をすることは避ける必要がある．とくに頻回再発の症例では，ステロイドの副作用が問題となる．①高頻度に認められる副作用：成長障害，骨粗鬆症，易感染性，下垂体副腎皮質系の抑制，食欲亢進，中心性肥満，満月様顔貌．②ときどきみられる副作用：高血圧，眼圧上昇，白内障，大腿骨頭壊死，精神症状，糖尿病，血栓形成，ミオパチー，高脂血症，多毛，にきび，皮膚線条．③まれにみられる副作用：消化性潰瘍，血栓形成，動脈硬化，緑内障，膵炎など[3)]．④ステロイド離脱症候群：ステロイドを大量長期に服用した後，減量または中止したときに起こる症状のことで，倦怠感，食欲不振，嘔気，嘔吐，発熱，頭痛，ショックなどがある．

〈関連語〉 腎不全，浮腫，成長障害，脱水症，

蛋白尿　　　　　　　　　　［濱崎祐子］
●文献　1）本田雅敬：ネフローゼ症候群．東京都立清瀬小児病院・編，実践で役立つ小児外来診療指針，2004, pp.364-366.　2）五十嵐隆：特発性ネフローゼ症候群．研修医のための小児腎疾患の臨床,診断と治療社, 1996, pp.157-165.　3）幡谷浩史, 他：ネフローゼ症候群．小児科, 46(9)：1404-1410, 2005.

の

脳室周囲白質軟化症（PVL）

【PVL（periventricular leukomalacia）とは】仮死に伴うHIE（hypoxemic ischemic encephalopathie, 低酸素性虚血性脳障害）の病態は，多くは成熟児にみられるものであるが，PVLは早産児にみられる虚血性変化による脳病変である．その発症頻度は33週以下のNICU入院児では，超音波で5％，MRI/CTで8～9％という．PVLはPVH（periventricular hemorrhage）と混同しやすいが，PVHは脳室壁の出血で，PVLは脳室と大脳皮質の間の白質の虚血病変である．典型的なPVLは囊胞状であり，新生児早期の急性期に認められるもので，本来は剖検診断であったが，超音波など画像診断の進歩で早期に診断され，脳性麻痺などの後障害を早期に予測できるようになった．

【PVLの病因・病態】　発育途上にある脳血管は，脳室周辺の中央から皮質に向かう血管系と皮質から中心に向かう血管系の2つに分かれて発達する．両方の血管が伸びきらない境界領域は，arterial border zoneとよばれ，血流の不十分な領域である．この領域は血圧低下や血流低下に伴う虚血性変化を伴いやすい．とくに中心から皮質に向かう血管の発達は7～10ヵ月で行われる．在胎32週以前では脳室に近い白質部分無血管領域となる．この時期に仮死や敗血症などによって脳血流が低下すると，血流の自律調節機能の未熟性もあり，容易に虚血性変化が起こる．PVLの好発部位は，錐体路の内側を走る下肢への神経伝達路を障害するため痙性両麻痺が特徴的であるが，病巣が広ければ痙性四肢麻痺を呈する．また脳性麻痺だけでなく知能障害など遅れが伴う．

【PVL発生の危険因子】　①未熟児（29～30週がピーク）．②出生前のリスク：双胎間輸血症候群，IUGR（intrauterine growth restriction, 子宮内胎児発育遅延），胎児ジストレス，前置胎盤．③出生時のリスク：新生児仮死，胎児，胎盤輸血症候群，胎児母胎輸血症候群．④出生後のリスク：徐脈を伴う重症無呼吸，PDA（patent ductus arteriosus, 動脈管開存）による脳血流のスチール．敗血症ショック，過換気による低炭酸ガス血症，気胸など静脈還流低下．

【診断・分類】　ベッドサイドにおける経時的超音波検査が重要．脳室周囲高エコー域（periventricular high echogenicity；PVE）は虚血性変化による細胞の膨化や壊死像が周りの組織と密度が異なるために超音波を強く反射する．PVE I 度：脈絡叢より輝度が低い，PVE II 度：脈絡叢と同等の輝度で側脳室三角部に限局，PVE III 度：脈絡叢と同等か高く，三角部を越えている．PVE III 度の場合あるいはPVE II 度が2週間以上続く場合，PVLに移行するリスクが高い．診断をより確定するためにはMRIが必要となる．MRIではcystがなくても白質の量が薄い，脳室が大きい，脳室壁がスムーズでないことがPVLの診断となる．両側性であることがほとんどである．

【臨床像】　特別な臨床像がないのが特徴である．　　　　　　　　　　　　　　　［後藤彰子］
●文献　1）仁志田博司：脳室周囲白質軟化症．新生児学入門第3版，医学書院, 2003, pp.359-363.

脳室ドレナージ

【定義】　脳室ドレナージとは，脳室にカテーテルを挿入し，脳脊髄液（髄液）を体外に排出させる手術手技である．手術中や術後短期間に脳室内髄液貯留による急性の頭蓋内圧亢進を治療する目的で行われる一時的なものと，比較的長期にわたり留置する場合の持続脳室ドレナージがある．持続脳室ドレナージが行われるのは，次のようなときである．

【持続脳室ドレナージの目的，適応】　①出血，感染，腫瘍などにより，脳室拡大が起こり，急性の頭蓋内圧亢進が生じた場合．②髄液シャント手術を受けている水頭症患者が腹膜炎などの腹部合併症や敗血症などの感染を起こし，腹腔

内や静脈内へ髄液を流せない場合。③脳室炎，髄膜炎，髄液感染があり，髄液シャント術が適応でない場合。④髄腔内薬剤投与。⑤頭蓋内圧測定。⑥脳下垂体腫瘍や頭蓋底腫瘍の術後に生じる創部髄液漏の予防や治療。
【ドレナージ回路】 一般に，側脳室前角を穿刺し，脳室内に脳室ドレナージカテーテルを設置する。
【ドレナージ圧】 脳室ドレナージでは，ドレナージ圧を設定する。仰臥位では両側外耳孔を結んだ線をゼロ点として，ドレナージの調圧管の高さを設定し，これを「ドレナージの設定圧(水柱圧)」という。また基本の位置は前頭部を0としたり，頭がベッドに接っする面を0としたり施設により基点を定めている。
【看護のポイント】 ①設定圧を誤って変化させない：頭の高さを変化させない。患者の身体を移動させるときは回路を一時的にクランプする。②感染予防：カテーテル刺入部創およびカテーテル接続部の滅菌操作。ドレナージルートは適時交換する。③カテーテル刺入部の確認：刺入部は絹糸などで固定されているが皮膚の境目の位置に印を付けて，カテーテルの位置が動いていないかを確認する。④ドレナージ回路の点検，圧の確認：チューブの屈曲，圧迫，閉塞や破損がないか，また接続部や調圧管の高さを定期的にチェックする。⑤流出した髄液の観察：流出の状況，量，性状の観察。⑥抜去防止：チューブが患児や介助者によって引き抜かれないように，チューブに余裕をもたせる。ベッド上のチューブは安易に触れられないように保護する。また乳幼児などで治療に対する理解や協力が得られず自己抜去のリスクが高い場合は，患児の手や身体の可動域を制限して手がチューブに届かないようにする。⑦スキンケア：脳室ドレナージ中は入浴することが困難ではあるが，シャワー浴，部分浴などできる限りの清潔保持を援助する。また，チューブを絆創膏で止めてある部分の皮膚が，かぶれることがあるので，スキンケアには配慮する。⑧成長・発達・心理面に及ぼす影響：長時間の臥床や体動制限は，日々成長・発達している小児にとってはストレスである。その苦痛や不安を十分に言葉で訴えることができない場合もある。言語的訴えのみならず，表情・行動の変化・身体的症状から患児のストレスを察知していくことが重要と

なる。⑨家族に及ぼす影響：脳室ドレナージ中は家族によって自由に抱っこすることは難しいが，手を握ったり身体に触れたりのスキンシップや家族の触れ合いを多くもてるように配慮する。
〈関連語〉 頭蓋内圧亢進，水頭症，カテーテル治療，シャント　　　　　　　　　　[平美佐子]
●文献　1) 和田晃：ドレーン管理．永田和哉・編，脳神経外科基本病棟マニュアル，第1版，メジカルビュー社，2004, pp.80-83. 2) 川原千恵美，他：水頭症．片山容一・監，脳神経外科看護のポイント220, メディカ出版，2000, pp.63-66.

脳室内出血　⇒未熟児のIVH

脳腫瘍

脳腫瘍は主に成人の腫瘍で，15歳未満の小児例は全体の1割にも満たないが[1]，小児悪性腫瘍のなかでは白血病に次ぎ神経芽腫と並んで多く，年間発生数は200～300例。頭痛や嘔吐(頭蓋内圧亢進症状)などの一般的な症状や，行動異常や学業不振などの徴候を見逃さない注意が必要。成人に比し小児では悪性腫瘍の頻度が高く約3/4は悪性である。大脳よりも小脳や脳幹などテント下の腫瘍が多い。脳腫瘍は良性含め病理組織学的に多種に分類され，症状や予後は組織型や発生部位により異なる。
【神経膠腫(glioma)[2]】 悪性で小児脳腫瘍のなかでもっとも頻度が高い。Gliomaに分類される代表的な腫瘍には，星状細胞腫群腫瘍や上衣腫などがある。①星状細胞腫群腫瘍(astrocytic tumor)：星状膠細胞(astrocyte)由来の悪性腫瘍で脳実質内に発生。病理組織学的に高分化型をastrocytoma, 中分化型をanaplastic astrocytoma, 低分化型をglioblastomaという。小児では成人と異なり，脳幹，視床，視床下部-視神経，小脳半球に好発し，脳幹発生以外はほとんどが高分化の毛様性星状細胞腫である。毛様性星状細胞腫は周囲組織浸潤が軽度で，gliomaとしては例外的に全摘出が期待でき，全摘例の10年生存率は90%以上である。非全摘例や，毛様性星状細胞腫以外の腫瘍(浸潤性で全摘は困難)では，術後残存腫瘍に対し放射線療法も必要になる。放射線療法は，後遺障害(発育障害，精神発達遅延)を避けるため，原則，局所照

射で3歳以降に行う．有効な化学療法は確立していない．部位別特徴としては，小脳発生は幼年期に多く，失調性歩行や眼振などがみられる．全摘でき後遺障害も少ない．視神経発生は5歳未満（1歳未満にもみられる）に多く，視力低下，視野障害，視神経萎縮，時に視床下部内分泌障害による思春期早発などがみられる．発育は緩やかで予後もよいので，まず視力保存のために経過観察し，視力低下や眼球突出が出現した場合に全摘術を行う．脳幹発生では毛様性星状細胞腫は少なく組織像は多彩で，部位的にももっとも治療困難である．主に橋ponsに発生し，錐体路症状，対側脳神経麻痺，小脳症状がみられ，小児では歩行障害で気づかれることもある．手術はほぼ不可能で放射線照射を行うが，予後は不良で平均生存期間1年前後である．②上衣腫(ependymoma)：上衣細胞由来で，10歳以下の小児に好発する．第4脳室に発生し脳室外へと広がり，閉塞性水頭症で発症することが多い．機能温存しての全摘は難しく，術後放射線療法を要する．5年生存率は高分化型で60～70%，低分化型で約40%である[3]．

【髄芽腫(medulloblastoma)[4]】 髄芽腫は中枢神経系の発生段階に想定される髄芽細胞から発生すると考えられ命名された未分化腫瘍で，その約9割は小児に発生する．現在では未分化神経外胚葉腫瘍(primitive neuroectodermal tumor；PNET)の範疇に入る．小児では第4脳室天井から小脳虫部に発生し，好発年齢は5～9歳，やや男児に多い．水頭症（頭蓋内圧亢進症状）で発症し，腫瘍の進展により歩行障害や眼振，脳神経症状も出現する．10～30%は診断時にくも膜下腔への播種がみられる．集学的治療が有効で，5年生存率は60～70%，くも膜下腔への播種がある場合は約50%．通常，腫瘍摘出術後に放射線療法と化学療法を行う．術後の後遺障害はほとんどなく，残存腫瘍が少ないほど再発再燃率が低い[5]ので，可及的に肉眼的全摘術を行う．放射線治療は術後2週間以内に開始し，全脳全脊髄照射を行う必要がある．化学療法はPNETに対して臨床研究が進み，有効な多剤併用療法がある．現在は大量化学療法など，放射線照射の後遺障害を減じるための治療研究がなされている．

【その他，比較的発生頻度の高い腫瘍】 ①胚細胞腫(germ cell tumor)[6]：松果体，第3脳室，視床下部下垂体に発生．組織型は多彩だがgerminomaがもっとも多く次いで奇形腫が多い．10～20歳に好発し70%以上が男児．頭蓋内圧亢進症状のほか，下垂体機能障害（尿崩症，過食など）やホルモン産生能による思春期早発などもみられる．可及的に腫瘍切除し組織診後に化学療法と放射線療法を行う．予後良好な腫瘍が多く，放射線照射が著効するgerminomaの5年生存率は約90%．②頭蓋咽頭腫(craniopharyngioma)[6]：視床下部・下垂体に発生するので，視野異常，低身長，成長ホルモン低下，甲状腺機能低下，副腎皮質機能低下，尿崩症などをきたす．学童期に多い．全摘で治癒するが，非全摘例でも放射線療法が有効で10年生存率は80～100%．ただし，ホルモン補充療法を要することが多い． ［平井みさ子］

●文献 1) 脳腫瘍全国統計委員会：脳腫瘍の全国集計調査報告, Vol.9, 1996. 2) 松谷雅生：神経膠腫．赤塚順一，他・編，小児がん，医薬ジャーナル社, 2000, pp.627-630. 3) Vanuytsel, L.J., et al.：Intracranial ependymoma：Long-term results of a policy of surgery and radiotherapy. Int. J. Radiat. Oncol. Biol. Phys., 23：313-319, 1992. 4) 生塩之敬：髄芽腫．前掲書2), pp.631-639. 5) Albright, L.A., et al.：Effects of medulloblastoma resection on outcome in children：A report from the Children's Cancer Group. Neurosurgery, 38：265-271, 1996. 6) 松谷雅生：胚細胞腫瘍(生殖細胞腫瘍)と頭蓋咽頭腫．前掲書2), pp.640-645.

脳性麻痺

【定義】 脳性麻痺(cerebral palsy；CP)は運動障害を呈する症候群で，単一の疾病ではない．症候群としての共通項は，①運動障害があり，その障害の様相は暦年齢とともに変化することもあるが生涯続く，②運動障害は脳病変に起因する，③脳病変は脳の未熟な時期に生じ，病変の原因は問わないが病変自体は非進行性になっている，の3つである．CTなどの画像検査で脳の病変が捉えられても臨床的に運動障害がなければCPといわない．脳病変の起きた時期が脳の未熟な時期であるから，成人が脳卒中により片麻痺になってもCPとはいわない．脳病変の非進行性が条件のため，脳腫瘍でも摘出後，脳炎でも炎症がおさまった後，運動障害が後遺症として残ればCPといってよい．

【発症頻度】 1,000人の出生に対して1～2人程度である。
【原因】 仮死・未熟児・黄疸が三大原因とされてきたが，早期産・低出生体重児からのCPが多くなった。重症黄疸後遺症のCPはまれとなった。低出生体重児がCPになりやすい要因は，低酸素性・虚血性脳症，頭蓋内出血などにより脳損傷が起こりやすいためである。脳の先天奇形などすでに胎生期に問題があったために知的障害やてんかんを合併した重度・重複のCPが増加している。
【運動障害の分布と特徴】 ①単肢麻痺(monoplegia)：四肢のうち一肢のみに麻痺がある。とくに足部の動きが障害されやすい。このタイプはまれである。日常生活を送るうえでは大きな支障はない。②片麻痺(hemiplegia)：片側の上下肢の麻痺で一般に下肢よりも上肢に障害が強い。歩行は，知的障害が強くない限り，2歳以前に開始することが多い。日常生活上は健側の上下肢で大きな支障はないが，生活動作の広がりのために，補助手を含めた両手動作が少しでも可能になるように早期からの訓練が進められる。なお片麻痺では痙攣発作が合併しやすく，しばしば難治性である。半盲も合併しやすい。③両麻痺(diplegia)：両下肢の麻痺が重く，上肢の麻痺が軽いタイプである。独歩は可能となることが多い。移動運動障害のほかに視知覚障害，空間認知障害を合併しやすい。早期産・低出生体重児(極小未熟児)にみられやすい。成人の脳卒中では，このタイプの麻痺型をみることはまれであるため，両片麻痺と混同されやすい。脊髄損傷による対麻痺とも混同されやすいが，膀胱・直腸障害がない。④四肢麻痺(tetraplegia, quadriplegia)：両側上下肢麻痺。知的障害，痙攣発作の合併も多い。多くは四肢・体幹の運動障害のため日常生活動作は全介助になることが多い。また四肢・体幹のみならず，口腔内の麻痺のため咀嚼・嚥下困難や構音障害を合併しやすい。日常生活を送るうえでは，精神発達遅滞，てんかん，嚥下困難を重視したほうがよい例も多い。
【治療計画・生活管理】 CPの運動障害は，脳病変そのものの影響で起こる一次的なものと，成長過程で人的・物的環境との相互作用の結果生じる二次的なものとに分ける必要がある。現在の医学では一度固定した脳病変を正常にすることはできない。したがって一次的な運動障害を治すことは難しい。二次的な運動障害を軽減・予防することは可能である。①脳病変による運動障害は，麻痺や筋緊張の不均衡をもたらし，四肢・体幹の関節に不自然な力を持続的に与えるため関節拘縮・脱臼・変形を生ずる。この予防は重要である。②運動障害のため，課題を達成しようとしても失敗に終わることが多い。この繰り返しは，CP児が自らやろうとする意欲を薄れさせ，消極的にする。これに対して自ら動いて目的を達成できる経験を積ませることは重要である。成功感は子どもの発達を促進する。一方，失敗は努力が足りないとして，CP児にとって難しい課題を無理やり行わせ，不成功感を植えつけると，運動への拒否を強化してしまう。これはCP児の運動障害を重度化するので，予防が重要である。③運動が失敗しない環境設定として，CP児が一人でできるように姿勢の調整や対象物の配置の工夫をする(このなかには装具，杖や椅子・机の工夫も含まれている)。またCP児ができそうな課題を選び与えることも重要なことである。「運動障害」を認めたうえで，CP児の運動能力を最大限発達させることが治療目標である。④成人したCP者自身が社会生活を送るうえでもっとも重視しているものは，第一にコミュニケーションが可能なこと，次は日常生活動作の可能なこと，そして移動・歩行が可能なことの順番になっている。このことをふまえて小児期の治療計画・生活管理を考えていく必要がある。

〈関連語〉 学習障害(LD)，痙攣，視覚障害，新生児仮死，身体図式，精神遅滞，知能指数，歩行障害，哺乳障害，療育　　　　　　［北原佶］

●文献　1) 北原佶：脳性麻痺．千野直一，他・編，小児のリハビリテーション(リハビリテーションMOOK 8)，金原出版，2004, pp.1-11.　2) 北原佶，他：脳性麻痺．総合リハビリテーション，32(1)：19-28, 2004.

脳の可塑性

脳の機能は，左右大脳半球の各部位により機能が分化する。言語・聴覚野や視覚野，手足の運動野，感覚野などのように，細かく脳神経の局在と機能が関係している。この機能は生まれながらに機能分化が方向づけされていることを基

本にしているが，この機能発現は生物学的に規定されたものだけではない。発達期における環境的な入力(体験)が機能分化に関与していると考えられる。発達段階における体験(学習と記憶)が機能分化に関係しているのである。同様な機構は脳神経が障害を受けたときにも働く。神経に傷害が起こると正常状態を保とうとして本来は担当していない別の神経が，障害を受けた機能をカバーするように代償する機序が働く。末梢の感覚組織を傷害すれば周辺の神経を動員してカバーしようと機能が広がる。運動器官が傷害されると周辺の器官に神経支配を広げて機能を維持しようとする。このように外的な障害に対して機能を保持しようと変化する現象を可塑性とよび，脳神経細胞ではシナプス機能の変化がそれを担っていると考えられている。神経細胞の活動は電気的興奮の伝導によって行われる。それを担っているのはシナプス機能であり，神経線維のネットワークと伝達機構で構成されている。神経細胞は通常1本の太い軸索を伸ばして標的の神経細胞や筋細胞につながり，興奮を伝達する。それ以外に側枝である側副軸索は神経細胞本体に戻り，また神経細胞相互に張り巡らされた樹状突起はシナプスを形成して神経細胞相互に連携し，活動を促進的にまたは抑制的に調整する役割を担っている。これらの伝達活動は，興奮性・抑制性の伝達物質の調節，およびそれぞれの受容体によって行われるほか，イオンチャンネルを介して伝達・調整される。このようなシナプス伝達は活動することにより効率が高まる性質をもっている。また樹状突起は活動に応じて結合を増加させることも認められている。伝達という機能だけでなく形態的にも変化しうるのである。だから神経を使えば使うほど機能が強化されるのである。これが記憶と学習機序を形成する要因のひとつであり，機能分化の背景に関係していると考えられる。障害を受けた脳細胞は使用を促されることにより，シナプス伝達の効率を増加させ，周辺からの樹状突起の増加がもたらされれば機能の強化・回復につながる。このようにして周囲の神経が障害神経細胞をカバーするように機能を高める。これがシナプス可塑性とよばれ，脳の可塑性を担っている。この理論に基づいてconstraint induced movement therapy(CI療法)のようなリハビリテーション技法が開発されている。障害が生じたから他の機能で代償するだけでなく，代償機能を抑えることで回復を促すアプローチが可能になる。また上記のように代償を担う神経領域は形態が変化することが観測されている。リハビリテーションは可塑性と密接に関連して進められている。

〈同義語〉　シナプス可塑性
〈関連語〉　発達，学習　　　　　　　［鈴木康之］

脳波の発達

【脳波(electroencephalogram；EEG)】　頭皮上から記録される脳の電気的活動の変動をいう。脳からの微弱な電位変化を電極を介して導出・増幅し，時間経過とともに記録したものである。通常は，頭皮上の電極から導出するが(頭皮脳波)，直接大脳皮質においた電極から導出する場合は皮質脳波，脳深部から導出する場合は深部脳波とよぶ。ヒトの脳波を最初に観察したのはドイツの精神科医Berger, H.(1924年)である。脳波は不規則な現象であるが，主として大脳皮質錐体細胞のシナプス後電位の総和を示すと考えられ，視床や中網様体など皮質下の活動の影響も受けている。脳波の振幅は，通常，数〜100μV程度，周波数は0.5〜35Hzくらいまでのものが観察される。8〜13Hzのα波，14〜25Hzのβ波(速波)，0.5〜3.5Hzのδ波，4〜7Hzのθ波(δ波とθ波を合わせて徐波という)に分けられ，振幅としてはβ波がもっとも小さく，δ波が大きい。α波は覚醒安静時の閉眼状態でみられ，β波は開眼状態ないし精神的活動が高まったときに現れ，δ波とθ波は睡眠時やその他の状態でみられる。脳波は個人差を示すとともに，年齢，覚醒・睡眠，病的状態などのさまざまな要因により変化する。

【脳波に影響する要因】　脳波を大きく変化させる要因のひとつは，覚醒と睡眠である。そのため，脳波は意識水準を示す指標となる。覚醒時にはβ波を主とする低振幅速波が優勢であるが，睡眠時にはδ波を伴う高振幅徐波が支配的となる。てんかんのような痙攣発作や意識喪失を伴う疾患では特有の脳波異常がみられる。すなわち，大発作に棘波，小発作に3Hz棘徐波，自律神経発作に14Hz陽性棘波などが特徴的な発作波である。小児期で脳波に顕著な変化が現れる疾患は，このてんかんがもっとも多い。

また，頭蓋内病変や薬物中毒，代謝性疾患でも脳波が異常を呈することが多い。したがって，脳波は神経疾患の補助診断法として重要なものとなっている。脳波検査を必要とするのは，てんかんのほかに，脳腫瘍，脳損傷，脳炎や髄膜炎，脳血管性障害，脳性麻痺，頭部外傷，意識障害があるときなどであり，脳の器質的変化を伴わない精神病や神経症などでは普通，脳波異常はみられない。

【脳波の発達的変化】 脳の発達は，脳の細胞数の増加，神経細胞の突起の分枝，伸展，髄鞘化，シナプス形成などに基づき，それらは脳波の発達現象の解剖学的基盤を形成する。神経生理学的には，脳波の発達は上行性の網様体－視床－皮質径路およびそれの投射を受ける皮質の応答性の発達的変化として理解される。大脳の発達とともに，脳波も変化していく。脳波の発達は，後頭部から前頭部に向かって進み，側頭部の発達が一番遅い。脳波は胎生24週頃よりみられるが，新生児期の脳波は不規則な低振幅徐波に低振幅速波が重なってリズムはまだ認められない。脳波は非常に平坦で，新生児ではおおかた眠っているような脳波を示す。1歳を過ぎると脳波のリズムが増して，まどろんだときにみられるθ波が優位になる。3歳頃より，覚醒時にみられるα波が多くなり，6歳を過ぎるとα波の頻度はさらに高くなっていく。8〜9歳でα波が支配的となる大人の脳波にかなり近くなるものの，ほぼ完全に大人の脳波の型になるのは11〜14歳頃である。脳波の発達の脳重量の発達との関係を調べた研究でも，脳重量の増加に伴い，脳波も急速に安定していき，13〜14歳の頃に成人型の脳波像になることが指摘されている[1]。やや異なった観点からまとめれば，一般に，年齢が小さいほどδ波やθ波などの徐波が目立ち，乳児期はδ波が中心であり，幼児期はθ波が優位である。6〜10歳でα波優位となるが，α波の出現程度は不安定である。10歳以降，安定したα波優位となる。これら脳波の発達的変化は，脳の働きが胎生期から乳幼児期にかけて急速に発達し，11〜14歳の思春期の頃に大人としての安定した段階に至ることを示していると考えることができる。

〈関連語〉　てんかん，意識障害，脳の可塑性

[小笠原昭彦]

●文献　1）永江誠司：脳波の発達．脳と発達の心理学；脳を育み心を育てる，ブレーン出版，2004, pp. 38-39．

ノーマライゼーション

【概念】　ノーマライゼーション（normalization）の概念は，小児看護においては慢性疾患の子どもや家族を対象に研究されてきた。ノーマライゼーションとは，プロセスとして捉えた場合には，通常の生活への再統合または調和のとれた全体的存在として個の身体的・心理的・社会的特性を再構築する過程である。ノーマライゼーションを結果として捉えた場合には，2つの視点に分けられる。その1つは，病気や障害に対する親の考えに基づき，たとえば「人工呼吸器がついたこの状態はこの子にとって普通であって，この子の個性」などとした，障害のあることを普通と捉える認知的な視点である。もう1つは，他者に正常性を強調したり，普通の生活を送るために努力する行動として捉える行動的な視点である。ノーマライゼーションの結果は，効果的なコーピングをもたらし，病気や障害による影響を最少にする。さらに，不安が減少し，コントロール感や希望，状況に立ち向かっていくパワーを高める。その結果，適応やクオリティーオブライフ（QOL），満足などにつながる。ノーマライゼーションに影響する要因には，子どもや親や家族の病気や障害に対する考え，適応力や柔軟性，病気によって得られる経験，ライフステージ，家族における考えの一致性などがある。ノーマライゼーションをもたらす看護としては，たとえば，日常のケア場面を活用し「人工呼吸器をつけながら一生懸命頑張っているお子さんをお母さん達はどう考えておられますか？」などのように，対象者自身が障害や病気のあることを，どう考えているか，対象者自身に考える機会を与え，自らの意思を明確にしていくことの大切さを伝えていく。加えて，病気や障害があっても期待できることについての情報や，得られる資源の情報を提供すること，などがある。そのためには，看護者が対象者の協働者として，互いの考えを率直に出し合い，共に考える身近な存在でいるように努める看護者自身の考えや姿勢が重要である。

【歴史的背景】　ノーマライゼーションは，1950年に悲惨な知的障害者の入所施設を改善するた

めの親の会の運動としてデンマークで生まれ，北欧諸国で実践の土台が形成された。ノーマライゼーションとは「障害をノーマルにするということではなく，障害者の住居・教育・労働・余暇などの生活の条件を可能な限り障害のない人の生活条件と同じようにすること」を意味し，ノーマライゼーションという考え方は，障害をもつ人達だけではなく，高齢者，女性など社会的に弱者であるとみなされている人々に対する基本的な理念として起用された。そして，共生社会の基本理念として社会改革を促す概念であるとし，教育や福祉などのあらゆる領域において概念の重要性が認められている。

【今後の課題】 病気や障害の長期的な経過におけるノーマライゼーションの変化や，個々におけるノーマライゼーションに至るまでの過程の違い，どのようにすればノーマライゼーションに向かうように対象者のパワーを引き出せるのかなどの具体的な看護援助に関する検討が課題であろう。

〈関連語〉 障害受容，障害の概念，自立，自律
[鈴木真知子]

●文献 1) Knafl, K.A., et al.：How families manage chronic conditions；an analysis of the concept of normalization. Res. Nurs. Health, 9(3)：215-222, 1986. 2) Deatrick, J.A., et al.：The process of parenting a child with disability；normalization through accommodations. J. Adv. Nurs., 13：15-21, 1988.

Non-reassuring fetal status(胎児の状態が心配な心拍パターン)

【定義】 Non-reassuring fetal status(NRFS)とは，子宮内の胎児が呼吸・循環不全を起こした状態をいう。

【診断】 診断方法には，胎児心拍数モニタリング(non stress test；NST または cardiotocograph；CTG)，BPS(biophysical profile score)，超音波ドプラ法，胎児血液ガス分析などを併用する。とくに胎児心拍数モニタリングにおいては，以下の4条件すべてを満たす場合に，reassuring fetal status(胎児は安心な状態)と判定し，そうでなければ non-reassuring fetal status(胎児は心配な状態)と判定され，早急な対応が必要となる。①胎児心拍数基線(FHR baseline)が正常範囲110～160 bpm にある：110 bpm 未満ならば徐脈(bradycardia)，160 bpm 以上ならば頻脈(tachycardia)である。②胎児心拍数基線細変動(FHR baseline variability)が中等度認められる：細変動とは，1分間に2サイクル以上の胎児心拍数の変動で，振幅・周波数共に規則性がないものと定義する。肉眼的に認められないものを細変動消失，5 bpm 以下を細変動減少，6～25 bpm を細変動中等度，26 bpm 以上を細変動増加とする。③胎動に伴う一過性頻脈(acceleration)が認められる：一過性頻脈とは，在胎週数32週以降の胎児の場合，心拍数増加(基線から頂点まで)が，急速(30秒未満)に15 bpm 以上増加し15～120秒間持続することである。正常であれば20分間に2回以上認める。また，32週未満の胎児では心拍数増加が10 bpm 以上，持続が10秒のものをいう。④一過性徐脈(deceleration)は認められない：一過性徐脈には，早発(early deceleration)，遅発(late deceleration)，変動(variable deceleration)，の3種類がある。また，反復する遅延一過性徐脈(prolonged deceleration)の場合は，non-reassuring fetal status と判定する。

【対応】 看護職者は，胎児心拍数モニタリングの正しい装着法とそれを診断する能力はもちろん，妊産婦の主訴を捉え，陣痛間隔をアセスメントし，モニタリング装着の必要性を妊産婦に対して説明することが重要である。胎児が non-reassuring fetal status に陥った場合には，体位変換，酸素投与を行い，直ちに医師等のスタッフへ報告し，胎児の状態と分娩進行状態をアセスメントし，緊急帝王切開術も想定のうえで，妊産婦やその家族に対して，状況を説明することが重要である。

〈関連語〉 胎児ジストレス，体位変換
[村上真理]

●文献 1) 神崎徹，他：胎児仮死と胎児ジストレス．周産期医学，31(11)：1431-1432, 2001. 2) 鈴木真，他：胎児ジストレスと胎児娩出時期．周産期医学，31(11)：1484-1488, 2001. 3) 瓦林達比古：子宮収縮が胎児仮死に及ぼす影響．周産期医学，31(11)：1489-1492, 2001. 4) 海野信也：Non-stress test(NST)．産科と婦人科，71(12)：1816-1820, 2004. 5) 鮫島浩：分娩児胎児心拍数モニタリング．産科と婦人科，71(12)：1827-1831, 2004.

は

パーセンタイル

【定義】 パーセンタイルとは，計測値の統計的分布のうえで，小さいほうから数えて何％目の値は，どれくらいかという見方をする統計的表示法である．変数 x の最小値から最大値までを，大きい順にデータを配列するとする．大きい順に並べられたデータ全体の1％の観察値がその下にある（99％の観察値がその上にある） x の値を1パーセンタイルとよぶ．2％の観察値がその下にある x の値を2パーセンタイルとよび，以下同様となる．順序づけられたデータを十等分した，10，20，30，40，…90パーセンタイルで区切られた x の値は十分位数とよばれる．順序づけられたデータを四等分した，25，50，75パーセンタイルで区切られた x の値は四分位数とよばれる．50パーセンタイル値は中央値である．

【パーセンタイルを利用する】 データから極値を除外して，残った観察値の範囲を定めることにより，外れ値に影響されない広がりの指標が得られる．四分位範囲とは，25パーセンタイル値と75パーセンタイル値との差である．四分位範囲は，その上下に観察値の25％があり，真ん中の50％がこの範囲に含まれる．十分位範囲では，10パーセンタイル値と90パーセンタイル値との差であり，上下10％の間にある真ん中の80％がこの範囲に含まれている．健康な個体群についての十分な変数の値から算出されたのであれば，疾病の診断やスクリーニングのためにこの範囲を使うことがある．乳幼児の身体発育値はこの範囲を用いて評価を行う．

【乳幼児の身体発育評価】 乳幼児身体発育値には，性別・年月齢別に体重，身長，胸囲および頭囲の4項目が用いられている．現在これらの4項目について，3，10，25，50，75，90，97の各パーセンタイル値が評価基準として用いられる．個人個人の計測値を，これらのパーセンタイル値または曲線と比較して発育を評価することが多い．3および97パーセンタイル曲線の間に，各年月齢の94％の乳幼児の値が入る．この範囲のなかに入って本人なりに発育していれば，まず問題ないと判断される．評価にあたり，次の注意が必要である．①3パーセンタイル値未満，また97パーセンタイル値以上の場合は発育の偏り，10パーセンタイル値未満や90パーセンタイル値以上の場合は偏りの疑いとして，経過観察することが多い．経過観察によって順調な発育を確認することは大切であるが，体重や身長などの各計測値のバランスがとれており，出生時からの計測値が本人なりに増加していれば心配ないことが多い．医師による診察や精密検査を待たずに安易に発育異常と判断しないようにしたい．②乳幼児発育調査は，ほぼ同時期に調査された1万人以上の横断データであり，1人の乳幼児の時間的経過を追って観察した縦断データではない．したがって，個々の乳幼児がパーセンタイル曲線に沿って発育することを示しているわけではない．一人ひとりの発育は，急に大きくなる時期や，発育が緩やかな時期もあるので，正常な乳幼児の発育値も，この曲線に必ずしも平行しないことが多い．縦断的評価の視点が重要となる．

〈同義語〉 乳幼児身体発育値
〈関連語〉 成長曲線，成長，身体発育

［住吉智子］

パーソナリティー ⇒人格

パーソナリティー形成 ⇒人格形成

肺　炎

【概念】 肺炎とは，肺実質（肺胞）の炎症をさす．ウイルス性肺炎がもっとも多い．発熱・咳嗽といった呼吸器症状がみられ，胸部X線写真上，浸潤陰影が認められる．

【原因・症状】 肺炎でも原因によって治療法が異なるため，原因の鑑別は重要となる．肺炎の原因には，感染性（細菌性肺炎，ウイルス性，マイコプラズマ，クラミジア，真菌性，カリニ）と，非感染性（吸引性，沈下性，化学性，リポイド，過敏性，好酸球性，放射線）がある．細菌性肺炎の起因菌としては，肺炎球菌，インフルエンザ菌が多い．いずれも莢膜をもつ強毒菌である．乳児では黄色ブドウ球菌によるものが重症化することがある．ウイルス性の上気道炎や気管支

炎に引き続いて発症することが多く，高熱が持続し全身状態が悪化することで疑う。肺炎が進行すると，膿胸や肺膿瘍をきたすことがある。早期に適切な抗菌薬を投与する必要がある。ウイルス性では，RS（respiratory syncytial virus），パラインフルエンザ，アデノ，麻疹が多い。上気道炎症状に続いて，強い湿性咳嗽・喘鳴・呼吸促迫などをきたす。概して，細菌性に比べると軽症である。アデノウイルスや麻疹ウイルスでは，急性呼吸促迫症候群（acute respiratory distress syndrome；ARDS）を併発し重症化することがある。年長児の肺炎でもっとも多いのはマイコプラズマである。マイコプラズマは，ウイルスと細菌との中間に位置する微生物で，細菌にみられる細胞壁をもたないために細胞壁の合成を阻害する抗菌薬（たとえば，ペニシリン）は無効である。典型例では，発熱で発症し，1〜2日遅れて咳嗽が出現する。発熱は1週間以上続く場合もある。全身状態は比較的良好で，非定型肺炎とか walking pneumonia ともよばれる。胸膜炎，非定型発疹を伴うことがある。免疫不全のある場合（先天性免疫不全症候群，化学療法中，慢性肉芽腫症など）では，真菌，カリニ（*Pneumocystis carinii*），サイトメガロウイルスなどで肺炎を起こすことがある。真菌性ではアスペルギルスが多く，難治化しやすい。非感染性の吸引性肺炎は，ミルクや食物を吸引（aspiration）して生じる。新生児・乳児や嚥下機能障害児に多い。口腔内に常在する嫌気性菌が起因菌となる。沈下性肺炎は，同じ体位での長期臥床により下側になっている肺に気道分泌物が貯留して起きる。細菌感染を合併しやすい。そのほか，夏期発症，古い木造家屋に居住，びまん性の粒状間質陰影などがみられると夏型過敏性肺炎を疑う。肺炎には，原因別のほかに病理学的な分類もある。主な炎症部分が肺胞にある肺胞性肺炎（一般的な肺炎）と，肺胞隔壁にある間質性肺炎がある。間質性肺炎では，空気は肺胞に到達するが酸素と二酸化炭素のガス交換はしにくい。原因不明（特発性）のことが多く，治療に抵抗する。

【診断】 肺炎の診断には胸部X線写真検査が必須であり，鑑別診断にもつながる。ウイルス性肺炎では，気管支周囲の陰影とその末梢の淡い浸潤陰影がみられる。細菌性肺炎では，肺区域に一致した肺容積非減少性の浸潤陰影が認められる。マイコプラズマ肺炎では，スリガラス状の均質な浸潤陰影や無気肺（肺区域に一致した肺容積減少性の陰影）がみられる[1]。血液検査では，白血球増多・C反応性蛋白（C-reactive protein；CRP）高値・赤沈亢進の場合には細菌性を疑う。マイコプラズマの単独感染では，白血球は軽度減少・CRPは軽度から中等度陽性が多い。そのほか，ウイルスやマイコプラズマ抗体価は急性期と回復期の2回ペアで測定する。近年，マイコプラズマでは，IgM抗体測定による迅速診断が可能となった。間質性肺炎では，LDH・KL-6が著増する。細菌性肺炎の確定診断は，細菌培養による。検体は喀痰が望ましい。細菌性を強く疑う場合は，血液培養も行う（敗血症合併）。胸水貯留があれば，胸腔穿刺・培養を行う。このとき，胸部X線写真にて空洞性病変が認められれば，結核を考慮し抗酸菌培養も行う。RSウイルスでは，鼻咽頭ぬぐい液中のウイルス抗原にて迅速診断可能である。

【治療】 肺炎では入院治療になることが多い。有熱時には安静を保ち，脱水をきたさないよう水分摂取を促したり輸液療法を行う。気道症状に対して，去痰薬・鎮咳薬・気管支拡張薬を投与する。呼吸困難があり低酸素血症がみられれば，酸素を投与する。重症化して人工呼吸管理を要することもある。急性期を過ぎれば肺理学療法を積極的に行う。細菌性の市中肺炎を疑う場合には，頻度の高い肺炎球菌やインフルエンザ菌を目標に広域スペクトラムの抗菌薬を選択する。近年，耐性菌が増加しており，薬剤感受性検査などを参考にする。メチシリン耐性黄色ブドウ球菌（methicillin-resistant *Staphylococcus aureus*；MRSA）には，塩酸バンコマイシン・硫酸アルベカシンなどを投与する。マイコプラズマ肺炎を疑う場合は，マクロライド系抗菌薬を使用する。抗菌薬開始2〜3日後にはその効果を評価し，必要であれば抗菌薬の変更・追加を行う。そのほか，膿胸を合併すれば早期に胸腔ドレナージを行う。先天性嚢胞性肺疾患に対しては，肺炎軽快後に罹患肺葉切除を考慮する。

〈関連語〉 咳嗽，胸腔穿刺，結核，呼吸困難，呼吸理学療法，脱水症，敗血症　　　　［横山美貴］

●文献　1）雉本忠宏：肺血管（気管支）周囲の陰影．小児胸部X線像のみかた，第2版，中外医学社，1992，pp.51-56.

バイオエシックス

【背景】 アメリカにおいて"患者の人権運動"が高まるなかで,"患者中心の医療の倫理"が誕生し,1970年代の半ばに"バイオエシックス(bioethics)"が学問分野として構築された。バイオエシックスの本来の意味は,単に人の命をめぐる倫理のみではなく,動物や植物,微生物など地球全体の生態系の環境論を含むものである。1978年に,ジョージタウン大学,ケネディ生命倫理研究所が編集した『生命倫理百科事典』初版では,バイオエシックスは「生命科学と医療における人間行為を倫理原理の見地から検討する体系的研究」として位置づけられている。第2版では,「学際研究において,さまざまな倫理学的方法論を導入して行う,生命科学と医療についての倫理的な洞察・判断・行為・政策を含む倫理的次元に関する体系的研究」と定義づけられている。わが国ではバイオエシックスを「生命倫理」と訳して用いる場合も多い。「倫」とは仲間を意味しており,バイオエシックスは,集団のなかで生命に関してとりまく問題(性・生殖・生命・死など)に差異が生じたとき,倫理的議論を重ねて集団として最善の解決法を見出すことである。倫理的結論は,あくまでもそのときのその集団の最良と考えられるものであり,時が移り条件が変われば異なった倫理的結論となる場合もある。

【基本原理】 バイオエシックスを支えている哲学には,「できるだけ多くのヒトに,最小のリスクで,最大の利益をもたらすのが善である」とするMill, J.S.らの功利主義,「仮に少数であっても,その人たちの権利は守られるべきである」とするKant, I.の権利主義などがある。両極に位置するこれらの哲学に基づき,専門職として一人ひとりが,生命に関する問題を捉え,倫理的議論を重ね,最善の解決法を見出していくことが重要である。Beauchamp, T.L., Childress, J.F.らは,バイオエシックスの基本となる4つの原理をあげている。①自律の原則:正常な判断能力をもつ個人のオートノミーを尊重する義務を負うというものである。知る権利,知らないでいる権利の尊重も含まれる。②侵害回避の原則(無害原則,あるいは無危害原則):他者を害しない義務を負うというものである。この原則は,他者を故意または直接的に害しないようにする義務を課すだけではなく,害悪を被る危害に他者をさらすことも禁止している。③恩恵の原則(善行の原則):われわれが他者の福祉(幸福)と利益を尊重し,その他者が健康の回復といった目的を成就しようとするのを援助する積極的な義務を負うというものである。④公正の原則:利益と負担を公正に分配する義務を負うというものである。同等と考えられることは同等に遇し,異なっていると考えられることは,その違いを認める手法に従って対応する。

【小児看護における課題】 小児看護に携わる看護者は,専門職として子どもの権利を擁護する責務がある。子どもの権利が守られているか,何が子どもの最善の利益になるのかを,子どもと十分話し合い,子どもの意見を尊重し,親や他の専門職とともに慎重に検討していく必要がある。子どもの場合,同意や決定をめぐって,子どもの意見表明権が守られていない,同意能力がないとみなされ子どもの意思決定が尊重されないなど,さまざまな倫理問題が生じている。日本看護協会は小児看護業務基準のなかで,「子ども自身が理解・納得することが可能な年齢や発達状態であれば,治療や看護について判断する過程に子どもは参加する権利がある」と,ヘルスケアに対する子どもの権利を保障している。また,世界医師会のヘルスケアに対する子どもの権利に関するWMAオタワ宣言では,「成熟した子どもは,医師の判断によりヘルスケアに関する自己決定を行う権利を有する」と,明記されている。日々のケア場面,治療場面において,子どもの年齢に応じた理解しやすい方法で説明を行い,子どもの意向を尊重したケアを実践することが課題である。自分の意見が表明できない年少児の場合,子どもにとっての最善は何かを把握することが難しい。子どもをとりまく,家族,医療者などの間で意見が対立する場合もある。おのおのの立場からバイオエシックスの考え方に基づき倫理的議論を重ねて最善の解決法を見出すことが重要である。

[中野綾美]

●文献 1) 松田一郎:出生前診断の生命倫理. 小児内科, 32(12):2094-2098, 2000. 2) 日本看護協会:小児看護領域の看護業務基準. 日本看護協会・編, 日本看護協会看護業務基準集2003年, 日本看護協会出版会, 2003, pp.28-38. 3) 仁志田博司・編:出生をめぐるバイオエシックス;周産期の臨床にお

ける「母と子のいのち」, メジカルレビュー社, 1999, pp.15-55. 4) 世界医師会：ヘルスケアに対する子どもの権利に関する WMA オタワ宣言. 日本医師会・編, 国民医療年鑑平成10年度版, 春秋社, 1999, pp.101-105.

ハイガード／ミドルガード／ローガード

【定義】 ハイガード(high guard)とは，1歳前後の歩き始めの子どもがとる，両上肢を高く挙上して歩く歩行姿勢のことである。同時にまた，この時期の子どもはワイドベース(wide base)とよばれる，両足幅を広くすることによって，立位姿勢の不安定さを補って歩く。上肢の振りはまだみられず，下肢を前方に出した後も殿部が後方に残りやすく，歩幅は小さくなる。歩行開始後数週間後には，歩行に慣れ，挙上していた上肢は徐々に下がり，上腕を体側につけ肘屈曲位でバランスをとりながら歩く。これをミドルガード(middle guard)あるいはミディアムガードという。さらに1歳半頃になると，上肢を低く下げ，肘伸展位で歩くようになる。これをローガード(low guard)あるいはノーガードといい，歩幅も広がり，多少の段差があっても転ばなくなり，かなり安定した歩き方になってくる。次の段階としては上肢の前後への振りがみられるようになり，月齢が進むに従ってワイドベースは徐々に減り，上下肢間の協調運動も十分にみられ，スムーズに歩けるようになる[1]。

【歩行】 二足歩行は言語の使用と並ぶ人間の特徴であるが，二本足で移動するには足底という狭い支持面で重心の高い身体を支えなければならないので，高度の姿勢保持機構の発達が必要である。人間の歩行には，①抗重力機能，②足踏み運動，③平衡維持，さらに①～③を備えたうえでの④推進力が必要であるといわれている。抗重力機能とは，重力に逆らって身体を支え，立位を保持できることである。足踏み運動とは身体を移動させる下肢の運動であり，平衡維持は歩行時に移動する身体の重心の位置を調節して，立位を保持できるようにバランスをとることである[1]。人間は1歳前後にこれらの機能がそろうことで，歩行することができるようになるが，まだ，機能的には未熟であるので，子どもは上肢の位置を上下させることによって，バランスをとったり，抗重力機能を補ったりしていると考えられる[1]。歩行に至るまでには，首のすわり，寝返り，お座り，はいはい，つかまり立ち，伝い歩きなどを経て，段階的に粗大運動が発達してくるが，運動発達を促すためには，周りの大人とのかかわり合いのなかで，楽しく遊びながら子どもが十分に身体を動かす機会をもつことが望ましい。

〈関連語〉 粗大運動　　　　　　　　　　[飯村直子]

●文献 1) 有馬正高, 他：小児の姿勢, 改訂第2版, 診断と治療社, 1999, pp.82-83.

敗血症

【定義と病態】 敗血症(sepsis)とは，感染に伴う全身症状として38℃以上の高体温あるいは36℃以下の低体温，多呼吸，頻脈，白血球増多あるいは白血球減少を2つ以上認める状態を示し，細菌感染のみならず，ウイルス感染症，真菌感染症，原虫感染症もその原因となる。敗血症は感染症によって全身性炎症反応症候群(systemic inflammatory response syndrome；SIRS)が惹起された状態と理解されており，成人では，以下に示す4条件のうち2つ以上を満たすものを SIRS と定義している。① 38℃以上の発熱，あるいは36℃以下の低体温。② 20回/分以上の多呼吸あるいは，$PaCO_2 < 32$ mmHg。③ 90/分以上の頻脈。④ $12,000/\mu l$ 以上の白血球増多，あるいは $4,000/\mu l$ 以下の白血球減少，あるいは，白血球分画で幼弱球が10%以上。この SIRS の原因としては，感染症以外にも外傷，熱傷，急性膵炎が知られている。SIRS の病態には，刺激を受けた単球，マクロファージ，好中球から腫瘍壊死因子(tumor necrosis factor；TNS-α)，インターロイキン(interleukin；IL)-1β，IL-8，インターフェロンなどの炎症性サイトカインが大量に放出されて生じる高サイトカイン血症，血管内皮細胞の障害，凝固系の活性化，補体の活性化などの相互作用が関与している。真菌，マラリアなどの原虫，ウイルス感染も敗血症の原因となるが，とくに大腸菌，緑膿菌，ヘモフィルス菌などのグラム陰性菌では，細胞壁成分に含まれるムコ多糖類であるエンドトキシン(内毒素)が高サイトカイン血症を誘発する。敗血症は感染症によって引き起こされる初期段階の全身反応であ

り，臓器不全，循環不全や低血圧症を伴うものを重症敗血症（または敗血症症候群）という。重症敗血症では，乏尿，アシドーシス，精神症状を認めることがある。さらに進行すると，適切な輸液を行うのみでは低血圧が改善しない状態（敗血症性ショック）に至り，多臓器不全から死亡することもある。

【菌血症と敗血症】 重症敗血症の約20〜40％に菌血症を伴う。菌血症は血液培養で細菌の存在が確認される状態を示す言葉である。抜歯処置後や外傷時に一過性の菌血症が認められることがあるが，多くの場合では免疫機能が働いて通常は感染症として発症しない。明らかな感染巣がみつからない39℃以上の発熱患者にも数％の頻度で菌血症がみつかることがある。これはoccult bacteremia（潜在性菌血症）といい，やがて髄膜炎などの重症感染症，重症敗血症に至ることもあるが，無治療で治癒する場合もある。菌血症が必ずしも重症敗血症に至るわけではない。

【症状と所見】 敗血症の症状は，発熱，多呼吸，頻脈から始まり，やがて進行すると意識障害などのショック症状が強くなる。循環器症状としては，換気血流不均等による低酸素血症，血管外への血漿成分漏出による低血圧，腎臓では乏尿，高窒素血症，蛋白尿，凝固系では凝固因子が活性化されて出血傾向をきたす播種性血管内凝固（disseminated intravascular coagulation；DIC）がある。検査所見としては，CRP（C-reactive protein，C反応性蛋白）強陽性，核の左方移動を伴う白血球増多，場合によっては顆粒球減少症，血小板減少症，好中球の細胞質に中毒顆粒がみられる。血液培養は必要であるが，必ずしも陽性にはならない。

【治療】 細菌感染の場合は抗菌薬による起因菌の除去に加えて，循環不全に対して補液，血管収縮薬，酸素投与，ステロイド投与，重症であれば人工呼吸管理が必要になる。敗血症性ショックから多臓器不全に至ると集中治療を受けることになるが，予後は不良である。

〈関連語〉 ショック　　　　　　　　　　［崎山弘］

●文献　1）森川嘉郎：菌血症および敗血症. 小児内科, 34（増刊号）：872-879, 2002.　2）原寿郎，他：敗血症. 五十嵐隆・編, 小児科学, 改訂9版, 文光堂, 2004, pp.487-489.　3）Munford, R.S.（渡邉一功・訳）：敗血症および敗血症性ショック. Braunwald, E.・編, ハリソン内科学, 第15版, メディカル・サイエンス・インターナショナル, 2003, pp.828-833.

バイタルサイン

【定義】 バイタルサインのバイタルとはvitalityという言葉，活力，また活き活きしている状態を表す形容詞としたものでサイン（所見）と一緒にしたバイタルサインとは"人間の生きている状態を示すいくつかの徴候，あるいは所見"のことをいうのである。具体的には脈拍，呼吸と体温の3つがケア上の3本柱と考えられ，これらに集中しての研究や学習がなされてきた[1]。その測定値は，疾病の診断・治療や，看護ケアをしていく際の指標として欠かせない。子どもの場合，成長発達の途上にあることから，年少であればあるほど，バイタルサインは不安定であり，その基準値は，成人とはかなり異なる（表83）。

【測定の意義】 正確なバイタルサインの測定や観察は，異常の早期発見や，予後の判断に，重要かつ不可欠である。その測定方法については，その子どもの成長発達を考慮し，安全で正確な方法を選択する必要がある。

【体温測定】 年少であるほど体温調節機能が未発達のため，外界の気温の影響を受け，また新

表83　血圧，体温の基準値

	血圧(mmHg)		体温(℃)
	収縮期	拡張期	
新生児	60〜80	60	36.5〜37.0
乳児	80〜90	60	
幼児	90〜100	60〜65	
学童	100〜120	60〜70	36.0〜36.5
成人	110〜130	60〜80	

乳児および年少児のバイタルサインは，呼吸測定・脈拍測定・体温測定の順で測定。測定時，おもちゃなどで，測定器に集中した子どもの気を紛らわすことで正確に測定できる

表84　月齢・年齢別のマンシェットの幅の基準

月齢・年齢	マンシェットの幅(cm)
3カ月未満	2.5〜3
3カ月〜3歳未満	5
3〜6歳未満	7
6〜9歳未満	9
9歳以上	12

陳代謝が激しいため，成人に比べて体温は高い。測定部位によって測定値の差があり，腋窩体温と比較して口腔検温で 0.2～1.5℃，直腸検温で 0.2～0.9℃高い。口腔検温はかみ砕くなど，危険を伴うので，子どもには行わない。測定方法を以下に示す。①腋窩体温：幼児・年長児に適切な測定法である。腋窩に汗をかいている場合，拭き取り水平からやや下方から角度をつけ，体温計のセンサー部分が腋窩に挿入できるようにし，上腕と体幹を密着させ 10 分間固定し測定する。②直腸体温：新生児・乳児に適切な測定であるが，下痢など排便回数の多い場合や肛門の疾患の子どもには行わない。測定時の体位は，仰臥位あるいは側臥位とする。測定方法は，直腸体温計の水銀部に潤滑剤を塗り，肛門より約 2.5 cm，1～1 分 30 秒間挿入する。挿入および固定は利き手で行い，他方の手で子どもの両側の脚を固定する。鼠径部の冷罨法を実施している子どもの場合は，2～3 cm 挿入する。③電子体温計での測定：乳幼児に刺激を与えず，安静に簡便に測定できる。腋窩用以外に，耳式，おしゃぶりなど測定部位によって工夫された体温計が市販されている。

【血圧測定】 子どもの血圧測定法として，触診法と聴診法がある。マンシェットの幅が広すぎる場合，血圧値は実際より低く，狭すぎる場合は高く測定される。上腕の 2/3 を覆う幅のものを用いる。個人差はあるが，表 84 のような目安も参考にする。測定の前 30 分は安静にし，子どもの運動や哺乳・食事の直後は避ける。乳児の場合，啼泣によって変動しやすいので泣かせないように留意する。乳児の場合，睡眠時がもっとも正確である。また，1 回の測定で圧を上げ下げすると，値が高くでるので，測定値が不明瞭な場合，完全に圧を下げ，再度，測定する。

[竹村真理]

●文献 1) 日野原重明：バイタルサインの見方考え方（看護 MOOK 7），馬場一雄・編，金原出版，1988, p.1. 2) 吉武香代子・監，野中淳子・編著：子どもの看護技術，へるす出版，2001. pp.219-227. 3) 山﨑智子・監：小児看護学（明解看護学双書 4），第 2 版，金芳堂，2005, p.209.

排尿困難／尿閉 ⇒尿排出障害

排便管理

【概念】 排便管理とは，消化器や神経系の障害，心理的要因，生活習慣の問題など，なんらかの原因によって便秘や便失禁をきたす小児に対して，症状の緩和と健康的な排便習慣の獲得を目指して，薬物投与や医療処置，日常生活の調整を行うことを意味する。排便のメカニズムは，摂取した食物は胃腸で消化・吸収された後，便となって直腸に運ばれて，直腸粘膜への刺激が求心性神経線維を通って脊髄に伝達されて便意を感じ，中枢から発した興奮が遠心性神経線維を通って肛門括約筋の弛緩や横隔膜や腹筋の緊張によるいきみが誘発されて便が排泄される。しかし，先天的に肛門挙筋・括約筋群の器質的障害や中枢・脊髄・末梢神経系の障害により排便機能が損なわれている小児は，便が長期間体内に停滞して水分が吸収されて固くなって排便が困難になってしまう便秘[1]や，排便のメカニズムの協調が障害されて便が肛門から不随意に漏出してしまう便失禁[2]などの症状をきたす。身体的要因に加えて，精神発達障害や心理的要因，生活習慣の問題などが複雑に絡み合って排便障害を引き起こす場合もある。便秘が持続して直腸内に便塊が停滞すると，新たに送られた便がその回りを通って漏れ出るので，軟便が回数多く排泄されて下着を汚染することから[1]，便秘と便失禁は密接に関係しあっている場合もある。排便障害の影響として，便秘は不快感や腹痛，腸炎をきたす危険性がある。便秘によって直腸の拡張をきたすと，さらに便秘を悪化させるという悪循環も生じる。便失禁は殿部の皮膚の発赤や湿潤をまねき，感染を起こしやすくなるとともに，肛門周囲の知覚を鈍化させて，さらに便失禁を悪化させてしまう[2]。また，便失禁による便臭は学校生活にも影響を及ぼす場合がある。

【排便管理の方法】 便秘や便失禁に対しては，坐薬や内服薬による下剤の投与，グリセリン 50％浣腸液や腸洗浄による強制排便法，摘便などを行う。浣腸や腸洗浄などの治療は，一定期間行って規則的な排便習慣を整えたうえで，可能であれば自律的な自然排便に移行する。同時に，便通を促進する繊維質の多い食事内容に心がけること，食事は 1 日 3 回規則正しく摂って食後はトイレに行く習慣をつけること，就寝・

起床時間を規則正しくすることは,生活習慣の問題から発生する便秘に効果があるだけでなく,器質的障害に対しても排便管理としての効果が期待される[3]。浣腸や腸洗浄の処置は小児と家族にとって負担が大きいことから,その適応を十分検討するとともに,できるだけ負担の少ない方法を検討する。また,下痢は便失禁を助長することから,便の性状を悪化させやすい食品を控えることも便失禁の予防において欠かせない。

【鎖肛の排便管理とケア】 小児の排便障害を引き起こす代表疾患として,鎖肛に焦点を当てる。鎖肛は直腸・肛門の形態異常を主症状とする先天性疾患で,直腸盲端と肛門挙筋・括約筋群の位置関係を目安に病型が分類される。高位型においては,肛門挙筋・括約筋群の未発達や機能不全による排便障害が認められる。このような術後の鎖肛患者に対しては,食事内容や規則的な生活習慣を勧めながら,緩下剤の服薬や浣腸などによって規則的な排便習慣を確立し,段階的に自排便に移行する。家族は手術に対する期待が大きく,術後も継続される排便管理に戸惑いや落胆が生じやすいため,あらかじめ排便管理が長期的に必要になる見通しを医師から伝えることも必要である。乳幼児の家族には,排便管理の必要性や判断の仕方,服薬や処置の方法,生活習慣の調整などを十分に理解できるように情報を提供し,目標を共に決めていけるよう支援する。また,学童期以降のセルフケアの確立に向けて,幼児期から小児の意思を尊重し,自分のこととして関心がもてるように可能な範囲で病気の説明を行って,段階的に自分でできることを増やしていくことが大切である。定期的に排便機能を評価して,便失禁の予防対策とともに,症状が発生したときの対処としておむつやパッドの物品に関する情報提供,小児や家族の希望があれば就学予定・就学中の学校側の協力体制を整えるための取り組みが必要である。学童期以降は,排便管理の目標や方法を小児とともに話し合いながら意思決定を促すことが望ましい。排泄の問題は小児の心を深く傷つけて,自尊感情を低下させるリスクがあるため,助言の方法や相談を受ける環境には十分に配慮する。便秘や便失禁の現れ方,治療・処置に対する反応は個人差が大きく,ライフスタイルによっても変化する。したがって,排便管理は継続的に評価し,最良の方法を検討し続けるとともに,小児や家族に生じている心身の苦痛・負担を十分に理解し,負担の緩和をはかることが必要である。

〈関連語〉 便秘,便の性状　　　　　[奈良間美保]

●文献　1)奈良間美保:便秘.小児看護学1;小児看護学概論・小児臨床看護総論(系統看護学講座専門22),医学書院,東京,2003,p.327. 2)濱田米紀:排泄管理に必要なケア技術;便失禁.小児看護,22(12):1592-1598,1999. 3)奈良間美保,他:排泄管理を必要とする幼児の日常生活の自立とその関連要因;健康児との比較より.日小児看護会誌,10(1):1-8,2001.

ハイリスク新生児

【概念】 出生後に生理的に不安定な状態がみられ,今現在何か特別な治療や管理が必要である新生児のみでなく,現在は落ち着いていても不安定な状態に移行しうる可能性をもっている新生児を含めて考えるのが一般的である。

【ハイリスク新生児のリスク要因】 大きくは胎児期の環境である母体側の要因,周産期の要因,新生児の要因に大別できる。母体側の要因としては,母体の糖尿病や高血圧など,胎内環境に直接影響を及ぼす疾患があげられる。継続的な内服を必要とするような場合にも,胎児は薬剤の影響に曝されることになる。飲酒,喫煙,ドラッグの習慣も,胎児への影響があることが知られている。また,新生児は,すべての世話を他者にゆだねるため,生命維持や成長発達に必要な適切なケアが受けられるかどうかも,大きな問題となってくる。したがって,母親の生活環境や家族の経済状況などの社会的因子も新生児のリスクとなる。妊娠中の問題としては,多胎や早産,妊娠中毒症や母体感染症などがある。早期新生児死亡は,乳幼児死亡のなかでもっとも大きな割合を占めており,分娩時は子どもにとってもっとも生命の危機が高まる時期であるといわれている。この時期に起こる問題としては,頭血腫や骨折,神経損傷などの分娩損傷や,新生児仮死などがある。新生児自身のリスク要因としてもっとも多いものは,未熟性による呼吸の問題である。その成熟度によって,人工呼吸器管理から酸素投与まで,必要な医療管理は異なるが,分娩早期から適切な評価を受けて治療を開始しなければ,重篤な呼吸循環不全に陥

ることがあるため，新生児の出生週数を知っておくことが非常に重要である．そのほかに，胎児の発生異常による臓器や血管，四肢の奇形や機能不全，先天異常などがあげられる．

【治療と看護】 あらかじめリスクが予見されているときには，出生時に起こりうる事態に備えて十分な準備が必要である．先天性心疾患などの異常があらかじめ診断されている場合には，出生前評価により出生後に治療を速やかに受けることができるよう，専門医との連携も重要となってくる．特に低出生体重児は，予測されるリスクに十分に対応しうる医療設備とスタッフの整った周産期医療施設での分娩など，出生場所の選択も検討する必要がある．

〈関連語〉 低出生体重児　　　　　　［西海真理］
●文献 1) 仁志田博司：新生児学入門，第3版，医学書院，2004，pp.83-111. 2) Arthur, E., et al.（竹内徹／監訳）：ハイリスク新生児の確認，安定化および搬送．Marshall, H., et al．編，ハイリスク新生児の臨床，第5版，エルゼビア・ジャパン，2005，pp.67-103.

ハヴィガースト
(Havighurst, Robert James)

Havighurst, R.J.(1900-1991)はアメリカ合衆国のウィスコンシン州に生まれ，物理化学専攻で博士号を取得．1928年からウィスコンシン大学，その後オハイオ州立大学において物理学を教えるとともに，理科教育や一般教育に関する研究を行った．1941年にシカゴ大学の教育学の教授となる．

【発達課題】 Havighurstは1930～1940年代のアメリカの進歩主義教育協会の指導者達の間で用いられていた発達課題という用語を使用し，乳児期～老年期までの全生涯の発達課題を最初に示した(1948)．発達課題は個人が学ばなければならない課題であり，「個人の生涯にめぐりくるいろいろな時期に生じるもので，その課題をりっぱに成就すれば個人は幸福になり，その後の課題も成功するが，失敗すれば個人は不幸になり，社会で認められず，その後の達成も困難になってくる．」と述べている[1]．課題が要求され獲得される時期はおおまかに決まり，その達成は前の段階の課題の達成が前提となっている．人生は6段階に区分され，それぞれの段階には6～10項目の課題がある．この課題は，身体的成熟，社会の文化的圧力，個人の価値と抱負，およびこれらの相互作用から生じるとしている．小児看護においては，Erikson, E.H.の心理社会的発達論とともに，人をトータルに理解するうえで用いられることが多い．Eriksonは自我の社会的適応に関して心理学的水準で考えていたのに対し，Havighurstは社会的適応の方法について社会的水準で考えており[2]，教育的あるいは教育社会学的な性格が強い．なお，これらの課題は1930年代のアメリカの中産階級の子どもの理想的発達像を分析し，その特性を分類したものであり，特定の文化と時代の教育目標を述べたものである．

【乳幼児期】 歩行，固形の食物を摂る，話すこと，排泄の仕方を学ぶ，性の相違や性に対する慎みを学ぶ，生理的安定を得る，社会や事物についての単純な概念を形成する，両親や兄弟姉妹や他人と情緒的に結び付く，善悪を区別することの学習と良心を発達させる．

【児童期】 普通の遊戯に必要な身体的技能の学習，生活する生活体としての自己に対する健全な態度を養う，友達と仲よくする，男子/女子としての社会的役割を学ぶ，読み・書き・計算の基礎的能力を発達させる，日常生活に必要な概念を発達させる，良心・道徳性・価値判断の尺度を発達させる，人格の独立性を達成する，社会の諸機関や諸集団に対する社会的態度を発達させる．

【青年期】 同年齢の男女との洗練された新しい交際，男性/女性としての社会的役割を学ぶ，自分の身体の構造を理解し有効に使う，両親や他の大人から情緒的に独立する，経済的な独立について自信をもつ，職業を選択し準備する，結婚と家庭生活の準備をする，市民として必要な知識と態度を発達させる，社会的に責任のある行動を求め成し遂げる，行動指針としての価値や倫理体系を学ぶ．

【壮年初期】 配偶者を選ぶ，配偶者との生活を学ぶ，第一子を家族に加える，子どもを育てる，家庭を管理する，職業に就く，市民的責任を負う，適した社会集団をみつける．

【中年期】 大人としての市民的・社会的責任を達成する，一定の経済的生活水準を築き維持する，10代の子ども達が信頼できる幸福な大人になれるよう助ける，余暇活動を充実する，自分

と配偶者とが人間として結び付く，中年期の生理的変化を受け入れ適応する，年老いた両親に適応する．
【老年期】 肉体的な力と健康の衰退に適応する，隠退と収入の減少に適応する，配偶者の死に適応する，自分の年頃の人々と明るい親密な関係を結ぶ，社会的・市民的義務を引き受ける，肉体的な生活を満足に送れるよう準備する．
〈関連語〉 発達課題，エリクソン ［草場ヒフミ］
●文献 1) Havighurst, R.J.(庄司雅子・監訳)：人間の発達課題と教育，玉川大学出版部，1995． 2) 村田孝次：発達心理学史，培風館，1992．

恥の感覚

Freud, S. が肛門期といった幼児期初期を，Erikson, E.H. は筋肉-肛門期(肛門括約筋をはじめ全身の筋肉組織が成熟して，自分で身体のコントロールが可能になる時期)とよび，この時期に発達する心理-社会的特性は自律心-恥・疑惑であり，その徳は意志力であるとした．すなわち，この時期に現れてくる恥と疑惑の感情を建設的に解決することにより自律心が生じるが，それには意志力が関係するということである．ここでは，Erikson の考えに沿って，恥の感覚が自我発達においてどのような役割を果たすかを説明する．
【姿勢と恥の感覚】 進化論的生物主義に基づく精神分析理論において，恥の感覚は，人間の姿勢の発達と関係があると捉えられている．乳児は仰臥位，這うことから，生後1年目頃に自分の2本の足で立つことを学習し，しっかりとした直立姿勢を習得しなければならない．この直立姿勢は数多くの決定的意味をもつ新しい視点を生み出すことになる．直立したとき，社会的知覚を司る顔や目，そして性器のある自分の前面が相手に曝されているという意識が恥という感覚に関連していると考えられている．つまり，恥ずかしいとは，いろいろな側面で，みられる心の準備ができていないのに，自分が完全にむき出しの状態で他人の視線に曝されていると意識することであり，自己を意識していることを意味する．幼い子どもでも顔を赤らめたり，顔を隠したりする表情や仕草で恥の感覚を表現する．どのようなことを恥ずかしく思うかは，その人の住む文化の影響を強く受けることも指摘されている．
【自律心-恥・疑惑/意志】 子どもは，幼児期初期，すなわち1歳と2歳の期間に，肛門括約筋だけでなく筋肉組織全般を発達させる．その結果，子どもは環境を支配する大きな力を得る．この段階の子どもは，自分の意志(基礎レベルの意志力だが)を素直に表出するので，大人にすがりついてきたかと思うと突然その人を押しのけたり，玩具を自分の回りに集めていたかと思うとそれらを投げ捨てたり，一見矛盾した行動をとる傾向がある．これらの行動は保持-排出を交互に行うようにならなければならない排泄訓練の問題と重なる．筋肉の硬直と弛緩，屈曲と伸張を上手に相互調節するということは難しく，子どもの自由な選択と意志で腸や他の両面価値をもつ諸機能を徐々に統御しようとする試みが許されるべきである．この時期の子どもが相対立する二重の意味に過度に曝されることや，訓練の過少または過剰のために味わう挫折感は，深い恥の感覚や強迫的な疑惑を生み出していくので，子どもが自己嫌悪に陥らないように，年齢に応じた思いやりある指導を通じて何事にも，「自分でしたい」という子どもの願望を大人が支えていく必要がある．
〈関連語〉 エリクソン，自我の発達，トイレットトレーニング ［前田和子］
●文献 1) Erikson, E.H.(仁科弥生・訳)：幼児期と社会1，みすず書房，1977． 2) Evans, R.I.(岡堂哲雄，他・訳)：エリクソンは語る；アイデンティティの心理学，新曜社，1981． 3) Maier, H.W.(大西誠一郎・監訳)：心理学三つの理論，黎明書房，1976．

破傷風

【病原体と疫学】 破傷風は破傷風菌が感染して，その毒素によって発症する疾病である．破傷風菌(Clostridium tetani)は偏性嫌気性グラム陽性桿菌で芽胞を有する．世界的にみると年間10万人以上が死亡しているが，その大部分は開発途上国での新生児破傷風である．破傷風は偏性嫌気性菌であるために，空気中の酸素と接触するような環境では培養できない．またビタミン，アミノ酸，糖質などを合成する能力を保有しないので菌が発育するためにはこれらの栄養を要求する．自然界においても環境条件が

整わなくなると破傷風菌の多くは死滅するが，その一部は芽胞を形成して休眠状態になる。芽胞は熱，乾燥，酸素，消毒薬にも抵抗を示し土壌の中などに普通に存在する。

【発症の経過】　破傷風菌の芽胞が外傷部位から体内に入り込むと，空気中の酸素に触れない組織内で発芽し，破傷風菌として増殖を開始する。破傷風菌は分子量約15万の蛋白質である破傷風毒素をつくり，この毒素が末梢神経の神経筋接合部から神経細胞に取り込まれる。取り込まれた毒素は神経細胞の機能を破壊しながら軸索を経由して，さらに上位の神経細胞へと運搬され，運動神経の障害を進行させる。錆びた釘を踏んだ傷は破傷風の危険があると俗にいわれる理由は，空気に触れない皮下深くに不潔な釘に付着している破傷風の芽胞を感染させる危険性があるためである。また，開発途上国に新生児破傷風が多いのは出産時に不潔な鋏で臍帯を切断する際に破傷風菌に感染するか，切断後の臍処置が不適切であるために感染を起こすからである。ヒトからヒトに感染することはないので隔離の必要はない。

【症状】　感染を受けてから発症までの潜伏期は3〜21日，潜伏期が短いほど症状が重い。症状は障害された運動神経の支配域に現れる。まず，受傷部位付近の違和感があり，肩こり，舌のもつれ，開口障害が出現する。やがて嚥下障害，歩行障害，顔面筋の緊張（笑っているようにみえるので，痙笑という）が始まり，全身痙攣，後弓緊張に至る。障害を受けた運動神経領域の筋肉は弛緩することができないため極度に緊張する。呼吸筋の痙性麻痺による呼吸障害ならびに低酸素状態にならない限り意識は清明であり，痛覚などの感覚神経も侵されない。そのために筋肉が硬直している際には強い痛みを感じている。それ以外の症状としては，頻脈，発汗，高血圧を認めることがある。新生児の破傷風も同様の症状であり，まず口をあけることができなくなって，授乳困難から発症する。

【診断】　診断は外傷の既往と症状から行う。受傷部位の培養から菌が検出されれば確定診断ができるが，すでに抗菌薬が使用されていたり，嫌気培養が技術的に難しいこともあって，培養は困難であることが多い。破傷風の罹患後に有意に上昇する抗体はないので，診断を肯定できる抗体検査はない。破傷風トキソイドワクチンの接種歴があり，抗破傷風毒素中和抗体価が0.01単位/ml以上あれば破傷風の発症は否定的とされているが，この測定には生きているマウスと試験毒素が必要なため一般的な病院の検査室や多くの外注検査機関では実施できない。

【治療と予防】　受傷時のみに破傷風トキソイドを接種するだけでは発症は予防できない。汚染された外傷を受けた際には，受傷部位の切開，デブリドマンを行い，ペニシリンと抗破傷風毒素ヒトガンマグロブリンの投与を行う。抗破傷風毒素ヒトガンマグロブリンはすでに神経内に取り込まれた毒素に対しては効果が期待できないために，開口障害などの症状が発症した場合には全身の呼吸循環の管理と抗痙攣薬，神経筋遮断薬の投与が必要になる。日本では破傷風の予防接種は，百日咳・ジフテリア・破傷風の三種混合ワクチンとして1期の4回，ジフテリア・破傷風の2種混合ワクチンとして2期の1回，合計5回の破傷風トキソイド接種が定期予防接種となっている。規定の方法で受けて5年以内であれば，中和抗体価はほぼ確実に発症を抑止するレベルにあることが期待できる。

〈関連語〉　歩行障害，嚥下困難，呼吸困難，哺乳困難，ワクチン／予防接種　　　　［崎山弘］

●文献　1）杉本央：破傷風．日本小児感染症学会・編，日常診療に役立つ小児感染症マニュアル2003-2004，東京医学社，2003，pp.111-121．　2）髙山直秀：破傷風．小児内科，34（増刊号）：924-927，2002．

バセドウ病　⇒甲状腺疾患

ばち状指

【ばち状指とは】　低酸素状態が長く続いた子どもは，手指や足趾の末端部分が太く丸く変形してくる。それはまるで太鼓のばちのように見えることから，ばち状指（clubbing finger）という（図60）。正常な指は爪の基部とそれに続く皮膚の角度は160°程度だが，ばち状指の場合この角度は180°を超える場合がある。爪も彎曲し，膨隆する。初期にはばち状指にはならず，爪が時計皿のように丸く見えるようになっていることがある。

【原因】　心疾患，肺疾患などで慢性的な低酸素状態が長く続いた患者にみられる。小児では，

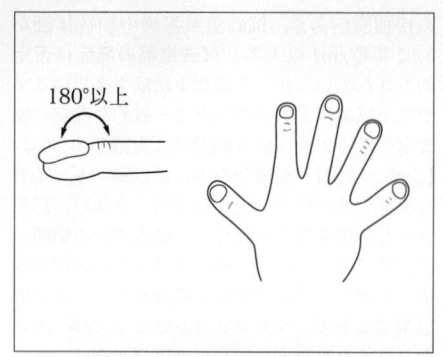

図60 ばち状指（イメージ図）

とくにファロー四徴症などのチアノーゼ性心疾患でみられることが多い。ばち状指は慢性的な組織の酸素不足と多血が原因といわれているが，詳しい発生機序などは不明である。多血症，低酸素血症などでチアノーゼが増強すると，ばち状指の状態は徐々に進んでいく。乳児のうちは目立ちにくいが，低酸素血症が続けば年齢とともにより顕著となってくる。手術などで血行動態が修復されてチアノーゼが消失すると，しだいに改善してくる。ばち状指はそれ自体，痛みなどの自覚症状はない。しかし，ほかの人と違うというボディイメージが子どもの発達に影響を与えないような援助が求められる。
〈関連語〉　チアノーゼ　　　　　　　［宗村弥生］
●文献　1）西川圭一：ばち指．臨牀看護，26(6)：886-887，2000．　2）Wong, D.L., et al.：Whaley & Wong's Nursing Care of Infants and Children. 7 th ed., Mosby, 1999, pp.1583-1649.

発育加速（現象）

小児の身長などの形質は量的多様性をもち，このような形質は多数の遺伝子に規定されているといわれる。しかし単に遺伝的に規定されるだけではなく，社会環境などその他の要因との相互作用の結果であると考えられている。これらを含めて多因子性遺伝として理解されている。だから遺伝的要因は変わりなくても，複雑な環境因子の変動で発現が影響されることがある。単一民族であっても身長という形質の発現には歴史的な変化が観測されている。たとえば縄文時代から弥生時代，さらに古墳時代へと高身長の変化があったとされる。逆に江戸時代には低身長化がみられたという。時代的な環境の結果として身体発育の変化が観測されることがあるのである。近年，子ども達の発育が早期化し，背が高く体重が増加する現象がよく知られている。この現象は出生時と成人期の変化が少ないことから発育速度の加速と捉えられ，発達加速（現象）とされてきた。その後，体型の変化，歯牙形成，初潮，精通の早期化などの発育促進現象が起こっていることが指摘されている。またそれに伴う精神面の不均衡，自律神経の失調や調節障害など，幅広く影響が認められている。これらの現象を含めて発育加速現象とよばれるようになった。これは日本のみならず欧米においても共通にみられている現象である。日本の実態を詳細にみてみると，この発育加速（現象）は明治時代すでに始まっているといわれる。その後も100年近くの間に徐々に続いている現象であるとされるが，第二次世界大戦中を除き，1945（昭和20）年の終戦後に際立ってみられている。終戦後の日本では，新生児の発育が増加し，歯牙形成が早まり，学童の体位が背高くなり，体重も増加した。成人時の身長も戦後30年で男子は160.6 cmから170.4 cmと10 cmほど伸び，女子でも152.1 cmから157.9 cmと6 cm近く伸びている。100年間では男女とも10 cm以上背が高くなったことになる。すべての年齢群において伸びが有意であるが，主には6歳までの幼少児期の伸びが6 cm以上を占め，主体的変化をもたらしている。もちろん初潮年齢など二次成長もこれに関連し以前よりも2～3年ほど早まったといわれる。この現象が単に食生活の変化をもとにしたものか，進化的変化が関連するものかわかっていない。都市化の影響，遺伝子配雑の亢進，社会の変化によるストレスのない愛情豊かな家庭の存在などを指摘する意見もある。しかし加速成長に伴う問題が多方面に現れている。身体発育と精神発育のアンバランスは人格発達の未熟さとして問題視され，身体が大きくなることに見合った神経機能の成熟がないままに成長するため運動能力の劣化や起立性調節障害の増加が危惧されている。また性機能の早期化は精神面の成熟の遅れから性教育の困難さを生じるなど，多くの課題が指摘されている。またすべての人が加速しているわけでなく，発育が拡散するという側面もある。

このような個人差の広がりから精神的不安定さや非行化の傾向を生む可能性もあり，さまざまな課題を教育現場，社会に引き起こしている。
〈同義語〉 加速成長
〈関連語〉 身体発育　　　　　　　　　［鈴木康之］

発　汗

発汗は皮膚の汗腺から汗が生じる現象で，汗腺は人の真皮の中に存在し，エクリン腺とアポクリン腺がある。エクリン腺は体表に広く分布し，汗の分泌能が高く，体温調節に深く関係している。アポクリン腺は腋窩や会陰部などに限局し，思春期以降分泌が盛んになる。小児は単位当りの汗腺数が多い。汗の分泌量は，体幹＞頭部＞四肢の順である。発汗のうち，温熱性発汗は視床下部にある体温調節機能が関係し，精神的発汗には，自律神経が関係し，精神的興奮などの際，手掌や足底，腋窩などに現れる。発汗量は小児の場合，成人よりはるかに多量であり，頭頂部に多いのも特徴である。発汗と同時に大量の体熱を放散するのも小児の特徴である。発汗が多いときは水分とNa，Clが体外に失われる。
［児玉千代子］
●文献　1）馬場一雄・監：改訂小児生理学，へるす出版，2002．

白 血 病

【概念】 骨髄では毎日，膨大な数の赤血球・白血球・血小板などの血液細胞がつくられている。これらの血液細胞の共通の前駆細胞を造血幹細胞とよび，さまざまな血液細胞になりうる多能性を有する。この造血幹細胞が各種の血液細胞に育っていく段階のいずれかで癌化すると白血病(leukemia)が起こる。白血病細胞は無限に増殖して正常の造血組織を圧迫し，正常の血液細胞の産生が障害される。その結果，貧血・感染症・出血といった白血病に典型的な症状が現れる。なお，白血病は他の悪性腫瘍と同様に種々の遺伝子異常により1つの細胞の分化・増殖・細胞死に異常が生じることにより起こることが示されている。白血病は1849年に初めて提案された病名であり(ドイツのVirchow, R. が記載した)，それは慢性骨髄性白血病についての報告であった。患者血液を静置すると血液中の白血病細胞の増加によりleukocrit（白血球分画）が大きくなり，血液が白く見えることから，白血病と命名された。
【原因】 白血病の原因はほとんどの症例で未知であるが，下記のものがすでに知られている。①ウイルス：a．HTLV-Iウイルス；成人T細胞白血病(adult T-cell leukemia；ATL)，b．EBウイルス；バーキットリンパ腫。②放射線：広島や長崎の原子爆弾被爆者では白血病の発症率が数十倍以上多かった。③抗癌剤：エトポシドなどのエピポドフィロトキシンやアルキル化剤を用いた症例で，二次癌として急性骨髄性白血病が起こりやすい。④遺伝：ダウン症候群やファンコニ貧血では白血病になる確率が高い。⑤化学薬品：ベンゼンや石油産物に曝露されると白血病など血液疾患の確率が高くなる。
【分類】 ①急性白血病：a．急性骨髄性白血病(acute myelocytic leukemia；AML)，b．急性リンパ性白血病(acute lymphocytic leukemia；ALL)。②慢性白血病：a．慢性骨髄性白血病(chronic myelogenous leukemia；CML)，b．慢性リンパ性白血病(chronic lymphocytic leukemia；CLL)。このうちCLLは小児ではみられない。
【治療と予後】 1970年代から，多剤併用の抗癌剤の投与により，治癒する症例が増加している。小児ALLでは現在80％以上の症例が長期寛解(5年以上)し，その大部分は治癒するものと考えられている。CMLは骨髄移植などの造血幹細胞移植により，60％以上の患者が治癒するが，最近，CMLに特有な遺伝子異常であるbcr-abl融合遺伝子産物を特異的に攻撃する薬剤が開発され，さらに良好な予後が期待されている。小児AMLは1990年代半ばまでは造血幹細胞移植の適応であったが，現在では半数以上の症例が化学療法で治癒する。今後は単に白血病が治癒することをめざすのみならず，成長障害や不妊症などの晩期障害がより少ない治療法の開発が望まれる。
［真部淳］
●文献　1）Wintrobe, M.M., et al., ed.：Wintrobe's Clinical Hematology. 11 th. ed., Lippincott Williams & Wilkins, 2003.

発　　達

発達(development)という用語は看護学や医学のみならず，心理学や教育学の分野でも用いら

れており，定義が微妙に異なる．また日常会話において頻繁に使われる言葉でもあるため，どのような状況で，どのように使われているかを把握することが文脈を理解するうえで重要である．

【定義（広義）】　一般的に発達とは，受精によって生命が誕生し，時間経過とともに心身の形態，構造や機能などが量的ならびに質的に連続して変化する現象をいう．細胞数の増加とその結果としての組織・臓器径の増大や臓器重量の増加，さらには臓器あるいは器官系としての機能の獲得という現象全体をさす．このような変化に生命体としての終焉，すなわち死に至るまでの過程を加えることもある．このように定義すれば，発達は2つの相から構成されると考えられる．1つは増加，増大，精密化あるいは有効化という上昇相あるいは前進相であり，他はそれに続く減少，減退あるいは衰弱という下降相あるいは後退相である．前者を進歩的発達，後者を退行的発達ともいう．

【定義（狭義）】　医学や看護学の領域では"発達"を狭義に用いる場合が多い．すなわち，変化量が頂点に到達するまでの過程，言い換えれば出生してから成人になるまでの形態および機能の変化を"発達"とする．さらに"成長"と"発達"を並列した概念として取り上げている論文や著書も多い．この場合には成長は量的かつ単調な増加を意味し，発達は非連続的で質的な変化をさす．身長や体重などの計測できる指標は成長として捉えられ，歩行や跳躍，さらに言語機能や社会性の獲得などは発達に含まれる．そしてその場合には両者を併せて"発育"とする．

【発達に関する諸理論[1]】　イギリスのLock, J.(1632-1704)やスイス生まれのRousseau, J.(1712-1778)が出生から成人に至る過程を分析して独自の教育論を展開したが，基本的に現代以前は，子どもは単なる「小さな大人」とみなされていたにすぎなかった．現在までつながる発達理論が構築され始めたのは17, 18世紀である．Gesell, A.(1880-1960)は小児の行動を分析して行動発達の原理を研究した．また Piaget, J.(1896-1980)は発達を5段階に分けて詳細に論じ，社会化を発達理論の中核に置いた．Piagetとは対照的にWallon, H.(1879-1962)は個が自覚し，個を確立していく個性化の過程が発達であるという発達観を提示した．これらの流れのなかで，発達が成熟によるものか学習によるものかという論争が展開した．またFreud, S.(1856-1939)は精神分析を体系化し，そのなかで乳幼児期に着目した．この着眼点は発達に関する研究に大きな影響を与えたと考えられている．

【発達（狭義）の見方】　小児をケアするときに対象とする小児がどのような発達段階にあるかを知ることは重要なことである．運動機能，言語機能や社会性を中心に小児あるいはその保護者と面接して情報を得る．乳児期においては生後4カ月，7カ月，10カ月がkey monthとなる．首のすわり，お座り，つかまり立ちがそれぞれの月齢における評価項目となるが，いずれもその月齢での到達率が90％以上となるので，発達の遅れを検出しやすい．それ以後の発達については個人差が大きくなるので，一度の評価では結論を出すことができない．したがって十分な経過観察と評価を繰り返すことが必要である．そのようなときに発達検査方法が用いられる．遠城寺式乳幼児分析的発達検査法，DENVER II（デンバー発達判定法），乳幼児精神発達診断法（津守式），新版K式発達検査やKIDS (Kinder Infant Development Scale, キッズ) 乳幼児発達スケールなどである．これらはそれぞれの指標を設定して発達がどの程度まで進んでいるかを評価する．その指標としてあげられる要素は，①運動，②言語，③社会性，④認識，⑤情緒・感情，⑥基本的習慣，などである．これらは多数例を対象にして標準化されてはいるが，検査実施者が検査法に習熟していなければ横断的かつ縦断的に比較できる評価にはならない．

〈関連語〉　言語の発達，対人関係の発達，知覚の発達，知的発達，知能の発達，認知の発達，発達検査，発達指数，発達評価　　　［伊藤善也］

●文献　1) 服部祥子：生涯人間発達論序章．生涯人間発達論；人間への深い理解と愛情を育むために，医学書院，2000, pp.1-12.

発達課題

【概念】　研究主題として，最初に「発達課題 (developmental task)」という概念を提唱したのは，Havighurst, R.J.（アメリカの化学博士，シカゴ大学教授．1900-1991）である．彼は，重

要な教育的要求と機会は，人生の初めのみならず，成人期や高齢期にもあるという理念に基づいて，継続・生涯教育(continuing and life-long education)の必要性を理論づけた第一人者でもある(Havighurst, 1948)．下等な動物は，各体細胞の自然な成熟に多くを依存しているが，人間の場合は，生まれた瞬間から死に至るまで，学習しながら成長する(Havighurst, 1953)．たとえば子ネコは，本能的にネズミをもて遊ぶようになる．人間も動物ではあるが『狼に育てられた子』(Gezell, A.L., 1940)の例をみるまでもなく，各体細胞とりわけ脳などの成長は，自然な成熟のみの結果であるものは少ない．急速に変動する複雑な人間社会の厳しい条件に適応するため，生涯にわたって人間社会に適合した努力を強いられる．

【意義】 発達課題とは，各個人が健全な成長発達を遂げるために，発達の各段階において，習得しなければならない学習内容であり，個人の社会化にとって不可欠な発達の目標である．発達段階での1つの課題達成は，社会的承認を受け，自信となり，次の課題達成への意欲を高めるレディネスとなる．逆に失敗すると，社会からの不承認を受け，劣等感によって，適応障害を生じ，以降の人格形成にマイナスの影響を及ぼす[1]．発達課題は，常にその時代の子ども観や文化によって影響を受けるものであり，その普遍性には自ずから限界がある．類似語にlife task(岡堂哲雄，1978)がある．1990年，国連で発効した「子どもの権利条約」は，日本では1994(平成6)年に批准された．以来，条約の内容に準じ，子どもが主体となるように変化してきている．子どもそれぞれの目的に適した「自己課題」が何であるかについて，子ども自らが考えられるような支援体制に重点を移してきている[2)3)]．すなわち，子ども自身が自己能力にふさわしい課題を順次見出し，成長していくことを重視している．

【発達課題に関する理論】 発達課題の理論には2つのタイプがある．第1は，「人間は，本来，各発達段階において学習すべき課題をもち，これを生涯をかけて習得する」とする理論で，Havighurstがその代表．第2は，「発達課題を各発達段階において形成，獲得すべき心理的特質とする」という理論で，Erikson, E.H.(アメリカの社会学者，発達心理学者，精神分析家．1902-1994)がその代表である．① Havighurstの発達課題の特徴：Havighurstは発達課題の要素を3つあげている．a．身体成熟過程での，歩行学習や異性への関心の高まり．b．社会の文化的圧力による読みの学習や，市民としての社会参加の学習など．c．個人的な動機・価値意識，職業の選択，人生観の形成など．彼は人生を発達段階に準じて6区分し，それぞれに対応する身体運動機能・生物的適応(個人的行為の形成)，知識や判断などの認知的習得，パーソナリティの発達・社会生活適応に関する具体的な発達課題の内容をあげている[4]．② Eriksonの発達課題の特徴：Eriksonは，人生を8段階に区分し，それぞれの段階での発達によって現れてくる自我の特質を，対極を構成する2つの概念で表現している．それらは，各発達段階で出会う危機の解決に成功したときの社会的心理面での健康と，失敗したときの心理・社会的な病理を示している．たとえば，0～1歳時に「人間に対する基本的信頼」をもつことは，この発達時期の重要な課題であり，失敗すれば「不信感」を抱くことになる．すなわち「基本的信頼の獲得」という課題は，常に不信という種をも内包した危機的場面で達成される[5]．Havighurstの発達課題論とEriksonの心理・社会的発達段階論は，共に，人間の全生涯の発達過程を取り上げ，その過程でみられる発達の節目を特徴づけ，発達課題(発達段階)の達成如何は，連鎖的なものであるという点で，見解は共通している．Havighurstは，具象化した発達課題を収集し，これを発達順に列挙することに主眼を置き，心理学理論に深く立ち入ってはいない．一方，Eriksonは，具現的な社会的発達課題にはほとんどふれず，発達課題の出現と展開を常に心理学的に捉えている．人間の内面的な発達過程をテーマにした自己理論を裏づけるために，罪悪感，劣等感，絶望など，8つの心理的危機を提言している[6]．

〈同義語〉 継続・生涯教育，自己課題
〈関連語〉 処置への主体的参加，児童の権利に関する条約，発達理論，ハヴィガースト，エリクソン　　　　　　　　　　　　　［湯川倫代］

●文献 1) 平山諭，他・編：発達心理学の基礎1；ライフサイクル，ミネルヴァ書房，1993, pp.70-72． 2) 大田堯：子どもの権利条約を読み解く；かかわり合いの知恵を，岩波書店，1997, pp.106-115.

3) 小沢道子：発達段階と発達課題．小沢道子，他・編，小児看護学（標準看護学講座29），第2版，金原出版，1994, pp.38-39. 4) Havighurst, R.J.(荘司雅子・訳)：人間の発達課題と教育．玉川大学出版部，1958, pp.24-181. 5) 村田孝次：生涯発達心理学の課題．培風館，1989, pp.37-42, p.228. 6) 前掲書1), p.73.

発達検査

【目的】 小児の標準的な発達過程や年齢相応の発達状況を基準値とした場合に，その子どもの発達がどの程度まで到達しているかを評価する検査が発達検査(developmental test)である。発達検査は，発達診断の一助を目的としている。検査結果は子どもの理解，発達の客観的評価と記録，発達の比較，支援の必要性の判定や実施された支援の効果判定に役立てられる[1]。

【種類】 乳幼児を対象とする発達検査は多数あるが，発達全般を評価する総合的な発達検査と，特定の領域を評価する発達検査に大別できる[2]。総合的な発達検査は，新生児から乳幼児の機能的発達の過程を捉えようとするものである。この年齢は運動発達と精神発達とを明確に分離して評価できないため，発達年齢や発達指数によって結果を表示する検査が多い。わが国でよく使用されている総合的な発達検査には，遠城寺式乳幼児分析的発達検査法，津守・稲毛式乳幼児精神発達診断法，日本版デンバー式発達スクリーニング検査，新版K式発達検査などがある。また，特定の領域を評価する発達検査は，便宜的に，知能検査，言語の発達検査，知覚・認知の検査，性格や人格の検査，生活適応の検査，人間関係の検査や感覚・運動の検査などに分類されている。このうち知能検査や言語の発達検査は使用頻度が高い。知能検査は，田中ビネー式知能検査法，鈴木ビネー知能検査，WPPSI知能発達診断検査(Wechsler Preschool and Primary Scale of Intelligence)，WISC知能診断検査(Wechsler Intelligence Scale for Children)，コロンビア知的能力検査やグッドイナフ人物画知能検査などが使用されている。言語発達検査には，ITPA言語学習能力診断検査(Illinois Test of Psycholinguistic Abilities)や新訂版ことばのテスト絵本などがある。発達検査によって検査目的，対象年齢や適応範囲，項目，実施方法，所要時間，結果の表示方法および判定方法が異なるので，各検査内容の詳細を熟知したうえで，意図する目的や被検査児の年齢に適した発達検査を選択する。

【実施上の留意点】 発達検査の実施に際しては，被検査児が平常の良好な体調や心理状態であることを前提とする。実施時の留意点として，検査者の態度，検査を実施する環境，検査の実施に伴って子どもが感じる心理的ストレスなどによって，結果は影響を受けやすいことを念頭におく。実施時の状況によっては，日時を改めて再検査を行うことを考慮する。また，言語発達の遅れや聴覚障害のある子どもの場合，言語的な応答による検査結果は実際よりも低く評価される可能性があるので，非言語的な反応をよく観察するとともに，非言語的な発達検査の併用を考える。発達検査の判定に際しては，1種類の検査方法，1回の検査結果，あるいは特定の領域や項目だけをみて判断を下すべきではない。判定結果の解釈には，被検査児の出生時の情報，成育歴，既往歴，家族構成，親子・家族関係や生活環境など，養育者や関係者から得られた情報を総合的に検討する必要がある。発達の遅れや異常が判定された場合には，それらが基礎疾患を原因とする可能性もあるため，身体発育や健康状態を含めた全身的な診察が必要となる。

〈関連語〉 発達診断，発達評価，知能検査

[松浦和代]

●文献 1) 前川喜平：発達検査．小林登，他・編，乳幼児発育評価マニュアル，文光堂，1993, pp.4-11. 2) 前川喜平：なぜ検査が必要か どのような検査が必要か．別冊発達，8：10-21, 1988.

発達指数

【定義】 乳幼児の発達状況を数値で表したものが発達指数(developmental quotient；DQ)である。発達指数は，発達検査の結果を表示する方法のひとつである。発達指数は，発達年齢(developmental age；DA)を生活年齢(chronological age；CA)で除した値に100をかけて算出する[1]。発達指数(DQ)＝発達年齢(DA)÷生活年齢(CA)×100。ここでいう生活年齢とは暦年齢をさしている。

【代表的な発達検査】 発達指数を算出できる発達検査の代表的なものは，津守・稲毛式乳幼

精神発達診断法と新版K式発達検査である。津守・稲毛乳幼児精神発達診断法は，運動，探索・操作，社会，食事・排泄・生活習慣，理解・言語の5領域から発達年齢をもとめ，これを生活年齢で除して発達指数を算出する。新版K式発達検査は，姿勢・運動，認知・適応，言語・社会の3領域から発達年齢をもとめ，これを生活年齢で除して発達指数を算出する。また，遠城寺式乳幼児分析的発達検査法は本来，発達指数を算出する検査ではないが，運動(移動運動・手の運動)，社会性(基本的習慣・対人関係)，言語(発語・言語理解)の6領域について発達状況を「年：月」でプロットすることから，この数値を発達年齢として扱い生活年齢で除することによって発達指数を算出することが可能とされている。

〈関連語〉 生活年齢，発達年齢　　　[松浦和代]

●文献　1) 前川喜平：発達検査. 小林登, 他・編, 乳幼児発育評価マニュアル, 文光堂, 1993, pp.4-11.

発達診断

【定義】 子どもの発達状況が年齢相応か否か，発達過程が正常かつ順調か否か，を診断することを発達診断(developmental diagnosis)という。発達診断は，個人の発達を標準値と比較しながら，①発達パターンの遅滞，②発達パターンの偏り，③量的な変化，④質的な変化，⑤能力の利用度，⑥他の徴候，といった観点から総合的に評価を進め[1]，正常・境界・異常のいずれであるかを判断する。

【方法】 発達診断によく用いられる方法には，面接法，観察法と検査法がある。養育者との面接では，子どもの生育歴，親子関係・家族関係，日常生活や社会生活の状況，育児上の気がかりや不安などについて情報を聴取する。また，遊びを媒介とした子どもとの面接法を遊戯面接という。観察法には，行動描写法，チェックリスト法，録画法や録音法などがある。いずれの方法においても，子どもが自然にのびのびと行動している場面を観察することが重要であるから，状況設定は子どもにとって日常的でなじみやすく，活動しやすいことが前提となる。検査法は，子どもの発達診断においてもっともよく使用される方法である。発達検査は種類が多く，総合的な発達検査，知能検査，言語の発達検査，知覚・認知の検査，性格やパーソナリティの検査，生活適応の検査，コミュニケーション能力の検査や感覚・運動の検査などがある。おのおのの発達検査は検査目的，対象年齢もしくは適応範囲，検査手順や実施上の留意点が異なるので，発達診断の必要に応じて妥当性と信頼性の高い検査を選択する。検査法の大きな長所は判定結果が明確に示される点である。しかし，1つの検査によって個人の特徴を捉えきることは困難であるから，判定結果を絶対視することは避けなければならない。ある検査によって異常が疑われた場合には，再検査や他の検査法との組み合わせを考慮する。併せて面接法や観察法によっても個人の情報を多面的に集積し，慎重かつ総合的な判定を行う。発達診断後は一人ひとりの子どもに適したフォローアップを行い，育児支援，療育や治療へとつなげていくことが望ましい。

〈関連語〉 発達評価，発達検査，知能検査

[松浦和代]

●文献　1) Holt, K.S.(新井清三郎・訳)：発達診断. 発達小児科学；観測と実地, 日本小児医事出版社, 1980, pp.86-93.

発達相談

【発達相談の目的と適応】 発達相談は，健康診査において経過観察が必要になった小児，子どもに発達の遅れがあるのではないかと保護者が心配している場合など，発達の遅れが疑われる子どもを対象に行われる。発達相談の目的は，①個々の子どもの発達・養育環境を把握し，発達支援の方法を検討し継続的に支援していくこと，②発達の遅れを心配し育児に不安をもつ家族を支援することである。健康診査においては，たとえば3,4カ月児健康診査では首のすわりの遅れ・筋緊張がある，追視がみられないなど，1歳6カ月児健康診査では歩行開始の遅れ，聴覚は正常だが指さしをしない，指示の理解ができないなど，3歳児健康診査では言語発達遅滞，歩行がうまくできない，情緒・行動上の問題があるなどの場合，発達の遅れが疑われる。このような，精密検査を要するほどでない発達上の問題がある場合，直ちに専門医療・療育機関の受診を勧めるのでなく，市町村や保健所，かかりつけ医などによる発達健診・相談を行うこと

により，家族に心理的負担をかけずにフォローすることができる。

【発達相談の実際】 発達相談は，保健所，市町村の保健福祉センター・発達相談センター等，病院(小児科)，療育センターなどで行われる。医師，臨床心理士，作業療法士，保健師，栄養士，保育士などのスタッフがチームを組んで相談・支援にあたっている。保健所においては，「発達相談指導事業」として，運動発達遅滞や精神遅滞が疑われる乳幼児に対して，小児神経学の立場から発達に重点をおいた健診(発達健診)を行い，障害の早期発見・早期療育をはかっている。また，市町村においては，「乳幼児育成相談指導事業」「遊びの教室」として集団で行う発達相談が主に行われている。子どもに発達の遅れが疑われる場合，家族は否定したい気持ちと育児の困難感との間で葛藤したり，焦ったりすることがある。相談にあたっては，発達検査の数量的結果だけを伝えるのではなく，その子らしさに共感しつつ発達状況を説明し，家族のおかれた状況や心理的葛藤を理解し，子どもと家族の生活に合わせて個々の子どもの発達を支援していく具体的方法を家族と共に見出していくことが大切である。子どもの発達の遅れは，器質的・機能的要因のほか環境要因が影響していることもあるため，養育環境や親子相互作用の状況を継続的な相談・かかわりを通して把握することも必要である。人的・物的に応答的な環境でなかったり親子の相互作用が不適切あるいは困難な場合は，継続的な個別相談や「遊びの教室」などの集団活動を通して，親が応答的な環境の提供・かかわりによる子どもの変化を体験し，自信をもって子どもとかかわれるよう支援することが重要である。　　　　　　［本間照子］

●文献　1) 古塚孝：親子相互作用の整備改善のための親への援助．前川喜平, 他・編, 障害児・病児のための発達理解と発達援助(別冊発達 22), ミネルヴァ書房, 1997, pp.125-136.　2) 日本小児科学会, 他・編：心と体の健診ガイド；幼児編, 日本小児医事出版社, 2000, pp.11-43.

発達段階

【定義】 人間の一生や発達過程を，精神的・心理的・社会的な特徴や変化の節目，発達課題との関連性などの観点から区分したものを発達段階(developmental stage)という。発達は本来，連続的な過程である。同時に，発達は一定の方向性と順序をもった変化であり，常に同じ速度で進行するわけではなく，ある時期に飛躍的な変化を遂げる機能や能力が認められる。こうした特徴を論拠として，発達過程をいくつかの段階に区分し説明したものが発達段階である。

【発達段階の区分】 小児を理解するうえで役立つ発達段階の区分には以下のようなものがある。①発達期による区分：発達期による区分は，発達段階の理解としてはもっとも一般的なものである。この区分は，発達が成長に伴う機能的な変化の過程であり，成長と発達は明確には分離できないことを前提としている。発達期による区分は，a．胎生期；受精から出生まで，b．新生児期；出生後4週間，c．乳児期；満1歳まで，d．幼児期；1～6歳，e．学童期；6～12歳，f．思春期，に分類されている[1]。認知，言語，思考，情緒，社会性などの精神機能は，乳児期から徐々に発達の兆しをみせ，幼児期以後に急速な発達を遂げる。学童期は心身共に安定した時期であり，社会活動や人々との交流が拡大し外向的な傾向が増す。思春期は，女子は10歳，男子は12歳頃から始まる。第二次性徴の始まりは女子のほうが2年ほど早い。また思春期は，発育急進期に相当する。第二次性徴および発育急進の発現によって，男女の形態的・機能的な差異が明らかとなっていく。これをきっかけとして，自分自身の内面や個性をみつめるようになり，社会における自己の存在の意味や将来のあり方を深く考えるようになる。わが国の学校教育制度は，発達期による区分にほぼ対応している。②認知機能の発達による区分：Piaget, J. は，小児の認知機能に焦点を当て，発達段階を以下の4つに区分している[2]。a．感覚運動期；誕生から2歳頃まで。感覚と運動との関係を認識する段階である。自分が行う身体的活動によって外界を知るようになる。b．前操作期；2～7歳頃まで。言語を習得し，かなり流暢に意思伝達を行うことができるようになる。だが，物事の認識は直感的であり，論理的な思考は難しい。自己中心性が大きな特徴とされている。c．具体的操作期；7～11歳まで。具体的な対象や問題については論理的操作を用いた推理や思考ができるようになる。だが，具体的な状況を離れると論理的な思考は難しい。d．形式的操作期；11

歳以降。仮説を立て，系統的な推論を進めることができる。成人に必要とされる思考を獲得する段階である。Piagetによれば，小児は自分の経験を通して1段階を達成し，次の段階へと進んでいく。各発達段階の年齢はあくまでも平均的なものであり，発達速度には個人差がある。しかし，発達段階は普遍的な順序で生起する。③心理社会的発達による区分：Erikson, E.H.は，心理社会的発達における自我の役割を強調し，人間の生涯を8つの発達段階に分けている。各段階には達成されなければならないライフタスク（固有の発達課題）がある。ライフタスクにはポジティブな面とネガティブな面がある。ライフタスクへの取り組みは葛藤を伴うものであり，発達危機を生じやすい。この発達危機への対応の努力こそが健全なパーソナリティの発達を促すうえで必要と考えられている。仮にネガティブな面が優位となれば，その段階の発達は順調に進まず，次の段階へも移行することはできない。8つの発達段階；おおよその時期/ライフタスク「ポジティブな面 対 ネガティブな面」は，第Ⅰ段階；乳児期/「基本的信頼 対 基本的不信」，第Ⅱ段階；幼児初期/「自律感 対 恥・疑惑」，第Ⅲ段階；遊びの時期/「主導性 対 罪責感」，第Ⅳ段階；学童期/「勤勉感 対 劣等感」，第Ⅴ段階；青年期/「アイデンティティの確立 対 役割の拡散」，第Ⅵ段階；若い成人の時期/「親密性 対 孤立」，第Ⅶ段階；成人期/「生殖性 対 停滞」，第Ⅷ段階；老年期/「統合性 対 絶望」，である[3][4]。Eriksonのほか，心理社会的発達理論には，Havighurst, R.J.による6つの発達段階区分と発達課題，Levinson, D.J.による成人期を中心とした発達課題などがある。

〈関連語〉成長，発達，認知の発達，発達課題
[松浦和代]

●文献 1) 原寿郎：小児の成長. 森川昭廣, 他・編, 標準小児科学, 第5版, 医学書院, 2003, pp.1-12. 2) Butterworth, G., et al.（小山正, 他・訳）：現代の発達心理学における理論の統合に向けて；20世紀における包括的な理論. 発達心理学の基本を学ぶ：人間発達の生物学的・文化的基盤, ミネルヴァ書房, 1997, pp.18-25. 3) Newman, B.M., et al.（新富護・訳）：心理社会的理論・生涯発達. 新版 生涯発達心理学；エリクソンによる人間の一生とその可能性, 川島書店, 1988, pp.27-51. 4) 岡堂哲雄：発達臨床心理の理論. 岡堂哲雄・監, 小児ケアのための発達臨床心理, へるす出版, 1983, pp.1-12.

発達遅滞

【発達遅滞とは】 発達の遅れ（遅滞）は臨床上よく用いられる通称であり，医学的診断名や教育上の分類ではない。発達遅滞に明確な定義はなく，乳幼児期にみられる精神面，あるいは身体面でのさまざまな程度と質の遅滞や障害を曖昧な形で意味していることが多い。乳幼児期では，種々の領域の発達に個人差や変化が大きく，障害の確定的な診断は容易ではないため，発達過程における子どもの状態像として"発達の遅れ（遅滞）"という表現が用いられている。通常，"発達に遅れがある"場合，知的機能と適応機能の障害をもつ精神遅滞であることが多いが，知的・運動的・社会的にみて精神遅滞とはよべない程度の微小な遅滞を伴った状態の場合も発達遅滞ということがある。

【判定方法】 どの程度の遅れがある場合を発達遅滞とよぶのかについての一致した見解はない。しかし，発達検査や知能検査で，全般的な領域にわたって発達の程度（DQやIQ）が同年齢の子どもの標準の70～75%程度の場合は微小な発達遅滞と，それ以下の場合を軽度の精神遅滞と判断するとの見解もある。発達検査によって，その子どもの現在の発達状態がどの段階にあるのか，運動・社会性・認知（言語）の各領域でどの程度の遅れがあるかを調べるとともに，それまでの発達過程で発達の標準的道筋からのずれや発達の進み方の遅れがないかを把握し，総合的に判断する。

【発達遅滞のある子どもと家族への援助】 まず，個々の子どもの発達的特徴を理解し，その子どもに応じた支援の方法を検討することが重要である。そのため，発達検査によって把握した発達のプロフィールと各領域の発達の程度を参考に，発達の基盤である自我の発達も捉えながら個々の子どもの発達上の課題を見極め，支援していく必要がある。その際，特定の領域だけに着目したり各領域を切り離してみることなく，各領域の関連に目を向けながら発達を支援していくことが必要である。たとえば，運動機能がしっかりしてきた時期に，手先を使う活動にも積極的に取り組み，やがて言葉が出るようになった，などである。発達遅滞の原因は，主

として脳機能の障害が関与していると考えられるが，乳幼児期の養育環境が不十分な場合にも発達遅滞が生じる可能性がある．そのため，養育環境を継続的な相談・かかわりを通して把握することも必要である．人的・物的に応答的な環境でなかったり親子の相互作用が不適切あるいは困難な場合は，個別相談や「遊びの教室」などの集団的相談で継続的にフォローしていくことで，養育環境の改善につなげ，子どもの発達を支援していくことが大切である．
〈関連語〉　精神遅滞　　　　　　　[本間照子]
●文献　1) 小林真：発達の遅れ．高野清純・監，事例発達臨床心理学事典，福村出版，1994, pp.193-194.　2) 別府悦子：発達支援のための発達検査，前川喜平，他・編，障害児・病児のための発達理解と発達援助(別冊発達22)，ミネルヴァ書房，1997, pp.49-60.

発達的危機

【発達的危機とは】　危機理論を構築した一人であるCaplan, G. は，人生の重要な目標に向かうとき，障害に直面し，一時的，習慣的な問題解決を用いてもそれを克服できないときに発生する状態をさして危機とよんだ．危機はその根源によって2種類あるといわれている．失業や離婚，別離などの社会的危機や，火災，地震などの偶発的危機を含む予期することが困難な危機状況と，幼児期，思春期，老年期などのライフサイクルや結婚，定年などのライフイベントに伴って人生の特定の時期で必然的に発生し，ある程度予測可能な危機状況である．前者を状況的な危機，後者を発達的危機とよんでいる．
【発達理論からみた小児期における発達的危機】
① Freud, S.の精神＝性的発達理論：肛門期の重要課題であるトイレットトレーニングでは，上手に排泄をすませて母親を喜ばせたい気持ちと，すぐに排泄したい気持ちに葛藤が生じるが，排泄が自律するまでの間に経験し続けるこの葛藤は発達的危機と捉えることができる．また，エディプス期(男根期)には，自分や他者の性別を認識するに伴って同性の親に対する敵意と異性の親に対する性愛的関心が生じて葛藤(エディプスコンプレックス)が生じる．とくに男児では，この葛藤に関連して罰として父親にペニスを切り取られるという不安(去勢不安)も生じてくる．この危機は同性の親への同一視や性愛的欲求の抑圧が行われる潜在期(学童期)まで継続する．② Erikson, E.H. のパーソナリティーの発達段階理論(心理・社会的発達論)：各期に掲げられた心理・社会的発達課題のうち，克服すべき課題としてあげられている内容を発達的危機と捉えることができる．すなわち，乳児期の不信，幼児初期の恥・疑惑，遊戯期の罪悪感，学童期の劣等感，青年期の同一性拡散，若い成人期の孤独，成人期の停滞，老年期の絶望である．とくに青年期における自我同一性の確立に拮抗するものとしてあげられている同一性拡散は，青年期以降の心性や精神病理に大きく影響しており，心理・社会的に重要な発達的危機である．この時期は，社会的な自己の確立をめざして長期間にわたってさまざまな試行錯誤や模索が繰り返されモラトリアムとよばれているが，モラトリアムを通して成功と挫折，孤独と抑うつが経験され，危機が存続する．③ Mahler, M.S.の分離個体化理論：小児科医で精神分析医のMahlerは，標準的な母子のペアを10年間にわたって縦断的に観察し，その分析から分離個体化理論を構築した．Mahlerはそのなかで，子どもは14カ月頃までに，それまで一体化していた母親からしだいに身体的にも心理的にも遠ざかっていくが，この月齢近辺を境に再び母親に急接近する様子を発見して再接近と名づけた．子どもは母親から離れつつある自分を認識して分離不安に陥り母親の元に戻るが，再び母親と一体化することへの不安(呑み込まれる不安)も生じて葛藤が引き起こされる．また，母親を離れて悠々と外界を探索する心地よさと母親に抱かれる心地よさの間でも葛藤が起こる．これらの葛藤は子どもの混乱を引き起こし，母親からの飛び出しとしがみつき，かんしゃくや両価傾向などとなって表現され，母親にも混乱が起こる．このようにして母子関係は緊張が高まり危機に瀕する．Mahlerはこれを再接近期危機 rapprochement crisis とよんだ．この発達的危機は子どもが情緒的対象恒常性を獲得し始める24カ月頃まで持続する．
【発達的危機の捉え方】　危機理論では，人間は心理的な危機状況に直面したとき，本来備えている適応行動としてのさまざまな対処機制を用いて心理的恒常性を維持するとしている．危機への直面に伴って現れる不安や恐れ，抑うつな

どの心理的混乱は病的なものではなく，適応への過程における一過性の心理的防衛反応であり，これを転換点としてみると，危機には対処と克服を学ぶ発達促進的な潜在的効果が内在していると捉えることができる。しかし一方で発達的危機の未解決が発達阻害要因となり精神病理として固着すると，不適応反応から病的心理反応へと進展する場合もあるので十分に注意する必要がある。

〈関連語〉　発達理論，フロイト，S.，トイレットトレーニング，エリクソン，思春期，青年期，人格，人格形成，恥の感覚，自我同一性，発達課題，モラトリアム，マーラー，分離―個体化，分離不安，発達課題　　　　　　　　［塩飽仁］

●文献　1）小此木啓吾：フロイト，ジークムント．小此木啓吾・編，精神分析事典，第1版，岩崎学術出版社，2002，pp.541-545．　2）Evans, R.I.（岡堂哲雄，他・訳）：エリクソンは語る；アイデンティティの心理学，新曜社，1981．　3）斎藤久美子：再接近期危機．前掲書1)，pp.149-150．

発達年齢

【定義】　子どもの発達状況を，相応な年齢で表したものを発達年齢（developmental age；DA）という。発達年齢は，発達検査によって捉えた推定値である。

【測定方法】　発達年齢を測定することが可能な発達検査として日本で使用頻度の高いものは，津守・稲毛式乳幼児精神発達診断法，新版K式発達検査や遠城寺式乳幼児分析的発達検査法である。津守・稲毛式乳幼児精神発達診断法は，①運動，②探索・操作，③社会，④食事・排泄・生活習慣，⑤理解・言語の5領域から発達年齢を求める。検査の適用範囲は0〜7歳とされているが，精神発達遅滞児の場合には7歳を超えても使用できる。新版K式発達検査は，①姿勢・運動，②認知・適応，③言語・社会の3領域から発達年齢を求める。検査の適用範囲は新生児から14歳頃までとされている。遠城寺式乳幼児分析的発達検査法は，運動（①移動運動・②手の運動），社会性（③基本的生活習慣・④対人関係），言語（⑤発語・⑥言語理解）の6領域に関する発達状況を「年：月」でプロットする。この数値を発達年齢として扱うことが可能である。検査の適応年齢は，0〜5，6歳の発達障害児とされている。

【活用】　発達年齢は，養育者にとって理解しやすい数値である。発達年齢は，発達指数の算出や発達診断に活用されるだけでなく，養育者に児が現在どこまでできており，次にめざす発達上の課題は何かを，わかりやすく説明するうえで役立つ指標といえる。発達指数は，発達年齢を生活年齢で割り，100をかけて算出する（「発達指数」の項参照）。

〈関連語〉　発達検査，発達指数，発達診断
　　　　　　　　　　　　　　　　［松浦和代］

●文献　1）前川喜平：発達検査．小林登，他・編，乳幼児発育評価マニュアル，文光堂，1993，pp.4-11．

発達の原理

発達は秩序をもって進んでおり，いくつかの原則が存在する。これを発達の原理または法則とよぶ。研究者によってその分類法は異なるが，おおむね以下の8つにまとめることができる。すなわち，①順序性，②臓器・組織系の特異性，③臨界期，④方向性，⑤分化と統合，⑥相互作用，⑦順応性，⑧個人差，である。これらは生物学的な一般的な法則であり，ヒトのみならず動物に共通してみられるものである。

【順序性】　発達は連続した現象であり，秩序正しく，遺伝的に規定された一定の順序で進む。粗大運動機能を例にとると，生後3カ月で首がすわり，6〜7カ月で一人座りができるようになる。さらに8カ月前後には一人で立つことができるようになって，1歳前後に歩行を開始する。原則としてある段階を省略して次の段階に飛び越えたりすることはなく，連続して進んでいく。順序性は発達の初期にみられる脳神経系の成熟に比較的強く関連している。

【臓器・組織系の特異性】　発達は身体の各部分で同時に起こるのではなく，その進行速度も一定ではない。一般的に体重や身長は，乳児期に急速に伸び，幼児期〜学童期前半では緩徐となる。思春期に急速に伸びて（思春期成長加速現象），成人に達する。しかし，器官別にみると，神経系の発達は乳幼児期にもっとも急速であり，生殖器系の発育は思春期になってからでもっとも遅い。また，リンパ系は小児期には成人期を超えて発達し，感染防御機能の基礎をつくる。

【臨界期】 発達にとっては決定的に重要な時期がある。その時期に発達が順調に進まなければ，その能力あるいは形態を獲得できない期間のことで，臨界期（感受期）という。思春期にカルシウムを摂取し，身体活動を通じて骨に刺激を与えて十分に骨密度を高めておかなければ，それ以後にカルシウムを摂取し，運動を行っても骨密度の増加は望めない。また乳幼児期に視覚情報を遮断すると十分な視力を獲得できずに弱視になることも臨界期という原理で説明できる。

【方向性】 発達には方向性がある。神経細胞の髄鞘化が中枢から末梢方向に進んでいくことで説明できる。代表的なものとして，頭尾方向（頭部から尾部への発達），近遠方向（身体の中心に近い部位から遠い部位への発達），粗大→微細方向（粗大な動きから微細な動きへの発達）などがある。たとえば乳児が物を取ろうとするときには，手首や手指を動かすよりも肩や肘を使うことが先に観察される。また首がすわり，お座りができ，一人立ちから一人歩きできるようになるという粗大運動機能の発達は頭尾方向の発達を示している。

【分化と統合】 発達は心身の構造と機能が分化し，より繊細に行動できるように統合される過程ともいえる。たとえば，把握反射は新生児や乳児にみられる原始反射である。手掌に刺激を与えると実際に物がなくても握ろうとする。また全部の指が動いてしまう。この反射には神経系の上位中枢が関与していない。しかし生後3カ月になると眼前に差し出した物をつかもうと手を伸ばすようになり，4カ月になると触った物をつかめるようになる。そして最終的には目で捉えた物体にまっすぐ手を伸ばし，必要な指だけを動かしてつかむことができるようになる。

【相互作用】 発達は個体と環境，個体と個体，あるいは細胞，組織，臓器間の相互作用によって起こる。人間社会から隔絶された，野生のなかで育てられた小児には人間としての特質が育たない。また，カンガルーケアによって得られる新生児と母の生理的な反応は出生直後からの母子相互作用の重要性を示している。

【順応性】 発達には外的あるいは内的な環境に順応する性質がある。たとえば，摂取エネルギーの不足によって身長の伸びや体重の増加が一時的に障害されても，状況が改善すれば成長の遅れは回復（キャッチアップ）する。

【個人差】 発達の原理を述べてきたが，すべての個体が同じような時期に同じ速度で発達するわけではない。内的および外的な諸条件によって，その現れ方，速度や到達レベルには個人差がある。全体として晩熟の人もいれば，早熟の人もいる。また歩行が可能となった時期は早くても言語発達が遅いという場合もある。

［伊藤善也］

発達の最近接領域

【教育と発達の関係】 発達の最近接領域（zone of proximal development）は，Vygotsky, L.S.（1937）が唱えた理論である。彼は，子どもの現在の発達水準（子どもが自分の発達においてすでに到達した水準，子どもが一人で解いた問題によって規定される水準；第1の水準）と明日の発達水準（到達可能な水準，一人では解けないが教師や仲間の助けがあれば解くことができる問題によって規定される水準；第2の水準）とを区別した。ここでVygotskyが提示していることは，教育と発達の関係である。彼は，当時，優勢であった教育（教授ー学習）が発達に応ずるという見解（生得論）を否定しようとした。もし教育が，現在の発達水準にだけに基づいて存在するということであるならば，教育は発達の後について進むことになり，すでにできあがっている心理的機能を訓練し，強化するだけで，何も新しいものをつくり出すことはできないとの立場に立っていた。つまり，彼は生得論のような見解の発達理論に対して，明日の発達水準にかかわり，発達を先導する教育の関係のあり方を主張したのである。このようなVygotskyの発達の最近接領域の理論は，発達と教育との関係の問題に「新しい解決」をもたらしたものと評価されている。

【発達の最近接領域】 Vygotskyの発達理論は，①人間の発達は外の世界との社会的相互交渉による，②人間の高次精神活動は記号を媒介にした間接的活動としての特徴をもつ，③人間が発達する環境は歴史的＝社会的な環境である，という3点を特徴としている。そして，子どもの発達過程と教育の可能性を考えるために，発達の最近接領域の概念を導き出したのである。＜寝返り＞を獲得している赤ちゃんを例

にとり，具体的に発達の最近接領域をみてみると，生後7カ月頃の乳児は，現在の発達水準としては，右側にも左側にも＜寝返り＞ができるようになっているだろう。つまり，＜寝返る＞という問題解決が，自分一人で可能な発達水準にある(第1の水準)。しかしながら，明日の発達水準である＜這う＞ことはまだ獲得されていないだろう。つまり，＜這い這い＞はまだできないが，腹這いになっているとき，手が届くところに興味のある玩具を大人が置いてあげると，少しがんばれば手を伸ばしてその玩具を取ろうとして，一生懸命に＜這い這い＞をしようとするだろう。つまり，発達の最近接領域とは，発達の第1水準と，大人の援助のもとで問題解決をするときの発達水準(第2の水準)とのズレをさすのである。

【教育における最近接領域の適用】 最近接領域の理論は，学童においても同じである。つまり，大人(教師)が学童や学生に対して指導するときにも，目前にある問題が要求する知識と彼らが現在もっている知識との間のギャップを埋めるような状況をつくり，問題解決に必要な知識やスキルを部分的に補って，彼らが問題を解決できるような援助をすることなのである。そうすることで，社会的相互交渉の場面では，彼らにとって知識の獲得が容易になり，独力で行うときよりも高い水準での解決が可能となる。そこで，子どもが周囲の援助を適切に受け入れて，それをうまく利用できるかどうかによって，第1の水準が同じであっても第2の水準には相違が生まれることとなる。教育とは，この発達の最近接領域に働きかけていくことなのである。発達の最近接領域に働きかける相互交渉は，教師や大人によるばかりではなく，子ども相互間でもうまく展開することがある。同じクラスの子ども達の最近接領域は互いに近いので，子ども達が出す意見や質問は必然的に他の子どもの発達の最近接領域に働きかけることになる。

【最近接領域と社会的相互交渉能力】 発達の最近接領域という見方から子どもを捉えると，従来の知能テストや学力テストで捉える能力観とは違う観点から子どもを評価することができる。ある課題を解決するために，自分に不足している知識や技能をいかに他者からうまく引き出し，協力関係を結ぶことができるかが最終的な課題解決に役立つのであり，知識や技能を独り占めにするのではなく，共有できることのほうがはるかに大切になる。そして実際，職場や地域活動などの成人して後の現実的な社会生活では，そのような社会的相互交渉の能力が高く評価されているし，必要なことである。学校において強制され続けてきた「人と相談しないで自分で解決しなさい」という方向づけのほうがはるかに特殊な事態なのである。　　　［鈴木敦子］

●文献　1) Vygotsky, L.S.(柴田吉松・訳)：思考と言語(上・下)，明治図書，1962.　2) Vygotsky, L.S.(柴田吉松・訳)：精神発達の理論，明治図書，1970.

発達評価

【定義】 発達評価(developmental assessment)とは，小児の神経組織の成熟と統合を，行動発達と過去および現在の生育記録によって評価することである[1]。発達評価は，対象児が年少であるほど，行動も未分化で，複雑な機構と過程にあるので，多面的に行う必要がある[2]。

【目的】 子どもを適切に教育・援助するためには，子どもの発達状態を正しく把握することが必須条件である。子どもが，年月齢に相当する機能・行動を確立し，順調な発達をしているか，幼い子ども達に発達上の歪みや遅れがないかどうかを，可能な限り客観的に把握することが不可欠である。

【種類とその特質】 発達評価法には，発達スクリーニング検査と発達診断検査とがある。これらの検査は，乳幼児は言葉の発達が未成熟であるため，広範囲の行動領域から発達の輪郭を，総合的に捉えることが望ましいという考え方に基づいて，作成されている。①発達スクリーニング検査：一見健康そうにみえる子どものなかから，発達遅滞，発達の歪みの疑いのある子どもを見出し，早期指導・支援することを目的とする。a. 日本版デンバー式発達スクリーニング検査(Japanese version Denver Developmental Screening Test；JDDST，0〜6歳用)；4領域・104の質問項目に沿って，現時点における子どもの行動を観察・チェックする。その結果に基づいて正常・疑問・異常・不能に分類。異常・疑問者には，さらに診断的検査を勧める[3]。b. 日本版プレスクリーニング用質問紙(Japanese version Prescreening Developmental Questionnaire；JPDQ，3カ月〜6歳

用）；母親，保母，幼稚園教諭，看護師，保健師が，保健指導・育児相談の場で，発育状態をチェックするのに使用される[4]。②発達診断検査：発達遅滞有無の診断が主目的である。発達遅滞の徴候がある子どもに対しては，発達の遅れの領域・程度を診断し，教育指導・支援に活用する。代表的なものに，a．遠城寺式・乳幼児分析的発達検査法（0～4.8歳用）[5]；日常の行動発達6領域の観察チェックをする，b．津守式・乳幼児精神発達診断法（0～3歳・3～7歳用）；面接や母親から日常の子どもの行動5領域の観察を聴取して結果を得る，c．MCC(Mother-Child-Counseling)ベビーテスト，などがある。年長児の場合は，知能検査が行われる。代表的なものに，a．鈴木・ビネー式個別知能検査法，b．田中・ビネー式知能検査法などがある[6]。

【検査の実施】 発達検査実施の際，検査法は目的に応じて選び，検査者はその目的，意義を理解し，検査法にも習熟していることが必須である。これらが整うことで，検査者が，柔軟で適切な対応を実施することが可能になる[7]。

【検査結果の解釈】 結果は発達プロフィール（発達輪郭の様相）・発達指数(developmental quotient；DQ)と知能指数(intelligence quotient；IQ)で表す。算出方式は，各年（月）齢に相当する標準発達を100としたときの比率になる。発達指数(DQ)＝発達年齢（月）/生活年齢（月）×100。知能指数(IQ)＝精神年齢（月）/生活年齢（月）×100。DQやIQは，数値によらず段階別に表すことが多い。たとえば，田中・ビネー式知能検査法による知能段階では，IQ＝140以上は最優，124～139は優，108～123は中の上，92～107は中，76～91は中の下，60～75は劣，59以下は最劣となる[8]。乳幼児は，検査時の身体のコンディション，検査場面の状況によって影響されるので，検査結果の判断には検査時の状況も考慮して判定する。

〈関連語〉 発達診断，1歳6カ月児健康診査，就学時健康診断，日本版デンバー式発達スクリーニング検査―改訂版(JDDST-R)，遠城寺式乳幼児分析的発達検査法，乳幼児精神発達質問紙（津守式） 〔湯川倫代〕

●文献 1) Gesell, A.L.(新井清三郎・訳)：新発達診断学，日本小児医事出版社，1983，pp.16-26. 2) 遠城寺宗徳：遠城寺式・乳幼児分析的発達検査法．慶應通信，1978，p.61. 3) Frankenburg, W.K.，上田礼子・日本版著：日本版デンバー式発達スクリーニング検査，医歯薬出版，1993，p.3, 69. 4) 上田礼子：日本版・乳幼児の家庭環境評価法；発達スクリーニングのためのJHSQ，医歯薬出版，1994，pp.3-24. 5) 前掲書2), pp.8-9. 6) 平山諭，他・編：発達心理学の基礎1；ライフサイクル，ミネルヴァ書房，1993，p.177. 7) 前掲書1), p.148. 8) 小沢道子，他・編，小児看護学(標準看護学講座29)，金原出版，1997，pp.60-62.

発達保障

【定義】 「発達保障」とは，1960（昭和35）年頃，後に重症心身障害児とよばれることになる行きどころのなくなった重度障害児に対し滋賀県の近江学園を中心に，医療と教育と福祉を統一的に保障しなければならないとして，その理念を端的に表現する言葉として選ばれた言葉である。発案者は田中昌人であり，近江学園の園長の糸賀一雄がこの理念を広めた。「発達保障」という理念は民間の運動に引き継がれ，すべての人の権利として発達への権利を掲げる全国障害者問題研究会の運動を通じて他の教育，福祉，医療などの分野に広がった。

【発達保障論の基盤となる発達観と歴史】 発達保障論は，現在次に示す発達観[1]がもとになっている。①すべての人間は可逆操作の高次化という発達の基本操作において共通の道筋をもつ。発達障害があっても，この道筋以外にあるのではなく，それはその過程における様式-類像の違いとして取沙汰される。すなわち，ヒトから人間になっていく道筋には，共通の法則性がある。②発達障害というのは，可逆操作の高次化のどこかで顕著になったことであり，すべての人がその時期には慎重さを要するとともに，すべての人が可逆操作の高次化のどこかで発達障害に直面する。③すべての人が生涯のどこかで発達障害に直面するとしても，発達価値の実現は狭義の高次化だけでなく，他と結合して操作特性の交換性を高めてかけがえのない人格を形成していく方向，つまり，外界との結合性を高め連帯して価値を創造していく方向は限りなく開かれている。すなわち，発達を縦への発達だけではなく，横の発達として限りなく開かれているものとして捉える。この発達観は，いかなる重度な子どもも発達することを示しており，1960年代後半，その発達を保障する条件整

備を権利として，政府に要求する運動が全国的に繰り広げられた。その運動は「学校に子どもを合わせるのではなく，子どもに合わせた学校づくり」をスローガンに，それまで特別の教育として行われていた，就職を目的とする適応主義的教育内容の変革を求めるものであった。この運動を背景に，1979(昭和54)年に養護学校の義務制が学校教育法の規定どおりに実施に移され，多くの未就学児・者に就学の道が開かれた。
【発達保障論の概要】 発達保障論は広範な分野の実践的研究運動によって形成されてきた。その概要は以下のとおりである。①障害者の権利保障のための実践・運動の理論的武器として，すべての人間の発達の権利としてとらえることの理論である。②人間の発達過程を弁証法的に把握することによって，重度・重症障害者を含めたすべての人間の発達をめざす教育実践に指針を与えてきた。③個人の人格の解放を社会体制の民主化という課題と結合して追及してきた。④発達を個人の要求―集団的要求―権利としての普遍的要求，という要求の系列において実現することを明らかにしてきた。発達保障論は，1960年代の障害者をはじめとして，個人の発達の系，集団の発達の系，社会の進歩の系の3つの系を統合して把握しようとする，国民の権利擁護のための思想と科学という歴史的な意味合いをもっていたといえる。
〈関連語〉 障害児，重症心身障害児，重症心身障害児施設　　　　　［住吉智子・田原幸子］
　●文献　1) 田中昌人，他：発達保障の探求，第4版，全国障害者問題研究会出版部，1996, pp.142-146.

発達理論

【発達理論(Theory of Development)とは】「発達の事実あるいは現象を説明するために，論理的に構成された仮説」のことをいう。子どもや人間が大きくなることを表す概念には，〈成長〉〈成熟〉〈発達〉があるが，これらはしばしば同義語として用いられる。しかし，本来，この3つの概念が示す内容は，それぞれ異なる独自性をもち，相互に関連し合っているものである。一般に，〈成長・成熟〉は生物学的概念であり，〈発達〉は成長・成熟を基礎にもちつつも，人間固有の現象をもつ概念である。あえてその独自性を追求するならば，〈成長〉は生物の生理的な変化を示し，〈成熟〉はその変化が一定の水準に到達したことを説明する概念である。つまり，成長・成熟はその種固有の法則をもって展開しており，〈学習〉の成果を含みもったものではなく，身体発育そのもののレベルを成熟としているといえるのである。
【発達理論の思想的源泉】 17～19世紀にかけての西欧社会は，「子どもは小さな大人」との子ども観に立っていた。そのような社会においては，発達という概念はなく，もっぱら成長・成熟でもって人間の発達の様相を解き明かそうとした。しかし，経験主義哲学者 Locke, J. や進化論の祖 Darwin, C.R. らは，成長や成熟の概念だけでは，人間の育ちゆきを論じきれないことを人々の意識のなかに芽生えさせた。発達理論研究の先駆者とみなされているのは，これら先人達の影響を受けて，1926年に『発達心理学序論』を著した Werner, H. である。つまり，発達理論の研究は100年の歳月を経ているにすぎないのだ。Wernerは，わが子の育ちゆく道筋を観察するなかから，植物，動物，人間であれ，命あるものは常に変化し続けることを指摘した。その後，多くの研究者が，それぞれの発達観に基づき実証的研究に取り組み，数多くの成果をもたらした。彼らに共通しているのは，常に子どもを〈発達する存在〉として，またできる限り〈総体〉として捉えようとする視点である。しかし，それぞれの子どもをみる視点の重点のおきどころや理論の組み立て方には，彼らが属している文化や時代の要因が大きく関係しており，その理論には違いがある。
【分類の体系としての発達理輪】 発達理論は，①遺伝論(生得説)に基づくもの，②環境論(経験説)に基づくもの，③二要因論(輻輳説)に立つもの，④弁証論に基づくものに大きく括られる。①は発達の原動力は〈遺伝〉であり，発達の源泉は〈素質〉にあるとする。そして，発達とは一人ひとりの子どもの生得的諸特徴が徐々に展開して達成されるとみる。つまり，発達のためには外圧(環境)からの解放が大切なので，教育には意味をおかない。一方，②は発達の原動力を〈環境の要求に基づく働きかけ〉，発達の源泉を〈経験(その働きかけに対する反応)〉にあるとし，①とは対極的な立場をとる。そして，発達とは環境への受動的適応(順応)の過程であり，教育を非常に大切なものとして位置づけ，

教育の方法としては，＜型づけ＞や＜反復＞を重視する。③は，発達の原動力は＜遺伝と環境の相互作用＞であり，発達の源泉は＜素質と経験＞であるとみる。そして発達とは環境への適応の過程であるとする。③は成熟優位説ともいわれるように，素質を痛めないという条件において教育を認めている。④は，発達を①の＜遺伝：成熟＞としても，②の＜環境：学習＞として対極的に考えることも，③の①②を並立的に扱う考え方にも立っていない。この発達理論は，「人間の素質は遺伝によって規定され，物理的な形態は出生時において与えられてはいるが，複雑なその機能は可変的であり，出生後，子ども自身の活動によって獲得される」とみる。また「すべての環境が直接的に子どもの発達にかかわるものではなく，子どもの回りの環境は子どもの自主性において選択され，子ども自身の活動のなかに取り込まれたとき，その発達に影響を及ぼす」と考える。つまり，発達という現象は，子ども自身が自分と環境，あるいは自分自身との間に生じた矛盾を克服しようとして行う能動的な自己活動なのである。それはまた，身体の成長・成熟を発達の土台として，広い意味での教育の力を借り受けて，人類の築いてきた豊かな文化をわがものにしつつ，人間らしい生命を守りゆく要求を身体のなかに刻み込む事象なのである。したがって，発達の源泉の重要なひとつである私たち大人の役割は，子ども達が「人間の生命を大事にして生きる力を獲得する」ために，彼らを支援することにある。このような発達を総体として捉えようとする④の発達理論は，発達の結実だけを重視するのではなく，発達の背後にある事実や現象をみえやすくしてくれ，子どものケアに携わる私達にとって，とても有用なものであることは間違いないだろう（「発達の最近接領域」の項参照）。

〈関連語〉 発達，ピアジェの認知発達理論，エリクソン，ウィニコット，ワロン，フロイト，S.，キャッチアップ，ゲゼル，コールバーグ，ハヴィガースト，ブラゼルトン　　　　［鈴木敦子］

●文献　1）浜田寿美男・編：発達理論；明日への系譜，ミネルヴァ書房，1996.

母と子のきずな

【用語上の問題】　母と子のきずな，または母子結合とは，Klaus, M.H. らによる著書『Maternal-Infant Bonding』(1976)の翻訳書[1]によって紹介された概念である。学術用語としては，一般に「母子結合」という邦訳が使用される。Klaus らによるこの用語は，生後瞬時に母子両者が接着剤で接合されるようなイメージで捉えられ多くの誤解をまねいた。彼らが，母親の子に対する愛着は，妊娠中から徐々に形成され，とくに生後数時間・数日間・数週間に，出生した現実の子と接触することによって，母親から子へと向かうきずなが形成されることを強調した結果である。現在は，母子間に，出産直後から内分泌系および免疫系，触覚・視覚・聴覚・嗅覚・味覚，さらには相互に示す最初の信号行動のきっかけなど，多くの身体的および情動的な出来事を通して形成されていくものと考えられている。

【Klaus らによる「母子結合」または母子のきずな】　著者の Klaus, M.H. と Kennell, J.H. は，2人とも本来パイオニア的活動を行った新生児専門医である。彼らは，その新生児医療の実践を通して，当時行われていた周産期の母子に対する医療および看護ケア内容，とくに分娩直後から退院まで routine に行われていた母子分離（出生直後の母子分離，新生児室での隔離保育，また NICU 長期入院など）と，その後の母親の養育行動の変化に注目した。これら早期母子接触の有無がその後の母性行動に及ぼす短期的・長期的影響について，臨床的背景内で，母子の臨床的・行動学的観察を多数実施した。その研究背景は，現実に医療と看護ケアの行われる臨床場面であり，多くの制限があったが，それらの結果をもとに，出生直後からの母子早期接触の重要性を強調した。なかでも彼らは，生後数分間・数日間・数週間がとくに母親の子どもに対する愛着形成に決定的に重要な時期になると結論し，その過程を bonding という用語で表現した。また早期接触を促進するため，分娩室での母子接触と母乳哺育の開始，母児同室制，従来まったく両親の入室を禁止していた NICU に家族の24時間入室面会許可，早期接触，早期保育参加を実施した。

【母子結合に対する批判】　以上のような Klaus らの研究から，周産期の医療および看護ケア内容に世界的レベルで革命的な変化が起こり，両親と子どもを中心にした家族中心の医療・看護

ケアへと発展した．しかし彼らのbonding説には，その研究方法，前提とした概念への批判（母性本能の肯定，動物行動学的概念の類推とくに感受期の適用，発達心理学的概念なかでも愛着概念の拡大解釈など）など，多くの厳しい批判と問題が提起された[2]．Richards, M.P.M.[3]は，周産期における母親への心理的支援の必要性を強調しながらも問題を総括して，「われわれは両親が自分の子どもとともにいられるという当然の自由を正当化するために，わざわざbondingという概念を持ち出す必要はないと考えている」と述べている．

【その後の発展】 Klausらは，著書の初版[1]から『親と子のきずな』（『Parent-Infant Bonding』2nd ed., 1982）[4]，『親と子のきずなはどうつくられるか』（『Bonding；Building the Foundations of Secure Attachment and Independence』，1995）[5]と続けて出版した．初版にみられた哺乳動物の母性的行動の記述は，大幅に削除され，第2版では親子関係に父親も含めた家族の役割が強調され，第3版では，早期から始まる親子相互作用と，反応者としての新生児の能力を詳しく記述し，相互作用の過程で形成されていく親子関係・信頼関係にまで論じている．
<関連語> 母子相互作用　　　　［竹内徹］

●文献　1）Klaus, M.H., et al.（竹内徹，他・訳）：母と子のきずな，医学書院，1979．2）Eyer, D.E.（大日向雅美，他・訳）：母性愛のまぼろし，大修館書店，2000．3）Richards, M.P.M.：新生児医療における心理的側面．Robertson, N.R.C., ed.（竹内徹，他・訳），臨床新生児学，永井書店，1989, pp.19-34．4）Klaus, M.H., et al.（竹内徹，他・訳）：親と子のきずな，医学書院，1985．5）Klaus, M.H., et al.（竹内徹，他・訳）：親と子のきずなはどうつくられるか，医学書院，2001．

歯みがき援助　⇒口腔ケア

バリウム注腸

【目的】 バリウム注腸（注腸造影検査法）は，肛門より逆行性に直腸・結腸へ造影剤〔硫酸バリウム100 w/v％（30～60％希釈液）〕を注入してX線による透視や撮影を行い，結腸の走行や，形状および粘膜面の状態を調べるとともに，造影剤の排泄状況により運動機能を調べ，診断・治療（腸重積の注腸整復に使用されることもある）に役立てる．

【適応】 新生児では消化管の先天異常に基づく小腸閉鎖・ヒルシュスプルング病・鎖肛（会陰部などで瘻孔のあるタイプ）など，乳幼児期では便秘・下血・腸重積症や若年性ポリープ，腸回転異常症など，学童期では結腸ポリープ・潰瘍性大腸炎・クローン病などの診断が中心となる．

【必要物品】 ①造影用カテーテル（ネラトンカテーテル・多用途チューブ・バルンカテーテル），②カラーシリンジ，③三方活栓，④潤滑油，⑤絆創膏，⑥ガーゼ，⑦膿盆，⑧硫酸バリウム100 w/v％（30～60％希釈液），⑨バスタオル，⑩おむつ，⑪乳首（必要時）．

【方法】 ①子どもの年齢に応じた説明をする．検査前日までにわかりやすく説明し（プレパレーション），家族には承諾を得ておく．②指示により，食事制限や下剤の投与・浣腸の施行などの前処置を行う（最近は食事制限や浣腸を行わず，下剤としてポリエチレングリコール液を検査施行の数時間前から多量に服用する方法が多用されている）．③バスタオルとおむつを敷き，患児を透視台の上に寝かせる．④介助者はプロテクターを着用する．⑤患児を左側臥位にし，殿部を露出し，医師は潤滑油をつけた造影用カテーテルを肛門に挿入し，硫酸バリウム100 w/v％（30～60％希釈液）をゆっくり注入する．⑥撮影時，患者の体位変換など必要があれば介助する．

【実施上の留意点】 検査室の室温に配慮し，使用する造影剤は人肌に温めて用いる．前処置は年齢・病態により異なる．新生児では必要としないことが多い．乳幼児では，浣腸のみで可能であり，年長学童では，注腸食や下剤の投与が必要である．検査時は，X線透視室内という環境下での操作であることを考えると不必要な人員は入室しないことが望ましいが，乳幼児では必要があれば体位変換の介助をする人が必要である．また弾性包帯やタオルを用いた下肢の固定も，児の安全確保（転落防止）と正確な診断に効果的である．年長学童では羞恥心を考慮し，不必要な露出を避ける．検査中は全身状態の把握と保温および，体動の抑制，安全，最小限のX線被曝に留意する．検査後は，バイタルサインのチェックを行ったあとは，とくに指示がない限り普通でよいが，バリウムの排泄状態や下血の有無などに注意する（検査後，幼児では浣

腸，学童では造影の長さによっては下剤が必要)。
〈同義語〉　注腸造影検査法
〈関連語〉　腸重積　　　　　　　　　[加藤悦子]
　●文献　1) 東京都立八王子小児病院看護科・編：看護手順，2005．　2) 八塚正四，他：注腸造影検査法．小児看護，13(10)：1239-1246，1990．

反抗期

【定義】　自我の発達過程において，周囲に対して抵抗する，歯向かう，背く，逆らうなどの反抗的な態度が顕著となる時期のことである。一般的には，反抗期は個人差があるものの生涯において数回認められるといわれている。なかでも，自我が芽生え自律性を身に付けていく過程で反抗が現れる幼児期が第一反抗期である。また，自我同一性の確立に向けて身体的にも精神的にも変化が著しく，反抗が顕著となる思春期が第二反抗期である。この第二反抗期を否定期とよぶこともある。

【第一反抗期】　子どもは，欲求充足の手段を親などの他者に依存した生活を送り，受身の行動である乳児期から，しだいに自我意識が高まり，社会性・自律性を形成していく幼児期に移行する。この段階から一人立ちを始めるために，自分一人で行動しようとし，それを強く主張するようになる。並行して，子どもは基本的な生活習慣を親から学び始め，子どもに対する親のしつけも始まる時期であり，子どもは親に対する，拒否，反抗が顕著となる。また，この時期の言動は，意思を強引に押し通そうとして自己中心的であり，親などに承認されないことも多い。このような幼児期にみられる反抗が顕著となる時期を，心理学では第一反抗期とよんでいる。この反抗は自我の発達がもたらした自己主張であり，多くの子どもに現れる。幼児期の子どもは自律性を身につけていくことで自己を統御することが可能となり，さらに子どもは親などの支援から安心感を得て自我が形成されていく。そして反抗的な行動は，幼児期前期に著しく幼児期後期にも及ぶものの，集団生活での規則の学習，子ども同士の関係性を築くことなどにより，責任ある行動に対する価値が大きくなり協調的な行動へと変化していく。親は子どもを扱いにくいと感じるが，親の対応如何によっては心理社会的な危機を助長してしまうため，子どもに確かな安心が与えられるような忍耐と確固たる姿勢が必要となる。

【第二反抗期】　身体的諸機能の変化が著しく，とくに性的発達が顕著となり第二次性徴を迎える時期が思春期である。思春期は，形式的な思考の段階であり，抽象的な思考が可能である。しかしながら性的な成熟過程では，身体的側面だけではなく情緒や思考など精神的側面の変化も著しく，安定性を欠き，種々の問題行動に結び付くこともある。こうしたなかで改めて自我同一性の確立あるいは再生に向けて自我意識が高まり，葛藤し，親などの大人に対する顕著な反抗や否定がみられる。このような時期を心理学では第二反抗期とよぶ。この時期には，身体的な変化に対する不安や恥ずかしさを覚え，自分の能力や容貌についてとくに関心が深く，情緒的に動揺しやすい。一般的には，将来への不安，現実の自分とありたい自分との違い，自分は何がしたいのか，どうありたいのかがわからないことによる自信の欠如，また親からの精神的な独立をめざすために親の権威の否定や不満，干渉への抵抗により特有の緊張感を生ずる。このように自分で自分がわからなくなってしまうような役割の混乱もしくは拒否がこの時期の心理社会的な危機であり，逃避，反抗的な態度や行動として現れる。しかし，この時期を経過することで自我同一性が形成されて確立に向かい，自己を模索しながら，さまざまな活動を通して自己表現を試み，共鳴できる友人を求めて精神的な安定をはかろうとする。しだいに自分は自分であるという自信をもち，自分らしい生き方を考えられ，親などの大人との人間対人間の関係を築きながら寛容になっていく。親などの大人は，子どもに拒否や否定されて扱いが困難と感じるが，この時期を大人になるためのステップとして捉え，改めて忍耐と確固たる姿勢で見守ることが大切である。　　　[伊藤龍子]

　●文献　1) Erikson, E.H.(仁科弥生・訳)：幼児期と社会1，みすず書房，1977，pp.335-338．　2) Erikson, E.H.(村瀬孝雄，他・訳)：ライフサイクル，その完結，みすず書房，1989，pp.96-103．　3) 堂野佐俊，他：発達理解の心理学，ブレーン出版，2000，pp.32-36．　4) 山内光哉：発達心理学(下)，第2版，ナカニシヤ出版，2001，pp.23-35．

反　射

【定義】　反射とは特定の刺激に対して神経系で調整された反応が発現する一連の生体現象をさしている。

【概念】　反射とは特定の刺激を受容器が受け取り，神経系の求心路を通って反射の中枢に至り，意識に上らないで調整された反応が遠心路を通って効果器官で起こるものである。なお，反射は反射弓が明確なものをさしており，姿勢反射など中枢神経系での調整が複雑で反射弓が同定されていなものは狭義の反射に含めないことが多い。反射は19世紀には四肢の骨格筋の運動の反応系のみをさしており，その反応経路として，受容器への刺激，求心路，統合中枢，遠心路，効果器，フィードバック機構などがわかっていた。その後，運動系の反射は，単純な反射弓から大脳皮質，小脳を含む複雑な反応系であることがわかってきた。1920年代にHering, H. E.らにより血圧の調節に圧受容器からの求心路と血圧を調節する遠心路からなる自律神経反射も見出された。さらにPavlov, I.P.は大脳皮質が関与する反射に条件反射という新しい概念を確立させた。反射は体性反射と内臓反射(自律神経反射)に分けられる。自律神経系には消化管の運動や体温調節の反射がある。体温については脳内の特殊神経細胞が統合中枢の役を果たしている。遠心路は自律神経(血管収縮)と運動神経(ふるえ)に二分され，広義には内分泌の調節系に関して自律神経系と内分泌系の反射性調節も反射に含める場合がある。体性反射は効果器である骨格筋が収縮するもので，深部反射(腱反射)と表在反射に分けられる。深部反射は腱を叩打することによりこの腱に連結している骨格筋が収縮する反射である。表在反射は皮膚や粘膜に刺激を加えることでその周辺の筋が収縮する反射をいう。反射のなかで基本的な運動系の反射である深部反射(深部腱反射)の機序について解説する。これは伸展反射(伸張反射)ともいわれている。筋が引き伸ばされると筋は反射的に収縮する。腱を叩くことで誘発するので腱反射とよばれ，二頭筋反射(中枢は第5，6頸髄)，三頭筋反射(第6～8頸髄)，膝蓋腱反射(第2～4腰髄)，アキレス腱反射(第5腰髄～第2仙髄)などがある。伸張反射では，筋肉に並列に存在している感覚受容器である筋紡錘が伸展され一次終末が刺激され神経インパルスを生じる。それが太いAα線維の中のIa求心線維を通じて脊髄後根を介して脊髄に入る。この線維は脊髄前角でシナプスを形成しており，末梢運動神経から運動起始筋を支配している。収縮する骨格筋に受容器があるので，自己受容器性反射という。筋紡錘を調節しているIa抑制ニューロンとレンショー細胞はともに抑制性ニューロンであり，伸張反射を修飾している。屈曲反射は傷害刺激(疼痛，熱)が四肢に加えられるとその肢が屈曲するもので，傷害から肢を守ろうとする防御反射である。屈曲反射は反射の中枢である脊髄に介在ニューロンが組み込まれた多シナプス性反射である。皮膚の侵害受容器からの情報は脊髄内の介在ニューロンに伝えられ，最終的に伸筋の運動ニューロンは抑制し，屈筋の運動ニューロンは興奮させて四肢を屈曲させる。強い刺激を受けると同側の肢の屈曲だけではなく反対側の肢の伸展が起こる。これを交叉性伸展反射という。

〈関連語〉　原始反射　　　　　　　　［諸岡啓一］

●文献　1) 田崎義昭，他，坂井文彦・改訂：ベッドサイドの神経の診かた，第16版，南山堂，2004.

反社会的行動

【概念】　人の社会には，その文化・地域において基本的で常識的とみなされる社会的なルールがある。それには，社会の進化の過程のなかで不文律として生じてきた倫理・道徳のような人の心の内面にあって人の判断・行動の規範となるものと，法律のように社会の混乱を予防・抑制するために意図的につくられた規則とがある。反社会的行動とは，こうした規範・規則に反した行動をいう。それらには，敵意の表出，攻撃的な言動，暴力行為，破壊行為，違法行為，などが含まれる。反社会的行動は，成人に認められる場合，反社会的行動とはよばれず，犯罪として扱われるのが普通である。犯罪という用語ではなく，反社会的行動とあえてよばれるのは，小児に対してであることが多い。それは，小児の反社会的行動は，犯罪の範疇で捉えられないものが少なくないからである。

【小児期の反社会的行動】　小児期の反社会的行動には，2種類のものが認められる。1つは，通常の発達過程において，一過性に認められるも

のである．自我の発達とともに，親や大人に反抗したり，あるいは，社会の規則を破るような行動をしてみたりすることは，決して珍しいことではない．しかし，そのような行為は，親や教師への反抗や暴力とか交通規則違反など，行為の対象が限定されているのが一般的である．また，その程度もある程度常識的範囲内に留まっている．常識的な範囲とは，相手や社会に治療・対応・修復が必要なほどの被害を与えない程度，といえるであろう．他の1つは，通常の発達経過中に認められる反社会的行動とは期間・対象・程度が異なるものである．一般に，期間は持続・反復的であり，対象は限定されず不特定多数の人・事物・規則が破壊行動の対象とされ，程度は常識の範囲を超えている．このような反社会的行動は，個人の精神病理としても，社会的病理としても問題性が大きくなる．個人の精神病理としての問題性が大きいとは，反社会的行動の背景に精神障害があることもあるし，その行為自体が精神障害の症状のこともあり，また，経過中に精神障害に発展していくこともある，ということである．さらに，成人の反社会的行動につながっていく場合も少なくない．社会的病理に関しても，社会の混乱が反社会的行動に影響を与えていることもあれば，青少年による殺人事件などのように反社会的行動が社会に不安・混乱をまねくこともある，という点で無視できないものがある．こうした病理性の問題があることで，このタイプの反社会的行動は精神医学の対象とされ，行為障害(conduct disorder)とよばれる．行為障害とは，他人の基本的権利や年齢相当の社会的ルールや常識を侵犯するような行為を持続的に行うものをいう．その診断基準は，①人も含めた生きているものへの攻撃，②物の破壊，③詐欺・窃盗，④規範無視の4つの反社会的行動カテゴリーからなる．なお，拒絶的，敵意的，挑戦的な行動パターンはとるが，他人の基本的権利の深刻な侵犯はしないものは反抗挑戦性障害(oppositional defiant disorder)とよばれる．

〈関連語〉思春期，社会化，少年法，多動性障害，注意欠陥/多動性障害(AD/HD)，非社会的行動，問題行動　　　　　　　　［宮本信也］

●文献　1) American Psychiatric Association : Diagnostic and Statistical Manual of Mental Disorders 4 th ed.(DSM-Ⅳ), American Psychiatric Association, 1994, pp.85-91.　2) 宮本信也：反社会行動と小児期の精神障害．小児科診療，61(6)：1140-1146, 1998.

ひ

ピアカウンセリング

【定義】　ピアカウンセリング(peer counseling)とは，カウンセリングの専門家ではなく，仲間同士(ピア peer)によって行われる相談活動である．

【目的】　「ピア」は，「仲間」を意味する．仲間とは，社会的あるいは法的に地位が等しいもの，または，同じ経験を共有する対等のものである．たとえば，同じ障害や疾病をもったもの同士，同じ環境下にいるもの同士，年齢が近い，立場が似ていることなどから仲間になりうる．なにかしらの共通項をお互い認識することによって，仲間意識が生まれる．ピアカウンセリングの目的は，お互いを理解し合える仲間に相談することによって，相談者が，自分の問題に向き合い，自分で決断していかれるようになることである．

【役割】　ピアカウンセリングの前提は，その人自身のことは，その人自身が一番よく知っており，自分自身で問題解決できる力をもっているということである．ゆえに，ピアカウンセラーは，指示を与えるのではなく積極的に相談者の訴えを傾聴する．ピアカウンセラーの役割は，相談者が，自分の考えや気持ちを表現して自分の状況を客観的に考えられるように促し，相談者自身が解決方法について責任をもって決定できるように援助することである．仲間同士の相談という意味では，問題に対しての情報提供やうまい対処方法を伝えることも含まれるが，狭義では，「精神的な癒し」が核となる．つまり，相談者が自分の気持ちを「わかってもらえた」と安心できることが重要になる．そのため，ピアカウンセラーは，カウンセリングについて訓練を受けている必要がある．また，相談者に役立つ資源や方法についての知識も十分であることが要件になる．ピアカウンセラーにとっては，

経験者として相談相手になることによって，人に役立つ感覚が自信となり，自己尊重につながる効果もある。

【方法】　ピアカウンセリングには，カウンセラーと相談者が1対1で行う相談活動と，数人の小集団のなかにカウンセラーが1～2名入って行うグループによる活動がある。相談者が深く傷ついている場合は，1対1のほうがより綿密に問題を明確にし，目標設定を援助できる。グループの場合は，カウンセラー同士が支え合い，孤立を避けることができる。相談者の訴えを聞いているうちに，カウンセラー自身が苦しくなってしまう場合もあるので，お互いの支援が有効になる。ピアカウンセリングは，障害者の自立生活運動から始まった。現在は，若者の性の問題に関するピアカウンセリングなども行われている。

〈関連語〉　ピアサポート　　　　　　［渡邊輝子］

●文献　1）髙村寿子，他：ピアカウンセラー養成者（指導者）マニュアル＆ピアカウンセラー養成マニュアル，平成14・15年度ピアカウンセリング・ピアエデュケーションのマニュアル作成及び効果的普及に関する研究班，2004．　2）堤愛子，他：ピア・カウンセリングって何？．現代思想，26(2)：92-99，1998．　3）東京都福祉保健局少子社会対策部子ども医療課：長期療養中の子どもと家族への支援；東京都「病気の子どもピアカウンセリング」事業のご案内．小児保健研究，65(1)：104-106，2006．

ピアサポート

【概念】　ピアサポート（peer support）は，仲間同士の相互支援活動であり，社会的支援のひとつの形態である。共通の経験や同じ状況であることなどから仲間となり，そこに参加する人同士が主体的にお互いに支え合う。専門家は介在せず，お互いの経験的な知識に基づく支援活動である。そこに参加する人同士は対等であることが前提となる。また，同じ状況であっても，サポートを必要とする人ばかりではないので，参加するのは，個人の自由による。ピアサポートの利点は，仲間との交流を通して，情報交換や気持ちを分かち合うことができることである。それによって，直面している問題の解決方法を見出すことができたり，孤独感が緩和されるなどの精神的支援となる。ピアサポートは，グループで行われる場合と，個人対個人で行われる場合とがある。グループでは，妊婦や育児中の母親同士，患者・家族会などがある。個人のピアサポートには，NPO難病のこども支援全国ネットワークによるピアサポート事業などがある。ピアサポートと類似の機能は，ピアカウンセリングやセルフヘルプグループなどである。子どもにとってのピアサポートは，医療・福祉で使用する意味合いと多少違いはあるが，学校教育のなかで活用される場合がある。これは，年長の子どもが年少の子どものお世話をするプログラムである。たとえば，小学6年生が1年生の教室の掃除を手伝ったり，掃除の仕方を教えたりする。これには，活動を通してほかの人を思いやる気持ちを学び，自己肯定感や自尊感情を獲得していくことが期待されている。

〈関連語〉　ピアカウンセリング，セルフヘルプグループ　　　　　　　　　　　　　　　　［渡邊輝子］

●文献　1）NPO難病のこども支援全国ネットワーク：ピア・サポーターを知っていますか？Q&A，ピア・サポート事業（リーフレット）．　2）滝充：「日本のピア・サポート・プログラム」とスクールカウンセラー．臨床心理学，2(1)：78-82，2002．　3）Trevor, C.（バーンズ亀山静子，他・訳）：ピア・サポートとは？．ピア・サポート実践マニュアル，川島書店，2002，p.5．

ピアジェの認知発達理論

Piaget, J.(1896-1980)は，現在の認知発達理論に大きな影響を与えたスイス人の児童心理学者である。Piagetは心理学の前に生物学の博士の学位を取得しているが，彼の発達理論の展開には，その影響が大きいといわれている。Piagetは認識に関連させた発達様式の理論を展開した。

【理論の特徴】　Piagetは発達を思考活動の内化されたものとみなし，子どもが外界を知っていく過程では，子ども自身が主体的に外界へ働きかけ，その変化や構造を理解することが重要と考えた。Piagetによる認知発達の過程は，一貫した「操作」(operation)の「構造」の違いによって4つに分類された。「操作」とは，事象の関連づけ（分類，順序づけなど）を行うことである。発達理論としてのPiaget理論の特徴は，年齢（発達段階）に伴って質的に異なる認知の段階があるとしたところにある。

【シェマ(schema)】　Piagetの発達理論はこの

「シェマ」を発達させていくプロセスを説明している理論といえる。「シェマ」は，「人が行動を起こすことを可能にしている基礎的な構造や型」「人がもつイメージや概念」といったものである。このシェマが「同化」「調整」を繰り返しながら変化していく。Piagetの発達理論では，直接行動上で試行錯誤する「動作的シェマ」の段階から，それを思考のなかで行うような「思考上のシェマ」へと，「シェマ」の内面化を行うような発達の方向性を示しているといえる。

【「同化」(assimilation)と「調整」(accommodation)】 Piagetの理論で重要な用語である。発達過程の4つの時期では常に，「同化」と「調整」が繰り返し行われる。「同化」は環境の刺激を思考の構造に取り入れる(自分のもつイメージや概念に取り入れる)働きであり，「調整」は，その人がもつ思考の構造を変化させて(自分のイメージや概念のつくり直し)，環境に適応しようとすることを示す。

【表象(representation)】 対象や活動を頭のなかで自由に思い浮かべ，操作することができることをいう。Piagetの発達理論では，「感覚運動期」とその後の3つの時期は，表象的思考かどうかによって区分され，「前操作期」から「形式的操作期」に至る思考段階を，「表象的思考段階」ともいう。表象的思考をもつということは，運動や知覚だけでなく，概念や内面化されたシェマの体系を扱う知的な能力をもつということである。

【看護への適応】 Piagetの研究結果に対しては，現在種々の批判や再検討が行われているものの，子どもの認知発達の概要を捉えやすい理論であり，看護では有効に使用できる。子どもが自己の健康状態や治療，おかれている状況についてどのような理解の仕方をしているのかを考える際に，また看護の支援を子どもに合わせて実行する際に基本となる考え方を導いてくれる理論といえよう。

【感覚運動期(生後～約2年間)】 子どもがとくに身体的運動経験と感覚に結び付いて外界を認知し活動を行う時期を示している。感覚運動期は6段階で説明される。このなかで用いられる「循環反応」とは，行動の反復により産み出される反応である。偶然から生まれた感覚を次には意図的に再生しようとする「再生産的同化」の働きを強めている。①第1段階─反射行動(0～1カ月)：生後まもない子どもは意図的な活動ではなく，吸う，反射的に握る，泣く，排泄するといった「反射的な行動」(生得的な行動)を行うが，徐々に適応的な方向づけをされていくという意味で分化や同化を練習し始める時期といえる。②第2段階─一次循環反応(1～4カ月)：最初の適応行動の開始といわれる。子どもは偶然に反応するのではなく，「自ら行動することにより」外界を取り入れ始める。一次循環反応は，「自己の身体に限定した感覚運動の反復行動」である(例：頭を繰り返し左右に動かす，手を開いたり握ったりする，繰り返し声を出す)。反復行動は，環境を探求，発見し，知覚を強化する練習の機能を果たしている。この時期の子どもは，自己の身体とその機能，対象との関係を発見し始める(手は何かに触れるもので，触れると対象物の感触が同時に起こる)。③第3段階─二次循環反応(4～8カ月)：経験を統合(シェマを統合)し，ものの存在と働きかけの結果という関係，外界と自己の区別を理解し始める。また全体と部分の関係(籠を揺らすのには付いている紐を引く)，「強い」「弱い」といった質的な評価も経験に組み込まれるようになる。二次循環反応は，「引き起こした環境の変化に関心をもち，同じできごとを再生させたり，長続きさせるための動作を繰り返す」。この時期は，目的と手段はまだ未分化で，偶然得られた結果を繰り返そうとする。④第4段階─二次的シェマの協応(9～12カ月)：個々に生じていた動作と結果を，「ひとつの目的とする行動に結び付けるようなシェマの統合(協応)がなされる」。目的と手段が分化し，「最初から目的に向けた行動が可能」となる。子どもが遊んでいた玩具を布で隠した場合，すぐに(最初から意図して)布を取り払い(手段)，玩具をつかむ(目的)という動作を行えるのは典型的な例である。さらに，第3段階には困難であった，「物の永続性」の理解が成立し，隠しても玩具は存在するとわかる。しかし，さきほどみつかった場所と違うところに玩具を置いて布を掛けると，最初にみつけた場所を探すという失敗を繰り返す。玩具は1つしかなく，一度に1カ所しか現れないことは理解できないのである。⑤第5段階─三次循環反応(12～18カ月)：三次循環の特徴は，「能動的に，繰り返し行う行動にバリエーションをつけ，結果が変化することによって，物事の性質を

知ったり，効果的な方法をみつけたり，試行錯誤による新しい方法を発見すること」にある。意図的に調整機能を用いて新しいシェマをつくりあげていくのである。遠くのものを取るのにさまざまな方法を試し，新しい方法を発見していくといった行動である。この時期には，空間での位置関係や，因果関係（お菓子を出してほしければ母親の手の上にお菓子が入った箱をのせる），物の時間的な存在（最後に隠したところに物は存在する）などの理解が進んでいる。⑥第6段階―表象（18カ月～2年）：この段階は，感覚運動期に属しているが，頭のなかで操作を行う表象の段階に至っている。子どもは，現実に直接対応（試行錯誤）しなくても，頭のなかで検討することが可能になってくる。自分では手が届かないおもちゃを，近くにあった棒を最初から使って手にいれ，おもちゃで遊ぶのは，最初からおもちゃで遊ぶまでのシーンが頭のなかで描かれているからである。また，「延滞模倣」が可能であり，以前に見たモデル行動を，再現したり，変化させて行動することが可能になる。また，この時期には，対象物は，子どもの行為の結果存在するのではなく，永続的なものとして独立して存在することも理解できている（自分が探すから，そこにボールがあるのではなく，自分がなにもしなくてもボールは存在する）。
[看護への適応]この時期の子ども達は自ら行動し，その反応を得ることによって発達していくといえる。看護の対象となる子ども達が，さまざまな反応を試すことができるような環境にあるか，豊かな感覚を得られるか，また子どもにとって外界の認知に重要な運動制限が過剰にされていないかを注意深く検討することが重要といえる。また，子どもがその反応についての認識を強めるのは，子どもの働きかけに対して呼応する反応が存在するためであり，とくに親密な関係の大人が子どもの示した働きかけに応答する状況をつくりだすことの重要性が示されている。
【前操作期（2～7歳）】子どもは表象的思考を用い，しだいに感覚運動の同化や調整だけでなく，系統的で論知的な思考を拡大する。しかし，前操作期は，まだ思考のなかのみで物事の意味を完全に「操作」できるには至らないためにこのように命名されている。2～4歳頃を「象徴的（前概念的）思考段階」，4～7歳頃を「直観的思考段階」とよぶ。①象徴機能の獲得：この時期は，「意味するもの」（能記 signifiers），「意味されるもの」（所記 signified）が分化する段階にある。子どもは「もの」「こと」を表す一定の表現を獲得（象徴）していき，「言葉」が急激に発達する。また，「ごっこ遊び」「見立て遊び」が盛んに行われ，「象徴」機能の発達を表している。アメ玉を頭のなかに再現することができるために，小石をアメ玉の象徴として扱うことができるのである。②自己中心的思考：この段階の子どもの概念は安定しておらず，大人がもつような一般化されたものではなく，子ども個人にとっての主観的意味が中心である。「自己中心性」は，この時期の子どもの特徴とされるが，子どもの認識が自分の立場に基づいていることを意味し，自己の視点と他者の視点を同時に考え，区別することができにくいという思考の特徴を表している。「アニミズム」（無生物にも生命があると認識すること）もこの時期の子どもの特徴であるが，自己中心性を示している。子どもが自分の思考のパターンに同化させ，自分が理解しているやり方で現象を理解しようとすることから生じる。雲が意志をもって自分についてくると考えるのは，物理的理由を知らないため，自分が誰かについていくように，雲も考えて行動すると解釈して同化しているのである。③前概念的思考：言葉により子どもは物事や現象，活動を言葉に象徴して思考し，伝達するようになる。言葉という象徴を介したコミュニケーションの発達は，社会化を拡大すると同時に，他者と共通した言葉（象徴）の理解を促す。しかし，まだ物事を分類したり，関連づけのなかで考えることは困難であり，一定の特徴，性質をもったグループとしての認識（概念）までは達していないので，「前概念」といわれる。子どもにとっては，1つの事象は1つの意味をもつため，大人と同じ言葉を使っていても共通した枠組みで話しているとは限らない。この時期の子どもの「ストーブに触ると熱い」は，ストーブというグループに対する認識ではなく，このストーブにさわると熱いことを示す。また，子どもの理解の範囲内での推論を行うようになるが，一般と個を結び付けるのではなく，特殊と特殊が結び付いた推論（転導的推論）であり，個々の子どもの意味づけに従っているため，現実に適応していないことも多い。④直観的思考：前操作期の後期に

あたる4～7歳では，物事の分類や関連づけ，あるいは推論の能力が進歩し，因果関係の理解も深まるため，限られた範囲のなかでは正しい推論が可能となる。言葉の使用も一般的な概念に近く適切になってくる。また相手の立場で考えることができ始める（脱中心化）。この時期は自分の見方（思考）を現実に適応するように調整していく時期である。しかし，その力はまだ直観的作用（客観的論理的推論や判断ではなく，精神作用が対象を直接把握する）に依存しているため，知覚に左右されやすく，自己中心性の影響を受ける。この時期は数の概念を習得しつつあり，永続性や連続性といった量の保存原理を身に付けつつあることが示される。しかし，まだ見た目の異なる容積の同じ入れ物に入れた液体の量の判断，配置が異なった同数のおはじきの数の違いの判断，位置をずらした同じ長さの棒の長さの判断など，知覚に左右されるこの時期には「違う」と判断する場合も多い。[看護への適応]この時期は個々の子ども達の物事や病気の捉え方や表し方（象徴）を把握することが看護として重要である。一方，共通したイメージの獲得も進んでくるため，社会化された生活行動を身に付けることや，集団での保健教育も可能になる。因果関係を理解したり，推理する思考の働きも活発になるため，病気や治療に対して子どもに見合った象徴を用いて，プレパレーションやアセントへの支援を行うことがこの時期の子どもの認知に合わせた働きかけであるといえる。

【具体的操作期（7～11歳）】 具体的操作期では，直接物に結び付いた事柄の操作が表象的機能（直接行動しなくても頭のなかで操作する）を用いて論理的に可能になる段階であり，部分と全体の関係を理解した一貫性のある統合された認知が可能となる。「具体的操作」は，頭のなかで扱える内容が，まだ知覚に影響されるために，操作を行う際に現実が出発点となり，具体的事物を動かしたり，知覚することによって「操作」可能となるために名づけられている。「具体的」とは，直接的に物を見たりそれに触れたりすることのみを示すのではなく，現実的で具体的な想像事物を操作することも含む。したがって，子どもが経験したことがあり，具体的なイメージをつくることができる事象なら，その現象に置き換えて物事を理解することも可能となる。

具体的操作段階では，脱中心化された以下のような能力の発達により，客観的な思考を獲得していく。①保存の概念の確立＝可逆性の獲得：この時期には前操作期にはまだ困難であった，保存の概念を段階的に獲得していく。保存（conservation）とは，なんらかの操作（移動や変換など）を受けても変化しない物の性質であるといえるが，7～8歳では，粘土の塊は分けて置かれても全体の量は変化しないこと，9～10歳では重さが変化しないことを理解し，11～12歳で容器の体積を水の量に置き換えて考える体積の保存も理解されるようになる。保存の概念が獲得されることは，物事の出発点と変化のプロセスを理解していること，全体が部分によって成立するという性質を知っていることであり，思考のなかで元の状態に戻したり，反対側から考えるという可逆性を獲得していることになる。②次元や基準の理解：この段階では，物事が1つの次元から成り立っているのではなく，さまざまな次元の性質を同時に併せもつことも理解される。たとえば，ボールには，色，大きさ，重さ，素材，用途などさまざまな次元があること，2つのボールを比較する場合には，次元をそろえて比較するのであり，色と大きさを比べることはできないことを知っている。これは脱中心化がはかられているからであり，自分の最初に注目した次元のみにとどまらずに（思考を中心化しない）物事をみようとするからである。また，大きさや数の順序をつけることができ，一定の基準に従って分類する能力を身に付ける。③分類活動：上記の能力にも関連するが，具体的操作期では，全体と部分の関係性を理解しながら，一般化された大きな全体系のなかで物事を系統立てる思考活動が活発になる。Piagetは，＜巣nesting＞＝＜類＞という概念で，全体の性質のなかに部分を加算した性質を含みもつという内的性質の理解を説明し，＜束lattices＞＝＜関係＞という概念で，関連のある事物の上位下位の分類とつながりといった理解を説明したが，具体的操作期では，この概念の理解が発達する。これによって，子どもは具体的思考のなかで，演繹的操作が可能になっていく。④社会性の発達：これらの物理的理解の発達は，子どもの社会性やその理解を拡大していくことになる。社会のなかでの自分の位置づけや相互の関係について，さまざまな次元で捉えるようになるこ

と，脱中心性により相手の立場に立つ思考が生じ道徳性の発達がなされること，ルールの理解などの認知も具体的操作段階には進むことになる。[看護への適応]因果関係や全体と部分の理解が進むこの時期には，保健教育や疾病・治療に関する子どもへの説明は子どもの理解の段階に合わせた客観的な内容に進むことが必要である。ただし，具体的な事象を中心とする学童期には，子どもにとって認知されやすい内容かどうかを吟味する。目に見えるものであるのか，過去の具体的な経験と結び付けることが可能かなどを検討し，子どもが操作できるものに置き換えていくことが必要である。

【形式的操作期(11歳～)】 形式的操作期では，物事の概念化，形式化(記号化)，論理性が飛躍的に発展する。具体的事物や経験的・現実的事実に基づかなくても，論理的な操作や抽象的な思考が可能となる。この時期の子どもは，純粋に思考のみを操作し，それを楽しむことが盛んに行われ，科学的思考が発展していく。形式的操作期における思考の特徴は，「仮説」を用いること，「命題」を扱うことであり，また操作のうえでは，複数の関係性を組み合わせることができ，操作そのものを操作(物事の考え方の道筋について検討する)することなどがあげられる。①仮説の演繹的操作と命題の操作：具体的操作期では，現実から出発して物事を考える帰納的思考がまだ多く使用されるのに対し，形式的思考ではそれまで得てきた理論や知識から，先に仮説を設定し，それに該当するかどうかを検証する形で思考していくことができる。この時期には，現実そのものを扱うのではなく，「命題」(「～は～である」「～ならば～である」といったように明瞭に真偽を判定することができる文や内容)が思考の対象となる。具体的操作期では，現実と離れて思考することができないために，現実的に経験できない命題(例：水は上に向かって流れる)は誤っていることになるが，形式的操作段階では現実と論理の結果に矛盾があったとしても，論理的に筋が通れば，その考え方は容認されることになる。結果が正しいかどうかよりも，そこまでのプロセスが論理的かどうかが検討される。思考そのものを操作することになるので，「操作の操作」とか「二次的操作」の段階とよばれる。算数(数学)などにおいても，具体的操作段階では，具体的事象と照らし合わせながら式を理解していったものが，しだいに式そのものを扱い，その論理性を利用して，計算式が表す意味を理解する(例：0.5で除算することは，2で乗算するのと同様であることを利用して式を理解する)といった変化がみえる(形式的操作では，最終的には2の乗算に置き換えなくても0.5で除算するという式を理解し，操作できる)。②複雑な関係性や組み合わせの思考：関係性同士の関係といった複雑な認識と，記号化の思考が進むため，たとえば，A＜B，B＜CならばA＜Cといった推移律も，具体的操作段階では置き換えが必要だったが，記号(＜)により，式のうえだけの操作で関係性を理解することも可能となる。また一般と下位のクラスの層化的な区別を理解することも複雑になり，たとえば，動物の階層的な分類といった系統立てた理解も可能となる。さらに複雑な関係性を組み合わせて1つの事象を理解していく思考も可能である(例：家族とは何か？)。[看護への適応]思春期の子どもの理解を促すことが必要となった場合には，認知の段階に合わせて論理的に説明することが重要となる。しかし，未知の法則に出合った場合，これまで獲得してきた法則や理論では子どもが演繹的に思考できない場合もある。とくに疾病や治療など日常生活のなかでは遭遇しない状態ではその傾向は強いといえる。その際は，子どもの既知の法則性や理解と結び付くようにし(同化)，さらにそれをもとに新しい知識を提供し，新しいシェマをつくる(調整)手助けをする工夫が必要である。また，思春期は，理想主義の時代といわれたり，現実とのギャップに周囲の大人や体制に対して批判的な傾向がみられるが，この時期は，形式的操作という新しい思考を手に入れ，それを現実のなかで使いこなそうとする大きな変化の時期にあることが影響している。自己のイメージの理想とのギャップに苦しむことの理解や支援，理屈に合わない(と子どもが考える)ことにもきちんと対応する姿勢とともに，子どもが現実にも適応的に直面できるような支援が必要となる。

〈関連語〉 言語の発達，認知の発達，思考，発達理論　　　　　　　　　　　　　　　[平林優子]

●文献　1) Piaget, J.(滝沢武久・訳)：思考の心理学；発達心理学の6研究, みすず書房, 1968.　2) 波多野完治・編：ピアジェの発達心理学, 国土社, 1965.　3) Maier, H.W.(大西誠一郎・監訳)：児童

心理学三つの理論；エリクソン/ピアジェ/シアーズ，黎明書房，1983. 4) Thomas, R.M.(小川捷之，他・訳)：児童発達の理論；ラーニングガイド，新曜社，1985. 5) 岡本夏木：ピアジェ, J. 発達の理論をきずく(別冊発達4)，ミネルヴァ書房，1986, pp. 127-161. 6) Piaget, J.(滝沢武久・訳)：思考の誕生；論理操作の発達，朝日出版社，1980.

PICU ⇒小児集中治療室(PICU)

BMI

【定義】 BMI は「body mass index」の略で，身長からみた体重の割合を示す測定値の体格の指数である。成人の肥満ややせの状態の判断の参考にされる。BMI は，体重(kg)÷身長(m)^{2}の式で算出される。この指数は体格指数ともよばれ，乳幼児で使われるカウプ指数と同じものである。体内カリウム法で求められた体脂肪量との相関がほかの指数よりも高いことからもっともすぐれた指数とされ，国際的に用いられている。また BMI が 22 のとき，男女とも有高血圧，高脂血症，肝障害，耐糖能障害などの有病率がもっとも低くなるということがわかっており，この疾患率がもっとも低い BMI＝22 を「理想体重」と設定している。
【BMI の判定】 世界保健機関(WHO)は，BMI の判定を次のように定めている。BMI 指数が 18.5 以下をやせ，20～25 が基準値，25.0～29.9 が太りすぎ，30.0 以上が肥満，40 以上で超肥満としている。一方わが国では，WHO が 1997 年に『肥満の予防と治療に対する勧告』を出版し，続いてアメリカ国立衛生研究所(National Institute of Health；NIH)が『肥満についてのガイドライン』を発表したことを受け2000(平成 12)年，日本肥満学会が BMI による肥満の判定と肥満症の診断基準について発表した。その骨子は以下のとおりである[1]。①標準体重は BMI＝22 の体重とし，身長(m)^2×22 で計算する。②普通の体重は BMI 18.5≦～<25 の体重とする。③肥満の判定は 4 段階に分かれ，肥満 1 度は BMI 25≦～<30，肥満 2 度は 30≦～<35，肥満 3 度は 35≦～<40，肥満 4 度は 40≦の体重とする。④肥満症の診断は，BMI 25 以上のもののなかで，肥満に起因ないしは関連する健康障害(2 型糖尿病，脂質代謝異常，高血圧を含む 10 項目)を合併するか，その合併が予測され，医学的に減量を必要とする病態，ならびに BMI 25 以上のもののなかで上半身肥満が疑われ，臍部 CT 検査によって確定診断された内臓脂肪型肥満となっている。現在，わが国ではこの BMI による肥満の判定と肥満症の診断基準が一般的に使われるようになっている。
【小児期の BMI 判定】 上記で示した指標は成人に適応されるが，成長期にある子どもの判定には適さないといわれている。成人では身長の違いによる基準値の違いがほとんどないのに比べ，6 歳から 15 歳までの成長期には身長の伸び率によって大きく BMI が異なるためである。身長の成長速度には個人差があり，同じ生理的条件を表すことができない。したがって身体発育曲線によって評価することがもっとも望ましい。
〈同義語〉　カウプ指数，体格指数
〈関連語〉　肥満，肥満度，やせ　　[住吉智子]
●文献　1) 日本肥満学会肥満症診断基準検討委員会：新しい肥満の判定と肥満症の診断基準．肥満研究，6(1)：18-28, 2000.

B 型肝炎

【概念】 肝炎ウイルスには A，B，C，D，E 型のほか，TTV などが知られており，いずれも急性肝炎の病原となるが，それに加え B 型肝炎ウイルス(HBV)と C 型肝炎ウイルスには無症候性キャリア(ウイルスが長期間感染している状態で，臨床症状が認められないもの)が存在し，わが国における慢性肝炎，肝硬変，肝癌の成因として重要である。
【疫学】　HBV の感染経路は非経口的で，感染者の血液，体液，血液製剤が感染源となり，輸血，血液製剤輸注，性交，接吻，出産，汚染注射器，傷口の汚染，鍼，出血を伴う民間療法などで感染が起こる。HBV のキャリアはほとんどが乳幼児期の感染から発生し，近年のわが国ではそのほとんどが母子感染によるものであった。最近の妊婦の HBs 抗原陽性率は 0.3～0.5%である。
【HBV 関連血中マーカー】　HBV の感染状態を知るためにいくつかの血中マーカーが用いられる。その意義は下記のごとくである。①HBs 抗原：HBV の感染状態を示す。②HBs 抗体：

HBVの既感染またはHBワクチン接種後で免疫が成立している状態を示す。③HBe抗原：野生株のHBV感染状態で感染性がきわめて高い状態。感染の初期には通常，陽性である。④HBe抗体：HBe抗原が消失した後に出現する。変異株のHBV感染状態で，通常は血中ウイルス量が少なく感染性が低いが，時に感染を起こすと劇症肝炎を発症することがある。⑤HBc抗体：高値の場合は血中にHBVが存在する。低値は既感染を示すが，多くの場合，まだ肝臓にはHBVが存在するので肝移植のドナーには不適である。⑥HBV DNA：ウイルス核酸を鋭敏な検査で定性ないし定量するもので，主としてインターフェロンや抗ウイルス剤の治療効果の判定に用いられる。

【臨床症状】 ①急性肝炎：黄疸，食欲不振，悪心嘔吐，全身倦怠などが主な症状であるが，乳幼児では症状がほとんどなく，肝機能異常のみのことも少なくない。②慢性肝炎：通常，無症状で，肝機能検査でトランスアミナーゼ（AST, ALT）上昇がみられるのみである。確定診断には肝生検が必要である。③肝硬変：初期には無症状である。進行して肝不全となると腹水，食道静脈瘤を生じるが，小児期にそこまで進行することはそれほど多くない。④肝癌：小児期にもHBV感染から肝癌を発症することがあり，年少児では4, 5歳の症例報告がある。成人と異なり肝硬変を母地としないで慢性肝炎から直接，発癌することがある。

【治療】 急性肝炎では自然に治癒してHBs抗体陽性となるが，乳幼児ではキャリアに移行することがある。慢性肝炎に対してのインターフェロンの効果は成人に比し良好で，副作用も弱いが，小児期には自然経過でHBe抗原からHBe抗体へのセロコンバージョンがかなり高率に起こりその後，肝炎が沈静化することが多いので，肝生検により線維化の進行をモニターしながらなるべく保存的に経過をみるべきである。AST, ALTの上昇が著しい時期には強力ミノファーゲンC投与が行われる。小児ではラミブジン投与は薦められない。

【予防】 HBワクチンがあり，3回接種で高率にHBs抗体陽性となり免疫が得られる。国際的にはuniversal vaccinationで全小児に接種が薦められているが，これまでわが国ではハイリスク群にのみ接種されている。社会情勢の変化によりわが国にも外国からのHBV流入（性感染症）が増えており，universal vaccinationの導入が検討されている。わが国では公費負担によるB型肝炎母子感染防止事業が1985年から始まった（1995年以降は健康保険適応）。これによる妊産婦スクリーニングでHBs抗原陽性（1995年まではHBe抗原も陽性）の場合には，1986年以降の出生児に出生直後と生後2カ月に抗HB免疫グロブリン（HBIG）を筋注し，その後にHBワクチン接種（生後2, 3, 5カ月）による免疫が行われている。この結果，わが国における母子感染によるHBVキャリア発生は1/10に激減したと推測されている。なお，母乳を禁ずる必要はない。

【看護の要点】 エイズウイルス，成人ヒトT細胞白血病ウイルス，C型肝炎ウイルスなどに比べ感染性が強いので，血液，体液の処理を厳重に行い二次感染防止に細心の注意が必要である。医療従事者はすべてHBワクチンを接種しておくべきである。　　　　　　　　　［白木和夫］

ピークフロー

【定　義】 ピークフロー（peak expiratory flow；PEF）とは，簡易式ピークフローメーターを用いて測定できる最大呼気流量であり，主に中枢気道の径を反映している。PEFメーターを用いて，経時的にPEFを測定していくことをピークフローモニタリングという。これによって測定時の気道閉塞を客観的に評価し，

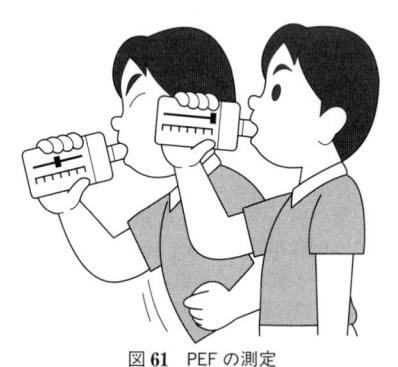

図61　PEFの測定
（出典　古庄巻史，他・監：小児気管支喘息治療・管理ガイドライン2005，協和企画，2005, p. 183）

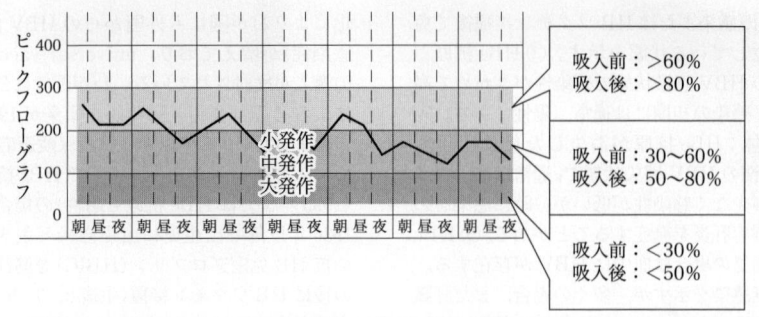

図62 喘息・ピークフロー日誌
〔出典　宮本明正・監：EBMに基づいた患者と医療スタッフのパートナーシップのための喘息診療ガイドライン2004(小児編)，協和企画，2004, p. 8〕

喘息発作の強さや，治療の効果を知ることができる。モニタリングの対象となる年齢は一般的に6歳以上である。

【ピークフロー測定方法】　①立位で測る(測れないときは姿勢を記入する)，②PEFメーターのマーカーを一番下に下げる，③マーカーに指が触れないように持つ(図61)[1]，④大きく息を吸い込んでマウスピースをくわえる，⑤できるだけ早く，一気に吹く，⑥マーカーが止まった目盛(1/分)を読む，⑦さらに2回，同じように測定する，⑧3回の測定値のうち，最高値を喘息日誌に記録する。早朝起床時に1回測定し，昼，夕，夜のいずれかの時間にもう一度測定する。マウスピースは最低1日1回水洗いし，本体も汚れたら食器用洗剤に浸して洗浄する。PEFメーターには，ミニライト®，アズマプラン®，アセス®，パーソナルベスト®などの機種がある。

【PEFの評価法】　①PEFの標準値(予測値)：児の測定値が健常小児と比較してどの程度であるか把握し，予防的治療の効果を評価する際に使われる。日本小児アレルギー学会はガイドラインで月岡の予測式を採用している[2]。②PEFの自己最良値：1日2回2週間以上の測定，もしくは$β_2$刺激薬吸入で得られるPEF最高値を自己最良値とする。この値から何%低下しているかによって，測定時の自己の状態を把握し，発作時の対応を行うかどうかの判断をすることができる。③PEFによる喘息発作程度：$β_2$刺激薬吸入前後のPEF実測値が自己最良値あるいは標準値に対する割合(%)によって発作程度が

区分されている(図62)[3]。

【喘息・ピークフロー日誌の活用】　喘息日誌に，天気，登校，発作の程度，症状，運動発作，日常生活，夜間睡眠，予防薬，発作時の対応，PEF測定値とグラフなどを記録することによって，小児，親，医療者が情報を共有することができる。PEFのグラフは，視覚的に病状の変化を実感してもらうのに役立ち，医師が治療方針を決定するときの参考にすることができる。

〈関連語〉　セルフケア　　　　　　　　［石黒彩子］

●文献　1) 古庄巻史, 他・監：小児気管支喘息治療・管理ガイドライン2005, 協和企画, 2005, p.183. 2) 前掲書1), pp.185-186. 3) 宮本明正・監：EBMに基づいた患者と医療スタッフのパートナーシップのための喘息診療ガイドライン2004(小児編), 協和企画, 2004, p.8. 4) 勝呂宏, 他・編：ピークフローメーター活用のすすめ；ぜん息の治療管理のために, 公害健康被害補償予防協会, 1999.

PCAシステム

【PCAの歴史】　PCAは，1968年に疼痛の程度を測定する研究法として初めて紹介され，1970年代前半には現在のPCAポンプの原型となった。その後，PCAの普及に伴い，新しいポンプの開発が続き，1980年代後半になるとPCAは欧米で一般的な鎮痛法となり，現在，各国で用いられている。わが国においては，1980年代にその有用性が報告されているが，すぐには普及せず，近年，術後鎮痛や癌性疼痛のコントロールへの理解が深まり普及し始めたのが現状である[1]。そのなかでも子どもへのPCAの導入は施

設によっての格差が大きいのが現状である[2]。

【PCAシステムとは】 PCAとは，patient controlled analgesia の略語で，日本では「患者管理鎮痛法」とよばれており，子ども自身が鎮痛剤投与のコントロールを行う方法をいう。疼痛管理の原則のひとつはタイトレーション（痛みの程度に応じて徐痛できるまで鎮痛薬を増量，調節すること）である。PCAは，疼痛管理に子ども自身を参加させる治療法の総称であり，タイトレーションが行いやすく，突出痛（突発的に出現する痛み）にもすばやく対応できる。実際には輸液ポンプに接続されたボタンを子どもが必要なときに押すことにより，鎮痛剤を静脈内や硬膜外，皮下へ一定量投与する方法をさす。PCA法は子どもが自分自身で必要なときに必要なだけ痛み止めを投与でき，子どもにとっても痛み治療の効果があること，精神的に非常に安心で満足感の高い鎮痛法であることがいわれている[3][4]。

【子どもへの適用】 小児領域でのPCAの適応については施設によって考えに差異があるが，十分に説明すれば，3歳くらいの子どもから実施可能であるという報告もある。PCA適用にあたっては，年齢や理解度，発達段階，状態に応じた方法を選択し（機器の選択も含めて），十分な説明と協力を得ること，定期的な疼痛評価と副作用の観察・対応を行うことが基本である。自己でのリモートボーラスボタンを押すことが困難な場合は，親や看護師が訴えに応じて押すなどの方法も考慮する。また，子どもに痛みがなく安楽であるときに機械式ポンプの使用方法など十分に説明したうえで使用開始することが望ましい。

【PCAの実際と設定にかかわる用語】 PCAは基本的に持続注入（continuous infusion），デマンド注入（rescue infusion），投与時間（ロックアウト時間 lockout time）の3要素で構成される[5]。バックグラウンド流量（background flow rate）とは，持続的に輸液が注入されている流量のことであり，これにより鎮痛薬の血中濃度が一定に維持される。デマンド注入とは，突出痛出現時に子どもの要求に応じて一定の鎮痛薬を投与するシステムをいう。ボーラス（bolus）とは，英語で一塊のことであり，PCAポンプのボーラスボタンを押したときに投与される一定量の薬剤のことをさす。子どもの要求に応じたデマンド注入における一定量の薬剤のことである。ロックアウト時間とは，過剰投与を防止するために設定する時間で，ボーラスを投与できる最短の時間間隔のことである。設定された時間内にリモートボーラスボタンを押しても，ボーラスは投与されない。

【PCAポンプの種類[6]】 PCAポンプには，マイクロプロセッサーを組み込んだインフュージョンポンプである機械式ポンプ（写真4，5）とディスポーザブル式持続注入器の回路にリザーバをつけ，このリザーバ内に充填された薬液を押し出す方法のディスポーザブル式ポンプがある。大きな違いは，ロックアウト時間とボーラスである。ディスポーザブル式では，ロックアウト時間内に使用できる鎮痛薬の総量が制御されており，ロックアウト時間内の要求回数を把握できない。機械式ポンプの場合，ボーラス投与量，ロックアウト時間など自由に設定でき，薬液使用量，投与履歴などを閲覧できる。近年の機械式ポンプは軽量化が進んでいる。

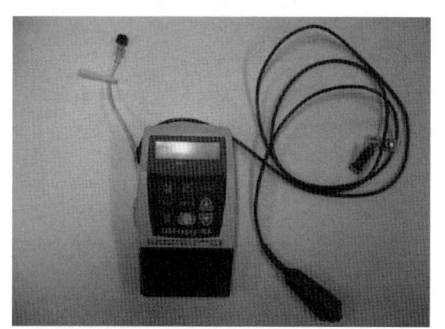

写真4　PCA輸液ポンプの1例

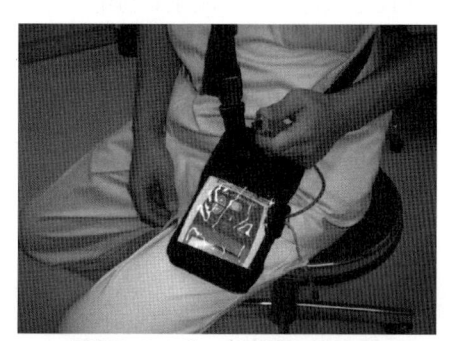

写真5　PCAポンプを携帯したところ

【PCA普及の現状と問題】 PCAシステムは、子どもが痛み緩和に積極的に関与し、自己のコントロール感をもつことのできる方法であるが、わが国においては十分に普及していない。その理由として、歴史が浅いこと、麻酔科医の関与の不十分性、疼痛管理への理解・勉強不足、麻薬使用への抵抗感、子どもの使用への抵抗感などがあろう。医療の現場で疼痛コントロールは少しずつ改善してきていると考えられるが、年齢や発達段階によって子どもに痛みを自分でコントロールする能力があることをまず、知ることが重要である。

〈同義語〉 患者管理鎮痛法
〈関連語〉 疼痛緩和(WHO方式がん疼痛治療法)、ペインコントロール、鎮痛法

[三輪富士代]

● 文献 1) 森田潔、他:PCA(patient-controlled analgesia);患者自己調節鎮痛法. 臨床麻酔, 26(11):1631-1637, 2002. 2) 近藤陽一、他:PCAって知ってますか?;患者管理鎮痛法の実際. 小児看護, 23(7):854-859, 2000. 3) 田中裕之:小児の術後疼痛管理の合併症・副作用と対策;Patient-controlled analgesia(PCA)を中心に. 日臨麻会誌, 24(10):647-653, 2004. 4) Funk, S.G., et al.(安酸史子、他・訳):痛みの臨床ケア, 医学書院, 1993. 5) 井上荘一郎、他:Patient-controlled analgesia(PCA)機器;機械式ポンプとディスポーザブル式ポンプの比較. 医器学, 72(12):698-702, 2002. 6) 澤村成史:ディスポーザブルインフュージョンポンプ. 医器学, 72(12):693-697, 2002. 7) 近藤陽一:小児の術後鎮痛. ペインクリニック, 26:S 97-S 102, 2005. 8) 高安蘭、他:癌末期患者に対する携帯PCAポンプによる疼痛管理の実際. 日小児外会誌, 40(1):29-51, 2004. 9) 後藤玲子、他:オピオイド注射薬の使用状況とivモルヒネPCA. 薬局, 55(7):120-123, 2004.

日帰り手術

日帰り手術(デイサージャリー)は21世紀に入り、わが国ではますます関心を集めている。日帰り手術の定義とこれまでの発展、小児領域の日帰り手術の現状と看護の課題について述べる。

【定義】 日帰り手術(デイサージャリー)は、外来手術(ambulatory surgery, outpatient surgery, day surgery, day care surgery, day case surgeryなど)を示す英語のひとつで、患者が手術当日に医療施設を訪れて手術を受け、術後数時間の経過観察の後、その日のうちに退院する手術提供システムである。わが国における日帰り手術は、外来において局所麻酔下で行われる小手術ではなく、これまでは入院して全身麻酔下で行われていた比較的小規模で、1時間程度で終了する手術を対象とする。

【日帰り手術の発展】 古くは1909年にスコットランド南西部で、外科医 Nichol, J.が子どもに対して全身麻酔下で外来手術を行ったという報告がある[1]。アメリカでは高騰する医療費適性化政策のために、1983年に入院医療へのDRG/PPS(疾病群別定額払い方式)の導入を契機に、病院経営に有利な外来手術へと急速に変化した[2]。わが国では小児外科において、1970年代後期から1980年代にかけてこども専門病院が日帰り手術を先駆的に導入し、大学病院や大規模な医療施設を中心に緩やかな導入が続いた。2000(平成12)年に短期滞在手術基本料が設けられ、在院日数短縮に傾くように診療報酬体制が改定されると、日帰り手術を導入する施設が増加した。とくに、鼠径ヘルニアにおける日帰り手術の導入によって、鼠径ヘルニアについての医療費は半額程度となることが試算されている[2]。

【子どもの日帰り手術の現状とケア】 小児の日帰り手術を実施する施設はこども専門病院や大学病院、地域の中核病院が中心であり、施設差や地域差がある。対象者は喘息や心疾患などの全身的な既往歴をもたず身体状態が安定した子どもである。対象疾患は鼠径ヘルニアや包茎などの小児外科や泌尿器科疾患を中心に、眼科や耳鼻科、形成外科や整形外科疾患などへと拡大している。子どもや家族は、多くは初診時にインフォームドコンセントを受け、外来看護師と手術日を調整する。手術数日前に外来で手術前の検査と、看護師や医師らによる手引書やビデオ、紙芝居、写真などを用いた術前オリエンテーションとプレパレーションに参加する。施設によっては手術前日に子どもの身体状態や家族の都合を電話で外来看護師に報告し、翌日の手術の確認・調整を行う。手術後の抜糸や再来は実施施設によって異なるが、その後の子どもの身体状態や活動などについて、電話相談や再来時に相談を受けている。子どもの日帰り手術は、

最小限の母子分離や，日常生活を継続できること，子どもに多い交差感染（人から人へと広がる感染）を回避できるなどの子どもや家族にとってのメリットと，経験した家族の肯定的な見解も多く聞かれる。
【子どもの日帰り手術における今後の課題】 日帰り手術ではかかりつけ医からの患者紹介や，退院後にかかりつけ医に戻ることなどで，地域医療の連携や協力体制の促進，医療費の分配など医療社会におけるメリットも多い。また，子どもが地域での生活を継続しながら健康問題を改善する方法として，小児の日帰り手術の普及・拡大を願う医療者も多いと思われる。今後は対象者の条件を拡大していくこと，とくに地域社会で生活する心疾患や悪性腫瘍などの慢性疾患をもつ子どもの外科的治療のひとつの選択肢となり，外来治療のひとつとして位置づける努力が必要である。そのためには，ケアや治療の過程を患者や家族，医療者間で共有できるクリニカルパスの作成と拡大が重要であり，日帰り手術を専門にする外来看護師の育成と，子どもや家族との協働力や，多職種や地域の養育・教育機関との連携力の強化が課題である。
〈関連語〉 外来手術，小手術，外来看護

[小野智美]

●文献 1) Jarrett, P. : Same-day Progression. Nursing Mirror, 10：32-34, 1983. 2) 池田俊也，他：医療保険制度とディサージャリー．臨牀看護，27(12)：1780-1783, 2001.

皮下注射

【定義】 皮下注射(subcutaneous injection)は，皮下組織（脂肪組織と結合組織）に薬液を注入する方法である（図63）。
【目的】 予防注射，減感作療法，インスリン等の皮下組織への注入に用いられる。
【作用機序】 皮下組織は血管に乏しいが，薬液は毛細血管や一部のリンパ管を通し，末梢血管に吸収され，末梢の静脈に入り右心へ達する。薬液が吸収される速度は，他の注射方法と比較すると，筋肉内注射の1/2，静脈内注射の1/10である。
【注射針の選択】 使用する針は23〜26Gで，針先角度は12°と鋭角で，刃面長が長いRB(regular bavel)を用いる

【注射部位の選択】 神経・血管が少なく皮膚表面の近いところで骨がない場所であれば，身体中どこでも行うことができる。通常小児では，上腕伸側下1/3・三角筋外側部・大腿四頭筋の外側広筋が選択される。
【方法】 ①必要物品・注射薬を準備する。②患児（家族）に処置の説明をする。③誤薬のないことを繰り返し確認する。④注射部位を選択し，消毒用アルコール綿で消毒する。⑤注射部位の皮膚を母指と示指および中指で軽くつまみ上げ，皮下組織の厚みを確認し注射器の目盛と針の切り口を上方に向けて，注射針を10〜30°の角度で刺入する。⑥そのまま固定し，シリンジの内筒をゆっくり引き血液の逆流がないことや痛み・しびれがないことを確認し，ゆっくり薬液を注入する。⑦注射針を速やかに抜き，消毒用エタノール綿を刺入部に当て，軽くマッサージする。インスリン注射は薬液の持続効果を期待するためマッサージは行わない。⑧注射後には，副作用が起こる可能性があるので，全身状態，バイタルサイン，局所の異常の有無を観察する。
【合併症】 ①神経麻痺。②血管内への誤注入。
【注意事項】 ①機械的な刺激による皮膚組織の硬結などの障害を予防するため，同一部位で行わない。②小児に皮下注射を行う場合，皮膚の脆弱性や体格に応じた皮下組織の厚さを考慮し，注射針の選択，挿入の長さを決定する。挿入の長さについて現時点では，体格（年齢）に応じての基準が定められていないため，皮膚をつまんだ状態で皮下組織の厚さを確認し，挿入の長さを決定する。なお，小児の皮膚は成人と比

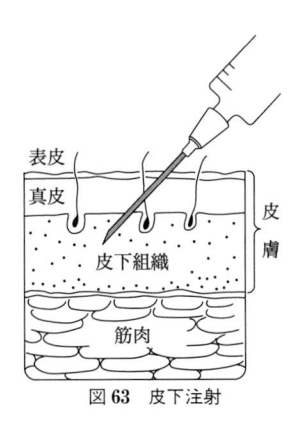

図63 皮下注射

べて表皮・真皮が薄い，真皮の結合線維間の網目構造が密でない，水分含有量が少ないという特徴から，機械的な防御力が弱いため，皮下注射後は皮膚の状態を注意深く観察する。
【子どもへの説明，心理的準備】 処置時は痛みや恐怖で動いてしまうことがあり処置がスムーズに行えないことがあるため，実際に行う前に看護師は一緒に練習する必要がある。練習を通して身体の抑制や針を刺すタイミングなど一連の処置の流れを理解することができる。
〈同義語〉 皮下注，IS(is) ［藤森伸江］
●文献 1) 川上理子：子どもの皮膚の構造と特徴．小児看護，19(7)：827-831，1996． 2) 崎山弘：ワクチンの保管と接種の方法．小児看護，21(4)：460-464，1998．

鼻口腔吸引

【目的】 上気道の分泌物を除去し，気道を確保する目的で行う。嚥下障害，気管の炎症により分泌物が多い場合，術後の無気肺予防などに日常しばしば行われる。
【方法】 ①吸引圧をかけない状態で吸引チューブを口または鼻から静かに内部に挿入し，その後吸引圧をかけチューブを回しながらゆっくりと引き抜く。吸引しながらチューブを深く進めると，気道壁にチューブが吸いつき，粘膜を傷つける恐れがある。②吸引圧は100～200mmHg以内とし，また吸引する際に気道内の空気も一緒に吸引して無酸素発作や低酸素症をきたす恐れがあるので，1回の吸引時間は10～15秒以内にとどめる。③聴診によって呼吸音をチェックし，吸引効果を確かめ，その結果によって繰り返し行う。④吸引チューブは，患児の年齢に応じて5～8 Fr．の太さのものを用いるが，分泌物の性状の観察のためにも透明なチューブを用いたほうがよい。
【留意点】 ①聴診により呼吸音を聴取し粘稠な分泌物が予測される場合は，あらかじめネブライザーで気道を加湿して分泌物を軟らかくして行う。②吸引効果を確かめて繰り返し施行する。③啼泣したり抵抗してチアノーゼや呼吸促迫などをきたした場合は，一時休止したり抱き上げたりして様子をみる。
〈関連語〉 気管内吸引 ［野村光子］
●文献 1) 水原春郎，他・監：小児看護（看護必携シリーズ10），学習研究社，1996，p.63．

肥厚性幽門狭窄症

【定義】 胃の出口にあたる幽門の筋層が厚くなり，そのために通過障害を起こす疾患である。乳児早期に特徴的にみられる疾患で，原因は不明である。
【発生・病態】 古くから知られている疾患であるが，いまだに原因は不明である。男女差が著明で，男児に多くみられること，家族発生がみられることから，先天性の要因が関係していることは確実であるが，遺伝性疾患とはいえない。ミルクアレルギー説，筋層内神経叢異常説などさまざまな説が提唱されている。通常は2mmくらいである幽門の筋層が数mm，時には10mm近くまで厚く肥厚し，そのために内腔が極端に狭くなる。
【症状・診断】 噴水状嘔吐が特徴的な症状である。生後1～2週から嘔吐が始まり，しだいにその回数・量が増加してゆく。典型的な例ではミルクを口元に嘔吐するのではなく，遠くまで吹き出すように嘔吐し，鼻からもミルクが吹き出るのが特徴的である。その割には患児は元気であり，嘔吐した後にすぐにミルクを欲しがる。しかし嘔吐が続けば，それまで順調に増加していた体重が増えなくなり，ついには減少する。かつてはやせ細り脱水を起こした本症患児をみることがあったが，最近ではそのような症例をみることはない。診断は特徴的な症状をまず母親に確認することから始まる。腹部を観察すると，上腹部に特徴的な胃の蠕動波を認めることが多い。右上腹部の幽門部腫瘤の触知は重要であるが，患児が啼泣していてはほとんど不可能である。無理に触知を試みるよりは，腹部超音波検査による腫瘤の確認のほうがはるかに確実性が高い。超音波検査で筋層の厚さが4mm以上，幽門管の長さ15mm以上が診断基準である。上部消化管造影は補助的手段であり，必ずしも行う必要はない。血液検査では，低クロール性アルカローシスが本症に特徴的な所見とされてきたが，最近では早期に発見されるために，こうした所見を示す例のほうがむしろ例外である。これは胃液内に含まれるクロールが頻回の嘔吐によって，体外に喪失するために起こる。重症例では，その補正のための呼吸抑制が自然

に起こることがあり，注意が必要である。
【治療】　本症の治療は長年，幽門輪筋切開術（pyloromyotomy, Ramstedt's operation)がゴールデンスタンダードであったが，最近，アトロピンの静注もしくは経口投与が有効であるという報告も散見される。しかし治癒までの期間が長いのが欠点であり，当分はまだ手術治療が中心となっていくと考えられる。手術前に脱水，アルカローシスをきちんと補正しておくことが重要であり，時には24時間もしくは48時間かけて補正することが必要となる。手術の基本は，幽門部の肥厚した筋層を縦に切開し，粘膜を温存したまま内腔を拡張させることである。古典的には右上腹部横切開で，幽門部を腹腔外に引き出して行うが，臍部の弧状切開で行う方法，幽門部を腹腔内に置いたまま行う方法，腹腔鏡を用いて行う方法などさまざまなバリエーションがある。術後は，12時間後からミルクの経口投与が可能であり，数日内に退院することができる。　　　　　　　　　　　［橋都浩平］

微細運動

運動行動は粗大運動行動と微細運動行動に分類される。そのうち微細運動は，肩，腕や手掌，手指などの運動に関係し，見たものをつかむ，放す，スプーンや箸などを使用する，ボタンをかける，鉛筆を持つ，線などを描くという行動で観察できる。高度の脳障害が存在する場合，粗大運動発達とともに微細運動発達が障害される。境界児などの軽度の脳障害では粗大運動発達は正常範囲で，微細運動のみが障害されることが多く[1]，発達段階に比例してつかみ方，持ち方の成熟が遅れてくる。
【微細運動の発達】　①ものをつかむ，放す：新生児期は手の把握反射としてものを握るが，その後把握反射は消失し，3カ月頃になると随意的にものをつかむようになる。5カ月頃になると目と手との協応動作が可能になり，見たものをつかむことができるようになる。そして手を伸ばし，手指は使用しないが，手掌の中に握るようになる。その後親指は他の指と対立するような形でものをつかみ，さらに手掌の橈骨（親指側）のみで握るようになる。9～10カ月で親指と他の指の指先だけを使用しものをつかむことができるようになり，また指先を使って持ったものを放すこともできるようになる。この時期は，手に持ったものを口に入れて飲み込む「誤飲事故」が起こりやすくなる。②鉛筆を持つ：鉛筆の持ち方の発達には次の段階がある。a．手を回外し，4本指で鉛筆を握る（回外持ち），b．手を回内4本指で持つ（回内持ち），c．鉛筆を母指，人差指，中指の3指で持つが，書くときはひじ関節，手関節を動かして書く（3点姿勢），d．小指，薬指を机につけ，手の内筋を働かせて書くもので成熟した段階（3点持ち）である[2]。指の感覚と運動の発達は外界の対象に働きかけることによって，その機能を獲得していく。また脳における運動領域のうち手の占める分野は大きく，手を使う機会を多くすることは，心やからだの発達に大切である。
〈関連語〉　粗大運動　　　　　　　［白畑範子］
　●文献　1）前川喜平：小児の神経と発達の診かた，新興医学出版社，1995, p.10.　2）前川喜平：障害児・病児のための発達理解と発達援助，別冊「発達」22，ミネルヴァ書房，2000, p.31.　3）上田礼子：生涯人間発達学，三輪書店，1996.　4）鴨下重彦：ベッドサイドの小児神経の診かた，南山堂，1994.

非社会的行動

【概念】　非社会的行動という用語は，一般に，専門用語としてよく使われる用語ではない。しかし，周囲に実害を及ぼすことはないが，社会的に適切あるいは望ましいと思われる対人行動や社会的行動をとらない状況を意味して非社会的行動という用語が用いられることがある。他人や社会に間接的・直接的な被害を及ぼす行為である反社会的行動ではないが，社会的に問題がある行為という意味で使用されることになる。社会(人）との接触をとらない，拒む，という行為がその中心であるが，人とのかかわり方が奇妙で周囲の人が戸惑うものも含まれうる。前者は，無気力，スチューデントアパシー，内閉（閉じこもり）など，さまざまなよび方をされてきたが，最近のわが国では，ひきこもり（社会的ひきこもり）という用語が一般的になってきている。後者には，挨拶をされても返礼をしない，あるいは，無視した態度をとる，誰彼かまわず一方的に話しかける，などの行為がある。
【非社会的行動の要因】　ひきこもりは，「さまざまな要因によって社会的な参加の場面がせばま

り，就労や就学などの自宅以外での生活の場が長期にわたって失われている状態」（厚生労働省国立精神・神経センター精神保健研究所社会復帰部）と定義されている。ひきこもりは，統合失調症やうつ病などの明らかな精神疾患の症状として生じている場合と，明らかな精神疾患がなく生じている場合がある。後者は，不登校の長期化から生じているものが多い。後者の状態に対して，齋藤環は，「社会的ひきこもり」という概念を提唱し，「20代後半までに問題化し，6カ月以上自宅にひきこもって社会参加をしない状態が持続し，ほかの精神障害がその第一の原因とは考えにくいもの」と説明している。精神疾患を背景としている場合，その精神疾患の治療により，ひきこもり状態も改善するのが一般的である。それに対して，「社会的ひきこもり」は，背景疾患がないだけに，対応に苦慮する場合が少なくない。社会的ひきこもりでは，対人緊張が強く予期不安のために外に出られなくなっているものと，そうした対人緊張・予期不安がはっきりせず，家に閉じこもっているうちに「なんとなく」家から出なくなってしまったものとがある。社会的ひきこもりへの対応は，家族への強力なサポートのもとに，家族と本人との関係性を改善することから始められることが多い。ひきこもりが長期になっていればいるほど，家族は諦めに近い感情になってしまい，本人に向き合おうとする意欲も低下していることが多いので，家族を支えることが不可欠となる。本人の状態によっては薬物が使用されることもあるが，背景に精神疾患がない場合には効果が期待できないことが多い。一方，奇妙な対人行動などのタイプの非社会的行動は，アスペルガー障害などの，相手の感情を理解することが苦手なタイプの発達障害のある人にみられやすい。また，時には統合失調症などでもみられる。発達障害の場合，その特性を理解した対応が必要となる。

〈関連語〉　アスペルガー障害，社会化，反社会的行動，不登校，問題行動　　　　［宮本信也］

●文献　1）国立精神・神経センター精神保健研究所社会復帰部：10代・20代を中心とした「ひきこもり」をめぐる地域精神保健活動のガイドライン（http://www.mhlw.go.jp/topics/2003/07/tp0728-1.html）．2）宮本信也：アスペルガー症候群・ADHD．上島国利・監，児童期精神障害（精神科臨床ニューアプローチ7），メヂカルビュー社，2005，pp.28-40．

鼻出血

【鼻出血とは】　鼻腔・副鼻腔が出血点となっている出血のことをいう。白血病などの血液疾患，高血圧，肝疾患，外傷など，原因がはっきりしているものを症候性鼻出血という。鼻出血のなかでもっとも多いのは原因のはっきりしない特発性鼻出血である。血管が豊富で小血管の密集しているキーゼルバッハ部位からの出血が90％を占める。小児はおもしろがって鼻に指をつっこんで鼻出血を起こすことも多い。小児看護師は鼻出血を起こす原因の理解と対処法に十分な理解をもつことが必要である。

【看護のポイント】　①止血をする：もっとも効果的なのは，鼻翼部をしっかりつかむか，指で鼻中隔を圧迫する方法である（10分以上）。ガーゼや綿球でタンポンするのも有効である。ただし，取り出すときに乾燥して凝血が剥がれ再出血するのを防ぐため，綿球やガーゼの表面に薄くワセリンを塗るか，止血効果のある薬剤（1,000倍のアドレナリンなど）を染み込ませて使用する。体位は坐位でやや下向き加減がよく，寝かせる場合は，顔は必ず左右どちらかの横向きにして血液を飲み込まないようにする。②不安の除去をする：年齢の小さい子どもには，鼻に綿球などを詰めた状態でしばらくがまんさせることはなかなか難しい。呼吸が苦しいと感じて騒いだり，不快に感じて自分で綿花を取ってしまうこともあるので，まず，状態を落ち着かせ，年齢や状況に応じた止血方法を選ぶようにする。その際声かけを十分に行い，子どもに安心感を与えるようにする。

〈関連語〉　出血　　　　　　　　　　［藤村真弓］

●文献　1）秋山泰子，他・編：小児看護学2（新版看護学全書），メヂカルフレンド社，2000，pp.261-262．2）工藤典代：耳鼻咽喉科救急．小児看護，26(9)：1218，2003．

ヒステリー

【ヒステリーとは】　精神医学的には，身体表現性障害や解離性障害，転換性障害を主とする心因性精神疾患の概念である。それぞれ治療や予後は異なるものの，類似した心理的機制をもっ

ていると考えられている。一般的に用いられるヒステリーという言葉は、短気で病的と思えるほどの興奮を示し、感情をコントロールできずに、激しく泣いたり怒ったりする状態をさすことが多く、蔑視のニュアンスを含め偏見をもたれていることから、現在の精神医学では基本的にはヒステリーという用語は使用しない。
【診断カテゴリー】　身体表現性障害、解離性障害のいずれも身体的疾患との鑑別はきわめて重要である。①身体表現性障害：検査では異常所見がなく、症状にはいかなる身体的基盤もないという医師の保証にもかかわらず、医学的検査や治療を執拗に要求したり、繰り返し身体症状を訴えたり、持続的な身体症状が認められたりするものである。症状は意図的に装ったり作ったりしているわけではなく現実に存在するが、本人は心因をまったく自覚していないか不完全な自覚にとどまっている。主な分類は以下の通りである。a.身体化障害：多様で変化する身体症状を過剰な表現で訴え、多くの医療機関を受診していることが多い。b.転換性障害：葛藤や心的外傷などの心の問題が身体症状に転換conversionされたもの。失立、失歩、失声、上下肢の部分麻痺、チック様運動、痙攣発作などの運動障害や、感覚麻痺・過敏、視覚障害、聴覚障害などの感覚障害がある。心身症との境界が不鮮明であることも多い。c.疼痛性障害：激しい疼痛を訴え、痛みによる情緒的苦痛や機能障害が伴う。d.心気症：重篤な疾患にかかるのではないか、もしくはかかっているという執拗なとらわれを訴える。e.身体醜形障害：外見にとらわれ、想像上の身体的欠陥やわずかな身体的異常を過剰に心配する。②解離性障害：自分では気づいていない心因によって意識障害が起こるものである。解離は健康であっても心理的なストレスを回避するための防衛機制として起こるものもある。解離性障害は防衛としての機能が失調し、量的、質的に重症化したものである。主な分類は以下の通りである。a.解離性健忘：最近の出来事について記憶がない。b.解離性遁走：気がつかないうちに突然旅行し日常生活の場から移動する。c.解離性同一障害（多重人格性障害）：複数の独立した人格が一人のなかに存在する。d.離人症性障害：自己の同一性や単一性が希薄になり、自分が自分でない感じを訴える。e.特定不能の解離性障害：憑依、洗脳、拘禁反応などの上記に分類されない解離性障害。子どもの意識消失や昏迷、昏睡も含まれる。実際にはこのタイプがもっとも多い。
【心理的特徴と症状形成の要因】　①身体表現性障害：子どもは成長と発達の途上にあるという特徴から体と心が未分化であり、自我機能が未発達であるために、心理的なストレスが加わるとそれらが身体化して現れやすい。また、思春期では身体の急激な発育に神経、精神機能が追いつかず、加えて心理・社会的な課題が多くなるために身体的要因のない身体症状が現れやすいと考えられている。②解離性障害：圧倒的な恐怖や苦痛、絶望などから逃れるために意識を遮断し、それらを回避しようとする心理機制によって引き起こされると考えられており、子どもでは身体的虐待や性的虐待を受けた場合に解離が現れることが多い。
【治療とケア】　治療とケアは精神療法的アプローチを主体とする。いずれの症状も心理的困難さに直面して困惑している子どものサインとして受け止めることが重要である。子どもには遊戯療法、箱庭・描画・コラージュ療法などの非言語的精神療法を用いながらアプローチし、言語化を少しずつ促していく。丁寧に話を聞き、言語的・非言語的な表出を共感的に受け止め支持する。解離症状は注目するほど強化されるので適度な無視が大切である。家族、教師や友人との関係調整も重要である。薬物療法は補助的であり、抗不安剤、抗うつ剤などが用いられることが多い。
〈関連語〉　失神、防衛機制、共感体験、自我機能、自我同一性、視野障害、聴力障害　［塩飽仁］
●文献　1）桐山正成、他：身体表現性障害．坂田三允・編，こどもの精神看護（精神看護エクスペール12），第1版，中山書店，2005，pp.166-170．2）桐山正成、他：解離性障害．前掲書1），pp.171-174．3）新井慎一：解離性（転換性）障害．佐藤泰三・編，臨床家が知っておきたい「子どもの精神科」，第1版，医学書院，2002，pp.205-208．4）新井慎一：身体表現性障害．前掲書3），pp.209-212．5）米国精神医学会（高橋三郎、他・訳）：DSM-IV-TR 精神疾患の診断・統計マニュアル 新訂版，第1版，医学書院，2003．

悲嘆のケア　⇒家族への悲嘆のケア

人見知り

【概念】 人見知りとは，乳児の目の前に母親など馴染みのある人以外の見知らぬ人が現れると，乳児が視線をそむけたり，泣き出すなどの反応が現れることをいう。人見知りは生後7カ月頃から現れ，日常的に接する馴染みのある養育者と見知らぬ人との識別ができること，また乳児は見知らぬ人にどのように対応したらよいのかわからず混乱するため恐れる表情が現れると考えられる。母親への信頼が育っている乳幼児では，人見知り反応は外傷経験とはならず，外に対する関心を広げることができる。

【人見知りが現れる過程】 人見知りは微笑みや恐怖表情を主とし，乳児の認知発達と関連して現れる。微笑みは新生児にもみられるが，人を意識した微笑みが現れるのは生後3カ月頃である。乳児の微笑みは，うれしい，楽しいというポジティブな情緒を表す。乳児の微笑みに対して，大人が近寄り，抱き上げ，話しかけるというかかわりを乳児は喜ぶ。乳児は抱き上げられると，抱き上げた人(母親など)の顔をじっと見つめる(凝視)。母親の顔が馴染みのある顔として認識されると，じっと見つめることは解除され緊張が緩み微笑みが現れる。乳児の微笑みはポジティブな情緒を表し，他者を近づけるなどのコミュニケーション手段となることを感覚的に学ぶ。そのためには，乳児の微笑みに対して大人が一貫した対応をすることが必要である。このように生後3カ月頃から頻繁に現れるじっと見つめることと微笑みは，乳児が人の顔に対して認識する努力を行っていることを示し，ポジティブな情緒を伴う能動的な活動である。生後5～6カ月頃から，馴染みのある人には微笑むが，見知らぬ人には微笑みが少なくなり，人を選んで微笑むようになる。生後7カ月頃からは，見知らぬ人に対して人見知りするようになり，目をそらす，顔をしかめる，泣き出すなどの恐れる表情が現れる。微笑むことと見知らぬ人に対する恐れとの関連は，見知らぬ人が離れているときには乳児に微笑みがみられるが，見知らぬ人が近づき抱き上げようとすると拒否的反応を示す。乳児が見知らぬ人を恐れるのは，馴染みの程度と見知らぬ人との距離および見知らぬ人が乳児に触れるか否かが影響する。このような情緒反応は，乳児が回りの環境を見定めて，どのように対処するかを決定している能動的な活動といえる。

【支援の方向性】 人見知りが現れる頃，乳児は活発に動き始め他者とのつながりを求める。母親が神経質だと子どもに人見知りが強くなる傾向が指摘されているため，人見知りは発達過程における自然なことであることを理解してもらう必要がある。子どもの発育に伴い，母親と子ども中心の関係から，子どもが他者との関係へと広げていくことが大切である。

〈関連語〉 分離不安，愛着　　　　［中島登美子］

●文献　1) 吉田弘道：乳児の微笑とひとみしり；微笑の発達とはたらきかけを中心に．小林登，他・編，新しい子ども学 第1巻 育つ，海鳴社，1985．

ひとり遊び

【概念】 従来ひとり遊び(solitaly play)は2，3歳までに多くみられ，その後減少していくことから発達的に未熟な段階の遊びの形態と捉えられてきた。しかしひとり遊びには物に深くかかわり自己実現をはかり満足して遊んでいる状態と，他者とのかかわりがもてずにひとりで孤立して遊んでいる状態が認められることから，ひとり遊びの意味を両方の立場から捉えるようになってきている。

【選択的ひとり遊び】 子ども自身がひとり遊びを選択して活動している場合は，そこに子どもの意思が反映されている。ひとり遊びの積極的な意味が評価され，自分の興味や関心に基づいて集中して遊んでいる状態と捉えることができる。つまり「かかわらない」といったかかわりで，集団の中でひとりでいることを選択している場合である。ひとり遊びを楽しんでいるときには，心のなかに自分の世界をつくり心身機能の個性的統合化が行われているので，安心して自発的に遊べるように環境を設定することが大切である。ひとり遊びについては，活動全体を捉えるなかで，その子どもにとっての意味を考えていく必要がある。

【孤立したひとり遊び】 誘いかけても参加しないでひとりでいる状態で，仲間との遊びに入れず，物理的，心理的に孤立して自らの世界を保っている状態といえる。これは人に対する志向性が不十分である可能性が考えられる。このような特徴が認められる場合は，遊び以外のほかの

場面での子どもの様子に注意を払う必要がある。子どもの社会的側面の発達は他者の存在を前提とした遊びを通して遂げられることを考えれば，孤立したひとり遊びしかしない子どもの場合には，友達要求が満足されないのみならず，発達的に考慮すべき課題を有することも多い。
【ひとり遊びの意味】　社会的相互作用の観点から遊びの発達を捉えたとき，ひとり遊びはほかの子どもとはかかわらず，自分だけの遊びに熱中するといった状態から未熟な段階の遊びとされていたが，各年齢でひとり遊びがみられることから，ひとり遊びの意味が再考されてきている。つまり，ひとり遊びは未熟な形態でも，発達段階を表すものでもなく，年齢を問わず認められ，子どもによる集団遊びとひとり遊びとの自己選択であると考えられるようになった。ひとり遊びは，集団遊びとは違った独自の特性があると考えられる。通常子ども達には仲間と一緒に遊ぶ世界とひとりで黙々と集中している世界が混在している状態が認められる。仲間遊びとひとり遊びを共に楽しんでいる場合，両方の世界を自由に楽しむといった点からは意義あるものとして捉えていくことが求められる。
【ひとり遊びと仲間遊び】　集団のなかでいつもひとりで遊んでいたり，目的もなく動いている子ども達がいる。集団活動のなかでは，3歳ぐらいまでの子ども同士の関係は，ものの取り合いやたたく，壊すといったかかわりが多く，子ども同士が一緒に遊ぶことは少ない。しかし，大人との関係に支えられてほかの子ども達が遊んでいる様子を観察したり，遊具を共有するようになることで仲間の存在に気づくようになる。また，場所を移動しながら遊ぶが，それぞれの場でひとり遊びをしながら回りの子どもの様子や遊具を観察している。そしてこのような場合のひとり遊びは仲間遊びに向けての準備期として捉えることができる。子どもはひとり遊びをしながら興味や関心をもって周囲を観察している。そして子どもはしだいに距離をおきつつも間接的に接近していく。このとき，ものは重要な役割を果たす。この時期の子ども達に対しては，大人がものを介して子ども同士の遊びをつなぐ仲立ちをすることが仲間遊びに発展させるためには必要である。
【ひとり遊びの課題】　ひとり遊びの状態を捉えるとき，同時にその子どもの人との関係性や発達の諸側面に注目することが必要である。また，遊びの内容についても確認する必要がある。ひとり遊びを積極的な意義ある行動として見守るか，あるいは適切な配慮と指導を行うかを判断してかかわることが求められる。
〈関連語〉　遊び，平行遊び，協同遊び

［鈴木裕子］

●文献　1) 藤崎眞知代，他：保育のための発達心理学，新曜社，2003．2) 無藤隆，他・編：保育心理学，北大路書房，2002．3) 岡本依子，他：エピソードで学ぶ乳幼児の発達心理学，新曜社，2005．

ひとり親家族

【定義】　父か母のどちらか1人と未成年の子どもだけの家族であり，ひとり親家庭あるいは単親家庭とも表現される。母子及び寡婦福祉法によると，母子家庭とは，父のいない児童(満20歳未満の子どもであって，未婚のもの，以下同様)がその母によって養育されている世帯である。父子家庭とは，母のいない児童がその父によって養育されている世帯をさす。「母子家庭」「父子家庭」という言葉が，結婚の失敗といった差別的・消極的なイメージを伴うとされ，最近では「単親」「ひとり親」という用語が用いられている。家族は子どもの社会化という第一義的な役割を担っており，両親がいる家族に比して，ひとり親家族(single-parent family)は，その役割を遂行することが困難な場合も少なくない。
【特徴】　国民生活基礎調査〔2005(平成17)年6月2日現在〕によれば，わが国の全世帯数は4,704万3,000世帯であり，そのうち母子世帯は69万1,000世帯(1.5%)，父子世帯は7万9,000世帯(0.2%)を占めており，母子世帯が圧倒的に多い状況といえる。全国母子世帯等調査結果報告〔2003(平成15)年度〕によれば，ひとり親家族になった理由としては離婚がもっとも多く，母子家庭の場合は離婚が79.0%，死別が12.0%，未婚の母が5.8%という内訳であり，父子家族は，離婚が74.2%，死別が19.2%であった。この値は年々上昇の一途を辿っている。それに伴い，ステップファミリー(stepfamily)とよばれる子連れの離婚者同士の結婚によってできた家族も増加してきている。ひとり親家族の経済的側面をみると，一般世帯の平均年間収入589.3万円〔2004(平成16)年現在〕に対して，

ひとり親家族の平均年間収入は、母子家庭212万円（一般世帯の36%）であり、就業形態は約5割が「臨時・パート」でもっとも多く、父子家庭は390万円（一般世帯の66%）で、「常用雇用者」が全体の約8割を占めており、収入・雇用条件の面で母子家庭は厳しい環境にある。このことは、「困っていること」について、母子家庭では「家計」が、父子家庭では「家事」がもっとも多いことからも説明できる。子どもについての悩みは、母子家庭・父子家庭共に「教育・進学」がもっとも多いが、次に多い悩みは母子家庭が「しつけ」、父子家庭が「食事・栄養」となっており、ひとり親の性別によって抱える悩みに相違がみられている。ひとり親家族をサポートする重要な資源として相談相手の存在があげられるが、母子家庭の8割は相談相手がいるものの、父子家庭は5割にとどまっている。相談相手がいない父親は、相談相手がほしいと述べている。以上のように、ひとり親家族は、両親がいる家族に比べ、日常生活上の困難や経済的負担が大きいといえる。

【ひとり親家族への支援】　国ならびに地方自治体は、育児や医療などを含む生活面、就業支援などを含む経済面などにおいて、相談事業・自立支援事業・助成金制度などの多方面から支援策を講じている。とくに母子家庭については、就業や経済面において父子家庭に比べて厳しい状況であることが考慮されており、児童扶養手当や「母子家庭の母の就業の支援に関する特別措置法」の施行等、支援施策も父子家庭に比べて多い。さらに全国には、厚生労働省所管の公益法人として、（財）全国母子寡婦福祉団体協議会が存在し、母子家庭や寡婦が安心して暮らせる福祉社会の実現を願って活動が展開されている。離婚の増加に伴い、今後ますます、ひとり親家族の増加が予想されることから、ひとり親家族の支援事業の拡充や社会づくりが望まれる。

〈関連語〉　家族，家庭，家族機能，家族ライフサイクル　　　　　［山道弘子・中村由美子］

●文献　1）山根常男，他・編著：ひとり親家族.テキストブック家族関係学；家族と人間性，ミネルヴァ書房，2006, p.139.　2）森岡清美，他：子どもの養育と社会化，新しい家族社会学，4訂版，培風館，1997, pp.124-125.　3）厚生労働省雇用均等・児童家庭局：平成15年度全国母子世帯等調査結果報告(http://www.mhlw.go.jp/houdou/2005/01/h0119-1.html).

皮内注射

【定義】　皮内注射(intradermal injection)とは、表皮と真皮の間の皮内に薬剤を注入し膨隆疹をつくる注射方法である（図64）。

【目的】　ツベルクリン反応やアレルゲンの検出，薬物過敏反応テスト，免疫反応テストなどの診断目的に用いられる。

【作用機序】　表皮は表皮細胞・色素細胞・ランゲルハンス細胞からなり、ランゲルハンス細胞がアレルギーに関係するため薬剤反応時に陽性反応を示す。

【注射針の選択】　ツベルクリン針あるいは26Gや27Gで、針先角度は18°で刃面長が短いSB(short bevel)を用いる。

【注射部位の選択】　前腕屈側の皮膚。体毛，発赤，発疹，炎症，瘢痕，色素沈着などがある部分は避ける。

【方法】　①必要物品・注射薬を準備する。②患児(家族)に処置の説明をする。③誤薬のないことを繰り返し確認する。④注射部位を選択し、皮膚を手で軽く伸展し消毒用エタノール綿で消毒する。⑤他方の手で注射器を持ち、針の切り口を上に向け、皮膚面に0°に近い角度で真皮内(表皮と真皮の間)に刺入する。針基を固定し、ゆっくり薬液を注入する。薬液は約0.02 ml(ツベルクリン反応判定の際は薬液は0.1 ml)注入し皮膚に直径約5～6 mm大の膨隆をつくる。⑥対照液(生理食塩水)を試験液注射部位から約3 cm離れた部位に同様にゆっくり注入する。⑦

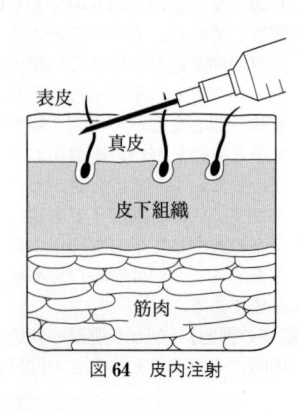

図64　皮内注射

注入後は，素早く注射針を抜き消毒綿で軽く押さえる。試験薬が数種類ある場合や，対照液と区別する場合には，おのおのの注射部位の横に薬品名を記入したシールや，マジックでマーカーする。⑧注射後には，副作用やショック症状が起こる可能性があるので，全身状態，バイタルサイン，局所の異常の有無を観察する。⑨アレルゲンテストは15分から30分で，ツベルクリンテストは48時間後に，それぞれの判定基準に沿い判定する。

【注意事項】　①注射部位のマッサージを行うと薬剤の正しい反応が現れないため行わない。②喘息患者の場合は，注射後喘息発作を誘発する恐れがあるため十分に注意する。③事前にアレルギーの有無の確認をするとともに，ショック発現時に救急処置のとれる準備をしておく。④判定は医師が行う。

【子どもへの説明，心理的準備】　①施行前に処置の説明をわかりやすく行う。しかし，年齢や今までの医療処置の体験により理解度が異なるため，子ども自身の力でできることを意識しながら，具体的な説明を行う。②処置を行うときは子どもなりのプロセスがあるため，処置の場所，使用する物品，使用方法，処置にかかる時間の目安，施行中の注意点などを説明する。説明内容を確認する過程のなかで，子どもは自分の気持ちや希望を話し看護師の説明を理解することができ，子ども自身が処置を納得し行うことができる。③処置時は痛みや恐怖で動いてしまうことがあり処置がスムーズに行えないことがあるため，実際に行う前に看護師は一緒に練習する必要がある。練習を通して身体の抑制や針を刺すタイミングなど一連の処置の流れを理解することができる。④実際の処置時は子どもとの約束を必ず保障し，子どもががんばっている様子に合わせて声をかける。声をかけることで処置に対する恐怖や孤独な状況を回避でき，処置の見通しを意識することができる。⑤処置後は，処置が終了したことを告げるとともに，子ども自身の力で取り組むことが実感できるよう誉めることが重要である。

【合併症】　アナフィラキシーショックを起こすことがある。

【皮内テストに関して】　抗菌薬投与に伴うアナフィラキシーショックおよびアナフィラキシー様症状の予知目的として用いる皮内テストは，有用性が乏しいという見解が2004（平成16）年に日本化学療法学会から出され，厚生労働省より，検討をふまえた安全対策が通知された。また，ツベルクリン反応については，以前は，ツベルクリン反応で陽性になるまで反復接種していたが，2004年6月の結核予防法の改正に伴い，公費接種となる対象が4歳未満から生後6カ月未満の乳児となり，ツベルクリン検査をせずにBCG接種することとなった。

〈関連語〉　ツベルクリン反応　　　［澁谷洋子］

●文献　1）片山睦子：図解・看護処置．看護必携シリーズ21，学習研究社，1995，pp.5-6．　2）上谷いつ子，他・編著：最新注射・輸液マニュアル，日本看護協会出版会，2005，pp.59-61．　3）鈴木正三・監：皮内注射．南山堂医学大辞典，第17版，南山堂，1990，p.1634．　4）日本化学療法学会臨床試験委員会皮内反応検討特別部会：社団法人日本化学療法学会臨床試験委員会皮内反応検討特別部会報告書．日化療会誌，51(8)：497-506，2003．

皮膚の弾性

【定義】　ツルゴール（turgor）またはトルゴールとも表現し，小児の皮膚・皮下組織・脂肪組織・筋肉の総合した特性のことで，皮膚の緊張感や弾力性，膨満感など皮膚をつまんだ場合の感触をいう。

【診断方法】　ツルゴールの良否は大腿内側・殿部・胸部・腹部の皮膚をつまみ上げて，手放すと速やかに戻るかどうか，軟部全体をつまんで皮膚のしわがすぐに元に戻り弾力性があるか否か，またその部分を圧し弾力があるかどうかで判断する。皮膚本来の弾力性がよく保たれているときは，ツルゴールがよいと表現する。しわがいつまでも持続し，弾力性がなく，つまみあげるとしわがしばらく残り，指圧によってしばらく窪んでいる場合はツルゴールが低下していると表現する。

【小児の身体所見】　小児の診察には問診・視診・触診・聴診・打診，ときには内診などが行われる。小児は成人とは異なり，診察に協力を得られ難い場合や主訴を明確に表現することができないことが多い。また複数の検査を用いることも難しい。したがって短時間での正確な身体所見が重要であるため，啼泣や体動などで比較的変化がみられにくいツルゴールなどの皮膚所見は，小児の診察にきわめて有用である。

【ツルゴールを用いた判定】 ツルゴールの緊張度は,脱水状態や栄養状態を判定するのによい指標である.急性および慢性消化不良・脱水症のときなどツルゴールは著しく低下する.通常高度の脱水症状があるときは,つまみあげた皮膚の弾性は低下しており復元に時間を要するが,軽度の場合は速やかに復元する.ただし,高張性脱水の場合では循環系が比較的よく保たれているので,ツルゴールや大泉門・眼窩陥没などの緊張度は正常のことが多い.

〈関連語〉 脱水症,体液　　　　　　［井上玲子］

　●文献　1)吉川俊夫:全身をどう診るか.大国真彦・監,小児の理学的診断;そのチェックポイントとコツ,中外医学社,1970,pp.9-20.

鼻　閉

【定義】 鼻粘膜は吸気への加湿,加温のための自律神経の働きにより,腫脹したり収縮したりして鼻腔内腔の広さを調節している.鼻閉は,鼻腔が器質的または機能的に閉塞ないし狭窄をきたし,呼吸障害を起こした状態をさす.

【鼻閉に関連した解剖生理】 小児の場合,もともとの気道面積が狭いため,炎症などで粘膜がわずかに腫脹しても気道抵抗の増加の割合が大きく,成人と比して鼻閉が生じやすい.口呼吸によって鼻の加温・加湿機能が失われることにより上気道炎が生じやすくなる.さらに,新生児・乳児早期の呼吸は鼻呼吸が中心で,口呼吸で代償できるようになるまでには4～6カ月程度要するといわれている.そのため,この時期になんらかの原因で鼻閉を生じると,哺乳障害を引き起こしたり,重篤な呼吸困難が生じたりする可能性がある.

【原因】 ①粘膜性鼻閉:鼻粘膜組織の病変によるもので,鼻粘膜腫脹,分泌亢進が原因となる.疾患としては,急性・慢性鼻炎,急性・慢性副鼻腔炎,アレルギー性鼻炎,肥厚性鼻炎,萎縮性鼻炎などがあげられる.②構造性鼻閉:a.鼻腔の枠組みを構成する骨,軟骨部分に原因がある場合,b.鼻副鼻腔に病変が存在する場合,c.上咽頭に異常がある場合がある.a,bに属する疾患としては,鼻孔狭窄,鼻骨骨折,鼻中隔彎曲症,異物,腫瘍などがあげられる.cに属する疾患としては,腺様増殖症,上咽頭腫瘍などがあげられる.③薬剤性鼻閉:薬物の副作用が原因となり,鼻閉が生じる場合がある.降圧剤,向精神薬,点鼻薬の乱用,抗ヒスタミン剤などがあげられる.

【検査】 ①前鼻鏡(内視鏡)検査:前鼻鏡(内視鏡)検査は,基本的でかつ有効な検査である.外鼻孔の形,鼻粘膜の性状,下鼻甲介の形態や腫脹の程度,鼻汁の性状,鼻茸の有無,鼻中隔の彎曲などの観察を行う.②後鼻内視鏡検査:後鼻内視鏡検査は,上咽頭,後部鼻腔の観察とともに,前鼻孔からの内視鏡では得られない部分の観察を行う.③鼻腔通気度検査:鼻腔内に末梢血管収縮剤を噴霧し,その前と15分後の左右別の鼻腔通気度を測定することによって,鼻閉の原因が鼻粘膜の病変か,鼻腔の形態異常かを判別する.④X線検査:頭頸部側面像は,鼻腔,咽頭,咽頭下の狭窄の有無を知るうえで重要である.⑤血液検査:先天疾患,アレルギー性疾患など,それぞれの疾患の目的に応じて行う.

【観察ポイント】 鼻閉は鼻症状のなかでもっとも頻繁にみられる症状である.観察ポイントを次に示す.とくに,新生児・乳児早期の鼻閉は重篤な呼吸困難が生じる可能性があるため,早急に原因を突き止め,早期に対処していく必要がある.①鼻閉は両側性か片側性か(小児の片側性の場合は,異物を念頭におく).②鼻閉は一過性か持続性か.③他の鼻症状の有無(鼻出血,鼻漏,くしゃみなど).④長期服用している薬剤の有無(降圧剤,向精神薬,点鼻薬の乱用,抗ヒスタミン剤など).⑤哺乳の状態.⑥呼吸状態(鼻呼吸,口呼吸,喘鳴,努力呼吸).

【治療と看護】 疾患に応じて,抗生物質,消炎薬を投与する.また,鼻閉による鼻呼吸障害から夜泣き,不機嫌,哺乳障害,睡眠障害から発育不良も引き起こすので,就寝前に点鼻用局所血管収縮薬を生理食塩水で2～3倍に希釈して用いることもある.鼻汁が鼻腔内に充満する鼻閉は,呼吸障害,哺乳障害の原因になるため,吸引処置を行うことが鼻閉の治療には重要である.とくに乳幼児は,鼻腔が狭いため鼻呼吸障害を起こしやすいので,薬物療法とともに鼻汁の吸引は必須である.鼻閉が軽度の場合は,①温タオルなどで鼻根部を温め,鼻粘膜の血流を改善すると鼻閉が軽快する,②乾燥に注意しながら部屋を暖め,必要に応じて加湿する,③乳幼児用鼻汁吸引器,スポイト,口などで鼻汁を吸い取ることで鼻閉が改善することもある.小

児に多くみられるアデノイド肥大による鼻閉の場合は，いびきや睡眠時無呼吸の原因になるので，早期に手術的治療が適応かどうか判断し，アデノイド切除術を行う。

〈関連語〉 アデノイド増殖，呼吸困難

[福地麻貴子]

●文献 1) 福岡和子：鼻閉．小児科診療, 60(増刊号)：331-335, 1997. 2) 井口芳明, 他：鼻閉．アレルギー・免疫, 12(1)：114-118, 2005. 3) 石塚洋一：チャートでみる耳鼻咽喉科治療；鼻閉の治療. JOHNS, 20(10)：1525-1528, 2004. 4) 森山寛：鼻閉．耳鼻咽喉科・頭頸部外科, 69(4)：337-342, 1997. 5) 小河原昇：子どもによくみられる鼻疾患の病態と治療．小児看護, 22(13)：1702-1707, 1999.

肥　満

【肥満とは】 身体に脂肪が異常に増加した状態をいう。体脂肪の測定法として，皮下脂肪厚法，生体インピーダンス法，DEXA (Dual Energy X-ray Absorptiometry)法，CTスキャン，超音波などがあるが，とくに小児では，体脂肪量測定の簡単で正確な方法がいまだ完全には確立されておらず[1]，その子どもの体重が標準体重に比べてどれくらい多いかという過体重の割合が，肥満の指標として用いられる。成人同様，小児期の肥満も増加してきており，とくに学齢期の肥満が10人に1人という状況にあり，小児肥満も，高血圧，高脂血症，脂肪肝，2型糖尿病の誘発，睡眠時無呼吸症候群，運動能力低下，自尊心の低下といった心身の健康障害をもたらす。また，現在のわが国の生活環境は，小児の肥満を増加させる大きな要因となってきており，学齢期小児において，テレビ，ビデオ，パソコンなどの室内娯楽による運動不足，夜型生活様式による睡眠不足がもたらす日中の運動量の不足，高学歴社会のストレスなど，小児の肥満に関連する問題は多岐にわたり，社会全体での取り組みが求められている。

【判定・評価】 肥満の判定は，わが国の小児においては，肥満度(%)＝(実測体重－標準体重)/標準体重×100で算定され，幼児期では標準体重の15％以上，学童期以降は20％以上を肥満とし，学童期以降は，＋30％までを軽度肥満，30～50％を中等度肥満，50％以上を高度肥満という[2]。この標準体重の算出方法は，わが国特有の方法で，乳幼児身体発育調査，学校保健統計調査により算出された値をもとにした，性別，年齢別，身長別の標準体重が用いられる。諸外国では，成人に用いられるBMIが小児にも使用されている[2]が，その用いられ方はその集団におけるパーセンタイル値を用い，90パーセンタイル，95パーセンタイルなどの基準がしばしば使用され，過体重の判定がなされる。BMIは体重と身長の比率から算出する指数であり，ほぼ身長が一定になる18歳以上では，この指数が過体重を示す値として肥満の判定においても広く国際的にも用いられているが，小児では，成長に伴い体重も身長も体組成も変動することから，BMIの値と過体重は必ずしも一致しない。そのためひとりの子どもの発育を縦断的にみる場合には，成人の肥満の指標であるBMI 25という基準値をそのまま成長期にある小児に用いるのは妥当ではない。Cole, T.J.[3]は，6ヵ国の子どものデータに基づき，過体重と肥満の判定のための，性別，年齢別の国際小児BMI cut off値として，18歳時のBMI 25およびBMI 30相当の小児期の各年齢における値を示している

表85　成人におけるBMI 25に相当する小児期各年齢の国際小児BMI cut off値

年齢	男	女
2	18.4	18.0
3	17.9	17.6
4	17.6	17.3
5	17.4	17.1
6	17.6	17.3
7	17.9	17.8
8	18.4	18.3
9	19.1	19.1
10	19.8	19.9
11	20.6	20.7
12	21.2	21.7
13	21.9	22.6
14	22.6	23.3
15	23.3	23.9
16	23.9	24.4
17	24.5	24.7
18	25	25

(出典　Cole, T.J., et al.：Establishing a standard definition for child overweight and obesity worldwide；International survey. Br. Med. J., 320：1240-1243, 2000. 一部改変)

(表85)。

【治療とケア】 肥満の重症度の評価をし，肥満症かどうかを判定する。肥満症とは，疾病としての肥満であり，5歳以上の肥満児に対し，小児肥満症判定基準が示されている[4]。その内容として，肥満治療がとくに必要となる医学的問題(高血圧，睡眠時無呼吸などの肺換気障害，2型糖尿病など)，肥満と関連の深い代謝障害など，身体因子，生活面の問題などを点数化し判定される。肥満の治療・ケアは，①家庭での体重測定と記録の継続，②生活習慣を見直し，不規則な生活がある場合には家族全体で改善に取り組む。③食事を見直し，脂肪の多いものをとり過ぎていた場合や間食が多く総カロリーが多い場合には，適正エネルギー相当量とする。④運動習慣を見直し，学校での体育以外に日常のなかで身体を動かす機会を設ける。⑤いじめやうつ状態などがある場合には，心理的サポートが必要である。乳児肥満は別としても，幼児肥満が学童肥満へ，学童の肥満が思春期の肥満へつながる可能性が指摘されており，さらに思春期の肥満は明らかに成人肥満へ移行することからも，幼児期からの親への健康教育が必要であるといわれている。

〈関連語〉 肥満度，間食，食事，食習慣

[内田雅代]

●文献 1) 日本肥満学会・編：小児の肥満症マニュアル，医歯薬出版，2004． 2) 大関武彦：小児期の肥満・過体重の判定；本邦および各国の現状と今後の展望．肥満研究，7(1)：21-26，2001． 3) Cole, T.J., et al.：Establishing a standard definition for child overweight and obesity worldwide；International survey. Br. Med. J., 320：1240-1243, 2000. 4) 朝山光太郎，他：小児肥満症の判定基準；小児肥満適正検討委員会よりの提言．肥満研究，8(2)：96-103，2002．

肥 満 度

【定義】 肥満とは，体内の脂肪が異常に増加した状態をいう。成人ではBMI(「BMI」の項参照)が国際的標準指標として，肥満の判定に用いられる[1]。しかしBMIは成長期では基準値が年齢で大きく変動するため，小児の肥満判定に用いることには無理がある。わが国では小児の場合，年齢別，性別，身長別標準体重から肥満度を算出して判定基準としている。肥満度(%)は $\{(実測体重-標準体重(身長別))/標準体重(身長別)\}\times 100$ で求められる。近年，わが国でも生活習慣病として肥満の児童・生徒の増加が問題となっている。文部科学省の学校保健統計調査報告書(平成15年度)によると，現在の学齢期における小児は，およそ10人に1人が肥満傾向であるとされており，この10年間横ばい状態が続いている。なお，肥満度は肥満とやせの程度の判定に用いられている。

【肥満とやせの判定】 厚生労働省は1998(平成10)年より幼児の健康診断などで使用する身体発育の評価に，肥満度を評価基準として採用した。しかし医療現場以外では乳幼児はBMIと同じ算出法であるカウプ指数，学童期は体重を身長の3乗で除したローレル指数が肥満の判定に未だに汎用されている。①肥満度(%)＝$\{[実測体重-標準体重(身長別)]/標準体重(身長別)\}\times 100$ この場合，標準体重が重要となる。現在，乳幼児は平成12年度の厚生省(現厚生労働省)乳幼児身体発育調査報告書の結果から身長別標準体重が求められる。学童期の標準体重は平成12年度の文部省(現文部科学省)学校保健統計調査報告書の資料に基づく年齢別，性別，身長別標準体重から肥満度を算出して判定基準としている。5歳以上の学齢期の小児の場合，肥満度の判定は，以下の6段階に分類される。＋30％以上；太りすぎ，＋20％以上から＋30％未満；やや太り気味，＋15％以上から＋20％未満；太り気味，＋15％未満から－15％未満；ふつう，－15％以下から－20％未満；やせ，－20％以下；やせすぎ，である。乳幼児の場合，厚生労働省が採用している小児肥満の基準は＋15％以上が太り気味として注意を必要としている[2]。なお乳幼児は肥満度を判定するための資料として，平成12年度の厚生省(現厚生労働省)乳幼児身体発育調査資料に基づきパーセンタイル法によって作成された乳幼児身体発育曲線を活用するのが一般的である。②カウプ指数 (Kaup index)＝$[体重(g)/身長(cm)^2]\times 10$：この指数は主として乳幼児の栄養の判定に用いられる。カウプ指数はBMI(body mass index，体格指数)として，成人の標準的体格指数となっている。詳細は「カウプ指数」を参照のこと。③ローレル指数(Rohrer index)＝$[体重(g)/身長(cm)^3]\times 10^4$：この指数は主に学童の肥満の判定に用いられる。ローレル指数は身長が低い

者では，指数が高く出るため使用については問題もある。通常，正常範囲は110〜160としており，160以上を肥満としているが，身長が110〜129 cm では180以上，130〜149 cm では180以上，130〜149 cm では170以上，150 cm 以上では160以上を肥満とするのがよいという意見もある。詳細は「ローレル指数」を参照のこと。④皮下脂肪厚による肥満度の判定：幼児では，腹部(臍高で臍窩の右側2 cm の部位)の皮下脂肪の厚さを皮下脂肪厚計(キャリパー)で測定することがある。部位はほかに上腕中央伸側，肩甲下端部などがある。圧力は一定(1 cm²：10 g)とし，皮膚と皮下脂肪をともにつまみその厚さを測り，1/2にせず，そのままの値を皮下脂肪厚とする。最近は生体インピーダンス法(bioelectrical impedance method；BI 法)により簡便で客観的な体脂肪率測定法も普及している。被曝量はきわめて少ないながらX線を用いるDEXA 法(Dual-energy X-ray absorptiometry)も現在開発されている。

〈同義語〉　肥満，BMI
〈関連語〉　カウプ指数，ローレル指数，生活習慣病　　　　　　　　　　　　　　　　[住吉智子]

●文献　1) 日本肥満学会肥満症診断基準検討委員会：新しい肥満の判定と肥満症の診断基準. 肥満研究，6(1)：18-28, 2000.　2) 朝山光太郎，他：小児肥満症の判定基準；小児適正体格検討委員会よりの提言. 肥満研究，8(2)：204-211, 2002.

百日咳

【定義】　百日咳は，百日咳菌あるいはパラ百日咳菌の菌体成分や菌毒素によって引き起こされる，咳嗽発作を特徴とする疾患である。罹病期間はその名に示す100日に至ることはないが，通常1〜2カ月程度は続く。パラ百日咳菌による症状は百日咳菌より軽いといわれているが，症状だけでは区別できない。

【疫学】　百日咳は感染症法では5類感染症定点把握疾患に分類され，全国約3,000カ所の小児科定点から発生数の報告がなされている。2000(平成12)〜2004(平成16)年の報告数は，年間1,500〜3,800例である。WHO は世界の百日咳患者数は年間2,000〜4,000万人，死亡数は約20〜40万人と推定している。新生児から成人まですべての年齢で罹患する。成人では症状が軽微であるため，百日咳と診断ならびに治療されることなくいつもどおりの日常生活を続けた結果として，家族内で乳幼児の感染源となることがある。感染経路は患者の気道分泌物による飛沫感染ならびに接触感染で，その潜伏期は7〜10日である。

【症状】　発症してからの臨床経過を3つに区分する。①カタル期：咳，鼻汁がみられる程度で発熱もない軽微な感冒様症状から始まる。症状だけから百日咳と診断することはできないが，感染力は強い。この時期は2週間ほど続き，しだいに咳嗽がひどくなる。②痙咳期：百日咳特有の激しい咳嗽発作がみられる。咳嗽発作は，まず，呼気のすべてが「コンコンコン…」とスタッカート様の咳になる。スタッカートとは1音ずつ短く区切る演奏方法を意味する言葉である。この連続する咳に引き続き，吸気時に声門付近からヒューという呼吸音が認められ，これをレプリーゼという。レプリーゼは聴診器を使うことなく容易に聴取され，患者から数m離れていても，このスタッカート様の咳嗽音とその咳に続くレプリーゼを聞くだけで百日咳と診断することができる。強い咳嗽発作のために胸腔内圧が上昇し，静脈還流が妨げられて，顔面はうっ血し，細かい紫斑を認める。咳嗽に際して舌を前方に突出し，下の前歯と激しく擦るために，舌の下面に潰瘍を形成するリガフェーデ病を合併することもある。乳児期では，無呼吸発作を起こしてチアノーゼ，痙攣をきたすことがあり，その場合は呼吸管理が必要になる。咳嗽発作は夜間に多く，診察時に舌圧子で舌根部を圧迫すると咳嗽発作が誘発できる。およそ2週間程度の経過で次の回復期に入る。③回復期：反復性の激しい咳嗽発作はみられないが，ときどき特有の咳を繰り返す。

【診断と治療】　診断は痙咳期の特有の症状から可能であるが，その症状に加えて検査所見としてリンパ球優位の白血球増多(通常1万5千/μl以上)があればほぼ確実である。鼻咽頭から百日咳菌が培養されれば診断は確定できる。急性期と回復期のペア血清で，百日咳凝集抗体価，百日咳毒素(pertussis toxin；PT)あるいは線維状赤血球凝集素(filamentous hemagglutinin；FHA)の4倍以上の上昇も診断的価値を有する。治療としては，まず除菌を目的としてマクロライド系抗菌薬を投与する。早期に抗

菌薬を投与することによって咳嗽の軽減化が期待できるので，家族歴などから百日咳の発症が予想されるような場合では，百日咳特有の咳嗽発作がまだみられないカタル期から抗菌薬を投与する．すでに産生された百日咳毒素に対して抗菌薬は無効であるので，痙咳期の咳嗽発作に対しては鎮咳去痰剤を投与するがその効果は少ない．

【予防】 予防接種は日本では三種混合ワクチンとして定期予防接種に組み込まれており，生後3カ月～90カ月までの間に，3～8週間間隔で3回とその1年後に1回の合計4回接種を行う．適切に接種を受けていればまず百日咳には罹患しない．学校保健法施行規則では，百日咳は第二種の伝染病に含まれており，特有の咳が消失するまで出席停止，ただし病状により伝染の恐れがないと認められたときはこの限りではないと規定されている．

〈関連語〉 咳嗽，ワクチン／予防接種［崎山弘］

●文献 1) 加藤達夫，他：百日咳．日本小児感染症学会・編，日常診療に役立つ小児感染症マニュアル2003-2004，東京医学社，2003，pp.39-46． 2) 小太刀光夫：百日咳，パラ百日咳．小児内科，34(増刊号)：896-899，2002． 3) 堺晴美：百日咳．日本医師会雑誌臨時増刊，132(12)：248-251，2004．

病院感染　⇒院内感染

病院における子どもの看護の「勧告」

1986年にWHOから病院における子どもの看護の「勧告」に関する小冊子がまとめられた(表86)．

【背景】 WHOは病院における子どもの看護の質を改善するために，1982年オランダの看護師Stenbak, E.に調査を依頼した．Stenbakはヨーロッパの24病院を調査し，小冊子に結果をまとめた．

【内容】 家族の面会や付き添いの自由(第3，4条)，子どもと家族への説明の充実(第2，6，7，10，11条)，子どもにかかわる看護師の教育内容(第1条)，子どもにかかわるスタッフに関すること(第5，8，9条)などが書かれている．

【日本の現状】 ①家族の面会や付き添いの自由：近年，一部の子ども専門病院で家族の面会や付き添いの自由が認められるようになった．

表86　病院における子どもの看護『勧告』
(Stenbak, E., WHO Regional Office for Europe, 1986)

1．病院で子どものために働く看護婦の教育内容として，小児看護・成人看護・家族機構の知識・入院している子どもと家族の心理学的リスク・思春期の特異性を含むこと
2．緊急の場合を除いて，すべての子どもと家族に，入院前に，病院生活に関する準備オリエンテーションを行うこと
3．両親の病院内出入りは自由であること(一日24時間)．兄弟，他の肉親，友達の面会も歓奨すること
4．両親のため，同室rooming-inのための設備を設けること．その使用は無料であること
5．子どもの入院するところはどこでも，幼稚園教員・学校教員・プレイセラピスト・ファミリーソーシャルワーカーを配置すること
6．両親には子どものケアと経過について説明を行い，また病院にいる間，あらゆる点で援助を行うこと．両親が子どものケアに加わることを勧め，医学的処置の際に同席するようにすること
7．退院前には，退院後に注意すべき点の指導を行う．子どもと，その兄弟の行動障害の重要性に注意を喚起する
8．小児を入院させる施設はすべて，保健婦・訪問看護婦，その他の人々により，地域の中で子どもと家族をフォローアップすることができること
9．子どもの入院中は，一人ひとりを決まった看護婦が担当する．子どもは自分の玩具・衣服・その他個人の品物を持ち込むことが許されること
10．医学的処置を行う前には，いかなる場合にも，子どもの発達段階に応じた説明やデモンストレーションを行って準備すること．医学的処置を行った後には，恐怖体験を合理的に解消するため，幼い子どもにはプレイを行うこと
11．病院内，そして家庭における子どものニードに関するわれわれの知識，そしてそれに基づくケアの種類のあり方については，常に研究と再評価を必要としている．子どもを入院させる病院は，子どもと家族が入院中に体験した長所と欠点からのフィードバックを含めて，継続的な再評価の過程を推進しなければならない．病院のスタッフは自分達が子どもに行っているケアを常に再考してゆき，全病院職員一とくに看護スタッフ一がその再評価過程に参加していること．看護教育と看護実践が病院における子どものケアに及ぼす効果については，看護婦の手によるいっそうの研究が必要である

(出典　藤村正哲：ハイリスク児をもつ両親への配慮．小児看護，10(4)：508，1987)

しかし，子どもの場合は感染が危惧され，日本の病院ではまだ許可されているところが少ない。②子どもと家族への説明の充実：2000(平成12)年に入り，子どもへの説明とその効果についての研究が増加し，認知能力が発達途上の子どもにも説明がされるようになってきた。③子どもにかかわる看護師の教育内容：2002(平成14)年に日本で初めての小児看護専門看護師が誕生し，2005(平成17)年より小児救急の認定看護師の教育が開始された。④子どもにかかわるスタッフ：疾病構造の複雑化，在院日数の短縮などに伴い，チーム医療が注目されるようになった。
〈関連語〉　子どもの権利，子どもの入院環境，小児看護専門看護師　　　　　　　［筒井真優美］
●文献　1) 藤村正哲：ハイリスク児をもつ両親への配慮．小児看護，10(4)：506-512，1987．2) Stenbak, E.：Care of children in hospital. World Health Organization Regional Office for Europe, 1986.

病気観　⇒病気の概念

病気の概念

子どもは病気をどのようなものとして捉え，何によって区別しているのであろうか，また，それらの獲得は何歳頃であろうか。近年の概念発達研究によれば，乳幼児はそれまで考えられてきたよりもずっと知的に有能な存在であり，年少児にあっても，よく知っている内容に関しては年長児が行うような発達した推論様式を示し，心理，物理，生物に関する知識について，就学児前に因果的説明を行うことのできる知識の体系をもつという(素朴理論)。
【病気の概念の発達】　子どもの病気の概念の発達については，1970年代前後から，子どもの認知能力を基盤とする見方がみられるようになり，小児看護においても広く受け入れられてきた。Bibace, R. & Walsh, M.(1980)は，健康な子ども(4〜11歳)に，かぜなどの一般的な病気についての理解を調査し，Piaget, J.の認知発達理論を基盤にした病気の概念モデルを開発した[1]。病気の認知の発達は「わからない」から「生理学的な説明」の7段階に順序づけられ，発達段階ごとに2つの下位段階で示されている。①前操作的思考：a．病気を表面的で具体的な現象で捉える，b．病気の原因を伝染や魔法として理解する。②具体的操作期：a．病気の原因と結果を理解し，病気の原因を体に悪いものとの接触，b．病気は外にあるものが体の中に入ることによって生じると考える。③形式的操作期：a．病気の原因は生理的構造や機能が外的なものによって誘発される，b．病気は生理学的変化であるが，心理的変化によっても生じると説明する。幼児は，病気の原因を「規則を守らなかった結果」などの罰としてみる(Perrin, E.C. & Gerrity, P.S., 1981)との指摘もある[2]。病気の理解は，学童の後期から思春期にかけてより複雑になることが示されている。近年の素朴理論を基にした研究では，幼児は生物学的病気と精神的病気は違うこと，目にみえない極く小さい「ばい菌」が感染の原因になること，感染がすべての病気の原因にはならないことなどを理解する能力があることが報告されている。これらの知見は，早期の健康教育の可能性を示唆する結果となっている。健康や病気に関する子どもの信念(health locus of control)に関する研究において，年少児より年長児，慢性疾患をもつ子どもより健常児，休息行動をとる子どものほうが，健康や病気を自分自身の行為の結果とみなす傾向にあることが報告されている[3]。
【病気の子どもの病気の概念】　病気を正確に理解している子どもは，理解がない子どもに比べ，不安や混乱が少ない，治療への満足は高い，療養行動への適応が高い，情緒的に安定している，健康状態が安定している(慢性疾患の場合)傾向がみられ，適切な病気概念は，健康・病気に関連した子どもの心理や行動に影響を及ぼす。また，病気や治療についての適切な学習経験は知識を増加させることを，多くの研究が明らかにしている。病気経験が身体や病気に関連した知識を増加させていることを示す報告がある一方で，慢性疾患患児と健康児との間には，身体の機能や病気の原因などの知識に差がないことや，慢性疾患患児が自分の病気を誤って理解していることを示す報告も多い。これらは，病気や入院の経験は，必ずしも子どもの適切な病気概念の獲得とはなりえないことを示している。経験を通して獲得される知識は，推論の過程で誤った答えを導くこともある。病気の子どもが，適切な病気概念を獲得するためには，関連する

知識を子どもの発達や状態に合った適切な方法で説明することが必要であろう。
〈関連語〉 認知の発達，健康教育［草場ヒフミ］
●文献 1) Bibace, R., et al.：Development of children's concepts of illness. Pediatrics, 66(3)：912-917, 1980. 2) Perrin, E.C., et al.：There's a Demon in Your Belly：Children's Understanding of Illness. Pediatrics, 67(6)：841-849, 1981. 3) 堀毛裕子，他：Health locus of control. 上里一郎・監，心理アセスメントハンドブック，第2版，西村書店，2001, pp.405-415.

病気の認識　⇒病気の概念

病児保育

【定義】 一般的には，保育所（園）に通っている子どもが病気に罹患した場合に，親の就労を確保するために一時的に病気の子どもを預かり世話をすることを示す。広義には，重症心身障害児のように施設に入所して療養している子ども達に対してトータルケアの観点に立って行う生活援助のすべてをさす。なお，入院中の患児に対する保育は院内保育といい，病児保育とはいわない。

【歴史的背景および法的位置づけ】 1994（平成6）年に，「病後児デイサービスモデル事業」として予算化（30ヵ所）され，子育てと就労の両立支援と児童の福祉向上のために市町村の補助事業として開始された。1995（平成7）年度からは，「乳幼児健康支援デイサービス事業」，1998（平成10）年度からは「乳幼児健康支援一時預かり事業」と名称が変更され，緊急保育対策等5か年事業に位置づけられ，人口10万人以上の都市に10万人当り1ヵ所の整備目標が示され，本格的に実施された。2000（平成12）年度からは，保育所での実施に対しても助成対象となった。

【現状と課題】 働く父母にとって，子どもが病気のときにどうするのかという問題は大きい。「病気のときくらいは子どものそばにいてほしい」という保育者の気持ちも理解したうえで，どうしても休むことができない父母の労働環境を理解し，その要求に応えることが大切である。病児保育の事業主体は市町村であり，施設方式と訪問方式の2種類がある。施設方式は1日の利用定員4名のA型と，利用定員2名のB型，さらに常勤職員を置かないC型とがある。しかし，自治体の公的補助がなかったり，あっても不十分なためにその運営は厳しいのが課題である。対象となる児童は，感冒などの日常生活で罹患する病気や，麻疹などの小児特有の感染症や喘息などの「病気の回復期」にあることから集団保育が困難な児童である。なお，実施施設が病院・診療所の場合には，いまだ病気の「回復期に至らない場合」を含めてもよいとしている。子どもの病気は多岐にわたり，診断が異なる子どもを同室で保育することができないことや，医療機関との連携など実態をふまえた現実的な対応策が求められている。認可外保育所における病児保育実施の動きは広がりつつあるが，なかなか進まないのが現状である。「保育看護」という保育と看護の両方の専門性を新たに身に付けた専門職（看護師・保育士）によるケアの必要性は大きい。

【統計】 病後児保育を実施している施設は，2000年度には167施設であったものが，2003年度には446施設となり，約2.7倍に増えている。
〈関連語〉 保育，保育所，子育て［中村由美子］
●文献 1) 全国保育団体連絡会，他・編：保育白書2005, ひとなる書房，2005. 2) 帆足英一：病（後）児保育の現状と課題. 小児科臨床, 58(4)：745-750, 2005.

病弱教育

【病弱教育の場】 慢性疾患などのため，継続して医療または生活規制を必要とする病弱児（身体虚弱児を含む）に対しては，さまざまな教育の場が用意されている。なお，「生活規制」とは，健康状態の回復・改善等をはかるため，運動や食事および日常の諸活動について，病状や健康状態に応じて制限等の特別な配慮をすることをいう。病弱児のための教育の場としては，病弱者である生徒に対する教育を主として行う特別支援学校，病弱・身体虚弱特別支援学級などがある。

【病弱者を教育する特別支援学校】 学校の大半は病院などの医療機関に隣接（併設）しているが，寄宿舎を設置している学校もある。また，隣接の病院に分教室を設けたり，離れた病院に分校または分教室を設けている学校もある。病弱児の教育形態は多様であるが，入院している隣接の病院から通学して教育を受ける場合が比

較的多い。また，入院を必要としない程度の病状や健康状態の病弱児は，学校に併設する寄宿舎や自宅などから通学している。近年は，医療の進歩などに伴う入院患児の減少や入院期間の短期化などによって，自宅から通学する児童生徒が漸増している。一方，病状が重く通学が困難な病弱児については，病院内の分教室で授業を受けたり，病室で訪問指導を受けたりしている。なお，在宅で療養している病弱児については，特別支援学校の教員による訪問指導を受けている場合もある。

【病弱・身体虚弱特別支援学級】 病弱児のために小学校または中学校に設置されている特別支援学級には，小・中学校内の学級と病院内に設置される学級（いわゆる「院内学級」）とがある。このうち，小・中学校内の特別支援学級は，入院を必要とせず家庭などから通学できる病弱児を対象としている。また，病院内の特別支援学級は，当該の病院に入院している病弱児を対象としている。病弱児のための教育の場としては，このほかに小・中学校等の通級指導教室がある。これは，小・中学校の通常の学級に在籍し，ほとんどの授業を通常の学級で受けながら，健康状態等に応じた特別の指導を通級指導教室で受けるものである。

【教育対象となる病弱児の疾患等の推移】 教育対象となる病弱児の疾患等は，時代の変遷に応じて変わってきている。昭和20年代は，療養中の結核性疾患の子どもを主たる対象としていた。その後，医療の進歩や公衆衛生の普及・充実による結核性疾患の減少（とくに昭和40年代後半）に伴い，気管支喘息や腎臓疾患等の慢性疾患，筋ジストロフィーなど，病弱教育の対象となる疾患が多様になってきた。さらに，1979（昭和54）年度以降は，重症心身障害の子どもが急増し，また，近年は不登校を伴う心身症や神経症，小児がんなどの子どもが漸増しており，疾患の種類がいっそう多様化している。

【意義と特色】 病弱教育にはさまざまな意義があると考えられるが，ここでは主たる3点について述べる。①学習面について：病弱児は，入院等に伴う治療や生活規制により，学習の空白や遅れを生じやすく，このため学業不振となる場合もある。病弱教育は，このような学習の空白や遅れを補完し，学力を保障する。②精神面について：病弱児は，病状への不安などから心理的に不安定な状態になりやすく，さらに，入院が長期にわたると，積極性や自主性，社会性が乏しくなるなどの傾向もみられる。病弱教育は，児童生徒の心理的な安定をもたらし，積極性や社会性などの発達を促す。③病気の自己管理について：病弱児が，自分の病気を日常生活のなかで自己管理できるようにすることが重要であるが，病弱教育は，児童生徒が病気に対して自己を管理する能力を育てる。こうした意義をふまえ，病弱者を教育する特別支援学校や病弱・身体虚弱特別支援学級では，病弱児の実態に即した指導内容の精選と指導計画の作成，教材・教具の開発と活用，授業形態や集団構成の工夫，指導方法の創意工夫，保健・安全面への配慮などにより適切な教育を行っている。

〈関連語〉 院内学級，教育措置　　　［山本昌邦］

●文献　1）横田雅史・監，全国病弱養護学校長会・編：病弱教育Q&A；病弱教育の道標，ジアース教育新社，2001, pp.10-11, 22-23.

病弱児

病弱児とは，病気にかかっているため体力が弱っている状態の子どもを表すが，医学用語ではない。一般に，学校教育の立場から，病気が長期にわたっているものや長期にわたる見込みのもので，その間継続して医療または生活規制を必要とする状態のものをいう。

【定義】 文部科学省の就学指導資料によれば，「病弱とは，病気にかかっているため，体力が弱っている状態を表す。病弱という言葉は医学用語ではなく，常識的な意味で用いられており，一般に学校教育の立場」から用いることが記されている。また，「子供の病気は，長い間結核などの感染症が主であった。しかし，医学の進歩や抗生物質の発見，公衆衛生の普及，生活環境の改善による感染症の減少とともに子供の死亡率が激減した。その後，感染症に代わって，慢性疾患が大きな部分を占めるようになった。病弱教育の対象児童生徒の病気の種類のほとんどが，厚生労働省の『小児慢性特定疾患治療研究事業』によって，治療費が公費負担となっている病気に含まれるが，このほか，近年増加してきている病気の種類では，心身症，肥満症などが挙げられる。これら慢性疾患等については，医学等の進歩に伴い，治療法や治療の考え方が

変化し，入院期間が短くなったり，短期間の入院を繰り返し行うようになってきている」と，分析している。一方，全国病弱養護学校長会などによる在籍児童生徒の全国病類調査によると，ここ数年来の傾向として悪性新生物と心因性諸疾患の割合がだんだんと増加していることがわかっている。これは，小・中学校の「(病弱・身体虚弱)特別支援学級」(院内学級を含む)でも同様の傾向にある。

【病弱児の教育的意義】　従前からの考え方として，「病気の子どもに無理して勉強させなくてもよいのではないか」とか，「無理して学校に行かせ，病状が悪化したら大変である」などと考えるのが一般的な傾向であった。しかし，近年では，医療技術の進歩や病気療養に対する考え方の変化などに伴って，入院期間の短期化や短期入院の繰り返しなど，病弱児の療養生活が大きく変化してきていること，また，病弱者である生徒に対する教育を主として行う特別支援学校や病院内の病弱・身体虚弱特別支援学級など(「虚弱児」の項参照)の実践から，病弱・身体虚弱の状態や生活環境などに応じた適切な教育を行うことは，病弱児の学習の空白や遅れを補完するだけでなく，生活そのものを充実させて，心理的な安定を促すとともに，心身の成長や発達に対して好ましい影響を与えることが，医療にかかわるものだけでなく多くの人に理解されるようになってきた。また，学校教育は病気自体を直接的に治すものではないにしても，その働きかけによって情緒の安定や意欲の向上がみられることから，治療効果を高めたり健康状態の回復・改善などを促したりすることに有効に働くこともわかってきた。

【課題】　文部科学省の調査によると，2005(平成17)年度の1年間を通して30日以上欠席した小・中学校の児童生徒のうちで，病気を理由としているものが5万人近くいることがわかっている。少子化によって毎年実数は減っているものの，一定の割合で「義務教育を受けられていない病弱児」がいるということは，憂慮すべきことである。この背景には，先にあげた入院期間の短期化や短期入院の繰り返しなどもあるが，病弱児の居住地に小児科のある医療機関が不足していることにより，医療と密接な関係にある病弱児の教育機関の体制の不備があるともいわれている。また，学籍の異動に伴う事務手続きの煩雑さも遠因としてあげられることがある。

〈関連語〉　特別支援教育，学校保健，虚弱児

[島治伸]

●文献　1) 全国病弱養護学校長会，他：全国病弱虚弱教育施設一覧・全国病類調査，2004.　2) 文部科学省；就学指導資料，2002.

病棟行事

病棟行事には日本の文化や四季に応じた年間行事と毎日の遊びの時間などを利用した小さな行事とがある。

【年間行事】　①目的：日本の民族文化や季節感

表87　年間行事表

月	行事名	プログラム(内容)
2月	節分	お面作り，豆まき，節分由来の絵本や紙芝居
3月	ひな祭り	ひな人形の飾りつけ，折り紙などでひな人形の製作をする，行事中でのおやつ作り(パフェやポップコーン作り)
4月	ピクニック	外の芝生でのこいのぼり作り，外遊び 昼食：乳幼児病棟　ピクニック弁当 　　　学童病棟　　バイキング形式の昼食
7月	七夕	短冊や飾り作り，笹の飾りつけ 七夕の由来を取り入れたゲーム，パネルシアター
8月	夕涼み会	模擬店，花火
10月	お月見(学童病棟)	もちつき
	運動会(乳幼児病棟)	安静度に合った競技，昼食を運動会のように家族で食べる
12月	クリスマス会	招待状作り，ツリーの飾りつけ，キャンドルサービス，医師や看護師による出し物，おやつ作り，プレゼント

を取り入れ，単調な入院生活に変化をつけ，感動を味わい生体験が豊かなものとなるようにする。②行事の担当：保育士が配置されている場合は保育士を中心に各行事の担当看護師が企画から運営まで一貫して行うのが望ましい。③企画上の留意点：a．年間行事計画を前年度中に決定し，早めに関係部署やボランティアとの連絡や調整を行う。b．企画の概要ができしだい，スタッフ全員に日程・内容などがわかるように事前に伝えておく。c．行事の実施および準備段階から子ども達がどこかの部分で参加できるような企画にする。d．家族や医療チームの理解や協力が得られるようにする。

【主な年間行事】　一般に年間行事としてよく行われるのは，節分，ひな祭り，七夕，ハロウィン，クリスマスなどである。当院での年間行事として行われているものを表87に示す。実施にあたっての留意点は次の3点である。①病状的に参加できない子ども達にはベッドサイドをまわるなどして，なんらかの形で会に参加できるように配慮することも必要である。②実施にあたっては会のタイムテーブルや係の担当，会場の配置図，参加の有無・運動可動域・移動方法・必要物品・食事制限など子ども達の情報を収集したメンバー表を作成し，看護師や当日行事に協力してくれる人に配布しておくとよい。③反省会を設け，次回の行事に活かせるようにする。

【小さな行事】　日常の家庭生活で体験することやイベントなどを，病棟の日々の保育や遊びのなかで実施し，毎日の生活に変化をもたらすことを目的に行われる。

【主な行事・イベント】　父の日や母の日，時の記念日，ボランティアによる絵本の読み聞かせ，病院主催のコンサート，映画やビデオの上映会などがあげられる。子ども達が行事に準備の段階から参加し実施することで，単調な入院生活をわくわく，どきどきしながら生き生きと送れること，退院後もこの経験がなんらかの形で活かせることを期待する。

〈関連語〉　クオリティオブライフ（QOL），遊び
〔中村崇江〕

●文献　1）西本勝子，他：入院児の遊びと看護，医学書院，1993．

鼻翼呼吸

【定義】　鼻翼呼吸（nasal flaring）とは，吸気時に鼻腔をできるだけ拡大する呼吸であり，気道の抵抗を減少させる現象である。吸気とともに鼻孔が広がるのを観察できる。乳幼児から学童までで，さまざまな程度で認められ，呼吸困難を示唆する。

【乳幼児の呼吸器の特徴】　乳幼児は呼吸器系に関連する器官や呼吸中枢の発達が未熟であり，次のような特徴がある。①鼻腔・咽頭・喉頭・気管の内腔が狭く，乳児は鼻呼吸が主であるため，鼻炎や風邪などによる鼻汁や分泌物の貯留や，気管支粘膜が腫脹しやすいことによって鼻閉や呼吸困難をきたしやすい。②肺容積に対する気管内径の比率が成人より大きく，成人は200：1であるが，新生児は20：1である。そのため，刺激物や病原体などの進入が容易である。③成人と異なり，小児の肋骨の位置は水平位で樽状を呈しているため，呼吸時に肋骨の運動によって胸腔の拡大があまり起こらず，横隔膜運動により腹式呼吸をしている。そして，肝臓が大きいため横隔膜が高位である。④新陳代謝が活発で，体重当りの換気量を成人より多く必要とするが，小さな肺胞や未熟な機能により1回の換気量が少ないため，呼吸数の増加で有効換気を補っている。以上のことから，小児は呼吸困難に陥りやすく，急激に症状も悪化しやすいため鼻翼呼吸などの呼吸困難症状を早期に発見することが必要である。

【病態】　通常の呼吸では鼻孔が動くことはほとんどみられない。しかし，呼吸困難で気道の抵抗を下げ，より多くの酸素を取り入れる必要性があるときには，気道の抵抗を減少させるために，鼻腔をできるだけ拡大させる。そのため，吸気に合わせて鼻孔が拡大し，呼気時には戻るという現象を繰り返す。

【観察】　鼻翼呼吸は，洋服を脱いだり，聴診器を使用しなくても，簡単に観察できる症状である。小児においては，呼吸機能が未熟なために容易に呼吸困難を呈するが，鼻翼呼吸がみられるときには，ほかに頻呼吸，陥没呼吸，呻吟，チアノーゼ，下顎呼吸など異常呼吸が出現していないかを観察する必要がある。

【診断】　鼻翼呼吸以外の呼吸症状として，呼吸の数・深さ・リズム，呼吸音の減弱・延長，副

雑音の有無，吸気と呼気の比率，チアノーゼ，顔貌・顔面蒼白，苦悶様表情，四肢の冷感，体温などの症状を確認する．他の異常呼吸として，多呼吸，陥没呼吸，努力呼吸，呻吟などがないかを把握する．そして，呼吸困難の症状に応じて血液ガス分析，胸部単純Ｘ線撮影，一般血液，生化学の検査などを行う．

【治療・看護】 症状，重症度に応じて，酸素投与，気道確保，血管確保（水分補給，薬剤投与），薬物療法を主に行う．看護としては一般状態の観察，異常呼吸の観察，安楽な呼吸への援助，心身の安静への配慮を行う．

〈関連語〉 呼吸困難　　　　　　　［近藤美和子］

●文献 1）川瀬泰浩：呼吸障害；多呼吸，呻吟，陥没呼吸．周産期医学，32(3)：335-340，2002． 2）阪井裕一：呼吸困難．小児科診療，60(増刊号)：349-351，1997． 3）杉浦正俊，他：呼吸困難．小児科診療，60(増刊号)：116-121，1997．

微量元素

【定義】 微量元素とは，体内に微量に存在するミネラル，無機質のことをいい，約20種類程度あるといわれている．微量元素は，人体の構成成分として重要な役割を果たしているばかりでなく，生命活動に必要な生理作用，酵素作用，代謝調節作用などと密接に関係している．したがって，その過不足はさまざまな人体の機能・病態に関係する[1]．体内に存在するミネラルは多い順に，カルシウム，カリウム，ナトリウム，マグネシウム，鉄であり，鉄以下，あるいは鉄よりも少ないミネラルを微量元素という．亜鉛，銅，クロム，セレニウム，コバルト，マグネシウム，マンガン，錫，ニッケル，カドミウム，モリブデン，鉛などが，環境汚染や食品残留農薬，食品の加工による微量元素の不足または過剰などの問題と相まって取り上げられている．微量元素代謝の個人差は金属代謝に関連した遺伝子が関与し，さまざまな遺伝性の変異や遺伝子多型がこれに関与している．微量元素は環境の中に多く存在し，人体はその環境からの影響を受ける．水，大気，土壌，その他食事内容，食生活の習慣や食べ物に対する社会の姿勢などがあげられる[2]．

【小児期の栄養における微量元素】 微量元素は小児の成長発達に深く関係する．胎児期から出生後には，微量元素は母体の栄養状態の影響を受け，感染への抵抗力などに関与する．その後の成長発達においても重要な役割を果たし，栄養障害の重要な要因として蛋白質，エネルギーに次いでビタミンＡ，鉄，ヨード，亜鉛，銅，セレン，マンガンなどが関与している．成人期に生じる微量元素の欠乏とは異なり，小児期から思春期においては微量元素の代謝の異常はさまざまな機能に影響し[2]，健康障害の要因となる．

【主な微量元素の不足や過剰摂取による健康障害】 主な微量元素の健康への影響とそれによって生じる健康障害には次のようなものがある．①鉄：鉄(Fe)は赤血球の血色素の成分であり，体内の各組織に酸素を運ぶ役割をする．乳児期では母乳栄養児と人工乳栄養児とで，女性では月経の有無により摂取基準が分けられている．生下時に肝臓に貯蔵されている鉄は，3～4カ月頃より不足するため，離乳食が開始する頃には6 mg/日以上の摂取が必要となる．思春期・青年期になると成長発達のピークの時期に伴い需要量が増し，月経開始に伴う鉄欠乏性貧血，長く競技生活をしている中高生にみられる鉄剤無効のスポーツ貧血などがある．②亜鉛：亜鉛は多くの酵素の成分として，ホルモンの作用にも関連し，核酸や蛋白合成にも必要である．亜鉛の欠乏により，成長障害，皮疹，創傷治癒遅延，味覚障害，免疫能低下などがみられる．臨床検査項目では，血清アルカリホスファターゼ値の低下により気づくことがある．乳児期は乳汁中の亜鉛濃度から1日摂取量を算出し，母乳栄養児では2 mg，人工乳栄養児では3 mgを目安量としている．過剰摂取によって，胃腸刺激，血清アミラーゼ上昇，LDL増加，HDL低下，免疫能低下などがみられるため，許容上限摂取量は30 mg/日とされている．③銅：銅は酵素の成分となり，鉄の吸収と貯蔵を促進し，血色素の合成に役立つ．通常の食事で不足は生じないが，まれに遺伝的な代謝障害でその吸収や体内の保存に異常を生じる．メンケス病では，腸管における銅の吸収障害と組織での銅の利用が悪いことにより新生児期からの重度の銅欠乏を生じる．通常，過剰な銅は肝臓で胆汁に排泄されるが，ウィルソン病では，肝臓がその機能を果たさず肝臓に蓄積して損傷を与え，銅は血液中に放出され，臓器に運ばれそこに蓄積する．④

その他：日本ではヨウ素の摂取過剰が問題となることが多い[3]。セレンが抗酸化物質の構成成分として注目されているが，日本の土壌で栽培された食物では不足することはほとんどない。また，中心静脈栄養や経腸栄養を行っている場合はクロールと脂溶性ビタミンなどが過剰になる可能性があり，また，製剤によっては含まれない，あるいは非常に微量しか含まれていないものもあるため，セレン，亜鉛，銅，マンガン，クロムなどの欠乏をきたすことがある[4]。定期的なチェックが必要である。そのほかにも，微量元素とさまざまな病態の関連がいわれるようになったが，まだ十分な科学的根拠がそろっているとはいえず，今後の研究が必要である。

〈関連語〉 栄養所要量　　　　　　　［荒木暁子］

● 文献 1) 玉井浩：微量元素とその所要量. Biomed. Res. Trace Elements, 15(3)：222-224, 2004. 2) 遠藤文夫：小児の健康と微量元素. Biomed. Res. Trace Elements, 15(4)：335-337, 2004. 3) 南里清一郎：ヨウ素（ヨード）の過不足による問題は？. 小児内科, 37(5)：625-627, 2005. 4) 玉井浩：経腸栄養，静脈栄養. 小児科, 46(5)：776, 2005.

ビリルビン尿

ビリルビン尿とは，ビリルビン色素が尿中に混じり濃色尿として着色して見えるものをいう。肉眼的には黄褐色～茶褐色の尿として観察され，胆汁うっ滞性の疾患や肝炎でこのような着色尿がみられる。尿中に出現するビリルビンは，主として肝臓でグルクロン酸抱合を受けた水溶性の直接型ビリルビン（抱合型ビリルビン）である。ビリルビン尿は，血清中の直接ビリルビンの増加を意味している。ビリルビン尿は，黄疸（皮膚の黄染）よりも先行してみられることが多いので，濃色尿は肝炎や胆道閉鎖症など胆汁排泄障害性の疾患を疑う重要な観察項目である。新生児期の生理的黄疸や新生児高ビリルビン血症の場合，血中に増加するのは間接型ビリルビン（非抱合型ビリルビン）であるため，尿が着色することはない。間接型ビリルビンの多くは血中では高分子のアルブミンと結合しており，糸球体を通過しないためである。しかし，新生児高ビリルビン血症で光線療法を行った場合，皮膚表面で光分解された間接型ビリルビンは水溶性となって尿中にも排泄されるため，尿はビリルビンにより着色されてビリルビン尿として観察される。溶血性疾患の場合も新生児高ビリルビン血症と同様，血漿中に増加するのは非抱合型のビリルビンであるため，ビリルビン尿はみられない。

〈関連語〉 胆道閉鎖症，光線療法　　［西海真理］

ヒルシュスプルング病

【定義】 腸管の一部の壁内神経節が先天性に欠損しているために，その部の腸管の蠕動が不十分となり，機能的なイレウスを起こす疾患である。

【発生・病態】 正常の胎児においては，腸管の壁内神経節細胞は胎生6週に食道に発生し，しだいに壁内を肛門側に向かって移動してゆく。胎生10週で直腸にまで到達して移動が完了するが，ヒルシュスプルング病ではなんらかの原因により，この移動が途中で止まってしまう。このためヒルシュスプルング病では，ある部位から直腸までの間の腸管壁内神経節細胞が連続して欠損することになる。この部位を無神経節腸管といい，もっとも多いのはS状結腸以下であるが，全結腸が無神経節腸管である症例も存在する。これを全結腸無神経節症とよぶ。無神経節の部分には正常な蠕動が欠如しており，腸管は細く収縮し，それより口側の腸管には空気と便が貯留して拡張する。この部分を捉えて，ヒルシュスプルング病は先天性巨大結腸症ともよばれるが，実際には巨大結腸となるのは正常部分であるため，適切な用語とはいえない。

【症状・診断】 多くの症例では新生児期から症状が現れる。胎便の排泄遅延，腹満，嘔吐が典型的症状である。また便の停滞と腸管粘膜免疫の破綻から腸炎を起こす症例もある。こうした症例では患児の腹満はさらに強くなり，全身状態が悪化する。S状結腸までの無神経節腸管症例では，直腸診あるいは直腸へのブジーの挿入によりガスと泥状便が噴出して腹満が解消されるが，それよりも無神経節腸管が長い症例では，こうした所見は得られない。新生児期に診断されずに成長した症例では，幼児期以降に頑固な便秘で発見される場合もある。診断は，腹部単純X線撮影，注腸造影，直腸内圧検査，直腸粘膜生検によってなされる。腹部単純X線撮影では，腹部全体に拡張した腸管がみられるが，骨

盤腔内にガス像がみられないのが特徴的である。注腸造影では無神経節腸管は細く収縮し，拡張した正常部分の腸管に向かって漏斗状に移行する所見が得られる。これをcaliber changeとよび，無神経節腸管の長さの診断にも有用な所見である。直腸内圧検査とは，直腸を拡張させると内肛門括約筋が弛緩するという正常児では認められる反射が，ヒルシュスプルング病患児では欠損していることを利用した検査法である。直腸粘膜生検はもっとも確実な診断法で，手術治療にふみきる前に必ず行わなければならない。ヒルシュスプルング病では，粘膜下にアセチルコリンエステラーゼ活性の高い神経線維の著明な増生が認められ，正常例と明瞭に区別することができる。

【治療】 ヒルシュスプルング病に対する根治的な治療法は，無神経節腸管を切除して，正常な腸管を肛門に吻合することである。しかし，無神経節腸管を完全に切除するのは，技術的にも困難であり，膀胱神経障害などの合併症の危険もあるため，さまざまな術式が考案されている。代表的な術式として，スウェンソン手術，デュアメル手術，ソアヴェ手術をあげることができる。またこれまでヒルシュスプルング病に対する基本的な治療方針は，新生児期に正常腸管の下端にストーマを造設し，生後数カ月から1歳にストーマ部分の腸管を肛門部に吻合する根治手術を行うことであった。しかし開腹手術を行わずに経肛門的に根治術(ソアヴェ手術)を行う方法が導入され，ストーマ造設を行わずに，1～2カ月で直接根治術を行うようになりつつある。その間は浣腸，肛門ブジー，洗腸などの方法により排便を促し，体重を増加させるとともに腸炎の発生を予防する。根治手術後にも，患児は便秘，下痢，頻回の排便，失禁などの問題をもっていることがあり，排便習慣の確立まで外来での長期のフォローアップが必要である。

[橋都浩平]

貧　血

【貧血とは】 血液中のヘモグロビン量が基準値以下に減少した状態をいう。小児の貧血は成人の貧血と異なる特徴があるので，その点を理解することが大切である。まず，小児の成長に伴って血液の検査値が生理的に変化するので，常に小児の年齢に合った基準値と比較して判断をしなければならない。小児の貧血にはいくつかの種類があり，それぞれ好発年齢がある。新生児期では，溶血性貧血(血液型不適合によるもの)，遺伝性貧血である。乳幼児期では，生理的貧血，離乳期貧血，鉄欠乏性貧血，学童期では，再生不良性貧血，腎性貧血などがあり，全期を通して，悪性新生物による貧血がある。また，貧血の原因も成人と異なるものが多い。貧血の一般的症状として，顔面蒼白，食欲不振，不機嫌，無力感などがある。重篤になると呼吸困難や動悸が出現する。出血性疾患では，出血斑や黄疸がみられることもある。

【看護のポイント】 ①全身状態の観察を行う：貧血により各臓器の機能低下が考えられるので，眼球結膜，口唇，出血斑，鼻出血などの有無，浮腫，発熱，呼吸・循環の状態など全身状態を綿密に観察する。②適切な栄養補給をする：小児の貧血は，食生活と関連することが多い。誤った食事のとり方，不適切な離乳食，偏食などである。小児の成長・発達に見合った高蛋白・高エネルギー・高ビタミンの食事を与え，偏食を治していく。③感染予防に努める：感染者との接触を避け，人ごみなどに出したりしない。室内の空調を清潔に保ち，うがい・手洗いを十分に行う。④日常生活指導を適切に行う：貧血による身体機能の低下により，気力・体力も低下してくる。無理な運動や急激な運動を避ける。学童は，学習に対する配慮を行い，長時間学習したりしないようにする。幼児などは遊びに夢中になって動きすぎたり，けがをすることもあるので十分注意する。

〈関連語〉 出血，栄養障害　　　　　[藤村真弓]

●文献 1) 陳基明：貧血．小児看護, 23(9): 1202-1206, 2000. 2) 秋山泰子, 他・編：小児看護学2(新版看護学全書32), メヂカルフレンド社, 2000, p.91, pp.308-309.

頻呼吸／多呼吸

呼吸数や深さの変化は，呼吸困難時などに重要な観察ポイントである。小児では，頻呼吸(tachypnea)と多呼吸(polypnea)の区別をせずに使用していることもあるが，回数と深さの違いがあるため，原則として区別するほうがよい。ここでは，頻呼吸，多呼吸，過呼吸の違いを述べ

てから，小児の多くみられる頻呼吸について説明をする．

【呼吸の数と深さによる分類】 ①多呼吸：呼吸数，深さとも増した状態で1回換気量は増加する．②頻呼吸：深さは変わらず呼吸数が増加した状態で，1回換気量はあまり変わらない．また，浅く速い浅促迫呼吸を頻呼吸に含める場合もある．③過呼吸（hyperpnea）：呼吸数が変わらずに深さが増しており，1回換気量が主に増している．

【多呼吸の定義と疾患】 多呼吸は，呼吸，深さ共に増した状態で，過換気症候群などでみられる．過換気症候群とは，突然の過換気発作により呼吸性アルカローシスを生じ，呼吸困難感や動悸，不穏状態など種々の身体症状と精神症状を呈する疾患である．ペーパーバッグ法で改善する．ほとんどが中学生以上で10代後半から30代後半の女性に多い．

【頻呼吸の定義】 呼吸数が増加し，深さは変わらずに1回換気量もあまり変わらない呼吸である．発熱時，髄膜炎，肺炎などでみられる．正常の呼吸数は，新生児40～50／分，乳児30～40／分，幼児20～30／分，学童18～20／分，成人16～18／回程度である．しかし，安静時呼吸数が，新生児60回／分以上，乳児50～60回／分以上，幼児40～50回／分以上，学童30～40回／分以上，成人24回／分以上の場合，頻呼吸の可能性がある．

【頻呼吸の病態】 乳幼児には，以下のような呼吸器の特徴がある．①鼻腔・咽頭・喉頭の内腔が狭く，乳児は鼻呼吸が主であるため，分泌物の貯留や気管支粘膜が腫脹しやすいことによって，鼻閉や呼吸困難をきたしやすい．②新陳代謝が活発で，小さな肺胞や未熟な機能により，1回の換気量が少なく，体重当り成人の2倍の換気量を必要とする．③小児の肋骨の位置は成人と異なり水平位で，内肋間筋も弱い．そして，呼吸時に肋骨の運動によって胸腔の拡大があまり起こらず，呼吸運動の効率が悪い．これらの特徴があり，なんらかの原因で1回換気量の減少や必要酸素量の増加が起こると，1回換気量を増加させるよりも，呼吸回数を増やして分時換気量を維持する必要がある．そのため，呼吸回数が増加する．

【頻呼吸の観察】 呼吸回数を計測することにより判断されるが，乳幼児では啼泣や処置あるいは哺乳などにより呼吸回数の増加がみられる場合もあり，安静時に，原則1分間測定する．

【診断】 頻呼吸以外の呼吸症状として，深さ，リズム，呼吸音の減弱・延長，副雑音の有無，吸気と呼気の比率，チアノーゼ，顔貌・顔面蒼白，苦悶様表情，四肢の冷感，体温といった症状を確認する．他の異常呼吸として，鼻翼呼吸，努力呼吸，陥没呼吸，呻吟などがないかを把握する．症状に応じて血液ガス分析，胸部単純X線撮影，一般血液，生化学の検査などを行う．頻呼吸のみを認め，呻吟や陥没呼吸，努力呼吸を認めない場合は，頻呼吸の原因として心疾患（心タンポナーデ）など呼吸器疾患以外の原因を考える必要がある．

【治療・看護】 症状，重症度に応じて，酸素投与，気道確保，血管確保（水分補給，薬剤投与），薬物療法を主に行う．看護としては一般状態の観察，異常呼吸の観察，安楽な呼吸への援助，心身の安静への配慮を行う．

〈関連語〉 過換気症候群，新生児一過性多呼吸，過呼吸
［近藤美和子］

●文献 1）川瀬泰浩：呼吸障害；多呼吸，呻吟，陥没呼吸．周産期医学，32(3)：335-340，2002． 2）阪井裕一：呼吸困難．小児科診療，60(増刊号)：349-351，1997． 3）篠原公一：呼吸障害．小児看護，21(9)：1071-1074，1998． 4）宮本信也：過換気症候群．白木和夫・編，小児科学，第2版，医学書院，2002，pp.872-873．

頻　尿

【定義】 排尿頻度を著しく超えた場合を頻尿とよぶ．排尿回数が増えることで排尿後すぐにまた尿意を感じる状態をいう．しかし尿回数は年齢によっても変化する．新生児では出生24時間以内は乏尿期であるが，その後は1日に6～30回くらい排尿がみられるため頻尿の判断は難しい．しかし哺乳量が十分であるにもかかわらず体重減少がある場合などは疑う．また乳幼児では，膀胱容量が少なく膀胱機能も未熟であり残尿がみられることが多いため，尿回数は成人に比べ多い．通常の目安は3～5歳で8～14回／日，5～8歳で6～12回／日，8～14歳で6～8回／日とされている．頻尿と考えるのは乳幼児では30分に1回以上，年長児では1時間に1回以上をさす．

【原因】 ①多尿：全体尿量が多くなる多尿の場合も，膀胱容量はほぼ一定であるため尿回数が多くなり頻尿となる。多尿の基準は，乳児期は400 ml/kg/日以上，年長児では3,000 ml/m²/日以上であり，成人では3,000 ml/日以上を一応の目安とする。多尿の原因として，有効循環血漿量の増加，尿崩症，腎機能障害による尿濃縮力の低下，浸透圧利尿，糖尿病，利尿剤の使用などがある。尿崩症には下垂体後葉から分泌されるADH（抗利尿ホルモン）が低下し，腎の遠位尿細管，集合管での水の再吸収が阻害される中枢性尿崩症と尿細管のADHに対する反応性低下による腎性尿崩症がある。中枢性尿崩症は下垂体からの抗利尿ホルモンの分泌低下によるもので特発性（原因不明）と器質性とがある。器質性のものは頭蓋咽頭腫，松果体腫瘍などの脳腫瘍による圧迫，外傷性脳障害，脳手術に続発するもの，脳炎によるものなどがある。腎機能障害としては，尿細管や間質が障害される間質性腎炎，間質尿細管に腎障害が及んだ慢性腎盂腎炎や慢性糸球体腎炎，慢性腎不全の早期は腎濃縮力障害のため多尿になりやすい。糖尿病には1型（若年性）糖尿病，2型（成人型）糖尿病，その他の症候性糖尿病がある。1型は膵臓β細胞の機能異常が起こりインスリンの分泌が低下して高血糖と糖尿が起こる。流行性耳下腺炎や風疹，風邪などのウイルス感染をきっかけとして発症することがあり，浸透圧利尿をきたし多尿となる。発症経過が急速であることが多く，急速に脱水をきたし糖尿病性昏睡になってみつかることがある。②膀胱の機能的容量の減少：急性膀胱炎，尿道病変，心因性反応など膀胱壁の筋肉の異常収縮による場合と，膀胱腫瘍，結石などの物理的容積の減少による場合とがある。③尿路感染症：小児の場合，細菌性の尿路感染症の頻度が高い。腎盂腎炎，膀胱炎などは頻尿以外にも排尿時痛や発熱，腹痛を伴っていることがある。また小児の上部尿路感染症の場合には腎尿路系の異常を伴うことがしばしばある。とくに膀胱尿管逆流（膀胱三角部の尿管開口部から尿管に尿が逆流する現象）がある場合は感染を反復しやすく，予防内服や手術が必要になることが多い。④精神的因子：小児では精神的ストレス下にあると頻尿になったり，興奮したりすると尿回数が増えることがある。下部尿路は自律神経支配下にあるため心的障害の影響を受けやすい。一般的には昼間の頻尿はあっても夜間の頻尿はないのが特徴とされる。

【看護のポイント】 頻尿の原因疾患は多岐にわたる。また小児では，尿回数も成人に比べて多く，心因的要因も加わり，その程度を見極めることは困難である。尿量測定の困難な場合は，飲水量の増加や体重減少の有無も参考となる。通常の排尿回数との変化をみて，病的かどうかを見極めるとともに，他の症状の有無を観察し，早期発見につなげていくことが大切である。

〈関連語〉 尿崩症，夜尿／夜尿症　　［油谷和子］

●文献 1) 有阪治：多飲，多尿．小児科診療，66(11)：2047-2053, 2003. 2) 立麻典子：多尿・頻尿．小児看護，23(9)：1222-1225, 2000.

ふ

ファミリーサポートハウス

【定義】 先端医療は都心部の専門病院で提供されることが多く，遠隔地からそこに入通院する患者とその家族は，身体的・精神的・経済的に大きな負担を抱えることになる。このような患者と家族のための社会資源として，病院の敷地内や隣接地で逗留できる滞在施設の建設が世界中で進んでいる[1]。アメリカ合衆国では1974年にドナルド・マクドナルド・ハウス，日本では1988年に江坂寮が開設されたのが最初である[2]。その名称や運営形態は画一的ではなく，厚生労働省から建設費の助成を受けた慢性疾患児家族宿泊施設（親子なごみの家），民間企業が出資する財団法人が運営しているドナルド・マクドナルド・ハウス，NPOファミリーハウスが運営・管理しているファミリーハウス，団体や個人の篤志家によって開設された各種の滞在施設（ホスピタル・ホスピタリティー・ハウスなどを含む）がある。これらをファミリーサポートハウスと総称することが提唱されており，「入通院する患者とその家族を対象として，病院の近くで第二のわが家として生活できる住環境を提供し，トータルケアを実践する非営利の滞在施設」と定義されている[1]。日本では約80カ所のファミリーサポートハウスがあり，利用対象者は小

児患者とその家族に限定されている所と，成人患者とその家族も受け入れている所がある。なお，アメリカ合衆国では病棟内に部屋を開設する形態(ドナルド・マクドナルド・ファミリールームなど)が増えており[3]，日本でも病院内に開設されているファミリーサポートハウスがある。

【病児とその家族に対する役割と課題】 病児とその家族を対象とした日本のファミリーサポートハウスは，その全人的支援を理念としており，下記の役割を担っている[1)2)4)]。①家族の日常生活の保障：各部屋や共有スペースには，ベッド，バス，トイレ，台所，冷蔵庫，洗濯機などが整備されており，家族の基本的な生活が保障される。病院との連絡手段が確保され，家族が安心して休息できる居場所となる。さらに，利用家族が一家団欒できることなどにより家族機能を維持できる。②病児が外泊期間などを過ごす場の提供：病児の外泊許可や退院許可が出ても遠隔地の自宅に帰ることができないときは，病児とその家族が一時的に過ごすことができる。③家族の経済的負担の軽減：廉価(1泊1,300円前後)あるいは無料で利用できるので，二重生活の経済的な負担を軽減できる。一方，財政難にあるファミリーサポートハウスも多く，無給のボランティアの確保，財政基盤の充実が課題となっている。④家族同士のピアサポートの場の提供：同じ境遇にある利用家族同士が互いに相談し合うなかでそれぞれの問題を解決しており，ピアサポートを形成することができる。⑤家族からの相談に対応：専門家との連携により家族の問題解決の仲介をしたり，常駐のソーシャルワーカーが医療相談・生活相談などに応じているファミリーサポートハウスもあるが，その数は少ない。ファミリーサポートハウス内でこのような相談体制に対する家族のニーズが高いので，相談機能の充実が今後の課題である。

〈関連語〉 ケア環境，付き添い，ピアサポート

[法橋尚宏]

●文献 1) 法橋尚宏，他：全国の「ファミリーハウス」の設備状況と利用状況の実態調査；慢性疾患児家族宿泊施設以外のファミリーサポートハウスを対象として. 家族看護学研究, 11(1)：34-41, 2005. 2) Hohashi, N., et al.：A Japan-U.S. comparison of family functions from the perspective of mothers utilizing "Family Houses"；Cross-cultural research using the Feetham Family Functioning Survey. Jpn. J. Res. Family Nurs., 10(1)：21-31, 2004. 3) 法橋尚宏：アメリカと香港におけるファミリーサポートハウスの運営実態に関する視察調査. 厚生労働科学研究費補助金(医療技術評価総合研究事業)地域で生活する障害児・者の自律生活を支援する看護プログラムの開発；居住型モデルの開発・実践(H 16-医療-023)平成16年度総括・分担研究報告書, 2005, pp.14-17. 4) 法橋尚宏，他：ファミリーハウスの利用家族の家族機能に関する研究；入院児をもつ宿泊中の母親を対象としてFFFSを用いた検討. 家族看護学研究, 11(1)：42-49, 2005.

Feetham 家族機能調査(FFFS)

【家族エコロジカルモデルとFFFS日本語版Ⅰ】 家族のアセスメントには機能の観点が不可欠であり，家族機能を測定する質問紙尺度がいくつか開発されている。そのなかでも，Feethamら[1]が開発したFFFS(Feetham Family Functioning Survey；Feetham 家族機能調査)は，研究と臨床で広く活用されている自記式質問紙である。FFFS日本語版Ⅰはその日本語翻訳版であり，信頼性と妥当性が確認されている[2]。FFFSは多数の言語の翻訳版が開発されており，通文化研究などの協働体制が構築されている(法橋は日本語版および中文(中国語)版の代表窓口)。家族機能[3]とは「家族員の役割行動の履行により生じ，家族が家族員および社会に対して果たしている働き」である。すなわち，家族は家族員個人に対する対内的機能と社会に対する対外的機能を発揮しており，家族看護学は家族病理のみならず，社会病理にも取り組まなければならない。そこで，家族をとりまく人的・物的・社会環境をシステムとして捉え，家族と環境との相互作用を分析する家族エコロジカルモデル[4]が家族機能の測定に適している。FFFSは家族エコロジカルモデルに準拠し，「社会⊃サブシステム⊃家族⊃家族員」という入れ子式環境のなかでそれぞれの関係を評価する。サブシステムとは，社会のサブ(下位)システムを意味する。多くの家族機能尺度は対内的機能のみを測定しているが，FFFSは対内的機能と対外的機能を測定できる。

【FFFS日本語版Ⅰによる家族機能の定量法】 機能不全家族とは「家族機能にかかわる役割行動が期待どおりに履行されず，家族の危機的状

況が生じている家族」と定義されている[3]。これを質問紙で得点化することにより，家族機能の定量が可能になる。FFFS日本語版Ⅰは25項目の質問から構成されている。対内的機能は，パートナーや子どもなどとの相互作用である「家族と家族員との関係」から評価する。対外的機能は，知人や身内などとの相互作用である「家族とサブシステムとの関係」，学校や職場などとの相互作用である「家族と社会との関係」から評価する。

【「妻たちの家族看護学」問題】 家族看護学は家族を対象としているにもかかわらず，質問紙や面接の回答者は家族員個人が単位となり，理論の水準（家族）と方法の水準（家族員個人）が異なる。回答者は妻であることが多く，これが「妻たちの家族看護学」問題として提起されている[3]。FFFS日本語版Ⅰでは，夫からみたd得点と妻からみたd得点で家族機能を測定する。夫と妻という個人レベルから家族システム全体の家族機能を想定する必要があるが，その方法は十分に議論されていない。今後，これらの問題に対処するための方法論研究が必要である。

〈関連語〉　家族機能　　　　　　　　［法橋尚宏］

●文献 1) Roberts, C.S., et al.：Assessing family functioning across three areas of relationships. Nurs. Res., 31(4)：231-235, 1982. 2) 法橋尚宏，他：FFFS(Feetham家族機能調査)日本語版Ⅰの開発とその有効性の検討．家族看護学研究，6(1)：2-10, 2000. 3) 法橋尚宏：家族エコロジカルモデルにもとづいた家族機能度の量的研究：FFFS日本語版Ⅰによる家族機能研究の現状と課題．家族看護学研究，10(3)：105-107, 2005. 4) White, J.M., et al.：The ecological framework. Family Theories, 2 nd ed., Sage Publications, 2002, pp.200-228.

VLBW infant　⇒低出生体重児

風疹

【定義】 風疹は，風疹ウイルスの初感染によって発症する，発熱と発疹を主症状とする疾病である。

【症状と合併症】 病原体はトガウイルス科ルビウイルス属のRNAウイルス(ribonucleic acid virus)である風疹ウイルスで，感染経路は飛沫感染，潜伏期は14〜21日である。不顕性感染が30%あり，感染を受けた全員が発症するわけではない。発熱と発疹がほぼ同じ日に始まる。眼球結膜の充血，全身のリンパ節腫脹が認められ，年長児や成人では肩や膝などの関節痛，全身倦怠感を訴える。発疹は顔，体幹，四肢の順に出現し，大きさはφ3〜10 mm程度のわずかに隆起する比較的境界明瞭な紅斑である。隣接する紅斑が互いに癒合することはなく，水疱，糜爛，落屑，色素沈着，痂皮はいずれも伴わない。発疹は3日ほどで自然に消退する。リンパ節の腫脹は，発疹の出現より前から存在し，後頭下部，頸部，とくに後耳介リンパ節の腫脹が特徴的であり，無治療でも数週間で消失する。発熱の持続も約3日程度であり，全身状態は良好であることが多い。このような症状から俗に三日麻疹とよばれることがある。合併症としては，発症して2週間以内に紫斑や鼻出血などの出血傾向が出現する血小板減少性紫斑病が3,000例に1例の頻度で認められる。発疹が3日以上続いたり，なかなか消退しない風疹をみたら，紅斑であるか紫斑であるかの区別が大切である。まれに意識障害などの症状を伴う脳炎を合併することもある。妊婦が風疹に罹患すると，その胎児が先天性風疹症候群（後述）を発症することがある。

【診断と治療】 診断は流行状況と，発熱，発疹，後耳介リンパ節の腫脹，関節痛などの症状，所見から行われるが，典型的な症状がそろわない場合や非流行時の診断では，抗体検査を併用して診断する。もっともよく用いられる検査は，HI法(hemagglutination inhibition test, 赤血球凝集抑制反応試験)あるいは風疹特異IgG抗体であり，急性期と回復期とで4倍以上の差があれば，風疹と診断する。急性期の血液検査で風疹特異IgM抗体が高値であれば，風疹の初感染である可能性が高い。一般的な血液検査では，非特異的なウイルス感染症としての所見として，白血球の減少，異型リンパ球の出現，CRP(C-reactive protein, C反応性蛋白)陰性などがみられる。治療は発熱などに対する対症療法のみで，風疹に効果のある抗ウイルス剤はない。

【予防】 発疹出現日の数日前から1週間後程度は感染力があり，症状がある者を隔離するだけでは感染は防御できない。学校保健法での出席停止期間は発疹の消失までとなっている。予防手段としては，感染源対策，感染経路対策だけ

で予防することは不可能であるので、感受性対策としての予防接種が重要になる。定期予防接種としては、2006（平成18）年より満1歳の者と小学校入学前1年間の者を対象としてMRワクチン接種（麻疹・風疹混合ワクチン）の2回接種が導入されて、接種率の向上が期待されている。

【先天性風疹症候群(congenital rubella syndrome；CRS)】 CRSは、妊娠20週未満、とくに4～12週の妊婦が風疹に罹患した場合、風疹ウイルスが胎児に感染して発症する。その症状は永続する先天異常、新生児期にみられる一過性障害、発育とともに出現する遅発性障害の3つに分けることができる。先天異常としては白内障などの眼疾患、動脈管開存や心室中隔欠損などの心疾患、感音性難聴などが知られており、一過性障害として低出生体重や肝炎など、遅発性障害として糖尿病、甲状腺異常、精神発達遅延などがある。妊婦に風疹ワクチンの既往があっても、血中の中和抗体が少ない場合はCRSを発症する危険性がある。CRSの診断は、児の症状ならびに所見と風疹ウイルスの存在を示唆する検査所見（ウイルス分離陽性など）で行う。

〈関連語〉 先天性風疹症候群 ［崎山弘］

●文献 1）宮崎千明：風疹ウイルス．日本小児感染症学会・編，日常診療に役立つ小児感染症マニュアル2003-2004，東京医学社，2003，pp.147-160． 2）植田浩司：麻疹，先天性風疹症候群．日本医師会雑誌臨時増刊，132(12)：252-255，2004． 3）寺田喜平：風疹．小児内科，34（増刊号）：962-965，2002．

フェイススケール

【定義】 フェイススケール（Face Scale）とは、Wong, D. と Baker, C. によって開発された、顔の表情によって痛みの程度を表す尺度[1]で、子どもが体験している痛みを評価するツールである。「全然痛くない」を表す笑顔から、「最悪の痛み」を表す泣き顔までの6つの顔からなる。

【痛みの認知と評価】 痛みは、「それを体験している人が表現するとおりのものであり、その人が痛いというときに存在するものである」[2]といわれるように、主観的な感覚である。子どもは認知や知的機能が発展途上であるため、自分が感じている痛みの強さや程度を評価し、的確に表現することが困難である。しかし、子どもが体験している痛みや苦痛を軽減し、安楽な生活を提供するためには、子どもが認知している痛みを適切に評価する方法が必要である。フェイススケールは、描かれた顔の表情のなかから、自分の痛みに当てはまるものを選ぶ自己報告式のスケールである。3歳以上の子どもの痛みを評価するのに使用することができるとされているが、日本におけるフェイススケールの妥当性の検証では、3～7歳のグループでフェイススケールのみで痛みを評価することは困難であった[3]。

【フェイススケールの用い方】 ①描かれているそれぞれの顔について、一つひとつさし示しながら子どもに説明する（図65）。0番の顔は痛みを全然感じていないのでとても幸せな顔をしている。1番の顔はほんの少し痛い。2番の顔はもう少し痛い、3番の顔はもっと痛い、4番の顔はとっても痛い、5番の顔は痛くて涙を流すほどではないけれど、これ以上の痛みは考えられないほど痛い。②今、どのように感じているかをもっともよく表している顔を選ぶように言う。③子どもが選んだ顔の番号を記録する。

【痛みのさまざまなスケールとその適用】 フェイススケールのほかにも子どもの痛みの程度を

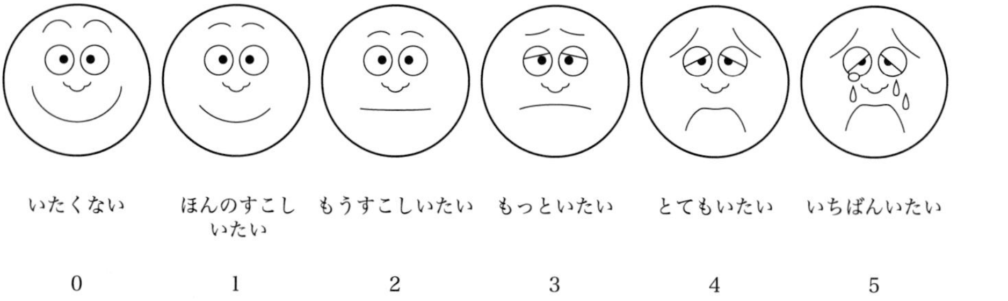

いたくない	ほんのすこしいたい	もうすこしいたい	もっといたい	とてもいたい	いちばんいたい
0	1	2	3	4	5

図65 フェイススケール

測る自己報告式の尺度として，アウチャー(Oucher)，ニューメリックスケール(Numeric Scale，数のスケール)などがあるが，子どもの年齢，能力，好みなどを考慮して，選択する必要がある。

〈関連語〉 痛み，痛みの評価，ニューメリックスケール　　　　　　　　　　　　　　[飯村直子]

●文献 1) Wong, D.L., et al.：Pain in children ; comparison of assessment scales. Pediatr. Nurs., 14(1)：9-17, 1988. 2) McCaferry, M.(中西睦子・訳)：痛みをもつ患者の看護. 医学書院, 1975, p.26. 3) 飯村直子, 他：Wong-Bakerのフェイススケールの日本における妥当性と信頼性. 日本小児看護学会誌, 11(2)：21-27, 2002.

不確実性理論

不確実性の概念について，Mishel, M.H.は病気や治療に関する不確実性をいかに管理するかが適応上の課題である[1]と述べ，看護領域における不確実性の概念の重要性を説いた。Mishelは，不確実性を「個人が病気に関連するさまざまな出来事の意味を決定できない認知状態」と定義づけた。また，慢性的な不確実性のもとで不確実性が人にネガティブな影響を及ぼすばかりではなく，不確実性の経験から生じる人の成長および変化を不確実性は融合させる[2]と説明し，Mishelは急性期と慢性期における不確実性の違いを説明している[3]。

【概念モデル】 Mishelは「病気において認識された不確実性のモデル」[1]を提示し，構成要素とその変数間の関係を表した。これによると病気や治療に関連する不確実性は，最初の段階では，①刺激因子，②構造の提供者，③認知能力という3つの先行要件に影響を受けて認知される。刺激因子は「症状のパターン」「出来事の親しみやすさ」「出来事の調和」からなる。構造の提供者は刺激因子の解釈においてその人を援助することができる人をさし，「信頼できる専門家」「ソーシャルサポート」「教育」からなる。認知能力とは人の情報処理能力をさし，生まれつきの能力と環境的制約を反映したものである。これらの3つの先行要件は不確実性の認知に直接的に，または刺激因子を介して間接的に影響し，不確実性を減らす方向に作用し，次に，不確実性は「危険」あるいは「好機」と評価される。

評価のプロセスにおいて，危険と評価された場合は，不確実性を減少させるために，用心したり情報を収集するといった動員戦略や，ネガティブな感情をコントロールするなどの情動調整的方略が用いられる。一方，好機と評価された場合には，不確実性を維持するために緩衝的方略が用いられる。最終的には，いずれの評価であっても不確実性を推し進める状況から適応の方向に向かう。ここでの「適応」とは，その人が通常と考える範囲にある生物心理社会的行動がとれる状態である[1]と定義づけている。

【測定尺度】 Mishelは不確実性を評価する尺度の開発にも取り組んでいる。1981年には「Mishelの病気による不確実性認知尺度(Mishel Uncertainty in Illness Scale for Adult ; MUIS-A)」, 1986年には対象者を，入院しておらず積極的な治療を受けていない慢性疾患患者，またはその家族とした「Mishel Uncertainty in Illness Scale-Community ; MUIS-C」を開発した。これらの尺度は欧米，韓国，中国，タイなどで翻訳され，癌，難病，心疾患などさまざまな疾患を抱える患者や家族を対象に用いられており，信頼性や妥当性が検証されている[4]。

【看護への応用】 人が病気と関係のある出来事からどのようにして意味を見出すかをMishelの理論では説明している。そのような理論は自分自身が病気を経験した人はもとより，病気に関係する不確実性を経験した人達の配偶者や両親にも用いることができる。また，信頼できる専門家の概念は医師，看護師，その他の医療従事者に当てはめられる。Mishelの理論は急性疾患や慢性疾患をとりまく状況のなかで，臨床における実践に情報を与えるものであると考えられている。

〈同義語〉 不確かさ　　　　　　　　　[鈴木真知子]

●文献 1) Mishel, M.H.：Uncertainty in illness. Image J. Nurs. Sch., 20(4)：225-232, 1988. 2) Mishel, M.H.：Reconceptualization of the uncertainty in illness theory. Image J. Nurs. Sch., 22(4)：256-262, 1990. 3) 鈴木真知子：不確かさの概念分析. 日本看護科学学会誌, 18(1)：40-47, 1998. 4) Bailey, Jr. D.E., et al.(鈴木真知子・訳)：マール・ミシェル；病気における不確実性. Marriner-Tomey, A., et al., ed.(都留伸子・監訳), 看護理論家とその業績, 第3版, 医学書院, 2004, pp.568-590.

負荷テスト

【負荷テストとは】 物理的，化学的あるいは生物学的刺激を加えて，通常では異常が検出できない場合でも生体の予備能や疾患の病型分類を明らかにするものである。負荷テストが必要とされる疾患の40％以上は内分泌疾患である。そのほかに行われる負荷テストには次のものがあげられる。腎機能，代謝機能，自律神経機能，肝機能，消化吸収機能，循環系機能，呼吸機能，膵外分泌機能，神経筋機能，血液系機能，そして免疫アレルギー機能である。

【負荷テストの具体例】 内分泌疾患のなかで低身長の診断に成長ホルモン(GH)分泌刺激試験がよく行われる。インスリン負荷テスト，アルギニン負荷テスト，グルカゴン負荷テストなどがあげられる。①検査前から絶食とし，血管確保を行い，薬物投与前と投与後120分まで30分ごとに採決を行う。②薬物投与(インスリン，グルカゴン)により，低血糖を起こす可能性があるので，症状の出現に注意する。③検査終了後に終了したことを伝え，ねぎらいの言葉をかけ，経口摂取の許可を伝える。

【負荷テストの目的】 負荷テストの目的は主に，以下の2点である。①疾患の診断および病型判定のための検査：各種の内分泌疾患の診断や類似の症状を示す場合の鑑別診断とその病型の判定のために行われる。②予備能・治療効果を評価するための検査：腎機能や循環器系，呼吸器系疾患に対して行われる検査は，経時的に行うことで各種機能の予備能を評価し，治療の効果判定や予後判定をするために行われる。

【負荷テストにおけるインフォームドコンセント】 負荷テストの説明では，疾患の説明とともに，医学用語をなるべく避け，わかりやすい言葉で，その危険性についても理解できるように説明し，同意を得る必要がある。①なぜ，この負荷テストが必要なのか，②どのような方法で行われるのか，患者に対する負担は何かあるのか，③テストの結果で何がわかるのか，④テストを受けることによる危険性は何かあるか，その危険性に対してどのような対処方法を準備するのか，⑤テストを受けないことによってどうなるのか，⑥ほかに方法はないか，といったことについての説明を行う。

【負荷テストでの看護ケア】 ①負荷テストに関する説明を受けて，理解しているかどうか，患者と家族に確認する。②負荷試験を受けた場合に起こりうる副作用に対して，必要な準備をする。③点滴などの挿入がある場合の介助，絶食などの準備，検査中の患者の状態把握を行い，検査がスムーズに行われるように，患者の安全・安楽管理を行う。④終了後，患者に頑張れたことを伝える。

〈関連語〉 成長ホルモン分泌不全性低身長症，採血，アレルギー性疾患，インフォームドコンセント　　　　　　　　　　　　　　　　[小原美江]

●文献 1) 井上文夫, 他：負荷試験でのインフォームドコンセント. 小児内科, 32(5)：606-608, 2000. 2) 大和田操：負荷試験の最近の考え方と臨床的意義. 小児内科, 32(5)：597-599, 2000.

不感蒸泄

不感蒸泄とは，体外に排泄される水分のうち，便，尿を除いて，呼気と皮膚を通じて起こるものであり，一般の成人では700～800 ml/日である。新生児や乳児では，1日体内水分喪失量の約50％を占める。小児各期の割合は表88に示すように年齢によって異なる。水分の出納として体内に入ってくる水分は飲水，食事の水分，代謝水〔糖質，脂質が体内で燃焼してエネルギーに変わるときにできる水(成人でおよそ200～300 ml)で100 kcalの熱生産に約13 kcal発生する〕であり，体外に排出される水分は，尿，便，不感蒸泄からである。生体の水分量は，成人では体重のおよそ60％であるのに対して小児，とくに新生児・乳児期では80％近くと多い。また，その組成は小児では成人に比べ細胞外液が多いのが特徴である。体重/時間当りの不感蒸泄量は成人では0.5 ml/kg/hであるのに対して，小児では1.0～1.3 ml/kg/hと成人より多くなっている。簡単な計算式として15歳以下のとき(30－年齢)ml×体重(kg)も用いられる。小児

表88 小児の不感蒸泄量と尿量(ml/kg/日)

	乳児	幼児	学童	成人
不感蒸泄	40	30	20	10
尿量	60	60	50	40
消化管	20	10	—	—
代謝水	20	20	10	10
水分必要量	100	80	60	40

は成人に比べ摂取水分量の減少，嘔吐，下痢などで容易に脱水に陥るが，この不感蒸泄が多いことも大いに関係する。

〈関連語〉 嘔気／嘔吐，下痢　　　［児玉千代子］

●文献　1）馬場一雄・監：改訂小児生理学．へるす出版，2002．　2）飛田美穂，他：看護のための水・電解質．学習研究社，2001．　3）永渕弘之：体液・水分電解質．小児看護，26(9)：1280-1284, 2003．

不機嫌　⇒機嫌

不規則授乳

【定義】 規則授乳に対して，授乳間隔，回数が一定でなく乳児が泣いたら授乳するという規則性のないでたらめな授乳をいう。これは乳児が空腹のためか否かと判断をしてというよりは，乳児が泣けばとりあえず授乳を行うことで間隔や回数が不規則になる授乳をいい，乳児が乳を欲しがるときに欲しいだけ飲ませるという自律授乳とは違う。なお，泣いているという理由だけで母乳や人工乳を追加することは，避けるべきである。泣くということを母乳不足と結び付ける傾向があるが，さまざまな情報からの母乳不足の見極めや乳児が泣くことが空腹だけではないということも含めて，乳児の様子を観察し対応しなければならない。乳児が泣く理由には，空腹以外にも暑すぎる，かゆみ，痛みなどの不快が原因になっていることも多く，様子をよくみたり，環境を変えたり，スキンシップをとることで落ち着くことも多い。

【不規則授乳とう歯】 月齢が進むなかでも泣いたからという理由だけで母乳やミルクを与え，授乳間隔，回数が不規則な授乳に関しては，身体的・心理的な面から乳児の発育にとって好ましくないといわれている。そのひとつには不規則授乳とう歯との関係が報告されている。母乳，人工乳，混合乳のいずれにも不規則授乳の者に重度う蝕患者が多いが，とくに母乳栄養児の不規則授乳に高い傾向があった。これは，母乳が寝かしつけるための安易な道具となったり，また不規則授乳は，不規則な間食摂取の食習慣に影響すると指摘している[1]。

〈関連語〉 規則授乳，自律授乳　　　［茎津智子］

●文献　1）河内和美，他：授乳方法と乳歯齲蝕との関連について．松本歯学，20(3)：297-301, 1994．　2）瀬尾智子：早期授乳．ペリネイタルケア，夏季増刊：117-121, 2003．　3）二木武，他・編：新版 小児の発達栄養行動．医歯薬出版，1996, pp.99-104．　4）小澤道子，他：気になる子どものサポート；多様な視点を持つ保健指導．医学書院，1999, pp.15-19．

腹囲測定

【腹囲とは】 臍の高さの腹部周囲径である[1]。腹囲は内臓脂肪量を反映し，生活習慣病のスクリーニングとして，小児においても臨床的な意義が検討されている[2]。また，腹部の診察において，腹部膨満や腹部平坦・陥没などは異常所見[3]とみなされる。腹部全体の膨満は鼓腸，腹水の貯留，腹壁の緊張低下などでみられる。腹部の限局した膨隆は実質臓器（肝臓，脾臓，腎臓）の腫大や腫瘤に伴ってみられる。肥厚性幽門狭窄症などで胃が拡張し膨隆する場合もある。腹部平坦・陥没は，低栄養や横隔膜ヘルニアなどが原因となる。このような腹部の異常によって腹囲が変動する。

【目的】 身体の発育，栄養状態を判定する。内臓脂肪の蓄積を判定する指標とする。また，全身および腹部の異常な徴候を観察するためにも，腹囲測定が行われる。

【方法】 メジャーは，伸縮性の少ない布製やビニール製のものを用いる。臍を通る水平面における腹部周径にメジャーを巻く。仰臥位で膝を伸ばした状態で呼気終了時の目盛を読む。膨隆部位や腫瘤の部位など経時的に測定して観察が必要な場合は，測定部位に印をつける。腹水がある場合は，皮膚が傷つきやすいので，メジャーを除去するときに引っ張ったりしないように注意する。食事（哺乳）や排泄などの影響を考慮して，一定の時間に測定する。

〈関連語〉 鼓腸，腹部腫瘤，腹部膨満　　　［平元泉］

●文献　1）角濱春美：身体各部の測定．石井範子，他・編，イラストでわかる基礎看護技術．日本看護協会出版会，2002, pp.176-178．　2）安藏慎：成長の評価(2)．小児科診療，65(5)：732, 2002．　3）蚊川大樹，他：腹痛・腹満．小児科診療，65(5)：767-768, 2002．

福祉事務所

【目的】 社会福祉事業全般の窓口機関として設置されている。住む家を探したい，生活資金の

援助を受けたいなどの相談窓口のほか，母子生活支援施設などへの入所などの窓口にもなる。また母子家庭に関する相談，児童および妊産婦の福祉に関する実情把握・相談・調査指導などがあり，個別あるいは集団的な指導が行われる。
【法的位置づけ】 社会福祉法第14条に規定されている。
【関連法令】 生活保護法，児童福祉法，母子及び寡婦福祉法．
【実状】 福祉事務所は全国に1,200カ所設置されている〔2001(平成13)年現在〕．家庭に対する相談や指導の機能を強化する目的で，社会福祉主事および家庭相談員を配置した家庭児童相談室が設置されている．
〈関連語〉 児童福祉法　　　　　　　[濱中喜代]

副腎過形成

【定義】 正式名称は，先天性副腎皮質過形成症であり，広義には，遺伝子異常により副腎および性腺でのステロイド生合成が障害される疾患すべてをさす．狭義には，副腎皮質でのコルチゾール生合成の障害と，性ステロイドの分泌異常(分泌亢進または低下)を併せもつものをいい，かつては副腎性器症候群ともよばれていた．
【副腎・性腺でのステロイド合成経路】 副腎皮質では，球状層で鉱質コルチコイド(アルドステロン)，束状層で糖質コルチコイド(コルチゾール)，そして網状層で副腎性アンドロゲン(DHEA，アンドロステンジオン)が生合成される．また，性腺においては，卵巣の顆粒膜細胞で女性ホルモン(エストラジオール)が，また，睾丸のライディッヒ細胞で男性ホルモン(テストステロン)が産生される．これらの経路は，幾種類かの酵素がそれぞれの反応を触媒することで成り立っており，そのいずれかの酵素が先天的に機能しない場合は，すべて副腎過形成症となるわけである．
【副腎過形成症の分類】 表89に，主な副腎過形成症の頻度と主な症状などを示す．
【新生児マススクリーニング】 副腎過形成症の90％以上を占める21-水酸化酵素欠損症については，わが国では新生児マススクリーニングが1981(昭和56)年から実施されている．本症がマススクリーニング対象疾患に選ばれた理由は，その発生頻度が高いこと(約2万出生に1人)と，治療が遅れると重篤な脱水症状を生じ，永続的な脳障害や，時には死亡に至ることもあるためである．また，陰核肥大が高度な女児の場合は，男児と誤認されてしまうこともあり，その防止にも役立つと考えられた．生後4～5日目に濾紙血を採取し，濾紙血中の17-水酸化プロ

表89　副腎過形成症の頻度および臨床症状

	病型	欠損酵素	頻度	臨床症状
狭義の副腎過形成症	21-水酸化酵素欠損症	P450c21	91%	副腎不全・塩喪失，女児の男性化徴候，色素沈着
	11β-水酸化酵素欠損症	P450c11β	1%	高血圧・低カリウム血症，女児の男性化徴候，色素沈着
	3β-水酸化ステロイド脱水素酵素欠損症	3β-HSDII	0.3%	副腎不全・塩喪失，女児の男性化徴候，男児の女性化徴候，色素沈着
	17α-水酸化酵素欠損症	P450c17α	3%	高血圧・低カリウム血症，性腺機能不全，色素沈着
	リポイド過形成症(Prader病)	StAR蛋白またはP450scc	5%	副腎不全・塩喪失，性腺機能不全，色素沈着
その他	アルドステロン合成酵素欠損症(選択的アルドステロン欠損症)	P450c18		塩喪失
	17β-水酸化ステロイド脱水素酵素欠損症	17β-HSD3		男児の女性化徴候，女児は無症状

P450c21：21-水酸化酵素
3β-HSDII：3β-水酸化ステロイド脱水素酵素II型
P450scc：コレステロール側鎖切断酵素
17β-HSD3：17β-水酸化ステロイド脱水素酵素3型
P450c11β：11β-水酸化酵素
P450c17α：17α-水酸化酵素
P450c18：アルドステロン合成酵素

ゲステロン(17-OHP)を測定する方法が採用されている。1994(平成6)年の諏訪の報告[1]によると、治療開始までの日数の短縮、死亡・放置例の減少、性誤認の減少などの効果が認められている。また、関連学会から、陽性者取り扱い基準(診断の手引き)と、治療指針が発表されている[2)3)]。

〈同義語〉 先天性副腎皮質過形成症、副腎性器症候群、CAH
〈関連語〉 遺伝子病、ガスリーテスト、新生児マススクリーニング、性早熟症　　[安達昌功]

●文献　1) 諏訪城三：先天性副腎過形成．小児内科, 26(12)：1967-1972, 1994.　2) 税所純敬, 他：先天性副腎過形成症(21-水酸化酵素欠損症)新生児マス・スクリーニング陽性者の取り扱い基準；診断の手引き．日児誌, 103(6)：695-697, 1999.　3) 楠田聡, 他：新生児マス・スクリーニングで発見された先天性副腎過形成症(21-水酸化酵素欠損症)の治療指針(1999年改訂)．日児誌, 103(6)：698-701, 1999.

腹痛

【定義】 腹部に感じる痛みのこと。

【特徴】 腹痛(Abdominal pain)の病態は主に以下の3種類に分類され、それぞれの特徴を知ることは腹痛の原因や部位、程度の判定を行ううえで重要である。①内臓痛：内臓が収縮・拡張・伸展するときに生じ、周期的な仙痛を特徴として発汗や顔面蒼白、嘔気・嘔吐を伴う。②体性痛：腹膜や横隔膜への刺激や炎症の波及によって生じる疼痛で、持続性のある激痛で部位は限局されていることが多い。③関連痛：強い内臓痛や体性痛に随伴して現れ、元来の疼痛とは離れた遠隔部位に波及したものである。小児の腹痛は小児が訴える症状のなかでは多く、その原因は、緊急の外科的処置が必要な疾患から慢性で反復性あるいは心因性のものまで多彩であり、必ずしも腹部臓器の異常であるとは限らない。さらに訴え方の表現は、小児の発達段階によって異なり不明確であることが多い。

【腹痛をきたす疾患】 腹痛の発症が急性であるか、慢性・反復性であるかを知ることは、腹痛の原因疾患をアセスメントして治療や看護の方向性を決定するうえで重要となる。また各発達段階により、腹痛をきたす疾患(表90)は異なるので注意が必要である。

【情報収集とアセスメント】 ①全身状態：受診時に小児の顔色や全身色、呼吸状態、意識状態など腹痛が全身に及ぼす影響を把握し、必要に応じてバイタルサインの観察を行う。②疼痛の表現方法：小児は言語的表現が未熟であるために、自覚する疼痛の状態を他者に正確に伝えられないことが多い。したがって看護者は、小児の年齢を考慮しながらその表現方法(機嫌の善し悪し、表情、姿勢、食欲など)や啼泣の仕方を観察することによって疼痛の状態を把握していかなければならない。③疼痛の特徴：疼痛の発症時期、部位や広がり、急性か慢性(反復性)か、時間的経過による疼痛の変化(持続的・間欠的)、誘因(食事や体位との関係)を観察する。また、3歳以上の小児であれば疼痛の部位や程度を言語化できるようになるので、疼痛測定用具(例：Wong, D.L. と Baker, C.M. のフェイススケール)で測定することも可能である。④腹部所見：a.問診；発症時からの症状とその経過、腹痛の性質、食事との関係。b.視診；児の姿勢、顔色、意識障害の有無、腹壁色、腹部膨満。c.聴診；腸管の蠕動音。d.触診・打診；圧痛の位置、腫瘤の有無、ブルンベルグ徴候、鼓音や濁音の有

表90　小児の腹痛をきたす疾患

頻度	乳児期	幼児期	学童期
高	急性胃腸炎 便秘	急性胃腸炎 尿路感染症 便秘	急性胃腸炎 尿路感染症 便秘
中	腸重積症 尿路感染	アセトン血性嘔吐症 急性虫垂炎 血管性紫斑病	アセトン血性嘔吐症 急性虫垂炎 血管性紫斑病
低	鼠径ヘルニア 外傷 腸管奇形	肺炎 腸重積症 消化性潰瘍	胃・十二指腸潰瘍 炎症性腸疾患 肺炎

無。⑤随伴症状：発熱の有無，悪心・嘔吐，下痢や便秘・血便の有無，腹部膨満・緊満，頻尿・排尿困難・排尿痛，咳嗽や咽頭痛などの呼吸器症状を観察する。⑥検査：血液検査，検便，検尿，腹部単純X線検査，腹部エコー検査などの結果を把握する。
【ケアのポイント】 ①緊急時の対応：腹痛の程度や随伴症状の有無により異なるが，腹痛が全身に影響を及ぼしている状態や緊急に対応しなければならない状況においては，医師と協力して適切な処置を行うことが必要となる。また緊急検査や手術への対応を，患児や家族のもつ不安に配慮しながら行っていくことが望まれる。
②苦痛の緩和：腹痛への対処が保存療法や経過観察となる場合は，体位の工夫や罨法・マッサージなどを積極的に実施して苦痛の緩和をはかる。また鎮痛剤が処方されている場合には適切に使用し，疼痛の変化を観察・評価する。③小児と親への心理的援助：腹痛の原因が特定されなかったり，また苦痛を伴う検査や治療が開始となる時期は，小児・親共に不安が強く，冷静さを失うことも多い。このような親子の心理状態をふまえ，それぞれに理解できるような説明を十分に行うことが重要である。とくに親に対しては，今後の治療の見通しや予測される経過を，医師と協力しながら，適宜説明していくことで不安の軽減に努める。さらに小児に対しては，遊びや気分転換を積極的に行って疼痛に集中させない工夫も必要である。
〈関連語〉 痛み，痛みの評価
[小林八代枝・西村あおい]
●文献 1）及川郁子：腹痛．小児看護，16(5)：565-569, 1993． 2）高橋謙造，他：腹痛．鴨下重彦，他・監，こどもの病気の地図帳，講談社，2002，pp. 22-23． 3）渡辺克也：腹痛．小児内科，32(3)：410-416, 2003． 4）杉山正彦：腹痛・腹部膨満．小児看護，26(9)：1148-1152, 2003． 5）吉村文一：腹痛．小児科診療，67(5)：721-726, 2004．

腹部腫瘤

小児の腹部腫瘤に関してもっとも重要なことは，その存在に気づくことである。小児とくに乳幼児のお腹は通常でも大きいし，腹部腫瘤が主訴であることはまれで，悪性腫瘍でも食思不振や微熱，倦怠感など不定愁訴で来院することも多い。また，まったく症状がない場合もある。お腹が大きくなったような気がするという家族の訴えを聞き流さない，診察時に服やおむつを脱がせる，着替えや入浴などの機会に意識して触るなどの習慣を身に付けることが大切である。そして，どこにどんな腫瘤ができるのか，年齢によりどんな疾患に気を付けるべきか，腫瘤の存在を疑うべき症状は何かなどの知識をもっておくことが大事である。
【正常児でも触知する腹部腫瘤】 肝(右季肋部)，腎(とくに左)，腹部大動脈，脊椎，大腸ガス(S状結腸など)，糞塊(左中下腹部から臍下)，膀胱など。触知してもあわてないこと。
【見逃してはならない腹部腫瘤＝悪性腫瘍】 悪性腫瘍は多々あるが，頻度が高いものとして，白血病の脾腫(左季肋部の浅いところ)，神経芽腫(硬く大きく正中を越える腫瘤で表面凹凸で境界不明瞭)，ウィルムス(Wilms)腫瘍(硬く大きい片側性の腫瘤で表面平滑で境界明瞭)，横紋筋肉腫(腹部では後腹膜や骨盤内原発なので巨大化してようやく触れる固い腫瘤)，肝芽腫(進行すると肝腫瘍そのものを触知するが，まず肝腫大・腹部膨満に気づくこと)，奇形腫群腫瘍(これも悪性は後腹膜や骨盤内臓器原発が多い)などがある。詳細は各項参照。
【随伴する症状や所見】 ①全身症状：発熱，倦怠感，食思不振，体重減少，腹痛，悪心，嘔吐，リンパ節膨脹，呼吸困難(腹部膨満・横隔膜挙上)など。②局所(局在)症状：消化器症状(消化管や肝胆膵の腫瘍性病変による症状で局所の痛みやイレウスなど)，呼吸器症状(肝脾腫の原因になるウイルス感染症)や尿路感染症(腎泌尿器系の先天奇形による腫瘤性病変に随伴する)の既往，跛行(骨転移症状)など。経過と合わせ，局在や原因を探る重要な情報になりうる。腹部腫瘤の訴えがなくても，このような症状や所見が認められれば，腹部を触る習慣をもつよう心がける。
【好発年齢別にみた腹部腫瘤】 ①新生児：大半は腎泌尿器系。良性が多い。水腎症，腎嚢胞性疾患，卵巣嚢腫，腸間膜嚢腫などは，巨大なこともあるが哺乳や呼吸に支障なければ当初は経過観察。頻回のミルク嘔吐が主訴である胃軸捻症(拡張した胃)や肥厚性幽門狭窄症(硬く小さなオリーブ状の腫瘤)，消化管通過障害をきたす腸管重複症や胎便性イレウスなどは，外科治療を要する。良性充実性腫瘍では，奇形腫，血管腫，リンパ管腫など。悪性では神経芽腫(原発腫

瘍のほか，肝転移による著明な肝腫大)．その他，分娩損傷など外傷性の血腫(副腎・肝・脾)．②乳児：早期では新生児期に準じる．乳児期後期には腸重積症が多い．その他，胆道拡張症など．充実性腫瘍では，良性では肝過誤腫，肝血管腫，奇形腫，悪性では肝芽腫，神経芽腫，ウィルムス腫瘍，奇形腫群腫瘍．血管腫，リンパ管腫の顕在化も．また，虐待などによる外傷性の血腫(肝・脾・副腎・腎)や膵嚢胞．③幼児：悪性固形腫瘍の頻度が高くなる．神経芽腫，ウィルムス腫瘍，肝芽腫，横紋筋肉腫，奇形腫群腫瘍など．そのほか，白血病(脾腫)，悪性リンパ腫もみられる．良性疾患では，腸重積症(幼児期早期)や，胆道拡張症が多い．また，虫垂炎による膿瘍(虫垂部のほか限局性の腹腔内膿瘍など)，便秘による便塊もある．血管腫，リンパ管腫，外傷性に関しては前述同様．④学齢期以上：炎症性腸疾患(クローン病など)，虫垂炎，便秘による便塊，胃石症(胃の拡大)，ポイツ-イェガー(Peutz-Jeghers)症候群に合併する過誤腫など後天性疾患の頻度が高くなる．また，門脈圧亢進をきたす疾患や溶血性疾患による脾腫も多い．先天性疾患ではメッケル憩室，胆道拡張症，腟血腫，腟水症，子宮留血症，子宮留水症など．良性腫瘍では血管腫，リンパ管腫，褐色細胞腫，奇形腫(性腺など)，悪性腫瘍では白血病(脾腫)，悪性リンパ腫が多く，その他，性腺腫瘍，横紋筋肉腫など．外傷性血腫(肝・脾・副腎・腎)や膵嚢胞．その他，妊娠もありうる．[平井みさ子]

●文献 1) 豊田茂：腹部腫瘤．小児科，42(4)：639-644, 2001. 2) 金子道夫：腹部膨満．小児科，42(4)：633-638, 2001. 3) 赤塚順一，他・編，小児がん，医薬ジャーナル社，2000.

腹部膨満

【定義】 腹部膨満(abdominal distension)とは，腹部臓器の腫大，鼓腸または腹水の貯留した場合などにみられる腹部が膨隆した状態をいう．

【特徴】 とくに乳幼児では，腹壁が薄く，腹部の臓器の占める割合が大きく，空気を飲み込みやすいために腹部膨満を認めることがしばしばある．しかし，先天的な臓器の異常から小児特有の疾患の初期症状として出現することも多く，判別に注意が必要である．乳児，年少児の呼吸は腹式呼吸であり，腹部膨満によって横隔膜が押し上げられることで呼吸抑制が起こることがある．腹部膨満の原因としては，ガスや腸液，便が消化管に貯留した場合，肝肥大など内臓器の腫大，腫瘍の発生，腹壁の異常，腹水や浮腫による水分の貯留などがあげられる．

【腹部膨満をきたす主な疾患】 ①消化管内容(ガス・腸液・便)の貯留を原因とする疾患には，腸閉塞症，腸重積症，ヘルニア嵌頓，腹膜炎，ヒルシュスプルング病，慢性便秘症，消化管閉鎖・狭窄症，直腸肛門障害などがある．②腹腔内(ガス・液体)の貯留では，穿孔性腹膜炎，壊死性腸炎，胃破裂，腹水(心不全，腎不全，腹膜炎，悪性腫瘍)などがある．③臓器腫大では，肝腫大(先天性代謝異常症，胆道閉鎖症，心不全，肝腫瘍)，脾腫大(門脈圧亢進症，溶血性貧血)，腎腫大(水腎症，腎腫瘍)などがある．④腫瘍では，良性腫瘍(卵巣嚢腫，リンパ管腫，腸間膜嚢腫，悪性腫瘍(神経芽細胞腫，腎芽腫，肝芽腫，悪性リンパ腫)などがある．

【情報収集とアセスメント】 ①問診：家族または本人に，以下の内容について確認する．a．通常の腹部の状況との比較．b．「お腹が張る感じ」など自覚症状の有無．c．症状の出現と変化．d．最近の授乳や食事の内容と食欲の状況．e．最近の排便の便性や回数と量の状況．f．既往歴や最近の健康状態．g．一般状態の変化(機嫌・活気・遊びや勉強の様子など)．h．体重の急激な変化の有無．②腹部膨満の観察：安静時または安静に近い状態で行う．事前の説明や声かけ，遊ばせるなどして，啼泣させないようにする．a．視診；小児を仰臥位に寝かせ，側面から剣状突起と恥骨結合を結ぶ線が5歳以降ではほぼ直線になる．b．打診と触診；腹壁緊満の程度，腹水(濁音，波動)，腹部腫瘤．c．聴診；腸雑音(亢進，減弱，欠如)．d．腹囲測定；条件を一定にして，臍上腹囲と最大腹囲を測定．③一般状態・随伴症状の観察：a．一般状態；顔色，バイタルサイン，機嫌，活気，排便排ガスの有無．b．随伴症状；下痢，便秘の有無とそれに伴う腹痛の有無や部位，程度の確認をする．呼吸困難は，横隔膜運動の抑制に伴う呼吸困難で，呼吸は浅く肩を上下させて呼吸をする．食欲不振，嘔気，嘔吐は，胃や腸を圧迫するために食欲不振や嘔気，嘔吐などの症状が出現する．④検査：a．腹部の検査；腹部単純X線検査，CT検査，MRI検査，

超音波検査など。b. 随伴症状に伴う検査；血液検査など。
【ケアのポイント】　①腹部の圧迫防止：上体を高くし，横隔膜の挙上を減少させる。衣服・寝具などにより腹部の圧迫を防ぐ。②食欲不振への対策：胃腸を圧迫することで食欲不振となり，1回の摂取量が減少する。無理強いは嘔吐の原因になる。少量ずつ頻回に与える。③原因の除去：a. 便やガスの除去；腹部のマッサージや腹部を温める，浣腸や下剤の使用など，腸蠕動を促進させ排便排ガスを促す。ただし，診断確定後に行う。b. 腹水の除去；腹腔穿刺を行い腹水の排除を行う。c. 外科的内科的治療；腫瘍の摘出など原因となる臓器を取り出す外科治療や，化学療法などで縮小させる内科的治療などが行われる。
〈関連語〉　鼓腸　　　　　　［小林八代枝・西田みゆき］
　●文献　1) 杉山正彦：腹痛・腹部膨満．小児救急看護に必要な基礎知識と処置技術．小児看護，26(9)：1148-1152, 2003．　2) 阿部敏明，他：小児科学・新生児学テキスト．全面改訂第4版，診断と治療社，2003, pp.92-93．　3) 今村栄一，他：対症看護；小児編．病態生理とプライマリ・ケア，医学書院，1995, pp.173-177．

腹膜透析

【腹膜透析とは】　半透膜である腹膜を使用し，体内の老廃物を除去する透析療法のことである。「peritoneal dialysis」の頭文字をとり PD とよばれる。腹腔内のダグラス窩にカテーテルを留置し，カテーテルから透析液を注排液することで体外に老廃物が除去される。腹膜透析は腎不全治療のひとつであり，腎臓の働きのうち，①老廃物の除去，②水分の除去，③電解質の調節，④血液の pH の調節を代行する。
【原理】　腹膜透析の基本原理は，拡散と浸透である。腹膜の毛細血管内血液と腹腔内に貯留した透析液との間で拡散が起き，半透膜である腹膜を介し物質の移動が行われる。身体に不要な物質は除去され，身体に不足している物質は補われる。また，透析液中にブドウ糖を多く入れることで浸透圧を高め，血液中から透析液側に水分を移動させる。これにより体内に溜まった水分を除去する。
【利点と欠点】　腹膜透析の身体・精神面での利点は，①体液の恒常性，検査データが安定しやすい，②血圧のコントロールがしやすい，③残腎機能が保たれやすい，④循環器系への負担が少ない，⑤中分子物質の除去効率がよい，⑥低体重児でも行える，⑦透析中の症状が少ない，⑧透析中の拘束が少ない，⑨シャントが不要，穿刺痛がない，⑩小児の成長発達の妨げが少ないことである。生活面での利点は，①在宅で治療が行え，社会復帰がしやすい，②物品と場所があればどこでも行える，③通院が少ない，④食事制限が少ないことである。身体・精神面での欠点は，①感染(腹膜炎，出口部感染，トンネル感染)，②液漏れ，ヘルニア，腰痛，痔，③カテーテルの位置異常，閉塞，④腹膜機能低下，⑤被嚢性腹膜硬化症(encapsulating peritoneal sclerosis；EPS)，⑥肥満，高脂血症，⑦腹部膨満感，食欲不振，⑧蛋白喪失，⑨小分子物質の除去効率が悪い，⑩カテーテルが必要，⑪ボディーイメージの変化である。生活面での欠点は，①患者，家族の負担，②透析の施行場所，物品の保管場所が必要，③入浴が不便，④腹部圧迫，打撲への注意が必要なことである。
【CAPD と APD】　腹膜透析には CAPD と APD の2種類がある。CAPD とは，連続的携行式腹膜透析(continuous ambulatory peritoneal dialysis)のことである。カテーテルから透析液を注液し，4～8時間ほど腹腔内に貯留した後，排液を行う。これをバッグ交換といい1日3～6回ほど施行する。生活に合わせてバッグ交換の時間，場所の設定ができ，バッグ交換以外は自由に過ごすことができる。APD とは，機械式腹膜透析(automated peritoneal dialysis)のことである。透析液の注液，貯留，排液を機械により自動的に施行する。夜間眠っている間に機械が施行するので，昼間は自由に過ごすことができる。病状や生活に合わせ，日中に CAPD を行い夜間に APD を行うなど CAPD と APD を組み合わせた透析方法もある。
【小児腹膜透析看護】　腹膜透析は在宅における治療法といえ，自己管理が重要となる。腹膜透析を続けていくこと，将来的に腎移植を全身状態が良好で臨むためには，合併症を予防していく必要がある。このため，治療を担う患者，家族の負担は多大となる。また，在宅管理を行うなかで親と子が必要以上に密接な関係に陥りや

すく，かえって子どもの発達を妨げる結果にもなりうる．小児は成長発達過程にあり，QOL・正常な成長発達のためには，腹膜透析から早期に腎移植へ移行することが望ましい．小児における腹膜透析看護では，常に子どもの成長発達を考慮した患者・家族指導の実施が必要である．また，負担の大きい患者・家族の精神面も含めたサポート体制を整え，継続的にフォローしていくことが重要となる．

〈関連語〉 血液透析，CAPD，腎移植 [杉山愛]

●文献 1) 斎藤明／監：CAPDハンドブック，第2版，医学書院，2001．2) 小児PD研究会／編：小児PD治療マニュアル，小児PD研究会，2004．3) 小児PD研究会／編：親と子のPDマニュアル，小児PD研究会，2005．4) CAPDナースカレッジ基礎コーステキスト，バクスター，2001．5) テルモ腎不全看護セミナー腹膜透析Ⅰ [概論]，テルモ，2002．6) 前掲書セミナー腹膜透析Ⅱ [看護]，テルモ，2001．7) 前掲書セミナー腹膜透析Ⅲ [合併症]，テルモ，2001．8) 前掲書セミナー腹膜透析Ⅳ [患者指導]，テルモ，2002．9) 太田和夫：透析療法とその周辺知識，第3版，南江堂，2003．

父子関係

【概念】 母子関係は子どもの発達において大きな影響を与える重要な要因であり，母子相互作用や愛着などのさまざまな観点で注目されてきた．しかし，父親も母親と同様に子どもにとって重要な存在である．今日では，父子関係も子どもの発達に関与する要因として着目されるようになってきている．父親は，教育的役割，男性としてのモデルの役割，母親の心理的安定を促進する役割などの重要な役割をもつ存在である．しかし，父親の役割や家庭内や社会での位置づけは，時代や民族・種族などの社会や文化による影響を受け，それぞれの時代や地域によって異なった認識がされてきた．また，父親の育児へのかかわり方は，父親自身の信念・態度・性格などの個人特性，父親自身が自分の父親とどのような体験をしたかという生育史とも関連がある．現代社会では，性役割が大きくゆらぎつつあり，本質的意味が問い直される社会的変化が生じている．そうした社会の変化のなかで，父親は子どもの発達にとって重要であるというだけでなく，父親の存在そのものの意味，つまり家族や社会のなかでの父親の存在価値が問われている．また，父親が育児のなかでどのような役割を果たし，子どもにどのようにかかわるのかも当然変化してきている．

【父子関係に関する研究】 1970年代後半～1980年代は父親再発見の時代ともいわれ，父子関係に着目した研究が盛んに取り組まれるようになった節目の年代である．この時期の研究における代表的存在として，Lamb, M.E., Pedersen, F., Lynn, D.B.などがあげられる．Lamb[1]は，父親を「忘れられた子どもの発達へのもう一人の貢献者」と位置づけ，父親を対象とした研究によって，乳幼児の愛着や知的・情緒的発達に父親のかかわりが直接的にも間接的にも密接に影響していることを実証した．母子関係の研究が多かったわが国においても，1980年代以降に父親を対象とした研究が数多くなされるようになってきている．母性優勢といわれている日本の文化のなかで，父親は，子どもに対してどのような意識をもち，父親の育児行動が子どもにどのような影響を与えているかが研究され，明らかにされてきている．

【現状と課題】 今日のわが国においては，核家族化や女性の社会進出によって父親の乳幼児期からの育児での役割が求められている．さらに，父親の積極的な育児参加は，加速する少子化傾向への有効な手だての一助として政策的にも期待されている．父親の乳児期からの直接的なかかわりが子どもの社会性や知的発達に肯定的影響をもたらすものであることが実証され，父親の果たす役割の重要性はますます大きくなってきている．父親は経済的な担い手の役割のみならず，競争心や認知的発達，社会的技能などの子どもの発達に影響する重要な存在として認知されてきているといえる．しかし，工業化・情報化社会のなかで，職場は家族の視野から遠ざかり，父親の働く姿は子どもにとって見えにくいものとなっている．父親が子どもに男性のモデルとしての姿を見せることが困難になってきている．また，父親不在の問題は，離婚の増加によるものだけでなく，労働時間の増加や多様な職場環境による社会的不在の視点からも捉える必要がある．子どもの発達段階において父親とのかかわりが必要な時期は，職業人としての父親にとっても課題が増し，長期間労働や転勤などの不在状況を生じさせやすい時期と重なるからである．今後日本においても，父親像は変

わりつつある。父親としての役割が見直される一方で，父親であることが父親自身にとって中年以降の人格発達の重要な局面として捉えられることが重要である。父親は，結婚や育児などの家族関係によっても価値観やライフスタイルの修正と変更が促され，父と母と子どもの相互関係を深めていくことが父親の人格発達につながることを認識する必要がある。

〈関連語〉　親子関係，親役割，母子関係

[藤原千恵子]

●文献　1) Lamb, M.E.(久米稔，他・訳)：父親の役割，家政教育社，1981．　2) Pedersen, F.(依田明・監訳)：父子関係の心理学，新曜社，1986．　3) Lynn, D.B.(今泉信人，他・訳)：父親；その役割と子どもの発達，北大路書房，1981．　4) 高橋種昭，他：父性の発達，家政教育社，1994．　5) 柏木恵子：父親の発達心理学，川島書店，1993．

浮　腫

【浮腫とは】　細胞外液中の組織間液が病的に増加したものである。浮腫は，脳浮腫・気道浮腫のような局所性浮腫と，腹水などの全身性浮腫に分類される。局所性浮腫の原因は，①静脈圧の亢進による毛細血管内圧の上昇，②血清アルブミン減少による血漿膠質浸透圧の低下，③アレルギーなどによる毛細血管壁の透過性亢進，④リンパ流の阻害，に起因する。全身性浮腫は，①心不全による静脈系うっ滞や腎血流量低下，②肝不全などによる門脈圧亢進，③アルブミン低下や炎症による毛細血管の透過性亢進，によって起こる。小児における浮腫の特徴は，腎機能が未熟なため浮腫を起こしやすいこと，細胞外液の割合が高いため循環血漿量への影響が大きいことである。また，循環血漿量の低下を伴う場合は血圧低下によるショックをきたし，循環血漿量の増加を伴う場合は肺うっ血による呼吸困難や心不全を起こす。

【脳浮腫】　脳浮腫とは，脳内の異常な水分増加により，脳の容積・重さが増加することである。脳浮腫は，血管性脳浮腫，細胞毒性脳浮腫に分類される。血管性脳浮腫は，脳血管透過性の増大により水分・血漿蛋白が細胞外腔に漏出した状態であり，脳外傷，脳腫瘍，脳出血時にみられる。細胞毒性脳浮腫は，細胞膜の機能障害により細胞内水分が増加した状態であり，脳虚血，低酸素血症，脳炎・脳症，中毒時に起こる。脳浮腫の症状は，脳圧亢進症状―頭痛・嘔吐・うっ血乳頭である。大泉門・小泉門が閉鎖していない乳児は，その膨隆がみられ，頭囲拡大や縫合離開，落陽現象をきたすが，うっ血乳頭の出現頻度は成人より低いことが特徴である。また，脳浮腫が続くと，血液脳関門が破綻され血管性浮腫が発生し，さらに浮腫が増強する。脳は硬膜閉鎖腔であるため頭蓋内圧亢進(正常150〜180 mmH$_2$O)をきたし，脳血流の低下による低酸素脳障害や，脳陥入(脳ヘルニア，脳嵌頓)を起こし死に至ることがある。

【腹水】　腹水とは，腹腔内に体液が貯留した状態である。その原因は，①腹腔内臓器の血管およびリンパ系・腹腔内臓器の異常，②全身性の水代謝障害に起因する。腹水の性質は滲出液，漏出液に分類される。滲出液による腹水は，炎症性あるいは腫瘍性腹膜疾患や毛細血管内圧の上昇により発生するため，高比重・高蛋白性であり，Rivalta反応は陽性を示す。滲出液による腹水は，血液膠質浸透圧の低下，門脈圧ないし肝静脈圧の亢進，Na・水分の蓄積，抗利尿ホルモンの増加などにより発生し，比重は1.018以下を示し蛋白含有量が少ない。また，腹水が貯留した場合は，横隔膜を押し上げられるため乳幼児は呼吸困難をきたす。

【症状への治療】　局所性浮腫は治療の対象となることは少ないが，脳浮腫は，早急な対応を必要とする。脳浮腫の場合，原因疾患の治療と同時に，ステロイド療法，高張液療法を行う。また，酸素欠乏が浮腫を増悪させるため，気道確保と酸素供給が重要である。全身性浮腫・腹水の場合，原因疾患への治療，安静・食事療法，利尿薬与薬，血漿アルブミンの補充が行われる。

【看護のポイント】　①観察：a．浮腫・腹水の程度(皮膚，腹囲，体重の変化)，b．全身状態への影響(バイタルサイン，機嫌・活気・食欲)，c．高張液・利尿薬による脱水症状の有無，d．電解質異常の有無(検査データ：Na, K, Cl)，e．免疫力低下や精神障害の有無。②清潔・感染予防：浮腫のみられる皮膚は傷つきやすいうえ，低アルブミン血漿やステロイド治療により易感染状態にあるため，清潔を保つことが必要である。③体位・衣類の工夫：腹水時は腹部膨満により呼吸運動を妨げないように，ファーラー位や子どもが希望する体位をとる。衣類は腹部を圧迫しないようにゆったりとしたものを選ぶ。脳浮

腫時は，脳の静脈還流を促進させるために，セミファーラー位を保つ．頸部の屈曲・圧迫は脳の静脈還流が悪化し脳浮腫を助長させるため，乳児の体位変換は留意して行う．④食事・水分制限・安静：年齢や理解度に合わせた食事・水分制限，安静保持，感染予防，与薬への援助が必要である．
〈同義語〉 水腫
〈関連語〉 栄養障害，急性脳炎，急性腹症，心不全，腎不全，頭蓋内圧亢進，頭蓋内出血，末梢循環不全，慢性糸球体腎炎　　　　［佐藤朝美］
●文献　1）井村総一：体液．馬場一雄・監，改訂小児生理学，へるす出版，1994，pp.167-198．　2）村上睦美：浮腫．小児看護，23(9)：1215-1218, 2000．　3）和田尚弘，他：浮腫．小児内科，32(4)：465-469, 2000．　4）関根孝司：浮腫．小児看護，26(9)：1201-1205, 2003．　5）永михов之：体液・水分電解質．小児看護，26(9)：1281-1284, 2003．　6）越永従道：腹部膨満(腹水)．小児看護，23(9)：1145-1149, 2000．

不随意運動

【定義】　不随意運動とは，本人の意思とは関係なく筋収縮が起こる状態(運動過多 hyperkinesia)をいう．不随意運動は，筋緊張の状態とは関係なく出現する．主に錐体外路障害で出現するが，心因性の障害でも出現する．
【分類】　とくに小児期でみられやすい不随意運動について，以下に述べる．①振戦：もっとも多い不随意運動で，リズミカルなものをいう．振戦は，a．静止時振戦(安静時に出現するもの)，b．姿勢時振戦(上肢を前方に挙上したまま保持するといった四肢を一定の位置に保つ場合に出現するもの)，c．運動時振戦(運動時に出現するもの)，に分けられる．振戦の原因はさまざまで，原因によって特徴がある．イ．生理的振戦；疲労，興奮や寒冷時に出現する一過性の細かいふるえである〔1秒間に10回前後(Hz)〕．姿勢時，運動時に出現する．ロ．本態性，家族性振戦；姿勢時振戦が主体で，運動時もみられる．6〜10 Hzの規則正しいふるえが手指に目立つ．家族性では，常染色体優性遺伝であり，思春期，青年期に発症する．ハ．小脳性振戦；小脳疾患やウィルソン病，多発性硬化症などでみられる．運動時振戦が著明で，目標物に近づくほどふるえが激しくなる，いわゆる企図振戦が出現する．また，小脳疾患では，頭部が常に揺れる頭部揺動もみられる．ニ．羽ばたき振戦；ウィルソン病や肝性脳症，尿毒症，低酸素脳症などで出現する．上肢を肩90°外転，肘伸展，手背屈，手指伸展位で保持するように指示すると，手関節や手指がばたりと下がるような動きとそれを戻す動きが連続する(羽ばたき様運動)．②舞踏運動：左右非対称性に出現し，無目的，無秩序な不随意運動で，踊っているような運動である．顔面，四肢に多くみられ，出現部位が限られているものが多く，持続は短い．a．小舞踏病(シデナム舞踏病)；リウマチ熱によるもので，学童期の女児にみられやすい．数日から数カ月で完治する．顔をゆがめる，舌出し，手の落ち着きのない動きなど，部位は限られていることが多い．③アテトーゼ：脳性麻痺のアテトーゼ型や脳血管障害，ウィルソン病などでもみられる．舞踏病よりもゆっくりで持続的な不随意運動である．手関節や手指が過伸展，過屈曲し，くねるようなグロテスクな動きがみられる．④ジストニー：ジストニーは筋緊張が亢進し，反復的に一定の異常姿勢(ジストニー姿勢)を示すものをいう．先天性捻転ジストニーは遺伝性疾患で，5〜15歳で発病する．⑤ミオクローヌス：多くは中枢神経系のびまん性細胞脱落による．1つあるいは複数の筋が短時間に不規則なリズムで収縮する状態である．筋がピクピクするようにみえる程度から，全身に及ぶものまであるが，関節や四肢の大きな運動を伴わない．通常，安静時にみられるが，運動時に出現するものを動作時ミオクローヌス(企図ミオクローヌス)という．原因により，てんかん性(点頭てんかん，レノックス症候群など)，変性性(ウンフェルリヒト病など)，代謝性疾患によるもの〔低酸素脳症(ランス・アダムス症候群)，ウィルソン病，ミトコンドリア脳筋症など〕，薬物性などに分けられる．⑥ジスキネジー：向精神薬，抗てんかん薬，抗パーキンソン病薬など，フェノチアジン系の副作用で出現するものがある．舞踏病よりも遅い不随意運動で，舌・口を中心とした口ジスキネジーなどがある．常に舌を捻転させたり，前後左右に動かしたり，口をもぐもぐとしたり，ぴちゃぴちゃしたりする．⑦チック：習慣性攣縮ともよばれ，学童期にみられる．身体の一部または全身に，比較的速い運動が不規則な周期で繰り返し出現する．瞬きや顔をしかめる，舌を出す，口唇をなめる等がみられ，精神的緊張で

増加し，心因性の場合が多い。
【評価】　不随意運動が認められた場合には，①出現するのは，安静時か運動時か，②どの身体部位に出現するか，両側性か片側性か，③運動のパターンはリズミカルかどうか，④運動の速度は速いか，遅いか，について観察することが必要である。
〈関連語〉　運動障害，先天性代謝異常，脳性麻痺，チック，てんかん，低酸素性虚血性脳障害（HIE）　　　　　　　　　　　　　［小川友美］
　●文献　1）田崎義昭，他：ベッドサイドの神経の診かた，改訂16版，南山堂，2004, pp.175-192. 2）川平和美・編：神経内科学（標準理学療法学・作業療法学専門基礎分野），第2版，医学書院，2003, pp.75-78. 3）平井俊策，他：目でみる神経内科学. 第2版，医歯薬出版，2004, pp.95-106.

父　性

【概念】　父性とは，『広辞苑』（岩波書店）によれば「男性が父としてもっている性質。また，父たるもの」とある。河合隼雄[1]は，人間関係や他者に対する心理を説明するにあたって，父性と母性の原理の対立が重要であると述べている。父性原理は「切断する」機能をもち，主体と客体，善と悪，上と下などに分類し，子どもをその能力や個性に応じて類別し，子どもを鍛えようとするものである。しかし，父性原理が強すぎる場合には，突き放し破壊してしまう危険性をもっている。一方母性原理は，「包含する」機能によって示される。母性原理は，すべてのものを平等に包み込んで育てるが，強すぎると母子一体から逃れることを許さず，子どもにしがみつき呑み込んでしまう危険性をもつものである。また社会学者の Persons, T.[2]は父親の主な機能を「道具的」と表現し，家族のなかに社会を持ち込み，家族を社会に引き出していくような役割であるとしている。父性の性質とは，子どもを鍛えるような「切断する」機能や子どもを社会とつなげるような「道具的」機能をもったものであるといえよう。しかし，父性は，父親と同義語ではなく，男性のみがもつものとは一概にいえない。人は身体的には男性と女性に区別されるが，男性のなかには父性的要素とともに母性的な心があり，女性のなかには母性的要素とともに父性的な心もある。アンドロジニー（両性具有性）という考え方[3]は，ひとりの人が男性性と女性性の両面をもち，統合されていることが人間としての発達のあり方であるとするものである。この視点から考えると，父性と母性はまったく異質で対立的，背反的なものではないとも思われる。子どもを養育するうえでは，父性と母性の両面がバランスよく存在することがより必要であると考えられる。
【父性の発達】　現在では，人間の発達は子どもから大人までの発達だけでなく，生涯にわたって発達していくという概念で捉えられている。生涯発達の観点からみた場合，父性の発達においては，まず親になる以前の時期での親になるための準備性が必要であり，子どもの誕生と育児を通して親として人格的に発達するという過程のなかで，父性がどのように変化するかを捉える必要があると考えられる。柏木惠子[3]は，男性も女性も子どもをもって初めて「親である」ことができるが，「親になる」ことにはならないと述べている。子どもを育てる過程で，親である人はさまざまなことを学び，鍛えられる。親は子どもを援助するだけではなく，子どもによって育てられ人格的に発達することを経て，初めて「親になる」ことができる。父親が子どもとかかわるためには，生活面での自立を高めることや人間としての統合性を強めることが必要である。また，育児期は仕事人と家庭人の両立をはかるだけの精神的・技術的な柔軟性をもつことが重要な要素であると指摘している。父親となることに伴う変化は，視野の広がり，家族意識，子どもによる苦労，子どもへの思い入れ，家族役割・きずな，責任感などが生じると報告されている。母親になることが女性にとって自分自身の発達につながるという意味で育児＝育自と表現されることがある。父親にとっても子どもを育てるなかで父性を発達させ，父親自身の人間発達の機会となっている。
〈関連語〉　親業，母性　　　　　　［藤原千惠子］
　●文献　1）河合隼雄：母性社会日本の病理, 中央公論社, 1976. 2）Persons, T.(橋爪貞雄・訳)：核家族と子どもの社会化, 黎明書房, 1970. 3）柏木惠子：父親の発達心理学, 川島書店, 1993.

不整脈

【不整脈とは】　正常な心臓では，洞結節から発

生した刺激が歩調とりとなり，刺激伝導路を伝わって心房筋と心室筋に到達し，興奮・収縮させる過程を一定のリズムで繰り返している。この過程において，調律や伝導が正常からはずれている状態を不整脈という。発熱や脱水時に頻脈傾向になったり，吸気時に心律動が速く，呼気時に遅くなる呼吸性不整脈は正常な子どもにもよくみられ，不整脈への治療は必要としない。一方，心室細動や心室粗動のように早急に対処しないと致命的なものまで，さまざまな種類がある。

【原因】 生理学的機序として，徐脈は心拍の生成異常（洞機能不全），または刺激の伝導不全によって起こる。徐脈になる不整脈の種類として，洞不全症候群，房室ブロックなどがある。頻脈は，刺激伝導が輪状の回路を通ってもう一度戻って興奮させることや，副伝導路を通り刺激を伝えることから起こる。これには，上室性頻拍，心房細動，心房粗動，心室細動，心室粗動がある。また，刺激が早期に出て興奮を伝えるものを期外収縮といい，上室性と心室性がある。心室性の期外収縮のうち，正常の収縮と期外収縮が交互に現れる脈を二段脈という。子どもの場合，不整脈の原因として先天性の刺激伝導異常，先天性心疾患に伴う刺激伝導系の異常，心臓手術後の合併症，低カルシウム血症や高カリウム血症など電解質異常，脳神経疾患などがある。

【症状】 乳幼児の場合，不整脈に伴う自覚症状を言語表現できないため早期に発見しづらい。不整脈が続くと血液循環が十分に保たれないため，顔色が悪い，吐く，活気がない，ぐずる，手足が冷たいなどの症状が起こり，触脈すると異常があったという形で発見されることが多い。学童期になれば，「どきどきする」「気持ちが悪い」「おなかが痛い」との訴えでわかることがある。致命的な不整脈では，突然のめまいや失神発作を起こし，突然死の可能性もある。

【診断】 不整脈自体の診断は一般的に心電図である。観血的にペーシングカテーテルを挿入しての電気生理学的検査を行うこともある。学童の場合，学校検診で発見されることもある。治療には基礎疾患との関連が必要であり，胸部X線写真，心臓超音波検査，生化学検査（電解質）を行う。既往歴や，家族歴，薬物服用についての問診も必要である。

【治療】 不整脈の観察とともに呼吸状態，自覚症状，意識状態などの随伴症状を観察する。発作性上室性頻拍では，息を止める，頸動脈洞マッサージなど（眼球をマッサージする）迷走神経刺激で止まることがある。不整脈によっては静脈から抗不整脈薬を投与したり，電気除細動器を用いて発作を早急に止める場合がある。日常的には，発作を抑えるために抗不整脈薬や血栓予防で抗血栓薬を服用することがある。房室ブロックによる徐脈のうちモビッツⅡ型やⅢ°房室ブロック，洞機能不全症候群（sick sinus syndrome；SSS）などでは，ペースメーカー植え込みを検討する。

【看護】 不整脈のある子どもが入院しているときには心電図モニターを装着し，発作の早期発見，対処に努める。心電図モニターのパッチで皮膚トラブルが生じることがあるので，できるだけ同一カ所を避けて貼るなどして予防する。また，入浴時などモニターを外した際には子どもの状態をすぐに確認できるような体制をとっておく。致命的な不整脈のある子どものベッドサイドには蘇生のための物品を備えておき，緊急時に対応できるようにしておく。発作時に薬物や，除細動器にて治療を行うときにはとくに，子どもの不安は大きい。声かけや，手を握るなどして精神的援助も忘れないようにする。日常的に抗不整脈薬を服用している子どもの家族には，血中濃度を保つために服用時間をできるだけ一定にして飲み忘れのないようにすることや，子どもは成長発達が著しいため，体重の変化に伴い薬の量も調整していかなくてはならないこと，脱水時には濃度が高くなってしまうこと，とくにジギタリス製剤を服用している場合は中毒症状についても説明し，血栓を起こさないためも含めて脱水予防の指導と，定期的な受診，様子に変化があったときにはすぐに受診するよう勧める。学童期では，学校での注意点や対処方法を，主治医，教員，家族を含めて話し合い，不安なく学校生活を送れるように援助していくことが大切であろう。

〈関連語〉 心電図モニター，先天性心疾患と後天性心疾患　　　　　　　　　　　　［宗村弥生］

●文献　1）谷村仲一：心電図モニター，へるす出版，1996．2）高石昌弘，他・編：学校保健マニュアル，改訂6版，南山堂，2004．3）長嶋正實：学校検診で検出される不整脈の特徴とその対策．小児科臨

床, 53(11)：1949-1957, 2000.

不登校

不登校とは，ひとつの独立した疾患名を意味せず，状態を表す用語である。

【歴史的背景】　学校へ行けない子ども達は，以前からさまざまな名称でよばれてきた。1941年アメリカのJohnson, A.M.ら[1]が神経症的不安のために学校へ行けない子ども達を報告したときには，「schoolphobia：学校恐怖症」と表現された。わが国では，1957(昭和32)年，宮城県中央児童相談所から出された「登校をいやがる女児とその母親」という報告[2]が最初といわれ，1968(昭和43)年には佐藤修策による，『登校拒否』という著作が国土社から出版された[3]。その後，「学校恐怖(症)」は，精神科領域での恐怖症と誤解されることを恐れ，登校拒否という名称が広く用いられた。しかし，登校拒否という語感からは，「学校へ行かない」のは子どもの意志によると感じ取られることから，単なる症状名の「不登校」が一般的に用いられ始めた。一方，文部省(当時)の統計では，「特別の精神・身体疾患を認めないのに50日以上の欠席が認められる場合」を，「学校嫌い」として統計処理されてきたが，この名称も子ども側の責任という意味合いが言外に含まれているようにも感じられる。しかし，1992(平成4)年に文部省も，「不登校はどの子にも起こりうる」と認め，そのような視点に立って，対応するようにとの指示が関係箇所に出された。つまり，不登校は特別な子どもにのみ認められるのではなく，誰にでも起こりうる「学校へ行けない状態」と公的にも認知されたのである。

【不登校の実情】　文部科学省による2005(平成17)年度学校基本調査速報によれば，30日以上の長期欠席者のうち，「不登校」を理由とする児童生徒数は，小学校2万3,000人(前年度より3,000人減少)，中学校10万人(前年度より2,000人減少)と，ここ3年間わずかではあるが減少傾向であるという。しかし，小学校の児童数は719万7,000人(前年度より3,000人減少)，中学校の児童生徒数は362万6,000人(前年度より37,000人減少)と生徒数も減っているのであり，小学校生徒の0.32%，中学生の2.76%が不登校という状態は，今でも深刻な問題であることには変わりがない。

【症状および鑑別診断】　不登校はひとつの独立した疾患名ではなく，「学校へ行けない」というひとつの症状と捉えたほうがよい。したがって，統合失調症の初期症状やうつ病などの精神疾患，脳腫瘍の初期症状，内分泌疾患や肝炎などの身体疾患も含まれる可能性があり，これらの疾患が否定されてはじめて，「不登校」ということになる。初期症状は不定な身体症状で始まることが多い。前夜は，学校へ行くつもりで時間割を調べ教科書をそろえたりしている子が，当日の朝になると頭痛，腹痛，胸痛，微熱，全身倦怠感などを訴えて，なかなか起きてこられなくなってしまう。最初は両親も身体疾患だから，症状がなくなれば学校へ行けるだろうと思っているが，夕方になると元気になったり，休日の前には元気だったりするので，違うのではないかと思い始める。そこへ，一方的に登校刺激が繰り返されると，昼夜逆転や自室に閉じこもる，あるいは家庭内暴力へと進むこともある。

【治療と看護】　確立した特定の治療法は存在しない。彼らの家庭環境や学校を中心とした社会環境はそれぞれ異なるのであるから，それらに配慮したきめ細かい対応が必要となる。薬物療法は，あくまでも補助手段であり，支持的心理療法が主となる。その原則は次のようになる。症状は，決してマイナスの意味だけをもつのではない。たとえば，学校へ行かないことにより，陰湿ないじめから逃れることができ，自殺といったより深刻な状態を避けることができていることもある。あるいは，彼らがその症状をもつことにより，本人，両親および学校関係者と医療者がかかわりをもつことができることもある。そういった場合，彼らの訴える症状は身体疾患によるものではないと否定するだけでは，何の意味もないばかりか，彼らを追いつめてしまいかねない。不登校が社会に認知された昨今では少し様相が変化してきたが，まずは学校へ行けない彼らの苦悩を共有することから治療が始まるのである。そして，学校へ行けないときがあっても，彼らの将来が完全に閉ざされているのではないことを説明してやる必要がある[4]。居住地の定時制高校，通信制高校，単位制高校などの実情を両親に調べてもらうことは，彼らの絶望感を軽減させることにつながるし，医療者も高等学校卒業程度認定試験(旧大検)な

どについて知っておくべきであろう。そして、学ぶ機会はどこにでもあり、やり直すことはいつでもできるのである。
〈同義語〉 心身症(円形脱毛症を含む)，保健室登校，問題行動
〈関連語〉 反社会的行動，非社会的行動，睡眠障害，生活リズム　　　　　　　　[村山隆志]
●文献　1) Johnson, A.M., et al.：School phobia. Am. J. Orthopsychiatry, 11：702-708, 1941.　2) 高木隆郎：児童精神科のお話；自閉症，多動，登校拒否，うつ病，自殺を診る，第1版，合同出版，1985, p.114.　3) 佐藤修策：登校拒否児，初版，国土社，1968.　4) 村山隆志：不登校・いじめ．小児科臨床，53(増刊号)：1241-1246, 2000.

部分清拭　⇒清拭

プライマリナーシング

【定義】　看護方式のひとつで，1名の看護師が1名の患者の入院から退院までを継続して受け持ち，1対1の患者・看護師関係を確立し，個々の看護師の責任と成果を明確にする看護方式である。責任の所在が明確である，計画した人が実施するので評価がしやすいなどの利点があるが，看護師が十分な知識と技術を備えている必要がある。具体的には，1名の看護師に1名の患者が割り当てられ，その看護師は患者のプライマリナースとなる。プライマリナースは，患者がケアを必要とする限り，24時間体制でその患者のケアに責任と権限をもつ。つまり，患者ケアの包括的な計画を立て，それを実施する権限をもち，ケアに関する決定を下し，その決定内容に責任をもつ。勤務でない時間帯の看護計画の実施責任者を，アソシエートナースに委譲することもできるが，その際は，看護計画書や経過記録などにより指示を出し，決して第三者に責任を委譲することはない。責任はあくまでもプライマリナースにある。
【歴史的背景】　プライマリナーシングは，チームナーシングに対する看護師の不満と反省が動機となり，患者中心の人間的アプローチを具体化する方式として構築され，1970年ミネソタ大学病院の内科病棟で，Manthey, M. らによって試みられたのが最初である。日本には，1977(昭和52)年の国際看護師協会(international council of nurses；ICN) 東京大会で紹介された。チームナーシングとの根本的な相違点は，十分な教育を受けた看護師が自己の判断に基づき全責任をもって看護を計画し，患者と全期間を通して直接に1対1の関係を確立して，看護を行っていく点である。
【現状】　わが国でも，1980年代後半から徐々に各施設にプライマリナーシングは導入され始めた。しかし，環境の異なる日本では，アメリカと同様には実施できない部分もあった。現在プライマリナーシングは，もっとも望ましい看護方式と考えられているが，日本で実施するには1看護単位の患者数が多いなど，運用上の問題があり，プライマリナーシングの理念を取り入れた混合型の看護方式が用いられることが多い。日本の現状を考慮して，プライマリナーシングの変法のひとつとして提唱されたのがモジュール型継続受持方式で，1986(昭和61)年に松木光子[1]が発表した方式である。日本では多くの病院で実践されている。注)受持制看護：1看護ユニットにおける患者ケア提供のひとつの方式。この方法は，1名の看護師が数名の患者を受け持ち，その勤務時間帯の患者の看護業務をすべて担当する方式の看護体制をいう。機能別看護と異なり，患者を総合的に把握しケアを提供できる。
〈関連語〉　チームナーシング　　　　[服部淳子]
●文献　1) 松木光子：看護チームとケアの主体者．看護展望，11(1)：9-13, 1986.　2) 日本総合研究所，他・編：受持ち制看護方式実践サポート，1996, pp.8-9.　3) 和田攻，他・編：看護大事典，医学書院，2002, p.2412.　4) 稲田三津子：看護学事典，日本看護協会出版会，2003, p.594.　5) 内薗耕二，他：看護学大辞典，メヂカルフレンド社，2002, p.1895.　6) 大橋優美子，他・編：看護学学習辞典，学習研究社，1997, p.831.

フラストレーション

【概念】　自分の思い通りに事が運ばなかったり，求めるものが求められなかったりすることを欲求不満あるいは欲求阻止(フラストレーション frustration)といい，欲求不満に耐えることを欲求不満耐性(フラストレーショントレランス frustration tolerance)という。歴史的には Freud, S. が精神分析学の立場からこの言葉を用いたのに始まり，フラストレーションが神

経症の原因になるとしたが，今日では欲求不満や，それに伴う精神的緊張状態を表す意味で一般的に使用されている[1]。フラストレーションといわれる状態では，人は怒りや不安などの情緒的な緊張を抱き，不満足を経験している。このような緊張状態や不満足な状態を解消するために，非合理的な感情反応を示し，事態に適応できないこともあれば，反対にそれを克服する努力をして合理的に緊張を緩和しようとすることもある。一般に，前者の非合理的な欲求不満の適応様式は3つに分類される。①防衛様式：欲求不満な状態で，その欲求を抑圧したり，別のものに置き換えたりする。②攻撃様式：欲求不満を導きだしていると思われるものに向けて攻撃を加える。③逃避様式：問題から逃避して身を守ろうとする。また，後者のように非合理的な不適応反応を示さず，その状態に耐え，上手に我慢し，待つことができるような力のことを，先に述べたフラストレーショントレランスという。

【子どものフラストレーションによる反応】 フラストレーショントレランスは生まれながらに備わっているものではなく，生まれてからの人生において体験するストレスやフラストレーションによって獲得されていく力である。つまり，子どものフラストレーショントレランスは，その子どもがこれまでフラストレーションになったとき，それをどのように受け止め，また対処してきたかによって差が生じる。子どもにとって過剰ではないほどほどの欲求不満は，子どもの成長促進を助ける作用がある。一方，過保護な親のもとで，フラストレーションとなる前に思い通りに欲求が満たされるような環境で育った子どもは，少しのストレスや不快な出来事にも耐えられないようなフラストレーショントレランスが低い子どもとして育つ。このような子どもは，フラストレーションに対し非合理的な方法で問題解決をはかろうとすることは先にも述べたが，そういった子どものフラストレーションによる反応は，時として大きな社会問題に発展していることが知られている。子どもの心の問題は複雑な要因が相互に作用して生じるため，以下に例示する子どもの問題行動がすべてフラストレーショントレランスの低さによるものではないが，攻撃様式をもってフラストレーションを緩和しようとする子どもは，非社会的な自己主張をし，周囲の人間に反抗的であったり，暴力や非行などの反社会的行動によって問題を解決しようとする場合がある。これらは，いじめ問題や家庭内暴力，校内暴力などとして知られる。このように，フラストレーショントレランスの低さから暴力的な手段によって自分の欲求を満たそうとする子どもは増えている。また，逃避様式をもってフラストレーションを緩和しようとする子どもは，孤独感や自閉を強め非社会的な行動を示す。対人交流を嫌い不登校となったり，非現実的な空想（白昼夢）を抱くことで社会との接触を避けようとすることがある。また，自分を傷つける行為がみられることや，自殺にまで発展することもありうる。子どもの自殺も増加傾向にあり，深刻な問題である。

〈関連語〉 フロイト，S.，ストレスコーピング，反社会的行動 ［寺岡征太郎・田上美千佳］

●文献 1）見藤隆子：看護学辞典，日本看護協会出版会，2003.

ブラゼルトン
(Brazelton, Thomas Berry)

アメリカの小児科医(1918—現在に至る)。アメリカ・テキサス州ウェーコ生まれ。1940年にプリンストン大学，1943年にコロンビア大学を卒業し MD を取得。アメリカ海軍の戦務後，1945年からマサチューセッツ総合病院(ボストン)で，専門医学研修を修了した。1950年にケンブリッジで開業し，翌年，ハーバードメディカルスクールの専任講師となった。Brazelton は Tronick, E. と共に，1972年にボストン小児病院において，小児研究の焦点を疾病から子どもの発達へと移すために，小児発達病棟と小児科教育・研究センターを創立した。1988年以降は，ハーバードメディカルスクール小児科臨床名誉教授となり，1987～1989年には小児発達研究学会，1988～1991年には国立臨床小児プログラムセンターの会長に就任した。現在も多くの名誉職や賞が与えられている。

【業績】 Brazelton は「スポック博士以来のもっとも有名な育児専門家」と称されるように，200以上の論文，38冊以上の著書だけでなく，ケーブルテレビ番組のホストや新聞コラムの著者としても全国的な評判を得た。Brazelton が

目指したことは，親がより知識を得，子ども達とより交流をもつことを援助することにあり，とくに新生児の個人差や生後4カ月間の親子のアタッチメント，ハイリスク児の早期介入の効果について研究した。それらの研究に基づき，BrazeltonはNeonatal Behavioral Assessment Scale(NBAS)を開発し，1973年に最初に発表した。NBASは，新生児は有能かつ複雑に組織化されているという前提をもとに，新生児行動における個性の相違を確認・記述することを目的とした新生児神経行動的発達評価スケールである。NBASは臨床および研究ツールとして広く活用されている。NBASを広く活用するために，ブラゼルトン研究所がNugent, J.K.によって1995年に設立された。ブラゼルトン研究所ではNBASの25年の研究をもとにNewborn Behavioral Observation(NBO)システムを開発した。NBOは親子の関係性を発展させていくための観察方法である。現在，ブラゼルトン研究所を中心としてNBASと共にNBOのトレーニングがなされている。Brazeltonは，子どもの身体と精神が健全であるかどうか，定期的にモニタリングするタッチポイント(Touchpoint)モデルも開発した。タッチポイントとは生後3年間のことであり，子どもはこの期間に急速な発達を遂げるとともに，家族システムにも大きな転換がみられる。タッチポイントモデルとは，妊娠期から始まる3年間に，親が子どもの成長発達を的確に見定め，予測するために，より強固な親子関係を構築するアプローチである。子どもにかかわる専門家たちへのタッチポイントのトレーニングは，ブラゼルトンタッチポイントセンターが中心に行っている。

〈関連語〉 ブラゼルトン新生児行動評価法

[臼井雅美]

●文献 1) Kagan, J., et al., ed.：The Gale Encyclopedia of Childhood and Adolescence. Gale Research, 1998, pp.114-116. 2) Brazelton, T.B., et al.(穐山富太郎・監訳)：ブラゼルトン新生児行動評価, 原著第3版, 医歯薬出版, 1998. 3) Brazelton, T.B., et al.(倉八順子・訳)：こころとからだを育む新育児書, 明石書店, 2004. 4) ブラゼルトン研究所ホームページ(http://www.brazelton-institute.com/). 5) ブラゼルトンタッチポイントセンターホームページ(http://www.touchpoints.org/index.html).

ブラゼルトン新生児行動評価法

【新生児行動評価の意義】 ブラゼルトン新生児行動評価法(Brazelton Neonatal Behavioral Assessment Scale；NBAS)は，新生児の高次脳機能だけではなく，高次機能の基盤となる運動・自律系機能を総合的，かつ客観的に評価するために1973年に発表された。NBASは，正常・異常の判別をすることが目的ではなく，ひとりの新生児行動の特徴を理解し，望ましい行動の発達を助ける手掛かりを得るものである。
【評価方法】 ①適応：在胎換算37～48週のコットで保育されている新生児が対象となる。出生や保育器からコットへの移行などの大きな環境の変化は行動面に影響を与えるので，48時間くらい経過した時点で実施することが望ましい。②NBASの内容(表91)：28項目の行動評価項目で新生児を評価し，各項目9点の尺度で採点する。神経学的状態を評価する18項目は，4点の尺度で採点する。ハイリスク新生児の行動の範囲や質をよりよく捉えるために7つの補足項目がある。③実施手順：使用器具は，懐中電灯，ガラガラ，ベル，赤いボール，先の尖ったプラスチック棒。実施場所は，室温約26℃で静かな薄暗い部屋。新生児は哺乳の中間(哺乳後1時間くらい)の浅睡眠で，着衣で寝具がかけられている状態。まず2分間，眠っている新生児をよく観察し，次に，視覚刺激への慣れ現象から，表92に示したような手順で，視覚，聴覚，体制感覚，前庭覚の刺激を与え，新生児を覚醒させていく。新生児の意識状態(state)を正しく把握し，各項目に適した意識状態のもとで実施し，必要時には順番を入れ替える。
【実施上の留意点】 ①NBASでは，個々の刺激に対する分離した反応をみるのではなく，実施者との相互作用過程に現れる行動の特徴を捉えることが重要である。②NBASは，その新生児の最良の行動(反応)をみようとするものであるので，指示されたstateに応じること，また，もっとも効果的な刺激の質や量を予測しながら進めなければならない。③NBASの結果を育児に応用できるようにするには，親への事前の説明が必要であり，また，実施後においては最良の行動を引き出すための有効な手段について親と話し合ったり，実際に行ってみることが必要である。④NBASの実施にはトレーニング

表91 NBAS の評価内容

行動項目	補足項目
光に対する漸減反応	敏活な反応の質
ガラガラの音に対する漸減反応	注意の代価
ベルの音に対する漸減反応	検者による援助
足の触覚刺激に対する漸減反応	全般的な興奮性
非生命的視覚刺激に対する方位反応	たくましさと耐久力
非生命的聴覚刺激に対する漸減反応	状態の調整
非生命的視聴覚刺激に対する漸減反応	検者の情緒的反応
生命的視覚刺激に対する漸減反応	
生命的聴覚刺激に対する漸減反応	
生命的視聴覚刺激に対する漸減反応	反射項目
敏活さ	足底把握反射
全身的な緊張	Babinski 反射
運動の成熟性	足クローヌス
坐位への引き起こし	探索反射
防御反応	吸啜反射
活動性	眉間反射
興奮の頂点	他動運動に対する上肢の緊張
状態向上の迅速性	他動運動に対する下肢の緊張
興奮性	手の把握反射
状態の易変化性	台乗せ反射
抱擁	起立反射
なだめ	歩行反射
自己鎮静行動	匍匐反射
手を口に持っていく行動	側彎反射
振戦	頭と目の緊張性偏位
驚愕	眼振
皮膚の色の変化性	緊張性頸反射
微笑み	Moro 反射

〔出典 Brazelton, T.B., et al.(穐山富太郎・監訳):ブラゼルトン新生児行動評価(原著第3版),医歯薬出版,1998,p.10〕

が必要である.入門コースと認定コースの2段階があり,研究目的に用いる場合には認定が必要とされている.

〈関連語〉 ディベロップメンタルケア

[横尾京子]

●文献 1)川崎千里,他:新生児行動評価.周産期医学,30(増刊号):721-725, 2000. 2)Brazelton, T.B., et al.(穐山富太郎・監訳):ブラゼルトン新生児行動評価(原著第3版),医歯薬出版,1998.

フリードマン家族看護アセスメント

【背景】 医学の細分化・高度化が進み,医学モデルに基づく看護や,病気の個人に焦点を当てた看護が注目されるなかで,Friedman, M.M.は,家族社会学や家族メンタルヘルスと自分の経験をもとに1981年に『Family nursing, theory and assessment』初版を発行した.Friedman は家族を「分かち合いや感情的な緊密さに基づく絆によって結びついており,彼ら自身が自分をその家族員とみなしている2人以上の人々」(2002)と定義し,血縁や結婚などの法的な関係のみならず,シングルペアレントや両親のみの核家族も含んだ広義の家族と捉えている.家族看護の対象は家族であり,家族の健康は,相互行為的なダイナミックスの観点から家族の適応や機能をもっていると定義している.

【フリードマン家族看護アセスメントモデル】 フリードマン家族看護アセスメントモデル (The Friedman Family Assessment Model;FFAM)は,家族を包括的に捉える家族看護学アセスメントのための理論的枠組である.FFAM は,構造―機能理論,システム理論,発達理論,多文化理論,家族のストレスコーピング理論,コミュニケーション理論を土台としている[1,2].FFAM は,基礎データ,発達段階と歴

表92 NBAS の標準的な手順

<慣れ現象　habituation の項目群：眠った状態で検査する>
＊　開始時の睡眠覚醒状態の観察
　1．光に対する反応の漸減：閉眼した眼瞼を通して懐中電灯をあて，光に対する児の反応の漸減をみる(state 1，2，3)
　2．ガラガラに対する反応の漸減：ガラガラの音に対する反応の漸減をみる(state 1，2，3)
　3．ベルに対する反応の漸減：ベルの音に対する反応の漸減をみる(state 1，2，3)
＊　カバーを取り除く
　4．足部の触覚刺激に対する反応の漸減：スティックの圧刺激に対する反応の漸減をみる(state 1，2，3)
　　　　↓
<足部と顔面の誘発反応>
＃　足底把握反射，Babinski 反射，足クローヌス
＃　他動運動：下肢および上肢の筋緊張をみる
＃　口唇探索反射，吸啜反射，眉間反射
　　　　↓
<立位および腹臥位の運動>
＃　手の把握反射
　5．坐位への引き起こし：覚醒状態で実施し，上肢の筋緊張や頭部コントロールを評価する
＃　台乗せ反射，起立反射，歩行反射
＃　匍匐反射，Galant 反射
＃　回転テスト：抱き上げて回転させ頭と眼の緊張性偏位および回転中の眼振をみる
　6．抱擁：縦抱きと横抱きにして，児の協力的な動きをみる
　　　　↓
<強い刺激の項目>
　7．防御運動：覚醒時に顔面の上半分に布をかけ軽く圧迫して，児の防衛的な動きをみる
＃　非対称性緊張性頸反射，Moro 反射
　　　　↓
<方位反射：敏活な状態になったら，検査中いつでも実施>
　8．非生命的聴覚刺激：児の左右からガラガラを軽く振って，眼や頭部の動きをみる
　9．非生命的視覚刺激：児の正面に赤いボールを提示して動かし，固視や追視をみる
　10．非生命的視聴覚刺激：児の正面に赤いガラガラを軽く振って提示し，固視や追視をみる
　11．生命的聴覚刺激：児の左右から声をかけ，眼や頭部の動きをみる
　12．生命的視覚刺激：児の正面に検査者の顔を見せて動かし，固視や追視をみる
　13．生命的視聴覚刺激：児の正面に検査者の顔と声を提示し，固視や追視をみる

＊は検査全体を通じて総合評価するもの，＃神経学的検査
〔出典　川崎千里，他：新生児行動評価．周産期医学，30(増刊号)：722，2000〕

史，家族環境データ，家族構造，家族機能，家族対処の6つの領域から構成されており，各領域はさらに複数の小カテゴリーに分かれている．アセスメントをする際には，まず基本的なスクリーニングとなるアセスメントを行い，そのうえで，とくにその家族に問題がみられる領域の小カテゴリーをどうアセスメントしていくかを見定める必要がある[1]．したがって，どの程度深く，広くアセスメントするかは，家族の目標や問題，看護者の役割によって決められていくものである[1]．
【内容】　FFAM は，6つの領域から構成されている[1,2]．①基礎データ：a．家族構成(家族名，住所，電話番号，構成メンバー；生年月日・職業・学歴・家族間の関係も含む)，b．家族形態(ひとり親・共働きなど)，c．家系図による家族構成，d．文化的背景(民族や宗教的背景，社会的階級，社会的流動性，伝統的な家族など)．②発達段階と歴史：a．家族の現在の発達段階，b．家族の誕生〜現在までの家族史・両親の親との関係，c．家族の発達課題の達成度．③家族環境データ：a．住宅(家屋の特徴・安全性，家族のテリトリーユニット，プライバシーなど)，b．家族の地理的移動，c．近隣および地域社会の特徴(住居地のタイプや人口密度・保健医療サービス，公共輸送機関の特徴など)，d．地域社会と家族の交流．④家族構造：a．コミュニケーションパターン(機能的・機能不全コミュニケーショ

ン，家族関係にみられるコミュニケーションの頻度や質など），b．役割構造(公的な/公的でない役割構造，役割モデル，相補的な役割関係など），c．力関係/勢力構造(勢力基盤；権威・資源・報酬・強制・情緒的など，勢力の結果；最終的な決定者など，勢力の過程；家族の決定が行われる過程），d．家族の価値観。⑤家族機能：a．情緒的機能(相互自愛，相互尊敬のバランス，きずなと同一化，分離と結合，ニード―反応のパターン)，b．ヘルスケア機能(健康増進，ライフスタイルに関する保健習慣；食事・睡眠・休養パターン・運動とレクリエーションなど，環境に関する保健習慣；清潔・安全対策，医学的な予防保健習慣；一般的な検診・特殊検査など，歯に関する保健習慣，家族の病歴)，c．社会化機能(育児，人間関係など) d．その他の機能(経済機能・生殖機能)。⑥家族対処：a．家族のストレッサー(長期/短期・社会経済的/環境的なストレッサー，持続期間や強さ，ストレッサーの認識)，b．家族の適応，c．家族の対処・方策(家族内対処方策；集団信頼・ユーモアの使用・行動や考えなどの共有の強調・問題解決への参加・役割の柔軟性，家族外対処方策；情報の探求・ソーシャルサポートシステム・スピリチュアルサポート，方策の効果)。

〈関連語〉　家族アセスメント　　　［中野綾美］
　●文献　1) Friedman, M.M.(野嶋佐由美・監訳)：システム理論による家族分析．家族看護学；理論とアセスメント，へるす出版，1993, pp.131-375. 2) リウ真田知子：家族看護の目標と現状の課題・家族看護の理論的基盤／フリードマン家族看護アセスメントについて．家族看護学特別セミナー報告；Dr. Friedman, Dr. Miller をお迎えして．家族看護学研究, 9(1)：56-62, 2003.　3) Hanson, S.M.H.(村田恵子・監訳)：家族看護学；理論・実践・研究，医学書院, 2001, pp.92-93.　4) リウ真田知子：米国における家族看護の歴史的遺産・家族を取り巻く現状；家族看護学の定義について．前掲書2), 9(1)：50-55, 2003.

不慮の事故　⇒事故

不慮の窒息　⇒窒息

プレイセラピー

【プレイセラピーとは】　プレイセラピーという用語は，日本を含め欧米各地で，さまざまな定義，目的で使用されているが，いずれも子どもやその家族の心身の健康と QOL の向上に向けて遊びを活用しているという点では共通している。Freud, A. によるサイコセラピーに基づいたプレイセラピー(遊戯療法)に関しては，「遊戯療法」の項に詳しいので，ここでは，欧米の病院で行われている治療的な目的も含めて行うプレイ(時にイギリスではホスピタルプレイ，スウェーデンではプレイセラピー，アメリカではチャイルドライフワーク)について述べる。野村みどりらは，日本の病院におけるプレイセラピー・教育環境のあり方を検討する研究のなかで，プレイセラピーを「病院の物的・心理的環境を成長過程にある小児入院患者のニーズにできるだけ合わせていくために，病院が準備・提供する小児入院患者向けの遊びや作業らの活動」[1]と定義している。プレイセラピーの世界的先駆者といわれているスウェーデンの Lindquist, I. は，サイコセラピーは個人に関する深い分析に基づくもので主に1対1の関係で行われることが多いのに対し，プレイセラピーはたくさんの子どもを同時に抱えて行うものであると説明している。概して病院で行われているプレイセラピーは，一時的にストレスの多い非日常的な環境におかれている本来精神的に健康な子どもを対象とし，セラピューティックな遊びを通してその時点で体験しているストレスや不安を軽減させ，病院にいながらも通常の発達を促進するなどの効果を期待して行われているものである[2]。プレイセラピーの専門職は，精神的な専門的ケアが必要な子どもを見出して，早い段階で臨床心理士や精神科医に紹介することもその任務のひとつである。

【歴史的背景】　1950年以降，スウェーデンでは保育学を基礎とした Lindquist によるプレイセラピー，アメリカでは Plank, E. が心理学を基礎としたチャイルドライフ，イギリスでは教育者であった Harvey, S. のホスピタルプレイを通して，病院にいる子ども達にとっての遊びの価値を認識させる活動を行い，遊びを用いた治療プログラムが始まった。そして，それに関する専門職(スウェーデンではプレイセラピスト，アメリカではチャイルドライフスペシャリスト，イギリスではホスピタルプレイスペシャリストなど，国や教育課程により呼称はさまざま)

が，ヘルスケアチームの一員としてチームメンバーと協働して計画的に遊びを提供することで，病気の子ども達の治療効果が向上したり，短期的もしくは長期的な病気・入院による影響が軽減できることが証明され始めた。世界的に子どもの権利が叫ばれ始めた1970年代以降，子ども本人の治療や検査に対する理解や納得のうえに，病気に立ち向かう力を最大限に引き出すという意味を含んだプレパレーション，疼痛緩和のための非薬物療法としての遊びなども実施されるようになり，今日欧米ではそのプログラムが定着している。各国の例をとれば，スウェーデンでは，1977年に法律によって入院する子どもに幼稚園や学童保育と同様の遊びの機会を与えることが医療当局に義務づけられており，子どもを扱うすべての病院にプレイセラピー科が設けられている。イギリスでは，保健省の子どものためのサービス基準のなかに，「病院に入院・通院している子どもは，遊びとレクリエーションの基本的なニーズをもっているため，患者だけでなくそのきょうだいにも平等に，子どもにサービスを提供する病院のすべての部署で，日常的にそのニーズが充足されなければならない」[3]と明示されており，子ども10人に1人の割合で遊びの専門職を配置することを推奨している。

【目的】 病院に通院・入院している子ども達は，見慣れない物的・人的環境，治療・検査・処置，家族や友人との分離，制限の多い生活など病気や入院体験から生じるさまざまなストレスや不安を抱えている。そして，病気や障害，必要な治療による子どもの活動の制限は，心理社会的，認知的発達に影響を与えたり，本来もつ力が発揮できずコントロール感や自尊心を低下させることも多い。そこで，以下のことを目的として，プレイセラピーは行われている。①ストレスの多い病院環境のなかで，普通の生活を提供すること。②病気や入院に対処できるように，子ども個々の力を高めること。③子どもが自信や独立心を取り戻し，自尊心を高めること。④子ども個々に応じた発達課題を促進すること。⑤子どもの診断の助けとなるような情報を得ること。⑥スタッフー子ども間のコミュニケーションを促進，関係を発展させること。⑦子どもの不安やストレスを軽減し，怒りや不満などの感情を表出させること。⑧診断，治療，検査などの際，子どもに何が起こっているか，これから何が起こるかの理解と納得を促進すること。⑨子どものケアや遊びに親が参加することを奨励し，親のストレスや不安を緩和すること。このような目的を最大限に達成するためには，それを専門とした専門職種が常勤で存在すること，プレイセラピーを目的とした設備の整った場所があること，親やきょうだいの面会制限をなくすこと，病院全体の環境を子どもに優しい環境に整えることなどが必要となってくる。

【日本における今後の課題】 わが国も近年子どもの権利に対する理解が進み，子どもを自立した存在として認め，子ども本人に対するインフォームドコンセント（アセント）や子どものQOLが徐々に重視されるようになってきた。その流れに応じて，病院に入院・通院している子ども達へのケアが少しずつ変わり，成長や発達，病気や入院による心理面への影響を配慮した環境やいわゆる病院の中での遊びの大切さが認識され始めてきている。今後の課題としては，医療スタッフに子どもに提供する遊びを考える時間的・精神的余裕が生まれるような環境改善を急ぐとともに，スペシャリストとしての病棟保育士の養成と適切な配置が必要であろう。

〈関連語〉 遊び，術前オリエンテーション，チャイルドライフスペシャリスト，ディストラクション，ペインコントロール，プレパレーション，ホスピタルプレイスペシャリスト

［平田美佳］

●文献 1) 野村みどり：こどもの病院環境；日本とスウェーデンの比較. 野村みどり・編，プレイセラピー；こどもの病院＆教育環境, 建築技術, 1998, p.23. 2) Save the Children : Hospital ; A Deprived Environment for Children? The Case for Hospital Playschemes. Save the Children, 1989, pp.10-14. 3) Department of Health : Getting the right start ; The National Service Framework for Children, Young People and Maternity Services- Standard for Hospital Services. Department of Health, 2003, pp.14-15.

プレイルーム

入院中の子ども達が，自由にのびのびと活動するための空間，子どもと家族が一緒に遊び，ほっとできる空間として必要なのがプレイルームである。

【プレイルームの意義】 子どもは遊びを通し，自己を表現し成長していく。入院中の子どもにとってもそれは同様で，遊びは発達を促す，経験不足を補う，子どもらしい生活を送る，感情の表出，ストレスの軽減や発散など多くの意義をもっている。プレイルームは，その遊びを行うために病室とは異なった空間として小児病棟には必要不可欠なものである。子どもだけでなく，家族にとっても子どもとゆったりできる場として，時には和やかな雰囲気のなかで医療スタッフに入院に際しての不安や心配事などを気軽に話せる場としても重要である。使用目的は遊び・行事の開催はもちろんのこと，食堂や学習室とも兼用であるなど実にさまざまである。広さは病院によってまちまちであるが，子どもが自由に歩き回り，活動できる広さであることが望ましい。2002(平成14)年の医療保険診療報酬の改定のなかで「病棟保育士の加算」の条件に30 m²以上のプレイルームの確保があげられている。

【環境設定】 まずこの場所は，治療や処置などの医療行為を行わない安心できる"子どもと家族の聖域"であることが必須条件である。①位置：ナースステーションから子ども達の姿が見える位置にあることが理想である。それが難しい場合は，緊急に備えてナースコール等を設置するなど安全面にも十分配慮する。②床：材質はビニル床シートやリノリウムなどが一般的である。転倒・転落時に衝撃が少しでも緩和できるように，床材の下にクッション材になるようなものを敷いている場合もある。寝そべったりハイハイができるように，清潔を保つ必要もある。③空間の構成：子ども達の活動する目的に合った空間が常に確保できる構成が必要である。いくつかの遊びのコーナーで区切ってみるなど，その病棟の特性を活かせるような工夫をしたいものである。A病院では，一角に畳のコーナーを設けるなどの工夫をしている。また，車椅子やベッドのまま入ることができるように，入り口は広くとり，段差がないこと，プレイルームの一カ所に酸素吸引のための配管をとることも必要である。壁には装飾を施し，季節感が味わえるようにする。④遊具や備品・本などの管理：子ども達がプレイルームで楽しく安全に遊ぶための管理が大切である。保育士が配置されているところでは，保育士が管理を行っ

ているところがほとんどである。遊具や備品の消毒は，各病院の感染防止マニュアルなどに基づき使用後は必ず消毒を行い感染源とならないように注意をはらう。また定期的に破損してしまったもの・古いもの・不衛生なものは排除する。災害時，本棚や備品などで怪我をしないように固定をしておく。

【課題】 使用目的が多様であるため，使用したいときに自由に使えない場合も出てくる。また年齢的な配慮もし，学習室や食堂など別途に整備する必要がある。プレイルームは乳幼児が遊ぶためだけでなく，学童期の子ども達にとって趣味のものをしたり簡単なおやつを作ることができるような空間なども考えていかねばならない。

〈関連語〉 遊び，学習，子どもの入院環境，小児病棟，病棟行事，保育　　　　　［中村崇江］

●文献 1）西本勝子，他：入院児の遊びと看護，医学書院，1993． 2）病児の遊びと生活を考える会・編：入院児のための遊びとおもちゃ，中央法規出版，1999．

プレパレーション

プレパレーション(preparation)は一般語であり，「心理的準備」と訳されているが，最近はそのまま「プレパレーション」として用いられている。

【定義】 病気や入院によって引き起こされる子どものさまざまな心理的混乱に対し，準備や配慮をすることによってその悪影響を和らげ，子どもの対処能力を引き出すような環境を整えることである。プレパレーションを行うことの具体的な目的は，子どもに正しい知識(情報)を提供すること，子どもに情緒表現の機会を与えること，そして医療者との信頼関係を築くことである。子どもの対処能力を引き出すプレパレーションは，準備のための説明のみならず，子どもの心理的反応を十分に観察し，混乱が軽減されるまでのすべての過程を通して実施されるものである。

【歴史的背景】 病気や入院によってさまざまな心理的影響を受ける子ども達に，プレパレーションを実施することの必要性は1930年代から示唆されている。イギリスでは，1959年に病院に入院している子どもの福祉に関する「Platt

Report」が基となって，「病院における子どもの看護の勧告」や「EACH憲章」が提唱されている。アメリカにおいては，Association of the Care of Children's Health などが，子どもの入院によるストレスを最小限にし，最良の成長と発達を保障するための介入プログラム（チャイルドライフプログラム）の重要性を強調したことが基になっている。日本においては，1994（平成6）年に「児童の権利に関する条約」が批准され，子どもや家族の最善の利益を考えた「小児看護領域の看護業務基準」が，1999（平成11）年に日本看護協会より出されている。

【内容と対象】 内容は，子どもや家族にとってストレスの強い出来事が起ころうとしている，また起こっているときはいつでも行われるものである。大きくは，入院に際しての入院中の生活や出来事に関すること，病気に伴う理解や治療，検査，処置に関することに分けられる。対象となるのは子どもと親の双方である。直接子どものみ，親のみを対象としたプレパレーションもあるが，子どもに実施する際には，あらかじめ親の理解や協力が不可欠である。また，病気の子どものきょうだいに行うことや，病気の子どもを理解してもらうために友達に実施することもある。

【実施手順】 プレパレーションの実施にあたっては，5段階のステップを踏んで行われる。第1段階：子どもと子どもをとりまく状況のアセスメント；子どもと親の双方の状況をよく観察し，不安なことやストレスに思っている事柄を確認し，どのようなプレパレーションを必要としているかを判断する。第2段階：プレパレーションの計画；いつ，どのような内容をどのような方法で行うかの計画を立てる。実施の時期（タイミング），内容や子どもの理解力に合わせたプレパレーションツール（道具）の選択が必要となる。また，プレパレーションを行うまでの間に，普段の遊びなどを通して子どもと仲よくなることや，一緒にいてリラックスできるようなよい関係をつくっておくことが大事である。第3段階：プレパレーションの実施；計画した内容を実際に行う段階である。子どもにわかる言葉で「お話」をし，できるだけよく説明する。準備したツールや遊びを通して，全過程あるいは一部分を前もって経験させるもので，デモンストレーションともなる。第4段階：ディストラクション；この段階では，医療処置などの侵襲的場面において，その処置中を通して，その処置や痛みから他のことに意識を向けさせ，気をそらすことや，子どもの緊張をほぐすように働きかけを行う。また処置終了直後には頑張りを誉め，肯定的フィードバックを行うなどの行為も含まれる。第5段階：事後評価と後処理；実施したプレパレーションについて，子どもや親の反応から，実施したことの適切性について評価する。また子どもの反応によっては，病院での出来事や医療処置などで受けた情緒的混乱を，お医者さんごっこ（medical play）などを通して緩和させるような働きかけ（治療的遊び therapeutic play）を行うことも必要である。

【留意点】 プレパレーションの実施にあたっては，子どもの年齢や理解度，過去の体験などを加味して，適切な方法を検討する。親が不安を抱いていると子どもも不安となるため，そのような場合には親の不安を軽減してから，子どものプレパレーションを実施する。現段階では，プレパレーションの実施者についての決まりはなく，医療チーム全体が常に情報交換を行い，ケアの方向性を確認しながら，適切な人が行うことが望まれる。

〈関連語〉 チャイルドライフスペシャリスト，インフォームドコンセント，インフォームドアセント，ホスピタルプレイスペシャリスト，プレイセラピー，ディストラクション ［及川郁子］

●文献 1) June, J.(鈴木敦子・訳)：病める子どもの入院生活と看護, 医学書院, 1989. 2) Thompson, R.H., et al.(小林登・監訳)：病院におけるチャイルドライフ, 中央法規出版, 1981. 3) Vernon, D.T.A., et al.(長畑正道, 他・訳)：入院児の精神衛生；入院と病気に対する子供の心理的反応, 医学書院, 1978. 4) 山城雄一郎：子どものためのインフォームドコンセントを推進するプレパレーションツールの開発. 平成13年度厚生科学研究(子ども家庭総合研究事業)報告書, 2003.

フロイト(Freud, Anna)

Freud, A.(1895-1982)は，オーストリア生まれのイギリスの精神分析家。児童精神分析の創始者。6人いたFreud, S.の子どもの末子で，イギリス留学後に教育者となったがその後父親の指導を受けてFreudの子どものなかで唯一精神分析家となった。

【深層心理学から自我心理学への転換】 父親であるFreud, S.は当初無意識を中心にした深層心理学を探求していったが，1923年に論文「自我とエス」で「エス」「自我」「超自我」からなる心的構造論を示し，人間の心的現象を自我の役割との関係で説明しようと試みた。これが自我心理学の始まりといわれている。彼女はこれとほぼ同時期から精神分析家として本格的な活動を始めており，父親から自我心理学を受け継ぎ発展させた。1937年の著作である『自我機能と防衛機制』のなかで，自我の防衛機制を，退行，抑圧，反動形成，隔離，打ち消し，投影，取り入れ，リビドーの自分自身への向きかえ，転倒，衝動目的の昇華の10種類にまとめ，これらの防衛機制が精神発達に伴って発達することを明らかにして，自我の防衛理論を発展させた。これらの功績により，精神分析学は深層心理学から自我心理学へ大きく転換していった。

【児童精神分析の確立】 彼女は1920年代から精神分析療法を児童に適用しはじめ，児童精神分析を確立させたパイオニアである。自由連想に代わって遊戯療法を取り入れ，遊びのなかに現れたものを詳細に観察し分析を重ねた。子どもは大人と違って治療過程で転移神経症を起こさないこと，子どもの空想に現れる無意識やリビドーの発達などの精神内界の要因よりも，環境要因である両親の養育態度などを重要視し，両親にも治療に参加してもらう必要性があると主張した。一方，同時期に児童分析を専門としていたKlein, M.は子どもの分析や治療を大人と同様に扱い，子どもでも転移神経症が起こると考え，子どもの内的世界の解釈を中心に治療を進めるべきだと主張し，治療に両親が参加することを重要視しなかったため，二人の意見は対立し約20年間にわたって論争が展開された。1938年にナチスから逃れるために父親とともにロンドンに亡命してからは，ロンドンのハムステッドに住み，1951年に小児精神療法の拠点としてHampstead Child Therapy Clinicを開設し，治療，人材育成，研究に取り組んだ。大人の精神分析の再構成から考えられたそれまでの子どもの精神発達理論から脱却し，子どもの詳細な分析結果に基づいた新たな子どもの精神発達理論を構築し，治療に応用していった。研究においては，正常な子どもの発達が退行と進展の波の繰り返しであること，自我機能と欲動の成熟が相関して進むことなどについて明らかにしていった。また，発達ライン developmental linesの概念に基づき，摂食，排泄など身体的な機能の依存から自律へ，身体管理の無責任性から責任性へ，自己中心性から交友関係へ，自体愛からおもちゃへ，遊びから仕事へなどの重要なラインを提示し，その後の発達診断法の開発に寄与した。

【フロイト学派の後継，社会への貢献】 1923年にFreud, S.が癌を発病して以降，父親に代わり国際精神分析学会の事務局長(のちに副会長，名誉会長)やウィーン精神分析家養成研究所の所長などを引き受け，精神分析学の発展や精神分析家の育成に貢献した。とくにErikson, E.H.を指導したことは有名である。Eriksonをはじめとするフロイト学派がアメリカに移住したことで，自我心理学はアメリカで大きな発展を遂げた。父親の死後，彼女は精神分析や子どもの発達理論を保育や教育，福祉などに広く応用する活動を展開し，戦争が子ども達に与えた影響なども調査公表して社会活動においても功績を残した。

〈関連語〉 フロイト, S., エリクソン，クライン，自我機能，防衛機制，自我の発達，自我，自己中心性，発達診断　　　　　　　［塩飽仁］

●文献　1) 濱田庸子：フロイト，アンナ．小此木啓吾・編．精神分析事典，第1版，岩崎学術出版社，2002, pp.545-546.　2) シェママ，R.・編(小出浩之，他・訳)：精神分析事典，第1版，弘文堂，1995.　3) 小谷野博：精神分析，ナツメ社，2002.

フロイト(Freud, Sigmund)

Freud, S.(1856-1939)は，オーストリア生まれの医師。神経学者で精神分析学の創始者。晩年は上顎癌を患いながら活動を続け，亡命先のロンドンで亡くなった。

【神経学から精神分析へ】 ヒステリー患者の治療で催眠暗示療法を試み，その後，患者を寝椅子に横たわらせて思いつくままに連想や回想を行ってもらい，その内容をすべて話してもらう自由連想法を行うようになった。これらを契機にして神経症患者の治療にも取り組むようになり，強迫神経症の機制などの精神病理学理論や，神経症の症状と無意識的な意味の関連づけ，抑圧，転換，転移などの防衛機制，心的外傷，精

神力動的葛藤などの精神分析の基礎概念を提唱していった。

【精神分析の発達】　その後，Freudは父親の死を契機に，喪失に対処していく過程，すなわち喪の仕事 mourning work の自己分析において，幼児期の無意識に起こってくる同性の親に対する敵意と異性の親に対する性愛的関心およびそれらの葛藤を見出した。Freudはこれをエディプスコンプレックスと名づけ，神経症と関連づけて考えた。また3, 4歳の幼児には性欲動（リビドー libido）が現れ，その内容は思春期以降が生殖器的もしくは性器的であるのに対して性愛的であり，自分自身を対象とした自体愛であるとし，それまでの性欲に対する考えを刷新する考えである幼児性欲を示した。さらにリビドーの発達を段階的，系統的に整理し，精神＝性的発達理論としてまとめエディプスコンプレックスや神経症とともに論じた。

【精神＝性的発達理論】　①口唇期（出生〜18カ月頃まで）：母親に抱っこされながら乳を飲む行動を通して周囲との交流が行われる依存的で受動的な発達段階。②肛門期（18〜36カ月頃まで）：トイレットトレーニングが重要な課題となる。排泄を自律的に制御することを通して，欲求充足の延期と満足，主体的，能動的に周囲に働きかける姿勢などが芽生える。几帳面さ，頑固さなどの性格形成にかかわっていると考えられている。③エディプス期（男根期）（3〜6歳頃まで）：自分や他者の性別や性役割を認識し，エディプスコンプレックスが生じる。リビドーと同時に存在する攻撃的の欲求の間で子どもは強い葛藤や不安を経験するが，それらは完全な解決が得られないまま抑圧されて意識されにくくなる。④潜伏（潜在）期（6歳〜思春期に入るまで）：エディプス期に生じた葛藤が抑圧されて潜伏し意識化されないために，社会的規範の学習や知的活動にエネルギーが注がれる時期。⑤性器期（思春期以降）：口唇期，肛門期，エディプス期の部分的性欲動が統合され，性器にまつわる性欲が性愛的な性欲より優位になりつつ融合し，対象の全人格を相互に認め合う全体的対象愛が完成する時期と考えられている。

【心の構造のモデル化】　Freudは臨床活動や研究成果から初期には心の活動の場のモデルとして「意識」「前意識」「無意識」の3層からなる装置（心的装置）を考案した。「意識」は見たり聞いたりしている活動の層であり，「前意識」は普段は想起できないが努力すると想起できる活動の層，「無意識」は抑圧されていて努力しても想起できない深層心理をさしている（局所論）。Freudは晩年にかけてこのモデルを展開し，心の働きのモデルとして「エス」「自我」「超自我」からなる心的構造論を構築した。「エス」は心の深層にあってリビドーなどの本能的な精神エネルギーの源であり欲求の充足のみを志向している（快感原則）。一方で「自我」は，現実にあった方法で満足を得ようと（現実原則），エスを方向づけたりフィルターをかけたりする役割をもっている。「超自我」は自我に規範に従うことを課したり，規範から逸脱した場合に自我を罰する機能であり，道徳・倫理観や劣等感・罪の意識は超自我から生まれるといえる。

〈関連語〉　フロイト, A., 自我, 自我機能, 防衛機制, 自我の発達, トイレットトレーニング, 道徳性の発達　　　　　　　　　　　　［塩飽仁］

●文献　1）小此木啓吾：フロイト, ジークムント. 小此木啓吾・編, 精神分析事典, 第1版, 岩崎学術出版社, 2002, pp.541-545.　2）小此木啓吾：フロイト思想のキーワード, 講談社, 2002.　3）小谷野博：精神分析, ナツメ社, 2002.

プロスタグランディン E_1（PGE_1）療法

【プロスタグランディン E_1】　プロスタグランディン（PGE_1）は強力な血管拡張作用をもつホルモンで，通常は胎盤や血管内皮細胞で産生される。不安定なプロスタグランディンを安定化させた製剤として α シクロデキストリン（CD）製剤と脂肪微粒子中に封入したリポ化製剤（lipo-PGE_1）がある。CD製剤は作用発現が早いが作用時間も短い。これに対し lipo-PGE_1 は作用発現までに時間を要するが，脂肪製剤にすることで肺に存在する代謝酵素の影響を受けにくくなり作用時間が長くなったこと，また脂肪粒子が血管壁に集積するため，従来の1/10の投与量で同等の効果が得られる[1]。このため副作用が軽減され，通常はこのリポ化製剤が用いられることが多い。はっきりとした両者の使い分けに関する決まりはないが，lipo-PGE_1 では効果が不十分な場合や，急速な効果が必要な場合にはCD製剤を用いていることが多い[2]。1975年

に動脈管の開存作用の臨床報告があり，アメリカではエタノール可溶化製剤が開発され1981年に販売認証された．わが国ではこのエタノール可溶化製剤は開発されていなかったため，1977(昭和52)年にまずCD製剤が開発され，プロスタグランディン療法が開始された．その後lipo-PGE$_1$が開発され，1988(昭和63)年にlipo-PGE$_1$の有効性と安全性が報告され承認された．CD製剤はその後2003(平成15)年に保険適応が認められた．

【適応・目的】 動脈管は通常出生後1〜2日で閉鎖する．しかし，先天性心疾患のなかには動脈管が生命維持に必要な疾患があり，そのような疾患(動脈管依存性先天性心疾患)に対し動脈管が閉鎖しないように保つ目的でプロスタグランディンを投与する．動脈管依存性先天性心疾患は大きく2つの疾患群に分けられる．1つは肺血流が動脈管により保たれている疾患である．肺動脈閉鎖症やほとんど閉鎖に近い状態の重度の肺動脈狭窄症では心室から肺動脈への血流がないため，肺への血流が動脈管により大動脈→動脈管→肺動脈と流れ維持される．もうひとつは体血流が動脈管により保たれている疾患であり，大動脈縮窄症，大動脈離断症，大動脈閉鎖に伴う大動脈弓低形成などがこれにあたる．これらの疾患では，動脈管により心室→肺動脈→動脈管→大血管へと血流が保たれ体血流が維持される．

【投与方法】 生理食塩液や5%グルコース溶液等で希釈し，持続点滴投与する．lipo-PGE$_1$は5 ng/kg/分で開始し，症状をみながら適宜増減し有効最小濃度で維持する．CD製剤もlipo-PGE$_1$と同等の10 ng/kg/分程度の低容量で効果があったとの報告もあるが，通常は50 ng/kg/分で開始し，症状をみながら増減し有効最小濃度で維持することが勧められている．lipo-PGE$_1$は脂肪製剤であるためポリ塩化ビニル製の輸液セットを使用した場合，可塑剤が製剤中に溶出することが報告されている．そのため専用のラインを用いて投与する．高脂血症の発現を考慮し上限を10 ng/kg/分までとする報告もある．またlipo-PGE$_1$もCD製剤も他の点滴とは混ぜないで単独投与する．CD製剤とlipo-PGE$_1$の使い分けは各施設間で異なるが，CD製剤はその作用出現時間や作用消失時間が短いこと，大量投与が可能であること，lipo-PGE$_1$には無効例や効果の減弱例があることから，おおよそ①早急に動脈管を開存させる必要性がある場合，②lipo-PGE$_1$製剤に対する無効例や効果減弱例，③短絡手術においてlipo-PGE$_1$の効果が持続してしまうことがその後の状態を悪化させる懸念がある場合などに，CD製剤が用いられることが多いようである．

【副作用・注意点】 副作用としては血圧低下，頻脈，発熱，無呼吸発作，出血傾向等がある．また長期投与患者では多毛，骨膜肥厚があげられる．このため投与開始後は呼吸状態，血圧，心拍数などを注意して観察する必要がある．副作用が認められた場合でも，通常は薬剤の中止は致死的となるため，人工呼吸管理の開始や昇圧などそれぞれの副作用に対し適切な対処を行いつつ薬剤は継続する．有効最小濃度で維持すること，手術やカテーテル治療で不要となりしだい，なるべく早期に投与中止とすることが大切である． ［石井徹子］

●文献 1) Chino, Y., et al.：Vasodilating effect and tissue accumulation of prostaglandin E$_1$ incorporated in lipid microspheres on the rat ductus arteriosus. Jpn. J. Pharmacol., 81(1)：107-114, 1999. 2) 門間和夫, 他：動脈管依存性先天性心疾患に対するプロスタグランジンE$_1$・α-CDの有用性に関する調査. 日児誌, 109(8)：990-998, 2005.

フロッピーインファント

【定義】 floppyとは「だらりとした」，infantとは「乳幼児」のことであり，筋緊張低下のぐにゃぐにゃした児を称してフロッピーインファントとよぶ．成長とともに改善していくこともまれではないが，たいていはなんらかの奇形や染色体異常などに伴うことが多い．原因となる障害部位として，大脳・脊髄・末梢神経・神経筋接合部・筋肉があげられる．

【障害部位ごとの代表的な疾患】 ①大脳：多くの筋緊張低下の児には，大脳障害を伴う．筋緊張低下以外の脳機能障害の徴候として，嗜眠・嚥下障害・原始反射の異常などを伴うことがある．原因として，奇形・出血・低酸素性虚血性脳症のほか，代謝性疾患(糖・アミノ酸・脂肪酸代謝異常，ペルオキシゾーム病，ミトコンドリア病)，感染症(TORCHなど)などがある．②末梢性：しばしば呼吸障害や嚥下障害を伴う．主

な障害部位別では，脊髄前角細胞(脊髄性筋萎縮症Werdnig-Hoffmann disease)，神経筋接合部(重症筋無力症)，筋〔筋緊張性ジストロフィー，プラダー-ウィリー症候群(Prader-Willi syndrome)，先天性ミオパチー，糖原病〕などである。③結合組織異常：マルファン症候群(Marfan syndrome)，エーラース-ダンロス症候群(Ehlers-Danlos syndrome)など。④染色体異常：代表例として，ダウン症など。⑤内分泌疾患：甲状腺機能低下症など。⑥外因性：外傷などによる脊髄損傷の可能性もある。また，母体に対する全身麻酔・不適切な局所麻酔，マグネシウム，アミノ配糖体投与でも，一過性に神経筋機能障害を起こしうる。

【診断】 原因により出生時より筋緊張低下の状態であることもあれば，経過とともに明らかとなってくることもある。診断方法は多岐に及び，なかなか診断がつかないことも多い。まず行う検査として，一般的な血液検査(筋酵素，肝機能，乳酸，アンモニアなどを含む)，各種代謝産物などの精査，感染症の精査，染色体検査などのほか，画像検査として頭部CTおよびMRIも必要であろう。場合によって筋生検，筋電図なども必要である。

【治療とケア】 原因はいずれにせよ，筋緊張低下という症状が一過性のものでなければ，一般的に発育・発達に遅れがみられることが多い。神経学的予後のみならず生命予後の期待できない疾患も多く含まれる。治療法が確立されていない疾患も多く，できる限りの治療または対症療法を行うが，なによりもまず両親に対する受け入れ，心理的サポートが重要となる。また，原因により筋緊張低下から徐々に拘縮がみられる場合もあり，リハビリテーション(以下，リハビリ)なども必要である。なお，注意しなければならないこととして，間違ったリハビリを行わないということがある。フロッピーインファントに対するリハビリは，運動療法，呼吸理学療法，嚥下・摂食療法，言語療法などさまざまである。両親が児の症状を受け入れられず"普通"にこだわるあまり，無理な運動を行い骨折・脱臼など悪影響を及ぼしたり，無理な食事などによる誤嚥などをきたしてしまうことがある。こういった間違ったリハビリを行わないよう専門の施設の紹介や，家族の受け入れをサポートする試みが大切である。

〈関連語〉 ダウン症候群，発達，哺乳障害，療育
[一ノ橋祐子・草川功]

憤怒痙攣

【定義】 憤怒痙攣は，「泣き入りひきつけ」や「息止め発作」ともよばれ，不安や恐怖のため激しく号泣したあとや，不意の痛み刺激によって呼吸停止，意識障害，痙攣をきたす疾患である[1)-4)]。小児の数％にみられ，ほとんどの症例は生後6カ月～2歳に始まり，4～5歳までには自然に消失する予後良好な疾患である[3)4)]。ただし，1日に何度も発作を繰り返す例もあり，発作型や誘因，家族歴を正確に把握する必要がある[4)]。誘因が必ず存在することと睡眠時にはみられないことから，てんかんによる無呼吸発作と鑑別される。

【分類】 顔面にチアノーゼがみられる，もしくは顔色蒼白になるといった発作時の様子から，チアノーゼ型と蒼白型の2つに分類される[1)4)-6)]。しかし，約20％の症例は，どちらにも該当せず混合型・分類不能型に分類される[1)4)]。①I型(青色発作，チアノーゼ型 cyanotic spells)：欲求不満，怒り，恐怖などの情緒的刺激により誘発されることが多く，急に激しく号泣したまま呼気位で息を止め，チアノーゼが出現し意識を消失する。四肢は伸展強直し，その後全身の脱力状態を認める。大多数は数秒～10数秒で意識を回復し，再び泣き出し発作前の状態となる。しかし，発作が1分以上持続することもあり，さらに持続すると，身体を弓なりに反らせて四肢を伸展強直(後弓反張)，四肢をガクガクと伸展強直・弛緩させる痙攣(間代性痙攣)，さらには四肢を伸展強直させ全身に力が入る痙攣(強直性痙攣)を示す。激しく泣いているときには頻脈となり，意識消失・脱力時には徐脈となる[1)2)]。号泣により胸腔内圧が急に上昇し，右心への静脈血還流が妨げられ，脳循環血流量が減少し脳組織の低酸素を惹起するという発症機序が考えられている。②II型(白色発作，蒼白型 pallid spells)：頭部打撲，皮膚切傷など突然の疼痛や恐怖に引き続いて起こることが多く，激しく泣くことはなく，突然呼吸を止めて意識を失う。蒼白になり，全身が脱力状態となるが，通常はチアノーゼをまったく認めない。その後，速やかに意識を回復するが，この際，

後弓反張あるいは短い間代性痙攣を生じることがある．痙攣発作に先行して，著明な徐脈や時に短時間の心拍停止を認める[4]．過剰な迷走神経反射が発症の機序として考えられている[1)4)]．発作時の脳波所見は，I型，II型ともに全般性に高振幅徐波群が出現し，発作が長く持続すると，平坦化する．これは一過性脳低酸素・脳虚血の典型的な脳波所見であり，てんかんとは異なる生理学的病態を示唆している[1)2)6)]．発作時にI型の20％，II型の60％の症例に2秒以上の心停止が認められる．発作間欠時には，身体的ならびに神経学的に異常を認めず，脳波所見も正常である．ただし，憤怒痙攣を示す乳幼児では，癇が強い，気が強い，我が強い，わがままなど自己制御しにくい性格のものが多いという報告もあり，またその両親は過保護，神経質で，育児，保育に問題がある場合が多いといわれる[1)4)]．

【治療】 治療の原則は，両親とくに母親と児との間に健康的な情緒的環境を形成することで，抗痙攣剤や鎮静剤は無効である[5)6)]．また，鉄欠乏性貧血を合併した症例に対し鉄剤投与の有効性が報告されており[4)]，鉄代謝と憤怒痙攣との因果関係は明らかではないが，貧血を認める症例では治療法のひとつとして検討される．

【鑑別疾患】 乳幼児期に発症するてんかんが，鑑別すべき疾患としてあげられる．鑑別が難しい例では，発作時の脳波・心電図モニター記録が必要となる[1)4)]．また，生後6カ月未満に発症した例では突然死の報告があり，早期発症例ではキアリ奇形(Chiari malformation)や脳幹の腫瘍の有無について頭部MRIなどの検索が必要である[4)7)]．睡眠中にも呼吸を止める場合には憤怒痙攣は考えられず，上気道閉塞や脳幹機能異常を検索すべきである[4)]．また，ファロー四徴症(tetralogy of Fallot)の無酸素発作も鑑別としてあげられる．

【予後】 一般に良好であり，90％は6歳までに自然に発作が消失する．しかし，後に単純失神を起こすことがあるといわれる[1)5)6)]．

〈同義語〉 泣き入りひきつけ，息止め発作
〈関連語〉 てんかん，チアノーゼ，痙攣，意識障害　　　　　　　　　　　　　　　［内藤ちづる］

●文献 1) Lombroso, C.T., et al.：Breath holding spells(cyanotic and pallid infantile syncope). Pediatrics, 39：563-581, 1967. 2) Gauk, E.W., et al.：Mechanism of seizures associated with breath holding spells. N. Engl. J. Med., 268：1436-1441, 1963. 3) Holowach, J., et al.：Breath-holding spells and anemia. N. Engl. J. Med., 268：21-23, 1963. 4) 沖潤一：憤怒けいれんの診療のポイント．小児内科，35(2)：299-301, 2003. 5) 泉達郎：憤怒けいれん(泣き入りひきつけ，息止め発作)．森川昭廣，他・編，標準小児科学，第5版，医学書院，2003, p.564. 6) 堀田秀樹：けいれん性疾患の診断，治療と予防；憤怒けいれん．小児内科，31(4)：560-562, 1999. 7) Southall, D.P., et al.：Recurrent cyanotic episodes with severe arterial hypoxaemia and intrapulmonary shunting；a mechanism for sudden death. Arch. Dis. Child., 65：953-961, 1990.

分泌型IgA

免疫グロブリンIgAの二量体で，主に粘膜面に分泌される抗体である．粘膜下のリンパ組織より産生され，粘膜上皮を通過して分泌される．免疫グロブリンには5種類のサブクラス(IgG, IgM, IgA, IgD, IgE)が存在する．そのなかでIgAは分子量約17万Kdの蛋白質であることが知られていたが，後にIgAの二量体が分泌型IgAとして唾液，涙液，鼻汁，気管支粘液，消化管分泌液や乳汁中に存在することが明らかにされた．

【特徴と機能】 生体は常に外部からの異物や病原体の侵入の危険にさらされており，とくに呼吸器，消化器などの粘膜は外界に直接接しているため多くの細菌やウイルスの侵入経路となっている．このため粘膜での免疫系は多くの病原体の侵入に対し免疫を発達させている．全身の免疫系ではIgGが感染免疫の中心的な役割を果たすが，粘膜面では分泌型IgAがその中心となる．粘膜面に分泌される分泌型IgAは多価抗体であるため抗原との結合能力が高く，中和活性が高いという特徴をもつ．分泌型IgAは侵入してきた細菌が放出した毒素(トキシン)に対して結合し中和する機能，ウイルスを中和し細胞への吸着・侵入を防ぐ機能，また細菌に結合し細菌の細胞への侵入を防ぐ機能などをもつ．また細菌に結合するとその運動能，増殖能を阻害することも知られている．

【母乳と分泌型IgA】 新生児の免疫応答は，未熟であり多種多様な病原体の排除のために十分

な免疫応答が誘導できない。しかし，胎盤を通じて母親からのIgGを中心とした移行抗体が児の体液性免疫応答の中心となり，初期の感染防御抗体として働いている。一方，母乳も児の感染防御に重要な役割を果たす。乳汁にはラクトフェリン，リゾチームなどの殺菌成分や病原体に対しての食作用をもつ好中球とともに分泌型IgAが多く含まれている。分泌型IgAが新生児の消化器粘膜に達すると，あたかもペンキが塗られるようにそこにとどまり(intestinal painting)，病原体に対しての防御抗体として働くことも知られている。分泌型IgAはとくに初乳中に10倍以上多く含まれており，免疫学的観点から児の感染防御において初乳は重要であるということができる。

【分泌型IgAとワクチン】 免疫学および感染症学の進歩により皮膚，および粘膜面のような外界と接する領域は感染防御にとって重要な役割を果たすことが明らかになり，また粘膜においては病原体の侵入に対し分泌型IgAは感染防御の最前線の役割を担っていることは前述したとおりである。また粘膜における免疫の仕組みが研究されていくなかで，分泌型IgAと粘膜免疫の仕組みも次々と明らかになり，これらのもつ特殊性からこの分泌型IgAを効率的に誘導するワクチンの研究および開発も精力的に行われている。現在用いられているワクチンは，その接種経路のほとんどが注射による皮下への接種であり，皮下への接種方法はワクチンを規定量確実に生体内に接種できるという利点があるが，それらは主にIgGを中心とした体液性免疫応答による感染防御を誘導するものである。一方で近年粘膜免疫機構を利用した新しいワクチンは，抗原を鼻粘膜などに接種(付着)させることにより効率よく粘膜免疫を誘導し，粘膜での防御抗体である分泌型IgAを産生させるものである。これらのワクチンは動物を用いた感染実験でも成果を上げており，今後現在の注射によるワクチンに代わる可能性ももっている。すなわち今後，このような免疫の仕組みを用いた経鼻ワクチンのような「痛くない」ワクチンが開発されれば，ワクチンを受ける機会の多い小児期において，児の接種の苦痛をおおいに減らすことにつながると期待される。

〈関連語〉 初乳 ［菅井敏行］

分娩損傷

【概念】 分娩損傷とは，分娩によるなんらかの障害であり，出血(頭部・腹腔内)，骨折，末梢神経麻痺，内臓破裂など数多くの疾患が存在する。リスクとしては，巨大児・骨盤位分娩・吸引および鉗子分娩などであるが，近年帝王切開の増加に伴い，これらの分娩外傷の頻度は減少している。ここではこれらのなかでも代表的な頻度の高いものに関して解説する。なお，頭血腫など頭部外傷に関しては，「産瘤／頭血腫」の項を参照されたい。

【鎖骨骨折】 巨大児分娩の際に発生することが多く，頭位・骨盤位ともに起こりうる。無症状のことが多いが，骨折部位を動かすことにより啼泣することもある。診断は，触診により骨折部位が明らかであることもあるが，X線検査にて確定する。かつてはたすきがけの姿位をとっていたが，基本的には治療を必要とせず自然治癒する。約1カ月後に化骨形成をX線写真で確認し，治癒となる。

【腕神経叢麻痺】 児娩出時に頸部と上肢の過伸展により腕神経叢が牽引されることにより発症するもので，巨大児および骨盤位分娩に合併することが多い。頻度は明らかでないが，全出生に対し0.04～0.26％ともいわれる。①上位型(Erb-Duchenne型)：C_5，C_6の損傷によるもので，肩の諸筋・前腕屈筋・回外筋の麻痺となる。患側上肢は伸展・内転，モロー反射(Moro reflex)は欠如するものの，把握反射はみられる。腕神経叢麻痺3型のうち，もっとも予後良好である。②下位型(Klumpke型)：C_7，C_8，Th_1の損傷によるもので，前腕と手指の伸筋・屈筋が麻痺し，把握反射が欠如する。ホルネル症候群を伴うこともある。出生時より下位型のみで発症することはまれであり，たいていは全型で発症し，上神経根のみ回復し下位型となることが多い。③全型：上位型・下位型の両者の症状がみられ，典型的には上肢全体が完全麻痺となる。治療としては，患側上肢を外転し，損傷した腕神経をゆるめる肢位とする。軽症例では一時的な牽引によるものであり，1週間以内に徐々に自然回復してくることが多い。生後数週間は患側の安静が大切である。生後1カ月を超えても回復しない場合，3カ月頃に神経修復術を行うことがあるが，必ずしも完全回復するわ

けではない。以降はリハビリテーションなどにより，関節拘縮予防および機能訓練などが必要となる。
【顔面神経麻痺】　顔面神経および三叉神経の通る耳管の損傷により起こりうる。鉗子分娩の際に起こりうるが，それ以外でも母体仙骨岬角との圧迫によっても起こりうる。患側の眼瞼閉鎖不能，患側の口角が大きく開口できず健側にひきつれてみえれば，顔面神経麻痺である。なお，中枢性の顔面神経麻痺では三叉神経は保たれているため，両神経支配である眼瞼の動きは比較的保たれ，口角の健側へのひきつれのみであることが多い。また，口角のひきつれのみの場合，口角筋の低形成によるものもある。顔面神経麻痺の場合，2～3週間で自然治癒することが多いが，数カ月を必要とすることもある。神経断裂である場合，神経縫合が必要である。
【横隔神経麻痺】　C_4神経根損傷によるものであり，腕神経叢麻痺とともにみられることが多い。無症状のことも多いが，呼吸障害を伴い呼吸器管理が必要なこともある。X線検査にて横隔膜挙上，透視下で患側横隔膜の逆相運動がみられる。自然治癒することが多いが，治癒しなければ，横隔膜縫縮術の適応となることもある。
〈関連語〉　産瘤／頭血腫　　［一ノ橋祐子・草川功］

分離―個体化

【概念】　分離―個体化とは，乳児が母親との共生から徐々に分離し自律していく過程をいい，Mahler, M.S.の共生理論から発展した分離―個体化過程の主要概念である。子どもの発達において，健康な自己を形づくるには母親からの分離の果たす役割が重要であることを意味する。子どもにとって自分と自分でないものは未分化であり，子どもが母親から分離する課題は困難を伴うことを示している。子どもの自己の形成には，早期からの大人のかかわりが大切であるといえる。
【分離―個体化の過程】　分離と個体化は，乳児が主たる養育者である母親との関係を発達する過程から捉えている。①個体化は，母親から離れていられる能力の発達を表し，認識や感覚，言葉などの発達として現れ，中枢神経の成熟に依存する。②分離は，母親から離れているという感覚を表し，自分と母親の異なりを意識していくをいう。これらが相互に影響し合う過程を，人格発達の中核に据えている。①正常な自閉期（生後1～2カ月）：新生児は卵の殻の中にいるように，外界の刺激に反応せず自閉している時期。後にMahlerは，新生児はコミュニケーションをとる能力があることを認めている。②正常な共生期（生後3～4カ月）：養育者である母親をぼんやり意識する時期から，徐々に自分にしてほしいことを求めるようになる。母親と子どもが融合し境界が不明瞭で，その後の分離の基盤となる。この時期に母親からの適切な応答が得られると，母親の表象が形成されていく。③分離―個体化：a．分化期（生後5～8カ月）；乳児は母親との共生状態から孵化する。母親を自分と異なる者として捉え始める。母親の髪や身体を触ったり，じっと見つめたり，母親への特異的微笑みがある。母親と他の人とを見比べて区別がつき始め，人見知りが起こる。b．練習期（9～14カ月）；ハイハイが始まり，母親の側を離れて探索する能力が発達する。一方，気分にむらがあり，周囲に対する関心が薄れて意識は自分に向いている。母親が温かく応答してくれることをよりどころにして，母親から離れることができることを理解していく。c．再接近期（15～24カ月）；這う，よじ登る，つかまり立ちが始まり，母親から分離する意識と自己主張が芽生えるが，自分のしたいことをひとりで対処する能力が未熟なため情緒が不安定になりやすい。それまでの母親との一体感と異なり，母親と自分は別の存在であることを意識し，母親に受け入れてもらうことを強く求める。満たされないと見捨てられる不安に駆られ，自立と依存の間で乳幼児は苦しむ。強情などの自己主張が強くみられ情緒が不安定になりやすいため，母親が温かく受け入れていく応答性が大切。d．個体化期（24～36カ月）；言葉による表現が可能になり，外の世界の観察を詳細に行うようになる。遊び仲間や他の人に向ける関心が強くなり，母親が不在でも耐えることができるようになる。④情緒的対象恒常性期（36カ月以降）：認知能力や言葉の発達により，母親からの分離に耐えられるようになる。そのためには，心の中に母親と共にいる表象をもつことが必要。それをもとに，心の中の母親像を生涯にわたってもつことができ，対応して一貫性のある自己像が形づくられる。

【支援の方向性】　子どもの健康な心の発達には，母親との共生および母親から分離する能力が必要となる。そのため，乳児早期からの母親の温かいかかわりが必要とされる。子どもの自己の形成には，分離―個体化過程の再接近期の葛藤が重要であり，母親がきめ細やかな対応を積み重ねることが必要である。入院においては，乳幼児の愛着行動と分離不安が示すものを理解し，母親の代理となるようなかかわりを提供することも必要である。

〈関連語〉　分離不安，人見知り，自我の発達，マーラー　　　　　　　　　　　　　［中島登美子］

　●文献　1）Mahler, M.S.（高橋雅士，他・訳）：乳幼児の心理的誕生；母子共生と個体化，黎明書房，1975.

分離不安

【概念】　分離不安は，乳幼児が重要他者である母親と離れることによって，泣き叫びや後追いなどの行動として現れる不安反応をいう。その背景には，乳幼児が母親との情愛関係を築いていることがある。乳幼児が表す反応には，泣き叫びなどの信号行動および後追いやしがみつきなどの接近行動がある。分離不安は，13カ月～3歳までの乳幼児に強く現れる。また，乳幼児が母親と離されている期間が長期になるほど，子どもの人格形成に影響を与える。

【分離不安の諸相】　分離不安は，愛着行動理論（Bowlby, 1951）の主要概念である。分離不安を示す対象が母親であることが多いのは，乳児期から幼児期にかけて徐々に母親を認識できるようになっていること，乳幼児は母親の一貫したかかわりをもとに自らの行動を起こしていることがある。すなわち，乳幼児の行動は母親の導きがあってこそ引き出される。さらに，乳幼児は認識能力が未熟なため，視野に入らない場所では母親がどこにいるのか推測できず混乱に陥りやすい。分離不安は分離における反応の強さと質から分類され，抗議，絶望，離脱へと進んでいく。抗議は，母親が離れようとすると泣き叫び，しがみつき，後追いなどをし，母親を追い求め，母親以外の他者のかかわりを受けつけなくなる。絶望は，無気力で活気はなくなるが日常生活に必要な援助を拒まなくなり，分離後1週間ほどから現れる。母親が訪れても無関心だが，母親が離れようとすると泣き叫ぶなどの両価的行動がみられる。分離期間が長期に及ぶと離脱が現れる。離脱は，活気が戻り元気に遊び通常の状態に戻っているようにみえるが，他者への関心は弱く，母親が来ても無関心で，帰ろうとしても無関心な様子を示す。抗議から絶望までは，乳幼児に与えるダメージは回復可能だが，離脱は対人関係を築くことが難しく人格形成に与える影響が大きい。すなわち，発達初期にある乳幼児が母親との関係を築くことを阻害されると，後に他者と関係を築く能力に支障をきたす可能性がある。一方，分離不安は母親との分離という要因のみに限定されず，他者のかかわりや乳幼児の気質など他の要因の影響も受けていることを考慮する必要性がある。

【支援の方向性】　分離不安の諸相を活用すると，「抗議」では乳幼児が医療者のかかわりを拒絶する行動が多くみられるため，緊急を要すること以外は強いることなく乳幼児が受け入れられることからかかわっていく。母親が適切にかかわれるように，子どもの示す反応が意味するものや不在時の様子を伝え，子どもの様子を理解してもらう。「絶望」は，母親が子どもに必要とされていないのではと思うこともあるため，母親に与える影響を考慮してかかわる。「離脱」に進む状況をつくらないためにも，身近に接する者のかかわりが大切といえる。近年，仕事をもつ女性が増えていることから，家族の面会についても多様なニーズをもつと考えられる。そのため，面会時間制限の緩和なども考慮する必要がある。また，入院期間は短縮される傾向にあるが，入院中の乳幼児に対するかかわりは看護師が行うことが多いため，短期間であろうとも乳幼児に対する影響を考慮してかかわる必要がある。

〈関連語〉　愛着，人格形成，子どもの入院環境，子どもの権利，安全基地　　　　　　　［中島登美子］

　●文献　1）Bowlby, J.（黒田実郎，他・訳）：母子関係の理論①　愛着行動，岩崎学術出版社，1969.　2）Bowlby, J.（黒田実郎，他・訳）：母子関係の理論②　分離不安，岩崎学術出版社，1973.

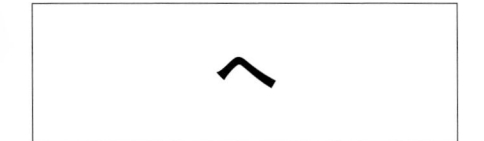

平行遊び

【定義】 平行遊び(parallel play)は，Parten, M.B.の社会的発達の分類のひとつで，複数の子どもが同じ場所にいながら，それぞれの子どもが自分の遊びをしている状態をいう。自分だけで遊んでいるが，回りの子どもと同じような遊具を使い，同じような遊びをしている。そばで遊んでいる子どもとその遊びに直接的にかかわることはないが，お互いの間接的影響下で同じような遊びを独立並行して行っている状態である。場は共有しているが，基本的に他児の行動には無関心である。

【平行遊びの位置づけ】 ひとり遊びから他児と一緒にひとつの遊びを共有する連合遊びへと移行する中間的な形態であり，2，3歳児に多くみられる。一見するとほかの子どもと一緒に同じ場所で，同様の玩具を使い，同様の遊びをしているが，遊びは個別に展開している。平行遊びでは視線接触や相互模倣は観察されるが，ほかの子ども達との具体的な相互交渉はない。近くにいる子どものおもちゃを自分の遊びに使うといった遊具の共用や，時々会話をする様子はみられる。場の共有や遊具の共有が行われる点からは，集団参加への初期的な段階として位置づけられる。

【平行遊びの実際】 平行遊びは目的やイメージをもって遊ぶというより，物に触り，その特徴や機能を確かめたり，そこにある物を使って相互に感覚運動的に楽しみながら遊んでいる状態といえる。平行遊びが多くみられる時期の子ども達は，大人の保護を求める一方で，行動主体として独自に活動し始める頃である。親や大人に密着していた子どもが，大人以外の遊び相手として子ども同士の世界を志向し始める頃からよくみられるようになる。平行遊びは自分で身体を動かし，物を扱い，外の世界を確かめているといえる。そして徐々に行動範囲を広げ積極的に外界への働きかけを始めるようになる。平行遊びの時期は自分のやりたいことをやりたいようにやろうとするのみで，ほかの子どもの遊びに意識的に注意を向けることはない。ほかの子どものそばでその子どもと同じような遊具を用いて遊んでいるが，それぞれの子どもは互いに無関係で独立して遊んでいる状態であることから，集団的ひとり遊びともいわれる。同じ場を共有する仲間の選択や子ども同士に活動目的の意識的共有はなく，社会的相互作用や相互調整的活動もみられない。しかし，集団遊びへの参加欲求は認められる。また，平行遊びは現在の遊びから次の遊びに移行するときや，集団遊びに至る媒介形態として年長の子どもにも認められることがある。

〈関連語〉 遊び，ひとり遊び　　　［鈴木裕子］

●文献 1) 阿部和子：子どもの心の育ち，萌文書林，1999. 2) 平山諭，他・編：発達心理学の基礎，ミネルヴァ書房，1996.

平衡機能検査

小児のめまいや平衡障害は本人の訴えがまれであるため，周囲の人には気づかれないことがほとんどである。一口に小児といっても新生児期，乳幼児期，学童期とでは対象となる疾患や病態も異なるため，年齢に応じた考慮が必要になる。実際にめまいや平衡障害が疑われた場合，母親は，歩行の遅れが気になる，転びやすいなどといって，小児科や整形外科を受診することが多い。成人に多い，メニエール病，前庭神経炎，良性発作性頭位めまいなどの末梢性すなわち内耳性めまいは少なく，初診で耳鼻科を受診することはほとんどない[1]。また，まれではあるが乳幼児期発症の脳腫瘍，急性小脳失調症などは，小児のめまい診断では常に念頭におかなければならない。

【小児のめまいの特徴】 小児のめまいは本人の訴えるめまい，すなわち，知覚の異常と，平衡失調によるバランスの異常，すなわち，運動制御の異常の2つに大別できる。めまい感を訴えることができるのは幼児期頃からで，目が回った，地震がきたなどの回転感の訴えが多くなる。それ以前の時期では訴えはほとんどなく，母親が歩くのが遅い，転びやすいなどと訴えることになる。これは，3歳までは小脳の前庭小脳というバランスを司っている場所がまだ未熟だからである[2]。また，めまい診断に重要な問診から得られる情報は限られるため，母親からの情報聴

取や，運動発達過程の評価により平衡機能の異常がないかを見極める必要がある。

【新生児期，乳児期での診断】 新生児期，乳児期では，その後の発達とともに消失するモロー反射などの原始反射について着目する。原子反射が実現する時期に誘発されなかったり，逆に出現しない時期に誘発される場合は，運動発達障害を疑う。乳児期では，首のすわりなどの粗大運動発達や，つかみ方，持ち方などの微細運動の発達をチェックする。これらが体系化されたものとしては，遠城寺発達検査や津守・稲毛発達質問紙法があり，日常よく使用されている。

【幼児期での診断】 幼児期は，脳腫瘍とくに小脳，脳幹腫瘍や髄膜炎，小脳炎，中耳炎に合併する内耳炎，急性小脳失調症などに注意する。とくに脳腫瘍の初発症状としてのめまい，転びやすいなどの症状については注意を要する。

【平衡機能検査】 小児に行う平衡機能検査は，基本的には成人と同様である。しかし，検査自体ができなかったり，親の同意が得られなかったりすることも多く，診断は親からの適切かつ精密な問診が，きわめて重要になる[3]。小児では可能な検査を適宜組み合わせて行うことになる。一般的には，眼の動きを見て病巣部位を特定する，眼振検査がある。その他，体の揺れをチェックする重心動揺検査，回転検査などがある。また，必要に応じ，血圧，採血なども行う。聴覚系検査である聴性脳幹反応検査(auditory brainstem response；ABR)は，MRI，CTなどの画像検査ではわかりづらい腫瘍の経過観察や神経疾患，意識障害の診断には威力を発揮することが多くなる。

【平衡機能訓練】 内耳などの慢性的な平衡障害では，平衡機能の代償と適応を促すべくリハビリテーションを進めることもある。バランス機能の訓練には，一輪車訓練，古タイヤ，三角木馬などを使用した訓練がある。幼児期前半などのバランスが悪い時期は，起立，歩行，水泳などを行い，幼児期後半からは，平均台，自転車，スケートなどを行う。いずれの時期も視覚，体性感覚，関節感覚の統合訓練を行うことが重要である。

〈関連語〉 脳腫瘍，髄膜炎，中耳炎 ［坂田英明］

●文献 1) 坂田英明：小児のめまい．耳鼻咽喉科診療プラクティス，武田憲昭・編，文光堂，2001, pp.80-85. 2) 加我君孝：めまいの構造，金原出版，1992, pp.96-100. 3) Aust, G.：Gleichgewichtssiorungen und ihre Diagnostik im Kindesalter. Laryngorhinootologie, 70：532-535, 1991.

平衡障害 ⇒平衡機能検査

平衡反応

【定義】 平衡反応は，急激な体重心の変化あるいは体幹に対する四肢の位置変化に対応して，自動的に身体全体を正しい姿勢に保持しようとする反応である。

【概念】 平衡反応は，大脳皮質，基底核，小脳の間の相関作用によってコントロールされている。傾斜反応，ホッピング反応，ステッピング反応に分類される。

【傾斜反応】 支持面が傾き身体の重心が移動すると，傾きとは逆の方向に身体を立て直して体軸の平衡を保持する反応をいう。車に乗っているときに曲がり角で生じる身体の軸の傾きに対して傾斜反応がみられる。傾斜反応は身体の種々の姿勢で出現する。腹臥位で上肢で支えている身体の重心が動いたときに，傾斜反応が出現して肘を伸展して体軸の平衡が回復する。腹臥位や背臥位，坐位での傾斜反応が完成すると坐位が可能となる。さらに坐位でのバランスが十分とれ，四つ這いの体勢で傾斜反応が出ると四つ這いでの移動ができる。四つ這いの体勢と立位での傾斜反応が出現すると歩行が可能になる。また，立位での傾斜反応が完成すると走ることができる。

【ホッピング反応】 ホッピング反応(hopping reaction)はホップ反応，跳び直り反応ともいわれる。子どもを脇の下で支えて，足を床につける。体幹を前方へ倒したときに，一方の足が前に出て重心を回復させる反応である。この反応が出てから伝い歩きが可能となる。歩行が可能となる頃(9〜11カ月)から出現して1歳半頃に完成して，以後ずっと続く。

【ステッピング反応】 ステッピング反応(stepping reaction)はステップ反応，足踏み反応ともいわれる。立位の状態で体を急に前方，後方，側方などへ押して重心を動かすと，重心が動いたほうへ脚を踏み出して平衡を保つ反応である。陽性反応は15〜18カ月で出現してその後ずっと存続する。　　　　　　　　　［諸岡啓一］

●文献　1）諸岡啓一：姿勢反射と運動の発達. 小児科臨床, 53(3)：405-410, 2000.

ペインコントロール

【子どもの痛み】　痛みは「実質的または潜在的な組織損傷を伴うか，またはそのような損傷に基づいて述べられる不快な感覚および情動体験」と定義されている[1]。さらに，痛みは「体験している人が表現するとおりのものであり，それを表現したときにはいつでも存在するものである」と定義されており[2]，主観的かつ個別性の高いものである。それは，痛みは体表や内臓の神経末端の侵害受容器から，末梢神経，脊髄，脳幹を伝導し，視床で認知され，さらに大脳皮質でその内容が判断，評価されるという過程において大脳皮質での反応が個人によって異なり，過去の経験や状況などさまざまなものに影響を受ける[3]。Stevens, B. は子どもが体験する痛みは成長・発達段階を基盤とし，生理学的，心理学的，経験的な3要素によって影響されていると述べている[4]。痛みは，健康上の問題を抱えた子どもにとってその疾患，治療，検査，処置時に伴って生じる症状のひとつである。さらに子どもにとって痛みは，不快や苦痛を伴う症状であり，心身を消耗させ，日常生活行動や成長・発達に影響を与えるものであり，可能な限り，その軽減，解放をはかる必要がある。

【子どもの発達段階と痛みに対する認知，理解，反応，表現，対処】　子どもの痛みの神経学的発達をみた場合，胎児期より疼痛伝達の準備が進んでいる。1970年まで，新生児は疼痛刺激が大脳まで到達せずに痛みを認識できないとされていた。しかしながら，針で軽くつつく刺激に対する新生児の顔をしかめるなどの反射行動が未熟児にも認められることから，未熟児でも痛み感覚が存在することが明らかにされている。生後3カ月頃には，疼痛刺激の部位がわかるようになり，6カ月を過ぎると環境に対する認識が発達し，白衣を見て泣いたりする。その後，不安，怒り，悲しみといった感情が発達し，乳児期では1歳頃には「イタイ」など痛みを示すような発語がみられ，1歳半くらいになると痛みの部位をさすようになる。幼児期になると言語発達に伴い，疼痛を言葉で伝えようとするが，痛み刺激に慣れていないこともあり，疼痛の性質や程度を言葉で正確に伝えることはまだ難しい。過去の体験を記憶することができることから，痛みなどについては記憶と現在の体験を自分なりに結び付ける。過去の記憶から疼痛刺激に対して不安感や恐怖感を抱くようにもなる。この時期の因果関係の捉え方は自己中心的であることから，痛みの原因が表面に現れないとその理解が難しい。学童期になると，Piaget, J. が「具体的操作段階」と示した段階となり，具体的に示されることに対しては物事の因果関係が理解できる。痛みの性質と程度をさまざまな表現で示すことができるようになるが，低学年では十分ではない。がまんや拒否など，痛みへの対処の仕方も複雑になってくる。成長に伴い，心理的要因や環境因子が疼痛知覚に及ぼす影響が強くなってくるといわれている。思春期になると「抽象的思考過程の段階」に入り，痛みの因果関係だけでなく，疾病そのものの理解や痛みの位置づけなども理解できるようになる[5][6]。

【ペインコントロールとは】　各種の鎮痛法を用いて痛みを制御（コントロール）することをペインコントロールという。痛みはどのような原因で生じるものであれ，軽減，解放すべき症状である。鎮痛薬や鎮痛補助薬を用いる薬理学的方法，神経遮断や破壊を伴う外科的療法，神経ブロック，脊髄電気刺激，鍼灸などによる感覚変調療法，心理学的療法などがある。がん性の痛みに対しては，痛みをコントロールする目的で化学療法や放射線療法を行う場合もある[7]。痛みに対する看護ケアとして，薬物療法時のケアに加え，非薬物療法時のケアがある。ペインコントロールで重要なことは，まず子どもの痛みについての初期アセスメントを十分に行ったうえで介入方法を検討すること，介入に対する評価を適切に行っていくことである。また，子どもが自分の痛みのコントロールに関与できることが重要である。

【子どものペインコントロール】　ペインコントロールのためには，痛みを体験している子どもの表現や訴えを全面的に肯定して捉えることが基本である。そのうえで，痛みの程度，性質，部位，持続性についての評価が必要である。子どもはその認知能力や言語能力の未熟さから，痛み体験を他者に正確に伝えることや他者が痛みを把握することが難しい。子どもの示す生理学的反応，表現，行動，遊びや睡眠など日常生

活状態などから多角的な評価を行う。痛みに対しては生理学的，行動学的アセスメントおよびセルフレポートテクニックを重視した測定用具や質問表でのアセスメントがある。痛みのアセスメントや測定用具の使用にあたっては，①子どもの回答は環境要因に影響される可能性があることを念頭におく，②子どもが痛みを表現するときによく用いる言葉や表現，行動を把握しておく，③測定用具は，子どもの年齢や認知発達，言語能力のアセスメントを行ったうえで，その子どもに合ったものを選択する，④可能であれば，実際に子どもが痛みを経験する前もしくは子どもが痛みを経験すると予期する前に測定用具に関する説明の時間をとるなどの配慮が必要である。測定用具には，「フェイススケール」「VAS」「ポーカーチップツール」「アウチャ―」「痛みの質問表」「痛み日記」などがある[8]。また，子どもがそれまでに体験してきた痛みやその対処についての情報も含めてアセスメントを行う。このアセスメントに基づきペインコントロールのための援助を行う。援助については「鎮痛法」の項を参照されたい。

〈関連語〉 鎮痛法，疼痛緩和（WHO方式がん疼痛治療法） 〔三輪富士代〕

●文献 1) Kanner, R.(津崎晃一・監訳)：疼痛管理シークレット，メディカル・サイエンス・インターナショナル，2001, p.3. 2) 奈良間美保, 他：小児看護学1；小児看護学概論・小児臨床看護総論（系統看護学講座専門22），医学書院，2003, pp.301-302. 3) 日本医師会・編，花岡一雄・監：疼痛コントロールのABC，医学書院，1998, p.S 32. 4) 前掲書2), p.302. 5) 谷口晃啓, 他：子どもの痛みの神経学的発達と鎮痛，小児看護，23(7)：794-800，2000. 6) 平林優子：子どもの痛みに影響を与える心理的要因，小児看護，23(7)：832-837，2000. 7) 伊藤正男, 他・編：医学書院医学大辞典，医学書院，2003. 8) 武田淳子, 他：子どもの痛みのアセスメントと測定；セルフレポート・テクニック，小児看護，23(7)：838-841，2000.

ペースメーカー

【定義】 ペースメーカーとは体内に導線（リード線）を留置し，一方を心筋に，他端に電池をつなぎ，電池から電流パルスを加えて心筋を興奮させ，人工的に心拍をつくる治療方法である。

【頻度】 小児のペースメーカーの正確な頻度は，原因疾患により異なるため報告はない。先天性房室ブロックのみに関しては，成人期までに80％近くがペースメーカーの適応となる[1]。

【適応】 房室ブロックや洞不全症候群のような徐脈性不整脈に用いられる。一般的に房室ブロックでは心拍数40以下や心停止（心室の収縮を表すQRS波形が心電図上認められない間隔）3秒以上が目安といわれているが，心拍数や心停止の秒数にかかわらず，徐脈が原因で失神発作やめまい，痙攣などの脳虚血症状（アダムス-ストークス発作 Adams-Stokes attack）が認められる場合や，徐脈のため心不全の悪化が認められる場合に適応となる。小児の房室ブロックでは先天性のものや術後の場合などの原因によらず，1歳未満では心室拍数が50～55未満，1～6歳では50未満が目安とされている。しかし，基礎疾患やその心機能により適応は異なり，やはり脳虚血症状（アダムス-ストークス発作）や心不全の悪化が決め手になる。このような徐脈性不整脈のほかに，成人領域では心筋が肥厚し左心室の出口が肥厚した心筋により狭くなってしまう閉塞性肥大型心筋症に対し，狭窄を解除する目的でペーシングが有効なことがある。

【方法】 ペースメーカーには術後の心機能低下時などに一時的に用いる体外式ペーシングと，体内に一式すべてを植え込みペースメーカー下で日常生活が可能となる植え込み式がある。植え込み式では左鎖骨下静脈を穿刺し，経静脈的に右心室に電極を挿入する。電池は刺入部付近の前胸部の皮下脂肪と大胸筋の間に作成されたポケットに留置される。小児の場合は成長を考慮し，経静脈的方法は用いられることが少ない。第5あるいは第6肋間から開胸して心臓に到達する。心嚢膜を切開して心外膜側から心筋に導線を留置する。電池は左腹壁に作成されたポケットに留置される。体外式ペーシングの場合は大腿静脈や鎖骨下静脈から電極カテーテルを挿入し，体外にあるペースメーカーをカテーテルに接続してペーシングする。

【ペースメーカーの設定・選択】 心臓に対し電気刺激を送るため（ペーシング）の条件設定を行う。自己の心拍を感知（センシング）し，自己心拍に対してどのタイミングでどんな速さでペーシングを行うか，どの部位（心房か心室か）をペーシングするか，電気刺激の強さなどを設定

表93　ペーシングの条件設定

ペーシング部位	センシング部位	反応様式
A：心房	A：心房	I：抑制
V：心室	V：心室	T：周期
D：心房と心室	D：心房と心室	D：抑制と周期
	O：なし	O：なし

する．設定は3文字の大文字アルファベットを用いて行われ，1文字目はペーシングの部位を表し，2文字目がセンシングの部位を，3文字目が自己心拍を感知した場合のペースメーカーの対応（刺激を送る，送らない）を設定し，表93のように表す．つまりVOOの心拍数60と設定すると，自己心拍とは関係なく心室を1秒に1回刺激する（この設定では自己心拍に対しタイミング悪くペーシングされ心室頻拍の引き金になる可能性から通常用いられない）．通常用いられるVVIでは，心室を刺激するが心室から自己心拍のあった場合にはペーシングが抑制される．AAIであれば同様のことを心房に対し行うこととなる．またDDDは心房心室の両方に対して同様のことを行い，さらに心房の収縮を感知しそれに対して心室に刺激を出す設定で，生理的状態に非常に近い．これらのモードを病態により使い分ける．またリード線と心筋の間に血栓が付着することなどから電気抵抗も個々により異なるため，電気刺激の強さも設定が必要で，電圧と電気刺激の長さで設定する．電気刺激が強すぎると横隔膜を刺激（横隔膜攣縮）することがある．心拍数が早いほど，電気出力が大きいほど，VVIよりもDDDのほうが電池の消耗が早くなる．このようにバッテリーの消費も設定を考えるときに考慮する必要がある．心房や心室のみを刺激するシングルチャンバーや心房心室両方刺激できるデュアルチャンバー，体動を感知し体動時にペーシングレートを上昇させる機能（レート応答型），不整脈が出た場合に不整脈のタイミングよりやや早い心拍でペーシングする抗不整脈モードなどの設定があり，ペースメーカーも多様化しているが，心機能，本体の大きさと体格，バッテリーの消費などを考慮して機種を選択する．

【注意点】　挿入後はリード線の断線，植え込み部から移動していないか，リード線と電池のコネクター部接続不全，リード線の心筋穿通，セ ンシング不全（自己の心拍が感知されず，自己心拍のすぐ後にペーシングが入ること），ペーシング不全（電気信号が出ているのみで心筋に興奮が伝わらない），オーバーセンシング（心電図のT波などを自己の心拍と感知してしまいペーシングが入らない），バッテリー残量などを定期的にチェックする必要がある．バッテリーがなくなったらポケットに植え込んだペースメーカーを新しいものに替え，電池交換を行う．1～2週間程度の入院が必要になる．また日常生活の注意点（携帯電話，IH調理器具）など指導する．火葬時はあらかじめペースメーカーを取り出す必要がある．

〈関連語〉　アダムス-ストークス発作

［石井徹子］

●文献　1) Eronen, M., et al.：Long-term outcome of children with complete heart block diagnosed after the newborn period. Pediatr. Cardiol., 22(2)：133-137, 2001.　2) 循環器病の診断と治療に関するガイドライン（1999-2000年度合同研究班報告）．Jpn. Circ. J., 65(増刊V)：1135-1138, 2001.

ベビーフード

欧米の離乳はベビーフードが主流である．わが国では離乳食は手作り，または家族の食事の一部を柔らかくして与えるという習慣がある．近年では母親の就労や核家族の増加により，ベビーフードの利用が増大されている．一方ではベビーフードの利用は手抜きと考える傾向がある．食品規格が厳重に保証されているので，必要に応じて上手に活用したいものである．

【歴史的経緯】　わが国では1929（昭和4）年，米を材料とした乾燥重湯（ビオスメール®）を販売．1937（昭和12）年には「おかゆのもと」として乾燥グリースを発売．1950（昭和25）年に東京都の委託を受け，小麦粉を原料として離乳フレークが生産された[1]．離乳食の開発と製品化は文部省科学研究費による離乳研究班〔1956（昭和31）～1958（昭和33）年〕の活動により活発となり，安全性・嗜好性・栄養・調理・経済性などの点が考慮された．そして，1950年代は乾燥ベビーフードの時代に突入．その後，1984（昭和59）年には凍結乾燥食品（フリーズドライ），1987（昭和62）年にはレトルト食品（高温高圧滅菌）も出現し，現在では和食は種類や内容が豊か

になり，さらに，洋風・中華風のものも加わり多様化している[1]。

【ベビーフードの規格】 1969年にFADとWHO合同の食品規格に関する委員会は「缶詰ベビーフードの勧告国際規格」を採択し，その後乾燥食品にもこの規格が適用されている。わが国では1996(平成8)年6月に厚生省生活衛生局長は「ベビーフード指針」を通達した。さらに，製造会社6社間で「日本ベビーフード協議会」を結成し自主規格をつくっている。このように，ベビーフードは安全性・栄養面・調理法・経済性・衛生管理などの点から国際的にも国内的にも厳格な管理基準のもとに製造されている[2]。

【種類】 ベビーフードの種類は，①果汁，②かゆ，③瓶詰，④レトルト食品，⑤フリーズドライ食品に分類される。①果汁：粉末や液状のものが離乳準備として用いられる。果物にはりんご，オレンジ，みかん，ももなどがある。②かゆ：フレーク状のものが多く，雑炊になるとレトルトやフリーズドライのものとなる。③瓶詰：果汁，果実(りんご，もも，バナナ，プルーン)，野菜(にんじん，かぼちゃ，ほうれん草)のほか，茶碗蒸し，雑炊，グラタン，ハヤシライス，野菜のうま煮などがある。④レトルト食品：密封して120℃，4分以上加圧殺菌し，容器や袋詰めにしたもので調理済みなので，そのまま食べられるし，湯煎や電子レンジで温めることができる。賞味期限は1年間である。レトルト食品は素材の風味を維持でき，素材の形や固さを保持できる。舌や顎を動かすことが上手になる離乳後期に適している。⑤フリーズドライ食品：凍結状態のまま真空中で氷を水蒸気に変化させて，脱水して乾燥させる。色，味，芳香，ビタミンなどは変化せず，形も変わらない。しかし，脂肪や脂溶性の成分が酸化されやすい。このため酸化防止剤を添加したり，容器内の空気をチッ素に置き換えたり，脱酸化剤を同封して，酸化を防止している。湯をかけるとすぐに食べられる。4〜9カ月の乳児に適した食品が多く出回っている。

【使用法】 ①乳児の月齢にあったものを選ぶ。②購入時には品質保証期限を確認する。購入後は直射日光に当たらない涼しい場所に保管する。③使用する場合には，材料またはメニュー名を確認し，その製品が主食，主菜，副菜のいずれに相当するかを考える。④1食単位で，穀類，蛋白質性食品，野菜または果実の3種類を組み合わせて，栄養のバランスをとる。⑤離乳後期から完了期にかけては，咀嚼の発達を促す観点から，家族の食事から取り分けて調整したものと組み合わせて利用することが望ましい。⑥ベビーフードを利用するには，1種類の製品に偏らず，味覚の発達を考えて和風，洋風，中華風などを適宜組み合わせ，種々の味を体験させる。⑦開封後の保存に注意する。乾燥食品は開封後は吸湿するため，開封口を十分締め，常温で2〜3週間を目安とする。フリーズドライ製品は吸湿性が高いため，残りはラップ材でしっかり包んで，できるだけ早期に使用する。レトルト食品は必要な量だけ清潔なスプーンで取り分け，残りは冷蔵庫で保存し，2〜3日で使用する。必ず加熱して与える[3]。

〈関連語〉 離乳，栄養，子育て，食事 ［中淑子］

●文献 1) 今村榮一：新・育児栄養学；乳幼児栄養の実際, 日本小児医事出版社, 2002, p.126, pp.330-333. 2) 伊藤長生：本邦市販離乳食と食品添加物；その変遷と意義. 小児科臨床, 33(11)：2349-2363, 1980. 3) 水野清子：子どもの栄養と食生活. 女性労働協会・編, 育児サポート, 女性労働協会, 1999, pp.220-221.

ヘルスプロモーション

【定義】 1986年，WHOが主催する「ヘルスプロモーションに関する国際会議」でオタワ憲章が発表され，「ヘルスプロモーションとは人々が自らの健康をコントロールし，改善することができるようにするプロセスである」と定義されている。また，アメリカのGreen, L.W.は次のように定義している。「ヘルスプロモーションとは，健康的な行動や生活状態がとれるように，教育的かつ環境的なサポートを組み合わせること」。わが国ではヘルスプロモーションを，「健康増進」とか「健康づくり」と解釈することが多く見受けられるが，概念としてはもっと広く，個人の行動だけでなく，健康的な政策や環境なども含んでいることに注意すべきである。

【内容】 オタワ国際会議では，ヘルスプロモーションのプロセスとして以下の事項を示している。①健康のための前提条件を社会にプロモートする役割：平和や住居，食物，生態系などの

安定が基盤であること，②唱導(advocate)：政治的，経済的，社会的，文化的，環境的，行動科学的，生物学的なすべての要因が健康の促進にも阻害にも働くもので，これらを健康にとって好ましいものにつくり換えるための唱導，③能力の付与(enable)：人々が自らの健康をコントロールする力，そのための機会や資源の確保，④調停(mediate)：保健部門だけでなくすべての関係部門の活動の調整，社会における種々の関心の調整，ヘルスプロモーションの戦略と計画を地域的ニーズに合わせるための調整である。また，このヘルスプロモーションの展開にあたっての総合的戦略，活動方法として，①健康的な政策づくり，②健康を支援する環境づくり，③地域活動の強化，④個人技術の開発，⑤ヘルスサービスの方向転換の5項目を示している。1978年，WHOはアルマ・アタにおいて，プライマリヘルスケア(primary health care；PHC)の理念と行動を宣言した。アルマ・アタ宣言は，住民参加やその国でまかなわれる費用による保健システムの運営，地域全体の社会経済開発などに関する考えを明確にしたものである。プライマリヘルスケアとヘルスプロモーションの違いは，前者が開発途上国と先進諸国における健康水準の格差は正に対する戦略的アプローチであるのに対し，後者は望ましくない生活習慣による疾病を予防し健康の維持増進をはかり，すべての地域の人々のQOLを向上させようとする戦略である点である。わが国における死因の60％を超える生活習慣病を予防するには，子どもの頃から望ましいライフスタイルを維持し，生涯QOLを高める必要がある。また，喫煙，飲酒，薬物乱用の経験を回避するためにも，前述した5項目のストラテジーを展開することが大切である。　　　　［出井美智子］

●文献　1）江口篤寿：ヘルスプロモーションと学校保健．学校保健研究，37(6)：509-513，1996．　2）武藤孝司，他：健康教育・ヘルスプロモーションの評価，篠原出版，1994．　3）工藤貞子，他：ヘルスプロモーションの概念と動向．看護研究，30(3)：3-11，1997．　4）Green, L.W., et al.(神馬征峰，他・訳)：ヘルスプロモーション；PRECEDE-PROCEEDモデルによる活動の展開，医学書院，1997．

ペルテス病

【定義】　ペルテス病(Perthes disease)は，3～4歳から12歳頃までの男児に多く発症する大腿骨近位骨端部の骨端症のひとつとされる。ピークは6～8歳頃にあり，男女比は5～6：1と男児に多く発症する。

【病因】　病因はいまだ不明の点も多いが，成人に発生する大腿骨頭壊死症と同様に，なんらかの原因により骨端部の栄養血管が途絶し，その一部あるいは全部の骨髄組織が阻血性壊死に陥ることが主因である。成人期に発症する大腿骨頭壊死と違い，大半の症例においては修復される。これは，小児期における大腿骨頭に対する特異な血行動態と旺盛な修復能力によるものと思われる。

【診断】　①臨床所見：病早期の症状としては，跛行と疼痛である。跛行については，疼痛を伴うことが多いが，なかには家人に跛行を気づかれ初めて来院する場合もある。疼痛に関しては，股関節自体よりも当初は大腿部前面から膝にかけての痛みを訴えることが多い。そのため，膝の疾患と間違われることもしばしばである。股関節の可動域制限(とくに，外転および内旋制限)は必発であり，罹病期間が数カ月と長い場合には，患肢の筋萎縮がみられる。②X線学的所見：ペルテス病は，単純X線上で特異な経過を示す疾患であり，いわば画像上で定義された疾患ともいえる。病早期の微細な変化から，中期，晩期にかけての著明な変化まで多彩である。病早期の診断では，正面像だけでは変化を読み取れないことがあり，必ず側面像との2方向撮影が必須となる。単純X線上，病期の進行に伴い滑膜炎期，硬化期，壊死期，修復期(分節期)，遺残期に分けられ，それぞれに特徴的な像を示す。③MRI所見：病初期の診断では有用である。骨端部内の壊死の存在やその広がりについて検索できる。

【鑑別診断】　①化膿性股関節炎：高熱を伴う強い股関節痛で発症する。局所症状は，熱感を伴う腫脹がみられることもある。血液学的に炎症が疑われれば，確定診断のために可及的早期に関節穿刺を行い，膿汁の有無を確認する必要がある。②膠原病〔若年性関節リウマチ(juvenile rheumatoid arthritis；JRA)など〕：初発症状が股関節痛であることはまれであるが，持続する不明熱や，全身的な症状が随伴する場合には注意を要する。③大腿骨頭すべり症：10歳から14～15歳までに発症し，大腿骨近位骨端部が

後・内方にすべり落ちる疾患である。色白で肥満体型の男子に好発する。初発症状は，ペルテス病と似ているが，2方向単純Ｘ線写真を撮れば鑑別は比較的容易である。④スポーツ障害：股関節自体よりも，周囲の軟部組織の over use などの障害による痛みのことが多い。とくに，筋・腱付着部の前上・下腸骨棘部の付着部炎や同部の剥離骨折が原因となる。現病歴・注意深い触診やＸ線検査にて診断は可能である。⑤単純性股関節炎：とくに誘因なく生じる股関節痛で，時に激しい痛みを訴える。当初は，歩行困難になる場合もあるが，多くは2～3日で劇的に改善する。炎症症状はなく，Ｘ線学的・血液学的にも正常である。

【治療】 ペルテス病では，保存治療が第一選択となる。しかし，発症年齢，壊死範囲，特徴的なＸ線学的徴候の有無，などによりその予後は千差万別であり，時には手術的治療が必要となる。約6～7割の症例で良好な結果を得たとの報告が多く[1)-5)]，良性の疾患といえる。しかし，残りの症例については成績不良であり，将来的に変形性股関節症への移行が危惧される。治療の原則は，骨頭をできるだけ股臼の中に包み込み，その中で股臼を鋳型として骨頭の球形度を維持しようとする，いわゆる"containment の概念"である。①保存的治療：装具治療が中心であり，下肢を外転位とすることで前述した"containment"効果を得る。ほとんどの装具治療は外来通院で行うが，入院して行う A-cast 法もある。②手術的治療：手術療法における containment 獲得の手段としては，大きく分けて大腿骨側を操作する方法と骨盤側を操作する方法がある。大腿骨側は，大腿骨を近位で内反させ確実な containment を獲得する大腿骨内反骨切り術である。骨盤側は，ソールター（Salter）骨盤骨切り術が一般的であり，臼蓋を前外方へ張り出させることによって骨頭を包み込むことを目的としている。　　　　　　　　　［亀ヶ谷真琴］

●文献　1) Cooperman, D., et al.：Ambulatory containment treatment in Perthes' disease. Clin. Orthop., 203：289-300, 1986.　2) Hirohashi, K., et al.：Perthes' disease；Comparative study of various methods of treatment-containment without weight bearing, femoral and pelvic osteotomy, and Steel's operation. Orthop. Traum. Surg., 29：425-434, 1986.(in Japanese)　3) Kamegaya, M., et al.：Comparative study of Perthes' disease treated by various ambulatory orthoses. J. Jpn. Orthop. Assoc., 61：917-932, 1987.　4) Karadimas, J.：Conservative treatment of coxa plana. J. Bone Joint Surg., 53-A：315-325, 1971.　5) O'Hara, J., et al.：Long-term follow-up of Perthes' disease treated nonoperatively. Clin. Orthop., 125：49-56, 1977.

偏　食

【定義】 偏食の定義は一定していないが，食品に好き嫌いが強いとか，特定の食品を嫌がって食べないと偏食とされることが多い[1)]。偏食を嗜好発達が著しく未熟，ないしは発達障害と考えると理解しやすいとするものもいる[2)]。幼児の母親の1/4は子どもの食事で困っていることとして偏食をあげており[3)]，年齢が上がるごとにその割合は増える。現代の日本での偏食は，すなわち栄養の偏りを示すものでない。その訴えの背景には，母親や家族の考え方や食生活の実際の違い，地域差などが含まれることを考慮し，食事の状況や実際の摂取内容，量などを客観的に把握し，判断する必要がある。

【原因】 家庭の食生活では，①献立に偏りがあったり変化に乏しい，②大人の好みに合わせて調理しており，子どもが食べない，③インスタント食品などを用いており，味が子どもの好みに合わない，④食事の雰囲気が楽しくない，⑤食品の種類が多すぎて，子どもが好きなものだけを食べてしまう，などが考えられる[4)]。また，偏食と訴えるのは回りの大人であり，親の考え方や養育態度，子どもの気質が影響していることもある。

【対応】 特定の食品を食べないことを問題とせず，食事全体，栄養素などの摂取を考えるようにする。そのうえで，栄養状態を評価し問題がなければ，同じ食品群のなかで交換したり，調理法を工夫するなどでバランスのよい食事が摂取できるようにする。子どもと家族の嗜好が異なっている場合には，子どもが美味しいというものや，よく食べるものを観察し，嗜好を把握して調理法を工夫するなどの必要がある。また，楽しい雰囲気で食事をするなかで家族がおいしそうに食べる様子を見たり，友達のなかに入ると，嫌いだったものを食べられるようになる子もいるため，保育所，幼稚園などに通い始めて，

皆で食事をするようになったときに調理法を工夫し，献立に取り入れるのもよい。子どもと季節の食材を調達したり，調理から一緒に行うなどすると，食全体への興味が高まり，さまざまな食品を食べてみようという意識の広がりにつながるであろう。

〈関連語〉　食事，食欲不振　　　［荒木暁子］

●文献　1) 今村榮一：新・育児栄養学；乳幼児栄養の実際，日本小児医事出版社，2002, p.146.　2) 二木武，他・編著：新版小児の発達栄養行動；摂食から排泄まで/生理・心理・臨床，医歯薬出版，1995, pp.173-179.　3) 厚生労働省：子どもの離乳食や食事で困っていること．平成17年度乳幼児栄養調査結果の概要，p.16 (http://www.mhlw.go.jp/houdou/2006/06/dl/h0629-1b.pdf)　4) 前掲書1), pp.150-151.

片頭痛

【片頭痛とは】　2003年国際頭痛学会で発表された国際頭痛分類第2版 (The International Classification of Headache Disorders, 2 nd edition；ICHD-II) では，片頭痛は一次性頭痛に位置づけられる[1]。片頭痛は頭痛発作を繰り返し，その痛みは部位（片側性），性状（拍動性），強さ（日常生活に支障をきたす程度で中等度～重度），持続時間（4～72時間）という特徴を有し，随伴症状を伴うものである[1]。片頭痛には，前兆のあるものとないものがあり，また前述の痛みの特徴をすべて満たしているとは限らない。そのため両側性の片頭痛もあり，片頭痛 (migraine) と片側頭痛 (hemicrania) は同義ではない[2]。

【分類】　片頭痛は，前兆のない片頭痛，前兆のある片頭痛，小児周期性症候群，網膜片頭痛，片頭痛の合併症，片頭痛の疑いの6つに分類される。小児では前兆のない片頭痛が60～85%を占めるといわれている[3]。小児周期性症候群には，周期性嘔吐症，腹部片頭痛，小児良性発作性めまいが含まれる。

【小児片頭痛の診断基準】　ICHD-IIでは，片頭痛の診断項目として痛みの持続時間，部位，性状と強さ，日常生活の状態，発作中の随伴症状（悪心・嘔吐や光過敏・音過敏），器質的疾患の有無，前兆となる症状（閃輝暗点など）と出現状況，運動麻痺（脱力）の有無を掲げ，詳細に規定している[2]。小児の場合，痛みの持続時間は1～72時間と成人よりも短く規定されている。また，成人は片側性とされるが，幼児では両側性のことが多い[2]。

【病態生理】　片頭痛の病態生理は未確定であり，主に血管説，神経説，三叉神経血管説がある。①血管説 (Wolff, H.G. ら, 1938)：セロトニン放出因子の血中濃度が高まり，放出されたセロトニンが脳血管収縮を引き起こし，虚血症状としての前兆が出現する。モノアミンオキシターゼ-Aによりセロトニンが代謝され枯渇すると，過度に血管が拡張することで発痛物質が遊離し，頭痛をもたらすというものである[4]。②神経説 (Olesen, J. ら, 1981)：脳血管の支配領域とは直接関係なく，脳機能低下によって起こる脳血流の減少が後頭極から前方に広がり，中心溝に達するときに頭痛が発生するというものである[1,4]。③三叉神経血管説 (Moskowitz, M.A. ら, 1984)：三叉神経節に刺激が加わり，血管作動性神経ペプチドが遊離され，支配領域の無菌性炎症が生じ，血漿漏出によって頭痛が生じるというものである[1,4]。

【治療】　片頭痛の治療は，作発時の対処と発作の予防となる。①発作時の対処：発作時には，薄暗い静かな部屋で休息をとる。頭痛出現後早期にイブプロフェン，アセトアミノフェンといった鎮痛剤の服用が有効である。悪心，嘔吐を伴う場合，制吐剤を併用する。鎮痛剤無効時には，エルゴタミン製剤が選択される。近年片頭痛治療の中心的役割を担うようになった5-HT受容体作動薬（トリプタン）は，2000（平成12）年より日本にも導入された。欧米では小児にも使用されているが，わが国では添付文書に安全性の未確立が記されている。しかし，学業を中断するほど強度の片頭痛発作には，トリプタンを使用しているという実践報告もある[5]。②発作の予防：a．誘因の除去；片頭痛は睡眠不足・過剰，空腹，肩こりが誘因となるため，適度な睡眠，運動を含む規則正しい生活様式への改善を行う[3,5]。チョコレート，チーズなどチラミン含有物質，カフェイン，高脂肪食，化学調味料といった食物性要因の関与を探ることも必要である[3,4,6]。光や騒音，香水やガソリンなどの臭いが誘因となることもあるため，環境の調整の必要性も検討する[3]。また，ストレスへの対策を講じることは重要であり，認知療法，リラクゼーション，バイオフィードバックなど非薬物

療法も検討する[3][7]）．b．薬物療法；発作が重度，高頻度，頓挫療法が無効の場合，予防療法が検討される．5-HT$_2$拮抗作用，血漿漏出の調節作用，中枢性アミン作動性制御メカニズムの調節作用，電圧感受のチャンネルを介した細胞膜安定化作用を期待し[3]，抗てんかん薬，三環系抗うつ薬，β-遮断薬，Ca拮抗薬が用いられる[3][5]-[8]．
〈関連語〉 痛み，頭痛　　　　　　　　［古橋知子］

●文献　1）日本頭痛学会新国際分類普及委員会：片頭痛．日義痛会誌，31(1)：44-56, 2004.　2）山口三千夫：片側の頭痛は片頭痛とは限らない；片側頭痛と片頭痛．坂井文彦・編，頭痛診療のコツと落とし穴，初版，中山書店，2003, p.27.　3）Winner, P., et al.（寺本純・訳）：小児の頭痛，診断と治療社，2002, pp.93-106.　4）山下裕史朗：頭痛．小児内科，32(4)：512-517, 2000.　5）藤田光江：片頭痛治療薬．小児内科，36(5)：785-788, 2004.　6）東山ふき子，他：小児の慢性頭痛．小児科，43(3)：338-344, 2002.　7）宮田章子：頭が痛い．小児内科，35(12)：1981-1985, 2003.　8）舘野昭彦，他：小児の頭痛・めまいの診かた．小児科，46(1)：42-54, 2005.　9）満留昭久：片頭痛の診断と治療．小児内科，35(8)：1350-1352, 2003.

扁桃肥大

扁桃とは，咽頭に環状に存在するリンパ組織の塊で，その内部は上皮とリンパ球が混在しており被膜で包まれている．口を大きく開けたときに両サイドにありいわゆる扁桃腺といわれる口蓋扁桃，舌根部にある舌根扁桃，また，解剖学的な場所別に耳管扁桃，咽頭扁桃（アデノイド）などがある．扁桃は免疫と深い関係がある器官である．生理的に5〜6歳頃が肥大のピークとなりその後は年齢とともに小さくなることがほとんどであるが，一部成人で埋没した扁桃を認める場合がある．口蓋扁桃やアデノイドが大きいと鼻づまり，いびき，睡眠時無呼吸，物の飲み込みが悪い，集中力がないなどの症状が現れる．本人の訴えや自覚症状が乏しいことがほとんどであり，周囲の観察が重要である．扁桃肥大の程度は，Mackenzie法という視診による評価が一般的であり3段階に分類されている．検査は視診が主であるがX線により客観的に評価することもある．

【睡眠時無呼吸】　睡眠時無呼吸は頻繁に起こる無呼吸によってたびたび脳が覚醒し，満足な深い睡眠がとれず慢性的な睡眠不足の状態になる．その結果，だるさ，授業中の居眠り，無気力などが起こり，重症例では重度頭痛を覚醒時に訴えることがある．乳幼児では発達や成長にも大きく関与してくる．「寝る子は育つ」というが，ひどいいびきや無呼吸などで睡眠がひどく妨げられると脳から成長ホルモンなど多くのホルモンの分泌が低下してしまう．したがって，重症例においては，内分泌ホルモンの精密検査が勧められる．睡眠時無呼吸症候群とは，7時間の睡眠で10秒以上呼吸が止まることがある状態が30回以上をいう．これはそもそも成人の定義であり子どもにはそのままはあてはまらない．必要に応じて，無呼吸の状態を客観的に把握する目的も含め，睡眠時のモニターにて無呼吸回数や酸素供給量などを測定する．最近成人のみならず，小児においても増加傾向にある疾患であり念頭に置く必要がある．

【扁桃炎】　扁桃肥大があるからといって扁桃炎を起こしやすいということはない．そもそも口蓋扁桃は細菌やウイルスが身体の中へ侵入するのを防ぐ働きをするが，入ってきた細菌やウイルスの力が強く免疫力が低下した状態であれば扁桃炎は起きる．40℃近い高熱が出て，扁桃腺が真っ赤に腫れ，そこに膿栓（脱落上皮，白血球，細菌よりなる）がつくこともある．全身がだるく，頸部のリンパ節が腫れることもある．治療は抗生物質，消炎鎮痛剤などの内服，点滴を行う．

【ドライマウス】　最近ドライマウスが問題となっている．これは唾液腺が萎縮した高齢者だけの問題ではない．鼻アレルギーなどで鼻呼吸ができない場合，口呼吸になる．夜間口呼吸が中心であると口腔内は乾燥し，ドライマウスを引き起こす．その結果，小児では反応性に扁桃が肥大する．いびきやのどのかわき，咳，いがいが感などの症状が出現する．またドライマウスは感染も引き起こしやすい状態となるので注意が必要である．

【口蓋扁桃摘出術】　手術適応は，単に扁桃が大きいからといって決まるわけではない．睡眠時無呼吸の場合は，現状の睡眠や合併症の有無，成長発達に影響しているかなどを考慮し慎重に行う．扁桃炎の場合は，1年に何回も炎症を繰り返す慢性扁桃炎に移行したときは手術が必要なときもある．また，扁桃腺は手術で取ってしま

うと，風邪になりやすくなるといわれるが2歳以降ではまったく根拠がないといえる。手術は通常全身麻酔で行われ約1週間の入院を要する。合併症もほとんどないので十分適応を満たしている場合は積極的に行う。
〈関連語〉　睡眠，発達，成長，無呼吸
[坂田英明]

便の性状

【定義】　口から摂取したものが胃や腸などの消化器系を通過することにより，消化吸収され，食物残渣は老廃物として体外に排泄される。この排泄物を便という。また，性状とは，そのものの性質であり状態である。便の性状(properties of stool)とは，便の色調・硬さ・混入物・臭気・反応をいう。
【特徴】　小児は成長発達の途上にあり，消化器官の形態機能の成熟に伴い必要な栄養素の質，量ともに変化する。また，食物の形が乳汁から離乳食・固形食へと変化していく。摂取した食物などにより便の性状も違ってくる。便は健康のバロメーターであり，健康状態を知るための重要な情報源である。とくに，小児は自分で異常を適切に訴えることができないため，便の性状や排便回数・量などを十分に観察することが重要である。便の性状と小児の主な原因疾患については表94を参照されたい。
【便の性状と排便回数・量】　①乳児期：a．乳汁による栄養の時期；現在はミルクの成分が母乳に近くなったため違いは少ない。母乳栄養児では，便の色調は卵黄色，硬さは軟膏様(母乳中には乳糖が多く，大腸が水分を吸収するのを抑制する作用があるため)。便を放置すると，しばしば緑色になる(便中のビリルビンが酸化してビリベルジンになるが生理的なものである)。臭気は酸臭。反応は酸性(pH 5～6)。排便回数は生後数週間は1日2～5回，その後1～3回。量は乳汁100 gに対して1～3 g。腸内細菌は大部分がビフィズス菌。特性はしばしば下痢様，緑色を呈し，または粘液顆粒を混じ，排便回数も増減することがある。個人差がある。人工栄養児では，色調は淡黄色(ヒドロビリルビン)，硬さは硬く有形。臭気は腐敗臭。反応はアルカリ性(pH 7～8)。排便回数は1日1～2回。量は乳汁100 gに対して6～8 g。腸内細菌は大部分が大腸菌。特性は一部は石けん便となる。便性は添加する脂肪や糖質の量と質によって多少異なる。混合栄養児では，母乳栄養児と人工栄養児の便の中間の状態で，母乳とミルクの飲む量の割合に応じて，色調，硬さ，臭気が変わる。b．離乳食の時期；摂取した食物や量により違いがある。たとえば，ほうれん草を食べたときは緑黄色。カボチャのときは黒っぽい緑色のなかに黄色が混入している。人参のすり下ろしでは赤茶色など。1回食の場合，開始2～3日は，下痢様の水様便であるが，腸の機能の発達に伴い有形になり回数も少なくなる。2回食になると，腸の機能の発達に伴い，ペースが一定になり，有形で，摂取した食物や量により異なるが，色調や臭気も大人に近づく。3回食では，個人差はあるが，色調は濃い茶色となる。②幼児期：腐敗臭が強くなり，有形で，色調も大人とほぼ同様になる。摂取した食物により違いがある。
〈関連語〉　下痢，血便／下血　　[小林八代枝]
●文献　1) 細谷亮太，他・著：はじめての育児百科．主婦の友社，2003，pp.223-226． 2) 主婦の友社・編：はじめての育児．主婦の友社，2002，p.176． 3) 大塚製薬：うんち・おむつ・性器ビジュアル図鑑．ベビーエイジ，1997年4月号，特別第1付録，大塚

表94　便の性状と小児の主な原因疾患

便の性状	主な原因疾患
緑色	便を放置すると，しばしば緑色(便中のビリルビンが酸化してビリベルジンになるため)になるが生理的なものである 病原性大腸炎，水様性の粘液便など
白色または灰白色	胆道閉鎖症など
水様性で白色～黄白色	ロタウイルス性下痢症など
鮮血便	裂肛，直腸ポリープ，潰瘍性大腸炎など
暗赤色便	メッケル憩室，消化管重複症など
タール便	胃潰瘍・十二指腸潰瘍，食道静脈瘤破裂など
粘血便(イチゴジャム様)	腸重積症など
膿粘血便	細菌性赤痢など
粘液便	消化不良症など
顆粒便	正常便や消化不良便でもみられる

製薬, 1997, pp.6-10. 4) 田中千代, 他：消化器疾患と看護. 奈良間美保, 他, 小児臨床看護各論(系統看護学講座 専門22, 小児看護学 2), 第10版, 医学書院, 2003, pp.216-266. 5) 水原春郎, 他・監：消化器疾患とその看護. 小児看護(看護必携シリーズ10), 学習研究社, 1996, pp.152-208. 6) 宮崎和子・監：消化器疾患をもつ小児の観察. 小児Ⅱ(看護観察のキーポイントシリーズ), 改訂版, 中央法規出版, 2000, pp.81-145.

便 秘

【定義】 便秘(constipation)とは、さまざまな原因により糞便の大腸内通過が遅延し、排便の回数が著しく減少したり便の量が減少し、水分量の少ない硬い便を排泄する不快を伴う状態をいう。小児の便秘を原因から分類すると、排便機能の器質的障害による便秘と、器質的障害を伴わない機能的(特発性)便秘が一般的である。

【特徴】 小児は成長発達の途上にあり、とくに乳幼児期では排泄習慣を獲得する過程にある。年長児では就園、学童期では就学などの生活環境の変化のために緊張や排便時間が確保できない等、さまざまな要因により便秘を引き起こしやすく、その後の排泄習慣にも影響を及ぼす。また、新生児、乳児ではヒルシュスプルング病や直腸肛門奇形など先天性疾患の場合があるので、診断結果に注意をする。また、腸閉塞(イレウス)は緊急治療が必要となるのでイレウス症状との鑑別も重要である。

【便秘をきたす主な原因と疾患】 小児の器質的便秘をきたす主な原因と疾患には、腸管内神経節細胞の欠如(ヒルシュスプルング病)、腸管の機械的閉鎖(先天性腸管閉鎖, 直腸肛門奇形, 腸重積症, ヘルニア嵌頓など)、外肛門括約筋の攣縮(肛門亀裂, 脱肛による排便時の痛み)などがある。機能的便秘をきたす主な原因と疾患には、腸管の筋緊張亢進(過敏性大腸炎)、排便反射の異常(習慣性便秘, 腸管や腹壁の緊張低下)、腸蠕動の障害(哺乳量や食事量または繊維成分の不足, 脱水による硬便など)がある。

【情報収集とアセスメント】 ①問診：家族あるいは本人に以下のことについて確認する。a.全身状態；発育状態, 機嫌。b.食生活習慣と水分摂取状況；食事や授乳の状態(量, 内容, 食欲), 水分摂取状況(量, 内容)。c.排便状態；通常の排便習慣や現在の排便状況(排便回数と時間, 量, 性状, 便意の有無)。d.自覚症状；腹部膨満, 食欲不振(哺乳力低下), 嘔気・嘔吐, 腹痛。e.便秘の原因と誘因の有無；先天性疾患などの既往歴の確認。②一般状態および随伴症状の観察：a.排泄状況；排便習慣と状況。就学頃より排便時間の確保困難, 学校で便意を感じてもがまんするなどを繰り返すことが便秘の原因となる。便の量, 回数, 性状, 排便があっても腹部膨満や体重増加不良などがあれば便秘の可能性がある。排便の妨げ(肛門部の亀裂, 脱肛)の有無, 便の硬さなど排便に関する薬剤の使用状況。便秘の経過では、原疾患の有無, 便秘に対する対処方法の確認。b.生活状況・家族関係；食事内容や水分摂取量, 運動の内容, 排便のしつけの状況(排便訓練の開始の時期, 排便の予告や報告の有無, 家族内の緊張感の有無)。母子関係は良好か, 小児が特別に神経質, 潔癖や萎縮をしていないかなど。c.随伴症状；腹部膨満および緊満の有無, 腹痛の有無, 嘔気・嘔吐の有無, 食欲不振の有無。

【ケアのポイント】 ①食事内容の指導：a.水分摂取により腸管に化学的・物理的刺激を与え腸管の亢進を促す。乳児では入浴後に白湯を、幼児期以降では、早朝空腹時に冷水や牛乳など、水分を多めに摂取させる。b.弛緩性便秘の場合は、食物繊維を多く含む食品(豆類, 果物, 野菜, 海藻類), 良質な腸内細菌を増やす食品(ヨーグルトなど), 腸管に刺激を与える食品(冷たい飲み物)を摂取させる。c.痙攣性便秘の場合は、腸の緊張が亢進し痙攣を起こしている状態のため, 刺激性食品を控える。②排便リズムの確立：a.一定時刻に便意がなくても排便を試みる。胃・結腸反射は食後30〜40分後にもっとも活発になる。幼児期に朝食後排便の時間を確保できるように、生活習慣を整える。b.排便を抑制しない。便意を感じたらがまんせずに排便できる環境を整える。③腸蠕動運動の促進：a.腹部のマッサージ。b.腰背部・腹部の温罨法；温熱刺激により排便反射に関与する神経を刺激し、腸蠕動を活発にする。消化管の炎症, 穿孔, 閉塞のあるときは禁止する。④精神安定への援助：不安や緊張などの精神的ストレスは、自律神経の不均衡をまねき、副交感神経が抑制され交感神経が優位になるため腸蠕動が抑制され痙攣性便秘が生じる。乳児期から排便時ほめるなど肯定的感情を育てるよう援助する。⑤下剤の投

与・浣腸・坐薬・摘便：重度の便秘で，腹痛や食欲不振などの症状が強いときに行われる．繰り返しは習慣性になったり，直腸反射の減弱となることもあるため，原因を追究して対処し，できるだけ自然排便を促す．新生児，乳児は肛門を綿棒などで刺激することで排便を誘発することもできる．⑥家族への支援：トイレットトレーニング時，親が失敗を厳しく叱ると，小児の緊張や嫌悪感が高まり排便を拒んだり，便秘になる恐れがある．とくに，器質的便秘の場合，排便コントロールがうまくいかず母子関係に影響を及ぼすこともある．その子なりの排便周期により，排便が定期的に不快なく，無理なくコントロールできるように指導する．また，年齢が高いほど，排便状況を親が把握するのは困難になる．食事の摂取状況などの観察事項を説明し，本人への生活指導が行えるよう支援する．
〈関連語〉 便の性状　　［小林八代枝・西田みゆき］
●文献　1) 宮崎和子，監：小児II（看護観察のキーポイントシリーズ），改訂版，中央法規出版，2000, pp.87-90．2) 小板橋喜久代，他：エビデンスに基づく症状別看護ケア関連図，中央法規出版，2001, pp.52-57．3) 奥宮睦子，他：症状・苦痛の緩和技術（シリーズ生活をささえる看護），中央法規出版，2000, pp.176-183．4) 吉原正治，他：便秘．臨牀看護，26(6)：969-971, 2000．5) 今村栄一，他・編：小児の対症看護，第2版，医学書院，1981, pp.145-148．

ほ

保　育

【定義】 保育（early childhood care and education）とは，保護と教育が一体となり，乳幼児の成長・発達を促す活動である．広義には保育所や幼稚園の乳幼児を対象とする施設保育と，家庭において乳幼児を対象とする家庭保育の両方を含む概念として用いられる．一方，保育を狭義に捉えれば，保育所や幼稚園における保育（教育）を意味する．そこでは乳幼児が適切な環境のもとで健康と安全が保障され，安心感をもって活動できるように配慮するとともに，心身の発達に向けて援助する営みが展開されている．ここでは保育所や幼稚園の子ども達を対象とする保育について述べる．施設保育は発達途上にある，未熟な段階の子ども達を保護し，乳幼児の生存を保障する養護（care）と心身の健全な成長発達を保障する教育（education）を組織的・系統的に行っている．

【保育の意義】 発達途上の子ども達は大きな可能性を秘めている．未熟な状態で生まれる子ども達は，環境との相互作用によって発達していく．その発達を保障していくためには，適切な養護のもとで一人ひとりの子どもがその発達に即して現在をよりよく生き，将来の発達の基礎を培う援助を必要としている．この援助を組織的・構造的に捉えて，その方法や内容を検討し計画的に実践するのが保育である．つまり保育はその主体である子どもの生存権を保障し，子どもに最善の利益を保障する福祉権を保障する．すべての子どもは守られ，育てられる権利を有する．乳幼児期においては，養護と教育が一体となった保育を受ける権利を保障する必要がある．

【保育の目的と目標】 保育は大きく，衣食住にかかわる生活の側面と遊びの側面とに分けることができる．生活面においては生活者としての自立に向けた基礎づくりをめざした支援が行われ，遊びにおいては子どもの主体性や自発性を尊重しながら，楽しく活動できるように，豊かな環境と材料を準備することが必要である．保育は乳幼児の主体的な活動を促し，豊かな生活が展開されるように配慮し，遊びを通して総合的な指導を行い，一人ひとりの発達課題を捉えてかかわり，集団のなかで個人の成長と発達をめざすことが目的である．つまり保育は子どもの成長発達を援助する教育的・意図的なかかわりであり，組織的・構造的枠組みをもつ教育活動である．また保育は子どもにとっては自由で開放的な活動で構成されているが，保育者は集団の特性を捉えて保育の目的と目標の達成に向けて，その方法や内容を吟味し，計画的に行う必要がある．併せて子ども達の活動中の様子を捉えて保育の評価を行うことが本来的である．そしてその結果を次の保育に反映させていく．生活面においても遊びにおいても，日々の活動を通して心身の発達が遂げられる．子どもが豊かで望ましい発達を遂げるためには目標を定めてその達成に努める必要がある．具体的には心

身諸機能の調和的発達，自主自立の精神の芽生えを養う，社会生活や事象への理解と態度を養う，言語の適切な使用と絵本や童話といった文化財への興味を養う，創作的表現への興味を養う，などがあげられる。保育は子ども達の生活を見守りながら，生活の質を高めていく使命をもつ。そのためにも保育は系統的に，総合的に展開していくことが必要である。子どもの自発的・主体的な生活が尊重され，大人や社会，環境との相互作用により子どもの全体的な発達をめざす。保育は子どもの豊かな心情を育て，発達を支え，人間としての基礎を培っていく。

【現代社会と保育】 今，保育は大きく変わりつつある。保育所は子育て支援センターとして機能することが求められ，幼稚園のプレ保育（就園年齢以前の子どもの保育）の拡大，「認定こども園」構想や民間企業の参入による多様な保育形態の出現など，新たな展開が認められる。保育は社会のニーズにより変遷してきたが，基本は子どもの福祉権を最優先に考える視点をもつことである。

〈関連語〉 統合保育，混合保育，保育所

[鈴木裕子]

●文献 1) 丸山美和子：発達のみちすじと保育の課題，IUP（子ども総合研究所），2001.

保育器

【保育器の分類[1]】 保育器は換気方式から閉鎖型（強制換気）と開放型（自然換気）に，温度制御方式から皮膚温制御方式と器内温制御方式のものとに，熱源からは対流式，輻射式と伝導式に，加熱部の制御方式からは on/off 式と比例制御式とに分けられる。また病院間の移送用として搬送用保育器がある。

【閉鎖型保育器の構造と機能】 閉鎖型保育器のほとんどは強制換気方式で，加温・加湿された空気がファンによって層流（乱れのない均一な流れ）のかたちで器内を流れ，場所による温度のばらつきがないようにしてある。保育器の構造を図66に示す。温度コントロールのシステムには，ある設定温度以上や以下になるとセットされた温度と実際の器内温度の差の大きさに応じてヒーターの出力が変化する比例制御方式が採用されている[2]。保育器の壁が一重のシングルウォールと壁を二重にしたダブルウォールがある。

【開放型保育器の構造と機能】 開放型保育器は，上部ヒーターからの赤外線による輻射で加温する。閉鎖型保育器との違いは蘇生や処置のしやすさなどから外科疾患の新生児や分娩室などに使用されている[1]。

【保育器使用の目的[3]】 ①保温：至適環境温度

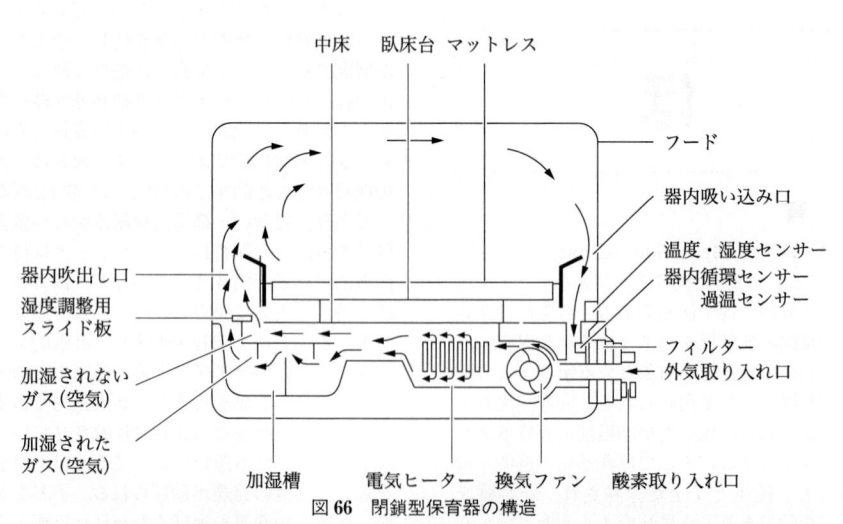

図66　閉鎖型保育器の構造

〔出典　佐藤正憲：保育器．小野哲章，他・編，ナースのための新ME機器マニュアル（JJNスペシャル No. 63），医学書院，1999, p.71. 一部改変〕

(中性温度環境)は，酸素の消費量と深い関係にあり，高温環境下あるいは寒冷環境下では体温を一定に保つために酸素の消費量が増大し，至適環境温度では酸素消費量が最低となる(図67)．熱喪失経路(輻射熱，対流，蒸散，伝導)を考慮する必要がある．②加湿：保育器内では感染を考慮して通常加湿を行わないが，極低出生体重児のケアにおいて至適湿度に保つことは不感蒸泄の減少につながり非常に重要である．③感染防止：保育器において感染防止の役割を担っているのがフィルターである．フィルターの目的は空気中の粉塵や埃に付着して移動する細菌などの浮遊物を濾過するためである．④酸素の供給：保育器に酸素を流すには，100％の酸素を直接流す方法と酸素と空気を混ぜて行う方法がある．直接酸素を流す場合は，酸素濃度計を用いて適度な酸素流量をはじき出す必要がある．また，酸素濃度を測定しながら自動的に酸素の流量を変化させる酸素コントローラーという機器もある[4]．⑤観察：新生児を裸で収容することもでき，呼吸状態，皮膚色，筋緊張，異常運動，末梢循環などの観察を容易にする．

〈関連語〉 新生児集中治療室(NICU)，体温異常，体温調節障害，低出生体重児，ハイリスク新生児

[佐藤眞由美]

●文献 1) 田口順教，他：保育器は性能によりどう使い分けるのか．周産期医学，34(増刊)：649-650，2004． 2) 仁志田博司：体温調節と保温；保温とその目的 保育器．新生児学入門，第3版，医学書院，2004, p.162. 3) 江口寛正：保育器．小児看護，20(9)：1234-1238, 1997. 4) 松井晃：ME機器こんなときどうしよう！ 第2回 保育器その2；保育器

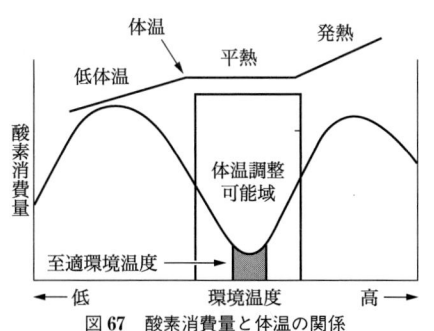

図67 酸素消費量と体温の関係
〔出典 江口寛正：保育器．小児看護，20(9)：1234, 1997〕

を使いこなそう．Neonatal Care, 15(12)：1070, 2002.

保育所

【目的】 日々保護者の委託を受けて，保育に欠ける乳児または幼児を保育することを目的とする施設であり，さらに必要があるときは，日々保護者の委託を受けて，保育に欠ける他の児童を保育することができるとされている．

【法的位置づけ】 児童福祉法第39条に施設の目的について，第48条3に地域住民に対する情報提供，相談助言などについて定められている．

【実状】 所管は厚生労働省(市町村)である．2003(平成15)年3月現在，全国に保育所は2万2,313カ所あり，入所児は203万7,902人いる(厚生労働省「社会福祉行政業務報告」による)．公私別保育所施設数では，公立55.7％，私立44.3％の割合で，2002(平成14)～2003年において，民営保育所が増加し，公営保育所は減少している．待機児童数は2003年4月現在，従来の定義を用いると4万2,800人でこれまでを上回る数値である(表95，図68)．保育所は乳幼児の養育支援の場としての役割をもち，近年は子育て支援としての役割も期待されている．主な活動として次のようなことが行われている．①延長保育，②一時保育，③保育相談・助言，④園庭開放，⑤病児(病後児)保育など．ちなみに，エンゼルプラン実施以降，特別保育として，延長保育促進事業実施保育所は1万1,702カ所あり，地域子育て支援センター事業実施保育所は2,499カ所あり，年々そのニーズは増加しており，保健活動などとの地域連携がますます重要になってきている．保育所の職員の配置は現在，乳児では3対1，1歳2歳では6対1，3歳では20対1，4歳以上では30対1とされている．そのほかに嘱託医が必置である．ちなみに幼稚園の教諭は1人当り35人の子どもという形になっている．

【課題】 入所児童は1995(平成7)年以降連続して増加しており，都市部を中心に定員の弾力化など規制緩和によって，ここ数年，毎年3～4万人の受け入れ増が行われている．しかし希望しても入所できない待機児童数は減ることを知らない状況にあり，深刻な問題となっている．また保育サービスに関する要望の調査によると，

表95 都道府県・指定都市・中核市別 保育所入所待機児童数(2003年4月1日現在)

都道府県	保育所数	定員	利用児童数	待機児童数	指定都市	保育所数	定員	利用児童数	待機児童数
	カ所	人	人	人		カ所	人	人	人
1 北海道	605	43,665	38,454	19	札幌市	168	14,579	15,069	184
2 青森県	485	32,968	32,836	188	仙台市	96	8,684	9,213	637
3 岩手県	342	24,168	23,552	174	さいたま市	83	7,843	7,859	230
4 宮城県	209	14,650	13,928	240	千葉市	88	9,177	9,248	159
5 秋田県	202	16,710	16,070	66	横浜市	267	24,983	24,777	1,123
6 山形県	227	18,251	17,369	156	川崎市	113	10,965	10,991	699
7 福島県	199	15,763	15,201	190	名古屋市	272	31,800	30,391	499
8 茨城県	436	37,213	37,317	400	京都市	249	23,775	24,817	225
9 栃木県	265	21,445	21,561	25	大阪市	335	37,996	38,137	1,355
10 群馬県	404	37,184	38,666	76	神戸市	162	16,400	16,853	934
11 埼玉県	632	55,385	55,159	1,579	広島市	145	17,909	17,674	259
12 千葉県	522	51,157	47,185	870	北九州市	157	15,335	15,488	90
13 東京都	1,619	158,106	154,264	5,208	福岡市	158	22,225	23,345	435
14 神奈川県	278	26,598	26,081	674	指定都市計	2,293	241,671	243,862	6,829
15 新潟県	616	50,736	46,048	15	中核市	保育所数	定員	利用児童数	待機児童数
16 富山県	272	23,625	21,809	0	旭川市	48	3,499	3,940	222
17 石川県	303	27,090	23,967	0	秋田市	38	3,190	3,346	185
18 福井県	281	24,550	23,096	0	郡山市	31	2,440	2,720	92
19 山梨県	241	20,436	19,362	0	いわき市	62	5,465	5,063	0
20 長野県	550	51,026	46,356	2	宇都宮市	59	4,910	5,338	34
21 岐阜県	401	39,350	35,359	0	川越市	30	2,430	2,262	112
22 静岡県	341	30,840	29,955	173	船橋市	47	5,744	5,829	52
23 愛知県	757	88,777	79,198	270	横須賀市	32	3,130	3,238	46
24 三重県	442	38,415	37,070	23	相模原市	53	6,226	6,394	402
25 滋賀県	231	23,078	22,823	222	新潟市	112	9,455	9,437	11
26 京都府	245	23,836	21,842	44	富山市	57	6,175	6,253	0
27 大阪府	649	65,587	67,983	1,591	金沢市	112	10,924	11,193	0
28 兵庫県	586	47,702	46,132	730	長野市	77	7,530	7,542	0
29 奈良県	160	17,595	15,112	40	岐阜市	46	4,790	4,496	0
30 和歌山県	173	16,145	13,555	2	静岡市	97	10,420	10,861	44
31 鳥取県	203	16,725	14,973	1	浜松市	56	5,300	5,627	372
32 島根県	263	16,780	16,193	185	豊橋市	55	8,330	8,486	0
33 岡山県	221	16,735	15,413	92	岡崎市	48	7,515	6,743	0
34 広島県	371	27,562	23,859	1	豊田市	47	5,915	4,287	11
35 山口県	324	25,029	23,464	14	堺市	90	9,791	10,738	832
36 徳島県	221	15,740	13,780	88	高槻市	35	3,390	3,740	85
37 香川県	154	14,095	13,045	3	姫路市	76	8,801	9,131	150
38 愛媛県	292	21,282	18,949	2	奈良市	34	4,875	4,562	125
39 高知県	220	14,625	11,949	0	和歌山市	60	6,410	6,073	0
40 福岡県	549	51,585	49,365	240	岡山市	97	10,837	11,228	0
41 佐賀県	210	18,490	18,109	55	倉敷市	84	9,090	9,132	91
42 長崎県	361	23,970	23,172	50	福山市	105	9,056	8,967	0
43 熊本県	471	31,650	31,261	158	高松市	53	5,925	6,051	48
44 大分県	225	14,230	13,949	29	松山市	47	4,785	4,835	20
45 宮崎県	323	20,440	19,461	0	高知市	79	8,785	8,661	95
46 鹿児島県	373	23,642	22,859	53	長崎市	70	6,021	6,679	224
47 沖縄県	326	24,589	26,447	2,051	熊本市	128	11,285	12,321	26
都道府県計	17,780	1,519,220	1,442,558	15,999	大分市	61	5,646	6,038	46
					宮崎市	87	6,095	6,312	0
					鹿児島市	69	5,224	6,648	230
					中核市計	2,282	229,404	234,171	3,555
					総合計	22,355	1,990,295	1,920,591	26,383

注)1.2001年度、保育所入所待機児童定義が変更され、①他の入所可能な保育所があるにもかかわらず、特定の保育所を希望している場合、②認可保育所への入所を希望していても、自治体の単独施策(いわゆる保育室等の認可外施設や保育ママ等)により対応している場合は、待機児童数から除くとしている

2.都道府県の数値は、その区域内の政令指定都市・中核市に係る数値を除いたものである

資料)厚生労働省保育課調べ

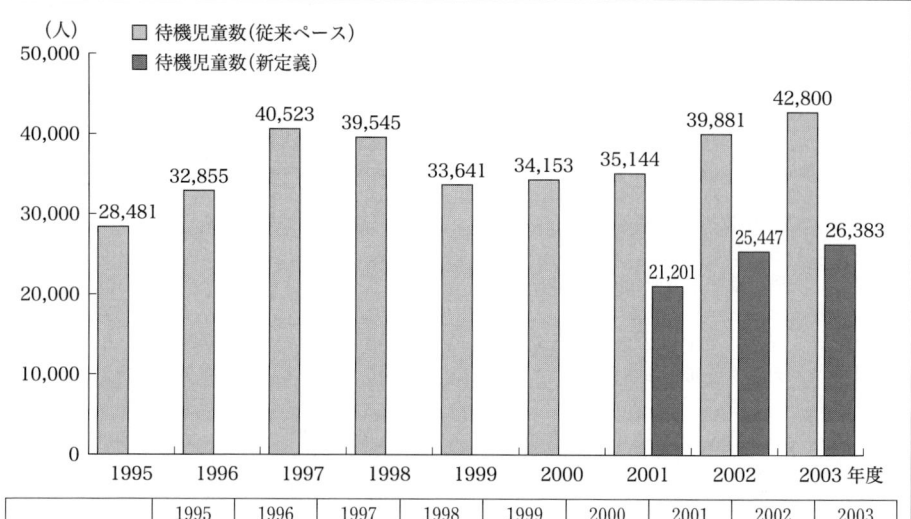

	1995	1996	1997	1998	1999	2000	2001	2002	2003
施設数(カ所)	22,496	22,441	22,398	22,332	22,270	22,195	22,214	22,272	22,355
定員数(人)	1,923,697	1,917,072	1,914,871	1,913,951	1,917,536	1,923,157	1,936,881	1,957,626	1,990,295
利用児童数(人)	1,593,873	1,610,199	1,642,754	1,691,270	1,736,390	1,788,425	1,828,227	1,879,349	1,920,591

待機児童数（従来ペース）: 1995: 28,481, 1996: 32,855, 1997: 40,523, 1998: 39,545, 1999: 33,641, 2000: 34,153, 2001: 35,144, 2002: 39,881, 2003: 42,800
待機児童数（新定義）: 2001: 21,201, 2002: 25,447, 2003: 26,383

注) 1．各年4月1日現在
2．2001年度以降は，保育所入所待機児童の定義の変更をうけて，従来のペースのものと，新定義に基づく数値を2つ図示した．なお，新定義は，①他の入所可能な保育所があるにもかかわらず，特定の保育所を希望して待機している場合，②認可保育所へ入所希望していても，自治体の単独施策（いわゆる保育室等の認可外施設や保育ママ等）によって対応している場合は，待機児童数から除くとしている．
資料）厚生労働省保育課調べ

図68　待機児童数の推移
（出典　幼児保育研究会・編：最新保育資料集2005，ミネルヴァ書房，2005，p.38）

「子どもが病気のときも預かってほしい」「保育所での子どもの様子をもっと教えてほしい」「休日や祝日にも預かってほしい」などが3～4割あった．一方，発達障害などの他の専門機関と連携を要する子どもの受け入れなどを含めた特別な保育のニーズへの対応が課題であろう．
【トピックス】　2004（平成16）年度予算において，保育所運営費の国庫負担金のうち，公立保育所分1,661億円を削減し，地方分担化された．また公立施設の民営化を促進するための法改正が2003年に実施されており，今後保育所においても民営化の波が強い勢いでくることが予想される．また民営化の問題は保育の質の低下に結び付くのではないかと懸念されている．さらに2004～2005（平成17）年には幼保一元化問題が検討され，保育所と幼稚園の役割の垣根を越える体制が生まれてきつつあり，先の職員の配置についての規定の違いから人的環境の悪化が懸念される．
〈関連語〉　エンゼルプラン，児童福祉法，病児保育
[濱中喜代]
●文献　1) 日本子どもを守る会・編：子ども白書2004，草土文化，2004．2) 日本子どもを守る会・編：子ども白書2005，草土文化，2005．3) 内閣府・編：平成15年版 国民生活白書，ぎょうせい，2005．4) 幼児保育研究会・編：最新保育資料集2005，ミネルヴァ書房，2005．

防衛機制

【防衛機制の背景】　防衛機制は自我に対する防衛を意味し，人間理解の方法として自我の働き

に焦点を当てたFreud, S.の精神分析の考えが根底にある。その後，子どもの精神分析を行ったFreud, A.[1]は，自我の発達の関連で防衛機制を体系づけている。一般的に，自我は「外境の知覚，認知，判断機能をもち，対人的な適応をはかり，内的な感情や記憶，生理的緊張(欲求)機能をコントロールするなどの，精神機能をつかさどる人格の中枢機関を意味するもの」[2]と定義されている。したがって，防衛機制は，個人の欲求，葛藤，欲求不満や適応などを視野に入れつつ捉えることが望まれる。

【防衛機制の概念】 Freudの自我防衛の概念で，衝動や耐え難い苦痛，葛藤や不安などの情動を無意識的に回避，減少して処理しつつ日常の営みに適応していくために，自我の保護的な働きを意味する。心のなかの「安全装置」ともよばれる。その保護的な防衛の仕方を防衛機制(defense mechanism)という。防衛機制は無意識のうちに行われ，それが外環境の現実をゆがめることになるが，本人はそのゆがみに気づいていない。

【主な防衛機制】 自我機能の発達が不十分と考えられる乳幼児期において，防衛機制はそれぞれの発達段階の成熟により働きも表出も異なってくることが推察される。小此木啓吾[3]は，①自我と超自我が未分化な時期には，退行，転倒，自己愛的内向がみられ，②自我とエスの分化が始まる初期に投影，否定，取り入れがみられ，後期には抑圧がみられる，③自我と超自我が分化する時期に昇華がみられる，としている。主な防衛機制をあげる[4][5]と，①退行は，欲求不満に陥ったとき，現在より一段前の状態へ逆戻りすることで，発達的視点でいう「赤ちゃん返り」とよばれる安全で快適な状態である。②投影は，耐え難い感情や自分の動機を他者のもののように感じることで安定化をはかる。母親に怒りや憎しみを感じているとき，母親が自分のことを嫌っていると思い込む。③取り入れは，対象のイメージを自分のうちに保持し，対象の特質を自分のものとする。あたかも相手と自分が一体であるかのように捉え，不安や攻撃に対処しようとする。④抑圧は，不安や罪悪感を引き起こすような強い内的感情を「危険」と感じて拒絶し，葛藤をもたらすことを忘れる。忘れてしまえばなかったことになる。しかし，それは忘れても消え去ったのではなく無意識のなかに保存されているという。幼児期の虐待や性的体験を覚えていないことも抑圧の例である。⑤昇華は，性的欲求や攻撃など強い感情が本来の目標を放棄し，芸術，スポーツや勉強など社会的に価値のあるものへ向けて創造的エネルギーに換えていくこと。衝動を置き換えることを基にした機制である。⑥反動形成は，受け入れ難い憎悪の感情を意識化しないために，その反対の態度を強調すること。たとえば，幼児が母親を独り占めしている生まれたばかりの憎い弟や妹をかわいがっていい子ぶりをみせたり，学童や思春期に好きな異性に対して拒絶されたときの脅威を警戒し，わざと嫌な態度をとったり，いじめたりする。⑦同一化は，対象となる人の特性を模倣し取り入れることで，対象を内在化させること。好きな作家やヒーローに傾倒し，あたかも同じように感じたり考えたり，自分の未熟な考え方や劣等感を補うように振舞うことである。日常生活のなかで自他の防衛機制を知ることは，個が人間関係でどんなことをめざしているかを理解でき，治療的かかわりおよび支援の手掛かりとなる。

〈関連語〉 自我機能，フロイト，S.

[津波古澄子]

●文献 1) Freud, A.(黒丸征四郎，他・訳)：自我と防衛機制，岩崎学術出版社，1982. 2) 佐伯喜和子：精神分析的自我理論. 山中康裕，他・編，心理臨床大辞典 改訂版，培風館，p.1042. 3) 山崎晃資：児童期の神経症的発症. 三宅和夫，他・編，波多野・依田児童心理学ハンドブック，金子書房，1983, p.842. 4) 稲松信雄：適応と防衛機制. 宮本美沙子・編，情緒と動機づけの発達(新・児童心理学講座)，金子書房，1991, pp.81-87. 5) 小林司：主な防衛機制. 小林司・編，カウンセリング大辞典，新曜社，2004, pp.91-92.

膀胱カテーテル法

⇒膀胱留置カテーテル法

膀胱尿管逆流症

【定義】 膀胱尿管逆流症(vesicoureteral reflux)とは，排尿時に膀胱に溜まった尿が尿管，腎に逆流する現象をいう。通常では尿管は膀胱の筋層を斜めに貫き，粘膜下を走行して膀胱三角部に開口している。そのため膀胱内に尿が溜まると壁内を走行する尿管は引き伸ばされ

る。このため，尿管は膀胱内の圧力で圧迫され，尿が逆流しない仕組みになっている。膀胱尿管逆流症の場合，斜走する尿管が短く，この仕組みがうまく働かない。新生児の約1％に認められるといわれているが，尿路感染症を起こした乳児では約50％の頻度で膀胱尿管逆流症を認める。神経因性膀胱や後部尿道弁では二次性に発生することもある。多くの症例は尿路感染症をきっかけに発見される。膀胱尿管逆流症がある患児では尿路感染をきたすと細菌尿が腎臓に達する。腎臓は血流が豊富なため，容易に菌血症となり39～40度の高熱が出る。これを急性腎盂腎炎という。腎盂腎炎を繰り返すと腎臓に瘢痕が生じその部分の機能障害が起こる。また，高度の逆流では胎児期の腎の成長が妨げられ，出生時から腎臓が未熟で小さいこともある。

【診断】 逆流症は排尿時に生じることが多いため，排尿時膀胱尿道造影によって診断される。膀胱内に細いカテーテルを挿入し造影剤を膀胱内にゆっくり注入する。ある程度注入すると乳児の場合は容易に排尿するので，その瞬間を撮影する。年長児ではなかなか排尿しないこともあるが，蓄尿時と排尿時で逆流の状態は大きく異なることがあるため，根気よく排尿を待つことが重要である。逆流の程度(Grade)は国際分類で5段階に分類される。Grade Ⅰ：逆流は尿管に限局する。Grade Ⅱ：逆流は尿管，腎盂，腎杯に及ぶが拡張はない。Grade Ⅲ：逆流は尿管，腎盂，腎杯に及び尿管の拡張を伴う。Grade Ⅳ：尿管，腎盂，腎杯は中等度に拡張し腎杯の変形を伴う。Grade Ⅴ：尿管，腎盂，腎杯は高度に拡張し尿管には蛇行，屈曲を伴う。腎瘢痕の有無は^{99m}Tc-DMSAを用いた核医学検査(腎シンチグラム)によって行われる。これにより左右の分腎機能，腎瘢痕の有無を評価することができる。

【治療】 膀胱尿管逆流症は成長とともに自然に消失する可能性が少なくない。このため，乳児期に発見された場合は尿路感染症を予防するため少量の抗菌薬を投与しながら保存的に経過をみる。5年の経過観察でGrade Ⅰ，Ⅱの80～90％，Grade Ⅲの15～70％，両側Grade Ⅳの15％，片側Grade Ⅳの60％が自然消失する。Grade Ⅴの自然消失率は10％以下である。絶対的手術適応となるのは，抗菌薬を投与しても腎盂腎炎を反復する症例である。それ以外では腎瘢痕の有無，Grade，両側か片側か，性別などを考慮して経過観察中に手術適応を決める。

【術式】 手術は膀胱の粘膜下にトンネルをつくり，その中に尿管を通すことで逆流を防止する。膀胱内から行うポルタリーノ-リードベター法(Politano-Leadbetter method)，コーエン法(Cohen method)と膀胱外から行うLich-Gregore法(Lich-Grégoir method)およびその変法が代表的である。手術の成功率も99％程度と高い。また，現在日本では保険適応となっていないが，欧米では内視鏡的に尿管口に薬物を注入して補強する方法も行われている。しかし，手術に比べ成功率は低く，長期的な治療効果はまだ不明である。

【フォローアップ】 保存的治療や手術によって逆流が消失しても，腎機能に対する経過観察は必要である。とくに腎瘢痕がある症例では10歳から15歳になって蛋白尿や高血圧が出現する場合があるため，思春期以降までフォローすることが重要である。　　　　　　［鈴木万里・山崎雄一郎］

●文献　1) 寺島和光：膀胱尿管逆流. 小児泌尿器科ハンドブック, 南山堂, 2005, pp.86-102.　2) Elder, J.S., et al.：Pediatric vesicoureteral reflux guidelines panel summary report on the management of primary vesicoureteral reflux in children. J. Urol., 157：1846-1851, 1997.

膀胱留置カテーテル法

【概念】 膀胱留置カテーテル法とは，膀胱にカテーテルを挿入し，必要がなくなるまで留置しておくことである。院内感染対策の基本を示した米国疾病管理予防センター(Centers for Disease Control and Prevention；CDC)のガイドラインでは膀胱カテーテル使用の対象となる基準を設定しており，①尿道の閉塞を解除する必要がある場合，②神経疾患による膀胱機能不全によって残尿がみられる場合，③泌尿器科的手術や泌尿器周囲の手術が行われる場合，④重症患者において正確な尿量が知りたい場合がその対象となっている[1]。小児において膀胱のカテーテル留置は以下の目的で行われることが多い。①手術後患者や重症患者など，経時的，正確な尿量測定，尿路管理，②尿路の通過障害，たとえば神経因性膀胱などによる排尿困難，腫瘍などの圧迫，血塊による閉塞，外傷や先天性

下部尿路障害などの排尿困難，その他さまざまな理由による尿閉に対する尿量の確保，③泌尿器科手術後の創部安静保持，④腎機能温存を目的に，膀胱尿管逆流や高圧膀胱の回避，⑤尿失禁により高度の皮膚障害や褥瘡の治療が遅延する場合，尿の付着防止[2]。小児の場合は以上のような根拠のもとに膀胱内にカテーテルが留置されることが多いが，体内にカテーテルという異物を留置する弊害として，感染や膀胱機能の低下などが危惧されるため，常に留置の根拠が明確であることが必要である。

【膀胱カテーテルの種類】 カテーテルの種類は，バルーン(フォーリー)カテーテル(2ウェイカテーテル，3ウェイカテーテル，圧迫止血用)，腎盂バルーンカテーテルなどがあり，素材は天然ゴムラテックス，PTFE(poly tetra fluoro ethylene)コーティング，シリコンコーティング，オールシリコン，親水性コーティング，シルバー親水性コーティングなどがある。膀胱留置用カテーテルは数日ないし数週間尿道や膀胱に留置され，持続的に導尿されるため，機能的で，生体適合性に優れ，異物が付着しにくい素材であることが重要である。現在では小児には科学的に安定しており，粘膜刺激が少なく，内腔が大きいためオールシリコン製が多用される。

【膀胱留置カテーテルに伴うケア】 膀胱留置カテーテルを挿入，あるいは交換する場合の最大の注意点は，感染防止と侵襲を最小限にすることである。感染防止のために処置の施行者，介助者はしっかりと手洗いをし，患児の抵抗や体動のために必要物品を不潔にすることがないように患児の体位を安全に保持する。患児の安全な固定が整ったら無菌操作を徹底し，陰部や挿入部の消毒を確実に行う。また，侵襲を最小限にするため，施行場所の環境整備，患児への説明，励ましなど，患児の恐怖心を最小限に抑えることができる配慮をする。カテーテル留置中は尿路感染防止，自然抜去防止，テープ固定部のスキントラブル防止に努める。また，カテーテルの閉塞を予防するためにも水分摂取を促す[3]。カテーテル挿入中もっとも避けたいのは尿路感染であり，そのほとんどが逆行性感染である。尿路感染予防のため，①カテーテル挿入時の厳密な清潔操作，②入浴や陰部洗浄による外尿道口の清潔保持，③採尿など接合部を外す場合の清潔操作，④蓄尿袋を膀胱より常に下に位置するように配置することにより尿の逆流防止，⑤カテーテルの閉塞防止を行う。小児は治療の必要性の理解が不十分であるために治療への協力がとれず，カテーテルの事故抜去を起こしやすい。固定は最小限にしながら確実な固定が得られるような工夫が必要となる。接続部や挿入部などの固定状況の観察，バルーン内のカテーテル固定用滅菌蒸留水の量の確認を徹底するとともに，排液ルートをタオルなどで覆って見えないようにする，ロンパース型の衣類にすることによりカテーテル挿入部や排液ルートに患児の手が届かないようにするなどの工夫が必要となる[4]。カテーテルを固定するための粘着テープはスキントラブル発生の高いリスクとなる。トラブルを予防するため，①低刺激性，通気性のあるテープの選択，②テープ使用前のパッチテスト，③定期的にテープをはがしての皮膚の観察，清潔保持，④同一場所へのテープ貼付を避けるなどがポイントとなる[1]。一般的にカテーテルの留置は慢性的な尿路感染や膀胱機能の低下という問題を起こしやすいため長期に行わず，排尿障害のために長期にカテーテル留置が予測される場合は，膀胱瘻カテーテルを選択する場合が多い[1]。患児にとって，カテーテルを長期に留置することは身体的ダメージに加え，精神的ダメージも大きい。そのため看護者には，確実なカテーテルの管理を行うことにより，患児の負担を最小限にとどめ，カテーテルトラブルを回避することが求められる。

〈関連語〉 導尿法，留置カテーテル

[村上泰子・奈良間美保]

●文献 1) 北沢直美：チューブケア管理．洪愛子，他・編，看護にいかす感染予防のエビデンス，第1版，医学書院，2004, pp.75-84． 2) 溝上祐子：膀胱内留置カテーテル(尿道・膀胱瘻)．小児看護，25(5)：594-598, 2002． 3) 杉本幹史，他：尿道留置カテーテル(膀胱瘻を含む)．吉野肇一・編，完全対応ドレーン・カテーテル管理(JJNスペシャル No.77)，医学書院，2005, pp.161-165． 4) 中田正浩，他：術後ケアのチェックポイント；各種チューブ・ドレーン管理．小児看護，24(6)：755-760, 2001．

乏尿／無尿

【定義】 尿量が $0.5\,ml/kg/$時間以下(または $200\sim250\,ml/m^2/$日)を乏尿という。尿量が

50〜100 ml/日以下を無尿という。

【原因と診断】 発生機序により，腎前性，腎性，腎後性に分けられる。①腎前性：循環血液量が低下した場合または腎血流量が低下した場合に起こる。臨床的には経口摂取量の減少，嘔吐・下痢などによる体液の減少や漏出，出血，水分および電解質の組織間スペースや腹膜腔などへの移動により有効循環血液量の減少が起こり血管内脱水となっている場合(ネフローゼ症候群，肝硬変，熱傷など)。あるいはショック，心不全など低血圧による腎血流量の低下などがある。したがって原疾患の見極めと重症度の評価が重要である。小児では嘔吐，下痢などによる脱水がもっとも多い。②腎性：糸球体や間質などの腎実質の障害で尿がつくられない状態をいう。急性糸球体腎炎の急性期，慢性糸球体腎炎の急性増悪期に糸球体濾過値が低下した場合，急性間質性腎炎，劇症腎盂腎炎などで急激に間質に病変が進展した場合，急性尿細管壊死，敗血症で腎皮質血管の虚血性変化が起こり糸球体濾過が減少した場合などがある。腎前性と腎性の鑑別には，尿の生化学検査で尿比重や尿 Na 濃度や FENa(尿の濃縮による Na の変化をクレアチニンで補正している。腎前性1%以下，腎性1%以上)が参考になる。腎前性は濃縮尿となり，尿細管機能が保たれているため，Na の再吸収も障害されていない。腎性では尿濃縮力が低下し低比重尿となり，Na も再吸収が障害されるため Na 排泄が増加する。③腎後性：尿管，膀胱，尿道などの尿路系に狭窄，閉塞などの通過障害があってその部位より上部に尿がうっ滞した状態で，尿閉をきたすことが多い。小児では後部尿道弁形成，結石，外傷による凝血，亀頭包皮炎などの尿路疾患のほかに，髄膜炎，ポリオなどの神経疾患によっても起こる。小児では前立腺の異常は少なく，先天性の尿路奇形が多い。エコー，CT スキャン，逆行性尿道造影などの画像診断が有効で，腎の位置や大きさ，腎盂の拡張の有無，尿管の走行，膀胱や周囲臓器の形態を知ることで診断を行う。

【看護上のポイント】 尿量のチェック，全身状態の把握，腎機能の把握を行う。乏尿・無尿による肺うっ血や肺水腫，胸水，腹水などの過剰な水分貯留によってもたらされる心不全，呼吸不全状態，高カリウム血症など電解質異常により起こる不整脈，尿毒素の蓄積による精神障害や意識障害などの症状に注意する。とくに小児の場合重要なポイントとしては，高カリウム血症，アシドーシス，高血圧に対し早期に対処し，改善に向けることで，他臓器への影響や不可逆性腎不全への進展を回避する。腎不全の進行や全身状態の悪化が予想される場合は血液浄化を検討する。常に生命危機の可能性があるため細かい経過観察が必要である。透析療法を行うことで回復することも多いが，不可逆化あるいは慢性化してしまう可能性もある。

〈関連語〉 腎不全　　　　　　　　　　[油谷和子]

●文献　1) 粟津緑：尿閉，乏尿，無尿．小児科診療, 66(11)：2055-2059, 2003.　2) 和田尚弘：乏尿．小児看護, 23(9)：1219-1221, 2000.

訪問学級

【制度】 心身の障害の状態が重度であるかまたは重複しており，特別支援学校に通学して教育を受けることが困難な児童生徒に対して，特別支援学校の教員が，家庭，児童福祉施設，医療機関などを訪問して教育を行う際の教育の場をいう。児童生徒はその訪問する教師のいる特別支援学校に在籍することになる。当該特別支援学校で教職員の配置と併せて学級編制をしている場合の学級をいう。また，児童福祉施設や医療機関内で訪問教育を実施する場合には，当該施設内の訪問教育対象となる児童生徒のみをもって学級編制を行ったり，自宅で訪問教育を受けている児童生徒が学校行事等で行うスクーリングの際などでも訪問学級として実態に応じた単位で適切な指導を行っている。

【学級編制】 訪問教育の対象は，心身の障害の状態が重度であるかまたは重複であることから，重複障害学級の編制基準に従い1学級当りの児童生徒数は3人を標準として，都道府県の教育委員会が定めることとなっている。都道府県の教育委員会は，当該児童生徒の実態を考慮してとくに必要がある場合には，この規定を下回る数を基準として定めることができることになっている(公立義務教育諸学校の学級編制及び教職員定数の標準に関する法律第3条第3項)。

〈関連語〉 訪問教育，訪問指導　　　　[横田雅史]

●文献　1) 文部省：盲学校，聾学校及び養護学校幼稚部教育要領，小学部・中学部学習指導要領，高等

部学習指導要領,大蔵省印刷局,1999. 2) 文部省：季刊 特殊教育, No.21, 1978.

訪問教育

【制度】 心身の障害の状態が重度であるかまたは重複しており，特別支援学校に通学して教育を受けることが困難な児童生徒に対して，特別支援学校等の教員が，家庭，児童福祉施設，医療機関などを訪問して行う教育。趣旨は，こうした児童生徒に対し，可能な限り学校教育を受ける機会を提供しようとするものである。訪問教育は，特別支援学校等で行う教育の一形態である。なお，学校教育法第75条第2項の規定は，小・中学校に在籍する児童生徒が一時的な疾病などにより療養中である場合に，その児童生徒に対して行う例外的な教育の形態について定めたものである。

【対象】 訪問教育の対象となる児童生徒は，就学可能であるが，心身の障害の状態が重度であるかまたは重複しており，学校へ通学して教育を受けることが困難な者である。したがって，生命，健康の維持のため療養に専念する必要があり教育を受けることが困難な場合には，必要な期間，訪問教育を差し控えなければならないこともある。こうした場合で，就学猶予／就学免除の措置を行った場合でも保護者に対する教育相談や医療機関との連携をはかり，常に，その障害の状態を把握し，機に応じて就学させる体制をとる必要がある。訪問教育の対象となる児童生徒は，日常生活において常時介護を必要としていたり，通学，寄宿舎を含む学校生活に適応することが著しく困難であったりすることが多いが，訪問教育の趣旨は，この教育がもっとも適切な教育形態である者を対象とするということであり，特別支援学校に通学して教育を受けるレディネスをつける方途としてのねらいもある。

【教育課程】 訪問教育の対象となる児童生徒は，その障害の種類に応じて，特別支援学校等に在籍し，その学校は指導要録その他表簿等を整備して対応する必要がある。教育課程の編成にあたっては，次の事項に留意する必要がある。①各教科の目標および内容に関する事項の一部を取り扱わないことができる。②各教科の各学年の目標および内容の全部または一部を，当該学年の前各学年の目標および内容の全部または一部によって替えることができる。中学部の各教科の目標および内容に関する事項の全部または一部を，当該各教科に相当する小学部の各教科の目標および内容に関する事項の全部または一部によって替えることができる。③幼稚部教育要領に示す各領域のねらいおよび内容の一部を取り入れることができる。④知的障害を併せ有する児童生徒の場合には，各教科を当該教科に相当する知的障害者を教育する部門をもつ特別支援学校の各教科によって替えることができる。この場合，小学部の児童については，総合的な学習の時間を設けないことができる。⑤学習が著しく困難な場合については，各教科，道徳もしくは特別活動の目標および内容に関する事項の一部または各教科もしくは総合的な学習の時間に替えて，自立活動を主として指導を行うことができる。

【授業時数】 実情に応じた授業時数を適切に定めることができるが，年間35週以上にわたって行うように計画し，週当り3回，1回2時間程度実施している都道府県が多い。

〈関連語〉 訪問指導，訪問学級，特別支援学校
[横田雅史]

●文献 1) 文部省：盲学校,聾学校及び養護学校幼稚部教育要領，小学部・中学部学習指導要領，高等部学習指導要領，大蔵省印刷局，1999.

訪問指導

【制度】 訪問指導とは，心身の障害の状態が重度であるかまたは重複しており，特別支援学校に通学して教育を受けることが困難な児童生徒に対して，特別支援学校等の教員が，家庭，児童福祉施設，医療機関などを訪問して行う教育の形態のもとに指導することを訪問指導という。

【沿革】 障害のある子どもの教育の対象の拡大とともに,重度・重複障害児の教育が課題となってきたことから，文部省(現文部科学省)は，1973(昭和48)年7月から「特殊教育の改善に関する調査研究会」を発足させ，重度・重複障害児の教育について調査研究を実施し,1975(昭和50)年3月に「重度・重複障害児に対する学校教育の在り方について」を報告し，養護学校教育の義務制実施と関連して重度・重複障害児に対

する教育の基本的な考え方を示した。また，都道府県教育長協議会第三部会は，1976(昭和51)年11月に，「訪問指導の制度化について」を取りまとめた。そのなかに，「現在，心身の障害のため通学して教育を受けることが困難な児童生徒に対していわゆる訪問指導を行っているが，その取扱いは種々であり，又学校教育上の位置づけも必ずしも明確とは言えない状況にある。漸次，この教育措置の整備を図ることとする」と記されており，「学校教育としての位置づけ及び名称として，この教育措置は，今後，『訪問教育』と称することとする」とその関連を明らかにしている。

【教育課程】「訪問教育」の項参照。

【授業時数】 重複障害者，療養中の児童生徒または教員を派遣して教育を行う場合(いわゆる訪問教育)には，実情に応じた授業時数を適切に定めることができる。この場合，各学年の総授業時数および各教科等の年間の授業時数は，いずれも小学校や中学校に「準ずる」というのではなく，とくに必要があれば各学校で適切に定めることができる。実際には，児童生徒の実態を的確に把握するとともに，医療上の規制や生活上の規制等も考慮して，どのような教育課程を編成するのがもっとも望ましいかについて総合的に検討する必要がある。

【個別の指導計画の作成】 訪問指導を受ける児童生徒の場合，一人ひとりの障害の状態が多様であったり，また，一人ひとりの発達の諸側面に不均衡がみられたりすることから，個別に実態把握を行い，見出された課題を一覧表にまとめたり，図式化するなどして，当面の指導目標を設定し，指導内容を適切に構成した「個別の指導計画」を作成し，指導方法を創意工夫するなかで，児童生徒に必要な指導を行う必要がある。

〈関連語〉 訪問教育，自立活動　　　［横田雅史］

●文献 1) 文部省：盲学校，聾学校及び養護学校幼稚部教育要領，小学部・中学部学習指導要領，高等部学習指導要領，大蔵省印刷局，1999． 2) 文部省：季刊 特殊教育，No.21，1978． 3) 文部省：特殊教育120年の歩み，文部省，1999．

ボウルビィ(Bowlby, John)

Bowlby, J.(1907-1990)は精神分析の観点から，乳幼児期の母親と子どもの関係は性格発達や精神衛生の基礎であり人格形成に影響を及ぼすことと，母子関係の喪失の重大性を考察し，アタッチメント理論をはじめとする早期の母子関係論を提唱したイギリスの児童精神分析医である。彼は，1907年ロンドン北西部のハムステッドに，外科医の次男として生まれた。ケンブリッジ大学に進学し，自然科学，心理学を学んだ後，医学を学び1933年に医師の資格を取得。ロンドン大学付属モーズレイ病院で児童精神医学を専攻した。精神分析の技法をKlein, M.に学んだが，当時の精神分析的解釈に疑問を感じ，Freud, A.に師事した。1950年WHOからの要請により行った，各種施設に収容され家庭から離れて生活する子ども達の心理発達や精神衛生に関する研究を通じて，「乳幼児と母親(あるいは生涯母親の役割を演ずる人物)との人間関係が，親密かつ継続的で，しかも両者が満足と幸福感に満たされるような状態が，精神衛生の根本である」[1]と述べた。彼はこの研究を通じて，子どもの健全な心身発達に果たす家族関係，ことに発達早期における親密な親子関係そのものの大切さを実感し，母親は幼少期の子どもの発達にとって代えがたく重要な存在であることを説いた。母親と子どもの関係は，その後の人格的・社会的発達の原型であり，絶対であると考え，このような人間関係が欠如している子どもの状態を，母性的養育の喪失「マターナルデプリベーション(maternal deprivation)」という概念で説明した。子どもが愛情深い母親との結び付きを失うことによって，人格発達が阻止され，それが永続的障害として残りうると考え，母子間の愛着関係は人格形成の核であることを主張した。この報告が，病院や施設で生活していた子ども達の扱いを変えるきっかけとなったことはいうまでもない。また彼は，現今している精神的障害の原因について，過去にさかのぼり推論するといった当時の精神分析学の手法に限らず，動物行動学やシステム理論，比較行動学などの考えも柔軟に取り入れ，母親に対する情愛的結び付きが子どもに形成されていくことを，「アタッチメント(attachment)」という概念を用いて説明した(1969)。その理論には，アタッチメント，分離不安，喪失反応に関する考えが含まれており，それをまとめて『母子関係の理論』3部作『Attachment & Loss, vol.1 Attachment』『Vol.2 Separation；Anxiety and Anger』『Vol.3 Loss；Sadness and Depression』を出版(1969-1980)した。彼の提唱した「アタッチメント」は，それまでの親子関係の研究を大きく前進させたといわれている(「愛着」の項参照)。彼には，人間の乳児は成人との接近や接触を求めるという生物学的傾性をもって誕生するという前提があった。したがって，成人への接近・接触行動は学習による体得ではなく，生得的なものである。また，乳児の行動に応答する成人の行動も，人間の基本的本性からもたらされるものであるという視点に立った考えであった。自らの生命を自らの力で維持することができない乳児にとって，母親(養育者)との接近と維持は自分を守るためにきわめて重要なことである。そのために，「泣き」「微笑み」といった行動により母親を自分に接近させている。一方で，母親のほうも乳児の発する「泣き」や「微笑み」のようなシグナルによって，乳児に近づき保護しようとする行動が活性化される。そこで，両者の間に活発な相互交渉が行われるようになる。その結果として，乳児が自分の求めに常に応じてくれる母親(養育者)を識別することで，母子間のアタッチメントが形成されると考えていた。ボウルビィは，アタッチメントが形成されるか否かを決定するのは，乳児の保護を通じて乳児と母親との間で営まれる相互作用の量が重要な役割を果たすと明言している。彼が，人間に決定的な刻印を与えるものとして，愛情対象との関係とその喪失を，乳児という人間の初期行動に探り，養育者との相互関係の重要性を考察した視点の斬新さは重要であり，功績の大きいゆえんである。晩年も精力的に研究活動，講演，著作に取り組み，1990 年 83 歳で永眠した。

〈関連語〉 愛着，愛着行動，母子関係，母子相互作用，マターナルデプリベーション

[関森みゆき]

●文献 1) Bowlby, J.(黒田実郎・訳)：乳幼児の精神衛生，岩崎学術出版社，1967. 2) Bowlby, J.(二木武・訳)：ボウルビィ 母と子のアタッチメント；心の安全基地，医歯薬出版，1993. 3) Bowlby, J.(黒田実郎・訳)：母子関係の理論 I；愛着行動，岩崎学術出版社，1991. 4) 石崎保子；ボウルビィ．氏原寛，他・編，心理臨床大事典，培風館，2004, pp.1404-1405. 5) 橋本洋子：マターナル・デプリヴェーション(母性剥奪，母性遮断)．前掲書 4), pp.994-996. 6) 濱田庸子：ボウルビィ，ジョン．小此木啓吾・編，精神分析事典，岩崎学術出版社，2002, p.549. 7) 久保田まり：アタッチメントの研究；内的ワーキングモデルの形成と発達，川島書店，1995. 8) 数井みゆき，他・編：アタッチメント；生涯にわたる絆，ミネルヴァ書房，2005.

保健行動

【定義】 Kasl, S.V.[1]らは保健行動を健康レベルから，①予防的保健行動または健康時の行動，②病気対処行動または不調時の行動，③病者役割行動または疾病時の行動の 3 カテゴリーに分類した。WHO[2]は，保健行動とは，実際のあるいは自覚された健康状態にかかわらず，またその行動が客観的に効果的であるか否かに関係なく健康の維持・回復・増進のために個人によって行われるあらゆる活動と非常に幅広く定義している。Gochman, D.S.[3]は保健行動とは，健康の維持・回復・増進に関連する行動パターン，行為や習慣(外部からの観察が可能)と定義し，信条，期待，動機，価値，知覚などの個人の属性や人格や感情などの認知的要因が関係していること，活動・習慣といった表に表れるパターンであること，家族構造やそのプロセス，仲間集団や社会的・制度的・文化的な決定要因の影響を受けていることを示した。

【保健行動にかかわる主な理論】 健康教育やヘルスプロモーションの実践に，保健行動理論を活用すると効果的である。①ヘルスビリーフモデル[3]：1950 年代にアメリカの社会心理学者である Posentrock, I.M., Hochbaum, G.M., Becker, M. らによって提唱されたものである。中心となる概念は，「自分が特定の疾患にかかる可能性の自覚」と「その疾患の重大性に関する自覚」があり，「保健行動をとることの利益の自覚」を認識し，「保健行動をとる障害の自覚」が小さければ保健行動を行いやすくなると考えるモデルである。②汎理論的モデル：Prochaska, J.O.[4]によって提唱された理論であり，ステージ理論とプロセス理論の 2 つからなる。ステージの変化を，a．無関心期，b．関心期，c．準備期，d．実行期，e．維持期に分けている。また，ステージの変化には，a．気づき，b．感情体験，c．自己の再評価，d．環境の再評

価，e．自己の開放，f．感情的なつながりのサポート，g．逆条件付け，h．随伴性管理(褒美，契約書などを用いて行動の変容を強化しようとすること)，i．刺激統制，j．社会の解放(他者への働きかけ)といったプロセスを伴う。
③社会的学習理論：Bandura, A.[5]は学習心理学の成果から，保健行動の形成には，a．観察学習，b．モデリング，c．セルフコントロール，d．自己効力感(セルフエフィカシー)が関与していることを提唱した。自己効力感とはある状況において必要な行動を効果的に遂行できるという確信のことであり，人間の行動を決定する先行要因となる。④計画行動理論：Ajzen, I.[6]によって提唱された理論で，Fishbein, M. の合理的行動理論が基本となっている。行動は，行動しようとする意思と行動を制御できると認知することによって決定されると考える理論である。⑤プレシードプロシードモデル：Green, L.W.[7]らによるヘルスプロモーションのモデルであるが，そのなかで保健行動には準備因子(認識，態度，信念など)，強化因子(周囲の支援，褒賞など)，実現因子(実践の技術，社会資源の利用しやすさ)，環境がかかわっていると考える。

〈同義語〉　健康行動　　　　　　　［荒木田美香子］

●文献　1) Kasl, S.V., et al.：Health behavior, illness behavior, and sick role behavior. Health and illness behavior. Arch Environ Health, 12(2)：246-266, 1966. 2) Nutbeam, D.：Health promotion glossary. Health promotion international, 13(4)：349-364, 1998. 3) Gochman, D. S.：Handbook of Health Behavior Research I；Personal and Social Determinants. Plenum Pub Corp, 1997. 4) Prochaska, J.O.・編(中村正和・訳)：チェンジング・フォー・グッド；ステージ変容理論で上手に行動を変える，法研，2005. 5) Bandura, A.・編(本明寛・訳)：激動社会の中の自己効力，金子書房，1997. 6) Ajzen, I., et al.：Explaining the discrepancy between intentions and actions；the case of hypothetical bias in contingent valuation. Pers. Soc. Psychol. Bull., 30(9)：1108-1121, 2004. 7) Green, L.W., 他・編(神馬征峰・訳)：実践ヘルスプロモーション；PRECEDE-PROCEEDモデルによる企画と評価，医学書院，2005. 8) 畑栄一，他：行動科学；健康づくりのための理論と応用，南江堂，2003.

保健室登校

【定義】　日本学校保健会は「常時保健室にいるか，特定の授業には出席できても学校にいる間は主として保健室にいる状態をいう」[1]と定義している。また，杉浦守邦は保健室登校の型を示し，①保健室のみに登校し，登校しても保健室以外には行かないもの，②保健室以外にはほとんど行かないが時に教室に行くもの，あるいは特定の授業・行事には出席するもの，③まず保健室に登校して精神的安定を得てから教室に行くという状態が1週間以上続くものと分類している[2]。

【保健室登校の実情】　1960年代頃より不登校児童生徒の存在が話題になり始め，その数の上昇に伴って，保健室登校は1980年代頃より見受けられるようになってきた。その後，不登校児童生徒の増加とともに保健室登校も増加してきた(表96)。

【養護教諭の対応と児童生徒の保健室での過ごし方】　保健室には，救急処置や身体計測をする場所，体調不良時に休養する場所，委員会活動などをする場所，相談活動を行う場所に加えて，保健室頻回来室者や保健室登校児童生徒が安心して過ごせる場所を設けるよう工夫しているところが多い。また，保健室登校の児童生徒がいる場合，専用の椅子・机・荷物置場を設置しているところもある。保健室登校の児童生徒は，慢性的な身体不調，精神的な訴えや不安，不登校の傾向をもつものや，不登校からの回復期にあるものが多い。また，保健室登校をしている子ども達のなかにも，他人との接触を恐れ，養護教諭のみとかかわるもの，他の保健室登校生徒だけでなく，ときどき保健室に来るクラスメートや教師とも関係性がもてるものなど，さまざまな状態が見受けられる。そのため，子ど

表96　調査時点で保健室登校児童生徒がいた学校の割合(%)

	1990年	1996年	2001年
小学校	7.1	12.1	12.3
中学校	23.2	37.1	45.5
高　校	8.1	19.4	22.9

(出典　日本学校保健会：保健室利用状況に関する調査報告書，日本学校保健会，2002. をもとに作成)

もの状態に合わせて保健室での居場所，活動を工夫することになる。具体的には，保健室で学習，養護教諭との会話，保健室の業務を手伝う，保健室で給食を摂る，園芸作業を行うといった活動をしている。
【校内外との連携】 保健室登校児童生徒をもつ養護教諭は，校長，教頭，スクールカウンセラー，教務担当，生徒指導担当，担任，教科担当といった学校内の関係者と連絡を密にし，生徒の状況に合わせて保健室登校の継続，授業参加への刺激，教室復帰の時期をはかる。このほかに，保護者に学校内での様子を可能な限り伝えるとともに，家庭内での様子を聞き情報交換するだけでなく，保護者の不安感を受け止める役割も重要である。さらに必要時校外の医師，教育センター，相談機関との連携も行う。保健室登校ケースは養護教諭にとって負担が大きいため，校長，教頭，担任，スクールカウンセラーの協力を得ながら，学校全体で対応していく体制をとることが重要である。

〈関連語〉 学校不適応　　　　　［荒木田美香子］

●文献　1）日本学校保健会：保健室利用状況に関する調査報告書，日本学校保健会，2002．　2）杉浦守邦：「保健室登校」の指導マニュアル，第2版，東山書房，1996, pp.13-14．　3）國分康孝，他：保健室からの登校，誠信書房，1996．

保健指導

【定義】 保健指導とは，健康の保持・増進および疾病や傷害の予防，療養に関する事柄についての日常生活における保健的な指導や相談である。狭義の保健指導は，医師，歯科医師，助産師あるいは保健師の職務上の行為であり，診察や診断の結果に基づく療養に関する指導，疾病予防あるいは健康増進のための日常生活上の指導をすることであるとされ，保健師助産師看護師法により，保健師・助産師は診断・治療以外の保健指導を行うことができる。ただし，助産師が保健指導を行うことのできる対象は，妊婦，褥婦または新生児に限られている。これに対し，日本看護科学学会編の『看護行為用語分類』によれば，「保健指導・相談」の定義として，「個人の健康および生活上の問題認識・行動を手がかりに，個人の問題を総合的にとらえ，生活背景や意向を尊重し，共感・支持を通して知識・技術を提供し，態度・行動の変容に向けて働きかけること」[1]とされており，健康相談やヘルスカウンセリングが同義語となっている。

【母子保健における保健指導】 母子保健における保健指導は，母子保健法第10条における，「市町村は，妊産婦若しくはその配偶者又は乳児若しくは幼児の保護者に対して，妊娠，出産又は育児に関し，必要な保健指導を行い，または医師，歯科医師，助産師若しくは保健師について保健指導を受けることを勧奨しなければならない」との規定に基づいて行われることが多い。母子保健事業において，妊産婦や乳幼児の保護者に対する保健指導は，わが国の母子保健の維持・向上のために，基本的かつ重要な対策となっている。保健指導が行われる場は，市町村保健センターや保健所，病院など保健医療施設や家庭訪問などが一般的であるが，本来どこで行われてもよいものである。また，保健指導の方法として，母親（父親）学級，両親学級，育児学級などの集団指導と妊産婦健診や乳幼児健診，家庭訪問などによる個別指導がある。

【学校保健における保健指導】 学校においても，学校保健法施行規則（第23・24条）により学校医や歯科医師の職務として保健指導が示されている。学校における保健指導は，教科外保健教育ともよばれ，学校保健活動のひとつである保健教育のなかで保健学習と並ぶ重要な位置を占めている。学校教育において保健指導は，児童生徒が健康に関する基本的な理解をもとに自ら健康な生活を実践するための能力を育成することをめざして，特別活動（学級活動・ホームルーム活動，学校行事，クラブ活動，児童会・生徒会活動など）を中心に行われている。〔保健指導の方法および内容〕学校における保健指導は，教科以外の学校教育活動全体を通してさまざまな場において行われ，集団指導と個人指導の2つの方法がある。集団指導には，主に特別活動における保健指導が含まれ，児童生徒の活動や健康状況などにみられる現実的な健康課題について行われる。個別指導には，健康問題をもつ児童生徒の個別の指導や保健室に来室する児童生徒に対する個別の健康相談，毎日の健康観察に基づく個別指導などが含まれる。保健指導を担当するのは，学校医，学校歯科医，学校薬剤師のほか，学校長，教頭，保健主事，養護教諭，学年主任，学級担任などすべての教職員

である。

〈関連語〉　乳児健康診査，健康教育，発達相談

[川口千鶴]

●文献　1) 日本看護科学学会第6期・7期看護学学術用語検討委員会・編：看護行為用語分類．日本看護科学学会，2005, p.250.　2) 母子保健推進研究会・監：五訂　母子保健法の解釈と運用．中央法規出版，2003.　3) 吉田瑩一郎：18 保健指導．江口篤寿，他・編，学校保健大事典，ぎょうせい，1996, pp.461-463.

歩行異常

【概念】　異常歩行ともいう。健常者と著しく歩容(歩行時の運動パターン)が異なるものをさす。ここでは，とくに小児期にみられやすい歩行異常をあげる。

【骨・関節異常に起因する歩行異常】　①脚長差による歩行異常：片側下肢の短縮によって下肢長が対側下肢に比べ3cm以上短いと，片側下肢が尖足位(爪先立ち)となり，体幹が側屈し，肩と骨盤が短い側へ下がる。②関節の拘縮・変形による歩行異常：a.股関節拘縮・変形による歩行異常；股関節の屈曲・伸展の運動制限を代償するために，患側下肢の振り出し時(遊脚相)に歩行異常がみられる。後方へ患側下肢を振り出すときに，腰椎前彎，体幹前傾，前方へ患側下肢を振り出すときに，腰椎後彎，体幹後傾となる。b.膝関節拘縮・変形による歩行異常；膝伸展拘縮では，患側下肢の振り出し時に分回し歩行〔麻痺側(患側)下肢を前方へ振り出すとき(遊脚相)に，股関節を外転・外旋位のまま，大きく外側へ下肢を回すようにして振り出す歩行〕や患側骨盤の挙上がみられる。膝屈曲拘縮では，脚長差様の歩容が出現する。c.足関節拘縮・変形による歩行異常；尖足拘縮では，爪先から接地し体重支持時に足底が接地しない。遊脚相では，患側が分回し歩行となり，健側下肢の伸び上がりや膝を高く上げる鶏状歩行(steppage gait)がみられる。踵足変形では，足指が地面を離れるときの蹴り出しが弱くなり，前方への推進力が弱まるため速度が遅くなり，歩幅が狭くなる。③股関節支持性の低下による歩行異常：先天性股関節脱臼や内反股では，股関節周囲筋の起始と停止部が接近するため，中殿筋の機能不全が起こる。詳細については，後述の「中殿筋跛行」を参照されたい。④痛みに起因する歩行異常：a.腰仙部痛；腰仙部中央に痛みがある場合(両側性)では，体幹前屈位となり，歩幅が短く歩行速度も遅い。片側性では体幹前屈と痛みを避ける方向への体幹側屈が出現する。b.股関節痛；患側の体重支持時(立脚相)が短く，遊脚相では，股関節周囲筋や靭帯の緊張を弛めるために股関節の外転・外旋，屈曲位と膝屈曲，尖足が出現する。c.膝関節痛；膝関節周囲筋と靭帯の緊張を弛めるために，立脚時に膝屈曲位，尖足位となり，立脚相は短い。

【神経障害による歩行異常】　脳性麻痺などの脳・脊髄の損傷によって歩行障害がみられ，特徴的な歩容を示す。①痙性片麻痺歩行：脳性麻痺の痙直型片麻痺でみられる。歩行時の上肢の振りはみられない。下肢は，遊脚相では分回し歩行となり，立脚相では股関節内転，内旋を伴いながら，多くは内反足を伴いながら尖足位で接地し，足底接地がみられない場合も多い。重心移動の滑らかさが欠如し，麻痺側立脚相は短く，逆に非麻痺側立脚相は遷延する。②痙性両麻痺・対麻痺歩行：脳性麻痺の痙直型両麻痺でみられる。股関節屈曲・内転・内旋，膝屈曲，内反尖足位となり，左右の下肢を交差して歩行する(はさみ足歩行)。支持基底が狭く，不安定である。③弛緩性歩行：弛緩性の完全麻痺では起立，歩行とも不可能である。a.中殿筋跛行(トレンデレンブルク歩行)；中殿筋の弛緩性麻痺でみられる。麻痺側の立脚相で骨盤が著しく非麻痺側に傾き，体幹は麻痺側に側屈する。筋ジストロフィーなど，麻痺が両側の場合を動揺歩行(waddling gait)という。b.足関節背屈筋麻痺跛行；ポリオ等で前脛骨筋などの麻痺があると，遊脚相で下垂足がみられ，股関節を大きく屈曲し，爪先から接地する鶏状歩行となる。c.底屈筋麻痺跛行(踵足歩行)；二分脊椎等，下腿三頭筋の弛緩性麻痺があると，立脚相終期の蹴り出しが困難になる。④失調性歩行：脳性麻痺の失調型など，小脳，脊髄，前庭の病変でみられる。小脳性失調では，まっすぐ歩けず，酩酊したような不安定な歩行で，両足間を広く取り，体幹も大きく動揺する(酩酊歩行・よろめき歩行)。⑤末梢神経疾患による歩行異常：末梢神経疾患では，筋力低下により弛緩性歩行となる。神経障害による歩行異常の「③弛緩性歩行」を参照されたい。

【心因性の歩行異常(ヒステリー)】　一定の型は

なく，片麻痺様や失調様の歩行を示す．歩容は奇妙で倒れそうであるが，倒れて傷つくことはない．臥位では四肢を動かすことができる．なお，歩行の観察については，「歩行障害」の項を参照されたい．
〈同義語〉 歩行障害
〈関連語〉 運動障害，関節可動域，筋ジストロフィー，先天性股関節脱臼(LCC)，内反足，脳性麻痺

[小川友美]

●文献 1) 中村隆一, 他：基礎運動学, 第6版, 医歯薬出版, 2003, pp.391-396. 2) 田崎義昭, 他：ベッドサイドの神経の診かた, 改訂16版, 南山堂, 2004, pp.59-62. 3) 安藤徳彦：リハビリテーション診断学. 津山直一・監, 上田敏, 他・編, 標準リハビリテーション医学, 第2版, 医学書院, 2000, pp.122-155. 4) 永田雅章：歩行障害. 千野直一, 他・編, リハビリテーション診断・評価(リハビリテーションMOOK 1), 金原出版, 2000, pp.157-165.

歩行障害

【定義】 正常な歩行とは明らかに違い，歩容(歩行時の運動パターン)に異常がみられ，歩行速度や歩行持久力，安定性などに問題が生じる場合をいう．歩行障害はICF分類(国際障害分類改定版)での活動制限にあたる．歩行障害があることで，移動能力が低下するだけでなく，移動を含む他の活動の制限を引き起こし，社会参加の制約にもつながる．

【正常歩行】 3歳以上の健常児では，成人とほぼ同様な歩容を示す．正常歩行の特徴は，運動の左右対称性，円滑性，効率性である．正常歩行は大きく立脚相(脚が地面に着いている期)と遊脚相(足指が床面から離れて振り出されている期)に分けられる．立脚相は，踵から接地し(踵接地)，次に足底が接地し(足底接地)，重心が前方に移動し(立脚中期)，踵が床から離れ(踵離地)，最後に蹴り出しながら足指が床から離れる(足指離地)．遊脚相は，蹴り出されたまま，脚が体幹の後方にある期(加速期)の後，前方に脚が振り出されて脚が体幹の直下に位置し(遊脚中期)，体幹の前方に振り出される(減速期)．また，たとえば左の踵接地から，次の右の踵接地までを1歩とよび，その距離を歩幅という．また，左右の踵の距離を歩隔という．また，単位時間内(通常は1分間)の歩数を歩行率(ケイデンス)といい，健常成人では100前後である．腕の振りは，前方に振り出されている下肢とは対側の腕が前方にくるように，体幹上部の回旋とともに振り出される．

【小児の歩行】 健常児が支持なしで一人歩きをする(独歩)のは，1歳から1歳半である．独歩開始時は，踵接地がなく，足底全体で接地し，股関節は常に外転・外旋位となり，歩隔も長い．また，独歩開始時には腕の振りはみられず，万歳のように上肢を大きく挙上(high guard)しながら歩行し，しだいに上肢の挙上は胸の高さ(middle guard)，腰の高さ(low guard)となり，2歳前に挙上がなくなり(no guard)，腕の振りが出現する．2歳頃から踵接地が出現し，股関節外転・外旋が減少し，しだいに成人の歩容に近づく．3歳でほぼ成人と同様の歩容を示すようになる．

【歩行障害の評価(観察)】 歩行障害の評価の目的は，歩行障害の原因を分析することや治療方法の選定，治療効果の判定などである．対象児・者の歩行を前方，後方，側方から観察する．このときに対象児の生活年齢を考慮しつつ観察することが重要である．観察の全体的な所見としては，①運動の左右対称性，②運動の滑らかさ，③全身の動揺性(上下，左右)，④腕の振り，⑤歩幅・歩隔・歩行率(左右差など)がある．部分的な所見としては，①頭部，②肩，③骨盤，④股関節，⑤膝関節，⑥足関節，⑦立脚相・遊脚相での足の状態を詳細に観察する．痛みがある場合は，どの相でどの身体部位に痛みが起こるのかを確認する．なお，典型的な異常歩行パターンについては，「歩行異常」の項を参照されたい．
〈同義語〉 歩行異常
〈関連語〉 運動障害，活動制限，痛み

[小川友美]

●文献 1) 中村隆一, 他：基礎運動学, 第6版, 医歯薬出版, 2003, pp.391-396. 2) 安藤徳彦：リハビリテーション診断学. 津山直一・監, 上田敏, 他・編, 標準リハビリテーション医学, 第2版, 医学書院, 2000, pp.122-155. 3) 永田雅章：歩行障害. 千野直一, 他・編, リハビリテーション診断・評価(リハビリテーションMOOK 1), 金原出版, 2000, pp.157-165. 4) 障害者福祉研究会・編：ICF国際生活機能分類；国際障害分類改定版, 中央法規出版, 2002.

母子関係

【概念】 母子関係の重要性に着目し，最初に研

究的取り組みをした臨床家はイギリスの Spitz, R.A. であろう。1940 年代に母親から分離され，衣食住は満たされていても，温かく心のこもったふれあいや保育に欠ける乳児院や養護施設に収容された乳幼児を観察し，発育・発達遅滞，刺激に対する反応の遅れと鈍さ，不安，悲哀，摂食障害，睡眠障害，うつ症状が特徴的にみられたことを報告した。一方，「愛着理論」の生みの親であるイギリスの精神科医 Bowlby, J. は，1950 年に WHO からの要請で，乳幼児期における母親からの分離が子どもに与える影響について，欧米諸国の現状を調査し，その結果から，乳幼児期に母親機能がうまく働かない状況で養育されると，子どものパーソナリティの発達に悪影響が及ぶことを指摘し，「母性剝奪（maternal deprivation）」の概念をもたらした。

【母子関係に関する論争】　しかし，前記の考え方は，母親が育児に専念することを奨励し，母だけに育児の責任を押しつけ，女性を家庭に閉じ込めようとするものであるという誤った解釈から，多くの批判や論争も引き起こした。イギリスの小児精神科医 Rutter, M. は，剝奪（deprivation）と分離（separation）を区別して論じることを主張し，分離の悪影響が過度に強調されてきたことを指摘した。子どもの生活のなかでは母親だけが重要な人物ではなく，父親，きょうだい，友人，学校の先生なども，子どもの発達に重大な影響を及ぼしていること，乳幼児期に剝奪の経験をもっても，その環境から救出された場合には，著しい回復を示すという見解を示した。

【今日の母子関係の理解と実践】　同様に，母子関係に関する多くの研究と知見が積み重ねられてきたが，そのなかでもとくに，イギリスの小児科医で精神分析家である Winnicott, D.W. や，アメリカの小児科医 Brazelton, T.B. の研究は今日の母子関係の理解や臨床に大きな影響を与えている。また，母子関係に関する前述の研究成果を活用して，伝統的な精神・心理療法とはまったく異なった方法で乳幼児期の母子を支援し，母子の関係性と子どもの発達をより望ましいものにするための介入活動を，1973 年にアメリカ，ミシガン州で始めたのが，ソーシャルワーカーで精神分析家の Freiberg, S. であった。その活動は，乳幼児精神保健（infant mental health）とよばれ，母親と乳幼児の関係性が，後の子どもの発育・発達の問題や，問題行動，情緒不安定，社会性の問題につながる可能性を指摘し，それを早期に予防・治療する活動を看護師，心理士，ソーシャルワーカー，精神科医らとともに実践した。このように，今日では，Bowlby の理論をさらに発展させた介入研究により，母子関係の問題を予防・解決するための方法を考案し，その成果が報告されている。しかし子どもの発達には母親のみでなく，父親，きょうだい，祖父母，および家族以外のさまざまな人々や，人によって構成される組織がかかわる。Bronfenbrenner, U. の人間生態学モデルはそれを簡潔に示している。母親は子どもの成長・発達においてきわめて重要な存在ではあるが，唯一絶対の存在ではないことを確認しておく必要がある。母親の代理的な存在，母親が子どもの成長・発達の原点であり，必須な存在として機能するためには，その母親を支える家族と，家族以外の人と組織も必須であることを理解・認識しなければならない。

〈関連語〉　親子関係，愛着　　　［廣瀬たい子］

●文献　1）畠中宗一・編：母子臨床再考．現代のエスプリ420号，至文堂，2002．　2）Bowlby, J.（作田勉・監訳）：ボウルビィ母子関係入門，星和書店，1984．　3）Santrock, J.W.：Life-span development. Brown & Benchmark Publisher, 1997.

母子感染　⇒垂直感染

母児間輸血症候群

【概念】　母体内では，胎児と母体の間には胎盤隔壁がある。時にその隔壁にリークが生じて，胎児血が母体血中に流れ込む。母児間では微量な血液の交流が妊娠初期からほとんどの妊娠で認められるが，通常交じり合う血液の量は微量で問題にはならない。しかし，絨毛血管に破綻が生じた場合，経胎盤出血を起こす。これを母児間輸血症候群，または経胎盤胎児出血という。

【分類】　出血の起こる速度により急性型と慢性型に分けられる。

【病態】　胎盤では，胎児血の流れる毛細血管と絨毛間腔を流れる母体血は薄い血管内皮を介して接しており，胎児血は容易に母体血中に入る。①母体側：母児間に Rh 式などの血液型不適合がある場合，母体が胎児赤血球により感作され，

不規則抗体を産生する。その結果，次回妊娠時に血液型不適合妊娠の症状を呈する。②胎児側：経胎盤胎児出血が長期にわたり緩徐に起こるか，あるいは分娩時に急性に起こるかにより，また，出血の程度により症状は異なる。急性の大量出血はショック状態を呈し，胎児仮死や胎児死亡も起こりうる。

【診断】　新生児が出生時に蒼白で多呼吸などの呼吸障害を呈し，正球性正色素性貧血でも網状赤血球増加，赤芽球増加がみられる。確定診断には母体血中のヘモグロビンFを証明する。

【治療】　出血の量と持続の程度によって異なる。貧血があっても新生児が元気な場合は，緊急の治療は必要ないことも少なくない。蒼白，頻脈がみられた場合は輸血を行う。出血量が多く心不全を合併している場合は部分交換輸血を行うこともある。分娩直前の出血の場合は，急速な輸血が必要となる。血液が間に合わない場合は，アルブミンなどを用い血管内のボリュームを回復させる。血管内のボリュームの回復に伴って，蒼白，呼吸障害，頻脈などのショック症状は改善する。その後に鉄剤を投与することも多い。

〈関連語〉　血液型不適合妊娠　　　　［宇藤裕子］
●文献　1）真木正博：母児間および双胎間輸血症候群．血液症候群 III（別冊日本臨牀 領域別症候群シリーズ22），pp.592-593, 1998.　2）本間洋子：双胎間輸血症候群，母児間輸血症候群．小児内科，35(6)：986-989, 2003.　3）伊藤悦郎，他：未熟児・新生児の貧血．血液フロンティア，13(11)：19-28, 2003.

母子結合　⇒母と子のきずな

母子健康手帳

【母子健康手帳とは】　母子健康手帳は，母子保健法第16条により，原則として妊娠の届出をしたものに市町村が交付しなければならないこと，そして健康診査や保健指導を受けたときに必要事項を記載すること，さらにその様式は厚生労働省令で定めることが規定されている。母子健康手帳は，妊娠，出産，育児に関する一貫した母と子の健康記録として，また妊産婦および乳幼児の保健指導の基礎資料としての目的をもち，さらに乳幼児を養育するうえでの手引としての指導的内容を含むものである。市町村によっては，外国語版や点字版などを用意しているところもある。2人以上の子どもを出産したときは追加交付が，また破損や紛失の際は再交付が受けられる。

【構成】　母子健康手帳の様式は，全国統一部分（必要記載事項）と厚生労働省令7条に基づく各市町村の判断による任意記載事項に大きく分かれる。必要記載事項は，妊産婦自身や医療・保健の担当者が記入する妊産婦や新生児・乳幼児の記録を中心に省令で様式が定められている。任意記載事項には，主に妊産婦の健康管理や新生児・乳幼児の養育，予防接種や行政的なサービス，母子健康手帳使用上の留意点など，すなわち母子保健や育児支援に関する情報が含まれる。この任意記載事項は，地域の特性に合わせて，市町村で独自に作成してよいことになっているが，参考として示された作成例が用いられている。

【内容】　現在，母子健康手帳に含まれる主な内容は以下のとおりである。①妊婦の健康状態・職業と環境，妊娠中の経過の記録，②出産の状態と産後の経過の記録，③乳幼児の発育等の記録，④予防接種の記録，⑤すこやかな妊娠・出産・育児のための情報，⑥母子保健に関する制度やサービスについての情報。

【歴史】　「母子健康手帳」は，1942（昭和17）年につくられた「妊産婦手帳」にその源を発している。妊産婦手帳は，当時，妊産婦および乳児の死亡率が非常に高かったことから，妊産婦の健康診断と保健教育を目的として，妊娠を届け出た妊婦に交付された。その後，1947（昭和22）年に児童福祉法の制定に伴い，出生時の記録や乳幼児期の健康状態，乳幼児の発育値などを含めた「母子手帳」に改められ，母子保健に大きく貢献してきた。1965（昭和40）年に母子保健法が制定されたことに伴い，名称が「母子健康手帳」と改められた。その後もその時々の医学的知見や社会情勢などを踏まえて改正を重ね，母子保健の考え方の啓発や各種健康診査の普及など，わが国の母子保健全体の水準の維持・向上に大きく貢献している。最近では2002（平成14）年に，2000（平成12）年の乳幼児身体発育値調査結果の反映，および母子保健，小児医療の進歩や社会情勢の変化への対応を目的として，母子健康手帳の改正がなされた。主な改正点は，①母

子保健手帳の大きさの規定の削除，②離乳・断乳についての記載内容の変更，③乳幼児の発達に関する質問項目の変更，④乳幼児身体発育曲線の改正，⑤父親の育児参加の促進等についての記述の追加，⑥子育て支援についての記載の充実，⑦歯科保健に関する記載の充実，⑧幼児期における生活リズムの形成に関する記載の追加，⑨予防接種の接種勧奨，⑩妊娠中の薬の影響や育児期間中を含めた喫煙・飲酒についての記載の充実，⑪葉酸の摂取に関する記載の追加，⑫ゆさぶられっこ症候群の予防に関する記載の追加，⑬事故予防としてのチャイルドシート使用についての記載の追加，⑭働く女性・男性のための出産，育児に関する制度の記載の改正，などである。

〈関連語〉 健康教育，健康診査　　　［川口千鶴］

●文献　1）平山宗宏：平成14年からの母子健康手帳の改正について．母子保健情報，44号：100-103, 2002. 2）母子保健推進研究会・監：五訂 母子保健法の解釈と運用．中央法規出版，2003.

ポジショニング

「ポジショニング（positioning）」という言葉がわが国の看護界で用いられるようになったのは，『ナーシングインターベンション；看護診断にもとづく看護治療』（Bulechek, G.M., et al., ed., 早川和生・監訳, 医学書院, 1995）が発刊された頃といわれており，比較的新しい言葉である。それ以降，小児看護領域，とくに新生児看護においてもポジショニングの必要性とその効果が研究され，いくつかの文献も発表されている。

【ポジショニングとは】 「ポジショニング」の語源 position は，身体的な「位置」のみならず，社会的境遇，立場，心的態度をも含意しており，全人的統合をもったひとりの人に可能な限りふさわしいことを意味している。Bulechek & McCloskey は，『看護介入分類』（第3版）において，「患者が生理的および（あるいは）心理的に満足するために，患者自身あるいは患者の身体の一部を熟慮して位置づけること」と定義している。また田中マキ子は，「患者の身体的・精神的・社会的安楽・安全のために，動けないことから起こる悪循環への予防的対策を計画的に行うこと」[1]と定義している。つまり，患者の身体的・精神的・社会的安楽性を重んじた体位と姿勢を意味し，患者に対して適切な体位をとれるように援助することである。

【対象】 早産児，低出生体重児のような低緊張児，筋疾患・神経障害などの運動器障害児，いらだって落ち着きのない新生児。

【小児におけるポジショニングの必要性】 新生児に適切な肢位姿勢を保持することによって，運動や生理機能を促し，ストレスの緩和をはかる。とくに，極低出生体重児は，神経系の発達が未成熟で，在胎週数に応じた低緊張があり，胎内で屈曲姿勢をとる期間が少ない。この状態で重力の影響を受け，人工呼吸器や点滴による抑制によって四肢伸展・外転位のまま固定される期間が長くなると，不良肢位および不良運動パターンを生じる。これらは，正中見当識や身体のバランス維持，四肢や体幹の屈曲などの発達に影響するため，成熟新生児の姿勢を基本とした屈曲・正中指向の姿勢をつくり，その後の運動発達への準備を行う。

【小児におけるポジショニングの効果】 ポジショニングは，関節の過伸展を予防し屈筋の発達を促す。側臥位では手への視覚的意識が高まり，手―正中線行動が助長され手を口にもっていきやすく自己鎮静となる。腹臥位は自律神経を刺激し，手掌面をベッドに接触させることによって精神的安定が認められる。手掌からの刺激は，神経細胞の内的活動を引き起こし，識別性知覚・深部知覚・運動認識が賦活するといわれている。また，姿勢のみではなく，過敏な症例が少なくなった，抱きやすいなど，育児援助にもつながる。

【注意点】 いずれの体位も正中線に向かわせ，体位が安定しやすいように境界をつくることが重要である。しかし，うつ熱や皮膚の局部的発赤には注意し，同じ姿勢を長時間とることは避け，適宜体位を変えることが望ましい。褥瘡予防のために，除圧できる素材の寝具を使用する。

〈関連語〉 良肢位，安楽，褥瘡予防，体位変換
　　　　　　　　　　　　　　　　［田﨑あゆみ］

●文献　1）田中マキ子：ポジショニングと褥瘡ケアのエビデンス．看護学雑誌，68(4)：311-314, 2004. 2）長尾信子：ポジショニング技術．看護技術，50(1)：5-8, 2004. 3）阿曽沼洋子：ポジショニング．小児看護，25(9)：1195-1201, 2002. 4）渡邊順子：ポジショニングのエビデンス．臨牀看護，

28(13)：1198-2004, 2002. 5) 松波智郁：ポジショニング. 小児看護, 20(9)：1228-1232, 1997.

母子相互作用

【概念】 母子相互作用は，さまざまな側面から捉えられ研究されている。胎生期から生後，そして乳幼児期にはぐくまれる，母と子，親と子のきずなは，その後の人間関係や発達の基盤として重要であり，相互作用によって促進され確立する。つまり，母と子のきずな mother-infant bond，あるいは母子関係を形成するメカニズムが母子相互作用 mother-infant interaction である。

【母子相互作用に関するさまざまな理論】 Bowlby, J. が最初に提唱したアタッチメント理論(1958)では，「乳児はまず特定のひとりの人物にアタッチメントを形成する」として，アタッチメント行動は，それがどのような形態であるにしろ，状況によりよく対処できていると思われる特定の人物に接近し，接近を維持する行動であるとした。この特定の人物を，普通は母親であるとし，養育者である母親と子どもとの「特殊な二者関係」をとくに強調した[1]。アタッチメント行動の発達について，しだいに複雑に発達していくと述べ，また，誕生した新生児は泣き，吸引，しがみつきなどさまざまな行動システムを備えており，このなかに将来の愛着の発達の土台となるようなものが存在するとしている[2]。Ainsworth, M. は，愛着対象によってかもし出される雰囲気を，愛着をもつ人間にとっての「安全基地 secure base」(1982)として，好奇心と探索のための飛躍台を提供することであるとした。これは，子どもが公園などで遊んでいるとき，母親からある一定の半径内で行動し，限界点に近づくと母親のほうを振り向くなどの行動で示される。さらに，strange situation という実験的手法を用いて，1歳児が短時間養育者から引き離された後の再会のときにどのような反応を示すかで，アタッチメントを安定型，不安定型，回避型などに分類し，乳幼児の愛着の形成の個人差などを明らかにした[3]。Kennel, J.H. らは，分娩直後に母子の身体接触を経験した実験群とそうでない群とを比較した結果から，早期からの接触がその後の母親のより愛情に満ちた行動に重要であると示した。そして，とくに産褥期の子育てにおける母親と父親の役割は交換できるものではなく，親と子のきずな(bonding)の形成には夫婦間でのコミュニケーションが重要であると述べている[4]。アタッチメントを育てることの重要性を唱えた Brazelton, T.B. が開発した新生児行動評価法(neonatal behavioral assessment scale；NBAS)は，新生児を出生時より個性ある人間として捉え，相互作用を通して新生児の能力を最大に引き出し評価し，広く研究や介入に用いられている。ワシントン大学の Barnard, K. は，初期からの母子の相互作用がスムーズにいくということが，その後の子どもの発達，とくに認知の発達に大きな影響を与えるという前提に基づき，親子相互作用モデルを示した。これは，親(ケア提供者)と乳児がスムーズに相互作用するための，それぞれの責任を示しており，これがうまくいっているときはワルツのようであると述べている。親の側の責任として子どもの合図への過敏性，苦痛への適切な対応，発達を促進するかかわりを，子どもの責任として合図の明瞭性，親への反応性を示した。また，子どもの合図を相互作用を続けようとする engagement cues と避けようとする disengagement cues とに分け，さらにこのなかに強いものと弱いものがあるとした。彼女らの研究に基づき開発された NCAST(Nursing Child Assessment Satellite Training, Feeding Scale, Teaching Scale)は，食事場面と遊びの場面における母子相互作用の観察用具として，広く世界的に用いられている。日本では，廣瀬たい子らのグループが中心に研究・教育を行っている[5]。

〈関連語〉 愛着，愛着行動，安全基地，育児，NCAST，基本的信頼，子ども虐待，父子関係，ブラゼルトン新生児行動評価法，ボウルビィ

[荒木暁子]

●文献 1) Bowlby, J.(二木武・監訳)：母と子のアタッチメント；心の安全基地, 医歯薬出版, 1993. 2) Bowlby, J.(黒田実郎, 他・訳)：母子関係の理論1；愛着行動, 岩崎学術出版社, 1976. 3) Holmes, J.(黒田実郎, 他・訳)：ボウルビィとアタッチメント理論, 岩崎学術出版社, 1996. 4) Klaus, M.H., et al.(竹内徹・訳)：親と子のきずなはどうつくられるか, 医学書院, 2001. 5) 廣瀬たい子・監：育児を科学する；乳児のコミュニケーション, ジェムコ出版, 2003.

母子同室

●新生児

【歴史的変遷】　日本では，第二次世界大戦前は，自宅出産が多く，出産直後から母子が共に過ごすことは当たり前であった．しかし，戦後 GHQ の勧告により，母子衛生対策・妊産婦管理の面で，自宅出産から施設での出産へ移行した．この時代は，衛生環境や母体の栄養状態が現在よりも悪く，新生児死亡率も高かったため，新生児死亡率の改善をはかる目的で，新生児室の設置が勧められた[1]．一方，新生児の感染症による死亡率が高かった 1900 年代以降母子異室を導入したアメリカでは，1940 年頃から母子同室の再検討が行われた．母子同室・異室の問題の論点は，母乳栄養確立，母親の保育技術，新生児感染症，異常の早期発見，褥婦の身体・精神状態，新生児が成長・発育してからの母子関係などである．そして，1970～1980 年代には，母子の早期接触に関する研究が数多く行われ，生後早期からの母児の接触の重要性が明らかにされた[1)2)]．日本においても，出生直後からの母子接触の重要性が認識され，母子相互作用の面から母子同室の重要性や意義が再認識されるようになった．

【母子同室と母子異室】　自宅出産の場合には，新生児の健康状態により，母子が同じ部屋で過ごすということは，自然な育児の姿である．しかし，施設で出産した場合には，その施設によって母子同室か母子異室かという選択をせまられる．母子同室であると，母子関係の確立も早期にはかられ[3]，新生児の空腹欲求に合わせた自律授乳・頻回授乳により，母乳育児の確立と継続が容易となる[4]．この頻回授乳は母体にとってもメリットが大きく，オキシトシンの放出は，産後の子宮収縮を促進する．新生児にとっても，母親の皮膚に常在している細菌叢が早く定着し，さまざまな病原菌からの感染を予防することができる[5]．このように，母子同室は多くの面で，出生直後の母子の生理にかなっている．そして，入院中に母子が 24 時間一緒に生活することで，母親は，授乳，保温，沐浴，おむつの交換，着替えなど，育児に自信をもって退院することができる．さらに，父親やきょうだいといった家族との接触も可能となり，児に対する愛着形成も促すことができる[1]．一方，母子異室であれば，面会者からの感染が防げる，新生児の変化や異常を発見しやすい，同室の母親に気を遣わなくてよい，といったことなどがあげられる[1]．このように，母子同室・母子異室それぞれに利点があり，施設における新生児の管理については，母親の意向や疲労感，新生児の健康状態の観点から，母子同室がより適切であるかを判断し，母子同室・母子異室を選択できる体制が必要である．

〈関連語〉　母子相互作用，自律授乳

［藤本紗央里］

●文献　1）三科潤：母子同室と母子異室．周産期医学，20（増刊）：313-317，1990．　2）Klaus, M.H., et al.(竹内徹，他・訳)：分娩，出産およびきずな．親と子のきずな，医学書院，1985, pp.31-155．　3）Klaus, M.H., et al.(竹内徹，他・訳)：家族の誕生；出生直後の数分間，数時間．親と子のきずなはどうつくられるか，医学書院，2001, pp.67-114．　4）日本母乳の会編集委員会：母子同室にする．母親と赤ちゃんが終日，一緒にいられるようにする；母乳育児成功のための 10 ヵ条のエビデンス，日本母乳の会，2005, pp.75-87．　5）楠本隆：母子同室と院内感染．ペリネイタルケア，23(7)：595-598, 2004．

●病児

母子同室（rooming-in）には二通りある．第 1 は前出の新生児に対するものである．戦後，わが国の産科医療では，母親の安静のためもしくは子どもを感染予防するために母親から離し，新生児室で入院管理していた．しかし母子関係が希薄化したり育児不安が増加するなかで，親から子どもを離さないで母親のベッドの横に新生児のコットを並べ，母子が同室入院する方法が広がってきた．第 2 は，病児のケア技術習得を目的に入院させることである．付添入院と区別するために，とくに母子入院あるいは母子同室とよんでいる．

【母子入院】　病児のケア技術習得を目的とした入院は，子どもが長期入院することなく，家族と一緒に生活するために必要である．病児のケア技術を習得するという過程では，付随した問題として五体満足ではないわが子を受け入れる心の作業が必要とされることも多く，スキルと心理的ケアの双方の力量が求められる．一方，わが国では子どもが入院すると，入院した子どもの身の回りの世話をさせる目的でありながら，手続き上は「子どもの心のケアは看護師で

は代行ができないため，家族からの申請があって医師が許可する」形をとって家族へ付き添いを要請することが行われてきた経緯がある。どちらも外見上は母と子が一緒に入院しているため，付添入院と母子入院は混同されやすい。実際，小児看護関係の文献調査を行うと，母児同室・母子入院と付添入院の混同が少なくない。

【今後の課題】 核家族が増加しており，母親が母子入院のために家を離れると，病児のきょうだいには2つの道が準備される。1つは祖父母や親戚にあずけられるという一家離散状態である。2つ目は，きょうだいをあずける場所がないときに健康なきょうだいも一緒に母子入院する状況が発生することである。病院は健康な子どもが入院する場所ではないが，親は病児にもきょうだいにも必要とされており，一概にどれがよいと決めることはできない。少子社会を迎えた現在，より実際的な方策が検討されてよい。

〈関連語〉 付き添い　　　　　　　　［蝦名美智子］

●文献 1）今村栄一：看護管理（系統看護学講座別巻8），医学書院，1996，p.95．

母子保健行政

【概要】 母子保健行政は，地域保健の対人保健活動の一端として位置づけられ，地域保健法［1994（平成6）年制定］と母子保健法［1965（昭和40）年制定，1994年改正］に基づいて実施されている。これらの法律に基づく施策の実施は，固定されたものではなく時代のニーズに合わせて変化するものである。歴史的にみると，死亡減少から健全育成へ，庇護的・救済的事業から支援的・予防的事業へ，そして疾病対策から健康増進対策へと変遷してきており，今日では，少子高齢化時代に応じた基本的方向性を示している。

【母子保健行政の基本的体系】 母子保健行政の体系としては，保健対策，医療援護対策，基盤整備対策に区分できる（「母子保健事業」の項参照）。①保健対策：健康の保持増進のための支援や健康教育として，新生児訪問指導，乳児健康診査，1歳6カ月児健康診査，母子健康手帳交付などを行っている。②医療援護対策：医療・療育などに関する援護として，未熟児養育医療・小児慢性特定疾患治療研究事業などを行っている。③基盤整備対策：母子保健の充実のための医療体制整備・施設整備・人材育成として，周産期医療施設対策や乳幼児健康支援一時預かり事業などを行っている。

【母子保健行政の基本的方向性と各行政の役割】 母子保健は，妊娠・出産・育児という一連の時期にある男女，新生児期から学童期の子ども，胎児，更年期の女性を対象とし，母子の健康保持増進をはかり，かつQOLの向上をめざすものである。少子化，女性の社会進出など子どもを産み育てる環境は大きく変化したことから，①住民に身近な市町村での基本的サービスの提供，②妊婦および乳幼児に対する一貫した母子保健事業の実施，③都道府県（保健所），市町村の役割分担の明確化をめざし，1997（平成9）年に基本的な母子保健事業は市町村に一元化された。現在の体制は，国および都道府県による母子保健対策の基盤整備と，都道府県および市町村によるサービスの提供がなされており，以下のようになっている。国：基本的政策の策定，調査研究，医療施設の整備。都道府県：医療施設の整備，専門的サービスの提供，市町村の連絡調整・指導・助言。市町村：各市町村の実態に応じた母子保健計画の策定，乳幼児期の健康診査・保健指導などの基本的サービスの提供。

【少子化に対応する母子保健行政】 子どもの福祉は児童福祉法に基づいた施策がとられているが，施設入所の実態と制度の乖離，被虐待児の増加，生き別れ片親家庭の増加などが顕著になったことにより，1997年に法改正が行われた。さらにこの改正では，少子化の進行に対応する施策の必要性が強く求められるようになった。これは，今日の急速な少子化の進行による，①核家族化や地域社会の連携の希薄化などで育児に携わる親が孤立しており，育児力低下や不適切な養育をまねいている，②少子化や都市化により子どもの対人関係が希薄化しており，社会性や情緒の発達への影響がみられている，③女性の就労増加や価値観の多様化により，育児に関する考えやニーズが変わりつつある，といった課題に対応したものでもあった。この改正により，児童福祉は脆弱化した養育機能を補完し支援するという役目をも担うことになり，母子保健サービスとの連携が重要視されるようになった。それにより，1999（平成11）年「新エンゼルプラン」，2000（平成12）年「健やか親子21」の策定，さらには2002（平成14）年「少子化

対策プラスワン」の取りまとめから2003(平成15)年「次世代育成に関する当面の取組方針」に発展した。現在ではこれをふまえた2003年「次世代育成支援対策推進法」が制定され，国民運動計画として展開されている。
〈関連語〉 母子保健事業　　　　　　　［西田志穂］
　●文献　1) 厚生労働省：厚生労働白書　平成17年度版，ぎょうせい，2005．2) 中村肇・監：子育て支援のための小児保健学，日本小児医事出版社，2003．3) 内閣府：少子化社会白書：平成16年度版，ぎょうせい，2004．4) 内閣府：少子化社会白書　平成17年度版，ぎょうせい，2005．5) 髙野陽，他・編：母子保健マニュアル，南山堂，2004．6) 母子衛生研究会・編：わが国の母子保健　平成18年，母子保健事業団，2006．

母子保健事業

【概要】 母子保健は，子どもと家族の健康の保持増進をはかることをめざしており，思春期から妊娠・出産・育児期にある人々を対象にしている。母子保健事業には，大きく分けて保健対策，医療援護対策，基盤整備対策がある。
【母子保健事業の市町村への一元化】 わが国の母子保健は，児童福祉法，母子保健法のもとで施策が整備され，かつ医学や医療技術などの進歩により，乳児死亡率などの指標に示されるように，世界のトップレベルに達するようになった。一方で，少子化・核家族化の進行，女性の社会進出などにより，子どもを産み育てる環境は大きく変化している。これらの変化に対応するために，住民により身近な母子保健サービスの提供をめざして1997(平成9)年度に基本的な母子保健事業は市町村に一元化された。それにより，都道府県は，市町村に対する指導などのほかに，保健所などを通じて未熟児養育医療，育成医療，障害児の療育指導，慢性疾患時の療育指導などの専門的サービスを受け持つことになった。
【母子保健対策】 母子保健対策は，妊娠届を提出した者に対し市町村が母子健康手帳を交付するところから始まり，健康診査，訪問指導，保健指導の3つに区分される各事業を受けることになる。①健康診査(妊産婦健康診査・乳児健康診査・1歳6ヵ月児健康診査・3歳児健康診査)は，妊産婦・乳児・1歳6ヵ月児・3歳児に対し市町村が行うものである。いずれも医療機関への委託により，疾病・障害の早期発見などを目的としている。②訪問指導(妊産婦訪問指導・新生児訪問指導・未熟児訪問指導)は，妊産婦・新生児に対し市町村が，未熟児に対し都道府県が行うものである。いずれも対象者の家庭を訪問し，妊娠・出産および育児に関する指導を行うとともに，それらに関する不安の緩和を目的としている。③保健指導(母親学級・両親学級・育児学級・子育て教室)は，妊婦と配偶者などの家族，乳幼児と家族に対し市町村が行うものである。妊娠および育児中の不安解消や疾病の予防と早期発見，仲間づくりなどを目的としている。
【医療援護対策】 都道府県の事業であり，療育養護として医療費の公費負担を行っている。①未熟児療育医療：身体発育が未熟なまま出生し，指定養育医療機関での入院治療が必要な乳児に対して医療費の助成を行っている。②妊娠中毒症等療養援護：妊娠中毒症などに罹患している妊婦に対し，その治療のための入院治療にかかわる医療費を助成している。ただし所得制限がある。③小児慢性特定疾患治療研究：小児慢性特定疾患児(18歳未満)に対し，原則として入院に関する医療費の負担を軽減している。④療育医療：長期治療を必要とする結核児童で医師が入院治療を必要と認めた児童に対し，医療費の給付，日用品，学用品の支給を行っている。ただし，所得に応じた自己負担がある。⑤育成医療：肢体不自由，視覚障害などの機能障害や，内臓障害をもつ児童(障害の恐れがある児童も含まれる)に対し，指定育成医療機関での入院や手術にかかわる医療費の助成を行っている。一部の障害では通院にも適用される。ただし，所得に応じた一部負担がある。また，1994(平成6)年の母子保健法改正により，以下の新たな対策が盛り込まれた。市町村は1994年から幼児健康支援一時預かり事業を行い，子育て家庭の育児と就労の両立を支援している。都道府県は1996(平成8)年から周産期医療対策整備事業を行い，母体・胎児・新生児に高度な専門的医療を効果的に提供できるようにし，子どもを産み育てる環境づくりを推進している。具体的には，周産期母子医療センターの整備や周産期医療調査・研究事業などがこれに含まれる。
【基盤整備対策】 ①育児等健康支援事業〔1995(平成7)年〜〕：市町村では，出生前小児保健指導事業や乳幼児発達相談事業，休日相談

事業などを行っている。これらは，保健指導や相談により育児不安の解消や，人間性，社会性，母性・父性の育成を行うものである。②子どもの心の健康づくり対策事業〔1997(平成9)年～〕：都道府県および市町村では，出産母子支援事業，虐待・いじめ対策事業，子育てグループリーダー養成・活動支援事業などを行っている。これらは，虐待やいじめ防止対策を推進するための，地域への普及啓発活動や相談，育児不安の解消，子育てグループ支援などを行うものである。

〈関連語〉　母子保健行政　　　　　　〔西田志穂〕

●文献　1) 中村肇・監：子育て支援のための小児保健学，日本小児医事出版社，2003．　2) 高野陽，他・編：母子保健マニュアル，南山堂，2004．　3) 母子衛生研究会・編：わが国の母子保健 平成18年，母子保健事業団，2006．　4) 厚生労働省：厚生労働白書 平成17年度版，ぎょうせい，2005．

母子保健法

【法律制定の趣旨】　母子保健法は1965(昭和40)年に公布され，1966(昭和41)年1月1日より施行された。母子保健法制定以前のわが国の母子保健施策は，主として児童福祉法〔1947(昭和22)年公布〕に基づいて行われていた。しかし，母子保健が国民の健康維持・向上の基礎として重要であるにもかかわらず，児童福祉行政の一環として取り扱われたために，母子保健に関する施策の総合的・体系的整備が不十分であった。また，それまで行われていた妊産婦・乳幼児の保健指導を中心とした母子保健対策は，成果が上がってはいたが先進諸国に比べ十分ではなく，とくに健全な子どもの出生および育成のために母性保護の対策とともに乳幼児の健全育成のための対策の充実・強化が必要であった。これらの理由により，母子に対する一貫した総合的な母子保健施策を推進する必要から，母子保健の理念を明らかにすると同時に，その理念に基づいた母子保健法〔1965(昭和40)年8月18日公布，1966(昭和41)年1月1日施行〕が制定された。

【目的】　母子保健法第1条に「母性ならびに乳児及び幼児の健康の保持および増進を図るため，母子保健に関する原理を明らかにするとともに，母性ならびに乳児及び幼児に対する保健指導，健康診査，医療その他の措置を講じ，もって国民保健の向上に寄与することを目的とする」と述べられている。

【改正の経緯】　高度成長期の終わりを迎え国家財政の再建と行政改革の推進に伴い，費用の負担に関する国庫補助率の改正が行われ〔1985(昭和60)年，1986(昭和61)年，1989(平成元)年〕，その後，一部保健事業の実施主体の市町村への移行などがなされた〔1991(平成3)年〕。さらに，1994(平成6)年には基本的な母子事業(妊産婦・乳幼児の保健指導，新生児の訪問指導，1歳6カ月児・3歳児健康診査および妊産婦の訪問指導)が住民に身近な市町村へ移譲され，さらに妊産婦の保健指導の対象に配偶者を加えること，医療施設の整備，調査研究の推進，母子保健事業の実施に関する連絡調整や技術援助，学校保健および児童福祉対策との連携などについての改正が行われた。その後，1995(平成7)年に地方分権推進法が成立し，1999(平成11)年に地方分権の推進をはかるための関係法律等に関する法律(地方分権一括法)が制定されたことにより，母子保健法にかかわる事務も再編成された。また，健康増進法〔2002(平成14)年〕の改正に伴い，同法における「健康診査等指針」との調和を保つことを目的に，母子保健法が一部改正されている。

【内容の概略】　母子保健法では，はじめに母子保健に関する原理として，母性の保護および尊重と，乳幼児の健康の保持増進がはかられるべきことが明らかにされている。と同時に，国および地方公共団体は，母性および乳幼児の保護者とともに，母性および乳幼児の健康の保持増進に努める責務があることを明示している。そして次に，母子保健の向上に関する措置として以下のことを定めている。①知識の普及：都道府県および市町村による母子保健に関する社会一般の知識の啓発。②保健指導：市町村による妊産婦とその配偶者および乳幼児の保護者に対する妊娠，出産，育児に関する保健指導および新生児・未熟児の訪問指導。③妊産婦および乳幼児の健康診査：市町村による1歳6カ月児および3歳児健康診査の実施，およびその他の乳幼児や妊産婦に対しても母子保健の実情に応じて積極的に健康診査を実施するとともに，健康診査を受けることを勧奨。現在，国の予算措置による補助により，神経芽細胞腫検査，新生児

聴覚検査などが行われている。④その他：栄養の摂取に関する援助，妊娠の届出，母子健康手帳の交付，妊産婦の訪問指導，低体重児の届出，養育医療，医療施設の整備，調査研究の推進，費用の負担など。
〈関連語〉母子保健行政，母子保健事業

[川口千鶴]

●文献　1）母子保健推進研究会・監：五訂 母子保健法の解釈と運用．中央法規出版，2003．

ホスピタリズム

【定義】　ホスピタリズム（hospitalism）とは，病院や施設などにおける，集団での入所生活が心身に及ぼす影響のことをいう。
【変遷】　20世紀初頭に欧米で，乳児院における死亡率の高さや発育不良などが注目された。ドイツの小児科医で乳児院の院長であるVon Pfaundler, M. は，乳児院や孤児院の子どもが親に看取られずに衰弱して死にゆく乳児の病気をホスピタリズムスとよび，その原因が母子分離にあることを指摘した[1]。そして，設備や栄養法の改善・感染症の予防などの医学的管理，個別的な愛情ある看護を加えた結果，死亡率が大幅に減少したことが報告されている。精神分析学が浸透した1940年代からは，精神面の発達遅滞，病的徴候にも注目されるようになった。児童精神分析医であるSpitz, R.A.[2]は，乳児院・孤児院や小児科病院などに長期間収容された場合に生じやすい乳幼児の心身発達障害について，"ホスピタリズム"という概念を提唱した（1945）。Bowlby, J.[3]は，第二次世界大戦後のヨーロッパにおいて戦争によって親を亡くし施設に入所している乳幼児の研究調査を実施した。そこでの乳幼児の発達遅滞や高い死亡率などの原因について，乳児期に子どもが母親から分離されることによって，母子関係の喪失感を味わうことである（愛情喪失感説）と唱え，母性的養育の剥奪（maternal deprivation）によるものとした。しかし，施設における保育者の増加などの環境の整備，保育所との豊かな心理的相互作用が進むにつれて，ホスピタリズム症状が減少していくことから，実の母親から引き離されたためではなく，施設や病院における職員などとの相互作用の不足などによる母性的環境が奪われることによることが立証されていった。

金子保[1]は，乳児院におけるホスピタリズム症状の原因を，乳児院の生活が子どもにとってプライベーション（privation/欠如・欠乏）の状態にあること，すなわち単調な日課による慢性的な感覚刺激欠乏状態を指摘している。
【ホスピタリズムの症状】　ホスピタリズムの症状には，対象児の年齢や施設環境などの違いなどから，必ずしも一致した見解はないように思われる。Spitz は，①身体発育の遅滞，②環境に適応する能力の遅滞，③病気に対する抵抗力の低下，④重症の場合における衰弱や死，⑤情動の欠如，と述べている[2]。Goldfarb, W. は長期にわたる施設入所の障害として，①概念表現の不足，②ふつうの抑制力がない，③愛情の飢餓，④情緒的不感症と人間関係の希薄さ，⑤ふつうの注意力が欠け，敵意に基づく不安がある，⑥社会性の退行，をあげている。
【入院している子ども】　近年，小児看護の領域においては，ホスピタリズムという用語を用いることは少なく，今世紀以降に出版されたわが国の小児看護の書籍には記述はほとんどみられない。医学中央雑誌（1982-2005.12）における文献検索においても（キーワード"ホスピタリズム"），小児に関連した文献は7件，そのうち看護職によって著された論文は2編のみ（1983年，1986年）であった。しかし，ホスピタリズムの概念が小児看護の領域に不用となったのではなく，現在は，入院に伴う心理社会的反応や発達への影響などの側面から検討され，看護介入への重要性が示唆されている。
〈関連語〉発達，身体発育，情緒の発達

[草場ヒフミ]

●文献　1）金子保：ホスピタリズムの研究；乳児院保育における日本の実態と克服の歴史，川島書店，1994．　2）Spitz, R.A., et al.：Hospitalism；An inquiry into the genesis of psychiatric conditions in early childhood. Psychoanal. St. Child, 1：53-73, 1945．　3）Bowlby, J.（黒田実郎・訳）：乳幼児の精神衛生，岩崎学術出版社，1969．　4）伊東和子：ホスピタリズム．小児看護，22(5)：627, 1999．

ホスピタルプレイスペシャリスト

【ホスピタルプレイスペシャリストとは】　ホスピタルプレイスペシャリストとは，子どもと家族の心理的・社会的な状態に関心をもちながら，主に遊び（プレイ）を用いてケアを行う専門職種

のひとつである。欧米の多くの子ども病院・病棟では、ホスピタルプレイスペシャリスト、プレイセラピスト、あるいはチャイルドライフスペシャリストなどさまざまな呼称でよばれる類似した専門職が配置されており、国によって、教育制度や内容、役割が多少異なる。わが国では現在、それと同等の職種は存在していない。ここではイギリスの"ホスピタルプレイスペシャリスト"に焦点を当てて述べる。

【ホスピタルプレイスペシャリスト誕生の歴史的背景】　欧米でも1950年までは、病院に入院・通院している子どもの病気そのものを治癒させることに重点がおかれ、子どもの心理・社会的側面や家族の問題は軽視されがちであった。入院している子どもは、親と会うことも週に数回しか許可されず、遊びや教育の機会はほとんど与えられていなかったのである。この頃、いくつかの研究グループより、そのような病院環境は子どもに短期的もしくは長期的な心理・社会的な問題を引き起こす可能性があるという研究報告が相次いで出された。そして、それらがエビデンスとして用いられ、1959年に「Platt Report（プラットレポート）」として広く知られている「The Welfare of Children in Hospital（病院の子どもたちの福祉）」[1]が発表され、イギリスの病院の子ども達の環境に大きな変化をもたらすきっかけとなった。このレポートのなかには、"医療的に必要でない限りは、子どもは病院のベッドの上で生活するべきではない" "短期・長期入院に関係なく、病院にいる子どもに対して遊びや教育の機会を提供すべきである"と明記されている。イギリスでは、1960年代にはすでに病院で遊びを提供する「プレイパーソン」「プレイワーカー」という名称の職種が有給で雇用されていたが、まだその資格や教育課程は確立されたものではなく、専門部署も存在しなかった。1970年代後期になって、病院での遊びに特化したトレーニングの必要性の議論が始まり、1985年、ホスピタルプレイスタッフ教育機構（Hospital Play Staff Education Trust）が設立、その教育プログラムが始まることとなる。1992年には、ホスピタルプレイスペシャリストの資格が、国民健康サービスの独立した職業団体として承認され、自らのグレードづけと給与体系をもつに至った。現在イギリスでは、子ども10名に対して1名のホスピタルプレイスペシャリストを雇用することが推奨されているため、子どもを対象とする病院や施設ではこの職種が子どもへのよりよいケアに貢献している。

【役割】　ホスピタルプレイスペシャリストが対象としているのは主に、病気・障害や入院により一時的にストレスの多い非日常的な環境におかれている、新生児から思春期の子どもである。それに対し、ホスピタルプレイスペシャリストの主な活動目的は、セラピューティックな遊びを通して、①体験しているストレスや不安を軽減させること、②その環境のなかでも普通の生活を最大限に提供すること、③必要な治療・検査・処置に対して、理解と納得を得て立ち向かえるように準備すること、④子どもが本来もつ力を発揮しコントロール感や自尊心を高めること、⑤医療職者と子どものコミュニケーションを促進させること、⑥子ども個々に応じた発達課題の達成を促進すること、⑦観察やコミュニケーションを通して臨床判断に貢献すること、などである。ホスピタルプレイスペシャリストは、単に入院している子どもの遊び相手をするだけではなく、子どもの年齢、性別、発達段階、病気や症状、過去の体験、家族背景などに応じて、その専門的知識と経験に基づき、通常の遊び、プレパレーション、ディストラクション、処置後のプレイ、カウンセリング、イベントの企画・運営などを、ヘルスケアチームメンバーと協働して行っている。さらに、入院している子どもの親やきょうだいなどのストレスや不安にも注目し、ケアや遊びへの参加を奨励して、家族内の問題解決にも貢献している。そのような対象のなかには、時に臨床心理士や精神科医による専門的なケアを必要とする問題を抱えたものも多々あるため、そのような対象を見分ける能力も要求されている。また最近では、地域で働くホスピタルプレイスペシャリストも増えてきており、家庭で生活する障害のある子どもの発達を促すケアを作業療法士・理学療法士とともに行ったり、家庭で点滴や採血などの処置を受ける子どもへのケア、計画された手術を受ける子どものプレパレーション、ターミナルステージにある子どもへのケアなどを地域看護師とともに行っている。その養成過程における教育内容は、①誕生から思春期までの子どもの発達、②入院・病気・分離が子どもに与える影響、③病院環境や治療への子どもの対処、④病気の

子ども特有の遊びのニーズ，⑤コミュニケーション能力，⑥国民健康サービスの構造・管理とシステム，⑦教育能力，⑧時間と資源の管理，⑨ボランティアの管理などである[1]．
【日本における今後の課題】　わが国においては，2002(平成14)年4月の診療報酬制度改定により，ある一定の条件を満たした医療施設において，常勤の保育士に対する診療報酬点数が認められるなど，徐々にではあるが，子ども病院・病棟への保育士の導入は進んできており，小児医療者の間での関心も高まってきている．現在，病棟保育士としての専門知識や技術を体系的に学ぶ教育コースのあり方が各方面で検討されている．
〈関連語〉　遊び，チャイルドライフスペシャリスト，ディストラクション，プレパレーション
[平田美佳]

●文献　1) Ministry of Health Central Health Service Council：The Welfare of Children in Hospital. Her Majesty's Stationery Office, 1959, pp.37-41.　2) Save the Children：Hospital；A Deprived Environment for Children? The Case for Hospital Playschemes. Save the Children, 1989, pp.15-18.

母　性

【概念】　母性(maternal identity)とは，子どもに対する愛着に導かれながら母親としての役割を達成することで満たされる母親らしさをいう(Rubin, 1997)．女性は生まれながらにして子どもを育てる機能をもつが，母性は母親となる過程を経て獲得されるものであり，社会的な女性のあり方を反映する．

【母性形成過程】　女性は妊娠により，生まれてくる子どもと母親となる自分自身を思い描きながら，母親となる自己を形づくる．妊娠初期には胎児を宿すことから生じる身体的変化，胎動を感じることからお腹に子どもを宿していることを意識し，母親となる自己と生まれてくる子どもを思い描く(空想)．類似体験のある女性をモデルとし(模倣)，母親としての役割を意識する．妊娠後期にはお腹が大きくなることから身体的に体動が窮屈になり，子どもを産む準備ができてくる(脱分化)．出産後には，子どもに対する愛着に導かれながら，思い描いていた子どもと現実に存在する子どもとの相違に折り合いをつけて母親としての自己を形づくる．すなわち，女性が母親となる過程では，子どもに対する愛着に導かれて母親としての役割達成感を得ながら母親らしさが形づくられる．多くの母親は，8カ月頃までに乳児に対するかかわりを通して母親としての役割達成感を得る．

【女性らしさの発達】　母性の形成は，女性としての自己の形成と関連する．女性であることを自覚し始めるのは約2歳頃であり，自分自身を意識し始める過程で生じてくる．幼児期から学童期には，母親や身近に接する同性の好ましい側面を模倣し，思春期にはごく少数の同性の友人と親しみながら，女性性が徐々に形成される．女性としての自己が安定し一貫性が培われると，引き続き訪れる母性の形成が促される．

【支援の方向性】　母親となる過程のダイナミックスは，母性の形成が複雑な要因に影響を受けることを示している．女性が妊娠による身体的変化を受け入れ母親としての自己を形づくるには，自らの母親や子どもをもつ母親などの類似体験をもつモデルと接することが必要である．出産後は母親としての役割を習得することや，それまでの日常的な活動が行えなくなるなどの急激な役割変化が生じるために課題が多く移行期とよばれる．出産1カ月の母親に抑うつが高いことからも，この時期の課題に家族でどのように対処していく力があるのかをみていく必要がある．とくに，夫の理解と協力がどの程度得られるのか，あるいは他者の協力が得られるなかで育児を行うのかなどを知ることも必要である．一方で，母性の形成に課題を抱える場合は，子どもとの関係を築くことに支障をきたす可能性が高いことを念頭におく必要がある．また，子どもに健康障害がある場合，罪悪感をもつことが多く，子どもをかわいいと思えない場合があることを理解する必要がある．このような場合，母親は通常よりも多くの課題に直面するため，母親を子どもの背景として捉えるのではなく，母親自身が親となっていく過程を支えていけるようなかかわりが必要となる．

〈関連語〉　マザーリング，愛着，育児，養育態度
[中島登美子]

●文献　1) Rubin, R.(新道幸恵, 他・訳)：ルヴァ・ルービン母性論，医学書院，1997．

補装具

【定義】 補装具は，障害者自立支援法において，①身体の欠損または損なわれた身体機能を補完，代替するもので，個々の障害別に対応して設計・加工されたもの，②身体に装着(装用)して日常生活または就学・就労に用いるもので，同一製品を継続して使用するもの，③給付に際して専門的な知見(医師の判定または意見書)を要するものと定義されている。また，自立支援給付制度による補装具費支給のサービスがある。

【費用支給対象補装具】 障害の種類や程度(身体障害者手帳の等級)に応じた購入・修理への費用支給が受けられる(表97)。成長過程にある児童期への配慮として坐位保持椅子，起立保持具，頭部保持具，排便補助具が指定されている。

【根拠法】 障害者自立支援法第76条「補装具費の支給」は「市町村は，障害者又は障害児の保護者から申請があった場合において」必要と認められたとき「当該補装具の購入又は修理に要した費用について，補装具費を支給する」としている。

【申請方法，支給手順】 ①申請までに行うこと：医師による意見書の作成，補装具作成業者に見積書を請求する。②申請の窓口：居住地の市区町村福祉事務所，障害福祉課など。③申請時必要なもの：意見書，見積書，身体障害者手帳，世帯の所得税額などを証明するもの，補装具費支給申請書。④支給決定：市区町村が申請に基づき支給決定を行い，「補装具費支給券」を交付する。⑤購入および修理：利用者は補装具業者に支給券を提出し，契約を結んだうえで購入または修理のサービスを受ける。

【利用者負担】 原則的に1割負担。世帯の所得水準等に応じて負担に上限額が設けられている。

【その他】 障害者自立支援法の地域生活支援事業には「日常生活用具の給付・貸与事業」がある。補装具以外の機器で日常生活を便利にあるいは容易にする，介護負担を軽減することを目的とし，障害特性に応じた用具の給付や貸与が行われる。

〈関連語〉 手帳制度，障害者自立支援法，自立支援給付　　　　　　　　　　　　［小池敬子］

●文献　1) 野崎和義・監：ミネルヴァ社会福祉六法，ミネルヴァ書房，2006. 2) 神奈川県保健福祉部

表97　補装具の交付・修理の内容

障害種別	補装具の種類		身体障害児・者	
			18歳未満	18歳以上
視覚障害	義　眼	普通義眼，特殊義眼，コンタクト義眼	○	○
	眼　鏡	矯正眼鏡，眼鏡，コンタクトレンズ・弱視眼鏡	○	○
	点字器	標準型・携帯型	○	○
	盲人安全つえ	普通用・携帯用	○	○
聴覚障害	補聴器	箱型・耳掛型・挿耳型・骨導型	○	○
肢体不自由	義　肢		○	○
	装　具		○	○
	電動車椅子		○	○
	坐位保持装置		○	○
	車椅子歩行器		○	○
	歩行補助つえ	(一本つえを除く)	○	○
	坐位保持椅子		○	×
	起立保持具		○	×
	頭部保持具		○	×
	排便補助具		○	×
その他	重度障害者用意志伝達装置		○ 学童以上	○

障害福祉課：平成17年 障害者のための制度案内, 2005. 3）全国社会福祉協議会・編, 厚生労働省・監：障害者自立支援法における新制度説明パンフレット, 2006 (http://www.shakyo.or.jp/pdf/pamphlet.pdf).

発　疹

【概念】 発疹とは皮膚や粘膜などに現れる肉眼的な病変の総称である。皮膚にできた病変を皮疹，粘膜の病変を粘膜疹という。また，「皮疹」と「湿疹」は混同されることがあるが，「湿疹」は診断名であり，「皮疹」とは異なる。発疹の原因や種類は多岐にわたる。皮膚病変の最初にみられる皮疹を原発疹といい，その経過とともに変化した皮疹を続発疹という。原発疹には斑，丘疹，結節，腫瘤，水疱，膿疱，膨疹，囊腫がある。続発疹には表皮剥離，糜爛，潰瘍，瘢痕，萎縮，亀裂，胼胝（べんち），鱗屑，痂皮，膿瘍がある。皮膚病変には原発疹や続発疹が混在している。診断には原発疹が何であるかが重要となる。

【分類】 発疹を形態によって分類すると，次のようになる。①斑：皮膚表面と同じ高さで，平坦な皮膚病変で，色調変化を主とする。限局的で触診できない。a．紅斑；炎症などの原因で毛細血管が拡張することによる赤色の斑。ガラス板で圧迫すると色が消退する。b．紫斑；皮膚内の出血による斑。ガラス板の圧迫で退色しない。c．色素斑；メラニン，カロチンなどによって色調が変化した斑をいう。黒色斑，褐色斑，青色斑などとよぶことも多い。d．白斑；皮膚が白く見える病変で，多くはメラニンの減少や消失による。②隆起した皮疹：a．丘疹；3〜5 mm以下の類円形の盛り上がった皮疹である。b．結節；5 mm以上の，盛り上がった類円形の皮疹。丘疹が大きくなったもの。c．苔癬；丘疹が集合してひとつの面となった扁平隆起性の皮疹。d．腫瘤；数cm以上となる巨大な盛り上がった半球状の皮疹である。e．膨疹；柔らかい限局性の膨らみである。蕁麻疹の皮疹をいう。③皮膚内の細胞や液体成分の貯留によってできた隆起：a．水疱；透明な液体成分を内容にもつ皮膚の隆起性病変。血清成分の貯留。赤血球を混じた場合は血疱という。b．膿疱；貯留成分に多数の白血球が混じり，白色〜黄白色の水疱となる。c．囊腫；主に単発で皮内にできた大きな袋状構造物をいう。④皮膚の欠損：a．亀裂；細く深い線状の切れ目。b．糜爛；表皮剥離ともいう。c．潰瘍；表皮から真皮に及ぶ欠損。治癒しても跡を残す。d．瘢痕；潰瘍が治癒した跡の状態。隆起性と陥凹性の場合がある。⑤皮疹表面の状態の表現：a．鱗屑；皮膚に過剰に角層がカサカサと付着したもの。細かく剥がれ落ちていく状態を落屑という。b．痂皮；皮疹部から出た体液が黄色く固まった状態。いわゆる「かさぶた」。c．搔爬痕；引っ搔き傷のこと。d．胼胝（べんち）；角質層が限局的に肥厚し，皮膚より隆起し硬く触れるもの。いわゆる「たこ」「うおの目」。⑥粘膜の状態の表現（粘膜疹）：a．アフタ；粘膜面の糜爛や小さな潰瘍のこと。b．コプリック斑；口腔の頰粘膜の白歯に相対する部分にできる白い顆粒状の粘膜疹，麻疹の診断根拠となる。

【子どもに発疹が生じやすい理由】 子どもの皮膚は角質層が薄い，皮脂腺が未発達である，メラニンの量が少ないなどの点で保護機能が不十分である。また，汗腺の数が多いために発汗しやすく，皮膚表面の酸性度が薄められやすく，細菌感染しやすいなど発疹ができやすい。

【発疹と感染症】 代表的な発疹性の病気には次のものがある。発熱を伴う場合は水痘，麻疹，風疹，伝染性紅斑，突発性発疹，手足口病，猩紅熱，単純疱疹などである。発熱を伴わない場合は蕁麻疹，伝染性膿痂疹，伝染性軟属腫，薬疹，アトピー性皮膚炎などである。

【観察と記録の重要性】 発疹の観察とその記録は診断および治療に役立つので重要である。発生部位を注意深く観察する。鮮明な箇所ばかりでなく，明るい所（光源としては太陽光がもっとも望ましい）で観察し，軽微な発疹も見逃さないように注意する。発疹は大きさ，形態，色調，数，表面の性状，硬さ，発現部位，広がり方，痛みや瘙痒感などをみる。発疹の時間的経過に加えて，一般状態，全身状態，随伴症状の観察をする。また，年齢や既往歴，予防接種歴，生活の場における感染症発生の有無や罹患者との接触の有無などの聴取を行う。

【看護のポイント】 ①症状の悪化や二次感染の予防のため，皮膚・粘膜の清潔保持と保護を行う。②症状の変化や合併症の出現に注意して観察する。③隔離などのために精神的ストレスがある場合は軽減できるようにする。④症状の緩

和に努める。⑤感染症が疑われる場合は他者への感染予防策を行う。⑥子どもに発疹が出現すると家族は動揺するので，不安の軽減をはかる。
〈関連語〉 感染症　　　　　　　　　　[吉田由美]

●文献　1）山中龍宏：発疹（皮疹）．鴨下重彦，他・監，こどもの病気の地図帳，講談社，2002，pp.20-21．　2）瀧川雅浩，他・編：皮膚科エキスパートナーシング，南江堂，2002．　3）松尾聿朗・編：ナースのための皮膚科学，第2版，南山堂，1999．　4）奈良間美保，他：小児看護学概論・小児臨床看護総論，小児看護学1（系統看護学講座専門22），第10版，医学書院，2003．　5）木下紀子，他：発疹．小児看護，28(3)：276-280，2005．

ボディイメージの変化

【定義】　身体像（body image）に関する変化をさす。看護においてボディイメージの変化に関する問題は，①抗癌剤，ステロイド剤，手術などの治療や疾患そのものによって，外見上の変化があるもの，②痛みや嘔気などの症状や，不妊症などによる機能の障害によって身体機能や身体の完全性が保たれないように感じるもの，③現実にはやせているのに「太っている」として正しく認識できないもの，④自分の顔が醜いために人から嫌われると思いこむ醜貌恐怖，自己の身体から臭いが漏れるなどの思いにとらわれる自己臭恐怖症などがある。前者は実際に身体に起きている変化に起因する一方，後者はなんらかの要因によって認知能力そのものに問題があると考えられている。また，⑤手術などで四肢切断時にないはずの四肢が痛むように感じる幻肢痛など，神経学的な要因によって起きるものもある。③④はボディイメージの「障害」ともいえる。また慢性疾患などでは，⑥年齢に見合った第二次性徴が起こらないことや，逆に第二次性徴がしかるべき年齢以前に発現することなどによってもたらされる変化もある。

【関連要因】　①生物学的要因：摂食障害の研究においてはノルアドレナリン，セロトニンなどの脳内アミンの異常の多くが症状の原因となっている可能性が示唆されている。②年齢：ボディイメージは青年期のアイデンティティ形成過程において重要な役割を果たしているといわれている。第二次性徴前後の青年期においては，ボディイメージの変化を伴う疾患や治療に対しては，心理的な抵抗感が強い。また近年は若年化傾向が認められるものの，摂食障害においては青年期自体が高リスクと判断されていたことから，とくに性的成熟に関する困難感や母子関係の葛藤など青年期に伴う発達課題がボディイメージの変化に影響があるとされている。③他者の反応：ボディイメージは親や友人，自分にとって大切な人や周囲の人々，社会通念などの相互関係の影響を受けながら形成されていく。なかでも友人の反応は青年期の患者にとって重要な要因となる。抗癌剤の脱毛に対する研究では，女子患者より男子患者の友人のほうが，より脱毛などのボディイメージの変化について受容的であるとされている。青年期においては重要他者の反応によって，ボディイメージの変化の程度は異なると考えられる。④性差：近年は男子の発症数も増加傾向がみられるが，摂食障害の発症は女子に圧倒的に多い。このように，性別がボディイメージの変化に影響している可能性が示唆されている。⑤社会的/文化的環境：マスメディアや社会通念など。近年の青少年のやせ指向はタレントやモデルなどやせているほうが美しいとする社会の風潮や，ダイエットを賞賛する価値観や商品の氾濫などが影響しているといわれている。

【ボディイメージの変化した人への看護】　Salter, M.(1988)は，ボディイメージの変化を一時的なものと，永続的で回復不可能なものに分けている。一時的なものとしては抗癌剤による脱毛やステロイド剤によるムーンフェイス，多毛などがある。永続的なものとしては眼球摘出や四肢切断などがあげられる。また病気になったときのボディイメージの変化は心理的危機であり，そのような患者の場合，不安，抑うつ，心境の変化，対処できるような見せかけ，退行などの言動・反応となって現れることを示唆している。治療などによってストレスと精神的ショックのあるときには，ボディイメージの変化に対処することが困難になる。しかし子どもの場合には，ボディイメージの発達に伴って起こる一過程ともいえる。それらに対する看護として，カウンセリングの重要性や家族中心の看護とともに，手術などの治療によって変化した身体を初めて見る患者には，看護師が寄り添い受容的態度で接することの必要性を説いている。

〈関連語〉　身体図式，身体像　　　　　[丸光惠]

●文献 1）生野照子：摂食障害．清水凡生・編，総合思春期学，診断と治療社，2001, pp.64-71. 2) Salter, M., ed.(前川厚子・訳)：ボディ・イメージと看護，医学書院，1992．

母乳栄養

【母乳栄養とは】 母親の乳房から分泌される母乳を主な栄養源として子どもを育てること。哺乳量における母乳の割合により母乳栄養，混合栄養，人工栄養と区別して用いられることが多い。栄養源がほぼ母乳のみである場合は母乳栄養，母乳と人工乳を合わせている場合は混合栄養，母乳を与えず人工乳のみの場合を人工栄養という。

【母乳栄養のメリット】 母乳は，①子どもの成長に必要な成分がすべて含まれている，②常に新鮮で適温である，③消化・吸収されやすい，④感染症から子どもを守る，⑤経済的である，⑥アレルギー予防になる，⑦便秘になりにくい，⑧母子の愛着形成を促す，などの利点がある。母親にとっても母乳栄養を行うことで子宮復古を促したり，排卵抑制が行えたりという利点がある。また母乳栄養を行うことで子どもの罹患率が減少し，社会における医療費が削減できるなどの効果も報告されている。

【変遷】 古来より人間は母乳栄養で育まれてきた。わが国では1958（昭和33）年に母子健康センターが設置され，自宅分娩から施設内分娩へと分娩場所が移行し始め，1960（昭和35）年からは施設分娩数が上回るようになった。乳汁栄養法の年次推移でも，1960年は生後1カ月時点ではまだ67.8％が母乳栄養であったが，1970年には31.7％と10年間で半数以下に減ってしまった。このことの背景には，分娩施設における母乳代替品の推奨や，経済成長に伴う母乳代替品の広告宣伝の拡大，母乳育児を行うことによるボディイメージの変化を好ましく思わない母親達の出現などが考えられる。しかし，1974年のWHO総会で「乳児栄養と母乳哺育」が決議されてから，翌1975（昭和50）年よりわが国でも母乳運動の推進が開始され，母乳育児が見直されるようになってきた。以降「母乳代替品の市販に関する国際綱領」（1981）の決議や「母乳育児成功のための10か条」（1989）などが発表され，今日，生後1カ月児における母乳栄養の割合はわずかずつではあるが増加傾向にある。

【母乳育児の実際】 「母乳育児成功のための10か条」（後述）にも示されているように，分娩後30分以内に初回の直接授乳を行うことが望ましい。最初に母親の胸に抱かれることにより，母親の正常細菌叢が子どもの腸管に定着し，感染防御や免疫獲得につながるだけではなく，長期にわたり母乳栄養を継続できる傾向があることがわかっている。出生後30分から1時間は第1次反応期とよばれ，子どもの強い覚醒状態が続く。その期間に母乳を欲しがるようなサインが現れた場合に直接授乳を行うと，子どもは上手に乳首を吸啜する。母親の乳汁分泌量は個人差が大きいが，産褥3日目頃までは10～100 ml/日，産褥4日目から7日目頃には250～300 ml/日程度であり，その後は子どもの哺乳量に合わせて産生される。子どもが欲しがったときに欲しがるだけ与える自律授乳法の場合，産後1カ月の間は1回の哺乳量も授乳間隔も授乳回数も不規則であることが多いが，1カ月を過ぎたあたりからそれぞれの母子のペースができあがる傾向がある。授乳法はほかに規則授乳法，不規則授乳法などがある。

【母乳とダイオキシン】 母乳中に排泄されることが危惧されている化学物質の代表としてダイオキシンがあげられる。厚生科学研究にて発表された「母乳中のダイオキシン類濃度等に関する調査研究」の総括では，母乳の効果や安全性の面から母乳栄養は，今後も推進していくべきであるという見解を示している。したがってダイオキシン汚染を理由とした母乳栄養の制限は必要なく，医療者には広くその知識を普及させる役割がある。

【母乳育児成功のための10か条（WHO/UNICEF共同声明，1989）】 産科医療や新生児ケアにかかわるすべての施設は以下の条項を守らなければなりません。①母乳育児についての基本方針を文書にし，関係するすべての保健医療スタッフに周知徹底しましょう。②この方針を実践するのに必要な技能を，すべての関係する保健医療スタッフに訓練しましょう。③妊娠した女性すべてに母乳育児の利点とその方法に関する情報を提供しましょう。④産後30分以内に母乳育児が開始できるよう，母親を援助しましょう。⑤母親に母乳育児のやり方を教え，母と子が離れることが避けられない場合でも母乳

分泌を維持できるような方法を教えましょう。⑥医学的に必要でないかぎり，新生児には母乳以外の栄養や水分を与えないようにしましょう。⑦母親と赤ちゃんが一緒にいられるように，終日，母子同室を実施しましょう。⑧赤ちゃんが欲しがるときに欲しがるだけの授乳を勧めましょう。⑨母乳で育てられている赤ちゃんに人工乳首やおしゃぶりを与えないようにしましょう。⑩母乳育児を支援するグループづくりを後援し，産科施設の退院時に母親に紹介しましょう。

〈関連語〉　カンガルーケア，初乳　［吉川さわ子］
　●文献　1）大山牧子：NICUスタッフのための母乳育児支援ハンドブック，メディカ出版，2004．2）厚生統計協会・編：国民衛生の動向2005年，厚生の指標，52(9)，厚生統計協会，2005．3）UNICEF，他（橋本武夫・監訳，日本ラクテーション・コンサルタント協会・訳）：UNICEF/WHO母乳育児支援ガイド，医学書院，2003．4）竹内徹，他：目でみる周産期看護；新生児を中心として，医学書院，1990．5）多田裕：母乳と環境汚染．周産期医学，34(9)：1371-1375，2004．

哺乳困難

哺乳運動には呼吸，吸啜，嚥下の協調運動が必要である。これらの運動を統制する脳幹の中枢は接近して位置している。在胎28週頃では呼吸，吸啜，嚥下が協調するまでには十分に発達していない。在胎32～34週までには協調運動を維持できるようになるが，呼吸，吸啜，嚥下の連携が十分に達成するのは37週以後になってからである。
【分類】　一般的には下記のように大別される。①哺乳意欲はあるが飲めない。②哺乳意欲を欠くもの。授乳直後の満腹時を避けて，哺乳意欲の有無を吸啜反射の有無やその強弱から確認をする。哺乳意欲を欠くかどうかの判断については，リズミカルに吸啜することによる経口哺乳ができる能力は，在胎34～35週に確立することが多い。在胎34～35週を過ぎている子どもで，吸啜反射が認められない場合には哺乳意欲を欠くと判断する。
【観察】　①哺乳状態の観察：在胎34週以降になると嚥下運動が協調性をもって機能するといわれているので，在胎34週以降の子どもで吸啜することはできるが，嚥下できない子どもは，

口腔，鼻咽頭の観察をし口腔内の異常の有無を確認する。さらに，哺乳時にチアノーゼの有無についても観察する。②母親の授乳時の観察：陥没・扁平・亀裂などの乳首や乳房の形態について観察し異常の有無を確認する。子どもが乳首にうまく吸い付けるか，舌を突き出して乳首を取り込めないことがあるか，むせ返りや嘔吐はないか，を観察する。③子どもの全身状態の観察：機嫌や何となく元気がなかったり，チアノーゼの有無や皮膚色を観察する。先天性心疾患がある可能性もあり，また染色体異常を伴っている場合もある。甲状腺機能低下症などの代謝異常症の場合も哺乳不良が遷延することがある。

〈関連語〉　哺乳障害　　　　　　［楢木野裕美］
　●文献　1）宮崎和子・監：小児Ⅰ(看護観察のキーポイントシリーズ)，中央法規出版，2000．2）松尾宣武，他・編：小児看護学2；健康障害をもつ小児の看護(新体系看護学29)，メヂカルフレンド社，2003．

哺乳障害

哺乳障害のある子どもでは，疾患の種類やその程度によりケアの実際が異なる。
【原因】　①物理的・機械的原因：口腔から食道までの機械的障害のため，吸啜・嚥下ができない場合である。たとえば後鼻腔閉鎖症，食道閉鎖症，口唇裂，口蓋裂，小顎症など。②神経・筋障害：神経系の成熟遅滞や口蓋・咽頭筋の機能不全による場合である。たとえば，精神発達遅滞，脳障害(無酸素症，頭蓋内出血，脳性麻痺など)，重症筋無力症，神経炎などである。③心疾患，呼吸器疾患，全身衰弱による機能不全。また，1カ月以上経口哺乳をしないと吸啜機能が失われ，経口哺乳が困難になり，哺乳障害となるので，できるだけ経口哺乳を行うことが大切である。
【哺乳障害と精神発達】　哺乳障害のある子どもでは，不自然な授乳や強制的な授乳を強いられたり，空腹感が持続しやすいこと，口唇探索ができないことなどのため，欲求が阻害されることが多く，精神発達に与える影響は大きい。できるだけ抱っこしたり話しかけたり，スキンシップをとり，心理的なコミュニケーションがとれるようにする。

【ケア】 子どもに合った哺乳の仕方を工夫することが大切であるが，その状況によっては経口哺乳に固執せず，他の方法との併用も考慮に入れる。①口蓋裂のある子ども：口蓋裂のある子どもは，口腔を真空状態にすることができないため，乳が鼻から気管に吸い込まれたり，空気を吸い込んだりしやすい。手術をするまでは，口蓋裂児用乳首，スポイド，コップ，経管栄養法などで哺乳することになる。授乳時は，子どもの身体を45〜60°くらいに立たせた姿勢で，なるべく空気を吸わないようにする。また，授乳中は頻回に排気させる。②脳性麻痺の子ども：哺乳障害の程度は病型，重症度などによりさまざまである。哺乳をする前にはできるだけ子どもの緊張を解くようにする。口唇を開けない場合には，頬部・口の回りの筋肉を刺激し，タイミングよく乳首を含ませる。乳首は深く挿入し，舌で押し出さないようにする。子どもの緊張が強くなるようであれば，無理せず授乳を中止し，状態を落ち着かせてから再開する。1回の哺乳量・時間の目安を決め，状況に応じて経管栄養法を併用する。③心疾患のある子ども：心疾患のある子どもでは，哺乳運動が運動負荷を与えて哺乳障害を起こしやすい。そのため，哺乳時の体位は胸部の圧迫を少なくしたり，子どもの好む，安楽な体位とする。また，乳首は柔らかく穴の大きいもので心臓負荷を減らし，一度に多く飲めない場合は1回の哺乳量を少なくし，回数を多くして授乳するようにしたり，それが難しい場合では，スポイドを利用したり，経管栄養法を併用する。

〈関連語〉 哺乳困難　　　　　　[楢木野裕美]

●文献 1) 宮崎和子・監：小児I (看護観察のキーポイントシリーズ)，中央法規出版，2000． 2) 瀧川逸郎：食欲不振．小児看護，23(9)：1128-1130，2000．

母乳の無菌操作法

通常，無菌操作法とは消毒，滅菌されたものが汚染されないように取り扱う方法をいうが，ここでは母乳の取り扱い時の無菌操作法について説明する。

【無菌操作法の必要性】 本来，母乳はまったくの無菌ではない。また，母乳中には抗菌作用があることから，搾乳した母乳を保存しておくことが可能である。搾乳方法，保存方法により差はあるが通常の冷蔵庫に保存しておけば搾乳を行ってから48時間から72時間は安全に使用できるといわれている。しかし，搾乳時の汚染の程度が，その後の母乳中の細菌繁殖に大きく影響を及ぼすことから，搾乳時に混入する細菌を減らしておく必要がある。そうすることでその後の搾乳使用時に，子どもに安心して与えることができる。

【母乳取り扱いの方法】 乳房に触れる際は手指を流水にて洗う。搾乳を行う場合はとくに念入りに，指の間や爪まで石けんを使用して洗う。日頃から身体を清潔にしていれば乳輪部や乳頭部の清拭は必要ない。搾乳の場合は使用する哺乳瓶や容器，搾乳器は毎回分解して中性洗剤でしっかり油分を落とす。最近は電子レンジを使用し，簡単に殺菌できる用具も市販されている。搾乳後，搾乳瓶はもちろん，搾乳容器の内側，母乳バッグの内側などには決して触れないように保存する。

【母乳バッグ】 母乳取り扱い時の無菌操作において，欠かせないのが母乳バッグである。疾病新生児や低出生体重児でNICUに入院している子どもをもつ母親が，搾乳を保存しておくためにはこの母乳バッグを使用する（「母乳バッグ」の項参照）。

【人工乳の場合】 人工乳の調乳には「無菌操作法」と「終末殺菌法」がある。「無菌操作法」は調乳に使用する器具や哺乳瓶などを，あらかじめ消毒しておき，その後，それらを使用し調乳を行い，調乳後の殺菌は行わない方法である。「終末殺菌法」は洗浄した器具や瓶で調乳したあと加熱消毒を行う方法をさす。病院や保育所など，多くの量を1日分まとめて調乳する場所ではこの方法がとられていることが多い。

〈関連語〉 母乳栄養，搾乳，母乳バッグ

[吉川さわ子]

●文献 1) 大山牧子：NICUスタッフのための母乳育児支援ハンドブック，メディカ出版，2004． 2) 鬼本博文：NICUにおける母乳処理．周産期医学，34(9)：1403-1406，2004．

母乳バッグ

【母乳バッグとは】 母親が搾った母乳を保存するためのナイロン製の袋。手指，または器械を

用いて搾った母乳を母乳バッグに移し，冷蔵庫または冷凍庫にて保存する。衛生的に加工してあるため搾ってすぐの母乳を母乳バッグの中へ注ぎ入れ，密封し，そのまま冷蔵，または冷凍保存できる。搾ったときの日付と時間，搾乳量，名前などが記入できる専用ラベルに必要事項を記入して貼付する。母乳バッグは−85℃から80℃までの耐性強度があるが，母乳の成分を破壊せず，家庭での保存が可能な範囲を考えると，冷凍の場合は−20℃以下で3〜6カ月，冷蔵の場合は24〜72時間以内に子どもに与えることが望ましい。母乳バッグはディスポーザブル製品であり，再生使用は行えない。また，いったん冷蔵，または冷凍したものに継ぎ足して保存することは衛生上好ましくないため行わない。

〈関連語〉 搾乳, 母乳の無菌操作法, 母乳栄養, 冷凍母乳

[吉川さわ子]

ポムス(POMS；日本版気分プロフィール検査)

POMSとは「Profile of Mood States」の略であり，気分プロフィール検査と訳される。個人の過去1週間における6つの気分の程度を測定する心理検査である。

【POMSの構成と実施方法】 ①POMSの構成：POMSはアメリカで開発され，日本語版は，横山和仁ら[1]により作成され，信頼性および妥当性の検討がなされた。日本語版POMSは，全65項目からなり，そのうち58項目が6つの気分尺度に分類される。POMS手引によると，6つの気分尺度はそれぞれ以下の通りである。なお，検査対象は，15歳以上〜成人である。a．緊張-不安(tension-anxiety)；「気が張りつめる」「不安だ」などの9項目からなり，緊張および不安感を表す。b．抑うつ-落ち込み(depression-dejection)；「ゆううつだ」など15項目からなり，自信喪失感を伴った抑うつ感を表す。c．怒り-敵意(anger-hostility)；「怒る」「すぐけんかしたくなる」など，12項目を含む。d．活気(vigor)；「生き生きする」などの8項目からなり，元気さ，躍動感，活力を表す。ほかの5つの尺度とは負の相関がみられる。e．「疲労」(fatigue)；「ぐったりする」など7項目からなり，意欲減退，活力低下を表す。f．「混乱」(confusion)；「頭が混乱する」などの7項目から構成され，当惑，思考力低下を表す。②実施方法：自己記入式の質問紙ではあるが，必ず検査者の指示に従い，実施する必要がある。それぞれの項目が表す気分になることが，過去1週間「まったくなかった」(0点)〜「非常に多くあった」(4点)までの5段階のうち，どれに当てはまるか選んでもらう。

【結果の処理と解釈】 6つの尺度ごとに合計得点を算出する。この素得点で判断する方法もあるが，標準化得点(T得点)に変換すると，解釈はより容易になる。平均点の場合，T得点は50点となり，68％の一般人はT得点が40〜60点に含まれ，95％は30〜70点に，99％は25〜75点に含まれる。日本語版POMSの場合，目安としてすべてのT得点が40〜60点の場合は健常，1つでも25点以下や75点以上(活気尺度の75点以上は除く)の尺度がある場合は，精神科医などの専門医の受診を考慮，それ以外の場合はほかの訴えと考え合わせ，専門医の受診を考慮，としている。

【POMSの特徴】 POMSの利点は，まず簡便に，6種類の気分を同時に測定できることにある。第二に，過去1週間と限定していることにより，恒常的な性格傾向よりも，気分の変化を捉えやすいし，1週間と一定の幅があるので，直前の出来事への情緒的反応よりも，最近の典型的，かつ持続的な気分を見られるといえる。また，必要な際には再検し，縦断的に，経過を捉えるうえでも便利である。それゆえ，精神科，心療内科に限らず，骨髄移植，がん，透析といった身体医療へのリエゾンコンサルテーションにおいても，心理社会的評価の有効な指標として活用されている。さらに，産業，教育，スポーツメンタルヘルスと，幅広い分野で用いられている。ただし，被検査者のその時の状況や人格，検査者との関係性，検査場面によって，結果は常に影響を受けるので，POMS結果のみからの，早急な判断，解釈は慎むべきである。

[塚﨑百合子]

●文献 1) 横山和仁, 他：日本版POMS手引, 初版第4刷, 金子書房, 2002. 2) 横山和仁, 他・編：診断・指導に活かすPOMS事例集, 金子書房, 2002.

ま

マーラー
(Mahler, Margaret Schoenberger)

Mahler, M.S.(1897-1985)は，女性児童精神科医，精神分析家である。ユダヤ人としてハンガリーに生まれ，ミュンヘンとウィーンでFreud, A.らと医学を学び共同研究に従事した。1938年にナチスの迫害から逃れるためアメリカに移住した。児童精神医学の分野で活躍し，乳幼児が母親との共生および母親から分離しひとりの人格をもった個体として正常に発達する過程を解明した。

【なぜ正常発達を扱ったのか】 それまでの研究が幼児精神病の病的な側面に焦点を当てていたのに対し，Mahlerは乳幼児の正常発達に焦点を当てた。Mahlerは小児精神病を調べていくうちに，①乳児が母親と共生する起源は普遍的であること，および，②正常な発達において分離―個体化過程は必然的なものであるという仮説をもち，乳幼児が母親から分離し心理的に誕生していく過程を分析した。共生は乳児が母親と融合していることをいい，母親との共生から分離し自立した個体として分化する過程を経て同一性感覚が得られる。すなわち，自我の形成過程は母親からの分離が重要となる。一方，病的な子どもは，母親との融合から抜け出せていないか，母親との壁をつくって自閉的であるため，母親を活用して現実に遭遇する状況を理解するという能力に弱い。このような子ども達は，なぜ，共生段階を乗り越えることができないのかという疑問を解く課題があったため，正常な乳幼児の発達過程を分析した。Mahlerの捉え方は，子どもは乳児早期から環境に順応する能力をもち，母親が子どもにどのように対応するにせよ，子どもは母親に合わせて対のように形づくられること。すなわち，乳幼児の適応力の大きさと対象関係の捉え方に特徴がある。対象関係が乳幼児の共生から発展した分離と個体化過程と平行して変化するかどうか，併せて自我機能が自己と母親との対象関係からどのように成長するかに焦点を当てた。Mahlerは，2つの研究プロジェクト，「幼児共生精神病の発達史」と「分裂病的な子どもと，正常な幼児から成る統制群とにおける知能の発達」を組織し，約15年の歳月をかけて3歳頃までの乳幼児の主観的な自己像が形づくられる正常な発達過程を解明した。

【研究方法の特徴】 従来の精神分析学的方法は対象の主観的語りをデータとして用いたが，前言語期にある乳幼児は語ることができない。そのため，言語表出が未発達な乳幼児のデータ収集として，母子の相互作用を自然な環境のなかで観察する方法を用いた。主な観察内容は，乳幼児の全身を活用した表出運動としての模倣，運動，身振りなどであり，自我能力により自律的に変化する様子を観察した。観察対象となったのは健康な母子であり，縦断的観察を行った。

〈関連語〉 人見知り，自我，自我機能，分離―個体化，分離不安　　　　　　　　　　[中島登美子]

●文献　1) Mahler, M.S.(高橋雅士, 他・訳)：乳幼児の心理的誕生；母子共生と個体化，黎明書房，1975.

マイコプラズマ肺炎　⇒肺炎

マウスケア　⇒口腔ケア

マザーリング

【概念】 マザーリング(mothering)とは，子どもに対する優しさと思いやりを含んだ母性的行動をいう。子どもの発育を支える授乳，おむつ交換，沐浴などの育児は，子どもに対する肯定的な愛情をもとにして行われ，これらを総称してマザーリングという。

【マザーリングの発達】 従来，母性やマザーリングは，妊娠と出産を経て母親になることで表れる本能的なものと考えられていたが，母親となる過程が明らかになるにつれ，母性やマザーリングは後天的に獲得されるものであると考えられるようになった。Klauss, M.H.とKennell, J.H.は，出産後数時間に母親が子どもに対して関係を築く敏感期があると呈示した。その後の調査から，出産後は繊細な時期ではあるが，母子間の関係形成は必ずしも出産後の短時間に限定されないことが示された。母子相互作用は，母親から子どもに向けられるもの―「抱く」「見

つめる」「高い調子の声かけ」「におい」などと,子どもから母親に向けられるもの―「見つめる」「啼く」「におい」などがあり,互いに引き寄せられながら関係性を形づくっていく。母親の優しさと思いやりに裏づけられた繊細なケアを提供するには,伝えたいことを言語化できない乳児の思いを汲み取ることが必要である。そのためには,自分を相手の立場に置き換えて相手の思いを読みとり,そこから自分がどのように対応したらよいかを思考できること,すなわち母子相互作用が成り立つことが必要である。一方,マザーリングは子どもの発育のために存在すると捉えるには限界がある。マザーリングは,女性が母親となっていく過程,すなわち母親自身の親となる過程の一部であることを理解する必要がある。女性が乳児を慈しみ,乳児に必要なケアを提供できるようになるという過程は,母親が子どもの育児を通しながら母親としての自己を形づくっていく過程でもあることを忘れてはならない。

【マザーリングの特徴】 マザーリングの好ましい特徴は,温かい愛情関係が成立していること,その関係性が安定し発達していること,適切な刺激を与えられ,子どもが外の世界に関心を向けられることなどがある。かかわりとしては,乳児のリズムに合わせた働きかけを行ったり,乳児が行動を起こしやすいように環境を調整し,乳児に合わせた働きかけを行うなどがある。

【マザーリングに影響する要因】 マザーリングは乳児に対する母親の感受性により左右されるが,パーソナリティの一部でもあるため変えようとするよりも,乳児との相性を活かしながらかかわるほうが望ましい。母親の生活に過度な緊張や不安があると,乳幼児との相互作用に支障を与える可能性がある。また,身体的には授乳によりオキシトシンの分泌が盛んになるなど,内分泌腺の活動が養育行動をとりやすくする。子どもに接した経験の有無や,育児知識としての乳児の示す行動の理解や判断の手掛かり,かかわり方等の知識が関与するなどがある。

【支援の方向性】 母親が子どもをかわいいと思えない場合,母親自身が子どもと関係を築けない背景が存在することがある。とくに,子どもに健康障害がある場合など,母親は罪悪感をもつことが多い。育児をすることで罪悪感は薄れても,そのことと子どもをかわいいと思えないということとが平行して軽くなるわけではない。子どもが母親の思い通りによくならないと,子どもをかわいく思えないという気持ちが再燃し,母親自身がさらに傷ついてしまう。母親自身が親となっていく過程では,ゆっくりでも母親自身がかかわってみたいと思えることから徐々に歩みを進めることが望ましい。

〈関連語〉 母性,愛着,養育態度,育児

[中島登美子]

●文献 1) Klaus, M.H., et al.(竹内徹,他・訳):親と子のきずな,医学書院,1982. 2) Rubin, R.(新道幸恵,他・訳):ルヴァ・ルービン母性論,医学書院,1997.

麻疹

【定義】 麻疹とは,麻疹ウイルスの感染によって発症する,発熱と発疹を主症状とする疾病である。

【病原体と疫学】 麻疹ウイルスは,パラミクソウイルス科に属するRNAウイルス(ribonucleic acid virus)で,エンベロープを有する。自然宿主はヒトであり,ヒトからヒトへのみ感染する。感染経路としては空気感染(飛沫核感染),飛沫感染,接触感染があり,その伝染力は強く,体育館などの大きな空間でも広く感染する。日本国内では1984(昭和59)年と1991(平成3)年に全国的な流行があったが,その後は局地的で小規模な流行を繰り返している。患者発生動向調査では,約3,000の小児科医療機関(定点)および,約500の基幹病院(定点)から麻疹患者数が報告され,2002(平成14)年と2004(平成16)年の定点報告患者数はそれぞれ12,473人,1,554人であった。全国ではその約10倍の患者数がいると推計されている。年齢別では1歳代の患者が多く,季節としては春から初夏にかけて流行する。最近でも日本国内で1年間に20人以上が麻疹のために死亡する年もある。予防接種の普及により,海外では開発途上国以外ではまれな疾患となっており,アメリカでは3年間に約100人程度の発症数である。

【症状と合併症】 ヒトに感染すると10～12日の潜伏期を経て,発熱,咳,鼻汁,目やになどの感冒様症状で発症する。成人では咽頭痛を訴える。発症初期には発疹を認めず,麻疹と診断することは困難であるが,すでに感染能力はあ

る。発熱3日目頃にいったん解熱傾向になった後に再度発熱する。これを二峰性の発熱という。この2回目の発熱は39℃を超える高熱であることが多く，咳，鼻汁は増悪し全身の消耗も激しくなる。この時期に体幹を中心として全身に紅斑が出現する。発疹は φ3～10 mm 程度の紅斑で，やがて周囲の紅斑と融合して境界が不明瞭になる。発疹の出現に先立って，頬粘膜に φ1～3 mm 程度の白い粘膜疹が出現する。これをコプリック斑と称し麻疹に特徴的な所見である。その後数日で解熱し，咳，鼻汁も減少する。発疹の赤い色調は消退するがしばらくは色素沈着を残す。合併症としては，中耳炎，麻疹ウイルスそのものによる肺炎，二次的な細菌感染による肺炎，ウイルス性の脳炎が知られている。麻疹ウイルスが身体から排除されることなく持続感染を起こしていると考えられている亜急性硬化性全脳炎(subacute sclerosing panencephalitis；SSPE)が，麻疹患者の100万例に5～10例程度認められる。この疾患は麻疹による急性期の症状がいったん軽快した後に，数年から場合によっては10年以上を経てから発症し，性格の変化，痙攣発作からやがては除脳硬直に至る進行性の神経症状，知能の低下を示し，最終的に死に至る予後不良の疾患である。

【診断と治療】　麻疹の診断は，周囲で流行していることが判明すれば，臨床症状からの診断でほぼ間違いはない。散発例では急性期と回復期のペア血清で抗体価の上昇を確認する必要がある。麻疹ワクチン接種の既往があるにもかかわらず麻疹ウイルスの曝露を受けて，麻疹を発症することがある。この場合ワクチンによって誘導された抗体の保有状況によって症状の程度は異なるが，一般的に軽症であり，これを修飾麻疹と称する。症状が非典型的になるので血清抗体価の上昇を確認することによって診断するべきである。麻疹に有効な治療はなく，対症療法のみである。細菌性肺炎を合併した場合は抗菌薬の投与が必要になる。

【予防】　予防接種は2006(平成18)年4月からMRワクチン(麻疹・風疹混合ワクチン)を使って，満1歳児と小学校入学前の1年間の児を対象とした2回接種となっている。麻疹は比較的重症な疾患であり，かつ感染様式が空気感染であるので，感染源の隔離は厳重に行われるべきである。学校保健法施行規則の登校基準としては，「解熱した後3日を経過するまで」出席停止とされている。

〈関連語〉　亜急性硬化性全脳炎(SSPE)

[崎山弘]

●文献　1) 庵原俊昭：麻疹ウイルス．日本小児感染症学会・編，日常診療に役立つ小児感染症マニュアル2003-2004，東京医学社，2003，pp.133-146. 2) 多屋馨子：麻疹．小児内科，34(増刊号)：954-961, 2002.

マターナルデプリベーション

【概念】　マターナルデプリベーションとは，乳幼児に対して母性的な愛情と育児を与えられないことをいい，後の子どもの発達に深刻な悪影響が及ぶことが懸念された。Bowlby,J.は WHO に提出した報告書「乳幼児の精神衛生」(1951)のなかで，乳幼児期に母性的なかかわりが欠如すると，後の子どもの人格形成に深刻な影響を及ぼすことを指摘した。この説明にマターナルデプリベーションを用い，人格形成に悪影響が生じる可能性があることを指摘した。

【Rutterの批判】　一方，Rutter, M. はマターナルデプリベーションという単一の要因が，子どもの発達に影響を与えるとするには限界があると批判した。マターナルデプリベーションがもたらす影響は，母親との親密な関係を築く前と後では，子どもに与える影響が異なるため，これらを識別する必要がある。すなわち，マターナルデプリベーションを子どもに適切な刺激が与えられなかった要因としてみることと，母子間の結び付きが崩壊することをもたらす要因としてみることとを識別する必要がある。また，マターナルデプリベーションは多様な要因を含んでいるが，母子分離前の母親との関係，子どもの気質や性格，経験不足なども考慮する必要がある。

【マターナルデプリベーションによる影響】　Rutter(1979)は，乳児期において養育者と子どもとの関係から生じる悪影響について次のように呈示している。①愛着行動の妨害：入院などの場合のように，分離に伴い親しい家族とのかかわりが薄れ，見知らぬ環境のなかにおかれることで，激しい分離不安が生じること。②対立的な対人関係：家族の関係性がうまくいかず家族間に葛藤がある場合，乳幼児に対するかかわ

りにその葛藤が反映されるため，後に仲間をつくって交流することに障害が現れる。③社会的経験の欠如：母親や家族から適切な刺激を与えられずにいると，自他の区別や環境認識に支障をきたし知的能力が伸びない。④不安定な初期の愛着：早産や子どもに健康障害があることなどから，母親が子どもをかわいいと思えず冷酷に扱ったり無視したりすることから，情緒の発達が乏しい。

【支援の方向性】 マターナルデプリベーションによって受ける影響は，母親のみの影響なのだろうか。Bowlby は，乳幼児は主に母親からの養育を受けるため特定の人物との関係が形成されやすいが，24 時間同一人物からのかかわりが必要といっているわけではない。同質のかかわりを提供できる代理者がいれば，短時間でも母親が自分のことに時間を費やせること，および乳幼児が他者へと関心を広げていく基礎を提供することにもなる。このことを入院に置き換えると，子どもには看護師などによる温かいかかわりが必要であることを理解し，子どもと母親に及ぶ制限が最小限にとどまるように面会時間などの配慮および母親が適切に子どもにかかわれるような支援が必要である。たとえ，環境的に適切な扱いを受けずに不遇であったとしても，子どもは単純に影響を受けるのではない。子どもが対処力をつける可能性はあらゆる機会に存在するので，適切なかかわりをする必要がある。

〈関連語〉 分離不安，愛着　　　　［中島登美子］

●文献　1) Rutter, M.：Maternal deprivation, 1972-1978；New findings, new concepts, new approaches. Child Dev., 50：283-305, 1979.

末梢血幹細胞採取

末梢血幹細胞移植は，1980 年代に，化学療法後の骨髄回復時に末梢血の白血球を凍結保存した後，必要時に解凍して輸注する，自家移植として開始されたが，1990 年代に入り，ヒト白血球抗原(human leukocyte antigen；HLA)一致家族をドナーとし，顆粒球増殖因子(G-CSF)を用いる，同種末梢血幹細胞移植が行われるようになった。骨髄移植に比較して，ドナーに全身麻酔を施す必要がない，などの利点を有するが，正常人に G-CSF を投与することがどの程度安全かは未解決であり，国内では非血縁ドナーからの移植には用いられていない。

【自家移植における末梢血幹細胞採取(peripheral blood stem cell harvest)】 自家末梢血幹細胞移植は，神経芽腫や横紋筋肉腫，ユーイング肉腫などの固形腫瘍に対して行われる。シクロホスファミドなどの抗癌剤投与後に，G-CSFを投与し，白血球数が 1 万以上に急激に増加する時期に末梢血を採取する。方法は血球分離装置を用いたアフェレーシスにより行う。末梢の静脈を 2 カ所確保し，片方は採血，もう片方は返血に用いる。なるべく太い血管を用いるが，幼少小児では，中心静脈カテーテルあるいは，動脈内留置カテーテルを用いることもある。患児の体重が 20 kg 未満と軽い場合には，アフェレーシス開始に先立って，血球分離装置の回路内を赤血球により充填し，貧血・低血圧を予防する必要がある。処理血液量は，150〜200 ml/kg(体重)，あるいは，循環血液量の 2〜3 倍が適当である。抗凝固薬として用いる ACD 液に入っているクエン酸により，低カルシウム血症からテタニーを起こすことがあり，その場合には返血回路からカルシウム製剤を補給する必要がある。またアフェレーシス終了後に血小板低下をきたすことがあり，注意を要する。採取した白血球は dimethylsulfoxide(DMSO) 入りの培養液中に浮遊させ，凍結保存する。単核球分画に数％含まれる CD 34 陽性細胞数が 2.5×10^6 個/kg(体重)以上あれば，移植は可能と考えられている。

【同種移植における末梢血幹細胞採取】 現在のところ，同種末梢血幹細胞移植は，国内では同胞など家族内ドナーからのみ行われている。難治性白血病など，同種骨髄移植が適応となるほとんどの疾患が適応になる。自家末梢血幹細胞採取と異なり，ドナーには抗癌剤投与なしに，G-CSF が投与される。通常は 10 μg/kg(ドナーの体重)/日または 400 μg/m²(ドナーの体表面積)/日を 4〜6 日使用し，末梢血を採取する。正常ドナーに対する G-CSF 投与に伴う副反応としては，骨痛，全身倦怠感などが高頻度にみられる。頻度は少ないが重大な有害事象としては，ショック，間質性肺炎，脾破裂などがある。また G-CSF 投与による長期的な影響はいまだ不明である。以上より，国内では小児血液学会と造血細胞移植学会によるガイドラインにより，10 歳未満の健常ドナーからの末梢血幹細胞採

取は行わないことになっている。また10歳以上であっても，本人からの同意・アセントを取得することが要求される。採取方法は上述の自家末梢血幹細胞採取と基本的には同様である。採取した産物の中の単核球分画に数％含まれるCD 34陽性細胞数が$2.5×10^6$個/kg(患児の体重)以上あれば，移植は可能と考えられている。

[真部淳]

●文献 1) 名古屋BMTグループ：造血細胞移植マニュアル，第3版改訂新版，日本医学館，2004.

末梢循環不全

【末梢循環不全(disturbances of peripheral circulation)とは】 末梢循環の異常な状態を総体的に示すことば。末梢循環とは大動脈から派生した中・小動脈，前毛細血管動脈，毛細血管床，小静脈，中静脈を含む循環系。末梢循環不全には局所的なものと全身的なものがある。一般に，循環不全の場合には冷感と皮膚色の不良がみられる。
【原因】 局所的なものでは，充血，うっ血，動脈の狭窄や攣縮による局所的虚血などがある。動脈の閉塞により組織が壊死に陥った状態が梗塞という。全身的なものでは，なんらかの原因により異常な低血圧や高血圧，起立性低血圧などの調節障害により，全身的な末梢循環障害が生じる場合がある。出血による有効血液量の低下や心不全による心拍出量の低下による場合，進行するとショック状態につながる可能性がある。子どもに特有な病態ではない。
【看護】 局所的な末梢循環不全の場合には，末梢の循環を妨げている病態や原因を除去または軽減させるための看護を行う。同一体位による圧迫や屈曲，衣服や装具，器具類による圧迫などは原因となっているものを除去し，保温やマッサージにより循環を促進する。炎症がある場合にはマッサージ，保温は行わない。血栓による循環障害の場合は，薬物治療が行われる。全身的な末梢循環不全の場合は，原因となっている基礎疾患や病態を改善するための看護を行う。また，生命の危機にかかわる状況であることが予測されることから，全身状態の観察，水分バランスの観察および管理，薬物治療が確実に行われるための看護などを行う。また，全身の循環不全状態から，二次的に生じる可能性がある褥瘡や低温熱傷などの事故防止に十分注意する。また，子どもに対して集中治療的なケアが行われる場合には，子どもにわかる言葉を用いて十分に説明するとともに，家族にそばにいてもらえるように配慮する。

[日沼千尋]

慢性骨髄性白血病

【概念】 成人とは対照的に小児における頻度は低く，全小児白血病の約2％である。
【病態】 フィラデルフィア染色体(9番と22番の染色体の相互転座)により，9番染色体上の*abl*遺伝子と22番染色体上の*bcr*遺伝子が融合する。この融合遺伝子産物にはチロシンキナーゼ活性があり，細胞死の減弱，増殖性の増強などが起こり，白血化すると考えられている。
【症状と診断】 発熱・発汗・骨痛・体重減少・倦怠感・脾腫・眼底出血などがみられるが，学校検診などにより無症状時に偶然発見される場合もある。診断は骨髄穿刺による。各分化段階の骨髄球系細胞が増殖するが，急性白血病のような芽球の増加はない。染色体検査でt(9；22)(染色体9番と22番の相互転座)が存在し，RNA検査で*bcr*と*abl*の融合キメラ遺伝子が陽性になる。
【治療】 慢性骨髄性白血病(chronic myelogenous leukemia；CML)の白血化は骨髄の造血幹細胞に近い，未分化な細胞で起きていると考えられ，急性白血病に対するのと同様の化学療法(抗癌剤治療)は無効である。したがって根治的治療は骨髄移植などの造血幹細胞移植のみであると長く考えられてきた。1980年代後半には，インターフェロンアルファがCML患者においてフィラデルフィア染色体陽性細胞を減らすことが明らかになった。次いで1999年に*bcr/abl*の融合産物の活性を特異的に阻害する薬剤である，imatinibが登場し，画期的な効果をみせている。すなわち，imatinibの単独投与によって，フィラデルフィア染色体を有する細胞を選択的に減少・消失させうることが示された。今後はimatinibにより，微小残存病変がポリメラーゼ連鎖反応(polymerase chain reaction；PCR)などのきわめて感度の高い検査方法によって消失するような症例に対して，従来のように同種造血幹細胞移植が適応になり続けるかどうかを慎重に検討する必要がある。

【若年性骨髄単球性白血病(JMML)】 従来,若年性慢性骨髄性白血病(juvenile chronic myelogenous leukemia；JCML)といわれていた一群がある。フィラデルフィア染色体は陰性で,小児特有の経過を呈するとされていた。ところが,このJCMLでは末梢血で単球が増加($1,000/\mu l$以上)することから,成人でみられる慢性骨髄単球性白血病と同一の疾患とする考え方も生じた。その後この疾患では,骨髄前駆細胞を in vitro で培養すると,特異な増殖を示し,成人のCMMLとは異なった疾患であることが示された。最終的に1999年に国際的な合意がなされ,この疾患は,若年性骨髄単球性白血病(juvenile myelomonocytic leukemia；JMML)とよばれることになった。以下,2005年にヨーロッパ小児骨髄異形成症候群(myelodysplastic syndrome；MDS)ワーキンググループから提案されたJMMLの診断基準を示す。①JMMLの診断基準Ⅰ：臨床的・血液学的所見(3項目すべて必要)。a．末梢血の単球$>1\times10^9/l$, b．末梢血でも骨髄でも芽球は20%未満しかない, c．脾腫。②診断基準Ⅱ：oncogenic studies(1項目で十分)。a．PTPN 11 遺伝子の体細胞変異あるいはRAS遺伝子の変異, b．NF 1 遺伝子の変異またはNF 1の臨床的診断, c．monosomy 7。③診断基準Ⅲ：上記Ⅱが1項目もない場合には次の条件を満たす。フィラデルフィア染色体または BCR/ABL 遺伝子融合を認めない(必須)。さらに下記のうち2項目を満たす必要がある：a．in vitro での spontaneous colony 形成または GM-CSF に対する過敏性, b．年齢に不釣り合いなHbFの上昇, c．末梢血での myeloid precursor の存在, d．末梢血の白血球数$>10\times10^9/l$, e．monosomy 7以外の核型異常がある。　　　　　　　［真部淳］

●文献　1) Wintrobe, M.M., et al., ed.：Wintrobe's Clinical Hematology. 11 th. ed., Lippincott Williams & Wilkins, 2003.

慢性糸球体腎炎

【概念】　慢性糸球体腎炎は,一般に血尿・蛋白尿が1年以上続く状態をいう。蛋白尿単独のものもある。学校検尿などで発見されることが多く,確定診断は腎生検によって行う。腎生検の適応を以下に示す。①腎機能障害を伴うネフローゼ状態が2週～1カ月持続。②腎機能障害を伴わないネフローゼ状態が1～3カ月持続。③高度蛋白尿(尿蛋白/クレアチニン比>1.0)が3～6カ月持続。④軽度蛋白尿(尿蛋白/クレアチニン比$\geqq0.5$)が6カ月～1年持続。⑤血尿のみでC 3低下が持続。⑥原因不明の腎機能障害。ただし,ネフローゼ状態とは,2歳以上では血清アルブミン$<3.0 g/dl$,2歳未満では血清アルブミン$<2.5 g/dl$の場合とする。

【IgA腎症】　小児,成人においてもっとも頻度の高い慢性糸球体腎炎である。学童期以上に多い[1]。血清IgA値は高値とは限らない。①診断：糸球体メサンギウムにIgAがもっとも強く沈着することを特徴とする。腎生検組織の蛍光抗体法で診断する。②発症機序：IgAを主体とした免疫グロブリンが,糸球体メサンギウムに特異的に沈着した結果起こってくる,メサンギウム細胞増殖や基質の増加を特徴とする。発症機序に関しては多くの知見があるが,不明な点も多い[2]。③臨床症状：a．無症候性血尿・蛋白尿；学校検尿などで発見される。b．反復性肉眼的血尿；上気道感染症に伴ってみられる。c．急性腎炎症候群・ネフローゼ症候群；小児 IgA の約10%は,血尿・蛋白尿に高血圧・腎機能低下を伴う急性腎炎症候群,または高度蛋白尿による低蛋白血症を伴うネフローゼ症候群で発症する[2]。④治療：免疫抑制剤,抗凝固薬,抗血小板薬,漢方薬,アンギオテンシン変換酵素阻害薬(ACE阻害薬)などを使用する[2]。

【紫斑病性腎炎】　アレルギー性紫斑病〔ヘノッホ-シェーンライン紫斑病(Henoch-Schönlein purpura)〕は,紫斑,腹痛,関節症状を主訴として4～8歳の小児期に好発する全身性血管炎である。その20～60%に腎炎を合併するとされ,臨床症状出現後1～3カ月以内に発症する[3][4]。①臨床経過と治療：基本的には自然回復傾向の強い予後良好な疾患である。a．発症3～6カ月以内；高度蛋白尿に腎機能低下を伴ったものは予後が悪いため,早期に腎生検をし強力な治療を開始する。治療はステロイド大量療法,免疫抑制剤,多剤併用療法(ステロイド＋免疫抑制剤),血漿交換などである。次に,腎炎発症3カ月以内の腎機能低下を伴わないネフローゼ症候群は,自然軽快傾向も強いため経過観察のみか副作用の少ない薬剤(ジピリダモール,漢方など)を使う。3カ月以上ネフローゼ症候群が続け

ば腎生検を行う。また，発症時に腎機能低下ないしは血圧上昇を認めても，高度蛋白尿を伴わなければ予後は悪くないことが多く，強い治療は不要である。上記以外の蛋白尿・血尿の腎生検の適応は慢性糸球体腎炎一般と同様である[3]。b．発症6カ月以降；中等度以上の蛋白尿が持続する場合，腎生検をして治療方針を決定する。組織所見により，多剤併用療法（カクテル療法），ジピリダモールや漢方，アンギオテンシン変換酵素阻害剤を投与する[3]。

【膜性増殖性腎炎】 学校検尿で無症候性血尿・蛋白尿としてみつかることが多く，持続性低補体（C3）血症を伴う。発症年齢のピークは8～9歳で女児がやや多かったという報告がある[5]。診断は腎組織学的にされる。治療は確立されていないが，ステロイド大量療法＋プレドニゾロンの投与が一般的に行われている[6]。

【膜性腎症】 原因により特発性と二次性があるが，小児では二次性の割合が高く，感染症（B型肝炎ウイルスなど），自己免疫疾患，薬剤性などのスクリーニングが必要になる。また治療の有無によらず，膜性腎症によるネフローゼのほとんどが，発症から12～18カ月で寛解するといわれている。とくに二次性膜性腎症は予後がよい。治療するときはステロイド，免疫抑制剤，ACE阻害薬・抗血小板薬などを使用するが，明らかに予後を改善する治療はまだない[7]。

【ループス腎炎】 全身性エリテマトーデス（systemic lupus erythematosus；SLE）に合併する腎炎で，小児では合併率が高い（60～80％）。病気の予後にもっとも影響するため，SLEと診断されたら必ず腎生検を行うべきである。治療の第一選択薬はステロイドである。しかし，統一されたプロトコールはないのが現状である。たとえば，ステロイド大量療法＋プレドニゾロンによる治療が行われている。そのほかには，免疫抑制剤（シクロホスファミド，アザチオプリン，シクロスポリン，ミゾリビン）投与，血漿交換などが行われる[8]。

〈同義語〉 慢性腎炎
〈関連語〉 学校検診，血尿，紫斑病，ステロイドパルス療法，蛋白尿　　　　　　［濱崎祐子］

●文献 1）五十嵐隆：IgA腎症．研修医のための小児腎疾患の臨床，診断と治療社，1996, pp.143-144. 2）吉川徳茂：IgA腎症．小児内科, 35(5)：888-890, 2003. 3）池田昌弘：紫斑病性腎炎．小児科臨床, 54(4)：609-613, 2001. 4）田中百合子：紫斑病性腎炎．日本臨牀, 60(1)：454-460, 2002. 5）伊藤拓：膜性増殖性腎炎の臨床病理学的研究 II．厚生省心身障害研究（小児慢性疾患の診断・治療・管理に関する研究）昭和59年度研究業績報告書, 1985, p.20. 6）服部新三郎：膜性増殖性糸球体腎炎．小児科, 38(3)：211-219, 1997. 7）佐々木尚美，他：膜性腎症．小児内科, 33(増刊号)：588-589, 2001. 8）田中百合子：ループス腎炎．小児科診療, 66(4)：633-639, 2003.

慢性疾患

【定義】 WHO（1957）の定義では，「慢性疾患とは患者の生活様式の変更を余儀なくさせるような器質的もしくは機能的障害が長期的に存在するかあるいはそれが予測されるような状態」とされている。また，米国慢性疾患委員会（1956）は，「慢性疾患とは，次の特徴のうち，ひとつあるいはそれ以上を有するようなすべての機能の減退の状態，あるいは正常からの逸脱の状態を意味する」[1]とし，以下の5点をあげている。①永続的な障害，②発症後，機能低下を示すもの，③非可逆的病理変化に起因するもの，④リハビリテーションのために特別な訓練を必要とするもの，⑤長期間の管理・観察，あるいは治療，ケアの必要性が予想されるもの。Strauss, A.L. ら（1984）は，慢性疾患の特徴を，次のようにあげており，その特徴から患者の体験を説明している[2]。すなわち，慢性疾患とは，①本質的に長期である，②さまざまな意味で不確かである，③一時的緩和を得るのにも比較的多大な努力を必要とする，④重複疾患である，⑤患者の生活にとってきわめて侵害的である，⑥多様な補助的サービスを必要としている，といったものである。慢性疾患の定義は研究者によりさまざまであり，その背景には，慢性疾患の複雑性や，経過による状態の変容，治療方法の変化，生活様式などが関連しており，時代によっても疾患の特徴は変化する。近年の日本では「生活習慣病」（糖尿病，高血圧症，高脂血症，脳血管障害，心筋梗塞など）の増加に伴って，「慢性疾患」は，「生活習慣病」の代名詞のように使用される場合も少なくない。しかし，子どもの慢性疾患については疾病の特徴から，以前からの定義を用いて使用することが妥当であろう。子どもの慢性疾患についての定義では，Stein, R.E.（1992）が，

「現在あるいは将来次のような状態が1つまたはそれ以上続く：年齢や発達に対して機能の制限がある，外観の変容，機能を正常にするためあるいは状態のコントロールのために薬物治療や特別な食事療法に依存している，機能維持のために医療的技術に依存している，一般の同じ年齢の子どもよりもより多くの医療ケアや関連したサービスを必要とする，家庭や学校で特別な治療を続ける必要がある」[3]としている。Perrin, J.M. (2002)は，「診断された健康状態が3カ月以上予測されるもの」[4]としている。日本では，小児の慢性疾患について法的に定めている「小児慢性特定疾患治療研究事業」において，11疾患群約500種類の疾病が指定されている（「小児慢性特定疾患治療研究事業」の項参照）が，慢性疾患の性質としての定義は明示されていない。「慢性疾患児等の予防接種に係る実費の公費負担規則」（第2条）では，「『慢性疾患等』とは，次に示す疾病等で長期の治療が必要な場合をいう。①ぜんそく，②心臓病，③腎臓病，④特定疾患治療研究事業実施要綱による疾患，⑤小児慢性特定疾患治療研究事業実施要綱による疾患，⑥前各号に準ずると町長が認めた疾患」としている。

【慢性疾患の経過と看護】 Corbin, J. ら（1995）は，慢性疾患の経過と患者の病みの軌跡について次のように示している。①前軌跡期（徴候・症状はみられない），②軌跡発症期（徴候や症状がみられ診断される），③クライシス期（生命が脅かされる時期），④急性期（病気や合併症が活動する。入院が必要），⑤安定期（病みの行路と症状が療養によりコントロールされる），⑥不安定期（病みの行路や症状がコントロールされない），⑦下降期（身体的状態や心理的状態が悪化し，障害や症状が拡大する），⑧臨死期（数週間，数日，数時間で死に至る状況）[5]。これらの時期に応じて，看護は，患者が身体的・社会的・精神的・霊的問題に総合的に対応できるように，医療のみならず，さまざまな職種や人々と協働して包括的な支援をしていくことが必要である。

【慢性疾患をもつ子どもの体験】 慢性疾患をもつ子どもの体験や課題について多くの文献をまとめると，およそ以下のような内容となろう。①疾病や治療のために痛みや不快を継続的あるいは繰り返して経験する，②副作用を伴う，あるいはその恐れのある薬物療養を長期に続けていかなければならない，③疾病や治療のため絶えず監視（観察）される体験，④診療や治療のために通院を繰り返し，入退院もしばしば体験することになる，⑤活動の制限とそれによる疎外の体験，⑥繰り返す家族・仲間・社会との離別，⑦決定のプロセスに自己を反映する機会が減少し，それを克服していく必要がある，⑧疾病のための特別なケアを生活のなかに組み入れる必要がある，⑨たえず先の不確かさへ不安を感じる，⑩成長や発達への影響を生じることがある，⑪将来の自己のあり方への不安や，自己概念形成，自立の問題，⑫状況によっては死への恐れを感じる。

【慢性疾患の子どもへの支援のあり方】 慢性疾患の子どもへの支援は，長期にわたる子どもの生活の場や子ども・家族の変化を見据えて行われる必要があり，医療，教育，福祉，地域など多くの子どもにかかわる専門職との協働によってなされる。医療による支援でいえば，施設内の（入院）支援から，子どもと家族の生活の基盤である地域に移行してきている。このために，外来や在宅での医療・看護が重要な役割を果たす。また，当然子どもや家族自身のセルフケアへの支援が重要である。

〈関連語〉 NPO難病のこども支援全国ネットワーク，家族ストレス理論，小児慢性特定疾患治療研究事業，ソーシャルサポート ［平林優子］

●文献 1) Commission on Chronic Illness : Chronic Illness in the United States. Vol.1, Harvard University Press, 1956, p.2. 2) Strauss, A. L., et al.（南裕子・監訳）：慢性疾患を生きる；ケアとクォリティ・ライフの接点，医学書院，1987, pp. 1-20. 3) Stein, R.E. : Chronic physical disorders. Pediatr. Rev., 13(6) : 224-229, 1992. 4) Perrin, J.M. : Health services research for children with disabilities. Milbank. Q., 80(2) : 303-324, 2002. 5) Woog, P., ed.（黒江ゆり子，他・訳）：慢性疾患の病みの軌跡；コービンとストラウスによる看護モデル，医学書院，1995, p.13. 6) Allen, P. J., et al. : Primary Care of the Child with a Chronic Condition. Mosby, 2004.

慢性中耳炎 ⇒中耳炎

み

ミオパチー

【定義】 脊髄前角細胞の障害, 末梢神経障害（遺伝性末梢神経症など）, 神経筋接合部の障害（重症筋無力症）, 筋肉の一次的疾患（筋ジストロフィー, 先天性ミオパチーなど）などにより, 筋の病変を生じ, 筋力低下, 筋萎縮などをきたす状態を, 「神経筋疾患（neuromuscular disease）」と総称する. 脊髄前角細胞や末梢神経障害など神経系の異常から二次的に筋肉の萎縮がくる場合を神経原性筋萎縮という. このなかで小児期においては脊髄性筋萎縮症が重要であり, これは, 乳児型〔Ⅰ型, ウェルドニッヒ-ホフマン病（Werdnig-Hoffman disease）〕, 小児型, 若年型に分かれるがいずれも進行性であり, 乳児型では呼吸筋の障害が強く初期から人工呼吸器治療を必要とする場合が多い. 筋肉自体の一次的疾患や他の原因から筋に病変が生ずる状態をミオパチーと総称する. 各種の筋ジストロフィー, 先天性ミオパチーのほかに, 炎症, 感染, 代謝異常, 内分泌異常, 悪性腫瘍, 中毒, 薬剤などが, ミオパチーの原因となる. 骨格筋だけでなく心筋の障害の合併もあることに留意しなければならない.

【先天性ミオパチー】 先天性に筋肉の構造的な異常があり, 生下時～乳児早期に発症し, 非進行性あるいは緩徐な進行を示す状態を, 先天性ミオパチーと総称する. 筋病理所見から, ネマリンミオパチー, セントラルコア病, ミニコア病, ミオチュブラーミオパチー, 先天性筋線維タイプ不均等症などの病型がある. 経過は次のように類型化される. ①乳児重症型：新生児期から全身の著しい筋緊張低下, 筋力低下があり, 呼吸障害, 嚥下障害も伴い, 早期から人工呼吸器治療や経管栄養が必要となる. 顔面筋障害により表情が乏しいため感情表出がうまくできないことにも看護のうえで注意が必要である. 初期には重症でも, 徐々に改善し人工呼吸器や経管栄養から離脱できることもある. ②良性先天型：乳児早期から筋緊張低下, 筋力低下があり運動発達が遅れる. 歩行開始は遅れるが可能になることが多い. 脊柱側彎などの変形が比較的早期から認められる. 小児期から症状があるが軽度で, 成人となって側彎の進行などで気づかれる例もある. セントラルコア病では全身麻酔の際に悪性高熱症を生ずる可能性がある.

【代謝性ミオパチーなど】 遺伝性要因により, 糖や脂質などの代謝経路における酵素の欠損や異常が生じ, 筋肉の運動に必要なエネルギー産生が障害されて, 筋力低下を生ずるのが, 遺伝性代謝性ミオパチーである. 糖原病Ⅱ型, Ⅲ型, Ⅴ型, Ⅶ型はミオパチーを生じ, 筋型糖原病と称される. カルニチン転送障害などの脂質代謝異常もミオパチーの原因となる. 症状としては, 固定性あるいは進行性の筋力低下を示す場合と, 運動不耐症, 筋のこわばり, 筋肉痛などの症状が, 急性, 再発性に生じる場合とがある. 炎症によるミオパチーとして, インフルエンザなどによるウイルス性筋炎は少なくない. CPKの上昇が診断の手掛かりとなる. ネフローゼなどに対しての副腎皮質ホルモンの使用によるステロイドミオパチーも小児では重要である. 代謝性ミオパチーや外傷や炎症により, 強度の横紋筋の破壊（横紋筋融解症）を生じ, 筋崩壊により生じたミオグロビンが多量に尿に出るミオグロビン尿症が出現することがあり, 重度の場合には腎不全に至ることもある. 赤い尿が出たときには, 血尿ではなく, このミオグロビン尿である可能性に留意しておくことが必要である.

〈関連語〉 筋ジストロフィー　　　［北住映二］

●文献　1）埜中征哉：臨床のための筋病理．第3版, 日本医事新報社, 1999．　2）三池輝久：ネマリンミオパチー．別冊日本臨牀（領域別症候群シリーズ35, 骨格筋症候群上巻）, 2001, pp.398-405．　3）村上信行：先天性ミオパチー．小児内科, 33（増刊号）：754-755, 2001．　4）石川悠加, 他：代謝性ミオパチー．小児内科, 33（増刊号）：756-757, 2001．

未熟児動脈管開存症（PDA）

【特徴】 ①動脈管は胎児において重要な循環ルートであり, 出生とともにその役目を終える. 出生と同時に動脈管は, 管壁にある平滑筋が収縮することによる機能的な閉鎖が起こり, その結果として中膜が変性を起こして器質的に閉鎖していく. 動脈管の閉鎖は, PaO_2の上昇によって起こるが, 酸素への反応は胎齢が進むに従っ

てたかまる。②未熟児では胎齢が低いほど，動脈管壁が酸素やプロスタグランジンに対する反応性が発達していない。③未熟児のPDA(patent ductus arteriosus)は乳児期にみられる先天性心疾患としてのPDAではなく，出生後およそ満期に相当する時期に自然閉鎖する。④症候性PDAは，23週67％，24～26週45％，27～28週30％である。⑤低酸素血症が回復して，肺血管抵抗が下がってくると症候性となる。

【診断】 ①症候化は，通常生後24時間以降である。②頻脈，心雑音，多呼吸，腹満，乏尿，アシドーシス，肺出血。③bounding pulse。④胸部X線(肺うっ血と心拡大)。⑤心エコーは，重要な検査であり，超低出生体重児では，血流パターンと動脈管の経を，生後3日以内では12時間ごとに評価し，1週間以内では1日1回検査する。

【心不全】 左右シャントによる心不全が主病態である。その程度は，動脈管を流れる血流により決まる。未熟であればあるほど，胎児期の主循環ルートである動脈管は太く，酸素や，プロスタグランジン製剤への反応も悪く，心機能の予備能もなく容易に心不全となる。新生児期の心不全は，両心不全となるので，肺浮腫などの左心不全徴候以外に肝腫大などもきたす。心不全状態は，小さな未熟児にとって頭蓋内出血，壊死性腸炎，未熟児網膜症，慢性肺障害など悪循環のサイクルにつながるリスクが高いので早急な治療が必要である。

【管理】 ①低酸素症をはじめ，全身管理が大切である。②極低出生体重児はハイリスクと考え，PDAが症候化する因子を避ける。③過剰な水分投与を控え，貧血を治療する。④低酸素血症や全身感染症などでいったん閉じた動脈管は再び開通悪化する。

【治療】 以下の順番で治療する。①水分制限，利尿剤。②強心剤(ドブタミン，ドパミン)。③インドメタシン；インドメタシン投与中は腎機能，低血糖，出血傾向，壊死性腸炎の徴候に注意し管理観察する。このような徴候があれば外科的結紮の適応を考える。④外科的結紮。

[後藤彰元]

●文献 1) 新生児医療連絡会・編：未熟児の動脈管開存症．NICUマニュアル第3版，金原出版，2001，pp.149-151．

未熟児のIVH

【IVH(intraventricular hemorrhage，脳室内出血)とは】 未熟児にとって後遺症や死亡原因となる重要な合併症である。未熟児のIVHのほとんどが脳室上衣下出血(sub ependymal hemorrhage；SEH)であることから，SEHとIVHは総称してIVHといわれることが多い。欧米においては，超低出生体重児の50％以上にIVHを合併するといわれ，わが国では，超低出生体重児の救命率が80％前後と改善しているが，IVHの頻度は激減している。IVHの原因は未熟性であり，早産の成育限界を規定する重要なファクターである。

【IVHの病態】 未熟児のIVHはまず側脳室周囲にある脳室上衣下胚層に起こり，その重症型が脳室内に穿破してIVHとなる。この上衣下胚層は神経細胞やグリア細胞を作り出す幼弱な細胞層であり，在胎26週頃まで増大し，以後急速に退縮し，満期頃にはほとんど認められなくなる。それゆえIVHは上衣下胚層がもっとも発達している28週頃までに高頻度で起こる。そのほとんどがモンロー孔付近の視床と尾状核の境界部に起こるが，それより若い週では尾状核体部や尾部にも起こる。SEHが軽度な場合は上衣下胚層の壊死とその変性さらにシスト化で止まるが，出血が脳室内に広がると脳室液の流出路をブロックしたり，くも膜炎を起こしたりして脳室の拡大(IVH後水頭症)を起こす。IVHは出血の程度により，Grade I ～IVに分けられる。

【IVHの病因】 ①上衣下胚層の出血しやすい特徴：脆弱な血管，乏しくもろい血管支持組織，線維素溶解活性の異常な亢進。②血管分布および走行の特殊性：動脈分布が脳室周囲に集中，屈曲してうっ血しやすい静脈。③自立調節能未熟による血行動態の変化：a．脳血流，血圧の低下(虚血性変化)，b．脳血流，血圧の上昇(うっ血性・虚血性変化)，c．脳血流，血圧の変動(再流入変化)。

【IVHの誘因】 ①出生時の生理的血圧変動，②仮死に伴う血圧変動と低酸素症，③RDS(respiratory distress syndrome)に伴う呼吸障害および無呼吸発作，④気胸および人工換気による胸腔内圧変化，⑤動脈管の開閉による血圧・血流変化，⑥血圧変動に関与する薬物，⑦輸血，ア

ルブミンなどの急速投与，⑧炭酸水素ナトリウムや10％グルコースなどの急速投与，⑨血小板減少，DIC (disseminated intravascular coagulation, 播種性血管内凝固)。

【IVH の臨床像】　典型的な例では，仮死で出生し，人工呼吸器下の超低出生体重児が出生後24時間頃突然の痙攣，呼吸停止，血圧の低下，全身色不良，アシドーシスの亢進，大泉門の膨隆などの所見がみられる。SEH どまりの軽症例は臨床症状は明らかでなく，超音波や CT で初めて診断されるものも少なくない。　　　[後藤彰子]

●文献　1）仁志田博司：未熟児の脳室内出血．新生児学入門第3版，医学書院，2003, pp.347-350.

未熟児貧血

新生児の貧血には，先天性貧血と未熟児貧血がある。先天性貧血は出生時 Hb 13 g/dl 以下で，急性貧血と慢性貧血に分けられる。

【定義】　未熟児で，エリスロポイエチン産生不良による生後1～3カ月の慢性貧血である。1995年にエリスロポイエチン（エスポー）が未熟児貧血の治療として認可。エリスロポイエチンはサイトカインの一種で，細胞に直接作用する。子宮内では，動脈血酸素分圧がきわめて低い低酸素（28 mmHg）の環境にあるが，出生により高酸素環境（100 mmHg）になるとエリスロポイエチン産生の刺激がなくなる。早産児であればあるほど体重当りの赤血球量および鉄量が少なく，出生後の鉄の供給も不十分である。また採血量も多く医原性の貧血も合併する。エスポーの導入以前は超低出生体重児には100％，極低出生体重児でも50％以上が NICU 入院中に輸血を受けていた。現在では頭蓋内出血など大きな合併症などがなければほとんど輸血をしなくて済むようになった。

【症状】　頻脈，哺乳不良，多呼吸，無呼吸，体重増加不良。

【管理】　採血量を減らし，エスポーを予防投与する。輸血はできるだけ避けるが，上記症状が強く網状赤血球の反応不良（<20‰）の場合は赤血球 MAP 10～15 ml/kg 輸血。

【エスポー予防投与】　対象34週未満かつ出生体重1,500 g 未満，1,250～1,499 g ハイリスク児のみで，200 IU/週2回皮下注する。投与中止基準は，Hb＞12 g/dl または修正36～40週で

ある。エスポーを投与するときは鉄剤の投与が大切で，血清鉄をモニターし，不足なら生後3週より Fe 3 mg/kg/日，4週より 6 mg/kg/日投与する。エスポーの効果判定は，投与後1週後より網状赤血球の増加，投与後2週後より Hb の安定または上昇である。

【エスポーの限界】　潜在性鉄欠乏，低蛋白血症，呼吸障害などは効果が不良であり，副作用としては，エリスロポイエチンがメガカリオサイトに作用するところから一過性血小板増多，また赤血球系の増加のため白血球が圧迫され一過性好中球減少，高血圧などがある。　　　[後藤彰子]

●文献　1）後藤彰子：貧血．新生児診療マニュアル第4版，東京医学社，2004, pp.252-254.

未熟児訪問指導

【定義】　未熟児の届出を受けた，都道府県および保健所を設置する市または特別区の長が養育上必要があると認めた場合に，医師，保健師，助産師またはその他の職員を未熟児の養育者に訪問させ，必要時指導を行うものである。

【法的根拠】　母子保健法〔1965（昭和40）年制定〕第6条第6項に，未熟児とは「身体の発育が未熟のまま出生した乳児であつて，正常児が出生時に有する諸機能を得るに至るまでのものをいう」と定められている。また，同法第18条に低出生体重児の届出（図69）について「体重が2,500グラム未満の乳児が出生したときは，その保護者は，速やかに，その旨をその乳児の現在地の都道府県，保健所を設置する市又は特別区に届け出なければならない」とされ，さらに同法第19条第1項では「都道府県，保健所を設置する市又は特別区の長は，その区域内に現在地を有する未熟児について，養育上必要があると認めるときは，医師，保健師，助産師又はその他の職員をして，その未熟児の保護者を訪問させ，必要な指導を行わせるものとする」，同条第3項では「都道府県知事は，第1項の規定による訪問指導を行うときは，当該未熟児の現在地の市町村長（保健所を設置する市の市長及び特別区の区長を除く。）に，その旨を通知しなければならない」と定められている。

【未熟児訪問の目的】　新生児訪問に準ずるが，子どもの未熟性，母子関係の形成などにとくに配慮していくことが必要である。未熟児は，身

_____ 保健所長　殿

医療機関名
主治医

未熟児出生連絡票（医療機関→保健所）

今後の指導をお願いいたしたく連絡いたします．

児の氏名	男・女	平成　年　月　日生　第（　）子 単胎・多胎（　）子中（　）子 カルテ番号（　　　　　）
父母の名	父　　　　　　　（　歳），母　　　　　　　（　歳）	
住　　所	〒　　　　　　　　　　　　電話番号　（　　　）	
出生児の状況	出生場所　当院・（　　　　　）病院 在　胎　（　　）週（　　）日 分娩様式等　頭位，横位，骨盤位，自然，吸引，鉗子，帝王切開（　　） 体　重　（　　）g 出生児の特記事項 妊娠中の異常の有無　　無・有（　　　　　　）	
入院中の経過	入院期間　平成　年　月　日～　年　月　日　保育器収容日数（　　）日 診断名 　けいれん：無・有　生後（　）日～（　）日 　呼吸障害：無・有　…　酸素使用：生後（　）日～（　）日 　　　　　　　　　　　　人工換気療法：生後（　）日～（　）日 　黄疸治療：無・有　…　光線療法　　日　/　交換輸血：（　）回 　眼底所見：無・有　…　網膜症治療：無・有 　その他の合併症	
退院時の状況	体重（　　）g 哺乳状態：母乳・混合・人工（　　）ml×（　）回 　　　　　ミルクの増やし方－普通でよい・注意を要する 退院処方：無・有（　　　　　　　　　　　　　　　） 退院指導の内容　（　　　　　　　　　　　　　　　） フォローアップする医療機関：当院・（　　　）病院，診療所	

主な退院指導内容	予測される問題点	保健所で行ってほしい指導

入院中の主治医	外来担当（主治）医

次回の当院受診予約日（　月　日）　　　　　　　　　　　　　　記録日（　月　日）
※本連絡票を保健所に送ることについては，ご両親（父・母）の了解を得ております．

図 69　未熟児出生連絡票

（出典　厚生省児童家庭局母子保健課・監，母子衛生研究会，他・編：母子保健マニュアル，母子保健事業団，1996，p.193）

体機能の発育が未熟であり，また早期に出生した場合には，母親から胎盤を通じて移行する免疫が十分に得られないまま出生するため，疾病に対する抵抗力が弱く，予備力も少ない。いったん疾病に罹患すると急激に悪化したり，心身に障害を残すことも多く，早期の適切な対応が必要である。また，子どもの状態によっては，保育器に収容されたり，母親が先に退院して子どもだけが入院を続けたりなど，物理的な母子分離を余儀なくされる。さらに，未熟な状態で出産したことで，子どもに対しての罪責感を感じる母親もおり，これらのことから母子の愛着が順調に形成されにくいこともある。未熟児は，退院時には問題がなかったとしても，養育者の育児不安は強くなりがちであるため，母子関係の形成にも注意を要する。未熟児の発達は，同じ月齢の正常新生児に比べると遅れていると判断されやすいので，その子なりの発達に合わせた援助を必要とする。そのためには，出産日からの日数ではなく，本来の出生予定日からの日数に修正して発達を評価したり，これまでの経過を十分に把握して観察・判断することが重要である。

〈関連語〉 新生児訪問，母子保健法 ［横山由美］

●文献 1）厚生省児童家庭局母子保健課・監，母子衛生研究会，他・編：母子保健マニュアル，母子保健事業団，1996． 2）高野陽，他・編：母子保健マニュアル，改訂5版，南山堂，2004． 3）日本看護協会保健師職能委員会・監：保健師業務要覧，新版，日本看護協会出版会，2005．

未熟児無呼吸発作

【定義】 20秒を超える呼吸停止，チアノーゼ，徐脈（HR＜100）などを伴うもの。

【無呼吸と周期性呼吸】 表98参照。

【分類】 ①中枢性：未熟児の場合，呼吸を調節する脳幹機能が未熟である。さらに低酸素に対する化学受容器の反応が換気の刺激とならずに抑制となる。②閉塞性：未熟性が強いほど気道が軟らかく閉塞をきたしやすい。咽頭の緊張が横隔膜による強い吸気陰圧により気道を閉塞し無呼吸となる。③混合性：①②を合わせ，さらに鼻口腔の分泌物や胃食道内容の逆流により反射性に無呼吸が起こる。未熟児の無呼吸はこういったものを合わせた混合性無呼吸発作である。

【原因】 ①未熟児：未熟児無呼吸は通常37週までで消失するが，さらに続く場合は合併疾患を考える。未熟性無呼吸は43～44週くらい続くことがある。急に無呼吸が頻発した場合は，感染症，胃チューブが浅い，肺出血，壊死性腸炎，動脈管開存，脳室内出血，低血糖，電解質異常，低体温，不適当な環境温，貧血，胃食道逆流などを考える。②成熟児：成熟児で発症する無呼吸は原則としてすべて症候性と考える。母体鎮静剤投与，感染症，低血糖，多血症，痙攣，頭蓋内出血，口腔内分泌物貯留，上気道閉塞，食道胃逆流，代謝異常などを考える。 ［後藤彰子］

●文献 1）新生児医療連絡会・編：未熟児無呼吸発作．NICUマニュアル第3版，金原出版，2001，pp.127-131． 2）後藤彰子：無呼吸．新生児診療マニュアル第4版，東京医学社，2004，pp.170-171．

未熟網膜症（ROP）

【病因・病態】 未熟網膜症（retinopathy of prematurity；ROP）は，網膜の未熟性を基盤とし，とくに酸素投与による hyperoxia がその発症に大きくかかわる。大部分は在胎週数の短い

表98 無呼吸と周期性呼吸

	周期性呼吸	無 呼 吸
定義	・呼吸数は正常 ・5～10秒の呼吸停止 ・心拍数，SpO₂，tcpO₂の変動は少ない	・20秒以上の呼吸停止 ・20秒未満でも徐脈またはチアノーゼを伴う
頻度	・低出生体重児の40～50％ ・成熟児にみられる	・周期性呼吸の半数（～28週全例，～34週40％） ・成熟児の場合は他疾患を考える
予後	・一般に良好 ・無呼吸に移行の可能性	・放置により脳障害，死亡もあり，合併症も問題
治療	・必要なし	・予防および治療の必要

低出生体重児に後天的にみられるが、出生時に発症をみた例(先天性)、成熟児の例の報告もある。網膜は胎生初期には血管がなく、その下の組織である脈絡膜から直接酸素を受けているが発育に従ってそれでは不十分となり、視神経幹のある中心部から末梢に向かう血管の発育が進み、鼻側では36週、耳側では40週頃にようやく網膜の末端に到達する。胎児は子宮内では血中酸素分圧30～40 mmHgで適応していたものが子宮外での70～80 mmHgとなり発育途中の網膜の血管が攣縮する。

【診断基準】 観察される異常な血管反応の程度を分けて診断する。国際分類は1～4期に分けるが、わが国では厚生省分類(1983)(表99)では活動期Ⅰ型(1～5期)、Ⅱ型、と瘢痕期に分ける。活動期Ⅱ型は極低出生体重児、主として27週以下の未熟性の強い眼に起こり、Ⅰ型のような緩徐な段階を経て進行しないで急速な経過をとり、網膜剥離へと進む。

【頻度】 程度の差はあるが28週、1,000 g以下の全例にみられる。活動期のほとんどが自然寛解する。

【危険因子】 ①在胎34週未満とくに28週未満、②hyperoxia(PaO$_2$ 80 mmHg以上)、hypoxia, hypoperfusion、③貧血、頻回の無呼吸、輸血(とくに交換輸血)、④敗血症、⑤室内の明るい照明。

【治療】 一般に3期中期以降例は光凝固、あるいはレーザー凝固を行う。

【予後】 瘢痕性変化があれば、高率に近視を合併し、後の網膜剥離のリスクとなる。超低出生体重児の生存率は80%以上であるが、網膜症で全盲の頻度は非常に低くなっている。しかし眼鏡使用など眼の調節障害の頻度は、1990年出生の超低出生体重児についての調査によると3歳で19%、6歳で12%、9歳で8%であった。

[後藤彰子]

●文献 1) 植村恭夫:超未熟の眼科的管理. 周産期医学, 12:1389, 1982. 2) 仁志田博司:未熟網膜症. 新生児学入門第3版, 医学書院, 2003, pp.396-401. 3) 後藤彰子:未熟児網膜症. 新生児診療マニュアル第4版, 東京医学社, 2004, pp.288-291.

ミトコンドリア異常症

【概念・病態】 ミトコンドリアの機能障害を病因とする疾患群をミトコンドリア異常症、あるいは、ミトコンドリア病と総称する。神経系と筋の症候を主要とする病型が大部分であるため、ミトコンドリア脳筋症、ミトコンドリアミ

表99 厚生省未熟児網膜症研究班による臨床経過分類(1983)

活動期分類
Ⅰ型
1期   網膜血管新生期
2期   境界線形成期
硝子体内滲出と増殖期
3期   初期 わずかな硝子体への滲出、発芽
中期 牽引性変化
後期 牽引性変化
4期   部分的網膜剥離期
5期   全網膜剥離期
Ⅱ型
主に未熟性の強い眼に起こる．赤道部より後極側で、全周にわたり未発達の血管先端領域に異常吻合、走行異常、出血などがみられ、それより周辺は無血管領域が存在．網膜血管は著明な蛇行、怒張を示す．急速に網膜剥離へと進む
瘢痕期分類
1度 周辺部のみ瘢痕性変化、視力は正常、牽引乳糖を示す
2度 弱度   黄斑部に変化なし
中等度   黄斑部外方偏位
強度   黄斑部に器質的変化
3度 後極部の束状網膜剥離
4度 部分的な後部水晶体線維増殖
5度 完全な後部水晶体線維増殖

オパチーともよばれる。ミトコンドリアは主にエネルギー産生を司る細胞内小器官であり，赤血球を除くすべての組織に存在する。とくにクエン酸回路と電子伝達系は ATP 産生の中心的な役割を果たしている。このためミトコンドリアの機能異常は多くの組織において細胞障害を生じ，多彩な病状を呈することとなる。ミトコンドリアには，細胞核の遺伝子とは独立した遺伝子が存在する。本疾患群はこのミトコンドリアの遺伝子の異常によることが多く，この遺伝子は母系遺伝のため母系遺伝形式をとることが多い。細胞核の染色体にもミトコンドリア機能に関する遺伝子は存在し，その遺伝子の異常からも本疾患群の一部が生ずる。

【臨床症候】　多数の病型があり，それぞれ特有の症候があるが，次のような症候がある程度共通する。①神経症状：知的障害・退行，てんかん，ミオクローヌス，反復性頭痛，失調，末梢神経障害。②筋症状：筋力低下，筋萎縮，易疲労。③眼症状：外眼筋麻痺，眼瞼下垂，視神経萎縮，網膜色素変性。④心臓症状：心伝導障害，心筋症。⑤内分泌症状：成長障害，低身長，副甲状腺機能低下症，糖尿病。⑥腎症状：尿細管障害，腎不全。⑦消化器症状：腹痛，難治性下痢，イレウス，肝機能障害，膵外分泌不全。

【検査・診断】　血中・髄液中の乳酸・ピルビン酸が高値となることが多い。筋生検での所見（ragged-red fiber, 電顕での異常ミトコンドリアなど），頭部 CT/MR での所見も診断上重要である（認めない例もある）。さらに，電子伝達系酵素活性の測定，遺伝子診断が行われる。

【代表的な臨床病型の特徴】　多くの病型があるが，小児期の代表的なものを次にあげる。① MELAS (mitochondrial myopathy, encephalopathy, lactic acidosis and stroke-like episodes)：幼児期から成人期まで，多くは 15 歳未満に発症する。反復性の頭痛，嘔吐に加え，血管領域に一致しない脳梗塞様発作を繰り返す。痙攣，知能低下，難聴，低身長，筋力低下の合併頻度が高い。② MERRF (myoclonus epilepsy associated with ragged-red fiber)：10〜20 歳代で発症し進行性ミオクローヌスてんかんの病像を呈する。痙攣，知能低下，小脳失調，筋力低下を伴う。③リー脳症 (Leigh encephalopathy)：主に乳幼児期に筋力・筋緊張低下，哺乳障害，発達遅滞・退行，呼吸障害で発症。亜急性に進行し呼吸不全・心不全に至る。幼児期以降の発症もある。CT, MRI での大脳基底核の特徴的な所見から診断される。④ CPEO (chronic progressive external ophthalmoplegia, 慢性進行性外眼筋麻痺)・カーンズ-セイヤー症候群 (Kearns-Sayre syndrome)：慢性に進行する外眼筋麻痺を主要症状とし，通常筋力低下・腎障害も合併する。心伝導障害・網膜変性を伴う例はカーンズ-セイヤー症候群とよぶ。

【治療】　根治療法は確立しておらず各症状への対症療法が主体である。コエンザイム Q 10，ビタミン B_1，チトクローム C，ジクロロ酢酸などの投与が試みられている。　　　［高橋寛・北住映二］

●文献　1）埜中征哉，他：ミトコンドリア病．別冊日本臨牀（領域別症候群シリーズ 36，骨格筋症候群下巻），2001, pp.129-221. 2）桃井真里子：ミトコンドリア異常症．小児看護，24(12)：1699-1705, 2001. 3）森雅人：ミトコンドリア病．小児内科，35(増刊号)：968-975, 2003.

見守り

【定義】　「見守る」という用語を『広辞苑』（岩波書店）で見ると，見て番をする，事が起こらないように注意して見る，じっと見つめる，熟視するなどの意味がある。用例には「子の成長を見守る」とあるように，子どもの様子を見ているときの一般的な表現として捉えることができる。一方，看護行為用語としての見守りは，「必要な介助，支援ができるような体制を整えて，意図的に対象の行為や様子を観察すること」と定義されている。同義語としては「観察」があげられる[1]。

【小児看護における見守り】　言葉で適切に表現できない乳幼児のケアにおいて，観察は重要な看護行為となる。日常のケアのなかでは，子どもに危険がないかどうかそれとなく子どもの様子を観察していて，とっさのときに駆けつける，声をかけるなどが行われている。基本的日常生活行動を身に付ける途上にある子どもには，援助者は子どもができるまでじっと見守ることをしている。小児看護のなかでは，さまざまの場面で見守りという行為が活用されている。

［及川郁子］

●文献　1）日本看護科学学会看護学術用語検討委員会・編：看護行為用語分類；看護行為の言語

化と用語体系の構築, 日本看護協会出版会, 2005, p. 55.

耳鳴り

【定義】 耳鳴りとは，外界からの音刺激がないにもかかわらず，耳周囲あるいは耳内に感じられる音感をいう。また，頭蓋内に感じる場合これを頭鳴という。正常な場合でも静かな所では，内耳の自発放電により耳がシーンとする。これは無響室性耳鳴りといわれるもので，蝸牛毛細血管の血液の流れを自覚したもの，あるいは内耳液のBrown分子運動を認知したものといわれている。一般に，外来では「特効薬がなく，命に別状はないから気にしないように」と簡単にすまされてしまう。成人ではしばしばみられるこの症候も，小児ではきわめてまれである。他の症候に随伴していることが多く，耳鳴り自体はさほど苦痛にならない場合も多い。耳鳴りを訴える場合，放置して自然に軽快するものがほとんどであるが症例によっては，その背後に重要な疾患が潜んでいることもあり注意を要する。

【原因】 大別すると以下の3つに分けられる。一般には，内耳障害によるものが多く約85%を占めている。①内耳の問題：中耳炎，難聴，メニエール病，聴神経腫瘍などによって聴覚系神経組織などに起こる局所的な循環障害や代謝障害など。②全身の問題：高血圧，動脈硬化，糖尿病，腎障害，中毒など。③心因的な問題：めまい感，頭重感，耳閉塞感，疲労感，肩こりなどの不定愁訴とともに耳鳴りを訴える場合もある。最近学童期での心因性難聴が増加しており，同時に耳鳴りを訴える場合も少なくなく社会問題化している。

【病因】 ガーとかザー，ブーンという低音の耳鳴りは伝音系(中耳)の障害による。これに対してキーンとかジーという高音の耳鳴りは感音系(内耳や聴神経)の障害によるものといわれている。脈拍に応じてキンキン，またはザーザーと鳴る場合は脳血管障害が疑われる。コトコト，カタカタと鳴る場合，耳垢や耳小骨脱臼が多いといわれている。

【検査】 詳細な問診，音叉を用いる法[1]，オージオメーターを用いる法などがある。一般的には，オージオメーターを用いて耳鳴りの大きさや周波数を比べるloudness balance method, pitch match methodなどがある。これは，聴力検査の際に使う音で，音圧や周波数をいろいろ変えることにより実際の耳鳴りに近い音を探す方法である。しかし，純粋な他覚的判定はほとんど不可能である。耳鳴りは多くの場合5〜10dB以下のものである。

【治療方法】 一般的に，耳鳴り治療ほど耳科医，内科医，神経科医をはじめ多くの医師を悩ませるものはない。有効な治療はほとんどないといっても過言ではなく，精神・心理療法として説得療法[2]などが存在しているほどである。治療は耳鳴りの原因による。すでに述べたように，内耳が原因と考えられる場合，全身が原因と考えられる場合，心因的な問題が原因と考えられる場合とで治療が異なる。

【看護のポイント】 小児において，耳鳴りを訴える患者は決して多いとはいえないが，その背後に潜んでいる疾患を見逃してはならない。また，他人には理解されにくく目に見えない障害であるため，両親にも気づかれないことが多い。小児が訴えた場合，本人には大変な苦痛である場合も少なくなく，周囲の配慮が必要である。日常臨床で遭遇した場合，まずよく話を聞き，内耳性か全身性か心因性によるものかなどの判断を行い，次のステップに進みたい[3]。

〈関連語〉 中耳炎 　　　　　　　　　　　［坂田英明］

●文献 1) 伊藤健：音叉を用いた聴力検査法. 新図解耳鼻咽喉科検査法, 小林武夫・編, 金原出版, 2000, pp.22-23.　2) 佐藤恒正：耳鳴患者への対処法. モダンクリニカルポイント耳鼻咽喉科, 設楽哲也・編, 金原出版, 1991, pp.72-73.　3) 坂田英明, 他：耳鳴. 小児看護, 23(9)：1271-1274, 2000.

む

無菌室 ⇒クリーンルーム

無菌尿採取

【細菌学的検査】 細菌検査目的で無菌尿を採取する。尿細菌定量培養，同定，感受性検査を行う。尿道の末梢1/3には細菌が常在しているこ

表100 採尿カテーテル選択の目安

年齢	カテーテルの種類とサイズ	
	フィーディングチューブ	ネラトンカテーテル
乳児（1歳未満）	No.5	No.4
1～2歳	No.6	No.4
2～10歳	No.8, 10	No.5～8
10歳以上	No.10～14	No.8～

とがほとんどのため，新鮮中間尿の採取を行うことが望ましい。$10^5/ml$ 以上なら起因菌，$10^5/ml$ 以下でも連続して同一菌種が出現すれば起因菌の可能性が高い。

【無菌尿採取の方法】 ①カテーテル法：無菌的尿を採取する場合や，二分脊椎症，神経因性膀胱がある場合に，カテーテルを用いて行うことがある。必要物品は，採尿カテーテル，滅菌カップ，検体容器，綿球，鑷子，滅菌手袋，膿盆，消毒液，潤滑油。実施方法は以下の通りである。a. 必要物品の準備を行う。年齢，体格に合わせたカテーテルを準備する。採尿カテーテルの選択の目安は表100を参照。b. 小児の発達段階，理解力に応じ，カテーテル尿採取の説明を行う。c. 小児を仰臥位にし，尿道口が見えるように体位を整える。d. 実施する際に手を洗い，尿道口の消毒を行う。e. カテーテルの先端に潤滑油を塗布し挿入し，滅菌カップに尿を採取する。f. カテーテルを抜去する。g. 採取した尿の性状を観察し，検体を提出する。②膀胱穿刺：もっとも完全に混入物のない状態の尿を採取する方法であり，尿路感染を厳密に診断するために用いられる。必要物品は，カテラン針，滅菌カップ，検体容器，消毒液，綿球，鑷子，滅菌手袋，膿盆。実施方法は以下の通りである。a. 必要物品の準備。b. 採取について，小児に説明をする。c. 小児を仰臥位にし，下腹部が平らになるように体位を整える。d. 消毒後，恥骨上から膀胱にカテラン針を穿刺し，尿を採取する。e. 採取した尿の性状を観察し，検体を提出する。③採尿パックによる採取法：必要物品は，滅菌カップ，滅菌スピッツ，綿球，シリンジ，滅菌手袋，消毒液，採尿パック，鑷子。実施方法は以下の通りである。a. 陰部を清拭する。b. 滅菌手袋または鑷子を用いて消毒液（グルコン酸クロルヘキシジン，塩化ベンザルコニウム液など）綿球で尿道口を消毒する。c. 尿パックの内側に触れないようにして，貼付する。d. 採尿後，シリンジなどを用いて，尿を無菌的に採取し，滅菌カップや検体容器に移す。

【無菌尿採取における看護ケア】 ①小児の状況，採取の目的に応じて，小児にとって負担の少ない最適の方法を選択する。②小児の発達段階，理解力に応じた説明を行い，協力が得られるようにする。③採取後は終了したことを伝え，小児の苦痛を緩和する。④採取した尿の性状を観察し，尿の色調・混濁の有無などを確認する。

〈関連語〉 尿路感染症，中間尿，膀胱留置カテーテル法，採尿

[小原美江]

●文献 1) 和田博義，他・編著：小児腎臓病ハンドブック，南江堂，1988. 2) 岡崎美智子・監：臨床看護技術（母性・小児編）；その手順と根拠，メヂカルフレンド社，1996. 3) 奈良間美保，他：小児看護学1；小児看護学概論・小児臨床看護総論（系統看護学講座専門22），第10版，医学書院，2003.

無呼吸

【定義】 無呼吸とは，自発呼吸運動が停止した状態のことをいう。

【無呼吸に関連した解剖生理】 吸気と呼気の中枢は延髄と橋にあり，呼吸のリズムは主に延髄で調節されている。中枢性化学受容体(延髄)が二酸化炭素により刺激され，呼吸数を増やし，末梢性化学受容体(頸動脈小体，大動脈体)は血中の酸素分圧の低下に反応し，換気量を増大させるように働く。このように呼吸は調節されているが，小児の場合は，成人と比べ呼吸を調節する呼吸中枢の発達が未熟であるとともに，空気の通り道となる気道も生理的な狭窄やその脆弱性から容易に気流障害をきたし，さまざまな呼吸異常を起こしやすい。とくに，新生児(一般的に早産児に多くみられる)は呼吸中枢の発達が不十分であるため，無呼吸に陥りやすく，新生児における無呼吸とは，「20秒以上持続する呼吸停止あるいは，呼吸停止が20秒未満であっても徐脈またはチアノーゼを伴うもの」と定義される[1]。

【分類】 無呼吸は原因により，①中枢性無呼吸，②閉塞性無呼吸，③混合性無呼吸の3つに分類される[1]。①中枢性無呼吸：胸郭運動も鼻腔内気流もまったくみられず，呼吸停止後に徐脈，

表101 無呼吸の原因になりうる疾患例

消化器疾患	胃食道逆流現象
呼吸器疾患	気道異物，細気管支炎，肺炎，百日咳
中枢神経疾患	てんかん，脳炎，髄膜炎
循環器疾患	先天性心疾患，不整脈
内分泌疾患	低血糖，電解質異常，先天代謝異常
事故	虐待，薬物過誤
呼吸中枢異常	先天性中枢性低換気症候群，睡眠時無呼吸症候群，乳児突然死症候群

〔出典　上田康久：無呼吸発作，異常呼吸．小児看護，26(9)：1137，2003．山本初実，他：無呼吸発作．小児内科，31(増刊号)：269，1999．をもとに作成〕

酸素飽和度の低下をきたしやすい．呼吸中枢の未熟性により起こるものもあるが，脳炎，てんかんなど，表101に示した疾患などに続発して起こることも多い．②閉塞性無呼吸：胸郭運動は認められるが，鼻腔内気流はみられず，有効な換気ができない．胃食道逆流現象，肺炎など，表101に示した疾患に伴う舌根沈下や分泌物による物理的閉塞，肺の拡張障害，呼吸筋の機能低下などによって起こる．③混合性無呼吸：中枢性と閉塞性の両者の要因が合わさったもの．【観察ポイント】　無呼吸には生命の予後を考えるうえで，的確で迅速な対応が求められるため，次のような点の観察が，無呼吸の原因を探るうえで重要な位置を占める．①バイタルサインの変化：体温，呼吸状態（あえぎ呼吸，努力呼吸，喘鳴などの有無），心拍，血圧．②意識レベルの変化：中枢神経系の疾患，薬剤の過剰投与の場合がある．脳波，CT，MRI，髄液検査，薬剤の血中濃度などの結果を把握する．③無呼吸が起こった状況の把握：a．啼泣との関連；啼泣時に，そのまま息を一時的に止め，意識を瞬間失い，時に痙攣を起こす場合（息止め発作 breath holding spell）もある．b．食事との関連；嚥下障害，胃食道逆流現象などの疾患が無呼吸の原因として考えられる．c．睡眠との関連；口呼吸し，睡眠中いびきがひどい場合の無呼吸は，扁桃・アデノイドの肥大による睡眠時無呼吸の可能性が高い．d．その他；無呼吸が被虐待児の初発症状の場合もある．
【治療】　後遺症を未然に防ぐためにも，無呼吸に対する蘇生は緊急を要する．①蘇生法：a．皮膚刺激；呼吸，心拍モニター，パルスオキシメーターを装着し，背部の擦過や指先による足底の軽叩などによる皮膚刺激を行う．b．マスクアンドバッグによる加圧補助呼吸；aの方法で呼吸が回復しない場合は，アンビューバッグなどを用いたマスクによる加圧蘇生を行う．c．人工換気療法；マスクアンドバッグによる加圧補助呼吸を施行しても正常の呼吸が回復せず，パルスオキシメーターの値が90％を下回る場合は，人工呼吸器による補助呼吸を行う．②薬物治療：無呼吸の原因に応じて薬物による治療を行う．
〈同義語〉　未熟児無呼吸発作
〈関連語〉　無(低)酸素発作，低酸素血症，憤怒痙攣　　　　　　　　　　　　　　［福地麻貴子］
　●文献　1）横山直樹，他：無呼吸発作．Neonatal Care，14(春季増刊)：59-65，2001．2）上田康久：無呼吸発作，異常呼吸．小児看護，26(9)：1136-1141，2003．3）山本初実，他：無呼吸発作．小児内科，31(増刊号)：268-272，1999．

虫歯予防　⇒う蝕予防

無(低)酸素発作

【無(低)酸素発作(hypoxic spell)とは】　生後3カ月〜3歳のファロー四徴症，両大血管右室起始症，肺動脈狭窄を伴う単心室の（とりわけ肺動脈の漏斗部狭窄がある）子どもに特有の発作性の症候群．blue spell，hypoxic spell，anoxic spellなどとよばれる．発作時には急に不機嫌になり，チアノーゼと呼吸困難が増強し，皮膚が湿潤，泣き声が弱まりぐったりとする．高度の発作では意識を消失し，痙攣を起こすこともある．
【原因とメカニズム】　内因性のカテコールアミンの増加により右室流出路（漏斗部）の狭窄が増強し，肺血流量の減少と右左短絡の増加，これに引き続く低酸素血症の増強，アシドーシスが起こる．起床時や興奮，いきみ，啼泣による交感神経の興奮と貧血，脱水，発熱，心臓カテーテル検査などが発作発現を誘発する．発作時は泣きやませることにより数分程度で自然に収まることも多いが，1時間以上持続した場合には死亡することもある．
【看護】　発作時の看護としては，直ちに膝胸位で抱いてあやし，泣きやませる．発作が治まら

ないときには酸素吸入のほか，抱水クロラール（エスクレ®坐薬）の挿入，フェノバルビタール（フェノバール®），ジアゼパム，7％重曹水，塩酸モルヒネが静脈から投与される。酸素吸入の用意と静脈ラインの確保を行う。日常生活では，熟睡した後の覚醒時や朝方，寒冷刺激，激しく泣き続けたとき，排便のための努責時に発作が起こることが多い。発作予防の看護として，誘発因子となる便秘や寒冷刺激，激しく泣くことを避け，とくに朝方の覚醒時には発作の出現に注意する。予防薬として塩酸プロプラノロールの内服が指示される。日頃から貧血の予防とともに，予防薬がきちんと内服されるための看護も重要である。無（低）酸素発作を起こす可能性のある子どもの養育者は，泣かせたり風邪をひかせてはいけないという意識から，育児に対する不安感が強く，養育態度が過保護，過干渉の傾向になりやすい。看護職による育児の苦労や心配事に対する，共感と支援が求められている。

〈関連語〉 先天性心疾患と後天性心疾患，チアノーゼ　　　　　　　　　　　　　　　［日沼千尋］

●文献　1）中澤誠：新生児乳児期の心疾患．中澤誠・編，周生期の心臓病，南江堂，1995，pp.125-179．

め

メチシリン耐性黄色ブドウ球菌（MRSA）

【定義】　メチシリン耐性黄色ブドウ球菌（methicillin resistant *Staphylococcus aureus*；MRSA）は，医療機関において院内感染や術後感染症などの起因菌として問題になっている。診断は細菌培養による黄色ブドウ球菌の検出とその抗菌薬の感受性による。病原性は通常の黄色ブドウ球菌に比べて強くはないが，ほかの多くの抗菌薬にも耐性となり，バンコマイシンなど特定の抗菌薬にしか効かない菌株もある（近年では，バンコマイシンに耐性をもつ菌も出現している）。MRSA感染症は5類感染症の定点把握対象とされている。法の規定ではないが，各施設において薬剤耐性菌の検出頻度や薬剤感受性パターン，動向などを把握しなければならない。

【感染経路】　医療従事者の手指，医療器具や処置などを介する接触感染が一般的である。患者に定着している菌が抗菌薬投与により発症する内因性感染もある。黄色ブドウ球菌は，ヒトの口・鼻腔，咽頭，皮膚や消化管の常在菌であり，健常な皮膚に菌が付着しても感染は成立しないが，未熟児や血液疾患などの免疫機能が低下している状態で感染すると重症化しやすい。

【症状】　感染の成立と菌量に相関性は少ない。保菌者となっても自然の経過で消失することがほとんどであるが，組織内に侵入すると抗菌薬投与などにより選択的に菌が増殖し，トキシンなどを産生する。そして重篤な疾患を引き起こす。症状は，定着しているのみで無症状の状態や，表在性感染（皮膚感染症，中耳炎など），深在性感染（髄膜炎，心内膜炎，腹膜炎，肺炎，膵炎，敗血症など）までバラエティに富む。全身の感染症の場合，発熱や低体温，腹痛，下痢，呼吸困難などの症状がみられる。早期からDIC（disseminated intravascular coagulation，播種性血管内凝固症候群），ショック，心不全などを合併するので警戒を要する。

【治療】　鼻腔保菌者は，ムピロシン軟膏を1日3回，3日間塗布する。口腔・咽頭保菌者はポビドンヨード含嗽水で1日3回，3日間含嗽する。MRSA感染症と診断がついた場合，抗MRSA薬（バンコマイシン，アルベカシン，テイコプラニン）を投与する。または第二選択薬剤（リファンピシン，ST合剤など）と抗MRSA薬の併用が行われる。カテーテルなどの異物は除去し，膿瘍形成例はドレナージを行う。除菌の判定は，検出部位より3回連続して培養陰性となること，創部治癒により膿が採取されなくなることによる。

【感染予防対策】　菌の飛散量が少ない場合，標準予防策に準じた感染対策を行う。目に見える汚染がある場合には石鹸と流水による手洗いを行い，目に見える汚染のない場合には擦式手指消毒のみでよい。一処置一手洗いが基本である。また医療器具などからの感染を防ぐために，血管カテーテルや気管切開口，創部の管理を厳密に行う。汚物や汚染物品を袋に入れて移送するなど，病室内に菌が拡散しないようにする。また，易感染状態（好中球減少，抗菌薬・免疫抑制

表102 MRSA感染対策の一例

	グレード1	グレード2	グレード3
菌の排出,定着感染部位	菌の排出はほとんどない・菌血症,心内膜炎など	排菌部位がガーゼなどで閉鎖され,菌の排出が少ない・小範囲の創部感染,気管切開などを伴わない肺炎,尿路感染,MRSA定着の褥瘡など	排菌部位を覆うことが困難であり,排菌が多量にみられる・広範囲な糜爛を伴う皮膚疾患,多量の下痢を伴う腸炎,気管切開や気管内挿管をした肺炎など
ガウンテクニック(手袋,マスク,ガウン)	不要	創傷,気管切開,褥瘡などの処置時に手袋を使用する患部より菌が飛散する可能性のある場合には,ガウンやマスクを使用する	個室隔離と,処置時にガウンテクニックを行う
医療器具	通常通り	浸漬できるものは,次亜塩素酸ナトリウム液に30分浸漬する浸漬できないものは汚物を拭き取り,次亜塩素酸ナトリウム液で清拭する	グレード2に準ずる
リネン類	通常通り	体液などで汚染されたものは水洗いし,ビニール袋に入れてMRSAと明記する.洗濯場にて,80℃10分間の熱水処理を行う	使用したリネン類はすべてビニール袋に入れる.その後はグレード2に準ずる
環境整備	湿式清掃	湿式清掃	体液付着部位はアルコール清拭

〔出典 岡田和久:当院における病院感染対策の取り組み.INFECTION CONTROL, 7(3):303, 1998. をもとに作成〕

剤の使用時など),広範な皮膚病変のある場合などは予防的に逆隔離の対象となる.清掃は通常通り毎日行う.黄色ブドウ球菌は乾燥状態で1カ月ほど生存可能であるため,よく手の触れる環境表面(ベッド柵,ドアノブなど)は通常通りの湿式清掃を行う.目に見える汚染がある場合には,アルコール製剤や消毒薬を用いる.消毒薬は低水準または中水準のものでよい.食器の取り扱いは通常通りでよい.MRSAに対する感染対策はおのおのの病院や施設で行われており,MRSA感染対策の一例を表102[1)]に示す.
〈関連語〉 院内感染,水平感染,易感染性,隔離,褥瘡,気管切開,中心静脈カテーテル,中耳炎,肺炎,敗血症　　　　　〔穴見三佐子〕
●文献 1)岡田和久:当院における病院感染対策の取り組み.INFECTION CONTROL, 7(3):303, 1998. 2)大久保憲, 他・監:病院感染対策マニュアル, サラヤ, 2004, pp.65-68. 3)森亨:事例(感染対策)病院感染防止マニュアル. 第1版,オフィス・エム・アイ・ティ, 2001, p.15. 4)荒川宜親:薬剤耐性菌に対する対応. 小児看護, 23(2):222-239, 2000. 5)厚生省保健医療局国立病院部政策医療課・監:院内感染対策の指針;MRSAと話題の感染症. 第一法規出版, 1998. 6)鹿児島県環境保健センター微生物部:メチシリン耐性黄色ブドウ球菌感染症(MRSA)について(http://www.kg-env.org/kansen/wadai/2003m1w.htm).

めまい　⇒平衡機能検査

メラニー・クライン　⇒クライン

メレナ　⇒血便/下血

免　疫

われわれは,生体を維持するために,環境から侵入してくるさまざまな異物や病原体を排除する機能をもつ.言い換えれば,生体は外界からの異物,すなわち非自己のものを認識し,生体から排除する仕組みをもっている.これを免疫という.
【免疫学の歴史】　免疫とは本来「疫(えき)を免(まぬが)れる」という意味で,病気にかからない,病気にかかっても軽くすむという意味の言葉である.18世紀後半にJenner, E.がヒトに牛

痘を接種することで致命率の高い天然痘から身を守ることができることを証明した。これが免疫に関する研究の始まりである。また，これは同時にワクチンに関する初めての実験となった。免疫に関する研究はこの分野においてその後に大きく発展し，19世紀後半にKoch, R.が感染症は病原体が引き起こすことを明らかにしてからは，これらの病原体を賦活化，または弱毒化したものを生体に投与する方法，すなわちワクチンが多くの病原体に対して作製され，その蔓延の阻止に大きな役割を果たしてきた。ワクチンの開発当時はこの感染予防効果のメカニズムは現象論からの解析にとどまっていたが，これらの現象が起こるメカニズムはのちに次々に明らかにされていく。すなわち抗体，補体の発見，また免疫反応を司るさまざまな細胞とその役割が次々に明らかにされていったのである。このように始まった免疫学の歴史はその後大きく発展し，感染症に対する免疫反応だけでなく，アレルギー性疾患や膠原病などの自己免疫性疾患，臓器移植後の拒絶反応，腫瘍の排除などにもかかわっていることが明らかにされた。

【生体における免疫システム】 免疫システムには免疫担当細胞，T細胞，B細胞，マクロファージ，NK細胞などのリンパ球などのほか，抗体，補体などの分子，サイトカインやケモカインとよばれる細胞より分泌される液性因子などが複雑に絡み合って形成されている。生体外からの異物に対してはこれらの細胞や分子が共役的に働き，排除する機構が働く。また驚くべきことに免疫は環境中に無数にある異物を認識することができる。環境中の抗原の種類は10^{12}ともいわれ，この多様な抗原への対応には，免疫系がもつ巧みな遺伝子の再構成機構が働いている。さらに重要なことは，正常な免疫システムにおいては自らの免疫機構が自らを排除することはないという事実である。免疫システムの中枢を担うT細胞やB細胞は，その成熟の段階において自己の成分に反応する細胞は積極的に排除され，最終的にこれらの細胞は自己には反応せず非自己に対してのみ反応するもののみが残る。このように，いくつもの細胞や分子によって，免疫はその多様性と特異性が維持されている。また，免疫は免疫応答した過去の病原体に対して「記憶」を残す。生体に病原体などの異物が侵入すると免疫は活性化され，リンパ球は分裂増殖し，B細胞は成熟し，この病原体に対しての抗原を作製する。そして病原体が排除された後も，増殖したリンパ球の一部は生体内に残存し，再び同じ病原体が侵入すると，病原体を排除する機構は免疫学的記憶をもとにして前回の侵入より迅速かつ効率的に働くことで，二度めの感染を免れ，重症化を防ぐ。このように多様な抗原に対して特異的な免疫応答を行う免疫機構を，後天性免疫または獲得免疫とよぶ。一方，近年になって，獲得免疫とは違った免疫機構の解明が進んだ。それは先天性免疫または自然免疫といわれるもので，長年にわたり詳細なメカニズムが不明だったが，感染免疫応答の早い時期に働き，生体に侵入してきた病原体をパターン認識し活性化する後天性免疫のような特異性をもたない免疫機構のことをさす。また，この初期の免疫応答が後天性免疫の誘導へとつながっていることも明らかにされている。このように免疫は，すでに出会ったことのある異物に対して特異的に免疫応答を誘導する性質をもつ一方で，初めて生体が出会う病原体に対しても応答する機能を持ち合わせており，これらが一連の免疫応答として協調し働いている。

[菅井敏行]

免疫グロブリン

免疫グロブリンは血液中および細胞外液中に分泌される液性成分であり，体液性免疫を担う分子である。抗体は以前γグロブリンとよばれていたが，現在は免疫学の領域では免疫グロブリンとよばれている。免疫グロブリンはその多様性・特異性を用いて各種の検査や生物製剤として治療にも用いられている。

【免疫グロブリンの構造と機能】 免疫グロブリンはB細胞が成熟した細胞である形質細胞から産生され，5種類のサブクラス(IgG，IgM，IgA，IgD，IgE)が存在する。基本的な免疫グロブリンの構造は共通のYの形をしており，その先端2カ所は抗原に特異的に結合する部位(可変部)とよばれ，もうひとつの構造は定常部とよばれる。感染免疫応答に働く抗体は主に中和，オプソニン化，補体活性化の3つの機能をもつ。中和は細菌などから分泌された毒素に抗体が特異的に結合することによって不活性化し，毒素

のレセプターへの結合を防ぐことで病気の発生を抑える機能である。オプソニン化とは細胞外の細菌に抗体が結合することによって細菌の運動を抑えるとともに，抗原と結合した細菌はマクロファージに異物として認識され捕食されやすくする機能である。また抗体は，血漿中の細菌に結合し，血漿中の補体が結合・活性化することで細菌を溶解する補体活性化の機能ももつ。

【免疫グロブリンの特異性】　免疫グロブリンは抗原に対しての特異性をもった液性分子である。この特性は，多くの検査に応用されている。ABO式の血液型の判定や，インフルエンザウイルス感染を検出するキットなどは抗原抗体反応を使った検査試薬である。近年では遺伝子工学の技術により作製されたヒト型抗体による治療も行われている。たとえばRSウイルス（respiratory syncytial virus）感染の予防のために未熟児に投与されるパリビズマブという製剤はRSウイルスに対するヒト型の抗体であり，感染による疾患の悪化を防ぐ目的で，新生児の感染防御に用いられている。

【免疫グロブリンと疾病】　生体において，抗体は主に感染免疫応答に働く抗体として機能することが知られているが，時にこれらの抗体が疾患に関与することもある。自己に反応する抗体は産生されない機構が生体には存在するが，なんらかの理由で自己に反応する抗体が産生されると，重症筋無力症や全身性エリテマトーデスなどの自己免疫疾患の発症につながることが知られている。またIgEは即時型アレルギー反応に関与することが知られている。IgEはマスト細胞とよばれる細胞の表面にレセプターとして結合しており，このレセプターに抗原（アレルゲン）が結合すると細胞が活性化し，マスト細胞に含まれるヒスタミンなどの化学物質が放出され，アレルギー性の疾患の発症・増悪にかかわっている。　　　　　　　　　　　　［菅井敏行］

免疫不全症候群

【定義】　免疫とは，「疫病（流行病＝伝染病）を免れる」から生まれた。個体に備わっている感染症に対する抵抗力＝防御力のことをいう。免疫系に欠陥があるとその結果として免疫無防備状態（immunocompromised）となり，感染症の反復，遷延化，難治，重症化，弱毒微生物による感染（日和見感染）など易感染性がみられる。感染症の種類により，免疫系のどこに欠陥があるか判断できる。たとえば，細胞外細菌感染（肺炎球菌，インフルエンザ菌など）であれば抗体産生の欠陥が，ウイルスや真菌やある種の細菌（結核菌など）など細胞内寄生体であればT細胞系やマクロファージ系の欠陥が示唆される。免疫不全症にみられる感染症は，通常みられる病原体によることもあるが，とくに重篤なのは日和見感染症である。免疫不全での感染症は，主に呼吸器または消化管由来のものである。

【免疫不全症の分類】　免疫不全症は原発性と続発性に分けられる。原発性免疫不全症は，免疫系のどこかにもともと異常があるために生体防御不全を生じるものである。続発性免疫不全症は，元来正常であった免疫系が薬剤や他の疾患により二次的に障害を受けて発生するもので獲得性とよばれることもある。

【原発性（先天性）免疫不全症】　この疾患はまれであるが，原発性免疫不全をもたらす100以上の遺伝子異常症が知られている。自然免疫系（白血球，補体，単球，NK細胞）または適応免疫系（B細胞，T細胞）のいずれの欠陥の場合もありうる。機能不全は幹細胞からさらに分化した前駆細胞に至るさまざまな段階で起こる可能性があり，その結果たとえば，骨髄系の場合は好中球減少症を，リンパ系の場合は重症複合免疫不全症候群（severe combined immune deficiency；SCID）をきたす。好中球の場合は，遊走能から細胞内殺菌能（慢性肉芽腫症）に至るさまざまな機能不全がある。また，補体系構成因子の欠損もある。B細胞，T細胞が正常に発達機能しない場合には，それぞれ液性・細胞性免疫不全が生じる。ブルトン病（Bruton disease）ではB細胞がまったく分化してこないため，抗体産生できず無γグロブリン血症を生じる。ディ・ジョージ症候群（Di George syndrome）では胸腺の発生異常のため，T細胞が欠如している。

【続発性（獲得性）免疫不全】　原発性と比べて高頻度に認められる。AIDS（acquired immunodeficiency syndrome, 後天性免疫不全症候群）の原因であるヒト免疫不全ウイルス（human immunodeficiency virus；HIV）は，小児では垂直感染によりCD4分子をもつT細

胞に感染してその減少をもたらすため，カリニ肺炎，ヘルペスウイルス，結核，サイトメガロウイルス，カンジダ感染などの重症化が起きる。悪性腫瘍，臓器移植，膠原病に使用される抗腫瘍薬，放射線，免疫抑制薬は，細胞毒であり免疫機能を低下させる。蛋白-炭水化物の栄養不良や亜鉛欠乏症も免疫不全を起こす。ネフローゼや蛋白喪失性腸症でも低γグロブリン血症が起きる。

【治療】 抗生剤に加えて，抗体産生不全では免疫グロブリン療法が行われる。SCID では B 細胞と T 細胞を，また慢性肉芽腫症では正常な貪食細胞を，それぞれ再構築するために骨髄移植（造血幹細胞移植）が行われ成功をおさめている。酵素補充療法の適応疾患もある。責任遺伝子の明らかな原発性免疫不全症の一部では，造血幹細胞に正常遺伝子を導入して患者に戻す遺伝子治療が行われている。予防接種は，細胞性免疫不全では生ワクチン原則禁忌，無γグロブリン血症ではポリオ生ワクチン禁忌である。

〈関連語〉 免疫，免疫グロブリン，感染症，垂直感染，難治性下痢症，肺炎，敗血症，ワクチン／予防接種，易感染性，遺伝子診断，遺伝子治療　　　　　　　　　　　　　　［赤城邦彦］

●文献 1) 矢田純一：免疫不全．医系免疫学，改訂9版，中外医学社，2005, pp.384-405. 2) Playfair, J.H.L.,et al.（湊長博・監訳）：免疫不全症．医科免疫学入門，メディカル・サイエンス・インターナショナル，1996, p.54.

面　会

【面会の定義】 人とじかに会うことをいい，病院という場においては，家族や知人などが患者のもとで対面することをさしている。親による子どもへの虐待など，家族から子どもを離したほうがよい場合を除いて，入院中の子どもとその親・家族にとって面会は，スキンシップ，遊びや会話を通じて情緒的な接触がはかられる機会となる。また，面会を通じて子どもが望む品物（玩具，勉強道具，好物，寝衣類など）を充足してもらえる，あるいは家庭や学校などの病院外の情報を得る機会となる。こうした機会を得ることによって子どもは入院による寂しさや辛さを紛らわし，病気を治そうという意志を育むことになる。そして親・家族にとっても面会は，子どもの世話やしつけなど通常の養育をしたり，医療者から子どもの病態や生活状況について情報を得たり，子どもの疾病管理の仕方について学ぶ重要な機会になる。

【面会の規則】 さまざまな背景をもつ患者および家族が入院によって共同生活することになれば，病棟管理上，入院患者の生活の仕方に規則が必要となってくる。多くの病院では面会の規則があり，医療者側の業務の都合や患者の安静を考慮した面会可能な時間帯が設定されている。さらに患者が子どもである場合の面会は，感染予防の観点から面会者の年齢制限（同胞や友人など子どもの面会制限）や人数制限，子どもとの属性による制限（面会者を両親に限る）などがある。子どもが危篤状態，不穏な状態にあるなど，子ども側の状態によっては面会の規制が緩和されて運用されることが多い。さらに最近では，核家族化に伴う面会中の同胞の世話の問題，共働き世帯や一人親世帯の増加など，多様化する家庭のライフスタイルの変化に伴って面会規則を柔軟に運用する方向に移行している。

【面会に関する子ども・家族の権利と今後の課題】 子どもの入院中は，子どもと親・家族は不安や緊張が高いなかで医療者から専門的な説明を受けたり，治療やそれに伴う生活上の制約が加わることが多い。また，共同での生活においては，個人のプライバシーが阻害されやすい。このような点から入院中は子どもと親・家族が有する権利を脅かされる状況になりやすい。わが国が1994(平成6)年に批准した「児童の権利に関する条約」では，国が「子どもの最善の利益(第3条)」を保証する義務があるとしている。そして「親の指導の尊重(第5条)」「親からの分離禁止(第9条)」といった，親の権利と養育責任を重視している。子どもと親・家族の最善の利益という点から現在の面会状況をみると，個別のニードに対応できるよう面会規則を緩和する方向で取り組まれつつも，子どもが「同胞や友人など会いたい人に会える」「辛い検査や処置の間は，親から離されることなく自分の側にいて励ましてもらえる」ということに関しては，十分実施されておらず，彼らの権利が十分保証されているとはいい難い。そして家族の24時間面会導入に取り組んだ小児専門病院の導入後の評価[1]からは，親のニードを察知しうる看護師の感性能力の向上，家族参加のさらなる推進，

セキュリティの強化，家族の休憩室の拡充といった病院のソフトとハード両面からの面会に関する課題がある．今後，既存の規則に関する根拠を明らかにしながら面会制限の緩和方法を実現していく課題を有している．

〈関連語〉　面会時間　　　　　　　　［今野美紀］

●文献　1）野中甲子：家族の24時間面会導入．看護，56：54-55, 2004.　2）吉武香代子：小児病棟における面会の効果的な運用に関する研究．昭和63・平成元年・2年度 科学研究費補助金（一般研究C)研究成果報告書，1991.

面会時間

【面会時間の定義】　病院や施設における面会の規則のうち，患者の家族や友人などがじかに患者と面会できる時間帯として定めているものを面会時間という．法律上の規定はなく，各病院や施設が状況に応じて自由に設定することが可能である．

【わが国の小児病棟における面会時間の概要】1980年代後半に吉武らが小児病棟における面会の実態について調査した報告[1]より，小児病棟の面会時間の長さは4～5時間とする病棟が多く，開始時間は15時から，終了時間は19時が多い．規定の面会時間の長短にかかわらず，面会者の滞在時間はおおむね2時間前後の範囲に集中している．病院全体の面会時間のうち小児病棟の面会時間は特殊に扱われることがあり，病院全体と比べて小児病棟の面会時間は短く，面会開始時間が遅いものが多い．面会時間中に夕食時間が含まれる場合がほとんどであり，夕食だけは入院中の小児が面会者と一緒にとれるよう設定されていた病棟が大部分である．休日と平日とでは，面会時間が異なる場合があり，その際は休日の面会時間が延長される場合が多い．また，及川の報告[2]においても，面会時間は1日平均5時間であり，小児単独の病棟よりも成人との混合病棟のほうが長い傾向にある．面会時間は子どもの病状によって変則的に運用されることがあり，とくに子どもの症状が重症な場合には常時家族の面会を可能とすることが多い．

【面会時間の規制緩和と今後の課題】　病院の患者サービス活動の一部である面会時間や面会場所の規定は，病院側の業務を中心としたあり方から患者側を中心としたあり方へと見直されている．わが国が1994（平成6）年に「児童の権利に関する条約」に批准して以降，小児医療の現場において子どもの権利という点から面会時間などの従来の規則が見直されている．そして，多様化する各家庭のライフスタイルに合った家族が希望する時間帯で面会が行えるよう，家族のニーズといった点からも面会時間の見直しがはかられている．具体的には，入院中の子どもに加えて幼い同胞をもつ保護者の場合，面会時間は同胞が幼稚園や学校に行っている時間帯，すなわち午前中から午後の早い時間帯を希望したり，仕事をもつ保護者が面会しやすい夕方から夜の時間帯，または出勤前の早朝の時間帯の希望，などである．上記のような子どもの権利の尊重，家族のニーズへの対応という患者サービス向上の点から面会時間の規制緩和がなされることは自然な流れである．しかし，それは同時に課題を残すことになる．一つは病院の防犯対策があげられる．警備担当の職員がいる場での面会者受付，身元を確認したうえでの面会者カードの発行，あるいは患者もしくは保護者が事前登録した面会者のリストと面会者自身が受付時に照会されるシステムなど，面会者と不審者とを区分できる効果的な防犯対策システムの確立と運用が望まれる．もう一つは，患者の安静保持とプライバシーの確保があげられる．24時間面会が行われている欧米諸国の病院では，入院する場合は個室が多いのに比較して，わが国の病院では大部屋が多い．子どもの病状，家族のライフスタイルが異なる者同士が同室である場合，面会時間が自由であることは，他の同室患者に照明や話し声などを気にしての面会になり，安静も保ちにくい．面会時間の延長に伴い，入院している子どもと家族ら面会者が自由に誰にも気兼ねすることなく話をしたり，食事や休息などをとることができる環境の整備が望まれる．

〈関連語〉　面会　　　　　　　　　　［今野美紀］

●文献　1）吉武香代子：小児病棟における面会の効果的な運用に関する研究．昭和63・平成元年・2年度 科学研究費補助金（一般研究C）研究成果報告書，1991.　2）及川郁子：入院中の子どもの面会の実態；現状の問題点をめぐって．小児看護，23(6)：719-722, 2000.

も

網膜芽細胞腫

網膜芽細胞腫（retinoblastoma；RB）は網膜に発生する眼内腫瘍で乳幼児に好発する。年間発生頻度は出生約2万人当り1例[1]だが、その遺伝性から、癌遺伝子研究の先駆けとなり、有名な癌抑制遺伝子である RB 遺伝子は本腫瘍から初めて分離同定された[2,3]。腫瘍細胞では1対（遺伝子は2個）の RB 遺伝子が共に欠失・変異をきたしている。遺伝性症例では体細胞に一方の RB 遺伝子変異をもって生まれる。非遺伝性では体細胞の RB 遺伝子は正常である[4]。

【片眼性，両眼性の特徴[5]】　RB の 25～30％が両眼性。RB の 35～45％は遺伝性。両眼性は全例が遺伝性で、片眼性の 80～90％は非遺伝性である。発症月齢は両眼性で 8～9 カ月と早く、片眼性は 22～33 カ月である。

【初発症状】　白色瞳孔（約70％。眼内腫瘍が白いために瞳孔が白く光って見える）、斜視（約15％）、視力低下（約5％）など。進行例では充血、角膜混濁など前眼部の異常もみられる。眼球突出は腫瘍の眼球外浸潤穿破の結果である。

【診断】　眼底検査、眼超音波検査、頭部 CT・MRI で診断する。眼外浸潤を極力避けるため、上記で診断できないときのみ穿刺細胞診も検討する。遺伝性 RB 家系では胎児や新生児の遺伝子診断を行う。RB 遺伝子の変異があれば早期発見・保存療法も可能となり、変異がなければ従来の定期的検査は不要で発病の不安もなく、患者・家族の精神的肉体的負担が著減できる。

【治療方針[5]】　腫瘍が大きい（約 15 mm～）場合や硝子体播種を伴う場合は眼球摘出。腫瘍が小さい（～約 6 mm）ときは、その局在によりレーザー光凝固やヘマトポルフィリン光線力学療法、冷凍凝固、リニアック外照射（約 40 Gy）など保存的局所療法。腫瘍径が中等度（約 6～15 mm）の場合、まずリニアック外照射を行い光凝固や冷凍凝固を追加し、奏効しない場合は眼球摘出。化学療法を併用することもある。両側性で共に大きい場合、より進行眼を摘出し、もう一方には可能な限り保存療法を試みる。

【治療成績と予後[1]】　10 年生存率は、片眼性で 92.3％、両眼性で 86.7％と良好。ただし、眼球外浸潤例では 67.7％に留まり、術後治療の強化が必要である。両眼性（遺伝性）の長期予後がやや低下する一因としては、体細胞における RB 遺伝子変異の存在により、たとえば骨肉腫など他の悪性腫瘍（二次癌，多重癌）の発生率が高いことがある。成人後も発癌や、遺伝相談・出産時対応など長期のフォローアップが必要。

[平井みさ子]

●文献　1）網膜芽細胞腫全国登録委員会：網膜芽細胞腫全国登録（1975～1982）．日眼会誌，96：1433-1442, 1992．2) Friend, S.H., et al.：A human DNA segment with properties of the gene that predisposes to retinoblastoma and osteosarcoma. Nature, 323：643-646, 1986．3) Lee, W.H., et al.：Human retinoblastoma susceptibility gene：Cloning, identification, and sequence. Science, 235：1394-1399, 1987．4) Cavenee, W.K., et al.：Expression of recessive alleles by chromosomal mechanisms in retinoblastoma. Nature, 305：779-784, 1983．5) 箕田健生：網膜芽細胞腫．赤塚順一，他・編，小児がん，医薬ジャーナル社，2000，pp.646-651．

沐　浴

【定義】　温水を用いて沐浴槽内で新生児の身体を洗うこと。新生児以降の乳児の場合では、一般に入浴という。

【目的】　①皮膚に付着した汚物や新陳代謝物を取り除き、身体の清潔を保つ。②血行・新陳代謝を促進し発育を助ける。③全身の皮膚状態を観察する機会とする。④スキンシップの機会とする。

【沐浴前の観察】　全身状態を観察し、沐浴を行ってよい状態かを判断する。①バイタルサインをチェックし、異常がないことを確認する。②全身の皮膚状態に異常はないか、感染症や発疹はないかを確認する。③機嫌はいいか、触れると痛がるところはないか、身体の動かし方は活発かを確認する。沐浴をしてはいけないときとして、発熱があるとき、皮膚感染のあるとき、活気がない、嘔吐があるなど体調の異常があるときがあげられる。

【沐浴前の注意点】　①室温：沐浴室の温度を 25℃前後に調節する。②湯温：夏は 38～39℃、

冬は39～40℃を基本に，室温や他の条件によって湯の温度を調節する。湯温の確認は，必ず湯をかき混ぜてから湯温計で行う。さらに施行者の腕でも熱さを再確認する。③タイミングと所要時間：授乳直後1時間くらいは，嘔吐をすることもあるため避ける。また，眠そうなときや空腹時も機嫌が悪くなりがちなため避ける。沐浴時間は10分以内にとどめ，湯に浸かっている時間は5分程度として疲労を防ぐ。循環器疾患のある児の場合など，過度の負担とならないよう湯に浸かる時間を短めにする。④その他：施行者は実施前に流水と石鹸で手を洗い，児を傷つけないよう爪を短く切っておく。施行者の手の届くところに必要物品をそろえて，危険な物がないことを確認する。
【必要物品】 沐浴槽・石鹸または皮膚保護沐浴剤・湯温計・湯上がり用バスタオル・包布（バスタオルまたは大きめのガーゼ）・体拭き用ガーゼ・顔拭き用ガーゼ・着替え用衣類・おむつ・ヘアブラシ・計測用具(体重計，身長計，メジャーなど)。
【方法】 沐浴には石鹸を使用する方法，沐浴剤を使用する方法，身体のすべてを沐浴槽内で洗う方法，顔面のみ沐浴槽外で洗い，ほかは沐浴槽内で洗う方法，頭部と顔面のみを沐浴槽外で洗い，ほかは沐浴槽内で洗う方法，沐浴槽外で全身に石鹸を塗布した後に沐浴槽内で洗い流す方法などがある。安全性や快適さを考慮し，児の状態に応じてもっとも適した方法を選択する。ここでは石鹸を用いて全身を沐浴槽内で洗う方法について説明する。①衣服を脱がせ，必要ならば身体計測を行う。②施行者の腕で湯温を確認する。③右手（利き手）で児の鼠径部から殿部を固定し，左手で児の頭部・後頸部を保持する。④下肢からゆっくりと浴槽に入れる（包布で身体をくるむと驚いて動くことが少ない）。⑤肩まで湯に入れ，施行者は右手を離す。⑥右手で顔拭きガーゼをきれいな湯（児の浸かっていない小さいほうの浴槽）に浸して絞り，一拭きごとにガーゼを洗いながら顔を拭く（左右の目頭から目じりを拭いた後，左右片側ずつ，額→頬→鼻の下→顎へとS字，または数字の3を描くように拭く）。⑦施行者の拇指と中指で耳に水が入らないようにして児を支え，右手で石鹸を泡立て児の頭部を洗い，泡を流した後に絞ったガーゼで水分を拭き取る。⑧同様に石鹸を泡立てて，頸部→腋窩・上肢→胸部→腹部→鼠径部・下肢を洗う。⑨児の左腋窩を右手で持って腹臥位にさせると同時に，児の右上肢を施行者の右前腕に引っ掛けて支える。⑩腹臥位にした後左手で石鹸を泡立て，後頸部→背部→腰部→殿部を洗う。⑪もとの体勢に戻して外陰・肛門部を洗う。⑫石鹸を流して上がり湯をかけ，浴槽から出す。⑬バスタオルでくるみ，全身を軽く押さえるようにして拭く。⑭全身状態を観察しながら衣類を着せ，頭髪を整える。
【沐浴中・後の注意点】 ①熱傷や転落など事故の防止に努める。②目や耳，鼻に湯が入らないよう注意する。③沐浴後は白湯や授乳で水分補給を行う。④沐浴終了後に沐浴槽の消毒を行い感染予防に努める。
〈関連語〉 清拭，洗髪，殿部浴，オイルバス
[宮本千史・廣瀬幸美]

モデリング

【概念】 モデリング(modeling)は，Bandura, A.によって，従来の模倣や同一視といった概念を包括する学習として提唱された理論であり，観察学習(observational learning)の同義語としても使われる。Miller, N.E.の模倣学習では，模倣成立には，動因，手掛かり，反応，強化(報酬)の4要因があり，観察者がモデルと同じ行動をすることによって学習していく。それらに対して，反応，強化は必要とはされず，観察者がモデルの行動や結果をみるだけで学習が成立するとされている。単なる模倣をするレベルだけではなく，社会的な関係のなかで学習が行われていくのである。モデリング現象は，子どもの多くの発達側面にみられる。コンピュータやテレビゲームなどの操作方法をみているだけで習得してしまう場合や，進路決定において，モデルとなる言動や行動をみることによって，その状況や未来の自分を想像することができる，あるいは，子どもが自分のモデルである父親，母親の行動を観察し，性役割を身に付けていくということに代表されよう。モデリングの対象は，実際の人物だけでなく，テレビやマンガの主人公などの場合もありうる。また，視覚だけではなく，発声や言語行動を通じて聴覚でも観察されている。
【モデリングの効果】 Banduraは，モデリング

の影響（効果）を以下のように分類し，それらが同時にあるいは関連して生じることを指摘している。①観察学習効果：自分にはなかった新たな行動様式の習得。②制止・脱制止効果：すでに獲得されている行動様式が抑制されることおよび抑制が解除されること。③反応促進効果：すでに獲得している行動様式が促進されること。
【モデリングの活用】　モデリングによる知識，技能，態度の習得などは，学校や企業，その他あらゆる学習場面で活用され大きな役割を果たしている。たとえば，消極的な子どもや遠慮がちな子どもに，ビデオを活用して，自分を主張したり進んで発言できるような仕方を映像で見せたり，悩み事，心配事，相談事においても，教師やカウンセラーは，自らが生きたモデルとなって解決方法を導いていくなど多岐にわたって活用されている。今後，モデリングの研究は，社会的行動の習得や社会化に関して，道徳判断，性役割行動などに幅広い利用が考えられる。また，障害者や慢性疾患患者の有効な治療方法も考案されている。
〈関連語〉　学習，模倣，模倣学習　　　［福田啓子］
●文献　1) 古畑和孝，他・編：社会心理学小辞典，有斐閣，2002．2) 日本心身医学会用語委員会・編：心身医学用語事典，医学書院，1999．

模　倣

【概念】　他者（モデル）の行動を観察した結果，意識的または無意識的に新たな行動の習得がなされ，観察者は，モデルと類似した行動をとる現象として一般的に捉えられている。Tarde, G. は，「社会は模倣である」とし，模倣（imitation）を社会現象の基本的法則と考えた。以来，模倣は，生得的・本能的行動ではない，単なるまねではなく社会現象（文化や習慣）や人間の精神発達上重要な機能のひとつとして考えられている。
【模倣に関する理論】　発達心理学において，Piaget, J. は，幼児期の発達における模倣の重要性を唱え，模倣の発達段階を6段階に分類している（①反射による準備段階，②偶発的な模倣の段階，③体系的な模倣の始まり，④運動の模倣の段階，⑤モデルを体系的に模倣する段階，⑥延滞模倣の段階）。学習理論では，Miller, N. E. が模倣学習説を提唱した。模倣を，同一行動，模写的行動，対応依存的行動に分類し，行動理論による考察をしている。その理論をもとに，Bandura, A. は，モデリングという新しい概念を用いて，人間がモデルを模倣することによって，今までとは異なった行動パターンを習得するという現象にアプローチし，模倣，観察学習，社会的学習など総括的な理論を試みている。
【「模倣」の今日的課題】　社会心理学的観点からは，今や反社会的行動の学習，テレビ，インターネット，マスメディアの影響性，流行などの諸点を考慮していくうえで，模倣やモデリングは重要な基礎概念となっている。また，子どもから成人まで，対人関係との関連研究も幅広く進められている。模倣は社会現象の基本的法則と考えられているが，模倣には，対象となるべきモデルが存在しなければならない。その対象からの習得レベルには，良い面も悪い面も影響を及ぼすものであるから，どのようなモデルを提示するかは重要なことであり，モデルのあり方や質の向上の問題，適応時期など，今後慎重に検討すべき課題である。
〈関連語〉　ピアジェの認知発達理論，模倣学習，モデリング　　　［福田啓子］
●文献　1) 外林大作，他・編：誠信心理学辞典，誠信書房，1981．2) 浜嶋朗，他・編：社会学小辞典，新版増補版，有斐閣，2005．3) 宮島喬：岩波小辞典社会学，岩波書店，2003．

模倣遊び

【模倣遊び（imitation play）】　模倣とは他人の行動を見たり聞いたりしてこれと類似の行動を行うことをいう。人間は模倣を通して新しい行動を獲得し発達が促進される。模倣は子ども達の遊びの世界のなかでは，その初期的な形態として見立て遊びやふり遊び（つもり行動）に始まり，さらにはごっこ遊びへと展開していく。模倣遊びを充実させるためには，豊かな自然環境や物理的環境，そして社会的環境を準備することが大切である。
【見立て遊び】　子どもがものや空間など，あらゆるものを通常の意味や用途とは異なるほかのものに置き換えたり，または新たな意味をもたせたりする行為をさす。形状の類似性から葉っぱをお皿に見立てたり，ブロックの一片を電車や車に見立てて遊ぶことがみられたり，砂と水

で固めたものをお団子などと命名して遊ぶ。また強いものやかわいいもの・きれいなものへの憧れから，自分をヒーローやお姫様に見立てるようにもなる。

【ふり遊び（つもり行動）】 単なる見立ての段階から進んでそのものの特徴を把握して模倣するようになると，それらしく振舞う行動がみられるようになる。言葉や動作も自分達のイメージをもとにそのものになりきって遊ぶようになる。お母さんのつもり，赤ちゃんのつもりといった行動から，ヒーローらしく振舞う，お姫様らしく行動するなどがみられる。

【ごっこ遊び】 子どもは日常生活を通して経験したことを遊びのなかで再現する。自発的に子ども達が役割を分担して遊ぶごっこ遊びは3歳以降になってみられるようになる。ごっこ遊びはそれぞれの子ども達が役割をもって遊びに参加する遊びである。そのためには仲間同士でイメージを共有することが必要である。そして，他者と協調していくことも求められる。ごっこ遊びの発展に向けてはさまざまな物の準備と空間の提供が必要である。ごっこ遊びの初期の段階はそこにある物からイメージを膨らませて少人数で行うごっこ遊びで，お家ごっこなど自分達の身近な経験に基づくものが多い。しかし，徐々に仲間同士でイメージを重ね合わせて「○○ごっこ」に必要なものを自分達で工夫して作ったり，遊びのなかの役割を決めたりしながら，組織的でダイナミックなストーリー性のあるごっこ遊びへと発展していく。途中で仲間とのトラブルが発生することもあるが，他者とぶつかるなかでルールを学び，他者を尊重することや思いやりの心情を育てていく。このようなごっこ遊びに至る過程を発達的に捉えてみると，象徴機能が芽生える2歳頃から観察することができる。この頃は遊びのなかで生活動作を再現して遊ぶことを楽しむ。食べるまねをしたり，寝るふりをしたりするなどがみられる。3歳ぐらいになると，生活のなかで印象に残った場面を再現するようになる。その場にあるものを何かに見立てて遊ぶ。布1枚でお姫様や強い英雄になったつもりを楽しむ。個人で楽しんでいる段階であるが，しだいに遊びの時間は長くなり，役割を決めて遊ぶようになると，電車ごっこやレストランごっこなどイメージを共有するなかで数人によるごっこ遊びが展開する。ただし，この段階のごっこ遊びは認識から出発する行動を中心とするものである。ごっこ遊びはまずは大人を介してのごっこ遊びが出現する。その後4～5歳頃から子ども同士で役割を決めて遊ぶ本格的なごっこ遊びがみられるようになる。

【模倣遊びの援助】 子どもの発達段階によって，模倣遊びはさまざまな様相を呈する。模倣を通して子ども達は新たな技能を獲得し発達していく。模倣遊びが積極的に行われるためには自然や物，人と十分にかかわれる環境を準備しておくことが必要である。

〈関連語〉 遊び　　　　　　　　　　［鈴木裕子］

●文献　1）勅使千鶴：子どもの発達と遊びの指導，ひとなる書房，2002.

模倣学習

【概念】 ヒトは，さまざまな経験を通して学習していく。この社会的学習には，観察学習（他者の行動を観察することによって学習する）と模倣学習（imitation learning）がある。観察学習の研究に先行し，他者と同じように行動する模倣を学習心理学的立場から取り上げたのは，Miller, N.E. である。MiIller と Dollard, J. は，模倣行動を学習されるものであるとし，模倣を，同一行動（一斉に模倣する），模写（そっくりに模倣する），一致・依存的行動（目的を達成するための手段的反応として模倣する）に分類している。

【模倣の4要因】 Miller らは，模倣学習が成立するためには，動因，手掛かり，反応，強化（報酬）の4つの要因があるとしている。すなわち，観察者は，モデルの行動を手掛かりにして，それと同一反応をしたとき，強化（報酬）を受け，一致・依存的な模倣行動が学習されるとした。たとえば，二者が同じ目的を達成していこうとする場合，ひとりがとった行動（モデル）をみることによって，同じ行動をすることで目的を達成していく。この場合，両者は目的が同じであっても，後者は，前者の手掛かりを知らず，前者の行動を手掛かりとして行動する。目的は同じでもその手掛かりとなるものは異なり，同一行動や模写と区別されるのである。子どもは，大人（モデル）を模倣することによって，自分の今までにない行動様式や価値，反応を獲得してい

く。

【学校教育における模倣】　学校教育における授業では，教師のしたことを児童・生徒がまね（模倣）をすることがベースになって授業が行われている場合が多い。教師がモデル（模倣対象）となり，知識の伝達やこうあってほしいと思うことを行動や言語で示し，児童・生徒はその動作や言動と同様な動きをすることによって，知識・技能を獲得していく。とくに，体育や美術などで顕著にみられる学習形態である。たとえば，理科の実験では，その手順や方法を提示し，それらを模倣することにより学習がなされていく。教師の行動だけに限らず，児童・生徒がモデルとなったり，手本となる教材を提示したり，道具を使用することも行われている。また，模倣学習は，身近な身の回りの始末から，複雑な技能の習得までの初歩的な訓練であり，障害児（者）の訓練場面においても基本的な援助方法となる。近年，それらの効果における数多くの開発研究が進められている。

〈関連語〉　学習，模倣，モデリング［福田啓子］

●文献　1）吉森護，他・編：社会心理学用語辞典，改訂新版，北大路書房，1995．　2）古畑和孝，他・編：社会心理学小辞典，有斐閣，2002．

もやもや病

【概念・定義】　「もやもや病」は，脳血管撮影検査での特異なもやもやとした所見から命名されたものであり，ウィリス(Willis)動脈輪閉塞症ともよばれる，原因不明の進行性の脳動脈の閉塞による疾患である。主病変は，脳底動脈輪（ウィリス動脈輪），とくに内頸動脈終末部の狭窄，閉塞である。主に，前大脳動脈の起始部，中大脳動脈の水平部，時に，後大脳動脈迂回槽に生じた，原因不明の血管内膜肥厚により血管腔が狭窄するのが一次性病変であり，これによる血流量の低下を代償するように発達した側副血行路が二次性病変として生ずる。

【症状】　発症年齢は二峰性であり，4〜5歳を高いピークとする小児期の発症と，30〜40歳をなだらかなピークとする成人期の発症（第2期発症）がある。発症は，動脈閉塞・狭窄による脳虚血症状と，側副血行路の破綻による頭蓋内出血に大別されるが，小児例のほとんどは，脳虚血症状で発症する。5歳以下とくに2歳以下の場合には，脳梗塞による急性小児片麻痺として発症することもしばしばある。片麻痺，単麻痺，痙攣，不随意運動，感覚異常，頭痛（朝に多いが，訴えができないことも多いと推定される）などが反復発作的に生じ，時に症状が左右交代して出ることもある。これらは過呼吸，発熱により誘発されやすく，泣く，風船をふくらます，笛やピアニカを吹く，ラーメンなど熱いものを冷ます，マラソンなどの，過呼吸時に生ずる一過性脳虚血発作(transient ischemic attack；TIA)の出現が，特徴的である。

【経過・予後】　小児期発症では，低年齢では脳梗塞による麻痺が生じることがしばしばだが，一過性虚血発作を症状とするタイプでは，一次性病変が二次性病変によって代償されるのに時間を要するために，虚血発作が繰り返して生ずる。一次性病変が二次性病変によって十分に代償されるようになると虚血発作はなくなり，安定期を迎える。二次性病変は，脳内または脳をとり囲むさまざまな側副血行路回路が脳に有効に血流を導くように再構築・拡大したものであるが，この二次性病変の血管を含む脳血管に加齢による変化が加わると脳出血や梗塞を起こすこととなり，第2期発症をきたす。脳血流需要の大きい乳幼児期の発作例ほど重篤であることが多く，虚血発作を繰り返して多発性脳梗塞，脳萎縮をきたし，知的障害に至る場合もある。

【治療・管理】　脳虚血発作で発症の例は，ほとんどが，脳血行再建手術の適応であるとされており，とくに小児では，脳血行の再建により症状の改善がかなり期待できるために，積極的な外科的治療が勧められている。本症では，血流が豊富な組織を脳表に付着させるのみによって脳との間に血管吻合が形成される特徴があり，これを利用して，側頭筋を付着させる手術，浅側頭動脈を付着させる手術など，種々の術式の間接吻合手術が行われ，手技が簡単で手術侵襲も少ないが，効果が確実ではない欠点が指摘されている。浅側頭動脈－中大脳動脈吻合手術など，脳動脈との間に直接血管吻合を行う術式もある。手術を待つ間は，虚血発作を起こさないように，過呼吸をきたすような状況をできるだけ避けるようにする。必要に応じて，抗凝固剤，抗痙攣剤などの服用を行う。　　［北住映二］

●文献　1）秋山義典，他：もやもや病（ウィリス動脈輪閉塞症）．神経症候群Ⅰ；血管障害，炎症性障

害(別冊日本臨牀 領域別症候群シリーズ26), 1999, pp.273-276. 2) 松島善治：もやもや病. 小児内科, 33(増刊号)：672-673, 2001.

モラトリアム

【定義】 モラトリアムの本来の意味は，災害や戦争などによって金融機関が崩壊することを防ぐ目的で，国家が債権債務の決済を「一定期間延期すること」，つまり「支払い猶予期間」をさす．この言葉を Erikson, E.H. が，子どもが成人に至るまでの間を社会適応に向けて準備しつつもさまざまな社会的な責任や義務から解放されているとみなし，「社会的猶予期間」を意味する精神分析用語に転用したもの．たとえば精神・性的モラトリアム (psycho-sexual moratorium) は学童期に相当し，この期間には子どもは性的なことに関する事物よりも学習や学校生活への適応の準備を整える．心理・社会的モラトリアム (psycho-social moratorium) は主として青年期をさし，性的には成熟した若者がさまざまな場を通して，社会のなかで自己にふさわしい場をみつけ，異性愛能力を獲得し親になるための心理・社会的準備期間として位置づけている．Erikson の示したモラトリアムは，自分自身を模索するために積極的に迷い考える主体的な若者の姿であり，モラトリアムの本来の機能はアイデンティティを模索することにある．
【日本における現状と課題】 日本語における「モラトリアム」は，主として心理・社会的モラトリアムをさしているが，その様態は Erikson の示す若者像と異なることが知られている．Erikson はモラトリアムにいる若者の心理状態を，①半人前意識と自立の渇望，②真剣かつ深刻な自己探求，③局外者意識，④禁欲主義とフラストレーションとしているのに対し，日本特有のモラトリアムは社会的な責任逃れの，①延期・引き延ばし傾向と，②将来展望がなく，職業決定に対して回避的，③無気力な態度の強いことが指摘されている．大学生の進路・職業選択に対するモラトリアム状態に関する研究では，「悩めない」や「悩まない」若者の姿が報告されており，危機としてのモラトリアムを体験することができない状態にあることが報告されている．この背景として NEET (not in education, employment, and training) に代表されるどこにも所属しない若者の増加やフリーターなどの雇用形態や社会不安などの影響も一因と考えられる．
【モラトリアムに対する支援】 大学生のモラトリアムに対しては，大学内の保健センターや学生相談室などにおけるカウンセリングの有効性が報告されている．その中核となるのは自己観察による自己認識，自己の未来像の形成，周囲の人との信頼関係を形成する人間関係の再構築である．
〈関連語〉 発達的危機　　　　　　　　　［丸光恵］
●文献 1) 村上香奈：大学生がモラトリアムを通して進路決定するために．聖マリアンナ医学研究誌, 3(78)：101-105, 2003.

問題行動

【概念】 「問題」とは，その事柄に対して，周囲の人が厄介だ，面倒だ，困ると感じる事柄についていわれるのが普通である．したがって，問題行動とは，周囲の人が厄介，面倒，困ると感じる行動のことをいうことになる．実際には，周囲に直接的な迷惑や被害を及ぼし周囲を困らせる行動(破壊的行動)と，そうした直接的な支障を及ぼすことはないが周囲の人が気になる行動とがある．具体的には，食行動に関するもの(偏食，小食，過食，拒食，反芻など)，排泄行動に関するもの(意識的失禁，弄便など)，習癖(指しゃぶり，爪かみなど)，個人行動に関するもの(赤ちゃん返り，多動，気が散りやすい，待てないなど)，対人行動に関するもの(極端な人見知り，反抗，いじめ，乱暴など)，集団行動に関するもの(集団に入れない，集団から外れる，自分勝手な行動など)，社会性に関するもの(緘黙，不登校，ひきこもり，非行など)などがある．問題行動という用語は，原則としてある程度意図的，随意的な行動に対して使用される．本人がまったく意識しないで出る行動(チック，夜尿など)や，本人の意図に反して出る行動(強迫行動など)は，問題行動とはよばれないのが通常である．こうした行動は，特定の精神障害の症状としてみなされる．
【問題行動の要因】 問題行動の出現には，大きく分けて2つの場合がある．1つは，本人のもって生まれた特性が強く関係して出現している場合である．発達障害児が，障害特性としての多

動性，注意力の障害，衝動性，固執性をもち，そのこと自体が，周囲を困惑させる行動となるのがその例である。たとえば，注意欠陥/多動性障害の子どもは，多動で衝動的な場合が多く，そのため，外出先でパッとどこかに行ってしまったり，教室で離席をしてしまったりする。

他の1つは，周囲の人との関係性のなかで生じている場合である。母親が出産のために入院した子どもが赤ちゃん返りをし幼児語を使うようになる，怒られてばかりいた子どもが暴力的になりさらに怒られることを繰り返す，などがその例である。この場合，生じる問題行動には，その子どもにとって，なんらかの意味(機能)があることが普通である。それらは，防衛であったり，注意喚起であったり，怒りの発現であったりする。この意味で，これらの問題行動は，不適切に学習されたものということができる。実際には，なんらかの特性をもつ個人が，周囲との不適切な関係性のなかで問題行動を学習し，その問題行動に対する周囲のかかわりが，さらに問題行動を持続させる，という状況になっていることが多い。

【問題行動への対応】 問題行動への対応は，行動変容技法が中心になっている。問題行動の原因よりも，持続させている要因，そうした要因間の関係性に対応するというものである。ところで，「問題行動」という用語は，その行動を周囲からみる立場からの用語であり，行動だけではなく，その行動をとっている人自身をも問題で厄介なものとみなす視点を含んでいる。この視点は適切ではないとする立場から，そうした行動を，その行動をとっている人の立場からみた表現として，「challenging behavior」という用語が，最近，提唱されている。そうした行動は，その行動をとっている人達が，自らのよりよい生活のために挑戦して乗り越えていけばよいものであり，厄介なものではないという意味を示すものである。しかし，現時点では，日本語の定訳は存在していない。

〈関連語〉 自慰，自傷行為，性器いじり，退行現象，反社会的行動，非社会的行動 [宮本信也]

●文献 1) 志賀利一：発達障害児者の問題行動；その理解と対応マニュアル，エンパワメント研究所，2000. 2) Alberto, P.A., et al.(佐久間徹，他・訳)：はじめての応用行動分析 日本語版，第2版，二瓶社，2004.

モンテッソリー(Montessori, Maria)

イタリアの医学博士，教育理論家(1870-1952)。障害児の治療教育に携わり，心理学，教育学にも研究分野を広げ，その成果を上げている。障害児に用いた教育方法を健常児に応用する幼児教育の手法を開発し，1907年，ローマのスラム街に最初の「子どもの家」(現在では，Montessoriの教育を実践する幼児教育施設)を設立した。Itard, J., Seguin, E.の研究業績を継承し，そこでの実践経験から新しい教育の理論と方法を構築し，独自の教具を用いた教育法(Montessori method)を確立した。その後，この教育法の普及と教育者の養成指導に取り組み，多くの著作を執筆している。世界中にモンテッソリー運動が広がり，各国に学校や協会がつくられている。わが国においては，大正期の自由主義を背景に，教育や保育も生活体験を重視したMontessoriの教育が注目された。そして，今日なお，Montessoriの教育方法や感覚訓練は，幼児教育や障害教育の分野で生きている。保育者は，特定の研修，養成教育の受講が必要とされている。

【モンテッソリー教育法】 教育の基本は，子どもの自己教育の重視であり，「子どもは，自ら成長・発達させる力を持って生まれてくる。大人(親や教師)は，その要求を汲み取り，自由を保障し，子どもの自発的な活動を援助する存在に徹しなければならない」という考えにある。実践方法は，子どもの自由な活動を大切にし，そのための環境を整えていくことにある。子どもの内発的なプログラムに基づいて，5つの実践科目(①日常生活の練習＝運動の教育，②感覚教育，③言語教育，④算数教育，⑤文化教育)が設けられ，独自の教具が開発されている。

【モンテッソリー教具】 27種の教具を開発し，それらは，①感覚教具，②算数教具，③国語教具，④その他の教具(植物学，幾何学，地理学，音感)の4つに分類されている。Montessoriは，とりわけ感覚教育を知的発達のための重要な基礎と考え，感覚訓練としての16種の教具(円柱さし，ピンクタワー，茶色の階段，長さの棒，色つき円柱，色板，幾何タンス，幾何学立体，構成三角形，触覚板，温覚筒，重量板，実体認識袋，雑音筒，味覚瓶，臭覚筒)が工夫されている。

〈関連語〉 学習，子どもの権利，保育

[福田啓子]

●文献 1)石辺元雄,他・編:心身障害辞典,福村出版,1981. 2)岡田正章,他・編:現代保育用語辞典,フレーベル館,1997.

や

夜驚症

子どもの睡眠障害のうち，睡眠時の問題行動によくみられるものとして，夢中遊行（いわゆる夢遊病）や悪夢などの睡眠時随伴症といわれるものがある。夜驚症はそれらとともに，子どもに多い睡眠障害のひとつといえる。

【定義】 夜驚症(night terror)とは，深い睡眠中（ノンレム睡眠）に起こす急激な覚醒で，パニック様の反応を示す。突然起き上がって大声で泣き叫んだり，部屋のなかを走り回ったりする睡眠障害のひとつである。その多くは眠り始めて30分〜2, 3時間の間に起こるとされる。前青年期までの男児に多く，とくに3〜6歳の子どもにはよく発生する。しかし，ほとんどのケースは10歳以前に消失するといわれている。夜驚症の特徴は以下の通りである。①恐怖心を呼び起こすような夢をみているために，目が覚めるときに大声や叫び声を上げる。②多くは恐怖を伴っているため，怖がったような表情や行動を示し，心拍数や呼吸数の増加，また発汗などがみられる。③朦朧状態なので，声をかけても反応が乏しく，動き回る子どもを制止しようとしても困難。多くの場合，夜驚症の夢の詳しい内容を思い出すことができない。④夜驚症は恐怖を抱かせるようなテレビや本，怪談話などが誘因となる。また，交通事故や虐待を含む暴力行為の被害を受けること，あるいは目撃することも誘因となる。さらに，引越しや転校，入学などの生活環境の変化による緊張状態，または旅行や楽しい思い出による興奮状態も夜驚症の誘因といわれる。

【悪夢との違い】 夜驚によく似ている睡眠障害として悪夢(nightmare)があげられる。悪夢は子どもが覚醒するほどの恐怖を抱かせるような夢である。夜驚がノンレム睡眠での急激な覚醒であることに対し，悪夢はレム睡眠時における夢体験であることが一番の違いである。夢体験なので，覚醒後子どもに夢の内容を尋ねてもはっきりとその内容を語ることができるが，夜驚はほとんど記憶に残っていない。

【夜驚症の子どもへのかかわり】 夜驚症が日常生活において問題を引き起こすというようなことはあまりない。ただ，夜驚を起こしている状態では，それをみている親を不安にさせる場合が多い。一種の精神病やてんかんをイメージさせるような症状を呈するため，親の不安は増大する。しかし，子どもはその親の不安を感じ取って，子ども自身の不安が増強されるというような悪循環を引き起こす可能性がある。それらを予防するためには，夜驚症の子どもにかかわる親に，夜驚症の多くは10歳以前に自然に解決されるという見通しを伝え，まず親の不安を取り除くことが重要である。また，夜驚を起こしているときの子どもの安全確保について，親へ指導しておくことも必要である。夜驚を起こしている子どもは，朦朧とした意識のなかで自分自身の安全を確保することが難しく，ベッドや階段から落ちたり，まれに開いている窓から外に身を乗り出すこともある。これらの危険を回避するために，子どもが寝ている部屋の環境調整や窓の施錠などに留意する必要があるだろう。毎日のように夜驚が続き，子どもに十分な睡眠が確保できていないと思われるときには，専門家への相談が必要となる場合もある。子どもの不安や緊張を引き起こしている因子を整理し，解決できそうな問題であるかどうかを親と相談する。大人と一緒に恐怖をあおるようなテレビ番組を見ているとすれば，そのようなテレビ番組を見ないようにしてみることも解決方法のひとつである。それでもなお，強い夜驚が続くときには，一時的に睡眠導入剤や抗不安薬などの処方が検討されることもあるが，まずは親の不安が増大しないこと，子どもの安全確保の必要性を説明することなどの養育上の指導が求められる。

〈関連語〉 睡眠障害　　　　　　　　　　［寺岡征太郎］

●文献 1) 安藤春彦：小児精神科治療ハンドブック，南山堂，1989.

やせ

【やせとは】 体内の脂肪組織や筋の減少により，著しく体重が減少した場合をいう。原因としては，①食欲低下や飢餓による摂食量の低下，②吸収障害，③栄養の異常喪失，④異化の促進やカロリー利用の増加があげられるが，多くの

因子が互いに関連していることが多い。①食欲の低下は，神経性食欲不振症，うつ病，ストレスなどによるもののほかに悪性疾患，慢性感染症，肝胆道系疾患，腎疾患，内分泌疾患，消化器疾患など多岐にわたる。②吸収障害は下痢によるものが多い。③栄養の異常喪失は糖尿病が代表的である。④カロリー利用の促進は，甲状腺機能亢進，感染症などの発熱時や手術後にもみられる。子どもの肥満が問題になる一方で，女子にみられるやせ指向も，問題視されている。若年女子が容姿を気にして，やせることに執着していることの弊害が指摘されてきた。中学生以降の年代で，とくに女子に顕著であるとされてきたが，小学校中学年から，やせ指向がみられているとの指摘[1]もあり，先進諸国では，人種を問わず，やせ指向が小学校中学年頃からみられている。

【判定・評価】　一般に標準体重の±20％以内が標準とされ，その意味では，−20％以上の体重減少はやせと考えられる。神経性食欲不振症の診断基準（厚生省研究班，1990）においても，成人を対象とする診断基準に基づき，標準体重の−20％以上とされていたが，渡辺久子らの研究班[2]が，学校での健康診断の調査結果から，不健康やせ，および思春期やせ症を検討した。やせの徴候として，肥満度〔(実測体重−標準体重)/標準体重×100〕が−15％以上のもので，成長曲線において体重が，1チャンネル（成長曲線で示されている同一成長区分帯）以上下方へシフトしているものを不健康やせとし，それに加えて，徐脈(1分間に60未満)であることと3カ月以上の無月経（初経前を除く）を伴う場合には，医療機関へ紹介することで，思春期やせ症の早期介入をはかるとしている。成人ではBMI〔体重(kg)/身長(m)^2〕18.5未満を低体重としているが，小児では成長により，身長も体重も身体の組成も変化するので，年齢による基準値が変動する。そのため成人の基準値をそのまま適用することはできない。

【治療とケア】　基礎的な疾患がある場合には，その治療を優先することはいうまでもない。上述した神経性食欲不振症（思春期やせ症）では，心身の発育の大事なスパート時ゆえ，一刻も早く異常なやせ状態から脱出し，健康な身長，骨，脳，内分泌代謝や情緒の発達に戻すことをめざす。治療には，①身体的治療，②心理的治療，③家族治療，④学校による支援体制の確立の調和的な進行が必要である[3]。若い女性のやせ指向に関しては，約半世紀にわたるわが国の研究のなかで，警告が発せられてきたが，若い女性の間でやせ指向は広まり，かつ強まり，さらに低年齢化してきている[1,2]。小学校4〜6年を対象にした調査[4]では，女子のやせ願望とおしゃれ欲求や自己顕示欲，学校や家庭でのストレスと結び付いているという報告もみられる。テレビや雑誌などのメディアによる社会的圧力や風潮に対して，子ども達への指導として，健康な身体を意識させるのは難しい。子ども達の体型認識を正しいか，誤っているかという観点からみがちであるが，体型認識や健康意識に関する健康教育には，子ども達の認識を肯定したうえでの新たな戦略の構築が望まれており，肥満と同様に，社会全体の取り組みが求められているといえる。

〈同義語〉　るいそう
〈関連語〉　食欲不振，体重減少，体重測定

［内田雅代］

●文献　1）松浦賢長：女子小学生のやせ指向に関する研究．小児保健研究，59(4)：532-539，2000．2）厚生労働科学研究（子ども家庭総合研究事業）思春期やせ症と思春期の不健康やせの実態把握および対策に関する研究班：思春期やせ症の診断と治療ガイド，文光堂，2005．　3）渡辺久子：子どもの難病へのアプローチ・22；神経性食欲不振症．小児看護，24(13)：1839-1844，2001．　4）深谷昌志，他・監：子どものやせ願望；見た目を気にする子どもたち（モノグラフ・小学生ナウ Vol.21-2），ベネッセ教育総合研究所，2001．

夜尿／夜尿症

【夜尿と夜尿症】　「夜尿」とは，夜間睡眠中に不随意的に遺尿を生じ，下着や寝具を湿潤させてしまう状態をいう。幼児期にみられる夜尿は，発達途上にみられる生理的なものである。5〜6歳を過ぎて夜尿がみられる子どもは，約2割であり，そのなかで毎晩の夜尿をみる子どもは2〜3％とされている。このようなことから，学童期にみられる夜尿は，発達の著しい偏りがあると考えられ，「夜尿症」として生活指導や治療の対象とされている。ここでは，学童期にみられる夜尿症について解説する。

【病因】　夜尿症の基本的な病因としては，夜間

睡眠中の抗利尿ホルモンの分泌リズムの障害，機能的膀胱容量の縮小や不安定膀胱状態，冷え症状など自律神経系の不安定さ，そしてストレスなどによる心身症メカニズムなどが複合的に関与した「症候群」である．夜尿は，夜間睡眠中に産生される尿量と，それを蓄尿する膀胱容量とのバランスが崩れると生じる．したがって，治療の原則は，夜間睡眠中の尿量をいかに減らすかのみならず，膀胱の蓄尿量をいかに増やすかにある．

【分類と類型診断に必要な情報・検査】 夜尿症の分類については，研究者によって多少の相違はあるが，多尿型，膀胱型ならびに混合型に分類される．これらの病型診断には，一晩の尿量と尿浸透圧，日中の最大機能的膀胱尿量の測定が不可欠となる．一晩の尿量は，おむつを使用して，起床時のおむつの重さ(元の重さを引く)と朝一番の尿量の合計でみることができる．通常，年齢にかかわりなく200 cc以下を基準値としている．最大機能的膀胱容量の測定は，帰宅後ぎりぎりまで排尿を抑制させ，最大がまん尿量をもって機能的膀胱容量としている．基準値としては，小学校1年生が150 cc以上，2年生が200 cc以上，3年生以降は250 cc以上蓄尿できることが望ましい．

【生活指導】 ①中途覚醒を強制しない：夜間に強制覚醒させて排尿させると，"トイレおねしょ"としてみかけ上は夜尿がなくなるが，実際には睡眠リズムが乱れて抗利尿ホルモンの分泌が減り，多量遺尿としての夜尿を固定してしまう．また，夜間睡眠中の蓄尿メカニズムを障害し不安定膀胱状態となる．②水分摂取リズムの調整：一般的に夜尿症に対して，夜間の飲水制限がなされることが多いが，単に夕方からの水分制限を行うだけでなく，意識的に摂取水分の日内リズムを形成することが大切である．水分摂取量の1日の配分としては，朝から午前中にたっぷりと摂取させ，午後から多少控え目にし，夕方からきびしく制限することが望ましい．③冷え症状への対応：冷え症状は夜尿を悪化させやすい．したがって冷え症状を伴う場合には，就眠前にゆっくり入浴させ，浴剤を用いるならば炭酸浴剤が効果的である．厳寒期には，ふとんを温めておくとよい．④排尿抑制訓練：膀胱型の夜尿症には，機能的膀胱容量を拡大させるための排尿抑制訓練が効果的である．帰宅後，尿意を感じた際に排尿をぎりぎりまで抑制させる訓練によって，しだいに年齢相応に蓄尿することも可能となり，夜尿が改善していくことになる．⑤宿泊行事への対応：学校や地域における宿泊行事には，たとえ毎晩の夜尿があっても必ず参加させるべきである．夜尿があるために貴重な集団生活を体験する機会を失ってはならない．そのためには，担任の協力を得て，目立たないようにそっと起こしてもらう，一番効果的な治療薬を用いるなどの配慮が必要となる．

【薬物療法】 多尿型に対しては，三環系抗うつ剤(塩酸アミトリプチン，塩酸イミプラミン，塩酸クロミプラミン)と尿浸透圧低下型に対するデスモプレシン点鼻療法が効果的である．膀胱型に対しては，塩酸オキシブチニンや塩酸プロピベリンといった尿失禁治療薬を中心に用いることが多い．混合型に対しては，これらの薬物を併用することが多い．薬物療法は，原則として2週間内服，1週間休薬といった治療スケジュールで，副作用と薬物依存を防止しつつ行う．また，夜尿記録をつけ，客観的に薬物効果を評価すること，副作用を防止する目的で定期的な検査を実施することが望まれる．

【夜尿症に対するアラーム療法】 欧米では，アラーム療法がよく用いられているが，どのタイプに効果的かといったエビデンスは明らかとなっていない．日本では，解離型夜尿症といって夜間尿量は200 cc以下にコントロールされ，機能的膀胱容量も通常に蓄尿できるのに，いっこうに改善をみない過活動膀胱による難治性夜尿症を対象として夜尿アラーム療法が行われており，3カ月の治療期間に約75％に改善がみられている．

〈関連語〉 心身症，昼間遺尿症，二分脊椎

[帆足英一]

●文献 1) 帆足英一：新・おねしょなんかこわくない，改訂版，小学館，2003． 2) 夜尿症ホームページ：おねしょねっと(http://www.onesyo.net/)．

遊戯室 ⇒プレイルーム

遊戯療法

【定義】 遊戯療法(play therapy)とは，遊びを媒介として行われる心理療法である。一般に心理療法は言葉を媒介として行われることが多い。しかし，子どもの場合，言語発達が未熟なために，言葉で十分に自己表現できない場合がある。そのような子ども(2,3歳から12歳ぐらいまで)には，遊びを主な表現手段，コミュニケーション手段とする遊戯療法が有効である。個人遊戯療法と集団遊戯療法があり，いずれも遊具や玩具の用意されたプレイルーム内で行われる。遊戯療法は，情緒不適応の子どもを対象に始められたが，その後，精神病圏の子ども，自然災害や事件に遭遇した子ども，被虐待児，慢性疾患・難治性疾患をもつ子どもなど，その対象領域は広がっている。また，発達障害を伴う子どもにも，二次的な情緒不適応を改善し，心の成長を促す援助に有効であるといわれている。

【遊戯療法の発展】 遊戯療法は，Freud, S.の精神分析理論を子どもに適用し，児童分析が試みられたのが始まりである。Klein, M.は，子どもの遊びに解釈を行った。一方，Freud, A.は，遊びを媒介として治療者が子どもとよい関係を結び，言葉による精神分析を行うための下地をつくることを重視した。また，Lowenfeld, M.らは，子どもは遊びそのものによって治癒をもたらされるとした。その後，Allen, F.は，子どもと治療者との人間関係の重要性を強調した。Allenの関係療法をさらに発展させ，Rogers, C.R.の来談者中心療法の原理を適用したのがAxline, V.M.の子ども中心療法である。それは，子どもの主体性と自己治癒力に信頼を置く，受容的で非介入的な治療法である。このような歴史を経て，今日の遊戯療法は，さまざまな理論的立場に立ち，また，諸理論を折衷しながら行われている。

【遊びの治療的機能】 弘中正美[1]は，遊びのもつ治癒的機能について，以下の3つの観点から述べている。①関係としての機能：遊びを用いることによって，治療関係が結ばれる。治療者が子どもの遊びを大切に扱うことによって，子どもは自分が認められ，大切にされていると感じる。さらに，子どもにとって重要な人間関係の役割が，遊びのなかで治療者に投影される。②表現・体験としての機能：子どもは，遊びのなかでうっ積した感情を開放する(心の浄化作用・カタルシス)。また，潜在的な願望・衝動を遊びの形で達成し，満足を得る(代償行動)。遊びは，言葉以上の象徴的なイメージ表現を可能にする。遊びのなかで心の作業を行い，子どもには意識されていなくても，心の問題の解決につながる重要な体験を生じさせる。③守りとしての機能：子どもの行動が「遊びの枠」に収まることによって，治療の場が守られる。

【遊戯療法における基本原理】 次に引用するAxlineの8つの基本原理は，わが国において派を問わず，基本的態度として共有されている。①よい治療関係(ラポール rapport)を成立させる。②あるがままの受容を行う。③許容的雰囲気をつくる。④適切な情緒的反射を行う。⑤子どもに自信と責任をもたせる。⑥非指示的態度をとり，治療者は子どもの後に従う。⑦治療はゆっくり進む過程であるから，じっくり待つ。⑧必要な制限を与える。⑧の「制限」には，時間，場所，身体的暴力，備品の破壊，物の持ち出しの制限などがある。このような制限は，心理療法一般において治療構造とよばれるものに含まれる。治療構造の意味は，子どもと治療者を保護することと，適度の緊張感をもたらし，子どもの自己表現を促すことである。たとえば，終了時間になっても，子どもが時間を延長したがった場合に，治療者が時間を守ることで，子どもは否定的感情を治療者にぶつける。この感情を治療者が受容することによって，子どもは自分が受容される経験をし，自己受容に至るという治療的意味をもつ。

【遊戯療法と親面接】 子どもにとって，親(養育者)のかかわりによる影響は大きい。そのため，子どもの治療には，親面接を平行して行うのが一般的である。とくに，遊戯療法の進展のなかで，子どもが一時的に不安定になったり，幼児返りの状態になることがある。これは，心理学的には次の成長へのステップとみなされている。しかし，親がその意味を知らないと，「悪くなった」と治療を中断させてしまうこともある。そこで，遊戯療法では，必要に応じて，親に治療過程の節目の意味や現状の説明をし，理解・協力を得て，治療を維持する工夫も必要である。
〈関連語〉 遊び，フロイト, A., フロイト, S.

[川口裕子]

●文献 1) 弘中正美：遊戯療法. 田嶌誠一・編, 臨床心理面接技法 2(臨床心理学全書 第 9 巻), 誠信書房, 2003, pp.1-53. 2) 村瀬嘉代子：遊戯療法. 上里一郎, 他・編, 心理療法②(臨床心理学大系 第 8 巻), 金子書房, 1990, pp.157-186. 3) 伊藤研一：遊戯療法. 岡堂哲雄・監, 臨床心理学入門事典(現代のエスプリ別冊), 至文堂, 2005, pp.189-190.

輸液管理

【定義】 輸液管理(fluid management)とは輸液経路の挿入から輸液の準備, 輸液施行中および輸液終了後の輸液療法における一連の過程を安全かつ正確に管理することである。
【目的】 患者の安全安楽を確保しながら, 効果的な輸液療法を行うことができる。
【輸液の目的】 輸液は, 経口摂取が不可能または不十分な場合, 体液の喪失がある場合の体液バランスの補正や維持, 栄養の補給, 治療や急変時の与薬経路として行われる。輸液の目的や治療期間などによって, 末梢静脈か中心静脈からの輸液経路が選択される。
【観察ポイント】 ①輸液前：a.医療事故防止；日本看護協会では「静脈注射の実施に関する指針」を示しており, 事故防止のためにダブルチェックなどのチェック体制の確立や, 正しい薬剤, 正しい量, 正しい方法, 正しい時間, 正しい患者(5 R：right drug, right dose, right route, right time, right patient)の確認を行う。b.感染予防；クリーンベンチや安全キャビネット内などの清潔領域を確保し清潔操作で輸液作製を行う。②輸液中の管理：a.患者の状態；輸液量や薬液は, 病態や対象年齢に応じて, 必要量や種類は異なり, 輸液速度も欠乏量の程度により異なるため, 患者のバイタルサインや水分バランス, 輸液や与薬に伴う効果と副作用などの観察を行う。b.輸液ルート・挿入部位・固定部位；輸液量は維持量＋補充量＋補正量で求められる。維持量は尿量＋不感蒸泄量(15 ml/kg)－代謝水(5 ml/kg), 補充量は輸液中に喪失する体液量を補う量, 補正量は現在の水や電解質の異常を補正するための量である。患者の状態により輸液量が指示される。輸液実施時は, 輸液量・輸液速度の設定, 輸液ラインの閉塞や緩み, 固定の確実性や点滴漏れ・固定テープによる皮膚トラブル, 循環障害などの有無を十分観察する。また, シリンジポンプや輸液ポンプを使用する場合, 機器の取り扱いや機器の管理も熟知する。c.環境面；薬剤投与ルート確保中や輸液実施中を含め, 輸液スタンドやポンプの位置, 患者の行動に影響を与える物や人物などに対し, 小児の成長発達を妨げず, 日常生活上の制限を最小限に留め, 輸液療法中の不安やストレスが生じないような環境面への工夫や配慮を行う。③輸液後の管理：輸液目的からみた効果を評価しつつ, 副作用や合併症の早期発見に努める。
【中心静脈ライン管理の問題点と対策】 (末梢静脈ライン管理もこれに準ずる)①感染：マキシマルバリアプリコーションによる, カテーテルの挿入, ドレッシング剤を用いた刺入部の固定, 単パックのアルコール綿の使用, クリーンベンチ使用により無菌的な調剤を行う。②閉塞：ルートの屈曲を防ぐためにルート整理や不必要な三方活栓の操作は行わない, 体位を整える。③漏れ：確実なルートの接続, 輸液漏れを早期に発見するために色つきのドレープの上にラインを置く。④抜去：固定長の確認, ループを作り確実な固定, ラインにテンションが加わらないような環境整備, X 線写真によるルート位置の確認を行う。⑤その他：a.ライン内への空気の混入；確実な空気の除去, フィルターを使用する。b.点滴スタンド・ポンプの転倒転落；ポンプの固定位置の確認, 環境整備を行う。
【子ども・家族への説明・助言】 子ども, 家族へは, 治療の必要性や合併症などについて説明する。それに加え, ルート管理など日常生活への影響や注意点を説明し, 子どもの日常生活行動の制限をできる限り少なくする工夫などを家族とともに話し合い, 助言する。子どもへは, 発達段階に応じた説明を行う。わかりやすい言葉で, 具体的に日常生活がイメージできるように説明の方法を考慮する。
〈関連語〉 高カロリー輸液, 静脈内注射, 静脈内持続点滴, 中心静脈栄養, 中心静脈カテーテル, 輸液ポンプ, 輸注ポンプ ［中嶋諭］
●文献 1) 中嶋諭：低出生体重児の看護. Neonatal Care, 秋季増刊：38-65, 2004. 2) 青木克憲：輸液の管理. 戸倉康之・編, 注射マニュアル, 第 3 版, 照林社, 2004, pp.55-62. 3) 熊谷弓子：輸液管理中の注意と合併症. Neonatal Care, 春季増刊：68-78, 2003. 4) 上谷いつ子, 他：輸液管理の

基礎知識．注射輸液マニュアル，第1版，日本看護協会出版会，2005，pp.80-94． 5) 石川雅彦：輸液療法．Emergency Nursing，新春増刊：64-74，1999． 6) 武澤純，他：座談会 日本ではなぜ，注射薬混合がナースの仕事なのか？．Nursing Today，18(10)：20-39，2003． 7) 渡部玲子：輸液管理．小児看護，27(5)：583-587，2004．

輸液ポンプ

【定義】 輸液チューブなどを挟み込み，時間当りの注入量を設定し輸液や薬剤を連続的または間欠的に送液する医療機器である。
【目的】 器械的に輸液の速度調整を行い，正確（流量精度±10％）に輸液を行う。
【種類】 送液原理の分類では，ペリスタルティック方式のフィンガー型とローラー型がある。フィンガー型は，数十本の独立した棒（フィンガー）が平行に並んでおり，一つひとつの棒が順次送液方向に波状運動をしてチューブをしごきチューブ内の輸液を押し出すタイプである。ペリスタリック方式のフィンガー型にミッドプレスという新機構があり，チューブを完全につぶさない機構なので血球へのダメージを軽減するため輸血に使用することもできる。ローラー型はローラーの回転によりローラーの外周に装着したチューブが圧迫されてチューブ内の輸液を押し出すタイプである。また，流量制御方式の分類では，滴数制御型と流量制御型がある。滴数制御型は点滴筒に取り付けた滴下センサーの発光部と受光部のセンサー間を輸液が通過するときに滴下数としてカウントされ，それが設定滴下数と等しくなるようにポンプの速度を調節するタイプである。滴下センサーを正しく作動させるためには，センサーの汚れや位置，点滴筒の薬液の充填などに留意する。また，流量制御型は，チューブ内径が一定のもの（専用の輸液セット）を用いて，1時間当りの流量を設定することで，モーターの1回転での注入量が決まるタイプである。チューブの内径が変形すると流量誤差が生じやすくなるため，長時間使用するときはポンプでしごかれている部分に異常がないかチェックをすること，しごかれる部分をずらすなど対策を講じる。
【基本的な使用方法】 ①輸液ポンプに輸液回路をセットし，輸液流量(ml/時)と輸液予定量(ml)を設定し，開始ボタンを押す。②急速輸液をする場合は早送りボタンを，輸液を停止する場合は停止ボタンを押す。③輸液を開始したら点滴筒を観察し，輸液が滴下していることを確認する。④警報が鳴ったら警報指示に従い原因を究明する。警報の種類は，「輸液回路の閉塞による回路内圧の上昇」「気泡混入」「輸液切れ」「設定輸液量の終了」「ポンプ本体のドアオープン」「操作忘れ」「バッテリーの電圧低下」などがある。⑤不透明液の注入時は輸液の種類を選択する。
【起こりやすいトラブル】 ①輸液流量と輸液予定量の設定間違い：ほとんどの機種が同じ表示画面で「輸液流量」と「輸液予定量」を切り換えて設定しているため，設定を間違えると過剰輸液のトラブルが起こりうるので，表示画面に注意する必要がある。②輸液ポンプへの輸液セットの逆装着：輸液セットの逆装着時は警報アラームが鳴らず患者の血液が逆流してしまう。③フリーフロー（自然滴下）：輸液ポンプ使用中に警報が発生した場合，ポンプを停止し回路を取り外す場合がある。輸液セットのクレンメを閉じず回路を取り外すと，落差により輸液が一気に注入されるフリーフローが生じる。薬剤によっては一瞬のフリーフローが，身体へ重大な悪影響を引き起こす場合があるため，回路を取り外すときには輸液セットのクレンメを閉じて行う。④点滴中の血管外の薬液漏れ：輸液ポンプは強制的に輸液を注入するため，血管外へ漏れた場合は重篤な合併症を引き起こす。小児の場合，血管外の薬液漏れによる痛みの訴えがわかりづらいため，点滴刺入部や自然滴下を確認し，薬液漏れの早期発見に努める。
〈関連語〉 輸注ポンプ，輸液管理

[牧内明子・林真由美]

●文献 1) 先水孝：「ME機器を使いこなす」基本とコツ．道又元裕・監，点滴管理の基本とコツ，日本看護協会出版会，2003，pp.50-73． 2) 飯田ゆみ子，他：輸液管理の実際．上谷いつ子，他・編，安全・確実に行うための最新注射・輸液マニュアル，日本看護協会出版会，2005，pp.83-87． 3) 青木克憲：輸液の管理．戸倉康之・編，注射マニュアル，第3版，照林社，2004，pp.55-62． 4) 尾藤博道：注射実施上の臨床でのポイント．前掲書3)，pp.124-129． 5) 宮坂勝之：輸液ポンプ・シリンジポンプの使い方，点滴注射のABC，照林社，2005，pp.98-108，167-172． 6)

飯塚もと子, 他：輸液ポンプ. 小児看護, 26(5)：621-624, 2003. 7) 松井晃：輸液ポンプ. Neonatal Care, 16(10)：69-75, 2003.

輸注ポンプ

【定義】 輸注ポンプ(infusion pump, シリンジポンプ)は, 薬液を連続的にまたは間欠的に正確な量を送液する医療機器である.

【目的】 昇圧剤, 冠動脈拡張剤, 抗癌剤, 抗凝固剤, 麻酔剤などの薬剤を器械的に輸液の速度調整を行い, 正確(流量精度±3％)に輸液を行う.

【種類】 輸注ポンプの種類にはピストンシリンジ型とボルメトリック型がある. ピストンシリンジ型はモーターの回転と歯車の組み合わせで注射器の内筒を設定した速度で押して輸液するタイプである. ピストンシリンジ型のなかに, PCA(patient-controlled analgesia, 患者管理鎮痛法)ポンプのように一定量の麻薬鎮痛薬などの注入を行うプログラム化できる種類もある. また, ボルメトリック型は, 薬液を専用のカートリッジに吸入して, 拍出することをピストン運動により連続的に行うタイプである. 精度は高いが, 専用のカートリッジの価格が高価なことやセットアップに手間がかかることが欠点である.

【基本的な使用方法】 ①輸注ポンプに注射器をセットし, 注入流量(m*l*/時)を設定し, 開始ボタンを押す. ②注射器をセットした直後は, 注射器のピストンとスライダーの間にわずかな遊びが生じる. 注入開始から正確な流量を確保するためには, 早送りボタンを押し, この遊びを取り除く必要がある. ただし, 注入する薬剤が微量でも身体への影響を及ぼす薬剤の場合は, 薬剤が身体に注入されないように回路外へ破棄する. ③薬剤注入を示す点灯ランプで確実に注入されているかを確認する. ④使用する注射器は指定された会社の製品を使用する. 同じ会社でも製品形状により断面積が異なる可能性があるため, 実際の注入量とデジタル表示された注入量とは異なる. また, セットした注射器をきちんと輸注ポンプが選択したかどうか確認する. ⑤警報が鳴ったら警報指示に従い原因を究明する. 警報の種類には, 「輸液回路の閉塞による回路内圧の上昇」「残量警報ランプ」「バッテリー警報ランプ」「シリンジm*l*表示ランプ」などがある.

【使用時に起こりやすいトラブル】 ①注入流量の小数点違い：注入流量設定時にポンプによっては, 小数点が見にくいものがあるため設定間違いをしやすく, 過剰, 過少輸液のトラブルが起こりうる. ②サイフォニング現象：シリンジをセットする際, 押し子のセットを確実に行わないと, 高低落差による薬液が過剰輸液されるサイフォニング現象が起こる. サイフォニング現象が身体へ重大な悪影響を引き起こす場合があるため, 押し子のセットを確実に行うとともに, 輸注ポンプと患者の高さの落差を最小限にする. ③正しく送液しない：注射器をセットしたとき, プランジャーとスライダーに隙間があることや, フランジスリットにフランジが収まっていないと, 正しく送液されない. ④閉塞除去時の過剰送液：輸液回路が閉塞すると, 輸液回路の内圧が高まるため, そのまま輸注ポンプから注射器を外し閉塞状態の除去を行うと, 身体へ薬液が過剰投与され, 身体へ重大な悪影響を引き起こす場合がある. 閉塞除去時は, 輸液が患者側に注入しないよう人為的に輸液回路を閉塞させ, 輸注ポンプから外し過剰な薬液を除去した後に輸液回路を開放する. ⑤点滴中の血管外の薬液漏れ：輸注ポンプは強制的に輸液を注入するため, 血管外へ漏れた場合, 重篤な合併症を引き起こす場合がある. 点滴刺入部の確認をし, 薬液漏れの早期発見に努める.

〈関連語〉 静脈内注射, 静脈内持続点滴, 輸液ポンプ

[林真由美・牧内明子]

●文献 1) 先水孝：「ME機器を使いこなす」基本とコツ. 道又元裕・監, 点滴管理の基本とコツ, 日本看護協会出版会, 2003, pp.50-73. 2) 飯田ゆみ子, 他：輸液管理の実際. 上谷いつ子, 他・編, 安全・確実に行うための最新注射・輸液マニュアル, 日本看護協会出版会, 2005, pp.83-87. 3) 青木克憲：輸液の管理. 戸倉康之・編, 注射マニュアル, 第3版, 照林社, 2004, pp.55-62. 4) 尾藤博道：注射実施上の臨床でのポイント. 前掲書3), pp.124-129. 5) 宮坂勝之：輸液ポンプ・シリンジポンプの使い方. 点滴・注射のABC, 照林社, 2005, pp.98-108. 6) 安藤まり子, 他：輸注ポンプ(シリンジポンプ). 小児看護, 26(5)：625-629, 2003.

指しゃぶり

【概念】 指しゃぶり(finger sucking)は，母指しゃぶり(thumb sucking)ともいわれている。乳児期の子どもの多くにみられ，文字通り指(主に母指のことが多い)にしゃぶりつく行為である。一種の習癖であるが，5〜6歳頃には自然にとまることが多い。しかし，一部の子どもには学童期になっても指しゃぶりが続き，それは子どもの情緒的な不安や混乱，緊張などに伴うストレスを緩和しようと試みる手段であると考えられている。このように考えられている背景には，乳児期に体験した口唇刺激による快感覚を再現しているのではないかと，指しゃぶりを本能欲求に基づくものとして捉えられている側面がある。また，一方では，新生時期の原始反射の一部として口唇探索反射や吸綴反射によって指しゃぶりが行われ，それが繰り返し行われることで乳幼児期になっても定着しているのではないかという学説もある。

【精神性的発達における指しゃぶり】 ここでは，指しゃぶりを本能欲求に基づくものとして捉えた Freud, S. が説いた精神性的発達の見地から指しゃぶりについて述べる。人が満足を得ようとする様式(手段や方法)は，口唇期，肛門期，男根期といわれる精神性的発達段階によって，関心および重要性の程度は変化する。つまり，その時々の発達段階によって満足を得る様式が変化するわけであるが，指しゃぶりは口唇期における欲求充足様式として考えることができる。口唇期とは，出生直後〜生後1歳半までの時期をさす。この時期，乳児は母親にきわめて依存的で，母親の母乳を吸う行動が中心の毎日を送る。その関係のなかから母親の愛撫や働きかけを受けることによって，身体の感覚などの発達が促進される。つまり，母親の授乳により，乳児は口唇の感覚的快感と母親の存在を覚え，乳児の内的満足と母親との間に「基本的信頼関係」が築かれる。このように，口唇的快感は「自己保存的活動に依存した関係(いわゆる栄養摂取)」のなかで発達し，やがて「自律した自体性愛的な快感」に発展する。ここでいう自体性愛は「指しゃぶり」を意味している。その後，さらに満足を経験し母親の乳房という特定の対象への愛着を示すようになる[1]。つまり，依存的に授乳されることで満足を得ていた状態から，自分の身体で満足を得ようと指しゃぶりを行う過程において，指しゃぶりは自我の芽生えにおける行動としても捉えることができるだろう。

【親への指導】 精神性的発達の考えからすると，健全な母子関係が発展すれば指しゃぶりは自然に解決されるものであり，むしろ指しゃぶりを通して自我が形成されていくとなれば，発達上，なんの問題もないように思える。しかし，前述したように学童期まで指しゃぶりが続くともなれば放置しておくことはできない。対処できないストレスに直面している子どもは，未熟ながらもそのストレスを緩和しようとなんらかの防衛機制を用いて心の安定をはかろうとしているが，指しゃぶりは退行という防衛機制を選択した場合にみられる。まず子どものストレス緩和をはかることが必要であり，指しゃぶりという習癖以外のストレス軽減行動を子どもと一緒に模索することも助けとなる。また，子どもの指しゃぶりが指を傷つけるほどの場合，精神医学や心理の専門家へ相談することが望ましい。また，歯科学的には指しゃぶりによる歯列への影響が懸念されることもあり，開咬や反対咬合の原因ともされている。しかしながら，子どもの指しゃぶりを一方的に禁止，注意することは効果的ではなく，根本的な問題解決には至らない。多くの場合，自然に解決されることを両親に説明し，両親が深刻になりすぎないように指導することが必要である。

〈関連語〉 おしゃぶり，基本的信頼

[寺岡征太郎・田上美千佳]

●文献 1) 野嶋佐由美・監：セルフケア看護アプローチ，日総研出版，2000． 2) 氏原寛：心理臨床大事典，培風館，1992．

養育態度

【養育態度とは】 子どもが心身共に健全に育つためには，家庭における親の養育態度が重要になる。養育態度とは親または親の代理となる人(以下，親)が子どもを育てることにおける態度(表情・身振り・言葉つきなど)や行動である。

【養育態度が子どもに及ぼす影響】　養育態度は親と子どもとの相互作用であるが，親の養育態度が子どもの発育に及ぼす影響は著しい。親の養育態度が肯定的であれば，子どもは他者に対する信頼感を育み，社会性の獲得がスムーズになる。養育態度が拒否的であれば，子どもの身体発育は阻害され，心理的にも不安定となり，対人関係にも問題が生じる。子どもは親の態度や行動がかもし出す雰囲気的なものを敏感に感じとる。子どもが親に話しかけるとき，親がイライラした気持ちやほかのことに気をとられた状況で話を聞いていれば，子どもは疎外感をもち，しだいに親と会話をしなくなる。その結果，親は子どもの気持ちがわからなくなり，親子の溝は深まる一方となる。したがって，親は常に自己の感情をコントロールすることに努め，安定した心もちで子どもにかかわることが重要である。

【養育態度の世代間伝達】　一般的に，親は自分自身の養育体験に基づいて子どもを養育する。子ども時代に親から十分な愛情を受けた実感がないまま親になった場合，子どもへの愛情の注ぎ方がわからないと訴えることがある。虐待を受けて育った人が親になった場合，わが子を虐待する場合も少なくない[1]。すなわち，親は自分が養育されたように子どもを育てるのである。養育態度は親自身がどのように養育されたかということが大きく影響している。言い換えれば，養育態度は世代間で伝達されるのである[2]。養育態度に問題がある親への支援は，親自身の養育体験を理解し，親の気持ちを受け止めて，親が心の安定感を得られるようにすることである。

【発達段階と養育態度】　親の養育態度は乳幼児期を中心に論じられる傾向にあるが，学童期や思春期の子どもに対する親の養育態度も重要である。すなわち，発達段階に応じた養育態度が必要である。乳幼児期は母親が全面的に子どもの世話をするため，母親の養育態度の影響が著しい。この時期は基本的信頼感を獲得することが課題である。子どもが他者に対する信頼感を獲得するには，よりよい母子関係が基本となる。すなわち母親が安定した心もちで，子どもに十分な愛情を注ぎながら世話をする養育態度が求められる。母親の安定した養育態度には，父親のサポートが重要である。また，子どもの生活と親の生活の境界を明確にし，大人のペースに子どもを巻き込まないようにする必要がある[3]。学童期から思春期の時期は「親離れ」「子離れ」をする準備期でもある。親から心理的に自立しようとしている子どもの微妙な心の揺れを汲み取りながら，親が子どもにどのように向き合うかが重要な課題となる。親が子どもの気質や個性を肯定してかかわるならば，子どもは安定した心を育むことができる[4]。養育態度は母親のみならず，父親についても重要である。すなわち，父親，母親がそれぞれの親としての役割を子どもの発達段階に応じて果たし，父親，母親が大人としてのモデルとなることが求められる。乳幼児期に母子間のきずなが十分に培われていれば，子どもが思春期に至りさまざまな危機や苦悩に直面しても，他者を信頼し，さらに現実を見つめてたくましく乗り越えることができる。乳幼児期の親子関係が愛情に満ちたものでなければ，思春期においてさまざまな問題が顕在化する場合が少なくない。問題が生じても，親が子どもと真正面から向き合い，子どもを信頼して，温かく見守るという養育態度でかかわるならば，子どもは親にサポートされていることを実感して，心の安定を取り戻すことが可能になる[5]。放任，溺愛，過保護という養育態度は子どもの混乱した不安定な心に拍車をかけるのみである。

【病や障害をもつ子どもと養育態度】　慢性疾患や障害をもつ子どもの親は，養育態度が溺愛や過保護になる傾向がある[6]。親自身が子どもの病や障害を受容する必要がある。そして子どもの発達段階に応じて，可能な限り同年代の子どもと同じ生活体験ができるよう配慮をするならば，子どもは自分自身を肯定して生きることが可能になる。家庭においては病や障害をもつ子どもが中心となる生活になる傾向があるが，同胞への愛情不足が生じないように，十分な配慮がなされた養育態度が求められる。

〈関連語〉　育児，基本的信頼，子育て，母と子のきずな，親子関係，母子関係　　　［駒松仁子］

●文献　1）渡辺久子：母子臨床と世代間伝達，金剛出版，2000，p.202.　2）鯨岡峻：世代間で引き継がれていく「育てる営み」，児童心理，56(16)：17-22，2002.　3）渡辺久子：子どものこころに影響を与える家族の問題．小児科臨床，54（臨時増刊号）：1093-1101，2001.　4）服部祥子：今を生きる子どもたち．

発達，90：2-8，2002. 5）鯨岡峻：子どもの発達を「個」からみること，「関係」からみること．そだちの科学，1：10-16, 2003. 6）長畑正道：慢性疾患児の臨床心理．小児内科，18(6)：861-864, 1986. 7）小林繁一：慢性疾患の心身医学．からだの科学，231：67-70, 2003.

養護学級

学校教育法第75条に示されている「特別支援学級」のこと。2007(平成19)年4月1日施行の「学校教育法等の一部を改正する法律」以前は「特殊学級」であったもの。同法では，小学校，中学校，高等学校および中等教育学校には，①知的障害者，②肢体不自由者，③身体虚弱者，④弱視者，⑤難聴者，⑥その他障害がある者で，特別支援学級において教育を行うことが適当なもの，のいずれかに該当する児童および生徒のために特別支援学級を置くことができるとされている。「養護学級」は，以前の特殊学級の規定にあったこの「特殊」「故障」といった用語に対する忌避感などから，養護を必要とする子ども達のための教育という意味で用いられている呼称である。なお，都道府県によっては，特殊学級，75条学級，心身障害学級，心障学級，障害児学級，育成学級などさまざまな呼称が用いられていたが，法的には2007年4月より特別支援学級となる。

〈関連語〉 特別支援学級　　　　　　[横田雅史]
●文献 1）茂木俊彦・編：障害児教育大事典，旬報社，1997. 2）銭谷眞美・編：教育法令辞典，ぎょうせい，1997.

養護学校 ⇒特別支援学校

養護教諭

【法的根拠】 学校教育法「第2章小学校」の第28条の記述による。「小学校には，校長，教頭，教諭，養護教諭及び事務職員を置かなければならない。ただし，特別の事情があるときは，教頭又は事務職員を置かないことができる」(第1項)，「養護教諭は，児童の養護をつかさどる」(第7項。第6項の「教諭は，児童の教育をつかさどる」に対応)。しかし，「第4章高等学校」の第50条では，次のように規定されている。「高等学校には，校長，教頭，教諭及び事務職員を置かなければならない」(第1項)，「高等学校には，前項のほか，養護教諭，養護助教諭，実習助手，技術職員その他必要な職員を置くことができる」(第2項)。

【歴史】 1908(明治41)年，日本で初めての専任の学校看護師が誕生した。岐阜県京町小学校の広瀬マス氏である〔それ以前は，1898(明治31)年に岐阜県で2小学校に2名の学校看護師が存在していたといわれる〕。1929(昭和4)年に文部省(現文部科学省)は「学校看護婦令」を発令。当時は，トラコーマ，結膜炎，白癬，凍傷，また一連の戦争や世界恐慌で，国民は生活を逼迫させており，粗食児童や欠食児童へのかかわりが多かった。1941(昭和16)年，「国民学校令」が発令され，第15条，第17条に「養護訓導」の存在が明記されて「教育職としての養護訓導」の誕生となる。1947(昭和22)年に「学校教育法」が制定され，訓導→教諭に，養護訓導→養護教諭に改称された。同法附則第103条に，「当分の間，養護教諭は，これを置かないことができる」という文言があり，全校配置の妨げになっている。当時は，飢餓，寄生虫，シラミ，発疹チフス，結核,日本脳炎が子どもの健康の課題となっていた。

【保健室と養護教諭】 今ではどの学校にもある「保健室」は，「学校保健法」第19条に「学校には，健康診断，健康相談，救急処置等を行うため，保健室を設けるものとする」の明記に基づく。最低1教室の広さが必要であるが，一定ではない。また，保健室は，子どもの心身の状態の変化により，「駆け込み寺」「オアシス」とよばれたり，「保健室閉鎖」「保健室登校」などの言葉が聞かれるようになったが，一方で，自分の身体や健康について学ぶ教室という意味で「からだの教室」というよび名も聞かれるようになってきている。これらは，学校の中で養護教諭が果たしてきた役割と密接に関係しているといえる。

【仕事の内容の変遷と課題】 養護教諭の仕事の内容は，救急処置や健康診断などはさておき，社会の動きと子どもの健康実態に規定されてきたところが多かったといえよう。トラコーマで始まった学校看護師の仕事は，1960年代後半，高度経済成長とともに，インスタントラーメン，本格テレビ時代，深夜放送の急速な浸透で，視力や肥満の増加への対応に追われるようになっ

た。1970年代になると「背中グニャ」「つかれたとすぐに言う」など身体のおかしさが、1980年代になると教育の荒廃、「落ちこぼれ」「ツッパリ」などが聞かれるようになり、教室にいられない子ども達が保健室にやってきた。「保健室閉鎖」を余儀なくされる現実も出てきた。1980（昭和55）年以降、「いじめ」「不登校」さらに「テレクラ」「援助交際」、そのうえ1990年代後半になると「中学生による殺傷事件」が起こるようになった。このような現実とともに保健室や養護教諭が注目されるようになった。さらに「携帯電話」「ゲーム」「メール・インターネット」「低年齢からの夜型生活」「発達障害」「摂食障害」「虐待」などが課題となり、スクールカウンセラーと異なる独自の機能をもつ養護教諭の存在は、重要性を増している。また、自分の身体や生活をコントロールできる力を子ども自身が育てていくための健康教育も、養護教諭の大切な仕事であり、授業や直接指導に携わる養護教諭が増えている。子どもの現状や課題を学校全体で共有し、取り組む姿勢が広がりつつあるが、保健室での情報を全体のものにしていくことの重要性から、養護教諭の存在はますます貴重なものとなっていくと思われる。今後の課題として、養護教諭の複数配置、養成課程のカリキュラムの充実が必要である。

〈関連語〉 保健室登校，基本的生活習慣，いじめ，性教育　　　　　　　　　　　［岩辺京子］

●文献　1）小倉学：養護教諭；その専門性と機能，東山書房，1990．2）森昭三：変革期の養護教諭；企画力・調整力・実行力をつちかうために，大修館書店，2002．3）藤田和也・編：養護教諭の教育実践の地平，大修館書店，1999．

幼児期

【定義】　幼児期は年齢区分に多少の違いはあるものの、乳児期を経ておおよそ1歳もしくは1歳半から就学前の6歳までの時期である。子どもは発達するにつれ、より複雑な環境に適応するための新たな行動を学んでいかなければならない。幼児期になると子どもは歩行が可能となり、運動技能が生活のなかで大きな効用を示して、生活空間が著しく拡大される。この時期の子どもは、自分を他者とは異なる別個の存在であることに気づき、その独自性を試そうとしてさまざまな行動を起こし始め、しだいに自ら行動を選択し、社会の要請に応じて責任ある行動へと移行していく。また幼児期は、前期と後期いずれも前操作的な思考の段階であり、自己中心性、アニミズム、直感的認知、表象機能などにより特有の世界観に基づいた思考を展開する特徴がある。そして、すでに経験したことはイメージとして思い浮かべることができるようになる。一般的に幼児期は、身体的・心理的諸機能や行動の変化が著しく、発達課題の違いから前期と後期に分けて用いられることが多い。

【幼児期前期】　おおよそ1歳もしくは1歳半から3歳までの時期である。この時期の子どもは、一人で立ち、歩き、言葉を用い、自分が他の人とは違う独自な存在であることを知るようになる。この時期から自律についての意識が増し、自律性が形成されて人間の自律の基礎となる。どんなことでも自分一人で遂行したいという欲求が高まり、活動を習得するまでかたくなに成し遂げようとする特徴がある。そして、活動を習得する手段となるのは模倣である。この段階において親によるコントロールは子どもに確かな安心が与えられるよう配慮されなければならず、親の忍耐力や援助が必要となる。子どもに自律性が育まれると、自己に対する自信が確立し、自分で行動することに喜びを感じるようになる。一方で、この経験における失敗や、親の過剰なコントロールなどにより、子どもはきわめて不快で心理社会的な危機に陥りやすい。この時期の特徴的な危機は、恥の意識と自己に対する疑惑を感ずることである。一般的に人間は、何か間違いをしてしまうと恥を感じるものである。通常子どもは親のコントロールを受けており、親が子どもに恥を感じさせてしまうこともある。幼児期前期は、トイレットトレーニングなどの基本的な生活習慣を親から学習する時期でもあり、一人で成し遂げられるまでさまざまな失敗や成功を経験する。子どもは多少の失敗を経験すると誰でも恥や疑惑を感じるが、この葛藤が持続すると自信を失い、行動を起こす際に感じる不快な恥の感覚を回避するために新たな行動を避けてしまうことがある。加えて、自己に対する疑惑だけが持続してしまうことになる。多くの場合は、自律性の形成において自己統御の能力が現れ、自分の行動と内面の調和がはかられるようになり、現実的な判断や評価も

【幼児期後期】　おおよそ3歳から就学前の6歳までをさしている。多くの場合，基本的な生活習慣も自立していくようになり，集団生活が開始されて家族中心の関係性から子ども同士の人間関係を築くようになる。この時期には，幼児期前期で育まれる自律性に続いて，さらに自分の意思で活動に「果敢に取り組む」という自発性が形成される。そして，新たに自分の目標をもつようになり，形成されつつあった自己統御の能力はこの段階から遺憾なく発揮される。このような能力は，人間が何をするにしても，学ぶにしても必要とされる特性である。幼児期後期の子どもは，より自分らしく，愛情深く，反応も活性化され，他者への働きかけも活発になり，より社会的な存在となり，性別も意識し始める。また，大人の期待を自分で感じとって行動して望ましいと思われるものへと自分自身を操作でき，自分でも有能感をもちながら良心や責任感を育んでいく。しかし，親などの大人の期待や圧力が高じると，大人の期待に反する行為や自分の意図した行為に対して罪悪感を抱くことになり，これがこの段階の心理社会的な危機である。この危機を乗り越えるためには，子ども自身の努力のみならず親などの大人の支えが不可欠である。

[伊藤龍子]

●文献　1) Erikson, E.H.(仁科弥生・訳)：幼児期と社会1，みすず書房，1977, pp.322-332. 2) 波多野完治：ピアジェの認識心理学，国土社，1965, pp.160-186, 196-210. 3) Newman, B.M., 他(福富護・訳)：新版生涯発達心理学；エリクソンによる人間の一生とその可能性．川島書店，1988, pp.131-151. 4) 成瀬悟策・監：幼児臨床心理学，ブレーン出版，1978, pp.18-21. 5) 山内光哉：発達心理学(上)，第2版，ナカニシヤ出版，1998, pp.38-43.

用手腹圧排尿法　⇒手圧排尿

腰椎穿刺

【目的】　①中枢神経系の疾患の診断・治療方針の確定のための髄液採取と髄液圧の測定。②新旧の頭蓋内出血の有無の確認。③髄液の排除による頭蓋内圧の減圧。④治療や検査としての薬液の注入(抗生物質，抗癌剤，脊髄撮影時の造影剤など)。

【禁忌】　頭蓋内圧亢進症状・出血傾向・穿刺部位に腫瘍や局所感染のあるときは避ける。

【使用物品】　腰椎穿刺針・ポビドンヨード・滅菌綿球・鑷子・滅菌ガーゼ・穴あきシーツ・圧棒・滅菌試験管・滅菌手袋・ガウン・マスク・帽子。薬液注入時は，薬剤・ディスポシリンジ・ディスポ注射針・エクステンションチューブ。

【実施方法と看護のポイント】　①穿刺前の準備と看護のポイント：a.手順と注意点について，子どもの発達段階や個性に合わせた説明を家族とともに行う。b.穿刺2時間前以降は禁飲食とする。頭蓋内圧の急激な変化や薬剤の副作用により嘔気，嘔吐，頭痛が出現することがあり，吐物による誤嚥を避けるためである。c.排泄が自立している子どもは，穿刺前に排尿，排便を済ませるようにトイレに誘導する。尿意，便意を我慢することによって頭蓋内圧，血圧が上昇することがあり，正確な髄液圧が測定できないことがあるからである。d.子どもを処置室へ誘導する。そのとき，子どもが好むおもちゃなどを持参する。e.上半身の衣服を脱がせるので，子どもの保温に留意し，不必要な露出を避ける。f.医師(穿刺者)・介助者共に手洗い後，ガウン，マスク，帽子を身に付ける。g.使用物品を準備し，清潔野で無菌操作できるように並べる。h.医師(穿刺者)は滅菌手袋をつける。i.薬液注入

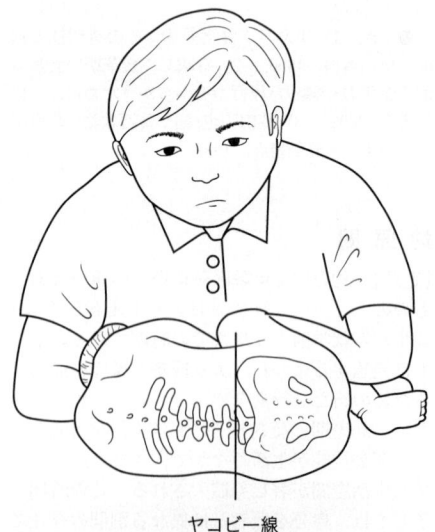

ヤコビー線
図70　穿刺時の体位と穿刺部位

の場合は，介助者がバイアル瓶の穿刺部・アンプルカット部位を消毒する。介助者がバイアル瓶やアンプルを持ち，医師（穿刺者）は清潔操作でシリンジと注射針を使用して薬液を吸う。②子どもへの説明（プレパレーション）：a．腰椎穿刺を受けることが決まったら，キワニス人形や紙芝居・絵本などを使って実際をイメージできる方法で説明する。b．内容は，処置をする場所や方法・手順，子どもが協力できることについてである。c．具体的には，処置室でするのか，病室でするのか，誰がするのか，立ち会う人は誰か，麻酔をかけて眠っている間にするのか，眠らずにするのか，エビのようになっておへそを見ていること，じっとしていることといったことである。d．説明後，子どもが処置を受ける心の準備や覚悟ができる時間をおいて実施する。③穿刺時の体位と固定：a．乳幼児の場合；介助者は処置台にあがり両膝の間に子どもの下肢をはさみ込む。左手で子どもの腹部側から体幹の下を通して処置台の端をつかむ。そこを支点として左腕で子どもの背中を処置台と直角に保つ。右腕で子どもの肩から頭部を抱え込み，殿部を突き出すような姿勢をとらせる（図70）。b．学童期以上の場合；子どもの両手で両膝を抱えるようにして腹部に引き寄せ，頭部を屈曲させて臍部を見るように前屈姿勢をとらせる。介助者は子どもの肩部と殿部を両手で支える。④穿刺中の看護のポイント：a．持参したおもちゃなどで気を紛らわせるかかわりをしながら，呼吸・脈拍・顔色の変化，応答の有無等を確認する（表103）。b．医師が穿刺部位の消毒を行う。穿刺部位は，両側腸骨稜の頂点を結ぶ線（ヤコビー線）を基準とした第3—4腰椎間である（図70）。c．医師にて穿刺し，髄液採取および薬液の注入を行う。⑤静脈麻酔で眠らせて行う場合：a．処置の安全な進行，子どもの苦痛を少なくし安全を確保することを目的に，静脈麻酔で眠らせて行う場合がある。b．この目的を子どもや家族に説明し，家族の立つ位置やとる役割を一緒に考えてよりよい方法で実施する。c．麻酔導入までは家族や看護師などがそばで手をつないで付き添い，安心した気持ちで過ごせるようにする。d．麻酔中は気道を確保し，呼吸・循環・抑制等の観察をする。また，転落防止に留意する。⑥穿刺後の注意点：a．穿刺針を抜き，滅菌ガーゼで圧迫する。b．ガーゼを外し，出血や髄液漏出がないことを確認したあと，ポビドンヨード消毒をして滅菌ガーゼで圧迫固定を行う。c．処置後30分～1時間は子どもの頭部を挙上せず，枕を外して水平に保ち安静臥床させる。髄液圧の変化による影響の予防と，薬剤が中枢神経へ移行するため。d．穿刺後の観察（表103）をして，問題がなければもとの生活に戻す。
〈関連語〉 痛み，嘔気／嘔吐，侵襲処置のストレス対処援助，ディストラクション，水頭症，頭蓋内圧亢進

[橋本ゆかり・杉本陽子・宮崎つた子]

●文献 1）井林美恵子：腰椎穿刺；幼児期（3～6歳）．小児看護，22(9)：1252-1258, 1999. 2）蛭田美保：腰椎穿刺．氏家幸子・監，藤原千恵子，他・編，小児看護技術（母子看護学 母子看護技術2），廣川書店，2002, pp.128-132.

溶連菌感染症

【定義】 溶連菌感染症は，A群β溶血性連鎖球菌の感染によって発症する疾病のことである。小児に多い疾患であるが，大人も感染し，家族内感染もよくみられる。感染部位は主に咽頭などの上気道であるが，皮膚に感染して膿痂疹，蜂窩織炎として発症することもある。

表103 観察のポイント

穿刺中	一般状態	バイタルサイン・呼吸状態・顔色・全身色
	ショック症状の有無	冷汗・徐脈・顔面蒼白・意識レベルの低下
	脳ヘルニア	意識レベルの低下の有無・呼吸状態・呼吸停止
	髄液圧亢進症状の有無	頭痛・めまい・嘔気・嘔吐
穿刺後	一般状態	バイタルサイン・呼吸状態・顔色・全身色
	ショック症状の有無	冷汗・徐脈・顔面蒼白・意識レベルの低下
	髄液圧亢進症状の有無	頭痛・めまい・嘔気・嘔吐
	穿刺部位	出血・髄液の漏れ・疼痛
		腰痛の有無，下肢のしびれ，下肢の麻痺の有無，歩行障害の有無

〔出典 井林美恵子：腰椎穿刺；幼児期（3～6歳）．小児看護，22(9)：1256, 1999. 蛭田美保：腰椎穿刺．氏家幸子・監，藤原千恵子，他・編，小児看護技術（母子看護学 母子看護技術2），廣川書店，2002, pp.128-132. をもとに作成〕

【病原体と疫学】 連鎖球菌は培地の上で連鎖状に増殖するグラム陽性球菌であり，細胞膜表面のC多糖体抗原をランスフィールドの分類(Lancefield antigenic group)によってA，B，Cなど20種類に分類し，また血液寒天培地で培養した際にみられる溶血の形態によってα溶血(部分溶血)，β溶血(完全溶血)，γ溶血(非溶血)に分類する。ここでA群に属し，β溶血を示す種類の連鎖球菌をA群β溶血性連鎖球菌，略して溶連菌と称している。溶連菌はさらに細胞膜のM蛋白，T蛋白の型によって細かく分類される。ただし溶血の様式は培地での培養条件などで変化することもあるので，β溶血にこだわることなくA群溶連菌ということも多い。A群溶連菌は健康な人の咽頭に常在菌として存在していることもあるので，何も症状がない段階で咽頭での菌の存在を証明しただけでは溶連菌感染症とは診断できない。感染症の予防及び感染症の患者に対する医療に関する法律施行規則では，「A群溶血性連鎖球菌咽頭炎」という名称で小児科定点からの報告が求められている。通年性にみられる疾患であるが，夏期には少ない傾向がある。

【症状と所見】 感染経路は患者からの飛沫感染および接触感染で，約3日の潜伏期の後，発熱，咽頭の自発痛あるいは嚥下痛を訴える。頸部リンパ節の腫脹ならびに圧痛，腹痛などの消化器症状を訴えることもある。溶連菌の発赤毒素によって顔，手足，体幹に紅斑が出現している状態を猩紅熱(しょうこうねつ)という。猩紅は赤いという意味であり，猩紅熱という言葉は身体が赤くなる熱性疾患を表している。発赤は腋下，鼠径部などの皮膚の柔らかい部分に多く，顔では口の周囲には出現しない。発疹の色調はやがて薄くなり，膜様の落屑がみられる。発熱から数日経過した頃に舌が赤くなり乳頭の隆起が目立つイチゴ舌を呈する。咽頭所見としては，軟口蓋付近を中心に出血斑やわずかに隆起する赤い粘膜疹を認める。流行状況，咽頭痛，発熱，発疹の症状，咽頭所見から溶連菌感染症であることが予想できる場合も多いが，咽頭ぬぐい液を検体として細菌培養を実施するか，迅速診断キットで溶連菌抗原を検出することにより診断が可能である。血液検査所見では，感染後1～2週間頃から数カ月の間，ASLO(antistreptolysin O，抗ストレプトリジンO)値，ASK (anti-streptokinase antibody，抗ストレプトキナーゼ)値の上昇が認められる。

【治療】 治療は，ペニシリン系抗菌薬を7～10日投与する。ペニシリン耐性溶連菌の存在は知られておらず，原則としてはペニシリンで治療を行う。咽頭に常在している肺炎球菌やヘモフィルス菌の耐性誘導を避けるために，広域ペニシリンやセフェム系抗菌薬の投与は避けることが望ましい。ペニシリンにアレルギーがある場合は第二選択としてマクロライド系抗菌薬の投与を行うが，マクロライド耐性の溶連菌もあるので注意を要する。

【合併症】 溶連菌感染症の合併症として頻度はまれであるが，急性糸球体腎炎とリウマチ熱が知られている。急性糸球体腎炎は，溶連菌感染症を発症して2～3週間ほど経過した後に，血尿，乏尿，浮腫などで発症し，高血圧を伴う。場合によっては高血圧性脳症に至ることもあるが，一般的には予後は良好である。リウマチ熱は，発熱，関節痛，不随意運動である舞踏病，輪状紅斑，皮下結節，心炎を特徴とする疾患で，長期間にわたっての抗菌薬治療を必要とする。

【劇症型溶血性連鎖球菌感染症】 主に成人にみられるまれな疾患で，咽頭痛に引き続き筋肉痛，壊死性筋膜炎から短時間で敗血症，ショック状態，多臓器不全に至り，予後はきわめて不良である。血液中ならびに壊死を起こしている筋肉などの軟部組織からA群溶連菌が検出される。発生機序，病態生理はまだ不明な点が多い。

〈関連語〉 急性糸球体腎炎　　　　　　[崎山弘]

●文献　1) 奥山伸彦：溶血性レンサ球菌感染症. 小児内科, 34(増刊号)：876-879, 2002.　2) 清水可方：劇症型A群レンサ球菌感染症. 小児内科, 34(増刊号)：1093-1097, 2002.

抑　制

【定義】 抑制とは，「安全確保，安静保持，治療効果を高めることを目的として，身体の自制できない動きを制限する1つの手段である。つまり，抑制は看護の目標ではなく，それを達成するために用いる手段の1つでしかない」[1]。子どもの権利の尊重や子どもの最善の利益の保障から考えると，抑制の使用は勧められない。ただし，子どもは，認知・言語能力が発達途上にあるため，理解や判断力，欲求表現が未熟である

こと，危険予測が難しいことなどから，抑制を選択せざるをえない場面があると考えられる。子どもは，身体の動きによって外界を知覚し，認知を発達させる。そして，自己を表現し，自己存在を確認し，自律感や自尊心を育てていく。よって，子どもにとって動くことは，日常生活や成長発達の基盤として非常に重要である。抑制によって動きを制限することで，子どもの身体・心理・成長発達面に悪影響を及ぼすことのないよう，不必要な抑制は避け，必要最小限の使用にすべきである。

【種類】　身体抑制には，物理的抑制と薬物的抑制があるが，ここでは物理的抑制のみを取り上げる。身体抑制の種類には，体幹の動きを制限するものとして，抑制ジャケット，おくるみ法があり，四肢の動きを制限するものとしては，抑制帯(膝関節抑制帯，肘関節抑制帯を含む)，指なし手袋などがある。抑制ジャケットは，体幹の動きを制限して全身や局所の安静，治療効果を高めるための同一体位の保持，創部の保護などをはかる目的で使用する。たとえば，牽引中，脳室ドレナージ施行中，二分脊椎の手術後の腹臥位の保持などがある。おくるみ法は，乳幼児を対象に，採血や点滴確保などの局所の検査や処置時に，一時的に体動を制限するために使用するもので，シーツやバスタオルで体を包む方法である。抑制帯は，四肢の動きを制限するもので，掛け結び(8の字結び)にして手首や足首に用いる。膝関節抑制帯は，下肢の動きを制限して局所の安静をはかる目的で使用する。たとえば，心臓カテーテル検査や脳アンギオグラフィーで大腿動脈を穿刺した後の出血予防などがある。肘関節抑制帯は，肘関節に筒状のものを通し，肘が屈曲しないようにするものである。顔や頭・頸部に手が触れないようにし，創部の保護やチューブ類の抜去防止をはかることを目的とする。たとえば，口唇・口蓋裂修正術後，眼・鼻・耳の手術後，気管チューブ挿入中，イレウス管チューブ挿入中などがある。指なし手袋は，指の動きを制限して創部の保護やチューブ類の抜去予防をはかる目的で使用する。たとえば，アトピー性皮膚炎で瘙痒感が強いとき，熱傷後，チューブ挿入中などで，主に乳児，幼児前期の子どもが対象となる。

【使用の判断】　抑制を使用するかどうかは，子どもの能力や行動，心身の状態，苦痛や不快要因の存在，治療内容，家族の姿勢や能力，看護師の姿勢や能力，環境，抑制以外のケアによる効果などを総合的に判断して決める。抑制以外の方法を実施しても効果がなく，ほかに方法がないときに限り，最終手段として抑制を使用する。

【使用時のケア】　抑制を行うときは，事前に子どもと家族に説明を行い，理解や納得を得る。子どもには発達レベルに合わせて，必要性や目的，具体的方法をわかりやすく説明する。イメージ化しやすいように，実物を見せたり，ビデオや紙芝居，人形などを使用するとよい。子どもは自分が悪いことをした罰として，抑制を受け止めることがあるため，子どもが悪くないことを伝え，不安や心配を軽減するように努める。また，家族は，抑制されている子どもを見てつらいと思い，罪責感を強めることがあるため，十分な情報提供と思いの傾聴，子どもの安心・安楽を保障するための協力要請などを行う。抑制中は，圧迫や摩擦による皮膚障害や循環障害，感覚・神経障害，呼吸抑制，疼痛，発汗による清潔保持の困難，精神面への影響，ゆるみやずれによる事故に注意が必要であり，1～2時間ごとに細かな観察を行う。抑制の必要性については，経時的に評価し，不必要な抑制は解除していく。また，抑制されている子どもは，ストレスフルな状況にあるため，少しでも苦痛を軽減し，安心できる環境を提供する。短時間でも抑制を外せる時間をつくる，そばにいる，スキンシップや声かけを行う，気分転換や遊びの提供を行う，家族の協力を得るなど，個々の子どもに適した方法を考慮し，工夫することが必要である。

〈関連語〉　インフォームドコンセント，インフォームドアセント，プレパレーション，子どもの権利，子どもの納得　　　　［濱田米紀］

●文献　1) 濱田米紀：精神的苦痛に対するアプローチとケア. 小児看護, 23(12)：1619-1623, 2000.

予定帝王切開　⇒帝王切開

夜泣き

【概念】　夜泣きとは，生後2，3カ月～1歳半くらいの間に起こる，原因がはっきりしないのに泣きやまない状態を示す。授乳やおむつ交換な

どによって泣きやむことができる状態や，身体的な不調（発熱・腹痛など）や不快感（暑い・寒いなど）を伴って泣いている状態は夜泣きとはいわない。夜泣きをする子どもの生活リズムは不規則で，朝遅くまで眠る，夜はなかなか眠らない，昼寝をしないなどのように，覚醒と睡眠のリズムが乱れているのが特徴である。

【夜泣きの原因】 夜泣きの原因がはっきり解明されているわけではない。夜泣きがよくみられる時期が乳児期中期以降であることから，子どもの自我発達において親と自分を区別して認識し始め，人見知りをする時期と重なっていることと夜泣きの関連性を説く考えがある。しかし，一般的には，睡眠リズムが確立されていく過程において子どもの体内時計のリズムが乱れてしまった結果，夜泣きを引き起こすと考えられることが多い。幼児期の睡眠は，徐々に昼寝が少なくなり，夜に連続した長い睡眠がとれるようなリズムに変わっていく。人の身体には体内時計という休息と活動のリズムがあり，自律神経や多くの生理学的な機能がおおむね1日のリズムをもつとする「サーカディアンリズム（circadian rhythm：概日リズム）」によって身体のバランスを整えている。すなわち，日の出とともに覚醒し，日没とともに睡眠をとるという「サーカディアンリズム」を維持することで覚醒と睡眠のリズムが整う。そうすることで子どもの体内時計のリズムの乱れを改善でき，夜泣きも落ち着くのではないかと考えられている。

【夜泣きの対処】 夜泣きは子どものサーカディアンリズムが安定してくれば，自然に解決される。多くの場合，夜泣きをする子どもの世話に親が疲弊し，強いストレスを感じるようになることのほうが問題とされている。子どもの不規則な生活リズムに親も付き合うことで，親の睡眠時間が減少し，身体的・精神的不調をきたすこともある。夜泣きの対処としては，育児書などでもさまざまな方法が列挙されているが，一番重要なことは，子どものサーカディアンリズムを整えることといえる。夜中に夜泣きで睡眠不足となっている子どもを気遣い，朝遅くまで寝かせておくということは，サーカディアンリズムの観点からは逆効果で，「早起き」の習慣をつけることこそが夜泣きの対処の一歩となる。現代社会では，朝でも遮光性のカーテンなどにより外界の自然の明るさが室内に取り込まれなかったり，電気機器の充実によって夜でも昼間以上の明るさが提供されることなどによって，自然の明るさを感じにくく，サーカディアンリズムの確立を困難にしているとも指摘されている。

【夜泣きにまつわる問題】 先にも述べたように，夜泣きは原因がはっきりしないのに泣きやむことのない状態で，世話をしている親は非常に戸惑う。とくに養育体験の乏しい親は，その対処がわからず，イライラや大きなストレスを感じ，切実に悩んでいる。その結果，子どもの夜泣きが治まらないことを理由に，子どもの身体をつねったり，子どもの口を手で覆ったり，あるいは子どもを激しく抱き上げたり，または子どもを無視するなどといった態度を示すようになり，いわゆる乳幼児虐待とよばれる状態に発展するケースが多く，これは子どもの精神保健上の重大な問題である。このように虐待にまで発展するケースには，専門家によるサポートや適切な養育指導が必要である。夜泣きは子どもの発育の過程でよくみられるものだが，その一方で，夜泣きに悩む親も多く，場合によっては虐待にまで発展する重大な問題でもあるということを知っておく必要がある。

〈関連語〉 睡眠障害，育児不安　　［寺岡征太郎］

●文献　1）安藤春彦：小児精神科治療ハンドブック，南山堂，1989．

予防接種法

感染症対策の3つの柱は，感染源への対策，感染経路への対策，感受性者への対策である。予防接種はこのうち感受性者への対策である。わが国においても，感受性者への対策として予防接種が実施されているが，それらは予防接種法に基づく予防接種（法定接種）とそれ以外の予防接種（任意接種）に分けられる。わが国の予防接種法は1948（昭和23）年に成立し，後に数回の一部改正を経て現在に至っている。本法は第1章「総則」，第2章「予防接種の実施」，第3章「予防接種による健康被害の救済措置」および第4章「雑則」よりなる。

【予防接種の定義】 本法律の第1章総則の第1条では予防接種法を以下のように定義している。「この法律は，伝染のおそれがある疾病の発生及びまん延を予防するために，予防接種を行

い，公衆衛生の向上及び増進に寄与するとともに，予防接種による健康被害の迅速な救済を図ることを目的とする。」これはすなわち，予防接種を推進し，また同時に健康被害が生じた場合，この法律により補償がなされることを示したものである。

【法定接種と任意接種およびその対象疾患】 予防接種法で規定されている定期の予防接種は，ジフテリア，百日咳，破傷風，ポリオ，麻疹，風疹，日本脳炎（平成17年5月30日付厚生労働省勧告により積極勧奨差し控え）および基礎疾患のある60歳以上の者および65歳以上に対するインフルエンザである。またBCGは別に結核予防法でその接種が定められている。このほかに児に接種されるワクチンは，おたふくかぜ，水痘，小児へのインフルエンザ接種などがあるが，これらは予防接種法には規定されておらず任意接種の扱いとなる。

【予防接種の実施者と被害救済制度】 予防接種の実施者は各市町村長（東京都の区部では区長）であり，定期の予防接種の実施体制の構築がその役割となる。そして，予防接種によりきわめてまれではあるが重篤な健康被害が発生することがあるが，その救済制度は1976（昭和51）年の予防接種法改正により創設された。本改正法では予防接種による健康被害の補償給付は市（区）町村長が必要な給付を行い，その決定には国の審議会での意見を踏まえたうえで厚生労働大臣が認定することが定められている。また，予防接種による健康被害の補償は，通常の医薬品による健康被害よりもより手厚く規定されている。

【その他の事項】 第4章の雑則では，国の義務として本法には予防接種に関する知識の普及をはかること，また健康被害の予防に関する調査，予防接種法の有効性および安全性をはかるための調査研究を行うことなども記載されている。

〈関連語〉 百日咳，破傷風 ［菅井敏行］

●文献 1) 木村三生夫，他：我が国の予防接種．予防接種の手びき，第11版，近代出版，2006, pp.1-39. 2) 加藤達夫：予防接種と行政・法．小児科診療, 67(11)：1775-1777, 2004.

ら

ライフスキル

【定義・概念と意義】 ライフスキルとは，WHO精神保健部局ライフスキルプロジェクトの定義によると「日常生活で生じる様々な問題や要求に対して，建設的かつ効果的に対処するために必要な能力」とされる。これらは意思決定・問題解決，創造的および批判的思考，効果的コミュニケーション・対人関係スキル，自己意識，共感性，情動およびストレスへの対処などを含む心理社会的能力である。また，青少年が成長過程で獲得を期待されている他の能力―読み・書きなどの技術的・実際的な生活のためのスキルとは区別され，幅広い問題に適用可能な一般的・基礎的能力で，誰もが学習・経験・練習により「獲得可能」な能力とされる。ライフスキルは，人間の身体的・精神的・社会的健康の増進に重要な役割を果たす。とくに青少年におけるライフスキルの形成は，近年，早期化・深刻化している青少年の喫煙・飲酒や早期の性行動・若年妊娠，不健康な食生活や運動不足などの危険行動の予防と健全な成長発達，現在および生涯にわたる健康増進と自己実現のために大きな意義がある。

【ライフスキル教育とわが国の展開】 欧米でライフスキル教育が健康教育に初めて取り入れられたのは1970年代といわれるが，現在はWHOや他の国連機関・NGOなどの推進のもとで，青少年の健康増進，障害者・児(精神・身体・発達・脳損傷)の心理社会的な適応能力や社会参加の促進，医療関係者の教育など幅広い分野で取り組まれている。ライフスキル教育を青少年の健康教育に取り入れたもっとも代表的なものは，アメリカ健康財団による総合的学校健康教育プログラム(Know Your Body)およびLions-Questによる思春期のライフスキル教育プログラムである。わが国へのライフスキル教育の導入と普及は，川畑徹朗が提唱し代表者でもあるJapan Know Your Body 研究会(1987)によって行われている。これらの主な活動は，アメリカ健康財団の開発したKYB(Know Your Body)プログラムおよびLions-Questによる思春期のライフスキル教育プログラムの日本版開発とその評価研究，ワークショップの開催など関係者の教育・研修による普及への精力的な取り組みが行われている。また，新たなライフスキル教育プログラムとして，セルフエスティーム・ストレスマネジメントスキル・対人関係スキル・意思決定スキルの形成教育の展開，喫煙防止教育，食生活教育，歯と口の健康教育プログラムの開発，喫煙・飲酒・薬物乱用防止に関する指導手引きの作成などである。ほかに，わが国のライフスキル教育への関心を高めた要因として，21世紀の学校教育の目標のなかに「生きる力」の育成があげられたことがある。ライフスキルは，「生きる力」の基本的要素として，近年，重要性が注目され，学校教育の場に，ライフスキル教育が取り入れられ始めている。

【小児看護におけるライフスキル健康教育の応用】 ライフスキルを取り入れた健康教育は，小児・家族看護においても応用が可能である。青少年の健康増進のみでなく，ハイリスクの育児期家族の育児行動や家族関係の発展に，また，慢性病児と家族のセルフケア力の向上と心理社会的な適応力の育成にも有効と考えられる。現実に，小児喘息をモデルとした慢性病児と家族のライフスキル形成を基礎とする，健康学習支援プログラムの試作と看護実践への応用がすでに試みられている。　　　　　　　　　　　[村田惠子]

●文献 1) WHO・編(川畑徹朗，他・監訳)：WHOライフスキル教育プログラム，大修館書店，1997．2) JKYB研究会(代表川畑徹朗)・編：ライフスキル(心の能力)の形成をめざすJKYB健康教育ワークショップ報告書，2004．3) 村田惠子，他：慢性病児と家族のライフスキル形成を基礎とする学習支援プログラムの開発と臨床応用．平成14-16年度科学研究費補助金研究成果報告書，2005．

ライフスタイル

【定義】 一般には，人の生活の仕方をいう。ライフスタイルは，日常の生活習慣，文化，経済状態，労働内容，社会活動への参加，家庭内や職場での役割，価値観など多様な側面を含む非常に広い概念であるが，研究領域によってどの側面を重視するかが異なっている。ここでは，とくに健康との関係から，生活習慣等を中心とした内容を中心に記述する。ライフスタイルは，

このように広い概念であるので，ある個人がそのようなライフスタイルをもつに至った原因，すなわち規定因も，遺伝，生育環境，職業，嗜好，習慣，性格など多様である．

【健康への影響】　ライフスタイルと健康は非常に関係が深い．たとえば，喫煙や飲酒といった嗜好行動，よくない食事習慣，運動習慣の欠如などが，癌，糖尿病，高血圧などの成人病の原因となることが指摘されている．「ほとんどの健康を侵す要因はライフスタイルや，特別な行動パターンに関連している」[1]といわれるほどである．また，仕事のしすぎによる日常生活の歪みなどを引き起こす要因として，タイプA性格（競争性，攻撃性，衝動性が強く，心筋梗塞などの冠動脈心疾患に関連）などの性格要因が関係していることも指摘されている．ただし，病気の原因を生活習慣とし，生活習慣の改善を強調しすぎると，罹病した人の個人責任を追及することになる危険性があることには注意をしたい[1]．個人の責任追及ではなく，どうしたら現状（病状）が改善でき，健康を増進し，病気を予防できるかという解決志向の態度を忘れてはならない．

【幼児・青少年のライフスタイルと健康】　成人病や老化との関係から，ライフスタイルの影響について検討した研究は多いが，最近は，幼児期から青年期にかけても，ライフスタイルと健康や運動能力の発達の関係に関する研究が増加している．たとえば，幼児の生活行動と疲労症状発現の関連[2]，小中学生のライフスタイルと体力運動能力の関連[3]，といった研究である．こうした研究が増えている背景には，現代の青少年のライフスタイルが昔に比べて変化していることがある．幼児期や児童期の生活の中心のひとつである遊びについてみても，室内でのゲーム機を使った少人数の遊びが多いといった特徴が指摘されている[4]．また，現代の食生活をみると，子ども達は，肉類やスナックを好み，栄養の過剰摂取や高脂肪，高コレステロール食への偏食がみられ，肥満の原因になっている．一方で，やせた体型への憧れが強く，無理なダイエットなどの不健康な摂食行動や，拒食症などの摂食異常に結び付くこともある．

【ライフスタイルの改善】　病気を予防し，精神と身体の健全な発達・成長を促すためには，よいライフスタイルを身に付けることが重要である．幼児および青少年に対しては，家庭や学校におけるしつけや教育が，よいライフスタイルを形成するための主要な手段となるはずである．しかし，家庭生活も便利さを求め，個々人の生活の忙しさなどから，家族団欒の欠如や生活習慣の乱れなどがみられる家庭が多くなってきた．また，学校においては，保健体育の授業を中心に，健康と生活についての学習が行われているが，子どもたちの健康観の育成，内発的動機づけ，自主的解決の態度の軽視がみられる，といった批判がある[5]．以上のような背景から，子どもたちのライフスキルを育成するプログラムやストレスマネジメントを教えるプログラムなどがいくつか開発され，実験的にではあるが学校で使用されるようになってきた．ライフスタイルを改善するための健康教育は，学校のみならず，職場，病院，家庭，地域でも重要である．

〈関連語〉　基本的生活習慣，健康教育，生活習慣病
［古川雅文］

●文献　1) Follick, M. J., 他（織田正・訳）：職場での健康心理学．Stone, J.C.・編著（本明寛，他・監訳），健康心理学，実務教育出版，1993, pp.161-175. 2) 米山京子，他：幼児の生活行動および疲労症状発現度との関係．小児保健研究，64(3)：385-396, 2005. 3) 小原達朗：児童生徒のライフスタイル・体力運動能力・VO_2max 及び運動適応能の相互関連．長崎大学教育学部紀要（自然科学），61：1-9, 1999.　4) 中村和彦：子どもと遊び・スポーツ．山添正・編著，心理学から見た現代日本の子どものエコロジー，ブレーン出版，1992, pp.135-183.　5) 山本多喜司：健康教育の場と方法．日本健康心理学会・編，健康心理学概論，実務教育出版，2003, pp.163-178.

落陽現象

【定義】　落日現象あるいは日没現象ともいう．眼球が下方に回転して角膜の部分，つまり虹彩下部が下眼瞼に隠される状態が見える現象をいう．「沈む太陽」と形容されるように，これが日没の太陽のように見えるため，落陽現象(setting sun phenomenon)とよばれる．一瞬の間で終わることもあれば，時に10数秒間持続することもある．眼球運動の異常であり，一過性もしくは軽度の落陽現象は未熟児，時に健康新生児にも認められることがある．しかし，程度の強いものあるいは長期間持続するものは病的で，

核黄疸のほか，水頭症や，頭蓋内出血など脳圧亢進を呈するような重篤な脳障害でも起こる。通常，健康な小児では眼球が下方に回転すると上眼瞼もこれに伴って下降するが，この場合には，上眼瞼が閉じてこないために起こる現象である。

【原因】 発現機序は十分明らかにはされていないが，間脳あるいは中脳網様体にある眼球の垂直運動調節中枢の異常によって動眼神経に異常な遠心性インパルスが伝達されることによると考えられている。とくに脳圧が亢進したときに，第三脳室の松果体上陥凹が四丘体を圧迫するためと考えられる。この現象は，音，熱，触覚刺激，あるいは姿勢の急な変化によっても誘発される。たとえば，顔面に当てた光を急に消したり，臥位から坐位へ急激に体位変換することなどによっても引き出される。

【発生頻度など】 Stillhart, H.(1954)は，出生後数週間の早産新生児の5.7％と，正常新生児の3.4％にこの現象を観察している(Peiper, A. 1999による)。早産の新生児においては，出生後3カ月間はこの徴候がみられるので，臨床的にはとくに意味はない。この現象は完全に健康な正常新生児にもまれに数週間みられる。この現象が3カ月以上はっきりと続いたり，少なくとも4週間続くならば永続する強い脳障害が存在すると考えられる。

【看護】 核黄疸や，乳幼児水頭症，頭蓋内出血などの重要な徴候のひとつである。したがって，この現象が認められた場合には，新生児黄疸の検査を含む各種の中枢神経系の検査を急ぐ必要がある。

〈関連語〉 黄疸，水頭症　　　　　［小笠原昭彦］

●文献　Peiper, A.(三宅良昌・訳)：乳幼児期の脳の機能；よくわかる乳幼児の発達，新興医学出版社，1999.

乱視 ⇒屈折異常

り

リーメンビューゲル

【リーメンビューゲルとは】 リーメンビューゲル(Riemenbügel；RB)とは，股関節を90〜100°の屈曲位に保つことで，大腿骨頭を正しい位置に整復，あるいは保持するために用いるバンドである(図71)。チェコスロバキアの整形外科医 Pavlik, A. が考案し，1957年に先天性股関節脱臼の治療用装具として日本に紹介され，以後，日本中で用いられている。この装具の問題点としては，すべての脱臼が整復されるわけではないこと，大腿骨頭壊死の発生が皆無ではないことがあげられる。

【適応と装着時期】 ①適応年齢：1歳未満の児。②適応疾患：先天性股関節脱臼，臼蓋形成不全，その他の原因による股関節開排制限。③装着時期と期間：装着は，施設によって治療方針が異なり，新生児期から装着しているところや，生後3カ月以降の児には無選択に装着しているところ，脱臼の重症度によって装着時期を変えているところがある。基本的に，装着すれば24時間着けたままとなる。装着してから完全に外すまでは，患児の股関節の整復状態にもよるが，2〜4カ月かかる。この間，患児は定期的に受診し，エコーなどで股関節の整復状態を確

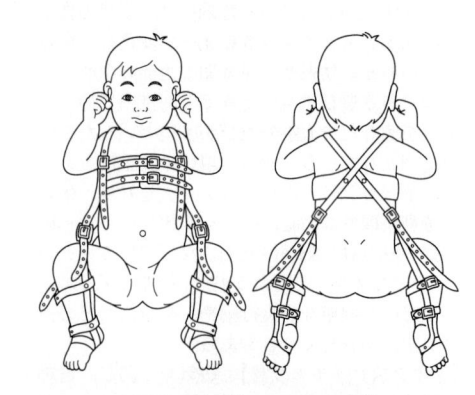

正面　　　　　　　背面
図71　リーメンビューゲル装着図

認しながら，およそ2～3カ月頃よりリーメンビューゲルを外し始める。徐々に段階を追って外す時間を延ばし，最終的に完全除去となる。
【種類】　機能的には大きく変わらないが，素材がビニール製のものや布製のものがある。また，ベルトの長さの調節方法は，ベルトの穴の位置を変えるものや，縫いつけてしまうものなどがあり施設により異なる。
【装着時の観察点】　①装着後，患児が激しく啼泣するときには直ちにリーメンビューゲルを外すことを考慮する。②ベルトの長さや穴の位置は，医師が個々の患児に合わせて正確に調節しているため，家庭で勝手に外したり，ベルトの穴の位置を変えていないか，また，入眠時に股関節が80°以上の強い開排位となっていないかを確認する。③リーメンビューゲルのベルトが当たって皮膚障害を起こすことがあるので，皮膚状態をよく観察する。また直接当たらないように必ず下着を着用する。④患児は，日々成長していくため，ベルトがきつくないかをよく観察する（胸ベルト→腋下にあり，4本の指が楽に入るか。後ろベルト→股関節が十分閉じるか）。
【装着中のケア】　基本的に家庭で家族がケアを行うため，指導が大切である。①衣類：a．下着はリーメンビューゲルの下に着けるため，前開きのもので，通気性，吸水性に優れた木綿のものがよい。ボタンがついているものは，ベルトに押さえられ痛みの出る可能性があるため，紐につけ替えるなどの工夫をする。b．上着は，ベルトを押さえつけたり，足の自由な動きを制限したりしないような，ゆったりとしたものにする。Aラインに広がったワンピースや，ベビードレスのすそのボタンを留めずに着せるとよい。c．足は，靴下かストッキネットを使用する。②おむつ：a．紙おむつでも布おむつでもよいが，布の場合，股部分だけに当て，幅が広すぎないようにし，おむつカバーはベルトタイプのものにして，股関節の動きを制限しないようにする。b．おむつ交換は股関節を開いたまま，決して足を引っ張らずに，おしりの下，または腰に片方の手を入れて持ち上げて行う。③抱っこの仕方：股を開いて膝を曲げた形が保てるように患児と向き合い，親の腰骨の上にまたがらせるように縦抱きする。横抱きや，足を伸ばしたり押さえつけたりする抱き方はしない。④入浴・更衣：ビニールタイプのリーメンビューゲルの場合は，許可が出るまでは，着けたまま入浴する。更衣の方法は，各施設で指導方法が異なるがベルトを外さず行う場合は，無理に引っ張らず，少しずつ下着をずらしながら滑らせるように行う。入浴方法は，ベビーバスなら縁に足が当たらないようにする。洗い方は普通に石鹸をつけて洗い，ベルトの下の皮膚もしっかり洗い流し，水分をよく拭きとって下着を着ける。

〈関連語〉　先天性股関節脱臼（LCC）

［神田真由美］

●文献　1）滋賀県立小児保健医療センターホームページ（整形外科 http://www.biwa.ne.jp/~mccshiga/）．2）鈴木茂夫：開排位持続牽引整復法．整形外科，56（7）：859-864，2005．3）芳賀信彦：リーメンビューゲル法（RB）．整形外科，56（5）：603-607，2005．

リスクマネジメント

【リスクマネジメントに関連した基本的な用語の定義】　リスクマネジメントは，産業界において用いられた管理運営方法であり，企業の活動に伴うリスクを最小限に抑える一連のプロセスである。危機管理が「緊急時の対応を中心とした，事前・緊急時・復旧時に実施する緊急事態への対応」[1]を示すのに比べて，リスクマネジメントは「事故発生の前段階の事前対策（予防対策），事故発生直後の事故対応（緊急時対応），そして事後対応（復旧対策，再発防止対策）という流れの中で，的確な方策を選択し，実行しながら総合的な観点でリスク発生の抑制と損失の最小化を推進していくことになる」[1]といわれ，広い範囲をさす概念である。医療事故が未然に防がれたが，もう少しで起こりそうだった，あるいは実際に起こったが患者に傷害が生じなかった場合はインシデントといわれ，いわゆる医療事故によって傷害が発生した場合のアクシデントとは区分されている。

【リスクマネジメントの動向】　リスクマネジメントの具体的な手法はアメリカにおいて開発された。アメリカでは，医療過誤訴訟の増加に伴い，事故発生を未然に防ぐことや，事故が起きた場合には素早く対応することによって，医療施設に与える損害を最小限に抑えるといった点から取り組まれてきた。日本においては，患者

の安全確保に重点が置かれ，そのための体制づくりが活発化し，「医療の質の向上」といった点から展開されている．厚生労働省は，医療の安全対策を国の重要な課題と位置づけ，医療システム全体の問題として捉えた対策を進めている．2002(平成14)年10月からは，すべての病院と有床診療所は4つの安全管理対策，①安全管理指針，②インシデント・アクシデントの院内報告制度，③安全管理委員会の開催，④安全管理のための職員研修の開催，を整備するよう義務づけられた．そしてこれらが未整備の場合は，診療報酬が減算され，安全管理対策について評価される仕組みが導入された．

【小児看護実践とリスクマネジメント】　インシデントの報告者は看護職が占める割合が高く，看護師は医療事故の当事者，関係者になりやすい．小児専門病院からのインシデント・アクシデントレポート[2]によると，内訳は約45％が注射・与薬，10％が摂食・経管栄養，8％が注射以外の管，6％が転倒・転落，と続いている．インシデント・アクシデントの発生要因を検討すると，小児であるため生じやすい場合と，看護師の業務の特性によって生じやすい場合に大別される．まず，小児の特性としては，①病態が急変しやすい，②本人へ説明することが困難または工夫が必要，③本人の理解力・判断力が未熟，④年齢や体格によって薬剤量が異なる，また，薬剤量の微量な違いによっても影響を受けやすい，⑤免疫獲得の途上であり，感染症に罹患しやすい，⑥身体的特徴として頭が大きく，重心が高く転びやすい，⑦本人のみならず親への対応も必要，などがあげられる．看護業務の特性としては，①患者と常に接する機会が多い，②患者に危険な医療行為を看護師自ら施す(注射，内服与薬，採血など)，③医師の危険な医療行為の準備・介助をする(手術，腰椎穿刺など)，④危険な持続的医療行為を観察・管理する(呼吸器管理，カテーテル管理など)，⑤複数の業務を同時進行させ，多忙な状況になりやすい(与薬準備中に泣いている小児をあやすなど)，などがあげられる．そのため，看護の対象である小児の特性を把握し，専門職の一員として個人がたえず安全に関する知識や技術の向上をはかるとともに，組織的な取り組みが不可欠である．医療は多数の関係者が連携して，機器，薬剤，医材，設備などの「ハードウエア」，指示情報の伝達や業務ルールなどの「ソフトウエア」を使い，人事・労務・業務などの経営上の「マネジメント」のもと，「職場・療養環境」「組織風土・文化」のなかで医療・看護サービスが提供されている[3]．「人間は誰でも誤りをおかす」という前提に立てば，多くの人がかかわる医療は危険に満ちた場ともいえる．今後の課題として，誤りが起こりにくい仕組みや，もし誤ったことが起きたときには傷害に至らないシステムづくりが必要である．そして日頃から，医療の対象である小児やその家族を含めた関係者との間でよい人間関係を築くことは，「おかしい」と思ったことを表現しやすくし，事故予防においても重要になる．

〈関連語〉　安全管理　　　　　　　　［今野美紀］

●文献　1) 山本雅司，他：医療・介護施設のためのリスクマネジメント入門．じほう，2004．2) 亀田日出子：小児看護におけるトータルリスクマネジメント；千葉県こども病院看護局における医療安全体制．小児看護，28：1318-1327，2005．3) 川村治子：医療安全．医学書院，2005．4) 医療安全ハンドブック編集委員会・編：医療安全管理の進め方．メヂカルフレンド社，2002．

離　　乳

離乳については，日本では1980(昭和55)年に「離乳の基本」が発表されてから，改定を重ね，保健・栄養指導の場で活用されている．

【離乳の定義，開始と完了】　厚生省児童家庭局母子保健課長通知「改定『離乳の基本』」(1995)により，離乳は「母乳または育児用ミルク等の乳汁栄養から幼児食に移行する過程をいう」と定義されている[1]．離乳の開始は，「初めてドロドロした食物を与えた時」であり，その時期はおよそ生後5カ月になった頃が適当とされている．また，離乳の完了は「形ある食物をかみつぶすことができるようになり，栄養素の大部分が母乳または育児ミルク以外の食物からとれるようになった状態」であり，その時期は通常生後13カ月を中心とした12～15カ月頃で，遅くとも18カ月頃までには完了するとされている．

【離乳の必要性と生理的変化・発達】　栄養面では，乳児期の発育は著しく運動量も増えることから，母乳のみでは蛋白質やエネルギー，鉄，亜鉛などの無機質やビタミンA，Dなども不足してくるため，乳汁以外の食物からこれらを補

表104　咀嚼発達過程

月齢	哺乳期 (0～5か月)	離乳初期 (5～6か月)	離乳中期 (7～8か月)	離乳後期 (9～11か月)	離乳完了 (満1～3歳)
特徴	チュッチュ舌飲み期	ゴックン口唇食べ期	モグモグ舌食べ期	カミカミ歯ぐき食べ期	カチカチ歯食べ期
運動機能 (主な働き)	・哺乳反射 ・舌の前後運動	・口を閉じて飲み込む ・舌の前後運動に顎の連動運動	・口唇しっかり閉じたまま顎の上下運動 ・舌の上下運動 ・顎の上下運動	・口唇しっかり閉じ咀嚼運動 ・舌の左右運動 ・顎の左右運動	・咀嚼運動の完成
咀嚼能力	・咬合型吸啜 ・液体を飲める	ドロドロのものを飲み込める	数回モグモグして舌で押しつぶし咀嚼する	歯ぐきで咀嚼する	歯が生えるに従い咀嚼運動が完成する
調理形態	液体	ドロドロ	舌でつぶせるかたさ	歯ぐきでつぶせるかたさ	乳歯でかみつぶせるくらいのかたさ
1回摂取量 (穀類:野菜:蛋白質 =100:40:30)	ミルク 150～200 ml	離乳食 10～18 g	離乳食 80～150 g	離乳食 150～200 g	幼児食 200～300 g
くちびると舌の動きの特徴	吸飲型 ・半開き，舌突出 咬合型遊び飲み ・舌の前後運動	・口唇閉じて飲む ・舌の前後運動	・左右同時に伸縮 ・舌の上下運動	・片側に交互に伸縮 ・舌の左右運動	
口唇	半開き(舌を出す)	上唇の形変わらず下唇が内側に入る	上下唇がしっかり閉じて薄く見える	上下唇がねじれながら協調する	意識的に自由に形が変えられる
口角(口裂)	三角形(への字期)	あまり動かない (への字→水平)	左右の口角が同時に伸縮する (ほぼ水平)	咀嚼側の口角が縮む (片側に交互に伸縮) (水平期)	咀嚼側の口角が縮む (水平→U字期)
顎	前後(上下)飲み	上下飲み	上下が主，時に左右	上下左右	自由に動く

(出典　二木武：離乳．小児科診療，53(10):2522, 1990)

う必要がある．育児用粉乳には，各種の無機質やビタミンなども添加されているが，所要量を摂取するためには，有形食を加えていく必要があり，その前段階として離乳食がある[2]．離乳は，生理的変化としての摂食機能(表104)[3]，消化機能や運動機能の発達，および精神発達などが関係し，それに沿って進めることが必要である．生後4～5カ月頃には哺乳反射が消失し，舌の動きは前後運動が主であるが，口唇や顎を閉じて飲み込むことができるようになり，固形物を摂取する準備ができる．また，乳児期後半に入ると，唾液やその他の消化液分泌量が増し，7～8カ月頃になると，口唇を閉じたまま舌や顎の上下運動により柔らかいものは舌で押しつぶすことができるようになり，また，この頃には乳前歯の萌出がみられる．この頃から，手―口の協調運動が盛んになり，さまざまなものに興味をもち口へ入れ，なめたり，かんだりするようになる．これらの行動は，自分で食べるための準備として重要である．9～11カ月頃には，咀嚼機能も大分発達してきて，少し硬めのものや繊維質の多いものなどでも，食塊を舌の左右の動きにより奥の歯茎に運び，顎を上下左右に動かし，すりつぶして食べられるようになる．そして，1歳～1歳3カ月頃にかけて，歯が生え揃うのに従って咀嚼機能が完成する．

【離乳の進め方】　離乳食は，乳児の摂取・消化の能力にあった食事の質を，量や調理方法を考えて選び，発達や慣れに応じて進めていく．離乳の開始後ほぼ1カ月間は，離乳食は1日1回与え，離乳食のあとに母乳やミルクを与える．この時期は，離乳食を飲み込むこと，その舌ざわりや味に慣れることが主な目的である．離乳を開始してから1カ月が過ぎた頃(生後6カ月頃)から，離乳食は1日2回にし，舌でつぶせる固さのものを与え，生後9カ月頃からは1日3

表105 離乳食の進め方の目安

区分			離乳初期	離乳中期	離乳後期	離乳完了期
月齢(カ月)			5〜6	7〜8	9〜11	12〜15
回数	離乳食(回)		1→2	2	3	3
	母乳・育児用ミルク(回)		4→3	3	2	※
調理形態			ドロドロ状	舌でつぶせる固さ	歯ぐきでつぶせる固さ	歯ぐきで噛める固さ
一回当り量	I	穀類(g)	つぶしがゆ 30→40	全がゆ 50→80	全がゆ(90→100)→軟飯80	軟飯90→ご飯80
	II	卵(個)	卵黄 2/3以下	卵黄〜全卵 1〜1/2	全卵 1/2	全卵 1/2→2/3
		または豆腐(g)	25	40→50	50	50→55
		または乳製品(g)	55	85→100	100	100→120
		または魚(g)	5→10	13→15	15	15→18
		または肉(g)		10→15	18	18→20
	III	野菜・果物(g)	15→20	25	30→40	40→50
		調理用油脂類・砂糖(g)	各0〜1	各2〜2.5	各3	各4

※牛乳やミルクを1日300〜400ml

注:
1. 付表に示す食品の量などは目安である。なお,表中の矢印は当該期間中の初めから終わりへの変化(たとえば,離乳初期の離乳食1→2は5カ月では1回,6カ月では2回)を示す。
2. 離乳の進行状況に応じたベビーフードを利用することもできる。
3. 離乳食開始時期を除き,離乳食には食品I,II(1回にいずれか1〜2品),IIIを組み合わせる。なお,量は1回1食品を使用した場合の値であるので,たとえばIIで2食品使用の時は各食品の使用料は示してある量の1/2程度を目安とする。
4. 野菜はなるべく緑黄色野菜を多くする。
5. 乳製品は全脂無糖ヨーグルトを例として示した。
6. 蛋白質性食品は,卵,豆腐,乳製品,魚,肉等を1回に1〜2品使用するが,離乳後期以降は,鉄を多く含む食品を加えたり,鉄強化のベビーフードを使用する。調理用乳製品の代わりに育児用ミルクを使用する等の工夫が望ましい。
7. 離乳初期には固ゆでにした卵の卵黄を用いる。卵アレルギーとして医師の指示のあった場合には,卵以外の蛋白質性食品を代替する。くわしくは医師と相談する。
8. 豆腐の代わりに離乳中期から納豆,煮豆(つぶし)を用いることができる。
9. 海草類は適宜用いる。
10. 油脂類は調理の副材料として,バター,マーガリン,植物油を適宜使用する。
11. 塩,砂糖は多すぎないように気をつける。
12. はちみつは乳児ボツリヌス症予防のため満1歳までは使わない。
13. そば,さば,いか,たこ,えび,かに,貝類等は離乳初期・中期には控える。
14. 夏期には水分の補給に配慮する。また,果汁やスープ等を適宜与える。
〔出典 厚生省:改定「離乳の基本」,厚生省児童家庭局母子保健課長通知(平成7年12月4日児母発第47号),1995〕

回にし,歯茎でつぶせる固さのものを与え,少しずつ量を増やし,離乳食後の母乳やミルクを減らしていく(表105)[4]。離乳食には,清潔な食材,食器,調理器具を用い,初期には十分に火を通す。基本的にはでんぷん質性食品から開始し,新しい食品を始めるときには茶さじ1杯程度から始め,様子をみながら進める。離乳が進むにつれ,不足しがちな蛋白質や鉄分を多く含む魚類,肉類などもアレルギーを生じにくいものから増やしていく。離乳が進むにつれ,栄養のバランス,食材・調理方法を豊富にする。子どもが楽しく食べられるよう,家族と一緒に楽しい食卓の雰囲気を心がけ,年月齢に応じて,挨拶や清潔行動,しつけなども考えていく。下痢,嘔吐,発熱などがあるときは,無理をせず,食形態を一段階戻したり,量を減らし乳汁や水分を中心にし,子どもの様子をみながら症状の改善を待って戻していく。

〈関連語〉 栄養，食事，咀嚼機能の発達過程，微量元素，食事動作　　　　　　　［荒木暁子］

●文献　1）母子衛生研究会・編：改定 離乳の基本；理論編，第3版，母子保健事業団，2002，p.7.　2）今村榮一：新・育児栄養学，日本小児医事出版社，2002，p.101.　3）二木武：離乳．小児科診療，53(10)：2522，1990.　4）厚生省：改定「離乳の基本」．厚生省児童家庭局母子保健課長通知（平成7年12月4日児発第47号），1995.　5）金子芳洋，他・監：上手に食べるために，医歯薬出版，2005.

離乳食 ⇒ベビーフード，食事，咀嚼機能の発達過程，栄養

リプロダクティブ・ヘルス／ライツ

1994(平成6)年，エジプトのカイロで開催された世界人口開発会議(通称カイロ会議)を契機に，女性の生き方において重要な比重を占める「性と生殖」について，女性の健康と権利として位置づけることが提唱された．これは性と生殖に関する健康を「リプロダクティブ・ヘルス(reproductive health)」，性と生殖に関する権利を「リプロダクティブ・ライツ(reproductive rights)として提唱され，性に関する健康や女性に対する暴力まで含む広い概念として示され，具体的なサービスの内容まで意味する画期的なものであった．

【リプロダクティブ・ヘルスの定義】　1991年にアメリカの産婦人科医 Fathalla, M. は，リプロダクティブ・ヘルスを「生殖の過程に病気や異常が存在しないだけでなく生殖過程が身体的・精神的および社会的に完全に良好な状態をいう」と定義している．すなわちリプロダクティブ・ヘルスとは，生殖のシステムおよびその機能とプロセスにかかわるすべての事象において単に病気や障害がないということではなく，身体的・精神的・社会的に完全に良好な状態(well-being)にあることをいう．

【リプロダクティブ・ヘルスの基本的4大要素】　1993年，Sciarra, J.J. は，リプロダクティブヘルスの基本的4大要素として，①女性自らが妊孕性を調節し，抑制できること，②すべての女性にとって安全な妊娠と出産を享受できること，③すべての新生児が健全な小児期を享受できること，④性感染症の恐れなしに性的関係をもてること，の4つを提案した．これはカイロ会議での行動計画第7章に以下のように示されている．①男女とも自分が選んだ家族計画の方法と，その他の合法的な出生調節の方法について，その情報と手段を入手する権利をもつ．②家族計画の方法は，安全で効果があり，無理なく支払われる利用しやすいものであること．③女性が安全に妊娠出産できるよう，またカップルが健康な乳児をもてるよう，適切なヘルスケアサービスを受ける権利．④リプロダクティブ・ヘルスケアには，セクシュアルヘルス(性に関する健康)も含まれるが，その目的は人生や人間関係を高めることにあり，単に妊娠出産や性感染症に関するカウンセリングとケアにとどまるものではない．

【リプロダクティブ・ライツ(カイロ宣言行動計画第7章)】　すべてのカップルと個人が自由にまた責任をもって子どもの数と産む時期，産む間隔を決めること．そのために必要な情報と手段を入手すること，性と生殖に関する最良の健康を得ること．人には差別や強制や暴力を受けず自由に産むか産まないかを決める権利がある．

【リプロダクティブ・ヘルス関連指数】　避妊普及率，妊産婦死亡率，乳児死亡率，合計特殊出生率，成人の識字率がある．母子保健の主なる統計によってこれらの現状は国際的に比較された統計数値が掲載されている．　　　［齋藤益子］

●文献　1）木村好秀，齋藤益子：性と生殖に関する女性の権利，リプロダクティブ・ヘルス／ライツとは．家族計画指導の実際，医学書院，1998, p.14.　2）芦野由利子：リプロダクティブ・ヘルス／ライツ概論，北村邦夫・編著，リプロダクティブ・ヘルス／ライツ，ペリネイタルケア，夏季増刊：10, 1998.

留置カテーテル

【概念】　カテーテルとは，体腔または管状器官から液体・内容物を排出あるいは注入するために用いる，孔のある管状の器具を意味する[1]．一般的なカテーテル留置の目的としては，①栄養，水分の補給，②薬剤・血液製剤の投与，③水分出納の管理，④術後創部の安静・感染防止，⑤出血・滲出液・膿・空気などの排出，⑥消化管や術後吻合部の減圧，⑦持続的血圧測定・血液ガス測定などがある．目的に応じて，血管，胃，気管，胆管，膀胱，尿管などにカテーテルが留

置される。以下に，具体的な内容について述べる。血管内留置カテーテルは，薬剤投与や水分・電解質の補正，栄養補給を目的に，中心静脈や末梢静脈内に留置したり，手術後の血圧や血液ガスなどのモニタリングを目的に動脈内に留置したりする。胃内留置カテーテルは，胃内容物の排出や経腸栄養を目的に，鼻腔または口腔から経食道的にカテーテルを留置する方法である。食道閉鎖術後のように長期的な経腸栄養を必要とする場合には，手術によって腹壁と胃内腔の間に瘻孔(胃瘻)を造設してカテーテルを留置する場合もある。気管カテーテルは，経気管的に肺内分泌物や出血時の吸引，人工換気療法におけるガス交換のために留置される。一時的に，薬物や気管支造影のための造影剤の注入などにも使用される。膀胱留置カテーテル(「膀胱留置カテーテル法」の項参照)は，経尿道的に尿の排出や膀胱内の洗浄を行うためのものである。なかには手術によって膀胱瘻を造設してカテーテルを留置する場合もある。カテーテル製品の種類は素材により，ゴム製(ネラトン，チーマン，フォーリーなど)・金属製・絹製(メッシュ)・プラスチック製(シリコン)に大別され，太さと長さは使用目的によって異なる。一般的に，小児に使用するカテーテルは成人に比較してサイズが小さい[2]。

【カテーテル留置中のケア】 カテーテル留置中の看護としてもっとも大切なことは，カテーテル留置の目的や注意点を十分理解し，安全で適切なカテーテル管理をしていくことである。生命維持に必要なカテーテルであっても小児にとっては異物であり，感染のリスクや苦痛が大きくなる。また，小児はカテーテルの重要性を理解することが困難で安静の確保が難しく，またその異常を言葉で訴えられないことも多い[3]。したがって，乳幼児では事故抜去防止の目的で固定方法を工夫したり，カテーテルや持続チューブが見えないようにしたり，場合によって月齢に応じた最小限の抑制が必要になったりする。気管カテーテルのように，事故抜去や閉塞が生命の危険に直結する場合にはとくに注意が必要である。また，カテーテルの固定方法によりスキントラブルが発生することがあるため，十分な観察と清潔の保持，スキントラブルが発生した皮膚のケアが必要である。異常を早期に発見して，患児の苦痛を解除するため，カテーテルの拘束による心身の苦痛を言葉で訴えられない乳幼児や，精神的不安の大きい学童に対して，細やかな配慮や声がけ，観察が大切となる。

〈関連語〉 膀胱留置カテーテル法

[村上泰子・奈良間美保]

●文献 1) 吉藤竹仁，他：カテーテル，カニューレ，チューブ．吉野肇一・編，完全対応ドレーン・カテーテル管理(JJNスペシャルNo.77)，医学書院，2005，pp.18-20． 2) 和田攻，他・編：カテーテル．看護大事典．医学書院，2005，p.459． 3) 中田正浩，他：術後ケアのチェックポイント；各種チューブ・ドレーン管理．小児看護，24(6)：755-760，2001．

療　育

【用語】 療育という言葉は，肢体不自由児の父といわれた高木憲次が，Heilpädagogik(治療的教育)というドイツ語を，「療育」と造語したことが始まりといわれている。その後の療育については，肢体不自由児や重症心身障害児の状況が変化し，時代の変遷やニードの変化に伴い療育の概念も変遷してきている。一時は，療育は治療と教育や訓練(treatment and education)の意味に限定されていたが，現在ではノーマライゼーションの理念を含めて，広く，障害児(者)が地域社会のなかで生き生きとして過ごせるように，QOLをめざした働きかけをしていくこととして捉えられている。英訳では，habilitationが近い。

【療育指導】 児童福祉法第19条第1項では，「保健所長は，身体に障害のある児童につき，診査を行ない，又は相談に応じ，必要な療育の指導を行なわなければならない」としている。市町村で実施される乳幼児健康診査において身体に障害がある(恐れがある)場合に，精密検査などを行い，早期に必要な医療や福祉サービスを受けることができるようにするものである。対象となる身体に障害のある児童とは，①視覚障害，②聴覚または平衡機能障害，③音声機能，言語機能または咀嚼機能の障害，④肢体不自由，⑤心臓，腎臓，呼吸器，膀胱，直腸または小腸の機能障害，⑥ヒト免疫不全ウイルスによる免疫の機能の障害，である。障害の原因や程度について診査を行い，家庭訪問なども含めて積極的相談に応じることとしている。また療育指導の内容は，①病院等での治療の勧奨と斡旋，必

要な児童には育成医療の給付の助言を行う，②肢体不自由児施設，盲ろうあ施設入所が適切である場合に児童相談所に通告する，③身体障害者手帳の申請が必要な場合の交付申請の勧奨と斡旋，④補装具の装用や修理に関する勧奨，申請，助言など，である。
〈関連語〉障害者自立支援法，障害児(者)地域療育等支援事業，児童福祉法　　　　　［及川郁子］

●文献　1) 甘楽重信：療育の意味とその概念の変遷，小児の精神と神経, 33(3,4)：195-217, 1993.
2) 児童福祉法規研究会・編：最新児童福祉法母子及び寡婦福祉法母子保健法の解説，時事通信社，1999.
3) 常葉恵子，他・編：看護英和辞典，医学書院，1992.

良肢位

【良肢位とは】　関節の拘縮などで可動性を失ったとしても，日常生活動作への影響を最小限にできる苦痛の少ない肢位である(図72)。新生児期における良肢位保持は，不良肢位を予防するだけでなく，成熟新生児の姿勢を基本とした屈曲・正中指向の姿勢をつくり，その後のよりよい成長発達の出発点を確保するためにも重要である。

【良肢位保持の対象】　ギプス固定などで運動器障害のある患者，自力で動けず意識の低下により苦痛を感じない状態にある患者，神経系の発達が未成熟な低緊張状態の低出生体重児にはとくに良肢位保持が重要である。

【低出生体重児における良肢位保持のポジショニング】　①仰臥位：上下肢が抗重力方向に動きやすく，外転拘縮予防になる。対象となるのは急性期であるが，退院が近い子どもも乳児突然死症候群予防のため仰臥位主体とする(図73)。②側臥位：胎内姿勢をとりやすく四肢が屈曲し正中線に向かう体位で，手を顔に近づけたり口元にもっていきやすい。また，胸郭の扁平化の予防になり，緊張性反射の影響を少なくする(図74)。③腹臥位：呼吸・循環機能がよく保たれ，酸素消費量が少なく静睡眠の割合も多い。巣をつくって人工的な子宮内環境にすることで安定感が増し，安静と自己コントロールが

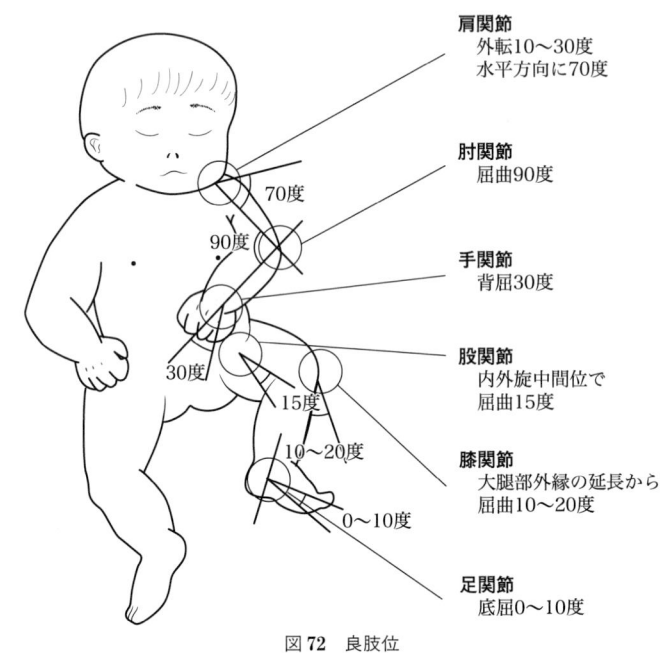

肩関節
外転10～30度
水平方向に70度

肘関節
屈曲90度

手関節
背屈30度

股関節
内外旋中間位で
屈曲15度

膝関節
大腿部外縁の延長から
屈曲10～20度

足関節
底屈0～10度

図72　良肢位
(出典　長尾信子：ポジショニング技術．看護技術，50(1)：7, 2004)

布おむつ
ロール状にしたものを
肩枕として入れる

バスタオル
ロール状にしたものを子どもの
周りを囲むようにして置く

バスタオル
ロール状にしたもので子どもの
周りを囲むようにして置く

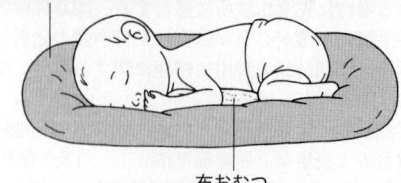

布おむつ
長方形に折りたたんだものを置く

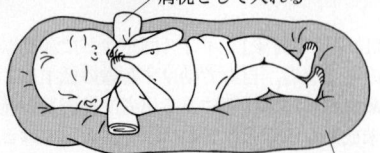

図73　仰臥位
（出典　阿曽沼洋子：ポジショニング．小児看護，25(9)：1198，2002）

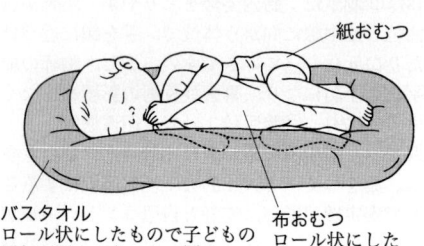

図75　腹臥位
（出典　阿曽沼洋子：ポジショニング．小児看護，25(9)：1199，2002）

紙おむつ

バスタオル
ロール状にしたもので子どもの
周りを囲むようにして置く

布おむつ
ロール状にした
ものを置く

図74　側臥位
（出典　阿曽沼洋子：ポジショニング．小児看護，25(9)：1199，2002）

促され，ストレスに耐えやすくなる（図75）。
〈関連語〉　ポジショニング，体位変換，安楽，発達　　　　　　　　　　　　　　　　[田﨑あゆみ]

●文献　1）長尾信子：ポジショニング技術．看護技術，50(1)：5-8，2004．　2）阿曽沼洋子：ポジショニング．小児看護，25(9)：1195-1201，2002．　3）松波智都：ポジショニング．小児看護，20(9)：1228-1232，1997．　4）渡邊順子：ポジショニングのエビデンス．臨牀看護，28(13)：1198-2004，2002．

臨界期／敏感期

大脳の各部位は視覚や聴覚，言語機能や運動機能などさまざまな役割を分担している。これらの脳がそれぞれの機能を発揮するには，特定の体験をすることが必要である。しかも機能分化が進むのはそれぞれの時期に固有のため，機能ごとに発達時期に応じた経験が必要とされる。つまり脳神経の機能を分担するのは，組織としての脳神経細胞であっても，それだけでは機能しない。それに感覚・運動など体験をさせることで機能が分化し育成される。ただしいつでも機能分化が進むわけではなく，特定の発育時期の経験学習が関与している。たとえば鴨の一種は生まれて初めて目に入る動くものを母親と認識してついていく。そのほか猫など動物では，生まれて数週間のものを見る体験で，視力が獲得されるようになるといわれる。あるいは言語を身に付けるには年齢的な要素が強いことが知られている。話し言葉は3歳までがよく獲得しやすいとされる。また2カ国語を同時に母国語並みに獲得するには9歳頃までに学ぶことが必要ともいわれる。成人してから外国語を学んでも生まれつきの流暢さは身に付きにくいのである。絶対音感なども10歳までに育つ機能とされている。このように機能を獲得するためには，体験が必要なまたは効果的な時期があり，そのような脳機能の活用が機能の育成に関与する。このような機能を獲得する発達の時期，それを敏感期または感受期とよんでいる。その機能獲得のピークが短いとき，もしくは過ぎてしまうと機能を獲得できないときを臨界期といい，比較的長いときを敏感期（感受期）として区別することがある。多くの場合，時期が絶対であるという項目は少なく，効率よく学べるという意味で敏感期（感受期）といわれていることが多い。これらの現象が起こるのは，発育期に過剰なシナプスの形成がみられること，そしてその使用による強化もしくは非使用による淘汰によると考えられている。これらの事実が，早期教育の必要性を強く示唆しているとされるが，学

習や発達はさまざまな要素が関連しており，早期教育が機能分化・育成に必須であるといえるほどの根拠はない．
〈同義語〉　敏感期，感受期
〈関連語〉　刷り込み，脳の可塑性，発達的危機
[鈴木康之]

臨床心理士

【養成と資格】　臨床心理士(certified clinical psychologists)は，指定大学院〔2006(平成18)年3月現在146校〕修了者または大学院の修士課程において心理学を専攻し，原則として1年以上の心理臨床経験を有する者達で，財団法人日本臨床心理士資格認定協会の審査(年1回の筆記・口述試験)の結果，認定された者をいう．また，この資格は5年毎に審査が行われ，心理臨床の能力維持，発展のために研修や研究が義務づけられている．2006年現在，1万5,097人の臨床心理士が活躍している．
【活動領域と勤務場所】　「基本的人権を尊重し，専門職としての知識と技能を人々の福祉の増進のために用いるよう努め，その社会的責任を自覚する」ことを定めた倫理綱領に従って活動している．その活動領域は「保健・医療」においては，病院，保健所，リハビリテーション施設，精神保健福祉センターなど，「教育・研究」面においては，スクールカウンセラー，学生相談員，心理教育相談室，教育センター，教育研究所，各種研究機関など，「福祉」面においては，児童相談所，児童福祉施設，女性母子相談施設，身体障害・知的障害相談施設，高齢者福祉施設など，「司法・法務・警察」面では，家庭裁判所，少年鑑別所，少年院，刑務所，保護観察所，警察関係相談室，犯罪被害者相談室など，「産業・労働」面では，企業内の健康管理室や相談室，障害者職業センター，公立職業安定所などに従事しており，また，個人開業相談室やカウンセリングセンターなど「開業」面に及んでいる．
【活動内容と方法】　心の悩み・不安をもつ人や，老人障害者に対し面接や観察，各種の心理検査などの臨床心理アセスメント(査定)，臨床心理学的研究などの方法を用いて専門的に支援を行い，時には天災地変の地域での被害者への介入などを実施している．
【日本臨床心理士会】　全国の臨床心理士の連携を密にし，資質と技能の向上，権益の保護充実をはかり，国民の心の健康の保持向上に寄与する目的で1989(平成元)年に設立された．その後，文部科学省管轄の(財)日本臨床心理士資格認定協会の認定する「臨床心理士」資格取得者の全国職能団体として組織化された．日本臨床心理士会事務局の連絡先は次の通りである．〒113-0033　東京都文京区本郷2-40-14　山崎ビル401　TEL 03-3817-6801　FAX 03-3817-6802　URL：http://www.jsccp.jp/　E-mail：office@jsccp/jp
〈関連語〉　スクールカウンセラー，児童相談所
[浅倉次男]

●文献　1) 日本臨床心理士資格認定協会・監：臨床心理士になるために，第17版，誠信書房，2005.

れ

冷凍母乳

【冷凍母乳とは】　子どもに直接授乳を行えない場合，搾った母乳を保存しておくことができる．保存方法として現在推奨されているのは冷蔵保存，または冷凍保存である．冷凍母乳とは搾った母乳を母乳バッグという貯蔵用の袋に移し替え，その後冷凍したものをさす．保存母乳は新鮮母乳，冷凍母乳，解凍母乳の3種類に分けて考えることが多い．新鮮母乳は搾ったままの状態のもの，もしくは冷蔵保存してあるものをいう．冷凍母乳は搾乳後，速やかに冷凍庫で凍結させたものをさす．解凍母乳は冷凍されていた母乳を溶解したもので解凍後24時間以内に使用することが望ましい．母乳を冷凍することで，細胞数や細胞機能は低下するが母乳中に含まれるビタミンやリパーゼ，脂肪，IgA，ラクトフェリンなどにはほとんど変化はない．
【母乳の保存期間】　①子どもが健康な場合：搾乳後，室温保存の状態であれば4時間以内．搾乳後すぐに冷蔵庫へ保存しておいた場合(新鮮冷蔵母乳)は72時間以内，冷凍母乳($-20°C$)は3〜6カ月，解凍母乳は解凍後冷蔵庫に保存したうえで24時間以内に与えることが推奨されている．②子どもがNICUなどに入院している場

合：搾乳後，室温保存の状態であれば1時間以内に使用する。新鮮冷蔵母乳は48時間以内，冷凍母乳は3ヵ月，解凍母乳は解凍後冷蔵庫内保存とし，24時間以内に使用することが推奨されている。

【運搬方法】　運搬途中での溶解が最小限に抑えられるように，クーラーボックスや保冷剤，保冷専用のバッグなどを使用するよう説明する。

【解凍方法と授乳方法】　冷凍されている母乳バッグごとぬるま湯による湯煎，または流水にて解凍する。もしくは冷蔵庫に移し自然に解凍するのを待つ方法がある。電子レンジや熱湯での解凍を行うことにより母乳中のIgAは最大64％以上も減ってしまうことがわかっているためこれらの方法は決してすすめてはならない。一度解凍した母乳を再冷凍することは細菌が繁殖しやすくなることから衛生上好ましくなく，解凍後は24時間以内に使用する。また，授乳時には室温で自然に加温したり，子どもの体温に近い37℃前後のお湯で湯煎にかけて温める。ここでも電子レンジを使用したり，直接母乳を直火で温めたりすることは避ける。

【強化母乳（母乳添加剤）とMCTオイル】　早期産児母乳は正期産児母乳に比べカロリー，蛋白質，脂肪，鉄などが多く含まれている。しかし，日齢が経過してくるにつれ，母乳中の蛋白質やナトリウムは減少してくる。したがって，母乳に母乳添加剤を添加することで，強化母乳となり，不足してくる栄養素を補うことができる。母乳添加剤には蛋白質，糖質，カルシウム，リン，ナトリウム，カリウムなどが含まれている。添加剤添加後の，経過時間が長くなるほど強化母乳の浸透圧が高くなるため，授乳直前に添加することが望ましい。母乳添加剤を使用しても子どもの体重増加が芳しくない場合にはMCT（medium chain triglyceride）オイルを使用することがある。MCTオイルは中鎖脂肪酸であり小腸から直接吸収され子どもへの負担が少ない。カロリー数は約8.5～8.8 kcal/mlである。

【前乳（foremilk）と後乳（hindmilk）】　授乳もしくは搾乳前半の母乳の成分と，後半の成分とを比較すると明らかに脂肪の量が変化している。前半に分泌される母乳を前乳とよぶのに対し，後半に分泌される脂肪量に富んだ母乳を後乳という。脂肪濃度は後乳のほうが3～5倍濃く，低出生体重児で水分制限がある場合などに

は後乳を優先的に使用し，体重増加をめざす場合もある。

〈関連語〉　母乳栄養，搾乳　　　　　［吉川さわ子］

●文献　1）大山牧子：NICUスタッフのための母乳育児支援ハンドブック，メディカ出版，2004．2）仁志田博司：新生児学入門，第3版，医学書院，2004．3）杉本徹・監：最新NICUマニュアル，改訂第2版，診断と治療社，2002．4）鬼本博文：NICUにおける母乳処理．周産期医学，34(9)：1403-1406，2004．

レシピエント

臓器移植における臓器を受け取る人，すなわち患者をさす。レシピエント（recipient）は臓器移植が必要な身体状況，すなわち重症の臓器不全にある場合が多い。多くは移植までの生活において，長期間治療と制限のある生活を強いられている。移植後の生活に強い期待を抱いて移植術を受けるが，必ずしも生着するとは限らず，生着しても免疫抑制剤を内服し続けるなどの制約は持続する。これらの精神的な負担感から，うつ状態に陥る場合もある。子どもがレシピエントの場合，移植の時期が幼少であれば，治療方針の決定に本人が関与していないことが多い。できるだけプレパレーションを行い，主体的に治療に向かえるような看護が求められる。

〈関連語〉　ドナー，臓器移植　　　　　［日沼千尋］

レジリエンス

【背景】　人間発達の縦断的な研究から，貧困や被虐待，家族の精神疾患などの傷つきやすさ（vulnerability）を高める困難や不利な生活環境にあっても，適応してたくましく成長発達し，健全な性格と安定した生活，良好な人間関係を築く人達がいることが明らかにされてきた。個人のもつ可能性がresiliencyであるときに，たくましい成長発達が望めるということが実証され，これは健康障害をもつ子どもにおいても同様に観察された。

【定義】　レジリエンス（resilience）は打たれ強さ，跳ね返る力，弾力性，回復力，復元力を意味する。Stewart, M.[1]は個人が変化や逆境やリスクに直面したときに適応することに成功する能力であり，この能力は常に変化しており，個人と環境のなかに存在する保護因子protective factorによって強められると定義している。レジリエンスはストレスを増幅させる「リスク因子(risk factor)」とたくましさを増幅する「保護因子(protective factor)」のバランスによって形成されている。そしてレジリエンスは，家族，社会の相互作用のなかで，子どもがもつ自己を高める潜在的な可能性である。レジリエンスを明らかにするには，子どもの生活全体を文脈として質的に縦断的に分析していく必要がある。Bronfenbrenner, U.[2]らが提唱する，子どもと環境を包括した生態学的なモデルで捉えることで立証がしやすい。また，Polk, L.V.[3]は中範囲理論として取り上げている。

【レジリエンスに影響する因子（図76）】「リスク因子」とは，さまざまな個人あるいは環境からくる累積したストレス，または単一の出来事や多源的なストレスの多い出来事から生じる。一方，「保護因子」とはリスクと反対の影響を与えたり，改善したりするものである。保護因子とリスク因子は＜子ども自身の属性＞＜家族＞＜コミュニティ＞の3つの側面がある。保護因子の＜子ども自身の属性＞には自己効力感や自尊感情などがあり，＜家族＞には安定した規律のあること，自立することに励ましを与えるといった家族の支援がある。＜コミュニティ＞には，ネットワークや養育者の代理をする役割モデルの存在などが含まれる。一方，リスク因子の＜子どもの属性＞には気むずかしい気質，疾患をもつこと，＜家族＞には家族の疾患，離婚，貧困，＜コミュニティ＞には社会，経済状況などが含まれる。この保護因子とリスク因子が相互に作用してレジリエンスを形成する。すなわち「リスク因子」による不利な環境によって，直ちに適応不良につながるわけではない。子ども時代の経験が，成人期の反応に直接関連するとは限らず，たとえば虐待を受けた経験が人生の決定的な出来事として後に影響を与え続けるわけではない。つまり傷つきやすさを高める負荷のある生活環境と，抵抗力を高める「保護因子」との間で両者のバランスによって，レジリエンスは子どもが発達していく過程のどの時点においても変化しながら形成される。また，レジリエンスは不利な環境や出来事のみではなく，発達上の人生移行（トランジション）であるきょうだいができること，学校への入学や思春期，結婚などストレスが大きくなる時期には，とくに重要になってくる。

【レジリエンスの特性】レジリエンスを固有の性質と捉える場合と，個人がたどる過程で流動的な性質と捉える場合がある[3]。個人のもつ固有の性質（能力）と捉えた場合には，レジリエンスな人はストレスに打ち勝つことができる人と考え，環境と相互作用することで適応力を示すことができる。一方，変化しうる可能性の高い性質と捉える場合は，ストレッサーやリスク因子が保護因子よりも大きいときに，過去にはレジリエンスだった人が圧倒されてしまうこともあり，レジリエンスは発達して，人生の異なる段階で変化するものと考える。いずれの場合も，＜子どもの属性＞＜家族＞＜コミュニティ＞の「保護因子」と「リスク因子」が力動的に作用することで生じるもので，複雑なモデルを呈する。

【小児看護への応用】レジリエンスを育むことで，子どもはストレスに打ち勝つ可能性を高めることになる。そして「保護因子」には，健康状態や行動特性，家族や仲間との関係が含まれている。また，「リスク因子」には疾患や栄養不良，両親の離婚や家族に関することが含まれている。これらは看護活動として情報を得たり，子どもや家族に働きかけていることである。したがって，看護は子どものレジリエンスを育むことができる役割をとることができる。子どものレジリエンスを高めるためには，まず「リスク因子」と「保護因子」を早期に識別して，レジリエンスに対する潜在的可能性をアセスメントする。さらに，「保護因子」を高めることができるよう家庭，学校，コミュニティでの資源を増すような看護を実践する。これらを通して子

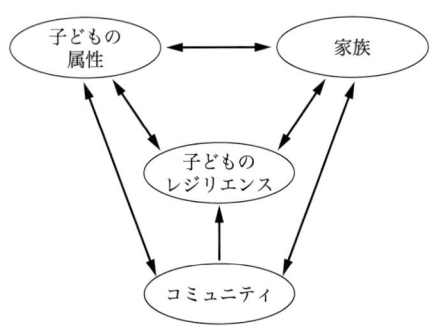

図76　保護因子・リスク因子とレジリエンスの関係

どもの健康，健康に関する態度や行動，子どもの能力がどのように変化しているか，環境との相互作用について縦断的に分析することによって，看護活動の評価ができ，レジリエンスの解明にもつながる。

〈関連語〉　生涯発達，人生移行，自己効力感，自己概念，自尊感情，ストレスコーピング，サポートシステム　　　　　　　　　　　　［澤田和美］

●文献　1) Stewart, M., et al.：Fostering children's resilience. J. Pediatr. Nurs., 12(1)：21-31, 1997.　2) Bronfenbrenner, U.：Making human beings human；Bioecological perspectives on human development. Sage Publication, 2005.　3) Polk, L.V.：Toward；Toward a middle-range theory of resilience. Adv. Nurs. Sci., 19(3)：1-13, 1997.　4) Jacelon, C.S.：The trait and process of resilience. J. Adv. Nurs., 25(1)：123-129, 1997.　5) Dyer, J.G., et al.：Resilience；Analysis of the concept. Arc. Psychiatr. Nurs., 10(5)：276-282, 1996.　6) Nuber, U.(丘沢静也・訳)：＜傷つきやすい子ども＞という神話；トラウマを越えて．岩波書店, 1997, pp.83-124.　7) 澤田和美：Resilienceの小児看護への適用；たくましく生きることへの支援のために．臨床看護研究の進歩, 11：20-29, 2000.　8) 亀岡智美：現代社会における子どものストレスと健康．小児看護, 26(8)：961-965, 2003.

レスパイトケア

子どもは家庭や地域で生活することが本来の姿である。慢性疾患など長期療養を必要とする子どもも同様である。子どもや家族のQOLの向上が唱えられ，施設ケアから在宅ケアへの移行が増えてきている。家族とともに生活することは望ましいが，ケアの継続が保証され，家族の負担が加重にならないよう保障されなければならない。そこで家族支援が必要であり，レスパイトケア，レスパイトサービスは家族支援（ファミリーサポート）のひとつである。在宅生活の要となる支援体制である。その基本にある理念はノーマライゼーションである。

【定義】　定義例を以下に示す。①「家庭に住む発達障害者の家族に対する一時的な開放」Upshur, C.(1982)，②「地域で生活する障害児・者をケアする家族に対して，限られた期間の休息，支援（計画的あるいは経過外）を与える一時的サービス」オーストラリア障害サービス法(1986)，③「障害児・者をもつ親・家族を，一時的に，一定の期間，障害児(者)の介護から開放することによって，日頃の疲れを回復し，ほっと一息つけるようにする援助」廣瀬貴一ら(1992)。以上のことからケアする家族の負担を減らし，在宅ケアを受ける人々の地域での生活を支える家族支援サービスのひとつである。家族が挫折・崩壊する前に，介護疲れから開放し，心身の充電，リフレッシュするために利用するものである。「介護する人に対するケア」である。また在宅ケアを受けている人も，家族以外の人との触れ合い，宿泊，余暇活動で生活の幅を広げる機会になる。

【経緯】　アメリカでは1970年代にはレスパイトの必要性が認識され，1986年には法的に制度化された。日本で注目されるようになったのは，1992年に心身障害児者地域生活支援システム研究会議でテーマとして取り上げられてからである。1993年に廣瀬らは「レスパイトガイドライン」を厚生省心身障害者研究で発表している。それ以降，サービスを実施する団体が増えてきている。日本における類似の公的制度には短期入所事業（ショートステイ）がある。

【現状】　障害のある人と暮らす家族が，長期のストレス，社会的孤立などに陥らないよう，サービスの充実が求められる。次のような内容が求められる。①柔軟性，②幅広く，③利用しやすく，④身近，⑤経済的，⑥即応性。［例：東京都豊島区の取り組み］運営は社会福祉法人恩賜財団東京都同胞援護会。①事業内容：a．長期の自立援護指導（3年以内），b．短期自立生活訓練（数時間から10日間まで），c．緊急一時保護（数時間から7日間まで）。②利用実績：年間約200名の利用である。利用に申し込み，決定は行政で行われている。［例：神奈川県相模原市の取り組み］市立相模原市障害者支援センターを設置し，社会福祉事業団によって運営。①サービス内容：障害者支援センターの一時保護室でのケアを実施する。a．家族の都合により家庭内介護が一時的に困難な場合，b．家族の介護疲れを解消したいときに利用できる。利用者は相模原市在住の障害者である。②介護体制：正規職員4人（事前把握，受付，コーディネート，介護を行う），パート職員6人。登録者は150名ほどであるが，毎日依頼があり，7〜8人の利用がある。

【課題】 利用者のニーズに対応し不安のない環境が提供されなければならない。しかし、サービスが手軽に受けられるようになるためには場所と人材の確保が必要である。事業所の資金不足が職員数とも関連している。
〈同義語〉 ショートステイ，一時緊急避難
〈関連語〉 レスパイトサービス　　　［神徳規子］
　●文献　1) 廣瀬貴一：レスパイトサービス．ノーマライゼーション 障害者の福祉，16(183)：27，1996．2) 名川勝，他：家族援助サービスの新しい形態．筑波大学リハビリテーション研究，3(1)：64-68，1994．3) 大黒千代：社会資源の活用方法．小児看護，27(10)：1330-1336，2004．

レスパイトサービス

レスパイトケアとレスパイトサービスは同意語で使われていることが多い。

【目的】 サービス提供者が利用者の日常的な介護を一時的に代行すること。具体的な方法や制度を利用して，家族，介護者をケアから開放すること。

【利用対象者】 在宅療養中の子どもと家族。ケアサービス受給者は子どもであるが，間接的に家族や介護者へのサービスである。

【利用理由】 利用理由を問わないのが原則である。社会的理由(疾病，出産，冠婚葬祭，事故など)や外出，イベント参加，旅行などの私的理由まで幅広い対応である。

【期間】 時間，日単位での利用である。ショートステイ事業において定める7日以内。または廣瀬貴一ら(1993)はガイドラインとして2週間を示している。

【サービス内容】 日中または宿泊での一時預かりと家族に代わっての送迎が主である。一時預かりの形態は「in-home型」「out-of-home型」に分けられる。前者はサービス提供者が利用者の家庭へ出かけていって実施する形態であり，後者は定められた施設・場所に利用者が来てサービスを受けるものである。日本では他人が自宅へ上がり込む習慣がないので，in-homeには抵抗があり，out-of-homeを好む。介護にあたるサービス提供者は障害に対する十分な知識，介護のための技術を備えると同時に，預かる子どもの知識・情報(食事・服薬・睡眠・嗜好など)をもっての対応が必要である。

【料金】 自治体運営の施設は利用者負担額が150〜250円/時間ぐらいである。生活サポート事業の補助金運営されている民間は会員制をとっているところが多く，年会費の徴収がある。負担額は500円/時間のところが多い。低料金である公的制度は手続き(支援費制度の申請，施設との早期契約)が煩雑なうえに，対応施設が遠い，少ないなどの問題がある。健康診断書を添えたり，利用希望日の10日前までの予約など，条件が厳しい。「必要なときに」の柔軟なサービスにはまだ遠い。家族・介護者は「頑張らないと…」の思いが強く，限界まで頑張る人が多い。疲労が極限になる前にレスパイトサービスを利用することが望ましい。「必要なときに，必要な人に，必要な援助を」柔軟なサービスが提供できることを切望する。
〈同義語〉 ショートステイ
〈関連語〉 家族，レスパイトケア　　　［神徳規子］
　●文献　1) 名川勝，他：家族援助サービスの新しい形態．筑波大学リハビリテーション研究，3(1)：64-68，1994．

劣等感

【概念・定義】 自己の劣性を意識し，自己を低く評価する感情である。心理学的には，この感情にとらわれ，それを悩みとしている状態をいう。そのため，背が低い，頭が悪い，運動能力に欠けるといった劣性を意識していても，とくに悩んでいない場合は劣等感(inferiority feeling)ではない。しかし，背が高い，頭がよい，運動能力に優れるなどの"優越性"を自覚していても，もっと上位の優れた人物に対して引け目を感じ，そのことに悩み傷つくなら，それは劣等感である。劣等感は他者に対する客観的な自己の劣性によって生じるものではなく，あくまでも本人の主観的体験により生じてくるものである。また，劣等感には個人の価値観や要求水準などの自己の問題が深くかかわっている。たとえば，他者に対する劣性を感じたとしてもその劣性が自己にとって重要と価値づけているものでないならば，劣等感にはならない，もしくは，劣等感の程度が軽い。しかし，その劣性が自己にとって中枢的なごく重要なものである場合に，それは自己全体の劣性として感じられるため，その個人は劣等感にさいなまれることに

【劣等感と人格形成】 Adler, A.(1928)によると，人間は劣等感に安住せず，劣等感のもとになる劣性そのものの克服，劣等感を生じさせている価値の否定などの補償作用により，劣等感によって損なわれる承認や優越の欲求を代償的に充足しようとする。その補償作用が人格形成において積極的な意義を担うことが多く，そのため，劣等感こそが人間の努力を生み出し，未来の安穏と確実性へと向かう目標を設定させ，人格形成の原動力となると考えられている。しかし，劣等感があまりに強すぎたり長く続きすぎたり，劣性を補う努力が極端になって優越への努力が過度に現れたりする場合には，劣等感から否定的，卑下的な自己概念をもたらし人格形成を歪める。また，引っ込み思案などの逃避行動や反抗・尊大・いじめ・残忍などの攻撃行動といった防衛行動を生み出して社会的不適応を導き出すことになる。劣等感は，自分を客観視し，自分と他人を比較するようになる学童期から本格的に生じる。とくに高すぎる要求水準をもち，優劣を競う場面での敗北の体験が寄与する。そこで，学童期に入ったら，むやみに能力を超える要求水準をもたせたり，競争心をあおったりして劣等感を育てるような失敗感，無力感を体験させないように配慮すべきである。劣等感の強い子どもには，ほかの子にはできない特技を身に付けさせたり，一つひとつ段階をふんで問題を解決する体験を与えたりして，自信と喜びをもつように導くことが大切である。また以前は，社会・経済的要因や身体的要因に基づく劣等感をもつ者が少なくなかったのに対し，現代では性格・行動的要因や才能的要因に基づく劣等感をもつ者が多くなっている。このことは，現代社会の根底になる過酷なまでの競争原理と無縁ではなく，また結果的に非行，登校拒否など問題行動を増加させる背景となっている。

【劣等感と青年期】 青年期に入ると，身体の著しい変化など，目に見える他者と自己との違いに直面しやすくなることに加えて，青年期には抽象的思考が可能になるため，自己を対象化・意識化しようとする意識が高くなる。また，他者の内面を考慮したりそれを通して自己を見つめたりすることが可能になってくる。そのため，青年期には他者と自己との相違や自己の劣性に敏感になりがちであり，他の時期よりも劣等感を体験しやすい。とくに，自分の性的成熟・性的能力には不安を抱きやすい。一方，青年の要求（理想）水準の非現実的な高さや経験の乏しさは失敗をまねきやすく，青年の自己評価を過度に低下させる。多くの場合，社会的経験の増加によって，自己像がより現実的・多面的になるに従って，劣等感や無力感はしだいに解消していく。　　　　　　　　　　　　　　　[二宮啓子]

●文献　1) 水間玲子：劣等感．久世敏雄・編，青年心理学事典，福村出版，2000, p.213．　2) 宗内敦：劣等感．細谷俊夫・編，新教育学大事典　第5巻，第一法規出版，1990, pp.549-550．

ろ

ローレル指数

【定義】 古代ギリシャのHippocratesの時代から，ヒトの体格が呈する体型について有意義な分類を行うために多くの努力が積み上げられてきた。体格を数学的に表現しようとした初期の努力がローレル指数（Rohrer index）であり，現在のBMI（body mass index，体格指数）の原型となったものである。現在は主として学童期の体格を表す指数として用いられ，肥満の判定に使用されている。ローレル指数＝[体重(g)/身長(cm)^3]×10^4で求められる。ローレル指数の判定はおおよそ次のように分類される。やせすぎ：99以下，やややせている：100〜114，普通：115〜144，やや太っている：145〜159，太りすぎ：160以上。ローレル指数の計算は，身長が低いと指数が高く出る。そのため通常は160以上を太りすぎとしているが，身長が110〜129cmでは180以上，身長が130〜149cmでは170以上，身長が150cm以上で160以上を肥満とするのがよいとの意見もある。

【ローレル指数の問題点】 従来，学童期の肥満判定にはローレル指数が小児保健，学校保健の領域で長く使用されていた。しかし年齢ごとに基準値が違い経年的な観察には適さないこと，同性・同年齢であっても身長が違うと，身長からみると標準の体重であってもBMIおよび

ローレル指数の値が大きく違うことなどから，身長による判定の不正確さが指摘されてきた。そのため現在，一般的に小児肥満の判定については「肥満度」が用いられるようになった。「肥満度」とは，文部科学省から発表されている「学校保健統計調査報告書」による標準体重を用いて肥満度[肥満度(%)＝(実測体重−標準体重)/標準体重×100]を計算することによって求められる。判定については，「肥満度」の項を参照されたい。

【小児肥満の現状と問題点】 わが国において，児童に肥満が急増したのは1964(昭和39)年前後とされる。学校保健統計によると児童・生徒における肥満発現率は1968(昭和43)年から1979(昭和54)年の11年間に倍増している。このような激増をもたらした生活環境の変化は，生活様式の急速な都市化と過密化であり，基盤としては食生活の量的・質的変化がもっとも重要な役割を果たしていた。しかし現実に肥満症の小児の発生を左右するのは，むしろ食生活以外の生活様式，つまり日常的な身体活動量の減少にあるとの見方が強くなっている。2004(平成16)年度の学校保健統計調査[1]の結果によると，学校医による「肥満傾向の者」の割合は，幼稚園から高等学校までのすべての学校においてこの10年間横ばい状態であるという。小児期の肥満が，そのまま成人の肥満に移行しやすい傾向があることはすでに国際的にも知られている。小児期の肥満対策は将来に向けての健康施策の大きな課題のひとつであり，子どもにかかわるすべての人が，この問題に関心を向けることが重要である。

〈同義語〉　肥満度，肥満
〈関連語〉　カウプ指数　　　　　　　　［住吉智子］

●文献　1) 文部科学省：平成16年度学校保健統計調査報告書，文部科学省，2004.

ワクチン／予防接種

ワクチンは病原体を不活化，または弱毒化したもので，感染症の発症を予防するために感受性者に対してワクチンを接種することを予防接種という。予防接種は，個人の感染防御とともに集団の感染防御でもあり，すなわち予防接種は感染症の蔓延を防ぐ手段のひとつとして重要な位置を占める。ワクチンは免疫学の進歩により効果的なワクチン開発が行われるとともに，ワクチン接種による副反応の軽減のための品質の改良も加えられてきている。また，現在では遺伝子工学を用いて製造されたワクチンも用いられている。

【予防接種／ワクチンの歴史】　人類の歴史のなかで，人類と感染症との闘いは大きな課題であった。18世紀末，Jenner, E. が牛痘に罹患した乳絞りの女性の手の痘胞から採取した膿を接種することにより痘瘡の発病を免れる現象を報告した。これが感染症を予防する目的で行われた「予防接種」の最初である。この現象をはじめとして，北里柴三郎が活躍した19世紀には細菌学などの学問が発達した。人類を脅かしてきたいくつもの病原体は細菌として同定され，のちに純粋培養が可能となると，これらを不活化したものがワクチンとして用いられるようになった。一方，ウイルスの分離増殖法の開発には時間がかかったが，20世紀に入ると組織（細胞）や発育鶏卵を用いた培養技術が発達し，インフルエンザウイルス，ポリオウイルス，風疹ウイルス，麻疹ウイルスなどに対してのワクチンの作製が可能となった。

【ワクチンの種類】　ワクチンは不活化ワクチン，生ワクチンの2種類に大きく分けることができる。不活化ワクチンは，病原体をホルマリンなどで不活化して病原体の増殖能力をなくしたもので，これをワクチンの成分として用いたものであり，インフルエンザワクチン，ジフテリア―百日咳―破傷風（DPT）ワクチンなどがあげられる。一方，生ワクチンは病原体を弱毒化したもので，ワクチンのなかには生きたウイルスが含まれている。このワクチン中の病原体は弱いながらも生体に感染する性質をもつ。これらのワクチンは，麻疹ワクチン，風疹ワクチン，ポリオワクチン，おたふくかぜワクチン，水痘ワクチンなどがあげられる。生ワクチンのなかにはとくに麻疹ワクチンのように温度の上昇や直射日光などによって不活化されやすいものもあり，接種までの管理が重要となるため，各ワクチンの取り扱いは添付文書の指示に従い適切に行う必要がある。また予防接種法には国の定めたワクチン接種（法定接種）について，その接種年齢およびその期間が定められている。

【ワクチンの現在・未来】　ワクチンは個人を感染から守るだけではなく，集団の感染拡大を防ぐためにも重要であることは変わりないが，予防接種をはじめとする感染症に対する政策はその時代によっても変化してきた。例をあげると，2006（平成18）年4月より麻疹風疹混合（MR）ワクチンの接種が開始された。従来，麻疹および風疹の予防接種は各ワクチン成分の1回のみの接種であったが，MRワクチンの導入を機に，1～2歳までの期間にMRワクチンを1回，また就学前にMRワクチンの2回目の接種が行われることとなった。これは児へのワクチン接種回数を単味ワクチンの2回接種から混合ワクチン接種1回へと減らすことで，乳幼児における予防接種率の向上をめざすとともに，集団生活が始まる就学前に追加接種を行うことでワクチンに対する免疫学的記憶の低下を防ぎ，感染の蔓延を防ぐ目的で行われるものである。欧米ではこの接種の方法が一般化しており，わが国もこれを契機に麻疹および風疹患者が減少することが期待される。ところで，新しいワクチン開発も精力的に研究が進んでいる。近年，生体防御において粘膜に存在する免疫系が感染免疫応答に重要な役割を果たしていることが明らかになってきたことから，粘膜免疫応答を効率的に誘導するワクチンの開発が進んでいる。将来的には，従来の注射による痛みを伴う従来のワクチン接種法ではなく，経皮・経粘膜ワクチンや食べるワクチン，鼻腔より吸引し接種するワクチンなどが導入される可能性がある。

［菅井敏行］

●文献　1）木村三生夫，他：我が国の予防接種．予防接種の手びき，第11版，近代出版，2006, pp.1-39.　2）西村仁志，他：ワクチン開発と免疫学．日本

ワロン(Wallon, Henri)

フランスの心理学者,精神医学者,教育学者(1879-1962)。パリに生まれ,パリ大学医学部を卒業。1908年に医学博士,1925年に文学博士の学位を取得。1929年,国立職業指導研究所教授。1937年,コレージュ・ド・フランス教授。情動表出を通して他者と交流することが,子どもの発達に決定的な影響を及ぼすことを強調し,唯物弁証法の立場から発達心理学に新たな視点を与える。第二次世界大戦中,ドイツ占領下のパリにおいて抵抗運動に参加し指導的な役割を果たす。パリ解放後,文部大臣や国会議員を務める。物理学者 Langevin, P. と共に教育改革案(ランジュバン・ワロン計画)を作成。Wallon は,パリ大学医学部卒業後,精神科病院で知的発達遅滞児や精神障害児の臨床に従事し,ここで精神障害の原因が生物学的なことだけでなく環境的,とくに社会的な条件と密接に関係するとの認識に至り,児童相談などに携わりながら,病理的事例をふまえて,健常児の発達段階についての考え方を整理した。

【Wallon の基本的な視点】 Wallon は,自己と他者の関係論的な発達を心と身体の相互作用,絡まり合いを契機として,それを重ね合わせながら発展していくということを,独自の弁証法的な認識方法で明らかにしようとした。

【Wallon の発達段階論】 ①胎内生活の段階:完全な生物学的依存の状態。母親は胎児の欲求のすべてを満たしている。②運動的衝動の段階(生後3ヵ月までの時期):何かに方向づけられているということではなく,運動発作に似た動きをする段階。吸啜反射や手握反射などの反射以外は,外受容,自己受容,内受容の刺激に対して不特定の漠然な動きをする。③情動の段階(生後6ヵ月を頂点とする時期):母親と子どもとの間に動作,態度,姿勢,身振りなどによる相互理解のシステムがつくり上げられていく段階。子どもは周囲の身近な人々と非常に密接に結び付いて,他者と自分とを区別できないほどになってしまう。④感覚運動的活動の段階(1〜3歳の時期):生体の運動により生じた感覚が快適であったときに,その感覚を再び求めて運動を繰り返そうとする段階。外的な知覚の場,主体の欲望,嫌悪,感情的傾性,そこから生じる姿勢,態度,運動などを融合させて,行動に適切な目的と手段を与えて,そのときどきの印象のなかから,その成功にもっとも有効なものを集める能力を得て,歩行や言葉といった活動を通じて進められる。⑤人格表現の段階(3歳前後〜6歳の時期):自我を確立し豊かにしていく段階。人格の自律性を守ることを唯一の関心としているかのように周囲への抵抗が日常的になる。次いで周囲のものを占有しようとする。一人二役遊びや対話を通じて心的レベルでの自我が表現されるようになり,自分の経験を自我と非自我のカテゴリーのもとに分けるようになる。⑥範疇的思考の段階(6〜12歳):対等な仲間関係が定着するようになったときはじめて,自分と他者との相互交換性を理解し,自分をも多くの人間のなかの一人としてカテゴリー的に捉えるようになる。⑦思春期および青年期の段階:これまでの実証主義的な段階とは異なり,ものや人の存在理由を問い,その起源と運命を知ろうとするような,子どもと大人とを区分する段階。

【Wallon の発達段階論の特徴】 Wallon は,乳児は誕生以来人間的環境のなかで育ち,情動表出を通して他者と交流すると考えた。このことが子どもの発達に決定的な影響を及ぼすことを強調し,この視点から,『子どもの性格の起源』(1932)や『子どもの思考の起源』(1945)の心理学的研究へと進んでいく。Wallon の発達段階論は,パーソナリティーという生理−心理−社会的な意味での人間の全体性をその発達過程において捉えたことである。そこでは唯物弁証法の立場からの精緻な分析が加えられている。社会的条件を重視する Wallon の見方は,Piaget, J. の発達段階説に象徴されるような見方と対照をなす。Piaget は子どもの発達の過程を自己中心性が社会化されていく過程として,その連続性をみている。一方で Wallon は個性化の分化の過程として,各発達段階間の不連続性や対立・危機を強調している点に特徴がある。また,Piaget が知的発達に注目しているのに対し,Wallon は人格全体の発達を構造的に捉えようとしている。

【発達論以降の活躍】 教育改革案(ランジュバン・ワロン計画)は直ちに実施されなかったが,ヒューマニズムの内容をもつこの改革案は,現

代フランスの教育制度の基調となっており，教育史で不滅の光を放っている．Wallonは晩年には児童心理学の成果と方法に基づいて，不適応時の学校への適応，子どもの個性の開花および進路指導に携わり，教育改革案の実現をめざした．以上のように，Wallonの精神発達に関する考え方は情動が精神発達の基盤であり，知性や社会性は情動を起源とし，後に情動と対立するようになるというものである．

〈関連語〉 発達段階，発達理論，ピアジェの認知発達理論　　　　　　　　　　　　［平井るり］

●文献　1）浜田寿美男：ワロン．村井潤一・編，発達の理論をきずく(別冊発達4)，ミネルヴァ書房，1994，pp.59-104．2）滝沢武久：ワロン・ピアジェの発達理論，明治図書出版，1979．3）滝沢武久：アンリ　ワロン．小林道夫，他・編，フランス哲学・思想事典，弘文堂，1999，p.467．4）Wallon, H.(浜田寿美男・訳)：身体・自我・社会，ミネルヴァ書房，1989．

関連学会および団体

NPO 難病のこども支援全国ネットワーク

【設立年】 1998（平成10）年。
【活動の趣旨】 病気や障害のある子どもとその家族を対象に，情報提供，交流活動，社会啓発活動を進めている。
【主な活動（国民運動"健やか親子21計画"の一環として）】 ①病気や障害のある子の家族を対象とした相談事業：a.「ネットワーク電話相談室」（第二種社会福祉事業）の運営（月～金11：00～15：00）。b.「遺伝（先天異常）特別相談/黒木良和先生」の運営（毎月第4金曜日 14：00～17：00）。c.「ピアサポート活動」の実施（国立成育医療センター・神奈川県立こども医療センター内に相談窓口を設置）。②家族同士の交流の場を提供するサマーキャンプ事業：サマーキャンプ"がんばれ共和国"の建国。「友だちつくろう」を合言葉に，宮城県蔵王町，神奈川県大井町，愛知県鳳来町，熊本県阿蘇町，沖縄県北谷町の5カ所で開催，キャンパー，家族，ボランティアを含めおよそ700名が参加。③親の会活動を支援する親の会活動支援事業：a.親の会連絡会の開催，親の会連絡会合宿研修旅行の実施，親の会広報活動。小児癌や心臓病など47団体が参加，研修活動，要望活動などを進めている。b."いのちの輝き毎日奨励賞"の募集と贈呈。c."難病のこども支援映像プロジェクト＝フレンズ"の募集の製作。④講演会・研修会など病気や障害のある子を理解するための事業：a.こどもの難病シンポジウムの開催。b.病気や障害のある子を知るために「養護教諭セミナー」の開催。c.病気療養児のよりよい教育のために「病弱教育セミナー」の開催。⑤社会教育・広報活動：a.機関誌『がんばれ！』の発行，ホームページの開設・運営。b.啓発人形劇「The Kids on the Block」の活動。地域の小学校や子ども会を通じて病気や障害を理解してもらうための活動。c.小児難病親の会ハンドブック・疾病理解のためのハンドブック等関連図書の発行。『難病の子どもを知る本』(2000)，『子どもの死の受容と家族支援』(2005)，『わかちあい，育てあう親の会』(2005)ほか。⑥ボランティア（プレイリーダー）の養成と活動支援：a.プレイリーダー（遊びのボランティア）の養成と活動支援。b.サンタクロースの病院訪問，その他。
【会員数】 900名。
【連絡先】 〒113-0033 東京都文京区本郷1-15-4 文京尚学ビル6階 TEL 03-5840-5972 FAX 03-5840-5974 ネットワーク電話相談室：TEL 03-5840-5973 URL：http://www.nanbyonet.or.jp

日本育療学会

The Japanese Association of Education and Medical Care

【設立年】 1994（平成6）年。
【目的】 病気や障害のある子どもが現在および将来にわたって，充実した生活を営むことができるようにするため，教育，医療，福祉，家族および本会の目的に賛同する関係者が一体となって，子どもの健全育成をはかるための研究・研修を推進し，その成果の普及を目指すことである。
【会員資格】 この学会の趣旨，目的に賛同する人であれば，とくに制限はない。
【主な事業】 学会活動等は，目的を達成するために次の事業を行う。①研究会・研修会の実施：子どもの健全育成をはかるために，教育，医療，福祉，家族等の立場から研究会・研修会を定期的に計画し，実施している。年に1回は学術集会を開催し，教育，医療，看護，福祉等の関係者が一堂に会し，シンポジウムや分科会，研究発表などが行われている。②学会誌および図書等の刊行：日本育療学会誌『育療』を年間3回から4回刊行している。③関連団体・機関との連携：子どもを支援するために教育，医療，福祉，家族等の関係団体や機関との連携を重視した活動を行っている。④教育，医療，看護，福祉等に関する調査研究・知識の普及：子どもの教育・社会福祉・看護・保健等に関する調査研究を行い，その成果の普及に努めている。⑤そのほか，本会の目的を達成するのに必要な事業を行う。
【会員数】 現在200人程度であるが，病弱養護

学校や院内学級等の病弱教育に携わる教員や小児看護に携わる看護師，小児科医などさまざまな職種の会員で構成されている。とくに病弱教育(病気の子どもの教育)関係では唯一の学会であることが特徴である。
【連絡先】 〒113-0033 東京都文京区本郷1-15-4 文京尚学ビル6F 日本育療学会事務局 FAX 03-5840-5974 e-mail：japanikuryo@ybb.ne.jp URL：http://www.nanbyonet.or.jp/ikuryo/

日本医療保育学会
The Japanese Society for Care and Education in Pediatrics

【設立年】 1997(平成9)年に全国医療保育研究会として発会。2001(平成13)年，研究会から，より学術的かつ社会的な責任のある「学会」に移行し，名称を日本医療保育学会に変更する。
【目的】 医療と密接なかかわりをもつ保育職ならびにその関連領域の専門職と協力して，医療保育の研究，研鑽を行うとともに，その発展向上ならびに社会的理解の推進をはかり，疾病に罹患した小児のQOL向上を目指すことを目的とする。
【会員資格】 本会の趣旨に賛同する保育士をはじめ，小児医療，保健，福祉，教育などの分野における専門職とする。学生は準会員とし，総会への議決権は付与されない。
【主な事業】 ①学術集会を年1回開催する。②研修会を開催する。研修会には全国研修会・地方ブロック研修会があり，いずれも年1回開催。地方ブロック研修会では，地方のニーズに合わせた研修・実践報告や会員同士の情報交換の場などがあり好評である。③機関誌『医療と保育』の刊行。④ニューズレターの発行。学会や研修会の内容紹介や，医療現場に勤務する保育士に必要なさまざまな情報を提供している。⑤日本医療保育学会認定「医療保育専門士」の資格認定。2006(平成18)年度より認定のための研修制度をスタートさせた。⑥その他，本会の目的達成のための事業。
【連絡先】 〒271-8555 千葉県松戸市岩瀬550番地 聖徳大学短期大学部保育科野原研究室内 日本医療保育学会事務局 FAX 047-308-3881 URL：http://www.soc.nii.ac.jp/jscep/

【特徴】 ①保育士のみならず，医師・看護師はもとより心理士・薬剤師・栄養士・養護学校の教員など，小児医療における子どもをとりまくさまざまな職種の方々が会員であることで，「チーム医療」として多方面から子どもの療養環境について検討・実践できる。②医療現場で活躍する保育士の知識や技術，専門性の向上をはかるための数少ない学会として活躍している。

日本外来小児科学会
The Society of Ambulatory and General Pediatrics of Japan

【設立年】 1991(平成3)年に日本外来小児科研究会として発会。1999(平成11)年，研究会から日本外来小児科学会に移行。
【目的】 小児の総合医療と外来医療に関する研究と教育を促し，もって小児医療の向上をはかることを目的として，1987(昭和62)年に有志が集まり会合をもつようになり，1991年には松山市において第1回年次集会を開催した(会長・徳丸實)。2006(平成18)年には，第16回年次集会が横浜市で開催された(会長・横田俊平)。
【会員資格】 当学会の趣旨に賛同する者が，入会手続き手順に沿って現会員の推薦状を添えて申し込み，役員会の承認を得る。
【主な事業】 本学会が主催する主な事業は，学術集会の開催，学習会の開催，会員相互の親睦，内外の関連団体との連携などである。さまざまな部会，委員会が活発な活動を続けており，教育部会では，プライマリケア研修プロジェクトが「プライマリケア研修プログラム」を作成し，総合小児医療および外来小児科診療のクリニック実習の指導マニュアルとして用いられている。また，クリニック実習班は大学における医学生のクリニック実習の充実を働きかけ実績をあげている。最近では「医学生・研修医ネットワーク」を立ち上げ，小児医療に興味をもつ若い力の結集をはかっている。診療部会では，子どもにかかわる諸問題，発熱・下痢・感冒など一般的な疾患への対処法，アドボカシーとしての禁煙運動やシートベルト着用の推奨などを解説した「リーフレット」を作成し配布している。このリーフレットを外来に置くことで啓蒙活動の一端を担っている。また社会活動委員会ではアドボカシー委員会の活動として，禁煙運動の

推進，子どもの事故予防についての啓蒙，予防接種システムの改善へ向けた社会的発言などを積極的に行っている。

【会員数】 2006年現在，会員数は1,996名に達している。

【連絡先】 〒162-0041 東京都新宿区早稲田鶴巻町519番地 洛陽ビル3階 ㈱春恒社 学会事務部内 日本外来小児科学会事務局 TEL 03-5291-6231 FAX 03-5291-2176 URL：http://www.gairai-shounika.jp/index.html

【特徴】 本学会の特徴は，小児科医だけではなくコメディカルの参加者が多いことである。医師，看護師，薬剤師，保健師，医療事務など，子どもの医療にかかわるさまざまな職種の人々が協働することで，子どもの健康を保持することが謳われている。

日本学校保健学会
The Japanese Association of School Health

【設立年】 1954(昭和29)年。

【目的】 日本学校保健学会は，児童・生徒・学生の健康の保持・増進に関する学術研究と，その成果の普及・発展をはかることを目的に創設された。児童生徒のいじめや不登校などの心の問題，薬物乱用，エイズ，生活習慣の乱れなどの身体の問題が社会的な課題となりつつある現在，その健康と教育を司る学校保健への関心が高まっている。本学会は，こうした問題に科学的かつ実践的に応えうる学会として各界の期待を集めている。

【会員資格】 日本学校保健学会会則より抜粋。(会員)「第5条　会員は本会の目的に賛同し，所定の入会金・会費を納入した個人および組織とする。ただし，会費を2年間納入しなかった会員は，その資格を失う」「第6条　①個人会員は年次学会，機関誌などを通じて研究を発表することができる。②会員は機関誌その他の刊行物の配布および本会の事業についての連絡を受ける」「第7条　本会には別に定めるところにより名誉会員および賛助会員をおくことができる」。

【主な事業】 主な活動としては，年1回の学術集会「日本学校保健学会」，年6回刊行される機関誌『学校保健研究』，そして「タバコのない学校」推進プロジェクトなどの社会的活動がある。①年次学会，講演会等の開催。②機関誌『学校保健研究』，英文学術雑誌『School Health』，その他の出版物の編集および刊行。③共同研究等本会の目的を達成するために必要な研究事業。④地区学校保健学会その他関連諸学会との連絡・協力，情報の収集。⑤その他本会の目的を達成するために必要な事業。

【連絡先】 〒761-0793 香川県木田郡三木町大字池戸1750-1 香川大学医学部人間社会環境医学講座衛生・公衆衛生学内 日本学校保健学会事務局 TEL 087-891-2433 FAX 087-891-2134 URL：http://wwwsoc.nii.ac.jp/jash/

【日本学校保健学会と小児看護】 日本学校保健学会は「学校保健」をキーワードに医療，教育分野を中心に，しかしそれに限らず多職種，多分野の専門家が集まり，子ども達の心身の発達・健康を考えていこうという団体である。その推進者は，教育関係者としては養護教諭，体育教師，一般教師，医療関係者としては，医師，看護師，保健師，心理関係者として臨床心理士など，その他大学の教員，公衆衛生関係者，行政担当者などからなり，それらの専門家がそれぞれの専門分野を深めるのみならず，横のつながりを保ちつつ，互いに切磋琢磨し，新たな発展を遂げようという「集学的」な学会である。少子高齢社会を迎え，子ども達の心身の健康は，ますます重要なものになっていくと予想される。そのなかで学校保健という視点から，成長期にある幼児，児童，生徒，学生の健康保持・増進をはかることが，今後の社会における重要課題になることは間違いない。そのような「学校保健」の場において看護領域と関係が深いのは，やはり小児看護の分野ではないだろうか。そして保健師，養護教諭にとっても直接の関係がある分野だと思われる。今や看護という分野が医療現場のみに限定されないのは時代の趨勢であり，今後ますます保健，福祉，教育などの分野での活躍が期待される。小児看護という分野においても，学校という現場はますます重要なものになると思われる。現代社会は変革の嵐の真っただなかにある。荒れ狂う波のなかで看護師もまた自ら変化し，新しい時代に適応していくことを求められている。そのためにも学会発表，論文投稿など種々の活動を通じて見聞を

広め，自らを高める努力が必要と思われる。日本学校保健学会は，この困難な時代に立ち向かっていく，船となり羅針盤となり仲間になることを願っている。

日本児童青年精神医学会
The Japanese Society for Child and Adolescent Psychiatry

【設立年】 1960(昭和35)年,「日本児童精神医学会」として設立。1982(昭和57)年，現学会名に改称。

【目的】 児童青年期の精神医学的諸問題を研究し，この領域のコメディカルを含めた人材を育成し，広く地域社会的支援活動をするために精神科医が中心になって設立した学会である。ほかに小児科医が中心になって活動している日本小児精神神経学会がある。

【主な事業】 1990(平成2)年7月には，本学会がホストとなって，アジアで初めての国際児童青年精神医学会第12回総会(国立京都国際会館)が開催され，また1996(平成8)年4月には本学会が中心になって「アジア児童青年精神医学会」(東京・虎ノ門パストラル)の設立総会が開催され，今日に至っている。なお，本学会が親学会になる形での地方会はないが,「北海道乳幼児療育研究会」「東北児童青年精神医学会」「関東子ども精神保健学会」「九州児童青年精神医学懇話会」などの地方の組織とは，会員の重なりも深いことから密接な関連のもとでも活動があることを忘れてはならない。対象疾患には，発達障害(発達遅滞，自閉症，注意欠陥/多動性障害など)，人格形成にかかわる障害(心身症，拒食・過食，不登校，いじめ，境界性障害など)，精神病性障害(統合失調症，気分障害など)，家庭内諸問題(児童虐待，いびつな母子関係など)などがあるが，児童青年精神医学は子どもが示す多様な問題行動，精神身体症状を発達レベル，生物学的背景，家族内力動，交友関係などを総合的に検討しながら査定・診断を行い，治療，予防につなげていくところに特徴がある。日常活動としては，年1回の学術総会とともに，機関誌の発行(編集委員会)，子どもの人権，福祉(児童虐待など)，教育，倫理，災害対策，医療費など幅広い領域をカバーした委員会による活動がある。そのほか，特別支援教育政策,「健やか親子21」活動，子どもの心の診療に携わる専門の医師の養成に関する検討会等，厚生労働省や文部科学省の児童問題対策にも積極的にかかわっている。

【会員数】 2,800名余りで，精神科医(1,250名)，小児科医(190名)のほか，心理職，幼稚園から大学までの教育職，保健師，看護師など多数の職種によって構成されている。

【連絡先】 〒603-8148 京都府京都市北区小山西花池町1-8 ㈱土倉事務所内 日本児童青年精神医学会事務局 TEL 075-451-4844 FAX 075-441-0436 URL：http://wwwsoc.nii.ac.jp/jscap/

【沿革】 わが国においては，すでに20世紀初頭から，呉秀三，森田正馬らによって児童精神衛生について啓発活動がなされており，1930年代後半には，名古屋大学医学部精神科および東京大学医学部脳研究室に児童部が開設された。第二次世界大戦後，児童福祉法の制定によって各地に児童相談所が設立されるとともに，国立国府台病院児童病棟，東京都立梅ケ丘病院が開設され，国立精神衛生研究所(現国立精神・神経センター精神保健研究所)に児童精神衛生相談部が設立された。1950年代後半から，幼児自閉症ならびに登校拒否の症例報告がなされ始めるなど，児童精神医学への関心が高まるなかで，1958(昭和33)年，日本精神神経学会に「児童青年精神医学懇話会」が創設され，多くの研究者，臨床家が集った。そして，1960(昭和35)年，雑誌『児童精神医学とその近接領域』が創刊されたのを機会に，同懇話会が発展的に解消して「日本児童精神医学会」が設立された。その後，1970年代後半より青少年の心の健康問題に関する関心が高まり，乳幼児期から青年期までを視野に入れた研究の立場が必要となり，1982年には学会名を「日本児童青年精神医学会」に変更し，学会誌名も『児童青年精神医学とその近接領域』となった。

有限責任中間法人 日本周産期・新生児医学会
Japan Society of Perinatal and Neonatal Medicine

【概要】 本学会は，日本で唯一の周産期医療・医学に携わる幅広い専門家によって構成される

医学会である。学会構成員は小児科医，新生児科医，産婦人科医，小児外科医，麻酔科医，病理医などの医師のほかに助産師，看護師，保育士，心理療法士などのパラメディカル，基礎医学研究者などからなり，母体，胎児，新生児，さらに乳幼児についての医療・医学を対象とした研究，教育活動を行っている。毎年7月に3日間に渉って開催される学術集会には500題以上の一般演題が報告され，1,800名以上が参加する。また1月に開催される周産期シンポジウムは事前に周到に準備されたテーマのもとで，わが国のトップレベルの研究者がシンポジウム形式によって高度な議論を行っている。

【設立年】 2003(平成15)年。
【活動目的】 胎児・新生児および，それにかかわる母性・母体に関連する医療，研究について，倫理的側面に配慮しつつ，その水準の維持と向上および研究者，医療従事者の育成をはかることにより，母子の保健・医療を通じて，国民の福祉と医療の発展に寄与し，これらに携わる社員および会員である医師等の医療，研究，教育および診療の向上をはかることを目的とする。
【主な事業】 ①学術集会の開催(年2回)，周産期シンポジウム(1月)，総会・学術集会(7月)。②季刊(年4回)『日本周産期・新生児医学会雑誌』の発行。③周産期専門医制度：新生児専門医〔2004(平成16)年4月発足〕，母体・胎児専門医〔2006(平成18)年4月発足〕。
【会員数】 会員総数は5,769名。職種による内訳は，医師の会員が約97％，非医師(看護師，助産師など)の会員が約3％である。医師の専門領域は産婦人科領域が約43％，小児科領域が約49％，小児外科領域が約5％である〔2006(平成18)年6月現在〕。
【連絡先】 〒162-0845 東京都新宿区市谷本村町2-30 (株)メジカルビュー社内 TEL 03-5228-2074 FAX 03-5228-2104 e-mail：jspnm@interlink.or.jp URL：http://plaza.umin.ac.jp/~neonat/
【学会の歴史】 2003(平成15)年に活動目的を同じくする旧日本新生児学会と旧日本周産期学会が合同して，有限責任中間法人を設立し，学会名を日本周産期・新生児医学会とした。旧日本新生児学会は「新生児学の研究ならびにその進歩を促し，会員相互および内外の関連機関との連絡を図ること」を目的として，新生児医療・新生児医学に携わる産婦人科医，小児科医その他の産婦人科と小児科の専門家によって1965(昭和40)年7月に創立され，1976(昭和51)年には日本医学会に加入した。1985(昭和60)年，日本学術会議会員推薦のための学術研究団体として登録された。会員数は約5,200名，主な事業は年4回の会誌発行および年1回の学術集会の開催であった。旧日本周産期学会は「周産期学の進歩・発展をはかり，会員相互間ならびに国際学会との連絡・交流を促進すること」を目的として，1983(昭和58)年に創立された。会員数は約530名，主な活動は，年1回の選ばれた若手の研究者による高度な内容のシンポジウムを開催し，また，世界周産期学会の開催など，国外の学会との連絡，交流を行った。

社団法人 日本小児科学会

Japan Pediatric Society

【設立年】 1896(明治29)年。
【目的】 小児科学に関する学術の進歩ならびに知識の普及をはかり，小児の健康と福祉の向上に寄与することを目的とする。
【会員資格】 小児医療に貢献する医師ならびに推薦人2名によるコメディカル。
【主な事業】 ①学術総会を年1回開催し，学術への貢献を行う。②学術セミナーを年1回開催。③学会雑誌の発行：和文誌，英文誌。④委員会活動：各種30種以上の委員会の活動をし，小児医療の政策広報啓蒙活動，政策の立案などを行い広く子どもの健康，福祉に貢献する。⑤理事会，代議員会の開催。⑥公開講座の開催等を行い社会に貢献する。⑦その他。
【会員数】 18,771名〔2006(平成18)年現在〕。
【連絡先】 〒112-0004 東京都文京区後楽1-1-5 第一馬上ビル4階 社団法人日本小児科学会事務局 TEL 03-3818-0091 FAX 03-3816-6036 URL：http://www.jpeds.or.jp/
【役割】 ①子どもの健全育成：そのためには大人が見本をみせる。禁煙運動，子どもの事故防止，子どもの安全の確保，覚醒剤など薬物防止運動，性感染症から守る，テレビ等メディア対策など。②保育，育児環境の整備，確保：保育所の質的，量的確保，保育士の教育環境の整備など。③小児救急医療の整備：センター化医療。④小児科医の確保：女性医師の働く環境の整

備，初期研修制度改革など。⑤小児科の診療報酬の確保：とくに病院小児科の診療面での確保。⑥世界の小児科医に向けての視点を求めて。

日本小児がん学会
Japanese Society of Pediatric Oncology

【設立年】 1984(昭和59)年12月に日本小児がん研究会として設立され，1990(平成2)年12月に現在の日本小児がん学会と名称を変更して，積極的な活動を続けている。

【目的】 小児がんに関する学術の進歩と知識の普及により，小児がんの治療成績の向上をはかり，小児がんの患児およびその家族の健康と福祉に貢献することを目的とする。

【会員資格】 正会員は目的に賛同する医師，ならびに医学・医療・福祉に従事もしくは研究する者で，医師以外の者が入会を希望する場合は評議員の推薦を必要とする。賛助会員は法人，団体である。

【主な事業】 機関誌『小児がん』は，毎年開催される総会のプログラム号も含め年間4回，約7,000部を発行している。常設委員会は庶務委員会，財務委員会，機関誌委員会，保険診療委員会，学術委員会，広報・渉外委員会，規約委員会，専門医制度検討委員会，小児がん登録委員会で，Adohoc委員会として同時期開催委員会が，また理事会内委員会として将来計画委員会が活発に活動している。理事会は年5回開催されている。現在，学会としての重要課題は，小児がん専門医制度の確立(日本小児血液学会との連携のもとで)，学会法人化の早期実現，小児がん全数把握登録システムの運用，日本小児血液学会との連携強化，広報活動の充実，国際化への対応(SIOP，国際小児腫瘍学会SIOP Asia，ANRなど)，規約・細則の整備，財政基盤の充実などであり，実現に向けて活動している。学術集会は2005(平成17)年11月25〜27日に，第21回日本小児がん学会(中川原章会長千葉県がんセンター研究所)・第47回日本小児血液学会(江口光興会長 獨協医科大学小児科学)の同時期開催と，第3回日本小児がん看護研究会・財団法人がんの子供を守る会合併開催が宇都宮市で行われた。同時期開催は2004(平成16)年度に引き続き2回目で，共通主題は叡智の結集である。メインテーマは小児がんのトータルケアで特別講演2題，招待講演(自治医科大学小沢敬也教授の先端医療としての遺伝子治療・細胞治療)，教育講演10題，合同シンポジウムとしてトータルケアの心と実戦，合同ワークショップは2題で難治性小児がん・白血病の治療戦略，イブニングセッションとして「小児がん専門医制度を考える」と「走り始めた小児がんの臨床試験；現状と将来」であった。当日参加者は医師844名，医師以外440名の計1,284名で，応募演題数は251題と前年を上回った。今回は両学会とも会員から応募演題を公正に評価して，上位点数の演題から口頭発表する形式を採用した。終了後評議員に対しアンケート調査を実施した。第3回目の同時期開催は2006(平成18)年11月24〜26日に，第22回日本小児がん学会(河敬世会長 大阪府立母子保健総合医療センター)・第48回日本小児血液学会(吉岡章会長 奈良県立医科大学小児科学)の同時期開催と，第4回日本小児がん看護研究会・財団法人がんの子供を守る会合併開催が大阪市で催された。メインテーマは小児がんのトータルケアと子どもの権利である。

【会員数】 2006年1月から理事長以下新体制のもとで活動を開始している。理事17名，監事2名，評議員219名，会員数は2007(平成19)年1月現在1,440名である。

【連絡先】 〒111-0053　東京都台東区浅草橋1丁目3-12　財団法人がんの子供を守る会内 日本小児がん学会事務局　TEL 03-5825-6311　FAX 03-5825-6316　E-mail：jspo@ccaj-found.or.jp　URL：http://www.ccaj-found.or.jp/jspo

日本小児がん看護研究会
Japanese Society of Pediatric Oncology Nursing

【設立年】 2003(平成15)年。

【目的】 小児がんの子どもと家族に質の高いケアを提供できるようにするための研究，啓蒙活動を行うこと。

【会員資格】 小児がんの子どもと家族への看護の実践，教育，研究に携わる者，および小児がんの子どもと家族へのケアの向上に関心のある者。

【主な事業】 ①研究会の開催：年1回(当分の

間，日本小児がん学会，日本小児血液学会，がんの子どもを守る会との同時期開催），②小児がん看護に関する研修会の開催：年1回，③研究会誌『小児がん看護研究（The Journal of Pediatric Oncology Nursing）』の発行：年1回，④ニュースレター発行：年2回，⑤ホームページの運営．
【会員数】 232名〔2006（平成18）年2月現在〕．
【連絡先】 〒399-4117 長野県駒ヶ根市赤穂1694 長野県看護大学小児看護学講座 日本小児がん看護研究会事務局 TEL・FAX 0265-81-5186・5184 URL：http://www.jspon.com/
【特徴】 International Society of Paediatric Oncology と連携をもち，小児がん経験者や家族，他職種の方々とも連携して，広い視野から小児がんの子どもと家族のケアの質の向上を目指している．

日本小児看護学会

Japanese Society of Child Health Nursing
【設立年】 1991（平成3）年，日本小児看護研究学会として設立．1999（平成11）年，現学会名に改称．
【目的】 小児看護に関する実践，教育および研究活動を通して，子ども達の健康増進に寄与することを目的とする．
【会員資格】 本会の目的に賛同する小児看護の実践，教育，研究にかかわっている人．
【主な事業】 近年，少子社会，経済の低迷などの社会の影響を受け，小児医療と子どもをとりまく環境が悪化している．とりわけ，小児医療の不採算性，小児科医の不足から小児病棟の閉鎖，小児救急の問題が起こり，医療技術の専門分化に加えて虐待の増加など小児看護においても，多くの複雑な問題に速やかに効果を上げていくことが求められてきている．日本小児看護学会は，小児看護の向上のための実践，教育，研究はもとより，小児看護の専門の立場から，子どもをとりまく環境を改善するために社会に向けて発信することも重要な活動としている．これらの事業の具体例として，2004（平成16）年には，小児の臓器移植に関する見解を発表した．また，学会の事業のひとつとして小児救急認定看護師の認定分野申請を行い，2005（平成17）年度から小児救急認定看護師の養成課程の新設が認められた．さらに，慢性疾患をもつ子どもの在宅ケアの充実のために，ケアマニュアルを作成し，地方でマニュアルの活用に関する研修会を開催している．小児診療報酬の改訂や，育児環境の改善のために看護系学会や小児保健，小児医療の関連団体との連携をとり活動を行っている．以下に基本的な事業内容を示す．①学術集会を年に一度開催する．子どもの看護や子どもの健康，健康障害，家族の看護，小児看護学教育などに関して幅広いテーマで演題発表やシンポジウム，テーマセッションが行われ，多くの参加者により熱心に討論されている．②学会誌を年2回発行．小児看護に関する研究論文のほか，学会に関する情報が掲載されている．③ニュースレターを年2回発行．情報交換の場として学会のさまざまな取り組みやイベント，会員の活動状況，理事会活動の報告などが掲載されている．ホームページからも学会の情報を発信している．④地方会の開催．小児看護の質の向上のために，最新情報の共有や交換，学習の機会として地方での研修会や研究会を行っている．また，地方の小児看護の向上のための取り組みを側面支援している．⑤「健やか親子21」の加盟団体として，小児救急，在宅ケア，入院環境の整備などに取り組んでいる．⑥小児看護に関連するさまざまな問題に関して，学会としての見解の発表，関連団体への働きかけを行うなど，小児看護に関する唯一の学会として社会的活動を展開し，情報を広く社会に向けて発信する努力をしている．
【会員数】 2006（平成18）年度の会員数は約1,500名で，小児看護の実践，教育，研究に携わる看護職が中心である．
【連絡先】 〒162-8666 東京都新宿区河田町8-1 東京女子医科大学看護学部内 日本小児看護学会事務局（2004年7月〜2006年7月） TEL 080-5540-1322 FAX 03-3357-4874 e-mail：jschn@nurs.twmu.ac.jp URL：http://jschn.umin.ac.jp
【沿革】 1991年に日本小児看護研究学会として発足し，初代会長は吉武香代子（千葉大学名誉教授）が就任した．1992（平成4）年に第1回日本小児看護研究学会が開催され，その後学術集会として毎年1回開催されてきた．1999年には梶山祥子（東邦大学医療技術短期大学名誉教授）

が会長に就任し，日本小児看護研究学会は日本小児看護学会と名称を改め，第18期日本学術会議学術研究団体として登録された．2004～2006年度の理事長には日沼千尋が就任し，8名の理事，2名の幹事，30名の評議員によって運営されている．

特定非営利活動法人 日本小児外科学会

The Japanese Society of Pediatric Surgeons
【設立年】 1964(昭和39)年．
【設立の目的】 小児外科学の学術研究，知識の交換および教育指導等に関する事業を行い，わが国における小児外科学の進歩普及に貢献し，もって学術文化と国民の福祉の増進に寄与すること．
【会員資格】 本会の目的に賛同して入会し，小児外科学の進歩普及を推進する個人．
【主な事業】 ①定期学術集会：2006(平成18)年の秋田での集会で43回目を数えるに至った．2007(平成19)年は第44回学術集会が東京で開催される．②秋季シンポジウム：1985(昭和60)年からは病気や治療方法などのテーマを決めて秋季シンポジウムを行っている．2006(平成18)年は香川で第22回秋季シンポジウム(主題：膵・胆管合流異常―小児例でのconsensusを目指して―)を開催した．③機関誌：『小児外科学会雑誌』は年7回発刊されている．英文誌『Pediatric Surgery International』は2003(平成15)年から本会のofficial journalとして，学術集会の発表演題のなかから選ばれた論文をまとめて年に1回掲載している．④新生児外科集計：5年に一度，新生児外科集計を行い，疾患ごとの症例数，治療成績の調査を行っている．⑤卒後教育セミナー：学術集会終了日とその翌日に開催し，若い医師のレベルの向上に努めている．⑥海外との交流：学術集会では欧米の著名な小児外科医との交流をはかってきたが，近年はアジア諸国から若い小児外科医も招待し，近隣諸国の小児外科の発展にも寄与したいと考えている．
【会員数】 正会員2,491名，名誉会員53名と特別会員54名(2007年1月現在)．
【連絡先】 〒162-0802 東京都新宿区改代町26-1 有限責任中間法人学会支援機構内 特定非営利活動法人日本小児外科学会事務局 TEL 03-5206-6009 FAX 03-5206-6008 URL：http://www.jsps.gr.jp/
【沿革】 日本小児外科学会は1964年に設立され，同年6月に小児科，脳神経外科，麻酔科，産科，泌尿器科ならびに整形外科医の参画のもとに，第1回日本小児外科学会総会ならびに学術集会が開催された．1972(昭和47)年に日本小児外科学会は日本医学会分科会として認定され，さらに1978(昭和53)年10月にはそれまで外科の一部であった小児外科が独立した標榜科として認可された．小児外科学会では，病気の小児達を守るために，外科治療が必要な小児達の治療は十分な修練を受けた小児外科医が担当すべきだと考え，小児外科専門医制度を発足させている．1979(昭和54)年5月17日に発足した認定医制度は，2000(平成12)年に専門医制度へと移行した．2003年，特定非営利活動法人として認められ，名称も特定非営利活動法人日本小児外科学会となり，専門医の広告を出すことができるようになった．
【役割】 小児には，成人にはみられない食道閉鎖症，腸閉塞症，鎖肛(直腸肛門奇形)などの先天性疾患や，小児特有のがんである神経芽腫，腎芽腫，肝芽腫などがある．また小児は大人の体をただ単に小さくしたものではなく，身体の構造や仕組みが大人とは異なっている．小児，とくに新生児や乳児は成人と違った生理的特徴があり，手術前後の管理方法も成人とはかなり違っている．手術の傷跡ひとつとっても小児の人生に大きな影響を与える．また，病気によっては長い期間(人によっては一生)，お付き合いする必要が出てくる．小児外科医とはこれらの特徴を把握している小児専門の外科医である．小児が病気と闘うために本学会員たる小児外科医は，小児の外科の専門家としての力を発揮することだけではなく，小児内科医その他の小児医療にかかわる医療者とともに，さらに，患児本人，両親，家族とともに力を合わせていきたいと考えている．

日本小児血液学会

The Japanese Society of Pediatric Hematology
【設立年】 1960(昭和35)年．

【目的】 日本小児血液学会は小児血液学の進歩，発達および普及をはかり，医療に貢献する。
【会員資格】 会員資格の条件は本会の目的に賛同する医師または医学研究者。
【主な事業】 本会は前述の目的を達成するために以下の事業内容を執り行っている。①学術集会の開催，②機関雑誌『日本小児血液学会雑誌(The Japanese Journal of Pediatric Hematology)』の編集発行，③その他，本会の目的を達成するために必要な事業。学術集会は年1回開催されるが，2004(平成16)年より日本小児がん学会と同時期開催を行い，両学会の共同シンポジウムなども企画されている。さらに小児がん看護研究会も同時期に開催され，小児血液・腫瘍に関係のある多くの医師，看護師らが一堂に会し，研究成果を発表・討議している。機関雑誌である「日本小児血液学会雑誌」は本学会の編集委員会によって編纂され，年6回発行されている。編集委員会のほか，造血幹細胞移植委員会，再生不良性貧血委員会，骨髄異形成症候群委員会，特発性血小板減少性紫斑病委員会，血友病委員会，白血病委員会，HLH/LCH委員会の計8つの委員会と9つの理事会諮問委員会が設置されており，さまざまな活動が行われている。委員会の代表的な活動として，造血幹細胞移植委員会では小児科領域で施行されている造血幹細胞移植の登録調査を行っている。再生不良性貧血委員会では1988(昭和63)年以降の再生不良性貧血症例を年に1回，登録および追跡調査している。骨髄異形成症候群委員会は症例のセントラルレビューを行い，会員から依頼のあった症例の診断を行っている。特発性血小板減少性紫斑病委員会では2005(平成17)年度に治療のガイドラインを発表した。また血友病委員会では乳幼児重症型血友病症例の凝固因子定期補充療法に関する検討などを行っている。白血病委員会，HLH/LCH委員会は，2005年度より活動を開始したところである。また2005年度までは，理事会諮問委員会として保険委員会，学会同時期開催連絡委員会，将来計画委員会，学会ホームページ検討委員会，臨床検査審査委員会，評議員選任委員会が活動を行ってきたが，2006(平成18)年度より，小児がん専門医制度検討委員会，疾患登録委員会，がん診療ガイドライン委員会が新たに設置され活動を開始した。臨床検査審査委員会は国内のさまざまな小児血液関連グループの治療プロトコールを学術面，倫理面などの観点から総合的に審査する機構として機能している。
【会員数】 2006年現在の会員数は1,300名。
【連絡先】 〒160-0016　東京都新宿区信濃町35　信濃町煉瓦館　財団法人国際医学情報センター内　日本小児血液学会事務局　TEL 03-5361-7107　FAX 03-5361-7091　E-mail：JSPH@imic.or.jp　URL：http://www.med.hokudai.ac.jp/~ped-w/JSPH.htm

日本小児ストーマ・排泄管理研究会
Japanese Society of Pediatric Ostomy and Continence Care

【設立年】 1986(昭和61)年，日本小児ストーマ研究会として発足。2002(平成14)年，現研究会名に改称。
【目的】 小児ストーマケア，排泄管理および創傷管理の向上と普及，これらの管理や治療に用いる用品の開発と普及，ならびにこれらの病態に関する研究を目的とする。
【会員資格】 本会の会員は医師，看護師，その他の医療従事者を正会員とする。ストーマ用品メーカーに属する上記以外の職種のものは準会員とする。
【主な事業】 ①年1回の学術委員会を開催する。②その他，第2条の目的を達成するための事業を行う。
【会員数】 510名
【連絡先】 〒113-0033　東京都文京区本郷7-3-1　東京大学医学部小児外科内　日本小児ストーマ・排泄管理研究会事務局　TEL 03-5800-8671　FAX 03-5800-5104
【役割・特徴】 研究会の発足当初は「日本小児ストーマ研究会」という名称で，ストーマ造設法や合併症の対応などが議論されてきた。しかし，近年は医療技術の向上や治療の変遷でストーマ造設数も減少しつつあり，ストーマ以外の排泄障害に対する対応や身体的問題以外の社会的・精神的問題がクローズアップされるようになってきている。それまではストーマ造設の少ない施設の医療者にとっては関心の薄い研究会であったが，排泄障害に領域を拡大することによって，新たな入会者も出てきた。これを受けて，2002年に研究会の名称は「日本小児ス

トーマ・排泄管理研究会」と改称された。本研究会は日本の小児医療施設から選出された医師や看護師の世話人を柱とし，代表世話人が統括する。代表世話人は東京大学小児外科教授で3代目になる。研究会が発足した頃には欧米に大きく遅れをとっていたストーマケアの知識・技術であったが，現在の研究会で討議される内容は失禁防止に焦点を当てた治療やケア，社会的・精神的問題を提起するQOLに関する研究が進み，国際的にも遅れはとっていない。しかしながら，このような研究成果や治療の内容も国内すべてに啓蒙されておらず，現状はすべての小児医療施設のなかで医療やケアの質に格差があることは否めない事実である。看護職も自施設で行われる治療が一般的だと思い，潜在している社会的問題や心理的問題に気づきながらも治療優先である現状にジレンマを感じている場面は少なくないと予測される。研究会にて他施設の研究成果を耳にし，「自分の施設の問題点をフィードバックする」，この発起が重要であると考える。研究会はこうした医療者の発起の機会を与える場にもなり，その役割は重要である。本研究会では治療やケアの発展をめざす一方で，日本における小児排泄ケアの質を全体的に底上げしていくという使命も担っている。その事業として1996(平成8)年から学術委員会が中心となり，学術集会に合わせて，教育セミナーを企画運営してきた。「小児排泄障害のケアに必要な知識，技術とは」，常にこの問いかけをもとに企画を練る作業が行われてきた。教育指導にかかわる講師数は25名で，国内において，小児の排泄ケアにかかわる第一線の小児外科医，泌尿器科医およびWOC(創傷・オストミー・失禁)看護認定看護師らが中心にその任を果たしている。近年，このセミナーには毎回80〜150名の受講参加がある。ほとんどが看護職であるが，医師の参加も増えてきた。この研究会に参加し，教育セミナーを受けた受講生は700名を超えており，排泄障害児に専門的にかかわる人材の育成と国内における排泄障害に対する適切なケアの提供に寄与していると思われる。小児の排泄障害に対して，養育的視点も入れたトータルケアが提供されるには，医師と看護師，臨床心理士などの他職種のコラボレーションが不可欠である。本研究会はその趣旨にのっとり，チーム医療の促進のために研究，教育ともに医師と看護師の協働活動体制をとっている点が大きな特徴である。

日本小児総合医療施設協議会

Japanese Association of Children's Hospitals and Related Institutions；JACHRI

【設立年】 1968(昭和43)年。

【目的】 ①本会は，小児総合医療施設の医療，研究，教育，社会活動を支援し，国際的水準の小児医療の確保，普及に努めるとともに，現在および未来の子どもとその家族の心身の健康水準の向上を目指す。②上記目的を達成するため，国の内外の学術団体・関係機関と密接に協力して，a．子どもの擁護(child advocacy)，b．小児保健政策の立案(public policy)，c．小児保健・医療に関連するデータベース整備(database)，d．小児総合医療施設の財政分析(child health and financing)，e．一般教育(community education)，f．広報活動(public relations)を進める。

【活動概要】 ①診療報酬改定要望：小児病院では現行の診療報酬では大幅な赤字となり，国公立病院では一般会計からの繰り入れが行われているのが現状であり，診療報酬の改定等，毎年厚生労働省に対して要望活動を行っている。②小児総合医療施設医療機能調査：小児総合医療施設の経営および医療機能に関するデータベースを構築するためのもので，経営分析のためのデータのみならず，医療内容とともに地域・患者サービス，医療資源，保健・教育・研究等の活動なども包含した調査を実施している。③その他：「健やか親子21」にかかわる調査研究：a．小児における看護必要度調査，b．小児総合医療施設間の情報ネットワーク化。

【会員数】 2007(平成19)年度，本協議会会員施設数は全国29施設であり，施設の形態によってI型(独立病院型)，II型(小児病棟・療養型)，III型(小児病棟型)に分類されている。

【連絡先】 〒104-0045 東京都中央区築地3-14-5 アカデミープラザビル (財)日本児童家庭文化協会内 日本小児総合医療施設協議会事務局 TEL 03-5565-3681 FAX 03-5365-3682 URL：http://www.crn.or.jp/~JaCHRI/

【特徴】 年1回の総会においては，施設長部会，

看護部長部会，事務部長部会，薬剤部長部会の各部会に分かれてそれぞれの立場における問題について討議が行われている．1998(平成10)年度に看護部長部会が，手がかかるといわれている小児看護が真に時間と人員を要するか否かを検証するため，成人看護と比較した看護業務量調査を行ったところ，小児看護は成人看護に比べ約2倍の業務量であり，小児看護は時間と人員を必要とすることが明らかになった．

日本小児難治喘息・アレルギー疾患学会

Japanese Society of Pediatric Intractable Asthma and Allergic Disease

【設立年】 1984(昭和59)年，日本小児難治喘息研究会として発足し，1995(平成7)年に日本小児難治喘息・アレルギー疾患学会と名称変更して，2006(平成18)年に通算第23回目の学会を開催した．
【目的】 小児難治喘息・アレルギー疾患に関する学術の進歩，知識の普及，会員相互の連絡，内外の関連機構との連携をはかり，小児の健康の増進に益することを目的とする．
【会員資格】 本会の会員には，正会員と賛助会員の2種類がある．正会員は，本会の目的に賛同し，別に定める会費年額を納める者で，その職種は医師，看護師，薬剤師，臨床心理士，児童指導員，保育士，栄養士，養護教員，教員など多岐にわたっているのが特徴である．賛助会員は，本会の目的に賛同し，別に定める会費年額を納める企業・団体である．
【主な事業】 毎年1回，総会・学術集会を開催し，会員からの一般演題，シンポジウム，教育講演等を企画し，臨床にすぐ役立つ実践的な知識の普及と，会員相互の情報交換の場となっている．また，年3号の学会誌を発行し，そのうちの1号は学術集会のプログラム号となっている．
【会員数】 正会員数は404名で，職種の内訳では医師が74%，看護師等医師以外の職種が26%となっている．賛助会員数は5名である．学会理事は会員のなかから選出され，医師，看護師，臨床心理士，児童指導員，教員等多数の職種によって構成されている．
【連絡先】 〒811-1394 福岡県福岡市南区屋形原4-39-1 国立病院機構福岡病院内 日本小児難治喘息・アレルギー疾患学会事務局 TEL・FAX 092-565-8818 E-mail：jpiaad@marble.ocn.ne.jp
【特徴】 重症難治喘息の治療管理には，医師，看護師，臨床心理士，指導員・保育士，学校教師など，子どもにかかわる多くの職種が共同して携わることが重要であるという本会の設立当初の理念は，1995年より現在の学会名に名称変更後も継承され，喘息以外のアレルギー疾患の治療管理についても充実をはかっている．今でこそ，疾病の治療管理に携わる各職種が，共に勉強し連携を深める試みが増えてきたが，本学会はこの分野のパイオニアとして注目されている．本会は，小児科学会，日本アレルギー学会会員の認定医，専門医の単位取得としても高点数が認められており，また，本会学会誌には，医師以外の会員からの原著論文，症例報告の投稿も多く，各職種の人達の業績評価にも役立っている．学会の開催は，全国各地の専門施設，大学などエキスパートが持ち回りで行っており，各地区において会員以外の各職種，学生，患者・保護者など多くの人達が学会に参加可能であるのも特徴のひとつである．社会的活動としては，日本小児アレルギー学会と連動し，小児アレルギー疾患の発展のために活動するとともに，小児科関連学会に加入し，小児医療のあり方，保険医療のあり方などの検討にも参加している．

日本小児保健学会

日本小児保健学会は社団法人「日本小児保健協会」が主催している学術集会で，年1回開催されている．日本小児保健協会は設立以来，研究活動ばかりではなく実践活動を重視し，このため名称は学会ではなく日本小児保健協会としており，英文名も Japanese Society of Child Health としている．また，支部は全国47都道府県に設立されている．
【設立年】 日本小児保健協会の前身であった日本小児保健研究会が発足したのは1933(昭和8)年であり，研究会発足と同時に機関誌『小児保健研究』が創刊された．当時，乳児死亡率は121.3で，厚生省はまだできておらず保健にかかわる行政は内務省の管轄であった．その後，

年次学術集会と雑誌発行などのほかに全国的な発育調査などに協力をしていたが，1944(昭和19)年，敗戦の前年の第12巻2号にて機関誌は休刊し，研究会は休会のやむなきに至った．戦後の混乱を脱した1954(昭和29)年，日本小児保健研究会は再発足し，同年第1回日本小児保健学会が開催され，『小児保健研究』も第13巻1号として復刊した．また，1962(昭和37)年に研究会の法人化が実現し，社団法人「日本小児保健協会」が設立され，今日に至っている．

【目的】　設立の主旨は，子どもの健康障害を扱う小児病学あるいは小児科学と一線を画して，健康な子どものさらなる健康の保持増進という点にあった．現在，定款では小児保健の普及および指導等に努めるとともに，小児保健に関する学術の進歩をはかり，もって小児の福祉の向上に寄与することを目的とする，としている．実際的には保健師，保育士，看護師，教職教員，医師，歯科医師，ジャーナリストなどの子どもを囲む多業種による育児支援，事故防止対策，防煙，虐待防止，学校保健などを目的としており，近年ではそれらに加え，病児を含めた子ども達の生活の質(quality of life)の向上を目指している．

【会員資格】　法人の会員は，正会員，団体会員，賛助会員からなっており，正会員をもって民法上の社員としている．資格はとくに定めておらず，本協会の設立の主旨に賛同し，理事会の承認を得られた者としている．

【主な事業】　定期的には，年次学術集会，学術セミナーの開催，機関誌の発行のほかに，関連書籍「小児保健シリーズ」を発行している．「小児保健シリーズ」としては，現在No.58『21世紀の小児のメンタルケア』まで小児保健に関連した書籍を年1～2冊出版している．なお，「小児保健シリーズ」はNo.59『不定愁訴を持つ子どもへのアプローチ』から会員に対しては無償配布とし，小児保健のいっそうの普及をはかることとなった．また，研究助成，実践活動助成，発達臨床研究賞を設け，小児保健活動の助成を行っている．その他の事業としては，発育委員会，小児医療委員会，新生児委員会，予防接種委員会，栄養委員会，編集委員会，学校保健委員会を開催し，それぞれの懸案を討議し，学術集会ならびに小児保健シリーズとして発表している．最近の5年間に行った全国規模の事業としては以下のようなものがある．①未成年者の喫煙をなくすための学校無煙化推進．②子どもの睡眠に関する提言．③2000(平成12)年度幼児健康度調査．1980(昭和55)年度，1990(平成2)年度に次いで3回目の全国調査．④DENVER II・日本語版の作成．⑤「健やか親子」第4課題「子どもの心の安らかな発達の促進と育児不安の軽減」代表幹事団体．⑥小児歯科との連携による子どもの歯の問題に対する考え方(案)の作成．⑦小児保健法設立のための委員会の開催．⑧こども未来財団の「i-kosodate.net」への医療情報の提供．支部活動としては，全国各支部において年1回の研究会の開催のほかに，教育講演，会報の発行などが行われている．

【会員数】　正会員数は2005(平成17)年3月31日現在5,513名である．また，支部会員数は全国的には組織化されておらず，正式な会員数は把握されていないが，全国的には1万人に及ぶと考えられる．

【連絡先】　社団法人日本小児保健協会　〒160-0001　東京都新宿区片町1-12　藤田ビル4階　TEL 03-3359-4964　FAX 03-3359-4906　E-mail：jsch-soc@umin.ac.jp　URL：http://www.jschild.or.jp

【特徴】　近年，われわれの社会は24時間化，核家族化，価値観の多様化，情報過多など子育てが難しい環境になっている．公益法人としての日本小児保健協会はこのような環境における子育てを考え，討議し，支援している．また，協会は多くの看護師の学術集会,機関誌への参加，発表を期待している．

日本新生児看護学会

Japan Academy of Neonatal Nursing

【設立年】　1998(平成10)年．1991(平成3)年に設立された日本新生児看護学会が発展的に改組された．

【目的】　新生児と新生児をとりまく人々への看護を追及し，新生児看護の実践，教育および研究の進歩発展に寄与する．

【会員資格】　新生児の看護実践や教育・研究に携わる者，新生児医療に携わる者，および新生児の親(家族)が，本会の目的に賛同し，会費(年額5,000円)を納入することによって取得することができる．

【主な事業】 ①学術集会の開催：年1回，11月下旬頃に開催。日本未熟児新生児学会とは近接する会場で同時期に開催し，相互理解と協業のために，合同シンポジウムなど交流をはかっている。②教育講演会の開催：年1回，主な開催場所は大阪。③学会誌の発行：年2回（春季・秋季）発行。④ニュースレターの発行：年1回（春季）発行。⑤その他，本会の目的を達成するために必要な事業。

【会員数】 約800人。主な会員は新生児集中治療室（neonatal intensive care unit；NICU）看護に従事する看護者および教育・研究者。

【連絡先】 〒734-8551 広島県広島市南区霞1-2-3 広島大学大学院保健学研究科周産期看護開発学研究室 TEL・FAX 082-253-4636 URL：http://square.umin.ac.jp/~shinseij/

【特徴】 本会は，NICU看護の専門性を確保するために，新生児集中ケアの分野認定申請，教育機関の確保（広島県看護協会）に尽力し，2004（平成16）年から新生児集中ケア認定看護師のための教育が開始された。本会役員や会員が講師を務め，教育課程を支えている。本会は，NICU看護内容の充実化にも尽力してきた。「発達を促すケア」を普及するために，ワシントン大学のBlackburn教授による講演会を開催（1991年）し，その基本概念と重要性について講演していただいた。それを契機に実践や研究での取り組みが活発化し，今日の発展につながっている。また，「安全な看護」と「より質の高い看護」を提供するために，新生児看護技術の標準化に取り組んでいる。さらに，NICUが新生児の家族にとって開かれた場であり，「チーム医療における協働者」と認識されるよう，医療・看護への参加のありようを検討している。

欧文略語

AA	Alcoholics Anonymous アルコホリクスアノニマス	**AN**	anorexia nervosa 神経性食欲不振症
AAA	animal assisted activity 動物介在活動	**AORN**	Association of periOperative Registered Nurses
AAT	animal assisted therapy 動物介在療法	**APD**	automated peritoneal dialysis 機械式腹膜透析
ABR	auditory brainstem response 聴性脳幹反応(検査)	**ARDS**	acute respiratory distress syndrome 急性呼吸促迫症候群
ACLS	advanced cardiovascular life support 二次救命処置	**ASA**	American Society of Anesthesiologists アメリカ麻酔学会
ACTH	adrenocorticotropic hormone 副腎皮質刺激ホルモン	**ASH**	asymmetric septal hypertrophy 非対称性心室中隔肥厚
AD/HD	attention deficit/hyperactivity disorder (disability) 注意欠陥/多動性障害	**ASK**	anti-streptokinase antibody 抗ストレプトキナーゼ
ADH	antidiuretic hormone 抗利尿ホルモン	**ASLO**	antistreptolysin O 抗ストレプトリジンO
ADL	activities of daily living 日常生活動作	**ASSR**	auditory steady-state evoked response 聴性定常反応
AED	automated external defibrillator 自動体外式除細動器	**AST**	asparate aminotransferase アスパラギン酸アミノトランスフェラーゼ
AFD児	appropriate for dates infant 相当体重児	**ATL**	adult T-cell leukemia 成人T細胞白血病
AGML	acute gastric mucosal lesion 急性胃粘膜病変	**ATLA**	adult T-cell leukemia antigen 成人T細胞白血病抗原
AI	adequate intake 目安量	**BI**	burn index 熱傷指数
AIDS	acquired immunodeficiency syndrome 後天性免疫不全症候群	**BIA法**	bacterial inhibition assay
ALL	acute lymphocytic leukemia 急性リンパ性白血病	**BI法**	bioelectrical impedance method 生体インピーダンス法
ALS	advanced life support 二次救命処置	**BLS**	basic life support 一次救命処置
ALT	alanine aminotransferase アラニンアミノトランスフェラーゼ	**BMI**	body mass index 体格指数
ALTE	acute life treatening event／apparent life threatening event 乳幼児突発性危急事態	**BN**	bulimia nervosa 神経性過食症
		BOA	behavioral observation audiometry 聴性行動反応聴力検査
AML	acute myelocytic leukemia 急性骨髄性白血病	**BPD**	bronchopulmonary dysplasia 気管支肺異形成

BPS	biophysical profile scoring バイオフィジカルプロファイルスコア	**CP**	cerebral palsy 脳性麻痺
CA	chronological (calender) age 生活年齢	**CPAP**	continuous positive airway pressure 持続的陽圧気道内圧法
cAMP	cyclic adenosine monophosphate サイクリックアデノシン1リン酸	**CPCR**	cardio-pulmonary cerebral resuscitation 心肺脳蘇生法
CAPD	continuous ambulatory peritoneal dialysis 連続携行式腹膜透析	**CPD**	cephalopelvic disproportion 児頭骨盤不均衡
CCU	coronary care unit 冠疾患集中治療室	**CPPV**	continuous positive pressure ventilation 持続的陽圧換気
CDC	Center for Disease Control and Prevention 米国疾病管理予防センター	**CPR**	cardio-pulmonary resuscitation 心肺蘇生法
CFAM	Calgary Family Assessment Model カルガリー家族アセスメントモデル	**CRP**	C-reactive protein C反応性蛋白
CFIM	Calgary Family Intervention Model カルガリー家族介入モデル	**CRS**	congenital rubella syndrome 先天性風疹症候群
cGMP	cyclic guanosine monophosphate サイクリックグアノシン1リン酸	**CSII**	continuous subcutaneous insulin infusion 持続的皮下注射法
CHEOPS	Children's Hospital Eastern Ontario Pain scale	**CST**	contraction stress test コントラクションストレステスト
CHI	Children's Hospice International 国際小児ホスピス協会	**CT**	computed tomography コンピューター断層撮影
CI(S)C	clean intermittent (self) catheterization 清潔間欠的(自己)導尿	**CTG**	(fetal) cardiotocogram (胎児)心拍陣痛図
CK	creatine kinase クレアチンキナーゼ	**CTG**	(fetal) cardiotocograph (胎児)心拍陣痛モニタリング
CLD	chronic lung disease 慢性肺疾患	**CVC**	central venous catheter 中心静脈カテーテル
CLL	chronic lymphocytic leukemia 慢性リンパ性白血病	**DA**	developmental age 発達年齢
CML	chronic myelogenous leukemia 慢性骨髄性白血病	**DDB**	deep dermal burn 深達性II度熱傷
CMV	continuous mandatory ventilation 持続的強制換気	**DEXA法**	Dual-energy X-ray absorptiometry 二重エネルギーX線吸収法
CMV	cytomegalovirus サイトメガロウイルス	**DHPLC**	denaturing high-performance liquid chromatography DHPLC法
CO	cardiac output 心拍出量	**DIC**	disseminated intravascular coagulation 播種性血管内凝固症候群
COR	conditioned orientation response audiometry 条件詮索反応聴力検査		

DIQ　deviation IQ
　　偏差 IQ
DM　diabetes mellitus
　　糖尿病
DPOAE　distortion product OAE
DQ　developmental quotient
　　発達指数
DV　domestic violence
　　家庭内暴力
EACH　European Association for Children in Hospital
　　病院の子どもヨーロッパ協会
ECMO　extracorporeal membrane oxygenation (oxygenator)
　　体外膜型人工肺装置
ELBW infant　extremely low birth weight infant
　　超低出生体重児
ELISA 法　enzyme-linked immunosorbent assay
　　酵素免疫測定法
EMDR　eye movement desensitization and reprocessing
　　眼球運動による脱感作と再処理法
EPS　encapsulating peritoneal sclerosis
　　被囊性腹膜硬化症
EPSAC-SB　Embryo-Pathogenetic and Surgico-Anatomical Classification of Spina Bifida
　　二分脊椎の発生病態・外科解剖学的分類
ERG　electroretinogram
　　網膜電図
FENa　fractional excretion of sodium
　　ナトリウム排泄率
FFAM　The Friedman Family Assessment Model
　　フリードマン家族アセスメントモデル
FFFS　Feetham Family Functioning Survey
　　家族機能調査
FHA　filamentous hemagglutinin
　　線維状赤血球凝集素
FISH　fluorescence *in situ* hybridization
　　FISH 法

FSH　follicle stimulating hormone
　　卵胞刺激ホルモン
GAD　glutamic acid decarboxylase
　　抗グルタミン酸脱炭酸酵素
GER　gastroesophageal reflux
　　胃食道逆流現象
GFR　glomerular filtration rate
　　糸球体濾過率
GH　growth hormone
　　成長ホルモン
Gn-RH　gonadotropin releasing hormone
　　性腺刺激ホルモン放出ホルモン
GVHD　graft versus host disease
　　(輸血後)移植片対宿主病
HBV　hepatitis B virus
　　B 型肝炎ウイルス
hCG　human chorionic gonadotropin
　　ヒト絨毛性ゴナドトロピン
HCV　hepatitis C virus
　　C 型肝炎ウイルス
HD　hemodialysis
　　血液透析
HEPA フィルター　high efficiency particulate air filter
　　高性能微粒子フィルター
HFO　high frequency ventilation
　　高頻度振動換気
hGH　human growth hormone
　　ヒト成長ホルモン
HHV　human herpesvirus
　　ヒトヘルペスウイルス
HIE　hypoxemic ischemic encephalopathie
　　低酸素性虚血性脳障害
HIV　human immunodeficiency virus
　　ヒト免疫不全ウイルス
HI 法　hemagglutination inhibition test
　　赤血球凝集抑制反応試験
HLA　human leukocyte antigen
　　ヒト白血球抗原
hMG　human menopausal gonadotropin
　　ヒト閉経期尿性ゴナドトロピン
HMV　home mechanical ventilation
　　在宅人工呼吸療法

HOMA-R Homeostasis model assessment insulin resistance index
インスリン抵抗指数
HOME Home Observation Measurement Inventory
乳幼児の家庭観察評価法
HOT home oxygen therapy
在宅酸素療法
HPN home parenteral nutrition
在宅中心静脈栄養
HR heart rate
心拍数
HRQL health-related QOL
健康と直接関係のあるQOL
HSQ Home Screening Questionnaire
質問紙法
HUS hemolytic uremic syndrome
溶血性尿毒症症候群
HVA homovanillic acid
IASP Intenational Association for the Study of Pain
国際疼痛学会
ICA islet cell antibody
膵島細胞抗体
ICF International Classification of Functioning, Disability and Health
国際生活機能分類
ICHD-II The International Classification of Headache Disorders, 2nd edition
国際頭痛分類第2版
ICIDH International Classification of Impairments, Disabilities and Handicaps
国際障害分類
ICN International Council of Nurses
国際看護師協会
ICU intensive care unit
集中治療室
IHS International Headache Society
国際頭痛学会
IMV intermittent mandatory ventilation
間欠的強制換気

INOH instantaneous orthostatic hypotension
起立直後性低血圧
IOIBD International Organization for the Study of Inflammatory Bowel Disease
IOTF International obesity task force
国際肥満タスクフォース
IPPV intermittent positive pressure ventilation
間欠的陽圧換気
IQ intelligence quotient
知能指数
IRI immunoreactive insulin
免疫反応性インスリン
ISKDC International Study of Kidney Disease in Children
小児国際腎臓病研究班
ISS injury severity score
外傷重症度スコア
ITI Immune Tolerance Induction
免疫寛容導入療法
ITP idiopathic thrombocytopenic purpura
特発性血小板減少性紫斑病
IUGR intrauterine growth retardation (restriction)
子宮内胎児発育遅延
IV intravenous injection
静脈内注射
IVH intravenous hyperalimentation
中心静脈栄養，経静脈高カロリー栄養法
IVH intraventricular hemorrhage
脳室内出血
IVP intravenous pyelography
静脈性腎盂造影
JCML juvenile chronic myelogenous leukemia
若年性慢性骨髄性白血病
JDDST Japanese version Denver Developmental Screening Test
日本版デンバー式発達スクリーニング検査

JDDST-R Japanese Version Denver Developmental Screening Test-Revised
日本版デンバー式発達スクリーニング検査—改訂版

JHSQ Japanese version Home Screening Questionnaire
日本版・乳幼児の家庭環境評価法

JIA juvenile idiopathic arthritis
若年性特発性関節炎

JMML juvenile myelomonocytic leukemia
若年性骨髄単球性白血病

JPDQ Japanese version Prescreening Developmental Questionnaire
日本版プレスクリーニング用質問紙

JRA juvenile rheumatoid arthritis
若年性関節リウマチ

KIDS Kinder Infant Development Scale
乳幼児発達スケール

LBW infant low birth weight infant
低出生体重児

LCC luxatio coxae congenita
先天性股関節脱臼

LD lactate dehydrogenase
乳酸脱水素酵素

LD learning disorder(disability)
学習障害

LFD児 light for dates infant
不当重量児

LH luteinizing hormone
黄体形成ホルモン

LH-RH luteinizing hormone-releasing hormone
黄体形成ホルモン放出ホルモン

LIP localized intestinal perforation
新生児限局性腸管穿孔

MA mental age
精神年齢

MAS meconium aspiration syndrome
胎便吸引症候群

MBD minimal brain dysfunction
微細脳機能障害

MBD syndrome minimal brain damage syndrome
微細脳損傷症候群

MCLS mucocutaneous lymphnode syndrome
急性熱性皮膚粘膜リンパ節症候群

MDI metered dose inhaler
定量噴霧式吸入器

MDS myelodysplastic syndrome
骨髄異形成症候群

MELAS mitochondrial myopathy, encephalopathy, lactic acidosis and stroke-like episodes

MERRF myoclonus epilepsy associated with ragged-red fiber

MHC major histocompatibility complex
主要組織適合遺伝子複合体

MOF multi organ failure
多臓器不全

MR mitral reflux
僧帽弁逆流

MRD minimal residual disease
微小残存病変

MRI magnetic resonance imaging
磁気共鳴映像法

MRSA methicillin-resistant *Staphylococcus aureus*
メチシリン耐性黄色ブドウ球菌

NBAS Neonatal Behavioral Assessment Scale
新生児行動評価法

NCAFS Nursing Child Assessment Feeding Scale

NCAST Nursing Child Assessment Satellite Training

NCATS Nursing Child Assessment Teaching Scale

NEC necrotizing enterocolitis
新生児壊死性腸炎

NEET not in education, employment, and training
ニート

NGB neurogenic bladder
神経因性膀胱

NHL non-Hodgkin lymphoma
非ホジキンリンパ腫

NHRQL non-health-related QOL
健康と直接関連のないQOL

NHS	newborn hearing screening 新生児聴覚スクリーニング	PCDAI	Pediatric Crohn's Disease Activity Index
NICU	neonatal intensive care unit 新生児集中治療室	PCR	polymerase chain reaction ポリメラーゼ連鎖反応
NIH	National Institute of Health アメリカ国立衛生研究所	PCV	pressure control ventilation 従圧式調節換気
NIPPV	non-invasive positive pressure ventilation 非侵襲的陽圧換気	PD	peritoneal dialysis 腹膜透析
NMS	neurally-mediated syncope 神経調節性失神	PDA	patent ductus arteriosus （未熟児）動脈管開存(症)
NPHC	The Network for Playtherapy & Hospital Environment for Children こどもの病院環境＆プレイセラピーネットワーク	PDD	pervasive developmental disorder 広汎性発達障害
		PEEP	positive end-expiratory pressure 終末呼気陽圧
		PET	parent effectiveness training 親業訓練
NPUAP	national pressure ulcer of advisory panel 米国褥瘡諮問委員会	PET	positoron emission tomography 陽電子放射断層撮影法
NRFS	non-reassuring fetal status	PHC	primary health care プライマリヘルスケア
NST	non stress test ノンストレステスト	PICU	pediatric intensive care unit 小児集中治療室
NT法	neutralization test 中和試験	PNET	primitive neuroectodermal tumor 未分化神経外胚葉腫瘍
OAE	otoacoustic emission 耳音響放射	POMS	Profile of Mood States 気分プロフィール検査
OCD	obsessive compulsive disorder 強迫性障害	POTS	postural tachycardia syndrome 体位性頻脈症候群
OD	orthostatic dysregulation 起立性調節障害	PPC	progressive patient care 段階別患者看護
OGTT	oral glucose tolerance test 経口ブドウ糖負荷試験	PPHN	persistent pulmonary hypertension of the newbone (neonate) 新生児持続性肺高血圧(症)
OPS	Observational Pain Scale		
OSBD	Observational Scale of Behavioral Distress	PSAGN	poststreptococcal acute glomerulonephritis 溶連菌感染後急性糸球体腎炎
OT	occupational therapist 作業療法士	PSG	polysomnography ポリグラフ
OT	occupational therapy 作業療法	PSST	pressure sore status tool 褥瘡状態判定用具
PALS	pediatric advanced life support 二次救命処置	PSV	pressure support ventilation 圧補助換気
PCA	patient controlled analgesia 患者管理鎮痛(無痛)法	PT	pertussis toxin 百日咳毒素
PCCH	perspective classification of congenital hydrocephalus		

PT	physical therapist 理学療法士	SCID	severe combined immune deficiency 重症複合免疫不全症候群
PTLD	posttransplantation lymphoproliferative disorder 移植後リンパ増殖性障害	SD	standard deviation 標準偏差
PTSD	posttraumatic stress disorder 外傷後ストレス障害	SDB	superficial dermal burn 浅達性II度熱傷
PUSH	pressure ulcer healing scale 褥瘡治癒判定スケール	SEH	sub ependymal hemorrhage 脳室上衣下出血
PVE	periventricular high echogenicity 脳室周囲高エコー域	SESS	The Scale of Expectancy for Social Support 小学生用のソーシャルサポート尺度
PVH	periventricular hemorrhage 脳室周囲出血	SFD児	small for dates infant
PVL	periventricular leukomalacia 脳室周囲白質軟化(症)	SFU	The Society for Fetal Urology
QOL	quality of life 生活の質，人生の質	SHG	self help group セルフヘルプグループ
RAST	radioallergosorbent test 放射性アレルゲン吸着試験	SI	sensory integration 感覚統合
RB	regular bevel レギュラーベベル	SIDS	sudden infant death syndrome 乳幼児突然死症候群
RB	Riemenbügel リーメンビューゲル	SIP	spontaneous intestinal perforation 新生児限局性腸管穿孔
RDS	respiratory distress syndrome 新生児呼吸促迫(窮迫)症候群	SIRS	systemic inflammatory response syndrome 全身性炎症反応症候群
REM	rapid eye movement 急速眼球運動	SLE	systemic lupus erythematosus 全身性エリテマトーデス
RF	rheumatoid factor リウマチ因子	SMBG	self monitoring of blood glucose 血糖自己測定
ROM	range of motion 関節可動域	SPP	standard pseudoisochromatic plates 標準色覚検査表
ROP	retinopathy of prematurity 未熟網膜症	SRRS	Social Readjustment Rating Scale 社会的再適応評価尺度
RP	retrograde pyelography 逆行性腎盂造影	SRSV	small roundstructured virus 小型球形ウイルス
RPLS	reversible posterior leukoencephalopathy syndrome	SSCP	single-strand conformational polymorphism SSCP法
rT₃	reverse triiodothyronine リバース・トリヨードサイロニン	SSP	Strange Situation Procedure ストレンジシチュエーション法
RT-PCR法	reverse transcriptase-polymerase chain reaction 逆転写酵素ポリメラーゼ連鎖反応法	SSPE	subacute sclerosing panencephalitis 亜急性硬化性全脳炎
SARS	severe acute respiratory syndrome 重症急性呼吸器症候群	SSS	sick sinus syndrome 洞機能不全症候群
		ST	speech therapist 言語療法士

STD	sexually transmitted disease 性感染症	**VAS**	Visual Analogue Scale ビジュアルアナログスケール
STI	sexually transmitted infection 性感染症	**VCUG**	voiding cysturethrography 排尿時膀胱尿道造影
SV	stroke volume 1回拍出量	**VCV**	volume control ventilation 従量式調節換気
T₃	triiodothyronine トリヨードサイロニン	**VEP**	visual evoked potentials 視覚誘発電位
T₄	thyroxin サイロキシン	**VIP**	vasoactive intestinal polypeptide
TAM	transient abnormal myelopoiesis 一過性異常骨髄造血	**VLBW infant**	very low birth weight infant 極低出生体重児
TEACCH	Treatment and Education of Autistic and related Communication handicapped Children 自閉症およびコミュニケーション障害の子どものための治療と教育	**VMA**	vanillylmandelic acid
		VRE	vancomycin-resistant *Enterococcus* バンコマイシン耐性腸球菌
		VSV	varicella-zoster virus 水痘・帯状疱疹ウイルス
		VUR	vesicoureteral reflux 膀胱尿管逆流症
TEOAE	transient evoked OAE		
TFR	total fertility rate 合計特殊出生率	**WAIS-R**	Wechsler Adult Intelligence Scale-Revised ウェクスラー成人知能評価尺度改訂版
TIA	transient ischemic attack 一過性脳虚血発作		
TMA	thrombotic microangiopathy 血栓性微小血管障害	**WISC**	Wechsler Intelligence Scale for Children ウェクスラー小児知能評価尺度
TPN	total parenteral nutrition 完全静脈栄養，高カロリー輸液		
TR	tricuspid regurgitation 三尖弁逆流	**WISC-III**	Wechsler Intelligence Scale for Children ウェクスラー小児知能評価尺度第3版
TRH	thyrotropin releasing hormone サイロトロピン放出ホルモン		
TSH	thyroid-stimulating hormone 甲状腺刺激ホルモン	**WMS**	Wilson-Mikity syndrome ウィルソン-ミキティ症候群
TTN	transient tachypnea of newborn 新生児一過性多呼吸	**WOCN**	Wound Ostomy and Continence Nurses Society
TTTS	twin to twin transfusion syndrome 双胎間輸血症候群	**WPPSI**	Wechsler Preschool and Primary School of Intelligence ウェクスラー就学前・小学生知能評価尺度
UTI	urinary tract infection 尿路感染症		

索引

あ

α シクロデキストリン(CD)製剤　738
α 波　645
ALTE　630
anorexia nervosa；AN　487
ICF 分類　772
ICIDH-2　352
IgA 腎症　796
IgE 抗体　13,18,386
IMV　86
IUGR　80
IVH　528
out-of-home 型　855
RB 遺伝子　261,815
Rh 不適合　217,434
RS ウイルス　182
アーチファクト　440
愛情関係が成立　792
愛情のきずな　1
アイゼンメンゲル化　415,601
愛着形成　539,579
愛着行動の妨害　793
愛着行動理論　744
愛着障害　572
愛着理論　93,773
アイデンティティ　80,294,820
アイデンティティの危機　295
アウチャー　628,714
アウトカム評価　226
亜鉛華軟膏　13
アキレス腱の皮下切腱術　612
悪性新生物　505
悪夢　457,823
アザチオプリン　399
アシクロビル　450
アスピリン　146
アセスメント尺度　78
アセトアミノフェン　64,181
アセトン血性嘔吐症　339
あせものより　9
アセント(assent)　266
アソシエートナース　728
遊び食い　380
遊びの教室　664
アタッチメント理論　767
新しい対処機制に向けた援助　166
アダルトチルドレン　171
圧可変式バルブ　336
圧調整　234
圧迫，ずれ力の排除　383
アテトーゼ　724

アテトーゼ型　724
アテトーゼ型脳性麻痺　434
アデノ　649
アデノイド切除術　13
アデノウイルス　58
アトピー素因　13
アナフィラキシー　386,445
アニミズム　168,300,833
アノマロスコープ　297
アフェレーシス　794
甘え泣き　167
アミノ酸乳　568
アラーム療法　825
アラジール症候群　147,543
アランチウス管　429
アルゴリズム　566
アルブミン　515
アレルギー性結膜炎　13
アレルギー性の疾患　812
アレルギー性鼻炎　13
アレルギーマーチ　18
アレルゲン　13,162
アレルゲン除去食　381
安全管理対策　844
安全教育　20,308
安全性　179
暗点　335
アンドロジニー(両性具有性)　725
暗緑色の便　533

い

EMDR　99
informed permission　61
in-home 型　855
易感染患者　60
息止め発作　808
育児意識　29
育児環境　29
育児慣習　27
育児休業給付　83
育児困難　30
育児困難感　32,33,34
育児雑誌　30
育児参加　722
育児支援　226,774
育児姿勢　27,28
育児情報　27,30
育児ストレス　3,34
育児相談　622
育児の慣習　28
育児の対象　27
育児の目安　27
育児不安と虐待　32

育児不安の軽減　32,34
育児不安の本態　32,33
育児不安を生じさせる関連要因　32
育児方針　28
育児用品　89
医原性疾患　433
意見表明権　322
移行便　428
易骨折性　256
意志　306
意識　738
意識消失　316,691
意識消失発作　196
意識喪失　645
意識喪失発作　11
意識的自覚　306
胃軸捻症　719
意思決定　302
医師の許可　570
意思表示　409
医師法第 21 条　630
萎縮性甲状腺炎　242
萎縮精巣　581
異常呼吸　115
異常のサイン　167
異常の徴候　531
異常波形　440
異常歩行　771
移植腎生着率　400
移植前処置　258
胃食道の接合部の機能不全　39
異所萌出　621
意志力　656
異数性　492
遺精　481
胃石症　720
胃穿孔(胃破裂)　359
胃洗浄　53
痛み刺激　416
痛みのケア　579
1 型糖尿病　596,598
苺状血管腫　219,220
一次救命処置　175
一次骨化中心　256
一次的自律機能　293
一次的な運動障害　644
一時的な開放　854
一絨毛膜双胎　509
1 日総排泄量　548
1 日の体重増加量　531
一卵性双生児相互統制法　216
一過性徐脈　647
一過性のパニック　9

一過性頻脈 647
一般システム理論 123
一般的採尿法 279
一般媒介物感染 156
溢流性尿失禁 631
遺伝学的検査 348
遺伝子異常 363
遺伝子導入法 50
遺伝性疾患 47,49
遺伝性腫瘍 51
遺伝性貧血 708
遺伝相談 310
遺伝的要因 496
移動手段 206
異物摂取 311
遺糞症のメカニズム 54
イリザロフ創外固定器 152
医療行為（医行為） 56
医療事故 843
医療チーム 57
医療ニードの高い子ども 373
医療の給付 370
イルネスビリーフモデル 145
イレウス管 58
陰窩膿瘍 101
インスリン 576,598
インターフェロン 683
咽頭痛 181
咽頭扁桃 754
インドメタシン 800
インヒビター 223
インフルエンザウイルス 63, 858
インフルエンザ菌 453,648

う

WAIS-III 551
WAIS-R 551
WISC-III 551
water-seal 189
wellness motivation 理論 307
ウィリス動脈輪閉塞症 819
ウイルス性胃腸炎 179
ウィルソン病 147,724
ウェクスラー系知能検査 551
ウエスト症候群 585
ウェルドニッヒ-ホフマン病 799
うがい 64,182
受持制看護 728
右室流出路 808
う歯発生の要因 68
う蝕保有率 68
う蝕予防法 68
右心カテーテル法 435
うっ血乳頭 723

うつ熱 523,524
うつ病 727
うつ伏せ寝 630
ウルトラディアンリズム 454
ウロダイナミクス検査 404
運動 293,474
運動機能 87,637,845
運動機能障害 363,373
運動機能の発達 3
運動行動 514,689
運動時振戦 724
運動習慣 841
運動チック 548
運動発達 204
運動不足 380
運動誘発喘息 163
運動療法 251
ウンナ母斑 219
ウンフェルリヒト病 724

え

ABO 式血液型非適合 217, 398,434
ABO 式血液型不適合腎移植 400
AED 607
AFD 児 430
Ainsworth, M. 776
APD 721
ARDS 649
ASSR 566
ATL 659
Ayres, A.J. 148
A 群溶連菌 836
ECMO 86
Epstein-Barr（EB）ウイルス 5
FAB 分類 183
FFAM 731
HBc 抗体 683
HBe 抗原 683
HBe 抗体 683
HBIG 683
HBs 抗原 682
HBs 抗体 682
HBV 682
HB ワクチン 683
HFO 86
hGH 補充療法 480
HIV 812
HLA 40,257,507,794
HOME 621
HSQ 621
HTLV-I ウイルス 659
MCT 乳 568
MDS 796
MELAS 805

MERRF 805
MRD 183
MR ワクチン 713,793
MYCN 遺伝子増幅 405
NBAS 730
NBO 730
NCAFS 79
NCATS 79
NEC 359
NHL 5
NIPPV 197
NK（ナチュラルキラー）細胞 5
SIDS 629
SIDS 家族の会 630
SIRS 651
SSPE 793
ST 合剤 105
影響評価 226
エイジング 358
衛生管理 131
栄養教諭 380
栄養教諭制度 130,179
栄養指導 72
栄養状態 72
栄養素 72
栄養評価 73
腋窩体温 653
液浸症候群 582
エコラリア 548
エス（イド） 292,295,738
エスとの分化 295
壊疽性 560
エディプス期 666,738
エディプスコンプレックス 666,738
エナメル質 72,621
エネルギー 72,75
エリスロポイエチン 801
円環複合システム 122
嚥下 81,486
円形赤血球症 434
嚥下運動 212,788
嚥下機能 487
嚥下障害 343,657,688
嚥下反射 81
塩酸プロプラノロール 809
塩酸リドカイン 439
炎症性斜頸 198
炎症性腸疾患 101,207,720
援助交際 471
エンテロウイルス 71 型（EV 71） 573
エンドトキシン 651
遠用弱視レンズ 294

お

O 157　348
OCD　549
17-OHP　718
OKT-3モノクローナル抗体　399
OT　148
OTC欠損症　17
オイリュトミー　346
オイル　84
横隔膜挙上　719
黄色ブドウ球菌　9, 809
凹足　612
黄体形成ホルモン　388
応答技法　351
横紋筋肉腫　720
横紋筋融解症　799
オージオメーター　806
おくて　483
汚言症　548
お座り　514
オペラント行動　108
オペラント条件づけ　108
おむつ部カンジダ症　90
親子間　27
親子相互作用　1, 78, 93
親子のきずな　539
親知らず　71
親としての役割　93
親離れ　446
親離れ・子離れ　27
親への支援　30
親らしい活動　92
恩恵の原則　650
「音質」の異常　283
音声チック　548
温熱刺激　95
温熱中間帯(不感温度)　524

か

Carterの5徴候　152
Kasabach-Merritt症候群　220
カード　515
カードテンション　515
カーンズ-セイヤー症候群　805
快・不快　167
外陰部の異常　475
快感原則　738
開口障害　657
介護給付　395, 584
外傷　152
介助食べ　486
開心術　414
外性器異常　483
改正少年法　375

外鼠径ヘルニア　512
介達牽引　224
外窒息　549
回腸ストーマ　411
回転検査　746
概日リズム　456
開排制限　494
灰白色便　543
開放型保育器　758
海綿状血管腫　219, 220
回盲部腸重積　563
外来　101, 686
外来患者　102
快楽原則　292
解離状態　312
解離性健忘　691
解離性障害　311, 690
解離性同一障害　691
解離性遁走　691
カイロ会議　847
カウンセリング　676
過覚醒　98
化学的肺炎　534
踵接地　772
踵離地　772
かかわり方のパターン化　128
過期産児　430, 534
核黄疸　422, 842
顎矯正手術　244
学業不振　642
学習困難　540
学習・成長に最適な時期　359
拡大家族の援助　112
喀痰溶解剤　185
学童期の肥満判定　856
角膜混濁　815
過誤腫　476, 720
仮死　15, 194, 644
下肢痛　405
下肢麻痺　405
芽腫　5
過剰適応　138
過食　643
過食嘔吐症　408, 409
下垂体性ゴナドトロピン　476
下垂体性低身長症　303
仮性クループ　496
過成長　220
仮性同色表(色覚検査表)　296
画像検査　297
家族アセスメント・介入モデル　118, 120
家族アセスメントの枠組み　118
家族アセスメントモデル　118
家族アセスメント用具　118

家族エコロジカルモデル　711
家族・親の役割　28
家族環境データ　732
家族看護アセスメント　118
家族看護学　145
家族看護学の理論/概念モデル　120
家族看護の統合的アプローチ　120
加速期　772
家族規範　129
家族構造　732
家族支援　94, 854
家族システム・ストレス因子と強みの調査票　118
家族システムの階層性　123
家族システムの境界　122
家族システムの恒常性　123
家族システムの全体性　123
家族周期　126
家族集団　128
家族ストレス　124
家族ストレス順応・適応の回復力モデル　124
家族ストレス対処理論　124
家族性発生　65
家族対処　733
家族単位　111
家族の凝集性　129
家族の健康　121
家族のサポート　55
家族への忠誠心　129
家族メンバーの役割・機能　129
家族や介護者へのサービス　855
片足立ち　514
片足跳び　514
過体重の割合　697
課題達成　661
肩関節不安定症　152
肩呼吸　249
カタル期　699
カタル性　560
価値転換理論　356
学校医　140
学校基本調査　727
学校教育法施行令　187
学校恐怖症　727
学校嫌い　727
学校検尿　65
学校保健委員会　139
褐色細胞　429
褐色細胞腫　720
葛藤　581, 833
滑脳症　363
合併奇形　65
滑膜切除術　153

家庭型家族 142
家庭環境 620
家庭環境評価法 620,621
家庭教育 142
家庭内暴力 610,727
家庭保育 757
家庭訪問 620,621
カテーテルアブレーション 435
カテーテル採尿 279
カテーテル焼灼術 142
カテーテル治療 445
カテーテル尿採取 807
カテコラミン 195
蝸電図検査 566
可動域制限 261
加熱殺菌 346
加熱消毒 346
化膿性関節炎 152,153
痂皮 449
過敏性腸症候群 418
過敏反応 367
花粉 13
カラーツール 627
ガラクトース血症 381
カリニ 648
カルガリー家族アセスメント・介入モデル 118,121
カルガリー家族介入モデル 145
カルシニューリンインヒビター 399
簡易型アプノモニター 12
肝炎 727
肝炎ウイルス 682
感音性難聴 498,615
感覚運動期 539
感覚刺激 536
感覚刺激欠乏状態 781
感覚障害 408,691
感覚調整障害 149
感覚統合 149
感覚登録障害 149
感覚の育成 347
感覚の発達 547
感覚麻痺 691
肝過誤腫 720
肝芽腫 147,719
肝癌 682
眼球突出 405,643,815
環境移行 419
環境因子 358
環境感染経路 205
環境的要因 474,496
環境の変化 176
関係療法 129
肝血管腫 720

観血的整復術 564
間欠的導尿 632
癌原遺伝子 51
肝硬変 543,682
看護教育 271
看護行為 805
看護行為用語 805
看護単位病棟 364
看護要員数 370
観察学習 816,818
カンジダ・アルビカンス 115
間質液 522
間質性肺炎 649
鉗子分娩 742
患者・家族指導 722
患者教育 349
患者生存率 400
癌腫 5
感受性宿主 154
肝腫大 719
感情 361
感情障害 311
干渉低周波 557
汗疹 9
眼振 643
乾性咳嗽 100
乾性溺死 582
癌性疼痛 591
肝性脳症 724
間接圧迫止血法 176
間接型ビリルビン 87
関節強直 152
関節拘縮 152
関節弛緩 152
関節授動術 152
間接接触感染 156
関節不安定症 152
感染経路別対策 157
感染源隔離 104,114
完全静脈栄養 236
感染対策委員会 61
汗腺膿瘍 9
感染防止対策 104
感染予防 218
感染予防対策 206
間代発作 585
肝胆道超音波検査 543
冠動脈 439
冠動脈瘤 146
嵌頓ヘルニア 513
がんの子供を守る会 94
肝肺症候群 147
患部で直接薬効 609
感冒症候群 181
顔面筋の緊張 657
顔面神経麻痺 743
顔面側彎 199

肝門部腸吻合 543
癌抑制遺伝子 51,65,261,815
管理運営方法 843
寒冷蕁麻疹 446
関連痛 41,192,461,718

き

Keith, R.M. 356
Kübler-Ross, E. 351
QT延長症候群 607
キアリ奇形 618
キーゼルバッハ部位 690
記憶 293,306,645
期外収縮 726
機械的イレウス 57
期間合計特殊出生率 239
気管支拡張剤 185
気管支ファイバー 165
気管食道瘻 384
危機 666,674,833
危機管理 843
危機の移行 419
気胸 189,190
危機理論 666
奇形腫 643,719,720
奇形腫群腫瘍 719
奇形症候群 152
起坐呼吸 162,249
器質の病因 475
偽斜視 334
基準看護制度 570
吃音症 611
気道異物 496
亀頭炎 470
気道確保 688
気道過敏性 162
気道狭窄 503
企図振戦 724
企図ミオクローヌス 724
機能障害 352,357
機能性蛋白尿 544
機能的イレウス 57
機能的残気量 429
機能的消化管閉塞症候群 534
機能不全 506
機能不全家族 121
機能別看護方式 546
基盤整備対策 779
基本形態 306
基本的信頼関係 830
基本的生活習慣の形成 315
基本的4大要素 847
虐待 175,691,720
キャリーオーバー 466,544
吸引 165
吸引性肺炎 649
臼蓋形成不全 494

索引　887

吸気性陥没呼吸　249
吸気性の喘鳴　503
丘状紅斑　449
求心性視野狭窄　335
急性咽頭炎　181
急性肝炎　683
急性拒絶反応　462
急性喉頭炎　283
急性喉頭蓋炎　496
急性小脳失調症　745,746
急性腎炎症候群　180
急性腎不全　442
急性中耳炎　557
急性虫垂炎　184
急性鼻炎　181
急性リンパ性白血病　5
急速進行性腎炎　462
吸啜拒否能力　396
吸啜行動　212
吸啜反射　788
吸入性抗原　18
救命の連鎖(chain of survival)　175
教育・研究　851
教育の必要性　380
教育法　821
境界性人格障害　311
共感　327,470,572
叫喚行動　230
共感的認知　189
共感不全　188,312,470
胸腔ドレナージ　649
供血児　509
教護院　320
胸骨後ヘルニア　85
狭骨盤　574
胸鎖乳突筋　198
胸水　6,190
胸水貯留　189
共生　791
矯正ギプス　612
共生社会　647
矯正視力　298
矯正治療　397
共生的段階　295
共生理論　743
強直発作　585
狭頭症　363
強迫性障害　8,549
胸腹裂孔ヘルニア　85
虚偽性障害　311
局所性浮腫　723
局所麻酔　360
局所論　738
拒食症　841
去勢不安　666
拒絶反応　147

巨大尿管症　447
起立性低血圧　316,795
起立不耐症状　195
筋緊張　15
筋緊張低下　739
菌血症　652
禁制(continence)　281
緊張感　695
緊張性気胸　190,542
緊張の蓄積期　610
筋肉-肛門期　656
近用弱視レンズ　294

く

Glasgow coma scale　273,214
Klippel-Weber 症候群　220
Koocher, G.P.　324
クーイング　230,614
空間認知障害　644
空気感染　155,156,449
空気注腸整復術　234
クーリング　523
具体的操作期　539
口呼吸　696
口対口鼻呼吸法　441
屈折異常弱視　332
屈折力　203
くも膜囊胞　335
グリーフワーク　508
クリックサイン　494
グループ研究　183
グループスタディ　65,261,406
グルバス(GRBAS)尺度　283
クレアチニンクリアランス　403
クレチン病　505
クワシオルコル　74
訓練等給付　396,584

け

KYB プログラム　840
ケアパターン　580
痙咳期　699
計画行動理論　769
経口パルス療法　463
形式的操作期　539
鶏状歩行　771
痙性片麻痺歩行　771
痙性両麻痺　771
経線弱視　332
継続受仕制　547
形態覚遮断弱視　332
経胎盤感染　448
経胎盤出血　773
経胎盤胎児出血　773
軽打法　540
痙直型片麻痺　771

系統的なアプローチ　370
軽度精神遅滞　475
軽度発達障害　138,541,552,555
経鼻・経口胃管(口腔ネラトン)法　211
経鼻・経口食道管法　211
経鼻酸素カニューレ　288
経鼻腸管法　211
経皮的に吸収　609
頸部回旋制限　198
頸部の可動域制限　198
経母乳感染　448
痙攣発作　11
経瘻管法　211
劇症型溶血性連鎖球菌感染症　836
劇症肝炎　147
劇物　561
血圧測定法　653
血圧低下　389
血液型不適合　245,773
血液ポンプ　414
血液量減少性ショック　389
結核菌　218,571
結核性髄膜炎　219
血管拡張作用　738
血管拡張性ショック　389
血管性紫斑病　326
血管性脳浮腫　723
血管迷走神経反射性失神　316
血管輪　496
血球貪食症候群　333
血胸　190
血腫　720
血漿　522,537
血漿交換　398
結晶性知能　358
血小板減少性紫斑病　712
血小板無力症　326
欠食　379
欠神発作　585
血清ビリルビン　87
結腸ストーマ　411
決定のプロセス　798
血糖　240
血糖値　575
血友病 A　222
血友病性関節症　152
血友病 B　222
血流感染　60
ケトーシス　339
解毒剤　53
解熱剤　523
健眼遮閉法　334
言語　293,474,620
健康記録　774

健康診断 140, 226
健康相談 140, 770
健康な家族システム 122
健康日本21 380, 68
言語化能力 464
言語習得 230
言語聴覚士 567
言語発達の著しい遅れ 367
幻肢痛 786
現実感 292
現実原則 292, 738
現実検討 292, 295
原始反射 830
献腎移植 399
健全育成 780
健全母性育成事業 233, 311
減速期 772
倦怠感 719
原発性(先天性)免疫不全症 812
顕微鏡的血尿 220
犬吠性咳嗽 100

【こ】

Cohn, N. 351, 356
Kohut, H. 188
5R 827
コイル塞栓術 142, 601
誤飲 52
抗IL-2リセプターモノクローナル抗体 399
抗アレルギー薬 14, 446
高位結紮 513
後遺症 562
行為障害 676
高位・中間位鎖肛 282
高インスリン血症 599
抗HB免疫グロブリン 683
口蓋扁桃摘出術 754
高カリウム血症 765
高ビリルビン血症 237, 290
交感神経活動 106
交換輸血 217
高機能広汎性発達障害 552
高機能自閉症 138, 353
後弓緊張 657
抗凝固薬 146
抗菌薬 649
口腔清掃 238
口腔内潰瘍 115
攻撃行動 327
攻撃性 367
攻撃様式 729
咬合不正 621
交差感染 104
高次脳機能障害 373
向社会的行動 191, 327
甲状腺機能低下 643

紅色汗疹 9
口唇期 738
高身長 476
更生医療 395
向精神薬 724
公正の原則 650
構造化 556
構造性鼻閉 696
構造理論 129
校則 138
酵素補充療法 813
高体温 523
好中球減少 205
高張性脱水 537
交通性水頭症 450
抗TNF-α抗体 208
抗てんかん薬 724
後天性免疫 811
後天性免疫不全症候群 812
後転法 334
行動異常 642
高等学校卒業程度認定試験 727
行動観察 620
喉頭鏡 165
行動特性 35
行動発達規準 216
喉頭ファイバースコープ 497
行動変容 300
行動変容技法 821
行動様式 95
行動療法 367, 556
孔脳症 577
抗パーキンソン病薬 724
抗破傷風毒素ヒトガンマグロブリン 657
広汎性発達障害 149, 366, 541
抗ヒスタミン薬 10, 14, 446
公費負担制度 328
高ビリルビン血症 237, 290
項部硬直 238
鉱物油(ベビーオイル) 85
後部尿道弁 763
高分子吸水材 143
硬膜下水腫 335
後迷路性難聴 615
肛門期 656, 738
肛門刺激 270
肛門収縮訓練 55, 556
肛門前庭瘻 281
肛門皮膚瘻 281
絞扼性イレウス 58
抗利尿ホルモン 825
口話法 566
コーピング 385
コーホート合計特殊出生率 239

ゴール指向行動 306
語音明瞭度検査 615
股関節拘縮 771
股関節痛 771
呼気性の喘鳴 503
呼吸 100
呼吸運動 807
呼吸介助 249
呼吸介助法 251
呼吸管理 579
呼吸器感染 60
呼吸窮迫 249
呼吸窮迫症候群 578
呼吸循環管理 367
呼吸・循環系の適応不全 420
呼吸障害 313, 343, 696
呼吸数とリズム 115
呼吸性アルカローシス 106
呼吸性不整脈 440
呼吸中枢の発達 807
呼吸の型 115
呼吸の深さ 115
呼吸のリズム 807
呼吸不全 415, 601
呼吸法 106
国際疾病分類 357
国際障害分類 352, 357
国際障害分類改訂版 772
国際生活機能分類 352, 358
コクサッキーA10型(CA10) 573
コクサッキーA16型(CA16) 573
極小未熟児 644
極低出生体重児 430, 578
国民運動計画 460
国民の心の健康 851
心の安定 23
心のなかの「安全装置」 762
心の発達 381
心の理論 8
5歳児健診 227
個室隔離 115
鼓室形成術 558, 615
孤食 379, 380
個人因子 358
個人一社会 618
個人的要因 474
枯草菌 117
姑息手術 196
子育て期間 254
子育て支援 113, 254, 622, 775
子育て支援事業 233, 323
子育て支援対策 254
子育ての現状 254
子育て不安 254
個体化 791

こだわり 367
骨形成の過程 256
骨髄炎 152
骨髄幹細胞移植併用大量化学療法 6,406
骨髄非破壊的同種移植 258
骨性斜頸 198
骨折後変形治癒 152
骨折の整復後の固定 169
骨組織の形成 256
骨端症 751
骨端線固定術 485
骨端線離解 282
骨転移 405
骨盤位 574
骨盤位分娩 742
骨縫合 533
固定チームナーシング 547
固定方法 848
子ども観 30,317
子ども・子育て応援プラン 312,401
子ども期 317,318
子どもの権利委員会 322
子どもの最善の利益 266,322,410
子どもの社会化 693
子どもの状態像 665
こどもの病院環境＆プレイセラピーネットワーク 23
子どものボディイメージ 438
子どもを育てる 93
小林提樹 343
コブ角 485
コプロラリア 548
個別健診 227
個別相談 664
鼓膜再生術 615
鼓膜切開 558
鼓膜チューブ挿入術 417
コミュニケーション障害 611
コミュニケーションスキル 253
コミュニケーションの機会 90
コミュニケーションの構造化 128
コミュニケーション発達支援 367
コミュニケーション理論 129
固有感覚 149
語用論 120
コラージュ療法 691
コリン性蕁麻疹 446
混合性無呼吸 807
コンサルテーション 372
昏睡尺度(coma scale) 272
根治手術 196,209

昏迷 691
昏蒙 214

さ

サーカディアンリズム 454,456,838
サーベイランス 300
罪悪感 834
再演 99
臍炎 275
災害 175
細気管支炎 403
細菌性胃腸炎 179,624
細菌性髄膜炎 453
細菌性腸炎 348
採血時の注意事項 276
再構築 646
最重度精神遅滞 475
再接近 666
再接近期危機 666
臍帯血移植 259,507
再体験 98
最大呼気流量 683
在胎週数 430
臍帯脱落 276
臍帯内ヘルニア 277
在宅医療 366
在宅管理 721
在宅ケア 278
在宅重症児・者数 344
在宅療養 278
催吐 53
再統合 646
サイトカイン 801
サイトメガロウイルス 399,543,601
サイナクティブモデル 580
採尿検査 557
採尿パック 279
採尿用具 279
再発性腎炎 399
細胞毒性脳浮腫 723
作業療法 148
搾乳 851
左心カテーテル法 435
里親相談 622
サブシステム 580
サモンパッチ 219
左右短絡 545
三角筋 199
三角頭蓋 363
三環系抗うつ剤 825
三語文 43
三種混合ワクチン 657,700
酸素吸入 162,809
酸素中毒 287
酸素テント 288

酸素投与 278,288
酸素分圧の低下 576
酸素飽和度 288
酸素マスク 288
産道感染 448

し

θ波 645
CMV 258
CO_2ナルコーシス 287
COR 566
CPD 574
CRS 713
CVC 559
G-CSF 507,794
GVHD 40,237
GVL効果 40
JDDST-R 620
JHSQ 621
JMML 796
gender identity 476
Japan Coma Scale 37,214,273
Johnson, A.M. 727
Shantz, C. 306
Sillenceの分類 256
シーソー呼吸 159
死因別死亡率 368
ジェンダー 484
ジェンダーフリー 484
自家移植 257,507
紫外線 98
紫外線防止 98
視覚障害児の早期療育 293
自覚的症状 408
視覚の情報処理 297
歯牙形成不全 256
自我システム 295
自我心理学 79,737
自我装置 295
自我とエスが未分化 295
自我の適応的退行 293
自我の働き 761
歯科補綴治療 244
弛緩性歩行 771
耳管扁桃 754
敷石像 208
色覚異常の遺伝 296
色覚障害の実際 296
ジギタリス 439
視機能 293
識別ができる 692
自虐 311
糸球体機能 428
糸球体機能検査 403
糸球体性血尿 220
子宮胎盤機能不全 80

子宮内圧迫症候群 612
子宮内外科治療 528
子宮内肺慢性感染症 433
子宮内発育遅延 509
子宮内発育不全 431
子宮留血症 720
子宮留水症 720
シクロスポリン 399, 462
シクロホスファミド 399
刺激防壁 293
止血帯法 176
自己愛 171
自己愛パーソナリティー 188
歯垢 66
思考過程 293
嗜好行動 841
嗜好発達 752
自己課題 661
自己価値 80
自己感覚 171, 188
自己管理 598
自己境界 293
自己顕示 311
自己効力 385
自己実現 254
自己臭恐怖症 786
自己主張 674
自己身体部失認 437
自己身体部分失認 437
自己心理学 188
自己制御 393
自己像 482
自己・他者理解 327
自己中心的言語 305
自己同一性 294, 691
自己統御 833
自己の形成 327, 743
事故の氷山図 299
事故抜去防止 848
自己免疫性疾患 462
自殺 311, 727
脂質 73, 76
支持的心理療法 727
四肢麻痺 (tetraplegia, quadri-
  plegia) 644
思春期クリニック 310
思春期成長加速現象 667
思春期早発 643
思春期側彎症 485
矢状縫合 505
支持療法 183, 258
自信 674, 833
視神経萎縮 643
歯髄 72
ジスキネジー 724
システムズアプローチ 129
ジストニー 724

ジスマチュア児 431
自制 306
死生観 324
姿勢時振戦 724
自制心・制御 327
姿勢と恥の感覚 656
自責の念 424
次世代育成支援システム 209
次世代育成支援対策推進法
  113, 312, 779
施設基準 423
施設保育 757
自然消退 405
自然抜去防止 764
持続式腹膜灌流 398
持続的モニタリング 526
自体愛 171, 290, 738
肢体不自由 353
肢体不自由児 848
自宅出産 777
自他未分化 540
視知覚障害 644
膝関節拘縮 771
膝関節痛 771
膝胸位 516
失禁 475
失見当識 214
実際な助力 511
実質的な育児協力 28
湿疹 785
失神発作 195
失声 691
湿性咳嗽 100
湿性溺死 582
失調性歩行 643, 771
膝内障 152
疾病/変調 357
失歩 691
字づまり視力 298
失立 691
私的領域 142
児童育成の責任 323
児童期 317, 358
児童憲章制定会議 319
児頭骨盤不均衡 195, 574
児童指導員 323
自動症 585
児童精神分析 736
自動体外式除細動器 607
自動的可動域 152
児童福祉司 321
児童福祉週間 323
児童福祉の理念 323
児童分析家 79
指導要録 110
シナプス伝達 645
シナプスの形成 850

死の概念発達 324
死の不可逆性 325
死の不可避性・普遍性 325
死の不動性 325
支配−達成の能力 293
自発性 834
紫斑病性腎炎 399, 796
字ひとつ視力 298
自閉症 373, 541
自閉症スペクトラム 8
耳閉塞感 417
自閉的段階 295
死別 508
「死」への恐怖心 325
死亡率 368
縞視力 298
視野異常 643
社会化の過程 393
社会権的権利 265
社会構成単位 111
社会構成の基本単位 117
社会参加 254
社会性 113, 674
社会性能力の発達障害 474
社会性の発達 173, 680
社会食べ 487
社会的アンカーポイント 419
社会的逸脱行動 555
社会的学習理論 769
社会的環境 209
社会的機能 306
社会的協約 319
社会的現象の理解 327
社会的孤立 854
社会的適応 574
社会的不利 352, 357
社会的理由 855
社会福祉法 717
社会文化的環境 419
社会・文化とアイデンティティ
  295
社会連帯による次世代育児支援
  209
若年性側彎症 485
斜視 815
斜視弱視 332
斜視の治療効果 334
視野障害パターン 335
射精 481
視野発達 335
シャントバルブ 336
手淫 290
臭覚異常 483
集学的治療 261, 406
習慣性攣縮 724
習慣づけ 315
習慣的行動 572

索引　891

周期性呼吸　429, 803
周期的な嘔吐　531
充血　815
自由権的権利　265
周産期医療施設　655
周産期医療対策事業実施要項　341
周産期死亡　341
周産期母子医療センター　779
終日遮閉　332
重症黄疸　427
重症心身障害児の分類法　87
重症心身障害周辺児　343
重症脱水　389
重症多血症　237
舟状頭　363
重心動揺検査　746
修正拡大家族　112
縦走潰瘍　208
集団生活　834
重度頭痛　754
重度精神遅滞　475
重度・重複障害児　565
重度の肢体不自由　343
重度の知的障害　343
十二指腸液検査　543
醜貌恐怖　786
終末期ケア　517
絨毛採取　349
重要他者　744
自由連想　737
自由連想法　737
受血児　509
手術室看護師　350
受傷面積　638
主体性　388
シュタイナー教育　346
術後管理　189
術後肺塞栓症　574
出生体重　430
出生場所の選択　655
出席停止　133
受動言語　43
授乳技術　212
ジュネーブ宣言　62
受容過程　351
腫瘍マーカー　405
受容野　297
手話法　566
循環血液量減少　606
循環適応　527
純潔教育　471
情愛関係　744
上衣腫　643
小一プロブレム　419
傷害　298
障害　35, 357, 373, 646

障害児教育　352
障害者基本法　352, 354
障害者自立支援法　784
障害の一次レベル　358
障害の三次レベル　358
障害の受容過程　356
障害の二次レベル　358
消化管出血　6
消化管ストーマ　411
消化機能　845
小家族化　107
上気道　181
症候性てんかん　584
症候性鼻出血　690
猩紅熱　836
常在菌　156
蒸散　430
少子化　239, 312, 722
少子化社会対策大綱　312
少子化対策　312
上室性頻拍　726
鞘状突起　512
小数視力　297
脂溶性ビタミン吸収不全　543
常染色体優性遺伝　65
踵足変形　771
踵足歩行　771
上大静脈症候群　6
情緒　361
象徴機能の獲得　231
象徴的環境　209
象徴的思考　306
情緒障害　353
情緒的応答性　290
情緒的葛藤　27
情緒的対象恒常性　666
情緒的なきずな　27
情緒的な支援　511
情緒の分化　362
情緒発達障害　311
情緒面の障害　474
衝動　292
情動　293
常同行動　367
衝動性　367, 555
小児医療　466, 563
小児医療の不採算性　271
小児がん　5
小児看護　364
小児救急医療　174, 365
小児精神療法　737
小児専門医　365
小児総合救急体制　368
小児難治性疾患　467
小児の成長発達　364
小児の専門医療　368
小児の総合医療　368

小児の発達段階　271
小児の歩行　772
小児慢性疾患患者の退院調整に関する指針　522
小児慢性特定疾患治療研究　779
少年の健全育成　374
小脳性失調　771
小脳性振戦　724
小舞踏病　724
静脈栄養　236
静脈管　429, 526
静脈血採血　275
消耗症（マラスムス）　74
初期学習　466
除去食療法　386
食育ガイドライン　380
食育支援活動方針　380
職業感染　61
食具食べ　487
食行動　377, 486
食事依存性運動誘発性アナフィラキシー　446
食事行動　379
食事習慣　841
食事摂取基準　75
食事動作の獲得　379
食事動作の自立　378
食事動作の発達　378
食思不振　719
食餌療法　381
食生活　67
食生活の改善　130
食道静脈瘤　544
食道裂孔ヘルニア　85
食物アレルゲン　13
食物過敏性腸症　177
食欲低下　339
除細動　175
女性仮性半陰陽　475
女性センター　610
触覚　149
除脳硬直　37, 237
徐脈　726
自律心-恥・疑心/意志　656
自律神経障害　408
自律神経反射　196
自律性　674, 833
自律的な自我機能　293
自律の原則　62, 650
自律哺乳法　396
視力検査　297
視力障害への支援　294
視力低下　643, 815
視力の種類　298
視力の発達　294
シルバーマンの陥没指数　160

歯列不正　397
脂漏性痂皮　84
腎移植レシピエント　398
心因性難聴　615
腎盂形成術　448
腎盂尿管移行部狭窄　447
侵害回避の原則　650
人格形成　744,793
新奇性　385
腎機能　428
新奇場面　21
心筋梗塞　146,439
シングルウォール　758
神経因性斜頸　199
神経学的観察　37
神経学的検査　408
神経学的症状　408
神経機能の評価　15
神経筋疾患　373,799
神経膠腫　642
神経障害　408
神経症的　138
神経症の習癖　572
神経性食欲不振症　408,487,824
神経性無食欲症　418
神経生理調整　306
神経堤　405
神経内視鏡手術　451
腎血管性高血圧　65
心因性失神　11
心原性ショック　389
親権喪失宣告　410
人工換気　165
信号行動　744
人工呼吸　162
人工呼吸療法　250
腎後性　765
進行性家族性肝内胆汁うっ滞症　543
腎後性蛋白尿　544
人口置換水準　239
人工内耳　567
人工肺　414
人工膜　277
新子どもプラン　233
心室細動　726
心室粗動　726
心室中隔欠損　415
真実を知る権利　62
侵襲処置　416
真珠腫性中耳炎　558
浸潤陰影　648
新障害者基本計画　354
心身機能/身体構造　358
心身障害児　352
心身症的　138

心身の安楽　22
心身発達障害　781
腎性骨異栄養症　398
新生児　15,340,815
新生児壊死性腸炎　359
新生児肝炎　543
新生児感染症　777
新生児限局性腸管穿孔　359
新生児行動評価の意義　730
新生児死亡　626
新生児循環　429
新生児の腎機能　428
新生児の評価　420
新生児の免疫能　428
新生児破傷風　656
新生児バセドウ病　242
新生児ビタミンK欠乏性頭蓋内出血　433
新生児溶血性疾患　237
腎性蛋白尿　544
腎性尿崩症　632
人生の質　201
腎性貧血　708
振戦　724
腎前性蛋白尿　544
心臓移植　442,506
心臓死（心停止）　506
心臓突然死　607
親族集団　117
身体化障害　691
身体虚弱　193
身体醜形障害　691
身体障害者　352
身体障害者障害程度等級表　335
身体障害者手帳　395
身体障害者福祉法　352
身体図式の障害　437
身体像の障害　488
身体的虐待　264
身体的検査　618
身体的準備　196,210
身体的症状　464
身体的・精神的・社会的安寧　775
身体的・精神的負担　291
身体の清潔　815
身体表現性障害　690
深達度　638
診断的検査　618
身長の異常　478
新陳代謝　98
心的外傷　691,737
心の構造論　292,737,738
心の装置　738
人乳　515
信念　385

腎嚢胞性疾患　719
心肺脳蘇生　441
心房細動　726
心房粗動　726
心房中隔裂開術　142
信頼　21
信頼感（基本的信頼感）　27
信頼関係　22
心理学　851
心理社会的危機　359
心理社会的尺度　511
心理-社会的特性　656
心理・社会的発達論　80,171,666
心理・社会的モラトリアム　820
心理社会的要因　418
心理測定テスト所見　474
心理的遺産　129
心理的葛藤　664
心理的虐待　264
心理的ケア　777
心理的準備　197,210
心理的ストレスモデル　463
心理物理学的検査　297
診療所　101
診療報酬制度　366
心理臨床経験　851

す

Speece, M.W.　324
Spitz, R.　292,295
Stern, D.N.　189
Sturge-Weber症候群　220
髄液圧　834
髄液採取　834
髄液シャント手術　641
髄液循環動態　450
髄芽腫　643
21-水酸化酵素欠損症　717
水準面（ニボー）　58
水晶様汗疹　9
錐体外路障害　724
錐体細胞　296
錐体路症状　643
水痘抗原皮内反応　450
水痘・帯状疱疹ウイルス　449
膵嚢胞　720
膵嚢胞性線維症　177
水分摂取リズム　825
水疱　449
髄膜刺激症状　639
髄膜披裂　618
睡眠覚醒リズム　454
睡眠時随伴症　456,823
睡眠時無呼吸　754,808
睡眠時無呼吸症候群　754
睡眠習慣調査票　456

索引 893

睡眠測定法　454
睡眠ポリグラフ　12
睡眠リズム　469
水無脳症　577
頭蓋咽頭腫　643
頭蓋骨　504
頭蓋骨縫合早期癒合症　363
頭蓋照射　183
頭蓋内圧　834
頭蓋内圧亢進症状　642
好き嫌い　386, 752
スキップ　514
スキンケア　13
スキンシップ　3, 23
スキンツースキンケア　149
スキントラブル　587
スクリーニング基準　621
ステロイド　333, 446
ステロイド外用薬　13
ステロイド軟膏　10
ステント血管拡大術　142
ストーマ　411
ストーリー　127
ストレス　416, 464, 510, 512, 853
ストレス源　463
ストレスサイン　579
ストレスの認知評価　463
ストレスへの対処行動　416
ストレスマネージメント　385, 841
ストレッサー　464
ストレンジシチュエーション法　1
すり込む　609

せ

self-regulation機能障害　307
self-regulation理論　307
Selye, H.　463
Z字型注射法　200
成育看護　467
精液　481
生活規制　702
生活指導　138
生活習慣　674, 833, 840
生活能力の維持・向上に必要な医療　395
生活の質　201, 398
性器期　738
正期産児　430
清潔援助　472
清潔隔離　104, 114
清潔間欠的(自己)導尿　307, 404
清潔習慣　472
清潔習慣の学習の第一歩　90

制限食　381
政策医療　466
精索水瘤　513
静止時振戦　724
静止視力　298
性自認　483
成熟児　431
成熟度　262
成熟度評価　424
正常圧水頭症　450
星状細胞腫群腫瘍　642
正常児　215
正常歩行　772
青色強膜　256
生殖細胞　51
成人移行期の患者　466
成人医療　563
精神運動発達遅滞　149
精神運動発作　585
成人型肝癌　147
成人期　358
精神障害　311, 352
精神障害者通院医療費公費負担制度　395
精神障害者保健福祉手帳　395, 584
精神性的発達段階　830
精神＝性的発達理論　666, 738
精神・性的モラトリアム　820
精神的アセスメント　292
精神的安定　775
精神的ケア　218
精神発達　172
精神発達遅滞　204
精神発達理論　737
成人病　467
精神病理学理論　737
精神分析　79
精神分析家　204
精神分析学　737
精神分析的自我心理学　292
精神力動的葛藤　737
性ステロイドホルモン　476
性腺機能不全症　483
性腺形成障害　475
性腺刺激ホルモン　616
性腺腫瘍　720
性腺抑制療法　477
生体肝移植　506
生態システム　129
生体部分肝移植　147
正中部母斑　219
成長曲線の体重減少　488
成長促進可能性　166
成長痛　153
成長発達　55, 436

成長・発達段階　291
成長ホルモン　399
成長ホルモン(GH)分泌刺激試験　715
成長ホルモン低下　643
性的虐待　264
性的発達　674
性的役割分業意識　29
制吐剤　105
青年期　666
成分栄養剤　614
性分化異常　631
性分化・性発育の異常　478
性別分業観　484
性別役割分業　142
性別ラベル　484
生命科学　650
声門下狭窄　496
性欲　290
性欲動　290, 738
生理的黄疸　427
生理的新生児黄疸　543
生理的振戦　724
生理的ストレスモデル　463
生理的多血状態　427
生理的蛋白尿　544
生理的貧血　708
生理的欲求　23, 167
世界保健機関　357
セカンドオピニオン　63
脊髄空洞症　618
脊髄性筋萎縮症　799
脊髄損傷　373
脊髄披裂　618
脊椎固定術　485
責任感　834
セクシュアルヘルス　847
世代間伝達　831
接近行動　744
セックス　483
赤血球酵素異常　434
舌根扁桃　754
摂食　238, 485, 486
摂食異常　841
摂食・嚥下障害　238
接触感染　155, 452, 573, 809
摂食機能訓練　486
接触皮膚炎　90
切迫子宮破裂　574
切迫性尿失禁　556
説明の充実　700
説明を受ける権利　62
セリアック病　177
セルフコントロール　306
セロコンバージョン　683
前意識　738
遷延性黄疸　427

遷延性起立性低血圧 196
前概念期 539
全結腸無神経節症 707
全件送致主義 374
潜在期(学童期) 666
潜在性菌血症 652
潜在性胎児ジストレス 526
穿刺 376
染色体不分離 342,345,534
全身管理 367
センシング 748
全身痙攣 657
全身倦怠感 727
全身性エリテマトーデス 462
全身性炎症反応症候群 651
全身性浮腫 723
全身放射線照射 258
全身麻酔下の日帰り手術 334
漸成説 171
漸成的発達モデル 294
尖足 612,771
喘息 403
尖足拘縮 771
喘息発作 185
全体的存在 646
全体的対象愛 290,738
選択の権利 62
前置胎盤 574
前庭感覚 149
前庭神経炎 745
先天奇形症候群 363
先天性偽関節症 282
先天性巨大結腸症 707
先天性食道閉鎖症 486
先天性心疾患 389
先天性側彎症 485
先天性代謝異常症用 567
先天性胆道拡張症 543
先天性胆道閉鎖症 543
先天性内反足 612
先天性捻転ジストニー 724
先天性の脳機能障害 367
先天性貧血 801
先天性副腎皮質過形成症 717
先天性ミオパチー 799
先天性免疫不全症 258
先天性免疫不全症候群 5
先天赤緑色覚異常 296
前転法 334
尖頭症 363
全般発作 585
潜伏(潜在)期 156,738
前方インストゥルメンテーション 485

そ

爪囲炎 572

爪囲瘭疽 572
挿管 164
臓器移植法 506
早期産 644
早期産児 280,430
早期指導・支援 669
早期新生児死亡 626
早期接触ケア 150
早期発見スクリーニング法 488
早期発見法 293
早期離床 574
象牙質 72
造血器腫瘍 5
造血細胞移植学会 794
総合的な学習の時間 471
総合-統合機能 293
相互交渉 27
相互支援活動 677
相互同期性 84
相互同期的な働きかけ 84
喪失感 781
巣状糸球体硬化症 399
相談活動 676
早朝尿採取 280
早発黄疸 217,427
ソールター骨盤骨切り術 752
足囲 7
足関節背屈筋麻痺跛行 771
足趾形態 7
足趾変形 7
足長 7
足底接地 772
続発性(獲得性)免疫不全症 812
足幅 7
粟粒結核 219
阻血性壊死 751
組織間液 537
咀嚼 486
咀嚼運動 513
咀嚼機能 513
咀嚼能力の低下 380
粗大運動 204
素朴理論 701

た

WAGR症候群 65
WHO癌疼痛治療指針 591
WHO分類 183
WPPSI 551
*WT1*遺伝子(*WT1*) 65
ターミナル期 127
体圧分散用具 383
ダイアモンド-ブラックファン貧血 276
体位性(起立性)蛋白尿 544

胎位・胎勢異常の一部 574
第一呼吸 420,429,527
第一次的社会化 142
第1の脱中心化サイクル 540
体位排痰法 248,518
退院計画ガイドライン 519
退院指導料 520
退院調整看護師 521
退院療養計画書 520
ダイエットハイ 488
体温管理 579
体温測定 652
体温調節 22
体温調節中枢 524
体温保持 96
対外的機能 121,712
体幹装具 485
大奇形 493
待機児童数 759
待機児童ゼロ作戦 400
退行 99,830
退行現象 176
第三脳室開放術 451
胎児 340
胎児管理 434
胎児血 349
胎児循環 426,429,526
胎児循環遺残 426
胎児心拍数基線 647
胎児心拍数基線細変動 647
胎児心拍数図 526
胎児心拍数モニタリング 647
胎児水腫 509
体質性思春期遅発症 483
胎児発育曲線 430
胎児発育評価 530
体脂肪 697
代謝拮抗薬 399
代謝障害 272
代謝性ミオパチー 799
体重増加量 532
体重の異常 478
胎児輸血 528
対象関係 293,791
対象関係論 204
対症ケア 370
帯状疱疹 449
対症療法 367
対処行動 385,463
対処能力 463
対処方略 463
対人関係形成の発達 393
対人関係の発達 174
対人的環境 419
体水分量 484
大豆乳 568
耐性菌 60

索引 895

体性痛 718
大腿骨頭壊死症 751
大腿骨頭すべり症 152,153
大腿骨内反骨切り術 752
大腿四頭筋外側広筋 199
大腿四頭筋拘縮症（大腿四頭筋短縮症） 201
大腿部皮膚溝の非対称 494
大腸菌 634
胎内手術 618
対内的機能 121,712
第2の脱中心化サイクル 540
胎盤の急性・亜急性炎症 433
体表面積 439,532
ダイビング反射 528,578
タイプA性格 841
タイプII肺胞上皮細胞 422
胎便性イレウス 719
対立的な対人関係：家族 793
対流 430
大量（高用量）免疫グロブリン点滴静注 146
ダイレーザー治療 220
多因子遺伝子疾患 493
多因子遺伝病 51
ダウン症 3,740
楕円形赤血球症 434
他覚的客観的検査法 615
他覚的症状 408
抱き癖 536
多機能自閉症 138
タクロリムス 399,462
タクロリムス軟膏 13
多血症 658
多剤併用化学療法 105,406
多施設共同臨床試験（グループスタディ） 6
多重癌 815
多重人格性障害 691
打診痛 560
多世代理論 129
多臓器障害 561
抱っこ紐 536
脱脂粉乳 178
脱水 179,181,523
脱水状態 505
タッチセラピー 538
タッチポイント 730
脱中心化サイクル 540
脱落歯 621
縦抱き 536
多動 367,540
多動性 555
他動的可動域 152
田中-ビネー式知能検査 551
田中昌人 670
ダニ 13

多尿 633,710
多尿型 825
多嚢胞性脳軟化症 577
多発性硬化症 724
ダブルウォール 758
ダブルバインドセオリー（二重拘束論） 119
食べる機能 513
単位制高校 727
単一遺伝子疾患 493
単一遺伝子病 51
男根期 738
探索活動 2
探索行動 21
単肢麻痺 644
胆汁排泄障害性の疾患 707
単純近視 203
単純性血管腫 219
単純ヘルペス 601
単親家庭 693
単心室 808
男性仮性半陰陽 475
短腸症候群 177
単調な入院生活 705
胆道拡張症 720
短頭症 363
胆道低形成 147
蛋白質 73,76
蛋白質の組成 515
蛋白質分解粉乳 36
蛋白除去乳 567

ち

チアノーゼ性心疾患 658
地域生活支援事業 353
地域福祉サービス 354
小さな行事 704
チェックバルブ 169
知覚 293
知覚運動調整 306
力関係 128
恥骨直腸筋 281
智歯周囲炎 71
父親の参加 29
父親の役割 722
父親不在 722
腟血腫 720
腟水症 720
知的発達の障害 363
知能 293,540,550,553
地方教育行政法 185
チャイルドライフ 733
注意欠陥 555
中一ギャップ 419
中央児童福祉審議会 319
中央病理診断 66
中間尿 807

中間尿採取法 279
注射法 376,694
抽象的思考力 550
中心暗点 335
中枢神経系の障害 475
中耳炎 803
中枢性尿崩症 632
中枢性無呼吸 807
中性温度環境 430
中殿筋 199
中殿筋跛行 771
中等度精神遅滞 475
肘内障 152
注入 376
注目牽引 312
昼夜逆転 727
中立性 188
腸炎後症候群 624
超音波検査 634
腸回転異常症 673
聴覚 149
聴覚障害教育 566
腸管出血性大腸菌 348
腸管重複症 719
腸管壁内ガス像 360
腸間膜嚢腫 719
腸管リンパ濾胞 560
超自我 292,738
超重症児 344
朝食の欠食 380
聴神経腫瘍 615
聴性電気反応 615
聴性脳幹反応 426
調製粉乳 35,411
調節麻痺 203
腸洗浄 54
超早産児 430
超低出生体重児 430,578
腸内環境の調整 55
超未熟児出産 574
直接圧迫止血法 176
直接型ビリルビン 87,707
直接感染 452
直接接触感染 156
直接Tリンパ球交差試験陽性 398
直達牽引 224
直腸球部尿道瘻 281
直腸肛門奇形 281
直腸前庭瘻 281
直腸総排泄腔瘻 281
直腸体温 653
直腸内圧検査 708
直腸尿道瘻 281
直腸粘膜生検 708
直腸の圧センサー 54
直感期 539

つ

椎体骨切り術　485
対麻痺歩行　771
痛覚閾値　42
通信制高校　727
つかまり立ち　514
「妻たちの家族看護学」問題　712

て

δ波　645
DDST　620
Dembo, T.　356
Developmental care　579
dispraxia　149
DMF歯数　68
DNA診断　49
DPOAE　566
DVの背景　610
TEOAE　566
TMA　40
TTN　429
TTV　682
T細胞　5
T細胞リンパ腫　5
手洗い　64, 182, 206
低位鎖肛　282
低栄養　52, 531
提供者(ドナー)　40, 147, 506
底屈筋麻痺跛行　771
低クロール性アルカローシス　688
提携の仕方　128
低酸素脳症　724
定時制高校　727
低脂肪乳　568
低出生体重児用調製粉乳　35
低視力　293
低身長　480, 643
低線量X線撮影　485
低体温　524
低張性脱水　537
低ナトリウム粉乳　36, 568
ティンパノメトリー　417
デオキシスパーガリン　399
適応　581
適応行動　474
適応障害　138, 572, 661
適応不全症候群　420
適応メカニズム　463
手首自傷　311

手首の人格化　312
デスモプレシン点鼻療法　825
テタニー様痙攣　106
手帳によるサービス　584
手づかみ食べ　487
鉄欠乏性貧血　708
デニス-ドラッシュ(Denys-Drash)症候群　65
デファンス　560
デュシェンヌ型(Duchenne型)筋ジストロフィー　197
電位変化　440
伝音性難聴　615
てんかん小発作　585
転換性障害　690
てんかん大発作　585
転機　419
電気刺激療法　557
電気除細動器　726
電気的補聴器　566
テンコフカテーテル　399
伝染病の予防　140
伝導　430
点頭てんかん　585, 724
電話相談　622

と

Drotar, D.　351
トイレおねしょ　825
同一化　294
同一視　620
同一性対同一性拡散　482
頭囲の拡大　457
投影検査　8
投影同一化　204
同化　539
動機づけ　538
「道具的」機能　725
同系移植　257, 507
糖原病　147
登校拒否　727
登校刺激　727
統合失調症　311
統合失調症の初期症状　727
瞳孔の散大　439
同種移植　257, 507
動静脈血採血　275
等色(色合わせ)法　297
動体視力　298
等張性脱水　537
疼痛性障害　691
道徳性　327, 593
道徳的規範　292
逃避　312
逃避行動　542
逃避様式　729
頭部後屈あご先挙上法　441

洞不全症候群　726, 748
動物媒介感染　156
頭部の周径　588
動脈管　429, 526
動脈管依存性先天性心疾患　739
動脈管開存　415
動脈血採血　275
同名半盲　335
動揺歩行　771
倒立X線撮影　281
トゥレット障害　549
トゥレット症候群　549
登録特殊ミルク　36
トータルケア　710
トータル的評価　474
ドーム式観察室　216
トキソプラズマ　601
特殊粉乳　35
特殊ミルク　36
特殊用途粉乳　411
特発性血小板減少性紫斑病　326
特発性鼻出血　690
毒物　561
特別治療食　567
特別用途食品　36
床ずれ　382
吐根シロップ　54
特発的てんかん　584
独歩　772
トドラーの下痢　624
ドナー登録年齢　259
ドナーの善意　259
ドナルド・マクドナルド・ハウス　710
とびひ　9
友達関係　613
ドライマウス　754
トリアージ　174
トリソミー　492
努力呼吸　249, 403
ドレナージ　164
トレンデレンブルク歩行　495, 771
トンネル感染　399
トンプソンの2杯分尿法　220

な

Nagy, M.H.　324
nasal-DPAP　313
ナイスタチン　115
内臓痛　718
内鼠径ヘルニア　512
内窒息　549
内的ワーキングモデル　359
内転　612

内毒素 651	乳幼児健康支援一時預かり事業 702	の
内発的動機づけ 841	乳幼児健診 621	Non-reassuring fetal status 647
内反 612	乳幼児視力検査 298	脳炎 505, 573
内反股 771	乳幼児精神保健 773	脳炎・髄膜炎後遺症 343
内反足肢位(不良肢位) 612	乳幼児側彎症 485	脳嵌頓 723
内分泌疾患 479, 727	乳幼児突発性危急事態 630	脳陥入 723
内面の機構 292	乳幼児発育調査 628	脳機能の障害 666
永山斑 608	乳幼児発達理論 188	膿胸 190, 649
馴染みのある人 692	ニューロン成熟段階 618	脳血管障害 724
軟骨内骨化 256	尿管膀胱移行部狭窄 447	脳血管障害後遺症 373
軟性墜落性跛行 495	尿管瘤 447	脳梗塞 577, 615
軟便型 54	尿細管機能 428	脳死 506
に	尿細管機能検査 403	脳室拡大 641
ニーチェストポジション 516	尿失禁治療薬 557, 825	脳室上衣下出血 800
2型糖尿病 596, 598	尿中E3 526	脳室上衣下胚層 800
肉眼的血尿 65, 180, 220	尿道上裂 509	脳室の拡大 800
肉腫 5	尿毒症 724	脳死ドナー 146
二語文 43	尿毒症症状 442	脳出血 615
二次癌 261, 815	尿閉 631	脳腫瘍の初期症状 727
二次救命処置 175	尿量異常 633	脳症 63
二次検診 485	尿路感染 807	濃色尿 707
二次孔欠損 444	尿路感染防止 764	脳神経外科 335
二次骨化中心 256	認可外保育施設 635	脳神経の機能 850
二次的障害 358	認可外保育所 702	脳脊髄液 336, 641
二次的自律機能 293	認可保育所 635	脳損傷後遺症 373
二次的な運動障害 644	人形様顔貌 480	能動言語 43, 230
二次発癌 6	人間観 317, 346	脳内圧 457
二重ABCXモデル 124	人間関係 119	脳の先天奇形 644
24時間蓄尿 548	人間発達 725	脳波 408, 645
24時間面会 814	妊産婦健康診査 226	脳波異常 555, 645
二足歩行 651	妊娠 720	脳波検査 646
日常生活ケア方法 520	認知 188, 293, 474, 635	脳半球障害 149
日常生活行動 620	認知機能検査 8	脳浮腫 182, 505
日常的三行為 56	認知行動療法 99	脳ヘルニア 723
日常的な生活行為(介護) 56	認知状態 714	膿瘍 560, 720
日没現象 841	認知的評価 385	能力障害 352
日光浴 98	認知能力の発達 464	能力低下 352, 357
日本学校保健会 132	認知発達 542	ノーマライゼーション 848
日本中毒情報センター 53, 562	ぬ	ノギス 505
日本臨床心理士資格認定協会 851	布おむつの代用品 143	呑み込まれる不安 666
入院形態 44	ね	ノンレム睡眠 454, 823
乳児寄生菌性紅斑 90	ネガティブフィードバック 242	は
乳児死亡 626	ネグレクト 66, 264, 474, 572	Bandura, A. 328, 816
乳児胆汁うっ滞性疾患 543	熱産生 524	Barnard, K. 776
乳児における嘔吐 608	熱中症 524	burn index 638
乳汁 564	ネットワーク 510, 511	Hartman, H. 295
乳汁栄養 377, 844	熱の喪失経路 430	パーセンタイル値 628
乳児揺さぶり症候群 536	熱放散 524	バーンアウト 385
乳児・幼児身体発育曲線 439, 532	年間行事 704	パイエル板 563
乳児用調製粉乳 35	粘膜疹 449	肺炎球菌 648
乳蛋白質消化乳 568	粘膜性鼻閉 696	バイオクリーンルーム 423
乳糖 428		肺血管抵抗 527
乳便 428		敗血症性ショック 652
乳幼児育成相談指導事業 664		肺高血圧症 415

肺サーファクタント 422,429
胚細胞腫 643
肺水 420,429
倍数性 492
排泄訓練 656
排泄困難 534
排泄の観察の機会 90
排泄のしつけ 587,588
排泄の自立 587
排痰 164
肺動脈狭窄 415,808
梅毒 601
排尿時膀胱尿道造影 399,763
排尿時膀胱尿道検査 634
排尿・排便の意識化 588
排尿抑制訓練 556,825
肺の換気とガス交換の改善 250
背部叩打 441
排便コントロール 158
排便を促す 270
肺胞虚脱 422
ハイムリック法 441,550
廃用症候群 358
廃用性萎縮膀胱 399
肺理学療法 649
ハイリスク新生児 194
ハイリスク妊娠 574
ハウスダスト 13
白色瞳孔 815
白内障 463,498
曝露療法 99
跛行 405,719
箱庭療法 691
はさみ足歩行 771
恥 666,833
橋本病 242
播種性血管内凝固 220,237
破傷風菌 656
8カ月不安(人見知り反応) 295
発育 188,532,588,660
発育評価 103
発症前診断 50
発達記述法 216
発達健診 664
発達支援 663
発達障害 8,311,373
発達スクリーニング検査 620, 669
発達相談指導事業 664
発達段階と歴史 732
発達段階理論 79,666
発達に応じた育児 27
発達の遅れ 663
発達の程度 665
発達の歪み 669

発達の輪郭 669
発達プロフィール 670
発達ライン 737
発達論的視点 419
パッチ閉鎖術 416
発熱 181,523,524,709
抜毛 572
パナー病 152
話声語検査 615
パニック障害 106,367
ハネムーン期 610
母親の感受性 792
母親らしさ 783
羽ばたき振戦 724
羽ばたき様運動 724
バブリング 230,614
歯磨き 72,238
パラ百日咳菌 699
バリア機能 13
パリラリア 548
バルーン血管拡大術 142
晩期障害 5,6,258,507,659
反響言語 548
汎血球減少 276
バンコマイシン 809
瘢痕性変化 804
犯罪 374
反射運動 306
半側性身体失認 437
反跳痛 560
ハンディキャップ 479
汎発性腹膜炎 560
反復言語 548
反復性(嚥下性)肺炎 39
反復性腹痛 194
反復喃語 96,230,614
汎理論的モデル 768

【ひ】

BCG 219
BOA 566
B型肝炎母子感染防止事業 683
B細胞 5
B細胞リンパ腫 5
PALS 441
PCCH staging 618
PCR 50,183,795
PDD 149
Piaget, J. 305,539
PSI 31
PTLD 147
PTSD 98
VAS(visual analog scale)スコア 153
ピア 676
ピアエデュケーション 471

ピータース奇形 293
ヒーリング効果 96
冷え症状 825
ピオクタニン 115
被害者への介入 851
皮下脂肪 697
光凝固 804
非観血的整復術 563
非観血的治療 224
非乾酪性類上皮細胞肉芽腫 208
ひきこもり 689
被虐待児 139,321,324
非叫喚発声 613
非血縁ドナー 507
非言語的精神療法 691
鼻腔狭窄 496
肥厚性心筋症 599
非交通性水頭症 451
非糸球体性血尿 220
脾腫 719
ビジュアルアナログスケール 627
鼻汁 181
微小骨折 282
微少変化型 640
ヒステリー的性格 311
非ステロイド系抗炎症薬(NSAIDs) 333
ビスフォスフォネート 257
ビタミン 73,76
ビタミンK欠乏 433
ビタミンK欠乏性出血症 326
ビタミンK_2シロップ 433
ビタミンD 98
悲嘆 127
悲嘆過程 127
悲嘆作業 508
悲嘆反応 507
人見知り不安 99
ひとり親 106
ひとり親家庭 693
ひとり立ち 514
微熱 719,727
鼻粘膜 696
皮膚感覚 538
皮膚・粘膜の黄染 87
非ホジキンリンパ腫 5
飛沫感染 155,156,449,573
肥満傾向 380
肥満症 703
肥満とやせの判定 698
肥満の判定 698
百日咳菌 699
非薬物的療法 579
病院外来 101
病院・施設 621

病院の子どもヨーロッパ協会　23
描画療法　691
病期　66
病気対処行動　768
病気の概念モデル　701
病後児デイサービスモデル事業　702
費用支給対象補装具　784
病児のケア技術習得　777
病児のデイケア　622
病弱・身体虚弱　353
病者役割行動　768
標準体重　697
標準タイプ車椅子　206
標準法　60
標準予防策　157
表象機能　833
病的近視　203
病的骨折　282
病的蛋白尿　544
「病棟保育士の加算」の条件　735
表面マーカー　6
日和見感染　60,105,156,812
比率IQ　552
ビリルビン　245
ビリルビン測定器　37
ビリルビン脳症　427
ビリルビンの代謝　87
貧血の原因　708
頻脈　726

ふ

blue rubber bleb nevus症候群　220
bulimia nervosa；BN　487
FISH（fluorescence in situ hybridization）法　345
preferential looking法　298
ファミリーハウス　710
ファロー四徴症　515,658,808
ファンコーニ貧血　276
不安障害　572
不安定膀胱状態　825
不安反応　744
フィラデルフィア染色体　795
風疹ウイルス　858
夫婦家族　106
夫婦関係の確立　28
夫婦制家族　118
プール熱　58
フェニルケトン尿症　16,117,381
フォローアップミルク（離乳期幼児期用粉乳）　35
不確実性　714

不確実性のモデル　714
不感蒸泄　452,484
腹圧性尿失禁　556
腹腔内膿瘍　720
腹腔内遊離ガス像　360
複合形態　111
福祉　851
福祉の増進　851
輻射　430
副腎皮質機能低下　643
腹水　6
複数の障害　564
腹性てんかん　339
腹痛　339
腹部周囲径　716
腹部周径　716
腹壁異常　277
腹壁破裂　277
腹膜炎　399
福山型先天性筋ジストロフィー　197
不潔隔離　114
不顕性感染　156,602
父子家庭　693
父性原理　725
不正咬合　397
不全骨折　282
フッ化物塗布　66
フッ素塗布　68
物理的環境　209
物理的な環境　419
不定愁訴　719
不適応　138
不適応行動　572
舞踏運動　724
不同視弱視　332
不妊症　507
部分的遮閉　332
部分的脱中心化　540
部分的中心化　540
部分発作　585
不明熱　65,405,524
プライマリナース　728
フラストレーション　581
フラストレーショントレランス　728
プラダー−ウィリー（Prader-Willi）症候群　66,740
プラットレポート　782
フランク-スターリングの法則　442
プランニング　419
フリーズドライ食品　750
フリードマン家族看護アセスメントモデル　118,120,731
ふるえ　724
プレイセラピスト　733,782

プレシードプロシードモデル　769
プレドニゾロン　462
プロセス評価　226
プロトコール治療　65
ブロンズベビー症候群　246
分化　405
文化的伝承　379
噴水状嘔吐　688
糞石　560
粉乳　564
分娩外傷　194,195,289
分娩骨折　282
分娩遷延　195
分娩停止　574
分回し歩行　771
分離　791

へ

β_2刺激薬　162,684
β波　645
Bellack, L.　292
HEPAフィルター　205
平衡障害　745
閉鎖型保育器　758
閉鎖性腹部外傷　542
閉塞性　803
閉塞性水頭症　458
閉塞性無呼吸　807
ペーシング　748
ペースメーカー植え込み　726
ペーパーバッグ呼吸法　106
壁内神経節細胞　707
ベクター　50
ベックウィズ-ウィーデマン（Beckwith-Wiedemann）症候群　66
ヘッドボックス　288
ベビーフード指針　750
ベビーフードの種類　750
ベビーマッサージ　3,538
ヘモグロビンF　774
ヘルシンキ宣言　62
ヘルスケア環境　209
ヘルスビリーフモデル　768
ヘルスリテラシー　225
ヘルニア囊　513
ヘルパンギーナ　573
ヘルペス脳炎　182
ベロ毒素　348
変形の矯正　169
偏差IQ　552
便失禁　653
偏性嫌気性グラム陽性桿菌　656
編入学　111
便の性状　654

便秘型 54
片麻痺 644

【ほ】
Horner症状 405
保育園 621
保育技術 777
保育サービス 43
保育士 57
保育対策等促進事業実施要綱 43
ポイツ-イェガー(Peutz-Jeghers)症候群 720
保因者診断 50
防衛機能 292,293
防衛様式 729
放課後児童健全育成事業 113,233
蜂窩織炎症 560
防御 306
膀胱炎 470
膀胱外反 510
膀胱拡大術 405
膀胱型 825
房室ブロック 726,748
放射線療法 5
帽状腱膜下出血 290
膨疹 445
法定代理人 409
泡沫状嘔吐 384
膨満感 695
訪問看護ステーション 366
暴力的虐待 474
暴力爆発期 610
補液療法 180
ポーカーチップツール 627
ポートワイン母斑 219
ボールポジション 238
歩隔 772
補強食 381
保健・医療 851
保健医療・福祉・教育 284
保健管理 139
保健教育 139,774
保健行動理論 225
保健室 832
保健所と学校の協力 138
保健因子 853
歩行 514
歩行率 772
保護隔離 104
保護・管理 475
保護される権利 265
母子異室 777
母子医療 466
母子及び寡婦福祉法 693
母子家庭 693

母子関係論 767
母子感染 448,682
ホジキン病(Hodgkin disease) 5
母子分離 22,424,574,579,580
母子保健 284,770,774
母子保健対策 779
補助換気法 313
捕食 486
捕食機能 487
補助呼吸筋運動 249
ポストトラウマティックプレイ 99
ホスピスケア 517
ホスピタルプレイ 733
母性原理 725
母性的行動 791
母性的なかかわりが欠如 793
母性的養育の剥奪 781
母性剥奪 773
母性,父性医療 466
母性保護 780
母性優勢 722
補装具費 584,784
補装具費支給券 784
母体外環境への適応 422,484
母体内環境 580
ボタロ管 429
ボタン電池 53
補聴器 567
補聴器フィッティング 427
発作性の咳嗽 100
ボディイメージ 301,437
哺乳 244,486
母乳 579,683
母乳育児 574
哺乳意欲 788
哺乳・嚥下障害 343
哺乳行動 396
母乳性黄疸 427,543
母乳分泌不足 531
骨の発生と成長 256
歩幅 772
ホモシスチン尿症 17
ポリオ 771
ホルト-オーラム症候群 444
本態性,家族性振戦 724

【ま】
Mackenzie法 754
Maffucci症候群 220
McCubbin, H.I. 124
マイコプラズマ 648
膜性骨化 256
膜性腎症 462,797
膜性増殖性糸球体腎炎 399
膜性増殖性腎炎 462,797

マクロファージ 219
マクロライド系抗菌薬 699
麻疹ウイルス 858
麻疹・風疹混合ワクチン 793
麻酔 350
マススクリーニング 405,497
マスターベーション 290
末梢循環 96,795
麻痺 98
麻痺性イレウス 58
麻痺性側彎 485
慢性肝炎 682,683
慢性甲状腺炎 242
慢性呼吸不全 278
慢性疾患児家族宿泊施設 710
慢性腎不全 442
慢性的な下痢 531
慢性的な疲労 52
慢性疲労 196
慢性便秘症 158

【み】
Mead理論 306
Miller, N.E. 817
Mishel, M.H. 714
ミオクローヌス 724
ミオクロニー発作 585
ミオグロビン尿症 799
ミコフェノール酸モフェチル 399
未熟児 431,458,578,644,841
未熟児貧血 801
未熟児養育医療 779
未熟児療育医療 779
見知らぬ人 692
未成年者 409
ミゾリビン 399
三日麻疹 712
ミトコンドリア遺伝病 51
ミトコンドリア脳筋症 724,804
ミニ移植 258
ミネラル 73,76
身の回りの世話 570
未分化 743
未分化神経外胚葉腫瘍 643
ミュンヒハウゼン症候群 311

【む】
無意識 738,762
無気肺 165,248
無響室性耳鳴り 806
無菌性骨壊死 463
無菌性髄膜炎 453
無菌的採尿法 279
無菌的な採尿 557
無差別微笑 295

索引 901

無条件の肯定的尊重　351
無症候性キャリア　682
無神経節腸管　707
夢精　481
夢中遊行　456
むつき(襁褓)　89
無糖乳　568
無乳糖乳　567
無乳糖粉乳　36
むら食い　379

め

酩酊歩行　771
メープルシロップ尿症　16
メサラジン　101
メチオニン除去粉乳　567
メチルフェニデート　541, 556
メチルプレドニゾロン　462
滅菌カップ　557
メッケル憩室　720
メトトレキサート(MTX)　333
メニエール病　745
メニューの多様化　179
目安量　75
免疫吸着　398
免疫グロブリン療法　813
免疫抑制剤　147, 258
免疫抑制状態　105
免疫抑制療法　399
面会規則　813
面会者　813
面会制限　813
面会や付き添いの自由　700
面接　620, 851
綿棒　270

も

モアレ検査　485
毛細血管採血　275
盲点　335
目標設定　419
モザイク　493, 534
モザイク型　345
モジュール型継続受持方式　728
喪の仕事　738
モノソミー　492
模倣　833
問診項目　293
門脈圧亢進　720
門脈圧亢進症　544
門脈内ガス像　78, 360

や

夜驚　456
薬剤性鼻閉　696

薬物動態　371
薬物療法　367, 727
役割獲得　327
役割関係　128
役割取得　306
役割達成感　783
ヤコビー線　835
やせ傾向　380
やせ指向　824

ゆ

U-Meconium Index　534
遊脚相　772
遊脚中期　772
融合キメラ遺伝子　795
幽門輪筋切開術　689
癒合不全　617
癒着性イレウス　58
癒着性中耳炎　558
弓なり緊張　237
弓なり反張　237

よ

養育家庭相談　622
養育環境　666
養育行動　792
養育者　306, 620, 793
養育者との相互作用　84, 167
養育役割　191
溶血性疾患　217
溶血性尿毒症症候群　348, 399
溶血性貧血　708
養護学校義務制実施　565
養護訓練　832
幼児健康支援一時預かり事業　779
幼児健康度調査　67
幼児食　844
幼児性欲　290, 738
幼児聴力検査　615
羊水過多　384
羊水(上行)感染　448
羊水穿刺　349
幼稚園　621
腰椎穿刺　835
羊膜壊死　433
溶連菌感染後急性糸球体腎炎　180
欲動　293
予後因子　183
横抱き　536
予測性　385
欲求不満　728
欲求不満耐性　728
予防的観点　620
予防的スキンケア　383

よろめき歩行　771

ら

Lazarus, R.S.　463
ライ症候群　450
来談者中心療法　351
ライノウイルス　182
ライフイベント　385, 666
ライフサイクル　79, 171, 358, 467, 666
ライフスキル教育　840
ライフスキル教育プログラム　840
ライフスキル健康教育　840
ライフステージ　128, 467
ライフタスク　80, 171
落日現象　841
ラクトアルブミン　515
ラクトグロブリン　515
ラシックス負荷レノグラム　447
ラミブジン　683
ラムダ(λ)縫合　505
卵円孔　429, 526
ランス・アダムス症候群　724
卵巣嚢腫　719
ランドルト環　297
卵胞ホルモン　387

り

Rivalta 反応　723
リー脳症　805
リウマチ因子　333
リウマチ熱　405, 724, 836
リエゾン　372
リエゾンコンサルテーション　790
リガフェーデ病　699
リクライニング車椅子　206
離人症性障害　691
リスク因子　853
立脚相　772
立脚中期　772
リトルリーグ肩　152
離乳期貧血　708
離乳食　623
離乳の完了　844
離乳の進め方　845
リハビリテーション　250, 373
リビドー(libido)　290, 292, 738
リビドー対象　295
リポ化製剤(lipo-PGE$_1$)　738
リポソーム　51
流動性知能　358
療育医療　779
療育手帳　395, 583

療育プログラム　367
両眼視機能検査　298
両耳側半盲　335
良心　834
両側性身体失認　437
両大血管右室起始症　808
両麻痺　644
臨時休業　133
臨時健康診断　132
臨床心理アセスメント　851
リンパ管腫　719,720
リンパ節腫脹　219
倫理　506

る

ループス腎炎　797

れ

冷罨法　21
冷感　389
レーザー凝固　804
レーザー治療　529
レクリエーション　597
レスポンデント条件づけ　108
レディネス　474,661
レトルト食品　750
レノックス症候群　724
レプリーゼ　699
レム睡眠　454
連続した医療　340
レンノックス症候群　585

ろ

Rotter, J.B.　328
老人期　358
漏斗部狭窄　808
漏便　54
ロタウイルス腸炎　624
ロバートソン型転座　342,534

わ

Worden, J.W.　508
ワードグラッフィック評価スケール　627
歪語音明瞭度検査　615
ワイドベース　651
若木骨折　282
腕神経叢麻痺　742

|JCOPY| 〈(社)出版者著作権管理機構 委託出版物〉

本書の無断複写は著作権法上での例外を除き禁じられています。
複写される場合は，そのつど事前に，下記の許諾を得てください。
(社)出版者著作権管理機構
TEL. 03-3513-6969　FAX. 03-3513-6979　e-mail：info@jcopy.or.jp

小児看護事典

定価（本体価格 6,000 円＋税）

2007 年 4 月 30 日　　　第 1 版第 1 刷発行
2012 年 5 月 25 日　　　第 1 版第 2 刷発行

監　修
編　集　　日本小児看護学会

発行者　　岩井　壽夫

発行所　　株式会社 へるす出版
　　　　　〒164-0001　東京都中野区中野 2-2-3
　　　　　TEL　03-3384-8035（販売）　03-3384-8155（編集）
　　　　　振替 00180-7-175971
　　　　　http://www.herusu-shuppan.co.jp

印刷所　　三報社印刷株式会社

©2007, Nihonshonikangogakkai, Printed in Japan　〈検印省略〉
落丁本，乱丁本はお取り替えいたします
ISBN 978-4-89269-569-8